国家麻醉学专业继续医学教育教材

2023

U0292013

麻醉学新进展

主　审　曾因明

主　编　邓小明　姚尚龙　李文志

副 主 编　王天龙　董海龙　刘克玄　李金宝

编　委（以姓氏笔画为序）

于布为	马　虹	马武华	王　晟	王英伟	王国林
邓小明	古妙宁	左云霞	冯　霞	刘　进	刘友坦
刘克玄	米卫东	李文志	李金宝	李雅兰	李斌飞
宋兴荣	张良清	张鸿飞	岳　云	赵高峰	俞卫锋
姚尚龙	徐　波	郭　政	郭曲练	黄文起	黄宇光
黄焕森	曹君利	曹铭辉	董庆龙	喻　田	黑子清
曾因明	靳三庆	熊利泽			

主编助理　王嘉锋　樊玉花　邹文漪

人民卫生出版社

·北京·

图书在版编目（CIP）数据

2023 麻醉学新进展/邓小明，姚尚龙，李文志主编
. —北京：人民卫生出版社，2023.2
ISBN 978-7-117-34451-7

Ⅰ.①2… Ⅱ.①邓…②姚…③李… Ⅲ.①麻醉学
-进展-中国-2023 Ⅳ.①R614

中国国家版本馆 CIP 数据核字（2023）第 022792 号

人卫智网	www.ipmph.com	医学教育、学术、考试、健康， 购书智慧智能综合服务平台
人卫官网	www.pmph.com	人卫官方资讯发布平台

2023 麻醉学新进展

2023 Mazuixue Xinjinzhan

主　　编：邓小明　姚尚龙　李文志
出版发行：人民卫生出版社（中继线 010-59780011）
地　　址：北京市朝阳区潘家园南里 19 号
邮　　编：100021
E - mail：pmph @ pmph.com
购书热线：010-59787592　010-59787584　010-65264830
印　　刷：北京顶佳世纪印刷有限公司
经　　销：新华书店
开　　本：889×1194　1/16　印张：43
字　　数：1651 千字
版　　次：2023 年 2 月第 1 版
印　　次：2023 年 2 月第 1 次印刷
标准书号：ISBN 978-7-117-34451-7
定　　价：198.00 元

打击盗版举报电话：010-59787491　E-mail：WQ @ pmph.com
质量问题联系电话：010-59787234　E-mail：zhiliang @ pmph.com
数字融合服务电话：4001118166　E-mail：zengzhi @ pmph.com

主要作者

（以姓氏笔画为序）

于泳浩	万小健	王 瑞	王天龙	王远胜	王丽萍	王国年	王海云
王祥瑞	王嘉锋	毛庆祥	卜金俊	方 育	邓小明	邓硕曾	叶军明
冯 艺	吕 欣	刘 苏	刘 宿	刘克玄	刘学胜	江 来	孙焱芫
纪 筠	纪 影	严 敏	李 芳	李 洪	李 娜	李 偲	李万鹏
李文志	李文献	李金宝	李治松	李恩有	杨 瑞	杨文燕	杨建军
何 洹	余 海	余剑波	邹小华	张 军	张 欢	张 雷	张 磊
张邓新	张红星	陈 默	陈万坤	陈国忠	陈俊勇	武庆平	武昊天
罗佛全	周志东	郑传东	项红兵	赵高峰	胡兴国	钟 敏	钟茂林
侯立朝	姜 虹	姜丽华	姚伟锋	姚尚龙	袁静静	耿会珍	顾尔伟
柴小青	晏馥霞	徐世元	徐龙河	徐桂萍	徐铭军	高 鸿	郭小玮
陶天柱	黄 瀚	麻伟青	屠伟峰	董海龙	蒋宗滨	韩 宇	韩 非
韩冲芳	韩如泉	嵇富海	雷洪伊	蔡一榕	熊利泽	缪长虹	薄禄龙

参编作者

（以姓氏笔画为序）

马 韵　马 璨　王 玉　王 宇　王 春　王 莹　王 祥　王 晨
王 琛　王云云　王丹阳　王汇贤　王志鹏　王昕馨　王姝婷　王嘉欣
毛文杰　文平山　文俊凯　尹 雁　尹世平　孔凯文　邓 凡　邓岩军
邓玲玲　叶 博　叶 靖　田 雪　史 佳　史琪清　付家峰　仪修文
白 倩　白圆圆　印建军　吉顺攀　曲梦笛　吕 旌　吕长赫　朱佳莉
朱雅琳　刘 扬　刘 昱　刘 璐　刘华洋　刘金海　刘宜平　刘珊珊
刘美云　刘艳秋　刘海洋　闫钰尧　关丽娜　安 丽　许 玥　孙 梅
孙大伟　孙天宁　麦丽帕特·伊力艾克拜尔　李 玄　李 成　李 帆
李 惠　李 晴　李 强　李 璇　李庭庭　李露茜　杨 健　杨 博
杨 景　杨玉萍　杨宛凝　杨涵钦　肖亚芬　吴启超　吴黄辉　吴逸伦
别东韵　何思梦　汪明灯　汪艳婷　沙季港　张 凯　张 艳　张 浩
张 微　张文翠　张亚云　张华明　张宇轩　张昊亮　张秦雅　张晓艳
张烜赫　张鸿儒　陆 军　阿里木江·司马义　陈 丽　陈 鸣
陈 蔚　陈书涵　陈昭媛　陈俊琦　苗良生　范晓静　林 雪　林子诗
林华赋　林斯梦　易佳莹　易婷婷　罗雀华　罗焕琦　季 然　周文昌
郑灵希　单希胜　赵 娜　赵 鹏　赵 薇　赵广超　赵军博　胡 涵
胡译文　胡敬娟　柳 荻　钟海星　姚媛媛　袁 梦　袁婧楚　夏 彤
夏海发　徐 冰　徐 渐　殷罗悦　高沈佳　郭 锐　郭少华　郭科迪
唐 轶　黄 妍　黄文芳　菅敏钰　崔梦侨　银海英　梁俊杰　彭 科
董贝贝　蒋 怡　韩 园　韩姗姗　程 芳　程 岑　鲁 月　曾昭恺
谢言虎　谢艳乐　雷 浩　裴帅杰　廖欣鑫　谭 玲　潘 红　潘 誉
穆佳欣　魏雨婷

前　言

《麻醉学新进展》系列书是为了给广大麻醉从业者带来最新的学科发展资讯及行业关注的焦点而生，自 2006 年首次出版以来已经陪伴我们走过了 18 个春秋。18 年间，在麻醉界诸多前辈、专家与同仁的长期厚爱与关心支持下，《麻醉学新进展》每两年成功出版一辑，已成为能够及时系统反映国内外麻醉学临床、基础最新研究进展的高级参考书。2022 年是不平凡的一年，本书作者在全国上下同心同德共同抗疫的日子里，为广大麻醉从业者提供麻醉及相关领域新知识、新理论、新技术和新观点，精心编撰成为人手可翻阅的《2023 麻醉学新进展》，以飨读者。

《2023 麻醉学新进展》仍然秉承了我们的编写初衷，入选稿件均是侧重近两年麻醉学领域最新颖、最重要的前沿研究进展以及新技术运用和新理论实践。我们从麻醉学基础、临床监测、临床麻醉学、危重病医学、疼痛诊疗学、麻醉学科建设 6 个方面，把握麻醉学基础研究动态、提高患者围手术期安全和舒适化程度、解除患者急慢性疼痛、促进麻醉学科管理为主线，组织了 125 篇专题文章。书中每一篇文章都是海内外专家学者智慧的结晶，内容翔实、创新性强，能够帮助读者不断更新知识，武装自己。值得注意的是，在传统的追求围手术期安全性的问题之外，麻醉科医师和患者更多地开始追求医疗服务的舒适性，让患者得以在一个轻松而舒适的氛围下接受外科手术，从而更加快速地恢复。随着虚拟现实技术、人工智能理念的发展，在麻醉学的日常工作中的应用越来越广泛，本辑中包含了舒适化医疗结合信息技术发展方面的内容，例如虚拟现实技术在分娩疼痛管理等麻醉学领域中的应用、人工智能在预测围手术期严重不良事件等麻醉与围手术期医学中应用等多篇研究进展。此外，围手术期睡眠障碍、围手术期情绪优化、高级麻醉护士等之前医护人员较少关注的研究领域重要问题"新进展"在本书中均有所体现。希望通过我们的努力，为繁忙的麻醉从业者提供新颖、重要和全面的前沿知识，方便大家快速系统地掌握学科发展的前沿，同时带来更有益的思考。

本书共收到 180 多篇综述与论著，最后由主编与副主编优中选优地挑选出 125 篇具有代表性的稿件，分类整合后再经过细致完善的审校与编辑汇总，形成最终版本呈现给大家。感谢所有为本书撰稿的麻醉学界同仁，感谢为本书审稿的诸位麻醉学专家教授，感谢为本书的组织与校对付出大量辛勤劳动的海军军医大学第一附属医院麻醉科王嘉锋副教授及樊玉花、邹文漪等同志。最后，感谢人民卫生出版社编辑们的大力支持，他们辛苦高效、严谨细致的工作，使得本书能顺利编辑出版。我们倾力为广大读者呈上广泛全面的"新进展"精华内容，由于编委的时间非常有限，书中难免有疏忽错漏之处，恳请广大读者批评指正。

2022 年是党的二十大召开之年，也是踏上全面建设社会主义现代化国家、向第二个百年奋斗目标进军新征程的开局之年。在喜迎二十大、奋进新征程之际，我们谨以本书的出版作为奉献给所有读者的礼物，《麻醉学新进展》系列将继续脚踏实地，集纳广大麻醉同道的学术智慧，不断更新麻醉学新知理念，为推动麻醉学科的持续发展与进步提供绵薄之力。在此祝愿广大读者不负时代、不负韶华，在麻醉学高速发展的道路上奋力奔跑，创造出中国麻醉的最好成绩，为健康中国做出麻醉学科应有的贡献！

邓小明　姚尚龙　李文志

2022 年 10 月 16 日

目　录

一、麻醉学基础

二、临 床 监 测

三、临床麻醉学

四、危重病医学

五、疼痛诊疗学

六、麻醉学科建设

1 麻醉学基础研究前沿进展

近年来,得益于神经环路调控、基因及蛋白质组学等前沿生物学研究技术的突破,麻醉学领域基础研究取得长足进步。本文将从全身麻醉机制、术后认知功能障碍、疼痛机制、脓毒症发病机制、危重症脏器保护等5个方面系统梳理新近麻醉学基础研究重要发现,旨在为麻醉领域基础研究的科研选题、思路创新以及新技术引入提供帮助。

一、全身麻醉机制研究进展

意识的神经环路机制,一直是神经科学界最大的科学问题之一。全身麻醉作为一种可逆和相对安全的意识调控手段,其作用机制一直是医学与神经科学领域重大科学问题。近年来随着全身麻醉机制基础研究的不断深入,越来越多证据显示全身麻醉药物通过多种分子及细胞机制,影响全脑神经功能网络,从而介导意识的消失与恢复。以下着重阐述近两年在"全身麻醉神经网络机制"以及"全身麻醉药物作用靶点"等方向上,国内外研究团队所取得的突破性进展。

(一)神经网络研究进展

研究表明,睡眠-觉醒环路中多个关键调控核团均参与全身麻醉的意识消失与恢复,包括下丘脑外侧区(lateral hypothalamic area,LHA)、基底前脑(basal forebrain,BF)、臂旁核(parabrachial nucleus,PB)、腹侧被盖区(ventral tegmental area,VTA)等。

复旦大学黄志力课题组最新研究证实,参与生理性睡眠觉醒调节的伏隔核(nucleus accumbens,NAC)多巴胺 D_1 受体(D_1R)阳性的抑制性神经元,同时参与调控七氟烷麻醉。应用化学遗传学方法特异性激活 NAC^{D1R+} 神经元,显著降低小鼠对七氟烷麻醉的敏感性,延缓麻醉诱导时间,加速麻醉后苏醒;特异性抑制 NAC^{D1R+} 神经元则具有相反调控作用。在稳定麻醉状态下,应用光控遗传饰物技术激活 NAC^{D1R+} 神经元,可引发大脑皮质迅速活化,诱导苏醒。

尽管"睡眠-麻醉环路共享机制"具有生物学上的合理性和令人信服的证据支持,然而美国密歇根大学的 George A. Mashour 团队研究结果,提示二者之间并不存在必然联系。研究观察了睡眠调节经典核团腹外侧视前区(ventrolateral preoptic area,VLPO)和正中视前区(median preoptic area,MPOA)内 γ-氨基丁酸(γ-aminobutyric acid,GABA)能神经元和谷氨酸能神经元对睡眠和麻醉后觉醒调控的作用。研究者应用化学遗传学方法激活 MPOA 和 VLPO 区GABA 能神经元后可促进睡眠,激活 VLPO 谷氨酸能神经元则可促进觉醒。然而令人意外的是,调控 MPOA 或 VLPO 两种神经元,均对麻醉诱导和觉醒没有显著调节效应。这一结果挑战了"环路共享机制"假说,在核团乃至单细胞层面,睡眠与麻醉机制重叠的相关证据并不一定具有极强的因果意义,这使我们重新思考全身麻醉和睡眠觉醒的潜在关系。

(二)意识的神经相关集合(neural correlate of consciousness)研究进展

丘脑-皮质功能连接改变及皮质信息碎片化被认为是麻醉介导意识消失的高级神经环路机制。美国麦迪逊大学的研究人员发表于 Neuron 的研究发现,皮质-皮质、皮质柱间以及丘脑-皮质环路间形成的正负反馈负责意识水平调控。其中,中央外侧丘脑(central lateral thalamus,CLT)和皮质深层的神经元放电性质与觉醒状态密切相关。全身麻醉导致丘脑中央外侧核和额-顶叶皮质深层神经元的放电频率下降,暴发性活动增加。场电位相关性分析显示,麻醉后丘脑-皮质及皮质间的信号传递发生显著变化,激活 CLT 而非中央内侧丘脑(central medial thalamus,CMT)或背内侧丘脑(dorsal medial thalamus,DMT),可直接将处于异氟烷或丙泊酚麻醉状态的猕猴唤醒。上述证据提示 CLT 和皮质深层神经元的联系在意识状态改变过程中发挥重要作用。

皮质深层,尤其是第5层(L_5)可投射到皮质下结构的大锥体神经元具有独特的解剖学特征,它的顶端树突伸至皮质浅层,可接收负反馈调节信号,胞体端可接收前馈信号。德国柏林洪堡大学的 Matthew E. Larkum 团队应用其独创的 μPeriscope 技术进一步明确了 L_5 (深层)锥体神经元在麻醉所致意识消失中具有关键作用。在清醒状态下,激活 L_5 锥体神经元的顶树突可以诱导胞体同步去极化,而不同类型的麻醉药物均可以引发 L_5 锥体神经元胞体与树突呈现解偶联，即树突刺激不再向胞体传递兴奋信号，这一效应由代谢型谷氨酸受体（metabotropic glutamate receptor，mGluR）及毒蕈碱型乙酰胆碱受体（muscarinic acetylcholine receptor，MACHR）所介导。研究认为这种由全身麻醉药物诱导的 L_5 锥体神经元胞体和树突的解偶联现象扰乱了高阶丘脑后内侧核与皮质及皮质-皮质之间反馈环路，从而产生意识消失。

在皮质-皮质连接水平，Arjun Bharioke 等通过跨皮质区域记录特异类型神经元的电活动特性，发现不同类型麻醉药物作用下，皮质 L_5 锥体神经元放电同步性显著增加。同时在清醒与麻醉的转换过程中，L_5 锥体神经元放电同步性与意识状态的转换紧密匹配，进一步证实大脑皮质 L_5 锥体神经元的同步性变化可能是导致全身麻醉期间意识丧失的关键原因。

（三）氯胺酮分离麻醉研究进展

分离状态描述的是一种感知与现实分离的，近乎"灵魂出窍"的体验，而氯胺酮特有的分离麻醉现象是全身麻醉中非常特别的存在，表现为意识可以保持清醒，但痛觉暂时性完全消失，即意识与感觉分离的状态。

2020 年，Vesuna 等在发表于 *Nature* 的研究中，采用热板实验描述了给予小鼠低剂量氯胺酮腹腔注射后诱导分离效应，并利用大视场钙成像技术记录全脑神经元活动。研究发现压后皮质（retrosplenial cortex，RSG）神经活动在氯胺酮麻醉后出现 1~3Hz 的强振荡，且该振荡局限于 RSG 第 5 层神经细胞内。在此基础上，采用光遗传学技术人为诱发 RSG 区 2Hz 的节律振荡，可诱导类似氯胺酮所致的分离行为表征，该现象依赖 1 型超极化激活的环核苷酸门控阳离子通道（hyperpolarization-activated cyclic nucleotide gated cation channel，HCN1）。更为重要的是，解析癫痫患者脑电图（electroencephalography，EEG）特征同样证实 RSG 低频节律性活动与分离状态密切相关。上述证据提示 RSG 区低频节律性活动是诱发意识分离状态的重要环节。

Jesus J. Ballesteros 等进一步通过在灵长类动物上实施颅内皮质场电位记录，解析氯胺酮及丙泊酚麻醉诱导意识消失与恢复的整个动态过程，发现氯胺酮麻醉具有一种独特而渐进的高频和低频振荡交替主导的电生理演进过程。结果显示，在清醒期间 β 振荡在初级体感皮质（S_1）、次级体感皮质（S_2）和腹侧前运动皮质的频谱动力均占主导地位。而任务执行过程中，氯胺酮输注会突然中断 β 振荡，短暂增加 S_1 区 α 振荡。当高频 β 及 γ 振荡逐渐增强时，动物意识丧失。尽管丙泊酚麻醉诱导意识丧失后低频振荡立即增加，但氯胺酮引发意识丧失时低频振荡并未显著增强。同时随着氯胺酮继续输注，低频 δ、θ 和 α 振荡能量也会逐步增强。在麻醉终止后，随着 γ 波段功率和频率的降低意识逐渐恢复，而在 γ 振荡接近苏醒 β 频率范围时，行为应答恢复，但 β 振荡优势频段和功率在任务反应恢复时尚未完全恢复至清醒水平，提示麻醉诱导和苏醒的神经电活动存在不对称性。

在全身麻醉药物作用靶点研究领域，上海脑科学与类脑研究中心竺淑佳团队通过电子显微镜发现并确认了氯胺酮在 N-甲基-D-天冬氨酸（N-methyl-D-aspartate，NMDA）受体上的结合位点，揭示了 GluN1-N616 的氢键作用和 GluN2A-L642 的疏水作用，在氯胺酮稳定结合 NMDA 受体通道空腔并阻断通道的过程中起关键作用。研究进一步探讨了手性异构体 R-氯胺酮和 S-氯胺酮在结合 NMDA 受体以及分子机制上的异同。该研究为氯胺酮麻醉及快速抗抑郁效应的阐明提供重要的结构学证据，尤其为研发基于 NMDA 受体的新型抗抑郁药乃至新型全身麻醉药物提供了理论基础。

二、术后认知功能障碍研究进展

术后认知功能障碍（postoperative cognitive dysfunction，POCD）是一种严重的术后并发症，主要表现为记忆及执行功能的损害，并且与预后不良有关。近年来，在国际上有大量有关 POCD 发生发展机制的高水平研究，分别从围手术期神经炎症、全身麻醉药物引起脑内神经元活性动力学变化、肠道菌群失调等不同角度加以探究。

（一）POCD 与神经炎症

围手术期神经认知功能障碍（perioperative neurocognitive disorder，PND）常发生于经历大手术后的"脆弱"易感患者，尽管神经炎症已被证实在手术相关认知功能改变中具有重要作用，然而手术及免疫信号如何调控神经环路进而导致学习记忆功能损伤尚不明确。哥伦比亚大学欧文医学中心杨光教授团队系列研究深入探索了皮质神经元活性变化及相关细胞分子机制在手术及麻醉后认知功能损伤中的作用。该课题组 2022 年发表于 *Advanced Science* 的一项研究，通过在体双光子显微镜观测胸科手术造模小鼠的初级运动皮质中第五层锥体神经元的钙活动及突触后树突棘变化，发现手术会导致神经元活动降低、学习相关的树突棘形成受损以及多项学习任务功能障碍。该研究进一步证实，外周单核细胞通过 NOD 样受体热蛋白结构域相关蛋白 3（NOD-like receptor thermal protein domain associated protein 3，NLRP3）炎症小体依赖的白介素-1β 生成介导了手术后皮质神经元及突触改变。术前敲除外周单核细胞或抑制 NLRP3 炎症小体可以降低术后白介素-1β 水平，改善小鼠神经元功能及行为学缺陷；而过继转移胸科手术造模小鼠生成白介素-1β 的骨髓细胞也可以诱导非造模小鼠产生神经元功能及行为学缺陷。该研究指出手术可以导致单核细胞中 NLRP3 过度激活及白介素-1β 水平升高，进而导致神经元活动降低及 PND 发生。

（二）POCD 与神经环路

功能神经环路是大脑整合感知觉信息及主观行为意图，通过功能脑区精细化调控，执行高级认知功能的神经结构基础，包括觉醒、注意、警觉、判断、学习记忆等本能及高级认知行为在内的多种行为调控，均有赖于神经环路的结构及功能完整性。弗吉尼亚大学麻醉学系左志义教授团队在 2022 年发表于 *Advanced Science* 的文章中揭示了诱发 POCD 典型精神行为异常的神经环路机制。研究显示手术可以激活外侧缰核（lateral habenula nucleus，LHb）及中脑腹侧被盖区（VTA）神经元，应用化学遗传学抑制或损毁 LHb 区神经元在显著改善手术后学习和记忆功能损伤的同时，减弱了 VTA 区内 NMDA 受体激活、内质网应激、炎症反应以及细胞损伤等病理过程。通过逆向标记技术抑制投射向 VTA 区的 LHb 区神经元，或者直接抑制 VTA 区 NMDA 受体、多巴胺合成及内质网应激均可以改善 VTA 区炎症反应及细胞损伤，进而改善术后认知功能障碍。此外，抑制 LHb 区活性可以改善手术引起的前额叶皮质及海马脑区树突棘密度减低。该研究表明手术后激活的 LHb-VTA 神经环路可能是术后认知障碍及脑内神经病理改变的重要机制之一，为神经环路参与围手术期脑功能改变提供了初步证据。

（三）POCD 与肠道菌群

"脑-肠轴"功能是近年来神经退行性变性疾病、抑郁症等脑功能疾病研究领域的重点方向。科学家们通过构建并比对不同易感人群或疾病患者群，与健康人群的胃肠道菌谱差异，寻找外周器官通过免疫、能量代谢、自主神经调控等多种引发认知功能减退的潜在途径。然而，有关肠道菌群变化对 POCD 发病的影响尚未得到阐明。

2021 年发表于 *Molecular Psychiatry* 的一项研究探究了运动与手术后神经炎症、认知功能及神经可塑性损伤的关系，研究发现接受成年手术后小鼠粪菌移植的非手术小鼠会产生学习和记忆能力的下降，而低强度运动可以显著改善手术后小鼠的学习及记忆能力。研究进一步发现运动减轻了手术导致的神经炎症以及肠道菌群丰度下降，且接受运动小鼠肠道菌群移植的非运动小鼠同样可以观察到相似的效应。戊酸是肠道菌群的代谢产物，运动可以降低血液中戊酸的水平，而给予戊酸会破坏运动对小鼠术后神经炎症及学习记忆的保护作用。该研究还揭示了运动可能通过减轻生长因子水平下降、通过下调补体 C3 信号使星形胶质细胞维持 A2 表型或提高神经可塑性产生相应的保护效应。由于年龄是 POCD 的重要危险因素，研究人员进一步证实老年小鼠手术后也存在肠道菌群、血液戊酸水平以及神经病理变化，而运动同样可以在老年手术小鼠产生稳定肠道菌群、减轻神经炎症反应、改善生长因子水平以及维持神经可塑性的作用。这项研究为肠道菌群变化在 POCD 发生发展中的作用提供了直接证据，并指出戊酸可能是介导相关病理生理变化的因素及潜在治疗靶点，而低强度运动可以在机体受到手术等刺激时稳定肠道菌群，进而产生保护作用。

（四）POCD 与全身麻醉药物

手术和麻醉是诱发 POCD 的关键危险因素。易损大脑在接受全身麻醉后，必将经历由清醒意识状态向无意识状态转换的强烈应激过程。全身麻醉药物在介导意识状态动态转换的同时，也引起脑内神经元与胶质细胞发生活性的动态变化，且由于神经元分类不同常表现出较为明显的活性动力学差异。尽管麻醉科医师已清楚认识到麻醉是介导 POCD 发生的始动因素之一，但对于麻醉药物是通过何种作用机制诱发神经元功能持续异常还知之甚少。

2022 年发表于 *Aging Cell* 的一项研究在对小鼠前额叶皮质进行在体双光子钙成像记录时发现，七氟烷吸入麻醉 2 小时可以使老年小鼠皮质神经元活动在觉醒期显著升高，并持续至麻醉结束后的 24 小时。与此同时，七氟烷麻醉后神经元内蛋白激酶 R 样内质网激酶（protein kinase R-like endoplasmic reticulum kinase，PERK）及真核起始因子 2α（eukaryotic initiation factor 2α，eIF2α）磷酸化水平也持续升高。PERK 及 eIF2α 磷酸化是未折叠蛋白反应（unfolded protein response，UPR）激活的标志，UPR 是细胞内质网应激的适应性反应，已被证实与阿尔茨海默病等多种认知疾病有关。研究进一步发现，通过基因敲除或药理学技术抑制 PERK 可以显著改善七氟烷麻醉引起的神经元过度激活及记忆能力损伤。此外，抑制 PERK 可以逆转七氟烷麻醉后的突触内 NMDA 受体表达变化、Tau 蛋白磷酸化以及树突棘密度下降等分子或突触改变。该研究表明七氟烷麻醉可能导致老年小鼠大脑内的异常 UPR 水平，进而引起老年小鼠神经元过度兴奋、突触表达下降及认知功能减退，揭示了 UPR 在麻醉后认知功能损伤中的作用。

此外，2021 年发表于 *British Journal of Anaesthesia* 的一项研究，从神经发育毒性的角度探索了发育期全身麻醉对远期成年个体认知功能的影响。研究发现出生后多次接受腹腔注射丙泊酚麻醉的小鼠在成年后表现出运动学习能力受损，并伴有运动皮质锥体神经元的数量及活动下降。另一方面，皮质内局部抑制性中间神经元网络也同样发生了改变，当小鼠进行运动学习任务时，生长抑素阳性及小清蛋白阳性的中间神经元活性下降，而血管活性肠肽阳性中间神经元过度兴奋。在麻醉苏醒期给予小剂量戊四唑减弱 $GABA_A$ 受体介导的抑制作用，或 CX546 增强谷氨酸 α-氨基-3-羟基-5-甲基-4-异噁唑（α-amino-3-hydroxy-5-methyl-4-isoxazole propionic acid，AMPA）受体的功能，可以显著减轻皮质神经元的功能紊乱并改善长期学习行为功能受损，进一步证实了皮质兴奋性锥体神经元及抑制性中间神经元功能紊乱在幼年麻醉暴露的长期影响中的作用，并提示在麻醉苏醒期增强神经元兴奋性可能是一种潜在神经保护策略。

三、疼痛机制研究进展

疼痛是一种与实际或潜在的组织损伤相关的、不愉快的感觉和情感性体验。外周感受器感知到热、机械以及化学物质等刺激时，将信息传递至背根神经节（dorsal root ganglia），经脊髓后角信息整合后上传至大脑中枢形成痛觉感受。当伤害性刺激持续存在时，疼痛传导通路的外周和中枢组分发生可塑性变化，这一改变可能具备有益的保护性反射作用,但可塑性变化同样能引发慢性痛及痛觉过敏等有害现象。有关疼痛机制,尤其是慢性痛产生及演化的基础研究,如疼痛传导通路神经细胞电活动、胶质细胞功能等,均在近两年取得重要发现。

(一)上行疼痛传导通路水平

1. 外周感受器 慢性痛机制研究在脊髓内胶质细胞激活,以及脊髓去抑制环路与分子调控机制方面已积累大量研究证据,但外周感受器功能变化与慢性痛维持间的因果关系仍不清楚,我们尚未能明确感受器层面的功能变化是否正是中枢突触可塑性改变的始动因素。Rohini Kuner团队发表于 Nature 的研究通过对基因标记的神经纤维进行了长期的纵向、非侵入性成像,发现外周神经损伤会导致皮肤伤害感受器功能丧失,随后逐渐恢复但伴有触诱发痛。在外周神经重新获得支配的演化过程中,伤害感受器在血管的引导下对去支配区域精确重建并复原,但其在皮肤的终末连接无法迅速解除异常,激活阈值显著降低,易由于低阈值传入引发显著的痛觉超敏(allodynia)现象。此外,低阈值传入纤维支配区域无法进行神经再生。该研究不仅丰富了神经病理性痛的"外周传入错误"和"中枢去抑制"理论观点,更将外周信息处理错误的范围延展到皮肤伤害感受器重构层面,对拓展神经病理性痛的发病机制具有极为重要的意义。同时该研究也为临床逆转慢性神经病理性痛提供了相对容易的干预部位与靶点,具有很好的临床转化价值。

2. 背根神经节 疼痛信息经外周伤害性感受器向上传递,不仅对本能防御反射具有作用,同时也有助于提醒生物体注意到包括病原体和癌细胞在内的潜在的破坏性刺激,促使宿主主动防御。固有免疫调节因子 STING(干扰素基因刺激因子,stimulator of interferon gene)在感知到病原体存在后,可诱发Ⅰ型干扰素(IFN-1)等多种细胞因子产生,促使免疫细胞根除病原体或肿瘤细胞。Ru-Rong Ji 团队2020年发表于 Nature 的研究表明,背根神经节(DRG)中高表达的 STING 分子可通过 IFN-1 精准调控伤害性感受器功能,如若 DRG 内缺乏 STING 或者 IFN-1,小鼠呈现明显的超敏反应。在灵长类动物模型中实施鞘内激活 STING 则可产生较强的伤害抵抗能力。STING-IFN-1 信号轴的确立为治疗慢性痛及癌性疼痛管理提供了强有力的分子靶点。

3. 脊髓 脊髓是外周感觉信息上传至大脑的重要中继站,前外侧途径(anterolateral pathway)作为其中重要的桥梁负责将疼痛、温度觉和触觉信息从脊髓传递到大脑,其中位于脊髓后角Ⅰ层和Ⅴ层内的投射神经元是该桥梁的重要枢纽。尽管科学家们已发现了大量无害或有害刺激的初级感觉神经元,但对其如何综合处理痛觉信息并经投射神经元传递的整个过程仍然所知有限。David D. Ginty 团队发表于 Nature 的研究中创新地提出调节情感性触觉和痛觉的两条全新神经通路,脊髓内的 TACR1 和 GPR83 投射神经元构成平行上升的神经通路,前者主要接收肽能 CGRP+ 和非肽能 MrgprD+ C 纤维的投射,后者主要接收非肽能 MrgprD+

和 MrgprB4+ C 纤维及 TrkB+ 的 Aδ-LTMR 的投射,最终以协同的方式将热、触觉和伤害性的皮肤感觉信号从脊髓传递到小脑中脚旁外侧核(lateral parabrachial nucleus of the pons,PBNL)的不同亚核,为疼痛和情感触觉相关疾病诊疗提供新思路。

当机体受到反复的伤害性刺激时疼痛敏感性会显著增加,这一"上发条"现象主要来源于脊髓后角深层神经元反复刺激 C 纤维后的反应逐渐增强,其物质基础是投射至脊髓后角的肽能 C 纤维在被反复激活后,共释放降钙素基因相关肽(calcitonin generelated peptide,CGRP)、P 物质和谷氨酸。2022年 David L. Bennett 团队利用全基因组关联分析(genome-wide association study,GWAS)在人群中筛选出"上发条"现象的关键靶点:3型钠钙交换体(sodium-calcium exchanger type 3,NCX3),并证实脊髓缺乏 NCX3 的小鼠呈现出疼痛加剧表型,以及由于 Ca^{2+} 清除速率降低所致脊髓过度兴奋的现象,通过上调脊髓内 NCX3 表达可有效缓解小鼠疼痛反应。

4. 脑中枢 疼痛信息从外周经上行传导通路传递至大脑不同脑区,最终形成疼痛的感觉,这一过程不仅包含对疼痛刺激的位置、强度的感觉辨别,同时包含疼痛的情感成分。慢性痛不仅可由炎症和创伤等损伤区域直接刺激诱发,抑郁症等慢性精神疾病也可引发慢性痛,然而这是否涉及不同的神经环路仍有待明确。Zhang Zhi 团队发表于 Nature Neuroscience 的结果表明,雄性小鼠脑内存在两条不同的谷氨酸能神经环路,即丘脑后核(posterior nucleus,PO)Glu→初级感觉皮质(S1)Glu 通路介导组织损伤引起的慢性痛,以及丘脑束旁核(nucleus parafascicularis,PF)Glu→扣带回(ACC)GABA→Glu 通路介导抑郁情绪导致的慢性痛。该研究为深度剖析不同病因所致慢性痛的神经基础提供了新的理论视角。除组织损伤与异常情绪外,慢性疼痛在帕金森病等低多巴胺能疾病中也很常见。Stephan Lammel 团队发表于 Nature Neuroscience 的研究揭示了脊髓后角投射神经元→臂旁外侧核(lateral parabrachial nucleus,LPB)→黑质网状部(substantia nigra pars reticulate,SNR)三级环路上行调控中脑多巴胺能神经元活性从而引起痛觉感受变化,这为深入理解疼痛对高级认知行为及慢性退行性疾病的关联性添加了新的证据。

(二)胶质细胞对慢性痛的影响

1. 小胶质细胞促进疼痛 既往研究证实,外周神经损伤后脊髓后角内小胶质细胞的激活将易化疼痛超敏反应的发展,激活的小胶质细胞如何选择性地增强脊髓伤害性感受环路的活性尚不清楚。2022年 Arkady Khoutorsky 团队研究发现,脊髓后角Ⅰ层内存在大量神经元周围网络(perineuronal net,PNN),其包绕在Ⅰ层内投射神经元附近。在外周神经损伤后诱发小胶质细胞的激活从而导致大量 PNN 被吞噬,最终诱发疼痛反应。此外,Ru-Rong Ji 团队研究也证实,雌性动物体内的巨噬细胞以雌激素依赖的方式通过 IL-23/IL-17A/TRPV1 轴与感觉神经元相互作用,继而选择性调节雌性动物的慢性痛。

2. 小胶质细胞缓解疼痛　慢性痛的发病机制已取得长足进展，然而对疼痛的恢复机制仍缺乏足够认识。Makoto Tsuda 团队发表于 *Science* 的研究创新性发现，CD11c⁺ 小胶质细胞富集于神经损伤诱发痛觉超敏之后，且在疼痛缓解后仍持续存在。这一类型的小胶质细胞参与慢性痛自发缓解的过程，并依赖胰岛素样生长因子-1（insulin-like growth factor-1，IGF-1）的参与。在小鼠疼痛恢复时，CD11c⁺ 小胶质细胞缺失或 IGF-1 信号中断均会导致痛觉超敏反应的复发。

在过去的两年间，不同的研究团队应用最新的技术手段，在疼痛尤其是慢性痛的传导通路以及免疫调节机制中取得了突破性发现，为逐步揭示痛觉超敏，以及疼痛与负向情绪相互影响的神经机制奠定基础，然而这距离最终揭秘疼痛还很遥远，需要基础科研和临床转化的不断探索与深耕。

四、脓毒症发病机制研究进展

"脓毒症"（sepsis）一词最早由 Hippocrates 提出，用以形容机体的腐烂与分解。在 20 世纪初，Schottmueller 将病原微生物感染后机体产生的过度炎症反应称为脓毒症。随着时代的发展与进步，人们对该类疾病的发病机制有了深入的理解和认识。2016 年，美国及欧洲重症医学会于对"脓毒症"进行了重新定义，即宿主对感染反应失调所引起的危及生命的器官功能障碍。尽管抗感染、液体复苏、抑制炎症和器官支持等治疗方案已有效降低脓毒症死亡率，但其发病率及死亡率在 ICU 仍居首位。脓毒症的病情发展遵循一定的免疫动力学变化规律。脓毒症早期死亡是炎症反应过剧导致的免疫损伤所致的多器官功能衰竭，早期死亡可发生在数小时至数天内，甚至更短时间。后期死亡则是代偿性抗炎反应介导免疫损伤所致的器官功能衰竭和严重免疫抑制所致的继发严重感染，可发生在数天至数周后。以下综合简述脓毒症致病机制及防治措施的最新研究进展。

（一）过度炎症反应是脓毒症早期的免疫病理特点

脓毒症早期机体呈高炎症反应状态（hyperinflammation），白细胞（中性粒细胞、巨噬细胞、自然杀伤细胞）、内皮细胞、细胞因子、补体产物和凝血系统激活是其突出特征。免疫细胞通过普遍存在于细胞表面的模式识别受体（pattern recognition receptor，PRR）识别病原微生物产生的蛋白或者核酸，即病原体相关分子模式（pathogen associated molecular pattern，PAMP），介导炎症反应与转归。PAMP 包括 Toll 样受体（Toll-like receptor，TLR）、C 型和甘露糖结合凝集素受体、NOD 样受体（NOD-like receptor，NLR）、RIG-I 样受体（RIG-I like receptor，RLR）等。其中最为经典的信号通路，包括识别细菌 DNA 的 cGAS-STING 信号，识别病毒核酸的 RIG-I 及 TLR3 信号，识别脂多糖的 Toll 样受体 4（toll-like receptor 4，TLR4）信号等，上述 PRR 通过启动髓样分化因子 88（myeloid differentiation factor 88，MyD88）依赖或非依赖 β 干扰素 TIR 结构域衔接蛋白（TIR-domain-containing adapter-inducing interferon-β，TRIF）通路、NF-κB 或 NLRP3 介导的炎症通路，发挥强力促炎作用。此外，死亡组织释放的蛋白和细胞产物，如线粒体 DNA、热激蛋白 70（heat shock protein 70，HSP70）、高速泳动族蛋白 B1（high mobility group protein box 1，HMGB1）等构成的损伤相关分子模式（damage-associated molecular pattern，DAMP）也可被 PRR 识别。

最新研究表明，中性粒细胞释放蛋白酶和活性氧（reactive oxygen species，ROS）促进脓毒症的过度炎症。中性粒细胞可以释放中性粒细胞外诱捕网（neutrophil extracellular trap，NET），NET 由染色质纤维网络组成，其中含有髓过氧化物酶、弹性蛋白酶和组织蛋白酶 G。NET 诱捕并杀死细菌，脱氧核糖核酸酶（deoxyribonuclease，DNase）可抑制 NET 形成并增加血液中的细菌负担，降低脓毒症存活率。然而，NET 在感染中同样具有双刃剑作用。过多的 NET 可诱导血管内血栓形成，诱发多器官衰竭。在脓毒症血小板聚集小鼠模型中，NET 中凝血酶激活并形成纤维蛋白凝块，诱导广泛血管内凝血，这一过程依赖于 NET、血小板组蛋白 H4 以及无机聚磷酸盐之间的协同作用。因而 NET 也可用以预测脓毒症患者弥散性血管内凝血（disseminated intravascular coagulation，DIC）的发展和死亡率。

高炎症反应并非单独存在，与此同时机体也启动代偿性抗炎反应，以抑制肿瘤坏死因子-α（tumor necrosis factor-α，TNF-α）等炎症因子所致过强促炎反应。若在此阶段给予大剂量激素压制炎症反应，极容易造成免疫抑制，引发代偿性抗炎反应综合征（compensatory anti-inflammatory response syndrome，CARS），使机体进入严重的免疫抑制（immunosuppression）或免疫麻痹（immune paralysis）状态，造成难以控制的严重继发感染和院内感染。

（二）脓毒症后期持续免疫抑制状态是导致患者死亡的重要因素

脓毒症患者的免疫抑制状态由免疫细胞耗竭及抑炎因子大量释放导致，其机制包括免疫细胞凋亡增加、骨髓动员能力减弱伴髓源性抑制细胞（myeloid-derived suppressor cell，MDSC）增多、免疫检查点调控失衡、免疫细胞功能缺失等多个方面。

其一，死亡受体及线粒体损伤介导的免疫细胞凋亡，特别是 CD4⁺T 细胞、CD8⁺T 细胞、B 细胞、自然杀伤细胞（natural killer cell，NK 细胞）和树突状细胞（dendritic cell，DC）的凋亡。脓毒症相关 B 细胞衰竭与增强或辅助 T 细胞支持不足有关，其对记忆 B 细胞亚群的影响最大，剩余的 B 淋巴细胞表型衰竭，其特征是主要组织相容性复合体（major histocompatibility complex，MHC）Ⅱ 类表达减少，抗炎细胞因子 IL-10 产生增加。抑制或预防免疫细胞凋亡对脓毒症起到一定保护作用。

其二，骨髓动员能力减弱及髓源性抑制细胞增多是脓毒症所致免疫抑制的原因之一。脓毒症患者骨髓动员能力减弱，血液、脾脏和肺部的 T 细胞产生及功能弱化，特别是 $CD8^+T$ 细胞增殖减弱，细胞毒功能受损，IL-2 和 IFN-γ 的生成不足。此外，脓毒症患者调节性 T 细胞（regulatory T cell，Treg）和髓源性抑制细胞（MDSC）过度激活也会抑制免疫，前者分泌 IL-10 等发挥抗炎作用，后者可通过消耗精氨酸、激活 Treg 细胞、抑制巨噬细胞和 DC 细胞功能等抑制免疫。

其三，调控免疫检查点功能异常。免疫检查点蛋白是一种膜结合蛋白，作为第二信号指导对特定抗原的免疫反应（抑制或刺激）。程序性死亡-1（programmed death-1，PD-1）是脓毒症领域广泛研究的免疫检查点蛋白。T 细胞上 PD-1 的活化导致多种免疫抑制分子的释放，诱发细胞凋亡。在脓毒症患者中，外周血 T 细胞、单核细胞、树突状细胞等抗原提呈细胞的 PD-1 表达增强。应用抗 PD-1 抗体治疗后，$CD8^+T$ 细胞凋亡减少，IFN-γ 产生增强。此外，抗 PD-1 抗体还可以提高脓毒症患者白细胞吞噬能力。阻断或敲除 *PD-1* 基因显著提高脓毒症小鼠的存活率。目前国际上已进行多个使用抗程序性死亡配体-1（programmed death lig-and-1，PD-L1）抗体的Ⅰ、Ⅱ期临床试验。

其四，表观遗传调控等导致的免疫细胞失能可导致免疫抑制。表观遗传调控主要包括组蛋白的不同修饰过程，其中组蛋白 3 赖氨酸-4（H3K4）和组蛋白 3 赖氨酸-9（H3K9）的甲基化分别与转录的激活和抑制高度相关。脂多糖耐受的单核-巨噬细胞在编码 *IL-1β* 和 *TNF* 基因的启动子区域显示出更多的抑制性组蛋白修饰 H3K9me2。该过程与 NF-κB 信号诱导组蛋白去甲基酶 KDM6B 的表达及 TNF 和 IL-1β 等炎性细胞因子启动子上组蛋白去乙酰酶-1 增加有关。值得注意的是，感染引起的免疫细胞表观遗传变化是持久的。脓毒症幸存小鼠树突状细胞来源的 IL-12 持续降低至少 6 周，这是组蛋白修饰影响 *IL-12 p35* 和 *IL-12 p40* 基因转录所引起。骨髓移植实验表明，脓毒症后骨髓祖干细胞中启动的表观遗传修饰会导致该类细胞来源巨噬细胞的促炎功能长期受损。

（三）"泛凋亡"可能是推动脓毒症免疫失控的关键环节

2021 年发表于 *Nature*、*Cell* 等期刊上的研究表明，"泛凋亡"（PANoptosis）是脓毒症诱导细胞死亡的主要形式，其囊括焦亡、凋亡及坏死性凋亡等三种程序性死亡模式。坏死性凋亡与焦亡是以"胞膜破裂，释放炎症因子或 DAMP，诱发炎症反应及免疫损伤"为特征的致炎程序性死亡，由一系列受体相互作用蛋白激酶（receptor interacting protein kinase，RIPK）或胱天蛋白酶蛋白调控，其在诱导细胞死亡的同时可"点燃"炎症反应，加重脓毒症患者免疫病理损伤。

坏死性凋亡感知的死亡信号与凋亡类似，以肿瘤坏死因子（TNF）受体超家族、模式识别受体（PRR）等为感受器，募集并激活接头分子 RIPK1 及 RIPK3，活化的 RIPK3 可磷酸化效应分子混合谱系激酶结构域样假激酶（mixed lineage

kinase domain-like pseudokinase，MLKL），后者寡聚化后移位至细胞膜，一方面募集离子通道引起 Na^+、Ca^{2+} 外流，导致细胞肿胀破裂；另一方面在膜上形成孔洞，释放炎症因子、DAMP 等内容物，引起周围组织炎症及免疫损伤。焦亡识别的死亡信号主要来自感染过程中产生的 PAMP，或者自身细胞损伤时产生的 DAMP、氧化应激产生的 ROS 等，感受器为 NLRP1/3、黑色素瘤缺乏因子 2（absent in melanoma-2，AIM2）等 PRR，其与接头分子含 CARD 结构的凋亡相关斑点样蛋白（apoptosis-associated speck-like protein containing a CARD，ASC）等形成炎症小体，募集并切割胱天蛋白酶（caspase）-1，后者一方面促进 IL-1β 成熟，另一方面可切割效应分子（Gasdermin 家族蛋白 D，GSDMD），其 N-端片段（GSDMD-NT）在胞膜上寡聚化并打孔，导致细胞渗透压变化、胞膜破裂和内容物释放，发生焦亡并伴随以 IL-1β 为核心的炎症反应。

最近研究表明，RIPK3、MLKL 介导的炎性坏死性凋亡是导致脓毒症患者细胞因子风暴的重要因素，敲除上述分子可以显著改善脓毒症小鼠的生存率及各脏器免疫病理损伤。GSDMD 介导的单核细胞和巨噬细胞焦亡，由 caspase-1 或 caspase-11 介导，可释放含有微囊泡的组织因子激活凝血系统。在大肠埃希菌、伯克霍尔德菌和沙门菌所致的脓毒症小鼠模型中，敲除 caspase-1 或 GSDMD 可显著抑制凝血系统激活，减轻弥散性血管内凝血。除 caspase-1 和 caspase-11 外，其他蛋白也可以通过 GSDMD 裂解促进凝血激活。髓系细胞 TMEM173（stimulator of the interferon gene，STING）被证明在盲肠结扎穿孔（cecal ligation and puncture，CLP）、大肠埃希菌或肺炎链球菌诱导的脓毒症中诱导 GSDMD 激活。脓毒症中凝血激活的另一种机制可能是 HMGB1 等 DAMP 介导的。有研究显示，外源性 HMGB1 可与脂多糖（lipopolysaccharide，LPS）形成分子复合物，通过晚期糖基化终末产物受体（advanced glycation end product receptor，AGER）转运至巨噬细胞和内皮细胞的溶酶体，导致 HMGB 介导的溶酶体膜失稳，随后 LPS 释放到胞质中，激活 caspase-11 依赖性焦亡和 NLRP3 炎症小体激活和致命凝血激活。

（四）潜在的治疗药物

现阶段脓毒症的救治主要以调控机体免疫稳态为核心。新近研究提示，肠道菌群类药物、肝素衍生物、ALK 激酶抑制剂、"泛凋亡"相关抑制剂、PD-L1 抑制剂或抗 PD-1 抗体等药物可分别通过不同的免疫调控机制发挥脓毒症治疗作用。研究表明肠道菌群破坏后患者脓毒症发病率升高，脓毒症患者肠道菌群多样性减少，厚壁菌门和拟杆菌门相对丰度降低，共生菌如粪杆菌、布劳特氏菌和瘤胃球菌等数量减少，条件致病菌如大肠埃希菌、肠球菌、拟杆菌、葡萄球菌等过度生长。因此，通过药物改善脓毒症患者肠道菌群具有一定的治疗作用。

肝素是哺乳动物内源性的多糖分子，也是临床上常用的抗凝血药。最新研究证实，肝素兼具抗凝作用和抗炎作用,无抗凝活性肝素(化学修饰后)具有较好的抗脓毒症效果,其具体机制是非抗凝活性肝素能有效阻断 HMGB1 蛋白或细胞外膜囊泡介导的 LPS 入胞,从而抑制 caspase-11 活化。此外,研究人员发现抗癌药色瑞替尼(ALK 激酶抑制剂 LDK378)能够抑制由细菌等感染引发的 STING 通路活化,也可以较好地改善脓毒症小鼠生存率并减少各脏器炎性损伤。色瑞替尼已于 2014 年被美国食品药品监督管理局(Food and Drug Administration,FDA)批准上市,有望成为脓毒症临床治疗的有效手段。与此同时,针对坏死性凋亡、焦亡等是炎症信号扩大生物过程的酶抑制剂,特别是 RIPK1 及 RIPK3 抑制剂,caspase-1 或泛胱天蛋白酶抑制剂也是脓毒症抗炎治疗的重要方向。

五、危重症脏器保护研究进展

心脑等重要脏器保护是麻醉学领域重要科学问题之一。在既往研究中,麻醉学科研团队着重探索了以围手术期并发症为代表的器官损伤发病机制,并已在这一领域取得长足进展。近年来,随着危重症医学科学边界的不断延伸,国内外学者在循环衰竭、热射病等重要疾病类型中,围绕致病机制、预防措施、干预靶点等目标开展系列科研攻关,且取得多个创新突破。

(一) 坏死性凋亡参与经典型热射病发病

热射病(重症中暑)是一种由热应激引起的疾病,分为经典型热射病及劳力型热射病两类,其与循环衰竭和多器官功能障碍有关。流行病学数据显示,热射病一旦诱发热衰竭,病死率高达 63.2%。然而,这种急性危重疾病发病的分子机制依然没有得到充分阐释。

传统观点认为,热射病主要源于单纯物理性损伤,因而临床的干预手段目前局限于降温和支持治疗,尚未有合适的特异性治疗药物。已有研究表明,在秀丽隐杆线虫中,热应激能通过钙网蛋白和钙蛋白酶诱导细胞坏死,清除这两种蛋白则可减轻热应激引起的细胞坏死,提示高温可启动细胞的程序性死亡。细胞的程序性坏死包含两条主要途径,其一是 RIPK3 以激酶依赖性方式通过 MLKL 蛋白诱导细胞坏死,其二是以激酶非依赖性方式通过胱天蛋白酶-8 诱导细胞凋亡和细胞焦亡。最新研究表明,Z-DNA 结合蛋白1(Z-DNA binding protein 1,ZBP1)介导的坏死性凋亡是经典型热射病发病的重要因素。在热应激下,热休克因子1(heat shock factor 1,HSF1)可促进 ZBP1 的表达,后者结合于 RIPK3 的 RHIM 结构域并激活 RIPK3,介导 RIPK3-MLKL 依赖的坏死性凋亡。敲除小鼠 RIPK3 或 ZBP1 基因,可防止热应激诱导的弥散性血管内凝血、全身炎症反应、循环衰竭及多器官功能衰竭,降低经典型热射病的病死率。该研究颠覆了"高体温通过物理性损伤导致脏器功能衰竭"的传统学术观点,展示了温度感应、程序性细胞死亡、DIC 与脏器功能衰竭之间的内在联系,为热射病等危重症的防治提供了重要思路。细胞程序死亡过程中存在许多关键蛋白承担级联反应的枢纽环节,这些分子有望作为药物靶标开发热射病特异性治疗药物,从而为热射病预后带来很大改善。

(二) 靶向阻断 MD2 在脑卒中发挥神经保护作用

脑卒中是最常见的急性脑损伤类型。全球每年有 800 万人,我国每年 220 万人死于卒中,是我国近 30 年来排名首位的致死、致残原因,其中缺血性脑卒中占 80%。根据最新的缺血性卒中管理指南,在 4.5 小时内应用溶栓治疗(使用阿替普酶和替奈普酶)是唯一的药物治疗方法。尽管血管内机械血栓切除术可以延长治疗时间,但由于缺血性脑卒中的诊断需要计算机断层扫描(computed tomography,CT)/磁共振成像(magnetic resonance imaging,MRI),因此干预仍多被推迟至黄金治疗时间之后。目前,由于治疗时间窗狭窄以及脑出血风险,只有 4%~7% 的急性卒中患者可以接受溶栓治疗。因此,为缺血性和出血性卒中患者找到一个共通的、关键的治疗目标至关重要。

缺血性和出血性脑卒中均会诱发神经元坏死和凋亡,这是两种主要的程序性细胞死亡过程,仅阻断其中一种程序性细胞死亡信号将使细胞死亡过程转向另一种进程,因而亟须找到一个能够同时影响细胞凋亡和坏死的干预靶点。既往研究表明,Toll 样受体 4(TLR4)是炎症、细胞凋亡和坏死之间的上游交叉环节,与缺血性和出血性卒中所致神经损伤密切相关,且 TLR4$^{-/-}$ 小鼠在两种类型的卒中后都表现出比野生型(wild type,WT)小鼠更好的病理结局。因此,以 TLR4 为靶点寻找新的干预策略将成为未明类型脑卒中早期干预的突破口。

髓样分化蛋白 2(myeloid differential protein-2,MD2)是激活 TLR4 的一个重要附属蛋白,其主要与 TLR4 结合形成 TLR4-MD2 复合物启动下游死亡通路。既往研究认为其仅表达于大脑小胶质细胞,而最新研究证据显示,卒中后皮质神经元中 MD2 表达显著增加。基于这一发现,研究人员合成了一种小分子多肽,即反式激活(trans-activating,Tat)-冷诱导 RNA 结合蛋白(Tat-cold-inducible RNA binding protein,Tat-CIRP),它可以靶向干扰 MD2 的功能,在体外保护神经元免受脑卒中所致神经兴奋毒性损伤。系统给予 Tat-CIRP 可诱导小鼠对缺血性和出血性脑卒中的神经保护,改善远期预后。恒河猴在遗传和解剖上与人类有相似之处,研究团队应用恒河猴模型验证 Tat-CIRP 的神经保护功能,明确证实该类多肽可有效减小脑梗死体积,并显著改善长期神经功能。更为重要的是,Tat-CIRP 具有较高的治疗安全窗,小鼠体内高剂量注射 Tat-CIRP 未引起毒性反应。Tat-CIRP 对缺血性和出血性脑卒中的早期干预提供了极佳手段,值得在未来研究中进一步探究。

(三) 铁死亡是心功能损伤的关键生物学进程

铁死亡是近年来新发现的一种不同于细胞凋亡、坏死和自噬的新型死亡形式。形态上主要表现为线粒体肿胀、膜密度增加、体积变小、嵴数量减少、板层表型增多、自噬体增多等;分子生物学上主要表现为谷胱甘肽(glutathione,

GSH)耗竭或谷胱甘肽过氧化物酶4(glutathione peroxidase, GPX4)失活、细胞内游离铁含量增加、活性氧(ROS)生成增加。目前研究已经证实铁死亡与心肌梗死、缺血再灌注损伤、危重病伴发心力衰竭等疾病密切相关。

随着铁死亡研究不断深入,越来越多的证据深入解析了铁死亡过程的重要环节。研究表明,细胞内不稳定铁池(labile iron pool,LIP)中的二价铁可发生芬顿反应从而产生大量ROS,在GSH/GPX4抗氧化防御系统失活,或细胞内二价铁含量过度增加导致ROS的生成超出GSH/GPX4代偿限度时,含有花生四烯酸和肾上腺酸的膜多不饱和脂肪酸易被ROS过氧化并蓄积,从而导致细胞发生铁死亡。特异性铁死亡诱导剂如Ras选择性致死小分子3(Ras-selective lethal small molecule 3,RSL3)抑制GPX4活性,而爱拉斯汀(erastin)通过抑制细胞膜上胱氨酸-谷氨酸逆向转运体来抑制细胞外胱氨酸向内转运导致GSH的合成受阻,二者均可使GSH/GPX4失活从而诱导细胞发生铁死亡。此外,使用外源性铁离子干预离体细胞可加速爱拉斯汀诱导的细胞铁死亡进程。而特异性铁死亡抑制剂Ferrostatin-1(Fer-1)、Liproxstatin-1(Lip-1)以及铁螯合剂去铁胺等可显著抑制细胞铁死亡。

在小鼠心肌梗死模型中,心肌细胞内GPX4下调,血红素加氧酶1(heme oxygenase-1,HO-1)上调,HO-1可降解血红素从而释放游离铁引起LIP和线粒体铁紊乱,导致线粒体功能障碍引发细胞死亡。最新研究在梗死交界区的心肌组织中发现大量铁蓄积,提示铁死亡是导致心肌梗死后心功能损伤的重要病理生理改变。应用Fer-1、右旋拉佐烷(具有铁螯合性)处理心肌梗死小鼠能有效减小心肌梗死面积、抑制心肌缺血后的心脏重构和心肌纤维化。此外,Lip-1预处理可降低梗死小鼠心肌细胞中线粒体膜通道蛋白的寡聚化,从而恢复GPX4表达,以维持线粒体结构完整性和基本功能,有效减少梗死容积。除心肌梗死外,在猪心肌梗死模型中应用铁螯合剂去铁酮实施梗死预处理,可有效减轻其心肌缺血损伤,抑制心室扩大和心肌肥厚。在转化研究中,科学家应用Fer-1治疗心脏移植后再灌注患者,不仅有效抑制信号分子TLR4/TRIF依赖性通路介导的中性粒细胞炎症浸润,下调髓过氧化物酶、总肌酸激酶水平,还能显著减少心肌细胞中的脂质氢过氧化物的生成,从而减轻心肌细胞铁死亡,减小移植后梗死面积,改善左心室收缩功能。目前的研究已经充分证实,铁死亡在心肌梗死及缺血再灌注损伤中起重要作用,这为临床改善重症患者预后提供新的治疗方向。

(赵广超 钟海星 董海龙)

参 考 文 献

[1] BAO W W, XU W, PAN G J, et al. Nucleus accumbens neurons expressing dopamine D1 receptors modulate states of consciousness in sevoflurane anesthesia[J]. Curr Biol, 2021,31(9):1893-1902.

[2] VANINI G, BASSANA M, MAST M, et al. Activation of preoptic GABAergic or glutamatergic neurons modulates sleep-wake architecture, but not anesthetic state transitions[J]. Curr Biol,2020,30(5):779-787.

[3] REDINBAUGH M J, PHILLIPS J M, KAMBI N A, et al. Thalamus modulates consciousness via layer-specific control of cortex[J]. Neuron,2020,106(1):66-75.

[4] SUZUKI M, LARKUM M E. General anesthesia decouples cortical pyramidal neurons[J]. Cell,2020,180(4):666-676.

[5] BHARIOKE A, MUNZ M, BRIGNALL A, et al. General anesthesia globally synchronizes activity selectively in layer 5 cortical pyramidal neurons[J]. Neuron,2022,110(12):2024-2040.

[6] VESUNA S, KAUVAR I V, RICHMAN E, et al. Deep posteromedial cortical rhythm in dissociation[J]. Nature, 2020,586(7827):87-94.

[7] ZHANG Y, YE F, ZHANG T, et al. Structural basis of ketamine action on human NMDA receptors[J]. Nature, 2021,596(7871):301-305.

[8] BALLESTEROS J J, HUANG P, PATEL S R, et al. Dynamics of ketamine-induced loss and return of consciousness across primate neocortex[J]. Anesthesiology,2020, 132(4):750-762.

[9] CHEN K, HU Q, XIE Z C, et al. Monocyte NLRP3-IL-1β hyperactivation mediates neuronal and synaptic dysfunction in perioperative neurocognitive disorder[J]. Adv Sci, 2022,9(16):e2104106.

[10] XIN J, SHAN W R, LI J, et al. Activation of the lateral habenula-ventral tegmental area neural circuit contributes to postoperative cognitive dysfunction in mice[J]. Adv Sci,2022,9(22):e2202228.

[11] LAI Z M, SHAN W R, LI J, et al. Appropriate exercise level attenuates gut dysbiosis and valeric acid increase to improve neuroplasticity and cognitive function after surgery in mice[J]. Molecular Psychiatry,2021,26(12): 7167-7187.

[12] CHEN K, HU Q P, GUPTA R, et al. Inhibition of unfolded protein response prevents post-anesthesia neuronal hyperactivity and synapse loss in aged mice[J]. Aging Cell,2022,21(4):e13592.

[13] ZHOU H, XIE Z C, BRAMBRINK M A, et al. Behavioural impairments after exposure of neonatal mice to propofol are accompanied by reductions in neuronal activity in cortical circuitry[J]. Br J Anaesth,2021,126(6):1141-1156.

[14] GANGADHARAN V, ZHENG H W, TABERNER J F, et al. Neuropathic pain caused by miswiring and abnormal

end organ targeting[J]. Nature,2022,606(7912):137-145.

[15] DONNELLY R C,JIANG C Y,ANDRIESSEN S A,et al. STING controls nociception via type I interferon signalling in sensory neurons[J]. Nature,2021,591(7849):275-280.

[16] CHOI S,HACHISUKA J,BRETT A M,et al. Parallel ascending spinal pathways for affective touch and pain[J]. Nature,2020,587(7833):258-263.

[17] TRENDAFILOVA T, ADHIKARI K, SCHMID B A, et al. Sodium-calcium exchanger-3 regulates pain "wind-up":From human psychophysics to spinal mechanisms[J]. Neuron,2022,110(16):2571-2587.

[18] ZHU X,TANG H D,DONG W Y,et al. Distinct thalamocortical circuits underlie allodynia induced by tissue injury and by depression-like states[J]. Nat Neurosci, 2021,24(4):542-553.

[19] TANSLEY S,GU N,GUZMÁN U A,et al. Microglia-mediated degradation of perineuronal nets promotes pain [J]. Science,2022,377(6601):80-86.

[20] LUO X,CHEN O Y,WANG Z L,et al. IL-23/IL-17A/ TRPV1 axis produces mechanical pain via macrophage-sensory neuron crosstalk in female mice[J]. Neuron, 2021,109(17):2691-2706.

[21] KOHNO K,SHIRASAKA R,YOSHIHARA K,et al. A spinal microglia population involved in remitting and relapsing neuropathic pain[J]. Science, 2022, 376 (6588):86-90.

[22] VAN DER POLL T,Shankar-Hari M,WIERSINGA W J. The immunology of sepsis[J]. Immunity,2021,54(11): 2450-2464.

[23] CHRISTGEN S,KANNEGANTI T D. Sepsis take-out:Inhibiting bacterial deliveries[J]. Immunity, 2021, 54 (3):399-401.

[24] WANG J F,WANG Y P,XIE J,et al. Upregulated PD-L1 delays human neutrophil apoptosis and promotes lung injury in an experimental mouse model of sepsis[J]. Blood,2021,138(9):806-810.

[25] ZHANG D,TANG Z,HUANG H,et al. Metabolic regulation of gene expression by histone lactylation[J]. Nature,2019,574(7779):575-580.

[26] KARKI R,SHARMA B R,TULADHAR S,et al. Synergism of TNF-α and IFN-γ triggers inflammatory cell death,tissue damage,and mortality in SARS-CoV-2 infection and cytokine shock syndromes[J]. Cell, 2021,

184(1):149-168.

[27] MALIREDDI R K S, KESAVARDHANA S, KANNEGANTI T D. ZBP1 and TAK1:master regulators of NLRP3 inflammasome/pyroptosis,apoptosis,and necroptosis(PAN-optosis)[J]. Front Cell Infect Microbiol, 2019,9:406.

[28] SAMIR P,MALIREDDI R K S,KANNEGANTI T D. The PANoptosome:a deadly protein complex driving pyroptosis, apoptosis, and necroptosis(PANoptosis)[J]. Front Cell Infect Microbiol,2020,10:238.

[29] ZHANG H,ZENG L,XIE M,et al. TMEM173 drives lethal coagulation in sepsis[J]. Cell Host Microbe,2020, 27(4):556-570.

[30] DICKSON R P,SINGER B H,NEWSTEAD M W,et al. Enrichment of the lung microbiome with gut bacteria in sepsis and the acute respiratory distress syndrome[J]. Nat Microbiol,2016,1(10):16113.

[31] TANG Y, WANG X, LI Z, et al. Heparin prevents caspase-11-dependent septic lethality independent of anticoagulant properties[J]. Immunity,2021,54(3):454-467.

[32] ZENG L,KANG R,ZHU S,et al. ALK is a therapeutic target for lethal sepsis[J]. Sci Transl Med, 2017, 9 (412):eaan5689.

[33] YUAN F,CAI J,WU J,et al. Z-DNA binding protein 1 promotes heatstroke-induced cell death[J]. Science, 2022,376(6593):609-615.

[34] FANG Z, WU D, DENG J, et al. An MD2-perturbing peptide has therapeutic effects in rodent and rhesus monkey models of stroke[J]. Sci Transl Med, 2021, 13 (597):eabb6716.

[35] DIXON S J,LEMBERG K M,LAMPRECHT M R,et al. Ferroptosis:an iron-dependent form of nonapoptotic cell death[J]. Cell,2012,149(5):1060-1072.

[36] BERSUKER K,HENDRICKS J M,LI Z,et al. The CoQ oxidoreductase FSP1 acts parallel to GPX4 to inhibit ferroptosis[J]. Nature,2019,575(7784):688-692.

[37] BADGLEY M A,KREMER D M,MAURER H C,et al. Cysteine depletion induces pancreatic tumor ferroptosis in mice[J]. Science,2020,368(6486):85-89.

[38] LI W,FENG G,GAUTHIER J M,et al. Ferroptotic cell death and TLR4/Trif signaling initiate neutrophil recruitment after heart transplantation[J]. J Clin Invest,2019, 129(6):2293-2304.

2 全身麻醉药作用脑区研究进展

随着医学的发展,全身麻醉在现代医学中广泛使用已有170多年的历史,然而全身麻醉的作用机制仍不清楚。全身麻醉可使机体在无体动、无痛觉、无意识、无记忆而又保持重要功能的情况下接受手术,且还能可逆地维持这一状态。全身麻醉的这些作用可能会涉及不同的作用脑区或神经元,如脊髓对抑制肢体活动与镇痛至关重要,而前脑与催眠、遗忘有关。

在分子水平,人们对全身麻醉的认识已取得了一定进展,现普遍认为全身麻醉主要通过影响蛋白离子通道起作用,包括$GABA_A$、NMDA、烟碱乙酰胆碱能受体、双孔钾离子通道和超极化激活的阳离子通道等。但是,在系统水平,麻醉药如何影响这些通道而引起麻醉效应和意识丧失却不清楚。

认识全身麻醉的神经机制有利于促进研发新型麻醉药,尽量减少不良反应,如麻醉相关谵妄、心血管抑制,甚至死亡,从而达到理想的全身麻醉效果。因此,本文对全身麻醉药可能的作用机制尤其可能的作用脑区研究进展做一简要概述。

一、脑干

(一) 中脑导水管周围灰质、中缝背核与5-羟色胺

中脑导水管周围灰质(periaqueductal gray matter,PAG)是控制疼痛的主要区域,也是阿片类镇痛药作用的主要位点。最近的研究表明,腹侧PAG神经元还参与了麻醉药对意识的调控,丙泊酚、异氟烷可通过促进突触前膜GABA释放、抑制突触前膜谷氨酸释放以及增加突触后膜$GABA_A$受体敏感性而最终抑制腹侧PAG多巴胺能神经元活性来调控意识状态。

中缝背核(dorsal raphe nucleus,DRN)和脑干其他5-羟色胺(5-hydroxytryptamin,5-HT)能神经元均为清醒时活性高。最近的研究发现,异氟烷全身麻醉期间,小鼠DRN 5-羟色胺能神经元c-Fos表达减少,且光纤记录DRN 5-羟色胺能神经元钙活动发现,麻醉期间DRN 5-羟色胺能神经元钙活动降低,提示异氟烷麻醉可能抑制DRN 5-羟色胺能神经元活性;采用光遗传及化学遗传学技术操控DRN 5-羟色胺能神经元活性观察对异氟烷麻醉影响时发现,激活DRN 5-羟色胺能神经元使麻醉深度减浅、苏醒加快,而抑制DRN 5-羟色胺能神经元活性则相反,使麻醉加深、苏醒延迟。5-HT 1A或2C受体介导上述效应,激动或拮抗5-HT 1A或2C受体可产生相似效应。

(二) 蓝斑与去甲肾上腺素

多项研究均表明,右美托咪定通过激动蓝斑(locus coeruleus,LC)α2A肾上腺素能受体引起小鼠翻正反射(righting reflex)消失而产生麻醉作用,但是特异性敲掉蓝斑α2A肾上腺素能受体能消除右美托咪定引起的失去翻正反射(loss of righting reflex,LORR)效应,但不能消除镇静效应,进一步研究发现,右美托咪定的镇静效应是通过下丘脑的视前区产生的。

多巴胺-羟化酶(dopamine beta hydroxylase,DBH)基因敲除小鼠无去甲肾上腺素分泌,则对右美托咪定、氟烷、异氟烷、七氟烷等全身麻醉药呈高度敏感性,表现为起效更快、LORR维持时间更长。异氟烷麻醉下,选择性刺激蓝斑的去甲肾上腺素能神经元也可促进大鼠苏醒,表现为翻正反射迅速恢复。

(三) 臂旁核

臂旁核(parabrachial nucleus,PB)大部分为谷氨酸能神经元,具有促觉醒的作用。Muindi等发现,电刺激PB可促进动物从异氟烷麻醉中苏醒,且在苏醒期PB c-Fos表达也明显增加,提示PB活性增加与麻醉复苏密切相关。最近的研究发现,具有促觉醒功能的臂旁内侧核(medial parabrachial nucleus,MPB)也与麻醉相关,七氟烷可通过突触后$GABA_A$受体抑制MPB活性,使MPB在七氟烷麻醉中活性降低,从而抑制觉醒来达到麻醉状态。

(四) 中脑多巴胺能神经元

腹侧被盖区(VTA)是公认的觉醒相关脑区,VTA除了GABA能神经元与麻醉相关以外,多巴胺能神经元则可能参与了行为学唤醒。最近的研究表明,激活VTA的多巴胺能神经元可促进动物从异氟烷麻醉中苏醒,多巴胺能药物如哌甲酯也可促进动物从异氟烷麻醉中苏醒。

综上，DRN、LC、PB、VTA 均为促觉醒的核团，全身麻醉药可以抑制这些核团活性，这些核团如 VTA、DRN 神经元活性变化，也可影响全身麻醉效果，提示全身麻醉药可通过抑制觉醒相关脑区神经元活性而发挥麻醉作用。

二、下丘脑

(一) 促食欲素能神经元

研究发现，与觉醒相关的穹窿周围和外侧下丘脑的促食欲素能神经元(orexinergic neurons)也可能参与了全身麻醉。与麻醉前相比，大鼠血浆促食欲素 A 在麻醉期间会降低，而在苏醒期又会升高，可能是激活下丘脑-垂体-肾上腺轴(hypothalamic-pituitary-adrenal axis，HPA)的结果，因为麻醉苏醒期血浆促食欲素 A 的增加与血浆皮质醇和肾上腺素增加有关。异氟烷、七氟烷和丙泊酚麻醉都可抑制下丘脑促食欲素能神经元 c-Fos 表达；而在促食欲素基因敲除小鼠，异氟烷、七氟烷麻醉后均出现苏醒延迟。最近的研究发现，促食欲素 A 可能通过激活 VTA 的多巴胺能神经元促进大鼠从异氟烷麻醉中苏醒。此外，地氟烷可抑制下丘脑促食欲素能神经元活性，激活这群神经元，可使地氟烷诱导时间延长、加速小鼠苏醒。

(二) 后下丘脑与组胺能神经元

组胺能神经元主要位于后下丘脑的结节乳头核(tuberomammillary nucleus，TMN)，这些神经元在清醒活动期，尤其高度警惕时放电频率最高，清醒安静以及睡眠时较低。特异性损毁大鼠 TMN 的组胺能神经元可增加异氟烷麻醉维持时间，表现为苏醒延迟而对起效时间无影响，提示介导全身麻醉诱导和苏醒的作用机制或靶点可能存在不同。

(三) 视前区

腹外侧视前区(VLPO)为视前区(preoptic area，POA)重要的促睡眠核团，其中的 GABA 能神经元在慢波睡眠(slow wave sleep，SWS)期间较活跃。丙泊酚、异氟烷、右美托咪定可使 VLPO c-Fos 表达增加，尤其是 GABA 能神经元，提示 VLPO 可能与全身麻醉相关。然而，最近的研究发现，激活 VLPO 的 GABA 能神经元或谷氨酸能神经元，确实能影响睡眠-觉醒，但均不能影响麻醉诱导时间或苏醒时间；研究者认为实验细节可能会影响这一结果，如实验动物的昼夜节律以及干预药物的注射时间等。总之，VLPO 对全身麻醉是否存在影响以及具体作用如何，有待于进一步研究。

(四) 视上核与麻醉激活神经元

众所周知，许多全身麻醉药作用于 GABA 受体而抑制神经元活性，但有别于此，最近研究发现，异氟烷、右美托咪定、氯胺酮、丙泊酚均能激活下丘脑视上核(supraoptic nucleus，SON)及 SON 周围(paraSON)少数神经元，前者主要分泌血管升压素、强啡肽原，后者分泌 GABA、谷氨酸，研究者将这些麻醉药激活的位于 SON 和 paraSON 的神经元命名为麻醉激活神经元(anesthesia-activated neuron，AAN)。

采用光遗传或化学遗传人为激活 AAN 虽对异氟烷诱导无影响，但可明显引起苏醒延迟，而采用光遗传抑制 AAN 也对诱导无影响，但可明显缩短全身麻醉的维持时间。研究发现，AAN 对睡眠也有重要影响，睡眠剥夺引起的睡眠压力也可激活 AAN，采用化学遗传或光遗传激活 AAN 又明显增加 SWS 时间、减少清醒时间，采用白喉毒素杀死 AAN 可引起非快速眼动(non-rapid eye movement，NREM)和快速眼动(rapid eye movement，REM)时间均减少。

三、基底前脑与乙酰胆碱

基底前脑由前脑基底大细胞核(nucleus basalis magnocellularis，NBM)、内侧隔核/斜角带核(diagonal band of Broca，DB)组成，对皮质与海马活性至关重要。乙酰胆碱水平与意识密切相关，全身麻醉时皮质和网状结构的乙酰胆碱水平降低，而增加基底前脑等中枢核团乙酰胆碱水平可促进从麻醉中苏醒。此外，在 NBM 注入促食欲素 A 受体拮抗剂(SB-334867)、组胺等也可缩短麻醉时间、促进苏醒。最近的研究表明，失活、损毁或杀死基底前脑的胆碱能神经元，可增强异氟烷、丙泊酚、氯胺酮等麻醉效应，表现为增加对麻醉药的敏感性、诱导时间缩短、翻正反射恢复延迟等。

四、海马、伏隔核和边缘系统

多种麻醉药如异氟烷、丙泊酚、氯胺酮等在麻醉诱导时可引起大鼠行为学兴奋，表现为自主活动增加，同时伴有海马 γ 波(30~50Hz)增加，而失活或电损毁内侧隔核、海马、伏隔核(NAC)、腹侧苍白球和乳头上区域(supramammillary area，SUM)可减少这种麻醉引起的行为学兴奋和海马 γ 波增加，但是损毁中缝核、内嗅皮质或梨状皮质对麻醉药上述效应无影响。

NAC 表达多巴胺 D1 受体的神经元也与麻醉相关，激活 NAC 表达多巴胺 D1 受体神经元，可引起七氟烷麻醉诱导时间延长及麻醉状态下诱发皮质觉醒以及行为学苏醒，而抑制这群神经元，则可引起七氟烷诱导加快和苏醒延迟。

小鼠外侧隔核(lateral septal nucleus，LS)的 GABA 能神经元在清醒状态下活性较高，人为激活这群神经元，可增加小鼠觉醒时间并促使小鼠从麻醉中苏醒，进一步研究发现，上述作用可能的机制为 LS 的 GABA 能神经元发出单突触投射到 VTA 的 GABA 能神经元，从而调控觉醒状态与麻醉深度。

最近的研究发现，中央杏仁核(central amygdala，CeA)的 GABA 能神经元可能与全身麻醉的镇痛效应有关。激活 CeA 的这群神经元，可抑制小鼠对冷、热等伤害性刺激的逃避反应和自我恢复行为，并消除神经性疼痛引起的痛觉超敏，而抑制这群神经元，可使疼痛加剧和消除低剂量氯胺酮的镇痛效应。

五、丘脑皮质系统

（一）丘脑

丘脑室旁核（thalamic paraventricular nucleus，PVT）是丘脑区域控制觉醒的重要核团。最近的研究发现，地氟烷可直接抑制丘脑室旁核的神经元活性，也可通过促食欲素B受体来抑制下丘脑促食欲素神经元投射至丘脑室旁核的神经元活性，从而发挥麻醉效应。

外侧缰核（LHb）主要包括谷氨酸能神经元，参与机体多种功能。在全身麻醉领域，氯胺酮、丙泊酚等麻醉药都可使小鼠LHb的c-Fos表达增加，且亚麻醉剂量的氯胺酮也可通过LHb产生抗抑郁作用。最近的研究发现，手术可激活LHb-VTA环路并引起术后认知功能障碍，而抑制或损毁LHb以及抑制VTA的NMDA受体、多巴胺合成等均可减轻手术引起的术后认知功能障碍。

（二）皮质

功能性影像学检查发现，不同皮质间功能性联系与整合，尤其是额叶与顶叶之间的联系，可能是人类全身麻醉期间意识消失的基础。最近研究发现，异氟烷、氯胺酮、乌拉坦可减弱体感皮质第5层锥体神经元树突棘与胞体之间的信息传递，代谢性谷氨酸受体和胆碱受体可能参与其中，从细胞层面提示全身麻醉是如何阻断信息传递的。

六、结语

全身麻醉的不同作用涉及不同脑区或神经元。镇痛作用可能与PAG、CeA等相关。全身麻醉引起意识消失可能是通过干扰觉醒相关脑区神经元活性或增加睡眠相关脑区神经元活性。局部失活或损毁觉醒相关脑区，如丘脑室旁核、LC、DRN、TMN、VTA、下丘脑穹窿周围区域以及基底前脑，可增强全身麻醉效应，表现为苏醒延迟或翻正反射恢复延迟或引起LORR的吸入麻醉药物最低肺泡有效浓度（minimum alveolar concentration，MAC）降低等。局部激活觉醒相关脑区，可在麻醉期间促进行为学或EEG唤醒以及加快苏醒。局部损毁睡眠相关脑区如VLPO，可促进觉醒和降低麻醉药敏感性。局部激活睡眠相关脑区如SON，可增强全身麻醉效应。此外，除觉醒-睡眠系统外，边缘系统如内侧隔核等也可能与全身麻醉相关。

（易婷婷　李洪）

参 考 文 献

［1］LEUNG L S，LUO T，MA J，et al. Brain areas that influence general anesthesia［J］. Prog Neurobiol，2014，122：24-44.

［2］YANG X，LUETHY A，ZHANG H，et al. Mechanism and development of modern general anesthetics［J］. Curr Top Med Chem，2019，19（31）：2842-2854.

［3］LI J，YU T，SHI F，et al. Involvement of ventral periaqueductal gray dopaminergic neurons in propofol anesthesia［J］. Neurochem Res，2018，43（4）：838-847.

［4］LIU C，ZHOU X，ZHU Q，et al. Dopamine neurons in the ventral periaqueductal gray modulate isoflurane anesthesia in rats［J］. CNS Neurosci Ther，2020，26（11）：1121-1133.

［5］LI A，LI R，OUYANG P，et al. Dorsal raphe serotonergic neurons promote arousal from isoflurane anesthesia［J］. CNS Neurosci Ther，2021，27（8）：941-950.

［6］ZHANG Z，FERRETTI V，GÜNTAN İ，et al. Neuronal ensembles sufficient for recovery sleep and the sedative actions of alpha2 adrenergic agonists［J］. Nat Neurosci，2015，18（4）：553-561.

［7］GOMPF H，CHEN J，SUN Y，et al. Halothane-induced hypnosis is not accompanied by inactivation of orexinergic output in rodents［J］. Anesthesiology，2009，111（5）：1001-1009.

［8］HU F Y，HANNA G M，HAN W，et al. Hypnotic hypersensitivity to volatile anesthetics and dexmedetomidine in dopamine beta-hydroxylase knockout mice［J］. Anesthesiology，2012，117（5）：1006-1017.

［9］VAZRY E M，ASTON-JONES G. Designer receptor manipulations reveal a role of the locus coeruleus noradrenergic system in isoflurane general anesthesia［J］. Proc Natl Acad Sci U S A，2014，111（10）：3859-3864.

［10］MUINDI F，KENNY J D，TAYLOR N E，et al. Electrical stimulation of the parabrachial nucleus induces reanimation from isoflurane general anesthesia［J］. Behav Brain Res，2016，306：20-25.

［11］XU W，WANG L，YUAN X S，et al. Sevoflurane depresses neurons in the medial parabrachial nucleus by potentiating postsynaptic GABAA receptors and background potassium channels［J］. Neuropharmacology，2020，181：108249.

［12］TAYLOR N E，WANG L，YUAN X S，et al. Optogenetic activation of dopamine neurons in the ventral tegmental area induces reanimation from general anesthesia［J］. Proc Natl Acad Sci U S A，2016，113（45）：12826-12831.

［13］LI J，LI H，WANG D，et al. Orexin activated emergence from isoflurane anaesthesia involves excitation of ventral tegmental area dopaminergic neurones in rats［J］. Br J Anaesth，2019，123（4）：497-505.

［14］SOLT K，COTTEN J F，CIMENSER A，et al. Methylphenidate actively induces emergence from general anesthesia［J］. Anesthesiology，2011，115（4）：791-803.

［15］TAYLOR N E，CHEMALI J J，BROWN E N，et al. Activation of D1 dopamine receptors induces emergence from isoflurane general anesthesia[J]. Anesthesiology,2013, 118(1):30-39.

[16] ZHAO S,WANG S,LI H,et al. activation of orexinergic neurons inhibits the anesthetic effect of desflurane on consciousness state via paraventricular thalamic nucleus in rats[J]. Anesth Analg,2021,133(3):781-793.

[17] LUO T,LEUNG L S. Involvement of tuberomamillary histaminergic neurons in isoflurane anesthesia[J]. Anesthesiology,2011,115(1):36-43.

[18] HAN B,MCCARREN H S,O'NEILL D,et al. Distinctive recruitment of endogenous sleep-promoting neurons by volatile anesthetics and a nonimmobilizer[J]. Anesthesiology,2014,121(5):999-1009.

[19] VANINI G,BASSANA M,MAST M,et al. Activation of preoptic GABAergic or glutamatergic neurons modulates sleep-wake architecture,but not anesthetic state transitions[J]. Curr Biol,2020,30(5):779-787.

[20] JIANG-XIE L F,YIN L,ZHAO S,et al. A common neuroendocrine substrate for diverse general anesthetics and sleep[J]. Neuron,2019,102(5):1053-1065.

[21] LEUNG L S,LUO T. Cholinergic modulation of general anesthesia[J]. Curr Neuropharmacol, 2021, 19(11): 1925-1936.

[22] BAO W W,XU W,PAN G J,et al. Nucleus accumbens neurons expressing dopamine D1 receptors modulate states of consciousness in sevoflurane anesthesia[J].

Curr Biol,2021,31(9):1893-1902.

[23] WANG D,GUO Q,ZHOU Y,et al. GABAergic neurons in the dorsal-intermediate lateral septum regulate sleep-wakefulness and anesthesia in mice[J]. Anesthesiology, 2021,135(3):463-481.

[24] HUA T,CHEN B,LU D,et al. General anesthetics activate a potent central pain-suppression circuit in the amygdala[J]. Nat Neurosci,2020,23(7):854-868.

[25] REN S,WANG Y,YUE F,et al. The paraventricular thalamus is a critical thalamic area for wakefulness[J]. Science,2018,362(6413):429-434.

[26] GELEGEN C,MIRACCA G,RAN M Z,et al. Excitatory pathways from the lateral habenula enable propofol-induced sedation[J]. Curr Biol,2018,28(4):580-587.

[27] YANG Y,CUI Y,SANG K,et al. Ketamine blocks bursting in the lateral habenula to rapidly relieve depression [J]. Nature,2018,554(7692):317-322.

[28] CUI Y,YANG Y,NI Z,et al. Astroglial Kir4. 1 in the lateral habenula drives neuronal bursts in depression [J]. Nature,2018,554(7692):323-327.

[29] XIN J,SHAN W,LI J,et al. Activation of the lateral habenula-ventral tegmental area neural circuit contributes to postoperative cognitive dysfunction in mice[J]. Adv Sci(Weinh),2022,9(22):e2202228.

[30] SUZUKI M,LARKUM M E. General anesthesia decouples cortical pyramidal neurons[J]. Cell,2020,180(4): 666-676.

3 吸入麻醉意识消失作用机制的新进展

目前,全身麻醉药物的临床应用已有上百年的历史,其可使机体产生可逆性的全身麻醉状态,即丧失意识、痛觉、运动功能以及记忆能力但保留必要的生理功能。全身麻醉导致的无意识状态可使机体可逆性地失去对外周环境的感知和反应能力。根据给药方式的不同,全身麻醉药物可分为吸入麻醉药和静脉麻醉药。尽管吸入麻醉药广泛应用于全身麻醉的诱导和维持阶段,但其产生意识消失的作用机制还未得以完全阐明。目前普遍认为吸入麻醉药主要通过影响某些特定的蛋白离子通道从而对中枢神经系统产生抑制作用,包括GABA、NMDA、毒蕈碱和烟碱乙酰胆碱受体,谷氨酸受体、甘氨酸受体以及双孔钾离子通道。近年来,随着理论和研究技术的不断发展,吸入麻醉药在中枢神经系统的作用机制不断被深入研究,深入了解吸入麻醉药是如何产生可逆性的意识丧失,有利于更好地理解吸入麻醉药的神经机制,并且对新型麻醉药的研发提供了新的思路和方向。因此,本文对吸入麻醉药导致可逆性意识消失的作用机制的主要研究进展进行综述。

意识消失是全身麻醉的重要特征之一。全身麻醉与大脑意识系统有密不可分的联系,并可破坏大脑的信息整合功能。其中,丘脑和皮质系统作为大脑中整合信息的关键部位,被认为是全身麻醉药物发挥其作用的重要靶点,并且外侧额顶叶网络的持续性抑制和功能性断开可能是全身麻醉药物产生无意识的共同通路。吸入麻醉药可通过破坏丘脑-皮质环路、皮质-皮质网络之间的连通性来抑制中枢神经系统从而发挥麻醉作用。Guo等采用双光子成像技术和基因编码神经递质传感器技术揭示了异氟烷在诱导意识丧失的过程中导致皮质兴奋-抑制网络异常,并强调了皮质的抑制网络对维持意识的重要性。尽管皮质丘脑系统被认为是吸入麻醉意识消失的重要部位,近年来有研究发现线粒体、星形胶质细胞和睡眠-觉醒系统也与吸入麻醉意识丧失具有密切联系。

一、吸入麻醉药可抑制线粒体的功能

早期研究表明,线粒体的缺陷可使线虫、小鼠和人类对吸入麻醉药的敏感性增加,提示线粒体可能是吸入麻醉药的可能分子靶点。近年来,对线粒体在吸入麻醉中的作用机制有一些新进展。一项研究显示异氟烷可抑制线粒体三磷酸腺苷(triphosadenine,ATP)的合成,从而使线虫和培养的哺乳动物细胞内的ATP水平下降,Zimin等敲除谷氨酸(表达vglut2)神经元中线粒体的复合体Ⅰ基因(*Ndufs4*)可使小鼠对吸入麻醉药出现超敏状态,而GABA能和胆碱能神经元中*Ndufs4*基因敲除无此效应,并通过电生理实验证实异氟烷可选择性抑制*Ndufs4*基因敲除小鼠海马CA1中的兴奋性神经传递。Ramadasan-Nair等进一步在中枢神经系统不同区域选择性敲除*Ndufs4*基因,发现小鼠丧失翻正反射所需的吸入麻醉药浓度低于对照组小鼠,这些区域包括中央内侧丘脑(central medial thalamus,CMT)、背内侧丘脑(dorsal medial thalamus,DMT)、顶叶联络皮质(parietal association cortex,PAC),提示吸入麻醉导致翻正反射丧失很可能是通过抑制线粒体功能进而影响脑干和丘脑-皮质通路之间的相互作用产生的。而该团队利用基因编辑技术特异性敲除小鼠星形胶质细胞中的*Ndufs4*基因,发现可导致对吸入麻醉药出现超敏状态,即与对照组小鼠相比,*Ndufs4*基因敲除小鼠需要在更低的吸入麻醉药浓度下才能苏醒。但星形胶质细胞*Ndufs4*基因缺失并没有改变吸入麻醉药的诱导浓度。因此,线粒体作为正常中枢神经系统代谢的关键组成部分,不同脑区线粒体功能障碍导致中枢神经系统的联系中断可能是吸入麻醉导致意识消失的多种机制之一。而星形胶质细胞中的线粒体可能在吸入麻醉意识消失后的苏醒过程中发挥重要作用。

二、吸入麻醉药可多方面影响星形胶质细胞的功能

星形胶质细胞是一种外胚层神经上皮起源的神经细胞,占大脑中神经胶质细胞的20%~40%,其可通过多种机制影响突触传递,为神经元提供能量和代谢底物是其功能之一。研究表明,吸入麻醉药可影响星形胶质细胞间联系、星形胶质细胞外递质、细胞膜性能、细胞形态、代谢状态和

脑血管张力,并可破坏星形胶质细胞的信息传递功能。在异氟烷麻醉下,星形胶质细胞的钙信号明显减弱,且吸入麻醉药(氟烷、恩氟烷、异氟烷)能够可逆性地抑制星形胶质细胞之间的缝隙连接,这两者可能是破坏星形胶质细胞之间信息传递的重要基础。另外,星形胶质细胞能够调节多种神经功能并表达许多麻醉靶蛋白。其中,Trek-1 是一种高度表达于星形胶质细胞的双孔钾离子通道(two-pore-domain potassium channel,K2P),临床相关剂量的吸入麻醉药激活 Trek-1 使静息膜电位超极化并抑制放电,而 *Trek-1* 缺失的小鼠可导致对吸入麻醉药的敏感性下降。

三、吸入麻醉与睡眠-觉醒系统

随着睡眠-觉醒环路的神经生物学更加系统地被阐明,睡眠-觉醒环路成为近些年来研究全身麻醉作用机制的重要神经环路之一。许多研究证实,吸入麻醉药可促进抑制性神经递质传递和抑制兴奋性神经递质传递从而抑制中枢神经系统,在神经环路水平上,吸入麻醉药也可抑制觉醒神经元活动和促进睡眠神经元活动来发挥其作用。

(一)吸入麻醉药可激活睡眠相关核团

众所周知,全身麻醉药物通过多种受体或离子通道来抑制中枢神经系统从而发挥其麻醉效应。但近些年来,一些研究通过即时早期基因标志物或在离体脑片中发现麻醉药可激活某些脑区的神经元,并将这些神经元称为麻醉激活神经元(AAN),而进一步的研究发现 AAN 与睡眠存在密切联系。腹外侧视前区(VLPO)是一个主要含 GABA、甘氨酸能神经元的睡眠相关核团。睡眠和异氟烷麻醉处理均可激活 VLPO 神经元,并且毁损 VLPO 神经元可导致对异氟烷麻醉的抵抗,表明 VLPO 在吸入麻醉诱导阶段发挥重要作用。Jiang 等发现异氟烷能激活下丘脑 SON 及 SON 周围(paraSON)少数神经元,光遗传和化学遗传激活 SON 能够增强慢波睡眠并且可延长麻醉苏醒时间;相反地,条件性毁损 SON 使慢波睡眠明显减少,且抑制 SON 神经元可显著缩短麻醉的维持时间但对麻醉诱导时间无明显影响。光遗传激活腹侧中脑导水管周围灰质(ventral periaqueductal gray matter,vPAG)中的 GABA 神经元可增加 NREM,而 Liu 等证实异氟烷可通过激活 vPAG GABA 神经元来抑制 vPAG 多巴胺神经元,从而缩短麻醉诱导时间和延长麻醉苏醒时间。在一项未发表的研究中,作者发现七氟烷可特异性地激活小鼠中脑埃丁格-韦斯特法尔(Edinger-Westphal,EW)核中的 UCN1+/CART+ 神经元,并证实这群被七氟烷激活的神经元有促进睡眠的作用。通过选择性化学遗传抑制和损毁这群神经元,可使七氟烷的麻醉苏醒时间缩短。进而发现在 EW 核中高度表达生长激素促分泌素受体(growth hormone secretagogue receptors,GHSR),在 EW 核中局部注射 GHSR 激动剂不仅可以促进 NREM 睡眠也可促进七氟烷麻醉,而局部注射 GHSR 拮抗剂则具有相反的效果。这些结果表明,吸入麻醉药可通过激活睡眠相关核团从而发挥麻醉作用,揭示了全身麻醉过程和睡眠状态的产生可能存在共同的分子靶点和神经机制。然而,全身麻醉药物是否可以模拟正常睡眠并替代睡眠对人体的益处还有待进一步研究。

(二)吸入麻醉药可抑制促觉醒相关核团

在机体促觉醒系统中,某些促觉醒核团被发现是全身麻醉药物产生抑制作用的靶区,包括脑室旁丘脑(paraventricular thalamus,PVT)、臂旁核(PB)、基底前脑(BF)、结节乳头核(TMN)、臂旁内侧核(MPB)、蓝斑(LC)、腹侧被盖区(VTA)。光遗传激活或化学遗传激活 PVT 可缩短异氟烷、七氟烷和地氟烷的麻醉苏醒时间,并且 Ao 等通过药物和光遗传激活 PVT 多巴胺神经元可促进异氟烷的苏醒,而其毁损则可延长苏醒时间。Luo 等通过化学遗传技术激活 PB 可加快从七氟烷麻醉状态到觉醒状态的转换。在 BF 注射组胺可促进异氟烷麻醉的苏醒,Luo 等发现选择性毁损 BF 胆碱能神经元可提高异氟烷的麻醉效应,而药物和光遗传激活 BF 胆碱能神经元则可使异氟烷麻醉敏感性下降,延长异氟烷麻醉的诱导时间并缩短苏醒时间。Luo 等毁损 TMN 发现既可以使其唤醒功能减弱也可延长异氟烷的苏醒时间,但对静脉麻醉药(丙泊酚、戊巴比妥和氯胺酮)无明显影响。Xu 等使用体内光纤光度法和体外细胞膜片钳记录,证实七氟烷可通过 GABA 受体和钾离子通道抑制 MPB 神经元的活性。Vazey 等采用化学遗传技术激活 LC 去甲肾上腺素能神经元发现可使异氟烷麻醉深度变浅并可缩短苏醒时间。选择性光遗传激活 VTA 多巴胺神经元足以使小鼠在异氟烷麻醉状态下恢复翻正反射。Li 等进一步研究发现促食欲素 A(orexin-A)可激活 VTA 多巴胺神经元促进异氟烷麻醉的苏醒。但近年有研究表示激活 VTA GABA 能神经元可增强异氟烷和七氟烷麻醉,而抑制 VTA GABA 能神经元则可促进麻醉苏醒。这表明,各个脑区中存在着的多种神经元在全身麻醉中发挥着不同甚至相反的作用。总体来说,吸入麻醉药可抑制多个促觉醒核团的神经元活动,而人为激活某些促觉醒核团的神经元则可降低实验动物对吸入麻醉药的敏感性或者可促进全身麻醉状态的苏醒过程。

四、总结

全身麻醉作用机制的研究从膜脂质理论到膜蛋白理论再到神经网络系统,尽管全身麻醉药分子水平的作用机制逐渐明确,但全身麻醉药引起意识消失的中枢神经系统的机制尚未阐明。本文主要总结了吸入麻醉意识丧失的作用机制的主要研究进展,近年来的研究发现吸入麻醉药可通过抑制线粒体的功能并且可改变神经胶质细胞功能进而使中枢神经系统网络产生影响,最终导致可逆性的意识消失。随着化学遗传、光遗传、神经成像等技术的迅速发展,对吸入麻醉药作用机制在神经环路水平上不断被发现并研究,吸入麻醉药可促使促睡眠神经元活性增加,而抑制促觉醒神经元的活动,表明睡眠和全身麻醉两种不同状态可能存在共同的神经环路。吸入麻醉意识丧失的作用机制在中枢神经系统的新进展,表明吸入麻醉药作用机制的复杂性,未来研究还需继续探索吸入麻醉意识消失的具体机制。

(胡译文 易婷婷 李洪)

参 考 文 献

[1] DENG J, LEI C, CHEN Y, et al. Neuroprotective gases-fantasy or reality for clinical use? [J]. Prog Neurobiol, 2014, 115:210-245.

[2] SON Y. Molecular mechanisms of general anesthesia[J]. Korean J Anesthesiol, 2010, 59(1):3-8.

[3] GOLKOWSKI D, LARROQUE S K, VANHAUDEN-HUYSE A, et al. Changes in whole brain dynamics and connectivity patterns during sevoflurane-and propofol-induced unconsciousness identified by functional magnetic resonance imaging [J]. Anesthesiology, 2019, 130(6): 898-911.

[4] HUDETZ A G, MASHOUR G A. Disconnecting consciousness: is there a common anesthetic end point? [J]. Anesth Analg, 2016, 123(5):1228-1240.

[5] 周瑜, 许政, 周冬雨, 等. 丘脑-皮质环路及皮质-皮质网络在全身麻醉药物作用机制中的研究进展[J]. 国际麻醉学与复苏杂志, 2021, 42(10):1114-1119.

[6] GUO J, RAN M, GAO Z, et al. Cell-type-specific imaging of neurotransmission reveals a disrupted excitatory-inhibitory cortical network in isoflurane anaesthesia[J]. EBioMedicine, 2021, 65:103272.

[7] QUINTANA A, MORGANP G, KRUSE S E, et al. Altered anesthetic sensitivity of mice lacking Ndufs4, a subunit of mitochondrial complex I [J]. PLoS One, 2012, 7(8): e42904.

[8] MORGAN P G, HOPPEL C L, SEDENSKY M M. Mitochondrial defects and anesthetic sensitivity[J]. Anesthesiology, 2002, 96(5):1268-1270.

[9] KISHIKAWA J I, INOUE Y, FUJIKAWA M, et al. General anesthetics cause mitochondrial dysfunction and reduction of intracellular ATP levels[J]. PLoS One, 2018, 13(1): e0190213.

[10] ZIMIN P I, WOODS C B, QUINTANA A, et al. Glutamatergic neurotransmission links sensitivity to volatile anesthetics with mitochondrial function [J]. Curr Biol, 2016, 26(16):2194-2201.

[11] RAMADASAN-NAIR R, HUI J, ZIMIN P I, et al. Regional knockdown of NDUFS4 implicates a thalamocortical circuit mediating anesthetic sensitivity [J]. PLoS One, 2017, 12(11):e0188087.

[12] RAMADASAN-NAIR R, HUI J, ITSARA L S, et al. Mitochondrial function in astrocytes is essential for normal emergence from anesthesia in mice[J]. Anesthesiology, 2019, 130(3):423-434.

[13] PEROUANSKY M, MACLVER M B, PEARCER A. Wake up, neurons! astrocytes calling[J]. Anesthesiology, 2019, 130(3):361-363.

[14] MULKEY D K, OLSEN M L, OU M, et al. Putative roles of astrocytes in general anesthesia[J]. Curr Neuropharmacol, 2022, 20(1):5-15.

[15] VERKHRATSKY A, NEDERGAARD M. Physiology of astroglia[J]. Physiol Rev, 2018, 98(1):239-389.

[16] BINDOCCI E, SAVTCHOUK I, LIAUDET N, et al. Three-dimensional Ca(2+) imaging advances understanding of astrocyte biology [J]. Science, 2017, 356 (6339):eaai8185

[17] JIANG-XIE L F, YIN L, ZHAO S, et al. A common neuroendocrine substrate for diverse general anesthetics and sleep[J]. Neuron, 2019, 102(5):1053-1065.

[18] MOORE J T, CHEN J, HAN B, et al. Direct activation of sleep-promoting VLPO neurons by volatile anesthetics contributes to anesthetic hypnosis[J]. Curr Biol, 2012, 22(21):2008-2016.

[19] LIU D, DAN Y. A motor theory of sleep-wake control: arousal-action circuit[J]. Annu Rev Neurosci, 2019, 42: 27-46.

[20] LIU C, ZHOU X, ZHU Q, et al. Dopamine neurons in the ventral periaqueductal gray modulate isoflurane anesthesia in rats[J]. CNS Neurosci Ther, 2020, 26(11):1121-1133.

[21] FRANKS N P, WISDEN W. The inescapable drive to sleep: Overlapping mechanisms of sleep and sedation [J]. Science, 2021, 374(6567):556-559.

[22] REN S, WANG Y, YUE F, et al. The paraventricular thalamus is a critical thalamic area for wakefulness[J]. Science, 2018, 362(6413):429-434.

[23] LI J Y, GAO S J, LI R R, et al. A neural circuit from the paraventricular thalamus to the bed nucleus of the stria terminalis for the regulation of states of consciousness during sevoflurane anesthesia in mice[J]. Anesthesiology, 2022, 136(5):709-731.

[24] ZHAO S, WANG S, LI H, et al. Activation of orexinergic neurons inhibits the anesthetic effect of desflurane on consciousness state via paraventricular thalamic nucleus in rats[J]. Anesth Analg, 2021, 133(3):781-793.

[25] AO Y, YANG B, ZHANG C, et al. Application of quinpirole in the paraventricular thalamus facilitates emergence from isoflurane anesthesia in mice [J]. Brain Behav, 2021, 11(1):e01903.

[26] WANG T X, XIONG B, XU W, et al. Activation of para-

brachial nucleus glutamatergic neurons accelerates reanimation from sevoflurane anesthesia in mice[J]. Anesthesiology,2019,130(1):106-118.

[27] LUO T,LEUNG L S. Basal forebrain histaminergic transmission modulates electroencephalographic activity and emergence from isoflurane anesthesia[J]. Anesthesiology,2009,111(4):725-733.

[28] LUO T Y,CAI S,QIN Z X,et al. Basal forebrain cholinergic activity modulates isoflurane and propofol anesthesia[J]. Front Neurosci,2020,14:559077.

[29] LUO T,LEUNG L S. Involvement of tuberomamillary histaminergic neurons in isoflurane anesthesia[J]. Anesthesiology,2011,115(1):36-43.

[30] XU W,WANG L,YUAN X S,et al. Sevoflurane depresses neurons in the medial parabrachial nucleus by potentiating postsynaptic GABAA receptors and background potassium channels[J]. Neuropharmacology,2020,181:108249.

[31] VAZEY E M,ASTON-JONES G. Designer receptor manipulations reveal a role of the locus coeruleus noradrenergic system in isoflurane general anesthesia[J]. Proc Natl Acad Sci U S A,2014,111(10):3859-3864.

[32] TAYLOR N E,VAN DORT C J,KENNY J D,et al. Optogenetic activation of dopamine neurons in the ventral tegmental area induces reanimation from general anesthesia[J]. Proc Natl Acad Sci U S A,2016,113(45):12826-12831.

[33] LI J,LI H,WANG D,et al. Orexin activated emergence from isoflurane anaesthesia involves excitation of ventral tegmental area dopaminergic neurones in rats[J]. Br J Anaesth,2019,123(4):497-505.

[34] YIN L,LI L,DENG J,et al. Optogenetic/chemogenetic activation of gabaergic neurons in the ventral tegmental area facilitates general anesthesia via projections to the lateral hypothalamus in mice[J]. Front Neural Circuits,2019,13:73.

[35] VLASOV K,PEI J,NEHS C J,et al. Activation of GABAergic neurons in the rostromedial tegmental nucleus and other brainstem regions promotes sedation and facilitates sevoflurane anesthesia in mice[J]. Anesth Analg,2021,132(4):e50-e55.

全身麻醉的神经环路机制：新方法和新发现

全身麻醉药物自应用到临床实践后，其作用机制就一直被不断探索。近年来随着实验技术的快速发展，人们越来越关注大脑特定神经核团或环路在全身麻醉中扮演的角色。越来越多的证据表明，睡眠与全身麻醉可能存在共同的神经环路调节机制。目前多种促进觉醒的大脑神经递质已被证实参与全身麻醉的苏醒，包括单胺类、胆碱能、谷氨酸能和促食欲素能神经递质。此外，丘脑腹外侧视前区（VLPO）的 GABA 能神经元广泛支配和抑制多个促进觉醒的大脑区域，对睡眠的开始和维持至关重要。先前的研究同样证实 VLPO 在丙泊酚麻醉中发挥重要作用。然而，也有研究报道特异性激活 VLPO 中的 GABA 能或谷氨酸能神经元调节的是睡眠-觉醒循环，而不是麻醉状态的转变。因此，人们更需要对全身麻醉的具体神经环路机制有清晰的了解。

明确探索大脑特定神经环路在全身麻醉下的作用需要先进的神经标记和调控技术。光纤光度法、化学遗传和光控遗传修饰技术（又称光遗传学技术）是目前神经科学领域中常用的研究特定神经环路与动物行为关系的三种方法。光纤光度法可以特异性监测神经元兴奋性，而另外两种技术则能够人为调控神经环路活动。本文一方面简述每种技术及其优缺点为将来更合理地应用它们提供参考，另一方面讨论各种技术在全身麻醉神经环路机制研究中的应用从而为进一步探索全身麻醉机制提供借鉴。

一、光纤光度法

（一）光纤光度技术简介

光纤光度法是基于 Ca^{2+} 浓度变化的荧光成像技术，可以监测自由活动动物大脑特定神经元群体的功能。近年来，基因编码 Ca^{2+} 指示剂已成为应用最广泛的 Ca^{2+} 检测工具之一，其中 GCaMP 具有较高的时间灵敏度和荧光信噪比。腺相关病毒（adeno-associated virus，AAV）携带的 GCaMP 在靶脑区充分表达后，多通道光纤记录仪通过光纤激发并实时记录 GCaMP 荧光信号的强度即可间接表征神经元活动（图 4-1）。事实上微型显微镜成像和双光子成像

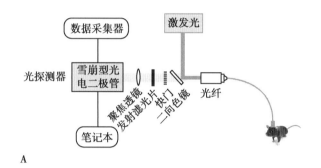

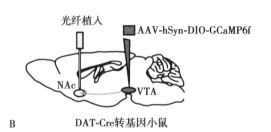

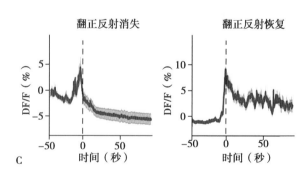

图 4-1 光纤光度法技术记录 Ca^{2+} 信号

A. 光纤光度技术原理图；B. 以 DTA-Cre 转基因小鼠为例，在 VTA 区精确注射 AAV-hSyn-DIO-GCaMP6f 病毒后，在 VTA 区或 NAc 区植入光纤，分别观察 VTA 中 DTA 神经元或 VTA-NAc 通路的 Ca^{2+} 信号；C. 全身麻醉诱导和苏醒过程中 VTA 神经元钙信号变化表征图；DTA. 多巴胺能神经元启动子。

技术也可以通过钙成像记录神经元的活动，且二者都比光纤光度法具有更高的空间分辨率。但是双光子成像监测深

度较浅，一般局限于对皮质和海马的研究。此外，它还需要固定动物头部，限制动物的自由活动。而显微成像技术的手术操作和成像都比光纤光度法困难。由于这些缺点，限制了微型显微成像和双光子成像技术在全身麻醉神经环路机制研究中的应用。与传统的在体电生理记录相比，光纤光度法研究全身麻醉的神经环路机制具有许多优势。首先，光纤光度法可以特异性监测深部脑区特定类型神经元的活动，而单靠电生理记录方法无法直接追踪特定类型神经元的尖峰活动。其次，光纤光度法不仅可以记录神经细胞体的荧光强度，还可以观察神经投射的兴奋性。最后，电生理记录容易受到各种环境信号和动物行为的影响，而光纤记录具有较强的抗干扰性能。

虽然光纤光度法因其在稳定性和实时监测自由活动动物大脑深部区域特异性神经元群及其投射的活动方面的优势而被广泛应用，但它也有缺点。首先，该技术空间分辨率较低，只能监测群体神经元荧光强度的变化，而难以监测细胞相对微小的兴奋性变化。其次，将腺相关病毒携带的 GCaMP 表达到特定脑区靶细胞和植入直径约为 $200\mu m$ 的光纤时，相关的外科手术会不可避免地对脑组织造成损伤，尤其是在研究大脑深部区域时。最后，光纤直径仅为 $200\mu m$，激光照射范围有限，因此不能监测整个目标核团神经元群的活动。然而，尽管存在这些局限性，光纤光度法记录自由活动动物神经元 Ca^{2+} 信号技术在麻醉学领域仍然具有巨大应用潜力，除探究全身麻醉的神经环路机制外，它也可以被用于研究当今手术室常用的镇痛和镇静等药物的神经环路靶点。

（二）光纤技术在全身麻醉神经环路机制中的应用示例

多巴胺是大脑内一种单胺类神经递质，对促进觉醒起重要作用。腹侧被盖区（ventral tegmental area，VTA）和腹侧导水管周围灰质（ventral periaqueductal gray，vPAG）是大脑内主要的多巴胺能神经元核团，并且均发出神经纤维投射至多个促进觉醒脑区。研究发现 VTA 和 vPAG 的多巴胺能神经元 Ca^{2+} 信号在七氟烷和异氟烷麻醉的诱导期显著下降，而在苏醒阶段明显增加。此外，位于腹侧纹状体的伏隔核（nucleus accumbens，NAC）接收 VTA 大量多巴胺能神经元的投射，其 Ca^{2+} 信号同样在丙泊酚诱导期受到抑制，麻醉苏醒时增加，且这些作用是由多巴胺受体 1 介导的。中缝背核（dorsal raphe nucleus，DRN）的 5-HT 能神经元主要投射至中脑和前脑，并参与睡眠到觉醒的转变。异氟烷诱导后，DRN 的 5-HT 神经元 Ca^{2+} 信号逐渐下降，停止吸入后则逐渐恢复。这些结果表明，类似于在睡眠-觉醒周期中的作用，大脑单胺类神经递质多巴胺和 5-HT 同样可以介导不同全身麻醉药的意识转变。

基底前脑（basal forebrain，BF）是胆碱能神经元的主要区域，广泛支配皮质，对皮质的快速活动和唤醒起着至关重要的作用。与单胺类神经元相似，在异氟烷和丙泊酚麻醉中，BF 胆碱能神经元 Ca^{2+} 信号在全身麻醉诱导期和苏醒期

表现出同样的活动方式。大脑内谷氨酸能神经元长期以来被认为与睡眠-觉醒周期调节密切相关，以谷氨酸能神经元为主的臂旁核（parabrachial nucleus，PB）已被证实对行为和皮质脑电图的唤醒起着至关重要的作用。有趣的是，在异氟烷和丙泊酚麻醉下，大鼠 PB 神经元的活性仅在全身麻醉苏醒期增强，在诱导期却没有明显变化。外侧缰核（LHb）是另一个主要由谷氨酸能神经元组成的大脑核团，但它发挥的是促进睡眠的作用。LHb 的谷氨酸能神经元 Ca^{2+} 信号在异氟烷麻醉维持期间显著升高，停止吸入后逐渐下降，在诱导期同样没有变化。这些有趣的发现表明大脑谷氨酸能神经元可能在全身麻醉和睡眠中扮演的角色不尽相同。未来的研究可以进一步观察谷氨酸能神经元在其他全身麻醉药物诱导阶段的作用，如七氟烷和地氟烷等；或者是否存在谷氨酸能神经元与某个特定脑区的神经投射参与全身麻醉诱导阶段。

近年来不断有研究者将光纤光度法应用到麻醉学领域其他方面的研究，如 Qiu 等使用光纤光度法发现右美托咪定会选择性激活 VTA 的多巴胺能神经元从而减弱小鼠镇静深度。另一项研究也成功使用该技术揭示了不同全身麻醉药物会激活中央杏仁核的同一神经元群，从而介导其抑制疼痛反射的效应。光纤光度法甚至还可以被用于研究麻醉药对认知功能的影响。此外，基于基因编码 Ca^{2+} 指示剂的原理，科学家们已进一步开发出了表征多种神经递质浓度的荧光蛋白，如多巴胺探针、谷氨酸探针、腺苷探针等，这些新的改进工具为将来光纤光度学在许多领域的研究提供了广阔的应用价值。

二、化学遗传法

（一）化学遗传法简介

光纤光度法可用于观察全身麻醉下不同脑区特定类型神经元或环路的兴奋状态，但并不能人为操控它们，化学遗传和光控遗传修饰技术则能够达到这一目的。化学遗传法比光遗传法出现和发展得早，这项技术的工作原理是将特定设计的配体激活受体引入感兴趣的大脑区域神经元中，这些受体只能被特定的外源性配体激活。Armbruster 和 Roth 在 2007 年开发出仅由特定外源性药物激活的设计受体（designer receptors exclusively activated by designer drug，DREADD），它来源于人类毒蕈碱受体，是一种改良的 G 蛋白偶联"设计"受体。DREADD 对天然配体亲和力低，但对合成配体 N-氧化氯氮平（clozapine-N-oxide，CNO）的亲和力很高。目前使用最广泛的 DREADD 是 hM3Dq 和 hM4Di，当 CNO 与这两个受体结合时，分别产生兴奋和抑制作用（图 4-2）。CNO 结合 hM3Dq 是通过增加细胞内 Ca^{2+} 水平激活神经元，而结合 hM4Di 是通过降低腺苷酸环化酶含量抑制神经元活性。

化学遗传学最大的优点是不需要颅内植入物，且单次剂量就足以激活或抑制神经核团或环路数小时之久。此

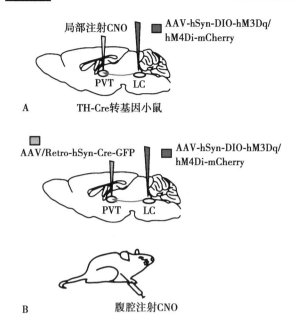

图 4-2 化学遗传学法调控特定神经回路的两种方法
以 LC-PVT 通路为例。A. 在 TH-Cre 转基因小鼠 LC 区注射 AAV-hSyn-DIO-hM3Dq/hM4Di-mCherry，在 PVT 区局部注射 CNO；B. 分别在野生型小鼠 LC 和 PVT 区域注射 AAV-hSyn-dio-hM3Dq/hM4Di-mCherry 和 AAV/Retro-hSyn-Cre-GFP，然后腹腔注射 CNO。TH. 酪氨酸羟化酶基因启动子。

外，它还具有相对简单和容易操作的优势，因为它不需要光纤光度法中光纤记录仪和光遗传学技术中的激光器等设备。然而，它的缺点也值得注意。首先，CNO 在体内的代谢物氯氮平是一种镇静抗精神病药物，可能会干扰实验结果，尤其是在大剂量使用 CNO 时。其次，腹腔注射 CNO 会导致靶神经元及其所有投射激活或抑制。因此，研究人员可能会得出令人困惑的结论，因为大脑的某些上游区域可能会对不同下游区域的调节产生相反的影响。最后，由于 CNO 的影响通常是在给药后 30~60 分钟达到峰值，并持续约 9 小时，因此，该方法缺乏时间准确性。然而只要这些缺点能够得到重视并合理避免，该技术在麻醉学领域仍有很大的应用潜力。

（二）化学遗传法在全身麻醉神经环路机制中的应用

Gui 等使用化学遗传法同样发现 VTA 的多巴胺能神经元参与全身麻醉诱导期和苏醒期。而与光纤光度法的研究结果不一致的是，化学遗传调控 DRN 5-HT 神经元的研究显示它们只在全身麻醉的苏醒阶段起作用。这一矛盾现象提示人为干预神经活动或许并不能完全模拟其正常的生理活动。蓝斑（locus coeruleus，LC）是大脑内去甲肾上腺素的主要来源，它向包括 PVT 在内的前脑许多亚区发出大量投射，二者都是众所周知的促觉醒核团。化学遗传法激活 LC 和抑制 LC-PVT 通路分别缩短和延迟了异氟烷的苏醒时间，但对诱导期均没有显著影响。这些结果表明虽然多巴胺和去甲肾上腺素同属于单胺类神经递质，但似乎多巴胺能神经元活动与全身麻醉效应的关系更为密切。

更有趣的是，同一神经核团在不同麻醉药诱导的全身麻醉中调节作用也不相同。如在丙泊酚和异氟烷麻醉下，化学遗传法激活 PBN 谷氨酸能神经元只加速苏醒时间。而在七氟烷麻醉下，激活该神经核团不仅能加速麻醉恢复时间，还能延长诱导期。这一现象可能与不同麻醉药的药理特点相关，也有可能是不同麻醉药有其特定的下游神经环路靶点。此外，与光纤光度法结果一致，化学遗传调控 LHb 谷氨酸能神经元和 BF 的胆碱能神经元再次证实了它们在异氟烷和丙泊酚麻醉下的重要调节作用。

为了探究全身麻醉下促进睡眠的神经核团或环路的作用，Jiang 等在下丘脑视前区发现了多个被全身麻醉药激活的神经元群。化学遗传激活它们可产生慢波睡眠并促进全身麻醉，而化学遗传抑制则会显著缩短全身麻醉时间并干扰自然睡眠。最近的研究进一步发现激活 VTA 和吻内侧被盖侧核（rostromedial tegmental nucleus，RMTg）的 GABA 能神经元同样会诱导镇静作用和促进七氟烷麻醉。综上所述，这些化学遗传技术的研究结果表明多种神经元类型的大脑神经核团或环路在全身麻醉意识转变中发挥的作用与它们在睡眠-觉醒循环中的功能相似。然而值得注意的是，也有不少神经核团或环路仅调控全身麻醉的苏醒阶段，表明全身麻醉诱导和苏醒两个阶段可能存在各自特定的神经环路机制。此外，不同麻醉药也可能存在各自特定的神经环路机制，未来的研究可以继续探索这些问题。

三、光遗传法

（一）光遗传法简介

由于化学遗传学时间精度低的缺点，光遗传学技术逐渐进入人们的视野。事实上，许多研究人员会在他们的实验中同时使用这两种技术来弥补彼此的缺点。光遗传学技术的原理是在靶细胞中表达光敏视蛋白后，用相应波长的激光（兴奋性光敏蛋白 473nm 和抑制性光敏蛋白 593nm）照射光敏蛋白引起靶细胞神经元去极化或超极化，从而达到人为调控靶细胞活性的目的。目前最常用的兴奋性和抑制性光敏蛋白分别为通道视紫红质（channel rhodopsin，ChR2）和嗜盐菌视紫红质（halorhodopsin，NpHR）或古菌视紫红质（archea rhodopsin，Arch）。也有一些研究使用它们的突变体来提高对光脉冲的反应效率或满足其实验需要。例如，ChETAH 是一种新的 ChR2 突变体，它可以使神经元以 200Hz 的频率放电，而 ChR2 一般导致神经元的放电频率仅为 20~40Hz。因此，ChETAH 可用于特异性调节放电频率较高的细胞。除直接表达光蛋白的转基因品系动物外，传统的光遗传学技术需要 AAV 将光敏蛋白转染到靶神经元上，并在颅内植入光纤。然后激光器通过光纤发射特定参数的脉冲光至靶脑区。脉冲光的参数设置（主要是持续时间、频率和强度）通常是基于靶细胞的生理放电模式和速率（图 4-3）。由于是人工实时控制光的开关和持续时间，使光遗传学技术能够以毫秒级的时间精度调控神经元

473nm 20Hz 10ms

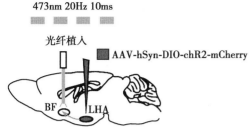

光纤植入　　　AAV-hSyn-DIO-chR2-mCherry

BF　　　LHA

Hcrt-Cre转基因小鼠

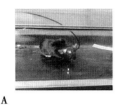 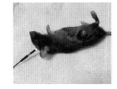

A

594nm 1Hz 1s

光纤植入　　　AAV-hSyn-DIO-NpHR-mCherry

BF　　　LHA

Hcrt-Cre转基因小鼠

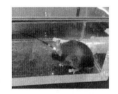 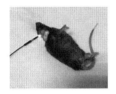

B

图4-3　光遗传学技术激活和抑制神经回路

以 Hcrt-Cre 小鼠的 LH-BF 神经通路为例。A. 在 LH 部位注射 AAV-hSyn-DIO-chR2-mCherry，在 BF 上方植入光纤，用相应参数的 473nm 波长的蓝光照射激活 LH-BF 神经通路；B. 在 LH 部位注射 AAV-hSyn-DIO-NpHR-mCherry，在 BF 区上方注入光纤，用相应参数的 594nm 波长的黄光照射抑制 LH-BF 神经通路活动。Hcrt. 促食欲素能神经元启动子。

及其投射的活动。

目前光遗传学技术在全身麻醉神经回路机制的研究中也存在局限性。首先，与光纤光度法一样，光纤的植入会造成脑组织损伤。然而幸运的是，这个问题正在被科学家们不断探索和解决，如 Zhang 等开发了一种上转换纳米颗粒（upconversion nanoparticle，UCNP），它能够将近红外光转化为高能蓝光进而调控光敏蛋白。由于红光具有更强的穿透力，因此不需要颅内植入光纤便可刺激大脑深部区域。此外，Gong 等最近也设计了一种新的具有超高光敏感性（step-function opsin with ultra-high light sensitivity，SOUL）的阶跃功能视蛋白，在硬脑膜外进行光刺激即可调节猕猴皮质中的神经元活动。希望这些改进的无创光遗传工具将来也会被引入麻醉学领域的研究中。其次，光遗传学技术研

究可能出现假阴性结果。一方面，激发光能量在通过光纤、脑组织等时可能会有部分损失；另一方面，病毒转染不充分可能会导致一些靶细胞不表达光敏视蛋白。因此，这些因素可能会混淆对阴性结果的解释。再次，长时间的光照会使目标组织温度升高，引起意外的神经生理反应。尤其是使用光抑制时，因为在沉默神经元的同时，也要抑制神经元的自发兴奋，因此整个过程都需要光照。此外，许多类型的神经元在长时间的光抑制结束后通常会有反弹性的放电增加，这也可能导致混淆的结果。最后，组织学验证对于这篇综述中描述的三种技术都是必不可少的。通过荧光成像和免疫标记，确定光纤的位置（光遗传法和光纤光度法），以及相应腺相关病毒携带的基因在靶脑区和特异神经元上的表达。

（二）光遗传法在全身麻醉神经环路机制中的应用

下丘脑外侧区（LHA）的促食欲素能神经元与多个促觉醒的大脑区域之间存在大量投射并对保持动物清醒尤为重要。Dong 等发现选择性光照激活 LHA 促食欲素能神经元及其对 BF、LC 和 VTA 的投射导致异氟烷麻醉大鼠的苏醒时间缩短，相反光照抑制 LHA-VTA 环路可延迟觉醒时间，而诱导时间则均无明显改变。这表明促食欲素能神经元及其投射可能只介导异氟烷麻醉的苏醒阶段，但其是否在其他麻醉药诱导期发挥作用还有待进一步阐明。与化学遗传学研究结果相似，光刺激 VTA 多巴胺能神经元和 VTA-NAC 环路在异氟烷或七氟烷麻醉的诱导期和恢复期都有助于意识的转变，而光刺激 LC-PVT 环路只能影响异氟烷苏醒时间。这进一步提示大脑多巴胺可能比去甲肾上腺素在全身麻醉中发挥更重要的作用。有趣的是，Wang 等意外发现光刺激 PB 谷氨酸能神经元仅可引起皮质唤醒，而并没有产生显著的行为变化。作者将这种现象归咎于光遗传学技术的局限性，如光通过脑组织时的吸收、散射和距离相关等的衰减。

此外，对于促进睡眠的神经核团和环路在全身麻醉中扮演的角色，Jiang 等使用光遗传学技术再次证明了下丘脑视前区、LHb 谷氨酸能神经元和 VTA-LHA GABA 能投射通路会增强全身麻醉效应。总体而言，这些光遗传学技术的研究再次表明，尽管全身麻醉和睡眠共享一些重叠的神经通路机制，但也有些是麻醉特有的。如一些神经核团和环路在麻醉诱导和苏醒阶段参与情况并不一致，具体原因还需要进一步探索。

四、结论与展望

光纤光度法、化学遗传法和光遗传法等实验技术日新月异的迅猛发展，为全身麻醉大脑神经核团和环路机制的研究提供了强大的技术支持。迄今为止，利用这三种先进的技术，科学家们已经阐明了多个调节睡眠-觉醒的神经核团和环路在全身麻醉中扮演的角色（表4-1），其中大多数的研究聚焦于促觉醒的神经核团或环路在全身麻醉中的作

用,未来研究可以更多地关注调节睡眠的大脑核团,如VL-PO、内侧前视核以及它们与下游脑区的通路等。此外,一些神经核团和它们的投射在全身麻醉的诱导和苏醒阶段都发挥作用,而另一些则只介导全身麻醉的苏醒期。这一现象表明,睡眠和全身麻醉这两种不同状态的神经通路机制或多或少存在一定差异,进一步挖掘各自的神经环路机制将有助于更深层次地了解二者的区别和揭示全身麻醉药的机制。最后,我们相信随着这三种技术的不断完善和新的实验技术陆续开发,必将帮助人类逐步、彻底地揭示全身麻醉的作用机制,从而为解决临床麻醉相关问题提供思路。

表 4-1 三种技术研究全身麻醉神经核团和环路机制的成果汇总

促进全麻苏醒	促进全麻效应
PBN 和 LHA 的谷氨酸能神经元,LHA-LHb 神经环路	下丘脑视前区的 GABA 能神经元
VTA 和 vPAG 的多巴胺能神经元,VTA-NAc 神经环路	RMTg 的 GABA 能神经元
LC 的去甲肾上腺素能神经元,LC-PVT 神经环路	VTA 的 GABA 能神经元,VTA-LHA 的 GABA 能神经元投射
DRN 的 5-羟色胺能神经元	LHb 的谷氨酸能神经元
BF 的胆碱能神经元	
LHA 的食欲素能神经元,LHA 至 LC、BF 和 VTA 神经环路	

PBN,臂旁核;LHA,外侧下丘脑;VTA,腹侧被盖区;vPAG,腹侧中脑导水管周围灰质;NAc,伏隔核;LC,蓝斑核;PVT,丘脑室旁核;DRN,背侧中缝背核;BF,基底前脑;RMTg,吻内侧被盖核;LHb,外侧僵核。

（张凯　于泳浩）

参 考 文 献

[1] HEMMINGS H C JR, RIEGELHAUPT P M, KELZ M B, et al. Towards a comprehensive understanding of anesthetic mechanisms of action: a decade of discovery[J]. Trends Pharmacol Sci, 2019, 40(7):464-481.

[2] TAYLOR N E, VAN DORT C J, KENNY J D, et al. Optogenetic activation of dopamine neurons in the ventral tegmental area induces reanimation from general anesthesia [J]. Proc Natl Acad Sci U S A, 2016, 113(45):12826-12831.

[3] PAL D, DEAN J G, LIU T, et al. Differential role of prefrontal and parietal cortices in controlling level of consciousness[J]. Curr Biol, 2018, 28(13):2145-2152.

[4] WANG T X, XIONG B, XU W, et al. Activation of parabrachial nucleus glutamatergic neurons accelerates reanimation from sevoflurane anesthesia in mice[J]. Anesthesiology, 2019, 130(1):106-118.

[5] KELZ M B, SUN Y, CHEN J, et al. An essential role for orexins in emergence from general anesthesia[J]. Proc Natl Acad Sci U S A, 2008, 105(4):1309-1314.

[6] CHUNG S, WEBER F, ZHONG P, et al. Identification of preoptic sleep neurons using retrograde labelling and gene profiling[J]. Nature, 2017, 545(7655):477-481.

[7] ZHANG Y, YU T, YUAN J, et al. The ventrolateral preoptic nucleus is required for propofol-induced inhibition of locus coeruleus neuronal activity[J]. Neurol Sci, 2015, 36(12):2177-2184.

[8] VANINI G, BASSANA M, MAST M, et al. Activation of preoptic GABAergic or glutamatergic neurons modulates sleep-wake architecture, but not anesthetic state transitions[J]. Curr Biol, 2020, 30(5):779-787.

[9] WANG D, LI Y, FENG Q, et al. Learning shapes the aversion and reward responses of lateral habenula neurons [J]. Elife, 2017, 6:e23045.

[10] VLASOV K, VAN DORT C J, SOLT K. Optogenetics and chemogenetics[J]. Methods Enzymol, 2018, 603:181-196.

[11] LI Y, ZENG J, ZHANG J, et al. Hypothalamic circuits for predation and evasion[J]. Neuron, 2018, 97(4):911-924.

[12] CHEN T W, WARDILL T J, SUN Y, et al. Ultrasensitive fluorescent proteins for imaging neuronal activity[J]. Nature, 2013, 499(7458):295-300.

[13] ROUKOS V, MISTELI T. Deep imaging: the next frontier in microscopy[J]. Histochem Cell Biol, 2014, 142(2):125-131.

[14] KISLIN M, SWORD J, FOMITCHEVA I V, et al. Reversible disruption of neuronal mitochondria by ischemic and traumatic injury revealed by quantitative two-photon imaging in the neocortex of anesthetized mice[J]. J Neurosci, 2017, 37(2):333-348.

[15] LI Y, LIU Z, GUO Q, et al. Long-term fiber photometry for neuroscience studies[J]. Neurosci Bull, 2019, 35(3):435-433.

[16] GUI H, LIU C, HE H, et al. Dopaminergic projections

from the ventral tegmental area to the nucleus accumbens modulate sevoflurane anesthesia in mice[J]. Front Cell Neurosci,2021,15:671473.

[17] LIU C,ZHOU X,ZHU Q,et al. Dopamine neurons in the ventral periaqueductal gray modulate isoflurane anesthesia in rats[J]. CNS Neurosci Ther,2020,26(11):1121-1133.

[18] ZHANG Y,GUI H,DUAN Z,et al. Dopamine D1 receptor in the nucleus accumbens modulates the emergence from propofol anesthesia in rat[J]. Neurochem Res,2021,46(6):1435-1446.

[19] LI A,LI R,OUYANG P,et al. Dorsal raphe serotonergic neurons promote arousal from isoflurane anesthesia[J]. CNS Neurosci Ther,2021,27(8):941-950.

[20] LUO T Y,CAI S,QIN Z X,et al. Basal forebrain cholinergic activity modulates isoflurane and propofol anesthesia[J]. Front Neurosci,2020,14:559077.

[21] FULLER P M,SHERMAN D,PEDERSEN N P,et al. Reassessment of the structural basis of the ascending arousal system[J]. J Comp Neurol,2011,519(5):933-956.

[22] LUO T,YU S,CAI S,et al. Parabrachial neurons promote behavior and electroencephalographic arousal from general anesthesia[J]. Front Mol Neurosci,2018,11:420.

[23] LIU C,LIU J,ZHOU L,et al. Lateral habenula glutamatergic neurons modulate isoflurane anesthesia in mice[J]. Front Mol Neurosci,2021,14:628996.

[24] QIU G,WU Y,YANG Z,et al. Dexmedetomidine activation of dopamine neurons in the ventral tegmental area attenuates the depth of sedation in mice[J]. Anesthesiology,2020,133(2):377-392.

[25] HUA T,CHEN B,LU D,et al. General anesthetics activate a potent central pain-suppression circuit in the amygdala[J]. Nat Neurosci,2020,23(7):854-868.

[26] ZHANG K,LIAN N,DING R,et al. Sleep deprivation aggravates cognitive impairment by the alteration of hippocampal neuronal activity and the density of dendritic spine in isoflurane-exposed mice[J]. Front Behav Neurosci,2020,14:589176.

[27] MARVIN J S,SCHOLL B,WILSON D E,et al. Stability, affinity, and chromatic variants of the glutamate sensor iGluSnFR[J]. Nat Methods,2018,15(11):936-939.

[28] PENG W,WU Z,SONG K,et al. Regulation of sleep homeostasis mediator adenosine by basal forebrain glutamatergic neurons[J]. Science, 2020, 369(6598):eabb0556.

[29] ARMBRUSTER B N,LI X,PAUSCH M H,et al. Evol-ving the lock to fit the key to create a family of G protein-coupled receptors potently activated by an inert ligand[J]. Proc Natl Acad Sci U S A,2007,104(12):5163-5168.

[30] ROTH B L. DREADDs for Neuroscientists[J]. Neuron,2016,89(4):683-694.

[31] VARDY E,ROBINSON J E,LI C,et al. A new DREADD facilitates the multiplexed chemogenetic interrogation of behavior[J]. Neuron,2015,86(4):936-946.

[32] GOMEZ J L, BONAVENTURA J, LESNIAK W, et al. Chemogenetics revealed:DREADD occupancy and activation via converted clozapine[J]. Science, 2017, 357(6350):503-507.

[33] BERRIDGE C W,WATERHOUSE B D. The locus coeruleus-noradrenergic system:modulation of behavioral state and state-dependent cognitive processes[J]. Brain Res Brain Res Rev,2003,42(1):33-84.

[34] BEAS B S, WRIGHT B J, SKIRZEWSKI M, et al. The locus coeruleus drives disinhibition in the midline thalamus via a dopaminergic mechanism[J]. Nat Neurosci,2018,21(7):963-973.

[35] VAZEY E M,Aston-Jones G. Designer receptor manipulations reveal a role of the locus coeruleus noradrenergic system in isoflurane general anesthesia[J]. Proc Natl Acad Sci U S A,2014,111(10):3859-3864.

[36] AO Y,YANG B,ZHANG C,et al. Locus coeruleus to paraventricular thalamus projections facilitate emergence from isoflurane anesthesia in mice[J]. Front Pharmacol,2021,12:643172.

[37] JIANG-XIE L F,YIN L,ZHAO S,et al. A common neuroendocrine substrate for diverse general anesthetics and sleep[J]. Neuron,2019,102(5):1053-1065.

[38] YIN L,LI L,DENG J,et al. Optogenetic/chemogenetic activation of GABAergic neurons in the ventral tegmental area facilitates general anesthesia via projections to the lateral hypothalamus in mice[J]. Front Neural Circuits,2019,13:73.

[39] VLASOV K, PEI J, NEHS C J, et al. Activation of GABAergic neurons in the rostromedial tegmental nucleus and other brainstem regions promotes sedation and facilitates sevoflurane anesthesia in mice [J]. Anesth Analg,2021,132(4):e50-e55.

[40] GUNAYDIN L A,YIZHAR O,BERNDT A,et al. Ultrafast optogenetic control[J]. Nat Neurosci,2010,13(3):387-392.

[41] BOYDEN E S,ZHANG F,BAMBERG E,et al. Millisecond-timescale,genetically targeted optical control of neural activity[J]. Nat Neurosci,2005,8(9):1263-1268.

［42］CHEN S,WEITEMIER A Z,ZENG X,et al. Near-infrared deep brain stimulation via upconversion nanoparticle-mediated optogenetics［J］. Science,2018,359(6376): 679-684.

［43］GONG X,MENDOZA-HALLIDAY D,TING J T,et al. An ultra-sensitive step-function opsin for minimally invasive optogenetic stimulation in mice and macaques［J］. Neuron,2020,107(1):38-51.

［44］OWEN S F,LIU M H,KREITZER A C. Thermal constraints on in vivo optogenetic manipulations［J］. Nat Neurosci,2019,22(7):1061-1065.

［45］CARTER M E,YIZHAR O,CHIKAHISA S,et al. Tuning arousal with optogenetic modulation of locus coeruleus neurons［J］. Nat Neurosci,2010,13(12):1526-1533.

［46］ADAMANTIDIS A R,ZHANG F,ARAVANIS A M,et al. Neural substrates of awakening probed with optogenetic control of hypocretin neurons［J］. Nature,2007, 450(7168):420-424.

［47］LI J,LI H,WANG D,et al. Orexin activated emergence from isoflurane anaesthesia involves excitation of ventral tegmental area dopaminergic neurones in rats［J］. Br J Anaesth,2019,123(4):497-505.

［48］WANG D,GUO Y,LI H,et al. Selective optogenetic activation of orexinergic terminals in the basal forebrain and locus coeruleus promotes emergence from isoflurane anaesthesia in rats［J］. Br J Anaesth,2021,126(1):279-292.

［49］HARRIS R B S. Appetite and food intake:central control［M］. 2nd ed. Boca Raton(FL):CRC Press/Taylor & Francis,2017.

5 基底神经节神经环路的研究进展

基底神经节(basal ganglia,BG)最早由 Kinnear-Wilson 等描述,泛指大脑底部的所有核团。但随着对帕金森病、亨廷顿病和肌张力障碍患者的临床和病理学观察,基底神经节的解剖学和形态学结构越发清晰。基底神经节由纹状体(striatum,Str)、苍白球外侧部(external segment of globus pallidus,GPe)、苍白球内侧部(internal segment of globus pallidus,GPi)、丘脑底核(subthalamic nucleus,STN)以及黑质致密部(substantia nigra pars compacta,SNc)和黑质网状部(substantia nigra pars reticulata,SNr)组成。从整体来看,基底神经节接收来自皮质的输入,并通过它的输出核团投射到丘脑,丘脑又传输回额叶皮质,从而形成完整的神经环路。当然,在基底神经节内部各个核团之间也存在着复杂的投射关系,这些复杂投射的存在奠定了基底神经节在影响中脑功能执行中的重要位置,如参与运动、行为和情绪的调控。

20 世纪下半叶,神经解剖学追踪技术兴起,可以完整描述不同动物的基底神经节解剖结构和连通性,可以让人们更加全面认识基底神经节各个核团在不同功能中充当的角色。本文不仅概述基底神经节的整体环路,也具体阐述了各个核团的投射、分子标志物等方面的最新研究进展,有助于进一步全面了解基底神经节的环路基础,也为明确基底神经节各个核团进一步的研究方向提供参考。

一、基底神经节的解剖学基础与病理生理功能

(一)基底神经节环路

1. 输入核团　纹状体和丘脑底核是基底神经节的主要输入核团。纹状体接收来自几乎每个皮质区域的输入,有相关行为功能的几个皮质区域向纹状体的子区域发送兴奋性输入,这些不同的输入可以组织成感觉、运动、认知和情感功能等神经通路。纹状体还接收来自丘脑的广泛兴奋性输入,大部分输入来自丘脑椎板内核内的一个小区域,即丘脑中央内侧核和束旁核(central medial nucleus of thalamus/parafascicular nucleus of thalamus,CM/Pf),也来自丘脑中间内侧核和腹外侧核(ventral lateral nucleus of thalamus,VL)。纹状体还接收来自中脑多巴胺能神经元的密集投射,主要来自 SNc 和腹侧被盖区(ventral tegmental area,VTA)。

纹状体主要由 GABA 能多棘投射神经元组成,也称为中型多棘神经元(medium spiny neuron,MSN),因为它们具有众多中等大小树突棘的特征。这些神经元主要接收来自皮质、丘脑、杏仁核以及海马体的兴奋性输入,大约一半的此类神经元投射到 GPe,一半投射到基底神经节输出核团(SNr 或 GPi),分别形成间接和直接通路。纹状体还包含胆碱能神经元和 GABA 能中间神经元。

另一个基底神经节输入核团是 STN,从初级运动、辅助运动和前运动皮质接收相对有限的皮质输入。STN 还通过间接途径从 GPe 接收输入。STN 主要由谷氨酸能神经元组成,向基底神经节输出核团发送兴奋性投射。皮质-STN-SNr/GPi 投影,也称为"超直接"通路,越来越受到人们的关注。最近的论文强调了该途径参与运动和认知程序的动作取消或停止。除了 STN 和输出核团之间的典型连接之外,解剖学研究还确定了 STN 投射回苍白球和纹状体。

2. 输出核团　GPi 和 SNr 为基底神经节输出核团,由 γ-氨基丁酸(γ-aminobutyric acid,GABA)能神经元组成。GPi 主要接收来自直接通路纹状体神经元的抑制性输入,主要投射到丘脑。基底神经节的输出也针对几个脑干核,包括上丘(superior colliculus,SC)和脚桥被盖核(pedunculopontine tegmental nucleus,PPT)。SC 输出通路对于调节眼球运动和定向行为很重要。PPT 输出通路被认为参与运动和注意力的控制。SNr 是基底神经节体积最大的输出核团,90%的神经元是 GABA 能神经元,主要表达小清蛋白。最新一项研究揭示,SNr 投射至 42 个不同区域。SNr 也接收来自基底神经节中纹状体与 GPe 的抑制性输入和 STN 的兴奋性输入。SNr 的输出核团复杂多样,后文会有具体介绍。

3. SNc 多巴胺能神经元　SNc 和 VTA 位于中脑,包含 GABA 能和多巴胺(dopamine,DA)能神经元。最近,已经表明一些中脑 DA 能神经元也释放谷氨酸(glutamic acid,Glu)

和GABA,但共同释放的行为作用尚不清楚。SNc多巴胺能神经元主要投射到纹状体的背侧/外侧(感觉运动和认知)部分,而VTA多巴胺能神经元主要投射到纹状体的内侧和腹侧(认知/情感/边缘)部分。

4. 直接通路和间接通路 BG接收来自皮质和部分丘脑的输入,通过主要输出核团GPi和SNr,将纹状体、GPe和STN整合后的信息输出到丘脑。主要是通过经典的直接通路和间接通路处理并输出信息。

直接通路始于纹状体中表达D1受体的直接通路中型多棘神经元(direct-pathway medium spiny neurons,dSPN)神经元,这些细胞与GPi的神经元建立抑制性连接。GPi细胞对丘脑中的细胞产生抑制作用。因此,GPi神经元的放电抑制了丘脑,使丘脑不能激活皮质。然而,当直接通路纹状体神经元被激活时,它们会抑制GPi神经元的活动。这种抑制解除了丘脑神经元的抑制,即去抑制作用,使它们能够激发皮质。所以刺激直接通路纹状体神经元的最终结果是兴奋运动皮质。

间接通路始于纹状体中表达D2受体的间接通路中型多棘投射神经元(indirect-pathway medium spiny neurons,iSPN)神经元,这些神经元与GPe建立抑制性连接。GPe神经元与STN中的细胞建立抑制性连接,STN与GPi中的细胞建立兴奋性连接,形成了基底神经节内唯一的兴奋性通路。GPi神经元对丘脑神经元进行抑制性连接。所以当间接通路纹状体神经元被激活时,它们会抑制GPe神经元,从而产生去抑制作用,相当于激活STN神经元自由放电,而STN与GPi神经元是兴奋性连接,而GPi抑制丘脑,所以间接通路对运动皮质的总效应是抑制作用。

(二) 基底神经节相关疾病

1. 亨廷顿病 亨廷顿病(Huntington disease,HD)是一种人类神经系统退行性变性疾病。从解剖学上讲,HD患者会出现纹状体内细胞丢失,间接通路纹状体神经元早期丢失,可能会削弱间接通路,使直接通路处于相对激活的状态,使BG倾向于"GO"状态,导致无意识的多动性舞蹈病运动,并且在早期症状阶段存在行为异常。HD相关的认知缺陷包括处理事物反应速度下降、注意力不集中等,这也提示基底神经节在认知功能中的作用。

2. 帕金森病 帕金森病(Parkinson disease,PD)是一种神经退行性变性疾病,其特征在于多个大脑区域(尤其是脑干核)中的进行性细胞丢失,并且丢失最多的是与运动症状相关的SNc多巴胺能神经元。当多巴胺耗尽时,削弱了直接通路的作用,加强了间接通路的作用,使BG倾向"NO-GO"状态,这可以解释PD的低动力性质。与HD一样,PD会产生精神、认知和运动症状。并有相当多的证据表明,由于纹状体多巴胺损失导致的基底神经节功能障碍确实会导致非运动症状,包括情绪和认知症状。然而,很难区分这些症状与基底神经节功能障碍的关系,因为其他区域也存在神经变性。

(三) 小结

过去10年越来越多的观点认为,除直接、间接和超直接通路外,基底神经节还直接整合来自广泛皮质区域的信号,并且涉及小脑的广泛网络的一部分。基底神经节和小脑通常被认为是涉及不同神经系统综合征的结构,但是关于基底神经节和小脑在运动障碍中共同作用的证据目前正在增加,基底神经节现在被认为可以调节行动计划制订和执行的所有行为,包括驱动它们的情绪、动机和认知。多项研究报道,BG的生理活动可能调节和控制某些由皮质丘脑系统异常相互作用引起的神经疾病,如癫痫发作。近来也有临床研究用神经影像学方法阐明了关于急性疼痛、慢性疼痛和药物作用下BG激活的重要信息,BG独特地参与了丘脑-皮质-BG循环,以整合疼痛的许多方面。这些包括对疼痛引起的运动、情绪和认知反应变化的整合。

正常脑功能依赖于神经元放电活动的整体调制,这在BG中得到了很好的说明,其中PD患者多巴胺的丧失和BG核之间的振荡同步的持续改变有关,定义这些变化如何相互作用和协调有助于我们更好地理解其背后依赖的环路基础。

二、基底神经节各个核团的解剖学基础与病理生理功能

对基底神经节的解剖学基础和病理生理功能已经有了大致的了解,但对其更全面的把握依赖于对各个核团的了解。以下阐述基底神经节各个核团的解剖结构、投射和功能特性,以及部分核团的分子标志物。

(一) GPe

1. GPe 神经元类型 苍白球(globus pallidus,GP)细分为GPi和GPe两部分,每个部分在基底神经节系统中具有不同的功能。GPe由GABA能神经元和胆碱能神经元组成。胆碱能神经元约占所有GPe细胞的5%,胆碱乙酰转移酶(choline acetyltransferase,ChAT)阳性GPe神经元不是基底神经节的一部分,而被认为是移位的基底前脑神经元,因为它们具有相似的电生理特性,并且它们主要位于GPe的内侧和腹侧边界。

2. GPe 的主要投射 GPe主要向STN和背侧纹状体(dorsal striatum,dStr)发出投射,并且也接收STN和dStr的投射。除此之外,局部侧支是GPe的另一个主要抑制性输入来源,GPe的兴奋性输入来源还来自丘脑、皮质和PPT。

3. GPe 神经元亚型 对多巴胺耗竭大鼠的研究表明,GPe GABA能神经元分为两种类型,第一类为原型(prototype)GABA能神经元,在体内表现出快速和规律的放电率,约占GPe总神经元的70%,大多数表达小清蛋白(parvalbumin,PV),PV阳性神经元约占GPe中所有神经元的55%。最近的研究还表明,PV阳性神经元也表达转录因子Nkx2.1,并且有一部分神经元还表达Lhx6,这部分神经元主要向STN神经元发出投射。第二类为"arkypallidal"神经

元，在体内表现出慢和不规则的放电率，大量投射到 dStr，占所有 GPe 神经元的 25%。这些神经元不表达 PV，但表达阿片类前体前脑啡肽（opioid precursor proenkephalin，PPE）和转录因子 Foxp2。大多数"arkypallidal"神经元也表达转录因子 Npas1。两个 GPe 神经元群体以特定神经元类型的划分共同协调所有基底神经节细胞核的活动。而这种划分在多巴胺能神经元未受损的大鼠中也同样适用，即"arkypallidal"和原型神经元定义的 GPe 神经元的分工超出了疾病状态，并且可能对正常功能的维持至关重要。

不同亚型的区分有助于更深入了解 GPe 的功能，如 PV⁺ 神经元和 Npas1⁺ 神经元分别促进和抑制运动。此外，不同的亚型可能也决定了不同的神经元投射路径，如 PV⁺ 神经元和 Npas1⁺ 神经元受到 STN 的不同突触影响。纹状体 iSPNs 优先支配 PV⁺ 神经元，而 dSPN 优先支配 Npas⁺ 神经元。还有研究新发现 Npr3⁺ 神经元和 Kcng4⁺ 神经元是 GPe 中独特的神经元亚类。

4. GPe 主要参与运动调控　先前的研究发现，GPe 神经元在不同运动的不同时间阶段内具有不同的放电活动模式，优先在运动之前、之后或整个运动过程中放电，并且已发现这些与运动相关的放电行为与 GPe 神经元的分子特性相关。GPe 可能在反应性动作的取消或计划动作的抑制中发挥作用，动作取消通常在执行停止信号任务的动物中进行研究，具体发现，dStr 中的 dSPN 介导相对较慢的"Go"信号。最近有研究表明 GPe 深部脑刺激可以缓解 PD 患者严重失眠症。但 GPe 是否参与 SNc 多巴胺能神经元未受损动物的睡眠调节还有待研究。

5. 小结　GPe 凭借其对所有基底神经节核的广泛投射，处于独特而强大的地位，可以影响运动信息的处理。GPe 主要从纹状体和 STN 接收传入纤维，而主要投射到 STN。除此之外，GPe 内的胆碱能和 GABA 能神经元也可直接投射至大脑皮质。并有研究通过定量连接组学分析表明苍白球皮质网络主要涉及感觉运动区域（即中央前回和中央后回）、额上回和中央旁回。GPe 神经元放电的阶段性变化与被动和主动的躯体运动有关。GPe 中的高度同步暴发与帕金森病（PD）的运动减退症状相关，最近的研究发现光遗传学抑制 GPe 神经元对异常 β 同步震荡有抑制作用，也证实了这一点。

GPe 神经元分类的复杂性阻碍了我们对它所参与的通路及功能调控的全面认识，所以对于 GPe GABA 能神经元亚型的分类以及分子标志物还需进行大量的研究。

（二）STN

1. STN 的结构和神经元类型　STN 是一个椭圆形的间脑结构，位于丘脑腹侧，在基底神经节的直接和间接通路中起着核心作用。从细胞结构的角度来看，啮齿动物、非人类灵长类动物和人类的 STN 主要由兴奋性谷氨酸能神经元构成，还有少量 GABA 能中间神经元，人类中 7.5% 的细胞被鉴定为 GABA 能中间神经元。STN 谷氨酸能神经元主要表达囊泡谷氨酸转运蛋白 2（vesicle glutamate transporter，

Vglut2），STN 神经元还表达转录因子 Pitx2，这对其正常发育至关重要。目前发现几乎所有 STN 谷氨酸能神经元共表达 Vglut2 和 Pitx2。

2. STN 的输入与输出　STN 主要接收来自基底神经节间接通路 GPe 的 GABA 能神经元投射和来自皮质的谷氨酸能神经元投射，已知 STN 传出主要靶向 GPe、GPi 和 SN 以及一些轴突侧支，这些轴突侧支投射到其他区域如腹侧苍白球（ventral pallidum，VP）等。STN 也是包括前额叶皮质（prefrontal cortex，PFC）和伏隔核（nucleus accumbens，NAC）的回路的一部分。STN 核团内还存在神经元相互连接。STN 还与小脑之间也有投射连接。

3. STN 的结构细分　许多研究认为 STN 存在具有独立输入和输出路径的三个细分区域，STN 背外侧部分投射到苍白球壳核和 GPe，腹内侧部分主要投射到尾状核、GPi 和 SNr，内侧尖端主要投射到 VP。根据解剖学上的连通性，STN 的背外侧部分定义为运动区，腹内侧部分定义为联合区，内侧定义为 STN 的边缘区。但三分法并不能很好解释 STN 功能的复杂性。

近来有研究为了鉴定小鼠丘脑底核内的基因表达模式，对 Pitx2 阳性 STN 神经元进行了单核 RNA 测序，然后对整个丘脑底核区域的 16 个候选基因进行了组织学分析，结果表明 STN 由至少四个分子定义的域组成。生成了小鼠 STN 的空间分子组织图。结果有助于理解 STN 的解剖结构。在 STN 中检测到的 11 个 mRNA 中，Htr2c、Nxph1 和 Kcnab3 在整个 STN 中处于高水平，形成一组标记，现在可以与 Pitx2 和 Vglut2 一起用于定义整个结构。相比之下，Nxph4、Col24a1、Pvalb、Stxbp2、Fgf11、Nmbr、Calb2 和 Adcyap1 mRNA 显示出沿中间轴和前后轴受限的空间分布。三个主要结构域（STNa、STNb 和 STNc）以及一个小结构域（STNds）可以通过 mRNA 的选择性组合在分子上辨别，四个结构域一起构成 STN 的整个区域。STNds 与 STNa/b/c 的区别在于 Pvalb 和 Calb2 基因在 Pitx2⁺ 和 Pitx2⁻ 细胞的混合物中的表达。此外，STNc 和 STNds 中的一小组细胞表达 Gad1 基因，但不表达 Pitx2，表明这些 STN 域中存在抑制性神经递质表型的局部亚群。作者对定义内部 STN 结构域的启动子活动的鉴定为 STN 内离散神经元群的解剖学功能解码开辟了一个以前缺乏的维度。使用以前未识别的启动子来重新定义分区 STN，将更精准解码 STN 在运动、边缘和关联功能中的作用。

4. STN 的功能特性　一直以来都认为，脑深部电刺激（deep brain stimulation，DBS）是一种治疗晚期 PD 运动症状的微创手术疗法，而 STN 是常见的 DBS 靶点，STN 部位的 DBS 在静止性震颤、肌强直、运动迟缓、运动不能和疼痛超敏反应方面产生显著的改善作用。STN 到小脑的投射通路可能与 PD 的运动症状有关。特别是 STN 病理活动以暴发更高的放电率为特征，这可能反过来导致小脑皮质过度活跃，导致小脑-丘脑-皮质回路的改变。因此可以推测 DBS 对 STN 异常活动的抑制可能会导致小脑功能的改善，从而

改善运动。

尽管具有公认的临床应用前景，但STN部位的DBS治疗如何发挥治疗效果仍不清楚，这限制了治疗优化以及DBS在其他神经系统和精神疾病中的潜在应用。先前的研究也发现了使用STN高频刺激时出现的认知功能相关的副作用，具体而言，在STN-DBS后出现动力丧失，比如在大多数实验中发现了PD模型动物的奖励寻求行为减少。最近一些研究发现在正常动物中，STN-DBS可以降低获取可卡因的动机，同时增加对其他"自然"奖励（如食物）的动机。光遗传学调控STN还能对小鼠摄食行为产生影响。STN神经元的抑制还会增加行为冲动性。然而，目前尚不清楚这些不同的功能是否依赖于STN中以不同基因表达为特征的异质细胞群的划分。

（三）SNc

1. SNc神经元构成与投射　SNc主要由多巴胺能神经元构成，在啮齿动物和灵长类动物中，SNc为背侧和腹侧纹状体提供广泛的多巴胺能神经元输入。同样也接收来自纹状体的GABA能神经元的投射，SNc还接收来自STN的兴奋性谷氨酸能神经元输入，以及来自GPi和SNr的GABA能神经元投射。还有研究证明SNc与许多感觉运动和联想皮质区域以及皮质下结构广泛连接，包括小脑。

2. SNc的功能多样性　SNc除了作为基底神经节一个重要组成部分，还与纹状体共同参与中脑多巴胺通路，这决定了它的功能多样性。

SNc的多巴胺（dopamine，DA）能神经元投射到背外侧纹状体（dorsolateral striatum，DLS），参与运动控制和习惯性动作的执行；投射到背内侧纹状体（dorsomedial striatum，DMS）的神经元，对于将机械性条件反射行为与其产生的结果联系起来很重要。此外，SNc中DA能神经元的激活会引发它们的活动编码的启动，表明它们可促进运动。

鉴于其在运动控制中的作用，黑质纹状体DA在PD模型下的功能推动了大多数研究调查。但患者也会出现社交行为的认知和情绪缺陷，一些研究表明，这种途径可能对物质使用障碍（substance use disorder，SUD）患者的社交障碍至关重要。在大鼠中，黑质纹状体损伤可以增加社会认知测试中的抑郁样症状和认知障碍，并促进社会退缩。其他研究表明，SNc病变的大鼠在社会互动测试中没有表现出差异，所以黑质纹状体DA信号与正常社会行为之间的联系还需要更多的研究。SNc多巴胺能神经元在癫痫中的作用也已被证实，并可以被认为是抑制癫痫样活动的有效治疗目标区域。SNc作为中脑多巴胺系统的组成部分，也可对奖励、厌恶等刺激做出反应。

3. SNc细胞亚群及各亚群的特异性标志物　有研究证明PD患者中，大脑神经变性在黑质致密部腹侧区（ventral tiers of the substantia nigra pars compacta，vSNc）中比在黑质致密部背侧区（dorsal tiers of the substantia nigra pars compacta，dSNc）中更为突出，这一发现由DA的免疫标记技术得到证实，并以此确定了对vSNc和dSNc的划分。揭示这些亚区的分子、解剖和功能差异将有助于解释它们在PD中的易感性。几十年来，神经科学家一直试图识别在这些亚群中表达的不同的分子标志物，以剖析DA调控网络的复杂性并设计更有效的治疗策略。使用DA神经元选择性毒素（如6-羟基多巴胺和MPTP）的研究，以及对家族性疾病（包括α-突触核蛋白、Parkin、Pink1、LRRK2、DJ-1和GBA1）中突变的基因产物的研究有助于更好地了解与该疾病有关的一些关键的功能失调过程。

最新的一项研究证明了 *Sox6* 表达可以区分SNc中偏向腹侧和背侧的DA能神经元群。vSNc中的 *Sox6*$^+$ 种群包括一个 *Aldh1a1*$^+$ 子集，ALDH1A1可通过阻止多巴胺醛中间体的积累和细胞毒性 α-突触核蛋白寡聚体的形成来保护SNc多巴胺神经元亚群。并且这种划分也提供功能分区的依据，*Sox6*$^+$ 神经元投射到背侧纹状体并显示与加速相关的活动，而 *Sox6*$^-$ 神经元投射到内侧、腹侧和尾侧纹状体并对奖励做出反应。总体来说，SNc多巴胺神经元群具有不同的分子特征和功能。

4. 小结　尽管对SNc分类有了良好的开始，但定义SNc神经元亚群及亚型仍需要更多的研究，部分原因是单细胞转录组学分析的技术限制，以及这些神经元的密切相关性质。这些分子定义的亚型如何与纹状体背侧层和腹侧层对齐仍有待充分研究。

（四）SNr

1. SNr神经元构成与投射　SNr是基底神经节体积最大的输出核，90%的神经元是GABA能中间神经元，主要表达PV。最新一项研究确定了42个不同区域的显著SNr的投射，可见SNr投射的广泛性。SNr分别接收来自基底神经节中纹状体、GPe的抑制性输入和STN的兴奋性输入。SNr中的神经元向上丘、运动核和层内丘脑核以及PPT发出投射，它主要将纹状体传出的信号传送至脑干运动前网络和与运动前额叶和关联感觉皮质区域相关的丘脑核团。除此之外，广泛的SNr还投射到中脑网状结构（midbrain reticular formation，MidRF）、脑桥嘴侧网状核（rostral pontine reticular nucleus）、髓质网状结构（medullary reticular formation，Md）和17个小运动前核，以及下游靶向脑干眼球运动和头部定向有关的区域上丘（SC、INC/MA3/Su3）、口面部感觉运动系统（Med、Su5、P5和L5）、后肢控制（PNo）、神经调节［PPT和中缝背核（dorsal raphe nucleus，DRN）］，以及参与异质性或未知功能的细胞核：楔状前核（cuneiform anterior nucleus，CnF）、红核（red nucleus，RN）、中脑导水管周围灰质（periaqueductal grey matter，PAG）亚区和臂旁核（parabrachial nucleus，PB）。SNr或许还提供了一个局部轴突侧支网络，支配着自身和SNc。

2. SNr的分区　越来越多的证据表明，基底神经节的输出核大多在其传出信号时保留了纹状体输入的结构特性。事实上，正如大鼠SNr中所记录的那样，来自所有纹状体功能亚区(由其特定的皮质传入定义)的投射在 SNr 构成洋葱状的纵向薄板精确排列方式。这些椎板包裹着位于 SNr 背外侧的中央核心。这种结构有利于特定纹状体亚区和黑质输出神经元的特定亚群之间形成输入-输出结构。已有动物实验表明 SNr 不同亚区可能会调节运动整合的不同参数。SNr 的内侧部分可能参与运动节奏的调控。而 SNr 外侧部分的刺激可能导致轴向和边缘肌肉张力的增加。这很可能与 SNr 的解剖异质性有关。内侧 SNr(medial SNr,mSNr)和外侧 SNr(lateral SNr,lSNr)分别从感觉运动纹状体和边缘纹状体接收不同的投影。mSNr 和 lSNr 的 GABA 能神经元在 PD 中也具有不同的放电活动变化。最近的研究从分子标志物角度出发,发现 SNr PV 阳性神经元主要分布在背外侧,而 Gad2 阳性神经元则主要分布在腹内侧。可见 SNr 的分区对于进一步研究 SNr 功能特性的重要意义。

3. SNr 的功能特性　SNr 是基底神经节回路的关键枢纽,与 GPi 一起是基底神经节网络的输出核团,涉及运动控制、认知等,SNr 是治疗 PD 步态和姿势障碍有希望的 DBS 靶点。最新有研究发现,SNr 通过抑制感觉运动系统和调节丘脑睡眠核的活动,在诱导睡眠和维持睡眠中起关键作用。光遗传学激活 Gad2 阳性神经元可以减少唤醒和运动活动。SNr 还具有癫痫调控功能,可能与其参与运动调控有关。

早发性常染色体显性家族性 PD 可由 *α-syn* 基因(A53T、A30P 和 E46K)中的某些突变和基因重复引起。微管相关蛋白 Tau(MAPT)参与微管网络的组装和稳定,并在维持神经元完整性和轴突运输中发挥重要作用。在体外,过表达的 *α-syn* 可以促进 *tau* 的过度磷酸化。相反,过度表达的 *tau* 也可以增加磷酸-α-syn 和聚集 α-syn 水平。最近有项研究利用基因敲除技术发现 *tau* 基因敲除可以通过对 NR2B/PSD-95/MAP1A 通路的连续损伤,特异性地加剧 SNr 中 A53T α-syn 诱导的 PV 阳性神经元变性,并最终导致焦虑样行为。MAP1A 可抑制 NR2B/PSD-95/MAP1A 通路,可能在促进 PV 阳性神经元的存活方面发挥有益作用,提示抑制 NR2B/PSD-95/MAP1A 通路的损伤可能提供潜在的治疗靶点,以改善 PD 或其他相关的神经退行性变性疾病。

4. 小结　DBS 电极在 SNr 内的位置可能在有效治疗中起关键作用,但 SNr-DBS 位置依赖性的神经机制尚不清楚。由于 SNr 的 GABA 能性质,该核团可能有局部回路负责抑制黑质神经元之间的相互作用,然而其机制仍然模糊不清。特别是,这种局部抑制回路是否支持与同一纹状体功能区相关的神经元之间的相互作用,从而参与纹状体通道内的信息处理,或有助于不同神经通路之间的神经元相互作用,仍有待确定。现在对 SNr 全脑范围的投射已经有了较好的了解,大部分投射到丘脑和脑干,但是 SNr 所参与的不同神经通路的功能调控仍有待研究,而且 SNr 的亚区及神经元的亚型仍需要大量研究进一步阐明。

(五) GPi

1. GPi 结构特征和神经元类型　GPi 是基底神经节中除 SNr 外的另一输出核团,GPi 和 SNr 具有许多相似的细胞和化学结构特征,并且在某种程度上具有相似类型的传入和传出系统。GPi 主要由 GABA 能神经元组成,与纹状体相比,GPi 的细胞密度较小。这一特征,再加上大量纤维穿过 GPi,使 GPi 的外观比纹状体看上去更加苍白。

2. GPi 的投射　GPi 主要接收来自直接通路纹状体神经元的抑制性输入和来自 STN(典型间接通路)、丘脑、PPT 和 GPe 的抑制性输入。GPi 投射到丘脑,尤其是丘脑腹侧核和 CM/Pf。GPi 的输出也针对几个脑干核,包括上丘(superior colliculus,SC)和 PPT。

3. GPi 的功能特性　由于 GPi 的损伤或重复刺激可以改善运动缺陷,因此 GPi 活动的异常变化可能会诱发基底神经节相关疾病的某些运动症状。比如,GPi 活动在肢体自主运动期间增加或减少,GPi 的损伤或可逆失活会导致运动障碍,因此 GPi 活动的变化被认为是随意运动所必需的。并且有研究表明,GPi 活动在运动过程中的变化可能会受到谷氨酸能和 GABA 能神经元输入的影响。

4. GPi 相关临床研究　STN-DBS 刺激已证明其对帕金森病三联征症状的疗效,但其会引发神经、心理和精神等方面相关疾病,因此患有严重致残性 PD 和严重认知障碍的患者可以在 GPi 上进行手术。GPi 刺激对患者神经心理和精神方面无影响,这要归功于它与基底神经节的运动和边缘回路的良好分离,并且与 STN 不同,它几乎没有直接的皮质连接。

在一项临床研究中,作者描绘了针对 STN 和 GPi 深部脑刺激的解剖临床图谱,以揭示帕金森病患者在丘脑底核和苍白球连续刺激 6 个月后的运动、神经及心理方面的变化,以便找到最佳电极刺激位置。这项研究可以提高 PD 患者治疗的靶向性,并从运动、神经和心理学的角度出发,以获得更好的治疗效果。

5. 小结　对于 GPi 的研究多集中在其作为治疗 PD 的脑部深刺激的临床靶点,并且治疗效果依赖于电极的位置,虽然这已有临床研究证实,但还是缺乏相关的解剖学理论支撑。GPi 的结构细分以及这些划分是否依赖于分子标志物还需进一步的研究来阐明。

三、总结与展望

以往对基底神经节的研究主要集中于在帕金森病运动障碍中的作用以及作为运动障碍疾病的治疗靶点,而现在基底神经节被认为可以调节导致行动计划制订和执行的所有行为,包括驱动它们的情绪、动机和认知等。基底神经节中的各个核团在调控行为、认知、动机中的具体功能还不完全清楚,现在的神经科学技术有助于人们特异性调控各个核团或者特定类型的神经元,来探究它们的具体功能。目前分子标志物和核团亚分区的研究多数仅涉及单个核团,这些不同类型的神经元和不同亚区的神经元在经典的基底神经元环路中充当的角色及其有别于经典通路功能的特性等都需要进一步的研究加以阐明。

(耿会珍)

参 考 文 献

[1] LANCIEGO J L,LUQUIN N,OBESO J A. Functional neuroanatomy of the basal ganglia[J]. Cold Spring Harb Perspect Med,2012,2(12):a009621.

[2] REDGRAVE P,RODRIGUEZ M,SMITH Y,et al. Goal-directed and habitual control in the basal ganglia:implications for Parkinson's disease[J]. Nat Rev Neurosci,2010,11(11):760-772.

[3] WALL N R,DE LA PARRA M,CALLAWAY E M,et al. Differential innervation of direct-and indirect-pathway striatal projection neurons[J]. Neuron,2013,79(2):347-360.

[4] MCFARLAND N R,HABER S N. Convergent inputs from thalamic motor nuclei and frontal cortical areas to the dorsal striatum in the primate[J]. J Neurosci,2000,20(10):3798-3813.

[5] SCHMIDT R,LEVENTHAL D K,MALLET N,et al. Canceling actions involves a race between basal ganglia pathways[J]. Nat Neurosci,2013,16(8):1118-1124.

[6] VITEK J L,ZHANG J,HASHIMOTO T,et al. External pallidal stimulation improves parkinsonian motor signs and modulates neuronal activity throughout the basal ganglia thalamic network[J]. Exp Neurol,2012,233(1):581-586.

[7] BENARROCH E E. Pedunculopontine nucleus:functional organization and clinical implications[J]. Neurology,2013,80(12):1148-1155.

[8] ZHOU F M,LEE C R. Intrinsic and integrative properties of substantia nigra pars reticulata neurons[J]. Neuroscience,2011,198:69-94.

[9] MCELVAIN L E,CHEN Y,MOORE J D,et al. Specific populations of basal ganglia output neurons target distinct brain stem areas while collateralizing throughout the diencephalon[J]. Neuron,2021,109(10):1721-1738.

[10] WATABE-UCHIDA M,ZHU L,OGAWA S K,et al. Whole-brain mapping of direct inputs to midbrain dopamine neurons[J]. Neuron,2012,74(5):858-873.

[11] REINER A,DRAGATSIS I,DIETRICH P. DIETRICH,Genetics and neuropathology of Huntington's disease[J]. Int Rev Neurobiol,2011,98:325-372.

[12] PLOTKIN J L,GOLDBERG J A. Thinking outside the box(and arrow):current themes in striatal dysfunction in movement disorders[J]. Neuroscientist,2019,25(4):359-379.

[13] MILARDI D,QUARTARONE A,BRAMANTI A,et al. The cortico-basal ganglia-cerebellar network:past,present and future perspectives[J]. Front Syst Neurosci,2019,13:61.

[14] HABER S N. The place of dopamine in the cortico-basal ganglia circuit[J]. Neuroscience,2014,282:248-257.

[15] HU B,WANG D,XIA Z,et al. Regulation and control roles of the basal ganglia in the development of absence epileptiform activities[J]. Cogn Neurodyn,2020,14(1):137-154.

[16] MASTRO K J,BOUCHARD R S,HOLT H A,et al. Transgenic mouse lines subdivide external segment of the globus pallidus(GPe)neurons and reveal distinct GPe output pathways[J]. J Neurosci,2014,34(6):2087-2099.

[17] ABDI A,MALLET N,MOHAMED F Y,et al. Prototypic and arkypallidal neurons in the dopamine-intact external globus pallidus[J]. J Neurosci,2015,35(17):6667-6688.

[18] PAMUKCU A,CUI Q,XENIAS H S,et al. Parvalbumin(+)and Npas1(+)Pallidal neurons have distinct circuit topology and function[J]. J Neurosci,2020,40(41):7855-7876.

[19] CUI Q,DU X,CHANG I Y M,et al. Striatal direct pathway targets Npas1(+)Pallidal neurons[J]. J Neurosci,2021,41(18):3966-3987.

[20] CUI Q,PAMUKCU A,CHERIAN S,et al. Dissociable roles of pallidal neuron subtypes in regulating motor patterns[J]. J Neurosci,2021,41(18):4036-4059.

[21] DODSON P D,LARVIN J T,DUFFELL J M,et al. Distinct developmental origins manifest in the specialized encoding of movement by adult neurons of the external globus pallidus[J]. Neuron,2015,86(2):501-513.

[22] CASTILLO P R,MIDDLEBROOKS E H,GREWAL S S,et al. Globus pallidus externus deep brain stimulation treats insomnia in a patient with parkinson disease[J]. Mayo Clin Proc,2020,95(2):419-422.

[23] HEGEMAN D J,HONG E S,HERNÁNDEZ V M,et al. The external globus pallidus:progress and perspectives[J]. Eur J Neurosci,2016,43(10):1239-1265.

[24] CHEN M C,FERRARI L,SACCHET M D,et al. Identification of a direct GABAergic pallidocortical pathway in rodents[J]. Eur J Neurosci,2015,41(6):748-759.

[25] CACCIOLA A,CALAMUNERI A,MILARDI D,et al. A

connectomic analysis of the human basal ganglia network [J]. Front Neuroanat,2017,11:85.

[26] CROMPE B,ARISTIETA A,LEBLOIS A,et al. The globus pallidus orchestrates abnormal network dynamics in a model of Parkinsonism [J]. Nat Commun, 2020, 11 (1):1570.

[27] LUAN Y,TANG D,WU H,et al. Reversal of hyperactive subthalamic circuits differentially mitigates pain hypersensitivity phenotypes in parkinsonian mice [J]. Proc Natl Acad Sci U S A,2020,117(18):10045-10054.

[28] STEINER L A,BARREDA TOMáS F J,PLANERT H,et al. Connectivity and dynamics underlying synaptic control of the subthalamic nucleus [J]. J Neurosci, 2019, 39 (13):2470-2481.

[29] EMMI A,ANTONINI A,MACCHI V,et al. Anatomy and connectivity of the subthalamic nucleus in humans and non-human primates[J]. Front Neuroanat,2020,14:13.

[30] WALLéN-MACKENZIE Å, DUMAS S, PAPATHANOU M, et al. Spatio-molecular domains identified in the mouse subthalamic nucleus and neighboring glutamatergic and GABAergic brain structures[J]. Commun Biol, 2020,3(1):338.

[31] PELZER E A,HINTZEN A,GOLDAU M,et al. Cerebellar networks with basal ganglia:feasibility for tracking cerebello-pallidal and subthalamo-cerebellar projections in the human brain[J]. Eur J Neurosci,2013,38(8): 3106-3114.

[32] VACHEZ Y M,CREED M C. Deep brain stimulation of the subthalamic nucleus modulates reward-related behavior:a systematic review[J]. Front Hum Neurosci,2020, 14:578564.

[33] WU H,YAN X,TANG D,et al. Internal states influence the representation and modulation of food intake by subthalamic neurons [J]. Neurosci Bull, 2020, 36 (11): 1355-1368.

[34] NISHIOKA T,HAMAGUCHI K,YAWATA S,et al. Chemogenetic suppression of the subthalamic nucleus induces attentional deficits and impulsive action in a five-choice serial reaction time task in mice[J]. Front Syst Neurosci,2020,14:38.

[35] COX J,WITTEN I B. Striatal circuits for reward learning and decision-making [J]. Nat Rev Neurosci, 2019, 20 (8):482-494.

[36] CODDINGTON L T,DUDMAN J T. The timing of action determines reward prediction signals in identified midbrain dopamine neurons [J]. Nat Neurosci, 2018, 21 (11):1563-1573.

[37] MATHEUS F C,RIAL D,REAL J I,et al. Temporal dissociation of striatum and prefrontal cortex uncouples anhedonia and defense behaviors relevant to depression in 6-OHDA-lesioned rats[J]. Mol Neurobiol,2016,53(6): 3891-3899.

[38] LOIODICE S,WING YOUNG H,RION B,et al. Implication of nigral dopaminergic lesion and repeated L-dopa exposure in neuropsychiatric symptoms of Parkinson's disease[J]. Behav Brain Res,2019,360:120-127.

[39] POISSON C L,ENGEL L,SAUNDERS B T. Dopamine circuit mechanisms of addiction-like behaviors[J]. Front Neural Circuits,2021,15:752420.

[40] HU B,WANG D,XIA Z,et al. Regulation and control roles of the basal ganglia in the development of absence epileptiform activities [J]. Cognitive Neurodynamics, 2020,14(1):137-154.

[41] MENEGAS W,AKITI K,AMO R,et al. Dopamine neurons projecting to the posterior striatum reinforce avoidance of threatening stimuli[J]. Nat Neurosci,2018,21 (10):1421-1430.

[42] GIGUÈRE N,BURKE NANNI S,TRUDEAU L E. On cell loss and selective vulnerability of neuronal populations in Parkinson's disease[J]. Front Neurol,2018,9: 455.

[43] LIU G,YU J,DING J,et al. Aldehyde dehydrogenase 1 defines and protects a nigrostriatal dopaminergic neuron subpopulation[J]. J Clin Invest, 2014, 124 (7):3032-3046.

[44] PEREIRA LUPPI M,AZCORRA M,CARONIA-BROWN G,et al. Sox6 expression distinguishes dorsally and ventrally biased dopamine neurons in the substantia nigra with distinctive properties and embryonic origins [J]. Cell Rep,2021,37(6):109975.

[45] LIU D,LI W,MA C,et al. A common hub for sleep and motor control in the substantia nigra[J]. Science,2020, 367(6476):440-445.

[46] VALLDEORIOLA F. Simultaneous low-frequency deep brain stimulation of the substantia nigra pars reticulata and high-frequency stimulation of the subthalamic nucleus to treat levodopa unresponsive freezing of gait in Parkinson's disease:A pilot study[J]. Parkinsonism Relat Disord,2019,63:231.

[47] LAI Y Y,KODAMA T,HSIEH K C,et al. Substantia nigra pars reticulata-mediated sleep and motor activity regulation[J]. Sleep,2021,44(1):zsaa151.

[48] JIAO L,ZHENG M,DUAN J,et al. Tau knockout exacerbates degeneration of parvalbumin-positive neurons in

substantia nigra pars reticulata in Parkinson's disease-related alpha-synuclein A53T mice[J]. FASEB J,2020, 34(9):12239-12254.

[49] ELGEBALY A,ELFIL M,ATTIA A,et al. Neuropsychological performance changes following subthalamic versus pallidal deep brain stimulation in Parkinson's disease:a systematic review and metaanalysis [J]. CNS Spectr, 2018,23(1):10-23.

[50] HAEGELEN C,BAUMGARTEN C,HOUVENAGHEL J F,et al. Functional atlases for analysis of motor and neuropsychological outcomes after medial globus pallidus and subthalamic stimulation [J]. PLoS One, 2018, 13 (7):e0200262.

6 围手术期吸入麻醉药对人体免疫调节的研究进展

全身麻醉可以使用吸入麻醉药、静脉麻醉药,或者两类药物联合使用。而麻醉药物几乎都可以影响固有免疫和适应性免疫,全面评估麻醉方案对免疫系统的影响也有助于完善当前的围手术期管理。笔者就吸入麻醉药对免疫系统调节的影响进行概述。

一、吸入麻醉药对免疫功能的直接影响

吸入麻醉药可以影响患者以及参与手术的医师、护士和其他人员的免疫系统。吸入麻醉药的直接免疫调节作用涉及固有免疫和适应性免疫。

(一)吸入麻醉药对固有免疫的影响

当人体保护屏障受损时,组织原位固有免疫细胞和募集的固有免疫细胞均产生细胞因子、趋化因子和炎症介质。中性粒细胞、单核细胞、NK 细胞以及补体系统等广泛参与而持续增强免疫应答。手术、脓毒症、患者心理压力都会影响固有免疫系统的功能。此外,围手术期尤其是外科手术对人体保护屏障的破坏增加了病原微生物的易感性。固有免疫细胞通过其模式识别受体(pattern recognition receptor,PRR)对病原体相关分子模式(pathogen associated molecular pattern,PAMP)进行免疫应答。例如 Toll 样受体(Toll-like receptor,TLR)2 参与革兰氏阳性菌和真菌感染免疫应答,而 TLR4 对革兰氏阴性菌感染进行应答。感染的组织细胞释放出内源性肽(即损伤相关分子模式,damage associated molecular pattern,DAMP)。PRR 与 DAMP 结合以激活固有免疫细胞。吸入麻醉药会对固有免疫产生多种影响。

1. 吸入麻醉药对固有免疫细胞作用机制研究　吸入麻醉药通常作用于中枢神经系统离子通道,如 γ-氨基丁酸 A 型(GABA$_A$)受体、N-甲基-D-天冬氨酸(N-methyl-D-aspartate,NMDA)受体和双孔钾离子通道(two-pore-domain potassium channel,K2P)。但越来越多的研究表明吸入麻醉药还能作用于免疫细胞的非离子通道型分子。

(1)吸入麻醉药对 TLR 的作用:TLR 含有特征性的亮氨酸重复序列,是研究最为广泛的 PRR 之一。到目前为止,已鉴定出 10 个人类 TLR(TLR1~10)和 12 个小鼠 TLR

(TLR1~9、TLR11~13),其中 TLR2 可以与 TLR1 或 TLR6 形成异二聚体。Mitsui 等研究发现七氟烷可以减弱 TLR1/2 配体 Pam3CSK4 与 TLR2 的结合(异氟烷并没有此种效果)。而七氟烷和异氟烷对 TLR2/6 配体脂磷壁酸与 TLR2 的结合则没有影响。进一步三维建模结构分析发现七氟烷与 Pam3CSK4 具有相似的 TLR2 结合位点。进而设计实验利用七氟烷替代 Pam3CSK4 发现可以减弱 TLR2 的活化,证明了七氟烷是 Pam3CSK4 的竞争性抑制剂。脂多糖(lipopolysaccharide,LPS)是革兰氏阴性菌的细胞壁成分。LPS 与髓样分化蛋白-2(myeloid differentiation protein-2,MD-2)和 TLR4 结合形成 LPS-MD-2-TLR4 复合物异二聚体在 TLR4 活化中起促进作用。研究发现异氟烷和七氟烷均可减弱 LPS 对 TLR4 的激活效果。光描记实验发现异氟烷和七氟烷均能与 MD-2/TLR4 复合物结合从而影响其活化过程。

(2)吸入麻醉药对 β2 整合素的作用:整合素由 α 和 β 亚基组成异二聚体并参与免疫细胞黏附。目前已经发现 18 种 α 亚基和 8 种 β 亚基,并至少可以形成 25 个 αβ 异二聚体。β2 整合素包括 αLβ2、αMβ2、αXβ2 和 αDβ2,仅在白细胞上表达。其中,αLβ2(即白细胞功能相关抗原-1,leukocyte function-associated antigen-1,LFA-1)和 αMβ2(即巨噬细胞抗原-1,macrophage antigen-1,Mac-1)分别是中性粒细胞和单核/巨噬细胞上主要的 β2 整合素。每种 β2 整合素的 α 亚基存在血管性血友病因子(von willebrand factor,vWF)A 型结构域 αI,该结构域是相应配体结合位点。细胞间黏附分子-1(intercellular adhesion molecule-1,ICAM-1)是 LFA-1 的配体。研究发现异氟烷和七氟烷都能减弱 ICAM-1 与 LFA-1 的结合。X 射线晶体学以及光标记实验发现异氟烷能与 LFA-1 的结构域 αI 直接结合并起别构抑制作用。MRI 发现七氟烷也能与 LFA-1 的结构域 αI 直接结合,表明七氟烷也可以作为 LFA-1 的别构抑制剂。ICAM-1 也是 Mac-1 的配体。Chong 等研究发现 ICAM-1 与 Mac-1 的结合能被异氟烷抑制,但不能被七氟烷抑制。三维结构分析预测异氟烷可能在 αI 结构域与 Mac-1 结合。这表明异氟烷可能是 Mac-1 别构抑制剂。除 β2 整合素外,异氟烷和七氟

烷还能结合并抑制重要的血小板黏附分子αⅡbβ3（糖蛋白Ⅱb/Ⅲa）。

（3）吸入麻醉药对 Ras 相关蛋白的作用：Ras 相关蛋白（Ras-related protein 1，Rap1）是一种 GTP 酶，参与细胞黏附和吞噬作用信号转导。Rap1 在无活性的鸟苷二磷酸（guanosine diphosphate，GDP）结合构象和有活性的鸟苷三磷酸（guanosine triphosphate，GTP）结合构象之间发生转换。研究发现异氟烷和七氟烷均能抑制巨噬细胞 Rap1 的激活。使用光标记实验发现七氟烷能直接与 Rap1 残基结合起到抑制作用。而异氟烷可能是通过对 Mac-1-Rap1 的抑制而发挥作用。

细胞实验发现吸入麻醉药可有效降低中性粒细胞和巨噬细胞的功能。可能是因为除传统的靶分子外，吸入麻醉药还作用于 TLR2、TLR4、LFA-1、Mac-1 和 Rap1。吸入麻醉药通过与这些分子的直接相互作用影响中性粒细胞和单核/巨噬细胞的功能。

2. 吸入麻醉药对固有免疫细胞功能的影响　在围手术期手术损伤、炎症和感染的情况下，循环血中的中性粒细胞和单核细胞被激活并被募集到炎症部位。中性粒细胞和单核细胞募集到炎症部位的过程包括滚动、黏附、爬行、迁移和脱离。整合素在此过程中起主要作用，其中 β2 整合素 LFA-1 和 Mac-1 以及 VLA4（α4β1）参与中性粒细胞和单核细胞的募集。整合素激活的信号通路研究主要集中在中性粒细胞，而单核细胞相对较少。

（1）吸入麻醉药对体液循环中固有免疫细胞的影响：中性粒细胞对化学刺激剂（如白三烯 B4，leukotriene B4，LTB4）、趋化因子和细菌产物（如 N-甲酰化肽）非常敏感。LTB4 由中性粒细胞和巨噬细胞产生，无菌性炎症中 LTB4 的含量显著降低。在手术创伤部位无菌性炎症早期，LTB4 参与募集中性粒细胞。中性粒细胞在其募集部位产生促炎细胞因子，这些细胞因子作用于 C-C 基序趋化因子受体 1 和 C-X-C 基序趋化因子受体 2 产生趋化因子。趋化因子激活中性粒细胞上的 G 蛋白偶联受体（G-protein-coupled receptor，GPCR），通过 PLC 激活 Rap1，然后 Rap1 通过中性粒细胞黏附信号激活 LFA-1，中性粒细胞从而开始 Mac-1 依赖性爬行。循环血中 TLR2 和 TLR4 分别激活 Rap1 和 β2 整合素，最终完成黏附。吸入麻醉药靶分子 TLR2、TLR4、Rap1、LFA-1 和 Mac-1 位于相同的信号转导通路中，共同参与中性粒细胞募集。吸入麻醉药可以与多个分子相互作用来减弱该通路信号转导。Okuno 等在一项体内实验发现 2% 的异氟烷使皮肤Ⅲ型过敏反应炎症模型中募集的中性粒细胞数量减少 90%。一项基于腹部多种微生物感染的脓毒症模型研究发现 1% 的异氟烷能使募集到腹膜腔的中性粒细胞减少 70%。但 1% 的异氟烷使 LFA-1 与 ICAM-1 的结合效率只下降了 25%。另一项研究中发现 2% 的异氟烷使 Mac-1 与其配体的结合效率仅下降了 50%。吸入麻醉药可能通过减少炎症介质的产生从而抑制中性粒细胞的募集。

单核细胞根据其表面 LPS 受体复合物中的 CD14 和 FcγRⅢ CD16 分为经典（CD14⁺/CD16⁻）、中间（CD14⁺/CD16⁺）和非经典（CD14^{dim}/CD16⁺）单核细胞。经典单核细胞具有促炎和抗微生物功能，约占单核细胞数量的 90%。中间单核细胞和非经典单核细胞分别占单核细胞的 2%~3% 和 7%~8%。非经典单核细胞在炎症和感染早期与 LFA-1 作用。中间单核细胞是从经典单核细胞向非经典单核细胞转变的单核细胞。单核细胞从体循环迁移到组织中便转化为巨噬细胞。一项基于腹部脓毒症模型实验发现异氟烷能使腹腔中巨噬细胞的数量减少。经典单核细胞通过整合素 VLA4 黏附到内皮，异氟烷不能抑制 VLA4 与其配体血管细胞黏附分子 1（vascular cell adhesion molecule 1，VCAM-1）的结合，因此推测可能存在别的靶分子。在单核细胞募集过程中导致 VLA4 激活的细胞内信号级联反应研究较少，吸入麻醉药介导的单核细胞募集调节机制研究也需要先进行对单核细胞募集相关的生物学研究。

（2）吸入麻醉药对局部炎症组织固有免疫细胞的作用：手术部位常常先后出现中性粒细胞和巨噬细胞募集，单核/巨噬细胞比中性粒细胞具有更多的吞噬受体（Fc 受体和补体受体）。一项对行心导管手术患儿的研究发现，吸入麻醉药会减弱中性粒细胞的吞噬作用，而静脉麻醉药对照组则未出现此现象。同时发现单核细胞的吞噬作用不受吸入麻醉药影响。另一项脓毒症模型研究发现吸入麻醉药也减弱了中性粒细胞的吞噬作用。一项体外试验发现吸入麻醉药减弱了巨噬细胞的吞噬作用。但尚无吸入麻醉药与巨噬细胞相关的体内实验研究。补体受体（如 Mac-1）和 Fc 受体在中性粒细胞吞噬中起主要作用，Mac-1 和 Fc 受体可能共同参与吞噬过程。吸入麻醉药可能通过抑制 Mac-1、Rap1 和 TLR4 等多种分子来降低中性粒细胞的吞噬作用。

（3）吸入麻醉药对固有免疫细胞细胞因子的影响：中性粒细胞和巨噬细胞都能产生诸多细胞因子。多项研究表明吸入麻醉药可以降低促炎细胞因子分泌。吸入麻醉药会影响中性粒细胞募集和吞噬作用，也会影响细胞因子的分泌。GPCR、FcR、Mac-1 和 TLR 等中性粒细胞受体激活会增加细胞因子的产生。其中 Mac-1、TLR2 和 TLR4 是已知的吸入麻醉药靶分子。TLR2 和 TLR4 能与多种外源性或内源性配体结合。吸入麻醉药对 TLR4 介导的促炎细胞因子产生主要与 LPS 相关。吸入麻醉药作用于 TLR4 复合物而降低促炎细胞因子的表达。研究发现 TLR2 和 TLR4 激活产生细胞因子的信号通路中 TLR2 和 TLR4 能激活白细胞介素 1 受体相关激酶和肿瘤坏死因子受体相关因子 6 而诱导促炎因子基因表达。而 TLR4 的二聚体还能促进Ⅰ型 IFN 的产生。吸入麻醉药很可能作用于这些信号通路分子。固有免疫细胞有促炎细胞因子的受体，体内可能存在多种受体配体结合机制，而吸入麻醉药因此会不同程度地影响促炎细胞因子的产生。目前仍需要进一步研究吸入麻醉药对细胞因子产生的影响及其机制。

（二）吸入麻醉药对机体适应性免疫的影响

适应性免疫不同于固有免疫，参与适应性免疫的细胞主要是 T 淋巴细胞和 B 淋巴细胞。适应性免疫包括由大分子（如抗体和抗菌肽）介导的体液免疫和 B 淋巴细胞产生并主要由 T 淋巴细胞介导的细胞免疫反应。由于淋巴细胞的多样性及其识别抗原和对抗原反应的多种机制，吸入麻醉药对适应性免疫的影响存在多种结果。吸入麻醉药通常会导致淋巴细胞增殖减少或淋巴细胞凋亡增加。

1. 吸入麻醉药对 T 淋巴细胞的影响　适应性免疫中 T 淋巴细胞表面 T 细胞受体（T-cell receptor，TCR）可以被修饰并识别特定抗原。T 细胞起源于骨髓，并在胸腺发育成熟。在血液和次级淋巴组织中循环，可以识别抗原提呈细胞提呈的抗原。随后激活的 T 细胞进行增殖和分化，辅助性 T 细胞（helper T cell，Th cell）保留在淋巴结中。Th 细胞分为三个亚群：Th1 细胞分泌可溶性蛋白并刺激巨噬细胞放大炎症信号；Th2 细胞刺激 B 淋巴细胞成熟并产生抗体；Th17 细胞产生白细胞介素 17、白细胞介素 17F、白细胞介素 22 和白细胞介素 21 与免疫系统中的其他细胞进行交互。

不同的吸入麻醉药对 Th 细胞产生不同的影响，吸入麻醉药通常会导致 T 细胞数量减少和增殖活性降低。T 细胞数量和增殖的减少与干扰素 γ 减少、皮质醇增加、抗原提呈受损和手术损伤等有关。Liu 等对比了在丙泊酚全凭静脉麻醉和单纯七氟烷麻醉下接受根治性子宫切除术患者的 T 细胞数量。结果发现两组患者术后 T 细胞数量均明显低于术前值。单纯七氟烷组术后 T 细胞计数明显低于丙泊酚组。原因可能是七氟烷和丙泊酚对应激反应的影响差异。研究发现术中使用异氟烷的患者其 Th1/Th2 比值没有明显变化，但皮质醇（具有 Th2 细胞诱导特性）水平升高。一项研究中 40 例采用地氟烷麻醉的乳腺癌患者其 Th1/Th2 比值及白细胞介素 2/白细胞介素 4 的比值均未发生变化。有研究发现全身麻醉的患者 Th1/Th2 比值增加，而单用布比卡因进行蛛网膜下腔阻滞的对照组则没有变化。可能主要是由于患者的 Th1 细胞免疫应答增加。一项动物实验发现单纯七氟烷吸入麻醉后小鼠 Th1 细胞数量和 Th1/Th2 比值均出现下降，而采用七氟烷吸入麻醉加蛛网膜下腔阻滞的小鼠其 Th1/Th2 比值没有明显变化，同时发现有抑制小鼠肿瘤转移的效果。在肝细胞癌患者中发现吸入麻醉联合硬膜外麻醉相较单纯吸入性麻醉能促进 Th 细胞向抗肿瘤表型分化，如 Th1 较 Th2 细胞数量升高而 Th17 细胞数量降低。虽然不同的研究表明吸入麻醉药对 T 细胞介导的免疫反应的影响不一致，但选择合适的麻醉方法可以改变 Th 细胞亚群的平衡，进而可能产生抗肿瘤效应。

2. 吸入麻醉药对 B 淋巴细胞的影响　B 淋巴细胞也可以修饰其细胞表面受体以识别特定病原体。然而，关于吸入麻醉药对 B 细胞影响的研究相对较少。有研究表明手术所致的创伤或相关的围手术期准备不足可能是大多数患者术后特异性体液免疫受损的主要因素。然而，也有研究

表明异氟烷、七氟烷、氟烷和地氟烷可诱导 B 细胞损伤，可能的机制为诱导内质网释放钙增加。另一项研究发现七氟烷能明显减少小鼠脾脏内 B 细胞的数量。补体在固有免疫和适应性免疫中都扮演重要角色。补体系统可视作 B 细胞免疫的延伸，麻醉和手术可能与患者围手术期补体水平降低有关。吸入麻醉药可诱发患者产生特异性 IgG1 自身抗体，这些抗体可通过经典途径激活补体而被清除。而吸入麻醉药诱发的肝炎患者产生特异性 IgG4 自身抗体，由于其体积小或可通过直接抑制补体激活而逃避自身清除。

二、吸入麻醉药对机体免疫功能的间接影响

吸入麻醉药除了对免疫系统的直接影响，还会影响大脑和免疫系统之间的相互作用。在围手术期应激中，下丘脑-垂体-肾上腺轴被激活以产生内源性类固醇和糖皮质激素。这些类固醇抑制促炎细胞因子的表达并诱导抗炎细胞因子的过度表达。此外，迷走神经的传出纤维被炎症刺激激活，进而激活迷走神经和脾神经以募集抗炎免疫细胞。Picq 等通过大鼠迷走神经刺激模型发现异氟烷使 TNF-α 水平明显下降。然而，尚不清楚异氟烷是否增强了该通路的信号转导。由于中枢神经系统部分参与细胞因子的产生，因此研究吸入麻醉药与中枢神经系统免疫相关的作用对了解吸入麻醉药对细胞因子产生的影响至关重要。

吸入麻醉药还可以通过改变应激激素水平以及其他免疫反应而间接影响免疫系统。应激是围手术期持续存在的免疫调节因素。主要的应激激素包括内源性糖皮质激素（如人类的皮质醇和其他动物的皮质酮）和儿茶酚胺（如肾上腺素和去甲肾上腺素），该类物质释放会激活全身免疫系统。研究发现与全凭静脉麻醉相比，联合吸入麻醉后会增强手术引起的炎症反应和细胞免疫应答。可能是由于吸入麻醉药使患者的应激反应增强。吸入麻醉药常造成低血压和短暂的缺氧，因此会引起组织炎症并增加细胞黏附能力。研究发现吸入麻醉药可以影响围手术期血糖并改变机体的免疫应答。与丙泊酚联合芬太尼麻醉的患者相比，使用七氟烷联合芬太尼麻醉的患者血糖水平更高。在异氟烷麻醉中观察到的高血糖反应可能与葡萄糖代谢受损和葡萄糖合成增加有关。

三、总结与展望

吸入麻醉药对免疫系统的直接和间接作用机制的研究有助于进一步阐明该类麻醉药对免疫系统的影响并将有利于研发出副作用更少的麻醉药物。大多数研究表明吸入麻醉药具有免疫抑制作用。但短期免疫抑制是否对患者预后有长期影响也需要大样本数据追踪评价。围手术期患者免疫功能的改变可能源于外科手术、麻醉药物、其他药物和长期存在的免疫功能受损，因此进一步单独探讨吸入麻醉药

对免疫系统的影响仍然具有挑战性。免疫抑制通常对癌症患者有害，但对脓毒症患者可能有益，因此在围手术期的临床决策中应仔细评估患者并选择合适的麻醉方案。吸入麻醉药是否以及如何正向调节免疫反应和患者的治疗收益值得进一步研究。

（杨景　陈蔚　张军）

参 考 文 献

［1］ DOMÍNGUEZ-ANDRÉS J,JOOSTEN L A,NETEA M G. Induction of innate immune memory:the role of cellular metabolism［J］. Curr Opin Immunol,2019,56:10-16.

［2］ FRANKS N P. General anaesthesia:from molecular targets to neuronal pathways of sleep and arousal［J］. Nat Rev Neurosci,2008,9(5):370-386.

［3］ SAHOO B R. Structure of fish Toll-like receptors(TLR) and NOD-like receptors(NLR)［J］. Int J Biol Macromol, 2020,161:1602-1617.

［4］ MITSUI Y,HOU L,HUANG X,et al. Volatile anesthetic sevoflurane attenuates Toll-like receptor 1/2 activation ［J］. Anesth Analg,2020,131(2):631-639.

［5］ OKUNO T,KOUTSOGIANNAKI S,HOU L,et al. Volatile anesthetics isoflurane and sevoflurane directly target and attenuate Toll-like receptor 4 system［J］. FASEB J,2019, 33(12):14528-14541.

［6］ FENG W,NGUYEN H,SHEN D,et al. Structural characterization of the interaction between the αMI-domain of the integrin Mac-1(αMβ2) and the cytokine pleiotrophin ［J］. Biochemistry,2021,60(3):182-193.

［7］ ZHANG S,DU X,ZHANG K,et al. Effects of sevoflurane on apoptosis of myocardial cells in IRI rats［J］. Biomed Res Int,2021,2021:3347949.

［8］ STROSING K M,FALLER S,GYLLENRAM V,et al. Inhaled anesthetics exert different protective properties in a mouse model of ventilator-induced lung injury［J］. Anesth Analg,2016,123(1):143-151.

［9］ CHONG D L W,REBEYROL C,JOSé R J,et al. ICAM-1 and ICAM-2 are differentially expressed and up-regulated on inflamed pulmonary epithelium, but neither ICAM-2 nor LFA-1:ICAM-1 are required for neutrophil migration into the airways in vivo［J］. Front Immunol, 2021, 12: 691957.

［10］ DURRANT T N,VAN DEN BOSCH M T,HERS I. Integrin αIIbβ3 outside-in signaling［J］. Blood, 2017, 130 (14):1607-1619.

［11］ SHAH S,BROCK E J,JI K,et al. Ras and Rap1:a tale of two GTPases［J］. Semin Cancer Biol, 2019, 54:29-39.

［12］ ZHA H,MATSUNAMI E,BLAZON-BROWN N,et al. Volatile anesthetics affect macrophage phagocytosis［J］. PLoS One,2019,14(5):e0216163.

［13］ OKUNO T,KOUTSOGIANNAKI S,HOU L,et al. Volatile anesthetics isoflurane and sevoflurane directly target and attenuate Toll-like receptor 4 system［J］. FASEB J, 2019,33(12):14528-14541.

［14］ KOUTSOGIANNAKI S,SCHAEFERS M M,OKUNO T, et al. From the cover:prolonged exposure to volatile anesthetic isoflurane worsens the outcome of polymicrobial abdominal sepsis［J］. Toxicol Sci, 2017, 156(2):402-411.

［15］ HERTER J,ZARBOCK A. Integrin regulation during leukocyte recruitment［J］. J Immunol,2013,190(9):4451-4457.

［16］ MARGRAF A,LEY K,ZARBOCK A. Neutrophil recruitment:from model systems to tissue-specific patterns［J］. Trends Immunol,2019,40(7):613-634.

［17］ HEO K W,PAK K,KURABI A,et al. Leukotriene B4 is a major determinant of leukocyte recruitment during otitis media［J］. Front Cell Infect Microbiol,2021,11:768815.

［18］ HYUN Y M,CHOE Y H,PARK S A,et al. LFA-1 (CD11a/CD18) and Mac-1(CD11b/CD18) distinctly regulate neutrophil extravasation through hotspots I and II［J］. Exp Mol Med,2019,51(4):1-13.

［19］ ZAHRAN A M,NAFADY-HEGO H,MOEEN S M,et al. Corrigendum:higher proportion of non-classical and intermediate monocytes in newly diagnosed multiple myeloma patients in Egypt:a possible prognostic marker［J］. Afr J Lab Med,2022,11(1):1713.

［20］ KOUT S,SHIMAOKA M,YUKI K. The use of volatile anesthetics as sedatives for acute respiratory distress syndrome［J］. Transl Perioper Pain Med,2019,6(2):27-38.

［21］ KRATOFIL R M,KUBES P,DENISET J F. Monocyte conversion during inflammation and injury［J］. Arterioscler Thromb Vasc Biol,2017,37(1):35-42.

［22］ DAVULURI G V N,CHAN C H. Regulation of intrinsic and extrinsic metabolic pathways in tumor-associated macrophages［J］. FEBS J,2022,37(1):85-103.

［23］ LÖRINCZ Á M,SZEIFERT V,BARTOS B,et al. Different calcium and src family kinase signaling in Mac-1 dependent phagocytosis and extracellular vesicle generation ［J］. Front Immunol,2019,10:2942.

［24］ ZUO C,MA J,PAN Y,et al. Isoflurane and sevoflurane induce cognitive impairment in neonatal rats by inhibiting neural stem cell development through microglial activation, neuroinflammation, and suppression of VEGFR2 signaling pathway［J］. Neurotox Res, 2022, 4(3):775-

790.

[25] ODEH D, ORŠOLIĆ N, ADROVIĆ E, et al. Effects of volatile anaesthetics and iron dextran on chronic inflammation and antioxidant defense system in rats[J]. Antioxidants, 2022, 11(4):708.

[26] SYLVESTER M, SON A, SCHWARTZ D M. The interactions between autoinflammation and type 2 immunity: from mechanistic studies to epidemiologic associations [J]. Front Immunol, 2022, 13:818039.

[27] JI Z, WU W, ZHOU F, et al. Effects of sevoflurane exposure on apoptosis and cell cycle of peripheral blood lymphocytes, and immunologic function[J]. BMC Anesthesiol, 2021, 21(1):87.

[28] KOLLIS P M, EBERT L M, TOUBIA J, et al. Characterising distinct migratory profiles of infiltrating T-cell subsets in human glioblastoma [J]. Front Immunol, 2022, 13:850226.

[29] KHAN U, GHAZANFAR H. T lymphocytes and autoimmunity[J]. Int Rev Cell Mol Biol, 2018, 341:125-168.

[30] KAMALI A N, NOORBAKHSH S M, HAMEDIFAR H, et al. A role for Th1-like Th17 cells in the pathogenesis of inflammatory and autoimmune disorders[J]. Mol Immunol, 2019, 105:107-115.

[31] REN X F, LI W Z, MENG F Y, et al. Differential effects of propofol and isoflurane on the activation of T-helper cells in lung cancer patients[J]. Anaesthesia, 2010, 65 (5):478-482.

[32] KOKSOY S, SAHIN Z, KARSLI B. Comparison of the effects of desflurane and bupivacaine on Th1 and Th2 responses[J]. Clin Lab, 2013, 59 11/12:1215-1209.

[33] LIU S, GU X, ZHU L, et al. Effects of propofol and sevoflurane on perioperative immune response in patients undergoing laparoscopic radical hysterectomy for cervical cancer[J]. Medicine, 2016, 95(49):e5479.

[34] WOO J H, BAIK H J, KIM C H, et al. Effect of propofol and desflurane on immune cell populations in breast cancer patients: A randomized trial [J]. J Korean Med Sci, 2015, 30(10):1503-1508.

[35] WADA H, SEKI S, TAKAHASHI T, et al. Combined spinal and general anesthesia attenuates liver metastasis by preserving TH1/TH2 cytokine balance[J]. Anesthesiology, 2007, 106(3):499-506.

[36] ZHOU D, GU F M, GAO Q, et al. Effects of anesthetic methods on preserving antitumor T-helper polarization following hepatectomy[J]. World J Gastroenterol, 2012,

18(24):3089-3098.

[37] ZIMMERMAN L M. Adaptive immunity in reptiles: conventional components but unconventional strategies[J]. Integr Comp Biol, 2022, 28:icac022.

[38] AUN A G, GOLIM M A, NOGUEIRA F R, et al. Monitoring early cell damage in physicians who are occupationally exposed to inhalational anesthetics[J]. Mutat Res, 2018, 812:5-9.

[39] PUIG N R, FERRERO P, BAY M L, et al. Effects of sevoflurane general anesthesia: immunological studies in mice[J]. Int Immunopharmacol, 2002, 2(1):95-104.

[40] NJOKU D B, MELLERSON J L, TALOR M V, et al. Role of CYP2E1 immunoglobulin G4 subclass antibodies and complement in pathogenesis of idiosyncratic drug-induced hepatitis [J]. Clin Vaccine Immunol, 2006, 13 (2):258-265.

[41] YUKI K, MATSUNAMI E, TAZAWA K, et al. Pediatric perioperative stress responses and anesthesia[J]. Transl Perioper Pain Med, 2017, 2(1):1-12.

[42] DANTZER R. Neuroimmune interactions: from the brain to the immune system and vice versa[J]. Physiol Rev, 2018, 98(1):477-504.

[43] PICQ C A, Clarencon D, Sinniger V E, et al. Impact of anesthetics on immune functions in a rat model of vagus nerve stimulation[J]. PLoS One, 2013, 8(6):e67086.

[44] CARDOSO T A A M, KUNST G, NETO C N, et al. Effect of sevoflurane on the inflammatory response during cardiopulmonary bypass in cardiac surgery: the study protocol for a randomized controlled trial[J]. Trials, 2021, 22 (1):25.

[45] JOR O, MACA J, KOUTNA J, et al. Hypotension after induction of general anesthesia: occurrence, risk factors, and therapy. A prospective multicentre observational study[J]. J Anesth, 2018, 32(5):673-680.

[46] EIKERMANN M, SANTER P, RAMACHANDRAN S C K, et al. Recent advances in understanding and managing postoperative respiratory problems[J]. F1000Res, 2019, 8:F1000 Faculty Rev-197.

[47] KAMOHARA H, KAMOHARA T, HIKASA Y. Effects of pretreatment with medetomidine, midazolam, ketamine, and their combinations on stress-related hormonal and metabolic responses in isoflurane-anesthetized cats undergoing surgery[J]. J Adv Vet Anim Res, 2021, 8(4):563-575.

7 脑-肠轴在七氟烷致术后认知功能障碍的可能机制及其干预措施

一、概述

麻醉药对大脑功能的影响,一直是临床和社会十分关注的问题。随着对全身麻醉药作用机制研究的深入,特别是对麻醉后认知功能障碍这一临床现象的认识,学者们开始重新审视麻醉药对中枢神经系统的作用。麻醉药是否随着患者的苏醒而迅速完全地消失,还是术中乃至术后对大脑功能发挥着病理性可逆或者不可逆的作用,目前尚无定论且确切机制不甚明了。如何提前干预或者治疗麻醉药所致的中枢神经系统功能障碍,成为当今围手术期医学重点研究内容之一。

术后认知功能障碍(postoperative cognitive dysfunction,POCD)是指手术麻醉后出现学习、记忆、情感、判断力等认知能力的改变,是术后常见的中枢神经系统并发症。POCD可以影响疾病的恢复、延长住院时间,严重时会降低患者出院后的生活质量。在术后早期,所有年龄组患者都可能合并潜在的POCD;从长期看,高龄患者合并POCD的影响更大且损害程度更加严重。随着神经科学的不断进展,研究证实,中枢神经系统具有高度的可塑性,而可塑性的改变是认知能力变化的基础。在全身麻醉期间,麻醉药是通过抑制中枢神经系统达到麻醉效果;而暴露或接触麻醉药导致中枢神经可塑性的改变是POCD主要诱因,甚至是导致长期学习、记忆功能障碍和行为异常的重要危险因素。

七氟烷是含氟类吸入性全身麻醉药,因其麻醉效能强,诱导苏醒快,安全系数高,在临床上广泛使用。但是,越来越多的研究结果表明,七氟烷可以导致患者术后早期认知功能障碍,特别是高龄患者,更易引发POCD,但具体机制尚不清楚。目前关于七氟烷致POCD的机制研究主要集中在以下方面:①七氟烷通过激活炎症反应引发认知功能障碍;②七氟烷对中枢神经系统乙酰胆碱、Ca^{2+}、β-淀粉样蛋白和Tau蛋白等脑内相关物质的作用;③铁超载参与七氟烷所致神经毒性和认知障碍等。其中神经炎症为多年来研究的重点。但近年来,由于研究表明肠道微生物在神经退行性变性疾病的发生发展中发挥重要的作用,脑-肠轴成为

研究学者关注的重点,研究发现七氟烷引发肠道菌群改变介导的"脑-肠轴"与认知功能障碍亦密切相关,但其具体机制尚不清楚,仍需要更多的研究来探究七氟烷引起的肠道微环境改变与认知功能之间的联系。所以七氟烷引起肠道菌群失调导致的认知功能障碍是否可能是由于肠道菌群失调进一步加重神经炎症仍需要更多深入的研究。

二、肠道菌群与中枢神经系统的关联

肠道菌群是一个复杂的微生物生态系统,各种属保持着动态平衡,与宿主相互作用,在代谢、营养、增强定植抗力、生物屏障保护、促进免疫系统发育、维持正常免疫功能等多方面发挥作用。近年来脑-肠轴成为神经系统疾病研究的热点,研究表明肠道菌群的异常组成可以通过脑-肠轴的三种途径(免疫、神经内分泌和迷走神经)对大脑的功能和微环境产生重大影响。越来越多的证据表明,肠道菌群的适当多样性,在脑-肠轴中起着至关重要的作用,并极大地影响了脑-肠轴的信息交流,如肠道菌群的改变和认知行为之间存在显著的相互作用。但其机制在很大程度上是未知的,并且最近的大多数研究都集中在了解肠道菌群如何影响大脑。其中肠道微生物和免疫信号转导作为潜在机制的作用备受关注。

(一)肠道菌群与神经炎症

肠道菌群与上皮屏障的完整性以及肠道代谢和免疫稳态的维持有关。有证据表明,当肠道菌群处于生态失调状态时,发送到大脑的信息会传递异常的信号,表现为低度炎症、氧化应激增加、能量稳态不平衡以及细胞变性普遍增加。已知肠道菌群和微生物代谢物在血脑屏障(blood brain barrier,BBB)形成中具有很重要的作用,肠道微生物的改变会影响血脑屏障的通透性,并且肠道菌群是重要的炎症因子,肠道菌群的紊乱会导致炎症反应,所以如果血脑屏障通透性增高,允许促炎因子如白细胞介素(interleukin,IL)-1β、IL-6通过,进而刺激大脑中的免疫细胞和神经元产生炎症细胞因子和趋化因子,导致神经炎症,影响神经发育与神经发生。肠道菌群失调会改变肠道通透性,首先会在肠道

内引起免疫反应,进而进入循环,诱发神经炎症,这表明肠道生态失调有利于炎症因子的体液信号转导穿过脑-肠轴。

(二)肠道微生物代谢物与中枢神经系统

1. 短链脂肪酸 肠道微生物代谢物短链脂肪酸(short-chain fatty acid,SCFA)是由膳食纤维和复杂的植物性多糖在结肠发酵产生的小型有机一元羧酸。肠道微生物代谢物短链脂肪酸具有免疫调节和抗炎特性,在周围神经系统和中枢神经系统中都发挥调节作用,SCFA 可以通过血流进入BBB,直接影响其完整性;可保护神经元,并间接调节肠嗜铬细胞分泌 5-羟色胺,调节各种生理功能,包括压力、焦虑、情绪和认知。除此之外,肠道菌群与中枢小胶质细胞的正常结构和功能有关,SCFA 还调节小胶质细胞的活化和免疫细胞的组成进而调节神经炎症。研究表明,SCFA 有助于改善神经退行性变性疾病动物模型的认知表现。因此,调节SCFA 水平可能有助于预防神经功能障碍。

2. 氨基酸 肠道菌群在氨基酸的分解代谢中也起着至关重要的作用,氨基酸的产物可以影响神经递质产生的平衡,这对于正常的大脑功能至关重要。据报道,不同的细菌可以合成和释放不同的神经递质。乳酸杆菌属和双歧杆菌类分别产生谷氨酸(glutamic acid,Glu)与 γ-氨基丁酸(γ-aminobutyric acid,GABA)。谷氨酸是大脑中的游离氨基酸和兴奋性神经递质,而 γ-氨基丁酸是一种主要的抑制性神经递质。研究支持了谷氨酸盐激活内皮细胞中 N-甲基-D-天冬氨酸受体(N-methyl-D-aspartate receptor,NMDAR)的观点,这会导致过量的钙信号转导和下游一氧化氮的产生,以促进 BBB 通透性。因此,在谷氨酸和 GABA 之间保持适当的平衡可以减少这种有害影响。而来自胃肠道的色氨酸可以进入循环,穿过 BBB,并在大脑中启动 5-羟色胺合成,使得胃肠道中的色氨酸代谢对中枢 5-羟色胺能信号转导至关重要。综上所述,这些发现强调了肠道菌群在神经递质调节中的重要作用,进而在 BBB 通透性和神经保护功能中起重要作用。

三、老年人肠道菌群

衰老是一个复杂的过程,影响生理、基因组、代谢和免疫功能。最近的研究帮助我们更好地了解各种代谢相关机制和特征,这些机制和特征是年龄相关性免疫系统紊乱(如炎症和代谢功能障碍)的基础。有趣的是,这些代谢紊乱与老年人体格和认知能力下降有关,导致慢性疾病,包括肥胖、自身免疫性疾病、糖尿病和神经退行性变性疾病。考虑到肠道菌群与促炎和抗炎平衡以及免疫和脑-肠轴密切相关,这些与老年相关的临床问题可能导致老年人微生物群改变,从而增加对疾病的易感性。

随着年龄的增长,与肠道菌群相关的合并症发生率往往会增加。与健康的年轻人相比,老年人的肠道菌群特征不同,这种差异与生活方式和饮食时间表、活动能力降低、免疫力减弱、肠道形态和生理学改变、感染、药物治疗等有关。研究发现,与年轻成人相比,老年人的厚壁菌门与拟杆菌比较低,产生 SCFA(尤其是丁酸盐)的物种减少。而且研究表明,微生物生态失调可能引起多种神经系统疾病或病理改变,包括认知障碍、神经变性和抑郁。由于老年人肠道菌群的变化,所以脑-肠轴在老年人中信息传递的异常可能与老年人神经退行性变性疾病密切相关。

四、益生菌或益生元干预

一系列动物及人体的研究表明:肠道菌群可以触发或改善帕金森病、阿尔茨海默病、孤独症等认知功能障碍性疾病,通过微生物群的调整疗法可以帮助预防或治疗这些疾病。随着年龄的增长,肠道菌群改变,所以微生物疗法在老年人中的应用可能更为重要。益生菌在肠道中发挥有益作用,改善肠道微环境,具有参与宿主的免疫调节、抑制细菌毒素的产生等肠道菌群调节作用。益生元(prebiotic)是一种严格选择的活体微生物,具有参与宿主的免疫调节、抑制细菌毒素的产生、与病原体争夺上皮细胞的黏附力和养分分子等肠道菌群调节作用。Chen 等给予老年痴呆大鼠模型益生元注射剂后,能减轻大鼠脑组织肿胀、减少神经元凋亡、下调细胞内标志物如 Tau 蛋白和 Aβ1-42 的表达,显著改善大鼠学习、记忆认知功能;同时该研究发现,益生元能够改善肠道菌群结构,减少促炎微生物群,富集抗炎微生物群。对于老年患者,衰老这一生理状态的趋势,引起肠道有益菌群减少;肠道菌群的失调不仅损害肠道屏障的完整性引发外周炎症反应,还通过脑-肠轴诱导神经炎症反应;肠道菌群失调引起的肠屏障和血脑屏障通透性增加导致神经退化被认为是诱发老年患者 POCD 的潜在重要因素。

在围手术期,肠道菌群与宿主认知功能相关性的研究渐已深入。Yang 等发现,进行益生元预处理后,与对照组相比,接受腹部手术的大鼠海马区小胶质细胞标志物 Iba-1以及 M1 表型标志物如诱生型一氧化氮合酶(inducible nitric oxide synthase,iNOS)、CD68、CD32 等的表达水平及学习记忆等认知能力方面均明显改善;同时研究发现,给予益生元预处理后,肠道菌群的 β 多样性和双歧杆菌等潜在抗炎微生物的增殖发生了显著变化,说明益生元对腹部手术大鼠引起的神经炎症和认知功能障碍有良好的改善作用,且与肠道菌群的调控有关。在最近的研究中,使用 APP/PS1小鼠肝部分切除手术模型,探讨了肠道菌群在 POCD 病理生理过程中的潜在作用;研究结果表明,益生元干预可有效减轻外科手术诱导的认知功能障碍和肠道菌群改变,减少小肠和海马炎症反应,并改善肠道和海马紧密型连接屏障的完整性,提示"肠道菌群改变—肠屏障和血脑屏障损伤—炎症反应"参与了 POCD 的病理生理过程,进一步证实益生元干预可能是防治 POCD 潜在有效的临床方案。

五、未来与展望

脑-肠轴为近年来神经系统疾病研究的热点,肠道微环境的改变与神经系统疾病密切相关。炎症信号通过脑-肠轴的双向传播对于调节生理行为以及炎症相关疾病的病理学非常重要。在传入方向上，肠免疫细胞可以被招募到大脑，但是被感知到的初始炎症信号及其在大脑中的作用机制是未知的。大脑如何在传出方向上调节肠道炎症尚不清楚。肠道菌群已成为脑-肠轴中免疫细胞的关键调节剂，生态失调与几种炎症相关疾病和风险因素有关，包括衰老、饮食和压力。然而，生态失调在这些情况下是否起着因果作用是一个悬而未决的问题。确定特定肠道微生物抗原和代谢物影响肠道免疫细胞或可能穿过BBB影响中枢神经细胞的机制将有助于解决这个问题。破译沿脑-肠轴的炎症信号转导基本机制对于理解神经免疫通信至关重要，并且能促进胃肠道和神经系统疾病免疫调节疗法的发展。进一步研究细菌代谢物及其对激素产生、免疫信号转导和神经功能的影响将有助于充分了解大脑对肠道菌群中与年龄和疾病相关的改变的反应。饮食和微生物调节是靶向治疗神经退行性变性和神经系统疾病有希望的途径，但目前的相关研究数据有限。鉴于临床前模型表明，神经免疫机制与肠道菌群和大脑功能之间的密切联系，未来的研究方向应该集中在如何减轻神经炎症并且更好地评估神经炎症。例如，可通过严格控制饮食、改善营养或益生菌干预，更好地了解营养和益生菌对人类神经炎症影响的潜在机制，在老年人中的应用可能成为研究关注的重点。

（张邓新　梁俊杰　韩姗姗）

参 考 文 献

[1] KRENK L, RASMUSSEN L S, KEHLET H. New insights into the pathophysiology of postoperative cognitive [J]. Acta Anaesthesiol Scand, 2010, 54(8): 951-956.

[2] DOKKEDAL U, HANSEN T G, RASMUSSEN L S, et al. Cognitive functioning after surgery in middle-aged and elderly Danish twins [J]. Anesthesiology, 2016, 124(2): 312-321.

[3] CUI R S, WANG K, WANG Z L. Sevoflurane anesthesia alters cognitive function by activating inflammation and cell death in rats [J]. Exp Ther Med, 2018, 15(5): 4127-4130.

[4] WANG W Y, JIA L J, LUO Y, et al. Location-and subunit-specific NMDA receptors determine the developmental sevoflurane neurotoxicity through ERK1/2 signaling [J]. Mol Neurobiol, 2016, 53(1): 216-230.

[5] WANG M, ZUO Y, LI X, et al. Effect of sevoflurane on iron homeostasis and toxicity in the brain of mice [J]. Brain Res, 2021, 1757: 147328.

[6] SERBANESCU M A, MATHENA R P, XU J, et al. General anesthesia alters the diversity and composition of the intestinal microbiota in mice [J]. Anesth Analg, 2019, 129(4): e126-e129.

[7] SELKRIG J, WONG P, ZHANG X, et al. Metabolic tinkering by the gut microbiome: Implications for brain development and function [J]. Gut Microbes, 2014, 5(3): 369-380.

[8] CRYAN J F, O'RIORDAN K J, COWAN C S M, et al. The microbiota-gut-brain axis [J]. Physiol Rev, 2019, 99(4): 1877-2013.

[9] OBRENOVICH M, JAWORSKI H, TADIMALLA T, et al. The role of the microbiota-gut-brain axis and antibiotics in ALS and neurodegenerative diseases [J]. Microorganisms, 2020, 8(5): 784.

[10] LI N, WANG Q, WANG Y, et al. Fecal microbiota transplantation from chronic unpredictable mild stress mice donors affects anxiety-like and depression-like behavior in recipient mice via the gut microbiota-inflammation-brain axis [J]. Stress, 2019, 22(5): 592-602.

[11] GOLOMB S M, GULDNER I H, ZHAO A, et al. Multimodal single-cell analysis reveals brain immune landscape plasticity during aging and gut microbiota dysbiosis [J]. Cell Rep, 2020, 33(9): 108438.

[12] BRANISTE V, AL-ASMAKH M, KOWAL C, et al. The gut microbiota influences blood-brain barrier permeability in mice [J]. Sci Transl Med, 2014, 6(263): 263ra158.

[13] PARKER A, FONSECA S, CARDING S R. Gut microbes and metabolites as modulators of blood-brain barrier integrity and brain health [J]. Gut Microbes, 2020, 11(2): 135-157.

[14] VUONG H E, PRONOVOST G N, WILLIAMS D W, et al. The maternal microbiome modulates fetal neurodevelopment in mice [J]. Nature, 2020, 586(7828): 281-286.

[15] LIU C, YANG S Y, WANG L, et al. The gut microbiome: implications for neurogenesis and neurological diseases [J]. Neural Regen Res, 2022, 17(1): 53-58.

[16] VAZANA U, VEKSLER R, PELL G S, et al. Glutamate-mediated blood-brain barrier opening: implications for neuroprotection and drug delivery [J]. J Neurosci, 2016, 36(29): 7727-7739.

[17] WESTFALL S, LOMIS N, KAHOULI I, et al. Microbiome, probiotics and neurodegenerative diseases: deciphering the gut brain axis [J]. Cell Mol Life Sci, 2017, 74(20): 3769-3787.

[18] NAGPAL R, MAINALI R, AHMADI S, et al. Gut microbiome and aging: Physiological and mechanistic insights [J]. Nutr Healthy Aging, 2018, 4(4): 267-285.

[19] ASEMPA T E, NICOLAU D P. Clostridium difficileinfection in the elderly: an update on management [J]. Clin Interv Aging, 2017, 12: 1799-1809.

［20］ HAN B,SIVARAMAKRISHNAN P,LIN C J,et al. Microbial genetic composition tunes host longevity［J］. Cell,2017,169(7):1249-1262.

［21］ ODAMAKI T,KATO K,SUGAHARA H,et al. Age-related changes in gut microbiota composition from newborn to centenarian:a cross-sectional study［J］. BMC Microbiol,2016,16:90.

［22］ CLAESSON M J,CUSACK S,O'SULLIVAN O,et al. Composition,variability,and temporal stability of the intestinal microbiota of the elderly［J］. Proc Natl Acad Sci U S A,2011,108 Suppl 1(Suppl 1):4586-4591.

［23］ CHEN D,YANG X,YANG J,et al. Prebiotic effect of fructooligosaccharides from Morinda officinalis on Alzheimer's disease in rodent models by targeting the microbiota-gut-brain axis［J］. Front Aging Neurosci,2017,9:

403.

［24］ WEN J,DING Y,WANG L,et al. Gut microbiome improves postoperative cognitive function by decreasing permeability of the blood-brain barrier in aged mice［J］. Brain Res Bull,2020,164:249-256.

［25］ YANG X D,WANG L K,WU H Y,et al. Effects of prebiotic galacto-oligosaccharide on postoperative cognitive dysfunction and neuroinflammation through targeting of the gut-brain axis［J］. BMC Anesthesiol,2018,18(1): 177.

［26］ HAN D,LI Z,LIU T,et al. Prebiotics regulation of intestinal microbiota attenuates cognitive dysfunction induced by surgery stimulation in APP/PS1 Mice［J］. Aging Dis,2020,11(5):1029-1045.

8 中医中药神经保护的新机制与新应用

神经系统疾病已跃居导致躯体和心理障碍的首位病因，也是全球第二大死亡原因，每年逾24.1亿罹患神经系统疾病的患者在疾病过程中急需接受各类预防、促进、治疗和/或康复措施。然而，神经系统疾病是迄今仍缺乏有效药物治疗的疾病之一。随着新生物材料和新药物剂型研究和应用的不断深入，中医中药在神经系统疾病的预防和治疗中焕发出新的生命力。本综述重点描述新材料和新剂型赋能传统中医中药在神经保护方面的新机制与新应用，为拓宽中医中药在神经保护方面的临床应用提供参考。

一、神经系统疾病的流行病学概述

根据 *Lancet* 发布的最新全球疾病负担(global burden of disease,GBD)、损伤和风险因素研究神经病学合作组(GBD 2019 Mental Disorders Collaborators)报告，目前全球神经系统疾病谱主要包括中枢神经系统(central nervous system,CNS)感染性疾病(破伤风、脑膜炎、脑炎)、脑卒中、脑和其他CNS肿瘤、颅脑损伤(traumatic brain injury,TBI)、脊髓损伤、阿尔茨海默病(Alzheimer's disease,AD)和其他痴呆症、帕金森病(Parkinsons disease,PD)、多发性硬化症(multiple sclerosis,MS)、运动神经元疾病、特发性癫痫、偏头痛、紧张性头痛和其他不常见的神经系统疾病等。2019年 *Lancet Neurology* 上的报道显示，神经系统疾病全球死亡人口数高达900万[95%不确定区间(uncertainty interval,UI),880万~940万]，占全球总死亡人口数的16.5%(16.1%~17.0%)。值得关注的是，因神经系统疾病所致的各类神经功能紊乱、缺失和障碍，显著降低了患者的生活质量，累计损失2.76亿(2.47亿~3.08亿)失能调整生命年(disability-adjusted life year,DALY)，占全球所有疾病和损伤DALY的11.6%(10.7%~12.4%)。据统计，自1990年以来，神经系统疾病的全球绝对死亡人口数已累计增加了39%(34%~44%)，神经系统疾病的DALY增幅高达15%(9%~21%)，逾24.1亿罹患神经系统疾病的患者在疾病过程中急需接受各类预防、促进、治疗和/或康复措施，2019年全球伤残损失健康生命年(years lived with disability,YLD)为

31亿，比1990年的14.8亿YLD增加了近63%。

二、中医中药用于神经功能保护的新机制与新应用

近年来，中药材及其提取物、针灸和穴位埋线作为中医中药的典型代表，其在治疗神经系统疾病和损伤中的作用备受关注。多种中药材及其提取物，以及各类中药复方和汤剂等，都已被证实具有抗炎、抗氧化应激、抗凋亡、促进神经再生等神经保护作用。表8-1总结了中医中药神经保护的新机制与新应用。

然而，中药的临床应用仍受其配方复杂、给药单一、水溶性差、生物利用度低、靶向能力弱等局限性的制约。近年来，新型高分子生物活性材料因具有比表面积大、靶向能力强、缓释效果好等优点，广泛应用于药物新剂型的研发。借助新型高分子生物活性材料的优势，将有利于突破中药在临床应用中的壁垒。基于此，纳米中药的概念应运而生。纳米中药是指运用纳米技术制造的粒径小于100nm的生物活性成分、生物活性部位、药用生物材料或复杂处方，其在神经保护方面的研究一直致力于改善具有神经保护、抗炎和抗氧化作用天然中药的物理、化学和生物特性。有研究将三七皂苷制成具有缓释特性的疏水分散体，并将其包装成白及多糖/海藻酸盐微球，以提高包封率。热敏壳聚糖-明胶基水凝胶被用作阿魏酸的递送载体，且新近开发的具有多孔结构的水凝胶可赋予阿魏酸缓释的特性。另有研究开发了基于聚己内酯和加载阿魏酸的胶原蛋白水解物的复合电纺纳米纤维，以实现阿魏酸的持续释放，并证实了其具有促进细胞增殖和维持正常形态和功能的特性。有研究还探索了以透明质酸修饰、负载阿魏酸的壳聚糖纳米粒子雾化作为药物、纳米载体和递送装置的组合策略，并显示出卓越的缓释和靶向抗炎效应。此外，通过由纳米凝胶和胶束组成的纳米复合平台、3D混合支架、改性水溶性壳聚糖和聚(γ-谷氨酸)电解质多层膜、热敏明胶/壳聚糖/磷酸甘油水凝胶、壳聚糖包被的聚(ε-己内酯)电纺生物材料，以及壳聚糖微球、3D打印藻酸盐-纤维素纳米纤维、胍-壳聚糖热

表 8-1　中医中药神经保护的新机制与新应用

分类	疾病或动物模型	新机制与新应用
中药材		
刺五加多糖	大鼠 CIRI 模型	提高脑组织抗氧化能力,抑制炎性细胞因子过度产生
毛冬青	大鼠和小鼠 FCI/R 和 MCAO/R 模型	增强脑缺血耐受性
红花	大鼠 MCAO 模型	调节神经细胞凋亡和 MMP 表达
香青兰	大鼠 MCAO 模型	抗氧化应激与抗炎作用
苦楝子	ACI 患者	抑制促炎细胞因子并促进抗炎细胞因子产生
天麻	大鼠 MCAO 和 MCAO/R 模型	调节抗氧化系统和抗凋亡基因,保护 BBB 通透性
槐角	痔疮患者	改善症状,降低严重不良事件发生率
灵芝	LPS 处理的 BV2 细胞	抗神经炎症作用
	大鼠 MCAO/R 模型	抗氧化应激与抗炎作用
三七	大鼠幼崽 HI 模型	减少神经元损伤,抑制神经元凋亡,抑制星形胶质细胞反应
冬凌草	大鼠 MCAO 模型和小鼠 BIT 模型	激发内源性保护机制,减轻海马和皮质神经细胞损伤
半夏	大鼠 MCAO 模型	减轻神经元氧化损伤、炎症反应和神经元凋亡
中药材提取物		
阿魏酸	大鼠 OBI 模型	抗氧化应激与抗炎作用
猪胆酸/猪去氧胆酸	OGD 细胞模型	有助于维持 NVU 正常的形态与功能
	LPS 处理小鼠	抑制小胶质细胞炎症
姜黄素	OGD PC12 细胞模型	增强细胞活性,抗细胞凋亡作用
五味子甲素 A 和 B	成年小鼠	增强成年小鼠 DG 神经发生,促进 DG 神经元存活和成熟
葛根素	小鼠 SAH 模型	减轻神经功能缺损,减轻 BBB 损伤
苦参碱	小鼠 AD 模型	抑制小胶质细胞活化和 NADPH 氧化酶表达
蛇葡萄素 A	小鼠 SID 模型	增加内源性神经元兴奋性,改善神经认知功能
淫羊藿次苷 Ⅱ	人源 AMSC	诱导人源 AMSC 分化为类多巴胺能神经元
	LPS 处理小鼠	抑制神经炎症作用
丹参酮 Ⅱ A	LPS 处理 U87 细胞	减轻神经毒性,抑制神经炎症作用
丹参酚酸 B	大鼠 MCAO 模型	抑制神经炎症作用
黄芪皂苷 Ⅳ	小鼠 LPS/MPP+ 和 PD 模型	抑制多巴胺能神经元退行性变,减缓星形胶质细胞衰老
丹参酚酸 B 联合葛根素	大鼠 MCAO 模型	抗氧化应激作用,改善神经认知功能
厚朴酚	小鼠 AD 模型	改善认知缺陷,抑制神经炎症,减轻淀粉样蛋白病理和突触功能障碍
高黄芩苷	大鼠 MCAO 模型	抑制氧化应激,减少细胞凋亡
和厚朴酚	小鼠 CRS 模型	抑制促炎细胞因子产生,减轻 ER 应激
龙脑	大鼠 MCAO 模型	减少神经元树突棘修剪,改善感觉运动功能
丹皮酚	大鼠糖尿病模型	减轻神经元损伤和脱髓鞘改变,抑制炎症细胞浸润
巴西苏木红素	小鼠 SNI 模型	抑制氧自由基过度生成,促进髓鞘再生

续表

分类	疾病或动物模型	新机制与新应用
川芎嗪	小鼠 AD 模型	减轻神经凋亡和损伤
MLC901	VCIND 患者	改善临床症状
MLC601	TBI 患者	改善神经功能
β-细辛醚	大鼠 MCAO 模型	抑制 CCK 释放,抗神经炎症作用
青蒿琥酯	小鼠 CIRI 模型	抗炎和抗氧化应激作用
骨碎补提取物	东莨菪碱诱导的小鼠学习记忆障碍	抑制神经元凋亡,抗氧化应激作用
中药方剂		
改良圣愈汤	大鼠 TBI 模型	抑制促炎炎性细胞因子产生,抑制小胶质细胞和星形胶质细胞活化
芍药-甘草复方	大鼠 CIRI 模型	抗神经炎症作用
丹参-川芎-红花	大鼠 MCAO 模型	抑制炎性神经微环境,促进海马神经发生
血栓通	小鼠 AD 模型	抗神经炎症作用
黄椒颗粒	大鼠 CIRI 模型	抗神经炎症作用
维脑康	小鼠 BCCAO 模型	抑制硝化损伤,保护 CMEC 超微结构
桂枝茯苓丸	大鼠 CIRI 模型	抑制细胞凋亡,抗神经炎症作用
茯苓-白术-当归	小鼠 CIRI 模型	抑制 PMN 浸润,减轻神经毒性
脑心通	OGD/R EA.hy926 细胞模型	预防血栓形成,促进炎症消退
桃红四物汤	大鼠 MCAO 模型	抗炎、抗凋亡和抑制血小板活化作用
灯盏生脉胶囊	小鼠 AD 模型	抑制 Aβ 聚集,减少可溶性 Aβ 寡聚化,改善认知损害
抑肝散	大鼠 CIRI 模型	抗神经炎症作用
当归芍药散	小鼠 AD 模型	减轻淀粉样斑块形成,减轻神经元变性
	小鼠 CFA 模型	增强下行疼痛抑制系统功能,减轻外周炎症反应
改良清开灵注射液	大鼠 MCAO 模型	保护 BBB 结构和功能
百脉散	大鼠糖尿病模型	抗炎作用,减轻外周神经病变

ACI. 急性脑梗死;AD. 阿尔茨海默病;AMSC. 羊膜间充质干细胞;BBB. 血脑屏障;BCCAO. 双侧颈总动脉闭塞;BIT. 脑缺血耐受;CCK. 胆囊收缩素;CMEC. 皮质微血管内皮细胞;CRS. 慢性束缚应激;CIRI. 脑缺血再灌注损伤;DG. 齿状回;EA.hy926. 人源脐静脉内皮细胞 EA.hy926 细胞系;ER. 内质网;FCI/R. 局灶性脑缺血再灌注;HI. 缺氧缺血;LPS. 脂多糖;MCAO/R. 大脑中动脉闭塞/再灌注;MMP. 基质金属蛋白酶;MPP. 1-甲基-4-苯基吡啶;NADPH. 还原型辅酶Ⅱ;NVU. 神经血管单元;OBI. 氧化性脑损伤;OGD. 氧糖剥夺;OGD/R. 氧糖剥夺/复氧;PC12. 神经元样大鼠嗜铬细胞瘤细胞 PC12 细胞系;PD. 帕金森病;PMN. 多形核白细胞;SAH. 蛛网膜下腔出血;SID. 东莨菪碱诱发的痴呆;SNI. 坐骨神经损伤;TBI. 颅脑损伤;U87. 人源星形胶质细胞 U87 细胞系;VCIND. 不伴痴呆的血管性认知障碍。

敏水凝胶、pH 响应性透明质酸、聚乳酸-羟基乙酸共聚物(poly lactic-co-glycolic acid,PLGA)、二氧化硅和石墨烯基纳米颗粒、壳聚糖/羟基磷灰石水泥以及明胶纳米纤维和丝素蛋白支架等,已被应用于提高姜黄素、葛根素、苦参碱、蛇葡萄素 A、丹参酮ⅡA、丹酚酸 B、黄芪甲苷、厚朴酚、灯盏花乙素、厚朴、冰片、丹皮酚、四甲基吡嗪和青蒿琥酯等中药及其提取物的生物相容性、药物递送和可持续释放能力。

针灸是中医的重要组成部分,是根据人体标准体表解剖标志和比较解剖学在特定部位施加针刺、艾灸、拔罐、指压等刺激,以达到疾病预防和治疗的目的。几千年来,针灸被用于多种疾病,如疼痛、瘙痒、恶心和呕吐、疲劳、神经病变、焦虑、抑郁、肥胖、睡眠障碍,甚至神经损伤和疾病的辅助疗法。传统针灸针主要由金、银、铜或不锈钢制成。随着新型高分子生物活性材料的研发,更多具有良好导电性的替代材料被应用于针灸中,不仅用于传统针灸针的制备,还用于测量神经信号和神经递质传感器。早年已有研究将传感膜聚合物包裹于针灸针针尖,证实了其作为乳酸检测生物传感器的可行性。然而,该研究中对针灸针的改性是通过吸附进行的，因此针的膜厚度仍然无法精确控制。更重要的是，当针插入穴位时，聚合物也极易从针体上剥离。鉴于该法制备的针灸针在粗糙度、圆度和稳定性方面的不足，其仍不具备二次使用的重复性和稳定性，故仍需制备具有稳定薄膜的新型针灸针。近年来的研究将均匀稳定的金纳米颗粒和石墨烯层引入了针灸针的尖端表面，这是首次尝试使用电化学方法在针灸针表面修饰纳米材料以制备石墨烯修饰的针灸针，并将其作为一种稳定的制造传感界面用于电分析。该法制备的针灸针在检测局部 pH 和多巴胺浓度方面具有较高的灵敏度和选择性。另有研究报道了一种用铁卟啉功能化石墨烯复合材料修饰的针灸针，以用于实时监测穴位中一氧化氮（nitric oxide，NO）的释放。根据铁卟啉的良好催化性能和石墨烯优异的导电性，功能化的针头能够对体内 NO 进行特异和灵敏的检测和实时监测。此外，该研究团队还报道了一种极其稳定的微型传感器，将用聚（3,4-乙烯二氧噻吩）[poly（3,4-ethylenedioxythiophene），PEDOT]稳定的碳纳米管修饰到针灸针的尖端表面，并应用于体内 5-羟色胺（5-hydroxytryptamin，5-HT）的实时监测。与此同时，该针还可对某些炎症介质和电活性分子表现出良好的选择性。拉曼光谱可提供基于分子振动的结构指纹，基于具有表面增强拉曼散射（surface enhanced Raman scattering，SERS）活性的纳米结构被认为是一种具有超灵敏检测功能的定性或半定量分析工具。研究表明，涂布金纳米壳和聚苯乙烯的新型针灸针可以吸收 SERS 活性纳米材料并在插入体内时具备检测组织间液的能力。新型 SERS 活性针可以通过整合葡萄糖氧化酶（glucose oxidase，GOx，信号转换器）、4-巯基苯甲酸（4-mercaptobenzoic acid，4-MBA，信号报告器）和微孔聚苯乙烯来检测体内葡萄糖浓度。该方法通过选择合适的整合酶和 SERS 活性针上的相应报告分子，常用在在体检测小生物分子 SERS。此外，"得气"是针灸成功的一个重要标志。针灸针插入体内后必须手动操作才能获"得气"的反应。然而，这些针灸手法常基于患者的主观感受，缺乏量化、客观的标准。有研究将六轴纳米传感器附着在针灸针上，针刺入组织后可有效测量和反馈针的各种旋转频率或提推运动。此外，有研究已制备出表面具有分级微米/纳米级锥形孔的多孔针灸针，并证实其能有效降低痛阈，在多种神经系统疾病的治疗中具有优势。

穴位注射疗法和穴位埋线疗法是新兴的创新方法，通过在穴位注射中药提取物、液体药物，或由可吸收生物材料制成的缝合线以达到长期效果。基于纳米颗粒的药物递送系统是目前靶向递送效率最高且副作用最小的药物递送策略。先前的研究已将蜂毒制备成可生物降解的聚（d,l-丙交酯-共-乙交酯）纳米颗粒（BV-PLGA-NPs），与针灸时的典型蜂毒注射相比，可显示出更长的镇痛作用时间和更强的镇痛效应。对于穴位埋线疗法，常用的线有医用埋线、可吸收手术缝线和药用缝线。受纳米生物材料在中医中应用的启发，已有研究将纳米银线应用于穴位埋线疗法。具有抗菌作用的纳米银常规肠线比常规肠线有较低的炎症反应。此外，也有一些研究报道了穴位纳米复合水凝胶包埋的可行性，如穴位包埋雷公藤甲素-人血清白蛋白纳米粒和 2-氯-N（6）-环戊基腺苷治疗类风湿关节炎，水凝胶治疗心肌缺血-再灌注损伤，以及乙二醇壳聚糖水凝胶和冷冻凝胶生物材料与新型可生物降解的席夫碱交联剂功能失调的聚氨酯，用于促进糖尿病患者皮肤伤口愈合。

三、小结与展望

中医中药已在抗炎、抗氧化应激、抗凋亡、促进神经元再生等方面显示出优势，具有良好的神经保护作用。虽然不同类型的神经细胞，如神经元、小胶质细胞、星形胶质细胞和少突胶质细胞等，细胞膜可能由不同的脂质和蛋白质组成，但纳米药物递送系统穿过细胞膜主要通过内吞途径以大小依赖的方式内化，如网格蛋白介导的内吞作用、小窝介导的内吞作用或吞噬作用等。此外，纳米材料的表面化学也起着决定性的作用，可以对其进行调整，以选择性地结合细胞膜、特定正常/患病大脑或脑脊液中的生物分子。因此，通过将细胞特异性靶向配体或抗体与表面结合，循环纳米材料可以优先靶向并递送至特定靶标。同时，纳米材料表面可以进行化学功能化（如聚乙二醇化），以改善体内循环时间并避免肝脏或肾脏的清除。此外，可以合成具有各种不同成分的纳米材料，赋予中药递送载体、针灸针、穴位埋线特定的物理化学、热、电、磁、机械和/或光学性质，实现新型中药剂型和药物递送系统在高效、靶向、缓释等特性上质的提升。

（吴黄辉　陈国忠　熊利泽）

参 考 文 献

[1] THEO V, STEPHEN C, CRISTIANA A, et al. Global burden of 369 diseases and injuries in 204 countries and territories, 1990-2019: a systematic analysis for the Global Burden of Disease Study 2019[J]. Lancet, 2020, 396 (10258): 1204-1222.

[2] Collaborators G B D N. Global, regional, and national burden of neurological disorders, 1990-2016: a systematic analysis for the Global Burden of Disease Study 2016[J]. Lancet Neurol, 2019, 18(5): 459-480.

[3] Group GBDNDC. Global, regional, and national burden of neurological disorders during 1990-2015: a systematic analysis for the Global Burden of Disease Study 2015[J]. Lancet Neurol, 2017, 16(11): 877-897.

[4] CIEZA A, CAUSEY K, KAMENOV K, et al. Global estimates of the need for rehabilitation based on the Global Burden of Disease study 2019: a systematic analysis for the Global Burden of Disease Study 2019[J]. Lancet, 2021, 396(10267): 2006-2017.

［5］ JESUS T S,LANDRY M D. Global need:including reha-bilitation in health system strengthening［J］. Lancet,2021,397(10275):665-666.

［6］ XIE Y,ZHANG B,ZHANG Y. Protective effects of Acan-thopanax polysaccharides on cerebral ischemia-reperfusion injury and its mechanisms［J］. Int J Biol Macromol,2015,72:946-950.

［7］ FANG X,LI Y,ZHENG Y,et al. Ethanol extracts from Ilex pubescens promotes cerebral ischemic tolerance via modulation of TLR4-MyD88/TRIF signaling pathway in rats［J］. J Ethnopharmacol,2020,256:112680.

［8］ FANG X,LI Y,QIAO J,et al. Neuroprotective effect of to-tal flavonoids from Ilex pubescens against focal cerebral ischemia/reperfusion injury in rats［J］. Mol Med Rep,2017,16(5):7439-7449.

［9］ YAN X,LI H,BAI M,et al. Effect of total flavonoids of Radix Ilicis pubescentis on cerebral ischemia reperfusion model［J］. Saudi J Biol Sci,2017,24(3):595-602.

［10］ MIAO M S,GUO L,LI R Q,et al. Radix Ilicis Pubescen-tis total flavonoids combined with mobilization of bone marrow stem cells to protect against cerebral ischemia/reperfusion injury［J］. Neural Regen Res,2016,11(2):278-284.

［11］ CHANG L L,LI C,LI Z L,et al. Carthamus tinctorius L. Extract ameliorates cerebral ischemia-reperfusion injury in rats by regulating matrix metalloproteinases and apop-tosis［J］. Indian J Pharmacol,2020,52(2):108-116.

［12］ FU P K,PAN T L,YANG C Y,et al. Carthamus tinctori-us L. ameliorates brain injury followed by cerebral ische-mia-reperfusion in rats by antioxidative and anti-inflam-matory mechanisms［J］. Iran J Basic Med Sci,2016,19(12):1368-1375.

［13］ JIA J X,ZHANG Y,WANG Z L,et al. The inhibitory effects of Dracocephalum moldavica L. (DML) on rat cerebral ischemia reperfusion injury［J］. J Toxicol Envi-ron Health A,2017,80(22):1206-1211.

［14］ LIU X,JIN X,CHEN B,et al. Effects of Kudiezi injec-tion on serum inflammatory biomarkers in patients with acute cerebral infarction［J］. Dis Markers,2018,2018:7936736.

［15］ XIAN J W,CHOI A Y,LAU C B,et al. Gastrodia and Uncaria(tianma gouteng) water extract exerts antioxida-tive and antiapoptotic effects against cerebral ischemia in vitro and in vivo［J］. Chin Med,2016,11:27.

［16］ HE F,DUAN X,DAI R,et al. Protective effects of ethyl acetate extraction from gastrodia elata blume on blood-brain barrier in focal cerebral ischemia reperfusion［J］. Afr J Tradit Complement Altern Med,2016,13(4):199-

209.

［17］ MAN K M,CHEN W C,WANG H M,et al. A random-ized,double-blind,placebo-controlled trial of a Chinese herbal Sophora flower formula in patients with symptom-atic haemorrhoids:a preliminary study［J］. Afr J Tradit Complement Altern Med,2013,10(2):343-351.

［18］ ZHANG W,ZHANG Q,DENG W,et al. Neuroprotective effect of pretreatment with ganoderma lucidum in cere-bral ischemia/reperfusion injury in rat hippocampus［J］. Neural Regen Res,2014,9(15):1446-1452.

［19］ SADIQ N B,RYU D H,CHO J Y,et al. Postharvest dr-ying techniques regulate secondary metabolites and anti-neuroinflammatory activities of Ganoderma Lucidum［J］. Molecules,2021,26(15):4484.

［20］ HUANG J,TAN Y X,XUE L L,et al. Panax notoginseng saponin attenuates the hypoxic-ischaemic injury in neo-natal rats by regulating the expression of neurotrophin factors［J］. Eur J Neurosci,2021,54(6):6304-6321.

［21］ MIAO M,YAN X,GUO L,et al. Effects of the Rabdosia rubescens total flavonoids on focal cerebral ischemia reperfusion model in rats［J］. Saudi Pharm J,2017,25(4):607-614.

［22］ KANG L,MIAO M,BAI M,et al. Effect of total flavonoid in rabdosia rubescens on tolerant mice models under cer-ebral anoxia［J］. Saudi J Biol Sci,2017,24(8):1798-1802.

［23］ YE Y,LI J,CAO X,et al. Protective effect of n-butyl al-cohol extracts from Rhizoma Pinelliae Pedatisectae against cerebral ischemia-reperfusion injury in rats［J］. J Ethnopharmacol,2016,188:259-265.

［24］ SALAU V F,ERUKAINURE O L,IBEJI C U,et al. Fer-ulic acid modulates dysfunctional metabolic pathways and purinergic activities,while stalling redox imbalance and cholinergic activities in oxidative brain injury［J］. Neurotox Res,2020,37(4):944-955.

［25］ ZHU H,BAI Y,WANG G,et al. Hyodeoxycholic acid in-hibits lipopolysaccharide-induced microglia inflammatory responses through regulating TGR5/AKT/NF-κB signa-ling pathway［J］. J Psychopharmacol,2022,36(7):849-859.

［26］ LI C X,WANG X Q,CHENG F F,et al. Hyodeoxycholic acid protects the neurovascular unit against oxygen-glu-cose deprivation and reoxygenation-induced injury in vitro［J］. Neural Regen Res,2019,14(11):1941-1949.

［27］ FARKHONDEH T,ASHRAFIZADEH M,AZIMI-NEZHAD M,et al. Curcumin efficacy in a serum/glucose depriva-tion-induced neuronal PC12 injury model［J］. Curr Mol Pharmacol,2021,14(6):1146-1155.

[28] CAI N N, WANG Z Z, ZHU X C, et al. Schisandrin A and B enhance the dentate gyrus neurogenesis in mouse hippocampus [J]. J Chem Neuroanat, 2020, 105: 101751.

[29] ZHANG Y, YANG X, GE X, et al. Puerarin attenuates neurological deficits via Bcl-2/Bax/cleaved caspase-3 and Sirt3/SOD2 apoptotic pathways in subarachnoid hemorrhage mice[J]. Biomed Pharmacother, 2019, 109: 726-733.

[30] LI J, CHENG X Y, YANG H, et al. Matrine ameliorates cognitive deficits via inhibition of microglia mediated neuroinflammation in an Alzheimer's disease mouse model[J]. Pharmazie, 2020, 75(7): 344-347.

[31] HONG Y, CHOI Y H, HAN Y E, et al. Central administration of ampelopsin a isolated from vitis vinifera ameliorates cognitive and memory function in a scopolamine-induced dementia model [J]. Antioxidants (Basel), 2021, 10(6): 835.

[32] KUANG W, LIU T, HE F, et al. Icariside II promotes the differentiation of human amniotic mesenchymal stem cells into dopaminergic neuron-like cells [J]. In Vitro Cell Dev Biol Anim, 2021, 57(4): 457-467.

[33] ZHOU J, DENG Y, LI F, et al. Icariside II attenuates lipopolysaccharide-induced neuroinflammation through inhibiting TLR4/MyD88/NF-κB pathway in rats [J]. Biomed Pharmacother, 2019, 111: 315-324.

[34] JIN H, PENG X, HE Y, et al. Tanshinone IIA suppresses lipopolysaccharide-induced neuroinflammatory responses through NF-κB/MAPKs signaling pathways in human U87 astrocytoma cells [J]. Brain Res Bull, 2020, 164: 136-145.

[35] FAN Y, LUO Q, WEI J, et al. Mechanism of salvianolic acid B neuroprotection against ischemia/reperfusion induced cerebral injury [J]. Brain Res, 2018, 1679: 125-133.

[36] XIA M L, XIE X H, DING J H, et al. Astragaloside IV inhibits astrocyte senescence: implication in Parkinson's disease[J]. J Neuroinflammation, 2020, 17(1): 105.

[37] LING C, LIANG J, ZHANG C, et al. Synergistic effects of salvianolic acid B and puerarin on cerebral ischemia reperfusion injury[J]. Molecules, 2018, 23(3): 564.

[38] XIAN Y F, QU C, LIU Y, et al. Magnolol ameliorates behavioral impairments and neuropathology in a transgenic mouse model of Alzheimer's disease[J]. Oxid Med Cell Longev, 2020, 2020: 5920476.

[39] SUN J B, LI Y, CAI Y F, et al. Scutellarin protects oxygen/glucose-deprived astrocytes and reduces focal cerebral ischemic injury [J]. Neural Regen Res, 2018, 13

(8): 1396-1407.

[40] JANGRA A, DWIVEDI S, SRIRAM C S, et al. Honokiol abrogates chronic restraint stress-induced cognitive impairment and depressive-like behaviour by blocking endoplasmic reticulum stress in the hippocampus of mice [J]. Eur J Pharmacol, 2016, 770: 25-32.

[41] CHANG L, YIN C Y, WU H Y, et al. (+)-Borneol is neuroprotective against permanent cerebral ischemia in rats by suppressing production of proinflammatory cytokines[J]. J Biomed Res, 2017, 31(4): 306-314.

[42] ADKI K M, KULKARNI Y A. Neuroprotective effect of paeonol in streptozotocin-induced diabetes in rats[J]. Life Sci, 2021, 271: 119202.

[43] JIAN C, ZHANG L, JINLONG L, et al. Effects of brazilein on PSD-95 protein expression and neurological recovery in mice after sciatic nerve injury[J]. Neurosci Lett, 2020, 715: 134547.

[44] WENG G, ZHOU B, LIU T, et al. Tetramethylpyrazine improves cognitive function of alzheimer's disease mice by regulating SSTR4 ubiquitination[J]. Drug Des Devel Ther, 2021, 15: 2385-2399.

[45] CHEN C L H, NGUYEN T H, MARASIGAN S, et al. NEURoaid II (MLC901) in cognitively Impaired not demenTEd patientS (NEURITES): a pilot double blind, placebo-controlled randomized trial[J]. Alzheimers Dement(N Y), 2021, 7(1): e12161.

[46] FAUZI A A, PRIHASTOMO K T, RANUH I, et al. Clinical outcomes of MLC601 (NeuroAiD™) in traumatic brain injury: a pilot study[J]. Brain Sci, 2020, 10(2): 60.

[47] HE X, CAI Q, LI J, et al. Involvement of brain-gut axis in treatment of cerebral infarction by β-asaron and paeonol [J]. Neurosci Lett, 2018, 666: 78-84.

[48] LU H, WANG B, CUI N, et al. Artesunate suppresses oxidative and inflammatory processes by activating Nrf2 and ROS-dependent p38 MAPK and protects against cerebral ischemia-reperfusion injury [J]. Mol Med Rep, 2018, 17(5): 6639-6646.

[49] ZHAO D P, LI D L, ZHANG Y H, et al. Total flavonoids of Drynariae Rhizoma regulates ER-p38 MAPK signaling pathway to improve scopolamine-induced learning and memory impairments in model mice[J]. Zhongguo Zhong Yao Za Zhi, 2021, 46(22): 5922-5929.

[50] ZHAO G W, WANG Y, LI Y C, et al. The neuroprotective effect of modified "Shengyu" decoction is mediated through an anti-inflammatory mechanism in the rat after traumatic brain injury[J]. J Ethnopharmacol, 2014, 151(1): 694-703.

[51] ZHANG Y,JIA X,YANG J,et al. Effects of Shaoyao-Gancao decoction on infarcted cerebral cortical neurons：suppression of the inflammatory response following cerebral ischemia-reperfusion in a rat model[J]. Biomed Res Int,2016,2016:1859254.

[52] ZHANG X,ZHENG W,WANG T,et al. Danshen-Chuanxiong-Honghua ameliorates cerebral impairment and improves spatial cognitive deficits after transient focal ischemia and identification of active compounds[J]. Front Pharmacol,2017,8:452.

[53] ZHENG R,HUANG Y M,ZHOU Q. Xueshuantong improves functions of lymphatic ducts and modulates inflammatory responses in Alzheimer's disease mice[J]. Front Pharmacol,2021,12:605814.

[54] PAN S,WAN L,SHAO W,et al. Huangjiao granules ameliorate brain injury in rats with cerebral ischemia／reperfusion injury by stimulating PI3K／AKT／mTOR signaling pathway[J]. Xi Bao Yu Fen Zi Mian Yi Xue Za Zhi,2017,33(12):1635-1639.

[55] ZHENG Y Q,LIU J X,LI X Z,et al. Effects and mechanism of Weinaokang on reperfusion-induced vascular injury to cerebral microvessels after global cerebral ischemia[J]. Chin J Integr Med,2010,16(2):145-150.

[56] CHEN Y F,WU K J,HUANG W S,et al. Neuroprotection of Gueichih-Fuling-Wan on cerebral ischemia／reperfusion injury in streptozotocin-induced hyperglycemic rats via the inhibition of the cellular apoptosis pathway and neuroinflammation[J]. Biomedicine(Taipei),2016,6(4):21.

[57] LIN Z,ZHU D,YAN Y,et al. Herbal formula FBD extracts prevented brain injury and inflammation induced by cerebral ischemia-reperfusion[J]. J Ethnopharmacol,2008,118(1):140-147.

[58] WANG Z,LIU P,HU M,et al. Naoxintong restores ischemia injury and inhibits thrombosis via COX2-VEGF／NFkappaB signaling[J]. J Ethnopharmacol,2021,270:113809.

[59] WU C J,CHEN J T,YEN T L,et al. Neuroprotection by the traditional Chinese medicine,Tao-Hong-Si-Wu-Tang,against middle cerebral artery occlusion-induced cerebral ischemia in rats[J]. Evid Based Complement Alternat Med,2011,2011:803015.

[60] ZHANG S,ZHANG J,WEI D,et al. Dengzhan Shengmai capsules and their active component scutellarin prevent cognitive decline in APP/PS1 mice by accelerating Abeta aggregation and reducing oligomers formation[J]. Biomed Pharmacother,2020,121:109682.

[61] ZHOU F,WANG L,LIU P,et al. Puerarin protects brain tissue against cerebral ischemia／reperfusion injury by inhibiting the inflammatory response[J]. Neural Regen Res,2014,9(23):2074-2080.

[62] YIN J B,ZHOU K C,WU H H,et al. Analgesic effects of Danggui-Shaoyao-San on various "phenotypes" of nociception and inflammation in a formalin pain model[J]. Mol Neurobiol,2016,53(10):6835-6848.

[63] YANG C,MO Y S,CHEN H F,et al. The effects of Danggui-Shaoyao-San on neuronal degeneration and amyloidosis in mouse and its molecular mechanism for the treatment of Alzheimer's disease[J]. J Integr Neurosci,2021,20(2):255-264.

[64] MA C,WANG X,XU T,et al. An integrative pharmacology-based analysis of refined Qingkailing injection against cerebral ischemic stroke：a novel combination of baicalin,geniposide,cholic acid,and hyodeoxycholic acid[J]. Front Pharmacol,2020,11:519.

[65] LIU Q S,PANG Z R,LIU R,et al. Effective compounds group of Mongolian prescriptions BAIMAI-SAN protect against peripheral neuropathy in lower limbs of rats through neuro protective effect[J]. J Ethnopharmacol,2011,135(3):786-791.

[66] ZHANG H,HAN G,LITSCHER G. Traditional acupuncture meets modern nanotechnology：opportunities and perspectives[J]. Evid Based Complement Alternat Med,2019,2019:2146167.

[67] ZHOU B,ZHANG W,WU Y,et al. Improved efficacy of Panax notoginseng saponin loaded into BSP／alginate microspheres for the treatment of alcoholic gastric ulcers[J]. Int J Pharm,2021,596:120218.

[68] WANG C Y,HSIAO C Y,TSAI K L,et al. Injectable thermosensitive chitosan-based hydrogel containing ferulic acid for treating peripheral arterial disease[J]. J Tissue Eng Regen Med,2020,14(10):1438-1448.

[69] KUMAR C S,SOLOMAN A M,THANGAM R,et al. Ferulic acid-loaded collagen hydrolysate and polycaprolactone nanofibres for tissue engineering applications[J]. IET Nanobiotechnol,2020,14(3):202-209.

[70] DHAYANANDAMOORTHY Y,ANTOIRAJ M G,KANDREGULA C A B,et al. Aerosolized hyaluronic acid decorated,ferulic acid loaded chitosan nanoparticle：a promising asthma control strategy[J]. Int J Pharm,2020,591:119958.

[71] GRIMAUDO M A,AMATO G,CARBONE C,et al. Micelle-nanogel platform for ferulic acid ocular delivery[J]. Int J Pharm,2020,576:118986.

[72] SIVAKUMAR S,MURALI R,ARATHANAIKOTTI D,et al. Ferulic acid loaded microspheres reinforced in 3D hy-

brid scaffold for antimicrobial wound dressing[J]. Int J Biol Macromol, 2021, 177:463-473.

[73] PANDA P K, YANG J M, CHANG Y H. Preparation and characterization of ferulic acid-modified water soluble chitosan and poly(gamma-glutamic acid) polyelectrolyte films through layer-by-layer assembly towards protein adsorption[J]. Int J Biol Macromol, 2021, 171:457-464.

[74] CHENG Y H, YANG S H, LIU C C, et al. Thermosensitive hydrogel made of ferulic acid-gelatin and chitosan glycerophosphate[J]. Carbohydr Polym, 2013, 92(2):1512-1519.

[75] YAKUB G, IGNATOVA M, MANOLOVA N, et al. Chitosan/ferulic acid-coated poly(epsilon-caprolactone) electrospun materials with antioxidant, antibacterial and antitumor properties[J]. Int J Biol Macromol, 2018, 107(Pt A):689-702.

[76] LIN F, LIU H, ZHOU Q, et al. Amphiphilic alginate-based fluorescent polymer nanoparticles: Fabrication and multifunctional applications[J]. Int J Biol Macromol, 2021, 183:2152-2161.

[77] SARANYA T S, RAJAN V K, BISWAS R, et al. Synthesis, characterisation and biomedical applications of curcumin conjugated chitosan microspheres[J]. Int J Biol Macromol, 2018, 110:227-233.

[78] REZAEI S, KASHANIAN S, BAHRAMI Y, et al. Enhanced intracellular delivery of curcumin by Chitosan-lipoic acid as reduction-responsive nanoparticles[J]. Curr Pharm Biotechnol, 2021, 22(5):622-635.

[79] ANIRUDHAN T S, VARGHESE S, MANJUSHA V. Hyaluronic acid coated Pluronic F127/Pluronic P123 mixed micelle for targeted delivery of Paclitaxel and Curcumin[J]. Int J Biol Macromol, 2021, 192:950-957.

[80] SHAH S A, SOHAIL M, MINHAS M U, et al. Curcumin-laden hyaluronic acid-co-Pullulan-based biomaterials as a potential platform to synergistically enhance the diabetic wound repair[J]. Int J Biol Macromol, 2021, 185:350-368.

[81] OLMOS-JUSTE R, ALONSO-LERMA B, PEREZ-JIMENEZ R, et al. 3D printed alginate-cellulose nanofibers based patches for local curcumin administration[J]. Carbohydr Polym, 2021, 264:118026.

[82] QI X J, LIU X Y, TANG L M, et al. Anti-depressant effect of curcumin-loaded guanidine-chitosan thermosensitive hydrogel by nasal delivery[J]. Pharm Dev Technol, 2020, 25(3):316-325.

[83] LAI H, DING X, YE J, et al. pH-responsive hyaluronic acid-based nanoparticles for targeted curcumin delivery and enhanced cancer therapy[J]. Colloids Surf B Bioint-

erfaces, 2021, 198:111455.

[84] WU F, ZHAO H, SHI J, et al. Preparation and evaluation of an injectable curcumin loaded chitosan/hydroxyapatite cement[J]. J Biomater Appl, 2021, 35(10):1372-1379.

[85] REDDY D N K, HUANG F Y, WANG S P, et al. Synergistic antioxidant and antibacterial activity of curcumin-c3 encapsulated chitosan nanoparticles[J]. Curr Pharm Des, 2020, 26(39):5021-5029.

[86] KANG B K, YU Z, CHEN W, et al. Using gelatin/curcumin nano-fiber membranes as scaffolds in a subcutaneous model for tissue engineered cartilages[J]. Cell Tissue Bank, 2021, 22(3):443-451.

[87] WANG J, LIU L G, JIAO W Q, et al. Phenylboronic acid-conjugated chitosan nanoparticles for high loading and efficient delivery of curcumin[J]. Carbohydr Polym, 2021, 256:117497.

[88] ZHANG Z, ZHANG X. Curcumin loading on alginate nano-micelle for anti-infection and colonic wound healing[J]. J Biomed Nanotechnol, 2021, 17(6):1160-1169.

[89] YAN J, GUAN Z Y, ZHU W F, et al. Preparation of puerarin chitosan oral nanoparticles by ionic gelation method and its related kinetics[J]. Pharmaceutics, 2020, 12(3):216.

[90] ZHANG S, OU Q, XIN P, et al. Polydopamine/puerarin nanoparticle-incorporated hybrid hydrogels for enhanced wound healing[J]. Biomater Sci, 2019, 7(10):4230-4236.

[91] LI W, WU J, ZHANG J, et al. Puerarin-loaded PEG-PE micelles with enhanced anti-apoptotic effect and better pharmacokinetic profile[J]. Drug Deliv, 2018, 25(1):827-837.

[92] HAN Q, CHEN K, SU C, et al. Puerarin loaded PLGA nanoparticles: optimization processes of preparation and anti-alcohol intoxication effects in mice[J]. AAPS PharmSciTech, 2021, 22(6):217.

[93] QIN M, JIN J, SAIDING Q, et al. In situ inflammatory-regulated drug-loaded hydrogels for promoting pelvic floor repair[J]. J Control Release, 2020, 322:375-389.

[94] OU Q, ZHANG S, FU C, et al. More natural more better: triple natural anti-oxidant puerarin/ferulic acid/polydopamine incorporated hydrogel for wound healing[J]. J Nanobiotechnology, 2021, 19(1):237.

[95] CAI Y, ZHANG J, HE Y, et al. A supramolecular hydrogel of puerarin[J]. J Biomed Nanotechnol, 2018, 14(2):257-266.

[96] JIA-QI C, FENG L I, PENG-KUN X, et al. Preparation and pharmacodynamics in vivo of nano graphene oxide-based matrine in situ gel[J]. Zhongguo Zhong Yao Za

Zhi,2020,45(19):4617-4624.

[97] ZHANG L L,LI P,LI Y M,et al. Preparation and characterization of magnetic alginate-chitosan hydrogel beads loaded matrine[J]. Drug Dev Ind Pharm,2012,38(7):872-882.

[98] HUANG R J,YAN X L,CHEN H B. Preparation and in vitro evaluation of ampelopsin-loaded nanomicelles[J]. Zhongguo Zhong Yao Za Zhi,2016,41(6):1054-1058.

[99] CHEN W,XU Y,LI H,et al. Tanshinone ⅡA delivery silk fibroin scaffolds significantly enhance articular cartilage defect repairing via promoting cartilage regeneration [J]. ACS Appl Mater Interfaces,2020,12(19):21470-21480.

[100] CHEN F,ZHANG J,HE Y,et al. Glycyrrhetinic acid-decorated and reduction-sensitive micelles to enhance the bioavailability and anti-hepatocellular carcinoma efficacy of tanshinone ⅡA[J]. Biomater Sci,2016,4 (1):167-182.

[101] YU J,WU N,ZHENG X,et al. Preparation of water-soluble chitosan/poly-gama-glutamic acid-tanshinone ⅡA encapsulation composite and its in vitro/in vivo drug release properties [J]. Biomed Phys Eng Express,2020,6(4):045020.

[102] ZHANG Y,LI C,JIA R,et al. PEG-poly(amino acid)s/EpCAM aptamer multifunctional nanoparticles arrest the growth and metastasis of colorectal cancer[J]. Biomater Sci,2021,9(10):3705-3717.

[103] ZHU Y,YUE M,GUO T,et al. PEI-PEG-Coated mesoporous silica nanoparticles enhance the antitumor activity of tanshinone ⅡA and serve as a gene transfer vector[J]. Evid Based Complement Alternat Med,2021,2021:6756763.

[104] LUO C,YANG Q,LIN X,et al. Preparation and drug release property of tanshinone ⅡA loaded chitosan-montmorillonite microspheres[J]. Int J Biol Macromol,2019,125:721-729.

[105] WANG Y,HU R,GUO Y,et al. Preparation,evaluation,and in vitro release of chitosan-alginate tanshinone self-microemulsifying sustained-release microcapsules [J]. Technol Health Care,2021,29(4):687-695.

[106] JI C,BI L,LI J,et al. Salvianolic acid B-loaded chitosan/hydroxyapatite scaffolds promotes the repair of segmental bone defect by angiogenesis and osteogenesis [J]. Int J Nanomedicine,2019,14:8271-8284.

[107] MENG H,ZHAO M M,YANG R Y,et al. Salvianolic acid B regulates collagen synthesis:indirect influence on human dermal fibroblasts through the microvascular endothelial cell pathway[J]. J Cosmet Dermatol,2021,

21(7):3007-3015.

[108] CHEN R,ZHU C,XU L,et al. An injectable peptide hydrogel with excellent self-healing ability to continuously release salvianolic acid B for myocardial infarction[J]. Biomaterials,2021,274:120855.

[109] PENG L H,CHEN X,CHEN L,et al. Topical astragaloside Ⅳ-releasing hydrogel improves healing of skin wounds in vivo[J]. Biol Pharm Bull,2012,35(6):881-888.

[110] CHEN X,PENG L H,SHAN Y H,et al. Astragaloside Ⅳ-loaded nanoparticle-enriched hydrogel induces wound healing and anti-scar activity through topical delivery [J]. Int J Pharm,2013,447(1/2):171-181.

[111] WANG X,GU H,ZHANG H,et al. Oral core-shell nanoparticles embedded in hydrogel microspheres for the efficient site-specific delivery of magnolol and enhanced antiulcerative colitis therapy[J]. ACS Appl Mater Interfaces,2021,13(29):33948-33961.

[112] ZHAO M,ZHENG Y H,ZHAO Q Y,et al. Synthesis and evaluation of new compounds bearing 3-(4-aminopiperidin-1-yl)methyl magnolol scaffold as anticancer agents for the treatment of non-small cell lung cancer via targeting autophagy[J]. Eur J Med Chem,2021,209:112922.

[113] LIN H L,CHENG W T,CHEN L C,et al. Honokiol/magnolol-loaded self-assembling lecithin-based mixed polymeric micelles (lbMPMs) for improving solubility to enhance oral bioavailability[J]. Int J Nanomedicine,2021,16:651-665.

[114] SONG X,LIU L,WU X,et al. Chitosan-based functional films integrated with magnolol:characterization,antioxidant and antimicrobial activity and pork preservation[J]. Int J Mol Sci,2021,22(15):7769.

[115] LIAO R,LIU Y,LV P,et al. Cyclodextrin pendant polymer as an efficient drug carrier for scutellarin[J]. Drug Deliv,2020,27(1):1741-1749.

[116] LU J,CHENG C,ZHAO X,et al. PEG-scutellarin prodrugs:synthesis,water solubility and protective effect on cerebral ischemia/reperfusion injury[J]. Eur J Med Chem,2010,45(5):1731-1738.

[117] MINHUA T,DASHAN W,XINTYAN S,et al. Preparation and characterization of scutellarin loaded on ultra-deformable nano-liposomes scutellarin EDTMP(S-UNL-E)and in vitro study of its osteogenesis[J]. Bioengineered,2022,13(1):1013-1024.

[118] GOU M,GONG C,ZHANG J,et al. Polymeric matrix for drug delivery:honokiol-loaded PCL-PEG-PCL nanoparticles in PEG-PCL-PEG thermosensitive hydrogel

［J］. J Biomed Mater Res A,2010,93(1):219-226.

［119］ GONG C,WEI X,WANG X,et al. Biodegradable self-assembled PEG-PCL-PEG micelles for hydrophobic honokiol delivery:I. preparation and characterization ［J］. Nanotechnology,2010,21(21):215103.

［120］ WANG X H,CAI L L,ZHANG X Y,et al. Improved solubility and pharmacokinetics of PEGylated liposomal honokiol and human plasma protein binding ability of honokiol［J］. Int J Pharm,2011,410(1/2):169-174.

［121］ DENG F,HU W,CHEN H,et al. Development of a Chitosan-based nanoparticle formulation for ophthalmic delivery of Honokiol［J］. Curr Drug Deliv,2018,15(4):594-600.

［122］ ZHANG Q,WANG J,LIU D,et al. Targeted delivery of honokiol by zein/hyaluronic acid core-shell nanoparticles to suppress breast cancer growth and metastasis ［J］. Carbohydr Polym,2020,240:116325.

［123］ DEB A,ANDREWS N G,RAGHAVAN V. Honokiol-camptothecin loaded graphene oxide nanoparticle towards combinatorial anti-cancer drug delivery［J］. IET Nanobiotechnol,2020,14(9):796-802.

［124］ ZHOU C,GUO C,LI W,et al. A novel honokiol liposome:formulation,pharmacokinetics,and antitumor studies［J］. Drug Dev Ind Pharm,2018,44(12):2005-2012.

［125］ HAMEDANI Y,CHAKRABORTY S,SABARWAL A,et al. Novel Honokiol-eluting PLGA-based scaffold effectively restricts the growth of renal cancer cells［J］. PLoS One,2020,15(12):e0243837.

［126］ LI J J,GUO M M,HAN S P,et al. Preparation and in vitro evaluation of borneol and folic acid co-modified doxorubicin loaded PAMAM drug delivery system［J］. Yao Xue Xue Bao,2015,50(7):899-905.

［127］ ZHANG S,ASGHAR S,YANG L,et al. Borneol and poly(ethylene glycol) dual modified BSA nanoparticles as an itraconazole vehicle for brain targeting［J］. Int J Pharm,2020,575:119002.

［128］ MEHTA P,Al-Kinani A A,ARSHAD M S,et al. Engineering and development of Chitosan-based nanocoatings for ocular contact lenses［J］. J Pharm Sci,2019,108(4):1540-1551.

［129］ SONG F,ZHANG L,CHEN R,et al. Bioinspired durable antibacterial and antifouling coatings based on borneol fluorinated polymers:demonstrating direct evidence of antiadhesion［J］. ACS Appl Mater Interfaces,2021,13(28):33417-33426.

［130］ CHENG Q,ASHA A B,LIU Y,et al. Antifouling and antibacterial polymer-coated surfaces based on the com-bined effect of Zwitterions and the Natural Borneol［J］. ACS Appl Mater Interfaces,2021,13(7):9006-9014.

［131］ CHEN X,CHEN Y,LV S,et al. New type of borneol-based fluorine-free superhydrophobic antibacterial polymeric coating［J］. Des Monomers Polym,2021,24(1):145-155.

［132］ XIN Y,ZHAO H,XU J,et al. Borneol-modified chitosan:antimicrobial adhesion properties and application in skin flora protection［J］. Carbohydr Polym,2020,228:115378.

［133］ CHEN Z X,LI B,LIU T,et al. Evaluation of paeonol-loaded transethosomes as transdermal delivery carriers ［J］. Eur J Pharm Sci,2017,99:240-245.

［134］ LIU Q,XIA H,XU Y,et al. Investigation on the preparation,characteristics,and controlled release model of Paeonol-loaded liposome in carbomer hydrogel［J］. Curr Drug Deliv,2020,17(2):159-173.

［135］ XIA H,JIN H,CHENG Y,et al. The controlled release and anti-inflammatory activity of a tetramethylpyrazine-loaded thermosensitive poloxamer hydrogel［J］. Pharm Res,2019,36(4):52.

［136］ XIANG-YANG L,QING F,CHEN-YANG Z,et al. Reversal effect of peptide-modified chitosan tetramethylpyrazine nanoparticles on multidrug resistance in tumor cells［J］. Zhongguo Zhong Yao Za Zhi,2020,45(22):5487-5494.

［137］ ABDELHAMED E F,FAWZY E M,AHMED S M,et al. Effect of nitazoxanide,artesunate loaded polymeric nano fiber and their combination on experimental cryptosporidiosis［J］. Iran J Parasitol,2019,14(2):240-249.

［138］ XI J,HUANG Y,CHEN J,et al. Artesunate-loaded poly(lactic-co-glycolic acid)/polydopamine-manganese oxides nanoparticles as an oxidase mimic for tumor chemo-catalytic therapy［J］. Int J Biol Macromol,2021,181:72-81.

［139］ HO H N,LAIDMAE I,KOGERMANN K,et al. Development of electrosprayed artesunate-loaded core-shell nanoparticles［J］. Drug Dev Ind Pharm,2017,43(7):1134-1142.

［140］ DAUDA K,BUSARI Z,MORENIKEJI O,et al. Poly(D,L-lactic-co-glycolic acid)-based artesunate nanoparticles:formulation,antimalarial and toxicity assessments［J］. J Zhejiang Univ Sci B,2017,18(11):977-985.

［141］ PANG Y,MAI Z,WANG B,et al. Artesunate-modified nano-graphene oxide for chemo-photothermal cancer therapy［J］. Oncotarget,2017,8(55):93800-93812.

[142] LI J, JIN S, DONG X R, et al. Construction of artesunate nanoparticles modified by hyaluronic acid and cell-penetrating peptides and its inhibitory effect on cancer cells in vitro[J]. Zhongguo Zhong Yao Za Zhi, 2018, 43(18): 3668-3675.

[143] PAN X, LIU S, JU L, et al. Preparation, evaluation, and in vitro cytotoxicity studies of artesunate-loaded glycyrrhetinic acid decorated PEG-PLGA nanoparticles[J]. Drug Dev Ind Pharm, 2020, 46(11): 1889-1897.

[144] TANG Y, CHENG S, WANG J, et al. Acupuncture for the treatment of itch: peripheral and central mechanisms[J]. Front Neurosci, 2021, 15: 786892.

[145] JIANG K, SUN Y, CHEN X. Mechanism underlying acupuncture therapy in spinal cord injury: a narrative overview of preclinical studies[J]. Front Pharmacol, 2022, 13: 875103.

[146] TANG L, DU D, YANG F, et al. Preparation of graphene-modified acupuncture needle and its application in detecting neurotransmitters[J]. Sci Rep, 2015, 5: 11627.

[147] TANG L, LI Y, XIE H, et al. A sensitive acupuncture needle microsensor for real-time monitoring of nitric oxide in acupoints of rats[J]. Sci Rep, 2017, 7(1): 6446.

[148] LI Y T, TANG L N, NING Y, et al. In vivo Monitoring of serotonin by nanomaterial functionalized acupuncture needle[J]. Sci Rep, 2016, 6: 28018.

[149] DONG J, CHEN Q, RONG C, et al. Minimally invasive surface-enhanced Raman scattering detection with depth profiles based on a surface-enhanced Raman scattering-active acupuncture needle[J]. Anal Chem, 2011, 83(16): 6191-6195.

[150] HAN Y J, YI S Y, LEE Y J, et al. Quantification of the parameters of twisting-rotating acupuncture manipulation using a needle force measurement system[J]. Integr Med Res, 2015, 4(2): 57-65.

[151] IN S L, GWAK Y S, KIM H R, et al. Hierarchical micro/nano-porous acupuncture needles offering enhanced therapeutic properties[J]. Sci Rep, 2016, 6: 34061.

[152] LITSCHER D, LITSCHER G. The history of liquid ear acupuncture and the current scientific state of the art[J]. J Pharmacopuncture, 2016, 19(2): 109-113.

[153] JEONG I, KIM B S, LEE H, et al. Prolonged analgesic effect of PLGA-encapsulated bee venom on formalin-induced pain in rats[J]. Int J Pharm, 2009, 380(1/2): 62-66.

[154] REN S, LIU H, WANG X, et al. Acupoint nanocomposite hydrogel for simulation of acupuncture and targeted delivery of triptolide against rheumatoid arthritis[J]. J Nanobiotechnology, 2021, 19(1): 409.

[155] JI C, SONG F, HUANG G, et al. The protective effects of acupoint gel embedding on rats with myocardial ischemia-reperfusion injury[J]. Life Sci, 2018, 211: 51-62.

[156] CHEN T Y, WEN T K, DAI N T, et al. Cryogel/hydrogel biomaterials and acupuncture combined to promote diabetic skin wound healing through immunomodulation[J]. Biomaterials, 2021, 269: 120608.

[157] SAEEDI M, ESLAMIFAR M, KHEZRI K, et al. Applications of nanotechnology in drug delivery to the central nervous system[J]. Biomed Pharmacother, 2019, 111: 666-675.

9 穴位电针刺激在缺血性脑卒中脑保护作用中的研究进展

脑卒中是一种急性脑血管疾病,呈现高发病率、高致残率、高复发率以及高病死率等特点,在我国成年人群中,是致残、致死的首要病因。伴随着我国人口老龄化以及人们生活方式的变化,脑卒中相关危险因素广泛暴露,使我国脑卒中发病率急剧增长,严重影响国民生活质量,同时也使脑卒中的疾病负担呈暴发式增长,其中由急性脑缺血导致的缺血性脑卒中比例高达 65.72%。缺血性脑卒中可激活多种有害级联反应,调节一系列病理变化,包括细胞凋亡、兴奋性毒性、炎症反应和氧化应激。穴位电针刺激(electroacupuncture,EA)是现代电疗法与传统针灸技术相结合的一种新型针灸技术,是目前临床上缺血性脑卒中一种重要的辅助疗法。随着研究的深入,已经有大量动物实验证明了穴位电针刺激脑保护的作用机制。

一、穴位电针刺激

(一)穴位

腧穴,又称穴位,是中医学中针灸治疗的特殊区域。经络学理论指出躯体特定区域与内部脏器存在特殊的联系,所以穴位一方面是疾病的反应点,能反映脏腑器官病症;另一方面通过接受刺激防治疾病,是疾病治疗的刺激点。

中医学理论强调人的整体性,是既对立又统一的"阴阳"两种属性。疾病的产生是人体的阴、阳属性失衡的结果,治疗的核心是通过干预手段调节患者失衡的阴、阳属性,使其恢复平衡。穴位针灸治疗则是中医学中调节阴阳失衡的一种重要的治疗方法。传统的针灸治疗运用了非解剖结构如"经络",以及非生理过程如"气的流动",治疗的核心观点是对特定穴位(躯体特定区域组织)的刺激可以远距离调节内脏器官的病理状态。

(二)穴位电针刺激的解剖学基础

EA 已经获得世界卫生组织(World Health Organization,WHO)认可,并广泛用于调节免疫功能、控制炎症反应及疼痛治疗等领域。穴位刺激对器官的作用是一种"躯体-自主"反射,躯体感觉初级神经元密集于体表穴位区域,初级神经元轴突连接到中枢神经系统(central nervous system,

CNS)的次级神经元。次级神经元终止于体感系统的整合中心,包括网状系统、小脑、延髓和丘脑等。Liu 等揭示了穴位刺激的神经解剖学基础,表明穴位电针刺激以机体结构、刺激强度和疾病状态依赖的方式驱动不同的自主神经通路,其驱动方式是通过穴位处皮肤和/或肌肉感觉传入神经纤维发挥作用,从而活化脑干自主神经核团的活性。低强度(0.5mA)电刺激足三里穴(ST36)能够驱动迷走-肾上腺轴,活化迷走神经背核(dorsal nucleus of vagus nerve,DNV),使副交感神经系统(parasympathetic nervous system,PNS)特异性激活,通过迷走神经传出纤维发挥抗炎作用;而高强度(3.0mA)电刺激天枢穴(ST25)可以驱动脊髓-交感轴,产生抗炎作用。

二、穴位电针刺激对脑的作用

穴位区域含有高密度神经末梢的易兴奋肌肉/皮肤神经复合物,电刺激特定穴位激活躯体传入神经纤维,并向脊髓发送信号,最终通过生物学介质,如内源性阿片肽、神经递质(儿茶酚胺、乙酰胆碱等)、神经肽、细胞因子等达到治疗作用,对此本文就穴位电针刺激对缺血性脑卒中的脑保护作用的研究进展进行以下总结。

(一)与脑保护相关常用的穴位

以中医学传统理论为核心,结合现代的微观探索,在缺血性脑卒中临床观察和动物实验中,可选取多个穴位治疗,主要包括:百会穴(GV20)、足三里穴(ST36)、曲池穴(LI11)、神庭穴(GV24)、水沟穴(GV26)、大椎穴(GV14)、合谷穴(LI4)等。而根据中医穴位的辨证理论,相比单独穴位治疗,穴位组合疗法更常用于缺血性脑卒中治疗。常见的组合有:ST36+LI11、ST36+GV20、GV20+GV26、GV20+GV14、GV20+GV24 等。

(二)穴位电针刺激对神经元的作用

1. 对神经元的再生作用 作为神经干细胞(neural stem cell,NSC)生存级联的介质,脑源性神经营养因子(brain-derived neurotrophic factor,BDNF)、血管内皮生长因子(vascular endothelial growth factor,VEGF)能促进新神经

元的产生、神经发生区域内神经元迁移以及成熟神经再生。缺血性脑卒中后电刺激 GV20 和 GV14 通过 VEGF 和 BDNF 通路促进 NSC 分化和增殖，从而上调内源性神经发生。视黄酸（retinoic acid，RA）是一种脑保护调节因子，在调节脑室下区和海马区域神经发生的过程中发挥重要作用。联合电刺激 ST36 和 LI11 调节 RA 的 mRNA 水平，使脑室下区和海马区 RA 水平升高，进而促进神经再生。巢蛋白是细胞质中间丝蛋白，在 CNS 发育过程中正常表达，Ki67 是核蛋白，在神经发生过程中有丝分裂的开始阶段表达，穴位电针刺激可以减少梗死周围区巢蛋白和 Ki67 的免疫反应。Nogo-A 是髓鞘相关轴突生长抑制蛋白，是抑制缺血性脑卒中后轴突再生的关键因子，GAP-43 则是轴突生长的关键因子，参与轴突再生过程。联合电刺激 LI11、ST36 可以降低 Nogo-A 表达，增加 GAP-43 表达，促进轴突再生。

2. 对神经元的自噬作用　自噬是一个细胞吞噬过程，通过溶酶体降解吞噬自身细胞质蛋白、受损的细胞器和某些病原体。脑缺血后细胞自噬功能激活，向缺血细胞提供能量和营养有益于缺血神经元存活，但是细胞自噬过程过度活化将会导致缺血神经元死亡。哺乳动物雷帕霉素靶蛋白（mammalian target of rapamycin，mTOR）激酶存在两种不同功能的复合体，mTORC1 和 mTORC2，其中 mTORC1 是自噬体形成的主要调控因子。PI3K-Akt-mTOR 信号通路是细胞自噬过程中一个重要的调节通路。电刺激 ST36 和 LI11 可抑制 mTORC1-ULK 复合物 Beclin1 通路介导的自噬和自噬小体形成，发挥在缺血性脑卒中时的脑保护作用。细胞质轻链 3（cytoplasmic light chain 3，LC3）是自噬过程中关键调节因子，梗死周围脑皮质 LC3 的表达增加，提示缺血后神经元中自噬激活，而 LC3-Ⅱ/LC3-Ⅰ 的变化与自噬小体数量的改变具有高度相关性。连续 3 天穴位电针刺激明显下调梗死周围区脑皮质 LC3BⅡ/LC3BⅠ 的比例，并降低自噬小体、溶酶体和自噬溶酶体的数量。

3. 对神经元的凋亡作用　缺血性脑卒中后神经元凋亡是一种主动的程序性死亡，涉及一系列基因激活、表达和调控过程等，伴有炎症反应过程。凋亡在机体病理状态下，对维持内环境稳态的调节过程起重要作用，但过度凋亡同样不利于神经功能恢复。缺血性脑卒中后神经元凋亡包括两种途径，内源性凋亡途径由胱天蛋白酶（caspase）家族介导激活凋亡小体，线粒体中释放细胞色素 C 触发经典凋亡途径；外源性凋亡途径通过死亡受体、氧自由基释放、DNA 损伤、离子泵失效和蛋白酶激活等相关过程发挥作用。研究证明，电刺激 ST36 和 LI11 明显抑制促凋亡因子胱天蛋白酶-3 的活性，并且能够通过激活 PI3K-Akt 信号通路提高缺血脑组织中抗凋亡蛋白 Bcl-2/Bax 的比值，同时增加脑缺血后其他抗凋亡因子如 Akt、Bcl-xL 和 cIAP1/2 的水平。电刺激 GV20 和 GV24 可提高海马组织中 Bcl-2 蛋白和 mRNA 水平，以及海马组织中谷胱甘肽过氧化物酶（glutathione peroxidase，GSH-Px）和超氧化物歧化酶（superoxide dismutase，SOD）的活性，抑制缺血半暗带神经元凋亡。

（三）穴位电针刺激对缺血区域脑血流的影响

脑缺血级联反应过程中，缺血诱发直接损伤或细胞死亡、血脑屏障破坏和微血管损伤，最终导致脑血管结构完整性丧失。

1. 促进血管再生　VEGF 通过促进脑缺血损伤后脑血管再生从而发挥脑保护作用。穴位电针刺激通过 VEGF 表达增加促进内皮祖细胞（endothelial progenitor cell，EPC）趋化、动员及归巢，促进新生血管形成。基质细胞衍生因子（（stuomalcell-derivedfactor，SDF）-1α 是调节 EPC 动员、迁移和归巢的关键因子，穴位电针刺激上调并加速 SDF-1α 浓度梯度的形成，促进 EPC 动员并增强血管生成。血管性血友病因子（von willebrand factor，vWF）是内皮细胞标志物，Ki67 为内皮细胞增殖标志物，穴位电针刺激明显上调 vWF 和 Ki67 水平，促进内皮细胞增殖改善脑血流。

2. 调节脑血管顺应性　脑缺血导致血管内皮细胞损伤后 NO 释放障碍，使血管张力增加，加重缺血后脑损伤。毒蕈碱受体 M5 亚型能够介导 NO 依赖的胆碱能血管舒张，电刺激 GV20 和 GV14 可见 M5 在 mRNA 水平升高，促进内皮细胞释放 NO，舒张脑血管改善脑血流。

（四）穴位电针刺激对血脑屏障渗透性的影响

血脑屏障（blood brain barrier，BBB）由多种细胞外基质共同组成：包括紧密连接（tight junction，TJ）、内皮细胞和星形胶质细胞等，可维持和保护 CNS 稳态。脑缺血导致 BBB 细胞外基质损伤是缺血性脑卒中的重要病理生理过程，其渗透性增加导致白细胞、T 细胞以及其他免疫细胞侵入脑实质，促进炎症反应，加重缺血脑组织损伤。TJ 是一个复杂的蛋白网络，包括跨膜蛋白 occludins、claudins 和外周膜蛋白家族 ZO 和其他分子，在维持 BBB 渗透性方面发挥至关重要的作用。疏密波电刺激预处理 GV20，可抑制脑缺血导致的 TJ 降解，改善脑水肿和 BBB 渗透性。脑缺血后连续穴位电针刺激增加 claudin-5、occludins 和 ZO-1 的表达发挥脑保护作用。

（五）穴位电针刺激对免疫反应的调节作用

炎症机制一直以来都是脑卒中转化医学领域的研究热点。脑缺血导致的缺血脑组织发生局部炎症级联反应是学术界公认的缺血性脑卒中预后不良的机制之一。脑缺血不仅诱发 CNS 自身免疫，同时外周免疫器官释放并耗竭大量免疫细胞，使机体进入免疫抑制阶段，并诱发全身炎症反应，导致预后不良。脑缺血 72 小时内 CNS 内发生固有性免疫反应并启动适应性免疫反应。

1. CNS 免疫反应　脑缺血发作后小胶质细胞迅速活化，触发转录因子核因子 κB（NF-κB）的快速信号转导级联反应，导致促炎介质和神经毒性物质分泌增多，加重神经炎症和脑损伤。穴位电针刺激抑制脑梗死周围区小胶质细胞过度活化及 NF-κB p65 核转运作用，降低血浆和脑梗死周围区的促炎细胞因子水平。胶质成熟因子 β（glia maturation factor β，GMFβ）活化促使胶质细胞激活。通过降低 GMFβ 表达，穴位电针刺激可抑制缺血诱导的星形胶质细胞激活。胆碱能抗炎作用是目前缺血性脑卒中脑保护机制研究中的重点内容。电刺激预处理 GV20 和 GV14 能明显缓解脑缺血导致的乙酰胆碱酯酶、α7 烟碱型乙酰胆碱受体（α7nAChR）和毒蕈碱受体 mRNA 水平下降，提示穴位电针刺激能抑制脑缺血导致的中枢胆碱能系统损伤，并且降低脑梗死周围区肿瘤坏死因子-α（tumor necrosis factor-α，TNF-α）水平，升高白细胞介素（interleukin，IL）-10 水平，调节炎症反应。

2. 外周免疫反应 CD4⁺T 细胞是适应性免疫反应的重要组成部分之一，具有避免机体受病毒等微生物侵害的机体保护作用。有研究表明，电刺激 ST36 可以通过瞬时受体电位（transient receptor potential，TRP）通道增加脾脏 CD4⁺T 细胞水平，增强机体免疫功能。在大鼠脑缺血模型中观察到穴位电针刺激预处理能降低大鼠心率变异性（heart rate variability，HRV），减小脑梗死体积，改善大鼠神经功能预后，降低血浆 TNF-α 水平，并且证实了此作用的机制是活化 PNS 发挥脑保护作用。笔者研究组的实验结果发现，低强度（0.5mA）电针刺激 ST36 和 GV20 穴位进行脑卒中后处理，同样可以缓解脑缺血导致的 HRV 升高，减小脑梗死体积，改善小鼠神经功能预后。笔者的研究结果也表明，穴位电针刺激明显抑制脑缺血导致的脾脏萎缩，缓解脾脏免疫细胞数量减少，增加脾脏 CD4⁺Foxp3⁺Treg（调节性 T 细胞，regulatory T cell）细胞比例，改善免疫功能。其作用机制为穴位电针刺激激活迷走神经背核，迷走神经传出纤维活化启动外周胆碱能抗炎效应。这一效应可以通过笔者实验中观察到穴位电针刺激明显上调脑缺血小鼠脾脏 α7nAChR 水平得到证实。α7nAChR 是胆碱能抗炎作用的关键受体，又能增强 Treg 细胞的免疫功能，进而降低血浆中 IL-6、TNF、INF-γ 的水平，缓解全身炎症反应，改善脑卒中预后。笔者研究组的实验结果对证明脑卒中急性期调节免疫功能进而缓解全身炎症反应在改善缺血性脑卒中预后方面有着重要的意义，同时也为穴位电针刺激后处理在改善人类缺血性脑卒中预后的研究和临床转化提供了新的思路和理论依据。

（六）穴位电针刺激对机体影响的其他分子机制

1. 离子与离子通道蛋白 脑缺血再灌注损伤后 Ca²⁺ 超载是导致迟发性神经元坏死的主要机制之一，电刺激 GV26 可调节 Ca²⁺ 水平，抑制脑梗死区神经元 Ca²⁺ 超载。大电导钙激活钾离子通道（large conductance Ca²⁺-activated K⁺ channel，BKCa）过度激活和表达是脑缺血后迟发性神经元死亡的重要机制。电刺激 GV26 下调 BKCa 通道蛋白及其 mRNA 水平，抑制 BKCa 通道活化改善神经功能。

2. 内皮型一氧化氮合酶 在脑缺血期间电刺激 GV20 和 GV14 可以通过增加乙酰胆碱表达改善缺血脑组织脑灌注，然而敲除内皮型一氧化氮合酶（endothelial nitric oxide synthase，eNOS）可以抑制这一效应，提示穴位电针刺激改善脑灌注的作用与 eNOS 密切相关。

3. 谷氨酸及其受体 缺血性脑卒中后谷氨酸水平迅速升高，过度活化谷氨酸受体导致神经毒性。AMPA 型谷氨酸受体（AMPAR）在脑缺血后海马区神经元死亡中发挥重要作用。脑缺血导致谷氨酸受体（glutamic acid receptor，GluR）亚基 2（GluR2）下调，增加 AMPAR 介导的 Ca²⁺ 内流，促使神经元凋亡。穴位电针刺激预处理可以上调海马区 GluR2，抑制神经元凋亡。

4. 内源性大麻素及 CB₁ 受体 CNS 内内源性大麻素（endocannabinoids，eCB）作用于基底神经节和海马 CB₁R 发挥多种功能，如学习、记忆与脑保护作用。电刺激 GV20 使 eCB 水平升高，并激活缺血半暗带星形胶质细胞表面 CB₁R，发挥脑保护作用。

5. mircoRNA（miR） 通过调节 LIM 结构域激酶（LIMK1）诱导突触-树突状可塑性，与学习和记忆有关。穴位电针刺激能降低 miR-134 的表达，负向调节海马 CA1 区总 LIMK1 和磷酸化 LIMK1 水平增强海马区突触-树突状可塑性，促进缺血性脑卒中恢复期学习、记忆能力的提高。

三、展望

穴位针灸是我国的中医学疗法，而穴位电针刺激是传统针灸技术与现代电刺激疗法相结合的新兴治疗手段。穴位电针刺激已经得到了美国疼痛学会、国家补充和替代医学中心、美国国立卫生研究院和 WHO 的认可，并被广泛应用于控制疼痛和炎症领域。虽然对于缺血性脑卒中患者，穴位电针刺激是尚存在争议的治疗措施，但基于目前关于穴位电针刺激脑保护分子机制的基础研究，不难发现，穴位电针刺激在缺血性脑卒中治疗的应用前景。进一步丰富穴位电针刺激改善脑缺血预后的作用机制，促进穴位电针刺激在缺血性脑卒中领域的医学转化，能为患者提供安全有效、副作用小的治疗方法，是缺血性脑卒中患者的福音。

（潘红 李文志）

参 考 文 献

[1] WANG Y J,LI Z X,GU H Q,et al. China Stroke Statistics 2019：a report from the National Center for Healthcare Quality Management in Neurological Diseases, China National Clinical Research Center for Neurological Diseases, the Chinese Stroke Association, National Center for Chronic and Non-communicable Disease Control and Prevention, Chinese Center for Disease Control and Prevention and Institute for Global Neuroscience and Stroke Collaborations[J]. Stroke Vasc Neurol,2020,5（3）：211-239.

[2] 王陇德,刘建民,杨弋,等. 我国脑卒中防治仍面临巨大挑战——《中国脑卒中防治报告 2018》概要[J]. 中国循环杂志,2019,34（2）：105-119.

[3] LONGHURST J. Defining meridians a modern basis of understanding[J]. J Acupunct Meridian Stud,2010,3（2）：67-74.

［4］ KAPTCHUK T J. Acupuncture theory,efficacy,and prac-
tice［J］. Ann Intern Med,2002,136(5):374-383.

［5］ LIU S,WANG Z F,SU Y S,et al. Somatotopic organiza-
tion and intensity dependence in driving distinct NPY-Ex-
pressing sympathetic pathways by electroacupuncture［J］.
Neuron,2020,108(3):436-450.

［6］ ULLOA L,QUIROZ-GONZALEZ S,TORRES-ROSAS R.
Nerve stimulation:immunomodulation and control of in-
flammation［J］. Trends Mol Med,2017,23(12):1103-
1120.

［7］ KAGITANI F,UCHIDA S,HOTTA H. Afferent nerve fi-
bers and acupuncture［J］. Auton Neurosci,2010,157(1/
2):2-8.

［8］ NAPADOW V,AHN A,LONGHURST J,et al. The status
and future of acupuncture mechanism research［J］. J Al-
tern Complement Med,2008,14(7):861-869.

［9］ ZHAO Z Q. Neural mechanism underlying acupuncture
analgesia［J］. Prog Neurobiol,2008,85(4):355-375.

［10］ LI A H,ZHANG J M,XIE Y K. Human acupuncture
points mapped in rats are associated with excitable mus-
cle/skin-nerve complexes with enriched nerve endings
［J］. Brain Res,2004,1012(1/2):154-159.

［11］ MANNI L,ALBANESI M,GUARAGNA M,et al. Neuro-
trophins and acupuncture［J］. Auton Neurosci,2010,157
(1/2):9-17.

［12］ KIM Y R,KIM H N,AHN S M,et al. Electroacupuncture
promotes post-stroke functional recovery via enhancing
endogenous neurogenesis in mouse focal cerebral ische-
mia［J］. PLoS One,2014,9(2):e90000.

［13］ HONG J,WU G,ZOU Y,et al. Electroacupuncture pro-
motes neurological functional recovery via the retinoic
acid signaling pathway in rats following cerebral ischemia-
reperfusion injury［J］. Int J Mol Med,2013,31(1):225-
231.

［14］ LIAO S L,LIN Y W,HSIEH C L. Neuronal regeneration
after electroacupuncture treatment in ischemia-reperfu-
sion-injured cerebral infarction rats［J］. Biomed Res Int,
2017,2017:3178014.

［15］ HUANG S,HUANG D,ZHAO J,et al. Electroacupunc-
ture promotes axonal regeneration in rats with focal cere-
bral ischemia through the downregulation of Nogo-A/
NgR/RhoA/ROCK signaling［J］. Exp Ther Med,2017,
14(2):905-912.

［16］ CHEN W,SUN Y,LIU K,et al. Autophagy:a double-
edged sword for neuronal survival after cerebral ischemia
［J］. Neural Regen Res,2014,9(12):1210-1216.

［17］ CHEN C,CHEN W,NONG Z,et al. Hyperbaric oxygen
alleviated cognitive impairments in mice induced by re-
peated cerebral ischemia-reperfusion injury via inhibition
of autophagy［J］. Life Sci,2020,241:117170.

［18］ LIU W,SHANG G,YANG S,et al. Electroacupuncture
protects against ischemic stroke by reducing autophago-
some formation and inhibiting autophagy through the
mTORC1-ULK1 complex-Beclin1 pathway［J］. Int J Mol
Med,2016,37(2):309-318.

［19］ WANG B J,ZHENG W L,FENG N N,et al. The effects
of autophagy and PI3K/AKT/m-TOR signaling pathway
on the cell-cycle arrest of rats primary sertoli cells in-
duced by zearalenone［J］. Toxins(Basel),2018,10
(10):398.

［20］ BROUNS R,DE DEYN P. The complexity of neurobio-
logical processes in acute ischemic stroke［J］. Clin Neu-
rol Neurosurg,2009,111(6):483-495.

［21］ HAO M Q,XIE L J,LENG W,et al. Trim47 is a critical
regulator of cerebral ischemia-reperfusion injury through
regulating apoptosis and inflammation［J］. Biochem Bio-
phys Res Commun,2019,515(4):651-657.

［22］ FRICKER M,TOLKOVSKY A M,BORUTAITE V,et al.
Neuronal cell death［J］. Physiol Rev,2018,98(2):813-
880.

［23］ XING Y,ZHANG M,WANG M M,et al. The anti-apop-
tosis effect of single electroacupuncture treatment via
suppressing neuronal autophagy in the acute stage of is-
chemic stroke without infarct alleviation［J］. Front Cell
Neurosci,2021,15:633280.

［24］ XING Y,WANG M M,FENG Y S,et al. Possible in-
volvement of PTEN signaling pathway in the anti-apop-
totic effect of electroacupuncture following ischemic
stroke in rats［J］. Cell Mol Neurobiol,2018,38(8):
1453-1463.

［25］ CHEN A,LIN Z,LAN L,et al. Electroacupuncture at the
Quchi and Zusanli acupoints exerts neuroprotective role
in cerebral ischemia-reperfusion injured rats via activa-
tion of the PI3K Akt pathway［J］. Int J Mol Med,2012,
30(4):791-796.

［26］ XUE X,YOU Y,TAO J,et al. Electro-acupuncture at
points of Zusanli and Quchi exerts anti-apoptotic effect
through the modulation of PI3K/Akt signaling pathway
［J］. Neurosci Lett,2014,558:14-19.

［27］ LIN R,LIN Y,TAO J,et al. Electroacupuncture amelio-
rates learning and memory in rats with cerebral ischemia-
reperfusion injury by inhibiting oxidative stress and pro-
moting p-CREB expression in the hippocampus［J］. Mol
Med Rep,2015,12(5):6807-6814.

［28］ DEB P,SHARMA S,HASSAN K M. Pathophysiologic
mechanisms of acute ischemic stroke:an overview with

emphasis on therapeutic significance beyond thrombolysis[J]. Pathophysiology,2010,17(3):197-218.

[29] KIM Y R,AHN S M,PAK M E,et al. Potential benefits of mesenchymal stem cells and electroacupuncture on the trophic factors associated with neurogenesis in mice with ischemic stroke[J]. Sci Rep,2018,8(1):2044.

[30] ZHAO Y,CHEN S,YU W,et al. The effect of electro-acupuncture on endogenous EPCs and serum cytokines in cerebral ischemia-reperfusion rat[J]. Sheng Wu Yi Xue Gong Cheng Xue Za Zhi,2010,27(6):1322-1326.

[31] XIE C,GAO X,LUO Y,et al. Electroacupuncture modulates stromal cell-derived factor-1alpha expression and mobilization of bone marrow endothelial progenitor cells in focal cerebral ischemia/reperfusion model rats[J]. Brain Res,2016,1648(Pt A):119-126.

[32] DU Y,SHI L,LI J,et al. Angiogenesis and improved cerebral blood flow in the ischemic boundary area were detected after electroacupuncture treatment to rats with ischemic stroke[J]. Neurol Res,2011,33(1):101-107.

[33] CHI L,DU K,LIU D,et al. Electroacupuncture brain protection during ischemic stroke:a role for the parasympathetic nervous system[J]. J Cereb Blood Flow Metab,2018,38(3):479-491.

[34] QIU Y M,ZHANG C L,CHEN A Q,et al. Immune cells in the BBB disruption after acute ischemic stroke:targets for immune therapy? [J]. Front Immunol,2021,12:678744.

[35] HUANG Y,CHEN S,LUO Y,et al. Crosstalk between inflammation and the BBB in stroke[J]. Curr Neuropharmacol,2020,18(12):1227-1236.

[36] WANG Q,WANG F,LI X,et al. Electroacupuncture pretreatment attenuates cerebral ischemic injury through alpha7 nicotinic acetylcholine receptor-mediated inhibition of high-mobility group box 1 release in rats[J]. J Neuroinflammation,2012,9:24.

[37] ZHANG Y M,XU H,SUN H,et al. Electroacupuncture treatment improves neurological function associated with regulation of tight junction proteins in rats with cerebral ischemia reperfusion injury[J]. Evid Based Complement Alternat Med,2014,2014:989340.

[38] LIU W,WANG X,YANG S,et al. Electroacupunctre improves motor impairment via inhibition of microglia-mediated neuroinflammation in the sensorimotor cortex after ischemic stroke[J]. Life Sci,2016,151:313-322.

[39] WANG C,YANG F,LIU X,et al. Neurotrophic signaling factors in brain ischemia/reperfusion rats:differential modulation pattern between single-time and multiple

electroacupuncture stimulation[J]. Evid Based Complement Alternat Med,2014,2014:625050.

[40] CHEN L,XU A,YIN N,et al. Enhancement of immune cytokines and splenic CD4+ T cells by electroacupuncture at ST36 acupoint of SD rats[J]. PLoS One,2017,12(4):e0175568.

[41] LO E H,DALKARA T,MOSKOWITZ M A. Mechanisms,challenges and opportunities in stroke[J]. Nat Rev Neurosci,2003,4(5):399-415.

[42] XU Y,GAO L,SHI L,et al. Effect of electroacupuncture intervention on expression of vascular PKC in the ischemic cerebral tissue in rats with cerebral infarction[J]. Zhen Ci Yan Jiu,2012,37(3):218-223.

[43] WANG Y,SHEN Y,LIN H P,et al. Large-conductance Ca(2+)-activated K(+) channel involvement in suppression of cerebral ischemia/reperfusion injury after electroacupuncture at Shuigou(GV26) acupoint in rats[J]. Neural Regen Res,2016,11(6):957-962.

[44] KIM J H,CHOI K H,JANG Y J,et al. Electroacupuncture acutely improves cerebral blood flow and attenuates moderate ischemic injury via an endothelial mechanism in mice[J]. PLoS One,2013,8(2):e56736.

[45] LIU Z,CHEN X,GAO Y,et al. Involvement of GluR2 up-regulation in neuroprotection by electroacupuncture pretreatment via cannabinoid CB1 receptor in mice[J]. Sci Rep,2015,5:9490.

[46] NOH K,YOKOTAOKOTA H,MASHIKOASHIKO T,et al. Blockade of calcium-permeable AMPA receptors protects hippocampal neurons against global ischemia-induced death[J]. Proc Natl Acad Sci U S A,2005,102(34):12230-12235.

[47] ARONICA E M,GORTER J A,GROOMS S,et al. Aurintricarboxylic acid prevents GLUR2 mRNA down-regulation and delayed neurodegeneration in hippocampal CA1 neurons of gerbil after global ischemia[J]. Proc Natl Acad Sci USA,1998,95(12):7115-7120.

[48] PIOMELLI D. The molecular logic of endocannabinoid signalling[J]. Nat Rev Neurosci,2003,4(11):873-884.

[49] YANG C,LIU J,WANG J,et al. Activation of astroglial CB1R mediates cerebral ischemic tolerance induced by electroacupuncture[J]. J Cereb Blood Flow Metab,2021,41(9):2295-2310.

[50] LIU W,WU J,HUANG J,et al. Electroacupuncture regulates hippocampal synaptic plasticity via miR-134-Mediated LIMK1 function in rats with ischemic stroke[J]. Neural Plast,2017,2017:9545646.

10 胞外体对缺血性脑卒中的作用及应用研究新进展

胞外体（exosome）最初被认为是处理细胞不需要的成分的一种方式。然而，随后的研究表明，胞外体在细胞内起着通信介质的作用，在细胞间传递特定的核酸、蛋白质和脂质，在维持蛋白质和脂质稳态方面起着重要的作用。近年来，越来越多的研究表明，胞外体对细胞信号传送、细胞间通信、发育和繁殖、免疫和病毒复制等都有显著作用。

缺血性脑卒中是一种发病率、死亡率和致残率都很高的疾病，这给全球公共卫生带来了巨大负担。脑缺血通常是由于颅内动脉狭窄和脑动脉栓塞导致大脑供血和供氧不足引起的，即使恢复血液供应也可能导致继发性损伤和神经系统功能障碍。作为一种能够穿透血脑屏障的自分泌物质，胞外体可以从血液循环进入大脑从而在脑缺血损伤及修复过程中起到重要作用。本文综述了胞外体在脑缺血中的生物学作用，重点阐述胞外体中的核酸物质，以及胞外体在脑缺血治疗中的修饰作用和靶向效应。

一、胞外体的来源和组成

胞外体主要来源于细胞内溶酶体微粒形成的内腔小泡（intraluminal vesicle，ILV）。胞外体由多囊泡内体（multivesicular endosome，MVE）融合分泌，并从细胞膜上脱落，直径为 30~150nm。几乎所有神经系统细胞均可分泌胞外体，包括神经干细胞/祖细胞、神经元、星形胶质细胞、小胶质细胞和少突胶质细胞等。胞外体存在于所有生物体液中，如脑脊液、唾液、尿液和血液。胞外体由细胞膜内吞途径形成：细胞膜内陷，形成内体（endosome），再形成晚期内吞体（late endosome），最后晚期内吞体再与细胞膜融合后分泌到细胞外成为胞外体。

胞外体由脂质双层膜结构组成，携带功能性内容物，包括 RNA（mRNA、microRNA 和其他非编码 RNA）、DNA、蛋白质、聚糖、脂质、代谢物等。胞外体中包含的蛋白质是一系列与膜相关的高阶寡聚蛋白质复合物，如四肽和整合素（CD63、CD9、CD81 和 CD82）、鸟苷三磷酸酶（GTPase）、膜联蛋白等。这些蛋白质可作为蛋白质生物标志物用于胞外体识别，并与细胞靶向和黏附作用、膜融合和晚期内吞体的

生物发生密切相关。脂质，包括胆固醇（cholesterol，CH）、鞘磷脂（sphingomyelin，SM）、鞘糖脂（glycosphingolipid）和磷脂酰丝氨酸（phosphatidylserine，PS），在胞外体膜中发挥结构作用，并与胞外体的形成和释放密切相关。胞外体中的核酸在疾病的发生和发展中起着至关重要的作用，其中 RNA（miRNA、circRNA 和 lncRNA 等）已被广泛研究。Valadi 等于 2007 年首次发现，mRNA 和 miRNA 可以由胞外体携带，然后循环到相邻或远处的细胞，这证实了胞外体中存在核酸。小分子非编码 RNA 通过与靶 mRNA 的 3′末端非翻译区或可读框（open reading frame，ORF）区结合来介导转录后基因调控。此外，胞外体中的 miRNA 可以使细胞中靶基因的表达水平发生特征性变化。环状 RNA（circRNA）是一种不含 5′端帽和 3′-聚腺苷（poly A）尾的非编码 RNA 分子，具有共价闭环结构，由核内反剪接外显子形成。在转移到细胞质后，circRNA 可以参与基因表达的调节，并在调节细胞核中的基因表达中发挥作用。长非编码 RNA（long noncoding RNA，lncRNA）是长度超过 200 个核苷酸的非编码 RNA，不具备编码蛋白质的能力。lncRNA 通常通过对 miRNA 的吸附参与转录后调控和通过染色质修饰参与转录调控。供体细胞（如耐药或化学敏感细胞）分泌的胞外体也可以转移 lncRNA，从而影响受体细胞的生化反应。

二、胞外体及其内容物在脑缺血中的作用

过去十年研究表明，含有 miRNA、circRNA 和 lncRNA 的胞外体在脑缺血的病理过程中起着关键的细胞间通信功能。不仅大脑中多种细胞分泌的胞外体，而且大脑外其他间充质干细胞分泌的胞外体也可能对脑缺血损伤有显著影响。

（一）胞外体 miRNA 在脑缺血中的作用

miRNA 是一类在胞外体 RNA 中含量最高的核酸物质（约占 41.72%），近年来对 miRNA 的研究也最为广泛。外源性 miRNA 能够作用于中枢神经系统的各种细胞。

1. 来自中枢神经系统细胞的胞外体 miRNA　小胶质

细胞是中枢神经系统（central nervous system，CNS）的常驻免疫细胞。研究表明，M2 小胶质细胞产生的胞外体在体内和体外都能够被神经元摄取和吸收。氧糖剥夺（oxygen-glucose deprivation，OGD）后胞外体及其下游靶目标泛素特异性蛋白酶（ubiquitin-specific，protease，USP）14 中的 miR-124 可以减少神经元凋亡和梗死体积，缓解神经行为缺损，促进神经元存活。白细胞介素-4（Interleukin-4，IL-4）极化的小胶质细胞通过分泌含有 miR-26a 的胞外体，在体外和体内促进内皮细胞形成血管。miR-137 在 BV2 细胞分泌的胞外体中上调，并直接靶向 NOTCH1 基因，参与 BV2 细胞分泌的胞外体介导的神经保护作用，以减轻脑缺血再灌注损伤。

星形胶质细胞分泌的胞外体中的 miR-34c 可通过靶向 Toll 样受体 7（TLR7）下调 NF-κB/MAPK 信号通路，促进 N2a 细胞增殖并抑制凋亡，进而减轻缺血再灌注引起的神经元损伤。此外，星形胶质细胞释放的胞外体中的 miR-92b-3p 水平增加显示出神经保护作用，如减少 OGD 诱导的神经元死亡和凋亡。星形胶质细胞的胞外体携带的 miR-17-5p，能够通过抑制 BNIP-2 表达在新生大鼠缺氧缺血性脑损伤（hypoxic-ischemic brain damage，HIBD）中发挥保护作用。来自神经元和皮质神经元胞外体的 miR-181c-3p 通过下调 CXC 趋化因子配体 1（CXCL1）抑制星形胶质细胞的神经炎症，从而改善缺血性脑卒中后的神经元损伤。电针（EA）可上调缺血纹状体中 miR-146b 的表达，促进内源性神经干细胞分化为缺血周围纹状体中的神经元，并改善缺血性脑损伤。

周细胞是神经血管单位（neurovascular unit，NVU）的功能成分，可以维持血脑屏障（blood brain barrier，BBB）的正常生理功能，周细胞的收缩性也控制着流向中枢神经系统微血管的血流。周细胞在缺血性脑卒中的不同阶段发挥作用，稳定血脑屏障，促进 NVU 重塑，以改善脑卒中急性期和后期恢复期的缺血性损伤。内皮细胞和周细胞之间的合作可以通过胞外体的双向通信实现，这对维持微血管功能和稳定性至关重要。研究表明，周细胞培养基中 miR-149-5p 的过度表达通过靶向鞘氨醇-1-磷酸受体（sphingosine-1-phosphate receptor，S1PR）2 直接调节周细胞迁移和黏附连接表达，从而减少大脑中动脉阻塞（middle cerebral artery occlusion，MCAO）模型中的血脑屏障泄漏。尽管目前还没有关于周细胞分泌的胞外体中 miRNA 对脑缺血的治疗作用的具体研究，但它为未来的胞外体研究提供了一个有希望的方向。

总之，小胶质细胞、星形胶质细胞、神经元和周细胞可以分泌携带各种 miRNA 的胞外体，这些 miRNA 通过血管重塑、神经元分化和细胞增殖在脑缺血中发挥治疗作用。

2. 来源于外周细胞的胞外体 miRNA　来自间充质干细胞（mesenchymal stem cell，MSC）、内皮细胞和血浆血清的胞外体包裹不同的 miRNA，可通过血脑屏障到达缺血部位，调节脑缺血后的组织修复。MSC 来源的胞外体包括细胞因子、生长因子、信号脂质、mRNA 和调节性 mRNA 等。骨髓间充质干细胞衍生的胞外体中的 miR-17-92 簇可以改善神经功能，增强少突树突发生、神经发生和神经元树突可塑性。过表达 miR-133b 的骨髓间充质干细胞胞外体可增加脑卒中后的神经可塑性和功能恢复。表达 miR-223-3p 的骨髓间充质干细胞源性胞外体可以减少脑梗死面积，改善脑缺血再灌注期间的神经功能障碍。其机制是 miR-223-3p 抑制半胱氨酰白三烯受体 2（cysteinyl leukotriene receptor 2，CysLT2R），从而抑制小胶质细胞的 M1 极化和促炎因子的表达，并促进缺血海马和皮质中抗炎因子的分泌。脂肪干细胞（adipose derived stem cell，ASC）也是重要的分泌胞外体的干细胞，用于治疗脑缺血，与 MSC 一样，ASC 源性胞外体过度表达 miR-126 也会导致神经元细胞死亡减少和细胞增殖增加。来源于 ASC 的胞外体也在 miR-30d-5p 中高度表达，miR-30d-5p 可以通过抑制自噬和促进 M2 小胶质细胞/巨噬细胞的极化来减少梗死面积和防止脑损伤。ASC 分泌的胞外体也通过含有 miR-25-3p 来增强自噬通量，从而减少梗死面积并增加神经功能的恢复。此外，miR-21-3p/MAT2B 信号通路也是 ASC 的靶点，减少 miR-21-3p 可以改善血脑屏障通透性，抑制细胞凋亡，防止缺血性脑卒中。ASC 分泌的胞外体（ASC-Exos）也可以通过 miR-181b-5p/TRPM7 信号通路促进脑微血管内皮细胞（brain microvascular endothelial cell，BMEC）的迁移和氧糖剥夺（oxygen glucose deprivation，OGD）后的血管生成。研究表明，剔除组蛋白去甲基化酶 KDM6B 可以改善脑缺血并缩小梗死面积。KDM6B 被招募到骨形态发生蛋白（bone morphogenetic protein，BMP）2 的启动子中，BMP2 在缺血性损伤中高度表达，并可增加骨髓成纤维细胞（bone marrow fibroblast，BMF）的表达。ASC Exos 的 miR-22-3p 可通过抑制 KDM6B 介导的 BMP2/BMF 信号通路减轻脑缺血损伤。骨髓间充质干细胞源性胞外体（BMSC-Exos）中的 miR-29b-3p 可负性调节磷酸酶和张力蛋白同源物（phosphatase and tensin homolog，PTEN），激活 Akt 信号通路以促进血管生成并抑制神经元凋亡，从而改善脑缺血。骨髓间充质干细胞衍生的胞外体通过 miR-134 负性调节胞外体的胱天蛋白酶-8 依赖性凋亡途径来抑制少突胶质细胞凋亡，从而治疗脑卒中。缺血后，Cav-1 在神经元中的表达上调，导致 miR-1290 在人脐动脉内皮细胞（human umbilical artery endothelial cell，HUAEC）分泌的胞外体中高度富集，从而减少神经元凋亡以改善缺血。此外，在血浆和血清中也发现了胞外体 miRNA，但其分泌的细胞来源尚不清楚。这些胞外体可能由神经元或非神经元细胞分泌，可以提高附近或远处摄取胞外体的神经元的缺血耐受性。远程缺血预处理（remote ischemic pre-conditioning，RIPC）血清胞外体中 miR-126 的表达增加，并通过下调神经细胞中的 DNA 甲基化酶（DNA methyltransferase，DNMT）3B 来考虑神经保护作用。缺血预处理后，血浆胞外体中的 miR-451a 增加，靶向 Rac1，导致 N2a 细胞存活率增加，脑损伤减少。

综上所述,多种中枢或外周细胞可以分泌胞外体,并携带不同的miRNA到脑缺血的病变部位。外源性miRNA通过促进细胞通信、调节神经系统的发育和再生、血管重塑和抑制神经炎症来改善脑缺血。

(二) 含有circRNA和lncRNA的胞外体在脑缺血中的作用

circRNA是具有共价闭合环结构的内源性非编码RNA,具有高度同源性,通常比线性RNA更稳定。2013年,首次提出circRNA在基因表达调控的转录后过程中发挥作用,参与靶基因的剪接和将基因翻译成蛋白质等。研究发现,circRNA可以稳定存在并积累在胞外体中,通过胞外体进入循环,到达脑缺血的病变部位。研究已经报道了circ-SHOC2在脑缺血预处理星形胶质细胞源性胞外体(IPAS EXOs)中的神经保护作用和机制。星形胶质细胞氧糖剥夺6小时后,来自缺血预处理星形胶质细胞培养基(IPAS-CM)预处理的胞外体中的circSHOC2显著上调,在动物实验中也观察到类似结果。circSHOC2通过抑制神经元凋亡和通过miR-7670-3p/SIRT1轴调节自噬来预防脑缺血损伤。

长链非编码RNA(lncRNA)是胞外体内容物中研究最少的新兴调控分子。由于长链,lncRNA的序列保守性通常很低,缺乏全面的lncRNA注释进一步阻碍了此类研究。研究表明,由人类脂肪干细胞(ASC)分泌的胞外体可以促进损伤部位的神经元再生和存活。重要的是,来自ASC胞外体的lncRNA-MALAT1招募了一种剪接因子,即富含丝氨酸精氨酸的剪接因子2(serine/arginine-rich splicing factor 2,SRSF2),以促进PKCδⅡ的选择性剪接,从而提高神经元存活率并防止缺血性损伤。这表明胞外体中的lncRNA也可能成为治疗脑卒中的潜在靶点,为脑卒中的治疗提供了一个新的方向。

三、胞外体在脑缺血中的可能机制

(一) 神经通信

由于胞外体是直径为30~150nm的脂质双分子层细胞外小泡,它们可以包裹内容物以穿过血脑屏障(BBB),在中枢神经系统和外周循环之间传播,在正常中枢神经系统功能维护和神经系统疾病治疗方面显示出巨大潜力。胞外体可以通过受体介导黏附在细胞膜上,然后被细胞内吞和内化。此外,胞外体膜也可以直接与靶细胞膜融合,然后胞外体内容物被释放到受体细胞中,从而实现细胞间通信。在神经系统中,胞外体作为一个重要的细胞间沟通桥梁,介导脑卒中后的神经再生和血管重塑。进入大脑的胞外体参与中间神经元和胶质细胞、感觉和运动神经元之间的信号交换,以促进神经元存活,但小胶质细胞介导的免疫反应增加了神经系统中细胞间相互作用的复杂性。首先,胞外体是神经间通信系统的重要组成部分。神经元胞外体的释放可由突触活动调节,而胞外体促进突触通信。胞外体可由成

熟的皮质神经元、海马神经元和树突分泌,其释放受兴奋性神经递质谷氨酸受体的调节,导致自发电活动增强。其次,胞外体及其miRNA是神经元和胶质细胞之间的重要通信途径。在中枢神经系统中,胞外体中的miRNA可以从小胶质细胞和星形胶质细胞以及从胶质细胞运输到神经元进行信号转导。此外,神经元和巨噬细胞之间的通信也可以通过胞外体实现。巨噬细胞吞噬神经元分泌的胞外体,并增加其中携带的miRNA的表达。因此,携带mRNA、miRNA或信号蛋白的胞外体可以从源细胞释放并被受体细胞吸收,以实现信息的多层次传输,这在神经系统的细胞间通信中至关重要。

(二) 神经发育和再生

脑卒中患者梗死周围区域的轴突减少,轴突生长和髓鞘形成是脑修复的一个关键方面,有助于脑卒中后神经功能缺损的自发改善。胞外体对中枢和外周神经系统的发育和再生有重要影响。来自各种神经细胞的胞外体可能调节中枢神经回路的发育和再生。成纤维细胞衍生的胞外体可以在CNS抑制蛋白上使神经轴突生长,并激活自分泌Wnt10/mTOR信号通路,从而恢复神经元的固有再生能力。髓鞘胶质细胞和小胶质细胞等胶质细胞利用胞外体调节神经干细胞的分化、髓鞘形成和缺血损伤后的修复。来自星形胶质细胞的胞外体对胶质细胞的发育、再生和修复非常重要。使用信号素3A(semaphorin 3A)抑制剂可以抑制脑卒中时星形胶质细胞的激活,以及星形胶质细胞源性胞外体中miR-30c-2-3p和miR-326-5p的表达。同时,经Sema3A抑制剂处理的缺血性星形胶质细胞分泌的胞外体进一步增加了前列腺素D2合酶的表达,并促进了轴突生长和功能恢复。神经轴突生长分析表明,小胶质细胞衍生的胞外体产生神经生长/分化因子(nervous growth/differentiation factor,nGDF),nGDF是转化生长因子β(transforming growth factor-β,TGF-β)的一个家族成员,具有显著的神经营养活性,有利于神经再生和恢复。在氧糖剥夺后,M2小胶质细胞衍生的胞外体可通过胞外体miR-124及其下游靶目标泛素特异性蛋白酶14(USP14)减少神经元凋亡并促进神经元存活。

除大脑中的神经细胞,其他外周细胞分泌的胞外体,如间充质干细胞衍生的胞外体(MSC-Exos),也可以促进中枢神经再生,改善脑缺血症状。过表达miR-126的脂肪干细胞源性胞外体(ASC-Exos)增强了神经发生和血管生成,同时抑制了小胶质细胞激活和炎性细胞因子表达。人脐带间充质干细胞衍生的胞外体(hUCMSC-Exos)对代谢障碍诱导的脑应激具有神经保护作用,其机制是增加中枢神经系统(CNS)中的脂联素水平,进而显著促进成年神经干细胞的分化,以促进神经再生。同时,MSC-Exos还可促进脑缺血后的神经轴突重塑、神经发生、血管生成,并增加突触形成和神经可塑性。骨髓间充质干细胞分泌的胞外体也增加了脑缺血大鼠同侧大脑半球miR-133b水平。富含胞外体的MSC显著增加了轴突分支的数量和总长度,并促进了背根

神经节神经元和皮质神经元的轴突生长。

在周围神经系统中,施万细胞(Schwann cell,SC)是维持内部稳态和促进周围神经损伤后再生的关键细胞。神经损伤后,胞外体分泌的 miRNA 可促进 SC 增殖和轴突髓鞘形成,SC 分泌的胞外体可被邻近的感觉神经元吸收,以刺激轴突生长和再生。例如,在修复受损轴突时,胞外体携带的 rRNA 和 mRNA 可用于合成蛋白质。SC 衍生的胞外体在体外显著促进轴突再生,在体内促进坐骨神经损伤后的再生。同时,在轴突末端也观察到 SC 衍生的胞外体介导的 miRNA,可以促进轴突的生长协调。此外,由巨噬细胞分泌的胞外体携带的 miRNA 可以增加神经髓鞘形成并促进周围神经再生。巨噬细胞来源的胞外体含有促进体内外神经再生的 miRNA,而含有 miR-223 的胞外体对神经再生有很大影响。

综上所述,各种神经细胞或外周细胞分泌的胞外体可以调节中枢神经系统的发育和再生,有助于脑缺血和某些神经退行性变性疾病后神经功能的恢复。

(三)神经血管单位重塑

微血管内皮细胞、胶质细胞、周细胞、神经元之间的紧密联系以及相关的血脑屏障构成了神经血管单位(NVU)。NVU 的重塑潜能是脑卒中的重要治疗靶点。胞外体,尤其是其功能成分,如 miRNA,通过 NVU 重塑和血管再生在缺血性脑卒中的发展和恢复中发挥重要作用。骨髓间充质干细胞分泌的胞外体可能通过核因子-κB(NF-κB)信号通路促进脑内内源性血管生成和神经发生。在脑卒中的亚急性期,小鼠骨髓间充质干细胞分泌的胞外体可以减轻脑缺血后的神经元损伤,促进神经发生和血管生成。神经元分泌的胞外体将 miR-132 转移到内皮细胞(endothelial cell,EC)以调节脑血管完整性并改善脑缺血损伤后的功能修复。IL-4 诱导小胶质细胞极化,从而增加小胶质细胞衍生的胞外体中的 miR-26a,导致缺血脑中血管生成素和血管形成的表达增加。因此,MSC、神经元或胶质细胞分泌的胞外体是神经血管单位重塑和血管再生的重要介质。

(四)神经内稳态

胞外体在维持神经系统内稳态方面也发挥着重要作用,包括神经元的营养支持、废物消除、突触可塑性和髓鞘的维持。研究表明,M2 小胶质细胞通过胞外体 miR-124 及其下游靶点 USP14 介导的细胞间相互作用或营养因子的间接分泌,在缺血性发作后发挥神经保护作用并促进神经内稳态。脑卒中或其他皮质损伤后的功能恢复与神经回路重组有关。骨髓间充质干细胞衍生的细胞外小泡(MSC-EV)可以调节营养信号,增强病灶周围运动和运动前皮质的可塑性,并维持神经内稳态。脑内胞外体也与溶酶体功能有关。脑内胞外体的减少可降低细胞从内小体系统中清除物质并抑制废物清除的能力,而分泌非典型胞外体以清除溶酶体废物可对抗溶酶体功能障碍。少突胶质细胞衍生的胞外体被神经元内化,有助于神经元的完整性和活性。反过来,神经元分泌胞外体来控制与少突胶质细胞和髓鞘

细胞的通信,这些细胞调节神经元发育、髓鞘维持和神经再生中的突触功能。大鼠脑缺血后,注射富含骨髓间充质干细胞分泌的 miR-17-92 簇的胞外体可促进轴突、树突、突触和髓鞘重塑,恢复神经可塑性和功能,维持神经系统内环境稳定。

四、靶向和修饰胞外体用于脑缺血的预防和治疗

由于胞外体的粒径很小,可以作为药物载体通过血脑屏障到达脑内病变部位。胞外体具有多种特征,包括生物降解性、低免疫原性和封装内源性生物活性分子的能力。因此,经过修饰后,胞外体可以靶向病变,输送药物或核酸物质,改善膜融合和生物安全性,为脑卒中治疗提供了一种新的载体和运输工具。胞外体的靶向性可以通过融合相关的靶向蛋白质或肽来实现。例如,将狂犬病毒糖蛋白(rabies virus glycoprotein,RVG)融合到胞外体蛋白溶酶体相关膜糖蛋白 2b(lysosome associated membrane protein 2b,Lamp2b)中可以有效地将 miR-124 发送到梗死部位。因此,胞外体可以促进皮质神经祖细胞获得神经元身份,修复皮质神经,以防止缺血性损伤,并最大限度地发挥 miR-124 在脑卒中治疗中的作用。RVG 胞外体不仅可以携带 miRNA,还可以携带其他治疗基因药物,这些药物可以被靶向并输送到大脑,具有巨大的临床治疗潜力。含间充质干细胞(MSC)的氧化铁纳米颗粒(iron oxide nanoparticle,IONP)衍生的磁性细胞外纳米囊泡可以显著提高针对缺血性损伤的靶向性和治疗效果。

胞外体也可以作为载体,在修饰后运输生物活性物质。缺血再灌注后,高速泳动族蛋白 B1(high mobility group protein box 1,HMGB1)被释放到细胞外空间,导致随后的炎症反应。在大脑中动脉闭塞(MCAO)模型中,HMGB1 siRNA 通过电穿孔加载到 RVG Exo 中。静脉注射 RVG Exo 可通过降低 HMGB1、肿瘤坏死因子-α(TNF-α)和脑细胞凋亡,有效地缩小梗死范围。因此,含有 HMGB1 siRNA 的 RVG Exo 可用于治疗脑卒中。这些研究表明,胞外体是一种很好的生物载体,装载药物或 miRNA,直接或间接修饰胞外体在改善脑缺血损伤中发挥更大作用。

五、总结与展望

在脑缺血过程中,胞外体作为近年来的研究热点,其作用不容忽视。胞外体中的 miRNA、circRNA 和 lncRNA 在脑缺血中起着重要作用,包括抑制细胞凋亡、神经元修复、血管重塑和缩小梗死面积。胞外体作为一种通信物质,在介导细胞信号转导、细胞通信、神经系统生长修复、血管重塑和维持神经系统内环境稳定等方面发挥着重要作用。由于胞外体体积较小,可以穿过血脑屏障,此外,胞外体是人体分泌的低免疫原性物质,是很好的药物载体。胞外体也可

以被修饰成靶向脑缺血损伤部位或携带生物活性物质的运输载体。目前，在脑缺血胞外体的研究中仍存在一些问题有待解决。首先，尽管有许多方法可以纯化胞外体，但胞外体的纯度和质量、应用的方法和便捷性都需要改进和优化。因此，仍有必要继续寻找成熟高效的胞外体分离技术。其次，胞外体与靶细胞之间相互作用的确切途径或机制以及胞外体在脑缺血中的神经保护作用尚不清楚。再次，胞外体治疗脑缺血的研究大多在脑卒中动物模型中进行，缺乏长期和大规模的临床试验。因此，未来关于胞外体治疗脑缺血的研究趋向于研究胞外体治疗脑缺血的确切机制以及胞外体在药物包裹和修饰中的临床应用，以进一步减少卒中导致的死亡和残疾，改善患者预后和生活质量。

（白圆圆　董贝贝　于泳浩）

参 考 文 献

［1］ HU Y, ZHANG R, CHEN G. Exosome and secretion: action on？［J］. Adv Exp Med Biol, 2020, 1248: 455-483.

［2］ DIENER H C, HANKEY G J. Primary and secondary prevention of ischemic stroke and cerebral hemorrhage: JACC focus seminar［J］. J Am Coll Cardiol, 2020, 75 (15): 1804-1818.

［3］ OSPEL J M, HOLODINSKYJ K, GOYAL M. Management of acute ischemic stroke due to large-vessel occlusion: JACC focus seminar［J］. J Am Coll Cardiol, 2020, 75 (15): 1832-1843.

［4］ NOZOHOURI S, VAIDYA B, ABBRUSCATO T J. Exosomes in ischemic stroke［J］. Curr Pharm Des, 2020, 26 (42): 5533-5545.

［5］ HESSVIK N P, LLORENTE A. Current knowledge on exosome biogenesis and release［J］. Cell Mol Life Sci, 2018, 75 (2): 193-208.

［6］ YU Z, SHI M, STEWART T, et al. Reduced oligodendrocyte exosome secretion in multiple system atrophy involves SNARE dysfunction［J］. Brain, 2020, 143 (6): 1780-1797.

［7］ JEPPEASEN D K, FENIX A M, FRANKLIN J L, et al. Reassessment of exosome composition［J］. Cell, 2019, 177 (2): 428-445.

［8］ WEI Z, BATAGOV A O, SCHINELLI S, et al. Coding and noncoding landscape of extracellular RNA released by human glioma stem cells［J］. Nat Commun, 2017, 8 (1): 1145.

［9］ PEGTEL D M, GOULD S J. Exosomes［J］. Annu Rev Biochem, 2019, 88: 487-514.

［10］ SKOTLAND T, HESSVIK N P, SANDVIG K, et al. Exosomal lipid composition and the role of ether lipids and phosphoinositides in exosome biology［J］. J Lipid Res, 2019, 60 (1): 9-18.

［11］ VALADI H, EKSTROM K, BOSSIOS A, et al. Exosome-mediated transfer of mRNAs and microRNAs is a novel mechanism of genetic exchange between cells［J］. Nat Cell Biol, 2007, 9 (6): 654-659.

［12］ LI Z, HUANG C, BAO C, et al. Corrigendum: exon-intron circular RNAs regulate transcription in the nucleus［J］. Nat Struct Mol Biol, 2017, 24 (2): 194.

［13］ PEFANIS E, WANG J, ROTHSCHILD G, et al. RNA exosome-regulated long non-coding RNA transcription controls super-enhancer activity［J］. Cell, 2015, 161 (4): 774-789.

［14］ SONG Y, LI Z, HE T, et al. M2 microglia-derived exosomes protect the mouse brain from ischemia-reperfusion injury via exosomal miR-124［J］. Theranostics, 2019, 9 (10): 2910-2923.

［15］ ZHANG D, CAI G, LIU K, et al. Microglia exosomal miRNA-137 attenuates ischemic brain injury through targeting Notch1［J］. Aging (Albany NY), 2021, 13 (3): 4079-4095.

［16］ WU W, LIU J, YANG C, et al. Astrocyte-derived exosome-transported microRNA-34c is neuroprotective against cerebral ischemia/reperfusion injury via TLR7 and the NF-κB/MAPK pathways［J］. Brain Res Bull, 2020, 163: 84-94.

［17］ XU L, CAO H, XIE Y, et al. Exosome-shuttled miR-92b-3p from ischemic preconditioned astrocytes protects neurons against oxygen and glucose deprivation［J］. Brain Res, 2019, 1717: 66-73.

［18］ DU L, JIANG Y, SUN Y. Astrocyte-derived exosomes carry microRNA-17-5p to protect neonatal rats from hypoxic-ischemic brain damage via inhibiting BNIP-2 expression［J］. Neurotoxicology, 2021, 83: 28-39.

［19］ SONG H, ZHANG X, CHEN R, et al. Cortical neuron-derived exosomal microRNA-181c-3p inhibits neuroinflammation by downregulating CXCL1 in astrocytes of a rat model with ischemic brain injury［J］. Neuroimmunomodulation, 2019, 26 (5): 217-233.

［20］ ZHANG S, JIN T, WANG L, et al. Electro-acupuncture promotes the differentiation of endogenous neural stem cells via exosomal microRNA 146b after ischemic stroke［J］. Front Cell Neurosci, 2020, 14: 223.

［21］ YUAN K, SHAMSKHOU E A, ORCHOLSKI M E, et al. Loss of endothelium-derived Wnt5a is associated with reduced pericyte recruitment and small vessel loss in pulmonary arterial hypertension［J］. Circulation, 2019, 139 (14): 1710-1724.

［22］ WAN Y, JIN H J, ZHU Y Y, et al. MicroRNA-149-5p regulates blood-brain barrier permeability after transient middle cerebral artery occlusion in rats by targeting S1PR2 of pericytes[J]. FASEB J,2018,32(6):3133-3148.

[23] XIN H,KATAKOWSKI M,WANG F,et al. MicroRNA cluster miR-17-92 cluster in exosomes enhance neuroplasticity and functional recovery after stroke in rats[J]. Stroke,2017,48(3):747-753.

[24] ZHAO Y,GAN Y,XU G,et al. Exosomes from MSCs overexpressing microRNA-223-3p attenuate cerebral ischemia through inhibiting microglial M1 polarization mediated inflammation[J]. Life Sci,2020,260:118403.

[25] GENG W,TANG H,LUO S,et al. Exosomes from miRNA-126-modified ADSCs promotes functional recovery after stroke in rats by improving neurogenesis and suppressing microglia activation[J]. Am J Transl Res,2019,11(2):780-792.

[26] KUANG Y,ZHENG X,ZHANG L,et al. Adipose-derived mesenchymal stem cells reduce autophagy in stroke mice by extracellular vesicle transfer of miR-25[J]. J Extracell Vesicles,2020,10(1):e12024.

[27] ZHANG Y,LIU J,SU M,et al. Exosomal microRNA-22-3p alleviates cerebral ischemic injury by modulating KDM6B/BMP2/BMF axis[J]. Stem Cell Res Ther,2021,12(1):111.

[28] HOU K,LI G,ZHAO J,et al. Bone mesenchymal stem cell-derived exosomal microRNA-29b-3p prevents hypoxic-ischemic injury in rat brain by activating the PTEN-mediated Akt signaling pathway[J]. J Neuroinflammation,2020,17(1):46.

[29] CIU J,LIU N,CHANG Z,et al. Exosomal microRNA-126 from RIPC serum is involved in hypoxia tolerance in SH-SY5Y cells by downregulating DNMT3B[J]. Mol Ther Nucleic Acids,2020,20:649-660.

[30] LI H,LUO Y,LIU P,et al. Exosomes containing miR-451a is involved in the protective effect of cerebral ischemic preconditioning against cerebral ischemia and reperfusion injury[J]. CNS Neurosci Ther,2021,27(5):564-576.

[31] CHEN W,WANG H,FENG J,et al. Overexpression of circRNA circUCK2 attenuates cell apoptosis in cerebral ischemia-reperfusion injury via miR-125b-5p/GDF11 signaling[J]. Mol Ther Nucleic Acids,2020,22:673-683.

[32] El B G,PATEL R S,CARTER G,et al. MALAT1 in human adipose stem cells modulates survival and alternative splicing of PKC δ Ⅱ in HT22 cells[J]. Endocrinology,2017,158(1):183-195.

[33] SIMEOLI R,MONTAGUE K,JONES H R,et al. Exosomal cargo including microRNA regulates sensory neuron to macrophage communication after nerve trauma[J]. Nat Commun,2017,8(1):1778.

[34] NUTMA E,VAN GENT D,AMOR S,et al. Astrocyte and oligodendrocyte cross-talk in the central nervous system[J]. Cells,2020,9(3):600.

[35] RAFFO-ROMERO A,ARAB T,Al-Amri I S,et al. Medicinal leech CNS as a model for exosome studies in the crosstalk between microglia and neurons[J]. Int J Mol Sci,2018,19(12):4124.

[36] GAUTIER E F,DUCAMP S,LEDUE M,et al. Comprehensive proteomic analysis of human erythropoiesis[J]. Cell Rep,2016,16(5):1470-1484.

[37] TIAN Y,ZHU P,LIU S,et al. IL-4-polarized BV2 microglia cells promote angiogenesis by secreting exosomes[J]. Adv Clin Exp Med,2019,28(4):421-430.

[38] KIM H Y,KIM T J,KANG L,et al. Mesenchymal stem cell-derived magnetic extracellular nanovesicles for targeting and treatment of ischemic stroke[J]. Biomaterials,2020,243:119942.

11 调节性T细胞在糖尿病卒中方向的研究现状

一、糖尿病卒中概述

脑卒中是我国目前致死、致残的主要疾病,可分为缺血性脑卒中及出血性脑卒中。其中出血性脑卒中发病率相对较低,且首要治疗措施为止血、降低颅内压,治疗领域不够宽泛,故现阶段脑血管病变的治疗多集中于发病率较高且危害更重的缺血性脑卒中。目前,缺血性脑卒中患者的临床治疗方案中,首要任务为溶栓及血管内取栓,但继发再灌注损伤可造成患者长期预后不良,甚至死亡,为社会、家庭带来巨大经济负担。由此可见,卒中已成为"社会-医学-心理"模式中的关键问题。糖尿病(diabetes mellitus, DM)是卒中的独立危险因素之一,可显著增加卒中患者死亡率,并加重不良预后。然而,糖尿病加重脑卒中的机制目前尚不明确,如何寻求有效治疗靶点并探寻潜在治疗措施,仍是目前亟待解决的难题。

二、糖尿病卒中的主要病理变化

(一) 病理性高血糖

糖尿病患者多合并有其他疾病,且极易导致罹患疾病快速进展。多项研究表明,病理性高血糖不仅是糖尿病诊断依据的重要环节,也可能是糖尿病卒中患者不良预后的关键。然而,最新数据显示,控制血糖并不能有效降低患者罹患缺血性卒中的风险,而病理性高血糖也并非导致患者长期神经功能障碍加重的原因。由此可见,寻求除降糖外的干预措施,已成为丰富糖尿病卒中围手术期指南的重要环节。

(二) 免疫与炎症变化

免疫应答、免疫内环境紊乱与长期慢性炎症是糖尿病的重要病理改变。糖尿病患者体内炎症反应激活,一方面可显著改善免疫应答,促进免疫平衡;另一方面,若过度激活则进一步促进炎症进展,导致免疫失衡。与此同时,卒中患者体内同样存在炎症增强及免疫系统紊乱等变化,那么免疫及炎症变化是否是糖尿病加重卒中病理进展的主要诱因,进行炎症干预能否成为突破糖尿病卒中研究桎梏的关键,有待进一步探讨。

多项研究表明,抑制炎症反应在一定程度上能够改善糖尿病卒中预后。Hong P 等研究表明,抑制细胞焦亡通路,进一步缓解炎症暴发,能够有效改善糖尿病卒中后炎症引发的不良结局;Abdul Y 等及 Venkat P 等从炎症信号通路角度进行探索,同样证实了抑制 TLR4 等炎症通路在糖尿病卒中方面的治疗效果显著。但是上述治疗途径仍存在局限性,无法达到血糖调节以及显著改善生存的作用。另外,多种免疫细胞疗法也被证实在糖尿病以及卒中进展中的治疗作用,如调节性 T 细胞(regulatory T cell, Treg)等。然而,Maj T 等的研究表明,凋亡的 Treg 具备更显著的免疫抑制作用,该特征导致外源性 Treg 干预效果大幅波动,导致治疗效果的不确定性。由此可见,寻求更为稳定的内源性免疫细胞调控途径尤为重要。与此同时,Treg 改善糖尿病卒中的机制仍不明确,糖尿病可导致全脑范围的病理改变,然而,目前大多研究均集中于 Treg 对缺血脑半球的调控效果,缺乏 Treg 在糖尿病卒中后全脑范围的探索。因此,从免疫及炎症调控角度综合探索内源性扩增 Treg 在双侧半球的效应,将进一步完善并推进糖尿病卒中的相关机制研究。笔者目前的研究结果进一步证实了这一假说的可行性。

三、Treg 的治疗潜力

Treg 在维持免疫耐受及内环境稳态中发挥重要作用。根据 Treg 的发育位置,可将其分为天然 Treg(胸腺 Treg)与外周诱导 Treg。天然 Treg 在胸腺中生成,参与免疫耐受功能的维持;外周诱导 Treg 则是由传统 Treg 通过 TGF-β 刺激体外 T 细胞受体(T cell receptor, TCR)转化生成。Treg 缺失或 *Foxp3* 基因突变可诱发人类及小鼠自身免疫和其他免疫相关疾病,相应地,耗竭 Treg 可引发抗肿瘤免疫反应。上文中说明,Treg 扩增很可能成为糖尿病卒中治疗的有效手段,但是外源性细胞输注并不是最佳选择。那么内源性扩增途径能否达到理想效果?研究表明,外源性刺激 TCR

可诱导 Foxp3⁺T 细胞生成,但其在效应上缺乏免疫抑制等功能,仅可发挥产生炎性细胞因子的作用。与此同时,部分细胞因子可诱导具备免疫抑制功能的 Treg,但其在体内的作用及稳定性尚不清楚。由此可见,Treg 治疗途径的选择必须从转化医学方面仔细甄选。

(一)Treg 在糖尿病中的研究

1. Treg 在 1 型糖尿病中的研究　糖尿病可分为 1 型糖尿病和 2 型糖尿病,1 型糖尿病主要表现为胰岛 β 细胞破坏及胰岛素分泌绝对不足。研究表明,1 型糖尿病患者存在 Foxp3⁺ Treg 的适应性和功能变化,而 1 型糖尿病易感基因筛查中,也进一步证实了 Treg 与 1 型糖尿病之间存在密切关联。Kukreja A 等研究发现,与健康人群相比,1 型糖尿病患者存在 Foxp3⁺ Treg 水平显著下降。此后,又有学者认为,1 型糖尿病患者体内 Treg 更多表现为亚型或频率的改变。Okubo 等研究证实,1 型糖尿病患者激活 Foxp3⁺ Treg 的频率显著低于非糖尿病患者群。此外,多项研究发现 1 型糖尿病患者存在 Foxp3⁺ Treg 功能的变化。Lindley 等报道,1 型糖尿病患者体内 Treg 对于自体效应 T 细胞的增殖、调控功能发生变化,主要表现为调控作用减低。由此可见,Treg 很可能是 1 型糖尿病治疗的有效靶点。目前,体外培养高纯度 Foxp3⁺ Treg 并进行多克隆刺激后用于 1 型糖尿病患者的临床试验表明,该途径存在较大的个体差异性,且作用不够温和、稳定。低剂量 IL-2 扩增 Treg 被用于多种免疫相关疾病的治疗,但 Long SA 等在后续研究中发现该方法仍存在 Treg 频率增加但 β 细胞功能短暂下降等弊端。总而言之,相较于外源性干预途径,有效的内源性扩增 Treg 途径仍旧更具优势。

2. Treg 在 2 型糖尿病中的研究　2 型糖尿病的典型病理表现为胰岛素抵抗及 β 细胞功能障碍,且伴有肥胖的 2 型糖尿病患者多存在显著免疫功能失调。Yang H 等的研究表明,先天免疫和适应性免疫对 2 型糖尿病患者疾病进展尤为重要。由此可见,可以从多种免疫调控模型方向探索 2 型糖尿病。作为表征免疫平衡的重要指标,Treg 以及辅助性 T 细胞 17(T helper cell 17,Th17)失衡是 2 型糖尿病进展的关键因素。不同于 Th17,Treg 可通过抑制组织中炎症和免疫减缓 2 型糖尿病进展。啮齿动物研究表明,长期喂食高脂饲料(high fat diet,HFD)后,内脏脂肪组织炎症水平增加,伴 Treg 显著减少,而扩增内脏脂肪组织中 Treg 可显著降低 HFD 诱导的代谢紊乱及病理表征。与此同时,2 型糖尿病患者脂肪组织及外周血中同样存在 CD4⁺ Foxp3⁺ Treg 水平降低。由此可见,以 Treg 为核心的新型免疫细胞疗法将成为 2 型糖尿病患者临床治疗的新趋势。但是,2 型糖尿病患者 Treg 水平也存在极大的多变性,且 2 型糖尿病的病理机制更为复杂。De Furia 等研究发现,B 细胞的缺失可能通过降低炎症水平改善胰岛素抵抗,从而增加 Treg 占比,这为体液免疫与 Treg 共同研究提出要求。与此同时,巨噬细胞也可调节 Treg 水平,IL-21 同样是重要的 Treg 调节因子,提示在 Treg 与糖尿病的探索中要同时兼顾固有

免疫系统,笔者目前的研究同样证实 Treg 在糖尿病卒中模型中对固有免疫系统平衡具备调节作用。

(二)Treg 在缺血性脑卒中方面的研究

上文详细综述了 Treg 在糖尿病中的研究进展,下面就 Treg 在缺血性脑卒中方面的相关研究展开综述。神经炎症和免疫失衡是缺血性脑卒中的主要病理变化,血脑屏障(blood-brain barrier,BBB)破坏后,脑组织中出现大量免疫细胞迁移,导致外周及中枢神经系统(central nervous system,CNS)免疫功能变化,这种改变,很可能也是导致神经元损伤加重、BBB 通透性改变及脑水肿加重的关键因素。Liesz A 等研究发现,Treg 可发挥卒中后神经保护作用;Kleinschnitz C 等的研究表明,Foxp3⁺ Treg 输注可显著减小脑梗死体积;Zhang H 等应用 CD28 超激动剂内源性扩增 Treg,同样证实了 Treg 改善梗死体积的作用。但也有部分研究认为,Treg 并不会影响卒中转归,这归因于不同模型建模方式的差异。总之,Treg 在卒中保护中可发挥炎症调控作用。然而,Treg 在缺血性脑卒中的病理进展中存在显著两面性。Meng X 等的研究发现,缺血性脑卒中患者循环中 Treg 细胞水平显著下降;而 Yan J 等的观察结果恰好与之相反,其研究发现缺血性脑卒中发病后,患者血液 Treg 数量与健康对照组相比显著增多。后续研究证实,外周 Treg 减少与卒中转归及预后无显著相关性。由此可见,进一步探索 Treg 与卒中预后的关系仍十分必要。

此外,Pang X 等以梗死体积作为分组依据,进一步确定了梗死体积与 Treg 波动趋势之间的关系,但相关实验结果存在部分争议。随后,Stubbe T 等研究发现卒中后 Treg 被募集到脾脏、淋巴结以及缺血脑半球中,发挥改善脑缺血的作用。有趣的是,Kleinschnitz C 等研究发现缺血性脑卒中患者循环中 Treg 在减少后很快恢复到正常水平,另一项研究则表明缺血性脑卒中后 Treg 继续增加,且随后可在脑组织中检测到。总而言之,以上研究成果均进一步证实了 Treg 在脑组织与外周中存在差异性,同样,笔者最新的一项研究证实了 Treg 在卒中后全脑范围内存在空间差异性效果。

四、总结与展望

简而言之,Treg 在糖尿病中发挥了有效抗炎和调节免疫的作用,且在缺血脑半球中同样具有显著作用。但 Treg 在对侧脑半球以及全脑功能区的调控机制仍需深入探索。此外,Treg 细胞的作用存在"两面性",故而扩增 Treg 在糖尿病卒中后能否发挥促进作用仍需进一步观察,且 Treg 扩增途径存在内源性以及外源性优势的争议,对扩增剂的选择提出了要求。总而言之,仔细甄选安全、有效的内源性扩增 Treg 途径,并探索其对糖尿病卒中的作用,以及全脑范围内的机制研究与脑组织及外周的对照,都应成为未来糖尿病卒中研究的关键。

(李庭庭　李文志)

参 考 文 献

[1] GBD 2019 Stroke Collaborators. Global, regional, and national burden of stroke and its risk factors, 1990-2019: a systematic analysis for the Global Burden of Disease Study 2019[J]. Lancet Neurol, 2021, 20(10): 795-820.

[2] ROSSO C, BLANC R, LY J, et al. Impact of infarct location on functional outcome following endovascular therapy for stroke[J]. J Neurol Neurosurg Psychiatry, 2019, 90(3): 313-319.

[3] LO J W, CRAWFORD J D, SAMARAS K, et al. Association of prediabetes and type 2 diabetes with cognitive function after stroke: A STROKOG Collaboration Study [J]. Stroke, 2020, 51(6): 1640-1646.

[4] GBD 2017 Disease and Injury Incidence and Prevalence Collaborators. Global, regional, and national incidence, prevalence, and years lived with disability for 354 diseases and injuries for 195 countries and territories, 1990-2017: a systematic analysis for the Global Burden of Disease Study 2017[J]. Lancet, 2018, 392(10159): 1789-1858.

[5] LEVARD D, BUENDIA I, LANQUETIN A, et al. Filling the gaps on stroke research: focus on inflammation and immunity[J]. Brain Behav Immun, 2021, 91: 649-667.

[6] FITZGERALD K A, KAGAN J C. Toll-like receptors and the control of immunity[J]. Cell, 2020, 180(6): 1044-1066.

[7] ZARRIN A A, BAO K, LUPARDUS P, et al. Kinase inhibition in autoimmunity and inflammation[J]. Nat Rev Drug Discov, 2021, 20(1): 39-63.

[8] BLUESTONE J A, BUCKNER J H, HEROLD K C. Immunotherapy: building a bridge to a cure for type 1 diabetes [J]. Science, 2021, 373(6554): 510-516.

[9] GAROFALO S, COCOZZA G, PORZIA A, et al. Natural killer cells modulate motor neuron-immune cell cross talk in models of amyotrophic lateral sclerosis[J]. Nat Commun, 2020, 11(1): 1773.

[10] HONG P, GU R N, LI F X, et al. NLRP3 inflammasome as a potential treatment in ischemic stroke concomitant with diabetes[J]. J Neuroinflammation, 2019, 16(1): 121.

[11] HONG P, LI F X, GU R N, et al. Inhibition of NLRP3 inflammasome ameliorates cerebral ischemia-reperfusion injury in diabetic mice[J]. Neural Plast, 2018, 2018: 9163521.

[12] ABDUL Y, ABDELSAID M, LI W, et al. Inhibition of Toll-like receptor-4 (TLR-4) improves neurobehavioral outcomes after acute ischemic stroke in diabetic rats: possible role of vascular endothelial TLR-4[J]. Mol Neurobiol, 2019, 56(3): 1607-1617.

[13] VENKAT P, YAN T, CHOPP M, et al. Angiopoietin-1 mimetic peptide promotes neuroprotection after stroke in type 1 diabetic rats[J]. Cell Transplant, 2018, 27(12): 1744-1752.

[14] ITO M, KOMAI K, Mise-Omata S, et al. Brain regulatory T cells suppress astrogliosis and potentiate neurological recovery[J]. Nature, 2019, 565(7738): 246-250.

[15] SHI L, SUN Z, SU W, et al. Treg cell-derived osteopontin promotes microglia-mediated white matter repair after ischemic stroke[J]. Immunity, 2021, 54(7): 1527-1542.

[16] MAJ T, WANG W, CRESPO J, et al. Oxidative stress controls regulatory T cell apoptosis and suppressor activity and PD-L1-blockade resistance in tumor[J]. Nat Immunol, 2017, 18(12): 1332-1341.

[17] KIM J M, RASMUSSEN J P, RUDENSKY A Y. Regulatory T cells prevent catastrophic autoimmunity throughout the lifespan of mice[J]. Nat Immunol, 2007, 8(2): 191-197.

[18] ADEEGBE D O, NISHIKAWA H. Natural and induced T regulatory cells in cancer[J]. Front Immunol, 2013, 4: 190.

[19] CHEN W, JIN W, HARDEGEN N, et al. Conversion of peripheral CD4+CD25-naive T cells to CD4+CD25+ regulatory T cells by TGF-beta induction of transcription factor Foxp3[J]. J Exp Med, 2003, 198(12): 1875-1886.

[20] MUCIDA D, PARK Y, KIM G, et al. Reciprocal TH17 and regulatory T cell differentiation mediated by retinoic acid[J]. Science, 2007, 317(5835): 256-260.

[21] ATARASHI K, TANOUE T, OSHIMA K, et al. Treg induction by a rationally selected mixture of Clostridia strains from the human microbiota[J]. Nature, 2013, 500(7461): 232-236.

[22] HULL C M, PEAKMAN M, TREE T I M. Regulatory T cell dysfunction in type 1 diabetes: what's broken and how can we fix it? [J]. Diabetologia, 2017, 60(10): 1839-1850.

[23] TODD J A, WALKER N M, COOPER J D, et al. Robust associations of four new chromosome regions from genome-wide analyses of type 1 diabetes[J]. Nat Genet, 2007, 39(7): 857-864.

[24] KUKREJA A, COST G, MARKER J, et al. Multiple immuno-regulatory defects in type-1 diabetes[J]. J Clin Invest, 2002, 109(1): 131-140.

[25] OKUBO Y, TORREY H, BUTTERWORTH J, et al. Treg activation defect in type 1 diabetes: correction with TNFR2 agonism[J]. Clin Transl Immunology, 2016, 5(1):

e56.

[26] LINDLEY S,DAYAN C M,BISHOP A,et al. Defective suppressor function in CD4(+)CD25(+) T-cells from patients with type 1 diabetes[J]. Diabetes, 2005, 54(1):92-99.

[27] MAREK-TRZONKOWSKA N,MYSLIWIEC M,DOBYS-ZUK A,et al. Administration of CD4+CD25 high CD127- regulatory T cells preserves β-cell function in type 1 diabetes in children[J]. Diabetes Care,2012,35(9):1817-1820.

[28] MAREK-TRZONKOWSKA N,MYŚLIWIEC M,DOBYS-ZUK A,et al. Therapy of type 1 diabetes with CD4(+) CD25(high) CD127-regulatory T cells prolongs survival of pancreatic islets-results of one year follow-up[J]. Clin Immunol,2014,153(1):23-30.

[29] YU A,SNOWHITE I,VENDRAME F,et al. Selective IL-2 responsiveness of regulatory T cells through multiple intrinsic mechanisms supports the use of low-dose IL-2 therapy in type 1 diabetes[J]. Diabetes,2015,64(6):2172-2183.

[30] LONG S A,RIECK M,SANDA S,et al. Rapamycin/IL-2 combination therapy in patients with type 1 diabetes augments Tregs yet transiently impairs β-cell function[J]. Diabetes,2012,61(9):2340-2348.

[31] WILD S,ROGLIC G,GREEN A,et al. Global prevalence of diabetes:estimates for the year 2000 and projections for 2030[J]. Diabetes Care,2004,27(5):1047-1053.

[32] DONATH M Y,SHOELSON S E. Type 2 diabetes as an inflammatory disease[J]. Nat Rev Immunol, 2011, 11(2):98-107.

[33] WENTWORTH J M,FOURLANOS S,HARRISON L C. Reappraising the stereotypes of diabetes in the modern diabetogenic environment[J]. Nat Rev Endocrinol, 2009,5(9):483-489.

[34] YANG H, YOUM Y H, VANDANMAGSAR B, et al. Obesity increases the production of proinflammatory mediators from adipose tissue T cells and compromises TCR repertoire diversity:implications for systemic inflammation and insulin resistance[J]. J Immunol, 2010, 185(3):1836-1845.

[35] CIPOLLETTA D,KOLODIN D,BENOIST C,et al. Tissular T(regs):a unique population of adipose-tissue-resident Foxp3+CD4+ T cells that impacts organismal metabolism[J]. Semin Immunol,2011,23(6):431-437.

[36] PETTERSSON U S,WALDÉN T B,CARLSSON P O,et al. Female mice are protected against high-fat diet induced metabolic syndrome and increase the regulatory T cell population in adipose tissue[J]. PLoS One,2012,7

(9):e46057.

[37] GYLLENHAMMER L E,LAM J,ALDERETE T L,et al. Lower omental t-regulatory cell count is associated with higher fasting glucose and lower β-cell function in adults with obesity[J]. Obesity(Silver Spring),2016,24(6):1274-1282.

[38] ZENG C,SHI X,ZHANG B,et al. The imbalance of Th17/Th1/Tregs in patients with type 2 diabetes:relationship with metabolic factors and complications[J]. J Mol Med(Berl),2012,90(2):175-186.

[39] ZHANG C,XIAO C,WANG P,et al. The alteration of Th1/Th2/Th17/Treg paradigm in patients with type 2 diabetes mellitus:relationship with diabetic nephropathy[J]. Hum Immunol,2014,75(4):289-296.

[40] DEFURIA J, BELKINA A C, JAGANNATHAN-BOGDAN M,et al. B cells promote inflammation in obesity and type 2 diabetes through regulation of T-cell function and an inflammatory cytokine profile[J]. Proc Natl Acad Sci U S A,2013,110(13):5133-5138.

[41] DEIULIIS J,SHAH Z,SHAH N,et al. Visceral adipose inflammation in obesity is associated with critical alterations in tregulatory cell numbers[J]. PLoS One,2011,6(1):e16376.

[42] FABRIZI M,MARCHETTI V,MAVILIO M,et al. IL-21 is a major negative regulator of IRF4-dependent lipolysis affecting Tregs in adipose tissue and systemic insulin sensitivity[J]. Diabetes,2014,63(6):2086-2096.

[43] NAKAMURA K,SHICHITA T. Cellular and molecular mechanisms of sterile inflammation in ischaemic stroke[J]. J Biochem,2019,165(6):459-464.

[44] YILMAZ G,ARUMUGAM T V,STOKES K Y,et al. Role of T lymphocytes and interferon-gamma in ischemic stroke[J]. Circulation,2006,113(17):2105-2112.

[45] CHEN C,CHU S F,AI Q D,et al. CKLF1/CCR5 axis is involved in neutrophils migration of rats with transient cerebral ischemia[J]. Int Immunopharmacol,2020,85:106577.

[46] JIAN Z,LIU R,ZHU X,et al. The involvement and therapy target of immune cells after ischemic stroke[J]. Front Immunol,2019,10:2167.

[47] LIESZ A,SURI-PAYER E,VELTKAMP C,et al. Regulatory T cells are key cerebroprotective immunomodulators in acute experimental stroke[J]. Nat Med,2009,15(2):192-199.

[48] KLEINSCHNITZ C,KRAFT P,DREYKLUFT A,et al. Regulatory T cells are strong promoters of acute ischemic stroke in mice by inducing dysfunction of the cerebral microvasculature[J]. Blood,2013,121(4):679-691.

［49］ ZHANG H,XIA Y,YE Q,et al. Expansion of regulatory T cells with IL-2/IL-2 antibody complex protects against transient ischemic stroke［J］. J Neurosci,2018,38(47)：10168-10179.

［50］ LIESZ A,HAGMANN S,ZSCHOCHE C,et al. The spectrum of systemic immune alterations after murine focal ischemia：immunodepression versus immunomodulation ［J］. Stroke,2009,40(8)：2849-2858.

［51］ LIESZ A,RÜGER H,PURRUCKER J,et al. Stress mediators and immune dysfunction in patients with acute cerebrovascular diseases［J］. PLoS One,2013,8(9)：e74839.

［52］ ZHOU W,LIESZ A,BAUER H,et al. Postischemic brain infiltration of leukocyte subpopulations differs among murine permanent and transient focal cerebral ischemia models［J］. Brain Pathol,2013,23(1)：34-44.

［53］ MENG X,YANG J,DONG M,et al. Regulatory T cells in cardiovascular diseases［J］. Nat Rev Cardiol,2016,13(3)：167-179.

［54］ YAN J,READ S J,HENDERSON R D,et al. Frequency and function of regulatory T cells after ischaemic stroke in humans［J］. J Neuroimmunol,2012,243(1/2)：89-94.

［55］ URRA X,CERVERA A,VILLAMOR N,et al. Harms and benefits of lymphocyte subpopulations in patients with acute stroke［J］. Neuroscience,2009,158(3)：1174-1183.

［56］ PANG X,QIAN W. Changes in regulatory T-cell levels in acute cerebral ischemia［J］. J Neurol Surg A Cent Eur Neurosurg,2017,78(4)：374-379.

［57］ STUBBE T,EBNER F,RICHTER D,et al. Regulatory T cells accumulate and proliferate in the ischemic hemisphere for up to 30 days after MCAO［J］. J Cereb Blood Flow Metab,2013,33(1)：37-47.

［58］ LI P,GAN Y,SUN B L,et al. Adoptive regulatory T-cell therapy protects against cerebral ischemia［J］. Ann Neurol,2013,74(3)：458-471.

12 神经炎症中小胶质细胞代谢重编程的研究进展

脓毒症(sepsis)是由宿主对感染的反应失调引起的危及生命的器官功能障碍,2020 年发表于 *Lancet* 的一项调查显示,全球脓毒症患者数达 4 890 万,脓毒症相关死亡人数达 1 100 万,占全球总死亡人数的 19.7%。脓毒症相关性脑病(sepsis associated encephalopathy,SAE)是由脓毒症引起的弥漫性大脑功能障碍,在重症监护治疗病房(intensive care unit,ICU)中超过一半的脓毒症患者会发生 SAE,其症状从轻度谵妄到昏迷不等,是脓毒症患者较高的住院死亡率和预后不良的重要原因。目前认为,SAE 中的脑功能障碍是全身炎症反应综合征(systemic inflammatory response syndrome,SIRS)引起的全身代谢、炎症和血流动力学紊乱所造成的,而不是病原体直接感染中枢神经系统(central nervous system,CNS)。

作为中枢神经系统的主要免疫细胞,小胶质细胞占总细胞的 5%~10%,在神经炎症中发挥重要作用。研究表明在 SAE 中,小胶质细胞呈现高度激活状态,通过释放大量炎症介质、神经调质引起神经元功能障碍和认知记忆缺陷。小胶质细胞的活化过程中代谢重编程是其最显著的特征之一。当小胶质细胞受到炎症刺激时,细胞代谢会从稳态时以氧化磷酸化(oxidative phosphorylation,OXPHOS)为主的途径重编程为有氧糖酵解,与 OXPHOS 相比,尽管糖酵解的效率较低,但是它能迅速满足小胶质细胞的代谢需求,为其增殖、迁移、细胞因子分泌和吞噬作用提供能量。

现如今脓毒症研究常用的两种模型是脂多糖(lipopolysaccharide,LPS)注射模型和盲肠结扎穿孔(cecal ligation and puncture,CLP)模型,二者均能有效诱导动物短期和长期的行为记忆障碍。本篇综述中,笔者主要回顾了神经炎症中小胶质细胞的激活以及其表型的转变,讨论了代谢重编程调控小胶质细胞的激活过程和功能发挥,通过靶向调节小胶质细胞代谢可以有效缓解神经炎症,改善认知。

一、小胶质细胞活化表型和功能分群

小胶质细胞作为中枢神经系统中的组织驻留巨噬细胞,表达几种巨噬细胞相关标志物,并且显示出类似于巨噬细胞的功能极化状态。活化的小胶质细胞也可以分为 M1 和 M2 型。LPS、IFN-γ 可以刺激小胶质细胞转变为 M1 型,发挥促炎作用。M1 型小胶质细胞的标志物包括 MHC-Ⅱ、CD16、CD32、CD40、CD54、CD80、CD86、CCR7,可以产生 IL-1β、IL-6、TNF-α、CCL2、ROS、NO、谷氨酸等促炎细胞因子,诱导血脑屏障(blood brain barrier,BBB)破坏,进而引起神经元损伤和功能障碍。IL-4、IL-13 可以将小胶质细胞转变为 M2 型,发挥抗炎和组织修复作用。M2 型小胶质细胞表达 Arg-1、CD36、CD163、CD206、CD200R 等标志物,可以合成 IL-10、转化生长因子 β(transforming growth factor-β,TGF-β)、脑源性神经营养因子(brain-derived neurotrophic factor,BDNF)和胰岛素样生长因子-1(insulin-like growth factor,IGF-1)等,起抗炎作用,并有助于恢复中枢神经系统的稳态。同时 M2 型进一步可以分为 M2a、M2b、M2c,M2a 型小胶质细胞主要参与细胞再生和组织修复,而 M2b 和 M2c 型细胞则主要参与吞噬和清除组织碎片。

但无论是在发育过程中还是神经生物学功能上,小胶质细胞和巨噬细胞仍存在着较大的差别,使用 M1/M2 这种区分模式过于简化,且存在较大的局限性,不能真正反映小胶质细胞的反应状态。近年来细胞测序技术的发展为小胶质细胞分型提供了更多思路和证据。根据不同状态下小胶质细胞的转录特性把它分为增殖性区域相关小胶质细胞(proliferative-region-associated microglia,PAM)、退行性疾病相关小胶质细胞(degenerative disease-associated microglia,DAM)、损伤激活的小胶质细胞(injury-activated microglia,IAM)、高度活化的小胶质细胞(highly-activated microglia,HAM)等不同功能分群。在这些小胶质细胞亚群中,与代谢相关的基因都有不同程度的富集,例如 PAM 富集包括了氧化磷酸化、糖酵解和 β 氧化在内的所有基因,同时负责溶酶体酸化、脂质转运和代谢的基因也有上调;DAM 表达一系列与脂质代谢相关的基因,包括载脂蛋白 E(apolipoprotein E,ApoE)、脂蛋白脂肪酶(lipoprotein lipase,LPL)和髓系细胞触发受体 2(triggering receptor expressed on myeloid cells 2,TREM2)。这表明代谢重编程在小胶质细胞表型转换和功能分化中扮演重要角色。

二、SAE中小胶质细胞的激活途径

在正常情况下中枢神经系统中的小胶质细胞呈分支状形态，称为"稳态小胶质细胞"，其分支具有高度运动性，它们通过不断"扫描"周围环境并与周围神经元、星形胶质细胞、血管内皮细胞进行信息交换，时刻监视内环境的变化，维持大脑稳态。在神经炎症等条件刺激下，小胶质细胞从分支状激活为"变形虫"样，细胞体体积变大，分支缩短，呈吞噬和促炎功能高度激活状态，发挥神经保护或损伤作用（图12-1）。

（一）外周炎症信号

研究证明SAE中，在外周炎症开始4小时后血脑屏障（brain blood barrier，BBB）结构即发生破坏，BBB通透性增高，从而允许外周循环中的炎性细胞因子进入大脑，作用于中枢神经系统内的各种细胞，诱导小胶质细胞向促炎状态分化，笔者课题组也发现腹部手术创伤后24小时，外周血中炎症因子水平升高，降低小胶质细胞中miR-124的水平激活小胶质细胞。

（二）中枢炎症信号

在SAE开始期间，急性全身性炎症会迅速影响脑血管，在外周炎症早期脑血管内皮细胞就可以被激活。内皮细胞可以表达IL-1β、IL-6和TNF-α的受体，当外周相应的炎症因子与内皮细胞表面的受体结合后，可以激活内皮细胞中NF-κB通路，促进Tnf、Tnfaip3等炎症基因的表达，传递外周炎症信号，进一步刺激星形胶质细胞和小胶质细胞。同时内皮细胞也能通过Toll样受体（toll-like receptor，TLR）识别循环中的LPS，从而诱导NF-κB通路活化。

除此之外，BBB组成部分之一的星形胶质细胞也参与了小胶质细胞的激活。研究显示腹膜内注射LPS后4~24小时，海马中增加的细胞因子浓度主要由星形胶质细胞产生。其中活化的星形胶质细胞可以产生大量细胞因子，包括CC基序配体（CCL）、CXC基序配体（CXCL）、IL-6、粒细胞-巨噬细胞集落刺激因子（granulocyte-macrophage colony stimulating factor，GM-CSF）等，调节小胶质细胞迁移、活化、增殖。

（三）神经元信号

神经元的过度兴奋也会引起小胶质细胞激活，活化的神经元可以分泌基质金属蛋白酶9（matrix metalloproteinase 9，MMP9）、ATP和各种趋化因子（单核细胞趋化蛋白1、CX3CL1等），调节小胶质细胞的迁移、活化和神经毒性。小胶质细胞还表达包括离子型谷氨酸能受体（ionotropic

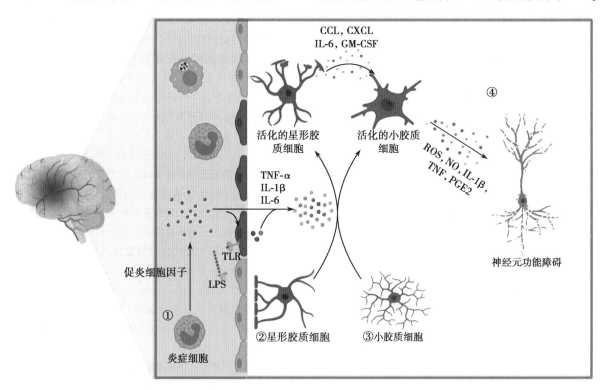

图12-1 SAE中小胶质细胞的激活途径及其神经毒性
①脓毒症期间，外周炎症细胞在病原体刺激下释放大量炎症因子，这些炎症因子和病原体成分（如LPS）可以通过血液循环作用于血脑屏障的内皮细胞，导致内皮细胞活化。②活化的内皮细胞可以产生大量炎症细胞因子，同时外周炎症刺激也会引起内皮细胞凋亡，导致血脑屏障破坏、通透性升高，外周炎症因子因而可以穿过血脑屏障进入脑内，引起星形胶质细胞和小胶质细胞活化。③稳态的小胶质细胞在炎症信号的作用下活化为M1型，释放大量炎症介质。同时活化的星形胶质细胞产生CCL、CXCL、IL-6、GM-CSF等细胞因子，参与调节小胶质细胞迁移、活化、增殖。④M1型小胶质细胞释放的ROS、NO以及各种细胞因子对邻近的神经元具有毒性，导致神经元功能障碍。

glutamate receptor,iGluR)和代谢型谷氨酸能受体(metabo-tropic glutamate receptor,mGLuR)、肾上腺素受体(adrenergic receptor,AR)、胆碱能受体(cholinergic receptor)、γ-氨基丁酸(γ-aminobutyric acid,GABA)B 型受体(GABA$_B$)、单胺类受体在内的多种神经递质受体,能够识别神经元释放的神经递质,进一步发挥神经保护或神经毒性作用。例如,刺激不同的谷氨酸能受体可以诱导稳态小胶质细胞向抗炎或促炎状态分化,其中激活 N-甲基-D-天冬氨酸受体(N methyl D aspartate receptor,NMDAR)和 I 型 mGLuR 可以增强小胶质细胞中神经营养因子的表达,从而在神经退行性变性疾病中发挥神经保护作用,而激活 II 型 mGLuR 可以导致小胶质细胞 TNF-α 表达水平增高,加剧神经炎症。笔者课题组

发现腹部手术创伤后小胶质细胞表达的肾上腺素受体激活介导了神经炎症反应。

三、代谢重编程调控小胶质细胞的激活

(一) 糖代谢

1. 糖酵解途径 生理情况下小胶质细胞和大多数细胞一样优先使用葡萄糖作为代谢底物,主要通过 OXPHOX 产生 ATP。在各种致病因素的刺激下,稳态小胶质细胞被激活,其形态、功能、代谢发生相应改变(图 12-2)。

炎症状态激活的小胶质细胞其能量代谢从 OXPHOX 转变为糖酵解,通过表达高水平的 GLUT1 加大对葡萄糖的

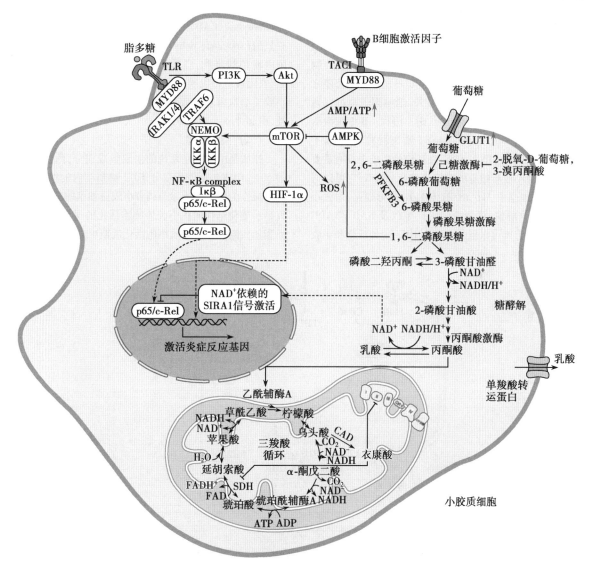

图 12-2 炎症状态下小胶质细胞代谢从 OXPHOX 转变为糖酵解
小胶质细胞可以识别病原体相关分子模式(如 LPS)和损伤相关分子模式(如 ATP)以及各种细胞炎症因子,包括 LPS、ATP、INFγ、BAFF 在内的一些炎症刺激可以引起小胶质细胞糖酵解增强促进炎症基因的转录,它们主要依赖 mTOR 的激活。LPS 可以上调线粒体内衣康酸的水平,抑制 SDH/复合体 II,导致 TCA 循环和电子传递链中断,共同抑制线粒体 OXPHOX。当使用 2-DG、3-BPA 抑制 HK2,或是沉默 GLUT1 抑制小胶质细胞的糖酵解时,果糖 1,6-二磷酸水平降低,AMP/ATP 的比值升高,对 AMPK 的抑制作用减弱,从而导致 AMPK 抑制 mTOR 信号通路,抑制炎症基因的转录。

摄取来满足高水平的葡萄糖需求。当阻断 GLUT1 时,小胶质细胞糖酵解和吞噬功能被抑制,代谢途径可以进一步重编程为 OXPHOX。当使用糖酵解抑制剂 2-脱氧-D-葡萄糖(deoxyglucose,2-DG)、3-溴丙酮酸(3-bromopyruvic acid,3-BPA),或者通过沉默 GLUT1 和己糖激酶(hexokinase,HK)2 抑制小胶质细胞的糖酵解时,小胶质细胞内 NF-κB 的转录活性会受到抑制,从而阻断由 LPS 诱导的小胶质细胞激活。这种抑制作用可能涉及 AMPK/mTOR/IKKβ 和 NAD$^+$/SIRT1/p65 信号通路。

哺乳动物雷帕霉素靶蛋白(mammalian target of rapamycin,mTOR)是一种丝氨酸/苏氨酸激酶,在细胞的物质代谢中发挥重要作用,靶向阻断 mTOR 信号通路可以调节小胶质细胞的活化使其从促炎的 M1 型转换为抗炎的 M2 型。研究发现 LPS 和 ATP 可通过小胶质细胞表面 TLR 和 ATP 受体 P2X7 激活 PI3K-mTOR 通路,增强小胶质细胞中的糖酵解和活性氧(reactive oxygen species,ROS)的产生,抑制 mTOR 的活性后小胶质细胞糖酵解和 ROS 的产生也都随之受到了抑制。除病原体和损伤信号外,细胞因子也可以通过 mTOR 信号调控小胶质细胞的代谢重编程。B 细胞激活因子(B-cell activating factor,BAFF)属于肿瘤坏死因子(tumor necrosis factor,TNF)家族,在适应性免疫中具有重要作用,而且其对小胶质细胞的调控也涉及 mTOR,它可以通过激活小胶质细胞中 Akt/mTOR/HIF-1α 信号通路,增强小胶质细胞有氧糖酵解,增加乳酸的产生以及 NAD$^+$/NADH 比例,使用雷帕霉素可以阻断 mTOR/HIF-1α 的活化和小胶质细胞的细胞代谢重编程。

2. 线粒体氧化磷酸化　线粒体在小胶质细胞的代谢重编程也发挥重要作用。LPS 刺激可以增强大脑中葡萄糖的使用和乳酸的生成,调控小胶质细胞的线粒体功能可以调节小胶质细胞对炎症的反应性,如细胞因子的释放、细胞形态改变等。单一的 LPS 刺激可以增加小胶质细胞的糖酵解速率同时也保留氧化磷酸化,而当 LPS 和 IFN-γ 联合作用时,小胶质细胞表现为糖酵解增强和氧化磷酸化受抑制,小胶质细胞内诱导型一氧化氮合酶(inducible nitric oxide synthase,iNOS)过度表达,产生的一氧化氮(nitric oxide,NO)可以抑制电子传递链中的复合物Ⅳ,导致电子传递链中断,产生大量氧化剂,此时的小胶质细胞表现出很强的神经毒性。LPS 刺激也会诱导顺乌头酸脱羧酶(cis-aconitate decarboxylase,CAD)的表达,催化衣康酸产生,抑制琥珀酸脱氢酶(succinate dehydrogenase,SDH/复合体Ⅱ),导致细胞内琥珀酸堆积,三羧酸(tricarboxylic acid,TCA)循环中断,衣康酸也可以通过拮抗 NO 代谢发挥神经保护作用,当小胶质细胞内衣康酸/NO 的比例失衡时会导致其神经毒性,引起神经元功能障碍。

(二)脂质代谢

脂质是中枢神经系统的主要组成成分,约占大脑干重的 50%,组成包括磷脂双分子层、髓鞘在内的结构,而且脂质还能作为信号分子参与调节小胶质细胞的炎症反应。研究显示葡萄糖代谢在小胶质细胞活化的早期起主要作用,而脂质代谢则在小胶质细胞活化后期更为重要(图 12-3)。

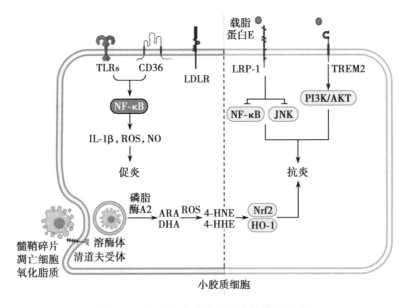

图 12-3　炎症状态小胶质细胞的脂质代谢
小胶质细胞通过表面的清道夫受体(如 CD36、LRP1)和脂蛋白受体(如 LDLR、VLDLR)识别和吞噬髓鞘碎片、脂蛋白、ApoE 等物质。CD36 介导小胶质细胞对髓鞘碎片的吞噬,同时 CD36 可以与 Toll 样受体结合,二者之间的协同作用可以激活下游 NF-κB 的炎症信号,促进炎症介质(如 IL-1β、ROS、NO)的产生。ApoE 可以与小胶质细胞表面的 LRP1、TREM2 结合,抑制小胶质细胞的活化,减轻神经炎症。小胶质细胞吞噬的脂质成分可以在 PLA2 的作用下水解释放出 ARA 和 DHA,ARA 和 DHA 可以被 ROS 氧化,分别产生 4-HNE 和 4-HHE,二者均可以激活 NRF2 抗氧化途径并增加 HO-1 表达发挥抗炎和抗氧化作用。

在以神经炎症为主要特征的多发性硬化症中，小胶质细胞可以通过脂肪酸转位酶（CD36），识别和吞噬细胞外的髓鞘碎片，在疾病早期，核转录因子红系 2 相关因子 2（nuclear factor-erythroid 2-related factor 2，NRF2）通过上调 CD36 的表达，抑制小胶质细胞转变为促炎状态，从而减轻神经炎症。CD36 在介导吞噬氧化磷脂、凋亡细胞的同时，可以与 Toll 样受体家族成员组成复合物，共同启动下游信号，CD36 对氧化低密度脂蛋白（oxidized low density lipoprotein，ox-LDL）和 β-淀粉样肽的识别可以促进 CD36-TLR4-TLR6 异源三聚体的形成，介导与 ox-LDL 和 β-淀粉样肽相关的炎症介质（如 IL-1β、ROS、NO）的释放。

在小胶质细胞吞噬髓鞘碎片后，通过酶依赖途径或非酶依赖途径对其进行代谢。髓鞘中富含多不饱和脂肪酸（polyunsaturated fatty acid，PUFA），其中花生四烯酸（arachidonic acid，ARA）和二十二碳六烯酸（docosahexenoic acid，DHA）可以通过磷脂酶 A2（phospholipase A2，PLA2）水解而释放，从而发挥代谢活性，它们也可以被细胞内的 ROS 氧化产生脂质过氧化物。例如 ARA 氧化产生 4-羟基-2-壬烯醛（4-hydroxy-2-nonenal，4-HNE），而 DHA 则产生 4-羟基-2-己烯醛（4-hydroxy-2-hexenal，4-HHE）。ω-3 PUFA 通过调节 NRF2 抗氧化途径和血红素加氧酶-1（heme oxygenase-1，HO-1）表达来调节大脑中的氧化-抗氧化平衡，DHA 及其脂质过氧化产物 4-HHE 被证明可以减轻 LPS 引起的 NO、ROS 和 p-cPLA2 表达上调，发挥抗氧化和抗炎作用。

载脂蛋白 E（ApoE）是一种糖基化蛋白，其主要功能是在循环系统和细胞间运输脂质，小胶质细胞可以通过低密度脂蛋白受体（low density lipoprotein receptor，LDLR）、极低密度脂蛋白受体（very low-density lipoprotein receptor，VLDLR）和 LDL 受体相关蛋白-1（LDL receptor related protein 1，LRP1）识别和吞噬 ApoE。研究证明 ApoE 的受体之一——LRP1 通过调节 JNK 和 NF-κB 信号通路来抑制小胶质细胞的活化，以及通过 Shc1-PI3K-Akt 信号通路促进小胶质细胞向抗炎表型转换。同时 ApoE 是近年来发现的 TREM2 新型高亲和力配体，ApoE 模拟肽可以激活 TREM2，通过活化 PI3K-Akt 信号通路，抑制脑出血后小胶质细胞的活化，减轻神经炎症和神经元凋亡。

脂蛋白脂肪酶（LPL）在脂质代谢中发挥重要作用，参与水解乳糜微粒和极低密度脂蛋白（VLDL）中的核心甘油三酯（triglyceride，TG），还可以与脂蛋白相互作用，促进脂蛋白的摄取。在脑中，LPL 在小胶质细胞中高表达，LPS 处理可以下调小胶质细胞 *Lpl* 基因的表达，敲除 *Lpl* 基因后，小胶质细胞中与抗炎相关的基因表达显著降低，导致脂质可利用性和底物代谢的改变，这都提示 LPL 在小胶质细胞表型转换过程中必不可少。

（三）氨基酸代谢

氨基酸是蛋白质的基本组成单位，其重要生理功能之一是参与蛋白质的合成。但是当糖代谢或脂质代谢不能满足细胞的能量需求时，细胞也会利用蛋白质作为自己的能量来源。当环境中缺乏葡萄糖时小胶质细胞可以利用谷氨酰胺进行能量代谢。

同型半胱氨酸（homocysteine，Hcy）是蛋氨酸代谢过程中产生的一种含硫氨基酸，Hcy 参与甲硫氨酸循环，参与机体的众多甲基化反应，Hcy 还可以通过转硫作用转变为半胱氨酸，从而发挥各种生理作用。低剂量的 Hcy 可以通过上调小胶质细胞还原型烟酰胺腺嘌呤二核苷酸磷酸（reduced nicotinamide adenine dinucleotide phosphate，NADPH）氧化酶活性，增强 ROS 的产生，促进胶质细胞增殖和活化发挥促炎作用。其中 JAK/STAT 通路和 p38 MAPK 通路在 Hcy 介导的小胶质细胞活化中发挥重要作用，降低脑中 Hcy 水平可以降低小胶质细胞的活化和促炎因子释放。

小胶质细胞还表达犬尿氨酸途径（kynurenine pathway，KP）中的所有酶，KP 是色氨酸（tryptophan，Trp）的主要降解途径，是免疫反应的主要调节机制之一。KP 的中间产物喹啉酸（quinolinic acid，QUIN）和 3-羟基犬尿氨酸（3-hydroxy-kynurenine，3-HK）具有神经毒性，可以引起神经元凋亡和神经退行性变，可以由活化的小胶质细胞和浸润的巨噬细胞产生。在炎症条件下，KP 会过表达 QUIN 和其他神经毒性或炎性分子，同时炎症介质如 IFN-γ、TNF-α、LPS 等也可以通过激活小胶质细胞中的吲哚胺 2,3-双加氧酶（indoleamine 2,3-dioxygenase，IDO）-1 来启动 KP。

四、靶向小胶质细胞代谢治疗 SAE

代谢重编程可以调控小胶质细胞的活化，如今一些药物可能已经用于调控小胶质细胞的代谢重编程。

吡格列酮和罗格列酮是过氧化物酶体增殖物激活受体（peroxisome proliferator-activated receptor，PPARγ）激动剂，可以保护脑中线粒体复合物 I 的活性，降低 LPS 诱导的脂质过氧化，减少小胶质细胞的活化以发挥抗氧化和抗炎作用。罗格列酮还可以逆转 LPL 缺乏的小胶质细胞中的脂滴积累。在抑郁、痴呆等其他疾病中 PPARγ 激动剂可以不同程度地调控小胶质细胞活化和神经炎症。

醛糖还原酶（aldose reductase，AR）是一种多元醇途径的限速酶，可将葡萄糖还原为山梨糖醇，已被证明是脓毒症、溃疡性结肠炎等多种炎症性疾病的治疗靶点。醛糖还原酶抑制药（aldose reductase inhibitors，ARI）索比尼尔（sorbinil）和唑泊司他（zopolrestat）可以通过调节 ROS/PKC 依赖的 NF-κB 和丝裂原活化蛋白激酶（mitogen-activated protein kinases，MAPK）信号通路抑制神经炎症，显著抑制小胶质细胞产生 TNF-α、IL-1β 和 IL-6。抑制 AR 还会使小胶质细胞中 4-HNE 积累，从而诱导 cAMP 反应元件结合蛋白（cAMP response element binding protein，CREB）磷酸化，抑制小胶质细胞向 M1 活化，促进 M2 相关基因的激活，发挥抗炎作用。

芦丁（rutin）是一种多功能的天然黄酮苷，在糖尿病、肥胖症和阿尔兹海默症中表现出抗氧化和抗炎活性。芦丁钠（NaR）则是其钠盐形式，可以提高其水溶性和生物利用度，研究发现 NaR 治疗可以挽救炎症引起的小胶质细胞代谢重编程，可以增强小胶质细胞线粒体的 OXPHOS，增加小胶质细胞吞噬受体的表达，减轻神经炎症。

流行病学证据表明，富含 ω-3 多不饱和脂肪酸（PUFA）的饮食具有抗炎作用，二十二碳六烯酸（DHA）和二十碳五烯酸（eicosapentaenoic acid，EPA）是 ω-3 PUFA 的主要活性成分。DHA 可以通过促进 HO-1 的表达来抑制小胶质细胞的氧化应激反应和促炎反应。此外 ω-3 PUFA 的代谢物包括环氧二十碳四烯酸-乙醇酰胺（epoxyeicosatetraenoic acid-ethanolamine，EEQ-EA）、环氧二十二碳五烯酸-乙醇酰胺（epoxydocosapentaenoic acid-ethanolamine，EDP-EA）、4-HHE、4-HNE 等都能发挥抗炎作用，可以作为神经炎症的潜在治疗靶点。

五、总结

SAE 是脓毒症的常见并发症，是影响脓毒症患者预后的重要因素。作为中枢神经系统的哨兵和守卫者，小胶质细胞在脓毒症相关脑病中发挥了重要作用。代谢重编程作为小胶质细胞免疫反应的关键驱动因素，调控了小胶质细胞的表型转换、功能发挥。但是目前研究所获得的数据大多来自体外培养的小胶质细胞，现有证据表明体内小胶质细胞的代谢状态在时间、空间乃至性别上都存在特异性，在 SAE 和其他 CNS 炎症性疾病中小胶质细胞不同的代谢状态值得进一步探索。通过靶向调控其在疾病过程中的代谢重编程从而改变其免疫表型可能是一种有效的治疗策略。

（高沈佳　陈万坤　缪长虹）

参 考 文 献

［1］SINGER M，DEUTSCHMAN C S，SEYMOUR C W，et al. The Third International Consensus Definitions for Sepsis and Septic Shock（Sepsis-3）［J］. JAMA，2016，315（8）：801-810.

［2］RUDD K E，JOHNSON S C，AGESA K M，et al. Global，regional，and national sepsis incidence and mortality，1990-2017：analysis for the Global Burden of Disease Study［J］. Lancet，2020，395（10219）：200-211.

［3］GOFTON T E，YOUNG G B. Sepsis-associated encephalopathy［J］. Nat Rev Neurol，2012，8（10）：557-566.

［4］MANABE T，HENEKA M T. Cerebral dysfunctions caused by sepsis during ageing［J］. Nat Rev Immunol，2022，22（7）：444-458.

［5］MICHELS M，VIEIRA A S，VUOLO F，et al. The role of microglia activation in the development of sepsis-induced long-term cognitive impairment［J］. Brain Behav Immun，2015，43：54-59.

［6］WESTHOFF D，ENGELEN-LEE J Y，HOOGLAND I C M，et al. Systemic infection and microglia activation：a prospective postmortem study in sepsis patients［J］. Immun Ageing，2019，16：18.

［7］SAVI F F，DE OLIVEIRA A，DE MEDOIROS G F，et al. What animal models can tell us about long-term cognitive dysfunction following sepsis：A systematic review［J］. Neurosci Biobehav Rev，2021，124：386-404.

［8］ORIHUELA R，MCPHERSON C A，HARRY G J. Microglial M1/M2 polarization and metabolic states［J］. Br J Pharmacol，2016，173（4）：649-665.

［9］DURAFOURT B A，MOORE C S，ZAMMIT D A，et al. Comparison of polarization properties of human adult microglia and blood-derived macrophages［J］. Glia，2012，60（5）：717-727.

［10］LAN X，HAN X，LI Q，et al. Modulators of microglial activation and polarization after intracerebral haemorrhage［J］. Nat Rev Neurol，2017，13（7）：420-433.

［11］RANSOHOFF R M. A polarizing question：do M1 and M2 microglia exist？［J］. Nat Neurosci，2016，19（8）：987-991.

［12］LI Q，CHENG Z，ZHOU L，et al. Developmental heterogeneity of microglia and brain myeloid cells revealed by deep single-cell RNA sequencing［J］. Neuron，2019，101（2）：207-223.

［13］KEREN-SHAUL H，SPINRAD A，WEINER A，et al. A unique microglia type associated with restricting development of Alzheimer's disease［J］. Cell，2017，169（7）：1276-1290.

［14］WAHANE S，ZHOU X，ZHOU X，et al. Diversified transcriptional responses of myeloid and glial cells in spinal cord injury shaped by HDAC3 activity［J］. Sci Adv，2021，7（9）：eabd8811.

［15］JIN C，SHAO Y，ZHANG X，et al. A unique type of highly-activated microglia evoking brain inflammation via Mif/Cd74 signaling axis in aged mice［J］. Aging Dis，2021，12（8）：2125-2139.

［16］HAMMOND T R，DUFORT C，DISSING-OLESEN L，et al. Single-cell RNA sequencing of microglia throughout the mouse lifespan and in the injured brain reveals complex cell-state changes［J］. Immunity，2019，50（1）：253-271.

［17］WOLF S A，BODDEKE H W，KETTENMANN H. Microglia in physiology and disease［J］. Annu Rev Physiol，2017，79：619-643.

［18］COLONNA M，BUTOVSKY O. Microglia function in the central nervous system during health and neurodegeneration［J］. Annu Rev Immunol，2017，35：441-468.

［19］ KODALI M C，CHEN H，LIAO F F. Temporal unsnarling of brain's acute neuroinflammatory transcriptional profiles reveals panendothelitis as the earliest event preceding microgliosis［J］. Mol Psychiatry，2021，26（8）：3905-3919.

［20］ CHEN Y，SUN J X，CHEN W K，et al. miR-124/VAMP3 is a novel therapeutic target for mitigation of surgical trauma-induced microglial activation［J］. Signal Transduct Target Ther，2019，4：27.

［21］ RASCHI E，TESTONI C，BOSISIO D，et al. Role of the MyD88 transduction signaling pathway in endothelial activation by antiphospholipid antibodies［J］. Blood，2003，101（9）：3495-3500.

［22］ HASEGAWA-ISHII S，INABA M，UMEGAKI H，et al. Endotoxemia-induced cytokine-mediated responses of hippocampal astrocytes transmitted by cells of the brain-immune interface［J］. Sci Rep，2016，6：25457.

［23］ FARINA C，ALOISI F，MEINL E. Astrocytes are active players in cerebral innate immunity［J］. Trends Immunol，2007，28（3）：138-145.

［24］ LIU Y，LI M，ZHANG Z，et al. Role of microglia-neuron interactions in diabetic encephalopathy［J］. Ageing Res Rev，2018，42：28-39.

［25］ MARINELLI S，BASILICO B，MARRONE M C，et al. Microglia-neuron crosstalk：signaling mechanism and control of synaptic transmission［J］. Semin Cell Dev Biol，2019，94：138-151.

［26］ FAZIO F，ULIVIERI M，VOLPI C，et al. Targeting metabotropic glutamate receptors for the treatment of neuroinflammation［J］. Curr Opin Pharmacol，2018，38：16-23.

［27］ WANG J，LI J，SHENG X，et al. Beta-adrenoceptor mediated surgery-induced production of pro-inflammatory cytokines in rat microglia cells［J］. J Neuroimmunol，2010，223（1/2）：77-83.

［28］ GHOSH S，CSSTILLO E，FRIAS E S，et al. Bioenergetic regulation of microglia［J］. Glia，2018，66（6）：1200-1212.

［29］ WANG L，PAVLOU S，DU X，et al. Glucose transporter 1 critically controls microglial activation through facilitating glycolysis［J］. Mol Neurodegener，2019，14（1）：2.

［30］ CHENG J，ZHANG R，XU Z，et al. Early glycolytic reprogramming controls microglial inflammatory activation［J］. J Neuroinflammation，2021，18（1）：129.

［31］ LI D，WWANG C，YAO Y，et al. mTORC1 pathway disruption ameliorates brain inflammation following stroke via a shift in microglia phenotype from M1 type to M2 type［J］. FASEB J，2016，30（10）：3388-3399.

［32］ HU Y，MAI W，CHEN L，et al. mTOR-mediated metabolic reprogramming shapes distinct microglia functions in response to lipopolysaccharide and ATP［J］. Glia，2020，68（5）：1031-1045.

［33］ WANG J，YANG C，HOU X，et al. Rapamycin modulates the proinflammatory memory-like response of microglia induced by BAFF［J］. Front Immunol，2021，12：639049.

［34］ CHAUSSE B，LEWEN A，POSCHET G，et al. Selective inhibition of mitochondrial respiratory complexes controls the transition of microglia into a neurotoxic phenotype in situ［J］. Brain Behav Immun，2020，88：802-814.

［35］ QIU H，ZHAO R，FEI G，et al. Dynamic change of intracellular metabolism of microglia evaluated by transcriptomics in an Alzheimer's mouse model［J］. J Alzheimers Dis，2021，81（2）：517-531.

［36］ GRAJCHEN E，WOUTERS E，VAN DE HATERD B，et al. CD36-mediated uptake of myelin debris by macrophages and microglia reduces neuroinflammation［J］. J Neuroinflammation，2020，17（1）：224.

［37］ STEWART C R，STUART L M，WIKINSON K，et al. CD36 ligands promote sterile inflammation through assembly of a Toll-like receptor 4 and 6 heterodimer［J］. Nat Immunol，2010，11（2）：155-161.

［38］ SUN G Y，SIMONYI A，FRITSCHE K L，et al. Docosahexaenoic acid（DHA）：an essential nutrient and a nutraceutical for brain health and diseases［J］. Prostaglandins Leukot Essent Fatty Acids，2018，136：3-13.

［39］ PETERS B D，MACHIELSEN M W，HOEN W P，et al. Polyunsaturated fatty acid concentration predicts myelin integrity in early-phase psychosis［J］. Schizophr Bull，2013，39（4）：830-838.

［40］ YANG B，LI R，MICHAEL GREENLIEF C，et al. Unveiling anti-oxidative and anti-inflammatory effects of docosahexaenoic acid and its lipid peroxidation product on lipopolysaccharide-stimulated BV-2 microglial cells［J］. J Neuroinflammation，2018，15（1）：202.

［41］ POCIVAVSEK A，BURNS M P，REBECK G W. Low-density lipoprotein receptors regulate microglial inflammation through c-Jun N-terminal kinase［J］. Glia，2009，57（4）：444-453.

［42］ YANG L，LIU C C，ZHENG H，et al. LRP1 modulates the microglial immune response via regulation of JNK and NF-κB signaling pathways［J］. J Neuroinflammation，2016，13（1）：304.

［43］ PENG J，PANG J，HUANG L，et al. LRP1 activation attenuates white matter injury by modulating microglial polarization through Shc1/PI3K/Akt pathway after subarachnoid hemorrhage in rats［J］. Redox Biol，2019，21：

101121.

［44］CHEN S,PENG J,SHERCHAN P,et al. TREM2 activation attenuates neuroinflammation and neuronal apoptosis via PI3K/Akt pathway after intracerebral hemorrhage in mice［J］. J Neuroinflammation,2020,17(1):168.

［45］WANG H,ECKEL R H. Lipoprotein lipase:from gene to obesity［J］. Am J Physiol Endocrinol Metab,2009,297 (2):E271-288.

［46］BRUCE K D,GORKHALI S,GIVEN K,et al. Lipoprotein lipase is a feature of alternatively-activated microglia and may facilitate lipid uptake in the CNS during demyelination［J］. Front Mol Neurosci,2018,11:57.

［47］NAGY A M,FEKETE R,HORVATH G,et al. Versatility of microglial bioenergetic machinery under starving conditions［J］. Biochim Biophys Acta Bioenerg,2018,1859 (3):201-214.

［48］CHEN S,DONG Z,CHENG M,et al. Homocysteine exaggerates microglia activation and neuroinflammation through microglia localized STAT3 overactivation following ischemic stroke［J］. J Neuroinflammation,2017,14 (1):187.

［49］ZOU C G,ZHAO Y S,GAO S Y,et al. Homocysteine promotes proliferation and activation of microglia［J］. Neurobiol Aging,2010,31(12):2069-2079.

［50］VELAZQUEZ R, FERREIRA E, WINSLOW W, et al. Maternal choline supplementation ameliorates Alzheimer's disease pathology by reducing brain homocysteine levels across multiple generations［J］. Mol Psychiatry, 2020,25(10):2620-2629.

［51］LIM C K,FERNαNDEZ-GOMEZ F J,BRAIDY N,et al. Involvement of the kynurenine pathway in the pathogenesis of Parkinson's disease［J］. Prog Neurobiol,2017, 155:76-95.

［52］GUILLEMIN G J,SMYTHE G,TAKIKAWA O,et al. Expression of indoleamine 2,3-dioxygenase and production of quinolinic acid by human microglia, astrocytes, and neurons［J］. Glia,2005,49(1):15-23.

［53］YEH J H,WANG K C,KAIZAKI A,et al. Pioglitazone ameliorates lipopolysaccharide-induced behavioral impairment,brain inflammation,white matter injury and mitochondrial dysfunction in neonatal rats［J］. Int J Mol Sci,2021,22(12):6306.

［54］LOVING B A,TANG M,NEAL M C,et al. Lipoprotein lipase regulates microglial lipid droplet accumulation ［J］. Cells,2021,10(2):198.

［55］ZHAO Q,WU X,YAN S,et al. The antidepressant-like effects of pioglitazone in a chronic mild stress mouse model are associated with PPARγ-mediated alteration of microglial activation phenotypes［J］. J Neuroinflammation,2016,13(1):259.

［56］HENEKA M T,SASTRE M,DUMITRESCU-OZIMEK L, et al. Acute treatment with the PPAR gamma agonist pioglitazone and ibuprofen reduces glial inflammation and Abeta1-42 levels in APPV717I transgenic mice ［J］. Brain,2005,128(Pt 6):1442-1453.

［57］RAMANA K V,SRIVASTAVA S K. Aldose reductase:a novel therapeutic target for inflammatory pathologies［J］. Int J Biochem Cell Biol,2010,42(1):17-20.

［58］SONG X M,YU Q,DONG X,et al. Aldose reductase inhibitors attenuate β-amyloid-induced TNF-α production in microlgia via ROS-PKC-mediated NF-κB and MAPK pathways［J］. Int Immunopharmacol,2017,50:30-37.

［59］ZHANG Q,BIAN G,CHEN P,et al. Aldose reductase regulates microglia/macrophages polarization through the cAMP response element-binding protein after spinal cord injury in mice［J］. Mol Neurobiol,2016,53(1):662-676.

［60］HABTEMARIAM S. Rutin as a natural therapy for Alzheimer's disease:insights into its mechanisms of action［J］. Curr Med Chem,2016,23(9):860-873.

［61］PAN R Y,MA J,KONG X X,et al. Sodium rutin ameliorates Alzheimer's disease-like pathology by enhancing microglial amyloid-β clearance ［J］. Sci Adv, 2019, 5 (2):eaau6328.

［62］LU D Y,TSAO Y Y,LEUNG Y M,et al. Docosahexaenoic acid suppresses neuroinflammatory responses and induces heme oxygenase-1 expression in BV-2 microglia: implications of antidepressant effects for ω-3 fatty acids ［J］. Neuropsychopharmacology, 2010, 35 (11): 2238-2248.

［63］MCDOUGLE D R,WATSON J E,ABDEEN A A,et al. Anti-inflammatory ω-3 endocannabinoid epoxides［J］. Proc Natl Acad Sci U S A, 2017, 114 (30): E6034-E6043.

13 基于组学技术的抑郁症功能基因研究进展

一、前言

抑郁症(depressive)是最常见的精神疾病之一,对当今社会造成了严重的经济负担。它是一种由社会、心理和生物学方面相互作用引起的多因素疾病,但目前没有一种理论能单独解释其发病机制。抑郁症涉及的神经生物学机制有很多,包括单胺类神经递质或神经障碍、应激反应性下丘脑-垂体-肾上腺轴(hypothalamic-pituitary-adrenal axis,HPA)、谷氨酸和 γ-氨基丁酸(γ-aminobutyric acid,GABA)信号转导异常、脑源性神经营养因子(brain-derived neurotrophic factor,BDNF)表达水平的改变和神经炎症等。同时,氧化-抗氧化系统失衡、线粒体功能障碍、昼夜节律相关基因、突触可塑性等其他几个系统或途径也被证明与抑郁症的病理生理学相关。但目前这些机制的治疗方法只能在一定程度上缓解抑郁症状。

随着人类对抑郁症病理认识的逐步深入,抑郁症生物标志物的研究也取得了较大进展。因此,如何利用已有技术手段发现和验证更多可用于抑郁症早期诊断的生物标志物是现阶段抑郁症基础研究的一个重大挑战和紧迫任务。近年来随着组学技术突飞猛进的发展,针对抑郁症诊断的生物标志物研究取得快速发展,让疾病的早期诊断和个体化治疗成为可能。在已有研究中,通过结合表观基因组学、转录组学、蛋白质组学和代谢组学等技术,发现了可以检测和评估抑郁症的新生物标志物。相对于传统生化生物标志物,组学生物标志物对人体状态有更为整体、全面的监控,更易于建立一个系统的抑郁症发病机制筛查网络。组学生物标志物与传统标志物相结合,能够更客观、快速、灵敏、准确地诊断抑郁症,弥补临床上抑郁症主观性诊断的不足。本文将对基于组学(表观基因组学、转录组学、蛋白质组学和代谢组学)技术手段研究抑郁症相关生物标志物的研究进展进行综述,并讨论各组学技术的优缺点并对其未来在抑郁症研究方面的应用进行了展望。

二、各组学研究的应用

表观遗传学是指在基因的 DNA 序列没有发生改变的情况下,基因功能发生了可遗传的变化,并最终导致表型的变化。表观遗传机制通过精密调控基因表达,在生物个体的发育和成熟过程中发挥重要作用。任何在生长过程中影响基因或基因表达网络的表观遗传因素都可能导致调节过程失衡,并对个体产生终身影响。迄今为止,在几种已知的表观遗传调控机制中,DNA 甲基化和组蛋白修饰是研究较多的两个方面。DNA 甲基化是抑郁症表观遗传调控的重要手段,不仅与年龄有关,也具有一定的组织特异性,如外周组织和脑组织。目前,通过表观基因组学 DNA 甲基化研究已经发现了一些与抑郁症相关的基因,如脑源性神经营养因子相关基因和 5-羟色胺转运蛋白基因(SLC6A4)。

转录组是细胞中基因转录所得产物 RNA 的集合,由 1%~4% 的 mRNA 和占 95% 以上的非编码 RNA(non-coding RNA,ncRNA)组成。不同功能的细胞基因表达不同,同一细胞在不同的生长时期和生长环境中,其基因表达情况也不完全相同。同时,生理条件和病理条件下的基因表达也会发生很大的改变,因此,仅在基因水平上找到抑郁症相关的生物标志物是不够的。转录组学是指在整体水平上研究细胞中基因转录的情况及转录调控规律,有助于进一步从转录水平上研究与抑郁症发生发展相关的具体分子机制,寻找抑郁症新的分子诊断靶点。转录组学目前的研究方法主要包括微阵列(microarray)和 RNA 测序技术(RNA sequencing,RNA-seq)。在近些年的研究中发现抑郁症患者大脑和外周血中存在变化的 mRNA,包括在抑郁症患者大脑中发生改变的谷氨酸能和多巴胺能神经传递相关基因,血液中发生改变的细胞因子以及神经营养因子。

蛋白质组是在生物体、系统或生物学环境中产生的蛋白质。在人体全部组织和器官中,能够被表达和加工为蛋白质的基因约有两万个。转录后翻译的蛋白质通常会经历翻译后加工,可能产生 7 万余种蛋白质。蛋白质组学指在大规模水平上研究蛋白质的特征,包括蛋白质表达水平、翻译后修饰、蛋白质之间的相互作用等，由此获得蛋白质水平关于疾病发生、细胞代谢等过程的整体而全面的认识。质谱（mass spectrometry，MS）方法是蛋白质组学中最常用的技术，其他常见方法有基于免疫或亲和力的检测方法、蛋白质测序法。近年来，运用蛋白质组学技术从蛋白质层面上寻找抑郁症的潜在标志物，例如，在前额叶皮质、杏仁核和海马中发现星形胶质细胞中钾离子通道蛋白 Kir4.1、细胞外基质糖蛋白 reelin、BDNF、发育转录因子 Otx2 等与抑郁相关的蛋白质的改变，为研究抑郁症的发病机制，进而研发抗抑郁药物提供了新的思路。

代谢组学是对生物体内小分子代谢物进行定量分析，并分析比较不同病理生理状态下体内小分子代谢产物的状态，全面监测多条与疾病相关的代谢通路，进而寻找有价值的生物标志物，揭示其病理过程。众所周知，抑郁症是由遗传、环境等多种因素引起的疾病，基因与蛋白质的表达紧密相连，进而影响机体内小分子代谢物。代谢物则更多地反映了细胞所处的环境，这又与细胞的营养状态、药物和外界环境污染物的作用，以及其他外界因素的影响密切相关。代谢组常用的检测技术有核磁共振（nuclear magnetic resonance，NMR）、气相色谱-质谱法（gas chromatography-mass spectrometry，GC-MS）和液相色谱质谱法（liquid chromatography-mass spectrometry，LC-MS），涵盖许多种类的有机化合物，包括脂质、氨基酸、糖、生物胺和有机酸等，这些技术已被广泛应用于研究抑郁症患者或抑郁模型动物的脑组织、血浆和尿液中的代谢物质变化。在目前的研究中，发现多种神经递质在抑郁症模型动物的大脑中下调，如单胺神经递质（包括 5-羟色胺、多巴胺和去甲肾上腺素）。采用代谢组学技术能够在表观基因组学、转录组学、蛋白质组学的基础上，为抑郁症的发病机制提供最直接的证据，为寻找生物标志物提供有力的手段。

三、抑郁症的表观基因组学研究

表观遗传中的染色质重塑是通过两种主要机制完成的：组蛋白修饰和 DNA 甲基化。组蛋白修饰是翻译后修饰，通常发生在蛋白质翻译完成核小体移位时，涉及分子附着在组蛋白突出的"尾巴"上的多种方式，并改变包裹它们的 DNA 的活性。虽然在动物模型中研究较多，但研究组蛋白修饰的技术尚未成熟地用于人类研究。DNA 甲基化是染色质重塑的第二种机制，也是迄今为止在人类行为表观遗传研究中更为成熟的机制。DNA 甲基化发生在 CpG（5'-胞嘧啶-磷酸-鸟嘌呤-3'）位点的整个基因组中，其中鸟嘌呤甲基（CH_3）被添加到胞嘧啶碱基中，转化为 5-甲基胞嘧啶。DNA 甲基化比组蛋白修饰更稳定，并且涉及 DNA 本身的修饰。本文也重点讨论 DNA 甲基化在抑郁症表观遗传机制中发挥的作用。

（一）表观基因组关联研究中与抑郁相关的基因

目前通过表观基因组关联研究（epigenome-wide associ-

ation study，EWAS）已经筛选出大量与抑郁症相关且发生甲基化改变的候选基因。这些基因主要与神经元生长和发育、单胺类神经递质障碍、HPA 轴和突触可塑性等已知的抑郁症机制相关。下面简单概括参与每种机制的部分甲基化基因。

在抑郁症患者中首次进行全基因组 DNA 甲基化扫描，发现神经元生长和发育相关基因中的 DNA 甲基化存在差异。有研究表明，BDNF 基因的 DNA 甲基化增加与抑郁症发生有关，提示 BDNF 可能参与抑郁症相关的行为。BDNF 启动子区 CpG 的甲基化较高，导致神经元中该因子的合成明显降低。此外，有抑郁症状的患者和有自杀意念的患者表现出 BDNF 启动子的甲基化水平升高，而通过抗抑郁药物的治疗，BDNF 甲基化呈递减趋势。在中老年人 EWAS 中发现 cg12325605 和 cg04987734 甲基化与抑郁症状相关。cg12325605 为 ARHGEF3 基因，负责编码鸟嘌呤核苷酸交换因子蛋白 3。该蛋白与鸟苷三磷酸酶的 Rho 亚家族蛋白共表达，Rho 亚家族蛋白属于 G 蛋白家族，参与 p75 神经营养蛋白受体介导的信号转导通路。p75 神经营养因子受体是神经营养因子的跨膜受体，p75 神经营养因子受体主要在发育中的中枢神经系统和周围神经系统中广泛表达，特别是在突触发生和发育细胞死亡期间。cg04987734 为 CDC42BPB（CDC42 结合蛋白激酶 β）基因，CDC42BPB 编码丝氨酸/苏氨酸蛋白激酶家族的成员，该成员是 CDC42 的下游效应子，在调节细胞骨架重组，细胞迁移和调节神经突生长中起作用。许多钙黏蛋白和原钙黏蛋白（protocadherin）基因也在抑郁症患者中出现甲基化增加，包括两种钙黏蛋白（CDH3、CDH6），聚集性原钙黏蛋白 α 家族（PCDHA）和两种非聚集性原钙黏蛋白（PCDH10、PCDH20）。这些钙黏蛋白都参与神经元结构形成和神经发育过程。

5-羟色胺（5-hydroxytryptamine，5-HT）是影响抑郁症的代表性单胺类神经递质。越来越多的证据表明，编码 5-HT 转运蛋白的 SLC6A4 基因在抑郁症中也存在下降趋势。5-HT 转运蛋白在抑郁症中起着关键作用，因为它负责调控 5-HT 的更新和突触间隙中 5-HT 的再摄取。并且已有充分的证据表明 5-HT 信号转导异常可以介导抑郁症的发生。因此，SLC6A4 的任何紊乱都可能导致 5-HT 能系统失调从而诱发抑郁症。在母亲和孩子都患有抑郁症时，SLC6A4 启动子甲基化水平显著降低。然而也有大量证据表明，抑郁症患者 SLC6A4 的 DNA 甲基化增加。此外，外周血中该基因的启动子高甲基化与抑郁症自杀结局相关。5-HT 能原钙黏蛋白-α（Pcdh-α）亚型神经元表达 Pcdh-αC2。Pcdh-αC2 作为 Pcdh-α 的一种亚型，在细胞质的减少会导致 5-HT 能轴突在各个脑区中分布不平衡，即分布致密化和稀疏化，敲除 Pcdh-αC2 的小鼠 5-HT 神经元向海马 CA1 区的投射增加，向中缝背核（dorsal raphe nucleus，DRN）的投射减少。

候选基因还包括影响 HPA 轴的 NR3C1、SIRT1 和缩宫素受体（oxytocin receptor，OXTR）基因。NR3C1 编码糖皮质

激素受体(glucocorticoid receptor,GR)是维持 HPA 轴功能的重要因素。确切地说,是皮质醇在与 GR 结合后,会诱发一连串与应激相关的刺激反应。GR 通过介导 HPA 轴的负反馈调节,在终止应激反应中起着关键作用。HPA 轴失调经常发生在抑郁症中。研究表明,童年应激会增加成年后患抑郁症的风险,尤其是在承受负面影响时。这主要由早期生活应激引起的神经内分泌失调,尤其是 HPA 轴的活动可能会增加在后续生活中面对应激时患上抑郁症的风险。该机制可能受到多种因素的影响,NR3C1 基因甲基化被认为是影响 HPA 轴失调的原因之一。此外,动物研究表明,被母亲忽视的后代表现出海马体组织中 GR 甲基化水平的变化。缩宫素(oxytocin,OT)是一种由下丘脑室旁核分泌的神经肽,调节一系列生理和行为活动,包括 HPA 轴功能。目前的研究发现 OXTR 影响心脏对 HPA 功能的反应,并且在抑郁的患者中观察到更高水平的 DNA 甲基化,这表明 OXTR 可能具有调节抑郁症发病的作用。SIRT1 是一种依赖 NAD⁺(nicotinamide adenine dinucleotide,烟酰胺腺嘌呤二核苷酸)的组蛋白去乙酰化酶和 GR 的转录增强剂。将 SIRT1 激活剂注入因苯甲酸雌二醇戒断而表现出抑郁和焦

虑样行为大鼠的海马体中,观察到海马部 SIRT1 的药理激活阻断了与抑郁相关行为的同时对焦虑相关行为无影响。在与应激相关的基因中还发现了 DAZAP2 甲基化水平增加与抑郁症相关。DAZAP2 不仅自身可诱导参与应激物质的形成,并且直接与 HGS、NEDD4、UBQLN4、UBB、UBC、MAP3K7、SMURF2、CTNNB1、ATXN1 和 RPS27A 相关,这些基因中的大多数与应激诱导的抑郁症相关。

研究表明抑郁症的严重程度与关键区域大脑(如海马)的突触可塑性结构和功能的改变密切相关。在影响突触可塑性的基因中,cg14023999 基因甲基化与血液中 SEMA4B 表达降低有关。SEMA4B 编码信号蛋白 4B,被认为通过与突触后密度蛋白-95(postsynaptic density 95,PSD-95)的相互作用促进突触成熟。并且敲减 SEMA4B 会导致 GABA 能突触数量减少,提示其在兴奋性和抑制性突触发育中的作用。也有研究发现 KLK8 启动子区域 DNA 甲基化水平增加与抑郁症状相关。KLK8,也称为神经蛋白酶,编码丝氨酸酯酶。其中 2 型 KLK8 主要表达在成人大脑海马体、额叶和大脑皮质中,并参与突触发生。表 13-1 总结文中提到的抑郁症表观遗传组学相关分子。

表 13-1　抑郁症表观遗传组学相关分子

基因	功能	表观遗传(甲基化)变化	参与抑郁症机制
SLC6A4	5-HT 转运蛋白	↑	单胺类神经递质障碍
SSTR5	生长抑素受体 5 相关多巴胺 D2 受体	↑	单胺类神经递质障碍
Pcdh-αC2	5-HT 神经元分布	↑	单胺类神经递质障碍
GABRα3	GABAα3 受体 5-HT 能神经元,多巴胺能信号转导调节	↓	GABA 信号转导异常 单胺类神经递质障碍
NDEL1	神经突起生长,轴突引导,神经元迁移	↓	神经元生长发育
ACP1	神经发生	↓	神经元生长发育
CDH3、CDH6、PCDHA、PCDH10、PCDH20	钙黏蛋白,神经元结构形成和神经发育	↑	神经元生长发育
CDC42BPB	调节细胞骨架重组,细胞迁移和调节神经突生长	↑	神经元生长发育
BDNF	脑源性神经营养因子	↑	神经营养因子
ARHGEF3	参与 p75 神经营养蛋白受体介导的信号转导通路	↑	神经营养因子
DUSP4	调节皮质醇	↑	HPA 轴
NR3C1	糖皮质激素受体	↑	HPA 轴
OXTR	缩宫素受体	↑	HPA 轴
DAZAP2	参与应激	↑	HPA 轴

(二)表观基因组学的优势和局限性

1. 优势　近年来,表观遗传学在复杂疾病病因学中的作用已有报道。表观遗传变化改变表型的具体机制仍然未

知,包括与人类抑郁症的关系。抑郁症的表观遗传致病机制有助于解释重症抑郁经典遗传学研究中所面临的困难。根据这种观点,重症抑郁的发病是基因组、表观基因组与环

境交互作用的结果。表观遗传学机制在一定程度上拓展了抑郁症病因学研究视野，提供了一种解释环境因素影响基因表达的可能机制。抑郁症候选基因的 DNA 甲基化，如 BDNF、SLC6A4、NR3C1 和 OXTR 作为改变基因组功能的生物标志物具有极好的诊断潜力。这方面有大量的研究，但结果并不一致。因此，需要对动物模型和抑郁症患者进行纵向研究，以进一步可靠地研究 DNA 甲基化的诊断预测价值，将从临床人群中获得的信息与来自动物模型的数据相结合，以指导未来实际转化研究，为阐明抑郁症的发病机制和寻求新的治疗靶点提供新方向和新思路。

2. 局限性　表观遗传学研究仍然存在限制。当前人类表观遗传修饰变化的许多证据主要来自外周组织，尽管外周组织表观遗传修饰的变化能一定程度反映人脑组织的一些表观遗传修饰变化，但是二者的相关度还是有限的，并且某些表观遗传修饰的改变仅限于脑特定组织。表观遗传修饰酶的特异性拮抗剂缺乏使抑郁症的表观遗传研究也受到一定阻碍。尽管许多研究表明 DNA 甲基化的改变与抑郁症密切相关，但因为 DNA 甲基化酶特异性拮抗剂的缺乏使其在抑郁症中分子机制的深入开展受到一定影响。同时目前对于表观遗传，如 DNA 甲基化的检测方法复杂，检测效率不高，同时假阳性较高的局限性也需要进一步改进。

四、抑郁症的转录组学研究

（一）抑郁症转录组学研究的组织特异性

人们对抑郁症的转录组学研究存在组织特异性，样本大都来源于大脑、血液和唾液。大脑是精神疾病发生的中枢，所以大脑转录组学是研究抑郁症发病机制的重要手段之一。由于传统研究转录组学的基因芯片技术和基因表达系列分析等技术具有局限性，二代测序（next generation sequencing，NGS）技术可以对给定基因组产生的所有 RNA 转录本进行测序，并可以提供有关整个外显子组的信息，所以目前的研究主要通过 NGS 全转录组分析来鉴定抑郁症相关基因。例如，大脑中背外侧前额叶皮质（dorsal lateral prefrontal cortex，dlPFC）具有调节冲动性、排尿、情绪认知控制以及与自杀行为相关的功能。并在抑郁症患者 dlPFC 中发现表达降低的基因，包括与少突胶质细胞分化相关功能基因、谷氨酸能神经传递相关基因、缩宫素受体基因和三羧酸（TCA）循环中参与三磷酸腺苷（adenosine triphosphate，ATP）产生的基因。不仅如此，在另外的研究中发现，与对照组相比，抑郁症自杀患者多巴胺能通路的 5 个基因（GRIA1、CAMK2D、PPP3CA、MAPK10、PPP2R2A）表达下调。此外，与对照组相比，抑郁症患者的 KCNQ5、PLCB4、ADCY9、CAMK2D、PIK3CA 和 GNG2 基因会受到胆碱能突触功能失调的影响，KCNQ5 和 GNG2 基因表达有所下调。人们通过 NGS 技术还发现神经调节素 3（neuregulin 3，NRG3）基因是一系列神经发育障碍的候选风险基因，其基因结构与双相情感障碍和精神分裂症有关。在双相情感障碍和抑郁症中，NRG3 Ⅱ类和Ⅲ类表达更多。

虽然研究大脑样本更加直观且准确，但样本来源少且不可重复等局限性使得人们不得不使用其他替代样品。血细胞与其他身体组织（包括大脑）共享超过 80% 的转录组，而且取样简单，创伤较小，所以研究抑郁症发病机制的一种新兴且有用的方法是使用外周血测定基因的表达水平。抑郁症在炎症疾病中比较常见，如心血管病和类风湿关节炎，以及自身免疫性疾病和神经退行性变性疾病。抑郁症患者的尸检研究发现了炎症细胞因子基因表达的改变，相关研究也证实了促炎和抗炎细胞因子会影响抑郁症的发生。与健康对照组相比，抑郁症患者外周血单核细胞中 IL-1β、IL-6、TNF-α、IFN-γ 和 5-HTT 基因的表达显著升高，且 IFN-γ 和 5-HTT mRNA 在抗抑郁药物氟西汀治疗 3 个月后表达降低，尽管没有达到正常水平，这表明抗抑郁药物可能通过抗炎特性来治疗抑郁症。还有基因表达证据表明，关键炎症酶，包括环氧合酶-2（cyclooxygenase-2，COX-2）、髓过氧化物酶（myeloperoxidase，MPO）和诱导型一氧化氮合酶（inducible nitric oxide synthase，iNOS）也参与抑郁症的发生。与健康对照组相比，抑郁症患者中 COX-2、MPO、iNOS-2A 和磷脂酶 A2（phospholipase A2，PLA2）的 mRNA 水平升高。在抑郁症患者中观察到的免疫系统激活不仅限于细胞因子产生的变化。例如，载脂蛋白 E（apolipoprotein E，ApoE）是由巨噬细胞生成的蛋白质，被认为与许多免疫过程相互作用，包括抑制 T 细胞增殖、巨噬细胞功能调节和自然杀伤性 T 细胞的活化。一项研究调查了抑郁症患者和健康人群对照组淋巴细胞中 ApoE 受体 ApoER2 的表达水平，与对照组相比，抑郁症患者的 ApoER2 表达明显降低。

此外，HPA 轴的改变，包括糖皮质激素介导的负反馈损伤，是抑郁症的一个重要机制。GR 参与了这种负面反馈，一些研究分析了外周血中 GR 或 GR 相关分子的 mRNA 表达，发现处于抑郁状态的母亲中，BAG 家族分子伴侣调节因子 1（BAG1）、FK-506 结合蛋白（FK506-binding protein，FKBP）-5、肽基丙氨酰异构酶 D（peptidyl-prolyl isomerase D，PPID）和核受体共激活剂 1（nuclear receptor coactivator 1，NCOA1）的表达降低，表明孕产妇抑郁会减少这些特定 GR 相关基因的表达。抑郁症也可能涉及神经营养因子的调节从而影响神经元可塑性，其中之一是 BDNF。与对照组相比，抑郁症组血清和血浆的 BDNF mRNA 表达和蛋白质水平均显著降低。另一种与 BDNF 相关的蛋白质是 p11，它是 S-100 家族的成员，已知参与许多细胞生长的调节，如细胞分化和周期变化。最近的研究中，观察到与对照组相比，抑郁症患者 p11 的 mRNA 水平较低。此外，在人类海马祖细胞体外培养条件下，抗抑郁药物干预可以提高 p11 mRNA 水平。另外的神经营养因子是血管内皮生长因子（vascular endothelial growth factor，VEGF）。先前在冠状动脉疾病、糖尿病患者的外周血单核细胞中显示 VEGF mRNA 表达增加。鉴于冠状动脉疾病患者高抑郁症患病率，VEGF mRNA 水平已被用来作为诊断抑郁症的生物标志物。事实上，与健康对照组相比，抑郁症患者血浆中的VEGF 表达更高，但 VEGF 受体-2 表达降低。

（二）抑郁症转录组学研究的细胞特异性

由于不同的细胞类型具有不同的 DNA 甲基化谱，使用同质细胞类型（如纯化的单核细胞）可以尽量减少表观遗传学研究中细胞异质性造成的混淆。在抑郁症中不同的细胞类型转录组也有所不同。例如，单核细胞是参与炎症的关键先天免疫细胞，与抑郁症发生相关。有研究发现抑郁症单核细胞中参与神经元功能、应激反应、胰岛素调节、mTOR 信号转导和细胞因子分泌相关的基因表达明显增加，表明这些可能是抑郁症的致病基因，且根据 DNA 甲基化组和转录组分析显示，基因启动子 DNA 甲基化与外周血单核细胞中的基因表达呈负相关。

前额叶皮质（prefrontal cortex，PFC）在高阶认知功能和精神疾病（如孤独症、精神分裂症和抑郁症）中起关键作用。PFC 有两类主要的神经元：谷氨酸能锥体细胞和 GABA 能中间神经元。这两类神经元细胞中发现了参与编码人类精神疾病蛋白质的 mRNA 存在差异，如谷氨酸能锥体细胞中 mRNA 表达增多的 Kcnn2（钾通道亚基），Gria3（离子型谷氨酸受体亚基-3）；快速尖峰细胞中表达增多的 Kcnk2（钾通道亚基），Kcnmb1（钙活化钾通道亚基 β-1）。

DR 5-HT 神经元在抑郁和焦虑的病理生理学中的重要性已得到认可。研究者通过从 DR 的腹内侧和侧翼的单个 5-HT 神经元中提取出 RNA，并进行了单细胞 RNA-seq 分析，发现有三种 G 蛋白偶联受体（G-protein coupled receptor，GPCR），包括经典的神经递质受体（H3 受体）、脂质信号受体（Lpar1）和 OXTR，均可在其相应的受体激动剂和拮抗剂的作用下影响 5-HT 神经元功能进而影响抑郁症的发生发展。表 13-2 中总结文中提到的抑郁症转录组学相关分子。

表 13-2　抑郁症转录组学相关分子

名称	功能	mRNA 表达量变化	参与抑郁症机制
GRIA1，CAMK2D，PPP3CA，MAPK10，PPP2R2A	多巴胺能通路	↓	单胺类神经递质障碍
Lpar1	脂质信号受体	↓	神经递质/神经肽
Gria3	离子型谷氨酸受体亚基 3	↑	谷氨酸信号转导异常
Kcnn2，Kcnk2 Kcnmb1	钾通道亚基	↑	突触可塑性 神经元兴奋性
KCNQ5，GNG2	胆碱能突触功能	↓	突触可塑性
NRG3	神经发育障碍	↑	神经生长发育
p11	细胞生长的调节	↓	神经营养因子
BDNF	脑源性神经营养因子	↓	神经营养因子
VEGF	血管内皮生长因子	↑	神经营养因子
BAG1	BAG 家族分子伴侣调节因子 1	↓	HPA 轴
PPID	肽基丙氨酰异构酶 D	↓	HPA 轴
NCOA1	核受体共激活剂 1	↓	HPA 轴
OXTR	缩宫素受体	↓	HPA 轴
ApoER2	载脂蛋白 E 受体 2	↓	免疫

（三）转录组学的优势和局限性

1. 优势　随着分子生物学和生物信息学的不断发展，转录组学得到发展，尤其是单细胞 RNA 测序技术（single cell RNA sequencing，sc RNA-seq）。该技术具有单次样本量大、耗时短、费用低、通量高等特点。sc RNA-seq 可以从单个细胞的分子水平获得全基因组的表达谱，深入了解细胞个体间的差异，已广泛应用于干细胞的分化、胚胎及器官发育、肿瘤的发生发展、神经系统和免疫系统等多个研究领域。

2. 局限性　由于 mRNA 转录是周期性的，因此，检测出细胞中零表达的基因也可能在某个时间点高表达，且不能排除表达差异可能来自方法学上的不确定性。mRNA 与蛋白质水平之间关系的不确定性也是限制转录组学研究的一个方面。在稳态水平 mRNA 情况下，转录本拷贝数与蛋白浓度之间的相关性可能很弱，但在可变水平 mRNA 情况下可能很高。此外，mRNA 和蛋白质水平之间的相关性存在基因和组织特异性,相关因素可能由细胞的当前状况决定。在人类转录组学和蛋白质组学分析中表明,只有30%的蛋白质水平变化可以通过 mRNA 的相应变异来解释。

五、抑郁症中的蛋白质组学研究

虽然转录组测序的方法非常强大且高度自动化,可以同时对多个基因组进行大规模筛选。然而,转录本与其最终产物即蛋白质可能存在差异。况且细胞中发挥大多数生物学功能的是蛋白质而不是 mRNA,转录谱分析提供的相关信息并不一定适用于实际的生物系统。从生物学角度出发,mRNA 水平可以体现基因表达的中间状态,代表潜在的蛋白质表达情况,然而蛋白质是直接的功能执行体,因此对蛋白水平表达的检测有着不可取代的作用。

（一）蛋白质组学在不同脑区的差异

大脑不同脑区的功能和结构都有所差别,所以接下来将以不同脑区为准则将蛋白质组学分析得出的结果进行分类。

通过 dlPFC 生成的人脑蛋白质组和最新的抑郁症全基因组关联分析(genome-wide association study,GWAS)整合,确定了 19 个与抑郁症因果关系一致的基因。这些基因通过调节脑蛋白促进抑郁症的发病。这 19 个因果基因与肌萎缩侧索硬化(CCS、PPP3CC)、钙信号转导(PPP3CC、P2RX7、ADCY3)、扩张型心肌病(CACNA2D2、ADCY3)、卵母细胞减数分裂(ADCY3、PPP3CC)和氨基酸及其衍生物代谢(HIBADH、PSMB4)相关联。结合从 dlPFC 分析的人类单细胞 RNA 测序数据发现这些蛋白基因 5 个分布在兴奋性神经元中,5 个在抑制性神经元中,6 个在星形胶质细胞中,2 个在小胶质细胞中,1 个在少突胶质细胞中。结合转录组范围关联研究(transcriptome-wide association study,TWAS)发现了这些基因中 11 个基因的 mRNA 和蛋白质水平上升与抑郁症相关。

杏仁核是形成情绪记忆的关键大脑区域,在抑郁症中起着重要作用。抑郁症的发生发展与承受应激时杏仁核的适应能力有关。通过蛋白质组学对杏仁核进行分析,发现慢性社交挫败(chronic social defeat,CSD)导致的大鼠抑郁主要是由于参与多巴胺受体结合和突触小泡循环的蛋白质发生改变,并通过干扰突触可塑性相关信号通路导致的。谷氨酸作为大脑主要的兴奋性神经递质,已在抑郁症中得到广泛研究。在已有研究中,抑郁症患者杏仁核中的谷氨酸神经递质显著减少,与先前的研究一致,可能是由于抑郁症中杏仁核突触囊泡循环发生改变影响兴奋性神经递质释放。

海马一直是研究抑郁症的重要核团。海马体可以分化成多种神经细胞系,主要参与记忆形成和情绪信息的表现。通过蛋白质组学比较抑郁组与正常组大鼠发现蛋白表达在

应激反应、炎症反应、突触可塑性和离子稳态调节等方面存在差异,例如与对照组相比,抑郁样行为大鼠的谷氨酸转运蛋白 SLC1α2、代谢型谷氨酸受体(mGluR1、mGluR2)、N-甲基-D-天冬氨酸受体(NR1、NR2A)、PSD95 和突触蛋白 1 表达水平较低,微管相关蛋白 Tau 和 NR2B 水平较高。不仅 BDNF 甲基化和 mRNA 表达与抑郁症相关联,抑郁症组 BDNF 水平也存在显著降低。作为调节应激致抑郁症中海马神经元突触结构一个重要因素,BDNF 敲除小鼠表现出明显的抑郁样行为,如快感缺失和行为绝望。前文提到的 ApoE 也可通过 reelin 信号通路增加由应激诱导的年龄依赖性抑郁样行为和认知障碍的易感性。reelin 是一种细胞外基质糖蛋白,在大脑发育以及成人大脑的突触可塑性中起着至关重要的作用。有趣的是,在抑郁症患者中,血液中一种亚型的 reelin 水平也被证明会降低。

Kir4.1 在星形胶质细胞和其他中枢神经胶质细胞中作为调控 K^+ 运输通道蛋白,在多种中枢神经系统疾病中都发生了改变。其中,在抑郁症中也发现了这些星形胶质细胞通道的表达改变,无论是在啮齿动物模型,还是在死后人类研究中。通过评估脂多糖处理诱导的抑郁大鼠外侧缰核(lateral habenula,LHb)中 Kir4.1 通道的定位和表达,表明 Kir4.1 既在突触周围的星形胶质细胞末端表达,又在接触神经元体的星形胶质细胞过程中表达,并且发现在抑郁大鼠中 Kir4.1 表达上调。此外,这种上调发生在出生后 60～90 天,此时大鼠首次表现出抑郁样行为。LHb 中 Kir4.1 表达增加与抑郁表型之间的同步性表明 Kir4.1 上调与抑郁症的因果关系。

腹侧被盖区(ventral tegmental area,VTA)中同源盒基因-2(orthodenticle homeobox-2,Otx2)的快速下调是幼年应激小鼠模型中抑郁样行为发展的关键分子。Otx2 是一种高度保守的分子,其编码的两种蛋白亚型在小鼠和人类中是相同的,并且在体外功能上无法区分。Otx2 在胚胎和依赖于经验的大脑发育中具有多种已知作用,在成人大脑中,同时参与调节胚胎发育过程中多巴胺能和 5-羟色胺能神经元。表 13-3 中总结文中提到的抑郁症蛋白组学相关分子。

（二）蛋白质组学的优势和局限性

1. 优势　蛋白质组的研究具有特异性、时间性、空间性和动态性,可以提供全面的细胞分子表达信息,在细胞的整体水平上阐明生命现象的本质和生命活动的规律。

2. 局限性　蛋白质组学技术目前存在较广泛的应用,其研究方法主要包括双向电泳技术、质谱技术、蛋白质芯片技术、蛋白质非标记定量技术和同位素标记法,但这些技术仍有待改进,例如双向电泳技术中疏水性蛋白(如膜蛋白)难溶于样品缓冲液。高分子量蛋白、极酸和极碱性蛋白易在电泳中丢失。质谱技术仅适用于 20 个氨基酸以下的肽段。同位素标记法对数据库搜索的算法要求较高,且无法分析不含胱氨酸的蛋白质。

表 13-3 抑郁症蛋白组学相关分子

名称	功能	蛋白表达量变化	参与抑郁症机制
Otx2	调节多巴胺能和5-羟色胺能神经元	↓	单胺类神经递质障碍
GLU	谷氨酸神经递质	↓	谷氨酸信号转导异常
SLC1α2	谷氨酸转运蛋白	↓	谷氨酸信号转导异常
mGluR1,mGluR2	代谢型谷氨酸受体	↓	谷氨酸信号转导异常
NR1,NR2A,NR2B	离子型谷氨酸受体	↓	谷氨酸信号转导异常
PSD95	突触后水平兴奋性信号转导	↓	谷氨酸信号转导异常 突触可塑性
SYN1	突触蛋白1,突触传递	↓	突触可塑性
tau	微管相关蛋白	↑	突触可塑性
reelin	细胞外基质糖蛋白	↓	突触可塑性
BDNF	脑源性神经营养因子	↓	神经营养因子
Kir4.1	K^+运输通道蛋白	↑	神经元暴发放电
PPP3CC	肌萎缩侧索硬化,钙信号转导,卵母细胞减数分裂	↑	免疫

六、抑郁症的代谢组学研究

（一）不同组织的代谢组学研究

代谢组学是对机体中小分子成分的系统研究,通常涉及数百至数千种代谢物的测定。代谢标志物既代表基因组表达的下游输出,又代表适应环境的上游输入。因此,对代谢物和代谢组的研究能够探索基因和环境的相互作用。

在一些经典的抑郁症机制相关的代谢物中发现单胺神经递质(包括5-HT、多巴胺和去甲肾上腺素)在抑郁症模型动物的大脑中下调,还发现这些动物大脑中GABA和前额叶皮质中的谷氨酸浓度有所降低,这与抑郁症患者大脑GABA和谷氨酸浓度较低一致,这些发现证实了谷氨酸和GABA神经递质改变在抑郁症病理生理学中的作用。另外,发现大脑中的大麻素浓度下调,内源性大麻素和动物情绪之间有密切的关联,并且在一定程度上可以影响谷氨酸和GABA神经递质的释放。有研究表明:降低大麻素合成酶可能会增加抑郁症发生的风险,阻断其水解酶分解,在维持大麻素浓度的同时又产生了抗抑郁作用。

在啮齿动物血液中发现犬尿氨酸和羟基犬尿氨酸浓度增加,以及大脑中色氨酸浓度降低。犬尿氨酸由色氨酸合成,其分解产物为羟基犬尿氨酸。犬尿氨酸代谢物的紊乱与神经免疫系统紊乱有关,因为犬尿氨酸升高会影响单核细胞转运星形胶质细胞内的NOD样受体蛋白2(NOD-like receptor protein 2,NLRP2)炎性小体,进而导致啮齿动物的抑郁样行为。因此,犬尿氨酸的神经毒性是导致抑郁症发病的机制之一。尽管在啮齿动物存在这些发现,但抑郁症

患者血液中犬尿氨酸水平和羟基犬尿氨酸浓度没有变化。因此,犬尿氨酸代谢物是否参与人类抑郁症发病仍然需要进一步的研究。在啮齿动物抑郁模型血液中还发现两种支链氨基酸(缬氨酸和亮氨酸)、两种芳香族氨基酸(色氨酸和酪氨酸)和另一种氨基酸(脯氨酸)浓度降低,这些发现与抑郁症患者血液中这些代谢物减少的趋势一致。但这些氨基酸尚未被证明是抑郁症的致病因素。这些氨基酸的降低可能是由于抑郁症患者食欲缺乏,机体代谢水平降低,而导致氨基酸代谢紊乱。在动物血液中还发现谷氨酰胺浓度上升,与抑郁症患者谷氨酰胺浓度降低相矛盾,这一现象还需要进一步探究。另外,抑郁模型动物血液中的皮质酮浓度上升,与抑郁症患者表现一致。皮质酮上升可能导致应激诱导的HPA轴紊乱。抑郁模型动物血液中炎症相关蛋白也有所改变,发现N-乙酰基糖蛋白在血液中增多,并且与人体研究的数据一致。N-乙酰基糖蛋白是全身性炎症的标志物,因为其浓度与C反应蛋白、纤维蛋白原和IL-6等炎症因子相关。这些血液研究在一定程度上支持了HPA轴的紊乱和炎症在抑郁症发病中的作用。

在抑郁症模型动物尿液中ATP相关代谢物(柠檬酸、酮戊二酸和肌酸)有所降低。此外,丙酮酸作为重要的ATP代谢物,在血液中也有所降低。这些代谢物的改变表明抑郁症可能存在能量代谢紊乱的现象,也可能是机体整体代谢水平降低导致。从临床研究中也发现增加机体肌酸或ATP浓度可以产生抗抑郁样作用,因此,能量代谢过程可能作为抑郁症治疗的潜在靶点。除在尿液中改变的代谢物,还发现肠道菌群相关代谢物。苯甲酰甘氨酸是尿液中唯一增加的代谢物,尿液中降低的代谢物有左旋多巴,甜菜碱和色氨酸以及血液中二水氧化三甲胺(trimethylamine N-oxide dihydrate)的降低,这些代谢物产生涉及多种肠道菌群。因此,这些微生物代谢物的改变表明肠道微生物可能参与抑郁症的发展,同时仍然需要进一步研究相关的致病细菌。另外在慢性可变压力(chronic variable stress,CVS)诱导的抑郁大鼠模型尿液中也观察到肠道组织代谢物变化,包括嘌呤代谢物(次黄嘌呤)和脂肪酸代谢(3-羟基丙酸、左旋

肉碱和苏糖酸)降低。这些肠道代谢物与肠道菌群的失衡密切相关,在使用广谱β-内酰胺类抗生素后,肠道菌群恢复且相应代谢物增加,并表现出抗抑郁作用。这表明嘌呤代谢和脂肪酸代谢物受到肠道细菌的影响,可能在抑郁症中发挥重要作用。表13-4中总结文中提到的抑郁症代谢组学相关分子。

表13-4 抑郁症代谢组学相关分子

名称	功能	代谢物表达量变化	参与抑郁症机制
5-HT	单胺类神经递质	↓	单胺类神经递质障碍
多巴胺	单胺类神经递质	↓	单胺类神经递质障碍
去甲肾上腺素	单胺类神经递质	↓	单胺类神经递质障碍
γ-氨基丁酸	抑制性神经递质	↓	GABA信号转导异常
大麻素	调节神经递质释放	↓	GABA信号转导异常 谷氨酸信号转导异常
谷氨酸	兴奋性神经递质	↓	谷氨酸信号转导异常
皮质酮	肾上腺皮质激素	↑	HPA轴
N-乙酰基糖蛋白	炎症相关蛋白	↑	炎症因子
犬尿氨酸、羟基犬尿氨酸	神经免疫系统紊乱	↑	免疫
苯甲酰甘氨酸	肠道菌群相关代谢物	↑	肠道菌群
左旋多巴、甜菜碱、色氨酸、二水氧化三甲胺	肠道菌群相关代谢物	↓	肠道菌群
次黄嘌呤	嘌呤代谢物	↓	肠道菌群
3-羟基丙酸、左旋肉碱、苏糖酸	脂肪酸代谢	↓	肠道菌群
柠檬酸、酮戊二酸和肌酸、丙酮酸	能量代谢	↓	/
缬氨酸、亮氨酸、色氨酸、酪氨酸、脯氨酸	氨基酸	↓	/

(二)代谢组学的优势和局限性

1. **优势** 代谢组学放大了基因和蛋白表达的微小变化,从而使检测更容易。代谢组学的研究不需建立全基因组测序及大量表达序列标签的数据库,且代谢产物的种类要远小于基因和蛋白质的数目。生物体液的代谢产物分析可反映机体系统的生理和病理状态。通过代谢组学研究既可以发现生物体在受到各种内外环境扰动后的应答不同,也可以区分同种不同个体之间的表型差异。

2. **局限性** 生物样本的复杂性使得代谢组学研究对分析技术的灵敏度、分辨率、动态范围和通量提出了更高的要求。生物标志物的结构鉴定也是目前代谢组学研究的重点和难点问题之一,由于缺乏标准的可通用的质谱数据库,一定程度上制约了基于LC-MS技术在代谢组学研究中的应用。GC-MS固有的局限性在于它只检测挥发性化合物或可衍生成挥发性的化合物。此外,MS不能检测所有的代谢物,因为有些代谢物不能用某些电离方法电离。核磁共振波谱主要用于化学鉴定和量化给定样品的化学成分。核

磁共振波谱的应用不仅限于液体样品,还可用于固体、气体和组织样品。但是在生物医学研究中,核磁共振检测的灵敏度较低的问题一直都存在。

七、结语与展望

(一)组学研究涉及的抑郁机制

在上述组学研究中得出的分子靶点,几乎都与现有的抑郁机制相关联。主要包括有HPA系统、神经递质及神经肽系统、谷氨酸及多巴胺系统、神经炎症、神经营养因子和氧化应激。这些机制在抑郁症中的研究都较为成熟,筛选出的无论是表观遗传调控靶点,mRNA,还是相应的蛋白分子都是通过影响了这些机制的平衡,从而在抑郁症中发挥作用,可以将其概括为"旧机制,新靶点"。

(二)互补的多组学研究

表观基因组学、转录组学、蛋白质组学和代谢组学等各种"组学"技术的相继产生,标志着后基因组时代的到来,

使得对生命现象的解析由精细的分解研究转向系统的整体研究。每一种组学分析得到的数据都是数量繁多且无序的，怎样在其中筛选出真正与疾病相关的数据至关重要。通过将表观基因组学、转录组学、蛋白质组学和代谢组学的数据整合分析，筛选与疾病始终相关的基因、mRNA、蛋白质和代谢物，保持数据之间的一致性，可以实现对生物系统的全面了解。由于各组学所构建的网络复杂，组学数据之间的关联性在不同实验条件下差异很大。但这也使得不同的组学数据具有很多互补的信息内容，因此多组学整合分析有可能揭示更多的生物学信息而不是单一组学分析的总和，并且多组学可以从宏观和微观的病因学层面进行因果推断，全面系统探索环境与遗传因素在抑郁症中的作用，揭示抑郁症的致病因素与分子机制，有望了解抑郁症的潜在机制。利用多组学标志物开发风险预测模型可以用于疾病风险预测以识别高危人群，并可以用于筛选药物使治疗对象受益最大化。多组学研究为大规模队列研究带来机遇，其扩展了病因学研究的深度，多组学因而被越来越多应用于抑郁症研究。

（三）抑郁症状的性别差异

对正常大脑发育至关重要的表观遗传修饰对于组织和维持大脑中的性别差异也是不可或缺的。表观遗传机制与大脑发育几乎每个方面的性别差异表达有关。与男性相比，女性更容易表现出抑郁症状，女性的抑郁症患病率是男性的2倍，此外，女性常常表现出更严重的抑郁症状和功能障碍。许多因素都可能导致这种差异，但研究发现，除种族、文化、饮食、教育和许多其他社会因素外，可能存在生物学差异。在不同性别的抑郁症患者中发现的生物学变量、性激素和肾上腺雄激素水平不同可能是导致抑郁症性别差异的重要原因。

（四）合适的抑郁动物模型建立

由于人脑组织很难获取，因此建立特异和有效的动物抑郁症模型很重要。目前有关动物抑郁症的造模，尽管采用应激或者药物引起表观遗传修饰的变化来观察行为是可行的，但这种表观遗传修饰的变化是多基因性质的。至今很少有特异性操纵某个单一基因的表观遗传修饰的研究，以验证该基因表观遗传修饰改变与相应症状或行为改变的关系。所有基础研究的最终目的都是为临床服务，将从临床人群中获得的信息与来自动物模型的数据相结合，以指导未来的实际转化研究，可以提供更好的抑郁症临床治疗和预防策略。

（五）组学分子标志物研究现状

近年来组学技术快速发展并广泛应用于生物标志物的筛选，关于抑郁症生物标志物的研究国内外层出不穷，但是目前抑郁症的组学研究还存在一定问题。首先，机体组学受到的影响因素多，波动范围较大，如何从庞大的数据信息中剔除干扰因素和无关变量，从而鉴定出准确度、灵敏度和特异度高的标志物，是一个十分重要的方向。通过组学手段鉴定得到的预测性指标，尚且缺乏更大规模的临床验证，

真正应用于临床尚需时日，而且生物标志物的验证需要排除大量假阳性结果的可能性，这也是抑郁症生物标志物研究的重点和难点。鉴于传统的单一生化指标无法满足临床诊断和治疗的需求，而组学的研究手段则更为系统地研究了抑郁症的发病机制，为发现该病潜在的生物标志物提供了可能。组学研究从基因、RNA、蛋白质和代谢物多方面监测多个因素水平的变化，可以提供更为全面、准确的评估，有利于了解疾病状态以及特征，更加准确地诊断和治疗抑郁症。在未来，快速持久抗抑郁药物相关的组学研究可能会给抑郁症及其他神经精神障碍的治疗带来新的启示。

（季然　崔梦侨　张红星）

参 考 文 献

[1] PITSILLOU E，BRESNEHAN S M，KAGARAKIS E A，et al. The cellular and molecular basis of major depressive disorder：towards a unified model for understanding clinical depression［J］. Mol biol rep，2020，47（1）：753-770.

[2] KOFINK D，BOKS M P，TIMMERS H T，et al. Epigenetic dynamics in psychiatric disorders：environmental programming of neurodevelopmental processes［J］. Neurosci Biobehav Rev，2013，37（5）：831-845.

[3] BAKUSIC J，VRIEZE E，GHOSH M，et al. Interplay of Val66Met and BDNF methylation：effect on reward learning and cognitive performance in major depression［J］. Clin epigenetics，2021，13（1）：149.

[4] LAM D，ANCELIN M L，RITCHIE K，et al. Genotype-dependent associations between serotonin transporter gene（SLC6A4）DNA methylation and late-life depression［J］. BMC Psychiatry，2018，18（1）：282.

[5] DE GONZALO-CALVO D，VEA A，BAR C，et al. Circulating non-coding RNAs in biomarker-guided cardiovascular therapy：a novel tool for personalized medicine？［J］. Eur Heart J，2019，40（20）：1643-1650.

[6] PANTAZATOS S P，HUANG Y Y，ROSOKLIJA G B，et al. Whole-transcriptome brain expression and exon-usage profiling in major depression and suicide：eviden ce for altered glial，endothelial and ATPase activity［J］. Mol Psychiatry，2017，22（5）：760-773.

[7] VERMA P，SHAKYA M. Transcriptomics and sequencing analysis of gene expression profiling for major depressive disorder［J］. Indian J Psychiatry，2021，63（6）：549-553.

[8] TSAO C W，LIN Y S，CHEN C C，et al. Cytokines and serotonin transporter in patients with major depression［J］. Prog Neuropsychopharmacol Biol Psychiatry，2006，30（5）：899-905.

[9] XIONG Z，ZHANG K，REN Q，et al. Increased expression of inwardly rectifying Kir4. 1 channel in the parietal cortex from patients with major depressive disorder［J］. J Affect

Disord,2019,245:265-269.

[10] FATEMI S H,KROLL J L,STARY J M. Altered levels of reelin and its isoforms in schizophrenia and mood disorders[J]. Neuroreport,2001,12(15):3209-3215.

[11] RADLEY J J,ROCHER A B,RODRIGUEZ A,et al. Repeated stress alters dendritic spine morphology in the rat medial prefrontal cortex[J]. J Comp Neurol,2008,507(1):1141-1150.

[12] PENA C J,KRONMAN H G,WALKER D M,et al. Early life stress confers lifelong stress susceptibility in mice via ventral tegmental area OTX2[J]. Science,2017,356(634):1185-1188.

[13] XU Z,TAYLOR J A. Genome-wide age-related DNA methylation changes in blood and other tissues relate to histone modification,expression and cancer[J]. Carcinogenesis,2014,35(2):356-364.

[14] JANUAR V,ANCELIN M L,RITCHIE K,et al. BDNF promoter methylation and genetic variation in late-life depression[J]. Transl Psychiatry,2015,5(8):e619.

[15] STORY JOVANOVA O,NEDELJKOVIC I,SPIELER D,et al. DNA methylation signatures of depressive symptoms in middle-aged and elderly persons:meta-analysis of multiethnic epigenome-wide studies[J]. JAMA Psychiat,2018,75(9):949-959.

[16] CHILTON I,OKUR V,VITIELLO G,et al. De novo heterozygous missense and loss-of-function variants in CDC42BPB are associated with a neurodevelopmental phenotype[J]. Am J Med Genet A,2020,182(5):962-973.

[17] LPEZ-ECHEVERRI Y P,CARDONA-LONDOñO K J,GARCIA-AGUIRRE J F,et al. Effects of serotonin transporter and receptor polymorphisms on depression[J]. Rev Colomb Psiquiatr(Engl Ed),2021,4:S0034-7450(2)00135-9.

[18] MENDONÇA M S,MANGIAVACCHI P M,DE SOUSA P F. Epigenetic variation at the SLC6A4 gene promoter in mother-child pairs with major depressive disorder[J]. J affect disorders,2019,245:716-723.

[19] CHEN D,MENG L,PEI F,et al. A review of DNA methylation in depression[J]. J Clin Neurosci,2017,43:39-46.

[20] KATORI S,NOGUCHI-KATORI Y,OKAYAMA A,et al. Protocadherin-αC2 is required for diffuse projections of serotonergic axons[J]. Sci Rep,2017,7(1):15908.

[21] ZHENG K,CHU J,ZHANG X,et al. Psychological resilience and daily stress mediate the effect of childhood trauma on depression[J]. Child abuse neglect,2022,125:105485.

[22] BAKUSIC J,VRIEZE E,GHOSH M,et al. Increased methylation of NR3C1 and SLC6A4 is associated with blunted cortisol reactivity to stress in major depression[J]. Neurobiol Stress,2020,13:100272.

[23] GOŁYSZNY M,OBUCHOWICZ E,ZIELIŃSKI M. Neuropeptides as regulators of the hypothalamus-pituitary-gonadal(HPG) axis activity and their putative roles in stress-induced fertility disorders[J]. Neuropeptides,2022,91:102216.

[24] KING L,ROBINS S,CHEN G,et al. Perinatal depression and DNA methylation of oxytocin-related genes:a study of mothers and their children[J]. Horm behav,2017,96:84-94.

[25] WANG J,MA S F,YUN Q,et al. Ameliorative effect of SIRT1 in postpartum depression mediated by upregulation of the glucocorticoid receptor[J]. Neurosci Lett,2021,761:136112.

[26] KIM J E,RYU I,KIM W J,et al. Proline-rich transcript in brain protein induces stress granule formation[J]. Mol Cell Biol,2008,28(2):803-813.

[27] TOLAHUNASE M R,SAGAR R,FAIQ M,et al. Yoga- and meditation-based lifestyle intervention increases neuroplasticity and reduces severity of major depressive disorder:a randomized controlled trial[J]. Restor Neurol Neurosci,2018,36(3):423-442.

[28] BURKHARDT C,MÜLLER M,BADDE A,et al. Semaphorin 4B interacts with the post-synaptic density protein PSD-95/SAP90 and is recruited to synap ses through a C-terminal PDZ-binding motif[J]. FEBS Lett,2005,579(17):3821-3828.

[29] STARNAWSKA A,TAN Q,SOERENSEN M,et al. Epigenome-wide association study of depression symptomatology in elderly monozygotic twins[J]. Transl Psychiatry,2019,9(1):214.

[30] PATERSON C,WANG Y,HYDE T M,et al. Temporal,diagnostic,and tissue-specific regulation of NRG3 isoform expression in human brain development and affective disorders[J]. Am J Psychiatry,2017,174(3):256-265.

[31] TSAO C W,LIN Y S,CHEN C C,et al. Cytokines and serotonin transporter in patients with major depression[J]. Prog Neuropsychopharmacol Biol Psychiatry,2006,30(5):899-905.

[32] GATECKI P,GATECKA E,MAES M,et al. The expression of genes encoding for COX-2,MPO,iNOS,and sPLA2-II A in patients with recurrent depressive disorder[J]. J Affect Disord,2012,138(3):360-366.

[33] KATZ E R,STOWE Z N,NEWPORT D J,et al. Regula-

tion of mRNA expression encoding chaperone and co-chaperone proteins of the glucocorticoid receptor in peripheral blood:association with depressive symptoms during pregnancy[J]. Psychol Med,2012,42(5):943-956.

[34] SOUSA V C, MANTAS I, STROTH N, et al. P11 deficiency increases stress reactivity along with HPA axis and autonomic hyperresponsiveness[J]. Mol Psychiatry, 2021,26(7):3253-3265.

[35] ELEMERY M,KISS S,GONDA X,et al. Vascular endothelial growth factor(VEGF) as a potential biomarker in major depressive disorder [J]. Neuropsychopharmacol Hung,2017,19(4):183-188.

[36] ZHU Y,STRACHAN E,FOWLER E,et al. Genome-wide profiling of DNA methylome and transcriptome in peripheral blood monocytes for major depression:a monozygotic discordant twin study [J]. Transl Psychiatry, 2019, 9 (1):215.

[37] RAVASZ L,KéKESI K A,MITTLI D,et al. Cell surface protein mRNAs show differential transcription in pyramidal and fast-spiking cells as revealed by single-cell sequencing[J]. Cereb Cortex,2021,31(2):731-745.

[38] HOWARD D M,ADAMS M J,CLARKE T K,et al. Genome-wide meta-analysis of depression identifies 102 independent variants and highlights the importance of the prefrontal brain regions[J]. Nat Neurosci,2019,22(3): 343-352.

[39] MATHYS H,DAVILA-VELDERRAIN J,PENG Z,et al. Single-cell transcriptomic analysis of Alzheimer's disease[J]. Nature,2019,570(7761):332-337.

[40] SHEN C J,ZHENG D,LI K X,et al. Cannabinoid CB1 receptors in the amygdalar cholecystokinin glutamatergic afferents to nucleus accumbe ns modulate depressive-like behavior[J]. Nat Med,2019,25(2):337-349.

[41] FAN L,YANG L,LI X,et al. Proteomic and metabolomic characterization of amygdala in chronic social defeat stress rats[J]. Behav Brain Res,2021,412:113407.

[42] XU S,ZHAO X,ZHU Z,et al. A new potential antidepressant:dexmedetomidine alleviates neuropathic pain-induced depression by increasing neurogenesis in the hippocampus[J]. Pharmacology, 2022, 107 (5/6):317-329.

[43] NING L N,ZHANG T,CHU J,et al. Gender-related hippocampal proteomics study from young rats after chronic unpredicted mild stress exposure [J]. Mol Neurobiol, 2018,55(1):835-850.

[44] PANDEY G N,DWIVEDI Y,RIZAVI H S,et al. Brain-derived neurotrophic factor gene and protein expression in pediatric and adult depressed subjects[J]. Prog Neu-ropsychopharmacol Biol Psychiatry, 2010, 34 (4):645-651.

[45] DELLA VECCHIA S,MARCHESE M,SANTORELLI F M,et al. Kir4.1 dysfunction in the pathophysiology of depression:a systematic review [J]. Cells, 2021, 10 (10):2628.

[46] CUI Y,YANG Y,NI Z,et al. Astroglial Kir4.1 in the lateral habenula drives neuronal bursts in depression [J]. Nature,2018,554(7692):323-327.

[47] MORIGUCHI S,TAKAMIYA A,NODA Y,et al. Gluta-matergic neurometabolite levels in major depressive disorder:a systematic review and meta-analysis of proton magnetic resonance spectroscopy studies[J]. Mol Psychiatr,2019,24(7):952-964.

[48] ROMEO B,CHOUCHA W,FOSSATI P,et al. Meta-analysis of central and peripheral γ-aminobutyric acid levels in patients with unipolar and bipolar depression[J]. J Psychiatr Neurosci,2018,43(1):58-66.

[49] FANTEGROSSI W E,WILSON C D,BERQUIST M D. Pro-psychotic effects of synthetic cannabinoids:interactions with central dopamine, serotonin, and glutamate systems[J]. Drug Metab Rev,2018,50(1):65-73.

[50] CARNEVALI L,STATELLO R,VACONDIO F,et al. Antidepressant-like effects of pharmacological inhibition of FAAH activity in socially isolated female rats[J]. Eur Neuropsychopharm,2020,32:77-87.

[51] ZHANG Q,SUN Y,HE Z,et al. Kynurenine regulates NLRP2 inflammasome in astrocytes and its implications in depression [J]. Brain Behav Immun, 2020, 88:471-481.

[52] ZANG X,ZHENG X,HOU Y,et al. Regulation of proinflammatory monocyte activation by the kynurenine-AhR axis underlies immunometabolic control of depressive behavior in mice[J]. FASEB J,2018,32(4):1944-1956.

[53] MARX W, MCGUINNESS A J, ROCKS T, et al. The kynurenine pathway in major depressive disorder,bipolar disorder,and schizophrenia:a meta-analysis of 101 studies[J]. Mol Psychiatr,2021,26(8):4158-4178.

[54] OGYU K,KUBO K,NODA Y,et al. Kynurenine pathway in depression:a systematic review and meta-analysis [J]. Neurosci Biobehav Rev,2018,90:16-25.

[55] PU J,LIU Y,ZHANG H,et al. An integrated meta-analysis of peripheral blood metabolites and biological functions in major depressive disorder[J]. Mol Psychiatr, 2021,26(8):4265-4276.

[56] BOT M,MILANESCHI Y,AL-SHEHRI T,et al. Metabolomics profile in depression:a pooled analysis of 230 metabolic markers in 5 283 cases with depression and

10 145 controls[J]. Biol Psychiat,2020,87(5):409-418.

[57] LIN S,HUANG L,LUO Z C,et al. The ATP level in the medial prefrontal cortex regulates depressive-like behavior via the medial prefrontal cortex-lateral habenula pathway[J]. Biol Psychiat,2022,92(3):179-192.

[58] KRAUTKRAMER K A,FAN J,BÄCKHED F. Gut microbial metabolites as multi-kingdom intermediates[J]. Nat Rev Microbiol,2021,19(2):77-94.

[59] YU M,JIA H M,QIN L L,et al. Gut microbiota and gut tissue metabolites involved in development and prevention of depression[J]. J Affect Disorders,2022,297:8-17.

[60] THÉRIAULT R K,PERREAULT M L. Hormonal regulation of circuit function:sex,systems and depression[J]. Biol Sex Differ,2019,10(1):12.

[61] SHENG J A,TAN S M L,HALE T M,et al. Androgens and their role in regulating sex differences in the hypothalamic/pituitary/adrenal axis stress response and stress-related behaviors [J]. Androg Clin Res Ther, 2021,2(1):261-274.

14 西罗莫司减轻脊髓损伤及机制的研究进展

脊髓损伤（spinal cord injury，SCI）导致脊髓功能障碍，包括原发性和继发性两个不同损伤阶段。继发性损伤阶段是外力打击后损伤区域发生的阻碍脊髓功能恢复的病理阶段，包括自噬紊乱、炎症风暴、胶质瘢痕、神经性疼痛等病理生理反应，其致病机制复杂性是脊髓损伤预后不良的重要原因。脑脊液引流、缺血耐受、高压氧、全身低温、药物使用等辅助方法虽已广泛应用于 SCI 及其并发症的临床治疗，但干预结果仍不理想。因此，寻找一个有效的治疗手段具有重要临床意义。西罗莫司（雷帕霉素）属于大环内酯类抗生素，可与 FK506 结合蛋白-12 形成复合物并与哺乳动物雷帕霉素靶蛋白（mammalian target of rapamycin，mTOR）结合，下调 mTOR 活性。mTOR 是细胞内信号通路的重要节点，可接收能量、营养、氧化应激、生长因子等多种信号的刺激，在神经系统疾病中，能调节多种下游蛋白，重要的参与了细胞生长、增殖、凋亡、能量代谢和自噬等过程，影响了损伤后细胞的生存状况，对于 SCI 后运动功能恢复以及中枢神经系统创伤修复具有关键作用。研究表明，西罗莫司注射能显著减少 SCI 后的神经组织损伤并改善运动障碍，这被认为是在继发性阶段影响自噬、炎症、胶质瘢痕和神经性疼痛等机制的结果。本文针对西罗莫司在脊髓损伤中的多种治疗机制，结合文献进行阐述，旨在提高临床对 mTOR 的认识，为临床进一步的研究奠定基础。

一、西罗莫司的概述

西罗莫司最早由 Veniza 从吸水链霉菌发酵产物中分离获得，易溶于乙醇、氯仿、丙酮等有机溶剂，微溶于水，与免疫抑制剂 FK506 结构相似，并可通过抑制 T 淋巴细胞从 G1 期到 S 期的进程，阻断 T 淋巴细胞和 B 淋巴细胞的信号转导通路来实现免疫抑制。临床实践中，西罗莫司能有效预防肝癌肝移植后肿瘤复发，适用于骨肉瘤的治疗，能与 FK506、环孢素等免疫抑制剂协同使用，可有效预防心血管再狭窄的发生。上述临床应用，均基于西罗莫司的免疫抑制效应，而在基础研究中发现，西罗莫司还可以靶向作用于 mTOR，上调胞内自噬水平，而常作为自噬激活剂使用，并在延缓神经退行性变性疾病、抗衰老、抗炎症、抗凋亡等领域均显示出巨大的潜力。

二、西罗莫司上调 SCI 早期的自噬水平

自噬在哺乳动物中分为选择性自噬和非选择性自噬，能帮助细胞降解异常蛋白和受损细胞器，同时产生小分子原料帮助细胞度过营养匮乏期。在损伤早期被认为是细胞的一种自我保护机制，而当自噬持续激发，细胞器及细胞内蛋白被大量降解又会影响细胞的能量代谢，影响神经元的生存状态。研究显示，自噬参与 SCI 继发性损伤阶段并且显示出两重性，SCI 后自噬标志物 Beclin-1、微管关联蛋白 1 轻链 3β（microtubule-associated proteins 1A/1B light chain 3β，MAP1LC3β）的水平含量提高，自噬体数量增多，损伤早期给予西罗莫司后 Beclin-1 进一步增多，自噬通量增加，损伤区域神经元死亡数量减少，促进运动感觉功能恢复，对于早期 SCI 具有重要的治疗潜力。

（一）西罗莫司激活 SCI 早期的线粒体自噬

线粒体自噬是重要的选择性自噬，在 SCI 早期，线粒体自噬能选择性降解受损线粒体，且在脊髓损伤的发病机制中，损伤线粒体所产生的大量活性氧，攻击正常线粒体中的脂质并发生过氧化，导致正常线粒体数量进一步减少，引起损伤相关分子模式（damage-associated molecular pattern，DAMP）的大量释放，是 SCI 神经功能难以恢复的重要原因之一，因此在损伤早期提高线粒体自噬水平对神经元细胞线粒体质量和数量的维持具有重要保护意义。研究表明，脊髓损伤后给予西罗莫司可使 PTEN 诱导假定激酶 1（PTEN induced putative kinase 1，PINK1）上调并积累于外膜，进而磷酸化 Parkin 蛋白以解除其自抑状态并聚集于外膜，活化的 Parkin 向受损线粒体移位，使线粒体外膜蛋白泛素化，并与 MAP1LC3β 结合，将受损线粒体隔离至自噬泡，最后与溶酶体融合降解完成自噬过程。此外，西罗莫司可能通过抑制 mTOR 活性，减少转录因子 p53 蛋白，使 PINK1 蛋白含量上升，最终导致 Parkin 移位增加，线粒体自噬水平提高。总而言之，西罗莫司在 mTOR 的介导下对 PINK1-

Parkin 信号通路的激活，可以上调线粒体自噬，维持正常线粒体的数量，阻遏自由基的大量生成，对 SCI 产生保护作用。

（二）西罗莫司激活 SCI 早期的非选择性自噬

在 SCI 早期，西罗莫司能提高非选择性自噬水平，细胞利用非选择性自噬分解生成的小分子原料重新合成蛋白质，改善损伤后生存状态。一方面，西罗莫司能与 FK506 结合蛋白 12（FK506 binding protein 12，FKBP12）形成复合物，抑制 mTOR 复合物 1 活性，促进 UNC-51 样激酶 1（UNC-51-like kinase 1，ULK1）、自噬相关蛋白 13、自噬相关蛋白 14 等的活化，增强 Beclin-1 多蛋白复合体的募集，招募与自噬体成核相关蛋白，促进自噬体形成。另一方面，西罗莫司能解除 mTOR 复合物 1 对转录因子 EB（transcription factors EB，TFEB）的多位点磷酸作用，使其与 14-3-3 蛋白分离，移位至细胞核，调节溶酶体相关基因表达，增加溶酶体数量，提高水解酶活性，提高自噬速率。西罗莫司还可能通过抑制 mTOR，打开溶酶体非选择性阳离子通道 1，激活钙调神经磷酸酶，去磷酸化转录因子 EB，进而影响上述过程。总之，西罗莫司能通过解除 mTOR 对 ULK1、Beclin-1 复合物的抑制作用，抑制转录因子 EB 多位点磷酸化，提高胞内非选择性自噬水平，清除异常蛋白质，帮助细胞重新合成损伤后必需蛋白，提高细胞生存能力，对 SCI 后神经元产生保护作用。

自噬在 SCI 后起双刃剑作用，适当上调自噬水平可促进受损蛋白代谢，过度激活自噬可能会导致细胞死亡，因此如何在疾病的不同时期中运用正确剂量的西罗莫司，进而激活早期的自噬并抑制晚期自噬，是治疗 SCI 的一个新思路。

三、西罗莫司调节炎症反应

SCI 原发性损伤阶段的外力打击会破坏神经元结构，导致髓鞘碎片产生及细胞器内容物释放，刺激胶质细胞、免疫细胞释放肿瘤坏死因子-α（tumor necrosis factor-α，TNF-α）、IL-1β、IL-6、单核细胞趋化蛋白-1（monocyte chemotactic protein-1，MCP-1）、巨噬细胞炎性蛋白-1（macrophage inflammatory protein 1，MIP-1）等促炎因子，诱导外周免疫细胞迁移、小胶质细胞聚集并浸润至损伤部位，诱导炎症反应激活，加剧损伤。因此，下调炎症反应是治疗 SCI 的一个重要思路。西罗莫司通过抑制炎症因子释放、调节小胶质细胞的极化表型，进而减轻炎症造成的继发性损伤。

（一）西罗莫司直接或间接调节炎症因子

SCI 后细胞内外释放一系列损伤相关分子模式，与胶质细胞表面受体结合后，通过胞内信号级联反应介导炎症因子的释放。及时清除损伤相关分子模式、调节胞内信号通路能有效抑制炎症因子释放。此外，线粒体损伤与炎症反应相互促进，且线粒体内容物被认为是 SCI 后关键的损伤相关分子模式。研究显示，SCI 后给予西罗莫司能上调

PINK1/Parkin 通路来提高线粒体自噬水平，阻止线粒体 DNA、活性氧（reactive oxygen species，ROS）以及 N-甲酰肽的释放，抑制胞内炎症级联反应，减少炎症小体的激活。西罗莫司还能解除 mTOR 对 ULK1、Beclin-1 复合物的抑制作用，提高小胶质细胞、施万细胞及少突胶质细胞的自噬水平，减少细胞外髓鞘碎片数量，减少胞外损伤相关分子模式。另有研究表明，西罗莫司通过 mTOR 复合物 1-TFEB 通路直接抑制核转录因子-κB（nuclear transcription factor，NF-κB），降低蛋白激酶的表达和活化，阻碍 NF-κB 抑制蛋白的磷酸化和降解，进而维持其与 NF-κB 的非活性复合物状态，减少 NF-κB 向细胞核移位，抑制 TNF-α 和 IL-8 等炎症因子的表达。西罗莫司还能解除 mTOR 对信号转导及转录活化因子 3（signal transducer and activator of transcription 3，STAT3）的磷酸活化作用，抑制 STAT3 同二聚化进入细胞核，减少促炎基因表达，减少肿瘤坏死因子、IL-6 等表达，间接抑制 NF-κB 的活化。故笔者认为，在 SCI 早期，西罗莫司能通过及时清除胞内外的损伤相关分子模式，并调控 NF-κB、STAT3 参与的炎症信号级联通路，进而抑制炎症因子的释放，防止神经细胞再次损伤，最终促进 SCI 后运动-感觉功能的恢复。

（二）西罗莫司调节小胶质细胞表型

SCI 后的神经炎症主要由小胶质细胞介导，小胶质细胞存在两种作用相反的表型，即 M1 型和 M2 型，M1 型小胶质细胞能释放包括自由基、炎症细胞因子和趋化因子等炎症介质；M2 型小胶质细胞能释放抗炎因子、吞噬损伤神经元细胞碎片、减少髓鞘碎片残留。用抑制 M1 型或促进 M2 型极化以替代完全抑制小胶质细胞活化是最新的治疗思路，而小胶质细胞的极化可能是多条信号通路共同调节。据报道，西罗莫司能抑制 mTOR，激活小 G 蛋白鸟苷三磷酸酶亚家族蛋白 RhoA，进而活化 Rho 激酶，从而影响细胞骨架改建以及运动能力，促进小胶质细胞 M2 型极化，吞噬胞外损伤相关分子模式，抑制炎症的发生。此外，西罗莫司可能通过解除 mTOR 的真核起始因子 4E（eukaryotic translation initiation factor 4E，eIF4E）结合蛋白的磷酸化，使其与真核细胞翻译启动子 eIF4E 分离，从而下调 mRNA 的翻译速率来影响小胶质细胞的极化。因此，西罗莫司能影响 RhoA/Rho 激酶水平以及 mRNA 翻译速率来促进小胶质细胞 M2 表型、抑制 M1 表型，减轻炎症在 SCI 后的损伤作用。

四、西罗莫司抑制胶质瘢痕发生

胶质瘢痕是一道物理化学屏障，由反应性星形胶质细胞和结缔组织组成，细胞外基质主要成分为硫酸软骨素蛋白聚糖，包括 SCI 在内的中枢神经系统疾病都伴随一定程度的瘢痕形成。胶质瘢痕对于 SCI 具有两面性，在 SCI 早期，胶质瘢痕作为一道物理化学屏障能限制损伤区域的扩大，保护正常的神经元免受严重创伤、感染或炎症等波及，避免完好的组织受到继发性损伤。而在 SCI 后期，成熟后

的星形胶质细胞各种有益的功能逐渐减退或消失,分泌出诸多有害因子,如髓磷脂相关生长抑制分子、轴突导向因子(semaphorin)家族、硫酸软骨素和硫酸角质蛋白素聚糖等并形成化学屏障,与机械性阻碍共同引发神经元再生阻滞。多数学者认为胶质瘢痕的损伤作用远大于保护作用,故抑制胶质瘢痕的形成来改善 SCI 后神经元修复与再生是临床治疗神经损伤的主要思路。使用神经导管、硫酸软骨素 ABC 酶、细胞移植和转录病毒等手段能减少 SCI 后胶质瘢痕的形成,但治疗效果未达到预期。研究发现,西罗莫司可抑制星形胶质细胞数量增加并影响其活化过程,进而抑制胶质瘢痕形成,促进神经元轴突的再生,促进 SCI 后运动、感觉功能的恢复。

(一)西罗莫司抑制星形胶质细胞的增殖

导致 SCI 后星形胶质细胞增殖的关键因子仍不明确,但星形胶质细胞增殖的程度与损伤的距离密切相关。星形胶质细胞感受到脊髓微环境向外伤性改变,IL-1α、肿瘤坏死因子等损伤相关分子模式与表面膜受体结合,介导胞内 STAT3 等转录因子激活,进而提高一系列下游靶蛋白的水平与活性,最终刺激星形胶质细胞数量增加。新生的星形胶质细胞不断向损伤中心区域迁移进而组成胶质瘢痕的边界,抑制星形胶质细胞增殖能有效抑制瘢痕出现。西罗莫司能下调 STAT3 的磷酸化水平,抑制细胞周期蛋白 D1(cyclin D1)的表达,抑制星形胶质细胞的增殖能力,使其数量不足以形成胶质瘢痕,解除 SCI 后期对轴突再生的抑制。此外,西罗莫司可能通过抑制 STAT3 活性,调整一系列下游靶蛋白的水平和活性,阻碍神经干细胞向星形胶质细胞分化。因此笔者认为,西罗莫司能通过 mTOR-STAT3 轴来调节星形胶质细胞的增殖能力,以及神经干细胞向星形胶质细胞分化的倾向,进而减少星形胶质细胞的数量,抑制胶质瘢痕出现,提高患者的预后效果。

(二)西罗莫司抑制星形胶质细胞活化

活化与未活化的星形胶质细胞在形态、表达分子等方面存在很大区别。SCI 后静息状态下的星形胶质细胞受 IL-1 和 TNF-α 刺激,激活 STAT3 蛋白,上调水通道蛋白 4(water channel protein,aquaporin 4,AQP4),释放谷氨酸,并合成大量胶质纤维酸性蛋白(glial fibrillary acidic protein,GFAP),提高向损伤部位的迁移速率,呈现反应激活状态,在损伤中心区域至周边区域形成由多到少的数量梯度,最终导致神经元再生受阻。SCI 后抑制星形胶质细胞的激活能减少胶质瘢痕出现。西罗莫司能抑制 STAT3 二聚体向细胞核移位并与 GFAP 启动子结合,减少 GFAP 蛋白的表达。此外,西罗莫司通过抑制 mTOR,减少 STAT3 磷酸化水平,还能抑制锌转运体溶酶体载体家族 39 成员 6 蛋白,影响锌指蛋白 Snail 的核定位,抑制上皮钙黏素的表达进而抑制细胞迁移能力。故而,西罗莫司能通过 mTOR-STAT3 信号轴,抑制 GFAP 和上皮钙黏素蛋白的表达,下调迁移速率,抑制星形胶质细胞的反应性激活,阻碍胶质瘢痕的产生,产生治疗作用。

五、西罗莫司减轻神经疼痛

神经疼痛是 SCI 常见的并发症,尚无有效的缓解或治疗手段,给患者带来了持续、巨大的痛苦,严重影响患者的生活。目前,神经疼痛发生的原因仍未探明。Hu 等结扎腓总神经和胫骨建立大鼠神经损伤模型,西罗莫司能有效抑制 C/A 纤维介导的长时程增强,同时提高大鼠缩抓阈值,这被认为是激活自噬信号转导的结果。

(一)西罗莫司通过调控蛋白质合成来影响突触可塑性

突触可塑性是指神经元突触形态与功能可发生较长时间的改变。研究显示,中枢神经系统的神经元可塑性诱导与神经疼痛有较强关联性,而突触可塑性诱导离不开蛋白质的重新翻译,故在翻译水平调节蛋白质合成能影响神经疼痛。SCI 后鞘内注射西罗莫司能抑制 mTORC1 活性,解除 eIF4E 结合蛋白的磷酸化状态,使其与真核细胞翻译启动子 eIF4E 分离,进而下调 mRNA 的翻译速率,调节蛋白质合成。西罗莫司还能通过抑制 mTORC1,解除对 p70 核糖体 S6 蛋白激酶的磷酸作用,抑制对应的核糖体 S6 蛋白,减少 mRNA 翻译表达核糖体蛋白和翻译调节蛋白,影响蛋白质合成速率。综上所述,西罗莫司能通过 eIF4E 结合蛋白和 p70 核糖体蛋白 S6 蛋白激酶,调节翻译速度,影响突触可塑性,上调自噬水平,最终缓解 SCI 后的神经疼痛。

(二)西罗莫司影响参与神经疼痛的胶质细胞

小胶质细胞参与神经疼痛建立,SCI 后小胶质细胞增生,细胞膜上嘌呤能受体、Toll 受体等疼痛相关受体数量增加,胞内干扰素调节因子含量上调,且与突触相互作用并改变其可塑性,最终导致神经疼痛发生。据报道,损伤后 p38 有丝分裂原活化蛋白激酶的上调是脊髓小胶质细胞高度特异的改变,抑制其变化能上调疼痛敏感阈值。SCI 早期注射西罗莫司可能通过抑制 NF-κB 表达,进而下调 p38 有丝分裂原活化蛋白激酶含量,影响突触的可塑性,缓解神经疼痛。此外,胰岛素样生长因子 1(insulin-like growth factor 1,IGF-1)是介导神经性疼痛的关键,星形胶质细胞是其表达的重要场所,Chen 等发现注射西罗莫司能拮抗胰岛素样生长因子,并在 STAT3 的介导下减少星形胶质细胞的数量,最终减少疼痛行为的发生。总之,西罗莫司在 p38 有丝分裂原活化蛋白激酶、STAT3 的介导下,对小胶质细胞和星形胶质细胞的状态进行调节,抑制神经疼痛的发生,具有临床治疗的价值。

六、小结

西罗莫司与 FK506 结合蛋白 12 形成复合物后,特异性抑制 mTOR,进而影响 PINK1、Parkin、Beclin-1、UNC-51 样激酶 1、多种自噬相关蛋白、转录因子 EB、NF-κB、STAT3、Rhoa/Rho 激酶、真核起始因子 4E 结合蛋白、p70 核糖体 S6

蛋白激酶等多个下游信号蛋白的含量及活性，从而上调自噬、减轻炎症、抑制胶质瘢痕和减缓神经疼痛，并在信号通路间串扰协同作用下促进损伤后中枢系统的恢复与再生，最终减少损伤后神经组织损伤并改善运动障碍。而自噬与胶质瘢痕作为 SCI 继发性损伤阶段的重要参与机制，其两重性导致不同强度的自噬或不同时期的胶质瘢痕对 SCI 能产生不同的影响。因此，在临床实践中还需要大量的实验进一步明确西罗莫司具体的使用剂量及用药时期。SCI 继发性损伤阶段的复杂致病机制是患者恢复的巨大阻力，同时也是介入干预的重要时期，故在未来探明 SCI 后各种病理生理反应随时间的变化，明确其神经保护作用与损伤作用之间的平衡点，建立病理生理反应的动态数字模型，有助于实现西罗莫司的最大治疗效果，并为临床治疗的使用提供理论研究，拓展新的治疗思路。

（李帆　曾昭恺　王丽萍）

参 考 文 献

[1] ZHOU K,ZHENG Z,LI Y,et al. TFE3,a potential therapeutic target for spinal cord injury via augmenting autophagy flux and alleviating ER stress[J]. Theranostics,2020, 10(20):9280-9302.

[2] KWIECIEN J M,DABROWSKI W,DĄBROWSKA-BOUTA B,et al. Prolonged inflammation leads to ongoing damage after spinal cord injury[J]. PLoS One,2020,15 (3):e0226584.

[3] ZHANG Y,YANG S,LIU C,et al. Deciphering glial scar after spinal cord injury[J]. Burns Trauma,2021,9:tkab035.

[4] KANG J,CHO S S,KIM H Y,et al. Regional hyperexcitability and chronic neuropathic pain following spinal cord injury[J]. Cell Mol Neurobiol,2020,40(6):861-878.

[5] KASAHARA K. Physiological function of FKBP12,a primary target of rapamycin/FK506:a newly identified role in transcription of ribosomal protein genes in yeast[J]. Curr Genet,2021,67(3):383-388.

[6] POPOVA N V,JÜCKER M. The role of mTOR signaling as a therapeutic target in cancer[J]. Int J Mol Sci,2021, 22(4):1743.

[7] FIRAT T,KUKNER A,AYTURK N,et al. The potential therapeutic effects of agmatine,methylprednisolone,and rapamycin on experimental spinal cord injury[J]. Cell J, 2021,23(6):701-707.

[8] 张松青,毛双龙,殷玉俊,等. 雷帕霉素对健康人外周血 T 淋巴细胞的免疫抑制作用[J]. 临床医学工程, 2010,17(12):36-37.

[9] SCHNITZBAUER A A,FILMANN N,ADAM R,et al. mTOR inhibition is most beneficial after liver transplantation for hepatocellular carcinoma in patients with active

[10] tumors[J]. Ann Surg,2020,272(5):855-862.

[10] YU W X,LU C,WANG B,et al. Effects of rapamycin on osteosarcoma cell proliferation and apoptosis by inducing autophagy[J]. Eur Rev Med Pharmacol Sci,2020,24 (2):915-921.

[11] LIM S M,MOHAMAD HANIF E A,CHIN S F. Is targeting autophagy mechanism in cancer a good approach? The possible double-edge sword effect[J]. Cell Biosci, 2021,11(1):56.

[12] LUO C,TAO L. The function and mechanisms of autophagy in spinal cord injury[J]. Adv Exp Med Biol,2020, 1207:649-654.

[13] LIAO H Y,WANG Z Q,RAN R,et al. Biological functions and therapeutic potential of autophagy in spinal cord injury[J]. Front Cell Dev Biol,2021,9:761273.

[14] LI X G,DU J H,LU Y,et al. Neuroprotective effects of rapamycin on spinal cord injury in rats by increasing autophagy and Akt signaling[J]. Neural Regen Res,2019, 14(4):721-727.

[15] LAMADE A M,ANTHONYMUTHU T S,HIER Z E,et al. Mitochondrial damage & lipid signaling in traumatic brain injury[J]. Exp Neurol,2020,329:113307.

[16] KTISTAKIS N T. The dynamics of mitochondrial autophagy at the initiation stage[J]. Biochem Soc Trans,2021, 49(5):2199-2210.

[17] BAI G L,WANG P,HUANG X,et al. Rapamycin protects skin fibroblasts from UVA-induced photoaging by inhibition of p53 and phosphorylated HSP27[J]. Front Cell Dev Biol,2021,9:633331.

[18] CHEN H C,FONG T H,HSU P W,et al. Multifaceted effects of rapamycin on functional recovery after spinal cord injury in rats through autophagy promotion,anti-inflammation,and neuroprotection[J]. J Surg Res,2013, 179(1):e203-e210.

[19] BJEDOV I,RALLIS C. The target of rapamycin signalling pathway in ageing and lifespan regulation[J]. Genes, 2020,11(9):1043.

[20] CHEN X,GUAN Y,ZHANG Y,et al. Programmed cell death 4 modulates lysosomal function by inhibiting TFEB translation[J]. Cell Death Differ,2021,28(4):1237-1250.

[21] 黎倩,蔡伟杰,吉永华,等. 雷帕霉素的新靶点:溶酶体钙离子通道 TRPML1[J]. 生理学报,2021,73(1): 137-142.

[22] BLOOM O,HERMAN P E,SPUNGEN A M. Systemic inflammation in traumatic spinal cord injury[J]. Exp Neurol,2020,325:113143.

[23] XU Y,SHEN J,RAN Z. Emerging views of mitophagy in

immunity and autoimmune diseases［J］. Autophagy,2020,16(1):3-17.

［24］ RILEY J S,TAIT S W. Mitochondrial DNA in inflammation and immunity［J］. EMBO Rep, 2020, 21(4): e49799.

［25］ SARASWAT OHRI S,BANKSTON A N,MULLINS S A, et al. Blocking autophagy in oligodendrocytes limits functional recovery after spinal cord injury［J］. J Neurosci, 2018,38(26):5900-5912.

［26］ MITCHELL J P,CARMODY R J. NF-κB and the transcriptional control of inflammation［J］. Int Rev Cell Mol Biol,2018,335:41-84.

［27］ FAN Y,MAO R,YANG J. NF-κB and STAT3 signaling pathways collaboratively link inflammation to cancer［J］. Protein Cell,2013,4(3):176-185.

［28］ KWON H S,KOH S H. Neuroinflammation in neurodegenerative disorders:the roles of microglia and astrocytes ［J］. Transl Neurodegener,2020,9(1):42.

［29］ LIU W, RONG Y, WANG J, et al. Exosome-shuttled miR-216a-5p from hypoxic preconditioned mesenchymal stem cells repair traumatic spinal cord injury by shifting microglial M1/M2 polarization ［J］. J Neuroinflammation,2020,17(1):47.

［30］ BAO H R,CHEN J L,LI F,et al. Relationship between PI3K/mTOR/RhoA pathway-regulated cytoskeletal rearrangements and phagocytic capacity of macrophages［J］. Braz J Med Biol Res,2020,53(7):e9207.

［31］ XU Y,CUI K,LI J,et al. Melatonin attenuates choroidal neovascularization by regulating macrophage/microglia polarization via inhibition of RhoA/ROCK signaling pathway［J］. J Pineal Res,2020,69(1):e12660.

［32］ 宗委峰,喻志源,骆翔. 脊髓胶质瘢痕的研究进展 ［J］. 神经损伤与功能重建,2021,16(11):649-652.

［33］ 熊薇,刘丽俊,孟令真,等.胶质瘢痕体外模型的研究进展［J］.生命科学,2020,32(11):1261-1273.

［34］ 韦入菲,曾高峰.减少脊髓损伤后胶质瘢痕形成方法的研究进展［J］.实用医学杂志,2020,36(20):2876-2880.

［35］ 熊薇,袁娅金,张桂仙,等.中枢神经系统损伤后胶质瘢痕形成的机制及其对神经修复的影响［J］.中国细胞生物学学报,2020,42(10):1876-1883.

［36］ WU C Y,YIN K Z,ZHANG Y,et al. 2,3,7,8-Tetrachlorodibenzo-p-dioxin promotes proliferation of astrocyte cells via the Akt/STAT3/Cyclin D1 pathway［J］. Biomed Environ Sci,2019,32(4):281-290.

［37］ LIDDELOW S A, BARRES B A. Reactive astrocytes: production, function, and therapeutic potential［J］. Immunity,2017,46(6):957-967.

［38］ 王若儒,李媛媛,黄韦华,等.反应性星形胶质细胞在中枢神经系统疾病中的作用［J］.医学综述,2022,28(2):216-223.

［39］ CHEN X,CHEN C,HAO J,et al. Effect of CLIP3 upregulation on astrocyte proliferation and subsequent glial scar formation in the rat spinal cord via STAT3 pathway after injury［J］. J Mol Neurosci,2018,64(1):117-128.

［40］ 冯建豪,程黎明.姜黄素对脊髓损伤后胶质瘢痕形成的抑制作用及机制的研究进展［J］.中华实验外科杂志,2020,37(6):1171-1175.

［41］ HU J,CHEN X,CHENG J,et al. Mammalian target of rapamycin signaling pathway is involved in synaptic plasticity of the spinal dorsal horn and neuropathic pain in rats by regulating autophagy［J］. Neuroreport,2021,32(11):925-935.

［42］ MAY A. Chronic pain may change the structure of the brain［J］. Pain,2008,137(1):7-15.

［43］ WANG Y,ZHAO Y,MA X,et al. Beneficial effects of electroacupuncture on neuropathic pain evoked by spinal cord injury and involvement of PI3K-mTOR mechanisms ［J］. Biol Res Nurs,2019,21(1):5-13.

［44］ ZHANG J,WANG Y,QI X. Systemic rapamycin attenuates morphine-induced analgesic tolerance and hyperalgesia in mice［J］. Neurochem Res,2019,44(2):465-471.

［45］ ILHA J,DO ESPíRITO-SANTO C C,DE FREITAS G R. mTOR signaling pathway and protein synthesis:from training to aging and muscle autophagy［J］. Adv Exp Med Biol,2018,1088:139-151.

［46］ HUA H,KONG Q,ZHANG H,et al. Targeting mTOR for cancer therapy［J］. J Hematol Oncol,2019,12(1):71.

［47］ TSUDA M. Microglia in the spinal cord and neuropathic pain［J］. J Diabetes Investig,2016,7(1):17-26.

［48］ TATEDA S,KANNO H,OZAWA H,et al. Rapamycin suppresses microglial activation and reduces the development of neuropathic pain after spinal cord injury［J］. J Orthop Res,2017,35(1):93-103.

［49］ CHEN X,LE Y,HE W Y,et al. Abnormal insulin-like growth factor 1 signaling regulates neuropathic pain by mediating the mechanistic target of rapamycin-related autophagy and neuroinflammation in mice［J］. ACS Chem Neurosci,2021,12(15):2917-2928.

15 脓毒症中的坏死性凋亡、焦亡和铁死亡

脓毒症被定义为宿主对感染的反应失调,导致危及生命的器官功能障碍,包括生理、病理和生化异常,死亡风险很高。脓毒症幸存者出院后的生活质量也很差,甚至可能出现长期的器官功能障碍,尤其是老年人,5年死亡率高达75%。脓毒症多年来一直是美国住院患者治疗费用最高的疾病,造成巨大的医疗负担,成为一个主要的公共卫生问题,因此脓毒症的早期诊断、治疗非常重要。

脓毒症的发病过程中,由病原体相关分子模式(pathogen associated molecular pattern,PAMP)和损伤相关分子模式(damage-associated molecular pattern,DAMP)介导的先天免疫系统强烈激活,补体系统、凝血系统和血管内皮剧烈活化,导致炎症反应。DAMP和PAMP引发的过度炎症将破坏内皮屏障的完整性,从而导致血管内蛋白质和血浆渗漏到血管外间隙、组织水肿和微血管灌注减少。DAMP和PAMP可能会在调节性细胞死亡(regulated cell death,RCD)后释放,引发炎症反应,这可能导致脓毒症恶化,因此可以通过更好地了解RCD的重要作用来治疗脓毒症患者。RCD主要包括自噬依赖性细胞死亡、铁死亡、免疫原性细胞死亡、坏死性凋亡、细胞焦亡等。其中,坏死性凋亡、焦亡和铁死亡是本文的主要焦点。

一、脓毒症中的坏死性凋亡

坏死性凋亡最初被认为是细胞凋亡受阻时的备用细胞死亡程序,当促凋亡的胱天蛋白酶-8缺失或其活性受到抑制时,细胞将更容易发生坏死性凋亡。在受体相互作用蛋白激酶1(receptor interacting protein kinase 1,RIPK1)、受体相互作用蛋白激酶3(receptor interacting protein kinase 3,RIPK3)以及混合谱系激酶结构域样假激酶(mixed lineage kinase domain like pseudokinase,MLKL)的介导下,细胞膜损坏并释放危险信号。坏死性凋亡早期的生化变化包括ATP消耗、活性氧(reactive oxygen species,ROS)产生和钙超载等,可能与随后的免疫反应和氧化应激有关。与细胞凋亡相比,坏死性凋亡被认为是细胞死亡的一种炎症形式,通过释放DAMP(如HMGB1、细胞因子和组蛋白)引起许多炎症

性疾病。

(一)炎症"触发者"

坏死性凋亡通过释放DAMP导致持续的细胞因子产生并放大炎症反应。敲除参与坏死性凋亡的主要分子可以阻止炎症性疾病的进展,缓解盲肠结扎穿孔引发的脓毒症,并可能通过抑制免疫细胞(中性粒细胞、自然杀伤细胞和CD8+T细胞)的浸润而减轻器官损伤。坏死性凋亡被认为可能是"细胞死亡风暴"的始动因素,导致急性或持续性炎症,是脓毒症的一个有潜力的治疗靶点。然而,探索坏死性凋亡在体内发挥作用的一个主要障碍是缺乏特异性分子标志物。

越来越多的证据表明,坏死性凋亡可以直接或间接调节炎症小体对感染或细胞应激的反应。坏死性凋亡的关键介质RIPK1和RIPK3可以在不引起细胞死亡的情况下发出NOD样受体热蛋白结构域相关蛋白3(NOD-like receptor thermal protein domain associated protein 3,NLRP3)炎性体激活的信号,表明坏死性凋亡与炎性体激活存在交叉对话。还有学者提出RIPK1-RIPK3信号转导的激活会造成线粒体损伤或线粒体ROS产生,导致NLRP3炎性体形成,表明RIPK3可以间接调节炎性体活化。

(二)治疗潜力

RIPK3可以作为脓毒症预后的一个标志物,严重脓毒症和脓毒性休克组的RIPK3水平在各个时间点均高于脓毒症组,并且与序贯器官衰竭估计(sequential organ failure assessment,SOFA)评分和降钙素原的水平呈正相关。血浆RIPK3也可以反映肺组织中RIPK3的活性,并且与急性呼吸窘迫综合征、急性肾损伤和30天死亡率之间存在关联。在一项临床试验(NCT04169412)中,坏死性凋亡能够预测脓毒症患者的死亡率,并且RIPK3水平也被用做衡量坏死性凋亡的标志物。然而,这些研究的样本量较小,可能会对结果产生影响,因此需要大样本量的临床研究来确认RIPK3的预测价值。

RIPK1的抑制剂Necrostatin-1可以降低脓毒症小鼠血清IL-6、IL-1β和IL-18的水平,以及中性粒细胞趋化因子和巨噬细胞炎症蛋白2的表达,从而减轻肺损伤并提高生存

率,说明坏死性凋亡的抑制对脓毒症具有保护作用。

二、脓毒症中的焦亡

焦亡由与先天免疫相关的细胞外或细胞内稳态失衡触发,导致 gasdermin 蛋白家族成员 D(GSDMD)形成膜孔,从而释放多种促炎因子,包括 IL-1β、IL-18 和高速泳动族蛋白 B1(high mobility group protein box 1,HMGB1)。焦亡主要由胱天蛋白酶-1 介导,胱天蛋白酶-1 由炎症小体激活,并将炎性细胞因子加工成活性形式。除了胱天蛋白酶-1,其他炎症性胱天蛋白酶-4、5、11 也可以直接识别病原体并引发细胞焦亡。细胞焦亡的标志性事件包括 NLRP3 炎性体激活、GSDMD 孔形成以及促炎细胞因子分泌。

受感染细胞的焦亡可以防止细菌复制,从而使先天免疫细胞杀死病原体。多种病原体诱导炎症小体激活,细胞焦亡和细胞因子产生都在防御感染中发挥作用。这意味着脓毒症过程中早期和适当的焦亡实际上是促进细胞内病原体清除的宿主防御机制。中性粒细胞焦亡在免疫细胞募集中充当炎症信号放大器,促进感染期间的细菌清除,然而,过度的中性粒细胞焦亡显然是有害的,因为中性粒细胞是 IL-1β 和 IL-18 的主要来源。这些相互矛盾的结果表明,在脓毒症的不同阶段和不同类型的细菌感染中,焦亡发挥了不同的作用。因此,探讨脓毒症中细胞焦亡的主要机制及潜在意义,可以为治疗策略提供指导。

(一)内皮功能障碍

IL-1β 和 IL-18 作为细胞焦亡中最重要的细胞因子,在脓毒症期间诱导一系列炎症反应,导致广泛的炎症相关损伤和多器官功能障碍。最近的一项研究表明,非洲人群比欧洲人群更容易死于脓毒症,可能是由于载脂蛋白 L1 的遗传变异,它通过激活炎症小体导致内皮功能障碍和血管损伤。此外,血小板中 NLRP3 炎性体通路释放的 IL-1β 也可以增加脓毒症期间的内皮通透性,导致不可逆的休克。胱天蛋白酶-11 依赖性内皮细胞焦亡在脂多糖(lipopolysaccharide,LPS)诱导的急性肺损伤中发挥关键作用,敲除内皮细胞中的胱天蛋白酶-11 可以减少肺损伤。因此,细胞焦亡与脓毒症期间的血管内皮功能障碍有关。

(二)凝血功能障碍

脓毒症中凝血系统的过度激活会导致弥散性血管内凝血(disseminated intravascular coagulation,DIC),凝血级联反应的主要始动因素是组织因子(tissue factor,TF),血管损伤使 TF 暴露并与血浆因子Ⅶa 结合,由此产生的复合物引发一系列酶促反应,导致血凝块形成。有研究证明 TMEM173 可以通过钙依赖性 GSDMD 激活在脓毒症中驱动 TF 释放和凝血,并且 TMEM173 和 GSDMD 在外周血单个核细胞(peripheral blood mononuclear cell,PBMC)中的表达与 DIC 的严重程度和脓毒症患者的严重程度有关。另有研究表明,炎症小体激活导致 TF 释放,依赖于细胞焦亡,而且胱天蛋白酶-1 或 GSDMD 敲除会阻碍凝血。也就是说,DIC 是细胞焦亡之后的一个关键事件。这些结果表明,细胞焦亡和凝血是相互关联的,可以通过抑制细胞焦亡来预防凝血,从而降低脓毒症死亡率。

(三)治疗潜力

在脓毒症患者中可以检测到焦亡相关的 NLRP3、GSDMD、IL-1β 和 IL-18 水平升高。在一项正在进行的临床试验(NCT04427371)中,通过检测 GSDMD 的蛋白表达来确定内皮细胞的焦亡水平,以评估焦亡对脓毒症患者死亡率的预后价值。此外,PBMC 焦亡的百分比与创伤患者的损伤严重程度评分、APACHE Ⅱ 评分、IL-10 和 IL-18 的水平显著相关,表明 PBMC 焦亡可能是预测脓毒症发展的生物标志物。因此,焦亡及其释放的细胞因子水平在脓毒症中起关键作用,可被视为潜在的生物标志物。

通过抑制 NLRP3、胱天蛋白酶-1/11、GSDMD 的表达降低细胞焦亡的水平可以减少脓毒症模型中炎症因子的产生,起到器官保护的作用,提高存活率。一些中药和其他药物成分也被证明可以通过调节细胞焦亡来减轻脓毒症炎症水平,并最终减轻器官损伤。

三、脓毒症中的铁死亡

铁死亡是一种新发现的 RCD 形式,在形态、生化和遗传方面与细胞凋亡、坏死和自噬不同,主要由细胞内微环境的氧化失衡引发,特征是铁依赖性脂质过氧化引起的细胞膜损伤。铁死亡与多种代谢过程相关,包括铁代谢、氨基酸代谢和脂质代谢。谷胱甘肽过氧化物酶 4(glutathione peroxidase 4,GPX4)被认为是铁死亡的主要内源性抑制剂,可以抑制脂质过氧化,而谷胱甘肽(glutathione,GSH)是 GPX4 降解过氧化物的重要底物。

(一)与炎症串扰

铁死亡是一种具有免疫原性的"调节性坏死",ROS 的产生与抗氧化剂或自由基清除剂之间的不平衡导致氧化应激和大量促炎因子如 NF-κB、HIF-1α 的进一步激活,最终造成细胞膜膜损伤。花生四烯酸是一种多不饱和脂肪酸,是细胞膜脂质的主要成分,可以代谢为促炎介质的前体,是炎症的核心途径。此外,细胞在经历铁死亡后会释放 DAMP,诱发炎症。

RCD 和炎症可以相互诱导,加剧炎症和组织损伤,由于铁死亡不依赖于细胞外信号转导,因此铁死亡可能是坏死性炎症放大回路的始动因子。在非酒精性脂肪性肝炎小鼠模型中,抑制铁死亡使肝细胞免于坏死性死亡并改善随后的免疫细胞浸润和炎症反应,表明铁死亡可能是脂肪性肝炎中炎症的触发因素,可以作为预防脂肪性肝炎发作的治疗靶点。铁死亡抑制剂 Ferrostatin-1 通过其抗炎作用在多种疾病中起保护作用。

(二)治疗潜力

脓毒症中的铁稳态发生改变,血清铁和铁蛋白水平升高与脓毒症患者的 SOFA 评分和死亡率呈正相关。在脓毒症动物模型中可以检测到铁死亡标志物水平上升,如 Fe^{2+}、丙二醛和脂质 ROS,同时 GPX4 和 GSH 水平降低,而鸢尾素治疗可以抑制铁死亡。同时,在脓毒症患者中,血清鸢尾素水平降低并与 APACHE II 评分呈负相关。

右美托咪定(dexmedetomidine,Dex)是一种常用的临床麻醉药,可以通过降低铁浓度、血红素加氧酶-1 和炎症因子的表达以及增加 GPX4 的表达,抑制铁死亡,从而发挥器官保护作用。Dex 还可以通过调节代谢重编程来抑制铁死亡,从而缓解脓毒症期间的血管渗漏。因此,干预铁死亡可有效延缓疾病进展,在一定程度上改善临床症状。

四、结论

脓毒症是体内免疫稳态失衡引起的危及生命的器官功能障碍,尽管临床干预取得了一定进展,但目前还没有可靠的脓毒症治疗靶点。RCD 具有免疫原性,通过释放 DAMP 引发炎症,形成一个正反馈循环,最终导致脓毒症的发展,因此有潜力成为治疗脓毒症的靶点。动物模型表明 RCD 在炎症反应中起关键作用,然而,具体机制仍有待实验证实,需要更多涉及特定分子标志物和靶向抑制剂的功能研究来确定 RCD 在脓毒症发病过程中的作用,最终为临床转化提供证据。

(曲梦笛 张浩 缪长虹)

参 考 文 献

[1] SINGER M,DEUTSCHMAN C S,SEYMOUR C W,et al. The Third International Consensus Definitions for Sepsis and Septic Shock(Sepsis-3)[J]. JAMA,2016,315(8):775-787.

[2] GRITTE R B,SOUZA-SIQUEIRA T,RUI C,et al. Why septic patients remain sick after hospital discharge?[J]. Front Immunol,2021,11:605666.

[3] RUDD K E,CHARLOTTE J S,AGESA K M,et al. Global,regional,and national sepsis incidence and mortality,1990-2017:analysis for the Global Burden of Disease Study[J]. Lancet(London,England),2020,395(10219):200-211.

[4] PONS S,ARNAUD M,LOISELLE M,et al. Immune consequences of endothelial cells' activation and dysfunction during sepsis[J]. Crit Care Clin,2020,36(2):401-413.

[5] IBA T,LEVY J H. Sepsis-induced coagulopathy and disseminated intravascular coagulation[J]. Anesthesiology,2020,132(5):1.

[6] GALLUZZI L,VITALE I,AARONSON S A,et al. Molecular mechanisms of cell death:recommendations of the Nomenclature Committee on Cell Death 2018[J]. Cell Death Differ,2018,25(3):486-541.

[7] SHARMA A,MATSUO S,YANG W L,et al. Receptor-interacting protein kinase 3 deficiency inhibits immune cell infiltration and attenuates organ injury in sepsis[J]. Crit Care,2014,18(4):R142.

[8] VINCE J E,SILKE J. The intersection of cell death and inflammasome activation[J]. Cell Mol Life Sci,2016,73(11/12):2349-2367.

[9] WANG X,JIANG W,YAN Y,et al. RNA viruses promote activation of the NLRP3 inflammasome through a RIP1-RIP3-DRP1 signaling pathway[J]. Nat Immunol,2014,15(12):1126.

[10] WANG B,LI J,GAO H M,et al. Necroptosis regulated proteins expression is an early prognostic biomarker in patient with sepsis:a prospective observational study[J]. Oncotarget,2017,8(48):84066-84073.

[11] SHASHATY M G S,REILLY J P,FAUST H E,et al. Plasma receptor interacting protein kinase-3 levels are associated with acute respiratory distress syndrome in sepsis and trauma:a cohort study[J]. Crit Care,2019,23(1):235.

[12] BOLOGNESE A C,YANG W L,HANSEN L W,et al. Inhibition of necroptosis attenuates lung injury and improves survival in neonatal sepsis[J]. Surgery,2018,27:S0039-6060(18)30096-5..

[13] LIU L,SUN B. Neutrophil pyroptosis:new perspectives on sepsis[J]. Cell Mol Life Sci,2019,76(11):2031-2042.

[14] RYU J C,KIM M J,KWON Y,et al. Neutrophil pyroptosis mediates pathology of P. aeruginosa lung infection in the absence of the NADPH oxidase NOX2[J]. Mucosal Immunol,2017,10(3):757-774.

[15] ZHAO S,CHEN F,YIN Q L,et al. Reactive oxygen species interact with nlrp3 inflammasomes and are involved in the inflammation of sepsis:from mechanism to treatment of progression[J]. Front Physiol,2020,11:571810.

[16] WU J,MA Z,RAMAN A,et al. APOL1 risk variants in individuals of African genetic ancestry drive endothelial cell defects that exacerbate sepsis[J]. Immunity,2021,54(11):2632-2649.

[17] BIRD L. APOL1 variants contribute to racial disparity in sepsis[J]. Nat Rev Immunol,2021,21(12):759.

[18] HOTTZ E D,LOPES J F,FREITAS C,et al. Platelets mediate increased endothelium permeability in dengue through NLRP3-inflammasome activation[J]. Blood,2013,122(20):3405-3414.

[19] CHENG K T,XIONG S,YE Z,et al. Caspase-11-mediated endothelial pyroptosis underlies endotoxemia-induced lung injury[J]. J Clin Invest,2017,127(11):4124.

［20］ BUTENAS S. Tissue factor structureand function［J］. Scientifica(Cairo),2012,2012:964862.

［21］ ZHANG H,ZENG L,XIE M,et al. TMEM173 drives lethal coagulation in sepsis［J］. Cell Host Microbe,2020, 27(4):556-570.

［22］ WU C,LU W,ZHANG Y,et al. Inflammasome activation triggers blood clotting and host death through pyroptosis ［J］. Immunity,2019,50(6):1401-1411.

［23］ HOMSY E,DAS S,CONSIGLIO P,et al. Circulating gasdermin-D in critically ill patients［J］. Crit Care Explor, 2019,1(9):1.

［24］ HUANG W,WANG X T,XIE F,et al. Serum NLRP3:a biomarker for identifying high-risk septic patients［J］. Cytokine,2022,149:155725.

［25］ WANG Y C,LIU Q X,LIU T,et al. Caspase-1-dependent pyroptosis of peripheral blood mononuclear cells predicts the development of sepsis in severe trauma patients:a prospective observational study［J］. Medicine, 2018,97(8):e9859.

［26］ JJ A,XIAO S B,MA B,et al. Ginsenoside metabolite 20 (S)-protopanaxatriol from Panax ginseng attenuates inflammation-mediated NLRP3 inflammasome activation ［J］. J Ethnopharmacol,2020,251:112564.

［27］ HOU X R,XU G,WANG Z L,et al. Glaucocalyxin A alleviates LPS-mediated septic shock and inflammation via inhibiting NLRP3 inflammasome activation［J］. Int Immunopharmacol,2020,81(2):106271.

［28］ PAI M H,WU J M,YANG P J,et al. Antecedent dietary glutamine supplementation benefits modulation of liver pyroptosis in mice with polymicrobial sepsis［J］. Nutrients,2020,12(4):1086.

［29］ WANG D,ZHENG J,HU Q,et al. Magnesium protects against sepsis by blocking gasdermin D N-terminal-induced pyroptosis［J］. Cell Death Differ,2020,27(2): 466-481.

［30］ HU J J,LIU X,XIA S,et al. FDA-approved disulfiram inhibits pyroptosis by blocking gasdermin D pore formation［J］. Nat Immunol,2020,21(7):736-745.

［31］ YU Y,YAN Y,NIU F,et al. Ferroptosis:a cell death connecting oxidative stress,inflammation and cardiovascular diseases［J］. Cell Death Discov,2021,7(1):193.

［32］ WANG T,FU X,CHEN Q,et al. Arachidonic acid metabolism and kidney inflammation［J］. Int J Mol Sci, 2019,20(15):3683.

［33］ PRONETH B,CONRAD M. Ferroptosis and necroinflammation,a yet poorly explored link［J］. Cell Death Differ, 2019,26(1):14-24.

［34］ LINKERMANN A,STOCKWELL B R,KRAUTWALD S,et al. Regulated cell death and inflammation:an auto-amplification loop causes organ failure［J］. Nat Rev Immunol,2014,14(11):759-767.

［35］ TSURUSAKI S,TSUCHIYA Y,KOUMURA T,et al. Hepatic ferroptosis plays an important role as the trigger for initiating inflammation in nonalcoholic steatohepatitis ［J］. Cell Death Dis,2019,10(6):449.

［36］ KV A,OK A,AM B,et al. Keratinocyte death by ferroptosis initiates skin inflammation after UVB exposure［J］. Redox Biol,2021,47:102143.

［37］ LI Q,HAN X,LAN X,et al. Inhibition of neuronal ferroptosis protects hemorrhagic brain［J］. JCI Insight, 2017,2(7):e90777.

［38］ BRANDTNER A,TYMOSZUK P,NAIRZ M,et al. Linkage of alterations in systemic iron homeostasis to patients' outcome in sepsis:a prospective study［J］. J Intensive Care,2020,8(1):76.

［39］ LI N,WANG W,ZHOU H,et al. Ferritinophagy-mediated ferroptosis is involved in sepsis-induced cardiac injury［J］. Free Radic Biol Med,2020,160:303-318.

［40］ WEI S,BI J,YANG L,et al. Serum irisin levels are decreased in patients with sepsis,and exogenous irisin suppresses ferroptosis in the liver of septic mice［J］. Clin Transl Med,2020,10(5):e173.

［41］ WANG C Y,YUAN W L,HU A M,et al. Dexmedetomidine alleviated sepsisinduced myocardial ferroptosis and septic heart injury［J］. Mol Med Rep,2020,22(1):175-184.

［42］ SHE H,HU Y,ZHOU Y Q,et al. Protective effects of dexmedetomidine on sepsis-induced vascular leakage by alleviating ferroptosis via regulating metabolic reprogramming［J］. J Inflamm Res,2021,14:6765-6782.

16 脓毒症相关病理改变：糖萼

脓毒症是机体对感染的异常反应引起的危及生命的器官功能障碍。由于其高发病率、高死亡率和高医疗花费，一直备受关注。虽然众多研究集中于更好地了解和诊疗脓毒症，脓毒症的平均死亡率仍然很高，至今仍缺乏明确有效的治疗措施。

脓毒症相关病理过程的一个基本特征是机体的异常免疫反应，可观察到促炎和抗炎细胞因子的产生失衡，从而导致多系统受累。血管内皮是脓毒症发病初始阶段受累的器官之一。血管内皮的损伤导致血管通透性增加、血管舒张和液体从血管内外渗至组织间隙，引起相对低血容量状态，影响组织灌注压和组织氧输送。覆盖于内皮表面的糖萼（glycocalyx）是脓毒症患者循环衰竭和血管通透性改变的重要环节。了解糖萼的结构、功能及其在脓毒症病理生理中的作用，将使我们更好地理解脓毒症及从微循环开始的脓毒症治疗方法。

一、糖萼结构和功能

糖萼由血管内皮细胞合成并在内皮细胞表面表达，糖萼的多种成分对其生理功能至关重要，糖萼的结构由无分支长链糖胺聚糖（glycosaminoglycan，GAG）侧的蛋白聚糖和有分支短链侧的糖蛋白主链构成（图 16-1）。蛋白聚糖核心蛋白是糖萼中最重要的分子，可以通过跨膜结构域或通过糖基磷脂酰肌醇（glycosylphosphatidyl inositol，GPI）附着于细胞膜。糖胺聚糖是二糖亚基组成的带负电荷的长聚合物，由硫酸乙酰肝素（heparan sulfate，HS）、硫酸软骨素（chondroitin sulfate，CS）和乙酰透明质酸（hyaluronic acid，HA）构成。乙酰透明质酸与其他糖胺聚糖成分的不同点在于其不直接结合至核心蛋白，而是通过结合 CD44 受体或插入在糖萼中，具有高度的亲水性，起到稳定糖萼细胞结构的作用。硫酸乙酰肝素作为糖萼脱落标志物主要包括多配体蛋白聚糖家族（syndecan）和磷脂酰肌醇蛋白聚糖家族（glypican），与脓毒症患者死亡率有高度相关性。糖蛋白主要由选择素-E、选择素-P、整合素等细胞黏附因子以及糖蛋白Ⅰb-Ⅸ-Ⅴ复合物、血管性血友病因子等凝血相关蛋白复合物组成，介导血小板的相互作用使内皮细胞活化引起内环境破坏。

从功能的角度看，糖萼起到内皮细胞保护层的作用。作为血管通透性屏障，调节各种分子进入和流出内皮细胞，是血管机械转导中的基本元素，参与血流的调节。通过调控白细胞与血小板参与细胞与内皮的黏附过程以及止血过程，保护内皮细胞免受氧化应激的损害。糖萼生理结构完整性的破坏将直接造成相应组织器官出现病变，如广泛微循环血栓形成、血管内皮细胞结构功能异常、促进循环中炎性细胞滚动、黏附并游走至血管外的组织间隙、血管壁完整性下降和血管通透性增加、加重组织器官水肿、导致细胞组织代谢障碍等。此外，血管内剪切力增加可引起糖萼变形，诱导内皮一氧化氮介导的血管舒张。

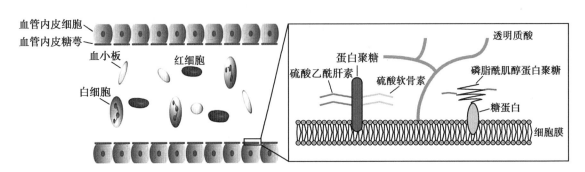

图 16-1　糖萼的主要结构及组成成分

二、脓毒症中的糖萼改变

脓毒症患者的病理生理过程多发又非常复杂。在微循环水平上,脓毒症的初始阶段常常存在内皮功能障碍,糖萼受损。降解的糖萼层变得更薄、更稀疏,使 E-选择素、P-选择素、细胞间黏附分子(intercellular adhesion molecule, ICAM)和血管细胞黏附分子(vascular cell adhesion molecule,VCAM)等暴露在裸露的内皮上并诱导白细胞和血小板募集,导致血栓形成,随后因大量纤维蛋白的形成一同导致循环功能障碍。糖的破坏会导致毛细血管渗漏、水肿、炎症加速、血小板聚集、高凝和血管反应性丧失,还可显著提高毛细血管中性粒细胞的变形和黏附能力,使其更易游走并释放炎症介质,在各器官组织中形成"瀑布式"的炎症级联反应。随后,因血流改变和氧气输送障碍导致器官衰竭。尽管在脓毒症期间全身氧气输送通常会增加,但由于微血管内皮损伤,许多组织毛细血管床无法获得足够的氧气供应。

许多研究表明脓毒症时炎症介质如白细胞介素-6(interleukin-6,IL-6)、肿瘤坏死因子-α(tumor necrosis factor-α, TNF-α)、血管生成素-2(angiopoietin-2, Ang-2)等与糖萼降解之间存在关联。这是由于 TNF-α、Ang-2 等可使肺组织内乙酰肝素酶(heparanase,HPSE)的活性及浓度异常增高,乙酰肝素酶依赖性的促进糖萼脱落、变薄增加体内血管通透性。此外,炎症反应增加了内皮细胞间的孔隙,促进白蛋白向细胞间隙的细胞旁运动,从而导致血管内空间外的渗透压升高,促进了水肿和毛细血管渗漏的发展,这也是在脓毒症患者中常出现的现象。

生理状态下糖萼处于合成与降解的动态平衡,脓毒症时糖萼的修复重建功能也受到明显抑制(图 16-2)。成纤维细胞生长因子受体 1(fibroblast growth factor receptor 1, FGFR1)/HS 生物合成酶 exostosin-1(EXT-1)信号通路是调控糖萼修复的主要分子机制。但在脓毒症小鼠模型中发现,脓毒症时 FGFR1 和 EXT-1 的表达下调,致使糖萼重建出现明显的延迟和抑制,与脓毒症的严重程度有着紧密关联。

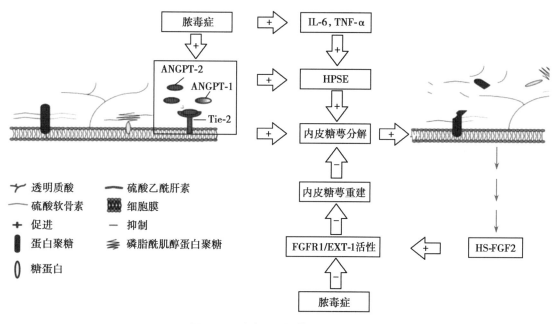

图 16-2　脓毒症时糖萼降解模拟图

三、总结和展望

糖萼降解已被认为是脓毒症病理生理学的重要方面。尽管尚未完全阐明其降解的机制,但糖萼成分的血浆和尿液水平升高可作为脓毒症的诊断和预后生物标志物。现阶段大部分以脓毒症为切入点开展的脓毒症研究局限于细胞或动物实验,临床研究的数量、规模和质量参差不齐。我们需要找到更多的途径来确定糖萼的详细结构,了解糖萼和细胞状态之间的相互作用,以糖萼作为治疗靶点进一步研究脓毒症中防止糖萼降解的治疗策略,未来可能是导致脓毒症集束化救治策略如液体复苏、炎症抑制和血流动力学分析等方面发生根本性变革的关键因素。

(麦丽帕特·伊力艾克拜尔　张宇轩　徐桂萍)

参 考 文 献

[1] SLIKKE E C V D,AN A Y,HANCOCK R E W,et al. Exploring the pathophysiology of post-sepsis syndrome to identify therapeutic opportunities [J]. EBioMedicine, 2020,61:103044.

[2] IBA T,LEVY J H. Derangement of the endothelial glycocalyx in sepsis[J]. J Thromb Haemost,2019,17(2):283-

294.

[3] FERNáNDEZ-SARMIENTO J,SALAZAR-PELáEZ L M, CARCILLO J A. The endothelial glycocalyx:a fundamental determinant of vascular permeability in sepsis[J]. Pediatr Crit Care Med,2020,21(5):1.

[4] FERNáNDEZ-SARMIENTO J,SALAZAR-PELáEZ L M, CARCILLO J A. The endothelial glycocalyx:a fundamental determinant of vascular permeability in sepsis[J]. Pediatr Crit Care Med,2020,21(5):e291-e300.

[5] GOLIGORSKY M S,SUN D. Glycocalyx in endotoxemia and sepsis[J]. Am J Pathol,2020,190(4):791-798.

[6] KARSAJ I,HUMPHREY J D. A mathematical model of evolving mechanical properties of intraluminal thrombus [J]. Biorheology,2009,46(6):p509-527.

[7] GRAZTZ T J,HOTCHKISS R S. Sepsis:preventing organ failure in sepsis-the search continues[J]. Nat Rev Nephrol,2017,13:5-6.

[8] BEURSKENS D M,BOL M E,DELHAAS T, et al. Decreased endothelial glycocalyx thickness is an early predictor of mortality in sepsis[J]. Anaesth Intensive Care, 2020,48(3):221-228.

[9] CAO R N,TANG L,XIA Z Y,et al. Endothelial glycocalyx as a potential therapeutic target in organ injuries[J]. Chin Med J(Engl),2019,132(8):963-975.

[10] LARIVIERE W B,SCHMIDT E P. The pulmonary endothelial glycocalyx in ARDS:a critical role for heparan sulfate[J]. Curr Top Membr,2018,82:33-52.

[11] UCHIMIDO R,SCHMIDT E P,SHAPIRO N I. The glycocalyx:a novel diagnostic and therapeutic target in sepsis[J]. Crit Care,2019,23(1):16.

17 METTL3在脓毒症中的作用及研究进展

脓毒症是由宿主对感染的反应失调引起的危及生命的器官功能障碍。对机体-微生物相互作用的深入理解逐渐揭示了脓毒症的真正本质,指导了新的治疗方法。机体免疫的表观遗传学调控涉及脓毒症发生发展的多个关键环节。METTL3是与m^6A修饰相关的关键甲基转移酶,直接促进mRNA翻译,参与多种生物学过程,包括细胞周期、细胞增殖和分化以及炎症反应。近年来的研究表明,METTL3在脓毒症发生发展中具有重要作用。本文拟对METTL3在脓毒症中的作用及研究进展进行综述,为脓毒症的诊断和治疗提供新的靶点和思路。

一、METTL3蛋白简介

m^6A修饰是炎症、先天免疫和肿瘤发生的关键调节剂,其作为哺乳动物mRNA内部修饰中最丰富的一种,涉及多种生理和病理过程。m^6A的甲基化主要由m^6A甲基转移酶沉积,如METTL3和METTL14。m^6A修饰广泛参与免疫和炎症。研究表明m^6A在维持免疫细胞稳态和功能中起重要作用。例如,METTL3介导的m^6A修饰增加免疫转录物的翻译,以促进树突状细胞(dendritic cell,DC)活化和基于DC的T细胞反应。此外,METTL3通过增强T细胞中Socs基因家族mRNA在IL-7信号转导时的衰变来控制T细胞稳态和分化。

METTL3作为m^6A修饰相关的关键甲基转移酶,直接促进mRNA翻译。研究表明,METTL3参与多种生物学过程,包括细胞周期、细胞增殖和分化以及炎症反应。多项研究表明,METTL3通过在体外减弱长链脂肪酸(long-chain fatty acid,LCFA)的吸收来促进炎症反应。此外,敲除METTL3可抑制IL-1β诱导的炎症反应和细胞外基质(extracellular matrix,ECM)合成。METTL3可通过调节脂多糖(lipopolysaccharide,LPS)诱导的MAPK信号转导激活炎症反应,其敲减可抑制成骨细胞分化和Smad依赖性信号转导。此外,METTL3通过m^6A修饰影响Bcl2的稳定性来抑制软骨细胞的凋亡和自噬。最近的一项研究表明,肝细胞METTL3特异性缺失通过增加CD36介导的肝脏游离脂肪酸摄

取和CCL2诱导的炎症来驱动疾病进展。

二、METTL3在脓毒症中的作用及研究进展

METTL3在脓毒性心肌炎中介导心肌细胞损伤。研究表明m^6A修饰水平和METTL3表达水平在LPS诱导的心肌细胞(H9C2细胞)中上调,而METTL3敲减则抑制了LPS刺激导致的心肌细胞炎症损伤。机制方面,组蛋白去乙酰化酶4(histone deacetylase,HDAC4)在其3′-非翻译区(non-translational region,UTR)基因组上具有显著的m^6A修饰位点,为METTL3的下游靶标。m^6A reader IGF2BP1也可识别HDAC4 mRNA上的m^6A修饰位点并增强其RNA稳定性。METTL3/IGF2BP1/m^6A/HDAC4轴在脓毒症诱发的心肌损伤中具有调控作用,这可能为脓毒症心肌损伤提供新的治疗策略。

METTL3在血管内皮屏障功能的调节中发挥关键作用。有研究表明,METTL3通过Trim59相关的NF-κB失活减轻脓毒症诱导的急性呼吸窘迫综合征(acute respiratory distress syndrome,ARDS)中的内皮损伤。脓毒症诱导的ARDS中METTL3表达水平降低,METTL3敲除小鼠因脓毒症导致的内皮屏障完整性损害和炎症反应均较野生型小鼠更严重。体外研究表明,METTL3可以调节LPS刺激的HULEC-5a细胞(人肺微血管内皮细胞)从而调节血管内皮屏障功能。METTL3还可通过调控Trim59改变NF-κB信号通路转导减轻脓毒症导致的ARDS内皮损伤。有研究对脓毒症大鼠主动脉组织的长非编码RNA(long noncoding RNA,lncRNA)和mRNA的m^6A修饰进行了全基因组筛选,基于液相色谱质谱法(liquid chromatography-mass spectrometry,LC-MS)的mRNA修饰分析表明,在腹腔注射LPS的大鼠主动脉组织中,整体m^6A水平显著降低,且METTL3的表达下调。此外,METTL3通过增加NOD样受体热蛋白结构域相关蛋白3(NOD-like receptor thermal protein domain associated protein 3,NLRP3)表达来抑制LPS处理后1321N1细胞(星形细胞瘤细胞)炎症和细胞焦亡,大黄素可增加

METTL3 的表达从而上调 NLRP3 的 m^6A 水平，改善机体炎症，而敲除 *METTL3* 逆转了大黄素对 NLRP3 mRNA 表达和稳定性的影响。

CRISPR-Cas9 筛选将 METTL3 鉴定为巨噬细胞先天免疫反应的正调节因子。已有研究表明巨噬细胞中的 METTL3 缺乏会减弱它们在体内对抗病原体和消除肿瘤的能力，METTL3 介导的 m^6A 修饰是巨噬细胞正确激活所必需的。METTL3 缺乏通过抑制白介素-1 受体相关激酶-M（interleukin-1 receptor-associated kinase M，IRAKM）转录物降解来阻遏巨噬细胞中的 Toll 样受体 4（toll-like receptor 4，TLR4）信号通路转导，生理状态中编码 TLR4 信号负调节因子 IRAKM 的基因其转录本存在 m^6A 高度修饰，METTL3 缺乏导致 IRAKM mRNA 上 m^6A 修饰的丢失并减缓其降解，从而导致更高水平的 IRAKM 表达，最终抑制 TLR 信号通路介导的巨噬细胞活化。METTL3 缺陷型巨噬细胞在体外 LPS 刺激后 TNF-α 产生减少。体内实验中，METTL3 flox/flox；Lyzm-Cre 小鼠表现出对细菌感染更强的易感性且表现出更快的肿瘤生长。之前的研究表明，沉默 METTL3 通过靶向 IL-7/信号转导及转录激活因子 5（signal transduction and activator of transcription 5，STAT5）/细胞因子信号传送阻抑物（suppressor of cytokine signaling，SOCS）途径破坏 T 细胞稳态，并导致调节性 T 细胞抑制功能的系统性丧失。METTL3 介导的 CD40、CD80 转录本 m^6A 修饰增强了它们在 DC 中的翻译，促进了 DC 活化。

微阵列分析报道了脓毒症诱发的 ARDS 小鼠模型中肺巨噬细胞环状 RNA（circular RNA，circRNA）的差异表达。METTL3 的敲减或药理抑制可有效阻断 LPS 刺激肺巨噬细胞引起的 circN4bp1 增加，这表明 m^6A 修饰对于巨噬细胞中 circN4bp1 的表达调节至关重要。生物信息学分析预测了 circN4bp1/miR-138-5p ceRNA 网络，发现 METTL3 的抑制可阻断 ARDS 小鼠中 circN4bp1 的 m^6A 水平升高，从而改善 ARDS 的不良预后。其中 circN4bp1 表达降低通过减弱盲肠结扎穿孔（cecal ligation and puncture，CLP）诱导的 ARDS 小鼠中的 M1 巨噬细胞活化来抑制肺损伤并提高长期存活率。

METTL3 对 GPX4 的 m^6A 修饰使脓毒症相关的急性肺损伤（acute lung injury，ALI）患者和小鼠的中性粒细胞胞外诱捕网（neutrophil extracellular trap，NET）积累增强，铁死亡相关基因上调。研究表明，METTL3 介导 GPX4 上的动态 m^6A 修饰并促进肺泡上皮细胞的铁死亡，METTL3 在 NET 诱导铁死亡的肺泡上皮细胞中表达量显著升高。进一步的研究发现，阻断 TLR9 时，NET 未能诱导肺泡上皮细胞铁死亡，且 METTL3 表达降低，TLR9/MyD88/NF-κB 作为 NET 触发 METTL3 上调的主要信号。体外 NET 处理的肺泡上皮细胞中 m^6A 水平显著上调。METTL3 敲除小鼠与野生型小鼠相比，脓毒症诱导的 ALI 减轻，促炎细胞因子表达水平降低，肺组织中 NET 浸润减少。通过 METTL3 沉默降低 m^6A 水平可抑制体内和体外的铁死亡。

METTL3 在不同脓毒症所致急性肾损伤（acute kidney injury，AKI）模型以及人体活检和培养的肾小管上皮细胞（tubular epithelial cell，TEC）中表达升高，而 METTL3 的表达沉默缓解了 TNF-α、顺铂和 LPS 刺激后的肾脏炎症和程序性细胞死亡，METTL3 过表达则具有相反效果。此外，通过 m^6A 甲基化 RNA 免疫沉淀测序和 RNA 测序，TGF-β 激活激酶 1 和 MAP3K7 结合蛋白（TGF-beta activated kinase 1 and MAP3K7 binding protein 3，TAB3）被鉴定为 METTL3 的靶标。METTL3 促进了 TAB3 的 m^6A 修饰，并通过 IGF2BP2 依赖性机制增强了其稳定性。METTL3 的遗传和药理学抑制均能减轻肾损伤和炎症，这表明 METTL3/TAB3 轴是治疗 AKI 的潜在靶点。据报道，METTL3 的新型抑制剂 pd-564 对脓毒症和缺血再灌注导致的肾损伤及炎症的保护作用优于先前鉴定的其他抑制剂。

三、小结

METTL3 介导的 m^6A 修饰通过多种途径参与脓毒症发生发展，METTL3 小分子抑制剂的研发和使用可能为脓毒症引起的脏器损伤提供一种新型的治疗策略。

（胡涵　邓小明）

参 考 文 献

[1] SINGER M，DEUTSCHMAN C S，SEYMOUR C W，et al. The Third International Consensus Definitions for Sepsis and Septic Shock（Sepsis-3）[J]. JAMA，2016，315（8）：801-810.

[2] CHEN Y，WU Y，ZHU L，et al. METTL3-mediated N6-methyladenosine modification of Trim59 mRNA protects against sepsis-induced acute respiratory distress syndrome [J]. Front Immunol，2022，13：897487.

[3] JIN Z，ZHU Z，LIU S，et al. TRIM59 protects mice from sepsis by regulating inflammation and phagocytosis in macrophages[J]. Front Immunol，2020，11：263.

[4] ZHANG H，LIU J，ZHOU Y，et al. Neutrophil extracellular traps mediate m^6A modification and regulates sepsis-associated acute lung injury by activating ferroptosis in alveolar epithelial cells[J]. Int J Biol Sci，2022，18（8）：3337-3357.

[5] SHEN H，XIE K，LI M，et al. N^6-methyladenosine（m^6A）methyltransferase METTL3 regulates sepsis-induced myocardial injury through IGF2BP1/HDAC4 dependent manner[J]. Cell Death Discov，2022，8（1）：322.

[6] WANG B，LIU Y，JIANG R，et al. Emodin relieves the inflammation and pyroptosis of lipopolysaccharide-treated 1321N1 cells by regulating methyltransferase-like 3-mediated NLR family pyrin domain containing 3 expression [J]. Bioengineered，2022，13（3）：6740-6749.

［7］ SHEN Z J,HAN Y C,NIE M W,et al. Genome-wide identification of altered RNA m⁶A profiles in vascular tissue of septic rats［J］. Aging（Albany NY）,2021,13（17）:21610-21627.

［8］ ZHAO D,WANG C,LIU X,et al. CircN4bp1 facilitates sepsis-induced acute respiratory distress syndrome through mediating macrophage polarization via the miR-138-5p/EZH2 axis［J］. Mediators Inflamm,2021,2021:7858746.

［9］ WANG J N,WANG F,KE J,et al. Inhibition of METTL3 attenuates renal injury and inflammation by alleviating TAB3 m⁶A modifications via IGF2BP2-dependent mechanisms［J］. Sci Transl Med,2022,14（640）:eabk2709.

［10］ FENG Y,DONG H,SUN B,et al. METTL3/METTL14 transactivation and m⁶A-dependent TGF-β1 translation in activated kupffer cells［J］. Cell Mol Gastroenterol Hepatol,2021,12（3）:839-856.

［11］ LI A,CHEN Y S,PING X L,et al. Cytoplasmic m⁶A reader YTHDF3 promotes mRNA translation［J］. Cell Res,2017,27（3）:444-447.

［12］ WANG X,ZHAO B S,ROUNDTREE I A,et al. N⁶-methyladenosine modulates messenger RNA translation efficiency［J］. Cell,2015,161（6）:1388-1399.

［13］ TISONCIK J R,KORTH M J,SIMMONS C P,et al. Into the eye of the cytokine storm［J］. Microbiol Mol Biol Rev,2012,76（1）:16-32.

［14］ PATIL D P,CHEN C K,PICKERING B F,et al. M⁶A RNA methylation promotes XIST-mediated transcriptional repression［J］. Nature,2016,537（7620）:369.

［15］ LIU J,YUE Y,HAN D,et al. A METTL3-METTL14 complex mediates mammalian nuclear RNA N-6-adenosine methylation［J］. Nat Chem Biol,2014,10（2）:93-95.

［16］ GEULA S,MOSHITCH-MOSHKOVITZ S,DOMINISSINI D,et al. M⁶A mRNA methylation facilitates resolution of naive pluripotency toward differentiation［J］. Science,2015,347（6225）:1002-1006.

［17］ ZONG X,ZHAO J,WANG H,et al. Mettl3 deficiency sustains long-chain fatty acid absorption through suppressing Traf6-dependent inflammation response［J］. J Immunol,2019,202（2）:567-578.

［18］ LIU Q,LI M,JIANG L,et al. METTL3 promotes experimental osteoarthritis development by regulating inflammatory response and apoptosis in chondrocyte［J］. Biochem Biophys Res Commun,2019,516（1）:22-27.

［19］ SANG W,XUE S,JIANG Y,et al. METTL3 Involves the progression of osteoarthritis probably by affecting ECM degradation and regulating the inflammatory response［J］. Life Sci,2021,278:119528.

［20］ ZHANG Y,GU X,LI D,et al. METTL3 Regulates osteoblast differentiation and inflammatory response via Smad signaling and MAPK Signaling［J］. Int J Mol Sc,2020,21（1）:199.

［21］ HE Y,WANG W,XU X,et al. Mettl3 inhibits the apoptosis and autophagy of chondrocytes in inflammation through mediating Bcl₂ stability via Ythdf1-Mediated M⁶A modification［J］. Bone,2022,154:116182.

［22］ ZHANG Y,LIU S,ZHAO T,et al. METTL3-mediated M⁶a modification of Bcl-2 mRNA promotes non-small cell lung cancer progression［J］. Oncol Rep,2021,46（2）:163.

［23］ LI X,YUAN B,LU M,et al. The Methyltransferase METTL3 negatively regulates nonalcoholic steatohepatitis（NASH）progression［J］. Nat Commun,2021,12（1）:7213.

18 α7nAchR在脓毒症肺损伤中的作用及研究进展

脓毒症是宿主对感染的反应失调引起的危及生命的器官功能障碍,是危重患者术后常见的并发症,而肺脏是脓毒症最易侵袭的靶器官。尽管近年来脓毒症的抗感染和器官支持治疗措施在不断提高,但脓毒症相关肺损伤病死率仍高达40%,因此寻找有效措施缓解脓毒症肺损伤至关重要。近年来发现胆碱能抗炎通路(cholinergic anti-inflammatory pathway,CAP)作为内源性神经免疫通路,具有全身和局部抗炎作用,α7烟碱型乙酰胆碱受体(α7 nicotinic acetylcholine receptor,α7nAchR)是CAP关键受体,本文就α7nAchR在脓毒症肺损伤中的调控作用及研究进展和应用进行了综述,为脓毒症肺损伤的治疗提供新的靶点。

一、脓毒症急性肺损伤

脓毒症急性肺损伤(acute lung injury,ALI)是围手术期和重症ICU患者的常见并发症,其发病机制复杂,可能涉及四个方面。①炎症反应:中性粒细胞和巨噬细胞介导的过度炎症反应是ALI的关键,造成肺上皮细胞和肺内皮细胞损伤,肺通透性增加形成弥漫性肺水肿;②氧化应激:脓毒症引起的炎症反应激活内皮细胞、中性粒细胞、肺上皮细胞等产生大量氧自由基,破坏细胞结构和功能;③自噬:自噬是机体的一种防御和应激调控机制,Ding D等研究发现在脓毒症所致肺损伤中,脂多糖(lipopolysaccharide,LPS)激活Toll样受体4(toll-like receptor 4,TLR4)表达,通过抑制PIK3-AKT-mTOR途径及相关自噬蛋白的表达抑制自噬,加重肺损伤;④细胞凋亡:肺组织细胞凋亡增加,而中性粒细胞和巨噬细胞的凋亡减少,与ALI的发病机制有关。

二、胆碱能抗炎通路

(一)胆碱能抗炎通路

经典的胆碱能抗炎通路是一种内源性神经免疫性副交感反射通路,主要由迷走神经传出臂、脾神经及脾、乙酰胆碱(acetylcholine,Ach)、α7nAchR组成,激活该通路可以下调多种促炎因子释放,抑制内毒素所致的全身炎症反应,具有直接、快速反应的特点。近年来,Yang提出的肺副交感神经反射主要有迷走神经感觉末梢、Ach、α7nAchR表达细胞组成,与经典的胆碱能抗炎通路不同之处在于无脾脏的参与,可调节肺的局部炎症反应。在肺内,迷走神经兴奋刺激细胞分泌Ach,作用于炎症细胞表面的α7nAchR,抑制炎症反应。而α7nAchR是经典和肺内胆碱能通路发挥抗炎作用的关键受体。

(二)α7nAchR

α7nAchR是由五个同源α7亚基组成的配体门控离子通道蛋白,属于烟碱型乙酰胆碱受体家族之一,广泛存在于人体各个器官,尤其在外周及中枢神经系统的神经元中最丰富,同时在非神经元细胞中如巨噬细胞、中性粒细胞、单核细胞、淋巴细胞、内皮细胞、肺上皮细胞等表达,激活该受体能抑制肿瘤坏死因子-α(tumor necrosis factor-α,TNF-α)、白细胞介素18(interleukin 18,IL-18)等炎症因子表达,具有全身抗炎作用,是炎症的重要调节剂。

三、α7nAchR在脓毒症ALI中的调控作用机制

(一)抑制炎症反应和改善免疫状态

Pinheiro NM发现激活α7nAchR可降低肺部炎症反应,这与改变巨噬细胞M1/M2分布,减少中性粒细胞聚集,减少肺泡间隔中的胶原沉积以及基质金属蛋白酶9(matrix metalloprotein,MMP9)和MMP2/TIMP-1的表达有关,进而改善肺损伤。Zhao C等发现激活α7nAchR促进AKT1磷酸化抑制脾α7nAchR⁺CD11b⁺细胞的释放和肺募集,降低炎症因子的产生,减少炎症反应。Yang H通过体内、体外试验证实Ach或CST-21激动剂可以抑制HMGB1/RAGE内化,抑制炎症反应。α7nAchR激活增强巨噬细胞膜受体CD11b、CD54、HLA-DR的表达,降低CD14受体表达,增强了巨噬细胞介导的免疫反应,改善了ALI的免疫抑制状态。还发现,CAP对脓毒症所致的早期炎症和免疫反应具有负向调控作用。

（二）调控自噬和细胞凋亡

自噬与细胞凋亡机制不同，但存在交互作用，在 LPS 所致急性肺损伤小鼠和 MH-S 细胞（小鼠肺泡-巨噬细胞）模型中，通过激活 α7nAchR，促进 MH-S 细胞的自噬且抑制细胞凋亡，从而保护 LPS 诱导的 ALI。闫汝虎等研究揭示刺激 α7nAchR 通过诱导 IFITM3 蛋白的表达发挥抗凋亡作用，减轻 LPS 所致脓毒症。

（三）信号通路调节机制

据报道，α7nAchR 主要通过两条信号通路调控脓毒症 ALI 的炎症反应，即经典的 NF-κB 信号通路和 JAK2/STAT3 信号通路。在脓毒症模型中，激活 α7nAchR 可以抑制 IκBα 的降解和磷酸化，抑制 NF-κB p65 的核移位，从而减轻炎症反应。信号转导及转录活化因子 3（signal transducer and activator of transcription 3，STAT3）是炎性反应的负调控因子，其抗炎活性与 IL-10 信号通路相关而不是与该因子直接相关，其 STAT3 的磷酸化需要调控因子 JAK2 的激活。实验研究表明，α7nAchR 激活直接与 JAK2 结合，磷酸化 STAT3，进而激活 JAK2/STAT3 通路抑制炎症反应。除上述主要信号通路外，丝裂原活化蛋白激酶（mitogen-activated protein kinases，MAPK）是炎症反应和调节凋亡和自噬的下游信号通路之一，α7nAchR 激动剂通过 MAPK 信号通路，增强 p38 MAPK、EPK1/2、JUN 磷酸化水平，抑制盲肠结扎穿孔（cecal ligation and puncture，CLP）所致肺损伤。总之，上述多种通路之间存在复杂的联系，共同参与调控机体的抗炎反应。

（四）α7nAchR 中枢抗胆碱作用

α7nAchR 胆碱抗炎作用多通过外周系统发挥作用，同时在中枢神经元中表达，Ren C 等通过脑室内注射 α7nAchR 选择性激动剂和抑制剂发现，中枢 α7nAchR 激活可以减轻 CLP 导致的肺损伤和逆转脾 CD4[+]T 细胞的免疫抑制功能，显著改善脓毒症小鼠的存活率，因此 α7nAchR 可能也具有中枢胆碱抗炎作用，但其具体机制仍需进一步研究。

四、α7nAchR 在脓毒症肺损伤的应用

α7nAchR 是 CAP 的关键受体，具有局部和全身抗炎作用，研制激活 α7nAchR 特效药或者其他治疗方法，可能为脓毒症肺损伤的治疗提供新策略。

（一）药物

GST-21 是 α7nAchR 特异性激动剂，通过抑制肺泡巨噬细胞（alveolar macrophage，AM）M1 极化和减少 AM 相关促炎因子水平，改善 LPS 所致 ALI。GST-21 治疗可减少常规成熟树突状细胞数量和抑制树突状细胞成熟，有助于减轻 ALI 的炎症反应。PNU-282987 为另一种特异性激动剂，其治疗可以降低中性粒细胞的募集和炎症因子 TNF-α、IL-1β 等水平，同时降低肺 mRNA 水平和改善肺功能，从而降低 LPS 诱导的实验性 ALI，因特异性激动剂毒性低，有望用于脓毒症肺损伤的治疗。

（二）电针刺激迷走神经

电针刺激迷走神经可以有效改善肺组织损伤程度，降低支气管肺泡灌洗液（bronchoalveolar lavage fluid，BALF）中 TNF-α、IL-6 的含量，可能与通过激活 α7nAchR 介导的胆碱能通路有关，但若迷走神经紊乱，则该方法的抗炎作用消失。

（三）超声治疗

超声是一种非侵袭性的治疗工具，可有效缓解脓毒症肺损伤，黄鹤等发现超声治疗可以显著改善脓毒症肺损伤的预后，其机制可能与激活 α7nAchR 降低炎症反应有关。

五、展望

综上所述，α7nAchR 分布广泛，作为胆碱能抗炎通路的关键受体，具有局部/全身抗炎作用，能通过多种机制负性调控脓毒症急性肺损伤的进展，降低死亡率。目前，脓毒症 ALI 病理机制复杂，临床死亡率高，缺乏有效的治疗措施，探究 α7nAchR 在脓毒症 ALI 的调控作用，为研发治疗 ALI 特效药物提供新的靶点。但该受体在 ALI 作用的研究多限于动物实验，缺少临床数据的论证，作用机制复杂，仍需要更深入研究。

（张晓艳 赵军博 姜丽华）

参 考 文 献

[1] BELLANI G, LAFFEY J G, PHAM T, et al. Epidemiology, patterns of care, and mortality for patients with acute respiratory distress syndrome in intensive care units in 50 countries[J]. JAMA, 2016, 315(8): 788-800.

[2] DING D, XU S, ZHANG H, et al. 3-Methyladenine and dexmedetomidine reverse lipopolysaccharide-induced acute lung injury through the inhibition of inflammation and autophagy[J]. Exp Ther Med, 2018, 15(4): 3516-3522.

[3] BOROVIKOVA L V, IVANOVA S, ZHANG M, et al. Vagus nerve stimulation attenuates the systemic inflammatory response to endotoxin[J]. Nature, 2000, 405(6785): 458-462.

[4] YANG X, ZHAO C, GAO Z, et al. A novel regulator of lung inflammation and immunity: pulmonary parasympathetic inflammatory reflex[J]. QJM, 2014, 107(10): 789-792.

[5] PINHEIRO N M, BANZATO R, TIBÉRIO I, et al. Acute lung injury in cholinergic-deficient mice supports anti-inflammatory role of α7 nicotinic acetylcholine receptor[J]. Int J Mol Sci, 2021, 22(14): 7552.

[6] WU H, LI L, SU X. Vagus nerve through α7 nAChR modulates lung infection and inflammation: models, cells, and signals[J]. Biomed Res Int, 2014, 2014: 283525.

［7］WANG H,YU M,OCHANI M,et al. Nicotinic acetylcholine receptor alpha7 subunit is an essential regulator of inflammation［J］. Nature,2003,421(6921):384-388.

［8］PINHEIRO N M,SANTANA F P,ALMEIDA R R,et al. Acute lung injury is reduced by the α7nAChR agonist PNU-282987 through changes in the macrophage profile［J］. FASEB J,2017,31(1):320-332.

［9］ZHAO C,YANG X,SU E M,et al. Signals of vagal circuits engaging with AKT1 in α7 nAChR(+)CD11b(+) cells lessen E. coli and LPS-induced acute inflammatory injury［J］. Cell Discov,2017,3:17009.

［10］YANG H,LIU H,ZENG Q,et al. Inhibition of HMGB1/RAGE-mediated endocytosis by HMGB1 antagonist box A,anti-HMGB1 antibodies,and cholinergic agonists suppresses inflammation［J］. Mol Med,2019,25(1):13.

［11］SINIAVIN A E,STRELTSOVA M A,KUDRYAVTSEV D S,et al. Activation of α7 nicotinic acetylcholine receptor upregulates HLA-DR and macrophage receptors:potential role in adaptive immunity and in preventing immunosuppression［J］. Biomolecules,2020,10(4):507.

［12］李红兵,李媛,王武石,等. 胆碱能抗炎通路对脓毒症大鼠早期炎症与免疫反应具有负向调控作用［J］. 南方医科大学学报,2020,40(5):647-653.

［13］ZHAO X,YU Z,LV Z,et al. Activation of alpha-7 nicotinic acetylcholine receptors(α7nAchR) promotes the protective autophagy in lps-induced acute lung injury(ALI) in vitro and in vivo［J］. Inflammation,2019,42(6):2236-2245.

［14］LIU J S,WEI X D,LU Z B,et al. Liang-Ge-San,a classic traditional Chinese medicine formula,protects against lipopolysaccharide-induced inflammation through cholinergic anti-inflammatory pathway［J］. Oncotarget,2016,7(16):21222-21234.

［15］HAN Q Q,DENG M Y,LIU H,et al. Cynandione A and PHA-543613 inhibit inflammation and stimulate macrophageal IL-10 expression following α7 nAChR activation［J］. Biochem Pharmacol,2021,190:114600.

［16］ZHU R L,ZHI Y K,YI L,et al. Sinomenine regulates CD14/TLR4,JAK2/STAT3 pathway and calcium signal via α7nAChR to inhibit inflammation in LPS-stimulated macrophages［J］. Immunopharmacol Immunotoxicol,2019,41(1):172-177.

［17］SHAO Z,LI Q,WANG S,et al. Protective effects of PNU-282987 on sepsis-induced acute lung injury in mice［J］. Mol Med Rep,2019,19(5):3791-3798.

［18］REN C,LI X H,WANG S B,et al. Activation of central alpha 7 nicotinic acetylcholine receptor reverses suppressed immune function of T-lymphocytes and protects against sepsis lethality［J］. Int J Biol Sci,2018,14(7):748-759.

［19］WANG J,LI R,PENG Z,et al. GTS-21 Reduces inflammation in acute lung injury by regulating M1 polarization and function of alveolar macrophages［J］. Shock,2019,51(3):389-400.

［20］LI R,HU X,CHEN H,et al. Role of cholinergic anti-inflammatory pathway in protecting sepsis-induced acute lung injury through regulation of the conventional dendritic cells［J］. Mediators Inflamm,2022,2022:1474891.

［21］黄鹤,蔡雨,梁利彩,等. 超声治疗用于脓毒症大鼠模型的效果初探［J］. 中华危重病急救医学,2021,33(9):1110-1115.

19 Sirt蛋白家族的结构与功能研究进展

Sirt 蛋白家族是广泛表达于多物种且序列高度保守的蛋白质,分布于不同的细胞亚结构中,参与调控机体细胞凋亡、糖代谢、应激反应、昼夜节律、线粒体生物发生、DNA 修复、炎症反应与细胞自噬等多种生命过程。越来越多的研究报道了 Sirt 蛋白家族的作用机制及其对机体的影响,证实了其在多种疾病发生发展中发挥重要作用。本文将重点总结近年来关于 Sirt 蛋白家族的结构与功能的研究进展。

一、Sirt 蛋白的结构特征

(一) Sirt 蛋白的发现

1987 年,Rine 等首次在研究中发现了能够使酿酒酵母 *Hidden MAT* 基因沉默的蛋白,并将其命名为“沉默信息调节因子 2”(silent information regulator 2,Sir2)。在随后的研究中发现,除酵母菌以外,细菌、植物及哺乳动物中均存在 Sirt 蛋白亚型,提示其广泛存在于各个物种中。此外,研究者发现 Sirt 蛋白能够通过组蛋白 H3、H4 与核小体结合,使组蛋白赖氨酸残基 ε-末端去乙酰化而影响一些基因的表达。

从系统发育学方面来讲,Sirt 蛋白家族隶属于第 Ⅲ 类组蛋白(histone deacetylase,HDAC)去乙酰化酶。与具有锌依赖性的 Ⅰ 类、Ⅱ 类和 Ⅳ 类 HDAC 酶相比,Sirt 蛋白具有依赖于烟酰胺腺嘌呤二核苷酸(nicotinamide adenine dinucleotide,NAD$^+$)的酶活性。早期研究表明,Sirt 蛋白能够影响机体寿命。不仅在酵母菌中,在果蝇、秀丽隐杆线虫等其他生物中,Sirt 蛋白的表达都意味着更长的寿命,其作用机制可能与热量限制有关。在限制热量摄入的状态下,Sirt 蛋白能够增加线粒体生物合成、增强能量代谢并减少活性氧(reactive oxygen species,ROS),从而减轻炎症反应。随着科学研究的不断深入,Sirt 蛋白更多的结构特征与功能特性逐渐被发现,这些研究为理解 Sirt 蛋白的作用机制提供了新的思路。

(二) 人类 Sirt 蛋白家族及其亚细胞结构

Sirt 蛋白几乎存在于所有生物体中,无论是原核生物(分枝杆菌、真细菌及古细菌)还是真核生物(酵母菌及原生动物)。在原核生物中,Sirt 蛋白由单基因编码,而在真核生物中则由多基因编码。

编码基因的种类不同,酶的亚型也不同,具有不同的催化功能并位于不同的亚细胞结构中。哺乳动物中共存在 7 种 Sirt 蛋白同工酶,即 Sirt1 ~ 7。通过对不同的 Sirt 蛋白编码基因进行分析,可将这 7 种蛋白划分为四类(Ⅰ ~ Ⅳ):第一类包括 Sirt1、Sirt2 和 Sirt3,并可进一步分成三种亚类,即 a、b、c;第二类为 Sirt4,此外也包含细菌、昆虫、线虫、真菌与原虫中的 Sirt 蛋白;第三类为 Sirt5;第四类包括 Sirt6、Sirt7,并分为 Ⅳa 和 Ⅳb 两种亚类。

分布于不同细胞亚结构中的 Sirt 蛋白具有不同的功能,但其位置并非一成不变。在不同组织或细胞中,或是在同种细胞不同的发育阶段、代谢状态或应激状态下,部分 Sirt 蛋白会改变在细胞中的位置。

Sirt1、Sirt6 与 Sirt7 主要存在于细胞核中,参与调控 DNA 稳定性、基因表观遗传学表达、染色体结构的维持及细胞周期等过程,通过使组蛋白乙酰化来发挥其催化作用。Sirt1 的 41~46 残基通常是位于细胞核中的信号肽段序列(KRKKRK),然而 Sirt1 在某些条件下可从细胞核转移至细胞质中,参与胰岛素代谢的调控。Sirt6 位于异染色质中,参与 DNA 修复机制,而在细胞 G1 周期时,也存在于核仁中。Sirt6 过表达可使有丝分裂进程减缓。此外,Sirt6 也存在于细胞内质网中,可使 TNF-α 去乙酰化。Sirt7 位于核仁中,参与 rRNA 的转录调控。

Sirt2 主要位于细胞质中,与 α-微管蛋白共定位并使其乙酰化,提示其在维持细胞结构及细胞分裂过程中发挥重要作用。而在有丝分裂时,Sirt2 可进入细胞核中,通过使组蛋白 H4K16 去乙酰化而促进 G2/M 期转换。

Sirt3、Sirt4 与 Sirt5 主要位于线粒体中,通过与非组蛋白相互作用而调控关键代谢酶的活性,并参与 ATP 合成、细胞代谢及细胞内信号转导等过程。在应激状态下,Sirt3 可在细胞核与线粒体间迁移。

(三) Sirt 蛋白的结构与作用底物

Sirt 蛋白由约 275 个氨基酸构成,其 N-端与 C-端长度可变。Sirt 蛋白的催化核心分为两个结构域:具有罗斯曼折叠的保守结构域及包含锌离子结合位点 X15-40-Cys-X2-4-Cys 与螺旋结构的非保守结构域。罗斯曼折叠由六条平行的 β 链构成,β 链被 α 螺旋包围在中央。较小的结构域由三条反向平行的β链构成，并与锌离子结合。

在Sirt蛋白介导的去乙酰化酶催化反应中，包含三种主要物质：NAD^+、水和乙酰化蛋白。反应过程主要为催化酶/NAD^+/乙酰化物质复合物的形成。在去乙酰化反应过程中，烟酰胺与腺苷二磷酸（adenosine diphosphate，ADP）-核糖间的糖苷键被切断，释放游离的烟酰胺（nicotinamide，NAM）。随后，乙酰基转移至ADP-核糖形成乙酰化ADP-核糖（2'-O-乙酰-ADP-核糖，O-Acetyl-ADP-ribose，AADPR）和去乙酰化蛋白。AADPR的生物学作用尚未完全明确，但已有研究显示其具有信号转导作用。在正常情况下，AADPR自发转变为异构体3'-O-乙酰化ADPR。

Sirt蛋白的活化位点由扩展的"clef"形成，负责识别并与NAD^+的辅因子相结合，定位于罗斯曼折叠处。NAD^+的结合位点可分为三个亚结构区域：①腺嘌呤和核糖结合位点；②烟酰胺核糖结合位点；③烟酰胺部分结合位点。当乙酰化的赖氨酸底物与酶结合时，NAD^+可发生构象改变，使烟酰胺基团更加接近C位点并在此处被切开。活化位点使乙酰化赖氨酸的碳氧基团与NAD^+的烟酰胺核糖的异构碳基相互作用，这种有效的结合加速了乙酰氧基与异构碳基的反应，使得NAD^+的烟酰胺部分断开，ADP核糖乙酰氧化，完成乙酰化。

以NAD^+为辅因子，使赖氨酸基团去乙酰化是Sirt蛋白较为常见的催化反应过程。但在一些情况下，Sirt蛋白也能够作用于非乙酰化底物。据报道，Sirt5能够与肝细胞线粒体中琥珀酸赖氨酸残基靶点相结合。而在另一项研究中显示，Sirt6具有脱肉豆蔻酰化活性，能够使NF-κB因子中的长链脂肪酸去乙酰化。此外，Sirt4具有ADP核糖转移酶活性和脂酰胺酶活性，Sirt5具有较高的去琥珀酰化活性。

虽然Sirt蛋白被归类为组蛋白去乙酰化酶，但其也能够识别多种不同类型的蛋白底物。例如，Sirt1可在赖氨酸Lys26位点使组蛋白H1去乙酰化，在Lys9、Lys14、Lys56处使组蛋白H3去乙酰化，Lys8、Lys12、Lys16处使组蛋白H4去乙酰化。Sirt蛋白也存在于不含有组蛋白的亚细胞结构中，这促使研究人员重新定义Sirt蛋白的底物范围。后续研究证实这些非组蛋白物质为与细胞调节和适应相关的转录因子和酶。

（四）Sirt蛋白的调节

Sirt蛋白的表达在转录与转录后水平受到转录因子、微小核糖核酸（microRNA，miRNA）及翻译后修饰（post-translational modification，PTM）等多种因素的影响。研究证实，在不同的细胞状态下，多条信号通路参与Sirt蛋白在转录水平上的调控，而这些级联反应与Sirt蛋白间的相互作用在细胞的生命活动中至关重要。

例如，多种核因子κB（nuclear factor kappa-B，NF-κB）的亚基可与Sirt1的启动子相结合并增强Sirt1的表达，而Sirt1的去乙酰化作用反过来又减弱了NF-κB的作用。与Sirt1和NF-κB信号通路间的相互作用类似，在能量充足的条件下，p53与过氧化物酶体增殖物激活受体（peroxisome proliferator-activated receptor-gamma，PPARγ）抑制Sirt1的转录，但在应激状态下Sirt1却可引起p53与PPARγ通路的抑制。miRNA是一种非编码小RNA分子，通过与目标mRNA的3'非翻译区（non-translational region，UTR）相互作用而诱导mRNA的降解或抑制其翻译。例如，miR-34a参与Sirt1的翻译抑制，不仅使Sirt1的表达减少，还通过抑制烟酰胺磷酸核糖基转移酶（nicotinamide phosphoribosyl transferase，NAMPT）而降低Sirt1的酶活性，使细胞内NAD^+水平降低。除miRNA外，RNA结合蛋白（RNA binding protein，RBP）也参与了Sirt蛋白的转录后修饰。

PTM、蛋白-蛋白相互作用及改变细胞内NAD^+/NADH比例等翻译后修饰过程在蛋白质水平参与调节Sirt蛋白的稳定性。由于Sirt蛋白的酶活性依赖于NAD^+，在能量限制、禁食、运动及急性炎症晚期等状态下，细胞内NAD^+增加，Sirt蛋白被显著激活。相反，在营养过剩、肥胖、衰老、急性炎症早期、慢性炎症、氧化应激及缺氧等状态下，NAD^+/NADH比例降低，则会引起Sirt蛋白酶活性的减弱。此外，Sirt蛋白能够与其他蛋白质形成更为稳定的复合物。研究发现，环腺苷酸（cyclic adenosine monophosphate，cAMP）通过作用于NAD^+结合位点来增强Sirt1和Sirt3的稳定性与催化活性。

Sirt蛋白的酶活性受到多种翻译后修饰的影响，包括磷酸化、乙酰化、类泛素化、甲基化、泛素化、羰基化、S-亚硝基化、S-谷胱甘肽化、S-磺酰化、硝化等。翻译后修饰能够影响Sirt蛋白的亚细胞定位，调控其活性及降解。磷酸化是Sirt蛋白最为重要的翻译后修饰之一。Sirt1具有15个磷酸化位点，多种蛋白激酶如JNK、CK2、CyclinB/Cdk1、DYRK等均被证实与其磷酸化有关。Sirt1的磷酸化与去磷酸化不仅影响酶自身的催化作用，而且可通过依赖或不依赖于蛋白酶的降解机制调节其表达水平。磷酸化或去磷酸化过程同样可以调控Sirt2的催化功能。磷酸化使Sirt2酶活性激活，而去磷酸化则抑制其酶活性。

（五）Sirt蛋白的激活剂与抑制剂

Sirt蛋白的激活剂与抑制剂包括天然物质与合成物质两类，这些物质能够影响酶促反应速率或改变酶对底物的亲和力。

1. Sirt蛋白的激活剂

（1）花青素（cyanidin）：花青素常见于地中海饮食中，大量存在于越橘、覆盆子、蔓越莓等水果中。据报道花青素在一些疾病中具有抗炎作用，并有助于降低许多年龄相关的疾病风险。体内与体外试验证实，花青素及其糖基化合物在结肠癌、皮肤癌与肺癌中具有抗癌特性。

Cho等在对小鼠的研究中发现桑葚花青素-3-葡萄糖苷在体内、体外试验中均具有抑制肿瘤细胞增殖与生长的作用。花青素影响与Sirt6相关的基因表达，如*FOXO3a*、*Twist1*和葡萄糖转运蛋白1（glucose transporter 1，GLUT1）等。*FOXO3a*是调节细胞生长、增殖、分化和寿命相关基因表达的转录因子，研究表明，*FOXO3a*基因受Sirt6调控，Sirt6在细胞核内与*FOXO3a*形成复合物，并进一步诱导抗氧化相关基因的表达。

（2）姜黄素（curcumin）：姜黄素是从天然草药姜黄中提取出的酚类化合物，以酮和烯醇两种异构体形式存在。姜黄素在肠道中较难吸收，随后运送至肝脏而降解。Hu 等发现在细胞实验中，用姜黄素处理肿瘤细胞后，Sirt1 表达增加。而在加入去乙酰化酶抑制剂烟酰胺预处理细胞后，这种激活效应消失。此外还发现，作为 Sirt1 底物的 p53 蛋白的赖氨酸残基乙酰化减弱，证实了姜黄素对 Sirt 蛋白家族具有一定的激活作用。也有研究表明，Sirt1 能够抑制肿瘤细胞的增殖及 NF-κB 因子的表达。Sahin 等的研究证实，在喂食姜黄素的大鼠骨骼肌细胞中，Sirt1 和 PPARγ 辅激活因子-1α（PPARγ coactivator 1 alpha，PGC-1α）表达增加。在对心肌损伤小鼠的研究中发现，姜黄素通过激活 Sirt1 而降低心肌细胞纤维化的程度，其机制依赖于 Sirt1 的去乙酰化酶活性。

姜黄素也影响脂质代谢，能够增加 ATP 结合盒转运体（ATP-binding cassette transporter A1，ABCA1）的 mRNA 水平，这种蛋白负责将多余的胆固醇和磷脂转运到源自巨噬细胞的泡沫细胞中。经姜黄素处理的泡沫细胞中，AMP 活化蛋白激酶（AMP-activated protein kinase，AMPK）与 Sirt1 表达增加。此外，姜黄素还可激活 PGC-1α/Sirt3 信号通路而使线粒体免受损伤，并激活 Sirt1 而发挥心脏保护作用。

（3）和厚朴酚（honokiol，HKL）：和厚朴酚是一种源自木兰树的小分子多酚，是 Sirt3 的激活剂。HKL 在多种癌症动物模型中具有抗癌活性，包括肺癌、前列腺癌、乳腺癌、结肠癌和胰腺癌等。此外，HKL 还具有多种细胞保护活性，具有抗炎、抗血栓、抗心律失常、抗氧化、抗肥大细胞作用及神经细胞保护作用等。

（4）木犀草素（luteolin）：木犀草素（3',4',5,7-四羟基黄酮）是一种存在于水果、蔬菜和草药中的天然黄酮，具有抗炎、抗过敏、抗癌、抗氧化等作用。木犀草素还能够调控改善血糖、糖化血红蛋白、胰岛素水平及脂肪酸代谢相关的基因表达。

Kim 等发现在高血糖诱导的单核细胞中 Sirt1、Sirt3、Sirt6 和 FOXO3a 的表达降低，而经木犀草素治疗后，Sirt1、Sirt3、Sirt6 和 FOXO3a 的表达上调，并恢复到与正常血糖时相似的表达水平。

（5）白藜芦醇（resveratrol）：白藜芦醇（反式-3,5,4'-三羟基二苯乙烯）是一种天然的类黄酮物质，属于二苯乙烯类化合物，主要存在于白藜芦与红葡萄皮中，是最为强效的 Sirt 蛋白激动复合物之一。白藜芦醇是一种天然的植物抗毒素，在感染、细胞结构损伤、氧化应激损伤、过度紫外线辐射等状态中具有一定的细胞保护作用。在人体内，白藜芦醇由肠道吸收并在肝脏中代谢，该过程依赖于细胞色素 P450。

白藜芦醇是最早发现的 Sirt1 天然激活剂。Borra 等在研究中发现，白藜芦醇能够使 Sirt1 的活性增强 8 倍，而在 Sirt2 中未发现这种作用。白藜芦醇通过三种亚单位——Res1、Res2 和 Res3 使 Sirt1 激活，并增强 Sirt1 与 p53 蛋白的结合能力。位于 230 位点的谷氨酸残基（Glu230）在白藜芦醇的激活作用中至关重要，当谷氨酸转化为赖氨酸或丙氨酸时，白藜芦醇活性降低。Glu230 与 Sirt5 催化域中位于 446 位点的精氨酸残基相互作用，使去乙酰化酶活性增强。Mancuso 等发现白藜芦醇能够促进 AMPK 与 Sirt1 的表达并使其激活，从而具有一定的神经保护作用。此外，Pan 等在研究中发现白藜芦醇能够激活 HepG2 细胞中的 Sirt2，使 Prx1-27AcK 去乙酰化，使过氧化氢显著减少，而过氧化氢在癌症的发生中具有重要作用，过氧化氢的减少能够抑制细胞增殖速率并抑制癌症转移。此外，Yan 等发现在内质网应激的体外模型中，白藜芦醇通过调控 Sirt3 介导的细胞自噬而发挥一定的潜在保护作用。

（6）SRT1720：SRT1720 是多酚类合成化合物，是一种白藜芦醇的衍生物，作用于酶的催化域，能够降低去乙酰化底物的活化能并可激活去乙酰化酶。尽管其在分子结构上与白藜芦醇显著不同，但二者在 Sirt1 的相同靶点结合并通过别构激活与之相互作用。

研究表明，SRT1720 在催化结构域中的氨基端与 Sirt1 的底物肽复合物相结合，并降低乙酰化底物的米氏常数。此外，SRT1270 具有更高的 Sirt1 激活效率（约为白藜芦醇的 1 000 倍）。Chauhan 等在研究中报道，SRT1720 能够增强 Sirt1 的催化活性。在对多发性骨髓瘤细胞的研究中发现，胱天蛋白酶-8 和 9 的激活和 Sirt1 底物 NF-κB 分子的抑制能够使细胞凋亡增加。此外，在骨髓瘤细胞中，SRT1720 还能够增加 ATM 激酶的浓度，并增强其与引起细胞死亡的 DNA 修复检查点激酶 2（checkpoint kinase，CHEK2）间的相互作用。在体外试验中发现，SRT1720 使反映细胞增殖能力的标志物 Ki-67 减少，从而证实其抑制了多发性骨髓瘤细胞的生长。据报道，在 Zucker 小鼠中（fa/fa 型），SRT1720 通过影响 Sirt1 而使小鼠空腹血糖浓度降低并改善细胞的胰岛素敏感性。SRT1720 能够降低 Sirt1 底物 PGC-1α 的乙酰化水平，而不影响该去乙酰化酶在细胞中的浓度。因此，小鼠肝细胞中的脂质储存减少，谷草转氨酶活性降低，此外参与脂质代谢的其他酶的基因表达减少，如固醇调节元件结合蛋白 1（sterol regulatory element-binding protein-1c，SREBP-1c）和 PGC-1α。在用 SRT1720 治疗的小鼠肝细胞中，脂肪合成减少，游离脂肪酸、甘油三酯和胆固醇的浓度也降低。

（7）槲皮素（quercetin）：槲皮素是一种黄酮类有机多环化合物，广泛存在于茶叶、水果、蔬菜及草药等多种植物中。

研究表明，给予小鼠短期服用槲皮素，会导致小鼠骨骼肌及脑组织中 PGC-1α mRNA 水平及 Sirt1 表达增加，线粒体 DNA 表达增加、细胞色素 C 增加。此外，研究证实，给予高脂饮食小鼠槲皮素，不仅影响其脂质与糖代谢，而且通过作用于 AMPK/Sirt1 途径抑制巨噬细胞渗入脂肪组织，并抑制炎症反应。在链脲霉素诱导的糖尿病大鼠模型中，给予槲皮素后，其脂质与糖代谢发生显著改变，Sirt1 的表达与肝脏活性增强，通过磷酸化及去乙酰化使丝氨酸/苏氨酸蛋白激酶（Akt）信号通路激活。这些研究意味着槲皮素对脂质代谢与糖代谢的影响很可能与 Sirt1 增多、活性增强并作用于 Akt 信号通路有关。Kamelo 等在研究中发现,在受到细胞毒性作用的大鼠肝细胞中,与使用 SRT1720 相比,使用槲皮素后 Sirt1 表达增加的更多,且肝损伤标志物(氨基转移酶和胆红素)水平更低。

除 Sirt1 外,槲皮素还可调节 Sirt6 活性。两种槲皮素的衍生物,二槲皮素和 2-氯-1,4-萘醌-槲皮素,已被确定为 Sirt6 抑制剂。此外,2-氯-1,4-萘醌-槲皮素对 Sirt2 也有明显的抑制作用。二槲皮素增加了 NAD^+ 的米氏常数,而 2-氯-1,4-萘醌-槲皮素增加了乙酰化底物的米氏常数。

2. Sirt 蛋白的抑制剂

(1) Cambinol:Cambinol 能够抑制人类 Sirt1 与 Sirt2 的去乙酰化酶活性,对 Sirt5 有较弱的抑制性,而对 Sirt3 无抑制作用。在基因毒性应激期间使用 Cambinol 抑制 Sirt1 活性可导致关键应激反应蛋白高乙酰化水平,并引起细胞周期停滞。在体外和小鼠异种移植研究中还发现 Cambinol 具有抗肿瘤活性。Cambinol 通过抑制 Sirt1 介导的雌激素相关受体 α 的去乙酰化和转录活性,显著降低人乳腺癌细胞芳香化酶水平。

(2) 儿茶酚(catechol):儿茶酚是一种属于植物黄烷醇类的天然苯酚类抗氧化剂,在抗癌治疗中发挥重要作用。儿茶酚能够抑制肿瘤发生的多个关键途径,与肿瘤细胞存活、增殖、侵袭以及血管生成等密切相关。此外,儿茶酚能够改善脂质与糖代谢障碍,在 2 型糖尿病及肥胖等疾病中具有保护作用,并能够降低心血管疾病的发生风险。研究表明,儿茶酚能够调节 NAD^+ 依赖的组蛋白去乙酰化酶活性。Rahnasto-Rilla 等发现儿茶酚对 Sirt6 催化的 H3K9Ac 去乙酰化过程具有抑制作用。

(3) MC3482:MC3482 是一种合成的 Sirt 蛋白抑制剂,能够有效抑制 Sirt5 活性。Polletta 等在研究中发现,使用 MC3482 后,细胞中氨浓度增加,而这与使 Sirt5 基因沉默表达后的效应相似。在肝肾细胞中,Sirt5 通过调节氨甲酰磷酸合成酶 I 参与调控鸟氨酸循环中氨的转化。

(4) 烟酰胺(nicotinamide):烟酰胺是在 Sirt 蛋白、烟酰胺核苷磷酸化酶及烟酰胺磷酸核糖转移酶等催化作用下由 NAD^+ 转化形成的产物。烟酰胺在体内代谢生成烟酰胺 N-氧化物或 N-甲基烟酰胺。研究发现,烟酰胺以非竞争性方式影响 Sirt1 活性,在前列腺癌细胞中 Sirt1 表达增加,而

在烟酰胺的作用下这种表达增加受到了抑制,此外,肿瘤细胞的增殖与生长也被抑制。

(5) Salermide:Salermide 是一种酰胺类化合物,在体外试验中发现,该物质对 Sirt1 和 Sirt2 具有较强的抑制作用,并介导癌症细胞凋亡。这种作用可能与 Sirt1 在表观遗传学上抑制了促凋亡基因的表达,而 Salermide 抑制了 Sirt1 后使促凋亡基因重新激活有关。

(6) Selisistat:Selisistat 是一种选择性 Sirt1 抑制剂。体内外研究显示,Selisistat 对 Sirt1 的多种乙酰化底物都具有抑制作用,并在亨廷顿病模型中表现出了对细胞与神经的保护作用。

(7) Sirtinol:Sirtinol 是一种合成的特异性 Sirt 蛋白抑制剂。Grozinger 等在体外试验中发现,Sirtinol 能使酵母细胞中 Sirt2 活性降低,而对组蛋白去乙酰化酶活性没有影响。经 Sirtinol 处理后,细胞增殖减少。此外,Sirtinol 使细胞质及细胞核内 Sirt1 活性降低,这种作用与 Sirt1 底物 FOXO1 乙酰化水平增加、活性受抑制有关,而 FOXO1 因子可诱导细胞凋亡并抑制肿瘤细胞的生长。Sirtinol 能够显著抑制乳腺癌细胞增殖并刺激其启动细胞死亡程序。与 Sirt2 相比,Sirtinol 对 Sirt1 表现出更强的抑制作用,它通过与 Gln345 和 His363 残基形成氢键与 Sirt1 相互作用,而通过与 Gln167 形成氢键与 Sirt2 相互作用。在 Sirtinol 的抑制作用下,p53 蛋白 382 位点的赖氨酸残基乙酰化增强并使其激活。

(8) SirReal2:SirReal2 隶属于氨基噻唑类家族,是选择性 Sirt2 抑制剂,对 Sirt3~Sirt5 的活性几乎没有影响,但在较高浓度时,对 Sirt1 和 Sirt6 具有较弱的抑制作用。

(9) 苏拉明(suramin):苏拉明是一种有机化合物,主要用于治疗由锥虫或人类免疫缺陷病毒(human immunodeficiency virus,HIV)感染引起的非洲锥虫病,此外还具有抗增殖和抗病毒活性。Schuetz 等研究发现,苏拉明通过与 Sirt5 底物结合位点与 NAD^+ 相互作用,从而抑制 Sirt5 活性。

(10) Tenovin:Tenovin 是一种具有生物活性的小分子物质,以 Tenovin-1 和 Tenovin-6 两种异构体形式存在。Tenovin 能够抑制 Sirt1 和 Sirt2 的活性,并增强 p53 蛋白的乙酰化水平。

目前,有大量研究报道了不同种类 Sirt 蛋白的激活剂与抑制剂,结果总结见表 19-1。

表 19-1　Sirt 蛋白的激活剂与抑制剂

Sirt 蛋白	激活剂	抑制剂
Sirt1	姜黄素,槲皮素,木犀草素,白藜芦醇,SRT1720	cambinol,烟酰胺,salermide,selisistat,Sirtinol,tenovin-1,tenovin-6
Sirt2	白藜芦醇	cambinol,salermide,selisistat,Sirtinol,SirReal2,tenovin-1,tenovin-6,槲皮素
Sirt3	姜黄素,和厚朴酚,木犀草素,白藜芦醇,	selisistat
Sirt4	姜黄素,白藜芦醇	未知
Sirt5	白藜芦醇	cambinol,MC3482,苏拉明
Sirt6	花青素,槲皮素,木犀草素	儿茶酚,SirReal2
Sirt7	未知	未知

二、Sirt 蛋白的功能特点

（一）Sirt 蛋白与生物合成

在细胞能量不足时，Sirt 蛋白具有调控细胞代谢途径的作用。它们能够与多种代谢酶及转录因子相互作用，随细胞内 NAD⁺ 水平改变而调控代谢以满足细胞能量需求。Sirt 蛋白家族中的不同成员发挥不同的调控代谢的作用。

1. 糖异生　在长期禁食条件下，Sirt1 能够通过使转录因子 FOXO1 及过氧化物酶体增殖物激活受体 γ 共激活因子 1α（peroxisome proliferator-activated receptor-γ coactivator-1α，PGC-1α）去乙酰化，并增强其活性，从而促进肝脏细胞中糖异生相关基因的表达。而在短期禁食条件下，Sirt1 能够使 cAMP 反应元件结合蛋白（cAMP response element binding protein，CREB）调节的转录辅激活因子 2（CREB regulated transcription coactivator 2，CRTC2）去乙酰化而抑制其活性，进而减少肝脏中葡萄糖的产生。

在 HEK293 细胞中，当葡萄糖供应不足时，细胞质内 Sirt2 使糖异生限速酶磷酸烯醇式丙酮酸羧化激酶（phosphoenolpyruvate carboxykinase，PEPCK）去乙酰化而增强酶的稳定性，从而增强糖异生代谢。

Sirt3 能够使谷氨酸脱氢酶（glutamate dehydrogenase，GDH）去乙酰化而增强其活性，促进氨基酸转化为葡萄糖。

在能量剥夺状态下，Sirt7 与转录因子 ETS 结构域蛋白 4（ETS-like transcription factor 4，ELK4）共同介导糖异生基因葡萄糖-6-磷酸酶催化亚基（glucose-6-phosphatase catalytic subunit，G6PC）的表达，Sirt7 使 H3K18 去乙酰化并激活 G6PC 启动子的转录。

与上述 Sirt 蛋白在糖异生中的作用不同，Sirt6 能够抑制 PGC-1α 和 FOXO1 活性并减少肝脏葡萄糖的产生。

2. 糖酵解　在禁食及葡萄糖限制状态下，Sirt1 通过使 PGC-1α 及糖酵解中磷酸甘油酸变位酶 1（phosphoglycerate mutase 1，PGAM-1）去乙酰化而抑制糖酵解。此外，葡萄糖供应不足会诱导肝脏中 Sirt1-FOXO3a-NRF1 复合物的形成而使 Sirt6 表达增加，而该过程又使糖酵解和脂肪生成基因启动子处的 H3K9 去乙酰化，从而抑制糖酵解及脂肪酸与甘油三酯的合成。在缺氧条件下，转录因子 HIF-1α 会优先激活糖酵解酶基因，而 Sirt1 能够与 HIF-1α 相互作用并使其去乙酰化而抑制其活性。Sirt1 能够通过抑制 mTOR-HIF-1α 通路抑制糖酵解激活，从而减少骨髓源性细胞分化为促炎性 M1 细胞表型，抑制肿瘤细胞的增殖。

与 Sirt1 类似，Sirt2 也能够在转录水平调控 HIF-1α 的表达。Sirt2 通过使细胞质中多种糖酵解酶，如 M2 型丙酮酸激酶（pyruvate kinase M2，PKM2）、醛缩酶 A（aldolase A，ALDOA）、烯醇化酶 1（enolase 1，ENO1）、磷酸甘油酸激酶 1（phosphoglycerate kinase 1，PGK1）和甘油醛-3-磷酸脱氢酶（glyceraldehyde-3-phosphate dehydrogenase，GAPDH）等去乙酰化而显著降低人类癌细胞和干细胞中的糖酵解并减少乳酸生成。

Sirt3 能够调控丙酮酸脱氢酶（pyruvate dehydrogenase，PDH）活性，Sirt3 通过使 PDHA1/PDHE1α 和丙酮酸脱氢酶磷酸酶 1（pyruvate dehydrogenase phosphatase 1，PDP1）去乙酰化而激活 PDH，从而减少糖酵解、抑制乳酸产生，并抑制巨噬细胞激活及癌细胞的生长。此外，Sirt3 使癌细胞中的肽基脯氨酰异构酶亲环素 D（cyclophilin D，CypD）去乙酰化并失活，抑制糖酵解。

与此相反，Sirt4 的脂酰胺酶作用和 Sirt5 的去琥珀酰化酶作用则会降低 PDH 活性，使葡萄糖进入三羧酸循环减少，并加速糖酵解、促进乳酸产生。此外，细胞核中的 Sirt6 与 Sirt7 也能够使 HIF-1α 表达水平下降。

3. 脂质代谢　在禁食状态下，Sirt1 能够使 SREBP1 去乙酰化而破坏其稳定性，抑制肝脏中脂肪酸与胆固醇的合成。Sirt1 与核受体 PPARα 相互作用，并使其共激活剂 PGC-1α 去乙酰化，从而增强肝脏中参与脂肪酸氧化和甘油酯化反应的基因转录。此外，Sirt1 与 AMPK 相互作用。当细胞内 ATP 水平降低时，AMPK 激活增加，而这将使细胞内 NAD⁺ 水平升高，并增强 Sirt1 活性。同时，Sirt1 又通过使肝激酶 B1（liver kinase B1，LKB1）去乙酰化而增加 AMPK 的激活。与 Sirt1 类似，Sirt2 也通过去乙酰化作用调节 PGC-1α 活性以促进脂肪酸氧化。

在禁食条件下，Sirt3 通过去乙酰化作用激活超长链酰基辅酶 A 脱氢酶（very long-chain acyl-CoA dehydrogenase，VLCAD）和长链酰基辅酶 A 脱氢酶（long-chain acyl-CoA dehydrogenase，LCAD），促进脂肪酸氧化，而 Sirt5 的去琥珀酸化作用与 Sirt3 的这种效应协同。此外，Sirt5 还可以通过使烯醇辅酶 A 水合酶 α 亚单位（enol CoA hydratase α，ECHA）去糖基化而激活，从而促进脂质代谢和脂肪酸氧化。与此相反，在禁食状态下肝脏中 Sirt4 的水平则与 Sirt1、Sirt3 水平成负相关，Sirt4 通过抑制肝细胞中的 PPARα 而抑制脂肪酸氧化。

最近研究表明，Sirt6 也是一种重要的脂质代谢调节剂，在避免脂肪肝形成及抑制高脂饮食诱导的肥胖等过程中发挥重要作用。Sirt6 通过抑制 SREBP1 和 SREBP2，负性调控肝脏中脂肪生成。据报道，在小鼠脂肪细胞中，Sirt6 通过增强脂解活性来防止脂质积累并抑制脂肪细胞肥大。

（二）Sirt 蛋白与氧化还原稳态

氧化还原状态对维持细胞内稳态及调控细胞生理过程至关重要，而当氧化还原平衡被破坏时，过量的 ROS 会引发氧化应激损伤，导致细胞进入病理状态，甚至引起细胞死亡。研究证实，所有 Sirt 蛋白亚型均参与氧化应激机制的调节，并影响细胞的氧化还原状态。

据报道，Sirt1 通过直接激活 FOXOs、PGC-1α、核转录因子红系 2 相关因子 2（nuclear factor erythroid 2-related factor 2，NRF2）和内皮型一氧化氮合酶（endothelial nitric oxide synthase，eNOS）等分子增强抗氧化作用，保护细胞免受氧化应激的损害。

与 Sirt1 相同，Sirt2 和 Sirt3 也通过使 FOXO3a 去乙酰化而诱导抗氧化酶的产生。Sirt6 通过激活 AMPK/FOXO3a 途径使 ROS 解毒酶增加。此外，Sirt3 可以在线粒体中与超氧化物歧化酶 2（superoxide dismutase，SOD2）相互作用并使其去乙酰化，增强超氧化物清除活性，而在病理状态下 Sirt4 通过破坏 Sirt3 和 SOD2 之间的相互作用，增加 ROS 累积。与 Sirt3 的功能相似，Sirt5 可以使异柠檬酸脱氢酶 2（isocitrate dehydrogenase 2，IDH2）和 SOD1 去琥珀酸化并激活，从而促进 ROS 清除并增强解毒作用。

（三）Sirt 蛋白与炎症

由于 Sirt 蛋白家族缺少 DNA 结合域，因此主要通过催化作用与多种细胞内蛋白质如组蛋白、转录因子、协同调节因子和酶等物质结合而发挥其功能。Sirt 蛋白主要抑制消耗能量的细胞活动，在炎症的发生发展中也具有重要作用。Sirt 蛋白也是转录抑制因子，能够使多种组蛋白和基因启动子去乙酰化。

Sirt 蛋白能够使关键炎症调节因子去乙酰化，在表观遗传学水平抑制炎症，如：Sirt1、2 和 6 可作用于 NF-κB 的 RelA/p65 亚基，Sirt1 可作用于 AP-1 的 c-Jun 亚基，Sirt2 可作用于受体相互作用蛋白 1（receptor-interacting protein 1，RIP-1）。这种去乙酰化作用通常通过减少促炎症介质如 IL-1β、IL-6、TNF-α、COX-2、iNOS、MMP-9、MMP-13 和 MCP-1 等物质的表达和产生来减轻炎症反应。此外，Sirt1 还通过使 STAT3 去乙酰化而抑制 Th17 细胞在体外和体内的分化，并阻碍其向细胞核的移位。

此外，在炎症反应中效应细胞和免疫细胞以葡萄糖作为主要能量来源，此时糖酵解增强、氧化磷酸化水平降低。而抗炎细胞需要依靠增强脂肪酸氧化来获取能量。研究证明，Sirt1 和 Sirt6 分别能够通过促进脂肪酸 β 氧化及减少糖酵解，在急性炎症晚期发挥抗炎作用。

（四）Sirt 蛋白与疾病

Sirt 蛋白与体内物质具有广泛的相互作用并参与多种细胞生理过程，而在研究中发现，在病理条件下可观察到 Sirt 蛋白表达水平改变或功能发生紊乱，表明 Sirt 蛋白在生理状态下和病理状态下均发挥一定作用。研究显示，Sirt 蛋白表达的改变与多种器官疾病间存在密切关系。

Sirt 蛋白表达的增加可能促进某些疾病的发展，也可能对体内病理过程具有一定抑制作用。在某些疾病中，Sirt 蛋白表达水平的改变可能有助于疾病治疗，也可能用来判断疾病的预后。此外，在同一病理过程中，特定 Sirt 蛋白的表达水平可能出现增加或减少，提示这些蛋白质可能具有双重作用。例如，Sirt2 缺乏可能对急性肝损伤具有一定保护作用，而在心肌细胞代谢紊乱中 Sirt2 可发挥一定保护作用。

Sirt 蛋白在蛋白质的翻译后修饰中发挥重要作用。它们能够引起染色质结构变化，通过直接参与组蛋白中赖氨酸分子的乙酰化和去乙酰化而影响组蛋白活性。此外，Sirt 蛋白还可以改变转录因子和调节蛋白的活性，并进一步引起染色质的变化，从而影响细胞中多种细胞反应进程及生物体功能。Sirt 蛋白还参与因不良环境而触发的机体补偿机制，在许多疾病的发展过程中参与表观遗传修饰，包括 2 型糖尿病、阻塞性肺疾病、肿瘤、神经退行性变性疾病或心血管疾病。

三、小结与展望

Sirt 蛋白是一类多功能蛋白酶家族，可以增强或减弱蛋白质的酶活性或影响其表达。本文对 Sirt 蛋白的结构和生物学功能进行了综述，并对 Sirt 蛋白的催化底物及其抑制剂、激活剂，以及在细胞生物过程中发挥的主要作用进行了总结。对 Sirt 蛋白多向催化活性及其与其他分子相互作用的研究有助于理解细胞内的生物过程及其中的机制，在 DNA 转录和修复过程调节、细胞代谢途径调节和线粒体功能调节等方面尤为重要。目前已发现多种化合物可以调节 Sirt 蛋白的活性，这些物质在治疗各种疾病方面均表现出巨大的潜力，对 Sirt 蛋白在治疗疾病的应用的研究具有较高的临床价值。

（徐冰 邓小明）

参 考 文 献

[1] SHAHGALDI S, KAHMINI F. A comprehensive review of Sirtuins：with a major focus on redox homeostasis and metabolism [J]. Life Sci, 2021, 282(1)：119-123.

[2] WANG M, LIN H. Understanding the function of mammalian Sirtuins and protein lysine acylation [J]. Annu Rev Biochem, 2021, 90：245-285.

[3] WANG T, WANG Y, LIU L, et al. Research progress on sirtuins family members and cell senescence [J]. Eur J Med Chem, 2020, 193(2)：112-131.

[4] ZHENG W. Review：The plant sirtuins [J]. Plant Sci, 2020, 293(1)：110-119.

[5] GóMEZ-GARCíA A, VAZQUEZ B. Nuclear Sirtuins and the aging of the immune system [J]. Genes, 2021, 12(12)：138-146.

[6] PILLAI V, GUPTA M. Is nuclear sirtuin SIRT6 a master regulator of immune function? [J]. Am J Physiol Endocrinol Metab, 2021, 320(3)：E399-E414.

[7] KLEIN M, DENU J. Biological and catalytic functions of sirtuin 6 as targets for small-molecule modulators [J]. J Biol Chem, 2020, 295(32)：11021-11041.

[8] TANG M, TANG H, TU B, et al. SIRT7：a sentinel of genome stability [J]. Open Biol, 2021, 11(6)：210-217.

[9] YUN T, KO H, JO D, et al. Inhibitor of DNA binding 2 (Id2) mediates microtubule polymerization in the brain by regulating αK40 acetylation of α-tubulin [J]. Cell Death Discov, 2021, 7(1)：257-264.

［10］ LI C,HE X,HUANG Z,et al. Melatonin ameliorates the advanced maternal age-associated meiotic defects in oocytes through the SIRT2-dependent H4K16 deacetylation pathway［J］. Aging,2020,12(2):1610-1623.

［11］ WANG S,ZHANG J,DENG X,et al. Advances in characterization of SIRT3 deacetylation targets in mitochondrial function［J］. Biochimie,2020,179:1-13.

［12］ MIN Z,GAO J,YU Y. The roles of mitochondrial SIRT4 in cellular metabolism［J］. Front Endocrinol,2018,9:783-792.

［13］ KUMAR S, LOMBARD D. Functions of the sirtuin deacylase SIRT5 in normal physiology and pathobiology［J］. Crit Rev Biochem Mol Biol,2018,53(3):311-334.

［14］ WANG Y,HE J,LIAO M,et al. An overview of Sirtuins as potential therapeutic target:Structure, function and modulators［J］. Eur J Med Chem,2019,161(2):48-57.

［15］ KHAN D,ARA T,RAVI V,et al. SIRT6 transcriptionally regulates fatty acid transport by suppressing PPARγ［J］. Cell Rep,2021,35(9):109-110.

［16］ LIU X,ZHU C,ZHA H,et al. SIRT5 impairs aggregation and activation of the signaling adaptor MAVS through catalyzing lysine desuccinylation［J］. EMBO J,2020,39(11):e103285.

［17］ BHEDA P,JING H,WOLBERGER C,et al. The substrate specificity of Sirtuins［J］. Annu Rev Biochem,2016,171(1):361-372.

［18］ CHEN J,CHEN H,PAN L. SIRT1 and gynecological malignancies(Review)［J］. Oncol Rep,2021,45(4):129-138.

［19］ KOSCIUK T,WANG M,HONG J,et al. Updates on the epigenetic roles of sirtuins［J］. Curr Opin Chem Biol,2019,51(3):18-29.

［20］ DE GREGORIO E,COLELL A,MORALES A,et al. Relevance of SIRT1-NF-κB axis as therapeutic target to ameliorate inflammation in liver disease［J］. Int J Mol Sci,2020,21(11):219-231.

［21］ GHEMRAWI R, ARNOLD C, BATTAGLIA-HSU S, et al. SIRT1 activation rescues the mislocalization of RNA-binding proteins and cognitive defects induced by inherited cobalamin disorders［J］. Metabolism,2019,101(1):153-162.

［22］ AGGARWAL S, BAERJEE S, TALUKDAR N, et al. Post-translational modification crosstalk and hotspots in Sirtuin interactors implicated in cardiovascular diseases［J］. Front Genet,2020,11:356-372.

［23］ PALMEIRA C, TEODORO J, AMORIM J, et al. Mitohormesis and metabolic health:The interplay between ROS, cAMP and sirtuins［J］. Free Radic Biol Med,

2019,141(1):483-491.

［24］ ZHAO X,WU Y,LI J,et al. JNK activation-mediated nuclear SIRT1 protein suppression contributes to silica nanoparticle-induced pulmonary damage via p53 acetylation and cytoplasmic localisation［J］. Toxicology,2019,423:42-53.

［25］ HAM H,PARK J,BAE Y. Defect of SIRT1-FoxO3a axis is associated with the production of reactive oxygen species during protein kinase CK2 downregulation-mediated cellular senescence and nematode aging［J］. BMB Rep,2019,52(4):265-270.

［26］ ZHANG Z,ZHANG P,QI G,et al. CDK5-mediated phosphorylation of Sirt2 contributes to depressive-like behavior induced by social defeat stress［J］. Biochim Biophys Acta Mol Basis Dis,2018,1864(2):533-541.

［27］ KARAMAN-MAYACK B, SIPPL W, NTIE-KANG F. Natural products as modulators of Sirtuins［J］. Molecules,2020,25(14):319-326.

［28］ RAJABI N,GALLEANO I,MADSEN A,et al. Targeting Sirtuins:substrate specificity and inhibitor design［J］. Prog Mol Biol Transl Sci,2018,154:25-69.

［29］ RAHMAN S,MATHEW S,NAIR P,et al. Health benefits of cyanidin-3-glucoside as a potent modulator of Nrf2-mediated oxidative stress［J］. Inflammopharmacology,2021,29(4):907-923.

［30］ TAN J,LI Y,HOU D,et al. The effects and mechanisms of cyanidin-3-glucoside and its phenolic metabolites in maintaining intestinal integrity［J］. Antioxidants,2019,8(10):310-321.

［31］ CHO E,CHUNG E,JANG H,et al. Anti-cancer effect of cyanidin-3-glucoside from mulberry via caspase-3 cleavage and DNA fragmentation in vitro and in vivo［J］. Anticancer Agents Med Chem,2017,17(11):1519-1525.

［32］ BASTER Z,LI L,KUKKURAINEN S,et al. Cyanidin-3-glucoside binds to talin and modulates colon cancer cell adhesions and 3D growth［J］. FASEB J,2020,34(2):2227-2237.

［33］ CHO E, CHUNG E Y, JANG H Y, et al. Anti-cancer effect of cyanidin-3-glucoside from mulberry via caspase-3 cleavage and DNA fragmentation in vitro and in vivo［J］. Anticancer Agents Med Chem,2017,17(11):210-218.

［34］ LIANG L,LIU X,HE J,et al. Cyanidin-3-glucoside induces mesenchymal to epithelial transition via activating Sirt1 expression in triple negative breast cancer cells［J］. Biochimie,2019,87(1):167-178.

［35］ JIANG C,SUN Z,HU J,et al. Cyanidin ameliorates the progression of osteoarthritis via the Sirt6/NF-κB axis in vitro and in vivo [J]. Food Funct, 2019, 10 (9):5873-5885.

[36] ZENDEDEL E, BUTLER A, ATKIN S, et al. Impact of curcumin on sirtuins: a review [J]. J Cell Biochem, 2018, 119(12):10291-10300.

[37] WANG X, SHEN K, WANG J, et al. Hypoxic preconditioning combined with curcumin promotes cell survival and mitochondrial quality of bone marrow mesenchymal stem cells, and accelerates cutaneous wound healing via PGC-1α/SIRT3/HIF-1α signaling [J]. Free Radic Biol Med, 2020, 159:164-176.

[38] AVTANSKI D B. Honokiol activates LKB1-miR-34a axis and antagonizes the oncogenic actions of leptin in breast cancer [J]. Oncotarget, 2015, 6(30):29947-29962.

[39] AVERETT C, BHARDWAJ A, ARORA S, et al. Honokiol suppresses pancreatic tumor growth, metastasis and desmoplasia by interfering with tumor-stromal cross-talk [J]. Carcinogenesis, 2016, 11(1):37-48.

[40] XIA F, WANG C, JIN Y, et al. Luteolin protects HUVECs from TNF-α-induced oxidative stress and inflammation via its effects on the Nox4/ROS-NF-κB and MAPK pathways [J]. J Atheroscler Thromb, 2014, 21 (8):768-783.

[41] KIM A, LEE W, YUN J M. Luteolin and fisetin suppress oxidative stress by modulating sirtuins and forkhead box O3a expression under in vitro diabetic conditions [J]. Nutr Res Pract, 2017, 11(5):316-322.

[42] REN B, KWAH M, LIU C, et al. Resveratrol for cancer therapy: challenges and future perspectives [J]. Cancer Lett, 2021, 515:63-72.

[43] IBRAHIM G, YAN J, XU L, et al. Resveratrol production in yeast hosts: current status and perspectives [J]. Biomolecules, 2021, 11(6):415-423.

[44] ALESCI A, NICOSIA N, FUMIA A, et al. Resveratrol and immune cells: a link to improve human health [J]. Molecules, 2022, 27(2):367-374.

[45] CAO D, WANG M, QIU X, et al. Structural basis for allosteric, substrate-dependent stimulation of SIRT1 activity by resveratrol [J]. Genes Dev, 2015, 29(12):1316-1325.

[46] HOU X, ROOKLIN D, FANG H, et al. Resveratrol serves as a protein-substrate interaction stabilizer in human SIRT1 activation [J]. Sci Rep, 2016, 6(1):381-386.

[47] MANCUSO R, VALLE J D, MODOL L, et al. Resveratrol improves motoneuron function and extends survival in SOD1 (G93A) ALS mice [J]. Neurotherapeutics, 2014, 11(2):213-221.

[48] YAN W J, LIU R B, WANG L K, et al. Sirt3-mediated autophagy contributes to resveratrol-induced protection against ER stress in HT22 cells [J]. Front Neurosci, 2018, 12:116-123.

[49] PALLIYAGURU D, MINOR R, MITCHELL S, et al. Combining a high dose of metformin with the SIRT1 activator, SRT1720, reduces life span in aged mice fed a high-fat diet [J]. J Gerontol A Biol Sci Med Sci, 2020, 75(11):2037-2041.

[50] TAN P, WANG M, ZHONG A, et al. SRT1720 inhibits the growth of bladder cancer in organoids and murine models through the SIRT1-HIF axis [J]. Oncogene, 2021, 40(42):6081-6092.

[51] ALIZADEH S, EBRAHIMZADEH M. Quercetin derivatives: Drug design, development, and biological activities, a review [J]. Eur J Med Chem, 2022, 229:114-121.

[52] PENG J, LI Q, LI K, et al. Quercetin improves glucose and lipid metabolism of diabetic rats: Involvement of Akt signaling and SIRT1 [J]. J Diabetes Res, 2017, 32(1):341-356.

[53] KEMELO M K, HORINEK A, CANOVáN, et al. Comparative effects of Quercetin and SRT1720 against D-galactosamine/lipopolysaccharide-induced hepatotoxicity in rats: biochemical and molecular biological investigations [J]. Eur Rev Med Pharmacol Sci, 2016, 20(2):363-373.

[54] HEGER V, TYNI J, HUNYADI A, et al. Quercetin based derivatives as sirtuin inhibitors [J]. Biomed Pharmacother, 2019, 111:1326-1333.

[55] ISHIBASHI Y, ITO M, HIRABAYASHI Y. The sirtuin inhibitor cambinol reduces intracellular glucosylceramide with ceramide accumulation by inhibiting glucosylceramide synthase [J]. Biosci Biotechnol Biochem, 2020, 84 (11):2264-2272.

[56] CHENG A, TAN X, SUN J, et al. Catechin attenuates TNF-α induced inflammatory response via AMPK-SIRT1 pathway in 3T3-L1 adipocytes [J]. PlOS One, 2019, 14 (5):e0217090.

[57] RAMIS M, SARUBO F, TEJADA S, et al. Chronic polyphenon-60 or catechin treatments increase brain monoamines syntheses and hippocampal SIRT1 levels improving cognition in aged rats [J]. Nutrients, 2020, 12(2):318-325.

[58] RAHNASTO-RILLA M, TYNI J, HUOVINEN M, et al. Natural polyphenols as sirtuin 6 modulators [J]. Sci Rep, 2018, 8(1):4163-4174.

[59] MOLINARI F, FERACO A, MIRABILII S, et al. SIRT5 inhibition induces brown fat-like phenotype in 3T3-L1 preadipocytes [J]. Cells, 2021, 10(5):213-221.

［60］ LIU Z,LI C,FAN X,et al. Nicotinamide,a vitamin B3 ameliorates depressive behaviors independent of SIRT1 activity in mice［J］. Mol Brain,2020,13（1）:162-173.

［61］ BROUSSY S, LAAROUSSI H, VIDAL M. Biochemical mechanism and biological effects of the inhibition of silent information regulator 1 (SIRT1) by EX-527 (SEN0014196 or selisistat)［J］. J Enzyme Inhib Med Chem,2020,35（1）:1124-1136.

［62］ RUMPF T,SCHIEDEL M,KARAMAN B,et al. Selective Sirt2 inhibition by ligand-induced rearrangement of the active site［J］. Nat Comm,2015,6:6263-6271.

［63］ WAN Y,WU W,ZHANG J,et al. Tenovin-1 inhibited dengue virus replication through SIRT2［J］. Eur J Pharmacol,2021,907:174264.

［64］ KE X,QIN Q,DENG T,et al. Heterogeneous responses of gastric cancer cell lines to Tenovin-6 and synergistic effect with chloroquine［J］. Cancers, 2020, 12（2）:319-331.

［65］ LI M, CHIANG Y, LYSSIOTIS C, et al. Non-oncogene addiction to SIRT3 plays a critical role in lymphomagenesis［J］. Cancer Cell,2019,35（6）:916-931.

［66］ LI L,ZHANG H,CHEN B,et al. BaZiBuShen alleviates cognitive deficits and regulates Sirt6/NRF2/HO-1 and Sirt6/P53-PGC-1α-TERT signaling pathways in aging mice［J］. J Ethnopharmacol,2022,282（1）:114-153.

［67］ XIE S, JIANG X, DOYCHEVA D, et al. Activation of GPR39 with TC-G 1008 attenuates neuroinflammation via SIRT1/PGC-1α/Nrf2 pathway post-neonatal hypoxic-ischemic injury in rats ［J］. J Neuroinflamm, 2021, 18（1）:226-234.

［68］ YU Q,DONG L,LI Y,et al. SIRT1 and HIF1α signaling in metabolism and immune responses［J］. Cancer Letters,2018,418:20-26.

［69］ ZHOU F, ZHANG L, ZHU K, et al. SIRT2 ablation inhibits glucose-stimulated insulin secretion through decreasing glycolytic flux［J］. Theranostics,2021,11（10）:4825-4838.

［70］ CHA Y, KIM T, JEON J, et al. SIRT2 regulates mitochondrial dynamics and reprogramming via MEK1-ERK-DRP1 and AKT1-DRP1 axes［J］. Cell Rep, 2021, 37（13）:110-121.

［71］ WEI T,GAO J,HUANG C,et al. SIRT3(Sirtuin-3) prevents Ang Ⅱ (Angiotensin Ⅱ)-induced macrophage metabolic switch improving perivascular adipose tissue function［J］. Arterioscler Thromb Vasc Biol, 2021, 41（2）:714-730.

［72］ SUN F,SI Y,BAO H,et al. Regulation of Sirtuin 3-mediated deacetylation of cyclophilin D attenuated cognitive dysfunction induced by sepsis-associated encephalopathy in mice［J］. Cell Mol Neurobiol, 2017, 37（8）:1457-1464.

［73］ LU H,LIN J,XU C,et al. Cyclosporine modulates neutrophil functions via the SIRT6-HIF-1α-glycolysis axis to alleviate severe ulcerative colitis［J］. Clin Transl Med,2021,11（2）:e334.

［74］ BEI Y,TIA B,LI Y,et al. Anti-influenza A virus effects and mechanisms of emodin and its analogs via regulating PPAR/-AMPK-SIRT1 pathway and fatty acid metabolism［J］. Biomed Res Int,2021,52（1）:906-918.

［75］ ESTIENNE A, BONGRANI A, RAMé C, et al. Energy sensors and reproductive hypothalamo-pituitary ovarian axis(HPO) in female mammals: Role of mTOR (mammalian target of rapamycin), AMPK(AMP-activated protein kinase) and SIRT1(Sirtuin 1)［J］. Mol Cell Endocrinol,2021,521:111113.

［76］ HUANG Y, LU J, ZHAN L, et al. Resveratrol-induced Sirt1 phosphorylation by LKB1 mediates mitochondrial metabolism［J］. J Biol Chem,2021,297（2）:109-121.

［77］ SANTOS S, MOREIRA J, COSTA M, et al. The mitochondrial antioxidant Sirtuin3 cooperates with lipid metabolism to safeguard neurogenesis in aging and depression［J］. Cells,2021,11（1）:139-145.

［78］ ZHANG T, LIU J, SHEN S, et al. SIRT3 promotes lipophagy and chaperon-mediated autophagy to protect hepatocytes against lipotoxicity［J］. Cell Death Differ,2020,27（1）:329-344.

［79］ ZHU C,HUANG M,KIM H,et al. SIRT6 controls hepatic lipogenesis by suppressing LXR, ChREBP, and SREBP1 ［J］. Biochim Biophys Acta Mol Basis Dis,2021,1867（12）:166-179.

［80］ SINGH C,CHHABRA G,NDIAYE M,et al. The role of Sirtuins in antioxidant and redox signaling［J］. Antioxid Redox Signal,2018,28（8）:643-661.

［81］ WANG Y,WU C,DU Y,et al. SIRT2 tyrosine nitration by peroxynitrite in response to renal ischemia/reperfusion injury ［J］. Free Radic Res, 2022, 55（11/12）:1104-1118.

［82］ HUANG L,YAO T,CHEN J,et al. Effect of Sirt3 on retinal pigment epithelial cells in high glucose through Foxo3a/PINK1-Parkin pathway mediated mitophagy［J］. Exp Eye Res,2022,109（2）:15-23.

［83］ WANG X, JI T, LI X, et al. FOXO3a protects against kidney injury in type Ⅱ diabetic nephropathy by promoting Sirt6 expression and inhibiting Smad3 acetylation ［J］. Oxid Med Cell Longev,2021,55（1）:556-576.

［84］ PAKU M, HARAGUCHI N, TAKEDA M, et al. SIRT3-

mediated SOD2 and PGC-1α contribute to chemoresistance in colorectal cancer cells[J]. Ann Surg Oncol, 2021,28(8):4720-4732.

[85] HE J,LIU X,SU C,et al. Inhibition of mitochondrial oxidative damage improves reendothelialization capacity of endothelial progenitor cells via SIRT3(Sirtuin 3)-enhanced SOD2(Superoxide Dismutase 2)deacetylation in hypertension[J]. Arterioscler Thromb Vasc Biol,2019, 39(8):1682-1698.

[86] KRATZ E,SOLKIEWICZ K,KUBIS-KUBIAK A,et al. Sirtuins as important factors in pathological states and the role of their molecular activity modulators[J]. Int J Mol Sci,2021,22(2):310-321.

[87] VACHHARAJANI V,MCCALL C. Sirtuins:potential therapeutic targets for regulating acute inflammatory response?[J]. Expert Opin Ther Targets,2020,24(5): 489-497.

[88] FORTUNY L,SEBASTIáN C. Sirtuins as metabolic regulators of immune cells phenotype and function[J]. Genes,2021,12(11):381-391.

[89] WANG X,BUECHLER N,WOODRUFFA,et al. Sirtuins and immuno-metabolism of sepsis[J]. Int J Mol Sci, 2018,19(9):182-189.

[90] AVENTAGGIATO M,VERNUCCI E,BARRECA F,et al. Sirtuins'control of autophagy and mitophagy in cancer[J]. Pharmacol Ther,2021,22(1):107-118.

[91] EL-GHANNAM M,SAAD M,NASSAR N,et al. Linagliptin ameliorates acetic acid-induced colitis via modulating AMPK/SIRT1/PGC-1α and JAK2/STAT3 signaling pathway in rats[J]. Toxicol Appl Pharmacol,2022, 438(1):115-123.

[92] GAO T,LI M,MU G,et al. PKC phosphorylates SIRT6 to mediate fatty acid β-oxidation in colon cancer cells [J]. Neoplasia,2019,21(1):61-73.

[93] HONG Y,KIM J,JO M,et al. The role of Sirtuins in kidney diseases[J]. Int J Mol Sci,2020,21(18):263-271.

[94] WANG W,LI J,CAI L. Research progress of sirtuins in renal and cardiovascular diseases[J]. Curr Opin Nephrol Hypertens,2021,30(1):108-114.

[95] GUPTA R,AMBASTA R,KUMAR P. Multifaced role of protein deacetylase sirtuins in neurodegenerative disease [J]. Neurosci Biobehav Rev,2022,132(1):976-997.

[96] MORIGI M,PERICO L,BENIGNI A. Sirtuins in renal health and disease[J]. J Am Soc Nephrol,2018,29(7): 1799-1809.

20 巨噬细胞极化调节的分子机制

巨噬细胞可塑性强,不同的环境刺激可使其分化为不同的表型并表现出不同的细胞功能,如吞噬病原体、感染细胞、细胞碎片等。巨噬细胞可分泌不同类型的细胞因子,如促炎细胞因子白细胞介素(interleukin,IL)-1β、IL-6、肿瘤坏死因子 α(tumor necrosis factor-α,TNF-α)和抗炎细胞因子 IL-10 及转化生长因子(transforming growth factor,TGF)-β 等。M1 型巨噬细胞的特点是高表达促炎细胞因子,具有很强的杀菌活性,而 M2 型巨噬细胞则参与阻止寄生虫、促进组织重塑和肿瘤进展,具有免疫调节功能。极化 M1-M2 巨噬细胞的表型在一定程度上可以在体外和体内逆转,M1/M2 表型的平衡决定了器官在炎症或损伤中的结局。本综述将围绕巨噬细胞极化的分子基础的最新进展展开讨论,破译巨噬细胞极化的过程,为开发新疗法提供见解。

一、巨噬细胞来源

巨噬细胞主要来自骨髓造血干细胞。骨髓造血干细胞可产生几种中间祖细胞群,包括常见的髓系祖细胞、粒细胞单核细胞系造血祖细胞、巨噬细胞和树突状细胞祖细胞。但当它们分化为单核吞噬细胞谱系时,会逐渐失去自我更新的能力。造血干细胞来源的成熟单核细胞进入血液循环和脾脏中进行储存。当相关的信号被激活时,血液循环中的单核细胞穿过毛细血管内皮细胞,迁移到组织中,成为组织内的巨噬细胞。

巨噬细胞是固有免疫系统的重要成员,主要包括参与免疫应答的巨噬细胞(来源于骨髓单核细胞)和静息状态下进行吞噬作用的组织驻留巨噬细胞。在感染和组织损伤导致组织驻留巨噬细胞大量消耗的情况下,血液循环中的单核细胞可迁移到组织,用于驻留巨噬细胞的长期重建。因此,组织驻留的巨噬细胞具有双重来源,既可来源于由胚胎起源的驻留巨噬细胞,也可来源于骨髓来源的血液单核细胞。成熟巨噬细胞在表型和功能上具有高度异质性,可以根据环境信号的不同进行极化,从而获得不同的功能。

二、巨噬细胞表型转换

(一)M1 巨噬细胞的表型及功能

M1 型巨噬细胞主要由脂多糖(lipopolysaccharide,LPS)和干扰素-γ(interferon γ,IFN-γ)诱导分化。M1 型巨噬细胞分泌大量促炎细胞因子,如 TNF-α、IL-1、IL-6、IL-12、趋化因子 CCL8(C-C motif chemokine ligand 8)、IL-23、单核细胞趋化蛋白 1(monocyte chemotactic protein-1,MCP-1)、巨噬细胞炎性蛋白 2(macrophage inflammatory protein 2,MIP-2)、活性氧(reactive oxygen species,ROS)和环氧合酶 2(cyclooxygenase 2,COX-2)。在功能上,M1 型巨噬细胞主要参与促炎、趋化、自由基形成、基质降解、抗菌和抗肿瘤作用。然而,释放的促炎细胞因子(如 TNF-α,IL-6/12/23)、诱导型一氧化氮合酶(inducible nitric oxide synthase,iNOS)和活性氧过多则会加重炎症反应,导致组织损伤和延缓伤口愈合。

(二)M2 巨噬细胞的表型及功能

IL-4 和 IL-13 可诱导 M2 型巨噬细胞。M2 型巨噬细胞主要产生 IL-10、TGF-β 和精氨酸酶 1(arginase 1,Arg1)等抗炎因子,并表达甘露糖受体 C-type 1(mannose receptor C-type 1,Mrc-1,也称为 CD206)、CD163。M2 型巨噬细胞还可以促进与组织重塑密切相关的纤维化,产生基质金属蛋白酶(matrix metalloproteinase,MMP),控制细胞外基质(extracellular matrix,ECM)的转换,清除碎片、死亡细胞和各种 ECM 成分。此外,Arg1、发现于炎症区域 1(found in inflammatory zone 1,Fizz1)和 Ym1 也已被证明可以减少炎症反应,促进伤口愈合和组织重塑。

三、巨噬细胞极化的调节

识别巨噬细胞的极化状态,并将巨噬细胞从 M1 型转换为 M2 型或从 M2 型转换为 M1 型(称为复极化或重编程),可能是多种自身免疫和炎症疾病新的诊断或治疗策略。然而,巨噬细胞极化的精确调控机制仍未被完全阐明。巨噬细胞极化是一个被严格控制的过程,涉及一系列信号通路和转录及转录后调控网络。

（一）JNK 信号通路

c-Jun N 末端激酶（c-Jun N-terminal kinase，JNK）信号通路属于丝裂原活化蛋白激酶（mitogen-activated protein kinase，MAPK）超家族。据报道，JNK 与 M1 型巨噬细胞极化有关。在以往的研究中，大鼠白色脂肪组织巨噬细胞和小鼠巨噬细胞细胞系 RAW264.7 中下调磷酸化 JNK 可诱导巨噬细胞向 M2 亚型极化。然而，在 RAW264.7 中用恶性纤维组织细胞瘤扩增顺序 1（malignant fibrohistiocytoma amplified sequence 1，MFHAS1）进行修饰阻断 JNK 通路后并未影响 M2 亚型的极化。相反，Hao 等报道高表达 JNK 参与 IL-4 诱导的 M2 型巨噬细胞极化，且 JNK 增加了下游转录 c-Myc 和 M2 标志物的表达。JNK 对巨噬细胞极化的调节作用可能是由环磷酸腺苷/蛋白激酶 A 通路介导的。

（二）PI3K-Akt 信号通路

磷脂酰肌醇 3-羟激酶（phosphatidylinositol 3-hydroxy kinase，PI3K）是一类脂质激酶，在多种免疫细胞中均有表达。Akt（也称为蛋白激酶 B）是三种丝氨酸/苏氨酸蛋白激酶（Akt1、Akt2 和 Akt3）家族，是 PI3K 最显著的效应体。研究表明，PI3K-Akt 信号通路在巨噬细胞激活和基因表达中也发挥着重要作用，可促进巨噬细胞极化，随后刺激或抑制免疫反应。Zhang 等报道，抑制 PI3K-Akt 通路可抑制 M2 型巨噬细胞极化。

（三）Notch 信号通路

Notch 信号通路包括一系列高度保守的表面受体。Notch 受体家族分为四类：Notch1、Notch2、Notch3 和 Notch4。激活 Notch 信号促进巨噬细胞从 M2 型向 M1 型的极化，增加了 M1 型巨噬细胞相关基因的表达。相反，典型 Notch 信号缺失的巨噬细胞表现为 M2 表型。Notch 信号通路不仅可以促进 M1 型巨噬细胞的分化，还可以通过与 Delta-like 4 结合阻止 M2 型巨噬细胞的分化，从而调节 M2 特异性基因的表达和细胞凋亡。除 Notch4 外，其他 Notch 受体在促炎巨噬细胞上表达，Notch3 在促炎巨噬细胞中选择性地上调。在小肠中的 CD11c$^+$ CX3CR1$^+$ 巨噬细胞子集的分化需要 Notch1 和 Notch2。Notch 信号还可以通过经典和非经典途径发挥作用。在 Notch 经典信号转导中，Notch 配体与其受体的结合导致 Notch 被 furin 样转换酶裂解，受体通过裂解 A 去整合素和金属蛋白酶（A disintegrin and metalloprotease ADAM）结构域型蛋白酶和 γ-分泌酶复合物释放 Notch 胞内结构域，从而导致 Notch 胞内结构域（intracellular domain of Notch，NICD）的释放和核转位。NICD 与序列特异性 DNA 结合因子重组信号结合蛋白 J（recombination signal binding protein J，RBP-J）结合，形成转录激活因子复合物，该复合物诱导 Notch 靶基因的转录。激活的 Notch1 和 Notch 靶基因的表达通过激活核转录因子-κB（nuclear factor κB，NF-κB）调控 TNF-α、IL-6 和 IL-10 的表达。然而，在非经典途径中，NICD 活性不依赖转录因子 RBP-J 和 γ-分泌酶复合物的裂解。

（四）TLR4/NF-κB 信号通路

LPS 和其他微生物配体可刺激 TLR4，从而导致 NF-κB 激活和与 M1 表型相关的炎症介质的产生。TLR4 信号通路包括 MyD88 依赖和 MyD88 非依赖途径。在髓样分化因子 88（myeloid differentiation factor 88，MyD88）非依赖途径中，TLR4 募集含 Toll/IL-1 受体（toll/Interleukin-1 receptor，TIR）结构域的接头诱导 IFN-γ 和含 TIR 结构域的接头分子 2，该途径的激活导致核内 IFN 调节因子 3（interferon regulatory factor 3，IRF3）的激活和转位，从而诱导 I 型 IFN 的分泌。在 MyD88 依赖途径中，TLR4 可招募 MyD88、MyD88 接头样、IL-1 受体相关激酶和 TNF 受体相关因子 6。该通路的激活最终诱导 NF-κB 激活并移位至细胞核。NF-κB 调控多种炎症基因的表达，包括 TNF-α、IL-1β、COX-2 和 IL-6，这些基因均与 M1 型巨噬细胞活化有关。另外，巨噬细胞极化实际上与巨噬细胞上各种 TLR 的表达比例有关。M1 型巨噬细胞的 TLR4/TLR2 比值明显高于 M2 型巨噬细胞。

（五）HIF-α

低氧条件可直接影响巨噬细胞极化。低氧诱导因子（hypoxia-inducible factor，HIF）是缺氧条件下巨噬细胞极化的重要调节因子。HIF 由 HIF-β 亚基和 HIF-α 亚基组成。HIF-β 在细胞中组成型表达，而 HIF-α 是氧敏感亚基。低氧通过 HIF-α 的两种亚型即 HIF-1α 和 HIF-2α 对巨噬细胞极化产生影响。在低氧微环境中，脯氨酸-羟基化酶结构域酶（prolyl hydroxylase domain，PHD）的活性降低，使得 HIF-α 得以积累，导致 HIF-α/HIF-β 二聚体的形成。Takeda 等报道 HIF-1α 和 HIF-2α 可能通过调节 NO 稳态驱动巨噬细胞极化。事实上，在缺氧条件下，HIF-1α 或 HIF-2α 的活化取决于缺氧的程度。HIF-1α 诱导 iNOS 的合成和 M1 极化，而 HIF-2α 则激活 Arg-1 并诱导 M2 极化。

（六）硫化氢

硫化氢（hydrogen sulfide，H$_2$S）是最新发现的小型气体介质，其亲脂性使其能够自由渗透生物膜。在巨噬细胞中，H$_2$S 信号转导通过不同的机制影响巨噬细胞的活化、极化和炎性体形成。内源性 H$_2$S 通过抑制巨噬细胞中的 NOX4-ROS 信号通路来减轻 LPS 诱导的氧化应激和炎症损伤。FW1256，一种缓释的 H$_2$S 供体，可通过减少巨噬细胞中 TNF-α、IL-6、PGE2、IL-1β、COX-2 和 NO 等炎症介质的产生而发挥抗炎特性。另有研究表明，NaHS 通过增强线粒体生物合成和脂肪酸氧化（fatty acid oxygenation，FAO）促进巨噬细胞 M2 极化。在中枢神经系统中也观察到了类似的结果，H$_2$S 通过抑制 iNOS、NF-κB、ERK 和 p38 MAPK 信号通路诱导小胶质细胞中的 M2 极化通路，对缺氧诱导的神经毒性发挥神经保护作用。

四、总结

本文综述了巨噬细胞的起源与极化的调控。根据对环境刺激的反应，巨噬细胞有两种主要的极化状态：M1 型和

M2 型。当环境刺激发生变化时,巨噬细胞可以从一种表型转变为另一种表型。通常,M1 型巨噬细胞主要参与促炎活性和组织损伤,而 M2 型巨噬细胞具有相反的特性。巨噬细胞极化的调节涉及转录和转录后水平的一组高度复杂的调节网络。巨噬细胞极化在正常生理和病理生理学中的作用在过去十年的研究中不断被完善,实验技术的发展在了解巨噬细胞极化方面发挥了重要作用。然而,一些问题仍未解决,例如巨噬细胞极化的潜在信号通路以及巨噬细胞活化和极化过程中的细胞间通信机制。

(汪艳婷 武庆平)

参 考 文 献

［1］ SHAPOURI-MOGHADDAM A, MOHAMMADIAN S, VAZINI H, et al. Macrophage plasticity, polarization, and function in health and disease［J］. J Cell Physiol, 2018, 233(9):6425-6440.

［2］ HOU F, XIAO K, TANG L, et al. Diversity of macrophages in lung homeostasis and diseases［J］. Front Immunol, 2021, 12:753940.

［3］ SMIGIEL K S, PARKS W C. Macrophages, wound healing, and fibrosis: recent insights［J］. Curr Rheumatol Rep, 2018, 20(4):17.

［4］ KAWAMURA S, ONAI N, MIYA F, et al. Identification of a human clonogenic progenitor with strict monocyte differentiation potential: a counterpart of mouse cMoPs［J］. Immunity, 2017, 46(5):835-848.

［5］ T'JONCK W, GUILLIAMS M, BONNARDEL J. Niche signals and transcription factors involved in tissue-resident macrophage development［J］. Cellular Immunology, 2018, 330:43-53.

［6］ TRUS E, BASTA S, GEE K. Who's in charge here? Macrophage colony stimulating factor and granulocyte macrophage colony stimulating factor: Competing factors in macrophage polarization［J］. Cytokine, 2020, 127:154939.

［7］ GINHOUX F, GUILLIAMS M. Tissue-resident macrophage ontogeny and homeostasis［J］. Immunity, 2016, 44(3):439-449.

［8］ BIAN Z, GONG Y, HUANG T, et al. Deciphering human macrophage development at single-cell resolution［J］. Nature, 2020, 582(7813):571-576.

［9］ BLÉRIOT C, CHAKAROV S, GINHOUX F. Determinants of resident tissue macrophage identity and function［J］. Immunity, 2020, 52(6):957-970.

［10］ ZHOU D, YANG K, CHEN L, et al. Macrophage polarization and function: new prospects for fibrotic disease［J］. Immunol Cell Biol, 2017, 95(10):864-869.

［11］ BAZZI S, EL-DARZI E, MCDOWELL T, et al. Cytokine/chemokine release patterns and transcriptomic profiles of LPS/IFNγ-activated human macrophages differentiated with heat-killed mycobacterium obuense, M-CSF, or GM-CSF［J］. Int J Mol Sci, 2021, 22(13):7214.

［12］ FUKUI S, IWAMOTO N, TAKATANI A, et al. M1 and M2 monocytes in rheumatoid arthritis: a contribution of imbalance of M1/M2 monocytes to osteoclastogenesis［J］. Front Immunol, 2018, 8:1958.

［13］ WANG S, YE Q, ZENG X, et al. Functions of macrophages in the maintenance of intestinal homeostasis［J］. J Immunol Res, 2019, 2019:1-8.

［14］ BECERRA-DÍAZ M, LERNER A D, YU D H, et al. Sex differences in M2 polarization, chemokine and IL-4 receptors in monocytes and macrophages from asthmatics［J］. Cell Immunol, 2021, 360:104252.

［15］ KÜHL A A, ERBEN U, KREDEL L I, et al. Diversity of intestinal macrophages in inflammatory bowel diseases［J］. Front Immunol, 2015, 6:613.

［16］ CHISTIAKOV D A, MYASOEDOVA V A, REVIN V V, et al. The impact of interferon-regulatory factors to macrophage differentiation and polarization into M1 and M2［J］. Immunobiology, 2018, 223(1):101-111.

［17］ KIM S Y, NAIR M G. Macrophages in wound healing: activation and plasticity［J］. Immunol Cell Biol, 2019, 97(3):258-267.

［18］ CHISTIAKOV D A, MYASOEDOVA V A, REVIN V V, et al. The impact of interferon-regulatory factors to macrophage differentiation and polarization into M1 and M2［J］. Immunobiology, 2018, 223(1):101-111.

［19］ SCHMIDT S V, KREBS W, ULAS T, et al. The transcriptional regulator network of human inflammatory macrophages is defined by open chromatin［J］. Cell Research, 2016, 26(2):151-170.

［20］ WU H M, NI X X, XU Q Y, et al. Regulation of lipid-induced macrophage polarization through modulating peroxisome proliferator-activated receptor-gamma activity affects hepatic lipid metabolism via a Toll-like receptor 4/NF-κB signaling pathway［J］. J Gastroenterol Hepatol, 2020, 35(11):1998-2008.

［21］ YANG S, WANG H, YANG Y, et al. Baicalein administered in the subacute phase ameliorates ischemia-reperfusion-induced brain injury by reducing neuroinflammation and neuronal damage［J］. Biomed Pharmacother, 2019, 117:109102.

［22］ WAN S, SUN H. Glucagon-like peptide-1 modulates RAW264. 7 macrophage polarization by interfering with the JNK/STAT3 signaling pathway［J］. Exp Ther Med, 2019, 17(5):3573-3579.

［23］ ZHONG J, WANG H, CHEN W, et al. Correction: ubiquitylation of MFHAS1 by the ubiquitin ligase praja2 promotes M1 macrophage polarization by activating JNK and p38 pathways[J]. Cell Death Dis,2018,9(8):782.

[24] HAO J,HU Y,LI Y,et al. Involvement of JNK signaling in IL4-induced M2 macrophage polarization [J]. Exp Cell Res,2017,357(2):155-162.

[25] HARIKRISHNAN H,JANTAN I,HAQUE M A,et al. Anti-inflammatory effects of Phyllanthus amarus Schum. & Thonn. through inhibition of NF-κB, MAPK, and PI3K-Akt signaling pathways in LPS-induced human macrophages[J]. BMC Complement Altern Med,2018, 18(1):224.

[26] WU X,CHEN H,WANG Y,et al. Akt2 affects periodontal inflammation via altering the M1/M2 ratio[J]. J Dent Res,2020,99(5):577-587.

[27] FRUMAN D A,CHIU H,HOPKINS B D,et al. The PI3K pathway in human disease[J]. Cell, 2017, 170 (4):605-635.

[28] ZHANG L,ZHANG L,SHI Y. Down-regulated paxillin suppresses cell proliferation and invasion by inhibiting M2 macrophage polarization in colon cancer [J]. Biol Chem,2018,399(11):1285-1295.

[29] ARTAVANIS-TSAKONAS S, RAND M D, LAKE R J. Notch signaling:cell fate control and signal integration in development[J]. Science,1999,284(5415):770-776.

[30] WEI W,LI Z,BIAN Z,et al. Astragalus polysaccharide RAP induces macrophage phenotype polarization to M1 via the notch signaling pathway[J]. Molecules,2019,24 (10):2016.

[31] PAGIE S,GÉRARD N,CHARREAU B. Notch signaling triggered via the ligand DLL4 impedes M2 macrophage differentiation and promotes their apoptosis [J]. Cell Commun Signal,2018,16(1):4.

[32] LóPEZ-LóPEZ S, MONSALVE E M, ROMERO DE ÁVILA M J,et al. NOTCH3 signaling is essential for NF-κB activation in TLR-activated macrophages [J]. Sci Rep,2020,10(1):14839.

[33] BERNARDO D,MARIN A C,FERNANDEZ-TOME S,et al. Human intestinal pro-inflammatory CD11c (high) CCR2 (+) CX3CR1 (+) macrophages, but not their tolerogenic CD11c(−)CCR2(−)CX3CR1(−) counterparts,are expanded in inflammatory bowel disease[J]. Mucosal Immunol,2018,11(4):1114-1126.

[34] VIECELI DALLA SEGA F,FORTINI F,AQUILA G,et al. Notch signaling regulates immune responses in atherosclerosis[J]. Front Immunol,2019,10:1130.

[35] ZHOU D,HUANG C,LIN Z,et al. Macrophage polariza-tion and function with emphasis on the evolving roles of coordinated regulation of cellular signaling pathways[J]. Cell Signal,2014,26(2):192-197.

[36] AYAZ F,OSBORNE B A. Non-canonical notch signaling in cancer and immunity[J]. Front Oncol,2014,4:345.

[37] LOCATI M, CURTALE G, MANTOVANI A. Diversity, mechanisms, and significance of macrophage plasticity [J]. Annu Rev Pathol,2020,15(1):123-147.

[38] CHEN X,TANG L,FU Y,et al. Paralemmin-3 contributes to lipopolysaccharide-induced inflammatory response and is involved in lipopolysaccharide-Toll-like receptor-4 signaling in alveolar macrophages[J]. Int J Mol Med, 2017,40(6):1921-1931.

[39] MOLTENI M,GEMMA S,ROSSETTI C. The role of Toll-like receptor 4 in infectious and noninfectious inflammation[J]. Mediators Inflamm,2016,2016:1-9.

[40] CUTOLO M,CAMPITIELLO R,GOTELLI E,et al. The Role of M1/M2 macrophage polarization in rheumatoid arthritis synovitis[J]. Front Immunol,2022,13:867260.

[41] MALYSHEV I,MALYSHEV Y. Current concept and update of the macrophage plasticity concept: intracellular mechanisms of reprogramming and M3 macrophage "switch" phenotype[J]. Biomed Res Int,2015,2015:1-22.

[42] KLING L,SCHREIBER A,ECKARDT K U,et al. Hypoxia-inducible factors not only regulate but also are myeloid-cell treatment targets[J]. J Leukoc Biol,2021,110 (1):61-75.

[43] LAWRENCE T,NATOLI G. Transcriptional regulation of macrophage polarization:enabling diversity with identity [J]. Nat Rev Immunol,2011,11(11):750-761.

[44] SUN F,LUO J H,YUE T T,et al. The role of hydrogen sulphide signalling in macrophage activation[J]. Immunology,2021,162(1):3-10.

[45] LI L,SALTO-TELLEZ M,TAN C,et al. GYY4137,a novel hydrogen sulfide-releasing molecule,protects against endotoxic shock in the rat[J]. Free Radic Biol Med, 2009,47(1):103-113.

[46] HUANG C W,FENG W,PEH M T,et al. A novel slow-releasing hydrogen sulfide donor,FW1256,exerts anti-inflammatory effects in mouse macrophages and in vivo [J]. Pharmacol Res,2016,113(Pt A):533-546.

[47] MIAO L,SHEN X,WHITEMAN M,et al. Hydrogen sulfide mitigates myocardial infarctionvia promotion of mitochondrial biogenesis-dependent M2 polarization of macrophages[J]. Antioxid Redox Signal,2016,25(5):268-281.

21 细胞外组蛋白在急性呼吸窘迫综合征中的作用研究进展

急性呼吸窘迫综合征(acute respiratory distress syndrome,ARDS)是常见的临床综合征,有着较高的发病率和致死率,发病机制错综复杂,主要发病机制为炎症反应的过度失控。目前临床上关于急性呼吸窘迫综合征的治疗方法主要是呼吸支持,以改善低氧血症和呼吸困难等临床症状。组蛋白是一种阳离子蛋白,在物种间高度保守。组蛋白释放到细胞外空间,变成细胞外组蛋白,在细胞、组织和器官损伤中作为炎症介质发挥作用。目前许多研究显示细胞外组蛋白在急性呼吸窘迫综合征的发生发展中有着重要的作用。

一、急性呼吸窘迫综合征

(一)概述

急性呼吸窘迫综合征(ARDS)是指除心源性以外的、各种由肺内外致病菌和病理化学因素间的综合作用导致的、急性非长期进行性的缺氧性呼吸衰竭。临床表现为难治性、进行性低氧血症和进行性呼吸困难。急性呼吸窘迫综合征的致病因素可分为直接致病因素和间接致病因素,其中直接致病因素有肺部炎症、误吸等,间接致病因素包括感染以及机械通气等。急性呼吸窘迫综合征的影像学表现是两肺非均一性渗出性病变。

(二)ARDS 的病理生理改变

急性呼吸窘迫综合征的基本病理生理改变是肺泡上皮和肺毛细血管内皮通透性增强、肺顺应性变差、肺容积缩小以及局部的高凝状态。由于通透性增加引起非心源性肺水肿、肺泡塌陷,引起通气血流比例严重失调,尤其是肺内分流显著增加,从而产生严重的低氧血症。由于肺顺应性降低、肺容积减小造成呼吸阻力增加,肺功能残气量减少从而产生呼吸窘迫。

(三)ARDS 的肺组织病理学变化

肉眼观察肺组织表面皱缩严重,颜色变暗,呈红褐色。肺组织变得肿胀,充血明显,表面有淤血,呈片状,出血点较多,同时被膜明显僵硬,切面有少许渗出。显微镜下可见肺组织结构紊乱,肺血管内可见淤血,肺泡结构破坏严重,肺

泡相互融合,肺泡隔膜水肿、增厚变宽,导致肺泡腔变小,腔内可见出血、渗液以及炎性细胞浸润。支气管管壁水肿增厚,气管周围和较大血管周围形成水肿套。

(四)ARDS 的治疗现状

急性呼吸窘迫综合征的治疗方法已取得部分成效,但目前还没发现绝对有效的特异性治疗。临床上的主要治疗方法有机械通气治疗、药物治疗、液体管理、干细胞治疗以及中草药治疗等,主要以治疗原发病、改善临床症状和肺顺应性为主。相信随着临床技术的发展以及对急性呼吸窘迫综合征的不断研究,其诊治方法一定会取得突破性进展。

二、细胞外组蛋白

(一)概述

组蛋白含有较多的碱性氨基酸(精氨酸和赖氨酸),是一种碱性蛋白质,广泛存在于所有真核细胞的核内,作为DNA 缠绕的线轴与 DNA 结合组成染色质的基本组成单位——核小体。组蛋白通常分为五类:H1、H2A、H2B、H3和 H4,在急性呼吸窘迫综合征的发生机制中,组蛋白 H3、H4 发挥主要作用。细胞外组蛋白是指组蛋白释放到细胞外空间,是一种新的高度组织损伤产物,可作为一种内源性损伤相关分子模式(danger-associated molecular pattern,DAMP),与 Toll 样受体(Toll-like receptor,TLR)相互结合介导胞内信号转导途径,从而引起过度的炎症反应,诱导免疫应答。

(二)细胞外组蛋白来源

生理情况下,机体中游离的细胞外组蛋白会被单核巨噬细胞迅速清除降解,一般情况下很难检测到;但在病理状态下,损伤的细胞大量增加,细胞外组蛋白的生成远超过机体的清除能力,从而导致细胞外组蛋白在体内大量蓄积,对机体产生不利的影响。

1. NET 形成 2004 年,Brinkmann 等发现当机体受到病原微生物感染时,中性粒细胞会释放一种纤维网状复合物,称为中性粒细胞胞外诱捕网(neutrophil extracellular trap,NET)。NET 的形成同时伴随中性粒细胞的死亡——

NETosis。细胞外组蛋白是 NET 含量最多的蛋白质，约占 70%。细胞外组蛋白在 NET 致炎症反应过程中发挥主要作用，此为细胞外组蛋白最主要的来源。

2. 铁死亡　铁死亡是一种新发现的区别于细胞凋亡、坏死的细胞程序性死亡方式，是一种铁依赖性的细胞死亡，与脂质体过氧化和细胞内铁含量有关。铁死亡时细胞膜破裂、出泡，染色质不凝聚，组蛋白可与 DNA 发生解离，在细胞内通过出泡等方式被释放到细胞外，变为细胞外组蛋白发挥作用。

3. 细胞凋亡、坏死　细胞在衰老等生理条件下发生凋亡，细胞形态学为核质浓缩，细胞核膜核仁破碎，细胞染色质的 DNA 降解，此时与 DNA 连接的组蛋白游离，但细胞膜结构仍然完整，组蛋白可随着细胞膜形成的小泡释放到细胞外空间，变成细胞外组蛋白发挥促炎等作用；细胞受到意外损伤时发生坏死，细胞发生肿胀变大，细胞质出现空泡，染色质不发生凝集，DNA 随机降解，细胞膜破裂，细胞内物质如组蛋白向外释放，作为细胞外组蛋白发挥细胞毒性等作用。

三、细胞外组蛋白在急性呼吸窘迫综合征中的可能作用机制

（一）造成细胞损伤或凋亡

细胞外组蛋白本身具有细胞毒性。组蛋白 H3、H4 可直接引起肺毛细血管内皮细胞和肺泡上皮细胞的损伤，细胞外组蛋白导致内皮细胞损伤后又促使其释放细胞外组蛋白，从而进一步加重内皮细胞的损伤，形成"恶性循环"。胱天蛋白酶（caspase）3 作为细胞凋亡调控的重要因子，通常以无活性的酶原形式存在，胱天蛋白酶 3 的活化则标志着细胞凋亡进入不可逆阶段。细胞外组蛋白可以通过与 TLR-2 受体识别并结合，诱发胱天蛋白酶 3 级联反应从而促进肺泡上皮细胞和肺血管内皮细胞凋亡。

（二）直接促炎作用

细胞外组蛋白可与 TLR2 和 TLR4 激活髓样分化因子 88（myeloid differentiation factor 88，MyD88）结合促进 IL-6 和 TNF-α 等促炎因子的释放。细胞外组蛋白还可直接引起中性粒细胞在肺泡毛细血管内的黏附和聚集，引起炎症介质释放，引发肺水肿，加重组织损伤。炎性小体通路是一个潜在的免疫调节靶点，细胞外组蛋白还可作为 NOD 样受体热蛋白结构域相关蛋白 3（NOD-like receptor thermal protein domain associated protein 3，NLRP3）炎症小体的激活剂，通过诱导细胞内的氧化应激来激活 NLRP3，进而促使胱天蛋白酶-1 前体活化，从而促进 IL-1β、IL-18 等细胞因子的释放，诱导免疫细胞的浸润及其他细胞因子的产生，导致肺组织发生炎性损伤。

（三）引起脂多糖释放，间接促进炎症反应

细胞外组蛋白为阳离子蛋白，带有正电荷，与带有负电荷的革兰氏阴性杆菌细胞壁结合，改变其渗透性，导致细菌死亡，引发脂多糖（lipopolysaccharide，LPS）的释放。LPS 可促进巨噬细胞和淋巴细胞分泌和释放大量炎症因子（如 TNF、IL-1、IL-6）；此外，LPS 还能够被 TLR4 特异性识别，通过 MyD88 依赖途径激活 NF-κB，诱导 TLR4/MD2-NF-κB 信号通路活化，启动细胞内炎性信号的传导从而促进炎性细胞分泌和释放炎症细胞因子，这些炎症细胞因子还可以反过来激活 NF-κB，导致炎症反应像多米诺骨牌一样逐级放大，使炎症反应失控，诱发急性肺损伤（acute lung injury，ALI）。此外，脂多糖还可以促进 NET 的形成，进而促进细胞外组蛋白的释放，二者之间形成正反馈循环。

（四）凝血系统失衡，血栓形成

细胞外组蛋白通过引起内皮损伤，促进血小板活化和聚集，激活促凝功能，以及细胞外组蛋白显著诱导血栓调节蛋白的内皮表面表达降低，抑制血栓调节蛋白依赖性蛋白 C 的激活，这将损害激活蛋白 C 的抗凝、抗炎和细胞保护功能，破坏了凝血酶调节蛋白-活化蛋白 C（thrombomodulin-activated protein C，TM-APC）介导的凝血途径，造成凝血酶过多生成，破坏了凝血系统的平衡，从而引起微血管血栓的形成。此外，组蛋白 H3、H4 可作为血小板激活剂，诱导血小板黏附、聚集，从而形成血栓，细胞外组蛋白还具有调节血栓稳定性的作用。细胞外组蛋白还可与血小板结合，引发钙离子内流增加，促进 TLR 识别结合脂多糖从而刺激血小板分泌 P 选择素，进而导致血小板的大量聚集。

四、总结与展望

综上所述，急性呼吸窘迫综合征是临床上常见的呼吸系统疾病，炎症反应过度失控是其主要的发病机制。急性呼吸窘迫综合征发病快，有较高的病死率，目前临床上还没有特定有效的治疗措施，主要还是以针对低氧血症和呼吸窘迫等临床症状治疗为主。细胞外组蛋白是一种新的高度组织损伤产物，正常情况下在体内很难检测到，所以细胞外组蛋白含量增高可以作为疾病活动状态下的新的重要反映指标。细胞外组蛋白在急性呼吸窘迫综合征中的可能作用机制可能为人类未来对抗急性呼吸窘迫综合征提供一种新的途径，靶向细胞外组蛋白可能为治疗急性呼吸窘迫综合征提供一种有前途的方法，需要进一步的研讨来指导将来的临床运用。

（张艳　王宇　姚尚龙）

参　考　文　献

[1] 皮娜,王应霞,尹健彬,等.黄藤素诱导自噬缓解小鼠急性肺损伤的作用研究[J].中国药理学通报,2021,37（10）：1422-1428.

[2] 杨璐,屈萌艰,刘静,等.超短波调控 NF-κB/TLR4 信号通路抑制大鼠急性肺损伤炎症反应的研究[J].中国康复医学杂志,2021,36（10）：1206-1212.

[3] 余源,王崇罡,何丽萍.蓝氏贾第鞭毛虫组蛋白研究进

展［J］.河北联合大学学报（医学版），2013，15（5）：643-644.

［4］SILK E，ZHAO H L，WENG H，et al. The role of extracellular histone in organ injury［J］. Cell Death Dis，2017，8（5）：e2812.

［5］昌震，韩冬，黄铭.重组人脑利钠肽治疗急性肺损伤的临床效果及对 NLRP3/6、白细胞介素水平的影响［J］.安徽医药，2021，25（11）：2290-2293.

［6］韩艳奇，高志丹，陈清杰，等.西维来司他对急性肺损伤小鼠 NLRP3 炎症小体的作用研究［J］.湖北科技学院学报（医学版），2021，35（5）：372-376.

［7］MOWERY N T，TERZIAN W T H，NELSON A C. Acute lung injury［J］. Curr Probl Surg，2020，57（5）：100777.

［8］孙红双，吕菁君，魏捷.急性肺损伤发病机制及治疗的未来研究趋势［J］.医学研究杂志，2016，45（1）：181-183.

［9］VASSILIOU A G，KOTANIDOU A，DIMOPOULOU I，et al. Endothelial damage in acute respiratory distress syndrome［J］. Int J Mol Sci，2020，21（22）：8793.

［10］MOKRá D. Acute lung injury-from pathophysiology to treatment［J］. Physiol Res，2020，69（Suppl 3）：S353-S366.

［11］钱斌，尹小川，李小军，等.基于 Nrf2/ARE 信号通路探讨辛伐他汀减轻脂多糖诱导的大鼠急性呼肺损伤的作用［J］.中国免疫学杂志，2021，37（18）：2206-2211.

［12］华俊萍，王宋平.欧前胡素对小鼠急性肺损伤的影响及其机制研究［J］.中国现代医学杂志，2020，30（13）：11-18.

［13］邹国涛，王英娟，曾毅文，等.基于 TLR4/NF-κB 信号通路研究木犀草素对幼鼠急性肺损伤的作用机制［J］.中药新药与临床药理，2021，32（5）：661-666.

［14］LI Y，WAN D，LUO X，et al. Circulating histones in sepsis：potential outcome predictors and therapeutic targets［J］. Front Immunol，2021，12：650184.

［15］温韬，关里，毛丽君，等.细胞外组蛋白在油酸所致急性肺损伤中的作用［J］.中国工业医学杂志，2016，29（2）：88-90.

［16］LI T，JIANG H，LIU H，et al. Extracellular histones and xenotransplantation［J］. Xenotransplantation，2020，27（5）：e12618.

［17］朱奇凡，王德选，陈新新，等.胞外组蛋白对肾小管细胞的损伤作用及其机制［J］.温州医科大学学报，2017，47（5）：325-328.

［18］HAYASE N，DOI K，HIRUMA T，et al. Recombinant thrombomodulin prevents acute lung injury induced by renal ischemia-reperfusion injury［J］. Sci Rep，2020，10（1）：289.

［19］KLOPF J，BROSTJAN C，EILENBERG W，et al. Neutrophil extracellular traps and their implications in cardiovascular and inflammatory disease［J］. Int J Mol Sci，2021，22（2）：559.

［20］NOONE P M，REDDY S P. Recent advances in dead cell clearance during acute lung injury and repair［J］. Fac Rev，2021，10：33.

［21］BONAVENTURA A，LIBERALE L，CARBONE F，et al. The pathophysiological role of neutrophil extracellular traps in inflammatory diseases［J］. Thromb Haemost，2018，118（1）：6-27.

［22］高雪锋，龚泽龙，伦静娴，等.中性粒细胞外诱捕网（NET）相关的宿主免疫调控与新生儿败血症和脑膜炎治疗的研究进展［J］.细胞与分子免疫学杂志，2021，37（10）：947-950.

［23］YIN X，ZHU G，WANG Q，et al. Ferroptosis，a new insight into acute lung injury［J］. Front Pharmacol，2021，12：709538.

［24］曹清，莫茜，陶悦，等.脓毒症胞外组蛋白对血管内皮细胞毒性作用机制的研究［J］.中国小儿急救医学，2016，23（8）：516-521.

［25］蒋训，高蕾，余卫平.胞外组蛋白——一种新发现的内源性损伤相关分子模式分子［J］.安徽医科大学学报，2013，48（11）：1421-1424.

［26］牛毓茜，李桂云，杨丽秋，等.细胞焦亡在急性肺损伤小鼠肺巨噬细胞中的调控机制研究［J］.中国免疫学杂志，2021，37（12）：1439-1442.

［27］SZATMARY P，HUANG W，CRIDDLE D，et al. Biology，role and therapeutic potential of circulating histones in acute inflammatory disorders［J］. J Cell Mol Med，2018，22（10）：4617-4629.

［28］王强，林飞，胡召锟，等.MaR1 治疗脂多糖诱导的急性肺损伤小鼠的效果和机制［J］.广东医学，2021，42（8）：909-913.

［29］朱承睿，马晓春.细胞外组蛋白的毒性作用及在脓毒症中的作用机制［J］.中华重症医学电子杂志（网络版），2017，3（3）：182-186.

22 Keap1-Nrf2信号通路在急性呼吸窘迫综合征中的保护作用

急性呼吸窘迫综合征（acute respiratory distress syndrome，ARDS）是由于肺泡毛细血管通透性增加导致双侧肺水肿和低氧血症的急性发作，因高死亡率和缺乏有效的药物治疗一直备受关注。而且自2020年1月新型冠状病毒肺炎（COVID-19）大流行以来，ARDS患者显著增加，给临床医师带来了更严峻的挑战。ARDS的病因复杂且具有高度变异性，主要包括重症肺炎、脓毒症、病毒感染、外伤、大量输血以及吸入有毒物质等。已有的研究证明氧化应激和炎症反应是ARDS的重要病理机制，且二者是相互促进的。转录因子核转录因子红系2相关因子2（nuclear factor-erythroid 2-related factor 2，Nrf2）的激活可以抑制炎症反应，同时恢复细胞氧化还原稳态，并促进组织修复。Kelch样ECH关联蛋白1（Kelch like ECH associated protein 1，Keap1）是Nrf2的主要负调节因子，在正常生理状态下对Nrf2有抑制作用。本文对Keap1-Nrf2信号通路在ARDS中的保护机制进行讨论，以期为ARDS的治疗和特效药物的研发提供新的思路。

一、Keap1-Nrf2概述

（一）Keap1的结构及功能

Keap1由624个氨基酸组成，含有丰富的半胱氨酸残基，非常适合充当亲电体和活性氧（reactive oxygen species，ROS）的感受器。Keap1共划分为5个结构域，包括N端区域、BTB（bric-a-brac，tramtrac，broadcomplex）结构域、IVR（intervening region）结构域、DGR（double-glycine repeat）结构域和C端区域，分别行使不同的功能。BTB结构域参与Keap1的二聚化，还负责与Cullin 3（Cul3）E3连接酶的结合。IVR结构域是连接BTB和DGR两个结构域的桥梁，含有核出口信号。DGR结构域可以与细胞骨架相互作用，将Keap1锚定在细胞质中。此外DGR结构域还有促进Keap1与Nrf2的Neh2结构域更加紧密结合的功能。

（二）Nrf2的结构及功能

Nrf2是一种重要的转录激活因子，属于帽-n-领（cap-n-collar，CNC）结构转录因子家族，被氧化应激激活后能够增加抗氧化剂和解毒酶的表达，以保护细胞免受ROS和有毒代谢产物的干扰。此外，对Nrf2基因组和转录组进行测序和综合分析发现，Nrf2对参与组织修复或重塑以及抑制炎症的相关基因也具有重要的调控作用，这表明Nrf2抗氧化和解毒之外的作用。Nrf2有7个功能结构域，即Neh1~7（Nrf2-ECH homologies 1~7），分别执行不同的功能（图22-1）。Neh1内有一个碱性亮氨酸拉链，可以与小肌腱膜纤维肉瘤蛋白（small musculo-aponeurotic fibrosarcoma，sMAF）结合形成异二聚体，然后与DNA结合以促进转录。Neh2内有供Keap1结合的位点，DLG模体和ETGE模体，其中前者与Keap1亲和性较低，而后者较高。Neh3、Neh4和Neh5共同调控Nrf2的促转录功能。Neh6可以与β-TrCP（β-transducin repeat-containing protein）结合，参与Nrf2的泛素化降解。类视黄醇X受体α（retinoid X receptor alpha，RXRα）结合位点位于Neh7内，对Nrf2起负性调控作用，可以抑制Nrf2的活性，但不影响其半衰期。

（三）Keap1-Nrf2的作用机制

近些年随着研究的深入，Keap1-Nrf2信号通路已被公认是人体对抗外界刺激的重要防御机制。Keap1-Nrf2信号系统是一个典型的双组分系统：Keap1作为亲电体的传感器，Nrf2作为协同激活细胞保护基因的效应器。在细胞

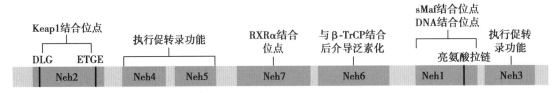

图22-1 转录因子Nrf2的蛋白结构域

质中,Keap1 与 CUL3 形成 E3 泛素-蛋白质连接酶复合体后,通过 Neh2 结构域与 Nrf2 结合,并对 Nrf2 内的赖氨酸残基进行泛素化修饰,随后 Nrf2 被 26S 蛋白酶体降解。因此生理状态下 Nrf2 的半衰期较短,仅 10~15 分钟。

Keap1 是对亲电体和 ROS 等十分敏感的感受器,当细胞处于氧化应激状态时,Keap1 内的反应性半胱氨酸残基迅速被氧化修饰,降低了 Keap1-CUL3 复合物的 E3 泛素-蛋白质连接酶的活性,因此 Nrf2 的稳定性增加。Nrf2 逐渐在细胞质中累积后进入细胞核,与 sMAF 结合形成异二聚体,然后与目标基因启动子区域内的抗氧化响应元件(antioxidant response element,ARE)结合,诱导解毒基因和抗氧化基因的表达。有趣的是,近期的一项全基因组染色质免疫沉淀深度测序分析发现 Nrf2 的靶基因参与了炎症过程。

对 Keap1-Nrf2 信号通路的有力研究积累了大量的证据,证明了 Nrf2 的活性及其调节机制对维持人体健康的关键意义。重要的是,激活 Nrf2 是治疗多种人类疾病的关键,Keap1-Nrf2 信号通路为药物研发提供了一个极具吸引力的靶点。

二、Keap1-Nrf2 在 ARDS 中的激活

(一) ARDS 的发生机制

目前 ARDS 的病理机制尚未完全了解,但已有的研究证明氧化应激和炎症反应在 ARDS 病理过程中扮演着十分重要的角色。当外界刺激(如细菌、病毒、高氧刺激以及机械通气相关性肺损伤)存在时,可直接或间接损伤肺泡上皮细胞,引发炎症反应。肺泡 II 型上皮细胞和肺泡巨噬细胞表面的 Toll 样受体被激活后,其下游 NF-κB 途径被激活,细胞释放大量的炎症因子和趋化因子,血液中大量的免疫细胞进入肺泡内。进入肺泡内的免疫细胞一方面可以杀伤病原体,实施防御功能,另一方面也会对血管内皮细胞和肺泡上皮细胞造成二次炎性损伤,如中性粒细胞还原型烟酰胺腺嘌呤二核苷酸磷酸氧化酶 4(reduced nicotinamide adenine dinucleotide phosphate oxidase 4,NADPH oxidase 4,NOX4)表达增加,导致 ROS 生成增加,过量 ROS 会破坏细胞内的脂质、蛋白质和 DNA,导致细胞水肿;单核细胞释放的肿瘤坏死因子(tumour necrosis factor,TNF)会诱导肺泡上皮细胞发生凋亡。此外,胞间连接受损,血管壁完整性被破坏,更多的白细胞和红细胞进入肺泡内,肺水肿也逐渐加重,最终导致呼吸膜被破坏,肺的气体交换功能严重下降,临床表现为顽固性低氧血症并需要机械通气。由此可见,减轻炎症反应是缓解 ARDS 临床症状的关键。

(二) Keap1-Nrf2 激活后的抗炎作用

炎症与局部和全身性的 ROS 水平病理性增加有关,抑制 ROS 的生成是抑制炎症的关键。线粒体功能障碍和 NOX 的异常激活是炎性细胞中 ROS 过量生成的重要原因,大量 ROS 会破坏线粒体,循环线粒体 DNA(circulating mitochondrial DNA,mtDNA)释放到细胞质中,从而进入恶性循

环,导致更多的 ROS 释放,同时激活炎性小体,最终造成相应组织或器官功能障碍。在这个过程中,Keap1 感受到过量 ROS 的刺激后,解除了对 Nrf2 的抑制作用,激活的 Nrf2 可以发挥抗氧化活性,最终突破恶性循环,减轻炎症和炎性组织损伤。NF-κB 和 Nrf2 之间的串扰是 Keap1-Nrf2 抑制炎症反应的另一个重要机制。首先,已经确定 NF-κB 的多个功能性结合位点在 Nrf2 的编码基因 *NFE2L2* 的启动子区域内。其次,Nrf2 可以明显抑制 NF-κB 的转录活性。用脂多糖(lipopolysaccharide,LPS)或 TNF 处理 Nrf2 缺失的小鼠后,发现 NF-κB 转录增加,这表明 Nrf2 对 NF-κB 具有抑制作用,进一步的研究对这一结果进行了解释,NF-κB 的抑制剂(inhibitor of NF-κB,IκB)在 Nrf2 缺失的细胞中发生高度磷酸化,随后被蛋白酶体迅速降解,从而解除了对 NF-κB 的抑制作用。此外,LPS 被证明可以同时激活 NF-κB 介导的快速反应和 Nrf2 介导的缓慢反应,所以最初表现为由 NF-κB 介导的促炎反应,然后当 Nrf2 活性最大化时,NF-κB 被抑制,炎症反应减轻。值得注意的是一些巨噬细胞特异性基因含有 ARE 序列,因此可以被 Nrf2 调节,包括编码清道夫受体 MARCO 和 CD36 的基因。另一方面,Nrf2 与促炎基因(如编码 IL-6 和 IL-1β 的基因)的调控区域以不依赖 ARE 的方式结合,阻止 RNA 聚合酶 II 的募集以抑制转录。如上所述,Keap1-Nrf2 的抗炎活性归因于三个独立的机制:调节氧化还原代谢;与 NF-κB 之间的串扰;直接调节促炎基因。

三、Keap1-Nrf2 在 ARDS 治疗中的意义

(一) Keap1-Nrf2 在 ARDS 中的保护作用

M1 型巨噬细胞参与杀伤病原体的过程,可以分泌大量的炎症因子,具有促炎作用;而 M2 型巨噬细胞具有抗炎作用,参与组织修复的过程。M1 型和 M2 型巨噬细胞之间的平衡会影响固有免疫反应的结果,即抗病原体反应和组织损伤,所以通过调控巨噬细胞的极化可以减轻炎症反应以改善 ARDS 患者的预后,研究证明 Nrf2 的激活可以通过调控巨噬细胞特定基因的表达促进 M2 型巨噬细胞的极化,减轻 ARDS 过程中的炎性损伤。创伤性肺损伤诱发的 ARDS 与氧化应激密切相关,而 Nrf2 激活后能够促进抗氧化酶如超氧化物歧化酶(superoxide dismutase,SOD)的转录,使氧化剂/抗氧化剂平衡恢复,从而抑制氧化应激,同时还可以减少 TNF-α 和 IL-2 的转录,减缓了病程进展。Nrf2 激活后不仅可以通过抑制氧化应激来发挥保护作用,还能够直接抑制炎症因子的转录,在人巨噬细胞中,Nrf2 可以显著抑制 IL-1β、IL-6 和 TNF-α 等的表达。例如在 COVID-19 引起的 ARDS 中,激活的 Nrf2 即通过抑制炎症因子的表达以减轻炎性损伤,保护了肺泡上皮细胞和血管内皮细胞的完整性,减少了肺水肿的发生,这为 COVID-19 患者的治疗提供了新的思路。随着进一步的研究,发现将激活 Nrf2 用于治疗 COVID-19 患者确实可以获得有益的结果,首先,

Nrf2 介导的抗氧化反应可以促进抗氧化剂的产生,同时降低促氧化剂的水平,使细胞恢复氧化还原稳态;其次,Nrf2 诱导巨噬细胞从 M1 型转变为 M2 型,从而减轻了细胞因子风暴,最终能够降低 COVID-19 引起的 ARDS 的死亡率。

(二) Nrf2 的激活策略

近年来,越来越多的激活 Nrf2 的策略被用于治疗 ARDS。有一项研究报道表明,在 LPS 诱发的 ARDS 小鼠模型中,间充质干细胞(mesenchymal stem cell,MSC)能够减轻肺损伤,提高小鼠的存活率,这个过程依赖于 Nrf2 激活后引起的血红素加氧酶-1(heme oxygenase,HO-1)表达增加。HO-1 能够催化血红素在氧化应激状态下降解为胆绿素、游离铁及一氧化碳(carbon monoxide,CO),而且胆绿素和 CO 具有很强的抗氧化和抗炎特性。同样,有文献报道胎儿来源的人胎盘间充质干细胞(human placental mesenchymal stem cell of fetal origin,hfPMSC)有抗氧化作用,能够在氧化应激发生时保护肺泡上皮细胞,用 hfPMSC 的条件培养液处理遭受氧化应激损伤的 A549 细胞后,发现 A549 细胞内与 Nrf2 结合的 Keap1 减少,Nrf2 不断累积,然后发挥促转录功能,HO-1 表达增加,A549 细胞的凋亡明显减少,这项结果证明了 hfPMSC 的条件培养液可以激活 Keap1-Nrf2 信号通路,保护细胞免受氧化应激带来的损伤。也有文献报道,抑制 Keap1 与 Nrf2 之间的连接后同样可以减轻肺损伤,这是因为解除了 Keap1 对 Nrf2 的抑制作用,Nrf2 在细胞质中蓄积后转移到细胞核内,促进 HO-1 以及醌氧化还原酶1(quinone oxidoreductase 1,NQO1)等抗氧化酶的转录。近来的一项研究发现,酪氨酸激酶抑制剂之一——达沙替尼,可用于治疗 ARDS,在 LPS 诱导的 ARDS 小鼠模型中,达沙替尼的应用抑制了 LPS 引发的肺内中性粒细胞和巨噬细胞大量增加,而且可以通过增加 Nrf2 的激活来调控巨噬细胞的极化以减轻炎症。据新的文献报道,冬凌草甲素增加了 Nrf2 及其下游抗氧化基因的表达,可以减少 RAW 264.7 细胞中 LPS 诱导的 ROS 生成,并抑制了 LPS 诱导的髓过氧化物酶(myeloperoxidase,MPO)和丙二醛(malondialdehyde,MDA)产生以及谷胱甘肽(glutathione,GSH)和超氧化物歧化酶(superoxide dismutase,SOD)的消耗,最终缓解小鼠肺损伤。有趣的是,进一步的研究表明,冬凌草甲素是通过 PI3K-Akt 和 MAPK 信号通路来增加 Nrf2 的表达,这项发现为激活 Nrf2 提供了新的思路。此外,一些植物提取物和小分子合成物,如异丹叶大黄素、虫草素以及紫丁香苷等,在 ARDS 的动物模型中均表现出激活 Nrf2 的作用。

四、结论与展望

ARDS 是危重患者呼吸衰竭的常见原因,死亡率高,在全球范围内一直受到广泛关注,但目前仍缺乏有效的治疗手段,因此深入探究其发病机制有很高的临床价值。目前的研究成果证明,Keap1-Nrf2 信号通路一方面可以通过促进抗氧化酶的表达抑制氧化应激,另一方面可以通过抑制 NF-κB 以及促炎基因的表达减轻炎症反应,从而缓解 ARDS 中的肺损伤,改善患者的肺功能。然而,由于 ARDS 病因的多样性和病理过程的复杂性,目前对于将 Keap1-Nrf2 信号通路用于治疗 ARDS 的了解十分有限。其中如何激活 Nrf2 是相关研究的重要方向,这可以为治疗 ARDS 提供新的思路,为改善患者预后带来了希望。同时,充分了解 Keap1-Nrf2 信号通路也为其他相关疾病的治疗提供了理论依据。

(孔凯文 邓小明)

参 考 文 献

[1] MEYER N J,GATTINONI L,CALFEE C S. Acute respiratory distress syndrome[J]. Lancet,2021,398(10300):622-637.

[2] MATTHAY M A,ZEMANS R L,ZIMMERMAN G A,et al. Acute respiratory distress syndrome[J]. Nat Rev Dis Primers,2019,5(1):18.

[3] CUADRADO A,PAJARES M,BENITO C,et al. Can activation of NRF2 be a strategy against COVID-19?[J]. Trends Pharmacol Sci,2020,41(9):598-610.

[4] ULASOV A V,ROSENKRANZ A A,GEORGIEV G P,et al. Nrf2/Keap1/ARE signaling:towards specific regulation[J]. Life Sci,2022,291:120111.

[5] CHEN Q M. Nrf2 for cardiac protection:pharmacological options against oxidative stress[J]. TrendsPharmacol Sci,2021,42(9):729-744.

[6] ZHANG D D,CHAPMAN E. The role of natural products in revealing NRF2 function[J]. Nat Prod Rep,2020,37(6):797-826.

[7] KOBAYASHI A,KANG M I,OKAWA H,et al. Oxidative stress sensor Keap1 functions as an adaptor for Cul3-Based E3 ligase to regulate proteasomal degradation of Nrf2[J]. Mol Cell Biol,2004,24(16):7130-7139.

[8] KOBAYASHI A,KANG M I,WATAI Y,et al. Oxidative and electrophilic stresses activate Nrf2 through inhibition of ubiquitination activity of Keap1[J]. Mol Cell Biol,2006,26(1):221-229.

[9] MITSUISHI Y,TAGUCHI K,KAWATANI Y,et al. Nrf2 redirects glucose and glutamine into anabolic pathways in metabolic reprogramming[J]. Cancer cell,2012,22(1):66-79.

[10] YOSUKE H,FUMIKI K,RYO F,et al. Nrf2-MafG heterodimers contribute globally to antioxidant and metabolic networks[J]. Nucleic Acids Res,2012,40(20):10228-10239.

[11] LIU X,ZHOU W,ZHANG X,et al. Dimethyl fumarate ameliorates dextran sulfate sodium-induced murineexperimental colitis by activating Nrf2 and suppressing NL-

RP3 inflammasome activation[J]. Biochem Pharmacol, 2016,112:37-49.

[12] RUSHWORTH S A, ZAITSEVA L, MURRAY M Y, et al. The high Nrf2 expression in human acute myeloid leukemia is driven by NF-κB and underlies its chemo-resistance[J]. Blood,2012,120(26):5188-5198.

[13] THIMMULAPPA R K, LEE H, RANGASAMY T, et al. Nrf2 is a critical regulator of the innate immune response and survival during experimental sepsis[J]. J Clin Invest,2006,116(4):984-995.

[14] CUADRADO A, MARTIN-MOLDES Z, YE J, et al. Transcription factors NRF2 and NF-κB are coordinated effectors of the Rho family, GTP-binding protein RAC1 during inflammation[J]. J Biol Chem,2014,289(22):15244-15258.

[15] ISHII T, MANN G E. Redox status in mammalian cells and stem cells during culture in vitro: critical roles of Nrf2 and cystine transporter activity in the maintenance of redox balance[J]. Redox Biol,2014,2:786-794.

[16] HARVEY C J, THIMMULAPPA R K, SETHI S, et al. Targeting Nrf2 Signaling Improves Bacterial Clearance by Alveolar Macrophages in Patients with COPD and in a Mouse Model[J]. Sci Transl Med,2011,3(78):78ra32.

[17] KOBAYASHI E H, SUZUKI T, FUNAYAMA R, et al. Nrf2 suppresses macrophage inflammatory response by blocking proinflammatory cytokine transcription[J]. Nat Commun,2016,7:11624.

[18] CASTEGNA A, GISSI R, MENGA A, et al. Pharmacological targets of metabolism in disease: Opportunities from macrophages[J]. Pharmacol Ther,2020,210:107521.

[19] WEI J, CHEN G, XUAN S, et al. Nrf2 activation protects against intratracheal LPS induced mouse/murine acute respiratory distress syndrome by regulating macrophage polarization[J]. Biochem Biophys Res Commun,2018, 500(3):790-796.

[20] HU L Y, CUI J B, XU X M, et al. Expression of Nrf2-Keap1-ARE signal pathway in traumatic lung injury and functional study[J]. Eur Rev Med Pharmacol Sci,2018, 22(5):1402-1408.

[21] KOBAYASHI E H, SUZUKI T, FUNAYAMA R, et al. Nrf2 suppresses macrophage inflammatory response by blocking proinflammatory cytokine transcription[J]. Nat Commun,2016,7:11624.

[22] ZINOVKIN R A, GREBENCHIKOV O A. Transcription factor Nrf2 as a potential therapeutic target for prevention of cytokine storm in COVID-19 patients[J]. Biochemistry(Moscow),2020,85(7):833-837.

[23] CALABRESE E J, KOZUMBO W J, KAPOOR R, et al. NRF2 activation putatively mediates clinical benefits of low-dose radiotherapy in COVID-19 pneumonia and acute respiratory distress syndrome(ards): novel mechanistic considerations[J]. Radiother Oncol, 2021, 160: 125-131.

[24] LEI L H, GUO Y Q, LIN J, et al. Inhibition of endotoxin-induced acute lung injury in rats by bone marrow-derived mesenchymal stem cells: Role of Nrf2/HO-1 signal axis in inhibition of NLRP3 activation-ScienceDirect[J]. Biochem Biophys Res Commun,2021,551:7-13.

[25] YAN X, FU X, JIA Y, et al. Nrf2/Keap1/ARE signaling mediated an antioxidative protection of human placental mesenchymal stem cells of fetal origin in alveolar epithelial cells[J]. Oxid Med Cell Longev,2019,2019:1-12.

[26] ZHANG L, XU L, CHEN H, et al. Structure-based molecular hybridization design of Keap1-Nrf2 inhibitors as novel protective agents of acute lung injury[J]. Eur J Med Chem,2021,222:113599.

[27] LIU Z S, CHEN S S, ZHANG X F, et al. Dasatinib protects against acute respiratory distress syndrome via Nrf2-regulated M2 macrophages polarization[J]. Drug Dev Res,2021,82(8):1247-1257.

[28] YANG H, LV H, LI H, et al. Oridonin protects LPS-induced acute lung injury by modulating Nrf2-mediated oxidative stress and Nrf2-independent NLRP3 and NF-κB pathways[J]. Cell Commun Signal,2019,17(1):62.

[29] YAO P, ZHANG Z, CAO J. Isorhapontigenin alleviates lipopolysaccharide-induced acute lung injury via modulating Nrf2signaling[J]. Respir Physiol Neurobiol,2021, 289:103667.

[30] RUI Q, HUANG Z, TANG Y, et al. Cordycepin alleviates lipopolysaccharide-induced acute lung injury via Nrf2/HO-1 pathway[J]. Int Immunopharmacol,2018,60:18-25.

[31] AO Z, LIU Z, SHENG L, et al. Protective effects of syringin against lipopolysaccharide-induced acute lung injury in mice[J]. J Surg Res,2016,209:252-257.

23 肺内源性干细胞种群及其在肺损伤中的角色

肺是进行气体交换、液体电解质平衡和消除有害物质的重要器官,由从近端气道到远端肺泡的不同类型细胞组成(图23-1)。肺对各种损伤都敏感,尽管存在大量有效的治疗方法,如机械通气,但是各种急慢性肺损伤,对全球人类健康造成了很大威胁,如新型冠状病毒肺炎(coronavirus-19 disease,COVID-19)。令人兴奋的是,从近端气道到远端肺泡分布着肺内源性干细胞,它们在正常情况下是静止的,但在肺损伤情况下激活,通过增殖和分化来修复损伤组织,基于干细胞的肺损伤治疗和器官再生领域近年来引起了学者的广泛关注。

本文将根据肺内源性干细胞在呼吸道上的解剖位置,列出目前已被证实的肺内源性干细胞类型(图23-2),分析其在肺损伤中角色的最新研究进展,旨在为各种肺损伤的治疗提供新的思路。

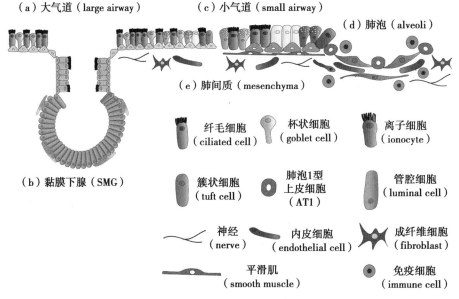

图23-1 位于小鼠气道和肺的主要细胞群组成

a.小鼠大气道(气管和主支气管)主要由基底细胞、杯状细胞和纤毛细胞组成。少量杯状细胞、肺神经内分泌细胞,簇状细胞和离子细胞也排列在小鼠的大气道内。b.小鼠近端气管表面上皮下存在大量黏膜下腺,而人的整个软骨气道中都存在大量黏膜下腺。黏膜下腺是由纤毛管、集合管、末端黏液性和浆液性小管组成。纤毛管是表面上皮的延伸,紧接着延续为集合管和远端黏液性和浆液性小管,远端黏液性和浆液性小管由黏液性和浆液性管腔细胞组成。c.小鼠细支气管主要含有棒状细胞和纤毛细胞。小鼠肺内气道缺乏基底细胞,但基底细胞在人类整个气道中都存在。d.小鼠肺泡分布有两种类型的肺泡上皮细胞,称为肺泡1型(AT1)和肺泡2型(AT2)上皮细胞。e.肺气道上皮被间质包围,包括各种间充质细胞(如成纤维细胞、周细胞)、血管、免疫细胞,平滑肌和神经等。

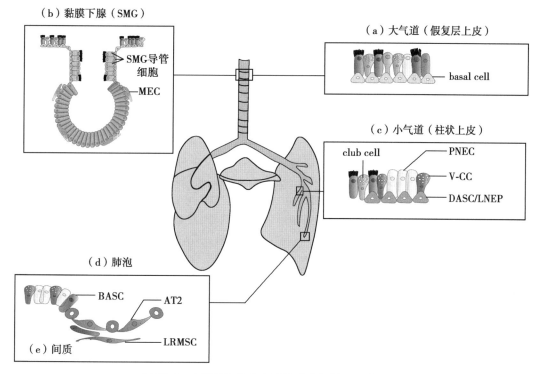

图 23-2　小鼠肺气道内主要的肺内源性干细胞种群
a. 在大气道中，基底细胞被认为是占主导地位的干细胞，可以产生大气道中几乎所有类型的上皮细胞。b. 黏膜下腺是黏膜下腺导管细胞和肌上皮细胞的干细胞微环境。黏膜下腺导管细胞至少包含三个亚群：黏膜下腺导管细胞的基底细胞，黏膜下腺导管细胞的纤毛细胞和黏膜下腺导管细胞的非基底和非纤毛细胞。收缩性肌上皮细胞形态上扁平而薄，围绕黏膜下腺小管分布。c. 棒状细胞是细支气管中的主要干细胞。DASC/LNEP，PNEC 和 V-CC 分布于远端气道。BASC 是位于小鼠 BADJ 的潜在干细胞，但没有证据支持它们在人类气道中的存在。d. 在肺泡中，AT2 是肺泡上皮的祖细胞。e. LRMSC 是位于肺间质的间充质干细胞。

一、近端气道中的肺内源性干细胞

（一）基底细胞

迄今为止，许多研究已经证实，在维持稳态和肺损伤修复期间，基底细胞是近端传导气道中的多向干细胞。转化相关蛋白 63（transformation related protein 63，TRP63）、角蛋白 5（keratin 5，KRT5）、神经生长因子受体（nerve growth factor receptor，NGFR）和平足蛋白（Podoplanin，PDPN）通常被认为是它们的标志物，基因表达的异质性可以将它们划分为不同的亚群。例如，表达 p63 或 KRT14 的 KRT5 阳性基底细胞显示出分化潜能，而静止的基底细胞倾向于表现为 KRT5 和 KRT8 阳性，但 p63 阴性。

多条信号通路积极参与调节基底细胞在肺损伤中的增殖和分化。传统信号通路，如 Wnt/β 联蛋白（β-catenin）信号通路和 Notch 信号通路，在参与气道修复的人和小鼠基底细胞中均发挥重要的调节功能。Wnt/β-catenin 信号分别通过血小板源性生长因子受体 α（platelet-derived growth factor receptor α，PDGFRα）阳性间充质细胞和基底细胞分泌的 Wnt 配体，促进其自我更新和向纤毛细胞分化。Notch 信号通路可以通过下调人类基底细胞 DNA 损伤检查点激酶 ATM 和 CHK2 的磷酸化来抑制 DNA 损伤反应，从而促

进了肺基底干细胞的增殖和存活。尽管基底细胞的干细胞特征有助于上皮细胞再生，但如果再生过程调节不当，也会导致异常修复过程。例如，感染流行性感冒病毒后，气道中表达 p63 的干细胞被证明能产生一种罕见的细胞类型，称为孤化学感官细胞（solitary chemosensory cell，SCC），这种细胞被证实在受损肺泡区域的 KRT5 阳性细胞附近异位出现，并通过介导炎症反应和不良修复之间的串扰，导致异常的上皮重塑。综上所述，它们在肺部疾病中的潜在作用为未来的肺损伤治疗提供了一个前瞻性的干预靶点。

（二）黏膜下腺

微环境中的肺内源性干细胞在近端气道上皮下也存在黏膜下腺（submucosal gland，SMG）干细胞微环境，两种类型的祖细胞深居其中：表达 KRT5、KRT14 和 α 平滑肌肌动蛋白（α-smooth muscle actin，α-SMA）的肌上皮细胞（myoepithelial cell，MEC）和表达人滋养细胞表面抗原 2（trophoblast cell-surface antigen 2，TROP2）的黏膜下腺导管细胞，可以再生表面气道上皮（surface airway epithelium，SAE）、黏膜下腺和黏膜下腺导管。MEC 可在各种严重损伤后产生表面气道上皮基底干细胞和黏膜下腺样细胞。严重萘损伤模型被反复建立，以验证某些调节 MEC 修复过程的转录因子。例如，Wnt/β-catenin 信号介导的转录因子 Lef-1 和 Sox9 分别诱导 MEC 向基底细胞的分化和向上层表面气道上皮的迁

移。Heagb 等进一步揭示近端气道各种类型干细胞参与肺损伤修复的顺序，在气管移植中，基底细胞和黏膜下腺导管细胞最初参与再生表面气道上皮，其次是 MEC 和棒状细胞。总之，鉴于近端气道内黏膜下腺微环境的丰富性，在恰当的情况下，它可能是一种潜在的丰富的干细胞资源。

二、细支气管中的棒状细胞

棒状细胞被定义为位于细支气管的主要祖细胞。Scgb1a1（secretoglobin family 1A member 1）和 Cyp2f2（cytochrome P450 family 2 subfamily F member 2）是它们最常见的标记基因，并且最近出现了潜在的新标记基因，包括封闭蛋白 10（claudin 10，CLDN10）、含黄素单加氧酶 3（flavin containing monooxygenase 3，FMO3）、对氧磷酶 1（paraoxonase 1，PON1）、乙醛氧化酶 3（aldehyde oxidase 3，AOX3）。棒状细胞不仅是细支气管上皮祖细胞，也被证实可以在肺泡损伤后再生肺泡上皮细胞达到修复目的。但 Yokoyama 等研究表明，在萘损伤诱导的肺纤维化模型中，棒状细胞的缺失反而可以减轻肺纤维化程度。此外，在高氧诱导的肺纤维化模型中，利用 ATP8B1 基因突变小鼠证实了异常增生的肺泡上皮细胞起源于棒状细胞。这些发现表明细支气管棒状细胞转化为肺泡上皮细胞就像一把双刃剑，它们在肺泡上皮修复中的准确作用需要进一步研究来推进以棒状细胞为靶点的肺损伤修复。

三、远端气道中的肺内源性干细胞

（一）远端气道干细胞

远端气道干细胞（distal airway stem cell，DASC）已被确认为参与细支气管和肺泡上皮再生的候选干细胞，它们也被定义为谱系阴性上皮祖细胞（lineage-negative epithelial progenitor，LNEP）。尽管 DASC 和气道基底干细胞都表达 KRT5 和 p63，但它们是不同的干细胞群体，因为 DASC 位于远端气道内，并且可以再生肺泡上皮谱系。在人类中，Np63（N-terminally truncated isoform of p63，ΔNp63）和甲状腺转录因子-1（thyroid transcription factor-1，TTF-1）双阳性肺上皮细胞被证明是 DASC 在人类气道中的对应种群。在不同的肺损伤情况下，DASC 的分化方向似乎不一致。例如，DASC 可在流行性感冒病毒感染损伤后再生棒状细胞、肺泡Ⅰ型上皮细胞（alveolar epithelial type Ⅰ cell，AT1）和肺泡Ⅱ型上皮细胞（alveolar epithelial type Ⅱ cell，AT2），而在博来霉素损伤后仅再生 AT1。

Notch 信号通路和 Wnt/β-catenin 信号通路均参与调节远端气道干细胞向肺泡上皮细胞的分化。在一项研究中，缺氧诱导因子 1（hypoxia-inducible factor 1，HIF-1）缺失或 Wnt/β-catenin 信号通路活性增强均可通过抑制 Notch 信号直接促进 DASC 转化为 AT2，而无须经历中间基底样细胞状态，从而实现从 DASC 到 AT2 的完全分化和高质量的肺泡再生。总之，DASC 的具体分化方向以及背后的调节机制需要被进一步阐明来实现有效的气道和肺泡修复。

（二）神经内分泌体

肺以其基本的气体交换能力而闻名，而最近的研究表明，肺也可以作为一种感觉器官，与其他系统协同对各种损伤因素产生反应。肺神经内分泌细胞（pulmonary neuroendocrine cell，PNEC）表达降钙素基因相关肽（calcitonin generelated peptide，CGRP）、蛋白质基因产物 9.5（protein gene product，PGP9.5）和无刚毛鳞甲复合体样蛋白 1（achaete scute complex like protein 1，ASCL1），是一种罕见的神经支配上皮细胞，约占所有肺上皮细胞的 0.5%。PNEC 具有多种功能，如免疫调节、肺发育调节和气道中氧浓度感应等。它们也被证实是远端气道中的候选干细胞，因为它们可以在肺损伤后再生棒状细胞和纤毛细胞。此外，PNEC 不仅可以沿着气道单个散在分布，也可以聚集在支气管肺泡连接处形成神经内分泌体（neuroendocrine body，NEB），神经内分泌体干细胞微环境中存在 PNEC 和变异棒状细胞（variant club cell，V-CC）两种干细胞。

萘损伤小鼠模型被广泛用于探索 PNEC 和 V-CC 的再生机制。例如，萘损伤后 Notch 信号介导 PNEC 向棒状细胞的分化。此外，Rb 和 p53 调节 PNEC 的增殖。在神经内分泌体中也发现了激活的 Fgf10-Fgfr2 信号，提示 Fgf10-Fgfr2 信号是可能的调节信号通路，并且 IL6-STAT3 信号对萘损伤后的 PNEC 分化至关重要。在萘诱导的肺损伤小鼠模型中，癌基因双微体同源基因 2（mouse double minute 2，MDM2）通过 Akt 磷酸化来增强 DNA 复制，从而促进 V-CC 的增殖和细支气管上皮修复。综上所述，对 NEB 干细胞微环境中干细胞再生机制的挖掘有助于促进气道上皮的再生和修复。

（三）远端气道中的其他肺内源性干细胞

在远端气道的棒状细胞中，隐藏着一种罕见的祖细胞，称为 H2-K1^high 细胞，高度表达主要组织相容性复合体（major histocompatibility complex，MHC）Ⅰ类标志物 H2-K1。在博来霉素诱导的肺泡损伤中，它们表现出移动性，并分化为 AT1 和 AT2。Uroplakin 3a 阳性细胞是另一种富集于神经内分泌体的抗萘损伤祖细胞种群。在气道稳态和萘诱导的气道损伤情况下，它们产生棒状细胞和纤毛细胞，只有在博来霉素诱导的肺泡损伤后，它们才再生 AT1 和 AT2。这提示今后探究位于远端气道更多的候选肺内源性干细胞种群，加速以肺内源性干细胞为基础的细胞疗法发展。

四、支气管肺泡连接处的肺内源性干细胞

支气管肺泡连接处（bronchoalveolar duct junction，BADJ）是终末细支气管的远端，支气管肺泡干细胞（bronchoalveolar stem cell，BASC）是位于 BADJ 的祖细胞，BASC 同时表达棒状细胞标志物 Scgb1a1 和 AT2 标志物肺泡表面

活性蛋白C（Surfactant protein C，SPC），并能在肺损伤后再生细支气管和肺泡上皮。

BASC的细胞分化方向精确地适应呼吸道的受损部位。在萘诱导的细支气管上皮缺失后，BASC分化为棒状细胞和纤毛细胞，而在博来霉素引起肺泡损伤后，BASC转化为AT1和AT2。在萘博来霉素双重损伤或流行性感冒病毒感染诱导的肺损伤中，BASC可以同时重新填充远端细支气管和肺泡上皮。我们需要更多的研究来证实精确调节BASC的气道和肺泡双向分化潜能背后的分子机制，来充分发挥BASC对于气道和肺泡再生的作用。

五、肺泡Ⅱ型上皮细胞

肺实质由两种类型的肺泡上皮细胞组成：表达PDPN、RAGE、HOPX、AQP5等的扁平状AT1和特异表达SPC的立方状AT2细胞。AT1在气体交换和肺泡屏障功能中发挥主导作用，因为它们覆盖了98%的肺泡上皮，而AT2能够通过分泌肺表面活性物质降低肺表面张力。AT2也被广泛认为是肺泡中的主要祖细胞。AT2由表达不同标志物和具有不等再生能力的异质亚群组成。例如，高表达CD44的AT2亚群在肺泡稳态情况下充当祖细胞，而Sca1阳性AT2亚群显示出比Sca1阴性AT2亚群更高的再生潜力，从而在铜绿假单胞菌（pseudomonas aeruginosa，PA）和博来霉素诱导的肺损伤后担任肺泡再生的角色。

越来越多的文献揭示了调节AT2增殖的信号通路。例如，在机械张力、脂多糖（lipopolysaccharide，LPS）或失血性休克诱导的多种肺损伤模型中，Hippo-YAP通路参与调节肺泡再生。据报道，胚胎发生过程中的一些关键调节机制在成人肺泡上皮修复过程中被重新激活。例如，HIF信号通路不仅在血管生成和肿瘤发生过程中促进细胞扩张，还可以在LPS和氯化氢（hydrochloric acid，HCL）损伤小鼠中分别激活血管内皮生长因子（vascular endothelial growth factor，VEGF）信号和SDF1/CXCR4信号，从而促进AT2增殖和迁移。与胎儿肺发育过程中AT2增殖相关的基因被证明是微小核糖核酸（micro ribonucleic acid，miR）-302的靶点，miR-302通过促进AT2增殖参与肺炎链球菌（streptococcus pneumoniae，SP）损伤后的肺泡再生。在肺纤维化中，DNA修复酶8-氧代鸟嘌呤DNA糖基化酶1（8-oxo gua-nine DNA glycosylase 1，OGG1）可以通过抑制经典炎症通路核因子κB（nuclear factor kappa-B，NF-κB）信号通路，从而减弱炎症反应和增强AT2增殖。

在各种肺损伤模型中，Wnt/β-catenin、Notch和Hippo信号通路被证实通过参与AT2朝向AT1分化过程来调节完整肺泡结构的修复。最近的体外研究数据表明，Wnt4a、Wnt5a和Wnt7a是人AT2朝向AT1转化过程中的三个重要配体。PA肺损伤体内模型也被建立以揭示AT2-AT1转换中Notch信号的动态变化，其中Notch信号通路的配体δ样蛋白1同源物（delta-like 1 homolog，DLK1）可以将Notch

信号从初始激活转换为随后的抑制，从而使AT2转化为完全成熟的AT1。与Wnt/β-catenin和Notch信号通路一样，Hippo通路组分TAZ在博来霉素诱导的肺纤维化中对AT2到AT1的转化至关重要，但Hippo通路组分YAP是不必要的。鉴于AT2是肺泡上皮的主导干细胞种群，探究AT2在肺损伤后增殖和分化的调节机制以及进行AT2为基础的干细胞疗法的临床前实验对于肺损伤治疗至关重要。

六、肺常驻间充质干细胞

肺常驻间充质干细胞（lung resident mesenchymal stem cell，LRMSC）与骨髓来源的间充质干细胞（mesenchymal stem cell，MSC）因独特的基因和细胞因子谱而不同。LRM-SC表达间充质细胞标志物，包括CD29、CD44、CD73、CD90、CD105和CD13，但缺乏CD34、CD45、CD3、CD14/CD11b和CD19/CD79的表达。

LRMSC可以分化成多种细胞系，包括脂肪细胞、骨细胞和软骨细胞，甚至肺上皮细胞和内皮细胞。LRMSC还分泌促进肺生长和发育的关键生物因子，如成纤维细胞生长因子（fibroblast growth factor，FGF）-7、FGF-10、白细胞介素（interleukin，IL）-8、VEGF和血管生成素-1（angiopoietin-1，ANG-1）。还有大量证据表明它们具有免疫调节和炎症抑制特性。总之，它们的再生能力以及分泌和抗炎功能为LRMSC介导的靶向细胞治疗用于肺损伤铺平了一条有前景的道路。

然而，来自周围微环境的局部因素也可以将LRMSC转化为肌成纤维细胞，导致一些肺疾病的发生，如肺纤维化和支气管肺发育不良。在博来霉素诱导的肺纤维化过程中，博来霉素引起的局部严重炎症引发巨噬细胞浸润，浸润的M2型巨噬细胞进一步通过分泌Wnt7a配体作用于LRMSC上的Frizzled-1受体，激活LRMSC中的Wnt/β-catenin信号通路，进而促进LRMSC朝向肌成纤维细胞的转换。此外，LRMSC中的Hedgehog信号成分Gli可通过结合Wnt 7b/10a的启动子区域来增强其表达和分泌，从而加剧肺纤维化过程。迄今为止，大量微小核糖核酸已被证实在LRMSC向肌成纤维细胞转化中发挥重要作用。在TGF-β诱导的肺纤维化过程中，miR-152-3p、miR-140-3p、miR-148b-3p和miR-7a-5p被报道通过下调TGF-β1/Smad信号通路和Wnt/β-catenin信号通路抑制LRMSC转化为肌成纤维细胞，而miR-34a-5p、miR-27b-3p、miR-323-3p、miR-27a-3p、miR-34c-5p、miR-128-3p和miR-224-5p靶向作用于生长抑制家族成员5（inhibitor of growth family member 5，Ing5）基因，增强PI3K-Akt和Wnt/β-catenin信号通路途径，从而加速肺纤维化进程。在体外，支气管肺发育不良患者的LRMSC和高氧诱导损伤的LRMSC均被证实发生朝向肌成纤维细胞的表型转化，并导致纤维化肺的重塑。综上所述，这些发现揭示了LRMSC在不同情况中的功能异质性，因此我们迫切需要全面了解它们的作用,加速发展以 LRMSC 为基础的细胞疗法应用于肺疾病的治疗,同时避免 LRMSC 的不良分化导致的肺疾病的发生。

七、结论

随着 COVID-19 的出现,肺损伤对人类健康造成了巨大威胁,迫切需要实施更有效的治疗策略。干细胞疗法代表了一个重要的新领域。肺内源性干细胞分布于气道和肺部,在多种肺损伤中发挥重要作用。此外,它们再生过程背后的机制已经得到了部分揭示。重要的是,内源性干细胞比外源性干细胞移植更可取,因此迫切需要对其进行全面了解,以建立新的临床策略。本文综述了目前已报道的候选肺内源性干细胞种群,总结了其最新研究进展,提出了空白研究领域,旨在为后续研究提供建议与参考。期待着更深入的研究来揭示丰富的肺内源性干细胞种群,让人们更加全面地理解它们在肺损伤中的作用以及调节机制。也希望更多以肺内源性干细胞为基础的细胞疗法出现于临床前研究,从而加速发展以肺内源性干细胞为基础的临床治疗策略,从而控制肺损伤和肺疾病。

(柳荻 江来)

参 考 文 献

[1] GARG A,SUI P,VERHEYDEN J M,et al. Consider the lung as a sensory organ:a tip from pulmonary neuroendocrine cells[J]. Curr Top Dev Biol,2019,132:67-89.

[2] AROS C J,VIJAYARAJ P,PANTOJA C J,et al. Distinct spatiotemporally dynamic Wnt-secreting niches regulate proximal airway regeneration and aging[J]. Cell Stem Cell,2020,27(3):413-429.

[3] DU J,LI H,LIAN J,et al. Stem cell therapy:a potential approach for treatment of influenza virus and coronavirus-induced acute lung injury[J]. Stem Cell Res Ther,2020,11(1):192.

[4] HARRIS A J,MIRCHANDANI A S,LYNCH R W,et al. IL4Ralpha signaling abrogates hypoxic neutrophil survival and limits acute lung injury responses in vivo[J]. Am J Respir Crit Care Med,2019,200(2):235-246.

[5] MCGRAW M D,KIM S Y,REED C,et al. Airway basal cell injury after acute diacetyl(2,3-butanedione)vapor exposure[J]. Toxicol Lett,2020,325:25-33.

[6] HYNDS R E,JANES S M. Airway basal cell heterogeneity and lung squamous cell carcinoma[J]. Cancer Prev Res(Phila),2017,10(9):491-493.

[7] GIURANNO L,WANSLEEBEN C,IANNONE R,et al. NOTCH signaling promotes the survival of irradiated basal airway stem cells[J]. Am J Physiol Lung Cell Mol Physiol,2019,317(3):L414-L423.

[8] RANE C K,JACKSON S R,PASTORE C F,et al. Development of solitary chemosensory cells in the distal lung after severe influenza injury[J]. Am J Physiol Lung Cell Mol Physiol,2019,316(6):L1141-L1149.

[9] LYNCH T J,ANDERSON P J,ROTTI P G,et al. Submucosal gland myoepithelial cells are reserve stem cells that can regenerate mouse tracheal epithelium[J]. Cell Stem Cell,2018,22(5):653-667.

[10] TATA A,KOBAYASHI Y,CHOW R D,et al. Myoepithelial cells of submucosal glands can function as reserve stem cells to regenerate airways after injury[J]. Cell Stem Cell,2018,22(5):668-683.

[11] HEGAB A E,NICKERSON D W,HA V L,et al. Repair and regeneration of tracheal surface epithelium and submucosal glands in a mouse model of hypoxic-ischemic injury[J]. Respirology,2012,17(7):1101-1113.

[12] MENDEZ A,ROJAS D A,PONCE C A,et al. Primary infection by Pneumocystis induces Notch-independent Clara cell mucin production in rat distal airways[J]. PLoS One,2019,14(6):e0217684.

[13] LI K,LI M,LI W,et al. Airway epithelial regeneration requires autophagy and glucose metabolism[J]. Cell Death Dis,2019,10(12):875.

[14] FUKUMOTO J,LEUNG J,COX R,et al. Oxidative stress induces club cell proliferation and pulmonary fibrosis in Atp8b1 mutant mice[J]. Aging(Albany NY),2019,11(1):209-229.

[15] YOKOYAMA T,YANAGIHARA T,SUZUKI K,et al. Depletion of club cells attenuates bleomycin-induced lung injury and fibrosis in mice[J]. J Inflamm(Lond),2017,14:20.

[16] YIN L,XU S,CHENG J,et al. Spatiotemporal quantification of cell dynamics in the lung following influenza virus infection[J]. J Biomed Opt,2013,18(4):046001.

[17] SHI Y,DONG M,ZHOU Y,et al. Distal airway stem cells ameliorate bleomycin-induced pulmonary fibrosis in mice[J]. Stem Cell Res Ther,2019,10(1):161.

[18] ONG J W J,TAN K S,LER S G,et al. Insights into early recovery from influenza pneumonia by spatial and temporal quantification of putative lung regenerating cells and by lung proteomics[J]. Cells,2019,8(9):975.

[19] WANG Y,LU Y,WU Y,et al. Alveolar differentiation potency of human distal airway stem cells is associated with pulmonary pathological conditions[J]. Stem Cells Int,2019,2019:7123078.

[20] TANAKA Y,YAMAGUCHI M,HIRAI S,et al. Characterization of distal airway stem-like cells expressing N-terminally truncated p63 and thyroid transcription factor-

1 in the human lung[J]. Exp Cell Res,2018,372(2): 141-149.

[21] XI Y,KIM T,BRUMWELL A N,et al. Local lung hypoxia determines epithelial fate decisions during alveolar regeneration[J]. Nat Cell Biol,2017,19(8):904-914.

[22] XING Y,LI A,BOROK Z,et al. NOTCH1 is required for regeneration of Clara cells during repair of airway injury [J]. Stem Cells,2012,30(5):946-955.

[23] YAO E,LIN C,WU Q,et al. Notch signaling controls transdifferentiation of pulmonary neuroendocrine cells in response to lung injury[J]. Stem Cells,2018,36(3): 377-391.

[24] VERCKIST L,PINTELON I,TIMMERMANS J P,et al. Selective activation and proliferation of a quiescent stem cell population in the neuroepithelial body microenvironment[J]. Respir Res,2018,19(1):207.

[25] OUADAH Y,ROJAS E R,RIORDAN D P,et al. Rare pulmonary neuroendocrine cells are stem cells regulated by Rb, p53, and Notch[J]. Cell, 2019, 179(2): 403-416.

[26] YUAN T,KLINKHAMMER K,LYU H,et al. Temporospatial expression of Fgfr1 and 2 during lung development,homeostasis,and regeneration[J]. Front Pharmacol,2020,11:120.

[27] SINGH S,VAUGHAN C A,RABENDER C,et al. DNA replication in progenitor cells and epithelial regeneration after lung injury requires the oncoprotein MDM2[J]. JCI Insight,2019,4(20):e128194.

[28] KATHIRIYA J J,BRUMWELL A N,JACKSON J R,et al. Distinct airway epithelial stem cells hide among club cells but mobilize to promote alveolar regeneration[J]. Cell Stem Cell,2020,26(3):346-358.

[29] GUHA A,DESHPANDE A,JAIN A,et al. Uroplakin 3a (+) cells are a distinctive population of epithelial progenitors that contribute to airway maintenance and post-injury repair[J]. Cell Rep,2017,19(2):246-254.

[30] BASIL M C,MORRISEY E E. BASC-ing in the glow: bronchioalveolar stem cells get their place in the lung [J]. EMBO J,2019,38(12):e102344.

[31] LIU Q,LIU K,CUI G,et al. Lung regeneration by multipotent stem cells residing at the bronchioalveolar-duct junction[J]. Nat Genet,2019,51(4):728-738.

[32] SALWIG I,SPITZNAGEL B,VAZQUEZ-ARMENDARIZ A I,et al. Bronchioalveolar stem cells are a main source for regeneration of distal lung epithelia in vivo[J]. EMBO J,2019,38(12):e102099.

[33] FINN J,SOTTORIVA K,PAJCINI K V,et al. Dlk1-mediated temporal regulation of notch signaling is required

for differentiation of alveolar type Ⅱ to Type Ⅰ cells during repair[J]. Cell Rep,2019,26(11):2942-2954.

[34] HU C,SUN J,DU J,et al. The Hippo-YAP pathway regulates the proliferation of alveolar epithelial progenitors after acute lung injury[J]. Cell Biol Int,2019,43(10): 1174-1183.

[35] MCCLENDON J,JANSING N L,REDENTE E F,et al. Hypoxia-inducible factor 1alpha signaling promotes repair of the alveolar epithelium after acute lung injury [J]. Am J Pathol,2017,187(8):1772-1786.

[36] YANG L,LIU G,FU L,et al. DNA repair enzyme OGG1 promotes alveolar progenitor cell renewal and relieves PM2. 5-induced lung injury and fibrosis[J]. Ecotoxicol Environ Saf,2020,205:111283.

[37] SUN T,HUANG Z,ZHANG H,et al. TAZ is required for lung alveolar epithelial cell differentiation after injury [J]. JCI Insight,2019,5(14):128674.

[38] LIU Y,KUMAR V S,ZHANG W,et al. Activation of type Ⅱ cells into regenerative stem cell antigen-1(+) cells during alveolar repair[J]. Am J Respir Cell Mol Biol,2015,53(1):113-124.

[39] CHEN Q,LIU Y. Heterogeneous groups of alveolar type Ⅱ cells in lung homeostasis and repair[J]. Am J Physiol Cell Physiol,2020,319(6):C991-C996.

[40] WANG Y,LI Y,ZHANG P,et al. Regenerative therapy based on miRNA-302 mimics for enhancing host recovery from pneumonia caused by Streptococcus pneumoniae [J]. Proc Natl Acad Sci U S A,2019,116(17):8493-8498.

[41] ABDELWAHAB E M M,RAPP J,FELLER D,et al. Wnt signaling regulates trans-differentiation of stem cell like type 2 alveolar epithelial cells to type 1 epithelial cells [J]. Respir Res,2019,20(1):204.

[42] MOBIUS M A,FREUND D,VADIVEL A,et al. Oxygen disrupts human fetal lung mesenchymal cells. implications for bronchopulmonary dysplasia[J]. Am J Respir Cell Mol Biol,2019,60(5):592-600.

[43] COLLINS J J P,LITHOPOULOS M A,DOS SANTOS C C,et al. Impaired angiogenic supportive capacity and altered gene expression profile of resident CD146(+) mesenchymal stromal cells isolated from hyperoxia-injured neonatal rat lungs[J]. Stem Cells Dev,2018,27(16): 1109-1124.

[44] KHATRI M,O'BRIEN T D,CHATTHA K S,et al. Porcine lung mesenchymal stromal cells possess differentiation and immunoregulatory properties[J]. Stem Cell Res Ther,2015,6:222.

[45] CHOW K,FESSEL J P,KAORIIHIDA S,et al. Dysfunc-

tional resident lung mesenchymal stem cells contribute to pulmonary microvascular remodeling [J]. Pulm Circ, 2013,3(1):31-49.

[46] MOREIRA A G,SIDDIQUI S K,MACIAS R,et al. Oxygen and mechanical ventilation impede the functional properties of resident lung mesenchymal stromal cells [J]. PLoS One,2020,15(3):e0229521.

[47] CHENG T,FENG Y,CHEN X,et al. Lung-resident mesenchymal stem cells regulated the inflammatory responses in innate and adaptive immune cells through HVEM-BTLA pathway during ARDS[J]. Exp Cell Res,2020, 395(1):112155.

[48] HOU J,SHI J,CHEN L,et al. M2 macrophages promote myofibroblast differentiation of LR-MSCs and are associated with pulmonary fibrogenesis[J]. Cell Commun Signal,2018,16(1):89.

[49] CHEN X,SHI C,CAO H,et al. The hedgehog and Wnt/ beta-catenin system machinery mediate myofibroblast differentiation of LR-MSCs in pulmonary fibrogenesis[J]. Cell Death Dis,2018,9(6):639.

[50] WANG C,CAO H,GU S,et al. Expression analysis of microRNAs and mRNAs in myofibroblast differentiation of lung resident mesenchymal stem cells[J]. Differentiation,2020,112:10-16.

24 细胞焦亡在脓毒症肺损伤中作用机制的研究进展

脓毒症是由于宿主对感染的反应失衡引起的系统性炎症反应综合征,可导致危及生命的多器官功能障碍。肺是脓毒症发生发展过程中最易受损的靶器官之一。急性肺损伤(acute lung injury,ALI)和急性呼吸窘迫综合征(acute respiratory distress syndrome,ARDS)是导致脓毒症患者死亡的独立危险因素。

细胞焦亡是由病原微生物病原体相关分子模式(pathogen-associated molecular pattern,PAMP)或细胞源性损伤相关分子模式(damage-associated molecular pattern,DAMP)激活的依赖于炎症性胱天蛋白酶-1(caspase-1,CASP1)或CASP4/5/11的程序性细胞死亡,以释放促炎性细胞因子为特征。研究表明,细胞焦亡广泛参与了感染性疾病、肿瘤、神经系统相关疾病等的发生发展,在抵御感染和内源性危险信号中发挥了重要作用。在脓毒症期间,适度的细胞焦亡可抑制胞内病原体的复制、清除胞内病原体及受损细胞,诱导炎症反应防御感染;然而,过度的细胞焦亡将进一步放大炎症性损伤,导致细胞大量死亡,破坏肺保护性屏障,引起弥漫性肺间质和肺泡水肿,最终发生顽固性低氧血症。

本文旨在总结细胞焦亡在脓毒症肺损伤中相关作用机制和研究进展,发掘靶向细胞焦亡在脓毒症肺损伤患者中的潜在治疗价值,以期为其深入研究和临床治疗提供新的参考。

一、细胞焦亡

细胞焦亡是以释放炎症细胞因子为特征的一种程序性细胞死亡,是固有免疫的重要组成部分,发生焦亡的细胞表现出染色质固缩、胞膜出泡、胞质空泡化、内质网膨胀、细胞器结构保留等特征,并伴随着DNA片段化。细胞焦亡的发生主要有依赖CASP1的经典细胞焦亡通路和依赖CASP4/5/11的非经典细胞焦亡通路两种(图24-1)。

目前,有五种模式识别受体(pattern-recognition receptor,PRR),包括AIM2、NAIP/NLRC4寡聚体、NLRP3、pyrin(TRIM20)和NLRP1,可感知不同结构的PAMP或DAMP,诱导细胞焦亡的发生。感知相关刺激后,PRR可招募凋亡相关斑点样蛋白(apoptosis-associated speck-like protein containing a caspase recruitment domain,ASC)和CASP1前体,在细胞内形成"炎症小体"。炎症小体作为CASP1前体激活的支架蛋白,活化的CASP1剪切细胞因子IL-1β前体和IL-18前体,产生具有促炎生物活性的IL-1β和IL-18。Gasdermin D(GSDMD)的N末端被活化的CASP1剪切,在细胞膜上形成裂解孔,这些裂解孔可引起细胞肿胀、细胞膜塌陷,从而发生细胞焦亡,导致IL-1β和IL-18的释放,即经典细胞焦亡通路。

非经典细胞焦亡通路通过激活CASP4/5/11而触发。研究表明,细胞内革兰氏阴性菌细胞壁脂多糖(lipopolysaccharide,LPS)作为非经典细胞焦亡通路的触发因子,不依赖于Toll样受体4(toll-like receptor 4,TLR4)和经典炎症小体,而是以高亲和力直接与小鼠的CASP11和人的CASP4/5结合,从而诱导胱天蛋白酶寡聚化,启动胱天蛋白酶活性。活化的CASP4/5/11剪切并激活N-GSDMD,形成GSDMD裂解孔道,导致细胞肿胀和破裂。

近年来研究发现,细胞毒性淋巴细胞中的丝氨酸酯酶颗粒酶A(granzyme A,GZMA)和颗粒酶B(granzyme B,GZMB)可经穿孔素进入靶细胞,分别通过直接剪切GSDMB和GSDME诱导靶细胞焦亡。因此,细胞焦亡作为一种依赖于gasdermin家族蛋白形成细胞膜裂解孔的程序性细胞死亡,并不总是依赖于炎症性胱天蛋白酶的活化来完成。研究表明,肿瘤坏死因子(tumor necrosis factor,TNF)或化疗药物诱导的凋亡执行蛋白CASP3也可识别水解GSDME执行细胞焦亡的过程。可见,细胞的死亡形式也不完全是由凋亡和炎性两类胱天蛋白酶决定的,其识别水解的底物在其中发挥了至关重要的作用(图24-1)。

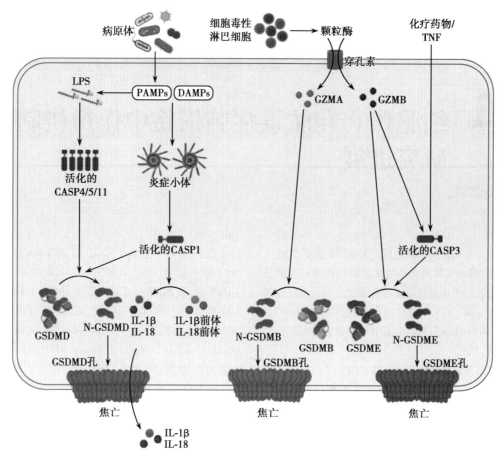

图 24-1 细胞焦亡的机制

PRR 识别 PAMP 和 DAMP 后,在细胞内形成炎症小体激活 CASP1,活化的 CASP1 可剪切 IL-1β 前体和 IL-18 前体以及 GSDMD、N-GSDMD 在细胞膜上形成裂解孔,诱导细胞焦亡并导致 IL-1β 和 IL-18 的释放。细胞内 LPS 直接与 CASP4/5/11 结合,活化的 CASP4/5/11 可剪切并激活 N-GSDMD 形成 GSD-MD 裂解孔道。细胞毒性淋巴细胞中的丝氨酸酯酶 GZMA 和 GZMB 可经穿孔素进入靶细胞,分别通过直接剪切 GSDMB 和 GSDME 诱导细胞焦亡,GZMB 还可通过间接激活 CASP3 发挥作用。TNF 或化疗药物也可诱导 CASP3-GSDME 介导的细胞焦亡过程。

二、细胞焦亡在脓毒症肺损伤中的作用

肺损伤是脓毒症最常见的并发症,脓毒症所致肺损伤如若不能及时救治,死亡率极高,是当今急危重病医学面临的重大难题。从脓毒症合并 ARDS 患者血浆分离的微粒(microparticle,MP)中,发现 N-GSDMD 和活化的 CASP1 的浓度显著高于健康对照组。采用盲肠结扎穿孔法(cecal ligation and puncture,CLP)建立的脓毒症模型小鼠表现出明显的肺损伤,同时,肺组织 NLRP3、ASC、CASP1、IL-1β 和 IL-18 蛋白表达显著增加,GSDMD 前体和剪切体的水平也显著升高。以上均提示肺组织焦亡参与了脓毒症相关肺损伤的过程。越来越多的研究证实了肺部各类型细胞的焦亡在脓毒症致肺损伤方面的关键作用,且其在不同类型细胞的诱发因素与作用结局也不尽相同。

(一)内皮细胞焦亡

内皮细胞(endothelial cell,EC)分布于整个循环系统的

内壁,病原微生物感染时,血管内皮细胞通透性的适度增加是宿主防御反应的适应性表现,可通过募集中性粒细胞清除感染,从而避免肺损伤的发生;而严重感染可引起过度的炎症反应和肺内皮屏障的破坏,导致 ALI。因此,肺内皮屏障的破坏被认为是 ALI/ARDS 发病的必要条件。

LPS 是导致脓毒症 ALI 的主要刺激因子。发生革兰氏阴性菌感染时,细菌裂解后在循环中释放大量 LPS,引发脓毒症级联反应。研究发现,体内注射 LPS,可引起小鼠肺血管内皮细胞中 CASP11 介导的细胞焦亡,而敲除小鼠肺血管内皮细胞 Casp-11 基因,则焦亡显著减少,炎症反应和肺损伤程度均得到改善。此外,GSDMD 作为细胞焦亡的执行蛋白,在脓毒症肺血管内皮细胞的损伤中也发挥了关键作用。研究发现,用 LPS 刺激 THP-1 单核细胞后,活化的 CASP1 激活 GSDMD,与剪切的 GSDMD 共同包裹于 MP 中,而被激活的 GSDMD 可调节 MP 的释放,进而诱导内皮细胞的焦亡。Cheng 等报道称,与健康受试者相比,ARDS 患者血浆中内皮细胞 MP 水平升高,因此循环中 MP 的水平可

能是 ALI/ARDS 患者内皮细胞焦亡的生物标志物。研究表明，严重脓毒症和脓毒性休克患者循环中高水平的细胞外组蛋白，可通过激活 TLR4-MyD88-NF-κB 信号通路和 NLRP3 炎症小体介导对肺内皮细胞的毒性作用，导致内皮空泡化、肺泡内出血以及大血管和微血管血栓形成。而应用组蛋白抗体或靶向剪切组蛋白的活化蛋白 C（activated protein C，APC）可降低 LPS 或 CLP 脓毒症模型的致死率。因此，细胞外组蛋白也可能成为脓毒症急性肺损伤有效的治疗靶点。

（二）上皮细胞焦亡

肺泡上皮细胞作为肺保护性机械屏障，可通过释放多种炎症介质并直接与固有免疫细胞相互作用参与调节初级免疫反应；而对上皮细胞的持续刺激可导致大量促炎性细胞因子和趋化因子的释放，引起肺损伤；肺泡上皮细胞焦亡则可导致肺泡上皮屏障丧失，引起肺水肿，最终发生 ARDS。研究表明，严重急性呼吸综合征冠状病毒 2（severe acute respiratory syndrome corona virus-2，SARS-CoV-2）感染可诱导肺上皮细胞焦亡，使 IL-1β 和胞外高速泳动族蛋白 B1（high-mobility group box-1，HMGB1）的水平升高，促进

COVID-19 ARDS 的发生发展。Wan 等的研究也发现 H7N9 流行性感冒病毒在小鼠肺部的高效复制可激活 CASP3-GSDME 介导的肺泡上皮细胞焦亡，从而释放胞质内容物、引发细胞因子风暴。一般认为，NLRP3 作为 GSDMD 的上游诱导细胞焦亡，Kong 等的研究表明，抑制 GSDMD 可显著降低 NLRP3 和活化的 CASP1 水平，减轻肺损伤。因此，GSDMD 也可能会反向调节 NLRP3 炎症小体。而激活核转录因子红系 2 相关因子 2（nuclear factor-erythroid 2 related factor-2，NRF2）-血红素氧合酶 1（heme oxygenase-1，HO-1）信号通路后，将驱动抗氧化通路，抑制 LPS 诱导的氧化应激和 NLRP3-GSDMD 介导的肺泡上皮细胞焦亡，缓解肺损伤。

（三）巨噬细胞焦亡

近年来，巨噬细胞焦亡在脓毒症相关急性肺损伤中的作用也受到了越来越多的关注（图 24-2）。肺泡巨噬细胞（alveolar macrophage，AM）占支气管肺泡灌洗液细胞的 90%，在肺内形成保护性屏障，是识别 PAMP 并触发固有免疫和宿主防御机制的主要免疫细胞。研究表明，接受腹腔注射致死量 LPS 的小鼠出现明显的肺部炎症反应，肺损伤评分和肺泡灌洗液中巨噬细胞计数显著增加；体外研究也

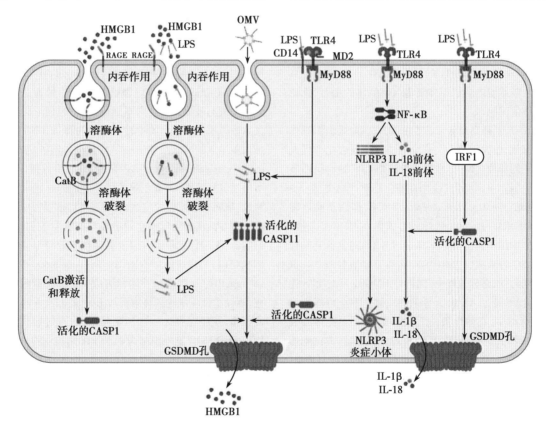

图 24-2 脓毒症肺损伤中的巨噬细胞焦亡

革兰氏阴性菌分泌的 LPS 运输载体 OMV 经巨噬细胞内吞作用进入胞质后释放 LPS 发挥作用。胞外 LPS 与 LBP 结合后，与 TLR4-CD14-MD2 形成复合物介导 LPS 的内吞；也可通过 TLR4-MyD88-NF-κB 依赖的信号通路激活 NLRP3 炎症小体，促进 IL-1β 的成熟和分泌；细胞上调的 TLR4 可激活 IRF1，诱导 CASP1 的活化和巨噬细胞焦亡的发生。巨噬细胞可通过 RAGE 依赖的方式介导循环中高水平 HMGB1 的内吞，引起溶酶体中的 CatB 的激活和释放，从而驱动 CASP1 的活化。胞外 HMGB1 也可与 LPS 连接形成复合物，以 RAGE 介导的方式被内吞至巨噬细胞质的溶酶体中，诱导溶酶体破裂后引起 LPS 的释放。CASP11 介导的细胞焦亡也可促进 HMGB1 释放至胞外。

提示受到 LPS 刺激的 AM 由 NLRP3 炎症小体介导发生了 CASP1 的激活和细胞焦亡。人类高致病性禽流感病毒 H5N1 感染也可引起 AM 和肺泡上皮细胞焦亡，导致 AM 迅速耗竭和间质巨噬细胞（interstitial macrophage，IM）浸润，残余的 AM 和招募的 IM 将向 M1 型巨噬细胞极化。M1 型巨噬细胞和发生细胞焦亡的 AM 可释放大量促炎性细胞因子和趋化因子，炎症和巨噬细胞焦亡相互作用，将进一步放大炎症性损伤，破坏肺泡上皮结构和肺稳态，大大促进了脓毒症 ALI 的发生发展。

研究表明，革兰氏阴性菌可分泌胞外膜泡（outer membrane vesicle，OMV）作为载体运输 LPS，OMV 经巨噬细胞的内吞作用进入胞质，随后释放 LPS 发挥作用。而胞外 LPS 则与脂多糖结合蛋白（lipopolysaccharide binding protein，LBP）结合后，结合 CD14，并与 TLR4-MD2 形成复合物介导 LPS 的内吞。LPS 也可通过 TLR4-MyD88-NF-κB 依赖的信号通路激活 NLRP3 炎症小体，促进 IL-1β 的成熟和分泌，加剧肺组织炎症。此外，受到 LPS 刺激的 AM 中上调的 TLR4 可激活干扰素调节因子 1（interferon regulatory factor-1，IRF1），IRF1 通过调节 ASC 的形成和 CASP1 的激活诱导巨噬细胞焦亡。研究证实，鸟苷酸结合蛋白（guanine nucleotide-binding protein，GBP）可定位于胞内革兰氏阴性菌细胞膜上，介导小鼠巨噬细胞内含病原体囊泡的裂解，使 LPS 释放至胞细质，启动 CASP11 的激活。活化的 CASP4/5/11 又可促进巨噬细胞内含病原体囊泡与溶酶体的融合，推动胞内病原体的清除。

HMGB1 是一种高度保守的蛋白质，在感染或组织损伤后被细胞释放，作为重要的炎症介质诱导细胞趋化和促炎性细胞因子的释放。Xu 等发现腹腔注射 LPS 的小鼠循环中高水平的 HMGB1 可通过晚期糖基化终末产物受体（advanced glycation end product receptor，RAGE）作用于肺巨噬细胞，巨噬细胞以 dynamin 依赖的方式内吞 HMGB1，进而引起溶酶体中组织蛋白酶 B（cathepsin B，CatB）的激活和释放，驱动 ASC 的形成、CASP1 的活化和巨噬细胞焦亡。也有研究表明，在脓毒症过程中，细胞外 HMGB1 可与 LPS 连接形成复合物，通过 RAGE 介导的方式被内吞至巨噬细胞胞浆的溶酶体中，在酸性条件下 HMGB1 诱导溶酶体膜破裂使得 LPS 释放至胞质，激活 CASP11，启动非经典细胞焦亡通路。CASP11 介导的细胞焦亡也可反过来促进 HMGB1 释放至胞外。

（四）中性粒细胞焦亡

中性粒细胞（neutrophil）在控制感染的过程中发挥着关键作用，而在脓毒症发生时，中性粒细胞的迁移和抗菌活性可能受损，导致脓毒症相关肺损伤的发生和发展。因此，中性粒细胞焦亡在脓毒症相关 ALI 中的作用也引起了广泛的关注。Ryu 等发现，在 NADPH 氧化酶 2（NADPH oxidase-2，Nox2）缺陷小鼠中，铜绿假单胞菌在中性粒细胞抗菌活性降低、细菌负荷增加的情况下，其中的鞭毛蛋白可通过 TLR5-NLRC4-CASP1 依赖的信号通路介导中性粒细胞焦亡，

加重肺损伤，揭示了中性粒细胞重要的宿主防御作用。

在脓毒症早期高炎性状态下，过度的中性粒细胞焦亡将严重损害其抗菌活性，导致组织损伤，最终发展为多器官功能衰竭。Chen 等研究发现，在急性沙门菌感染期间，中性粒细胞 NLRC4 炎症小体可驱动 CASP1 的激活，在感染后 2 小时内快速诱导中性粒细胞内 IL-1β 前体的表达，成为感染后 1~12 小时 IL-1β 产生的主要来源，而不引起中性粒细胞焦亡的发生。也有研究表明，在中性粒细胞 NLRP3 炎症小体通路激活后，活化的 IL-1β 经自噬依赖机制分泌出细胞；剪切活化的 N 端 GSDMD 并没有定位于中性粒细胞膜上，因此不会在细胞膜上形成孔，而是被转运至嗜天青颗粒，在颗粒膜上形成孔，导致中性粒细胞弹性蛋白酶（neutrophil elastase，NE）释放入细胞质。NE 也可在胱天蛋白酶剪切位点上游剪切 GSDMD，产生分子量较小但是仍然具有相同的生物学活性的 GSDMD-eNT 片段。

（五）细胞焦亡在脓毒症肺损伤中不同类型细胞之间的联系

病原微生物感染时，不同类型细胞之间可形成相互作用网络，在脓毒症肺损伤发生发展的过程中发挥着重要的作用。其中，中性粒细胞和巨噬细胞之间的密切联系受到了越来越多的关注。来自中性粒细胞的胞外体将 miR-30d-5p 转移至巨噬细胞内，通过靶向抑制细胞因子信号传送阻抑物 1（suppressor of cytokine signaling-1，SOCS1）和去乙酰化酶 1（sirtuin-1，SIRT1）激活 NF-κB 信号通路，诱导 M1 型巨噬细胞极化并启动巨噬细胞焦亡，进而导致脓毒症相关急性肺损伤。活化的中性粒细胞可释放 DNA 组蛋白和蛋白质组成的网状结构——中性粒细胞胞外诱捕网（neutrophil extracellular trap，NET）。随 NET 释放的 HMGB1 也可通过 RAGE-dynamin 依赖的信号通路诱导巨噬细胞 CatB 释放，从而促进巨噬细胞焦亡，增强脓毒症过程中的炎症反应。内吞活菌的巨噬细胞和中性粒细胞发生细胞焦亡后，细胞器、细胞骨架和胞内细菌仍存在于破裂但基本完整的细胞膜内，形成孔诱导胞内诱捕网（pore-induced intracellular trap，PIT），PIT 通过补体和清道夫受体协调固有免疫反应，驱动中性粒细胞的募集释放 ROS 或二次吞噬作用杀死病原体。PIT 在概念上与 NET 类似，均通过捕获细菌发挥作用，但 NET 以胞外细菌为靶点，PIT 则捕获胞内细菌。

三、脓毒症肺损伤中细胞焦亡与其他细胞死亡方式之间的联系

在多细胞生物体内，细胞死亡的途径灵活多变，其分子调控也具有相当程度的可塑性。在脓毒症发生时，细胞焦亡作为介导 ALI 发生发展的关键机制之一，与其他各种细胞死亡途径之间也存在着密切的内在关联（图 24-3）。

（一）细胞焦亡与坏死性凋亡

坏死性凋亡是程序性细胞死亡的一种特殊形式，其独立于胱天蛋白酶的活性而进展。在经典细胞坏死性凋亡通

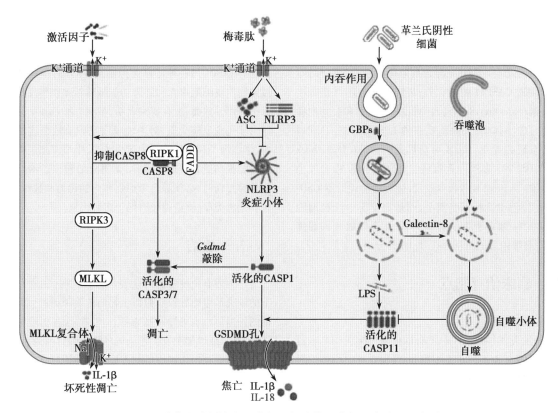

图 24-3 脓毒症肺损伤中细胞焦亡与其他细胞死亡方式之间的联系

蜂毒肽可通过细胞膜通透性改变和胞内 K^+ 外流激活 NLRP3 炎症小体而不诱导 ASC 寡聚化,避开细胞焦亡而触发坏死性凋亡,促进 IL-1β 的释放。多种激活因子可通过胞内 K^+ 外流引起 RIPK3-MLKL 介导的坏死性凋亡。RIPK1-FADD-CASP8 复合物中被激活的 CASP8 可触发 NLRP3 炎症小体依赖的细胞焦亡,抑制 CASP8 可通过 RIPK3 介导 MLKL 磷酸化促进细胞坏死性凋亡,FADD-CASP8 可通过激活 CASP3/7 诱导细胞凋亡。敲除 *Gsdmd* 的细胞中 CASP1 可激活 CASP3/7 诱导细胞凋亡。GBP 可介导小鼠巨噬细胞内含病原体囊泡的裂解,使得 LPS 释放至细胞质从而诱导 CASP11 的活化;含病原体囊泡裂解后,裂解的囊泡招募 Galectin-8,启动自噬机制,使细菌和裂解的囊泡被摄取至自噬小体中,抑制 LPS 的释放和 CASP11 的激活。

路中,受体相互作用蛋白激酶 3(receptor interacting protein kinase 3,RIPK3)通过受体相互作用蛋白同型相互作用基序(RIP homotypic interaction motif,RHIM)与 RIPK1 相互作用,被磷酸化而激活,招募并磷酸化混合谱系激酶结构域样假激酶(mixed lineage kinase domain-like pseudokinase,MLKL),活化的 MLKL 在细胞膜上形成孔复合体,从而导致细胞器肿胀、细胞膜破裂和 DAMP 的分泌。研究表明,炎症小体的激活和随后 CASP1 的活化并不一定都会引起细胞焦亡,也可能会导致细胞坏死性凋亡。Martín-Sánchez 等发现蜂毒抗菌毒素肽——蜂毒肽通过细胞膜通透性改变和胞内 K^+ 外排诱导 NLRP3 炎症小体的激活。细胞焦亡的发生需要 ASC 形成以激活 CASP1,形成 GSDM 孔道并诱导 IL-1β 的释放;然而,蜂毒肽并不能诱导 ASC 寡聚化,而是在激活 NLRP3 炎症小体的同时迅速在细胞膜上形成气孔,导致细胞快速渗透溶解而死亡,因此不会引起 CASP1 依赖的细胞焦亡。Cullen 等也证明多种激活因子可通过细胞膜通透性改变和 K^+ 外流激活 NLRP3 炎症小体,通过触发坏死促进 IL-1β 的释放来启动炎症反应。然而,炎症小体激活后如何避开细胞焦亡而引发坏死性凋亡的机制尚不

清楚。

(二) 细胞焦亡与凋亡

凋亡是程序性细胞死亡严格控制的模式,在病理、生理状态下均可发生,其特征在于明显的形态变化以及特定胱天蛋白酶和线粒体调控通路的激活,不伴有炎症介质的释放。凋亡执行蛋白 CASP3 已被证明可通过剪切激活 GSDME 介导细胞焦亡过程。Taabazuing 等的研究指出,在敲除 *Gsdmd* 的细胞中,CASP1 可激活 CASP3/7 并诱导细胞凋亡。Kanneganti 课题组提出的 PANoptosis 概念中,RIPK1-FADD-CASP8 复合物中被激活的 CASP8 可触发 NLRP3 炎症小体依赖的细胞焦亡的发生,细胞广泛凋亡体(PANoptosome)可通过激活效应体 CASP3/7 促进 FADD-CASP8 依赖的细胞凋亡,抑制 CASP8 则通过 RIPK3 介导的 MLKL 磷酸化促进细胞坏死性凋亡。

(三) 细胞焦亡与自噬

自噬是细胞利用溶酶体降解途径进行自我吞噬的过程,通常被认为是一种生存机制。研究发现,自噬的激活可改善脓毒症相关 ALI,microRNA-34a(miR-34a)可通过靶向自噬相关蛋白质 4B(autophagy-related protein-4B,ATG4B)

直接调控细胞自噬,并通过增强的氧化应激间接抑制细胞自噬。在脓毒症致肺损伤中,miR-34a 可通过靶向抑制 SIRT1,抑制 NRF2-HO1 信号通路加剧氧化应激,促进肺组织细胞焦亡的发生。GBP 介导含病原体的囊泡裂解后,除释放 LPS 促进 CASP11 的活化外,裂解的囊泡还可招募半乳糖凝集素(galectin)-8,启动自噬机制,将细菌和裂解的囊泡摄取至自噬小体中,去除胞质中的 LPS 以抑制 CASP11 的活化。有研究提出,IL-1β 可与热激蛋白 90(heat shock protein-90,HSP90)结合,从而被转位至自噬小体,由自噬小体进行运输。Karmakar 等研究发现,被剪切活化的 N-GSD-MD 没有定位于中性粒细胞膜上,而是定位于中性粒细胞 LC3$^+$ 自噬小体,独立于细胞膜 GSDMD 孔道形成和细胞焦亡途径,以自噬依赖的机制介导 IL-1β 的分泌。

四、临床治疗靶点

(一)炎症小体

Liu 等发现,Gly-Pro-Ala(GPA)肽可通过抑制 CLP 脓毒症模型小鼠体内 ROS 的产生来抑制 NLRP3 炎症小体的激活,进而抑制肺泡巨噬细胞的氧化应激和 CASP1 依赖的细胞焦亡,抑制促炎性细胞因子的释放,显著改善了 CLP 模型小鼠的肺组织损伤。NLRP3 炎症小体高效、选择性的小分子抑制剂 MCC950 可通过部分阻断 NLRP3 与 NIMA 相关蛋白激酶 7(NIMA-related protein kinase-7,Nek7)的相互作用,抑制 NLRP3 炎症小体的寡聚化和激活,在脓毒症所致的 ALI 中发挥一定的保护作用。研究发现,降血糖药物丁福明(buformin,BF)可通过 AMP 活化蛋白激酶(AMP-activated protein kinase,AMPK)依赖的途径上调 LPS 处理小鼠细胞自噬和 NRF2 蛋白水平,促进 NLRP3 炎症小体降解的同时降低 NLRP3 的 mRNA 水平,进而抑制 NLRP3 介导的细胞焦亡,对于脓毒症 ALI 具有一定的治疗作用。过表达 microRNA-495(miR-495)可负向调控 Nlrp-3 基因抑制 NL-RP3 炎症小体的激活,抑制肺泡巨噬细胞焦亡,从而减轻 LPS 诱导的 ALI。

(二)GSDMD

GSDMD 作为细胞焦亡的直接执行蛋白,Rathkey 等发现其特异性小分子抑制剂 necrosulfonamide(NSA)可特异靶向 GSDMD-Cys191 并直接与 GSDMD 结合,抑制 GSDMD 寡聚体的形成从而阻止细胞焦亡的发生;对于脓毒症模型的小鼠,NSA 对细胞焦亡的药理抑制也是有效的,并显著提高其存活率。将靶向 GSDMD 介导膜孔形成的抑制剂——双硫仑应用于 CLP 脓毒症模型小鼠时可通过抑制 GSDMD 从而抑制 NET 的释放并减轻脓毒症中的器官功能障碍,提高存活率。此外,三羧酸循环中间体富马酸的衍生物——富马酸二甲酯(dimethyl fumarate,DMF)可琥珀酰化 GSDMD,限制 GSDMD 与 CASP1 的结合以及 GSDMD 加工、寡聚和介导细胞焦亡的过程,可能对于脓毒症 ALI 具有潜在的治疗价值。

(三)胱天蛋白酶

Ac-YVAD-CMK 作为 CASP1 的特异性抑制剂,可通过阻断 LPS 介导的 AM 焦亡显著缓解脓毒症所导致的急性肺损伤。CASP1 另一种特异性抑制剂 VX765,也被证明可通过抑制内皮细胞焦亡和屏障功能障碍对肺损伤发挥一定的保护作用。然而,也有研究表明,Nlrp-3 和 Casp-1 缺陷的小鼠由于免疫反应受损,对中性粒细胞和单核细胞的募集减少、细胞因子和趋化因子的产生减少,甲型流感病毒感染所致的肺损伤更为严重。因此,在靶向细胞焦亡治疗脓毒症所致肺损伤时,必须综合考虑病原体的毒力和数量、感染部位和细胞类型、感染持续时间等多种因素。

五、总结

作为固有免疫防御的重要部分,细胞焦亡通路任一环节的缺失都可能导致病原微生物的清除障碍;然而,过度激活的细胞焦亡也可导致脓毒性休克、多器官功能障碍综合征的发生,或增加继发性感染的风险。到目前为止,细胞焦亡在脓毒症肺损伤作用机制方面已有的研究结果尤其是临床研究结果仍然较少。因此,需要进行更多的基础与临床研究来进一步分析脓毒症肺损伤中细胞焦亡的直接和间接作用机制,以及这种死亡方式在脓毒症相关肺损伤发生发展过程中的重要意义,并探索靶向细胞焦亡的相关靶点进行脓毒症致肺损伤治疗的有效性及可行性研究。

(蒋怡　陈万坤　缪长虹)

参 考 文 献

[1] ZYCHLINSKY A,PREVOST M C,SANSONETTI P J. Shigella flexneri induces apoptosis in infected macrophages[J]. Nature,1992,358(6382):167-169.

[2] ROBINSON N,GANESAN R,HEGEDÜS C,et al. Programmed necrotic cell death of macrophages:Focus on pyroptosis, necroptosis, and parthanatos[J]. Redox Biol,2019,26:101239.

[3] LAMKANFI M,DIXIT V M. Mechanisms and functions of inflammasomes[J]. Cell,2014,157(5):1013-1022.

[4] KAYAGAKI N,WONG M T,STOWE I B,et al. Noncanonical inflammasome activation by intracellular LPS independent of TLR4[J]. Science,2013,341(6151):1246-1249.

[5] ZHOU Z,HE H,WANG K,et al. Granzyme A from cytotoxic lymphocytes cleaves GSDMB to trigger pyroptosis in target cells[J]. Science,2020,368(6494):eaaz7548.

[6] ZHANG Z,ZHANG Y,XIA S,et al. Gasdermin E suppresses tumour growth by activating anti-tumour immunity [J]. Nature,2020,579(7799):415-420.

[7] WANG Y,GAO W,SHI X,et al. Chemotherapy drugs induce pyroptosis through caspase-3 cleavage of a gasdermin

［J］. Nature，2017，547（7661）：99-103.

［8］ MITRA S，EXLINE M，HABYARIMANA F，et al. Microparticulate Caspase 1 Regulates Gasdermin D and Pulmonary Vascular Endothelial Cell Injury［J］. Am J Respir Cell Mol Biol，2018，59（1）：56-64.

［9］ WANGY C，LIU Q X，ZHENG Q，et al. Dihydromyricetin alleviates sepsis-induced acute lung injury through inhibiting NLRP3 inflammasome-dependent pyroptosis in mice model［J］. Inflammation，2019，42（4）：1301-1310.

［10］ CHENG K T，XIONG S Q，YE Z M，et al. Caspase-11-mediated endothelial pyroptosis underlies endotoxemia-induced lung injury［J］. Journal of Clinical Investigation，2017，127（11）：4124-4135.

［11］ ALLAM R，KUMAR S V，DARISIPUDI M N，et al. Extracellular histones in tissue injury and inflammation ［J］. J Mol Med（Berl），2014，92（5）：465-472.

［12］ XU J，ZHANG X，PELAYO R，et al. Extracellular histones are major mediators of death in sepsis［J］. Nat Med，2009，15（11）：1318-1321.

［13］ GOWDA P，PATRICK S，JOSHI S D，et al. Glycyrrhizin prevents SARS-CoV-2 S1 and Orf3a induced high mobility group box 1（HMGB1）release and inhibits viral replication［J］. Cytokine，2021，142：155496.

［14］ WAN X，LI J，WANG Y，et al. H7N9 virus infection triggers lethal cytokine storm by activating gasdermin E-mediated pyroptosis of lung alveolar epithelial cells［J］. Natl Sci Rev，2022，9（1）：nwab137.

［15］ KONG X，GAO M，LIU Y，et al. GSDMD-miR-223-NLRP3 axis involved in B（a）P-induced inflammatory injury of alveolar epithelial cells［J］. Ecotoxicol Environ Saf，2022，232：113286.

［16］ KANG J Y，XU M M，SUN Y，et al. Melatonin attenuates LPS-induced pyroptosis in acute lung injury by inhibiting NLRP3-GSDMD pathway via activating Nrf2/HO-1 signaling axis ［J］. Int Immunopharmacol，2022，109：108782.

［17］ WU D D，PAN P H，LIU B，et al. Inhibition of alveolar macrophage pyroptosis reduces lipopolysaccharide-induced acute lung injury in mice［J］. Chin Med J（Engl），2015，128（19）：2638-2645.

［18］ NING L，WEI W，WENYANG J，et al. Cytosolic DNA-STING-NLRP3 axis is involved in murine acute lung injury induced by lipopolysaccharide ［J］. Clin Transl Med，2020，10（7）：e228.

［19］ CORRY J，KETTENBURG G，UPADHYAY A A，et al. Infiltration of inflammatory macrophages and neutrophils and widespread pyroptosis in lung drive influenza lethality in nonhuman primates［J］. PLoS Pathog，2022，18

（3）：e1010395.

［20］ VANAJA S K，RUSSO A J，BEHL B，et al. Bacterial outer membrane vesicles mediate cytosolic localization of LPS and caspase-11 activation［J］. Cell，2016，165（5）：1106-1119.

［21］ RYU J K，KIM S J，RAH S H，et al. Reconstruction of LPS transfer cascade reveals structural determinants within LBP，CD14，and TLR4-MD2 for efficient LPS recognition and transfer［J］. Immunity，2017，46（1）：38-50.

［22］ HE X，QIAN Y，LI Z，et al. TLR4-upregulated IL-1β and IL-1RI promote alveolar macrophage pyroptosis and lung inflammation through an autocrine mechanism ［J］. Sci Rep，2016，6：31663.

［23］ WU D，PAN P，SU X，et al. Interferon regulatory factor-1 mediates alveolar macrophage pyroptosis during LPS-induced acute lung injury in mice［J］. Shock，2016，46（3）：329-338.

［24］ MEUNIER E，DICK M S，DREIER R F，et al. Caspase-11 activation requires lysis of pathogen-containing vacuoles by IFN-induced GTPases［J］. Nature，2014，509（7500）：366-370.

［25］ XU J，JIANG Y，WANG J，et al. Macrophage endocytosis of high-mobility group box 1 triggers pyroptosis［J］. Cell Death Differ，2014，21（8）：1229-1239.

［26］ DENG M，TANG Y，LI W，et al. The endotoxin delivery protein HMGB1 mediates caspase-11-dependent lethality in sepsis［J］. Immunity，2018，49（4）：740-753.

［27］ RYU J C，KIM M J，KWON Y，et al. Neutrophil pyroptosis mediates pathology of P. aeruginosa lung infection in the absence of the NADPH oxidase NOX2［J］. Mucosal Immunol，2017，10（3）：757-774.

［28］ CHEN K W，GROß C J，SOTOMAYOR F V，et al. The neutrophil NLRC4 inflammasome selectively promotes IL-1β maturation without pyroptosis during acute Salmonella challenge［J］. Cell Rep，2014，8（2）：570-582.

［29］ KARMAKAR M，MINNS M，GREENBERG E N，et al. N-GSDMD trafficking to neutrophil organelles facilitates IL-1β release independently of plasma membrane pores and pyroptosis［J］. Nat Commun，2020，11（1）：2212.

［30］ KAMBARA H，LIU F，ZHANG X，et al. Gasdermin D exerts anti-inflammatory effects by promoting neutrophil death［J］. Cell Rep，2018，22（11）：2924-2936.

［31］ JIAO Y，ZHANG T，ZHANG C，et al. Exosomal miR-30d-5p of neutrophils induces M1 macrophage polarization and primes macrophage pyroptosis in sepsis-related acute lung injury［J］. Crit Care，2021，25（1）：356.

［32］ CHEN L，ZHAO Y，LAI D，et al. Neutrophil extracellular

traps promote macrophage pyroptosis in sepsis[J]. Cell Death Dis,2018,9(6):597.

[33] JORGENSEN I,ZHANG Y,KRANTZ B A,et al. Pyroptosis triggers pore-induced intracellular traps PITs that capture bacteria and lead to their clearance by efferocytosis[J]. J Exp Med,2016,213(10):2113-2128.

[34] MARTÍN-SÁNCHEZ F, MARTÍNEZ-GARCÍA J J, MUñOZ-GARCÍA M, et al. Lytic cell death induced by melittin bypasses pyroptosis but induces NLRP3 inflammasome activation and IL-1β release[J]. Cell Death Dis,2017,8(8):e2984.

[35] CULLEN S P,KEARNEY C J,CLANCY D M,et al. Diverse activators of the NLRP3 inflammasome promote IL-1β secretion by triggering necrosis[J]. Cell Rep,2015, 11(10):1535-1548.

[36] TAABAZUING C Y,OKONDO M C,BACHOVCHIN D A. Pyroptosis and apoptosis pathways engage in bidirectional crosstalk in monocytes and macrophages[J]. Cell Chem Biol,2017,24(4):507-514.

[37] MALIREDDI R K S, KESAVARDHANA S, KANNEGANTI T D. ZBP1 and TAK1:Master regulators of NLRP3 inflammasome/pyroptosis,apoptosis,and necroptosis(PAN-optosis)[J]. Front Cell Infect Microbiol, 2019,9:406.

[38] CHEN S,DING R,HU Z,et al. MicroRNA-34a inhibition alleviates lung injury in cecal ligation and puncture induced septic mice[J]. Front Immunol,2020,11:1829.

[39] ZHANG M,KENNY S J,GE L,et al. Translocation of interleukin-1β into a vesicle intermediate in autophagy-mediated secretion[J]. Elife,2015,4:e11205.

[40] LIU Y,ZHANG Y,FENG Q,et al. GPA peptide attenuates sepsis-induced acute lung injury in mice via inhibiting oxidative stress and pyroptosis of alveolar macrophage[J]. Oxid Med Cell Longev,2021,2021:5589472.

[41] XU K Y,WU C Y,TONG S,et al. The selective Nlrp3 inflammasome inhibitor Mcc950 attenuates lung ischemia-reperfusion injury[J]. Biochem Biophys Res Commun, 2018,503(4):3031-3037.

[42] LIU B,WANG Z,HE R,et al. Buformin alleviates sepsis-induced acute lung injury via inhibiting NLRP3-mediated pyroptosis through an AMPK-dependent pathway [J]. Clin Sci(Lond),2022,136(4):273-289.

[43] YING Y,MAO Y,YAO M. NLRP3 Inflammasome activation by microRNA-495 promoter methylation may contribute to the progression of acute lung injury[J]. Mol Ther Nucleic Acids,2019,18:801-814.

[44] RATHKEY J K,ZHAO J,LIU Z,et al. Chemical disruption of the pyroptotic pore-forming protein gasdermin D inhibits inflammatory cell death and sepsis[J]. Sci Immunol,2018,3(26):eaat2738.

[45] SILVA C M S,WANDERLEY C W S,VERAS F P,et al. Gasdermin D inhibition prevents multiple organ dysfunction during sepsis by blocking NET formation[J]. Blood,2021,138(25):2702-2713.

[46] HUMPHRIES F, SHMUEL-GALIA L, KETELUT-CARNEIRO N,et al. Succination inactivates gasdermin D and blocks pyroptosis[J]. Science,2020,369(6511):1633-1637.

[47] WU S,LI Z,YE M,et al. VX765,a specific caspase-1 inhibitor,alleviates lung ischemia reperfusion injury by suppressing endothelial pyroptosis and barrier dysfunction[J]. Biomed Res Int,2021,2021:4525988.

[48] THOMAS P G,DASH P,ALDRIDGE J R JR,et al. The intracellular sensor NLRP3 mediates key innate and healing responses to influenza A virus via the regulation of caspase-1[J]. Immunity,2009,30(4):566-575.

25 程序性细胞死亡在脓毒症肺损伤发病机制的研究进展

脓毒症被定义为由宿主对感染的反应失调引起的危及生命的器官功能障碍。在脓毒症引起的多器官功能障碍中，最容易发生的是急性肺损伤(acute lung injury，ALI)，更严重会导致急性呼吸窘迫综合征(acute respiratory distress syndrome，ARDS)。目前认为脓毒症肺损伤可能通过氧化应激反应、炎症级联反应及细胞死亡引起，但其发病机制尚未阐明。细胞死亡分为非程序性细胞死亡和程序性细胞死亡(programmed cell death，PCD)两大类，其中程序性细胞死亡是指细胞接收某种信号或刺激后，为了维持内环境稳定，由多基因调控的主动性死亡过程，可出现于个体正常发育，也发生在疾病过程中。PCD 包括细胞凋亡、细胞焦亡、自噬、铁死亡和中性粒细胞胞外诱捕网凋零(NETosis)等。研究表明，上述多种程序性细胞死亡与脓毒症肺损伤的发病进程密切相关，本篇综述拟探讨不同程序性细胞死亡方式在脓毒症肺损伤发病机制中的作用，阐述其分子机制和进展，以期为脓毒症肺损伤的发病机制研究及治疗提供依据。

一、细胞凋亡在脓毒症肺损伤发病机制中的作用

细胞凋亡是依赖于能量的一系列程序化事件，形态学特征为细胞萎缩、染色质固缩和无炎症反应的凋亡小体形成。导致细胞凋亡的途径主要有三种，分别是外源性途径、内源性途径和穿孔素/颗粒酶途径。研究表明，外源性、内源性及穿孔素/颗粒酶凋亡信号通路激活的细胞凋亡在脓毒症肺损伤中均发挥重要作用。

外源性途径(死亡受体活化途径)主要由肿瘤坏死因子(tumor necrosis factor，TNF)受体家族与配体相互作用从而依次激活胱天蛋白酶(caspase)-8 和胱天蛋白酶-3 启动凋亡途径，其中最经典的受体活化途径为自杀相关因子与其配体途径(Fas/FasL)。研究发现，盐酸戊乙奎醚治疗可以显著抑制胱天蛋白酶-3 和胱天蛋白酶-8 的蛋白表达，并通过抑制 Fas/FasL 信号通路在 ALI 中发挥保护作用。

内源性途径(线粒体介导途径)是利用线粒体内膜改变诱导细胞凋亡。它由 B 细胞淋巴瘤-2(B-cell lymphoma-2，Bcl-2)家族促凋亡蛋白与凋亡蛋白酶激活因子(apoptotic protease activating factor-1，Apaf-1)和胱天蛋白酶前体 9(procaspase-9)相互作用形成凋亡小体后，导致线粒体通透性转换孔打开及促凋亡蛋白进入细胞质最终引起凋亡。现有研究发现，盲肠结扎穿孔(cecal ligation and puncture，CLP)处理的小鼠肺组织样本中 Bcl-2 的表达降低，裂解的胱天蛋白酶-3 和胱天蛋白酶-9 蛋白表达增加，但右美托咪定预处理后可逆转上述蛋白表达水平，从而显著减轻小鼠脓毒症诱导肺组织细胞凋亡及 ALI 程度。此外，Yang 等研究表明，中药连花清瘟则可通过直接抑制内源性凋亡途径来减轻脂多糖(lipopolysaccharide，LPS)诱导的 ALI。

穿孔素/颗粒酶途径诱导的细胞凋亡是由细胞毒性 T 淋巴细胞生成穿孔素作用于细胞膜后，释放颗粒酶 B 激活 procaspase-10 或直接激活胱天蛋白酶-3 以执行凋亡。研究表明，脓毒症患者外周血中白介素-35(interleukin-35，IL-35)水平显著高于对照组，其机制可能与 IL-35 通过影响穿孔素/颗粒酶途径抑制 CD8$^+$T 细胞的直接细胞杀伤功能相关；同时，经 IL-35 刺激的脓毒症患者 CD8$^+$T 细胞分泌干扰素-γ(interferon-γ，IFN-γ)和 TNF-α 水平显著降低来影响 CD8$^+$T 细胞的非细胞杀伤作用；因此，IL-35 可能通过上述途径直接抑制脓毒症患者 CD8$^+$T 细胞活性，从而参与脓毒症的发病过程。

二、细胞焦亡在脓毒症肺损伤发病机制中的作用

细胞焦亡是由 Gasdermin 蛋白介导的促炎性和细胞溶解性死亡方式。细胞焦亡的方式可分为炎症小体识别病原体信号刺激从而活化胱天蛋白酶-1 的经典途径和以 LPS 为代表直接活化胱天蛋白酶-4/5/11 介导的非经典途径。其中介导细胞焦亡经典途径发生最主要的炎症小体是 NOD 样受体热蛋白结构域相关蛋白 3(NOD-like receptor thermal protein domain associated protein 3，NLRP3)。研究发现，敲除小鼠细胞焦亡相关胱天蛋白酶-1 和 *NLRP3* 基因可减少脓毒症 ALI 的发生，从而表明细胞焦亡在脓毒症 ALI

发病机制中发挥重要作用；甘氨酰脯氨酰丙氨酰（Gly-Pro-Ala，GPA）肽处理可抑制小鼠 ALI 模型中胱天蛋白酶-1 依赖的细胞焦亡经典途径并抑制促炎细胞因子的产生，从而对 CLP 诱导的 ALI 发挥保护作用；二氢杨梅素可通过抑制 NLRP3 炎症小体介导的细胞焦亡从而缓解脓毒症 ALI。相反，Li 研究表明干扰素基因刺激因子（stimulator of interferon genes，STING）可激活 NLRP3 炎症小体介导的细胞焦亡从而加重脓毒症 ALI，故 STING-NLRP3 靶点可作为治疗脓毒症 ALI 的有效途径。此外，针对非经典细胞焦亡途径，已有研究表明木犀草素作为一种天然黄酮类化合物通过抑制胱天蛋白酶-11 介导的非经典细胞焦亡途径显著抑制炎症反应，进而减轻 CLP 诱导的 ALI。综上所述，明确细胞焦亡的机制及其与脓毒症肺损伤的关系，将为脓毒症肺损伤的防治提供新策略。

三、自噬在脓毒症肺损伤发病机制中的作用

自噬是细胞自我吞噬的过程，负责细胞成分的降解和再回收。细胞自噬包括三种主要途径，即大自噬、小自噬和分子伴侣介导的细胞吞噬。在大自噬过程中，轻链 3（light chain，LC3）参与哺乳动物细胞自噬小体的形成，因此 LC3 被认为是自噬发生的生物标志物；小自噬则涉及溶酶体膜内陷，将少量细胞质输送到溶酶体腔；分子伴侣介导的自噬涉及胞质蛋白穿过溶酶体膜的直接移位。自噬被认为是一个限制脓毒症细胞损伤和细胞凋亡的细胞适应性和生物保护过程。研究表明，CLP 诱导的 ALI 小鼠模型经自噬诱导剂西罗莫司处理后，小鼠在肺功能及肺部炎症等方面均有明显改善，其机制可能与西罗莫司显著诱导 LC3 等自噬相关蛋白表达有关；相反，自噬抑制物 3-MA 预处理则降低 LC3 表达水平，使自噬减弱并加重脓毒症肺损伤。研究发现，蛋白激酶 C 相互作用蛋白 1（protein interacting with C-kinase 1，PICK1）缺乏会导致脓毒症小鼠体内 LC3-Ⅱ/LC3-Ⅰ 的比例减少，并通过损害溶酶体功能而阻断自噬流，进而加重脓毒症引起的肺损伤。此外，有研究发现，循环线粒体 DNA（circulating mitochondrial DNA，mtDNA）可通过 STING 通路损伤自噬从而加重脓毒症肺损伤的程度，进一步说明自噬在脓毒症 ALI 发病机制中发挥重要的作用。

四、铁死亡在脓毒症肺损伤发病机制中的作用

铁死亡是在二价铁或脂氧合酶的作用下，使细胞膜上高表达的不饱和脂肪酸被催化产生脂质体过氧化反应从而诱导细胞死亡的新型程序性细胞死亡方式。最经典的铁死亡防御途径为谷胱甘肽过氧化物酶 4（glutathione peroxidase-4，GPX4）通过谷胱甘肽（glutathione，GSH）依赖的方式特异性催化脂质过氧化反应使其失去氧化性，进而保护细胞免受铁死亡的损伤。研究表明，CLP 处理的小鼠出现铁含量增加、肺组织形态破坏、脂质过氧化损伤及 GPX4 蛋白表达降低；然而，CLP 小鼠腹腔注射铁死亡抑制剂 ferrostatin-1（Fer-1）后，肺组织形态损伤减轻及线粒体损伤减少，并通过抑制铁蛋白沉积来减轻 LPS 诱导的 ALI。研究发现，GPX4 特异性抑制剂 RSL3 可以抑制 GPX4 产生脂质活性氧并诱导铁死亡的发生，从而加重小鼠脓毒症 ALI。另外，体外试验研究中发现脓毒症 ALI 由肺组织细胞内铁水平升高所致，肺上皮细胞和肺巨噬细胞内铁水平升高分别促进脂质过氧化及中性粒细胞迁移，加剧炎症反应，进一步加重脓毒症 ALI。上述结果表明，铁死亡在脓毒症肺损伤发病机制中起着重要的作用，且抑制铁死亡可减轻氧化应激反应，以减轻脓毒症肺损伤。

五、NETosis 在脓毒症肺损伤发病机制中的作用

急性炎症期间，中性粒细胞被认为是保护身体免受感染的第一道防线。早在 2004 年，Brinkmann 等发现了一种新的抗微生物机制，即中性粒细胞外诱捕网（neutrophil extracellular trap，NET）。NET 是由中性粒细胞通过向细胞外释放 DNA、组蛋白、髓过氧化物酶等物质组成的网状物质来捕获和杀死病原体，该过程称为中性粒细胞胞外诱捕网凋零（NETosis）。NETosis 是区别于细胞凋亡和坏死的新型程序性死亡方式。现有研究认为中性粒细胞激活产生 NET 是脓毒症 ALI 的主要机制之一。研究显示，LPS 处理的小鼠肺组织中 NET 特异性标志物中性粒细胞瓜氨酸化组蛋白 3（citrullinated histone 3，Cit H3）和 NET-DNA 的水平显著高于对照组，进而证明 NET 参与脓毒症 ALI 的发病过程，其机制可能与 Toll 样受体 4（Toll-like receptor 4，TLR4）有关。TLR4 与 LPS 诱导的活化血小板和中性粒细胞结合促进 NET 释放，并为 NETosis 创造了有利的炎性环境。研究表明，丙泊酚通过抑制 LPS 诱导 TLR4 表达及 NF-κB 活化，从而抑制炎症因子的表达和脓毒症小鼠体内 NET 的产生，以减轻脓毒症 ALI。Ode 等研究结果显示，冷诱导 RNA 结合蛋白（cold-inducible RNA-binding protein，CIRP）在脓毒症期间通过上调肽基精氨酸脱亚氨酶Ⅳ（peptidyl-arginine deiminase 4，PAD4）的表达从而诱导肺内 NETosis 的发生，从而加重脓毒症肺损伤的发生。

六、结语

随着对程序性细胞死亡方式的研究，发现其包括细胞凋亡、细胞焦亡、自噬、铁死亡及 NETosis 等多种新的细胞死亡方式；本综述总结了上述不同程序性细胞死亡方式在脓毒症肺损伤发生发展中的作用及相关分子机制，但深层次的有关不同细胞程序性死亡之间的调节机制仍有待进一步研究，且针对程序性细胞死亡关键的靶点或生物标志物

进行针对性干预有望为脓毒症肺损伤的诊断和治疗提供新途径。

（刘华洋　史佳　余剑波）

参 考 文 献

［1］ SINGER M，DEUTSCHMAN C S，SEYMOUR C W，et al. The Third International Consensus Definitions for Sepsis and Septic Shock(Sepsis-3)［J］. JAMA，2016，315(8)：801-810.

［2］ FAUST H E，REILLY J P，ANDERSON B J，et al. Plasma mitochondrial DNA levels are assoc-iated with ARDS in trauma and sepsis patients［J］. Chest，2020，157(1)：67-76.

［3］ 阳华妹. 程序性死亡通路在胆红素脑病机制中的研究［J］. 医学信息，2021，10：43-46.

［4］ PARISI L R，MORROW L M，VISSER M B，et al. Turning the spotlight on Lipids in Non-Apoptptic Cell Death［J］. ACS Chem Biol，2018，13(3)：506-515.

［5］ LIU Y，CHEN J，JIN M，et al. Relationship between changes in mitochondrial function and hippocampal neuronal apoptosis after recurrent convulsion during developmental stage［J］. Exp Ther Med，2018，16(1)：127-132.

［6］ SU L J，ZHANG J H，HONG X，et al. Reactive oxygen species-induced lipid peroxidation in apoptosis，autophagy，and ferroptosis［J］. Oxid Med Cell Longev，2019，2019：1-13.

［7］ JIMBO H，NAGAI H，FUJIWARA S，et al. Fas-FasL interaction in cytotoxic T cell-mediated vitiligo：The role of lesional expression of tumor necrosis factor-α and interferon-γ in Fas-mediated melanocyte apoptosis［J］. Exp Dermatol，2020，29(1)：61-70.

［8］ KONG Q，WU X，QIU Z，et al. Protective effect of dexmedetomidine on acute lung injury via the upregulation of tumour necrosis factor-α-induced protein-8-like 2 in septic mice［J］. Inflammation，2020，43(3)：833-846.

［9］ YANG R，YANG H，WEI J，et al. Mechanisms underlying the effects of lianhuaqingwen on sepsis-induced acute lung injury：a network pharmacology approach［J］. Front Pharmacol，2021，12：717652.

［10］ 薛彦，弓清梅. 白细胞介素-35 对脓毒症患者 CD4+和 CD8+T 细胞的调控作用［J］. 中华急诊医学杂志，2019，28(12)：5.

［11］ ZHENG X，CHEN W，GONG F，et al. The role and mechanism of pyroptosis and potential therapeutic targets in sepsis：a review［J］. Front Immunol，2021，12：711939.

［12］ 何岱昆，邵义如，周芳庆，等. 核转录因子-KB 参与光气吸入性肺损伤 NLRP3 炎症小体的表达［J］. 中华急诊医学杂志，2018，27(6)：624-630.

［13］ 牛毓茜，李桂云，杨丽秋，等. 细胞焦亡在急性肺损伤小鼠肺巨噬细胞中的调控机制研究［J］. 中国免疫学杂志，2021，12：1439-1442.

［14］ LIU Y，ZHANG Y，FENG Q，et al. GPA peptide attenuates sepsis-induced acute lung injury in mice via inhibiting oxidative stress and pyroptosis of alveolar macrophage［J］. Oxid Med Cell Longev，2021，2021：5589472.

［15］ WANG Y C，LIU Q X，ZHENG Q，et al. Dihydromyricetin alleviates sepsis-induced acute lung injury through inhibiting NLRP3 inflammasome-dependent pyroptosis in mice model［J］. Inflammation，2019，42(4)：1301-1310.

［16］ LI N，WANG W，JIANG W Y，et al. Cytosolic DNA-STING-NLRP3 axis is involved in murine acute lung injury induced by lipopolysaccharide［J］. Clin Transl Med，2020，10(7)：e228.

［17］ ZHANG Z T，ZHANG D Y，XIE K，et al. Luteolin activates Tregs to promote IL-10 expression and alleviating caspase-11-dependent pyroptosis in sepsis-induced lung injury［J］. Int Immunopharmacol，2021，99(5)：107914.

［18］ MIZUSHIMA N，KOMATSU M. Autophagy：renovation of cells and tissues［J］. Cell，2011，147(4)：728-741.

［19］ ZHENG Q，WANG Y C，LIU Q X，et al. FK866 attenuates sepsis-induced acute lung injury through c-jun-N-terminal kinase (JNK)-dependent autophagy［J］. Life Sci，2020，250：117551.

［20］ ZHAO H Y，CHEN H G，MENG X Y，et al. Autophagy activation improves lung injury and inflammation in sepsis［J］. Inflammation，2019，42(4)：426-439.

［21］ MO Y，LOU Y，ZHANG A，et al. PICK1 deficiency induces autophagy dysfunction via lyosomal impairment and amplifies sepsis-induced acute lung injury［J］. Mediators of Inflammation，2018，2018：6757368.

［22］ LIU Q，WU J，ZHANG X，et al. Circulating mitochondrial DNA-triggered autophagy dysfunction via STING underlies sepsis-related acute lung injury［J］. Cell Death Dis，2021，12(7)：673.

［23］ LEI P，BAI T，SUN Y，et al. Mechanisms of ferroptosis and relations with regulated cell death：a review［J］. Front Physiol，2019，10：139.

［24］ BERSUKER K，HENDRICKS J M，LI Z，et al. The CoQ oxidoreductase FSP1 acts parallel to GPX4 to inhibit ferroptosis［J］. Nature，2019，575(7784)：688-692.

［25］ CAO Z，QIN H，HUANG Y，et al. Crosstalk of pyroptosis，ferroptosis and mitochondrial aldehyde dehydrogenase 2-related mechanisms in sepsis-induced lung injury in a mouse model［J］. Bioengineered，2022，13(3)：4810-4820.

［26］ LIU P，FENG Y，LI H，et al. Ferrostatin-1 alleviates lipopolysaccharide-induced acute lung injury via inhibiting ferroptosis［J］. Cell Mol Biol Lett，2020，25：10.

［27］ DESCHEMIN J C，MATHIEU J R，ZUMERLE S，et al. Pulmonary iron homeostasis in hepcidin knockout mice［J］. Front Physiol，2017，8：804.

［28］ SHEN X F，CAO K，JIANG J P，et al. Neutrophil dysregulation during sepsis：an overview and update［J］. Cell Mol Med，2017，（21）：1687-1697.

［29］ BRINKMANN V，REICHARD U，GOOSMANN C，et al. Neutrophil extracellular traps kill bacteria［J］. Science，2004，303（5663）：1532-1535.

［30］ 张克恭，何文昌，郭小凤，等. 中性粒细胞胞外诱捕网形成机制的研究进展［J］. 细胞与分子免疫学杂志，2020，36（6）：561-564.

［31］ DE OLIVEIRA S，ROSOWSKI E E，HUTTENLOCHER A，et al. Neutrophil migration in infectionand wound repair：going forward in reverse［J］. Nat Rev Immunol，2016，16（6）：378-391.

［32］ MAUGERI N，CAMPANA L，GAVINA M，et al. Activated platelets present high mobility group box 1 to neutrophils，inducing autophagy and promoting the extrusion of neutrophil extracellular traps［J］. J Thromb Haemost，2014，12（12）：2074-2088.

［33］ LIU S，SU X，PAN P，et al. Neutrophil extracellular traps are indirectly triggered by lipopolysaccharide and contribute to acute lung injury［J］. Sci Rep，2016，16（6）：37252.

［34］ 杨鹤，郑莉，张晔，等. 异丙酚对脓毒症小鼠中性粒细胞胞外诱捕网生成和炎症因子表达的影响［J］. 临床和实验医学杂志，2021，20（11）：1135-1138.

［35］ ODE Y，AZIZ M，JIN H，et al. Cold-inducible RNA-binding protein Induces Neutrophil extracellular traps in the Lungs during sepsis［J］. Sci Rep，2019，9（1）：6252.

26 铁死亡的代谢途径在急性肺损伤中作用的研究进展

铁死亡是一种近年来新发现的铁依赖性程序性细胞死亡类型,最早由 Dixon 等于 2012 年 1 月报道。铁死亡在形态和生物化学方面不同于凋亡、自噬、坏死、裂解等细胞死亡形式,主要表现为线粒体萎缩,线粒体嵴减少或消失,线粒体膜萎缩,染色质浓缩。由于细胞的死亡模式依赖于铁,并伴有过氧化物在细胞内的积累,且能被铁螯合剂所抑制,故称为铁死亡。铁死亡可通过外源性或内源性途径诱发。铁代谢与氨基酸代谢依赖转运蛋白通过外源性途径调节铁死亡,而脂质代谢与其他代谢途径能够通过酶的调节精确调控铁死亡的过程。急性肺损伤(acute lung injury, ALI)是一种发病率高、死亡率高的常见危重疾病,由多种原因引起,包括肺因素和肺外因素。ALI 的临床表现以弥漫性肺浸润、难治性低氧血症和呼吸窘迫为特征;病理表现为肺毛细血管内皮细胞和肺泡上皮细胞的损伤、弥漫性肺泡和肺间质水肿。但目前 ALI 的发病机制尚不完全清楚,尚无有效的靶向干预治疗。因此,研究 ALI 的发病机制和治疗具有重要意义。近年来,铁死亡已被证实在 ALI 的发生发展中起重要作用。本文综述铁死亡的代谢途径在急性肺损伤中作用的最新研究进展,开拓 ALI 的治疗潜力。

一、外源性(转运蛋白依赖)途径

(一) 铁代谢

铁是脂质过氧化物积累和铁死亡过程所必需的元素。因此,参与铁的结合、运输、解离和储存的蛋白质都在铁死亡的调控中发挥着重要作用。在正常生理条件下,细胞内铁元素通过吸收和代谢始终处于动态平衡。内源性铁稳态的调节是通过铁调控蛋白系统实现的。铁调控蛋白系统由转铁蛋白受体(transferrin receptor, TFR)、二价金属离子转运体-1(divalent metal ion transporter, DMT1)、转铁蛋白、铁蛋白等组成,可以感知细胞中游离 Fe^{2+} 的浓度。外周循环中的 Fe^{3+} 与细胞膜上的 TFR 结合,进入核内体,被铁还原蛋白还原为 Fe^{2+},然后由 DMT1 介导核内体分解,释放到细胞质,储存在不稳定的铁池中。这些铁调控蛋白的异常表达或功能障碍会导致细胞内铁离子浓度失衡,导致铁死亡。

细胞内产生的过量 Fe^{2+} 可以直接通过 Fenton 反应或含铁酶脂氧合酶催化脂质活性氧(reactive oxygen species, ROS)的产生,导致细胞内 ROS 的持续积累,促进铁死亡过程,增加氧化损伤,并进一步促进炎症因子如白介素-1β(interleukin-1β, IL-1β)、肿瘤坏死因子-α(tumor necrosis factor-α, TNF-α)以及毒性脂质过氧化产物的产生,包括丙二醛(malondialdehyde, MDA)和 4-羟基-2-壬烯醛(4-hydroxy-2-nonenal, 4-HNE),造成严重的肺损害。ALI 病死率高,进展迅速。研究发现,ALI 小鼠肺组织形态破坏、脂质过氧化损伤、铁含量增加、肺前列腺素内过氧化物合成酶 2(prostaglandin-endoperoxide synthase 2, PTGS2)蛋白表达增加,谷胱甘肽过氧化物酶 4(glutathione peroxidase-4, GPX4)蛋白的表达减少。ALI 小鼠腹腔注射铁抑制剂铁抑素-1(ferrostatin-1, Fer-1)后,肺形态损伤和线粒体损伤减轻,4-HNE 和 PTGS2 蛋白表达降低,GPX4 蛋白表达增加,MDA 和 ROS 水平降低。因此,Fer-1 可以通过降低 4-HNE 和 PTGS2 蛋白表达,增加 GPX4 蛋白表达,降低脂质氧化应激水平,保护细胞免受铁死亡,为急性肺损伤的治疗提供了科学依据。

(二) 氨基酸代谢

氨基酸代谢异常引起的铁死亡主要与谷胱甘肽(glutathione, GSH)代谢异常有关。GSH 由半胱氨酸、谷氨酸和甘氨酸合成,通常被认为是人体内主要的抗氧化剂,是铁死亡过程中氨基酸代谢的核心物质。半胱氨酸主要通过两种途径进入细胞:一种途径依赖于胱氨酸-谷氨酸反向转运体系统(cystine-glutamate antiporter-system, xc-系统),另一种途径依赖于硫传递途径。上述两种方式的损伤对铁死亡的发生发展都有一定的促进作用。当 xc-系统或者硫传递途径功能受损导致细胞内半胱氨酸不足时,GSH 的合成减少,引起铁死亡。GPX4、xc-系统、硫转移途径等一系列与 GSH 生物合成和降解相关的基因和调控因子均可参与对铁死亡的调控。GPX4 是一种重要的清除脂质氧自由基的酶。一旦 GPX4 被激活,GSH 可以将有毒的脂质过氧化氢还原为无毒的脂质醇,表明 GSH 是一种重要的保护性代谢产物,可以防止铁死亡的发生。在这个过程中,GPX4 作为关键酶,谷胱甘肽作为还原剂介导脂质过氧化物还原反应,减少铁死亡。有研究发现 ALI 小鼠肺泡壁增厚、炎症细胞浸润、黏液分泌过多、炎症细胞因子增加。GSH 可以减少线粒体中活性氧的产生，降低铁死亡的发生率，减少气道黏液、炎症细胞浸润，减轻肺水肿、出血、肺不张和肺泡上皮细胞损伤，改善 ALI 的临床症状。

二、内源性（酶调控）途径

（一）脂质代谢

1. ROS　铁死亡是一种新的程序性细胞死亡形式，其特征是铁依赖的脂质过氧化物的积累。ROS 是一类部分被还原的含氧分子，包括过氧化物、超氧阴离子和自由基，它们对维持细胞和组织的稳定状态至关重要。大多数与铁死亡相关的 ROS 来源于芬顿反应（Fenton reaction）和哈勃-魏斯反应（Haber-Weiss reaction），随后与脂膜上的多不饱和脂肪酸相互作用形成脂质 ROS，当大量脂质 ROS 在细胞内积聚时，引起铁死亡。ALI 是一种高死亡率的综合征。研究发现 ALI 小鼠的 ROS 水平显著升高，用铁死亡抑制剂治疗可下调 ALI 小鼠的 ROS 水平，提示 ROS 可能是 ALI 患者铁死亡的原始触发因子。核转录因子红系 2 相关因子 2（nuclear factor-erythroid 2-related factor 2，Nrf2）是细胞内氧化稳态的关键调节因子，在调节脂质过氧化的过程中发挥关键作用，而脂质过氧化与铁死亡的过程密切相关。有研究发现在 ALI 模型中丙二醛表达增加，而 GSH 和 GPX4 表达减少。此外，ALI 模型中肺泡 II 型上皮细胞出现铁死亡的特征性线粒体形态改变。在 ALI 模型中加入铁或铁抑素-1 预处理可明显加重或改善肺组织病理损伤、肺水肿、脂质过氧化、炎症细胞因子的水平，促进或阻止肺泡细胞死亡。铁抑素-1 是一种特殊的铁死亡抑制剂，可通过改善肺水肿、抑制脂质过氧化、提高肺泡上皮细胞活力改善 ALI。然而，铁被发现逆转了上述变化，铁死亡发生在 ALI 中，加剧了肺泡上皮细胞和肺间质细胞损伤。在 ALI 模型中，敲除 Nrf2 可显著降低 SLC7A11 和血红素加氧酶-1（heme oxygenase-1，HO-1）的表达。SLC7A11 的干扰显著增加了 Nrf2-HO-1，并降低了细胞死亡。这些结果表明 Nrf2 可通过调控 SLC7A11 和 HO-1 抑制铁死亡的过程，为降低 ROS 损伤和预防 ALI 提供了新的途径。

2. 多不饱和脂肪酸　多不饱和脂肪酸（polyunsaturated fatty acid，PUFA）是细胞膜脂双分子层的重要组成部分，也是细胞膜流动性和可变形性的分子基础。PUFA 作为合成脂质信号介质的底物，其数量和位置决定了细胞内脂质过氧化的程度。PUFA 中的碳-碳双键不稳定，更容易氧化生成过氧基团，是脂质过氧化反应的靶点，为铁死亡的发生提供了物质基础。脂氧合酶参与铁依赖性脂质 ROS 的形成，当细胞质中存在大量铁离子时，通过催化 PUFA 氧化成脂质过氧化氢，形成有毒的脂质自由基，最终导致细胞损伤的同时，PUFA 旁边的质子可被这些有毒的脂质自由基转移，进而开始新一轮的脂质氧化反应，最终导致更严重的氧化

损伤。PUFA 驱动的脂质过氧化增加细胞膜的通透性，使细胞对氧化更加敏感，最终导致铁死亡。因此，当 PUFA 大量存在时，会产生更多的脂质过氧化物，加重铁死亡的程度。PUFA 传递的铁离子作用信号依赖于成膜磷脂的酯化作用和氧化作用。通过筛选单倍体细胞系，发现两种在铁死亡 PUFA 合成中发挥关键作用的酶：长链酰基辅酶 A 合成酶-4（acyl-COa synthase long chain family member 4，ACSL-4）和溶血磷脂酰胆碱酰基转移酶-3（lysophosphatidylcholine acyltransferase-3，LPCAT-3）。当这两个基因被敲除时，PUFA 合成减少，抑制脂质过氧化，导致铁死亡受到抑制，从而降低 ALI 的严重程度，是一种潜在的 ALI 治疗策略。

三、其他代谢途径

除了铁代谢、氨基酸代谢、脂质代谢等途径，Nrf2、P53、辅酶 Q10（coenzyme Q10，CoQ10）等信号通路在抑制铁死亡过程中仍有重要作用。Nrf2 是细胞抗氧化应激反应的关键转录因子，也是细胞核中主要的铁死亡信号分子。在 ALI 氧化应激状态下，Nrf2 通过与细胞质抑制剂 Kelch 样 ECH 关联蛋白 1（Kelch like ECH associated protein 1，Keap1）分离，然后转位到细胞核中，激活 Nrf2 转录基因，保护细胞免受氧化应激的影响。Nrf2 的激活降低了铁的吸收，降低了 ROS 的产生，提高了细胞的抗氧化能力，因此 Nrf2 可以抑制铁死亡。P53 可以通过抑制 SLC7A11 的转录来抑制半胱氨酸的摄取，从而降低 GPX 活性和 GSH 的合成，从而导致细胞内 ROS 的积累和细胞的铁死亡。另一方面，有报道称 P53 还可以通过直接抑制二肽基肽酶-4 的活性或促进细胞周期蛋白依赖的激酶抑制剂的表达来抑制铁死亡。CoQ10 作为一种亲脂性的自由基捕获抗氧化剂，在急性肺损伤的病理生理变化过程中可被铁死亡抑制蛋白 1 抑制，阻止脂质过氧化物的增殖而抑制铁死亡。

四、总结

铁死亡是一种近年来新发现的细胞死亡形式，其代谢特征是铁大量积累和脂质过氧化，在细胞增殖和分化中起着关键作用，其代谢途径不是独立的，而是复杂代谢网络的一部分。与大多数人体内的重要器官不同，肺是直接向空气开放的，并不断暴露在病原体、变应原、刺激物和毒素中。因此，机体发生急性肺损伤的风险很高，死亡率也很高，但目前临床上有效的预防和治疗方法有限。动物实验结果初步表明，ALI 的病理过程与铁死亡密切相关，对铁死亡的代谢途径进行干预可以有效延缓 ALI 的进展，并在一定程度上改善临床症状，是 ALI 治疗的潜在靶点。然而，目前对铁死亡代谢途径的研究是基于动物模型，缺乏临床研究。目前 ALI 铁死亡相关的铁代谢、氨基酸代谢、脂质代谢与其他信号通路代谢途径的研究仍有很大的空白需要填补，临床上是否可以将抑制铁死亡的关键分子作为 ALI 的治疗方案

还有待研究。因此，本文综述了基础实验中关于铁死亡的代谢途径在急性肺损伤中作用的最新研究进展，为 ALI 提供了临床新的预防与治疗方向。

（王丹阳　吕欣）

参 考 文 献

[1] YIN X, ZHU G, WANG Q, et al. Ferroptosis, a new insight into acute lung injury [J]. Front Pharmacol, 2021, 12: 709538.

[2] HIRSCHHORN T, STOCKWELL B R. The development of the concept of ferroptosis [J]. Free Radic Biol Med, 2019, 133:130-143.

[3] LI Y, CAO Y, XIAO J, et al. Inhibitor of apoptosis-stimulating protein of p53 inhibits ferroptosis and alleviates intestinal ischemia/reperfusion-induced acute lung injury [J]. Cell Death Differ, 2020, 27(9):2635-2650.

[4] LI J, LU K, SUN F, et al. Panaxydol attenuates ferroptosis against LPS-induced acute lung injury in mice by Keap1-Nrf2/HO-1 pathway [J]. J Transl Med, 2021, 19(1):96.

[5] QIU Y B, WAN B B, LIU G, et al. Nrf2 protects against seawater drowning-induced acute lung injury via inhibiting ferroptosis [J]. Respir Res, 2020, 21(1):232.

[6] FAN R, SUI J, DONG X, et al. Wedelolactone alleviates acute pancreatitis and associated lung injury via GPX4 mediated suppression of pyroptosis and ferroptosis [J]. Free Radic Biol Med, 2021, 173:29-40.

[7] LI X, ZHUANG X, QIAO T. Role of ferroptosis in the process of acute radiation-induced lung injury in mice [J]. Biochem Biophys Res Commun, 2019, 519(2):240-245.

[8] XU W, DENG H, HU S, et al. Role of ferroptosis in lung diseases [J]. J Inflamm Res, 2021, 14:2079-2090.

[9] DESHPANDE R, ZOU C. Pseudomonas aeruginosa induced cell death in acute lung injury and acute respiratory distress syndrome [J]. Int J Mol Sci, 2020, 21(15):5356.

[10] LIU X, ZHANG J, XIE W. The role of ferroptosis in acute lung injury [J]. Mol Cell Biochem, 2022, 477(5):1453-1461.

[11] QIANG Z, DONG H, XIA Y, et al. Nrf2 and STAT3 alleviates ferroptosis-mediated IIR-ALI by regulating SLC7A11 [J]. Oxid Med Cell Longev, 2020, 2020:5146982.

[12] PENG J, FAN B, BAO C, et al. JMJD3 deficiency alleviates lipopolysaccharide-induced acute lung injury by inhibiting alveolar epithelial ferroptosis in a Nrf2-dependent manner [J]. Mol Med Rep, 2021, 24(5):807.

[13] ZHOU H, LI F, NIU J Y, et al. Ferroptosis was involved in the oleic acid-induced acute lung injury in mice [J].

Sheng Li Xue Bao, 2019, 71(5):689-697.

[14] LIU X, WANG L, XING Q, et al. Sevoflurane inhibits ferroptosis: a new mechanism to explain its protective role against lipopolysaccharide-induced acute lung injury [J]. Life Sci, 2021, 275:119391.

[15] JIA D, ZHENG J, ZHOU Y, et al. Ferroptosis is involved in hyperoxic lung injury in neonatal rats [J]. J Inflamm Res, 2021, 14:5393-5401.

[16] DONG H, XIA Y, JIN S, et al. Nrf2 attenuates ferroptosis-mediated IIR-ALI by modulating TERT and SLC7A11 [J]. Cell Death Dis, 2021, 12(11):1027.

[17] XU Y, LI X, CHENG Y, et al. Inhibition of ACSL4 attenuates ferroptotic damage after pulmonary ischemia-reperfusion [J]. FASEB J, 2020, 34(12):16262-16275.

[18] YU S, JIA J, ZHENG J, et al. Recent progress of ferroptosis in lung diseases [J]. Front Cell Dev Biol, 2021, 9:789517.

[19] QU M, ZHANG H, CHEN Z, et al. The role of ferroptosis in acute respiratory distress syndrome [J]. Front Med (Lausanne), 2021, 8:651552.

[20] LI J, DENG S H, LI J, et al. Obacunone alleviates ferroptosis during lipopolysaccharide-induced acute lung injury by upregulating Nrf2-dependent antioxidant responses [J]. Cell Mol Biol Lett, 2022, 27(1):29.

[21] CLEMENTE L P, RABENAU M, TANG S, et al. Dynasore blocks ferroptosis through combined modulation of iron uptake and inhibition of mitochondrial respiration [J]. Cells, 2020, 9(10):2259.

[22] HE R, LIU B, XIONG R, et al. Itaconate inhibits ferroptosis of macrophage via Nrf2 pathways against sepsis-induced acute lung injury [J]. Cell Death Discov, 2022, 8(1):43.

[23] LI J, LI M, LI L, et al. Hydrogen sulfide attenuates ferroptosis and stimulates autophagy by blocking Mtor signaling in sepsis-induced acute lung injury [J]. Mol Immunol, 2022, 141:318-327.

[24] WANG W, ZHU L, LI H, et al. Alveolar macrophage-derived exosomal Trf-22-8BWS7K092 activates Hippo signaling pathway to induce ferroptosis in acute lung injury [J]. Int Immunopharmacol, 2022, 107:108690.

[25] CAO Z, QIN H, HUANG Y, et al. Crosstalk of pyroptosis, ferroptosis, and mitochondrial aldehyde dehydrogenase 2-related mechanisms in sepsis-induced lung injury in a mouse model [J]. Bioengineered, 2022, 13(3):4810-4820.

[26] WEI S, QIU T, YAO X, et al. Arsenic induces pancreatic dysfunction and ferroptosis via mitochondrial ROS-autophagy-lysosomal pathway [J]. J Hazard Mater, 2020,

384:121390.

［27］ LI N,WANG W,ZHOU H,et al. Ferritinophagy-mediated ferroptosis is involved in sepsis-induced cardiac injury［J］. Free Radic Biol Med,2020,160:303-318.

［28］ WU Y,ZHANG S,GONG X,et al. The epigenetic regulators and metabolic changes in ferroptosis-associated cancer progression［J］. Mol Cancer,2020,19(1):39.

［29］ TANG D,CHEN X,KANG R,et al. Ferroptosis:molecular mechanisms and health implications［J］. Cell Res, 2021,31(2):107-125.

［30］ GAN B. Mitochondrial regulation of ferroptosis［J］. J Cell Biol,2021,220(9):e202105043.

［31］ BERSUKER K,HENDRICKS J,LI Z,et al. The CoQ oxidoreductase FSP1 acts parallel to GPX4 to inhibit ferroptosis［J］. Nature,2019,575(7784):688-692.

［32］ OUSINGSAWAT J,SCHREIBER R,GULBINS E,et al. P. aeruginosa induced lipid peroxidation causes ferroptotic cell death in airways［J］. Cell Physiol Biochem,2021, 55(5):590-604.

［33］ LIU P,FENG Y,LI H,et al. Ferrostatin-1 alleviates lipopolysaccharide-induced acute lung injury via inhibiting ferroptosis［J］. Cell Mol Biol Lett,2020,25:10.

27 NAD⁺及其代谢在内毒素急性肺损伤中潜在调控作用的研究进展

脓毒症是由系统性炎症反应引起的危及生命的多器官功能障碍，常最先累及肺脏，超过 40% 的脓毒症患者会进展为急性肺损伤（acute lung injury，ALI），其中约半数死于肺部炎症。线粒体作为细胞能量工厂及代谢中心，其功能障碍已被证实是参与脓毒症 ALI 的重要机制之一。β-烟酰胺腺嘌呤二核苷酸（nicotinamide adenine dinucleotide，NAD⁺）作为机体多种氧化还原反应中的必需辅酶，通过在线粒体 ATP 产生的核心作用来调控细胞内能量稳态，参与调节并维持线粒体功能，其内稳态及代谢在细胞衰老、氧化应激、自噬、凋亡、信号转导等过程中发挥重要作用。因此，NAD⁺及其代谢有望为脓毒症诱发多器官功能障碍的防治开辟新思路。本文就 NAD⁺及其代谢在内毒素 ALI 中的潜在调控作用进行综述，以期为内毒素 ALI 基于发病机制的治疗提供理论基础，为其付诸临床研究及转化提供思路。

一、NAD⁺研究概况

NAD⁺，即 β-烟酰胺腺嘌呤二核苷酸，由烟酰胺单核苷酸（nicotinamide mononucleotide，NMN）和单磷酸腺苷以共价键形式相连接而成。作为三羧酸循环、糖酵解及氧化磷酸化等多种氧化还原反应关键酶的辅助因子及电子呼吸链中的递氢体，NAD⁺广泛参与调节细胞代谢、能量合成、信号转导等重要生理过程。从细胞内部各种基础生命活动，到机体内部稳态的维持，都需要 NAD⁺涉及的能量代谢过程，同时，NAD⁺/NADH 的相对平衡反映细胞内氧化还原状态，可直接影响细胞新陈代谢、衰老与死亡、肿瘤与炎症等。

（一）NAD⁺的生物合成

NAD⁺生物合成途径中的底物有 4 种，分别是烟酸（nicotinic acid，NA）、烟酰胺（nicotinamide，NAM）、色氨酸（tryptophan，Trp）和烟酰胺核糖（NAM riboside，NR）。第一种合成途径是以 NA 为起始物经 Preiss-Handler 途径合成，此途径的关键酶是烟酰胺单核苷酸腺苷酸转移酶（nicotinamide mononucleotide adenyltransferase，NMNAT），包含 NMNAT1、NMNAT2、NMNAT3 亚型。NMNAT 不同亚型表现出不同的催化特性和亚细胞分布，其中，NMNAT1 的酶活性最强，定

位于细胞核，NMNAT2 和 NMNAT3 分别位于高尔基复合体和线粒体。NMNAT 的亚细胞分布一定程度上决定了 NAD⁺在细胞及亚细胞池的区域分布，进而影响 NAD⁺介导的以线粒体为中心的细胞内通信，如线核通信。NMNAT 在 ATP 存在条件下将烟酸单核苷酸（NA mononucleotide，NAMN）转化为烟酸腺嘌呤二核苷酸（nicotinic acid adenine dinucleotide，NAAD），后在 NAD 合成酶的催化下，通过酰胺化反应转化为 NAD⁺。

NAD⁺的第二种合成途径为从头合成途径，以食物中的色氨酸为起始物，在限速酶吲哚胺 2,3-双加氧酶（indoleamine 2,3-dioxygenase，IDO）或色氨酸 2,3-双加氧酶（tryptophan-2,3-dioxygenase，TDO）的作用下转化为 N-甲酰基犬尿氨酸，后经 4 个反应步骤转化为不稳定的 2-氨基-3-羧基黏康酸酯半醛（2-Amino 3-carboxymuconate 6-semialdehyde，ACMS）形式，ACMS 经自发环化形成喹啉酸，或经 ACMS 脱羧酶脱羧成 2-氨基-3-黏康糖-6-半醛，进而通过三羧酸循环或戊二酸途径完全氧化为乙酰辅酶 A。从头合成的最后一步即为喹啉酸经喹啉酸磷酸核糖基转移酶（quinolinate phosphoribosyltransferase，QPRT）催化形成 NAMN，后进入 Preiss-Handler 途径转化为 NAD⁺。

NAD⁺合成的第三种途径即补救合成途径，此途径可产生人体 NAD⁺含量的 85%，其中烟酰胺磷酸核糖基转移酶（nicotinamide phosphate ribosyltransferase，NAMPT）为其限速酶。NAM 先经 NAMPT 催化为 NMN，NMN 可由 NR 经烟酰胺核苷激酶（nicotinamide riboside kinase，NRK）磷酸化生成，最终 NMN 和 NAMN 都将在 NMNAT 催化下生物合成 NAD⁺。由于补救合成途径是产生生物体所需 NAD⁺的最主要途径，因此，补充该途径中间代谢产物 NMN 或 NR 是提升细胞内 NAD⁺水平最常见的方式。研究表明，外源性补充 NAD⁺前体物质如 NMN 可直接刺激 NAD⁺的合成。

（二）NAD⁺依赖性酶

NAD⁺除作为辅酶参与机体氧化还原反应外，还作为多种非氧化还原反应酶的内源性底物，这类酶可响应 NAD⁺信号或将 NAD⁺水解成 NAM 和二磷酸腺苷核糖。NAD⁺依赖性酶主要包括多腺苷二磷酸核糖聚合酶［poly（ADP-ribose) polymerase, PARP]、Sirtuins 蛋白家族及 cADP 合酶等 3 类。

PARP 是一种 DNA 修复酶,是细胞内 NAD⁺ 最主要的消耗者。正常细胞内,PARP 含量极低,以腺苷酸二磷酸核糖为主要存在形式,而当细胞遭受活性氧、细胞毒性物质(如细胞烷化剂等)、紫外线等不良刺激时,PARP 在识别 DNA 损伤和氧化应激后激活,利用底物 NAD⁺ 和 ATP 转移二磷酸腺苷核糖基至受损位点,迅速形成聚合物以促进受损基因组修复,在 DNA 修复、基因转录和细胞凋亡中发挥着重要作用。研究表明,PARP 有助于减缓脑梗死部位神经元细胞的凋亡与自噬,促进 DNA 损伤的修复,从而保护神经系统功能及结构。另外,PARP 参与炎性相关 NF-κB 信号通路的转录调控,PARP1 可促进 NF-κB 的解离,促使游离 NF-κB 转运至细胞核内,激活下游炎症介质如 TNF-α、IL-1β 等,参与机体炎症反应与免疫应答。目前,已有研究证明 PARP1 抑制剂可对溃疡性结肠炎、哮喘、关节炎及多种自身免疫性疾病产生重要保护作用,其保护机制与 PARP1 促进炎症反应密切相关。随着对 PARP 的深入探究,发现 PARP 随着年龄增长而显著下降,PARP 家族酶类在抗衰老过程中的作用逐渐被发现,主要可归因于以下 4 个方面:①PARP 有效促进氧化损伤的 DNA 或断裂及暴露肽链的及时清除或修复;②PARP 通过动态修饰端粒结构域,使端粒结构维持一定长度;③对沃纳综合征蛋白具有负调控作用,自修饰后与其解离,可助于减轻早衰;④激活过氧化物酶体增殖物激活受体 γ(peroxisome proliferator-activated receptor-γ,PPARγ),从而激活 PPARγ/PGC-1α 信号通路,促进线粒体生物合成。然而,PARP 合成增多或过度激活可大量消耗细胞内 NAD⁺ 含量,引起细胞内部 NAD⁺ 及 ATP 耗竭,使细胞内稳态被破坏,可降低细胞活力或引起细胞凋亡与自噬。

Sirtuins 家族蛋白是一组高度保守的组蛋白去乙酰化酶,包含有 7 种不同亚型(SIRT1～7),其中,SIRT1、SIRT6、SIRT7 是参与染色质结构和基因表达的核蛋白,SIRT3、SIRT4、SIRT5 定位于线粒体,而 SIRT2 主要存在于细胞质。Sirtuins 蛋白最显著的特征是其酶活性取决于细胞内 NAD⁺ 水平,且受 NAD⁺/NADH 比值的动态变化调节。作为细胞中感知能量和氧化还原状态的传感器,Sirtuins 在基因表达与修复、细胞周期调节、能量代谢、细胞凋亡、衰老与抗逆等过程中具有重要生理意义。研究表明,Sirtuins 蛋白的表达及活性与诸多疾病,如糖尿病、心血管疾病、退行性疾病、自身免疫性疾病及炎症性疾病的发生发展紧密相关。研究表明,目前研究最为深入的成员 SIRT1 蛋白可通过其去乙酰化活性调控下游多种靶蛋白的活性,如通过去乙酰化 NF-κB 蛋白抑制 p65-NF-κB 转录活性,使下游炎症因子(如 TNF-α、IL-6、IL-1β)或 NLRP3 炎症小体等表达下调;去乙酰化高速泳动族蛋白 B1(HMGB1),抑制其转位至细胞核内,从而抑制其炎症级联反应,降低脓毒症小鼠的病死率;去乙酰化过氧化物酶体增殖物激活受体 γ 共激活因子 1α

(peroxisome proliferator-activated receptor-γ coactivator-1α,PGC-1α)的赖氨酸残基,从而促进线粒体生物合成;去乙酰化氧化应激相关分子如叉头盒蛋白 O1(forkhead transcription factors of the O1,FOXO1),从而增强机体抵御氧化应激损伤的能力。另外,Sirtuins 家族蛋白在 DNA 损伤与修复过程中发挥重要作用。研究显示,SIRT1 蛋白基因缺陷使细胞内 DNA 更易受到损伤,且修复能力显著降低,细胞内不同类型 DNA 损伤可迅速招募 SIRT1 至损伤部位,通过参与受损碱基对切除与修复、核苷酸切除与修复及断裂 DNA 双链的修复等途径促进基因组的有效修复。而兼具去乙酰化酶活性和单二磷酸腺苷核糖转移酶活性的 SIRT6 蛋白亦被发现在 DNA 损伤修复中具有重要的调控作用。SIRT6 蛋白可在 DNA 双联损伤早期被招募,同时募集染色质重塑因子改变染色体结构,有助于断裂或损伤的 DNA 双链解螺旋,促进早期修复。

环二磷酸腺苷核糖(cyclic adenosine diphosphate ribose,cADPR)合成酶主要包括 CD38 和 CD157 等,其中 CD38 是生理条件下调节细胞内 NAD⁺ 浓度的重要分子。CD38 介导 NADP 和 Na 之间的碱基对互换,形成具有水解活性的 Na-ADP 基团,并可介导细胞内 Ca²⁺ 通道的激活,参与分解 Ca²⁺ 激活的第二信使。CD38 也是影响细胞内 NAD⁺ 含量的重要因素之一,CD38 过表达时 NAD⁺ 水解酶活性显著增高,可显著降低细胞内 NAD⁺ 和 NADH 含量。研究表明,CD38 分子的表达受炎症因子如 NF-κB 等调控,其活性与 NAD⁺ 水平成负相关。当 CD38 缺失或被抑制时,机体内 NAD⁺ 水平升高,降低氧化应激反应及改善线粒体功能,从而达到治疗阿尔茨海默病等神经退行性变性疾病的作用。

二、NAD⁺ 及其代谢在内毒素急性肺损伤中的保护作用

内毒素急性肺损伤是临床常见的急危重症,因其高发病率及高死亡率亟待寻找有效且特异的治疗方案,如何有效预防和减轻内毒素肺损伤一直是危重症医学面临的重大难题。随着对内毒素急性肺损伤认识的深入及探索,其发病机制不断被拓展,包括炎症性损伤、氧化应激损伤、肺血管内皮细胞凋亡等。内毒素急性肺损伤主要表现为早期氧化应激和促炎/抗炎反应失衡,是诱发急性肺损伤的关键,大量的炎症介质、细胞因子和自由基与各种细胞成分发生反应,破坏肺毛细血管内皮细胞和肺泡上皮细胞的结构和功能,使肺泡毛细血管膜通透性增加,形成肺水肿。血气屏障损害引起更多炎症介质释放入肺组织,进一步加剧肺组织损伤,甚至引起多器官功能障碍。氧化应激诱导线粒体产生过度活性氧(reactive oxygen species,ROS),其抗氧化与氧化系统平衡被打破,引起线粒体功能障碍,形成恶性循环,加重肺组织损伤。

作为机体内重要的辅酶,NAD⁺ 的生物调控作用除了涉及基础代谢过程(三羧酸循环、脂肪酸氧化、氧化还原反应、

氧化磷酸化以及氨基酸分解代谢等），NAD⁺及其代谢产物还作为多种酶的降解底物，通过调节其依赖性酶类活性将细胞代谢与信号转导及转录紧密衔接，其作用已经远超出其作为辅酶的作用。多项研究表明，NAD⁺及其代谢相关产物在炎症性疾病的发生发展过程中发挥重要作用，已成为对抗急慢性炎症反应和氧化应激损伤疾病的"明星靶点"。

（一）抗氧化应激损伤

线粒体是细胞内生物合成和能量代谢的中枢，内毒素致肺损伤时氧化应激损伤会引起线粒体形态和功能损伤。越来越多的研究证实线粒体功能障碍是参与内毒素急性肺损伤的重要机制，而NAD⁺直接调控线粒体ATP合成及氧化还原反应能力，其含量增加能够显著改善应激状态下线粒体功能，从而减轻内毒素诱导的氧化应激及炎症反应。ROS的过量产生和抗氧化防御系统失衡是诱发脓毒症和急性肺损伤的关键机制。当ROS过载超过了机体内源性抗氧化防御能力，大量Ca^{2+}内流促使线粒体通透性增高，破坏线粒体DNA及电子呼吸链结构，并触发胱天蛋白酶依赖或非依赖的细胞凋亡程序，从而导致细胞功能障碍。同时，抗氧化防御系统失衡将诱发炎症因子如IL-1β、TNF-α等大量释放，严重影响细胞的功能。一方面，线粒体作为细胞内ATP合成和ROS产生的主要场所，过量的ROS引起的脂质过氧化可直接攻击线粒体呼吸链，从而影响NAD⁺的生物合成；另一方面过量ROS通过降低线粒体DNA碱基切除修复酶和聚合酶的活性来破坏线粒体DNA完整性，而启动PARP介导的受损DNA修复过程会大量消耗细胞内NAD⁺，从而导致细胞内NAD⁺含量骤减。细胞内NAD⁺水平下降也可引起ROS产生增多，进一步加重氧化应激反应。

作为维持机体氧化还原反应平衡的必需辅酶，细胞内NAD⁺水平的升高可通过激活SIRT1、SIRT3等信号通路，抑制超氧化物歧化酶等线粒体蛋白去乙酰化，提高细胞抵御氧化应激损伤的能力。Hong等研究证明，通过NR预处理提升细胞内NAD⁺水平，可抑制NAD⁺/SIRT1信号转导，阻止巨噬细胞内高速泳动族蛋白B1（high-mobility protein B1，HMGB1）释放和氧化应激反应，从而改善肺微血管通透性和心肌功能障碍，降低小鼠脓毒症的死亡率。Lee等研究表明，刺激NAD⁺补救合成途径以提高细胞内NAD⁺水平、维持NAD⁺氧化还原平衡可抑制线粒体苹果酸-天冬氨酸穿梭蛋白的高乙酰化，改善NADH转运及氧化反应，减轻细胞氧化应激损伤。上调NAD⁺和SIRT3水平可抑制肺巨噬细胞内NLRP3炎症小体激活及促炎细胞因子（如MIP-2、IL-6、IL-1β、HMGB1等）和ROS的产生，从而抑制炎症反应、减轻肺损伤的严重程度。

除了NAD⁺及其依赖性酶对氧化应激的保护性作用，NAD⁺生物合成中间代谢产物亦涉及各种氧化还原反应、信号转导，或在疾病进展中发挥重要作用。研究发现，NAMPT的表达易受高速泳动族蛋白A（HMGA）的调控，炎症反应时HMGA和NAMPT通过NAD⁺介导的AMP活化蛋白激酶（AMP-activated protein kinase，AMPK）通路抑制、p53介导的p38 MAPK通路激活增强NF-κB及促炎介质如衰老相关分泌表型（senescence-associated secretory phenotype，SASP）的活性及表达。此外，Ali Poyan Mehr等研究发现，急性肾损伤（acute kidney injury，AKI）时尿液中的喹啉酸含量很高，这意味着负责将喹啉酸转化为NAD⁺的QPRT酶活性受到抑制，NAD⁺从头合成途径受损，提高肾脏内NAD⁺水平可增强机体对急性肾损伤的抵抗力。

此外，诸多研究表明NAD⁺及其信号转导参与白藜芦醇和褪黑素等化合物对急性肺损伤的保护作用。天然多酚类化合物白藜芦醇通过刺激NAD⁺含量增高及线粒体内SIRT3的富集，促进FOXO3a/PGC-1α抗氧化应激信号通路减轻氧化应激引起的急性肺损伤，从而发挥保护作用。而褪黑素则是通过平衡NAD⁺氧化还原状态抑制氧化应激及活性氧产生，从而发挥对肺损伤的保护作用。

（二）改善线粒体功能

线粒体是细胞内生物合成和物质代谢的中心，通过频繁进行分裂/融合、生物合成以维持线粒体动力学平衡，调节线粒体的形态及功能。氧化应激导致的线粒体损伤和功能障碍已被证明是参与内毒素急性肺损伤的重要机制。脓毒症急性肺损伤时，病原菌产生的内毒素类脂A抑制细胞内抗氧化酶活性，产生过量ROS导致氧化应激和线粒体DNA损伤，进而导致线粒体氧化呼吸和生物合成功能受损。NAD⁺作为三羧酸循环、脂肪酸及氨基酸氧化等过程中的必需辅酶，可参与线粒体电子传递链能量代谢，其含量稳定利于恢复细胞ATP水平；同时NAD⁺可调节去乙酰化酶Sirtuins家族蛋白和线粒体生物合成相关转录因子PGC-1α活性，改善线粒体动力学平衡和生物合成。

脓毒症急性肺损伤时，线粒体动力学失衡表现为线粒体融合相关蛋白（Mfn1、Mfn2、OPA1）表达下调，而分裂相关蛋白（Fis1、Drp1）表达上调。SIRT3蛋白能调节线粒体蛋白功能，维持线粒体的完整性。Yi等研究表明，SIRT3能够促使线粒体融合蛋白OPA1去乙酰化并提高其GTP酶活性，通过抑制凋亡信号转导和细胞色素氧化酶C的释放、增强呼吸复合物的活性等保护线粒体网络，调节线粒体动力学平衡和稳态从而减轻氧化应激反应。SIRT3-OPA1介导线粒体融合时可激活ERK通路，减轻线粒体功能损伤。而SIRT3蛋白去乙酰化核蛋白Ku70，通过调节AMPK-Drp1通路，减少线粒体分裂蛋白Drp1相关的线粒体转位，从而减弱氧化应激介导的线粒体分裂。

尽管线粒体生物合成过程依赖核编码基因和大量转录因子的调控，但辅激活因子PGC-1α在线粒体生物合成中起着关键调节作用。PGC-1α通过激活下游核转录因子1和2（Nrf1和Nrf2），使线粒体转录因子A（Tfam）活化并结合到电子运输链复合物亚基的启动子区域，从而促进线粒体DNA转录。此外，PGC-1α具有潜在整合转录因子多样性的生物学效果，可促进线粒体的氧化表达，同时可通过诱导线粒体亚铁血红素和脂肪酸的生物合成途径，提高线粒体的氧化功能。而 PGC-1α 的表达与激活受多种信号途径调节,其中 SIRT1-PGC-1α 和 AMPK-PGC-1α 信号通路是调节线粒体生物合成的重要途径。研究表明,低温、锻炼及禁食可通过激活 AMPK 信号通路促进 PGC-1α 的磷酸化,磷酸化的 PGC-1α 转位至细胞核启动线粒体生物合成过程。另外,PGC-1α 受细胞内 NAD⁺ 含量及脱酰基酶-SIRT1 活性的调控,促进线粒体生物合成从而保护细胞免受氧化应激损伤。

(三)抑制细胞自噬

线粒体自噬是细胞自噬装置选择性地对受损或衰老的线粒体的去极化清除过程,对维持其正常功能具有重要意义。研究表明,NAD⁺ 可通过介导 SIRT3-FOXO3 通路和 SIRT1-PGC-1α 通路控制线粒体生物发生和线粒体自噬之间的平衡,从而影响细胞的健康和存活。NAD⁺-SIRT1 通过激活 AMPK 信号通路促进 ATG1 的 ULK1 磷酸化或抑制哺乳动物雷帕霉素靶蛋白(mammalian target of rapamycin,mTOR)受体诱导自噬和/或线粒体自噬。其中,SIRT1 蛋白可上调 PGC-1α 表达,通过去乙酰化和激活自噬蛋白 ATG7、ATG5、ATG8 等稳定 PINK1,促进 Parkin 募集至线粒体膜,上调线粒体自噬受体细胞质轻链 3(cytoplasmic light chain 3,LC3)和 BNIP3L/NIX。而 SIRT3 可在 K271 和 K290 位点使 FOXO3 去乙酰化,上调自噬相关蛋白 BNIP3、NIX 和 LC3-Ⅱ 的表达,同时驱动 p62 聚集于泛素化底物上并形成自噬溶酶体,最终吞噬受损线粒体和自噬小体。研究表明,SIRT3-FOXO3 的激活除了促进线粒体自噬,还可通过上调 PGC-1α 和 TFAM 促进线粒体的生物合成。

(四)抑制促炎因子表达

NAD⁺ 及其相关产物在炎症性疾病的发生发展中发挥重要作用,根据疾病进展而发挥不同的生物学功能。能量代谢与免疫反应常呈双向调节。Abbas Jawad Al-Shabany 等研究发现,在小鼠脓毒症早期阶段,NAD⁺ 可发生适应性、短暂性的增高,以代偿性增加细胞内能量反应,激活促炎反应,引起肿瘤坏死因子 α(tumor necrosis factor-α,TNF-α)、IL-1β 和 IL-6 等氧化应激时由活化的单核巨噬细胞分泌的、最重要的促炎因子的分泌增多,可激活核因子-κB(nuclear factor of kappa B,NF-κB)信号通路,启动促炎级联反应。研究发现,在 LPS 刺激下,肺组织内 NAD⁺ 出现短暂性、适应性增高,上调 TNF-α 合成,诱导巨噬细胞更多向 M1 型(促炎型)分化,增强促炎反应,最终达到消除炎症的目的。相反地,TNF-α 可通过调节 NAD⁺ 稳态相关酶类的表达影响 NAD⁺ 的代谢。而随着炎症反应的激活,组织内细胞因子如 TNF-α 和氧化应激水平显著增加后,组织内 NAD⁺ 含量和 NAMPT 显著降低,NAD⁺/NADH 比值显著下降,此时线粒体功能损伤引起氧化磷酸化功能障碍,细胞内能量供应不足,糖酵解等无氧代谢水平增高,可进一步加重氧化应激损伤,形成恶性循环。因此,在脓毒症免疫抑制阶段,细胞中 NAD⁺ 含量显著下降。另外,在慢性炎症阶段,NAMPT 介导的 NAD⁺ 生物合成受损,伴随着 IL-1、IL-6 及

TNF-α 等炎症因子的持续存在。

NAD⁺ 前体物质如 NMN、NR、NAM 等具有抗炎作用。研究表明,NR 可抑制内毒素攻击巨噬细胞分泌或释放 TNF-α、IL-8、IL-6 及一氧化氮等炎症因子,而 NMN 可显著减少自身免疫疾病小鼠骨骼肌中炎症因子的释放。同时,NAD⁺ 在调控巨噬细胞 M2 型极化状态中起到关键作用。众所周知,巨噬细胞可根据局部微环境分化成不同表型,其中经典活化型巨噬细胞(M1 型)主要介导炎症反应的启动与维持,而选择活化型巨噬细胞(M2 型)主要参与炎症的控制与消退。炎症或氧化应激刺激可促进 M2 型巨噬细胞极化,同时通过上调 SIRT1 和 SIRT6 蛋白的表达,诱导 M2 型巨噬细胞内代谢方式由糖酵解转化为脂肪酸氧化,以此减轻炎症反应,促进炎症的控制与减退。然而,当炎症反应失控可导致 NAD⁺ 耗竭,促进 M2 型向 M1 型转化,即由抗炎状态转变为促炎状态,代偿性通过补偿合成途径维持 NAD⁺ 含量,增强了甘油醛-3 磷酸脱氢酶(glyceraldehyde-3-phosphate dehydrogenase,GAPDH)活性,从而导致炎症反应加重。

除此之外,NAD⁺ 依赖性酶 Sirtuins 家族蛋白对炎症反应的调控作用亦不可忽视。以研究最广的 SIRT1 蛋白为例,其可从 2 个方面减轻炎性损伤:①SIRT1 蛋白通过去乙酰化炎症关键介质如 NF-κB 和 HMGB1,抑制其向细胞核内转位并结合下游结合元件,从而减轻炎症反应;②去乙酰化凋亡相关因子 p53,从而减少细胞凋亡及凋亡引起的炎症反应。

三、总结与展望

NAD⁺ 代谢相关产物及其依赖性酶如 PARP、Sirtuins 家族蛋白、CD38 等参与内毒素急性肺损伤的病理生理学改变。其中,NAD⁺ 代谢产物可直接或间接抑制炎症因子如 TNF-α、IL-6、IL-1β、IL-8 等分泌或释放,调控巨噬细胞极化状态等减轻炎症反应;PARP 可促进损伤或断裂 DNA 的修复,维持基因组的稳定性;Sirtuins 蛋白主要通过其去乙酰化酶活性转移炎性相关因子 NF-κB 和 HMGB1 的乙酰化基团,抑制其转录活性,从而抑制炎症级联反应等。值得注意的是,NAD⁺ 相关代谢物质对内毒素急性肺损伤的调控作用并非独立,而是相互调节、共同精密调控以减轻肺组织损伤。

目前对于内毒素急性肺损伤的临床治疗仍以抗炎、抗感染、一般支持治疗等为主,而针对肺组织靶向抗炎、抗氧化应激、改善线粒体功能等治疗可成为潜在的治疗方向,但仍需更多的临床大数据等循证医学证据支持。

(何思梦　余剑波)

参 考 文 献

[1] SALOMÃO R,FERREIRA,B L,SALOMÃO,M C,et al. Sepsis:evolving concepts and challenges[J]. Braz J Med

Biol Res,2019,52(4):e8595.

[2] PARK I,KIM M,CHOE K,et al. Neutrophils disturb pulmonary microcirculation in sepsis-induced acute lung injury[J]. Eur Respir J,2019,53(3):1800786.

[3] SHI J,YU J,ZHANG Y,et al. PI3K/Akt pathway-mediated HO-1 induction regulates mitochondrial quality control and attenuates endotoxin-induced acute lung injury[J]. Lab Invest,2019,99(12):1795-1809.

[4] ESPOSITO S,DE SIMONE,G,BOCCIA G,et al. Sepsis and septic shock:New definitions,new diagnostic and therapeutic approaches[J]. J Glob Antimicrob Resist,2017,10:204-212.

[5] CEN M,OUYANG W,ZHANG W,et al. MitoQ protects against hyperpermeability of endothelium barrier in acute lung injury via a Nrf2-dependent mechanism[J]. Redox Biol,2021,41:101936.

[6] ZAPATA-PéREZ R,TAMMARO A,SCHOMAKERS B V,et al. Reduced nicotinamide mononucleotide is a new and potent NAD+ precursor in mammalian cells and mice [J]. Faseb J,2021,35:e21456.

[7] GOMES A P,PRICE N L,LING A J,et al. Declining NAD+ induces a pseudohypoxic state disrupting nuclear-mitochondrial communication during aging [J]. Cell,2013,155(7):1624-1638.

[8] BERTHIAUME J M,KURDYS J G,MUNTEAN D M,et al. Mitochondrial NAD+/NADH redox state and diabetic cardiomyopathy[J]. Antioxid Redox Signal,2019,30(3):375-398.

[9] STRØMLAND Ø,DIAB J,FERRARIO E,et al. The balance between NAD+ biosynthesis and consumption in ageing[J]. Mech Ageing Dev,2021,199:111569.

[10] ZAPATA-PéREZ R,WANDERS R J A,VAN KARNEBEEK C D M,et al. NAD+ homeostasis in human health and disease[J]. EMBO Mol Med,2021,13(7):e13943.

[11] CANTÓ C,MENZIES K J,AUWERX J. NAD+ metabolism and the control of energy homeostasis:a balancing act between mitochondria and the nucleus [J]. Cell Metab,2015,22(1):31-53.

[12] DI STEFANO M,CONFORTI L. Diversification of NAD biological role:the importance of location[J]. Febs J,2013,280(19):4711-4728.

[13] GOSSMANN T I,ZIEGLER M,PUNTERVOLL P,et al. NAD+ biosynthesis and salvage—a phylogenetic perspective[J]. Febs J,2012,279(18):3355-3363.

[14] DÖLLE C,SKOGE R H,VANLINDEN M R,et al. NAD biosynthesis in humans—enzymes,metabolites and therapeutic aspects[J]. Curr Top Med Chem,2013,13(23):2907-2917.

[15] TANNOUS C,BOOZ G W,ALTARA R,et al. Nicotinamide adenine dinucleotide:Biosynthesis,consumption and therapeutic role in cardiac diseases[J]. Acta Physiol,2021,231(3):e13551.

[16] SZÁNTÓ M,GUPTE R,KRAUS W L,et al. PARPs in lipid metabolism and related diseases[J]. Prog Lipid Res,2021,84:101117.

[17] AZARM K,SMITH S. Nuclear PARPs and genome integrity[J]. Genes Dev,2020,34(5/6):285-301.

[18] LAVRIK O I. PARPs' impact on base excision DNA repair[J]. DNA Repair,2020,93:102911.

[19] ZHU H,TANG Y D,ZHAN G,et al. The critical role of PARPs in regulating innate immune responses[J]. Front Immunol,2021,12:712556.

[20] GRIMALDI G,CATARA G,PALAZZO L,et al. PARPs and PAR as novel pharmacological targets for the treatment of stress granule-associated disorders[J]. Biochem Pharmacol,2019,167:64-75.

[21] YU M,SCHREEK S,CERNI C,et al. PARP-10,a novel Myc-interacting protein with poly(ADP-ribose) polymerase activity,inhibits transformation[J]. Oncogene,2005,24(12):1982-1993.

[22] HASSA P O,HOTTIGER M O. The diverse biological roles of mammalian PARPS,a small but powerful family of poly-ADP-ribose polymerases[J]. Front Biosci,2008,13:3046-3082.

[23] CHANG H C,GUARENTE L. SIRT1 and other sirtuins in metabolism[J]. Trends Endocrinol Metab,2014,25(3):138-145.

[24] ANDERSON K A,MADSEN A S,OLSEN C A,et al. Metabolic control by sirtuins and other enzymes that sense NAD(+),NADH,or their ratio[J]. Biochim Biophys Acta Bioenerg,2017,1858(12):991-998.

[25] VAN DE VEN R A H,SANTOS D,HAIGIS M C. Mitochondrial sirtuins and molecular mechanisms of aging [J]. Trends Mol Med,2017,23(4):320-331.

[26] ELKHWANKY M S,HAKKOLA J. Extranuclear sirtuins and metabolic stress[J]. Antioxid Redox Signal,2018,28(8):662-676.

[27] VACHHARAJANI V,MCCALL C E. Sirtuins:potential therapeutic targets for regulating acute inflammatory response?[J]. Expert Opin Ther Targets,2020,24(5):489-497.

[28] KALFALAH F,SOBEK S,BORNHOLZ B,et al. Inadequate mito-biogenesis in primary dermal fibroblasts from old humans is associated with impairment of PGC1A-independent stimulation[J]. Exp Gerontol,2014,56:59-68.

［29］ CARAFA V, ROTILI D, FORGIONE M, et al. Sirtuin functions and modulation：from chemistry to the clinic ［J］. Clin Epigenetics, 2016, 8：61.

［30］ FANG E F, KASSAHUN H, CROTEAU D L, et al. NAD(+) replenishment improves lifespan and healthspan in ataxia telangiectasia models via mitophagy and DNA repair ［J］. Cell Metab, 2016, 24(4)：566-581.

［31］ CAMACHO-PEREIRA J, TARRAGÓ M G, CHINI C C S, et al. CD38 dictates age-related NAD decline and mitochondrial dysfunction through an SIRT3-Dependent mechanism［J］. Cell Metab, 2016, 23(6)：1127-1139.

［32］ WU Y, ZOU F, LU Y, et al. SETD7 promotes TNF-α-induced proliferation and migration of airway smooth muscle cells in vitro through enhancing NF-κB/CD38 signaling［J］. Int Immunopharmacol, 2019, 72：459-466.

［33］ ROBOON J, HATTORI T, ISHII H, et al. Inhibition of CD38 and supplementation of nicotinamide riboside ameliorate lipopolysaccharide-induced microglial and astrocytic neuroinflammation by increasing NAD［J］. J Neurochem, 2021, 158(2)：311-327.

［34］ KUMAR V. Pulmonary innate immune response determines the outcome of inflammation during pneumonia and sepsis-associated acute lung injury［J］. Front Immunol, 2020, 11：1722.

［35］ PURI G, NAURA A S. Critical role of mitochondrial oxidative stress in acid aspiration induced ALI in mice［J］. Toxicol Mech Methods, 2020, 30(4)：266-274.

［36］ AMJAD S, NISAR S, BHAT A A, et al. Role of NAD$^+$ in regulating cellular and metabolic signaling pathways［J］. Mol Metab, 2021, 49：101195.

［37］ KELLNER M, NOONEPALLE S, LU Q, et al. ROS Signaling in the pathogenesis of acute lung injury(ALI) and acute respiratory distress syndrome (ARDS) ［J］. Adv Exp Med Biol, 2017, 967：105-137.

［38］ WANG H, SUN X, LU Q, et al. The mitochondrial redistribution of eNOS is involved in lipopolysaccharide induced inflammasome activation during acute lung injury ［J］. Redox Biol, 2021, 41：101878.

［39］ ZOU Z, LIU B, ZENG L, et al. Cx43 Inhibition attenuates sepsis-induced intestinal injury via downregulating ROS transfer and the activation of the JNK1/Sirt1/FoxO3a signaling pathway［J］. Mediators Inflamm, 2019, 2019：7854389.

［40］ LIU T F, YOZA B K, EL GAZZAR M, et al. NAD+-dependent SIRT1 deacetylase participates in epigenetic reprogramming during endotoxin tolerance ［J］. J Biol Chem, 2011, 286(11)：9856-9864.

［41］ LEE C F, CHAVEZ J D, GARCIA-MENENDEZ L, et al. Normalization of NAD＋ redox balance as a therapy for heart failure［J］. Circulation, 2016, 134(12)：883-894.

［42］ KURUNDKAR D, KURUNDKAR A R, BONE N B, et al. SIRT3 diminishes inflammation and mitigates endotoxin-induced acute lung injury［J］. JCI Insight, 2019, 4(1)：e120722.

［43］ RYU K W, NANDU T, KIM J, et al. Metabolic regulation of transcription through compartmentalized NAD(+) biosynthesis［J］. Science, 2018, 360(6389)：eaan5780.

［44］ POYAN MEHR A, TRAN M T, RALTO K M, et al. De novo NAD$^+$ biosynthetic impairment in acute kidney injury in humans［J］. Nat Med, 2018, 24(9)：1351-1359.

［45］ LUO G, HUANG B, QIU X, et al. Resveratrol attenuates excessive ethanol exposure induced insulin resistance in rats via improving NAD(+)/NADH ratio［J］. Mol Nutr Food Res, 2017, 61(11)：1700087.

［46］ LI J, LIU L, ZHOU X, et al. Melatonin Attenuates Sepsis-Induced Acute Lung Injury Through Improvement of Epithelial Sodium Channel-Mediated Alveolar Fluid Clearance Via Activation of SIRT1/SGK1/Nedd4-2 Signaling Pathway［J］. Front Pharmacol, 2020, 11：590652.

［47］ PACHER P, SZABO C. Role of the peroxynitrite-poly (ADP-ribose) polymerase pathway in human disease ［J］. Am J Pathol, 2008, 173(1)：2-13.

［48］ PATOLI D, MIGNOTTE F, DECKERT V, et al. Inhibition of mitophagy drives macrophage activation and antibacterial defense during sepsis［J］. J Clin Invest, 2020, 130(11)：5858-5874.

［49］ SHI J, YU T, SONG K, et al. Dexmedetomidine ameliorates endotoxin-induced acute lung injury in vivo and in vitro by preserving mitochondrial dynamic equilibrium through the HIF-1a/HO-1 signaling pathway［J］. Redox Biol, 2021, 41：101954.

［50］ YI X, GUO W, SHI Q, et al. SIRT3-dependent mitochondrial dynamics remodeling contributes to oxidative stress-induced melanocyte degeneration in vitiligo ［J］. Theranostics, 2019, 9(6)：1614-1633.

［51］ WANG Q, XU J, LI X, et al. Sirt3 modulate renal ischemia-reperfusion injury through enhancing mitochondrial fusion and activating the ERK-OPA1 signaling pathway ［J］. J Cell Physiol, 2019, 234(12)：23495-23506.

［52］ LIU J, LI D, ZHANG T, et al. SIRT3 protects hepatocytes from oxidative injury by enhancing ROS scavenging and mitochondrial integrity ［J］. Cell Death Dis, 2017, 8(10)：e3158.

［53］ SCARPULLA R C. Transcriptional paradigms in mammalian mitochondrial biogenesis and function［J］. Physiol Rev, 2008, 88(2)：611-638.

[54] BESSE-PATIN A, LÉVEILLÉ M, OROPEZA D, et al. Estrogen signals through peroxisome proliferator-activated receptor-γ coactivator 1α to reduce oxidative damage associated with diet-induced fatty liver disease[J]. Gastroenterology, 2017, 152(1): 243-256.

[55] KERR J S, ADRIAANSE B A, GREIG N H, et al. Mitophagy and Alzheimer's disease: cellular and molecular mechanisms[J]. Trends Neurosci, 2017, 40(3): 151-166.

[56] ZHANG D X, ZHANG J P, HU J Y, et al. The potential regulatory roles of NAD(+) and its metabolism in autophagy[J]. Metabolism, 2016, 65(4): 454-462.

[57] TSENG A H, SHIEH SS, WANG D L. SIRT3 deacetylates FOXO3 to protect mitochondria against oxidative damage[J]. Free Radic Biol Med, 2013, 63: 222-234.

[58] AL-SHABANY A J, MOODY A J, FOEY A D, et al. Intracellular NAD+ levels are associated with LPS-induced TNF-α release in pro-inflammatory macrophages[J]. Biosci Rep, 2016, 36(1): e00301.

[59] HONG G, ZHENG D, ZHANG L, et al. Administration of nicotinamide riboside prevents oxidative stress and organ injury in sepsis[J]. Free Radic Biol Med, 2018, 123: 125-137.

[60] EL KASMI K C, STENMARK K R. Contribution of metabolic reprogramming to macrophage plasticity and function[J]. Semin Immunol, 2015, 27(4): 267-275.

[61] VACHHARAJANI V T, LIU T, WANG X, et al. Sirtuins link inflammation and metabolism[J]. J Immunol Res, 2016, 2016: 8167273.

[62] BILLINGHAM L K, CHANDEL N S. NAD-biosynthetic pathways regulate innate immunity[J]. Nat Immunol, 2019, 20(4): 380-382.

[63] VAN LEEUWEN I, LAIN S. Sirtuins and p53[J]. Adv Cancer Res, 2009, 102: 171-195.

28 Cx43在围手术期再灌注心律失常发生及防治机制的研究进展

心内直视手术中实施心肺转流术（cardiopulmonary bypass，CPB）及主动脉阻断，可引发心肌缺血，主动脉阻断后再开放，可加重缺血导致的心功能障碍与心肌细胞损伤，引起心肌缺血再灌注损伤（myocardial ischemia-reperfusion injury，MIRI）。再灌注心律失常（reperfusion arrhythmia，RA）是MIRI后常见的并发症之一，常发生于主动脉开放即刻，持续10~30分钟，发生率高达80%，以室性心动过速和心室纤颤最为常见，可引发血流动力学紊乱甚至造成心源性猝死（sudden cardiac death，SCD）。如何减轻这种损伤、有效保护心肌功能一直是临床研究热点。RA的发生机制与氧自由基、钙超载、Na^+/H^+交换活性增加、心肌细胞内游离脂肪酸增多、血小板激活因子释放加强、细胞间偶联、神经体液因素如肾上腺素浓度升高等多种因素有关，本文针对近年Cx43在围手术期再灌注心律失常发生及防治机制的研究进展进行综述。

一、缺血再灌注心律失常的发生机制

（一）围手术期再灌注心律失常的电生理机制

高鸿等长期对围手术期低温缺血再灌注心律失常大鼠心脏电生理的研究中，其通过建立Langendorff灌注模型的离体心脏，单相动作电位，测量0相最大上升速率（Vmax）、单相动作电位振幅（monophasic action potential amplitude，MAPA）、单相动作电位复极50%和90%的时程（MAPD50和MAPD90），程控电刺激法测定房室传导2:1阻滞点（2:1B）及心室电传导速度（conduction velocity，CV）、左心室有效不应期（effective refractory period，ERP）和心室颤动阈值（ventricle fibrillation threshold，VFT），并计算ERP/MAPD90比值，记录心脏复跳时间和心律失常发生情况等方法的研究发现：低温缺血再灌注心律失常大鼠心肌去极化受抑制，复极时间延长，电生理稳定性降低，心室肌电传导速度减慢，传导兴奋性和电稳定性降低可能是大鼠再灌注心律失常的电生理机制。

（二）围手术期再灌注心律失常的分子机制

1. Cx43

（1）Cx43在心肌细胞间的重要作用：在哺乳动物中，

相邻细胞的细胞膜上存在一种特殊的通道结构，即缝隙连接（gap junction，GJ），其可使相邻细胞之间的物质、能量及信息通过这个结构进行细胞间的交换。该结构主要由缝隙连接蛋白（connexin，Cx）构成。这种特殊的蛋白质在组织结构的完整性和动态平衡方面发挥着极其重要的作用。目前的研究发现，在不同的组织中均有Cx广泛表达，并已根据其不同的分子量大小进行了分类。在人类基因组中目前已鉴定出21种分子量为26~60kDa的Cx。缝隙连接蛋白43（connexin43，Cx43）是哺乳动物心室肌细胞膜上表达最丰富的一种特殊通道连接蛋白亚型。由382个氨基酸组成，其中含有2个胞外环、4个α-螺旋跨膜区、1个胞质环，以及一个胞质氨基端（N端）和羧基端（C端）尾巴。在内质网核糖体上合成的Cx43，首先被转运到高尔基复合体，然后在细胞膜上聚集形成Cx43半通道，Cx43是处于动态变化的，其半衰期较短，为1.5~5.0小时，细胞膜上的6个Cx43单体通过非共价键融合形成六边形的半通道（hemichannel，HC），相邻细胞间在细胞膜的半通道相互锚定以头对头对齐的形式形成一直径为1.5~2.0nm的亲水性通道，即GJ。该通道可允许直径<1.5nm和分子量<1.2kDa的物质通过，如离子（K^+、Na^+、H^+等）、代谢物、第二信使（如cAMP、cGMP、Ca^{2+}、IP3）、microRNA及其他分子信号。细胞间通信功能的差异由相邻细胞间GJ聚集在一起的数量决定，其对细胞内环境的稳定、新陈代谢、细胞增殖和分化等生理功能起着非常重要的调控作用。

研究发现，Cx43$^{-/-}$小鼠因右心室流出道梗阻发生产前死亡，敲除大鼠心脏Cx43基因后，Cx43表达减少可导致心肌细胞间电传导障碍而发生恶性心律失常。上述研究均表明Cx43在心脏的发育与电传导过程中发挥着不可替代的作用。在成熟的心肌细胞中，Cx43主要位于心肌细胞纵向末端垂直于长轴的细胞两极，称为闰盘（intercalated disc，ID）。当心肌出现缺血、梗死和心力衰竭等病理情况时，Cx43发生降解、去磷酸化，出现Cx43由端端分布向侧侧分布增多的侧边化现象，由此可见，Cx43的正常表达和分布对心脏发育、心肌细胞间电偶联传导和心肌收缩功能协调均具有重要的作用。

（2）Cx43 表达下调是 RA 的重要原因：国内外大量文献证实 Cx43 的表达异常是 RA 发生发展的重要原因。Bo Bian 等发现，缺血的心肌中 Cx43 所组成的缝隙连接通道明显下降。Huang 等还发现这种下降在心肌缺血 1 小时即可发生，6 小时后多数闰盘周围的 Cx43 已消失。Peters NS 等取有三支血管病变接受冠状动脉旁路移植术的冠心病患者的左心室心肌进行活检，并对缝隙连接的 Cx43 进行定量分析，研究发现缝隙连接通道分布紊乱及数目减少将引起传导异常，导致心律失常的发生。Quan W 等利用计算机模型实验，结果表明电偶联的减少可明显增加心律失常的发生率。Gutstein DE 等研究认为，敲除大鼠心脏 *Cx43* 基因后 Cx43 表达减少可导致心肌细胞间电传导障碍而发生恶性心律失常。有研究已经证实，缝隙连接增强剂 ZP123 可以通过减少或逆转 Cx43 的降解并使其分布排列趋于均一，从而降低除颤能量，使心室颤动易于转复，缺血预处理研究中发现通过开放线粒体 ATP 敏感性钾通道可维持 Cx43 的磷酸化水平，保持 Cx43 的正常分布和表达，有研究还发现大鼠在急性 MIRI 中 Cx43 的表达存在性别差异，在 MIRI 雌性组表达较多，并且可能与雌激素受体 α（estrogen receptorα，ERα）有关，进一步证实 Cx43 对急性 MIRI 有保护作用。因此，不难理解 Cx43 表达和分布异常使电偶联障碍发生多种心电活动异常，导致细胞间电活动的同步性、协调性改变，电传导速度减慢及各向异性的改变等，从而诱发心律失常。

（3）Cx43 在 RA 中表达下调的可能机制

1）STIP1、HSP90 在 Cx43 的合成中的作用：Cx43 遵循传统的分泌途径。它在细胞核中转录后被插入内质网（endoplasmic reticulum，ER）膜中，在内质网进行翻译，并被外被体蛋白复合物 Ⅱ（coat protein complex Ⅱ，COP Ⅱ）的囊泡包裹，转运到内质网-高尔基体中间室（endoplasmic reticulum-Golgi intermediate compartment，ERGIC），从顺式-高尔基体网络过渡到反式-高尔基体（cis-Golgi network to trans-Golgi，TGN）传递，发生翻译后修饰。在粗面内质网向高尔基体过渡的过程中，六个 Cx43 蛋白被寡聚成 Cx43 半通道，而在 TGN 中，修饰和分类则发生在较晚的阶段。大部分蛋白质在合成的最后阶段，都需要借助分子伴侣（molecular chaperone），又称为侣伴蛋白（chaperone protein），其诱导多肽链的折叠，形成正确结构的蛋白，以发挥正常功能。热激蛋白（heat shock protein，HSP）就是最为熟知的伴侣蛋白，可通过维持新生蛋白质的伸展状态，防止其错误折叠与聚集，从而起到分子伴侣的作用。

热激蛋白 90（heat shock protein 90，HSP90）是 HSP 家族蛋白中十分重要的成员之一，作为其他蛋白质的分子伴侣，通过帮助它们折叠并护送其到达细胞内适当的位置来发挥正常功能。目前已确定有数百种蛋白依赖 HSP90 作为分子伴侣完成最后的折叠和组装，从而形成正确结构的蛋白，Cx43 即为其中之一。HSP90 多位于细胞质内，仅少数位于核内，其余在应激时泌出细胞，成为胞外 HSP90。HSP90 是一种构象动态二聚体蛋白，每个单体都可以分为

一个高度保守的 N 端结构域，其中包含一个独特的 ATP 结合口袋和辅助伴侣相互作用基序，一个中间结构域包含客户蛋白和辅助伴侣的结合位点，以及一个包含二聚化基序的 C 端：N 端结构域通过带电接头连接到中间域，该接头区域的磷酸化调节 HSP90 影响 HSP90 ATP 酶活性，促进亚稳态客户蛋白形成正确结构的蛋白。客户蛋白最初由热激蛋白 70（heat shock protein 70，HSP70）与其共伴侣热激蛋白 40（heat shock protein 40，HSP40）形成复合物募集，然后在共伴侣应激诱导磷蛋白 1（stress induced phosphoprotein 1，STIP1）的帮助下转移到 HSP90。

应激诱导磷蛋白 1（STIP1，也称为 HSP70-HSP90 组织蛋白或 HOP）作为热激蛋白 HSP70 和 HSP90 之间相互作用的介质，参与客户蛋白形成正确结构的蛋白。STIP1 蛋白在大多数组织中广泛表达，通常是定位于细胞质，在高尔基体和细胞核也偶有表达，它通过调节 HSP70 和 HSP90 的 ATPase 活性，从而促进两者之间的客户蛋白质转移。STIP1 的结构是由三个四肽重复（TPR）结构域（TPR1、TPR2A、TPR2B）以及两个参与客户蛋白激活富含天冬氨酸和脯氨酸的重复结构域（DP1、DP2）组成，TPR 和 DP2 结构域能够与所述 HSP90 和 HSP70 蛋白相互作用。STIP1 的 N 端 TPR1 结构域与 HSP70 的 C 端 PTIEEVD 序列相互作用，而 STIP1 的 C 端 TPR2A 结构域与 HSP90 的 C 端 MEEVD 序列相互作用，形成 HSP70-STIP1-HSP90 复合物，并通过 TPR2A 与 HSP90-M 区的相互作用抑制 HSP90 的构象变化，这将触发 HSP70 和客户蛋白向 TPR2B DP2 模块的传输，使客户蛋白加载到 HSP90，STIP1 的分子结构允许整合协调两个伴侣机制所需的几个功能。转移后，在 ATPase 活性下 ATP/ADP 结合位点与 HSP90 的 N 末端独特的疏水结构域结合使 HSP90 的构象发生变化，与 STIP1 和 HSP70 分离，HSP90 帮助客户蛋白到达细胞内适当的位置发挥其功能作用。STIP1 被认为是必不可少的辅助伴侣，以促进 HSP70 和 HSP90 分子伴侣之间的客户蛋白质转移。*STIP1* 基因敲除的小鼠可致胚胎死亡，这表明该分子具有关键的发育作用。因此，细胞可能会因 STIP1 的水平，改变折叠和降解之间的蛋白质平衡。

2）Cx43 的泛素化降解：泛素化是泛素共价结合靶蛋白的过程，是蛋白质翻译后修饰的常见形式之一。Laing 和 Beyer 首次证明了泛素系统参与调控 Cx43 降解。内质网应激诱导 Cx43 蛋白合成中错误折叠，成熟的 Cx43 蛋白向细胞膜运输过程中受损，以及细胞膜上的 Cx43 内化都可能启动蛋白酶体降解。泛素-蛋白酶体系统（ubiquitinproteasome system，UPS）是真核生物中最重要的蛋白质降解途径。泛素化修饰是涉及泛素活化酶（ubiquitin-activating enzyme，E1）、泛素结合酶（ubiquitin-conjugating enzyme，E2）、泛素-蛋白质连接酶（ubiquitin-protein ligase，E3）的一系列酶联反应。在 ATP 供能情况下，E1 催化泛素 C-末端甘氨酸通过高能硫酯键与 E1 的半胱氨酸结合，随后通过巯基键将被激活的泛素转移到 E2 的半胱氨酸残基上；E3 特异性识别靶

蛋白，并催化泛素甘氨酸的羧基通过共价键与靶蛋白赖氨酸的氨基结合，完成靶蛋白的泛素化修饰。泛素化的蛋白质被运送至溶酶体或蛋白酶体，降解成较小的多肽、氨基酸和泛素分子。泛素连接酶家族庞大而多样，已知可以接到Cx43 降解的有泛素连接酶 Nedd4、NDFIP2 和 UBQLN4，其中一些将已错误折叠的蛋白质特异性靶向蛋白酶体而降解。

2. 再灌注心律失常的其他分子机制　有研究通过Langendorff 离体心脏制备低温心脏缺血再灌注损伤模型，利用 RNAhybrid 和 miRanda 数据库对 DEmiRNAs 调节的mRNA 行靶基因预测，通过 Gene Ontology 和 KEGG 数据库对靶基因进行富集分析，选取与心律失常密切相关且表达水平较高的 miRNA 进行 RT-PCR 检测。高通量测序共筛选出 8 个显著性差异表达的 miRNA，其中 novel-miR-1、novel-miR-17、novel-miR-19、novel-miR-30、novel-miR-43 和 rno-miR-122-5p 表达上调，novel-miR-16 和 rno-miR-429 表达下调。通过生物信息分析技术预测和分析了这些差异表达的miRNA 与心脏疾病相关的靶基因有 151 个。差异表达miRNA 的靶基因参与调控与再灌注心律失常相关的生物学过程有 11 个，KEGG 通路有 6 个，靶基因富集程度最高的通路分别为钾离子跨膜转运和心肌细胞肾上腺素能受体信号通路，且 GJA1 基因可能是 novel-miR-17 的靶点，可能参与了低温全心缺血后再灌注心律失常心室肌的电传导。差异表达的 micro-RNA 可能主要通过心肌细胞肾上腺素能受体信号通路调控钾离子跨膜转运，参与低温缺血再灌注心律失常的发生发展，其中 novel-miR-17、rno-miR-429 可能是低温缺血 RA 进一步功能研究的潜在新靶点。进一步研究发现：心肌 novel-miR-17 可能作用于 GJA1 基因参与大鼠低温缺血再灌注心律失常的发生。有研究表明 Cx43 是miRNA-1 的作用靶点之一，通过观察 miRNA-1 在离体大鼠心脏缺血后处理（ischemia postconditioning, I-postC）中对Cx43 表达和分布的作用发现：I-postC 可抑制再灌注引起的 miRNA-1 过表达，Cx43 减少和再分布，减少 RA 发生，改善左室发展压（left ventricular develop pressure, LVDP），缩小心肌梗死面积，减轻 IRI，发挥心肌保护作用。也有研究发现：全心低温缺血再灌注后，大鼠心室肌长链非编码RNA（long noncoding RNA, lncRNA）表达谱发生了显著性改变，这些显著差异表达的 lncRNA 可能主要通过调控钙离子跨膜转运及心肌细胞中的肾上腺素能信号通路，从而导致再灌注心律失常的发生。

二、缺血再灌注心律失常的防治机制

（一）麻醉药物与再灌注心律失常

1. 七氟烷　七氟烷是临床常用吸入麻醉药，研究表明低温全心缺血再灌注心肌复极时程延长是 RA 的重要电生理机制，且七氟烷可通过缩短缺血再灌注心肌复极时程而改善缺血再灌注期间心律失常发生情况，有研究发现离子

通道表达或功能异常是心律失常发生的病理生理基础，通道存在于心室肌细胞，主要作用是维持静息膜电位的稳定和可兴奋细胞的兴奋。内向整流钾通道电流（inwardly rectifying potassium current, IK1）的主要组成成份是 Kir2，Kir2是构成心肌细胞动作电位复极末期的主要电流通道之一，七氟烷可明显上调低温全心-缺血再灌注心室肌组织 Kir2蛋白的表达，并改善其分布情况，且使得缺血再灌注心肌复极时程缩短，心律失常发生风险降低，提示七氟烷可能通过调控 IK1 通道而缓解再灌注心律失常的发生，研究还发现七氟烷可以上调低温全心缺血再灌注心室肌组织 Cx43 和Cx43 Ser368 的表达，促使心室电传导增快、有效不应期缩短，降低再灌注心律失常的发生。另发现不同浓度七氟烷可改善低温全心缺血再灌注心肌电生理的改变，降低再灌注心律失常的发生风险，其机制可能与七氟烷改善 Cx43的表达和分布有关，且这一作用在 0.5~2.0MAC 七氟烷范围内无浓度依赖性。研究还发现七氟烷预处理和七氟烷后处理可减轻离体大鼠心肌 IR 损伤的作用，其可能与开放线粒体敏感钾通道，然后促进 Cx43 蛋白表达及其磷酸化有关。

2. 右美托咪定　右美托咪定是临床上常用的麻醉辅助药，可导致心动过缓，其负性变频作用可能与延长动作电位时程有关。有研究表明右美托咪定延长动作电位时程（MAPD）、抑制缺血再灌注损伤后心肌突触素表达的减少，具有稳定缺血再灌注心肌心电传导的作用，其机制可能通过抑制缺血再灌注损伤心肌组织丙二醛（malondialdehyde,MDA）、乳酸（lactic acid, LD）含量的增高及三磷酸腺苷（ATP）的消耗，降低缺血再灌注后心律失常的发生，而达到保护缺血再灌注损伤心肌细胞的作用。另有研究表明右美托咪定可激动 α_2 受体开放线粒体 ATP 敏感性钾通道，促进心肌 Cx43 蛋白磷酸化，抑制 IR 损伤后心肌复极不均一性，从而稳定 IR 损伤心肌心电传导，降低再灌注性心律失常发生率的作用，其机制可能与右美托咪定抑制缝隙连接失偶联、抑制 Cx43 表达减少及分布紊乱有关。

3. 阿片受体　阿片受体是临床麻醉中常用的镇痛药物。常用的阿片类药物有吗啡、芬太尼、舒芬太尼及氢吗啡酮等，研究表明吗啡或舒芬太尼可抑制大鼠心肌缺血再灌注损伤诱发的 RA，其机制与其激活胞外信号调节激酶（extracellular signal-regulated kinase, ERK）信号通路后上调心肌 Cx43 表达有关，均能通过抑制心肌 Cx43 表达减少，改善其分布，在再灌注时发挥抗心律失常作用；δ 和 κ 阿片受体参与了舒芬太尼预处理减轻心肌缺血再灌注损伤的作用，δ阿片受体主要介导其缩小心肌梗死面积的作用，而 κ 阿片受体主要介导抗缺血性心律失常的作用；舒芬太尼预处理可能通过激动 δ 和 κ 阿片受体后调节 Cx43，稳定心肌细胞Cx43 蛋白的结构和功能，减少 Cx43 蛋白降解，并维持其结构和功能的稳定，维持了缝隙连接的正常功能，从而发挥抗心律失常的作用。研究还表明舒芬太尼可通过上调 Bcl-2蛋白表达，下调 Bax 蛋白、提高 Bcl-2/Bax 蛋白比率，降低缺

血再灌注后大鼠心肌细胞凋亡指数来发挥抗细胞凋亡作用;另有研究表明氢吗啡酮后处理可缓解心肌复极时程延长、复极不均一性增加、组织损伤、能量储备下降以及 Cx43 表达下调和分布紊乱等改变,维持心肌电生理稳定性从而减少 RA 的发生,其机制可能与 δ 阿片受体调节延迟整流钾通道功能障碍,并激活磷脂酰肌醇-3-激酶/蛋白激酶 B(PI3K-Akt)信号通道改善 Cx43 蛋白的表达下调和分布紊乱有关。

4. 利多卡因　利多卡因作为一种酰胺类局部麻醉药,临床上也是用来治疗室性心律失常的常用药。研究表明再灌注前单次或持续使用利多卡因可以减少再灌注心律失常的发生,但不能降低心肌梗死面积;再灌注期间持续输注利多卡因可以起到抗再灌注损伤作用,其机制可能与其减少氧化应激、减少中性粒细胞浸润、减少心肌细胞凋亡和 Cx43 的降解有关。

(二)非麻醉药物与再灌注心律失常

RA 常导致患者心源性猝死,因此引起了大量研究者的高度关注。现将近年相关药物改善 RA 发生的研究概述如下。

1. 西药

(1)胺碘酮:胺碘酮为 Ⅲ 类抗心律失常药,具有扩张冠状动脉以及周围血管的作用,研究表明其可有效减少急性心肌缺血引起的心律失常,同时缩小心肌梗死面积,抑制大鼠血清肌钙蛋白 cTnI 和肌酸激酶同工酶(creatine kinase isoenzymes,CK-MB)释放,改善心肌的收缩功能,从而减轻缺血再灌注损伤,其机制可能通过抑制大鼠缺血再灌注期间心肌 Cx43 的表达并改善其分布来发挥抗心律失常作用。

(2)腺苷:腺苷为合成三磷酸腺苷(ATP)、腺嘌呤、腺苷酸、阿糖腺苷的重要中间体,常用于治疗阵发性室上性心动过速。有研究表明其可通过抑制大鼠缺血再灌注心肌 Cx43 表达减少和改善其分布,发挥抗再灌注心律失常作用。

(3)阿托伐他汀:阿托伐他汀目前被广泛用于动脉粥样硬化性心血管疾病的临床治疗,有研究表明阿托伐他汀预处理可以减轻心肌的 IR 损伤,其机制可能与其减轻脂质过氧化损伤,增强心肌清除氧自由基的能力及提高线粒体的 ATP 能量有关。

(4)枸橼酸:枸橼酸因具有收缩毛细血管、提高凝血功能及加快角质更新的作用,有研究发现枸橼酸预处理可降低缺血再灌注大鼠心肌损伤,保护心功能,降低再灌注性心律失常的严重程度和发生率,能够减少心肌细胞凋亡的发生,缩小心肌梗死面积,改善心脏舒缩功能,其机制可能是激活缺血再灌注心肌 PI3K-Akt 信号通路,减少了细胞凋亡,缩小心肌梗死面积,保护心肌,降低再灌注心律失常的发生及严重程度,另研究其可通过下调胱天蛋白酶-3 蛋白表达,降低缺血再灌注后大鼠心肌细胞凋亡指数发挥抗细胞凋亡作用,可减轻心肌缺血再灌注损伤,具有心肌保护作用。

(5)中介素:中介素是降钙素基因相关肽(calcitonin generelated peptide,CGRP)成员,其在体内广泛分布,参与体内各种生理、病理过程,可以促进血管的新生,其可减少大鼠心肌缺血再灌注过程中室性心律失常的发生及减轻心律失常的严重程度,对大鼠心肌缺血再灌注损伤有保护作用,其机制可能因通过活化蛋白激酶 C(protein kinase C,PKC)和蛋白激酶 A(protein kinase A,PKA)信号通路,调节 Cx43 蛋白磷酸化状态及再分布,发挥抗缺血和再灌注室性心律失常的作用。

(6)整合素连接激酶:整合素连接激酶(integrin-linked kinase,ILK)是在多类组织、细胞中普遍表达的介导胞外信号分子调节胞内结构与功能的关键蛋白激酶,参与了细胞增殖、分化、迁移以及血管再生等多种细胞生物学功能的调节,研究表明 ILK 具有改善大鼠缺血再灌注室性心律失常的作用,其发挥抗心律失常的机制与通过激活 Akt473 位点的磷酸化抑制 Cx43 重新分布来实现。

(7)MG53:MG53(Mitsugumin 53)是近年来发现的一种对细胞膜有修复作用的肌特异性蛋白,其作用在骨骼肌细胞、心肌细胞和肺泡上皮细胞中都得到了证实。研究者发现 MG53 蛋白在心脏 IR 中发挥了重要保护作用,其通过抑制 IR 过程中 Cx43 的重分布,增加 Cx43 的去磷酸化,从而发挥了对 RA 的保护作用。

(8)硫酸锌:硫酸锌对心脑动脉硬化有一定的改善功效,有研究其预处理可以显著降低大鼠缺血再灌注室性心律失常的发生,其机制可能与硫酸锌调控缺血再灌注后 Cx43 磷酸化水平有关。

2. 中药

(1)壮通饮:壮通饮具有活血化瘀的作用,有研究表明壮通饮可以降低冠心病血瘀证再灌注损伤模型大鼠心律失常的发生率,对心肌缺血再灌注损伤有一定的保护作用,其机制可能与抑制血管紧张素 Ⅱ(angiotensin Ⅱ,Ang Ⅱ)的表达,拮抗血管紧张素 Ⅱ 1 型受体(AT-1R 受体),改善 Cx43 的表达水平,即与其调控 Ang Ⅱ-(AT-1R)-Cx43 轴有关。

(2)金丝桃苷:金丝桃苷具有抗脑缺血、降低心肌梗死面积等作用,金丝桃苷有减轻 IR 大鼠室性心律失常的作用,其作用可能与增加 Na^+-K^+-ATP 酶和 $Ca^{2+}-Mg^{2+}-ATP$ 酶活性,上调 Cx43 和 Kir2.1 蛋白表达有关。

(3)银杏黄酮:银杏黄酮具有活血化瘀通络的功效,其可对抗大鼠心肌缺血后再灌注所致损伤(MIRI),并且一定程度地提高 Cx43 的表达水平,降低 Cx43 分布异常,进而改善缺血再灌注损伤性心律失常,其作用机制可能与抗细胞氧化应激及减少 Cx43 表达异常有关。银杏叶提取物可调控大鼠心肌缺血后再灌注损伤,且可提升 Cx43 表达水平,使 Cx43 分布异常下降,缓解缺血再灌注损伤性心律失常。

(4)白藜芦醇:白藜芦醇是一种非黄酮类多酚有机化合物,是许多植物受到刺激时产生的一种抗毒素,其研究可抗再灌注性心律失常的发生,机制可能是通过激活 PI3K-Akt 信号通路,改变 Cx43 活性及分布实现的。

(5)桂枝甘草汤:桂枝甘草汤(GGD)具有补助心阳、益气温阳、治疗心悸的功效,研究表明 GGD 可通过改善 Cx43 的重构,降低缺血再灌注心律失常的发生率,同时保护缺血心肌,改善心脏功能。

(6)稳心颗粒联合葛根素注射液:稳心颗粒联合葛根素注射液可使缺血再灌注的大鼠血浆 SOD、Na$^+$-K$^+$-AT-Pase、Ca^{2+}-ATPase、Mg^{2+}-ATPase 活性增高、MDA 含量降低,使缺血再灌注的大鼠心电图 ST 段、QRS 时限、P-R 间期更稳定,对缺血再灌注心律失常有明显的预防效果。另研究表明步长稳心颗粒可以通过调节、稳定缺血区心肌细胞 Cx43 蛋白的结构和功能发挥抗心律失常作用。

(7)葛根芩连汤:为表里双解剂,具有解表清里之功效,研究表明能抑制心肌缺血再灌注模型大鼠心动过速(VT)、心室纤颤(VF)的发生率,改善心肌缺血再灌注模型大鼠的心肌酶学指标,其机制为通过增加心肌组织中 Cx43 的表达,以及改善大鼠心肌组织的病理学变化,从而达到抗心律失常作用。

(三)电刺激技术与再灌注心律失常

1. 内关穴　内关穴为手厥阴心包经的络穴,又是八脉交会穴,通于阴维脉,具有宁心定智、宽胸理气、活血通络之功效,是古今针灸治疗心血管相关疾病的经典穴和首选穴,有研究选择内关穴进行电针后处理发现其可减少大鼠再灌注心律失常发生,机制与其下调 miRNA-1 表达后 Kir2.1 和 Cx43 表达上调有关。

2. 自主神经　研究发现自主神经干预如脊髓神经预刺激可通过抑制左侧星状神经节(left stellate ganglion,LSG)的活性以减少心肌梗死后室性心律失常的发生。研究还表明心外膜心房自主神经节刺激(ganglion plexus stim-ulation,GPS)可对心室电生理性质发挥迷走样作用,迷走神经刺激可通过抑制心肌 Cx43 缺失从而对心肌缺血再灌注后心律失常发挥保护作用。另 Marshall 韧带(ligament of Marshall,LOM)远段消融对长 QT 间期综合征并发的室性心律失常有改善作用,研究表明 LOM 远段刺激及 LSG 刺激均可引起血压升高及心室有效不应期(ERP)的缩短,而 LOM 远段消融后,以上改变均明显减弱,其机制可能为 LOM 远段消融可阻断 LSG 与心室直接的交感传导通路有关。另研究发现无创性低频磁场刺激可抑制 LSG 活性,从而抑制急性心肌梗死后室性心律失常事件的发生。

3. 阈下电刺激　阈下电刺激作为一种安全有效的治疗手段已经在很多领域有广泛的应用,研究表明心室阈下电刺激(预/后处理)可以通过减少梗死面积和凋亡率实现对 IR 心肌的保护作用,预处理机制可能是抑制了由 IR 引起的心肌 Cx43、降钙素基因相关肽(CGRP)蛋白过度表达,后处理则与下调心肌 P 物质(substance p,SP)、NF-κB mR-NA 水平和胱天蛋白酶-3 活性有关。预适应作为一种内源性保护机制日渐成为国内外研究的热点,金属硫蛋白(met-allothionein,MT)是一类可诱导的内源性保护蛋白,具有清除自由基、抗氧化功能。研究动物实验表明,预适应能够提高心肌组织 MT 含量,产生抗再灌注性心律失常的保护作用。研究表明预适应能够降低急诊经皮冠状动脉介入治疗(percutaneous coronary intervention,PCI)患者的心律失常评分,降低发生再灌注性恶性心律失常的风险,可减少急诊 PCI 患者的 QT 离散度,减轻心室复极的不同步性,其机制可能为可诱导产生金属硫蛋白,后者可能参与抗再灌注性心律失常的心脏保护作用。

三、展望

RA 的发生过程中,大量的研究表明均与 Cx43 蛋白的下调有关,进一步的研究是否可在合成 Cx43 蛋白的过程中,通过增加 Cx43 蛋白的合成,及减少 Cx43 蛋白的降解,从而达到预防围手术期 RA 的发生,笔者前期实验研究结果显示:低温全心缺血再灌注后 STIP1 与 Cx43 蛋白的表达均下调。初步预测低温全心缺血再灌注后 STIP1 的下调导致 Cx43 下调。在心肌缺血再灌注后 RA 的发生与 Cx43 表达减少有关,在低温全心缺血再灌注后 Cx43 下调可能与 STIP1 的下调有关,但其调控机制目前仍不清楚。因此,笔者推测 STIP1 协助 HSP90 将早期合成的 Cx43 形成正确结构的蛋白从而发挥其细胞间的功能作用,有研究通过免疫共沉淀证实了 Cx43 与热激蛋白 90(HSP90)之间存在相互作用,Li 等发现大鼠心肌细胞(H9c2 细胞)进行缺氧/复氧处理后,STIP1 蛋白的表达明显降低,此发现与笔者组织水平的前期实验结果一致。当 STIP1 下调后,可能未能形成正确结构的 Cx43 蛋白被泛素化降解,增加 RA 的发生率。为进一步阐明 STIP1 在低温缺血再灌注心律失常中的作用,可以进行以下实验:①分别从动物实验和细胞层面两方面应用基因过表达和基因敲减技术,探讨过表达和敲减 *STIP1* 对 IR 后心肌组织和 H/R 细胞中 STIP1 与 Cx43 的影响;并进一步深入探讨 Cx43 与 HSP90 和泛素连接酶之间的作用及机制;②通过 HSP90 抑制剂 geldanamycin 阐明 STIP1 可能是通过结合 HSP90 来调控 H9c2 细胞中 Cx43 的表达;③通过蛋白酶体抑制剂 MG132,研究 STIP1 缺乏可能促进 H9c2 细胞中 Cx43 泛素化降解。进一步明确 H9c2 心肌细胞中 STIP1 的表达变化调节 Cx43 蛋白合成与降解的可能机制。这些实验有助于解释 STIP1 与低温缺血再灌注心律失常发生的关系,STIP1 可能参与了 RA 的分子调控机制,为临床治疗低温缺血再灌注心律失常提供了新的方向。

(安丽　高鸿　刘艳秋)

参 考 文 献

[1] DENG J Y. Advanced research on the regulated necrosis mechanism in myocardial ischemia-reperfusion injury[J]. Int J Cardiol,2021,7(1):97-101.

[2] KADRIC N, OSMANOVIC E. Rhythm disturbance after

myocardial revascularization[J]. Med Arch, 2017, 71 (6):400-403.

[3] BERNIKOVA O G, SEDOVA K A, ARTEYEVA N V, et al. Repolarization in perfused myocardium predicts reperfusion ventricular tachyarrhythmias[J]. J Electrocardiol, 2018,51(3):542-548.

[4] LOTTEAU S, ZHANG R, HAZAN A, et al. Acute genetic ablation of cardiac sodium/calcium exchange in adult mice:implications for cardiomyocyte calcium regulation, cardioprotection, and arrhythmia[J]. J Am Heart Assoc, 2021,10(17):1-20.

[5] MAGYAR T, ÁRPÁ DFFY L T, PÁSZTI B, et al. Muscarinic agonists inhibit the ATP-dependent potassium current and suppress the ventricle-Purkinje action potential dispersion[J]. Can J Physiol Pharmacol,2020,99(3):1-52.

[6] LI W C, GAO H, GAO J, et al. Upregulation of MMP-9 and CaMKII prompts cardiac electrophysiological changes that predispose denervated transplanted hearts to arrhythmogenesis after prolonged cold ischemic storage[J]. Biomed Pharmacother,2019,112:108641.

[7] XUE J Y, YAN X X, YANG Y T, et al. Connexin 43 dephosphorylation contributes to arrhythmias and cardiomyocyte apoptosis in ischemia/reperfusion hearts[J]. Basic Res Cardiol,2019,114(5):40.

[8] YI J, DUAN H W, CHEN K Y, et al. Cardiac electrophysiological changes and downregulated connexin 43 prompts reperfusion arrhythmias induced by hypothermic ischemia-reperfusion injury in isolated rat hearts[J]. J Cardiovasc Transl Res,2022,15(6):1464-1473.

[9] HE Y Q, WANG G L, GAO H, et al. Prolonged duration of repolarization and decreased conduction velocity in the atrial myocardium after hypothermic ischemia reperfusion may be related to expressions of inward rectifier potassium channel 2.1 protein and connexin 40[J]. Perfusion, 2021,36(2):146-153.

[10] LIU Y Q, FU X K, GAO H, et al. Effects of different concentrations of desflurane on index of cardiac electrophysiological balance in gynecologic surgery patients[J]. Can J Physiol Pharmacol,2020,98(5):332-335.

[11] EPIFANTSEVA I, SHAW R. Intracellular trafficking pathways of Cx43 gap junction channels[J]. Biochim Biophys Acta Biomembr,2017,9(6):40-47.

[12] LEITHE E, MESNIL M, AASEN T. The connexin 43 C-terminus:A tail of many tales[J]. Biochim Biophys Acta,2018,1860(1):48-64.

[13] BIAN B, YU X F, WANG G Q, et al. Role of miRNA-1 in regulating connexin 43 in ischemia-reperfusion heart injury:a rat model[J]. Cardiovascular Pathology,2017, 27:37-42.

[14] JYA C, CK A, GW A, et al. Molecular remodeling of Cx43, but not structural remodeling, promotes arrhythmias in an arrhythmogenic canine model of nonischemic heart failure[J]. J Mol Cell Cardiol,2021,158:72-81.

[15] HUANG X D, SANDUDKY G E, ZIPES D P. Heterogeneous loss of connexin43 protein in ischemic dog hearts [J]. J Cardiovasc Electrophysiol,1999,10(1):79-91.

[16] PETERS N S, COROMILAS J, SEVERS N J, et al. Disturbed connexin43 gap junction distribution correlates with the location of reentrant circuits in the epicardial border zone of healing canine infarcts that cause ventricular tachycardia[J]. Cardiovasc J Circulation, 1997, 95 (4):988-996.

[17] QUAN W, RUDY Y. Unidirectional block and reentry of cardiac excitation:a model studytes arrhythmogenic substrates in hearts after myocardial infarction[J]. Cardiovasc Cire Res,1990,66(2):367-382.

[18] GUTSTEIN D E, MORLEY G E, TMADDON H, et al. Conduction slowing and sudden Arrhythmic death in mice with cardiac-restricted inactivation of connexin43tes arrhythmogenic substrates in hearts after myocardial infarction[J]. Cardiovasc Cire Res, 2001, 88 (3): 333-339.

[19] WANG J D, SHAO Y, LIU D, et al. Rictor/mTORC2 involves mitochondrial function in ES cells derived cardiomyocytes via mitochondrial Connexin 43[J]. Acta Pharmacol Sin,2021,42(11):1790-1797.

[20] 郑笑然,万兵,张玮,等. HSP90 其抑制剂在疾病中的研究进展[J]. 国际呼吸杂志,2020,40(6):871-874.

[21] BIEBL M M, BUCHNER J. Structure, function, and regulation of the Hsp90 machinery[J]. Cold Spring Harb Perspect Biol,2019,11(9):1-32.

[22] MAYER M P, BUKAU B. Hsp70 chaperones:cellular functions and molecular mechanism[J]. Cell Mol Life Sci,2005,62(6):670-684.

[23] MORÁN L T, MAYER M P, RÜDIGER S G D. The Hsp70-Hsp90 chaperone cascade in protein folding[J]. Trends Cell Biol,2019,29(2):1-14.

[24] SCHMID A B, LAGLEDER S, GRÄWERT M A, et al. The architecture of functional modules in the Hsp90 cochaperone Sti1/Hop[J]. EMBO J, 2012, 31(6): 1506-1517.

[25] LNOGSHAW V M, CHAPPLE J P, BALDA M S, et al. Nuclear translocation of the Hsp70/Hsp90 organizing protein mSTI1 is regulated by cell cycle kinases[J]. J Cell Sci,2004,117(5):701-710.

［26］ SCHEUFLER C, BRINKER A, BOURENKOV G, et al. Structure of TPR domain-peptide complexes［J］. Cell, 2000, 101(2):199-210.

［27］ 丘桂花, 张永兴. Connexin 43 泛素化降解的研究进展［J］. 癌症, 2020, 39(2):71-76.

［28］ FALK M, KELLS M, BERTHOUD M. Degradation of connexins and gap junctions. FEBS Lett, 2014, 588(8): 1221-1229.

［29］ LAING J G, BEYER E C. The gap junction protein connexin43 is degraded via the ubiquitin proteasome pathway［J］. J Biol Chem, 1995, 270(44):26399-26403.

［30］ ZHAO B, TSAI Y C, JIN B, et al. Protein engineering in the ubiquitin system: Tools for discovery and beyond ［J］. Pharmacol Rev, 2020, 72(2):380-413.

［31］ QUIROGA M, RODRÍGUEZ-Alonso A, ALFONSÍN G, et al. Protein degradation by E3 ubiquitin ligases in cancer stem cells［J］. Cancers, 2022, 14(4):990.

［32］ SPAGNOL G, KIEKEN F, KOPANIC J L, et al. Structural studies of the Nedd4 WW domains and their selectivity for the connexin43(Cx43) carboxyl terminus［J］. J Biol Chem, 2016, 291(14):7637-7650.

［33］ OHZONO C, ETOH S, MATSUMOTO M, et al. Nedd4-interactin protein 2, a short half-life membrane protein degraded in lysosomes, negatively controls down-regulation of connexin43［J］. Biol Pharm Bull, 2010, 33(6): 951-957.

［34］ TANG X, LIANG Y, SUN G, et al. UBQLN4 is activated by C/EBPbeta and exerts oncogenic effects on colorectal cancer via the Wnt/beta-catenin signaling pathway［J］. Cell Death Discov, 2021, 7(1):398.

［35］ TANG J, GAO H, LIU Y Q, et al. Network construction of aberrantly expressed miRNAs and their target mRNAs in ventricular myocardium with ischemia-reperfusion arrhythmias［J］. J Cardiothorac Surg, 2020, 15(1):216.

［36］ WANG G L, DAI D J, GAO H, et al. Sevoflurane alleviates reperfusion arrhythmia by ameliorating TDR and MAPD90 in isolated rat hearts after ischemia-reperfusion ［J］. Anesthesiol Res Pract, 2019, 7910930.

［37］ NIU Z Y, WANG G L, GAO H, et al. Effects of hypothermic hypoxia/reoxygenation fibroblast culture medium containing sevoflurane on cardiomyocytes［J］. Ther Hypothermia Temp Manag, 2022, 12(1):24-29.

［38］ LIU Y Q, GAO H, WANG G L, et al. A comparison of the effect of sevoflurane and propofol on ventricular repolarisation after preoperative cefuroxime infusion［J］. BioMed Res Int, 2019, 8978906.

［39］ LI W C, GAO H, GAO J, et al. Antiarrhythmic effect of sevoflurane as an additive to HTK solution on reperfusion arrhythmias induced by hypothermia and ischaemia is associated with the phosphorylation of connexin 43 at serine 368［J］. BMC Anesthesiology, 2019, 19(1):5.

［40］ ZHONG Y, LI Y P, YIN Y Q, et al. Dexmedetomidine inhibits pyroptosis by down-regulating miR-29b in myocardial ischemia reperfusion injury in rats［J］. Int Immunopharmacol, 2020, 86:106768.

［41］ TANG J, REN W X, LIU Y Q, et al. Effects of post-treatment electroacupuncture on ventricular monophasic action potential and cardiac function in a rat model of ischemia/reperfusion injury［J］. Acupuncture in Medicine, 2022, 40(1):89-98.

［42］ RODRIGUEZ-SINOVAS A, BOENGLER K, CABESTRERO A, et al. Translocation of connexin 43 to the inner mitochondrial membrane of cardiomyocytes through the heat shock protein 90-dependent TOM pathway and its importance for cardioprotection［J］. Circ Res, 2006, 99 (1):93-101.

［43］ LI X, REN Y, SOROKIN V, et al. Quantitative profiling of the rat heart myoblast secretome reveals differential responses to hypoxia and re-oxygenation stress［J］. J Proteomics, 2014, 98:138-149.

29 内质网应激在肝脏疾病中的研究进展

肝脏是人体内的重要代谢器官,具有合成和分泌血浆蛋白、组装和分泌脂蛋白和极低密度脂蛋白、合成胆固醇和代谢外源物质等多种功能,不断地为机体提供营养、清除废物和代谢毒物。维持正常的肝脏功能对于保持机体健康尤为重要。内质网是参与细胞内蛋白质折叠和成熟的关键细胞器,同时还具有调节脂质生物合成、糖异生、线粒体功能等重要功能,对细胞的正常生理功能尤为关键。但各种原因造成的内质网腔内错误折叠或未折叠蛋白质的积累(某些疾病相关的突变蛋白异常高分泌、钙稳态丧失、脂质稳态改变、病毒编码蛋白超载等),都会导致内质网应激。为了应对内质网应激,细胞内未折叠蛋白反应(unfolded protein response, UPR)信号通路激活,UPR 信号通路激活最初是一种促生存机制,通过增加内质网伴侣蛋白的表达降解错误折叠蛋白、阻断一些蛋白质的翻译、抑制新蛋白的合成,来减少内质网的蛋白质折叠负荷。如果 UPR 信号不足以缓解内质网应激,则会产生促凋亡信号。越来越多的研究表明,各种急、慢性肝病的发展均伴随着内质网应激,了解内质网应激或为治疗肝病提供新的见解和思路,因此,本文对近些年内质网应激在肝脏疾病中的研究进行了总结。

一、UPR 信号通路

UPR 信号通路主要包含三条途径,分别由内质网上的跨膜蛋白:肌醇依赖酶 1α(inositol-requiring enzyme 1α, IRE1α)、蛋白激酶 R 样内质网激酶(protein kinase R-like ER kinase, PERK)和活化转录因子 6(activated transcription factor 6, ATF6)所介导。生理条件下,IRE1α、PERK、ATF6 均与分子伴侣葡萄糖调节蛋白 78(glucose regulated protein, 78kDa, GRP78)相结合,处于失活状态。当内质网大量未折叠或错误折叠的蛋白质累积时,GRP78 优先与错误折叠的蛋白结合,与 IRE1α、PERK、ATF6α 分离,导致它们的二聚化和自磷酸化激活。也有证据表明未折叠的蛋白直接结合到 IRE1α 和 PERK 的管腔结构域诱导它们的二聚化和激活。

(一)IRE1α 信号通路

IRE1α 信号通路是三个 UPR 通路中最保守的,虽然只有 IRE1α 在肝脏中表达,但人类有 IRE1α 和 β 两个同源物。IRE1α 是一种 I 型跨膜蛋白,其胞质区有丝氨酸/苏氨酸激酶和内肽酶结构域。当未折叠或错误折叠的蛋白超过内质网容量时,IRE1α 形成同型二聚体并磷酸化,其内肽酶结构域激活,从而催化 X-盒结合蛋白 1(X-box binding protein 1, XBP1)mRNA 内一段内含子的切除,改变 XBP1 mRNA 的编码阅读框,生成剪接 XBP1(spliced XBP1, XBP1s)mRNA,进而翻译生成转录因子,调控参与蛋白质折叠、蛋白质质控、脂质合成相关基因的表达。IRE1α 的内肽酶结构域还可通过受调控的 IRE1 依赖性衰减机制,降解相关 mRNA 和 miRNA,从而缓解应激、抑制炎症,诱导细胞凋亡。

(二)PERK 信号通路

PERK 是一种蛋白激酶,内质网应激发生时 PERK 从 GRP78 解离,形成同型二聚体并自磷酸化。磷酸化激活的 PERK 的主要底物是真核起始因子 2α(eukaryotic initiation factor 2α, eIF2α),使 eIF2α 的 51 位丝氨酸磷酸化,生成磷酸化的 eIF2α。p-eIF2α 与鸟嘌呤核苷酸交换因子紧密结合,并抑制 eIF2α-GTP-Met tRNA 三元复合物的形成,从而抑制蛋白质翻译,迅速减少进入内质网的蛋白,但是此时也有一部分蛋白表达增加,比如激活转录因子 4(activating transcription factor 4, ATF4)。ATF4 作为转录因子调控氧化还原平衡、氨基酸代谢、自噬、蛋白质折叠等相关基因的表达。内质网应激长期存在时,ATF4 还使 CCAAT/增强子结合蛋白同源蛋白(CCAAT/enhancerbinding protein homologous protein, CHOP)表达增加,氧化应激增强、蛋白合成增加,导致蛋白质毒性,触发细胞死亡。

(三)ATF6 信号通路

ATF6 属于碱性亮氨酸拉链转录因子家族,在不同的细胞中可被不同应激刺激所激活。内质网应激发生时,ATF6 移位到高尔基体被位点 1 和位点 2 蛋白酶分别进行蛋白水解,释放具有活性的胞质片段(ATF6 fragment, ATF6f)。ATF6f 作为转录因子调控与内质网相关降解、蛋白质折叠相关基因的表达、调节 XBP1 mRNA 水平。

二、内质网应激与肝生理功能

肝细胞富含内质网,内质网膜占其膜性结构的50%,而且粗面内质网比光面内质网丰富。肝细胞合成和分泌除免疫球蛋白外的大部分血浆蛋白,大多数分泌蛋白分泌出细胞前,都需要在内质网中折叠。光面内质网是胆固醇、神经酰胺、磷脂等脂质合成场所。光面内质网还富含解毒外源性亲脂药物和参与酒精代谢的细胞色素 P450 氧化酶家族。此外,与其他类型的细胞一样,内质网是维持肝细胞内钙离子稳态必不可少的细胞器。因此,内质网的功能正常对于肝细胞的生理功能至关重要。尽管内质网丰富,但肝细胞对内质网功能异常是很敏感的。研究发现,即使不给予外源刺激,GRP78 缺失就会导致小鼠肝细胞内质网腔室扩张、结构破坏、功能紊乱,启动内质网应激反应。同时,观察到 GRP78 缺失的小鼠自发性发生肝脏脂肪变性、肝细胞凋亡,且对其他肝脏损伤因子更为敏感(酒精、高脂肪饮食、对乙酰氨基酚等)。肝脏特异性敲除 XBP1 的小鼠,肝脏脂肪酸的重新合成减少,表现出严重的低胆固醇血症和低甘油三酯血症。总之,内质网应激对于维持肝脏的生理功能起着重要作用。

三、内质网应激与肝病

各种急、慢性损伤性刺激引起肝脏细胞损伤,在细胞和分子水平上发生一系列病理变化,从而导致肝病的发生。近年来,越来越多的证据表明内质网应激在肝病的发生发展中起着重要作用,讨论内质网应激与肝病发生发展的关系对于寻找治疗肝病的有效靶点具有重要意义。

(一)非酒精性脂肪性肝病

非酒精性脂肪性肝病是一种以肝脏脂肪变性和胰岛素抵抗为特征的代谢紊乱。肝细胞内脂质累积可以激活多种应激通路,内质网应激就是其中之一。虽然在非酒精性脂肪性肝病中观察到 eIF2α 磷酸化增加,但 PERK 信号通路未观察到显著变化。与非酒精性单纯脂肪肝相比,非酒精性脂肪性肝炎中 c-Jun 氨基端激酶(c-Jun N-terminal kinase,JNK)的磷酸化水平显著升高。研究发现,UPR 通路最初的激活可能不是内质网应激的结果,而是肝脏对代谢变化的适应性反应,长时间禁食导致的非应激性代谢信号(胰高血糖素、游离脂肪酸等)或生酮饮食会导致小鼠肝脏中的 IRE1α-XBP1 通路激活。虽然 IRE1α 可以抑制肝脏脂质沉积,XBP1 可以促进许多参与脂肪形成的基因的转录,如 CCAAT 增强子结合蛋白 α 和过氧化物酶体增殖物激活受体 γ(peroxisome proliferator-activated recep-tor,PPARγ),抑制 XBP1 的表达、激活 IRE1α 有助于改善小鼠肝脏脂肪变性。非酒精性单纯脂肪肝转变成非酒精性脂肪性肝炎,涉及更多细胞应激通路的激活,包括氧化应激、内质网应激、炎症、自噬和凋亡等。激活 IRE1α 可加剧小鼠的炎症反

应,因此,抑制 IRE1α 信号通路可能对于非酒精性脂肪性肝炎有治疗作用。靶向 UPR 治疗非酒精性脂肪性肝病可能引起多条信号通路的改变,共同决定着非酒精性脂肪性肝病转归。现有研究结果尚不足以充分阐明调控 UPR 对非酒精性脂肪性肝病治疗的影响。

(二)酒精性脂肪肝

酒精性脂肪肝是由于长期大量饮酒而引起的慢性肝病。乙醇及其代谢物导致肝细胞发生氧化应激、内质网应激和线粒体功能障碍等一系列病理生理变化。有研究表明,酒精可以抑制蛋氨酸合成酶的活性,从而导致高同型半胱氨酸血症、蛋白质折叠障碍和内质网应激。高同型半胱氨酸可诱导内质网应激,然后通过增加固醇调节元件结合蛋白的表达使甘油三酯和胆固醇产生增加。甜菜碱是一种能将同型半胱氨酸转化为蛋氨酸的甲基供体,给予小鼠甜菜碱可以降低其同型半胱氨酸水平,减轻内质网应激。酒精主要通过增加肝脏对外源性脂肪酸的吸收、抑制脂肪酸分解,促进肝脏脂肪积聚,导致肝脏脂肪变性。酒精可以抑制线粒体的 β-氧化,减少脂肪分解、上调丙二酰辅酶 α 表达,降低脂肪酸氧化速率。酒精还可通过抑制腺苷酸活化蛋白激酶增加乙酰辅酶 A 羧化酶的活性、抑制肉碱棕榈酰基转移酶 I 活性导致脂肪生成增加。在酒精喂养的斑马鱼模型中观察到了异常折叠蛋白的积累,但 UPR 的大部分下游靶点并没有受到影响。早期短暂的 UPR 可能与内质网应激无关,但在慢性酒精性脂肪肝中观察到,肝脏内质网应激加重氧化损伤、炎症,诱导凋亡。PERK-ATF6 信号通路激活可上调烟酰胺 N-甲基转移酶的表达,导致肝脏的脂肪从头合成增多。神经轴突生长抑制因子 NogoB 是锚定于内质网的一类蛋白,可以调节库普弗细胞(Kupffer cell)的 M1 极化,改善酒精诱导的肝损伤,在酒精性脂肪肝患者的肝脏标本中观察到,NogoB 可被内质网应激信号所抑制,从而促使细胞发生凋亡。总体来说,内质网应激在酒精性脂肪肝早期一般不起主导作用。在慢性酒精性脂肪肝中,UPR 信号通路的激活会增加脂肪生成、加重炎症、诱导细胞发生凋亡。此时,抑制 UPR 的激活可能有利于酒精性脂肪肝的治疗。

(三)慢性病毒性肝炎

目前已知的肝炎病毒有 5 种,其中乙型和丙型肝炎病毒可长期感染并发展为慢性肝炎。乙、丙两型肝炎病毒感染引起的细胞病变程度较弱,得以逃避免疫检查点的监视,阻止 T 细胞分化为记忆细胞,造成长期慢性感染。肝炎病毒感染时,由于蛋白质合成需求增加,常伴有内质网应激。在乙型或丙型肝炎病毒感染细胞中均观察到内质网应激和 UPR 下游信号的激活。乙型肝炎病毒可激活 IRE1α-XBP1 信号通路,增强内质网相关降解,从而减轻应激,保护 HepG2 细胞系细胞,这可能是乙型肝炎病毒慢性感染的原因之一。同样,丙型肝炎病毒感染也可以引起内质网应激,丙型肝炎病毒可以在 Huh7 肝癌细胞中激活 PERK 和 ATF6 通路而不影响 IRE1α 通路。但也有研究显示,感染丙型肝

炎病毒对 UPR 信号通路下游基因没有很大影响。这可能是因为丙型肝炎病毒感染较局限，这些局部反应容易被其他正常组织掩盖，不易被观察到。

（四）药物性肝损伤

药物性肝损伤是导致药物临床应用受限和退出市场的主要原因之一。药物经过肝脏代谢酶代谢，产生活性亲电代谢物和自由基，这些有毒代谢物可以共价结合蛋白质、脂质和 DNA，并导致氧化应激、GSH 消耗、脂质过氧化和细胞死亡等不良后果。越来越多的研究发现，内质网应激在药物性肝损伤发病机制中起着重要作用。在对乙酰氨基酚诱导急性肝损伤模型的小鼠肝组织中观察到 UPR 的三个通路均有激活，但以 PERK-eIF2α-CHOP 通路最为明显。野生型小鼠在对乙酰氨基酚造模以后，可以观察到明显的肝坏死，而 CHOP 敲除的小鼠肝损伤减轻、坏死区域肝组织再生增强、生存率改善，且内质网应激是 GSH 耗竭和氧化应激等的下游。但也有研究报道，内质网应激是 GSH 耗竭和细胞凋亡、死亡的原因。造成这种结果差异的原因未明，可能与给药途径不同有关（腹腔注射与口服），有待进一步的研究阐明。依非韦伦是治疗艾滋病的一类非核苷类似物逆转录酶抑制剂。人原代肝细胞或 Hep3B 细胞系体外试验用依非韦伦刺激时，观察到 CHOP 和 GRP78 的表达上调、eIF2α 磷酸化增强、XBP1s 生成增多。HIV 蛋白酶抑制剂洛匹那韦等同样可以升高肝组织固醇调节元件结合蛋白（sterol regulatory element-binding protein，SREBP）、ATF4、CHOP、含半胱氨酸的天冬氨酸蛋白水解酶-12、XBP1s 水平。曲格列酮是一种治疗 2 型糖尿病的过氧化物酶体增殖物激活受体 γ 激动剂，在报道有严重肝功能衰竭和死亡病例后退出市场，其肝毒性机制涉及激活钙依赖性 p38 MAPK 通路诱导的内质网应激。抗抑郁药物舍曲林处理肝细胞后，可以观察到 PERK、IRE1α 和 CHOP 表达的显著增加，用 4-苯基丁酸抑制内质网应激可减轻舍曲林引起的细胞凋亡。总体来说，内质网应激在药物性肝毒性中的作用开始被认识到，但尚未进行深入研究。

（五）缺血再灌注损伤

移植器官的缺血再灌注损伤是影响肝移植术后短期和长期预后的关键问题之一。由于必须对移植物进行冷保存和热灌注，每个肝移植患者都不可避免地发生缺血再灌注损伤。当前研究认为，缺血再灌注损伤的机制是内质网腔内 Ca^{2+} 释放破坏线粒体钙稳态，释放细胞色素 c，激活含半胱氨酸的天冬氨酸蛋白水解酶，导致肝细胞凋亡。越来越多的证据表明，肝移植相关的缺血再灌注损伤机制涉及内质网应激。而且内质网应激的发生贯穿于前期在保存液中冷藏肝移植物到后期手术中再灌注的整个过程。虽然保存液冷藏移植物可以有效降低细胞代谢，但是肝脏仍然有一定的代谢需求，并处于缺氧状态。有研究报道，能量消耗造成的 ATP 分解即可导致 UPR 的激活。应用腺苷单磷酸蛋白激酶抑制剂可以抑制缺血再灌注损伤模型小鼠的内质网应激反应。有研究显示，在移植物保存液中添加褪黑素和

曲美他嗪可以减少再灌注后 GRP78 和 CHOP 的表达上调、PERK 的磷酸化激活，内质网应激受到抑制，从而减轻缺血再灌注损伤。在缺血再灌注损伤肝样本中，观察到 UPR 通路的双相激活，IRE1α 在缺血期即被激活，再灌注时进一步增加。PERK 和 eIF2α 的磷酸化在缺血期降低，再灌注时主要在窦内皮细胞中激活。另一方面，有研究提出使用内质网应激作为预测肝移植术后肝脏脂肪变性的预测指标，且内质网应激通路，特别是 CHOP-半胱氨酸的天冬氨酸蛋白水解酶 11-白细胞介素 1β 通路，是改善肝移植后脂肪变性的潜在治疗靶点。

（六）肝纤维化

肝纤维化是继发于各种慢性肝损伤的组织修复反应，以肝星状细胞的激活和细胞外基质的沉积为特点，大量细胞外基质的合成会增加内质网的负担。有研究显示，胆总管结扎小鼠肝纤维化模型中，小鼠肝组织的 XBP1s、ATF4 mRNA 和 eIF2α 的磷酸化水平在早期没有显著升高，这说明早期 UPR 可能是独立于内质网应激的生理适应性反应。然而，也有以大鼠分离的原代星状细胞进行体外试验的研究报道，内质网应激通过 IRE1α-P38 丝裂原活化蛋白激酶（mitogen-activated protein kinase，MAPK）信号通路激活星状细胞。此外，PERK 激活后，可通过诱导星状细胞中核不均一核糖核蛋白 A1 的降解和 SMAD2 的表达上调来促进肝纤维化。这一证据表明，肝纤维化会诱导 UPR 的保护性反应转为损伤性反应。在 N-亚硝基二甲胺诱导的肝硬化大鼠模型中，发现了肝脏的 CHOP 表达增加、IRE1α mRNA 水平上调，但 ATF6f 和 p-PERK 未见明显变化。因此，在肝纤维化中，IRE1α 信号通路可能更为关键，而 CHOP 的激活不依赖于 PERK 的磷酸化。有研究认为，星状细胞通过自噬消化静息状态下的脂滴，为其激活提供能量，XBP1s 可以促进星状细胞的自噬来驱动肝纤维化，而阻断自噬可以降低人和小鼠肝星状细胞的纤维化活性。在酒精诱导的肝纤维化中，研究人员发现 IRE1α-XBP1 信号可促进 p38 MAPK 信号通路依赖的自噬，从而促进肝星状细胞的激活。总之，UPR 激活是保护细胞还是诱导细胞死亡，取决于肝纤维化的阶段。虽然目前大多数研究表明抑制 UPR 可通过促进活化的肝星状细胞凋亡来减少肝纤维化，但在肝纤维化中 UPR 的功能仍有待进一步研究明确。

（七）肝细胞癌

肝细胞癌是最常见的原发性肝癌，在全球癌症相关死亡原因中位列第四。为满足肿瘤细胞生长需要，细胞蛋白质合成和加工能力的上调会引起内质网应激和 UPR 信号通路的激活。如果内质网应激升高到超过 UPR 的修复能力，就会导致细胞蛋白质超载而死亡。在小鼠肝细胞癌模型中，IRE1α 激活后，通过激活核因子 κB 抑制蛋白激酶 β-核因子 κB 通路促使炎症发生，并通过激活信号转导和转录激活因子 3 促进肝细胞增殖，从而加速肿瘤恶化。有研究观察到，肝细胞癌造模的小鼠肝组织中 ATF4 表达上调，eIF2α 磷酸化激活增多，且使用 PERK 抑制剂可以抑

制肿瘤生长,使用 IRE1α 抑制剂不能抑制肿瘤细胞的增殖,PERK-eIF2α-ATF4-CHOP 信号通路在肝细胞癌中激活最为明显。在一项使用硼替佐米和人端粒酶逆转录酶启动子调控腺病毒作为肝细胞癌免疫治疗的研究中,研究人员发现硼替佐米可通过抑制病毒引起的 UPR 的激活,促进内质网应激诱导的肿瘤细胞凋亡。索拉非尼是一种多激酶抑制剂,可抑制色氨酸/苏氨酸激酶和受体酪氨酸激酶活性,发挥抑制肿瘤生长和血管生成的作用。有研究表明,索拉非尼可以通过激活内质网应激和自噬诱导肿瘤细胞死亡,自噬的激活也可能是索拉非尼耐药的主要原因之一。在 HepG2 细胞体外试验中,索拉非尼可以激活 IRE1α 和 PERK 两条信号通路,从而中断蛋白质的分泌,并导致自噬。另有研究发现,索拉非尼诱导内质网应激后,通过 PERK-ATF4-Beclin1 通路激活 HepG2 细胞的自噬。

四、小结

在各种损伤因子的影响下,在内质网中积累的未折叠或错误折叠的蛋白质会引起内质网应激。然而,不同疾病模型下 UPR 信号通路的激活有所差异。UPR 的激活是机体应对内质网应激的重要机制,通过 IRE1α、PERK、ATF6 三种应激受体激活相应的转录因子,抑制蛋白质合成,促进蛋白质降解,恢复内质网的稳态。但当这种内质网应激状态超过 UPR 的修复能力时,就会诱导凋亡。其间转化的确切机制尚不清楚,但 JNK 信号的激活和 CHOP 信号在这一过程中发挥了重要作用。越来越多的证据表明,内质网应激在各类急、慢性肝病的发生发展中起重要作用。由于体内内质网应激往往伴随着氧化应激、代谢紊乱、钙稳态紊乱等一系列其他问题,因此内质网应激是否是各种肝病发病的决定性因素还需更多的实验支持。靶向 UPR 信号通路治疗肝病无疑为临床工作和药物研究提供了新的思考和思路。

(李露茜 邓小明)

参 考 文 献

[1] BAICEANU A,MESDOM P,LAGOUGE M,et al. Endoplasmic reticulum proteostasis in hepatic steatosis[J]. Nat Rev Endocrinol,2016,12(12):710-722.

[2] KARAGÖZ G E,ACOATA-ALVEAR D,WALTER P. The unfolded protein response:detecting and responding to fluctuations in the protein-folding capacity of the endoplasmic reticulum[J]. Cold Spring Harb Perspect Biol,2019,11(9):a033886.

[3] SASAKO T,OHSUGI M,KUBOTA N,et al. Hepatic Sdf2l1 controls feeding-induced ER stress and regulates metabolism[J]. Nat Commun,2019,10(1):947.

[4] OAKES S A,PAPA F R. The role of endoplasmic reticulum stress in human pathology[J]. Annu Rev Pathol,2015,10:173-194.

[5] WANG M,KAUFMAN R J. Protein misfolding in the endoplasmic reticulum as a conduit to human disease[J]. Nature,2016,529(7586):326-335.

[6] HETZ C,CHEVET E,OAKES S A. Proteostasis control by the unfolded protein response[J]. Nat Cell Biol,2015,17(7):829-838.

[7] ASADA R,KANEMOTO S,KONDO S,et al. The signalling from endoplasmic reticulum-resident bZIP transcription factors involved in diverse cellular physiology[J]. J Biochem,2011,149(5):507-518.

[8] LOUD A V. A quantitative stereological description of the ultrastructure of normal rat liver parenchymal cells[J]. J Cell Biol,1968,37(1):27-46.

[9] BARLE H,NYBERG B,ESSÉN P,et al. The synthesis rates of total liver protein and plasma albumin determined simultaneously in vivo in humans[J]. Hepatology,1997,25(1):154-158.

[10] FAGONE P,JACKOWSKI S. Membrane phospholipid synthesis and endoplasmic reticulum function[J]. J Lipid Res,2009,50 Suppl(Suppl):S311-316.

[11] JI C,KAPLOWITZ N,LAU M Y,et al. Liver-specific loss of glucose-regulated protein 78 perturbs the unfolded protein response and exacerbates a spectrum of liver diseases in mice[J]. Hepatology,2011,54(1):229-239.

[12] LEE A H,SCAPA E F,COHEN D E,et al. Regulation of hepatic lipogenesis by the transcription factor XBP1[J]. Science,2008,320(5882):1492-1496.

[13] IPSEN D H,LYKKESFELDT J,TVEDEN-NYBORG P. Molecular mechanisms of hepatic lipid accumulation in non-alcoholic fatty liver disease[J]. Cell Mol Life Sci,2018,75(18):3313-3327.

[14] BOZAYKUT P,SAHIN A,KARADEMIR B,et al. Endoplasmic reticulum stress related molecular mechanisms in nonalcoholic steatohepatitis[J]. Mech Ageing Dev,2016,157:17-29.

[15] FUN X H,THIBAULT G. Lipid bilayer stress and proteotoxic stress-induced unfolded protein response deploy divergent transcriptional and non-transcriptional programmes[J]. Biochim Biophys Acta Mol Cell Biol Lipids,2020,1865(1):158449.

[16] PURI P,MIRSHAHI F,CHEUNG O,et al. Activation and dysregulation of the unfolded protein response in nonalcoholic fatty liver disease[J]. Gastroenterology,2008,134(2):568-576.

[17] SHAO M,SHAN B,LIU Y,et al. Hepatic IRE1α regulates fasting-induced metabolic adaptive programs through the

XBP1s-PPARα axis signalling[J]. Nat Commun,2014,5: 3528.

[18] CHO Y M,KIM T M,HUN KIM D,et al. miR-148a is a downstream effector of X-box-binding protein 1 that silences Wnt10b during adipogenesis of 3T3-L1 cells[J]. Exp Mol Med,2016,48(4):e226.

[19] AHMED M,LAI T H,HWANG J S,et al. Transcriptional regulation of autophagy genes via stage-specific activation of CEBPB and PPARG during adipogenesis:a systematic study using public gene expression and transcription factor binding datasets[J]. Cells,2019,8(11): 1321.

[20] SO J S,HUR K Y,TARRIO M,et al. Silencing of lipid metabolism genes through IRE1α-mediated mRNA decay lowers plasma lipids in mice[J]. Cell Metab,2012,16(4):487-499.

[21] HOTAMISLIGIL G S. Endoplasmic reticulum stress and the inflammatory basis of metabolic disease[J]. Cell, 2010,140(6):900-917.

[22] LEBEAUPIN C,VALLÉE D,ROUSSEAU D,et al. Bax inhibitor-1 protects from nonalcoholic steatohepatitis by limiting inositol-requiring enzyme 1 alpha signaling in mice[J]. Hepatology,2018,68(2):515-532.

[23] SHINOHARA M,JI C,KAPLOWITZ N. Differences in betaine-homocysteine methyltransferase expression,endoplasmic reticulum stress response,and liver injury between alcohol-fed mice and rats[J]. Hepatology,2010, 51(3):796-805.

[24] JI C,KAPLOWITZ N. Betaine decreases hyperhomocysteinemia,endoplasmic reticulum stress,and liver injury in alcohol-fed mice [J]. Gastroenterology, 2003, 124(5):1488-1499.

[25] WERSTUCK G H,LENTZ S R,DAYAL S,et al. Homocysteine-induced endoplasmic reticulum stress causes dysregulation of the cholesterol and triglyceride biosynthetic pathways[J]. J Clin Invest,2001,107(10):1263-1273.

[26] YOU M,MATSUMOTO M,PACOLD C M,et al. The role of AMP-activated protein kinase in the action of ethanol in the liver[J]. Gastroenterology,2004,127(6):1798-1808.

[27] HOWARTH D L,VACARU A M,TSEDENSODNOM O, et al. Alcohol disrupts endoplasmic reticulum function and protein secretion in hepatocytes[J]. Alcohol Clin Exp Res,2012,36(1):14-23.

[28] TSEDENSODNOM O,VACARU A M,HOWARTH D L, et al. Ethanol metabolism and oxidative stress are required for unfolded protein response activation and

steatosis in zebrafish with alcoholic liver disease[J]. Dis Model Mech,2013,6(5):1213-1226.

[29] GALLIGAN J J,FRITZ K S,BACKOS D S,et al. Oxidative stress-mediated aldehyde adduction of GRP78 in a mouse model of alcoholic liver disease:functional independence of ATPase activity and chaperone function [J]. Free Radic Biol Med,2014,73:411-420.

[30] SONG Q,CHEN Y,WANG J,et al. ER stress-induced upregulation of NNMT contributes to alcohol-related fatty liver development[J]. J Hepatol,2020,73(4):783-793.

[31] PARK J K,SHAO M,KIM M Y,et al. An endoplasmic reticulum protein,Nogo-B,facilitates alcoholic liver disease through regulation of kupffer cell polarization[J]. Hepatology,2017,65(5):1720-1734.

[32] LANINI S,USTIANOWSKI A,PISAPIA R,et al. Viral hepatitis: etiology, epidemiology, transmission, diagnostics,treatment,and prevention[J]. Infect Dis Clin North Am,2019,33(4):1045-1062.

[33] PICONESE S, CAMMARATA I, BARNABA V. Viral hepatitis,inflammation,and cancer:A lesson for autoimmunity[J]. J Autoimmun,2018,95:58-68.

[34] LI B,GAO B,YE L,et al. Hepatitis B virus X protein (HBx)activates ATF6 and IRE1-XBP1 pathways of unfolded protein response[J]. Virus Res,2007,124(1/2): 44-49.

[35] LAZAR C,UTA M,BRANZA-NICHITA N. Modulation of the unfolded protein response by the human hepatitis B virus[J]. Front Microbiol,2014,5:433.

[36] MCPHERSON S,POWELL E E,BARRIE H D,et al. No evidence of the unfolded protein response in patients with chronic hepatitis C virus infection[J]. J Gastroenterol Hepatol,2011,26(2):319-327.

[37] MERQUIOL E,UZI D,MUELLER T,et al. HCV causes chronic endoplasmic reticulum stress leading to adaptation and interference with the unfolded protein response [J]. PLoS One,2011,6(9):e24660.

[38] LAZAR C,MACOVEI A,PETRESCU S,et al. Activation of ERAD pathway by human hepatitis B virus modulates viral and subviral particle production[J]. PLoS One, 2012,7(3):e34169.

[39] DÖRING T,ZEYEN L,BARTUSCH C,et al. Hepatitis B virus subverts the autophagy elongation complex Atg5-12/16L1 and does not require Atg8/LC3 lipidation for viral maturation[J]. J Virol,2018,92(7):e01513-01517.

[40] HOOFNAGLE J H,BJÖRNSSON E S. Drug-induced liver injury-types and phenotypes[J]. N Engl J Med,2019,

381(3):264-273.

[41] UZI D,BARDA L,SCAIEWICZ V,et al. CHOP is a critical regulator of acetaminophen-induced hepatotoxicity [J]. J Hepatol,2013,59(3):495-503.

[42] TORRES S, BAULIES A, INSAUSTI-URKIA N, et al. Endoplasmic reticulum stress-induced upregulation of STARD1 promotes acetaminophen-induced acute liver failure[J]. Gastroenterology,2019,157(2):552-568.

[43] WANG X, THOMAS B, SACHDEVA R, et al. Mechanism of arylating quinone toxicity involving Michael adduct formation and induction of endoplasmic reticulum stress[J]. Proc Natl Acad Sci U S A,2006,103(10): 3604-3609.

[44] NAGY G, KARDON T, WUNDERLICH L, et al. Acetaminophen induces ER dependent signaling in mouse liver[J]. Arch Biochem Biophys, 2007, 459(2):273-279.

[45] NAGY G, SZARKA A, LOTZ G, et al. BGP-15 inhibits caspase-independent programmed cell death in acetaminophen-induced liver injury[J]. Toxicol Appl Pharmacol, 2010,243(1):96-103.

[46] APOSTOLOVA N, GOMEZ-SUCERQUIA L J, ALEGRE F,et al. ERstress in human hepatic cells treated with Efavirenz:mitochondria again [J]. J Hepatol, 2013, 59 (4):780-789.

[47] SENIOR J R. Drug hepatotoxicity from a regulatory perspective[J]. Clin Liver Dis,2007,11(3):507-524.

[48] KAO E,SHINOHARA M,FENG M,et al. Human immunodeficiency virus protease inhibitors modulate Ca^{2+} homeostasis and potentiate alcoholic stress and injury in mice and primary mouse and human hepatocytes [J]. Hepatology,2012,56(2):594-604.

[49] PARKER R A, FLINT O P, MULVEY R, et al. Endoplasmic reticulum stress links dyslipidemia to inhibition of proteasome activity and glucose transport by HIV protease inhibitors[J]. Mol Pharmacol,2005,67(6):1909-1919.

[50] ZHOU H,GURLEY E C,JARUJARON S,et al. HIV protease inhibitors activate the unfolded protein response and disrupt lipid metabolism in primary hepatocytes[J]. Am J Physiol Gastrointest Liver Physiol,2006,291(6): G1071-1080.

[51] DAVIDSON M A,MATTISON D R,AZOULAY L,et al. Thiazolidinedione drugs in the treatment of type 2 diabetes mellitus:past,present and future[J]. Crit Rev Toxicol,2018,48(1):52-108.

[52] KOHLROSER J,MATHAI J,REICHHELD J,et al. Hepatotoxicity due to troglitazone:report of two cases and review of adverse events reported to the United States Food and Drug Administration[J]. Am J Gastroenterol,2000, 95(1):272-276.

[53] GARDNER O S,SHIAU C W,CHEN C S,et al. Peroxisome proliferator-activated receptor gamma-independent activation of p38 MAPK by thiazolidinediones involves calcium/calmodulin-dependent protein kinase Ⅱ and protein kinase R:correlation with endoplasmic reticulum stress[J]. J Biol Chem,2005,280(11):10109-10118.

[54] GARDNER O S, DEWAR B J, EARP H S, et al. Dependence of peroxisome proliferator-activated receptor ligand-induced mitogen-activated protein kinase signaling on epidermal growth factor receptor transactivation[J]. J Biol Chem,2003,278(47):46261-46269.

[55] CHEN S,XUAN J,COUCH L,et al. Sertraline induces endoplasmic reticulum stress in hepatic cells[J]. Toxicology,2014,322:78-88.

[56] VAN RIEL W G,VAN GOLEN R F,REINIERS M J,et al. How much ischemia can the liver tolerate during resection? [J]. Hepatobiliary Surg Nutr,2016,5(1):58-71.

[57] MONTALVO-JAVE E E,ESCALANTE-TATTERSFIELD T,ORTEGA-SALGADO J A,et al. Factors in the pathophysiology of the liver ischemia-reperfusion injury[J]. J Surg Res,2008,147(1):153-159.

[58] CHANG W J, CHEHAB M, KINK S, et al. Intracellular calcium signaling pathways during liver ischemia and reperfusion[J]. J Invest Surg,2010,23(4):228-238.

[59] ZHOU H,ZHU J,YUE S,et al. The dichotomy of endoplasmic reticulum stress response in liver ischemia-reperfusion injury[J]. Transplantation,2016,100(2): 365-372.

[60] SALAHUDEEN A K,HUANG H,PATEL P,et al. Mechanism and prevention of cold storage-induced human renal tubular cell injury [J]. Transplantation, 2000, 70 (10):1424-1431.

[61] MOSBAH I B,ZAOUALI M A,MARTEL C,et al. IGL-1 solution reduces endoplasmic reticulum stress and apoptosis in rat liver transplantation [J]. Cell Death Dis, 2012,3(3):e279.

[62] ZAOUALI M A,BONCOMPAGNI E,REITER R J,et al. AMPK involvement in endoplasmic reticulum stress and autophagy modulation after fatty liver graft preservation:a role for melatonin and trimetazidine cocktail[J]. J Pineal Res,2013,55(1):65-78.

[63] EMADALI A,NGUYÊN D T,ROCHON C,et al. Distinct endoplasmic reticulum stress responses are triggered during human liver transplantation[J]. J Pathol,2005,207

（1）:111-118.

[64] ANDERSON C D,UPADHYA G,CONZEN K D,et al. Endoplasmic reticulum stress is a mediator of posttransplant injury in severely steatotic liver allografts[J]. Liver Transpl,2011,17(2):189-200.

[65] PARIDAENS A,RAEVENS S,DEVISSCHER L,et al. Modulation of the unfolded protein response by tauroursodeoxycholic acid counteracts apoptotic cell death and fibrosis in a mouse model for secondary biliary liver fibrosis[J]. Int J Mol Sci,2017,18(1):214.

[66] HERNÁNDEZ-GEA V,HILSCHER M,ROZENFELD R, et al. Endoplasmic reticulum stress induces fibrogenic activity in hepatic stellate cells through autophagy[J]. J Hepatol,2013,59(1):98-104.

[67] JIANG T,WANG L,LI X,et al. Inositol-requiring enzyme 1-mediated endoplasmic reticulum stress triggers apoptosis and fibrosis formation in liver cirrhosis rat models[J]. Mol Med Rep,2015,11(4):2941-2946.

[68] HERNÁNDEZ-GEA V, GHIASSI-NEJAD Z, ROZENFELD R,et al. Autophagy releases lipid that promotes fibrogenesis by activated hepatic stellate cells in mice and in human tissues[J]. Gastroenterology,2012,142(4): 938-946.

[69] KIM R S,HASEGAWA D,GOOSSENS N,et al. The XBP1 arm of the unfolded protein response induces fibrogenic activity in hepatic stellate cells through autophagy[J]. Sci Rep,2016,6:39342.

[70] WU Y,SHAN B,DAI J,et al. Dual role for inositol-requiring enzyme 1α in promoting the development of hepatocellular carcinoma during diet-induced obesity in mice [J]. Hepatology,2018,68(2):533-546.

[71] VANDEWYNCKEL Y P,LAUKENS D,BOGAERTS E, et al. Modulation of the unfolded protein response impedes tumor cell adaptation to proteotoxic stress:a PERK for hepatocellular carcinoma therapy[J]. Hepatol Int, 2015,9(1):93-104.

[72] BOOZARI B,MUNDT B,WOLLER N,et al. Antitumoural immunity by virus-mediated immunogenic apoptosis inhibits metastatic growth of hepatocellular carcinoma [J]. Gut,2010,59(10):1416-1426.

[73] MÉNDEZ-BLANCO C,FONDEVILA F,GARCÍA-PALOMO A,et al. Sorafenib resistance in hepatocarcinoma: role of hypoxia-inducible factors [J]. Exp Mol Med, 2018,50(10):1-9.

[74] LU S,YAO Y,XU G,et al. CD24 regulates sorafenib resistance via activating autophagy in hepatocellular carcinoma[J]. Cell Death Dis,2018,9(6):646.

[75] YI P,HIGA A,TAOUJI S,et al. Sorafenib-mediated targeting of the AAA⁺ ATPase p97/VCP leads to disruption of the secretory pathway,endoplasmic reticulum stress, and hepatocellular cancer cell death [J]. Mol Cancer Ther,2012,11(12):2610-2620.

[76] ZHOU B,LU Q,LIU J,et al. Melatonin increases the sensitivity of hepatocellular carcinoma to sorafenib through the PERK-ATF4-Beclin1 pathway[J]. Int J Biol Sci,2019,15(9):1905-1920.

30 中性粒细胞调控肝移植相关肝缺血再灌注损伤的研究进展

肝移植是终末期肝病和肝恶性肿瘤患者最有效的治疗手段,肝缺血再灌注损伤(ischemia reperfusion injury,IRI)在肝移植过程中不可避免,是导致移植物功能障碍和移植物抗宿主反应(graft versus-host reaction,GVHR)的主要危险因素。因此,研究肝 IRI 的发病机制、减轻 IRI,对于改善临床结局、扩大供肝选择范围意义重大。

肝移植肝 IRI 可分为热缺血期(warm ischemia,WI)、冷缺血期(cold ischemia,CI)和再灌注期。热缺血期时,缺少氧供和营养的低氧环境会诱发活性氧(reactive oxygen species,ROS)的产生,继而引起细胞内钙浓度升高,导致肝细胞损伤或死亡。快速冷却可以通过减少 ROS 使移植物获益。尽管肝细胞的损伤开始于缺血期,但肝功能衰竭的发生发展主要在再灌注期。再灌注期的主要表现是固有免疫度激活,最初做出反应的是白细胞,其中,中性粒细胞数量最多、最先到达损伤部位,是诱发肝损伤的关键。

中性粒细胞在固有免疫系统中发挥着持续监视和快速应答的作用,感染或无菌性炎症状态下,中性粒细胞通过对病原体相关分子模式(pathogen associated molecular pattern,PAMP)或损伤相关分子模式(damage associated molecular pattern,DAMP)的感知,跨内皮细胞迁移到损伤部位,与肝固有巨噬细胞(Kupffer cell,KC)持续作用,发挥免疫功能。中性粒细胞的不同生物学功能取决于时间和特定组织微环境,肝 IRI 早期中性粒细胞主要通过释放 ROS 和蛋白酶在局部产生剧烈的炎症反应进而损伤肝实质细胞;中期则会发生表型改变、吞噬坏死细胞碎片,从而诱导抗炎和促进血管新生因子的释放,发挥抗炎和组织修复的作用;后期则通过凋亡、NETosis、反向跨内皮迁移(reverse transendothelial migration,rTEM)等方式调控炎症消退。理解中性粒细胞调控肝移植相关肝 IRI 的机制,有助于抑制中性粒细胞过度聚集和浸润,有望提高移植物质量。

一、肝 IRI 过程中性粒细胞的活化、募集、跨血管迁移和反向迁移

在肝 IRI 初期,包括脂质分子、补体、趋化因子家族以及线粒体 N-甲酰肽(mitochondrial N-formyl peptides,FMIT)等特殊分子在内的多种 DAMP 分子从受损或死亡的细胞中释放出来,在肝脏内活化、募集中性粒细胞。其中,趋化因子具有双重效应,既刺激中性粒细胞向局部募集,又促进循环中中性粒细胞动员,而 FMIT 与趋化因子在中性粒细胞向肝 IRI 损伤部位迁移过程中具有竞争和协同作用。

活化后的中性粒细胞通过肝窦间隙内皮细胞(hepatic sinusoidal endothelial cell,HSEC)表面的细胞间黏附分子 1(intercellular adhesion molecule-1,ICAM-1)和表面糖胺聚糖(glycosaminoglycan,GAG)以及细胞外基质中的基质金属蛋白酶(matrix metalloproteinase,MMP),介导完成从 HSEC 血管侧迁移至外侧。低温状态下 HSEC 是肝损伤的重要靶点,目前有一些常温机械灌注的器官保存方法,可以减少低温、缺氧等对供体器官引起的损伤。有临床试验证实,以中性粒细胞 P-选择素糖蛋白配体 1(P-selectin glycoprotein ligand 1,PSGL1)为目标,设计重组可溶性的 PSGL1 拮抗剂,具有潜在的肝 IRI 治疗作用。这说明中性粒细胞可能通过 PSGL1 促进与内皮细胞之间的交互作用。

后期残留的特殊表型的中性粒细胞,包括 ICAM-1[high]CXCR1[low],在连接黏附分子 C(junctional adhesion molecule C,JAM-C)介导下完成 rTEM 过程,发挥抵抗细胞凋亡、产生更多的 ROS 并诱导损伤效应,阐明了 CD11b[+]ICAM-1[+]CXCR4[+] 整合素 β1[+]、ICAM-1[high]CXCR1[low] 等特殊中性粒细胞引起组织损伤的可能机制。在全身性炎症患者中,ICAM-1[high] 毒性 rTEM 中性粒细胞的比率显著增加,而在局灶性肝损伤模型中,<10% 的中性粒细胞处于活化状态。

二、中性粒细胞在肝 IRI 过程中引起组织损伤和修复的作用机制

(一)中性粒细胞的组织损伤作用

中性粒细胞是肝脏再灌注损伤病理过程的关键效应细胞。不同于其他组织,聚集在 HSEC 的中性粒细胞并不引起组织损伤。只有当中性粒细胞通过内皮,并近距离接触肝细胞时,中性粒细胞才能发挥氧化应激作用。中性粒细

胞引起组织损伤的两个重要介质是 ROS 和蛋白酶。升高的 ROS 产物导致细胞内环境的紊乱，可导致溶酶体铁动员和移位至线粒体，引起线粒体氧化应激，最终导致细胞死亡。通过抗氧化剂阻断还原型烟酰胺腺嘌呤二核苷酸磷酸氧化酶（reduced nicotinamide adenine dinucleotide phosphate oxidase，NADPH oxidase，NOX）可以减轻中性粒细胞引起的肝损伤。中性粒细胞的脱颗粒反应在细胞周围区域释放多种蛋白酶，这些蛋白酶的抑制剂可改善肝细胞损伤，降低局部中性粒细胞活化和浸润，提示具有潜在的治疗作用。

中性粒细胞胞外诱捕网（neutrophil extracellular trap，NET）的形成通常意味着中性粒细胞的死亡。然而，在细菌或细菌产物、Toll 样受体 4（Toll-like receptor 4，TLR4）激活的血小板或与 TLR2 配体联合的补体蛋白刺激的早期阶段，产生 NET 后中性粒细胞仍具有活力（被称作"vital NE-Tosis""活性 NETosis"）。研究显示，在肝移植相关的 IRI 中，肝移植患者血浆中的 NET 标志物水平显著升高，在移植结束时达到峰值，并证实与凝血激活的相关性。与健康对照组相比，更特异性的 NET 标志物髓过氧化物酶（myeloperoxidase，MPO）-DNA 复合物水平在移植开始时已经显著升高。除血浆外，再灌注后 30 分钟的肝组织中也发现了 NET 的分布。多种动物研究也表明 NET 抑制剂对缺血再灌注相关损伤具有保护作用。实验条件下（PAD4 敲除或静脉内注射 DNase）减少或去除 NET 可降低肝 IRI 后 NET 含量。在大鼠肝移植模型中，可通过血栓调节素抑制 NET 来缓解肝移植相关的肝 IRI。可见，NET 是肝 IRI 治疗的新靶点。

（二）中性粒细胞与肝 IRI 后修复

中性粒细胞在感染性或无菌性炎症组织损伤的修复和再生阶段发挥着重要作用。在肝热损伤模型中，使用中性粒细胞清除剂后，可导致碎片在损伤部位积累，最终延迟新生血管的重建。与清除 KC 相比，利用 anti-Ly-6G 清除中性粒细胞减轻了对乙酰氨基酚诱导的肝损伤，在这个肝损伤模型中，少量的中性粒细胞有助于细胞碎片的清除，而大量的中性粒细胞则增强了肝损伤和炎症。

Hervera 等和 Yang 等证实了中性粒细胞产生的 ROS 和蛋白酶在炎症消退以及组织修复过程中的作用，在药物性肝损伤模型中，中性粒细胞利用 ROS 诱导巨噬细胞向修复表型转变，形成调节性 T 细胞（regulatory T cell，Treg 细胞）占优势的组织环境，进而促进肝组织的修复。中性粒细胞产生的 MPO 也可通过限制内毒素对固有免疫系统的激活抑制炎症。其还可通过精氨酸酶 1（arginase 1，ARG1）的表达限制肝脏炎症的加重，尤其是抑制 T 细胞增殖和扩散。

此外，中性粒细胞还可通过巨噬细胞和其他分泌物在肝 IRI 修复阶段发挥作用，中性粒细胞产生的胞外体微泡增强了巨噬细胞对凋亡中性粒细胞的吞噬作用。其释放的膜联蛋白 A1（annexin A1，ANXA1）不仅与甲酰肽受体 2（formyl peptide receptor 2，FPR2）相互作用，限制中性粒细胞迁移及促进其凋亡，而且还可在肌肉损伤模型中将巨噬

细胞极化为修复表型。

（三）中性粒细胞促炎与抗炎的不同亚群

中性粒细胞的不同生物学功能取决于时间和特定组织环境，特定的微环境可促进中性粒细胞向不同表型（N1/N2）极化。在耐甲氧西林金黄色葡萄球菌感染小鼠模型中，CD49d 表达差异可确定两个不同的中性粒细胞亚群。转化生长因子 β（transforming growth factor-β，TGF-β）和白细胞介素（interleukin，IL）-35 促进中性粒细胞向 N2 极化，同时抑制其向 N1 极化。1 型干扰素可促进中性粒细胞向 N1 表型极化，通过 NET 的形成及 ICAM-1 和 TNF 的表达限制肿瘤血管生成。浸润梗死心肌的主要是富含促炎因子的 N1 型中性粒细胞，后期 N2 型中性粒细胞可促进炎症消退和组织修复。罗格列酮和髓系 TLR4 特异性敲除可使中性粒细胞群体转变为 N2 表型。N2 亚群的免疫抑制表型类似于粒细胞髓源性抑制细胞（myeloid-derived suppressor cell，MDSC），在急性肝损伤中发挥着细胞保护和修复的功能，在肝切除术后促进肝脏再生，另一些研究表明清除 CD11b$^+$ Ly6G^{high}Ly6C^{int} 粒系 MDSC 可加重乙醇诱导的肝衰竭。同时，过继这种细胞可减轻肝细胞损伤。

三、肝 IRI 中的中性粒细胞靶向治疗

减少细胞外 DAMP 显示出良好的治疗效果。HMGB1 灭活剂可减轻 TLR 依赖的肝 IRI，临床上还可用于治疗弥散性血管内凝血。NET 靶向清除剂可降低小鼠肝 IRI 的严重程度。一项研究显示临床上 NET 可以保护部分区域免受感染，另一项研究显示，A 组链球菌来源的 DNase 通过降解 NET 逃避杀伤并增强了其毒力。临床上，由于 DNase 已成功应用于囊性纤维化患者的治疗，而 NET 清除是作用机制之一，因此在肝 IRI 中进行研究也充满前景。

提升中性粒细胞免疫调节和对组织的修复能力是另一个治疗方向。CD4$^+$T 细胞在肝 IRI 中对炎症的激活和调节必不可少，但 CD4$^+$ T 细胞本身而不是抗原特异性的 T 细胞活化是免疫调节的关键。因此，中性粒细胞通过减少 T 细胞活化可能不足以显著影响肝 IRI 的结局。此外，目前使用的小鼠肝 IRI 模型中产生的严重肝细胞损伤可能导致中性粒细胞免疫调节和/或组织修复功能无法模拟。未来的研究需着眼于中性粒细胞在炎症消退和组织修复中的作用。实验证据表明 TGFβ、IL-4 或罗格列酮可引起中性粒细胞向 N2 型极化。因此，以表型转变作为治疗目标也应该具有潜在的意义。

诱导中性粒细胞凋亡有助于炎症的消退。四氢嘧啶（一种天然细胞保护剂）可特异性促进活化中性粒细胞的凋亡、减少中性粒细胞数量，进而显著促进无菌炎症模型中炎症的消退，并得到一项临床试验的证实。Christoffersson 等的研究也证实了 VEGFA 诱导的 CXCR4^{high} 中性粒细胞亚群的存在，并在胰岛移植模型中保留了血运重建的能力，而 Wang 等的研究预测，CXCR4 阳性中性粒细胞亚群能够在

rTEM 时归巢回到骨髓。因此，将中性粒细胞极化到 CX-CR4 阳性表达亚群也是未来治疗目标。

四、小结

由于肝移植患者免疫功能仍然低下，而中性粒细胞构成宿主防御病原体的最前沿。因此，限制中性粒细胞和/或效应功能的方法可能造成患者感染风险的增加。尽管实验室研究显示了一定的治疗效果，而在临床上将中性粒细胞清除不太可行，需要制订更详细的治疗策略，比如通过抑制中性粒细胞黏附、迁移和某些功能，而这些疗法如何在宿主免疫监视和控制细胞破坏之间实现最佳平衡仍有待深入研究。

（文平山　邓小明）

参 考 文 献

［1］ ZHOU J, CHEN J, WEI Q, et al. The role of ischemia/reperfusion injury in early hepatic allograft dysfunction ［J］. Liver Transpl, 2020, 26(8): 1034-1048.

［2］ MARTIN J L, COSTA A S H, GRUSZCZYK A V, et al. Succinate accumulation drives ischaemia-reperfusion injury during organ transplantation ［J］. Nat Metab, 2019, 1: 966-974.

［3］ OLIVEIRA T H C, MARQUES P E, PROOST P, et al. Neutrophils: a cornerstone of liver ischemia and reperfusion injury ［J］. Lab Invest, 2018, 98(1): 51-62.

［4］ LIEW P X, KUBES P. The neutrophil's role during health and disease ［J］. Physiol Rev, 2019, 99(2): 1223-1248.

［5］ MICHAEL M, VERMEREN S. A neutrophil-centric view of chemotaxis ［J］. Essays Biochem, 2019, 63(5): 607-618.

［6］ SONG J, HE Z, YANG M, et al. Hepatic ischemia/reperfusion injury involves functional tryptase/PAR-2 signaling in liver sinusoidal endothelial cell population ［J］. Int Immunopharmacol, 2021, 100: 108052.

［7］ BENEDICTO A, HERRERO A, ROMAYOR I, et al. Liver sinusoidal endothelial cell ICAM-1 mediated tumor/endothelial crosstalk drives the development of liver metastasis by initiating inflammatory and angiogenic responses ［J］. Sci Rep, 2019, 9(1): 13111.

［8］ RAJARATHNAM K, DESAI U R. Structural insights into how proteoglycans determine chemokine-CXCR1/CXCR2 interactions: progress and challenges ［J］. Front Immunol, 2020, 11: 660.

［9］ DUARTE S, MATIAN P, MA S, et al. Adeno-associated virus-mediated gene transfer of tissue inhibitor of metalloproteinases-1 impairs neutrophil extracellular trap formation and ameliorates hepatic ischemia and reperfusion injury ［J］. A J Pathol, 2018, 188(8): 1820-1832.

［10］ MERGENTAL H, LAING R W, KIRKHAM A J, et al. Transplantation of discarded livers following viability testing with normothermic machine perfusion ［J］. Nat Commun, 2020, 11(1): 2939-2922.

［11］ OWEN-WOODS C, JOULIA R, BARKAWAY A, et al. Local microvascular leakage promotes trafficking of activated neutrophils to remote organs ［J］. J Clin Invest, 2020, 130(5): 2301-2318.

［12］ LI C, SHENG M, LIN Y. Functional crosstalk between myeloid Foxo1-β-catenin axis and Hedgehog/Gli1 signaling in oxidative stress response ［J］. Cell Death Differ, 2021, 28(5): 1705-1719.

［13］ IBRAHIM S G, EL-EMAM S Z, MOHAMED E A, et al. Dimethyl fumarate and curcumin attenuate hepatic ischemia/reperfusion injury via Nrf2/HO-1 activation and anti-inflammatory properties ［J］. Int Immunopharmacol, 2020, 80: 106131.

［14］ LIU Y, QIN X, LEI Z, et al. Tetramethylpyrazine inhibits neutrophil extracellular traps formation and alleviates hepatic ischemia/reperfusion injury in ratliver transplantation ［J］. Exp Cell Res, 2021, 406(1): 112719.

［15］ VON MEIJENFELDT F A, STRAVITZ R T. Generation of neutrophil extracellular traps in patients with acute liver failure is associated with poor outcome ［J］. Hepatology, 2022, 75(3): 623-633.

［16］ MIDDLETON E A, HE X Y, DENORME F, et al. Neutrophil extracellular traps contribute to immunothrombosis in COVID-19 acute respiratory distress syndrome ［J］. Blood, 2020, 136(10): 1169-1179.

［17］ LIU Y, QIN X, LEI Z, et al. Diphenyleneiodonium ameliorates acute liver rejection during transplantation by inhibiting neutrophil extracellular traps formation in vivo ［J］. Transpl Immunol, 2021, 68: 101434.

［18］ WANG J, HOSSAIN M. Visualizing the function and fate of neutrophils in sterile injury and repair ［J］. Science, 2017, 358(6359): 111-116.

［19］ HERVERA A, DE VIRGILIIS F, PALMISANO I, et al. Reactive oxygen species regulate axonal regeneration through the release of exosomal NADPH oxidase 2 complexes into injured axons ［J］. Nat Cell Biol, 2018, 20(3): 307-319.

［20］ YANG W, TAO Y, WU Y, et al. Neutrophils promote the development of reparative macrophages mediated by ROS to orchestrate liver repair ［J］. Nat Commun, 2019, 10(1): 1076.

［21］ NICOLÁS-ÁVILA J, ADROVER J M, HIDALGO A. Neutrophils in homeostasis, immunity, and cancer ［J］.

Immunity,2017,46(1):15-28.

[22] REBER L L, GILLIS C M. Neutrophil myeloperoxidase diminishes the toxic effects and mortality induced by lipopolysaccharide[J]. J Exp Med,2017,214(5):1249-1258.

[23] FLETCHER M, RAMIREZ M E, SIERRA R A, et al. l-Arginine depletion blunts antitumor T-cell responses by inducing myeloid-derived suppressor cells[J]. Cancer Res,2015,75(2):275-283.

[24] CALVENTE C J, TAMEDA M, JOHNSON C D, et al. Neutrophils contribute to spontaneous resolution of liver inflammation and fibrosis via microRNA-223[J]. J Clin Invest,2019,129(10):4091-4109.

[25] MCARTHUR S, JUBAN G, GOBBETTI T, et al. Annexin A1 drives macrophage skewing to accelerate muscle regeneration through AMPK activation[J]. J Clin Invest, 2020,130(3):1156-1167.

[26] SILVESTRE-ROIG C, FRIDLENDER Z G, GLOGAUER M, et al. Neutrophil diversity in health and disease[J]. Trends Immunol,2019,40(7):565-583.

[27] ZOU J M, QIN J, LI Y C, et al. IL-35 induces N2 phenotype of neutrophils to promote tumor growth[J]. Oncotarget,2017,8(20):33501-33514.

[28] GARCÍA-CULEBRAS A, DURÁN-LAFORET V, PEÑA-MARTÍNEZ C, et al. Role of TLR4(Toll-Like Receptor 4)in N1/N2 neutrophil programming after stroke[J]. Stroke,2019,50(10):2922-2932.

[29] SCHRIJVER I T, TH ROUDE C, ROGER T. Myeloid-derived suppressor cells in sepsis[J]. Front Immunol, 2019,10:327.

[30] NACHMANY I, BOGOCH Y, SIVAN A, et al. CD11b(+)Ly6G(+) myeloid-derived suppressor cells promote liver regeneration in a murine model of major hepatectomy[J]. FASEB J,2019,33(5):5967-5978.

[31] LI S, WANG N, TAN H Y, et al. Expansion of granulocytic, myeloid-derived suppressor cells in response to ethanol-induced acute liver damage[J]. Front Immunol, 2018,9:1524.

[32] KADONO K, UCHIDA Y, HIRAO H, et al. Thrombomodulin attenuates inflammatory damage due to liver ischemia and reperfusion injury in mice in toll-like receptor 4-dependent manner[J]. Am J Transpl,2017,17(1):69-80.

[33] BILYY R, FEDOROV V, VOVK V, et al. Neutrophil extracellular traps form a barrier between necrotic and viable areas in acute abdominal inflammation[J]. Front Immunol,2016,7:424.

[34] MA Y, YABLUCHANSKIY A, IYER R P, et al. Temporal neutrophil polarization following myocardial infarction [J]. Cardiovasc Res,2016,110(1):51-61.

[35] UNFRIED K, KR MER U, SYDLIK U, et al. Reduction of neutrophilic lung inflammation by inhalation of the compatible solute ectoine:a randomized trial with elderly individuals[J]. Int J Chro Obstruct Pulmon Dis,2016, 11:2573-2583.

[36] MASSENA S, CHRISTOFFERSSON G, VÅGESJÖ E, et al. Identification and characterization of VEGF-A-responsive neutrophils expressing CD49d, VEGFR1, and CXCR4 in mice and humans[J]. Blood,2015,126(17):2016-2026.

31 肠道菌群及代谢物在缺血性肠损伤中的作用及机制研究进展

一、围手术期缺血性肠损伤的研究概况

（一）缺血性肠损伤的危害

围手术期肠缺血是临床常见的急危情况,具有较高的发病率和死亡率。肠缺血再灌注(ischemia-reperfusion,IR)损伤是肠组织在缺血一段时间后再灌注恢复血流,但细胞破坏及功能障碍反而较缺血之前加重,器官功能进一步恶化的临床病理现象。肠 IR 在严重感染、创伤、休克、肠梗阻、肠系膜动脉栓塞、腹主动脉瘤手术、体外循环手术、肝移植和小肠移植的病理生理变化过程中扮演重要作用。肠 IR 不仅会造成局部的肠道损伤,还会破坏肠道黏膜屏障,使肠道细菌内毒素和自由基渗透入血液,转移到周围器官,并导致肠外多器官的功能障碍,甚至衰竭。因此,防治围手术期肠 IR 损伤对改善患者预后具有重要意义。

（二）缺血性肠损伤的诱因及发病机制

围手术期发生急性缺血性肠损伤的因素较多,可分为患者因素、麻醉因素和手术相关因素。患者因素包括高龄、ASA 分级≥Ⅲ级、术前胃肠道疾病或其他导致胃肠功能受损的疾病(如严重感染、重症急性胰腺炎、创伤、休克、贫血、心肌梗死、主动脉夹层、肠系膜动脉栓塞等)。麻醉因素包括麻醉药引起的低血压和肠道低灌流;一些血管收缩药物引起胃肠黏膜小血管收缩导致的肠道缺血;应激状态下交感神经系统兴奋,肠黏膜血管剧烈收缩,血液灌注量减少。手术因素包括腹主动脉瘤手术、体外循环手术、腹部手术和其他影响肠道血液灌流的手术;腹腔镜手术期间,二氧化碳气腹可引起应激反应,血浆儿茶酚胺、皮质醇和血管升压素水平升高;同时,腹压增加也会影响内脏器官的血液灌流。

肠 IR 损伤的发生涉及多个环节,其病理机制较为复杂,包括微循环障碍、自由基增多、钙超载、线粒体损伤、炎症反应以及代谢性酸中毒等。此外,由于肠道是人体最大的内毒素储存库和微生物储存库,肠道损伤后发生内毒素和菌群移位,引起内毒素血症和败血症,导致全身多个器官(肺、脑、肝等)功能障碍,甚至衰竭,造成以肠源性感染为起始和中心的系列临床疾病,如系统性炎症反应综合征,多

器官功能障碍综合征和脓毒症。

（三）当前的国内外研究现状

围手术期肠缺血越来越受到人们的关注,针对肠 IR 损伤的病理生理机制,国内外研究者对肠 IR 损伤展开了深入研究,在基础研究领域提出了一系列的预防和治疗方法,包括缺血预处理和缺血后处理、对抗氧自由基、降低白细胞黏附和炎症反应、抗上皮凋亡等方式。然而,由于肠缺血的早期症状不明显、缺乏特异性的早期诊断指标、尚缺乏特效治疗药物等原因,目前,围手术期肠缺血患者的诊治效果不佳,临床上仍以预防和对症处理为主。因此,只有对肠 IR 损伤的发病机制进行深入研究,才能推动相关技术的开发和应用,为临床围手术期肠缺血提供有效的诊治措施。

二、肠道菌群

（一）肠道菌群的定义、作用和功能

人类肠道微生物群是指生活在人类消化道的微生物总称,包括细菌、古生菌、病毒、真菌和原生生物等,其中大部分是细菌。它们之间存在直接或间接的相互作用,并通过直接接触、分泌蛋白质或代谢产物等方式与宿主形成复杂的相互作用网络,形成动态平衡的微生态系统,与人类健康和疾病密切相关。现有研究表明,肠道微生物群与糖尿病、高血压、心血管疾病、肿瘤等的发生发展密切相关,因其在人体健康中的重要作用,又被称为"人体被遗忘的器官"。此外,肠道微生物群庞大,其包含的基因数量约为人类基因组的 100 倍,因此也被称为人体的第二基因组。肠道内的细菌主要为厚壁菌和拟杆菌属,占 90% 以上,变形杆菌和真细菌的相对丰度较低。肠道微生物群的整体结构和功能在一段时间内是稳定的,但对内外环境的变化高度敏感。外源性因素,如饮食、接触细菌感染或服用药物会减少肠道微生物群的多样性;内源性因素,如急性体液失衡、慢性肠道充血或缺血缺氧、酸碱失衡、胃肠道运动减弱和营养缺乏等,可能会改变肠道微生物。

肠道微生物群已被证明在各种疾病的发生、发展、预测、诊断和治疗中发挥着重要作用。因此,总结肠道微生物

群及其代谢产物在肠 IR 损伤中的变化及可能的作用,对于寻找肠道 IR 损伤的预测和诊断生物标志物、新的治疗方法和药物具有重要意义。

(二)肠道菌群在缺血性肠损伤中的作用

近年来,肠道微生物群在肠 IR 损伤中的作用引起了人们的极大关注。Wang 等发现肠 IR 影响了大鼠结肠的菌落结构。结肠微生物群最早在再灌注后 1 小时开始改变,再灌注后 6 小时达到最明显的细菌结构变化。其中,大肠埃希菌丰度在再灌流 1 小时和 3 小时显著增加;乳杆菌含量在再灌流 6 小时显著增加;口服普雷沃菌丰度在再灌注 1~12 小时显著增加。该研究团队还报道了肠 IR 引起的大鼠回肠菌群失衡,回肠细菌在再灌注开始时即发生了变化,再灌注 12 小时的差异最明显,之后逐渐恢复正常。特征的生态紊乱表现为大肠埃希菌的增殖、毛螺菌和乳杆菌的减少,以及随着上皮变化的回肠细菌改变。

在肠 IR 所致的肠及肠外器官损伤中,特定的细菌菌株在肠 IR 中的作用尚未完全阐明,而特定细菌菌株的干预仍缺乏有效的措施;此外,肠道细菌移位可能会增加血液中炎症因子和内毒素的水平。因此,诸多因素提示,使用抗生素可能是减轻肠 IR 引起的肠内外器官损伤的有效措施。研究发现,使用抗生素消灭肠道共生菌,减少了肠道 B 细胞、免疫球蛋白和 Toll 样受体的表达,抑制补体激活,进而减轻肠道 IR 后的炎症和损伤。在肠 IR 过程中,共生菌激活并吸引中性粒细胞、巨噬细胞和淋巴细胞等炎性细胞,引起肠道炎症并加重 IR 所致的肠道损伤。Ascher 等研究发现,抗生素治疗减少了淋巴组织免疫球蛋白和补体的沉积,减轻肠道炎症并改善肠道完整性。雷帕霉素治疗提高了小鼠的存活率,并减少了肠道 IR 后肺部细菌数量,增加了吞噬功能活性。然而,一些研究也报道了抗生素治疗加重了肠道 IR 损伤。Ascher 等发现抗生素预处理虽然降低了白细胞的黏附,但增加了中性粒细胞,因为中性粒细胞 TLR4/TRIF 信号介导的肠 IR 损伤不利于 NETosis 的恢复。Zhan 等研究发现,共生菌促进了肠上皮细胞的增殖和迁移,共生菌的缺乏消除了早期的炎症反应,但未能提高肠 IR 后的总体存活率。因此,抗生素在肠道 IR 损伤中的应用目前存在争议,这可能与肠道微生物群的复杂性、观察角度以及时间上的差异有关。

粪菌移植(fecal microbiota transplantation,FMT)通过调整或改善与疾病相关的微生物群失衡或紊乱,是一种治疗疾病的有效方法和策略。Franziska Bayer 等报道称,移植 C3H/HeNTac 小鼠的 Schaedler 变化菌群可减少肠 IR 前后白细胞与肠系膜小静脉内皮细胞的黏附,并减轻肠 IR 引起的血管炎症。因此,FMT 是一种潜在的治疗肠 IR 损伤的有效方法。

准确揭示肠 IR 损伤时肠道微生物群及代谢产物的变化和作用,不仅有助于阐明肠 IR 所致肠内外器官损伤的机制,而且将为预测肠 IR 所致肠损伤和肠外器官损伤、研究肠道微生物群和代谢产物的诊断生物标志物、寻找治疗肠

IR 所致肠内外器官损伤的有效药物提供理论依据。

(三)肠道菌群及其代谢产物在缺血性肠损伤中的应用

1. 肠道菌株在缺血性肠损伤中的应用 近年来,越来越多的研究发现,肠道微生物群及其代谢产物在治疗肠 IR 所致的肠和肠外器官损伤中发挥着重要作用。随着益生菌的使用,越来越多的肠道细菌菌株被发现具有治疗肠道 IR 引起的肠道和肠外器官损伤的潜力。双歧杆菌 PRL2010 可以减少肠道 IR 损伤,抑制中性粒细胞浸润,特别是在肺水平,适度减少氧化应激,显著减少细菌移位,并下调肝脏和肾脏中炎症因子的转录水平。Wang 等研究发现,双歧杆菌可抑制 IR 诱导的肠上皮细胞凋亡、紧密连接的破坏和细菌移位,减少促炎细胞因子和内毒素的释放,增加短链脂肪酸的浓度,恢复微生物群落结构和肠黏膜的完整性。植物乳杆菌可减少肠道 IR 损伤和炎症,防止肠上皮细胞凋亡,并有效防止细菌移位。长期喂养益生菌 VSL#3 可通过减少白细胞募集和促炎细胞因子来改善肠道 IR 损伤。植物乳杆菌 DSM 9843 和玫瑰果联合使用可以减少盲肠 IR 损伤、盲肠组织的氧化应激水平和肠道细菌的数量。有菌幼年野鼠的血清改善了无菌小鼠肠道 IR 造成的无菌炎症损伤,这可能与恢复炎症组织中免疫球蛋白沉积、白细胞内流、NF-κB 激活和促炎基因表达有关,同时下调 Annexin-1 和 IL-10 的产生。

相反地,一些菌株被发现能促进肠道 IR 损伤。在肠道远端的铜绿假单胞菌可能会加重肠道 IR 对小鼠的致死作用,部分原因是上皮屏障破坏蛋白 PA1 凝集素在体内的毒力激活。大肠埃希菌 JP313 增加了 IR 损伤中白细胞与肠系膜小静脉的黏附。

2. 肠道菌群代谢产物在缺血性肠损伤中的应用 除了特定的肠道细菌菌株,肠道微生物群代谢产物也被证实在肠 IR 引起的肠和肠外器官损伤中发挥重要作用。

(1)短链脂肪酸:短链脂肪酸(short-chain fatty acid,SCFA)是特定结肠厌氧菌发酵膳食纤维和抗性淀粉后产生的主要细菌代谢产物,主要包括醋酸盐、丙酸盐和丁酸盐。SCFA 是调节饮食、肠道微生物群和宿主之间相互作用的信号分子,在人体的免疫、代谢和内分泌中发挥重要作用。SCFA 通过激活 G 蛋白偶联受体 41(GPR41)和 GPR43 来调节肠道和宿主代谢。这两种 SCFA 受体不仅在肠道中表达,而且在人体脂肪、肌肉和肝脏组织中也有表达,表明 SCFA 可以直接调节外周组织的底物和能量代谢。SCFA 在肠 IR 期间保护远端小肠黏膜,并减少中性粒细胞向肠道固有层的浸润。Schofield 等报道,醋酸盐通过 GPR43 减少肠 IR 损伤。Qiao 等研究发现,丁酸盐可减轻肠 IR 损伤,这与保护肠紧密连接屏障和抑制炎性细胞在肠黏膜中的渗透有关。由此可见,SCFA 在肠 IR 期间维持肠屏障稳态、减轻黏膜炎症方面具有重要作用。

(2)次级胆汁酸:胆汁酸在人体的脂肪代谢中起着重要作用。初级胆汁酸和胆汁在餐后一起进入肠道。在肠道

上部,胆汁酸可以调节脂质的消化和吸收;在肠道下部(回肠和近端结肠),初级胆汁酸在肠道细菌的作用下,通过去除羟基而转化为次级胆汁酸,包括脱氧胆酸和石胆酸,其中部分被重新吸收到肝脏。胆汁酸对肠道菌群的结构组成有很大影响。胆汁酸可以与细菌细胞膜上的磷脂结合,起破坏作用,抵抗细菌黏附并中和内毒素。高浓度的结合胆汁酸具有直接的抗菌作用。与此同时,肠道菌群在胆汁酸循环中也起着关键作用。肠道细菌通过胆盐水解酶将初级胆汁酸中的牛磺酸、甘氨酸、硫酸盐等结合物解离,改变其化学性质,调节机体的脂类代谢。胆汁酸受体包括核受体和膜受体,前者包括法尼酯 X 受体(farnesoid X receptor,FXR)、孕烷 X 受体(pregnane X receptor,PXR)和维生素 D 受体(vitamin D receptor,VDR),后者指 G 蛋白偶联胆汁酸受体 1(G-protein coupled bile acid receptor 1,GPBAR1),也称为武田 G 蛋白偶联受体 5(takeda G protein-coupled receptor 5,TGR5)。肠 IR 后,肠组织和肝脏中 FXR 和 PXR 的表达水平显著降低,而 IL-6 是这些受体表达降低的主要原因之一。FXR 激动剂 OCA 可提高啮齿动物肠 IR 模型的存活率,保护肠屏障功能,抑制炎症。FXR 激动剂 CSE 通过抑制炎症反应和 NF-κB 途径来减少肠道 IR 损伤。

(3)色氨酸代谢物:在肠道屏障、肠道免疫和内分泌功能、肠道运动等多方面,肠道色氨酸及其代谢产物与肠道微生物群相互作用密切。色氨酸在人体肠道有三条代谢途径:①在肠上皮细胞和免疫细胞中,约 90% 的色氨酸被吲哚胺 2,3-双加氧酶 1(indoleamine 2,3-dioxygenase 1,IDO1)代谢成犬尿氨酸;②在肠腔中,肠道菌群直接代谢掉 4%~6% 的色氨酸;③约 3% 的色氨酸在肠嗜铬细胞中通过色氨酸羟化酶 1 代谢成 5-羟色胺,这是体内 90% 以上的 5-羟色胺(5-hydroxytryptamin,5-HT)产生途径。肠道色氨酸代谢产物还影响肠道屏障、蠕动、消化吸收、分泌、免疫等多种肠道功能。已有研究报道 5-羟色氨在肠 IR 损伤中的作用。5-羟色胺信号的增强与肠 IR 损伤的黏膜保护相关,而不改变绒毛细胞的分布,可能是通过增加肠细胞更新率来实现。剔除 5-羟色胺再摄取转运体(serotonin reuptake transporter,SERT)或使用 5-羟色胺选择性重摄取抑制剂(serotonin-selective reuptake inhibitor,SSRI)显著减少肠 IR 后的黏膜损伤和炎症。然而,舒马曲坦可能通过激活 5-HT1B/1D 受体来调节炎症,从而抑制 IR 诱导的肠道损伤。肠 IR 导致肝脏微循环持续紊乱,导致肝功能障碍。5-羟色胺可能是肠 IR 后 16 种肝功能障碍的介质之一。因此,5-羟色胺在肠 IR 损伤中的作用仍存在争议。芳烃受体(aryl hydrocarbon receptor,AHR)是一种配体依赖的转录因子,广泛表达于屏障组织中的免疫细胞、上皮细胞、内皮细胞和基质细胞,介导色氨酸代谢产物对肠道免疫和屏障动态平衡的调节。Jing 等发现调节 AHR 的表达可以减轻肠 IR 引起的肝损伤。激活 AHR 可改善肠 IR 后的上皮屏障功能障碍。此外,AHR 已被证明是促进宿主防御和增强内毒素血症疾病耐受性的关键受体。因此,AHR 是治疗肠 IR 损伤的潜在有效靶点。

(四)笔者团队近期的工作及成果

在过去几年里,笔者团队围绕肠道微生物群及其代谢产物与肠 IR 损伤以及肠 IR 所致肠外器官损伤开展了相关研究,取得了系列研究成果。

笔者团队发现,部分小鼠对肠 IR 损伤非常敏感(Sen),部分则能很好耐受(Res),随后通过 16S 测序菌群分析和粪菌移植实验证明,小鼠肠 IR 损伤易感性差异与肠 IR 前的肠道菌群组成和多样性有关;并且发现 Res 组小鼠术前粪便中鼠乳杆菌(Lactobacillus murinus,L. murinus)相对丰度明显高于 Sen 小鼠;另外粪便中 L. murinus 的相对含量与肠 IR 后肠、肝、肺和肾组织中的炎症因子表达成负相关,提示 L. murinus 可能是减轻肠 IR 损伤的潜在菌株。进一步的研究证实了鼠乳杆菌对肠 IR 模型的保护作用。鼠乳杆菌通过激活 TLR2 信号,促进 M2 型巨噬细胞释放白细胞介素 10(IL-10),进而明显减轻肠 IR 损伤。且相关分析显示,临床上体外循环手术患者粪便中鼠乳杆菌的丰度与术后肠 IR 损伤程度密切相关。

笔者团队利用 16S rRNA 结合代谢组学方法,阐明小鼠肠道 IR 后肠道细菌和代谢产物的变化。研究表明,小鼠肠道 IR 后,肠道细菌组成明显紊乱。厚壁菌门和拟杆菌的相对丰度显著增加,而疣微菌门的相对丰度显著降低。在物种水平上,IR 后普通拟杆菌和狄氏副拟杆菌的相对丰度增加。代谢组学结果表明,IR 后次生代谢物和多糖的生物合成及代谢途径的基因组丰度显著受损,微生物群的代谢物如辣椒素脂和普伐他汀等的含量发生了变化。辣椒素酯在体内和体外均能减轻铁死亡依赖的肠 IR 损伤,但这种保护作用被谷胱甘肽过氧化物酶 4(glutathione peroxidase 4,GPX4)的抑制剂和铁死亡的负调节剂 RSL3 消除。此外,瞬时受体电位香草酸-1(transient receptor potential vanillic acid 1,TRPV1)的拮抗剂也能消除辣椒素酯对 GPX4 的正向调节作用,同时也能抑制辣椒素酯对铁死亡依赖的肠 IR 损伤的保护能力。该研究表明,辣椒素酯可通过激活 TRPV1 受体增强了 GPX4 的活性并抑制肠上皮细胞铁死亡,提高了小鼠生存率。

此外,笔者团队的研究发现,普伐他汀(PA)是肠道菌群的代谢产物,并且体外循环手术患者术前粪便 PA 水平和术后肠 IR 损伤指标成负相关;PA 可减轻小鼠的肠 IR 损伤,在肠道类器官与 ILC2 共培养模型中可减轻 H/R 损伤;进一步,PA 通过激活 IL-33/ST2 信号,促进 ILC2 释放 IL-13,以抑制肠道 IR 损伤,去除 ILC2、中和 IL-13 或中和 IL-33 可消除 PA 的保护性作用;IL-13 可通过激活 Notch1 和 Wnt 信号促进肠道干细胞自我更新。该研究揭示了肠道菌群代谢产物 PA 可通过 IL-33/ST2 信号通路促进 ILC2 释放 IL-13 来减轻肠 IR 损伤的新机制。

术前合理的禁食方案是围手术期安全的重要保障,笔者团队研究发现,术前禁食 24 小时处理可以改善小鼠肠 IR 后肠屏障功能及存活率。并通过粪菌移植实验证实,移植小鼠和健康人群禁食（24 小时）后的粪菌给小鼠，可以抵抗小鼠肠 IR 损伤，并显著提高生存率。同时利用 16S DNA 测序结合代谢组学分析发现，术前禁食可以维持菌群稳态，且增加菌群代谢产物岩芹酸的含量。随后进一步通过体内外实验证实，岩芹酸通过激活 AMPK-mTOR 信号减少细胞凋亡从而改善肠 IR 损伤。

三、围手术期肠损伤的思考与展望

正如本文所强调的，肠 IR 可导致肠道菌群的失衡，肠道微生物群也参与了肠道 IR 的发生发展，并影响肠道外器官的损伤程度，肠道菌群在围手术期缺血性肠损伤中扮演越来越重要的角色。值得注意的是，尽管 90% 以上的肠道菌群是细菌，但不能忽略了病毒、真菌和古细菌在肠道 IR 中的作用，这些微生物在肠 IR 及其肠外器官损伤中的具体作用仍有待进一步研究。另外，本文中引用的关于肠道微生物群的研究主要是动物研究，未来需要更多的临床研究来验证这些发现。肠道微生物群的组成和变化能否作为肠 IR 及其肠外器官损害的生物标志物也仍有待观察。总之，本文总结了目前肠道菌群在围手术期缺血性损伤中的研究发现，希望通过对肠道微生物群在肠 IR 损伤中的变化、作用和机制更详细的了解，有助于临床开发更有效的方法来诊断、治疗和预防肠 IR 损伤，降低围手术期肠缺血损伤的发生率和死亡率。

（邓凡　胡敬娟　黄文芳　李偲　刘克玄）

参 考 文 献

[1] MA Y, ZABELL T, CREASY A, et al. Gut ischemia reperfusion injury induces lung inflammation via mesenteric lymph-mediated neutrophil activation[J]. Front Immunol 2020, 11:586685.

[2] WU M, ROWE J M, FLEMING S D. Complement initiation varies by sex in intestinal ischemia reperfusion injury [J]. Front Immunol 2021, 12:649882.

[3] HU J, DENG F, ZHAO B, et al. Lactobacillus murinus alleviate intestinal ischemia/reperfusion injury through promoting the release of interleukin-10 from M2 macrophages via Toll-like receptor 2 signaling[J]. Microbiome 2022, 10(1):38.

[4] LIU K X, LI Y S, HUANG W Q, et al. Immediate postconditioning during reperfusion attenuates intestinal injury [J]. Intensive Care Med, 2009, 35(5):933-942.

[5] CHASSIN C, HEMPEL C, STOCKINGER S, et al. MicroRNA-146a-mediated downregulation of IRAK1 protects mouse and human small intestine against ischemia/reperfusion injury[J]. EMBO Mol Med, 2012, 4(12):1308-1319.

[6] JIA Y, CUI R, WANG C, et al. Metformin protects against

intestinal ischemia-reperfusion injury and cell pyroptosis via TXNIP-NLRP3-GSDMD pathway[J]. Redox Biol, 2020, 32:101534.

[7] LI Y, CAO Y, XIAO J, et al. Inhibitor of apoptosis-stimulating protein of p53 inhibits ferroptosis and alleviates intestinal ischemia/reperfusion-induced acute lung injury [J]. Cell Death Differ, 2020, 27(9):2635-2650.

[8] HAN S J, LI H, KIM M, et al. Intestinal Toll-like receptor 9 deficiency leads to Paneth cell hyperplasia and exacerbates kidney, intestine, and liver injury after ischemia/reperfusion injury[J]. Kidney Int, 2019, 95(4):859-879.

[9] WU I W, LIN C Y, CHANG L C, et al. Gut microbiota as diagnostic tools for mirroring disease progression and circulating nephrotoxin levels in chronic kidney disease: discovery and validation study[J]. Int J Biol Sci, 2020, 16 (3):420-434.

[10] NAYFACH S, PAEZ-EAPINO D, CALL L, et al. Metagenomic compendium of 189,680 DNA viruses from the human gut microbiome[J]. Nat Microbiol, 2021, 6(7): 960-970.

[11] SHANAHAN F, GHOSH T S, O'TOOLE P W. The healthy microbiome-what is the definition of a healthy gut microbiome? [J]. Gastroenterology, 2021, 160(2):483-494.

[12] KOHN N, SZOPINSKA-TOKOV J, LLERA ARENAS A, et al. Multivariate associative patterns between the gut microbiota and large-scale brain network connectivity [J]. Gut Microbes, 2021, 13(1):2006586.

[13] DELAROQUE C, CHERVY M, GEWIRTZ A T, et al. Social overcrowding impacts gut microbiota, promoting stress, inflammation, and dysglycemia[J]. Gut Microbes, 2021, 13(1):2000275.

[14] ZHAO Q, HUANG J F, CHENG Y, et al. Polyamine metabolism links gut microbiota and testicular dysfunction [J]. Microbiome, 2021, 9(1):224.

[15] WU W H, ZEGARRA-RUIZ D F, DIEHL G E. Intestinal microbes in autoimmune and inflammatory disease[J]. Front Immunol, 2020, 11:597966.

[16] DONG F, PERDEW G H. The aryl hydrocarbon receptor as a mediator of host-microbiota interplay[J]. Gut Microbes, 2020, 12(1):1859812.

[17] FOLEY S E, TUOHY C, DUNFORD M, et al. Gut microbiota regulation of P-glycoprotein in the intestinal epithelium in maintenance of homeostasis[J]. Microbiome, 2021, 9(1):183.

[18] HULLAR M A J, JENKINS I C, RANDOLPH T W, et al. Associations of the gut microbiome with hepatic adiposity in the Multiethnic Cohort Adiposity Phenotype Study

［J］. Gut Microbes,2021,13(1):1965463.

［19］ CARRIZALES-SÁNCHEZ A K,GARCÍA-CAYUELA T,
HERNÁNDEZ-BRENES C,et al. Gut microbiota associa-
tions with metabolic syndrome and relevance of its study
in pediatric subjects［J］. Gut Microbes, 2021, 13(1):
1960135.

［20］ MARKANDEY M,BAJAJ A,ILOTT N E,et al. Gut mi-
crobiota: sculptors of the intestinal stem cell niche in
health and inflammatory bowel disease［J］. Gut Mi-
crobes,2021,13(1):1990827.

［21］ POTHURAJU R,CHAUDHARY S,RACHAGANI S,et
al. Mucins,gut microbiota,and postbiotics role in color-
ectal cancer［J］. Gut Microbes,2021,13(1):1974795.

［22］ KHAN A,DING Z,ISHAQ M,et al. Understanding the
effects of gut microbiota dysbiosis on nonalcoholic fatty
liver disease and the possible probiotics role: recent up-
dates［J］. Int J Biol Sci,2021,17(3):818-833.

［23］ BRUELLMAN R,LLORENTEC. A perspective of intesti-
nal immune-microbiome interactions in alcohol-associat-
ed liver disease［J］. Int J Biol Sci, 2021, 17(1):307-
327.

［24］ MOKHTARI P,METOS J,ANANDH BABU P V. Impact
of type 1 diabetes on the composition and functional po-
tential of gut microbiome in children and adolescents:
possible mechanisms,current knowledge,and challenges
［J］. Gut Microbes,2021,13(1):1-18.

［25］ XIA W J,XU M L,YU X J,et al. Antihypertensive
effects of exercise involve reshaping of gut microbiota
and improvement of gut-brain axis in spontaneously hy-
pertensive rat［J］. Gut Microbes,2021,13(1):1-24.

［26］ MURPHY C L,BARRETT M,PELLANDA P,et al.
Mapping the colorectal tumor microbiota［J］. Gut Mi-
crobes,2021,13(1):1-10.

［27］ QUE Y,CAO M,HE J,et al. Gut bacterial characteristics
of patients with type 2 diabetes mellitus and the applica-
tion potential［J］. Front Immunol,2021,12:722206.

［28］ YANG M,YANG Y,HE Q,et al. Intestinal microbiota-A
promising target for antiviral therapy?［J］. Front Immu-
nol,2021,12:676232.

［29］ YANG X,LU D,ZHUO J,et al. The gut-liver axis in im-
mune remodeling:new insight into liver diseases［J］. Int
J Biol Sci,2020,16(13):2357-2366.

［30］ SELMA-ROYO M,CALATAYUD ARROYO M,GARCÍA-
MANTRANA I,et al. Perinatal environment shapes microbi-
ota colonization and infant growth: impact on host re-
sponse and intestinal function［J］. Microbiome,2020,8
(1):167.

［31］ ZHU B,WANG X,LI L. Human gut microbiome:the sec-

ond genome of human body［J］. Protein Cell, 2010, 1
(8):718-725.

［32］ LI N N,LI W,FENG J X,et al. High alcohol-producing
Klebsiella pneumoniae causes fatty liver disease through
2,3-butanediol fermentation pathway in vivo［J］. Gut
Microbes,2021,13(1):1979883.

［33］ VAN DEN BOSSCHE T,ARNTZEN M,BECHER D,et
al. The metaproteomics initiative:a coordinated approach
for propelling the functional characterization of microbi-
omes［J］. Microbiome,2021,9(1):243.

［34］ OKWELOGU S I,IKECHEBELU J I,AGBAKOBA N R,
et al. Microbiome compositions from infertile couples
seeking in vitro fertilization, using 16s rRNA gene se-
quencing methods:any correlation to clinical outcomes?
［J］. Front Cell Infect Microbiol,2021,11:709372.

［35］ WU X,XIA Y,HE F,et al. Intestinal mycobiota in health
and diseases:from a disrupted equilibrium to clinical op-
portunities［J］. Microbiome,2021,9(1):60.

［36］ WANG Z,BAI Y,PI Y,et al. Xylan alleviates dietary fi-
ber deprivation-induced dysbiosis by selectively promo-
ting Bifidobacterium pseudocatenulatum in pigs［J］. Mi-
crobiome,2021,9(1):227.

［37］ DU Y,GAO Y,ZENG B,et al. Effects of anti-aging inter-
ventions on intestinal microbiota［J］. Gut Microbes,
2021,13(1):1994835.

［38］ CHI L,TU P,RU H,et al. Studies of xenobiotic-induced
gut microbiota dysbiosis:from correlation to mechanisms
［J］. Gut Microbes,2021,13(1):1921912.

［39］ YU M,ALIMUJIANG M,HU L,et al. Berberine allevi-
ates lipid metabolism disorders via inhibition of mito-
chondrial complex I in gut and liver［J］. Int J Biol Sci,
2021,17(7):1693-1707.

［40］ WANG F,LI Q,WANG C,et al. Dynamic alteration of
the colonic microbiota in intestinal ischemia-reperfusion
injury［J］. PloS One,2012,7(7):e42027.

［41］ WANG F,LI Q,HE Q,et al. Temporal variations of the
ileal microbiota in intestinal ischemia and reperfusion
［J］. Shock,2013,39(1):96-103.

［42］ KAZUHISA YOSHIYA,PETER H. et al. Depletion of gut
commensal bacteria attenuates intestinal ischemia/reper-
fusion injury［J］. Am J Physiol Gastrointest Liver Physi-
ol,2011,301(6):G1020-G1030.

［43］ ASCHER S,WILMS E,PONTAROLLO G,et al. Gut mi-
crobiota restricts netosis in acute mesenteric ischemia-
reperfusion injury［J］. Arterioscler Thromb Vasc Biol,
2020,40(9):2279-2292.

［44］ IIDA T,TAKAGI T,KATADA K,et al. Rapamycin im-
proves mortality following intestinal ischemia-reperfusion

via the inhibition of remote lung inflammation in mice [J]. Digestion,2015,92(4):211-219.

[45] ZHANG H Y,WANG F,CHEN X,et al. Dual roles of commensal bacteria after intestinal ischemia and reperfusion[J]. Pediatr Surg Int,2020,36(1):81-91.

[46] BAYER F,ASCHER S,KIOUPTSI K,et al. Colonization with altered Schaedler Flora impacts leukocyte adhesion in mesenteric ischemia-reperfusion injury[J]. Microorganisms,2021,9(8):1601.

[47] DURANTI S,VIVO V,ZINI I,et al. Bifidobacterium bifidum PRL 2010 alleviates intestinal ischemia/reperfusion injury[J]. PloS One,2018,13(8):e0202670.

[48] WANG H,ZHANG W,ZUO L,et al. Bifidobacteria may be beneficial to intestinal microbiota and reduction of bacterial translocation in mice following ischaemia and reperfusion injury[J]. Br J Nutr,2013,109(11):1990-1998.

[49] WANG B,HUANG Q,ZHANG W,et al. Lactobacillus plantarum prevents bacterial translocation in rats following ischemia and reperfusion injury[J]. Dig Dis Sci,2011,56(11):3187-3194.

[50] SALIM S Y,YOUNG P Y,LUKOWSKI C M,et al. VSL#3 probiotics provide protection against acute intestinal ischaemia/reperfusion injury[J]. Benef Microbes,2013,4(4):357-365.

[51] CISALPINO D,FAGUNDES C T,BRITO C B,et al. Microbiota-induced antibodies are essential for host inflammatory responsiveness to sterile and infectious stimuli [J]. J Immunol,2017,198(10):4096-4106.

[52] CHOLAN P M,HAN A,WOODIE B R,et al. Conserved anti-inflammatory effects and sensing of butyrate in zebrafish[J]. Gut Microbes,2020,12(1):1-11.

[53] SUN N,MENG F,ZHAO J,et al. Aurka deficiency in the intestinal epithelium promotes age-induced obesity via propionate-mediated AKT activation[J]. Int J Biol Sci,2021,17(5):1302-1314.

[54] DAI X,GUO Z,CHEN D,et al. Maternal sucralose intake alters gut microbiota of offspring and exacerbates hepatic steatosis in adulthood[J]. Gut Microbes,2020,11(4):1043-1063.

[55] AGUILAR-NASCIMENTO J E,SALOMÃO A B,NOCHI R J JR,et al. Intraluminal injection of short chain fatty acids diminishes intestinal mucosa injury in experimental ischemia-reperfusion[J]. Acta Cir Bras,2006,21(1):21-25.

[56] SCHOFIELD Z V,WU M C L,HANSBRO P M,et al. Acetate protects against intestinal ischemia-reperfusion injury independent of its cognate free fatty acid 2 receptor[J]. FASEB J,2020,34(8):10418-10430.

[57] QIAO Y,QIAN J,LU Q,et al. Protective effects of butyrate on intestinal ischemia-reperfusion injury in rats[J]. J Surg Res,2015,197(2):324-330.

[58] STREIDL T,KARKOSSA I,SEGURA MUNOZ R R,et al. The gut bacterium Extibacter muris produces secondary bile acids and influences liver physiology in gnotobiotic mice[J]. Gut Microbes,2021,13(1):1-21.

[59] KUMARI A,PAL PATHAK D,ASTHANA S. Bile acids mediated potential functional interaction between FXR and FATP5 in the regulation of Lipid Metabolism[J]. Int J Biol Sci,2020,16(13):2308-2322.

[60] TIAN Y,GUI W,KOO I,et al. The microbiome modulating activity of bile acids[J]. Gut Microbes,2020,11(4):979-996.

[61] XIANG J,ZHANG Z,XIE H,et al. Effect of different bile acids on the intestine through enterohepatic circulation based on FXR[J]. Gut Microbes,2021,13(1):1949095.

[62] HOSSEINKHANI F,HEINKEN A,THIELE I,et al. The contribution of gut bacterial metabolites in the human immune signaling pathway of non-communicable diseases [J]. Gut Microbes,2021,13(1):1-22.

[63] OGURA J,TEADA Y,TSUJIMOTO T,et al. The decrease in farnesoid X receptor,pregnane X receptor and constitutive androstane receptor in the liver after intestinal ischemia-reperfusion[J]. J Pharm Pharm Sci,2012,15(5):616-631.

[64] CEULEMANS L J,VERBEKE L,DECUYPERE J P,et al. Farnesoid X receptor activation attenuates intestinal ischemia reperfusion injury in rats[J]. PloS One,2017,12(1):e0169331.

[65] WANG X,LI S,CHEN M,et al. Activation of the nuclear receptor Fxr improves intestinal cell tolerance to ischemia-reperfusion injury[J]. Shock,2018,50(3):316-323.

[66] DONG F,HAO F,MURRAY I A,et al. Intestinal microbiota-derived tryptophan metabolites are predictive of Ah receptor activity[J]. Gut Microbes,2020,12(1):1-24.

[67] BROWN J,ROBUSTO B,MOREL L. Intestinal dysbiosis and tryptophan metabolism in autoimmunity[J]. Front Immunol,2020,11:1741.

[68] DENG Y,ZHOU M,WANG J,et al. Involvement of the microbiota-gut-brain axis in chronic restraint stress:disturbances of the kynurenine metabolic pathway in both the gut and brain[J]. Gut Microbes,2021,13(1):1-16.

[69] KIM M,TOMEK P. Tryptophan:a rheostat of cancer immune escape mediated by immunosuppressive enzymes IDO1 and TDO[J]. Front Immunol,2021,12:636081.

［70］ TACKETT J J,GANDOTRA N,BAMDAD M C,et al. Potentiation of serotonin signaling protects against intestinal ischemia and reperfusion injury in mice［J］. Neurogastroenterol Motil,2019,31(3):e13498.

［71］ GHARISHVANDI F, ABDOLLAHI A, SHAFAROODI H,et al. Involvement of 5-HT1B/1D receptors in the inflammatory response and oxidative stress in intestinal ischemia/reperfusion in rats［J］. Eur J Pharmacol,2020,882:173265.

［72］ NAKAMURA N,HAMADA N,MURATA R,et al. Contribution of serotonin to liver injury following canine small-intestinal ischemia and reperfusion［J］. J Surg Res,2001,99(1):17-24.

［73］ JING H,SHEN G,WANG G,et al. MG132 alleviates liver injury induced by intestinal ischemia/reperfusion in rats:involvement of the AhR and NFkappaB pathways ［J］. J Surg Res,2012,176(1):63-73.

［74］ ZHANG Z,PU A,YU M,et al. Aryl hydrocarbon receptor activation modulates gammadelta intestinal intraepithelial lymphocytes and protects against ischemia/reperfusion injury in the murine small intestine［J］. Mol Med Rep,2019,19(3):1840-1848.

［75］ LIU Z,LI L,CHEN W,et al. Aryl hydrocarbon receptor activation maintained the intestinal epithelial barrier function through Notch1 dependent signaling pathway ［J］. Int J Mol Med,2018,41(3):1560-1572.

［76］ BESSEDE A,GARGARO M,PALLOTTA M T,et al. Aryl hydrocarbon receptor control of a disease tolerance defence pathway［J］. Nature,2014,511(7508):184-190.

［77］ HU J, DENG F, ZHAO B, et al. Lactobacillus murinus alleviate intestinal ischemia/reperfusion injury through promoting the release of interleukin-10 from M2 macrophages via Toll-like receptor 2 signaling［J］. Microbiome,2022,10(1):38.

［78］ DENG F,ZHAO B C,YANG X,et al. The gut microbiota metabolite capsiate promotes Gpx4 expression by activating TRPV1 to inhibit intestinal ischemia reperfusion-induced ferroptosis［J］. Gut Microbes,2021,13(1):1-21.

［79］ DENG F,HU J J,YANG X,et al. Gut microbial metabolite pravastatin attenuates intestinal ischemia/reperfusion injury through promoting IL-13 release from type ii innate lymphoid cells via IL-33/ST2 signaling［J］. Front Immunol,2021,12:704836.

［80］ HUANG W,YAN Y,WU M,et al. Preoperative fasting confers protection against intestinal ischaemia/reperfusion injury by modulating gut microbiota and their metabolites in a mouse model［J］. Br J Anaesth,2022,128(3):501-512.

32 肌少症的研究进展

肌少症(sarcopenia)是一种与年龄增加相关的进行性、全身肌肉含量减少和肌肉力量下降,伴或不伴有肌肉生理功能减退的症状。常常表现为走路迟缓、握力下降、行动吃力、容易跌倒、体重减轻。1989年被首次提出,并于2016年在第10版国际疾病分类中获得独有的疾病代码ICD-10-CM(M62.84)。

一、流行病学

根据欧洲老年肌少症工作组(European Working Group on Sarcopenia in Older People,EWGSOP)分类,肌少症是指肌肉含量下降和肌肉力量下降;严重肌少症是指肌肉含量下降和肌肉力量下降,同时伴有躯体功能下降。全球范围内,肌少症患病率为6%~12%,65岁及以上的老年人患病率为14%~33%。而亚洲肌少症工作组(Asican Working Group on Sarcopenia,AWGS)2019年报道,亚洲老年人群患病率为5.5%~25.7%,男性更为显著(男性患病率为5.1%~21.0%,女性为4.1%~16.3%)。中国对肌少症的流行病学调查显示,社区老年人肌少症的患病率为8.9%~38.8%,男性患病率高于女性,且随着年龄增长患病率显著增加,80岁及以上老年人肌少症患病率可高达67.1%。

二、病因

(一)内分泌因素

肌肉合成和分解平衡受多种激素调控,肌少症的发生与胰岛素、雌激素、雄激素、生长激素和糖皮质激素等激素水平的变化有关。

(二)慢性炎症

研究发现促炎因子(如白细胞介素-6、肿瘤坏死因子-α及C反应蛋白等)水平升高,肌少症风险增加。同时炎性细胞因子可能拮抗胰岛素样生长因子-1(insulin-like growth factor-1,IGF-1)的合成代谢作用,降低循环和肌肉IGF-1的水平,蛋白质分解代谢增强,导致肌肉合成代谢障碍。

(三)营养

在衰老过程中,消化吸收能力下降,人体合成蛋白质不足,骨骼肌中非收缩蛋白(脂黄素和交联蛋白)的异常蓄积,加速了肌肉质量下降的速度,容易导致肌少症。大量研究发现 ω-3 多不饱和脂肪酸对肌肉合成代谢有重要作用。多项研究证实维生素D缺乏是肌少症的风险因素,且$1,25-(OH)_2D_3$水平降低与肌肉量、肌肉强度、平衡力下降和跌倒风险增加相关。

(四)神经退行性病变

近些年的研究发现运动神经元的活性不足或数量降低也是肌少症的重要相关因素之一。首先,70岁以上老年人的 α 运动神经元丢失高达50%,而 α 运动神经元的丢失会显著影响下肢功能。其次,由于老年人星状细胞功能减退,肌肉的再生和激活能力下降,肌纤维的数量开始减少,所以老年人的肌肉更容易损伤且难以修复。

(五)肠道菌群

肌肉力量减退与肠道菌群的特定变化有关。随年龄增长,肠道菌群中有害菌群增多而益生菌减少,肠道黏膜萎缩,肠道吸收功能减退,最终影响肌肉质量。菌群失调可降低膳食蛋白质、短链脂肪酸和维生素合成,干扰营养物和胆汁酸的生物转化等影响骨骼肌合成。

(六)其他

研究发现遗传分子水平变化与肌肉老化有关,包括生长分化因子、血管紧张素转化酶、载脂蛋白和水通道蛋白。不良的社会环境因素可能对人类健康产生长期影响,造成多种慢性病的易感性增加,针对性的预防保健对降低疾病死亡率起着重要作用。肌少症还与心理状况有关,如抑郁、焦虑等,与非肌少症老年人相比,有抑郁症状的患者发生少肌症的风险更高。

三、生物标志物

肌少症的发病、进展与多种生物机制相关,涉及蛋白质合成分解失衡、骨骼肌修复机制受损、神经肌肉调节异常、炎性细胞因子增多、线粒体损伤、胰岛素抵抗及激素水平变化等多种因素,故与此相关的生物学标志物有可能成为可靠、简易的筛查或诊断方法,且可以一定程度上量化肌少症的严重程度,但是肌少症的发生发展是多因素作用的结果,复杂的生理病理机制要求从"一刀切"过渡到对互补生物标志物的多维建模。

目前最有价值的生物标志物是 D_3-肌酸稀释法,原理是受检者口服的 D_3-肌酸几乎全部被主动转运进入骨骼肌,并被骨骼肌内肌酸池中未标记的肌酸稀释,肌酸池内2%的肌酸(包括 D_3-肌酸和未标记的肌酸)不可逆地代谢为 D_3-肌酐和未标记肌酐,最终经尿液排出。给药 $48\sim96$ 小时后采用空腹单次尿液样本通过测定同位素标记的 D_3-肌酐与总的肌酐之比,可以计算出 D_3-肌酸对肌酸池中未标记的肌酸的稀释度,从而得出肌酸的总量。肌酸池与骨骼肌功能密切相关,肌节中肌酸和磷酸肌酸位于 Z 盘和 A 带附近,与非收缩性成分无关,D_3-肌酸可以排除骨骼肌间浸润的脂肪和纤维组织等的干扰,因此 D_3-肌酸可直接评估各类人群的骨骼肌质量及其变化,我国 D_3-肌酸稀释法应用的相关文献较少,目前还仅限于动物实验。

Ⅲ型胶原蛋白在肌肉损伤重塑阶段对成肌细胞的发育起重要作用,其由前Ⅲ型胶原蛋白的 N 端和 C 端裂解而合成,而 N 端肽(P3NP)释放入血清,故 P3NP 在一定程度上反映了肌肉重塑的方式,与四肢肌肉量的变化相关,也可用于评估骨骼肌肌肉质量。临床研究发现,血清肌酐/半胱氨酸蛋白酶抑制剂 C 比值作为胃癌患者肌少症的替代标志物。血清肉碱、血浆甲状腺素转运蛋白、血清C1q 也可以作为老年人肌少症的新型生物标志物。此外,肌少症还与体内多种激素水平变化、炎性细胞因子增多等密切相关,检测 hsCRP、TNF-α、IL-4 和 IFN-γ 等指标,也可一定程度上反映肌少症的严重程度。

四、临床研究

(一)肌少症研究进展

肌少症会导致患者跌倒和骨折风险增加,并与心脏疾病、呼吸系统疾病和认知障碍相关,使患者日常生活质量下降,死亡风险增加。且目前多数研究表明,肌少症会增加老年患者术后并发症的风险,其与各种癌症(如胃癌、肝癌、结直肠癌、食管癌和胰腺癌)术后不良结局有关,使患者术后并发症发生率增高、住院时间延长、再入院率和死亡率增加。

(二)肌少症和骨质疏松症

骨质疏松症是一种以骨量低下、骨微结构破坏、导致骨脆性增加、易发生骨折为特征的全身性骨病,常常表现为疼痛、脊柱变形、骨折。肌肉与骨骼系统生理位置相邻,且共同参与人体日常活动、维持体位,保护内在重要脏器,营养、力学刺激、内分泌、免疫、神经等多因素共同参与肌肉与骨骼调节,肌肉与骨骼间也存在复杂的局部调节,肌少症与骨质疏松症常联合发病,称为骨肌减少症。Felipe 等的研究

发现 34.4% 的骨质疏松症患者患肌少症,40.8% 的肌少症患者出现骨质疏松症。一项针对创伤 ICU 450 例老年患者(>65 岁)的研究发现,74 例既有肌少症又有骨质疏松症(16.4%),167 例仅有肌少症(37.1%),48 例仅有骨质疏松症(10.7%),161 例无肌少症和骨质疏松症(35.8%),肌少症和骨质疏松症组患者 30 天内死亡率显著增加,每种因素都与 1 年死亡率的增加独立相关。其他研究表明骨肌减少症与跌倒、骨折、衰弱密切相关,导致老年人生活质量下降和死亡率增加,特别是髋部骨折患者。

(三)肌少症和衰弱

衰弱是指老年人因生理储备降低而出现的对外界因素易损性增加、抗应激能力下降以及机体维持自身稳态能力下降为特征的非特异性状态。衰弱会导致患者认知功能和生活质量下降,住院时间延长和病死率增加。有研究表明,在新型冠状病毒肺炎全球大流行的今天,衰弱与老年新型冠状病毒肺炎住院患者的院内死亡率相关。且衰弱指数与全因死亡率和特定原因的死亡率有关,这种关联不依赖于任何严重疾病的存在,衰弱指数是预测死亡风险强有力的替代指标。因此,衰弱被认为是预测老年患者手术预后的重要因素。衰弱和肌少症之间的关系尚未完全确定,但这两者之间有许多相似的病理生理学和相同的临床结果。对澳大利亚的 716 例老年人(≥65 岁)进行 10 年的随访,发现肌少症和衰弱联合预测比单独预测更能预测死亡风险。同时患有肌少症和衰弱的老年人死亡风险显著增加,是既无肌少症也无衰弱老年人的 3 倍多。肌少症和衰弱之间没有显著的交互作用,表明每一个都是独立起作用的,对死亡率有相加的影响。但是对英国 316 980 名居民(37~73 岁)进行研究发现:肌少症和衰弱的不同组合与不良健康结果相关,强调了这两种情况之间的联合作用。同时患有肌少症和衰弱的个体与心血管疾病和呼吸系统的发病率以及全因死亡率、呼吸系统死亡率和癌症死亡率有最强的相关性。

(四)肌少症和认知障碍

认知障碍是多种原因导致的认知功能损害,通常涉及一个或多个认知领域,如语言能力、记忆力、执行能力、注意力和定向力。肌少症和认知障碍同属于老年综合征,两者之间存在一些潜在的生物学联系。认知障碍的危险因素包括年龄、不良的生活方式(吸烟、喝酒、缺乏运动)、营养不良、遗传和社会心理因素,这些也都是导致肌少症的潜在病因;而肌少症的一些诱发因素(如氧化应激、炎症和胰岛素抵抗)也与认知障碍有关。一项对在老年医院住院的 619 例患者进行的横断面研究显示,肌少症患者的认知障碍和卒中患病率显著高于正常人群。一项 meta 分析纳入了 15 项研究,包括来自社区、医院和诊所等不同环境的 10 410 名老年人,研究发现肌少症与认知障碍风险增加相关,与研究人群、肌少症的定义和认知障碍无关。目前多数研究为横断面研究,因此无法获得肌少症和认知障碍之间的因果关系的证据,未来还需要进行更多的前瞻性纵向队列研究。

五、干预措施

（一）预防

①增强公众对肌少症的科学认识,提高公众对肌少症的重视;②早期识别肌少症危险因素:年龄增加、男性、家族史、营养素摄入不足、少动/制动/卧床、多重用药、慢性疾病和老年综合征等多病共存;③筛查及干预肌少症可能人群:肌少症老年人可能出现衰弱、跌倒倾向、行走困难、步态缓慢、四肢纤细和无力等表现,小腿围测量男性<34cm、女性<33cm时,建议就诊进行肌少症评估;④培养良好的生活习惯,戒烟戒酒,合理膳食,适量运动,重视口腔卫生。

（二）治疗

1. 营养 首先,足够的热量摄入是保证肌肉量的必要条件,推荐每日能量供应 25~35kcal/kg,维持适宜的、稳定的体重;推荐每日蛋白质摄入量为 1.0~1.5g/kg,为肌肉合成提供所需的氨基酸。其次,每日补充维生素 D_3 800U,同时每天户外晒太阳半小时以上,维持血清 25 羟基维生素 D 水平达到 75nmol/L 以上,维生素 D 既能维持骨骼健康,同时还能改善老年肌少症患者的肌肉力量和步态。此外,以 ω-3 脂肪酸为代表的多不饱和脂肪酸和以维生素 C、E 为代表的高抗氧化素,对肌肉功能和质量也可能有积极影响,老年肌少症患者能从中获益。

2. 运动 抗阻运动是目前治疗肌少症的一线方法,对肌肉具有积极影响,主要机制是在较高强度训练下的抗阻运动能缩短肌肉蛋白质合成时间,有效改善肌纤维的收缩性能,但其在肌少症患者临床应用中的益处知之甚少,需要进一步进行临床实践。有氧运动可以增强肌肉毛细血管化,促进营养物质输送,从而推动肌原纤维蛋白合成和提高肌肉质量,但也有研究发现有氧运动改善步态、耐力和身体整体情况,但对提高肌肉质量效果并不明显,因此有氧运动对肌肉的确切影响需要进一步研究。平衡训练和柔性训练可以改善老年人整体状态,循序渐进地让身体接受更高强度的训练,尽可能使身体遭遇运动损伤的风险降低。因此,笔者建议老年人进行多种方式的联合性运动来有效改善躯体功能,由于老年群体差异性大,需要制订个体化的运动处方,以避免不适当运动造成的损伤和不良风险。

3. 药物治疗 目前临床上还没有用于治疗肌少症的一线药物,大多数药物在增加肌肉质量的同时,对肌肉的力量和功能并无明显改善。在最新一项关于药物治疗肌少症临床试验的系统评价中,评估维生素 D、雌激素-孕酮联合、脱氢表雄酮、生长激素、生长激素释放激素、睾酮-生长激素联合、胰岛素样生长因子-1、吡格列酮、睾酮和血管紧张素转换酶抑制药对肌少症的疗效,结果发现,在日常临床实践中,只有老年女性使用维生素 D,以及临床肌肉无力和血清睾酮水平低的老年男性使用睾酮,才能改善肌肉质量、肌肉力量和/或身体功能。

六、展望

研究与年龄相关的肌肉质量损失的重要性毋庸置疑,并且随着人口老龄化,它变得更有价值。将肌少症确立为一种疾病,可能会激励患者追求更健康的生活方式,推动大众对肌少症的认识,促进国家医疗福利保障和社会保险的商业支持。然而,目前肌少症的诊断仍存在许多不确定性,例如诊断的截止点仍然是不确定的,诊断的截止点未经验证,尚不清楚哪些生物标志物最能预测相关的临床结果,哪些结果适合测量干预的效果。更重要的是,目前没有研究调查被诊断患有肌少症的潜在意外影响或危害。如果贸然将肌少症视为一种疾病,而研究人员和临床医师存在对该疾病诊断和治疗的不确定性,势必会将这种不安蔓延至普通患者,给公共医疗造成更大损失。

所以在将肌少症确定为一种疾病之前,需要证据证明它具有基本的诊断标准。肌肉萎缩一直被认为是老年人群的一个问题,但在医学科学提供支持诊断类别的证据之前,我们应该像罗森伯格最初所做的那样——将肌少症作为与年龄相关的肌肉质量损失的自然现象。

（郭科迪 刘苏）

参 考 文 献

[1] UESHIMA J, MAEDA K, SHIMIZU A, et al. Diagnostic accuracy of sarcopenia by "possible sarcopenia" premiered by the Asian Working Group for Sarcopenia 2019 definition[J]. Arch Gerontol Geriatr,2021,97:104484.

[2] ANKER S D, MORLEY J E, VON HAEHLING S. Welcome to the ICD-10 code for sarcopenia[J]. J Cachexia Sarcopenia Muscle,2016,75(5):512-514.

[3] CRUZ-JENTOFT A J, BAHAT G, BAUER J, et al. Sarcopenia:revised European consensus on definition and diagnosis[J]. Age Ageing,2019,48(4):601.

[4] CHEN L K, WOO J, ASSANTACHAI P, et al. Asian Working Group for Sarcopenia:2019 Consensus Update on Sarcopenia Diagnosis and Treatment[J]. J Am Med Dir Assoc,2020,21(3):300-307.

[5] 刘娟,丁清清,周白瑜,等.中国老年人肌少症诊疗专家共识(2021)[J].中华老年医学杂志,2021,40(08):943-952.

[6] 杨玲,杜娟,刘荣雁,等.肌肉减少症病因学研究现状与展望[J].中国骨质疏松杂志,2020,26(11):1689-1693.

[7] MARZETTI E, PICCA A, MARINI F, et al. Inflammatory signatures in older persons with physical frailty and sarcopenia:The frailty "cytokinome" at its core[J]. Exp Gerontol,2019,122:129-138.

[8] YOO S Z,NO M H,HEO J W,et al. Role of exercise in age-related sarcopenia[J]. J Exerc Rehabil,2018,24,14(4):551-558.

[9] ROBINSON S M,REGINSTER J Y,RIZZOLI R,et al. Does nutrition play a role in the prevention and management of sarcopenia? [J]. Clin Nutr,2018,37(4):1121-1132.

[10] CASATI M,FERRI E,AZZOLINO D,et al. Gut microbiota and physical frailty through the mediation of sarcopenia[J]. Exp Gerontol,2019,124:110639.

[11] SULLIVAN S S,MISTRETTA F,CASUCCI S,et al. Integrating social context into comprehensive shared care plans:A scoping review[J]. Nurs Outlook,2017,65(5):597-606.

[12] BROOKS J M,TITUS A J,BRUCE M L,et al. Depression and handgrip strength among U. S. adults aged 60 years and older from NHANES 2011-2014[J]. J Nutr Health Aging,2018,22(8):938-943.

[13] BALSOM P D,SÖDERLUND K,EKBLOM B. Creatine in humans with special reference to creatine supplementation[J]. Sports Med,1994,18(4):268-280.

[14] WYSS M,KADDURAH-DAOUK R. Creatine and creatinine metabolism[J]. Physiol Rev,2000,80(3):1107-1213.

[15] BALSOM P D,SÖDERLUND K,EKBLOM B. Creatine in humans with special reference to creatine supplementation[J]. Sports Med,1994,18(4):268-280.

[16] HILL D K. The location of creatine phosphate in frog's striated muscle[J]. J Physiol,1962,164(1):31-50.

[17] SHIN H E,KIM M,WON C W. Association between plasma procollagen type Ⅲ N-terminal peptide(P3NP) levels and physical performance in elderly men:The Korean Frailty and Aging Cohort Study(KFACS)[J]. Exp Gerontol,2021,154:111523.

[18] SUN J,YANG H,CAI W,et al. Serum creatinine/cystatin C ratio as a surrogate marker for sarcopenia in patients with gastric cancer[J]. BMC Gastroenterol,2022,22(1):26.

[19] TAKAGI A,HAWKE P,TOKUDA S,et al. Serum carnitine as a biomarker of sarcopenia and nutritional status in preoperative gastrointestinal cancer patients[J]. J Cachexia Sarcopenia Muscle,2022,13(1):287-295.

[20] INGENBLEEK Y. Plasma transthyretin as a biomarker of sarcopenia in elderly subjects[J]. Nutrients,2019,11(4):895.

[21] WATANABE S,SATO K,HASEGAWA N,et al. Serum C1q as a novel biomarker of sarcopenia in older adults [J]. FASEB J,2015,29(3):1003-1010.

[22] KAMPER R S,ALCAZAR J,ANDERSEN L L,et al. Associations between inflammatory markers,body composition,and physical function:the Copenhagen Sarcopenia Study[J]. J Cachexia Sarcopenia Muscle,2021,12(6):1641-1652.

[23] TOURNADRE A,VIAL G,CAPEL F,et al. Sarcopenia [J]. Joint Bone Spine,2019,86(3):309-314.

[24] ZOU H B,YAN X L,DONG W X,et al. Sarcopenia is a predictive factor of poor quality of lifeand prognosis in patients after radical gastrectomy[J]. Eur J Surg Oncol,2021,47(8):1976-1984.

[25] BERARDI G,COLASANTI M,ETTORRE G M. Association of sarcopenia and body composition with postoperative 90-day morbidity after liver resection for malignant tumors-reply[J]. JAMA Surg,2021,156(6):590-591.

[26] FLEMING C A,O'CONNELL E P,KAVANAGH R G, et al. Body composition,inflammation,and 5-year outcomes in colon cancer[J]. JAMA Netw Open,2021,4(8):e2115274.

[27] XIAO J,CAAN B J,CESPEDES FELICIANO E M,et al. Association of low muscle mass and low muscle radiodensity with morbidity and mortality for colon cancer surgery[J]. JAMA Surg,2020,155(10):942-949.

[28] FELICIANO E M C,KROENKE C H,MEYERHARDT J A,et al. Association of systemic inflammation and sarcopenia with survival in nonmetastatic colorectal cancer: results from the C SCANS Study[J]. JAMA Oncol,2017,3(12):e172319.

[29] JIN S B,TIAN Z B,DING X L,et al. The impact of preoperative sarcopenia on survival prognosis in patients receiving neoadjuvant therapy for esophageal cancer:a systematic review and meta-analysis[J]. Front Oncol,2021,11:619592.

[30] FEHRENBACH U,WUENSCH T,GABRIEL P,et al. CT Body composition of sarcopenia and sarcopenic obesity: predictors of postoperative complications and survival in patients with locally advanced esophageal adenocarcinoma[J]. Cancers(Basel),2021,13(12):2921.

[31] PENG Y C,WU C H,TIEN Y W,et al. Preoperative sarcopenia is associated with poor overall survival in pancreatic cancer patients following pancreaticoduodenectomy[J]. Eur Radiol,2021,31(4):2472-2481.

[32] D'ENREMONT C,GRILLOT J,RAILLAT J,et al. Additive value of preoperative sarcopenia and lymphopenia for prognosis prediction in localized pancreatic ductal adenocarcinoma[J]. Front Oncol,2021,11:683289.

［33］中华医学会骨质疏松和骨矿盐疾病分会.肌少症共识［J］.中华骨质疏松和骨矿盐疾病杂志,2016,9(3):215-227.

［34］SALECH F,MARQUEZ C,LERA L,et al.Osteosarcopenia predicts falls,fractures,and mortality in Chilean community-dwelling older adults［J］.J Am Med Dir Assoc,2021,22(4):853-858.

［35］KAPLAN S J,PHAM T N,ARBABI S,et al.Association of radiologic indicators of frailty with 1-year mortality in older trauma patients:opportunistic screening for sarcopenia and osteopenia［J］.JAMA Surg,2017,152(2):e164604.

［36］BLOMAARD L C,VAN DER LINDENT C M J,VAN DER BOL J M,et al.Frailty is associated with in-hospital mortality in older hospitalised COVID-19 patients in the Netherlands:the COVID-OLD study［J］.Age Ageing,2021,50(3):631-640.

［37］FAN J,YU C,GUO Y,et al.Frailty index and all-cause and cause-specific mortality in Chinese adults:a prospective cohort study［J］.Lancet Public Health,2020,5(12):e650-e660.

［38］HOOGENDIJK E O,AFILALO J,ENSRUD K E,et al.Frailty:implications for clinical practice and public health［J］.Lancet,2019,394(10206):1365-1375.

［39］THOMPSON M Q,YU S,TUCKER G R,et al.Frailty and sarcopenia in combination are more predictive of mortality than either condition alone［J］.Maturitas,2021,144:102-107.

［40］PETERMANN-ROCHA F,GRAY S R,PELL J P,et al.The joint association of sarcopenia and frailty with incidence and mortality health outcomes:A prospective study［J］.Clin Nutr,2021,40(4):2427-2434.

［41］BAUMGART M,SNYDER H M,CARRILLO M C,et al.Summary of the evidence on modifiable risk factors for cognitive decline and dementia:A population-based perspective［J］.Alzheimers Dement,2015,11(6):718-726.

［42］MAEDA K,AKAGI J.Cognitive impairment is independently associated with definitive and possible sarcopenia in hospitalized older adults:The prevalence and impact of comorbidities［J］.Geriatr Gerontol Int,2017,17(7):1048-1056.

［43］PENG T C,CHEN W L,WU L W,et al.Sarcopenia and cognitive impairment:A systematic review and meta-analysis［J］.Clin Nutr,2020,39(9):2695-2701.

［44］RUIZ J G,DENT E,MORLEY J E,et al.Screening for and managing the person with frailty in primary care:ICFSR Consensus Guidelines［J］.J Nutr Health Aging,2020,24(9):920-927.

［45］蒲虹杉,董碧蓉.老年肌少症与衰弱和营养［J］.中国临床保健杂志,2021,24(5):577-581.

［46］HURST C,ROBINSON S M,WITHAM M D,et al.Resistance exercise as a treatment for sarcopenia:prescription and delivery［J］.Age Ageing,2022,51(2):afac003.

［47］PAPADOPOULOU S K.Sarcopenia:a contemporary health problem among older adult populations［J］.Nutrients,2020,12(5):1293.

［48］DE SPIEGELEER A,BECKWÉE D,BAUTMANS I,et al.Pharmacological interventions to improve muscle mass,muscle strength and physical performance in older people:an umbrella review of systematic reviews and meta-analyses［J］.Drugs Aging,2018,35(8):719-734.

［49］HAASE C B,BRODERSEN J B,BÜLOW J.Sarcopenia:early prevention or overdiagnosis?［J］.BMJ,2022,376:e052592.

33 乙酰胆碱受体调控疼痛的研究进展

疼痛是患者就医最重要的主诉之一，长期存在将演变成慢性疼痛，被认为是世界各地社区医院的主要临床问题，给社会和经济造成巨大的负担。疼痛的主要临床治疗措施包括药物治疗、神经阻滞疗法和物理疗法。然而临床中常见的慢性疼痛，因难治性的原发病、药物副作用及疼痛带来的痛苦体验，使患者生活质量较差。难治性原发病引起的疼痛包括癌症疼痛以及由于更广泛的疾病（如退行性）引起的急性和慢性非癌症疼痛状况疾病、肌肉骨骼疾病、神经性疼痛疾病和其他类型的慢性疼痛，一般按照 WHO 三阶梯镇痛疗法进行治疗。第一阶梯：轻度疼痛给予非阿片类药（非甾体抗炎药）加减辅助镇痛药。非甾体类镇痛药存在最大有效剂量（天花板效应）的问题。第二阶梯：中度疼痛给予弱阿片类药加减非甾体抗炎药和辅助镇痛药。弱阿片类药物也存在天花板效应。第三阶梯：重度疼痛给予阿片类药加减非甾体抗炎药和辅助镇痛药。强阿片类药物无天花板效应，但可产生耐受，需适当增加剂量以克服耐受现象。这些药物因耐受性和副作用的发展，如恶心、便秘和认知障碍，限制了它们的使用。阿片类药物具有很大的滥用倾向，非甾体抗炎药对具有炎症成分的轻度至中度疼痛有效，但对严重疼痛或慢性神经性疼痛不是特别有效。基于现有疗法的局限性，目前正在研究一些缓解疼痛的新方法，包括乙酰胆碱受体激动剂作为镇痛药的潜在用途。本综述主要讨论胆碱能系统在中枢神经系统水平参与疼痛调节的机制研究进展。

一、胆碱能系统在中枢神经系统中广泛分布

胆碱能系统起源于胆碱能神经元，由其发出轴突投射至多个脑区，通过释放乙酰胆碱（acetylcholine，ACh）作用于多种乙酰胆碱受体而发挥作用。

在大脑中，胆碱能神经元分布于基底前脑、脚桥被盖核、外背侧被盖区、纹状体、苍白球、脑干脑神经运动核团等区域。Mesulam 等将中枢胆碱能通路分为基底前脑胆碱能系统（basal forebrain cholinergic system，BFCS）和脑干胆碱能系统（brainstem cholinergic system，BCS）。BFCS 包括内侧隔核（medial septal nucleus，MS）、布罗卡斜角带的垂直部（vertical diagonal band of Broca，VDB）和水平部（horizontal diagonal band of Broca，HDB），以及迈纳特基底核（basal nucleus of Meynert，NBM）。NBM 在啮齿动物相当于灵长类动物的 Meynert 基底核。BCS 包括脚桥被盖核（pedunculopontine tegmental nucleus，PPT）和背外侧被盖核（laterodorsal tegmental nucleus，LDT）。除了这些胆碱能投射神经元，在纹状体、伏隔核、嗅觉结节和 Calleja 复合体岛中也发现了若干中间神经元。这些神经元通过释放 ACh，激活乙酰胆碱受体（acetylcholine receptor，AChR）而调节下游神经元，参与学习记忆、奖赏、动机、运动、情绪和感觉等生理功能。

乙酰胆碱受体分为毒蕈碱型乙酰胆碱受体（muscarinic acetylcholine receptor，mAChR）和烟碱型乙酰胆碱受体（nicotinic acetylcholine receptor，nAChR）。mAChR 是 G 蛋白偶联受体的一个亚家族，具有七次跨膜结构域，属于代谢型受体，通过与 G 蛋白 α 亚基的偶联，可以抑制或兴奋突触后神经元。mAChR 有五种亚型（M1~M5），其中，M1、M3 和 M5 偶联 Gq，受体激活后会增加细胞内钙，而促进递质释放或提高神经元兴奋性；而 M2 和 M4 则偶联 Gi，激活后抑制 cAMP 的形成，而抑制递质释放和神经元兴奋性。

中枢神经系统中 nAChR 是由 α 亚基和 β 亚基按一定比例组成的五聚体结构。其中，α 亚基有 α2~α9 八种，β 亚基有 β2~β4 三种。常见的 nAChR 亚基组成有 α7、α4β2、α3β4 等。神经元 nAChR 是由内源性神经递质 ACh 和外源性生物碱尼古丁激活的配体门控阳离子通道。nAChR 属于半胱氨酸环配体门控离子通道超家族，该家族包括 γ-氨基丁酸受体（GABA、GABA$_A$ 和 GABA$_C$ 受体）、甘氨酸和 5-羟色胺。这些配体门控离子通道具有相似的结构和功能特征，由五个亚基排列形成一个中心孔。每个 nAChR 基因编码一个蛋白质亚基，该亚基由一个大的氨基末端胞外结构域组成，该结构域由 β 链、四个跨膜 α-螺旋片段（M1~M4）、一个位于 M3 和 M4 之间的可变胞内环和一个胞外羧基末端组成。胞外 N 末端包含 ACh 结合位点结构域，该结构域形成位于组装受体中相邻亚基之间的疏

水跨膜区。所有五个亚基的 M2 部分形成通道的导电孔，M2 细胞内环中的区域有助于阳离子选择性和通道电导率。

二、胆碱能系统调节疼痛上下行传导通路

大量研究提示，胆碱能系统可能通过激活突触前和突触后的 mAChR 和 nAChR 调节复杂的神经网络而缓解疼痛。这些神经网络包括疼痛上行传导通路和下行调节通路中的多个核团。

（一）胆碱能系统调控疼痛的上行传导通路

在疼痛的上行传导通路中，背根神经节（dorsal root ganglia，DRG）的初级感觉神经元将从疼痛感受器获得的疼痛信号传递至脊髓，在脊髓后角换至二级神经元，后者再经脊髓丘脑束将神经信号传递至丘脑，丘脑感知疼痛信号后，将信号传递到大脑的躯体感觉皮质，产生疼痛感觉。乙酰胆碱受体存在于疼痛传导的多个环节，并参与疼痛调控。

1. 背根神经节的胆碱能调节　DRG 位于椎间孔中，细胞体积大小是表征 DRG 神经元形态特征的准确标记。大细胞与较粗的、有髓鞘的 Aβ 感觉轴突相关，而小细胞与较细的、无髓鞘的 C 纤维相关，其神经元为假单极神经元，每个神经元发出一根突起，后分出两个分支，树突支部沿感觉神经伸向外周，而轴突支伸向脊髓后角。DRG 神经元从外周获取多种感觉信息，DRG 神经元表达胆碱能受体。且有研究表明，克隆辣椒素激活的阳离子通道，原位杂交结果表明辣椒素受体位于 DRG 小型神经元中，提示 DRG 小细胞可能参与伤害性疼痛的感知和传导。

研究表明，向大鼠足底注射弗氏完全佐剂（Freund's complete adjuvant，FCA）制作炎性痛模型，大鼠 DRG 中 α7 nAChR 表达上调，鞘内注射 α7 nAChR 激动剂可减轻炎性疼痛，阻断 DRG 中 α7 nAChR 加重了 FCA 诱导的痛觉超敏反应。因此，激活 DRG 小细胞中 α7 nAChR 可产生镇痛效果。

2. 脊髓的胆碱能调节　脊髓神经元 nAChR 也参与痛觉调控。Epibatidine 是从南美厄瓜多尔三色毒蛙皮肤中分离得到的一种结构全新的生物碱，Epibatidine 对 α4β2 nAChR 具有高亲和力，是一种有效但非选择性的（α4β2 Ki = 40pM；α7 Ki = 20nM）nAChR 激动剂。脊髓含 nAChR 发挥镇痛作用，其强大的镇痛作用可以被非竞争性 nAChR 拮抗剂 mecamylamine 所阻断。较多证据表明，脊髓中乙酰胆碱水平升高可诱导镇痛，而局部降低乙酰胆碱水平或活性（通过受体阻滞）可增强痛觉敏感性，诱发痛觉过敏和异位痛。

然而有研究显示，烟碱型乙酰胆碱受体激动剂作用于脊髓也可以产生痛觉过敏。在大鼠鞘内注射 5mg nAChR 激动剂 A-85380 引起了剂量依赖性的伤害性反应，表现为自发激动/自发发声（spontaneous agitation/spontaneous vocalization，SA/SV）评分增加，还导致动脉血压呈剂量依赖性

升高，持续约 10 分钟，使用 α4β2 nAChR 选择性拮抗剂二氢-β-赤藓红氢溴酸盐（dihydro-β-erythroidine hydrobromide，DHβE）仅阻断了镇痛反应，且在 20~30 分钟的时间间隔内增强并延长 A-85380 的伤害反应。

脊髓后角位于脊髓背侧的灰质部分，脊髓后角内的兴奋性和抑制性神经元控制着伤害性信号向大脑的传递。后角中的伤害性感觉神经元表达 nAChR 和 mAChR，一方面激活这些受体能够减轻疼痛，另一方面抑制胆碱酯酶从而增加内源性乙酰胆碱水平，调节脊髓后角的信号转导过程，起到镇痛作用。脊髓后角的胆碱能中间神经元多数为 GABA（γ-氨基丁酸）能神经元，激活这些神经元上表达的 M2 和 M4 受体可抑制疼痛信息的传递，从而缓解疼痛。

后角深层神经元，尤其是第 V 层区的神经元，可以产生持久的后放电以响应伤害性输入，这种过度活跃对病理性疼痛状态具有重要意义，烟碱型乙酰胆碱受体的激活增强了成年大鼠脊髓后角深层神经元的抑制性突触传递。

3. 丘脑的胆碱能调节　在啮齿类动物出生后的最初几周，前额叶皮质的第 VI 层，即皮质丘脑神经元的主要位置，有一条明显的高亲和力烟碱结合带。转基因研究表明，烟碱型受体由皮质丘脑神经元表达并存在于小鼠的皮质丘脑末端。

M Ueda 等部分结扎大鼠的坐骨神经（partial sciatic nerve ligation，PSL）以诱导神经性疼痛，使用 α4β2 nAChR 特异性激动剂 5-iodo-3-（2（S）-azetidinylmethoxy）-pyridine（5-iodo-A-85380，^{125}I5IA）放射自显影检查了中枢神经系统（central nervous system，CNS）nAChR 密度的变化，以及 nAChR 在发生变化的区域中参与抗伤害感受的作用。结果表明，与假手术大鼠相比，PSL 大鼠丘脑中 ^{125}I5IA 的积累和 nAChR 数量增加了约两倍。向腹侧后外侧丘脑核（ventral posterolateral thalamic nucleus，VPL）注射 ^{125}I5IA 的大鼠表现出显著且剂量依赖性的抗异常性疼痛作用，这种作用被注射入 VPL 的美卡拉明（mecamylamine）完全拮抗。美卡拉明对 VPL 中的 nAChR 的阻断使 ^{125}I5IA 的抗异常性疼痛作用降低了 70%。该实验还发现在 VPL 脑区局部微量注射美卡拉明，可引起显著的痛觉过敏。表明在 VPL 中表达的 nAChR 在外源性和内源性激动剂产生的抗异常性疼痛作用中起重要作用。

4. 躯体感觉皮质的胆碱能调节　躯体感觉皮质对触觉的感知受胆碱能系统的调控，其调控疼痛的作用因皮质部位和细胞类型而异。在躯体感觉皮质第 I ~ III 层中，ACh 通过激活 nAChR 兴奋 GABA 能中间神经元，再进一步抑制其他 GABA 能中间神经元对锥体神经元的抑制；在第 IV 层，胆碱能输入主要通过激活突触前型 mAChR 而减少递质释放，而来自丘脑的谷氨酸能投射可被突触前含 β2 亚基的 nAChR 增强；在第 V 层，nAChR 对锥体神经元有较强的兴奋作用。由此可见，在躯体感觉皮质，nAChR 和 mAChR 的激活可能会分别易化和抑制疼痛的感知。

因此，在疼痛的上行传导通路中，nAChR 和 mAChR 对

疼痛的调节作用与其所调节的神经元类型和神经元所在的区域有关。

（二）胆碱能系统调控疼痛的下行调节通路

大脑中的前扣带回皮质（anterior cingulate cortex，ACC）、前额叶皮质（prefrontal cortex，PFC）会通过直接或间接支配杏仁核（amygdala，Amy）、下丘脑（hypothalamus）、导水管周围灰质（periaqueductal gray matter，PAG）、延髓的头端腹侧区（rostral ventrolateral medulla，RVM），再到脊髓后角，构成疼痛的下行调节通路。这些脑区胆碱能受体的异常活动与疼痛的感知和情绪改变密切相关。

1. 前扣带回的胆碱能调节　ACC 是大脑边缘系统的一部分，位于大脑半球内侧扣带皮质的额部，是在伤害性感受和慢性疼痛中发挥作用的关键皮质区域。通过全细胞膜片钳技术发现，在 ACC 脑区记录的 GABAA 受体介导的自发抑制性突触后电流（spontaneous inhibitory postsynaptic current，sIPSC），其振幅和频率可被 M1 型 mAChR 激动剂 McN-A-343（30μM）显著提高，增加 GABA 释放和促进 ACC 的 GABA 能传递，这可能是激活 ACC 中 M1 型 mAChR 提高机械痛阈值和缓解疼痛的重要机制之一。

2. 前额叶皮质的胆碱能调节　PFC 接收来自多个皮质区域的输入以处理"即时"信息。通过与其他皮质区域的连接，PFC 发挥高级执行功能和痛觉调控的功能，参与疼痛调控依赖于它与大脑新皮质、海马、导水管周围灰质、丘脑、杏仁核和基底核的其他区域的连接，在急性和慢性疼痛期间，PFC 中神经递质释放、基因表达、神经胶质细胞活性和神经炎症均会发生变化。

Satoko Oda 等利用免疫组织化学的方法，在锥体神经元和抑制性神经元的大部分胞体中都发现了 M1 型 mAChR 免疫阳性信号，在许多星形胶质细胞显示出大量的 M1 型 mAChR 免疫阳性信号。这些信号也主要分布在它们的胞体中。在内侧前额叶皮质（medial prefrontal cortex，mPFC）中，第 5 腰椎（L5）锥体神经元突触后 M1 型 mAChR 的激活通过多种机制调节锥体细胞的兴奋性。它介导缓慢的膜去极化，增强时间总和、增加神经元放电频率。大鼠坐骨神经损伤（spared nerve injury，SNI）1 周后，第 V 层锥体神经元的胆碱能调节严重受损，是由 M1 型 mAChR 激活介导的阳离子电流在 SNI 动物的 L5 锥体神经元中减少所致。

3. 杏仁核的胆碱能调节　Amy 被认为是大脑边缘系统的一部分，与疼痛引起的情绪及其调节有关。它通过响应有害刺激而被激活，因此杏仁核的中央核被称为"伤害性杏仁核"。ACh 信号通过烟碱型受体和毒蕈碱型受体家族在 BLA 神经元及其传入神经元差异表达。杏仁核与前额叶皮质、扣带皮质、基底神经节和皮质-边缘回路之间的相互联系与慢性疼痛有关，如慢性局部疼痛综合征、肠易激综合征的内脏超敏反应、慢性骨盆疼痛，慢性疼痛时，杏仁核可发生突触可塑性的变化。

杏仁核的中央核团包括 2 个主要的 GABA 神经元亚群，表达生长抑素和蛋白激酶 Cδ（protein kinase C δ，

PKCδ），光遗传激活 PKCδ 神经元诱导出机械性痛觉过敏，用化学遗传学技术抑制 PKCδ 神经元显著降低了甲醛诱导的小鼠疼痛模型的机械性痛觉过敏。多种疼痛模型均会影响杏仁核神经元兴奋性，因此猜测杏仁核 nAChR 和 mAChR 有可能参与疼痛调节。

4. PAG 和 RVM 的胆碱能调节　PAG 是前脑和下脑干之间的解剖和功能区域，接收来自杏仁核、下丘脑和伤害感受通路的选择性输入，是传递和调节疼痛的关键结构，PAG 主要负责疼痛感知的下行调节。啮齿动物的研究表明，导水管周围灰质和延髓头端腹内侧区是烟碱型乙酰胆碱受体激动剂的重要作用部位。激活 RVM α4β2 nAChR，可诱导镇痛反应，缓解炎症引起的痛觉过敏。PAG 有两条主要的下行通路，包括 RVMM 和 LC。PAG-LC 通路调节去甲肾上腺素（norepinephrine，NE）释放，作用于脊髓后角突触前 α2 受体发挥镇痛作用；5-羟色胺能被认为是 PAG-RVM 通路调节疼痛的关键内源性调节剂，是脊髓上非阿片类镇痛的主要靶点。

三、mAChR 在疼痛调控的作用

胆碱能激动剂的镇痛作用在 19 世纪 40 年代被发现，激活脊髓 mAChR 可产生强效镇痛效果；使用胆碱酯酶抑制剂治疗术后疼痛、分娩镇痛和癌症疼痛。mAChR 可调节脊髓中的伤害性传递，在脊髓中用阿托品阻断 mAChR 会导致大鼠的伤害性阈值大幅降低。mAChR 激动剂或乙酰胆碱酯酶抑制剂的鞘内给药在大鼠、小鼠和人类中产生有效的镇痛作用，这种镇痛作用被阿托品阻断。mAChR 还介导阿片类药物的镇痛作用，并且可以增强全身性阿片类药物对人体的镇痛作用。现对不同亚型 mAChR 对疼痛的调节作用简述如下。

1. M1 型 mAChR　M1 型 mAChR 在包括大脑皮质、海马和纹状体在内的所有主要前脑区域大量表达。M1 型 mAChR 主要位于突触后，在控制谷氨酸能神经传递中起重要作用。研究发现将选择性 M1 型 mAChR 激动剂 McN-A-343 局部微量注射到 ACC 剂量依赖性地增加了大鼠机械阈值，产生镇痛效果，在 ACC 脑区局部微量注射选择性 M1 型 mAChR 拮抗剂哌仑西平（pirenzepine）阻断了 McN-A-343 诱导产生的镇痛作用。

Daniel Radzicki 等研究发现 M1 型 mAChR 依赖性胆碱能兴奋性的丧失导致大鼠神经性疼痛中的 mPFC 失活。该实验利用 SNI 大鼠模型，通过脑片膜片钳技术，研究注射 ACh 对假手术组和 SNI 大鼠脑切片中 mPFC 脑区锥体细胞去极化电流的影响，结果表明，ACh 增加假手术组大鼠锥体神经元的兴奋性，而在 SNI 大鼠锥体神经元中注射 ACh 消除了 100pA 电刺激所引发的去极化电流。mAChR 非选择性拮抗剂阿托品在假手术组和 SNI 大鼠 mPFC 中均阻断了 89% 以上的 ACh 诱发电流，表明注射 ACh 诱发的电流是由毒蕈碱型受体激活所介导，M1 型 mAChR 拮抗剂哌仑西平

产生了与阿托品效果相同的内向电流阻滞。使用蛋白印迹分析，SNI 大鼠 mPFC 细胞膜 M1 型 mAChR 的表达降低，使 M1 型 mAChR 介导的胆碱能调控作用显著受损，可能是 SNI 大鼠 mPFC 锥体神经元胆碱能调节显著降低的机制。

2. M2 型 mAChR　M2 型 mAChR 是基底前脑中的主要亚型，是一种突触前自身受体，可阻止 ACh 释放。M2 型 mAChR 在大鼠 DRG 中表达，参与伤害性刺激的转递。研究表明，激活后岛叶皮质中 M2 型 mAChR 能够减轻化疗药物奥沙利铂引起的疼痛模型中的神经性疼痛症状。最近的亚基敲除研究表明 M2 型 mAChR 在热板实验和甩尾实验中发挥镇痛作用。

M2 亚型也与脊髓伤害性传递的调节密切相关，神经损伤持续降低 DRG 中 Chrm2（编码毒蕈碱 M2 受体）的表达并降低毒蕈碱的镇痛作用，Chrm2 启动子上的阻遏元件 1（repressor element-1，RE1）结合位点是 RE1 沉默转录因子（repressor element-1 silencing transcription factor，REST）介导的 Chrm2 抑制所必需的，神经损伤增加了启动子中 REST 的富集。此外，REST 敲除或基因消融使脊髓后角神经元 chrm2 的表达恢复正常，增强了神经性疼痛的镇痛作用，完全逆转了神经损伤导致的谷氨酸抑制脊髓后角神经元谷氨酸能输入的作用减弱。

3. M3 型 mAChR　M3 型 mAChR 在脊髓后角和 DRG 中表达。脊髓 M3 型 mAChR 参与甲醛诱导的小鼠伤害感受，由甲醛实验诱导产生的强直性炎症性疼痛模型中，热伤害感受的早期反应（Ⅰ期）主要由外周 C 纤维的直接激活引起，晚期反应（Ⅱ期）涉及脊髓后角的功能变化，即中枢敏化，鞘内使用 M3 型 mAChR 选择性拮抗剂 4-DAMP 可以缓解小鼠因甲醛诱导产生的Ⅰ期和Ⅱ期伤害感受。

在大鼠脊髓中，使用氧化震颤素 M（oxotremorine-M，Oxo-M）可通过结合位于体树突位点或甘氨酸能神经元末端的 mAChR 增加突触甘氨酸释放，鞘内 PTX 预处理灭活 $G_{i/o}$ 蛋白以排除 M2 和 M4 型 mAChR 的影响，施用 3μm Oxo-M 显著增加了神经元中甘氨酸能 sIPSC 的频率，25nm M3 型 mAChR 选择性拮抗剂 4-二苯乙酰氧基-N-甲基哌啶甲碘化物（4-diphenylacetoxy-N-methylpiperidine methiodide，4-DAMP）完全阻断了 3μm Oxo-M 诱导的甘氨酸能 sIPSC 频率增强作用。M3 型 mAChR 亚型在通过 mAChR 激动剂 Oxo-M 增强脊髓中的甘氨酸能抑制中起主要作用。而突触甘氨酸释放减少可通过降低脊髓后角中的 NMDA 受体活性来减少伤害性传递。激活 M3 型 mAChRs 会减少大鼠伤害性感受，产生镇痛效果。

mAChR 非选择性激动剂 Oxo-M（3~10mM）剂量依赖性地降低野生型小鼠中 GABAergic sIPSC 和 mIPSC 的频率，在 M2/M4 双敲除小鼠中，Oxo-M 持续增加神经元中 sIPSC 和 mIPSC 的频率，并且这种效应完全被 M3 型 mAChR 选择性拮抗剂 4-DAMP 消除，表明激活 M3 型 mAChR 增强了小鼠和大鼠脊髓后角中突触 GABA 的释放。刺激脊髓 GABA 释放是毒蕈碱激动剂在大鼠脊髓后角产生

镇痛作用的重要机制，由于 lamina Ⅱ 神经元是中间神经元，因此 GABA 能突触释放的减少可能增加抑制性中间神经元的兴奋性，导致脊髓后角抑制性神经元的去抑制，从而减少小鼠的伤害性传递。若为兴奋性中间神经元，则 mAChR 激动剂释放的突触 GABA 减少可能会增加兴奋性中间神经元的兴奋性，抑制小鼠脊髓中的伤害性传递。仍需进一步探究兴奋性和抑制性神经元特定亚群间的连接性，揭示 mAChR 亚型调节 GABA 能传递在脊髓毒蕈碱参与疼痛调控的潜在机制。

4. M4 型 mAChR　M4 型 mAChR 是纹状体、尾状核和壳核中最丰富的亚型，在突触前和突触后表达，调节纹状体中多巴胺释放。使用靶向 M2、M3 或 M4 型 mAChR 的小干扰 RNA（small-interference RNA，siRNA）导致背根神经节和背侧脊髓中相应的 mRNA 水平大幅降低，鞘内注射毒蕈碱，热板实验检测激活 mAChR 在脊髓水平发挥镇痛作用，结果表明脊髓水平的 M4 型敲减显著降低了毒蕈碱的抗伤害作用。Duttaroy 等发现毒蕈碱类激动剂诱导的镇痛作用在 M2 和 M4 双基因敲除小鼠中完全消失。M2 和 M4 受体亚型与 Gi/Go 偶联，导致腺苷酸环化酶的抑制和 cAMP 的减少，促进电压门控钙（Ca^{2+}）通道的抑制，因此通常会降低细胞兴奋性，最近的研究表明，cAMP 信号通路参与了神经病理性疼痛的维持。因此，M2 和 M4 受体可能有助于慢性疼痛的发展和维持。

5. M5 型 mAChR　M5 型 mAChR 主要在 CNS 中表达，在许多不同的大脑区域中（包括海马、下丘脑、黑质和腹侧被盖区）分布相对均匀，因其在大脑中的总表达水平较低（<2% 总毒蕈碱表达），导致缺乏关于其在 CNS 过程中作用的信息。在大脑黑质和腹侧被盖区发现了 M5 型 mAChR，在对投射到 VTA 的背侧被盖核和脚桥被盖核的胆碱能神经元进行电刺激后，NAc 中 VTA 多巴胺（dopamine，DA）细胞放电和细胞外 DA 释放增加，在 M5 型 mAChR 敲除（knock out，KO）小鼠中没有出现这种情况，表明这些受体可能在多巴胺能传递中发挥作用。最近的研究表明，M5 型 mAChR 的急性负别构调节抑制阿片类药物羟考酮引起的药物依赖和药物相关的线索反应，但不影响羟考酮的镇痛作用。

四、各个亚型 nAChR 在疼痛调控的作用

在下行疼痛调节途径中，PAG 和 RVM 是 nAChR 激动剂的重要作用部位，激活 RVM 中 α4β2 nAChR，可缓解 CFA 诱导产生的炎症性痛觉过敏。激活 DRG 中 α7 nAChR 可在 CFA 诱导产生的炎症性痛觉过敏反应中提高大鼠机械痛阈值，产生镇痛效果。Sazetidine-A 是含 β2 亚基 nAChR 的选择性激动剂，在甲醛诱导的小鼠疼痛模型中，腹腔注射该药物可产生剂量依赖性的镇痛效果。尽管 α6β4 nAChR 的神经元分布有限，但 α6 亚基存在于伤害感受器中表明它可能

有助于感觉处理和疼痛。在小鼠和人类中发现的 CHRNA6 表达与神经性疼痛之间存在负性相关关系。最近研究表明，α9 亚基还涉及调节神经性疼痛的病理生理学。本篇综述从中枢神经系统内常见的 nAChR 出发，对各亚型参与疼痛调控的机制进行总结。

1. α4β2 nAChR α4β2* 异聚体 nAChR 是大脑中分布最广泛的烟碱受体亚型。α4β2 nAChR 以不同的亚基组成存在：(α4β2)$_2$β2 对 ACh 的激活具有高度敏感性（HS α4β2 nAChR），而 (α4β2)$_2$α4 具有较低的 ACh 敏感性（LS α4β2 nAChR）。

目前研究认为脊髓是 α4β2* nAChR 产生镇痛作用的关键部位，成年小鼠脊髓的全细胞膜片钳实验表明，α4β2 nAChR 亚型通过突触前促进凝胶质（substantia gelatinosa of Rolando，SGR）中的抑制性神经传递来抑制伤害性传递，缓解痛觉过敏。PAG 是下行调节通路的主要脑区，含有 α4β2 nAChR，介导 GABAergic 突触传递。地棘蛙素（epibatidine）的镇痛作用可通过中缝大核和蓝斑（locus coeruleus，LC）区域的 α4β2 nAChR 介导。激活 RVM 中 α4β2 nAChR，可缓解炎症引起的痛觉过敏。

α4β2 nAChR 激动剂和正别构调节剂（positive allosteric modulator，PAM）的镇痛作用在多种动物疼痛模型中得到证实。较新的 α4β2 nAChR 选择性激动剂也被发现具有镇痛特性，如 NS3956，已被证明对甲醛引起的疼痛有很强的缓解作用；以及 A-366833，在 CFA 诱导的大鼠炎性疼痛模型中具有剂量依赖性地减弱机械性痛觉过敏的作用；A-366833 还在大鼠坐骨神经部分结扎、慢性缩窄性损伤和脊神经结扎模型中产生了显著的镇痛作用，在小鼠扭体痛模型和大鼠脊神经结扎和甲醛疼痛模型中也产生了镇痛作用。α4β2 nAChR 的 PAM 也可以产生镇痛效果，或与激动剂协同作用增强其镇痛作用。例如，α4β2 nAChR 激动剂 ABT-594 的镇痛作用已被证明可通过 PAM NS9283 增强。PAM NS9283 能显著增强 α4β2 nAChR 选择性激动剂 NS3956 的镇痛效果，且不会增强副作用。

2. α7 nAChR 含有 α7 亚基的 AChR 广泛分布于整个神经系统，是少数形成同型五聚体受体的哺乳动物 nAChR 之一，在大鼠脑中表达的大多数 α7 受体是同型五聚体，但近期有报道称，α7 亚基也可以与 β2 亚基结合，在基底前脑、海马形成 α7β2 异聚体 nAChR。然而，关于异聚体 α7β2 nAChR 在疼痛调节中的作用知之甚少。α7 nAChR 具有许多独特的生理和药理特性，包括对钙的高通透性、快速可逆的失敏。

α7 nAChR 亚型在椎管和脊髓疼痛传递途径中表达。选择性 α7 nAChR 激动剂如 PHA-543613、JN403 和 AR-R17779 在啮齿动物的强直性、慢性炎症和神经性疼痛模型中产生镇痛效果。此外，与野生型小鼠相比，在 α7 nAChR 敲除小鼠中观察到与足底内 CFA 注射相关的水肿、痛觉过敏和异位疼痛显著增加。α7 nAChR 的 PAM 是在内源性激动剂（如乙酰胆碱和胆碱）存在的情况下增强 α7 电流的化合物。这些

PAM 根据其电生理特性分为 I 型和 II 型。I 型 PAM 增加了激动剂反应，但对 α7 nAChR 失敏的作用较微弱，而 II 型 PAM 增加了激动剂反应，并减缓了激动剂反应的失敏。这两种 PAM 类型已经在体内测试了它们在炎症和神经性疼痛动物模型中的有效性。有研究表明，α7 nAChR 选择性 II 型阳性别构调节剂 PNU120596，逆转了大鼠和小鼠慢性炎症和神经性疼痛模型的机械性痛觉过敏。

有研究表明，长期暴露于尼古丁的大鼠，对机械刺激产生超敏反应，痛觉阈值显著降低，脊髓中 α7 nAChR 表达降低，而在 PAG 中 α7 nAChR 表达增加，这些可能与慢性疼痛产生有因果关系。急性腹腔注射 α7 nAChR 选择性激动剂 CDP-胆碱可逆转尼古丁诱导的超敏反应，提示痛觉过敏可能部分是由 α7 nAChR 的下调引起的。因此，α7 nAChR 激动剂被认为是一种潜在的镇痛药物。

最近的研究表明，在抑郁症小鼠模型中，敲减 Amy 中的 α7 nAChR 有效逆转了 ACh 信号转导增加的影响，产生抗焦虑和抗抑郁作用，因为 α7 亚基在 Amy 的谷氨酸能神经元和 GABA 能神经元中表达，并且可以调节兴奋性和抑制性神经元，可能为研究疼痛抑郁共病机制提供新的理论基础。

3. α3β2 nAChR 放射自显影技术表明，富含 α3β2 nAChR 的区域包括缰核-脚桥被盖核系统、许多视觉系统结构、某些膝状体核和多巴胺能区域。分布于大鼠脊髓后角中的 α3β2* nAChR，可间接抑制初级传入 C 纤维释放谷氨酸，并降低对伤害性机械刺激的敏感性，缓解疼痛。

4. α5* nAChR α5* nAChR 亚基在哺乳动物 CNS 的众多区域表达，包括大脑皮质、小脑、丘脑、纹状体、海马、黑质、脚间核、腹侧被盖区和内侧缰核，以及交感神经和副交感神经节的外围。有研究表明，在慢性炎症和神经性疼痛模型中，尼古丁以 α5* nAChR 依赖性方式阻断机械性痛觉过敏。

有研究结果表明，α5* nAChR 与甲醛实验第一阶段的急性（伤害性）疼痛的相关程度较低，但在很大程度上有助于第二阶段发生的炎症性疼痛、脊髓神经元致敏，尼古丁和 sazetidine-A 的镇痛作用完全依赖于 α5 nAChR。利用坐骨神经慢性压迫损伤（chronic constriction injury of the sciatic nerve，CCI）动物模型作为神经病理性疼痛模型来表征 α5 敲除小鼠的疼痛行为，结果表明 α5 nAChR 缺乏会导致热痛觉过敏和非显著性差异的触觉异常性疼痛程度降低。

最近的研究表明，表达 Chrna5 的脚间核神经元的光遗传学刺激未能引起戒断行为，而经过尼古丁刺激或暴露于尼古丁的小鼠，光遗传学刺激表达 Chrna5 的 IPN 神经元会诱发小鼠厌恶行为。提示与吸烟相关的 α5 亚基可能通过 IPN 介导的尼古丁厌恶的丧失以增加吸烟的驱动力。

5. α6β4* nAChR α6β4* 亚型在中枢和外周神经系统中的分布非常有限，对其功能了解较少。大鼠 α6β4 nAChR 对某些配体的敏感性低于人类，这可能使啮齿动物 α6β4 受体用于筛选治疗性化合物变得复杂，但 α6β4 nAChR 已

被确定为治疗神经病理性疼痛的重要药理学靶点。

在大鼠 DRG 神经元的功能研究中证实了外周神经系统中 α6β4* nAChR 的表达，与 α3β4*、α7 和含有 β2 的亚型共表达。小鼠 DRG 的免疫组织化学研究表明，α6 亚基在小到中等大小神经元中表达，这些 α6 阳性神经元的亚群表达痛觉神经元标志物：66% A-β 阳性，26% isolectin B4 阳性(IB4+)，8% 降钙素基因相关肽阳性(CGRP+)。这些研究表明，表达含有 α6 的 nAChR 神经元可能是小细胞。

有研究表明，SNI 和 CFA 引起的疼痛，Chrna6 敲除小鼠的异常性疼痛总体水平比野生型小鼠更高，而在 Chrna6 L9'S 突变小鼠的异常性疼痛总体水平较低，且多种途径使用尼古丁均可逆转野生型、Chrna6 敲除和 Chrna6 L9'S 小鼠因 SNI 和 CFA 产生的机械性痛觉过敏，且野生型和 Chrna6 L9'S 小鼠出现剂量依赖性的镇痛效果。Chrna6 其在镇痛中的作用可能与 P2X 受体抑制或其他一些尚未确定的机制相关。

6. α9/α9α10 nAChR　最近的研究表明，α9α10 nAChR 是神经病理性疼痛的有效治疗靶点，这使得该受体成为非阿片类镇痛药物研究的潜在新靶点。然而，尚未发现 α9α10 nAChR 在疼痛相关组织（外周神经和中枢神经系统）中的功能表达。

Ellison 等在 2006 年，从锥螺基因组 DNA 文库中分离出一个编码 α-芋螺毒素的序列，该序列现在被称为 RgIA。RgIA 对 α9α10 的抑制作用比其他 nAChR 亚型强 1 000 倍，且研究发现在 CCI 大鼠中，每日给予 RgIA 能够剂量依赖性地抑制机械性痛觉过敏，达到镇痛效果。这些研究证实和扩展了之前的发现，即 RgIA 具有镇痛特性，并首次提出 α9α10 nAChR 作为治疗神经病理性疼痛的分子靶点。Haylie K. Romero 等研究发现，在 α9 nAChR 敲除小鼠中，化疗诱导的冷异常性疼痛减弱，使用其高度选择性拮抗剂 RgIA4 并未缓解冷异常性疼痛；在野生型小鼠中，通过 RgIA4 可预防奥沙利铂治疗产生的冷异常性疼痛。该研究明确对含 α9* nAChR 的高选择性和强效抑制剂可防止化疗引起的神经痛。

五、结语与展望

胆碱能系统通过作用于多个脑区的多种乙酰胆碱受体调控疼痛感知，多种乙酰胆碱受体的激动剂、正别构调节剂在中枢和外周神经系统起到疼痛调控作用。目前关于乙酰胆碱受体参与疼痛调控的研究多在于药物研发，但因为副作用多、治疗窗较窄，目前只用于临床前研究。

探索胆碱受体在 CNS 内的作用机制和作用靶点，以及这些受体如何在疼痛上下行传导通路中调节大脑环路功能，将为探索和开发更好的疼痛治疗开辟新的途径。

通过使用光遗传学、化学遗传学、在体电生理等技术，以及从特定大脑区域、细胞类型和特定发育阶段去除或修饰特定 AChR 亚型的遗传方法，能够更好地理解相关的胆碱能系统、乙酰胆碱受体分子结构与其功能，将为治疗疼痛提供新的思路。

（韩 宇）

参 考 文 献

[1] XIAO C, ZHOU C Y, JIANG J H, et al. Neural circuits and nicotinic acetylcholine receptors mediate the cholinergic regulation of midbrain dopaminergic neurons and nicotine dependence[J]. Acta Pharmacol Sin, 2020, 41(1): 1-9.

[2] NASER P V, KUNER R. Molecular, cellular and circuit basis of cholinergic modulation of pain[J]. Neuroscience, 2018, 387: 135-148.

[3] KUDO M, WUPUER S, KUBOTA S, et al. Distribution of large and small dorsal root ganglion neurons in common marmosets[J]. Front Syst Neurosci, 2021, 15: 801492.

[4] CORSETTI V, PERROUN-CAPANO C, SALAZAR INTRIAGO M S, et al. Expression of cholinergic markers and characterization of splice variants during ontogenesis of rat dorsal root ganglia neurons[J]. Int J Mol Sci, 2021, 22(11): 5499.

[5] ZHANG X, XU F, WANG L, et al. The role of dorsal root ganglia alpha-7 nicotinic acetylcholine receptor in complete Freund's adjuvant-induced chronic inflammatory pain[J]. Inflammopharmacology, 2021, 29(5): 1487-1501.

[6] SALEHI B, SESTITO S, RAPPOSELLI S, et al. Epibatidine: a promising natural alkaloid in health[J]. Biomolecules, 2018, 9(1): 6.

[7] SYKES M J, KEKESI O S, WONG Y T, et al. Neuron-specific responses to acetylcholine within the spinal dorsal horn circuits of rodent and primate[J]. Neuropharmacology, 2021, 198: 108755.

[8] YAM M F, LOH Y C, TAN C S, et al. General pathways of pain sensation and the major neurotransmitters involved in pain regulation[J]. Int J Mol Sci, 2018, 19(8): 2164.

[9] KOGA K, MATSUZAKI Y, HONDA K, et al. Activations of muscarinic M(1) receptors in the anterior cingulate cortex contribute to the antinociceptive effect via GABAergic transmission[J]. Mol Pain, 2017, 13: 1744806917692330.

[10] ONG W Y, STOHLER C S, HERR D R. Role of the Prefrontal cortex in pain processing[J]. Mol Neurobiol, 2019, 56(2): 1137-1166.

[11] ODA S, TSUNEOKA Y, YOSHIDA S, et al. Immunolocalization of muscarinic M1 receptor in the rat medial prefrontal cortex[J]. J Comp Neurol, 2018, 526(8): 1329-1350.

[12] RADZICKI D, POLLEMA-MAYS S L, SANZ-CLIMENTE

A,et al. Loss of M1 receptor dependent cholinergic excitation contributes to mPFC deactivation in neuropathic pain[J]. J Neurosci,2017,37(9):2292-2304.

[13] THOMPSON J M,NEUGEBAUER V. Amygdala plasticity and pain[J]. Pain Res Manag,2017,2017:8296501.

[14] CHEN W H,LIEN C C,CHEN C C. Neuronal basis for pain-like and anxiety-like behaviors in the central nucleus of the amygdala[J]. Pain,2022,163(3):e463-e475.

[15] DE OLIVEIRA R,DE OLIVEIRA R C,FALCONI-SO-BRINHO L L,et al. 5-Hydroxytryptamine(2A/2C)receptors of nucleus raphe magnus and gigantocellularis/paragigantocellularis pars α reticular nuclei modulate the unconditioned fear-induced antinociception evoked by electrical stimulation of deep layers of the superior colliculus and dorsal periaqueductal grey matter[J]. Behav Brain Res,2017,316:294-304.

[16] FERRIER J,BAYET-ROBERT M,DALMANN R,et al. Cholinergic neurotransmission in the posterior insular cortex is altered in preclinical models of neuropathic pain:key role of muscarinic M2 receptors in donepezil-induced antinociception[J]. J Neurosci,2015,35(50):16418-16430.

[17] ZHANG J,CHEN S R,CHEN H,et al. RE1-silencing transcription factor controls the acute-to-chronic neuropathic pain transition and Chrm2 receptor gene expression in primary sensory neurons[J]. J Biol Chem,2018,293(49):19078-19091.

[18] CUMMINGS K A,POPESCU G K. Glycine-dependent activation of NMDA receptors[J]. J Gen Physiol,2015,145(6):513-527.

[19] TODD A J. Identifying functional populations among the interneurons in laminae Ⅰ-Ⅲ of the spinal dorsal horn [J]. Mol Pain,2017,13:1744806917693003.

[20] KALLENBORN-GERHARDT W,METZNER K,LU R,et al. Neuropathic and cAMP-induced pain behavior is ameliorated in mice lacking CNGB1[J]. Neuropharmacology,2020,171:108087.

[21] WANG Y J,ZUO Z X,ZHANG M,et al. The analgesic effects of(5R,6R)6-(3-propylthio-1,2,5-thiadiazol-4-yl)-1-azabicyclo[3.2.1] octane on a mouse model of neuropathic pain[J]. Anesthesia & Analgesia,2017,124(4):1330-1338.

[22] BENDER A M,GARRISON A T,LINDSLEY C W. The muscarinic acetylcholine receptor M5:therapeutic implications and allosteric modulation[J]. ACS Chem Neurosci,2019,10(3):1025-1034.

[23] STEIDL S,MILLER A D,BLAHA C D,et al. M$_5$ muscarinic receptors mediate striatal dopamine activation by ventral tegmental morphine and pedunculopontine stimulation in mice[J]. PLoS One,2011,6,(11):e27538.

[24] GOULD R W,GUNTER B W,BUBSER M,et al. Acute negative allosteric modulation of M(5)muscarinic acetylcholine receptors inhibits oxycodone self-administration and cue-induced reactivity with no effect on antinociception[J]. ACS chemical neuroscience,2019,10(8):3740-3750.

[25] JARECZEK J,WHITE R,HAMMOND D L. Plasticity in brainstem mechanisms of pain modulation by nicotinic acetylcholine receptors in the rat[J]. eNeuro,2017,4(1):ENEURO. 0364-16. 2017.

[26] ZHANG Y,SEVILLA A,WELLER R,et al. The role of alpha7-nicotinic acetylcholine receptor in a rat model of chronic nicotine-induced mechanical hypersensitivity [J]. Neurosci Lett,2021,743:135566.

[27] HONE A J,MCINTOSH J M. Nicotinic acetylcholine receptors in neuropathic and inflammatory pain[J]. FEBS Lett,2018,592(7):1045-1062.

[28] WIESKOPF J S,MATHUR J,LIMAPICHAT W,et al. The nicotinic α6 subunit gene determines variability in chronic pain sensitivity via cross-inhibition of P2X2/3 receptors[J]. Sci Transl Med,2015,7(287):287ra72.

[29] SHOAIB M,WALLACE T L. Behavioral pharmacology of the cholinergic system[J]. Current Topics in Behavioral Neurosciences,2020. DOI: 10. 1007/978-3-030-56013-3.

[30] TOMA W,ULKER E,ALQASEM M,et al. Behavioral and molecular basis of cholinergic modulation of pain:focus on nicotinic acetylcholine receptors[J]. Curr Top Behav Neurosci,2020,45:153-166.

[31] WU J,LIU Q,TANG P,et al. Heteromeric α7β2 nicotinic acetylcholine receptors in the brain[J]. Trends Pharmacol Sci,2016,37(7):562-574.

[32] WU M,LIU C Z,BARRALL E A,et al. Unbalanced regulation of α7 nAChRs by Ly6h and NACHO contributes to neurotoxicity in Alzheimer's disease[J]. J Neurosci,2021,41(41):8461-8474.

[33] MINEUR Y S,FOTE G M,BLAKEMAN S,et al. Multiple nicotinic acetylcholine receptor subtypes in the mouse amygdala regulate affective behaviors and response to social stress[J]. Neuropsychopharmacology,2016,41(6):1579-1587.

[34] BAGDAS D,ALSHARARI D,FREITAS K,et al. The role of alpha5 nicotinic acetylcholine receptors in mouse models of chronic inflammatory and neuropathic pain[J]. Biochem Pharmacol,2015,97(4):590-600.

[35] MORTON G,NASIROVA N,SPARKS D W,et al. Chr-

na5-expressing neurons in the interpeduncular nucleus mediate aversion primed by prior stimulation or nicotine exposure[J]. J Neurosci,2018,38(31):6900-6920.

[36] HONE A J, KAAS Q, KEARNS I, et al. Computational and functional mapping of human and rat alpha6beta4 nicotinic acetylcholine receptors reveals species-specific ligand-binding motifs[J]. J Med Chem, 2021, 64(3): 1685-1700.

[37] WIESKOPF J S, MATHUR J, LIMAPICHAT W, et al. The nicotinic alpha6 subunit gene determines variability in chronic pain sensitivity via cross-inhibition of P2X2/3

receptors[J]. Sci Transl Med,2015,7(287):287ra72.

[38] LI R, LI X, JIANG J, et al. Interaction of rat α9α10 nicotinic acetylcholine receptor with α-conotoxin RgIA and Vc1. 1: Insights from docking, molecular dynamics and binding free energy contributions[J]. J Mol Graph Model,2019,92:55-64.

[39] HONE A J, SERVENT D, MCINTOSH J M. alpha9-containing nicotinic acetylcholine receptors and the modulation of pain[J]. Br J Pharmacol,2018,175(11):1915-1927.

34 p38 MAPK在神经病理性疼痛中作用的研究进展

丝裂原活化蛋白激酶(mitogen-activated protein kinase, MAPK)级联反应通路是重要的细胞内信号转导通路之一,p38 MAPK信号转导通路是MAPK的其中一个分支,参与多种生理过程的调节,随着近年来对于细胞信号转导通路及神经病理性疼痛机制研究的深入,发现与神经病理性疼痛有关的多条信号通路汇集于p38 MAPK。Hegazy等指出p38 MAPK参与中枢以及外周神经病理疼痛敏感化的形成与调节。p38 MAPK在激活神经胶质细胞,痛觉信号转导及神经元的可塑性变化等方面发挥重要作用。在神经病理性疼痛的形成和发展过程中,也同样发现p38 MAPK在神经系统不同细胞水平的表达发生明显变化。现将近年来国内外对p38 MAPK与神经病理性疼痛的作用研究成果进行综述。

一、p38 MAPK 的结构特征及功能

(一) p38 MAPK 的结构与分布

p38 MAPK相对分子质量为38kD,p38 MAPK由360个氨基酸构成,迄今为止发现有6种亚型,分别是p38α1、p38α2、p38β1、p38β2、P38γ和p38δ。各种亚型的分布和含量具有组织和细胞特异性:p38α和p38β分布广泛,在各种组织中均有发现,就神经系统而言,p38α主要分布在背根神经节;p38β在脑组织中含量最多,且多见于小胶质细胞中;p38γ多见于骨骼肌;肠、肺、肾和唾液腺的表皮细胞等处均有p38δ表达。虽然p38α和p38β都与炎症反应和疼痛有关,但p38α在疼痛中起着更为关键的作用。p38γ主要存在于骨骼肌细胞内,p38δ与角质形成细胞分化和存活相关;p38γ和p38δ与组织再生、癌症以及先天性免疫有关。

(二) p38 MAPK 经典信号通路

丝裂原活化蛋白激酶(MAPK)的主要功能是介导细胞的信号传递。English等介绍MAPK主要有4条经典的信号转导通路,包括胞外信号调节激酶(extracellular signal-regulated kinase, ERK)1/2、c-Jun氨基末端激酶(c-Jun N-terminal kinase, JNK)、p38丝裂原活化蛋白激酶(p38 mitogen-activated protein kinase, p38 MAPK)和胞外信号调节激酶5

(ERK5)。

Dérijard等报道MAPK信号转导通路的核心是由3种激酶组成的级联反应,包括位于上游的促分裂原活化的蛋白激酶激酶激酶(mitogen-activated protein kinase kinase kinase, MAPKKK)、中游的促分裂原活化的蛋白激酶激酶(mitogen-activated protein kinase kinase, MAPKK),以及位于下游的MAPK。Bagrodia等发现,MAPK的磷酸化是发生在激活环亚结构域上的苏氨酸(threonine, Thr)-甘氨酸(glycine, Gly)-酪氨酸(tyrosine, Tyr)基序上,其中Thr和Tyr两个特定位点磷酸化使激活环处于更开放的构象,同时使p38分子结构发生折叠,从而允许底物识别并增加激酶的活性。Raingeaud等指出,p38 MAPK信号通路的主要激活途经为MAPKKK→丝裂原蛋白激酶激酶6(MAP kinase kinase 6, MKK6)/丝裂原蛋白激酶激酶-3(MAP kinase kinase 3, MKK3)→p38 MAPK。此外,Jirmanova等发现还存在自身激活途径,T淋巴细胞在接受抗原刺激后,使p38MAPK的Tyr322位点磷酸化。

(三) p38 MAPK 的功能调节

MAPK级联激活是多种信号通路的中心环节,其激活途径具有一定的相似性,包括了三级酶促级联反应,p38 MAPK通过MEKK/TAK→MKK6/MKK3→p38 MAPK途径激活,p38 MAPK的激活有助于酪氨酸和苏氨酸组成的T-X-Y结构的双位点磷酸化。多种外界环境因素可激活p38 MAPK信号通路,当细胞受到紫外线照射、创伤刺激、细胞外高渗环境、炎症因子、脂多糖和革兰氏阳性菌细胞壁成分等刺激时,均可使得p38 MAPK信号通路激活,激活的p38 MAPK进入细胞核或其他部位,通过调控多种转录因子的活性来参与细胞凋亡、细胞骨架重构、细胞生长和炎症介导等过程。

二、p38 MAPK 信号转导通路与疼痛敏化

(一) p38 MAPK 信号转导通路与外周敏化

外周敏化(peripheral sensitization)是指初级伤害性感

受器神经元尤其是神经元末梢发生的超敏感化,如背根神经节(dorsal root ganglion)神经元。Mizukoshi 等发现背根神经节中 p38 MAPK 的激活促进初级传入神经纤维的激活和敏化,由此进一步研究发现 p38 MAPK 磷酸化后增强伤害性感受器 A 纤维和 C 纤维的反应性,导致其阈值降低,促进外周敏化,导致痛觉过敏。p38 MAPK 激活后还可以调节多种传导伤害性信息的关键分子,导致初级伤害性感受器神经元的高度敏化以及高度兴奋性。Crown 发现在疼痛大鼠模型中,p38 MAPK 激活的时间点与初级传入神经元敏化的时间相一致。

Holland 等证实外周感觉神经元在缺乏 MYC 结合蛋白 2(MYC binding protein 2)的情况下,可以持续性激活 p38 MAPK,增强瞬时受体电位香草酸受体-1(transient receptor potential vanillic acid receptor 1,TRPVR1)的表达,进而导致长时间的痛觉过敏。Kwon 等发现 P2Y1 受体是通过激活背根神经节中的 p38 MAPK 促进 TRPVR1 的表达,最终导致温度觉、痛觉过敏。p38 MAPK 还可以诱导伤害性感受器释放 P 物质以及降钙素基因相关肽促进外周敏化的产生。这些实验数据证明 p38 MAPK 的持续激活与外周敏化导致的神经病理性疼痛有关。

(二) p38 MAPK 信号转导通路与中枢敏化

中枢敏化(central sensitization)指伤害性刺激传入后,脊髓后角伤害性感觉神经元突触效能增加,兴奋性增强。伤害性刺激所致的中枢敏化是一个极其复杂的过程,目前研究较深入的在脊髓水平。脊髓的反应性升高,导致伤害感受性通路神经元和环路功能增强,最终引起中枢敏化。p38 MAPK 可以通过转录调控诱导生成许多炎症介质,如环氧合酶-2(cyclooxygenase-2,COX-2)、白细胞介素-1β(interleukin beta-1,IL-1β)及诱导型一氧化氮合酶(inducible nitric oxide synthase,iNOS)。这些炎症介质可以促使伤害性传入纤维末梢递质的释放,诱导产生中枢敏化。例如 IL-1β 通过增强兴奋性突触传递,抑制抑制性突触传递促进中枢敏化。

Yang 等证实 IL-1β 导致的中枢敏化是通过激活神经元和小胶质细胞中的 p38 MAPK,而注射 p38 MAPK 抑制剂 SB203580 可以缓解 IL-1β 引起的痛觉过敏,改善神经病理性疼痛。p38 MAPK 的激活对 COX-2 表达至关重要,其中 p38 MAPK 激活 COX-2 使前列腺素 E2(prostaglandin E2,PGE2)合成增加,参与中枢敏化过程。而阻断 p38-COX-2-PGE2 通路可减轻痛觉过敏现象。p38 MAPK 还可以通过激活下游因子 MAPK 激活蛋白激酶 2 诱导激活磷脂酶 A2(phospholipase A2,PLA2),PLA2 激活后诱导花生四烯酸生成前列腺素。鞘内注射 p38 抑制剂可以抑制脊髓释放 PGE2,进而缓解其所导致的中枢敏化。

Galan-Arriero 等报道在胸部脊神经挫伤约 4 周后,腰部脊髓后角中激活的 p38 MAPK 数量明显增加。实验同时还发现脊髓损伤后 30 天脊髓后角神经元会出现高度兴奋性,而 p38α MAPK 抑制剂 UR13870 可以缓解疼痛,同时减轻

脊髓后角神经元和小胶质细胞的高度兴奋性。这些研究结果有力证明了在脊髓受损后,p38 MAPK 的激活是导致中枢敏化的重要因素。胸部脊神经受损后,受损部位以下的脊髓后角中 p38 MAPK 激活明显增强,同时发现脊髓损伤大鼠后肢的痛觉敏感性明显增强的时间点与脊神经结扎后大鼠发生痛觉敏感的时间点非常类似。进一步说明 p38 MAPK 在维持中枢痛觉过敏中的作用。

三、p38 MAPK 激活与神经病理性疼痛相关机制

(一) p38 MAPK 在神经病理性疼痛中的作用

Yamagata 等以 p38 MAPK 诱发 2 型糖尿病小鼠的神经病理性疼痛,在给模型小鼠注射 p38 MAPK 抑制剂 SB203580 后,小鼠神经性疼痛明显减轻;他们还发现,血管紧张素通过激活其内源性受体可以抑制脊髓内 p38 MAPK 的表达。Qu 等研究发现,瞬时受体电位香草酸 4(transient receptor potential vanilloid 4,TRPV4)可激活脊髓背根的神经元内 p38 MAPK 信号通路,在鞘内注射 TRPV4 抑制剂钌红(ruthenium red,RR)后,p38 MAPK 激活的神经元数量明显减少,此结果提示 TRPV4 通过 p38 MAPK 信号通路介导背根神经节慢性压迫所致神经病理性疼痛的发生。Zhong 等在大鼠 $L_4 \sim L_5$ 水平植入自体髓核建立腰椎间盘突出症(lumbar disc herniation,LDH)疼痛模型,利用免疫组织化学染色发现磷酸化的 src-家族激酶(src-family kinase,SFK)和 p38 MAPK 在同侧脊髓内表达增加,酶联免疫吸附试验(enzyme-linked immunosorent assay,ELISA)显示 LDH 大鼠脊髓内肿瘤坏死因子-α(tumor necrosis factor-alpha,TNF-α)、白细胞介素 1β(interleukin 1β,IL-1β)、IL-6 表达增加,在应用 SFK 抑制剂 SU6656 后,p38 MAPK 磷酸化表达下降;在应用 p38 抑制剂 SB203580 后,炎性细胞因子 TNF-α、IL-1β、IL-6 表达下降,并减轻 LDH 大鼠疼痛行为,提示 SFK 可通过激活 p38 MAPK 信号通路调控炎症细胞因子的合成与释放,介导病理性疼痛的发生。

(二) p38 MAPK 与其他类型的神经病理性疼痛

Wang 等研究,脊髓内磷酸化的 p38 MAPK 信号通路通过促进炎症细胞因子 P 物质(substance P,SP)的合成与释放,在维持镰状细胞病(sickle cell disease,SCD)引起的慢性疼痛中起着关键作用。Jiang 等研究发现,脊髓内 p38 MAPK 介导炎症细胞因子前列腺素 E2(PGE2)释放和增加子宫 PGE2 受体(prostaglandin E2 receptor,PGER2)的表达,致使大鼠发生分娩痛,且电针刺激夹脊穴可抑制脊髓内 p38 MAPK 的磷酸化,但对于大脑灰质中的 p38 MAPK 磷酸化无影响。

Shao 等发现糖皮质激素受体(glucocorticoid receptor,GR)与 p38 MAPK 信号通路的关系以及糖皮质激素的镇痛机制,保留神经损伤(spared nerve injury,SNI)可导致大鼠脊髓内 p38 MAPK 激活和 GR 表达下降;在鞘内注射 p38

MAPK 拮抗剂 SB20358 后,激活的 GR 下调核因子-κB(nuclear factor-kappa B,NF-κB)的表达以及 IL-6 和 TNF-α 的释放,导致 SNI 大鼠术后 3 天疼痛缓解;此外,鞘内注射 GR 拮抗剂 RU38486 可抵消 SB203580 对 NF-κB、IL-6、TNFα 的抑制作用,且鞘内注射地塞米松激活 GR,可抑制 p38 MAPK 信号通路的磷酸化,进而抑制 NF-κB 的表达并减少 IL-6 和 TNF-α 的释放,从而减轻神经病理性疼痛的程度。同样,Zheng 等研究发现盐酸戊乙奎醚(penehyclidine hydrochloride,PHC)抑制脊髓小胶质细胞 p38 MAPK 通路的激活,进而抑制炎症细胞因子 IL-1β 的合成与释放,并且 PHC 在治疗 SNI 大鼠的神经源性病理性疼痛时并不会引起 SNI 大鼠运动功能的障碍。

(三) p38 MAPK 激活小胶质细胞和星形胶质细胞导致神经病理性疼痛

Berta 等研究发现胱天蛋白酶 6(caspase-6,CASP6)可导致小胶质细胞活性增加,致使小胶质细胞内 p38 MAPK 信号通路激活,激活的 p38 MAPK 可增加炎症细胞因子 TNF-α 的合成与释放,TNF-α 可增加脊髓的兴奋性突触后电流(excitatory post-synaptic current,EPSC),以增加 EPSC 的方式调节突触可塑性和炎性疼痛。Ma 等研究发现,在癌痛-吗啡耐受模型中脊髓和背根神经节内小胶质细胞活性增强,以及磷酸化 p38 MAPK 表达增加,激活的大麻素受体 2(cannabinoid receptor 2,CB2)可增加小胶质细胞的活性和 p38 MAPK 信号通路的磷酸化,减弱吗啡治疗癌性疼痛后的耐受作用。Luo 等研究发现,磷酸化的 p38 MAPK 信号通路可介导星形胶质细胞迁移,下调星形胶质细胞内谷胱甘肽还原酶 β 和谷胱甘肽水平,介导炎性细胞因子 TNF-α、IL-1β、单核细胞趋化蛋白-1(monocyte chemoattractant protein-1,MCP-1)、巨噬细胞炎症蛋白-1(macrophage inflammatory protein-1,MIP-1)的产生,导致炎性疼痛的发生,而膜联蛋白 A1 的模拟肽 Ac2-26 则通过抑制星形胶质细胞的活化和炎症细胞因子的产生来减弱疼痛行为。此结果证明 p38 MAPK 信号通路通过介导星形胶质细胞在结构和功能上发生的改变引发神经病理性疼痛。

四、展望

综上所述,p38 MAPK 是多条信号途径的交汇点和共同通道,并且在神经病理性痛觉调制中发挥至关重要的作用。p38 MAPK 不但从外周及中枢疼痛感觉过敏方面诱导疼痛,还可作为神经元-脊髓小胶质细胞间的信号分子,激活脊髓小胶质细胞。激活的脊髓小胶质细胞可以释放多种与慢性疼痛有关的活性物质。p38 MAPK 可以从表观遗传学水平调节下游疼痛因子,提示 p38 MAPK 是研究神经病理性疼痛发病机制一个很好的切入点,同时为病理性疼痛的临床治疗提供新的靶点。

(王祥 韩冲芳)

参 考 文 献

[1] HEGAZY N, REZQ S, FAHMY A. Mechanisms involved in superiority of angiotensin receptor blockade over ACE inhibition in attenuating neuropathic pain induced in rats [J]. Neurotherapeutics,2020,17(3):1031-1047.

[2] BRENNAN C M, EMERSON C P JR, OWENS J, et al. p38 MAPKs-roles in skeletal muscle physiology, disease mechanisms, and as potential therapeutic targets[J]. JCI Insight,2021,6(12):e149915.

[3] ARAFA E A, REFAEY M S, ABD EL-GHAFAR O A M, et al. The promising therapeutic potentials of ginsenosides mediated through p38 MAPK signaling inhibition[J]. Heliyon,2021,7(11):e08354.

[4] ENGLISH J, PEARSON G, WILSBACHER J, et al. New insights into the control of MAP kinase pathways[J]. Exp Cell Res,1999,253(1):255-270.

[5] DERIJARD B, RAINGEAUD J, BARRETT T, et al. Independent human MAP-kinase signal transduction pathways defined by MEK and MKK isoforms[J]. Science,1995, 267(5198):682-685.

[6] BAGRODIA S, DERIJARD B, DAVIS R J, et al. Cdc42 and PAK-mediated signaling leads to Jun kinase and p38 mitogen-activated protein kinase activation[J]. J Biol Chem,1995,270(47):27995-27998.

[7] RAINGEAUD J, WHITMARSH A J, BARRETT T, et al. MKK3-and MKK6-regulated gene expression is mediated by the p38 mitogen-activated protein kinase signal transduction pathway[J]. Mol Cell Biol,1996,16(3):1247-1255.

[8] JIRMANOVA L, SARMA D N, JANKOVIE D, et al. Genetic disruption of p38alpha Tyr323 phosphorylation prevents T-cell receptor-mediate p38alpha activation and impairs interferon-gamma production[J]. Blood,2009,113 (10):2229-2237.

[9] SCEPANOVIC G, HUNTER M V, KAFRI R, et al. p38-mediated cell growth and survival drive rapid embryonic wound repair[J]. Cell Rep,2021,37(3):109874.

[10] JI R R, SUTER M R. p38 MAPK, microglial signaling, and neuropathic pain[J]. Mol Pain,2007,3:33.

[11] MIZUKOSHIK, SASAKIM, IZUMI Y, et al. Activation of p38 mitogenactivated protein kinase in the dorsal root ganglion contributes to pain hypersensitivity after plantar incision[J]. Neurosci,2013,234:77-87.

[12] CROWN E D. The role of mitogen activated protein kinase signaling in microglia and neurons in the initiation and maintenance of chronic pain[J]. Exp Neurol,2012, 234(2):330-339.

[13] HOLLAND S, COSTE O, ZHANG D D, et al. The ubiq-

uitin ligase MYCBP2 regulates transient receptor potential vanilloid receptor 1（TRPV1）nternalization through inhibition of p38 MAPK signaling［J］. J Biol Chem, 2011,286（5）:3671-3680.

［14］ KWON S G,ROH D H,YOON S Y,et al. Blockade of peripheral P2Y1 receptors prevents the induction of thermal hyperalgesia via modulation of TRPV1 expression in carrageenan-induced inflammatory pain rats:Involvement of p38 MAPK phosphorylation in DRGs［J］. Neuropharmacology,2014,79:368-379.

［15］ CADY R J,GLENN J R,SMITH K M,et al. Calcitonin gene-related peptide promotes cellular changes in trigeminal neurons and glia implicated in peripheral and central sensitization［J］. Mol Pain,2011,7:94.

［16］ 张秀莲,程艳梅,朱生樑. P38 MAPK 与疼痛敏感化［J］. 中华中医药杂志,2014,29:3184-3187.

［17］ ZHANG X C,KAINZ V,BURSTEIN R,et al. Tumor necrosis factor-α induces sensitization of meningeal nociceptorsmediated via local COX and p38 MAP kinase actions［J］. Pain,2011,152（1）:140-149.

［18］ IKEDA H,KIRITOSHI T,MURASE K. Contribution of microglia and astrocytesto the central sensitization, inflammatory and neuropathic pain in the juvenile rat［J］. Mol Pain,2012,8:43.

［19］ YANG K Y,BAE W S,KIM M J,et al. Participation of the central p38 and ERK1/2 pathways in IL-1β-induced sensitization of nociception in rats［J］. Prog Neuropsychopharmacol Biol Psychiatry,2013,46:98-104.

［20］ WANG G,HUANG C,WANG Y,et al. Changes in expression of cyclooxygenase-2 in the spinal dorsal horn after intrathecal p38MAPK inhibitor SB203580 on neuropathic pain in rats［J］. Ann Palliat Med,2013,2（3）: 124-129.

［21］ SONG H,WOHLTMANN M,TAN M,et al. Group VIA PLA2（iPLA2β）is activated upstream of p38 mitogen-activated protein kinase（MAPK）in pancreatic islet β-cell signaling［J］. J Biol Chem,2012,287（8）:5528-5541.

［22］ YU K R,LEE J Y,KIM H S,et al. A p38 MAPK-mediated alteration of COX-2/PGE2 regulates immunomodulatory properties in human mesenchymalstem cell aging［J］. PLoS One,2014,9（8）:e102426.

［23］ GALAN-ARRIERO I,AVILA-MARTIN G,FERRER-DONATO A,et al. Oral administration of the p38αMAPK inhibitor,UR13870,inhibits affective pain behavior after spinal cord injury［J］. PAIN,2014,155（10）:2188-2198.

［24］ NDONG C,LANDRYR P,DELEO J A,et al. Mitogen ac-tivated protein kinas ephosphatase-1 prevents the development of tactile sensitivity in a rodent model of neuropathic pain［J］. Mol Pain,2012,8:34.

［25］ YAMAGATA R,NEMOTO W,NAKAGAWASAIO,et al. Downregulation of spinal angiotensin converting enzyme 2 is involved in neuropathic pain associated with type 2 diabetes mellitus in mice［J］. Biochem Pharmacol, 2020,174:113825.

［26］ QU Y J,ZHANG X,FAN Z Z,et al. Effect of trpv4-p38 mapk pathway on neuropathic pain in rats with chronic compression of the dorsal root ganglion［J］. Biomed Res Int,2016,2016:6978923.

［27］ ZHONG Y,HUANG Y,HUY,et al. SFKs/p38 pathway is involved in radicular pain by promoting spinal expression of pro-inflammatory cytokines in a rat model of lumbar disc herniation［J］. Spine,2019,44（19）:E1112-E1121.

［28］ WANG Y,LEI J,JHA R K. et al. Substance P modulates electroacupuncture analgesia in humanized mice with sickle cell disease［J］. J Pain Res,2019,12:2419-2426.

［29］ JIANG G X,JIANG Q Y,MO H X,et al. Electroacupuncture for pain relief in labour inhibits spinal p38 MAPK-mediated prostaglandin E2 release and uterine prostaglandin E2 receptor expression in rats［J］. Acupunct Med,2019,37（2）:116-124.

［30］ SHAO J,XU R,LI M,et al. Glucocorticoid receptor inhibit the activity of NF-κB through p38 signaling pathway in spinal cord in the spared nerve injury rats［J］. Life Sci,2018,208:268-275.

［31］ ZHENG S H,YAN C Y,DUAN N,et al. Penehyclidine hydrochloride suppressed peripheral nerve injury-induced neuropathic pain by inhibiting microglial MAPK/ p-p38/IL-1 pathway activation［J］. Mol Pain,2019,15: 1744806919858260.

［32］ BERTA T,PARK C K,XU Z Z,et al. Extracellular caspase-6 drives murine inflammatory pain via microglial TNF-α secretion［J］. J Clin Invest,2014,124（3）:1173-86.

［33］ MA C,ZHANG M,LIU L,et al. Low-dose cannabinoid receptor 2 agonist induces microglial activation in a cancer pain-morphine tolerance rat model［J］. Life Sci, 2021,264:118635.

［34］ LUO Z,WANGH,FANG S,et al. Annexin-1 mimetic peptide Ac2-26 suppresses inflammatory mediators in LPS-induced astrocytes and ameliorates pain hypersensitivity in a rat model of inflammatory pain［J］. Cell Mol Neurobiol,2020,40（4）:569-585.

35 褪黑素在麻醉领域的应用和研究进展

褪黑素是松果体分泌的一种神经内分泌激素,具有调节生物节律、镇静催眠、抗焦虑、镇痛和调节生殖等多种生理作用,近年来其在麻醉相关领域的应用和研究日益引起人们的兴趣和关注,为进一步探索其在围手术期和麻醉相关领域的研究进展,本文就此方面的内容做一简要综述。

一、褪黑素概述

褪黑素(melatonin,MT)是由松果体分泌的一种吲哚类神经内分泌激素,又名褪黑激素、松果体素,最早于1959年由 Lerner 首次从牛的松果体中分离出来,分子式为 $C_{13}H_{16}N_2O_2$,化学名为 N-乙酰基-5-甲氧基色胺(N-acetyl-5-methoxytryptamine),分子量232.28,生物半衰期短,大部分经肝脏代谢成6-羟基硫酸褪黑素(6-SMT)后排出。褪黑素主要在松果体由色氨酸合成,色氨酸被羟化转化成5-羟色氨酸,再脱羧转化成5-羟色胺,通过 N-乙酰基转移酶的作用,进一步转化成 N-乙酰基-5-羟色胺,最后再合成褪黑素,其中 N-乙酰基转移酶是褪黑素合成的限速酶。

人类松果体合成和分泌褪黑素受下丘脑视交叉上核(suprachiasmatic nucleus,SCN)中央昼夜节律起搏器的控制,受到光周期的调节,具有明显的昼夜节律性,夜间分泌量增加且在凌晨2~4时达到最高值,白昼分泌量低基本处于静息状态,其分泌高峰与低谷的节律性交替是睡眠-觉醒周期的生物学基础。褪黑素的分泌水平亦与年龄密切相关,随着年龄的增加,松果体逐渐萎缩并功能退化,褪黑素分泌量逐渐降低。在刚出生的婴儿体内能检出很少量的褪黑素,直到3月龄时分泌量才增加,并开始呈现较明显的昼夜节律现象,3~6岁褪黑素分泌量最高,青春期分泌量略有下降,以后随着年龄增加褪黑素分泌量逐渐降低,特别是35岁以后,褪黑素分泌明显下降,平均每10年衰减10%~15%,导致睡眠紊乱以及一系列功能失调,70岁时其分泌水平约降至峰值时的10%,老年人褪黑素分泌的昼夜节律甚至完全消失,此亦是导致老年人睡眠障碍和睡眠紊乱的重要原因。褪黑素分泌水平降低、睡眠减少和睡眠障碍是人类脑衰老的重要标志之一,且不少研究提示褪黑素分泌水平与神经退行性变性疾病如阿尔茨海默病和帕金森病的发病密切相关。

褪黑素最主要的生理功能是调节人体生物节律,昼夜节律是最重要的生物节律,褪黑素在维持和稳定昼夜节律中发挥着关键作用,同时其他的生理功能有:镇静催眠、抗焦虑、镇痛、抗氧化、调节生殖活动、免疫调节、抗肿瘤、神经内分泌和预防衰老。目前外源性褪黑素临床上多用于治疗睡眠紊乱和睡眠障碍,以及抗衰老和抗肿瘤的辅助性治疗,麻醉领域则主要用于术前抗焦虑和改善术后睡眠的辅助治疗。

人和其他哺乳动物的褪黑素细胞膜受体分为 MT1、MT2、MT3 三种亚型,其中褪黑素大部分生物学功能都是通过 G 蛋白偶联的 MT1 和 MT2 来介导的,两者在氨基酸水平具有高度同源性,在中枢互补调控昼夜节律和调节免疫等。MT3 属于醌还原酶家族,具有很强的抗氧化能力,其特异性拮抗剂是哌唑嗪。褪黑素除膜受体外,其细胞核内受体亦被证实,属于类视黄醇孤儿受体(retinoid orphan receptor,RoR)家族。

二、麻醉与手术对机体褪黑素分泌的影响

围手术期手术创伤、麻醉、应激、疼痛、炎症等均可引起不同程度的睡眠-觉醒调节系统和昼夜节律系统受累,导致褪黑素分泌的昼夜节律紊乱和分泌量减少。全身麻醉、椎管内麻醉、临床常用的麻醉药物如苯二氮䓬类药物、丙泊酚、吸入麻醉药、阿片类药物等均可影响机体褪黑素分泌。手术创伤引起的应激创伤和炎症,导致体内皮质醇浓度增加,皮质醇水平的升高会降低 N-乙酰基转移酶的活性,从而导致褪黑素合成减少。机体的应激反应越剧烈,皮质醇的浓度越高,褪黑素的合成越受到抑制,褪黑素水平亦越低。

研究表明成人膝关节手术,无论选择全身麻醉或椎管内麻醉,均使夜间褪黑素分泌的开始延迟,严重扰乱了褪黑素的正常昼夜节律。一项比较全身麻醉或脊椎麻醉在老年

髋部骨折手术的前瞻性临床研究中，发现全身麻醉组的昼夜节律紊乱明显高于脊椎麻醉组，全身麻醉组在术后第1天褪黑激素分泌峰值浓度、中值和振幅显著低于脊椎麻醉组，推测原因可能为椎管内麻醉围手术期的应激反应较全身麻醉轻，且全身麻醉及其药物较脊椎麻醉明显干扰了机体的昼夜节律和褪黑素的分泌。

三、褪黑素在围手术期抗焦虑、改善睡眠障碍中的应用

（一）围手术期抗焦虑

已有较多围手术期应用褪黑素的研究均证实褪黑素术前用药具有较好的抗焦虑作用。一项前瞻性的临床研究显示，成人患者术前口服褪黑素 6mg 效果优于阿普唑仑 0.25mg，可提供更好的抗焦虑作用、更弱的镇静作用以及更好地维持认知和精神运动功能。儿童患者的术前焦虑和紧张较成人更为显著，且口服给药方式更适合儿童患者的术前用药，一项针对儿童患者的随机前瞻性双盲研究中，四组患儿术前分别口服褪黑素 0.75mg/kg、褪黑素 0.5mg/kg、咪达唑仑 0.5mg/kg 和安慰剂，其中褪黑素 0.75mg/kg 组患儿术前焦虑评分最低，配合开放静脉通道的依从性最高，咪达唑仑组虽能降低患儿焦虑，但麻醉前患儿与父母成功分离率以及患儿的认知功能均下降，综合比较表明褪黑素在患儿术前用药的优越性，既能有效缓解患儿焦虑，又不致影响患儿的精神和认识功能，有效提高患儿麻醉前的依从性。

褪黑素术前用药既能缓解围手术期焦虑，同时可减少术中麻醉药丙泊酚的用量，改善术后疼痛，且不延长患者术后苏醒时间。与咪达唑仑相比，褪黑素对快速眼动（rapid eye movement，REM）睡眠和精神运动行为几乎无影响，更有利于患者的术后恢复。动物实验研究表明，缺乏褪黑素 MT2 受体的小鼠表现出注意力缺陷、焦虑样行为，证实 MT2 受体在认知中发挥重要作用，并且还参与调节焦虑。测定门诊情感障碍患者唾液中的日间褪黑素水平与炎症标志物，发现日间褪黑素水平和焦虑症存在较高的相关性。

（二）褪黑素与围手术期睡眠障碍

麻醉手术的创伤应激，可通过影响昼夜节律控制相关的主要神经递质系统 γ-氨基丁酸（γ-aminobutyric acid，GABA）/N-甲基-D-天冬氨酸（N-methyl-D-aspartate，NMDA），抑制核心时钟基因 Per2 的表达，干扰内源性褪黑素的分泌，或麻醉可能模仿生物钟适应日夜变化的机制，扰乱昼夜节律并导致分子时钟发生变化，从而易导致术后睡眠障碍。褪黑素能诱导睡眠，缩短入睡潜伏时间，延长睡眠持续时间，提高睡眠质量。褪黑素与下丘脑视交叉上核（SCN）广泛分布的高亲和性 MT1 和 MT2 受体结合，从而调节睡眠的时相，其中 MT1 抑制神经元的活动，诱导睡眠；而 MT2 则主要诱导睡眠相位的转变，调节昼夜节律。褪黑素在睡眠领域的应用已是非常普遍和共识的，其适应证包括睡眠障碍、老年、倒时差、夜班等引起的一系列睡眠问题，目前临床上

外源性褪黑素亦常用于治疗睡眠障碍。

Vij 等对腹腔镜胆囊切除术患者睡前 45 分钟分别口服褪黑素和安慰剂，发现褪黑素组术后第 1、2 天的总睡眠时间增加，且睡眠潜伏期缩短，表明其能有效提高患者术后的睡眠质量。乳腺癌手术患者围手术期睡前口服 6mg 褪黑素可显著提高整个术后 2 周的睡眠效率并减少入睡后的觉醒。对于开颅术后患者，有研究表明可以通过噪声和光线隔离措施如眼罩和耳塞，使术后褪黑素分泌增加而改善患者睡眠。

老年人松果体萎缩，功能退化，褪黑素分泌水平低，且分泌的昼夜节律变化甚至消失，因此术后更易发生睡眠障碍。一项以老年小鼠为对象的动物实验中，根据是否给予褪黑素预处理分为褪黑素组和对照组，同时设立单纯七氟烷吸入麻醉组和七氟烷麻醉剖腹探查组，研究结果表明，七氟烷麻醉剖腹手术比单独使用七氟烷对术后睡眠的影响更大。与仅暴露于七氟烷相比，麻醉下的剖腹手术导致睡眠潜伏期、睡眠时间、睡眠功率密度和结构的变化更大，这表明手术对术后睡眠产生了更深远的影响，而褪黑素预处理则改善了术后睡眠和清醒时间的改变，逆转了七氟烷麻醉手术引起的昼夜节律波动，减少麻醉手术后觉醒发作的次数和持续时间，综合表明褪黑素能有效改善老年小鼠七氟烷麻醉手术后的睡眠障碍。丙泊酚是临床常用的静脉麻醉药，其可激活钙/钙调蛋白依赖激酶-环磷酸腺苷反应元件结合蛋白（calciurn/calmodulin-dependent protein kinase-cAMP-response element binding protein，CAMK-CREB）信号通路，从而抑制下丘脑中昼夜节律因子 PER 和 CRY 的表达导致睡眠障碍，而褪黑素预处理可调节大鼠昼夜节律来预防丙泊酚引起的睡眠障碍。

四、褪黑素的镇痛作用

较多的研究证实，褪黑素对围手术期的急性疼痛有较好的辅助镇痛效果，对于行局部麻醉的白内障手术患者，术前预先给予对乙酰氨基酚和褪黑素可以减轻球后阻滞期间的手术疼痛，减少手术期间辅助芬太尼的用量。褪黑素和加巴喷丁预处理均能有效减少腰椎手术中患者的焦虑和疼痛。一项双盲随机对照临床研究证实，剖宫产前患者使用 10mg 褪黑素进行脊椎麻醉不仅安全，且可以减轻患者疼痛的严重程度，增加术后镇痛的持续时间，减少镇痛药的用量，使产妇能更早下床活动。术前预先口服褪黑素 6mg 可降低腹部大型手术的术后疼痛评分、术后镇痛药物吗啡的用量、术后追加镇痛药物次数，且降低恶心呕吐的发生率。

褪黑素对于慢性疼痛亦有镇痛效果，一项研究显示褪黑素对于带状疱疹后神经痛有明显的镇痛作用，作用机制可能与 δ 阿片受体、一氧化氮（NO）和 MT2 受体密切相关。Kuthati 等通过部分坐骨神经切断（partial sciatic nerve transection，PSNT）建立大鼠神经性疼痛模型，并应用 MT2 受体激动剂 IIK-7，发现其能减轻 PSNT 诱导的机械性异常性疼

痛和神经胶质细胞激活,同时抑制 P44/42 MAPK、HMGB-1、STAT3、iNOS 和 CASP-3 蛋白,表明 IIK-7 是通过抑制脊髓胶质细胞活化,抑制炎症和凋亡相关蛋白来减弱神经性疼痛的。总之,目前已有的研究综合表明,褪黑素不仅对于围手术期的急性疼痛有镇痛作用,且对于炎性、慢性神经性疼痛亦有镇痛效果,但其具体作用机制仍不是很明确,可能是通过位于脊髓背侧区域以及与疼痛调节有关的大脑各个部位的褪黑素受体(MT1 和 MT2)发挥其镇痛作用。

五、褪黑素与术后神经认知障碍

术后神经认知障碍包括术后谵妄(postoperative delirium,POD)和术后认知功能障碍(postoperative cognitive dysfunction,POCD),POD 指的是术后短期内(术后 7 天内,大多数在术后 1~3 天内)的急性短暂性中枢神经系统功能异常,而 POCD 则一般是术后 2 周后甚至更长时间出现的认知能力下降。围手术期手术创伤、麻醉、应激、疼痛、炎症等均可引起不同程度的睡眠-觉醒调节系统和昼夜节律系统受累,导致褪黑素分泌的昼夜节律紊乱和分泌量减少,全身麻醉、椎管内麻醉、临床常用的麻醉药物大多均可导致昼夜节律紊乱。因此,患者术后的睡眠-觉醒周期和褪黑素分泌会呈现非同步性,从而导致了术后神经认知障碍的发生。老年人松果体功能退化,褪黑素分泌量亦明显降低,其分泌的昼夜节律减弱甚至完全消失,且术前不少已存在睡眠-觉醒周期紊乱,手术麻醉对褪黑素分泌的影响更大,更易加重昼夜节律与内源性褪黑素的非同步性,因此老年患者更易发生 POD 或 POCD。

动物实验研究表明,褪黑素通过时钟基因再同步,恢复正常生理活动和温度昼夜节律来预防异氟烷引起的认知障碍。MT2 在昼夜节律调节、阿尔茨海默病的昼夜节律紊乱中起关键作用。小儿七氟烷吸入麻醉较丙泊酚静脉麻醉更易发生术后谵妄和躁动。Singla 等比较术前口服褪黑素、咪达唑仑或安慰剂对小儿七氟烷麻醉后 POD 的效果,研究结果显示褪黑素与安慰剂相比,POD 的发生率降低了 23.3%;褪黑素与咪达唑仑相比,POD 的发生率降低了 29.2%,表明褪黑素能显著降低小儿七氟烷麻醉后谵妄的发生。

褪黑素预先用药可减轻异氟烷麻醉诱导的老年大鼠海马中 β-淀粉样蛋白生成和胆碱能功能障碍,可以与 β-淀粉样蛋白(Aβ)的生成相互作用,抑制 β-折叠和淀粉样蛋白原纤维的形成,抑制 Aβ(1-40)的生成和增加海马胆碱乙酰转移酶(choline acetyltransferase,ChAT)的表达,从而减少术后认知功能损害。一项对 97 例 65~80 岁行大型腹部或骨科手术的老年患者的研究中,通过监测手术当天至术后一周的褪黑素代谢物尿 6-SMT 水平,发现 6-SMT 波动的患者 POCD 发生率显著升高,提示 POCD 与内源性褪黑素水平的波动有关。临床研究表明预防性褪黑素用药可显著减少心脏手术后谵妄的发生,褪黑素组 POD 的发生率显著低于

对照组。麻醉药物对神经系统的损伤,包括氧化应激、海马损伤和突触形成的受损,褪黑素具有强大的抗氧化能力,且其抗氧化过程的所有中间体均具有自由基清除作用,亦称为褪黑激素的自由基清除级联反应,褪黑素亦可通过减轻异氟烷引起的氧化应激及海马损害,降低脑细胞组织炎症因子的表达,减轻术后神经认知障碍。

六、其他

褪黑素同时还具有免疫调节、抗肿瘤,抗氧化、调节生殖等作用。褪黑素具有免疫刺激作用,能增强 T 淋巴细胞活性,增强免疫功能;具有直接抗癌活性,抑制癌细胞的增殖和诱导凋亡,褪黑素对膀胱癌、卵巢癌、乳腺癌、肝癌、胃癌、前列腺癌、肾癌、结直肠癌、神经胶质瘤等绝大部分肿瘤都有抗癌作用,能抑制癌细胞的增殖、迁移、侵袭和血管生成;褪黑素同时能增强抗肿瘤药物如化疗药物的临床效果,同时减少化疗药物的副作用。褪黑素对治疗药物成瘾亦具有一定的辅助作用,在一项针对大鼠的动物实验中,褪黑素可以降低大鼠主动可卡因给药的需求,减少药物成瘾复发样行为的风险。

七、总结与展望

近年来褪黑素受体和褪黑素药物日益受到关注,褪黑素亦被认为与糖尿病、肥胖、心血管疾病、中枢神经系统疾病、精神类疾病(如孤独症、抑郁症)等均存在较密切的联系。最新的大量研究证实,褪黑素作为一种佐剂在 COVID-19 的辅助治疗中发挥良好的效果,能降低败血症发生率和死亡率,可能是基于其免疫调节、抗炎和抗氧化等作用,更是重新激发了科学界对这种激素的兴趣。

褪黑素的镇静、抗焦虑和镇痛作用,显示出其与麻醉的联系密切,目前国内褪黑素在围手术期麻醉领域的应用和研究仍很少。围手术期手术创伤麻醉等导致的褪黑素分泌紊乱,与术后睡眠障碍、神经认知功能障碍等并发症有着密切的联系,褪黑素的抗焦虑、镇静镇痛效应表明其非常适合用于围手术期麻醉的辅助用药,能兼顾多方面的临床效果,有助于改善围手术期睡眠,辅助抗焦虑镇痛。同时作为一种人体固有的内分泌激素,其应用具有更高的安全性,围手术期患者应用褪黑素应该有不错的前景,然而是否有必要手术患者均常规应用,或是针对某些特定人群或手术患者,以及其最佳使用剂量,较长时期给药的安全性和并发症等仍有待进一步的研究证实。而且,褪黑素已被证实的免疫调节和抗肿瘤作用,能减轻肿瘤患者的术后免疫抑制,抑制术后残留癌细胞的增殖和促进其凋亡,增加机体的抗肿瘤效应,有利于改善远期预后,表明其亦很适合用于恶性肿瘤手术患者。

虽然目前褪黑素在围手术期的应用仍较少,但褪黑素多方面的生理效应决定其在围手术期麻醉辅助镇静镇痛、

抗焦虑、改善围手术期睡眠、减少术后神经认知障碍及肿瘤患者围手术期抗肿瘤免疫等领域中有较好的应用前景,期望将来有更多的此方面的应用和研究,为褪黑素用于围手术期或麻醉辅助用药提供更多的临床经验和研究基础。

(郭锐 叶军明 钟茂林 陈丽)

参 考 文 献

[1] LEUNG L S,Luo T,Ma J,et al. Brain areas that influence general anesthesia[J]. Prog Neurobiol,2014,122:24-44.

[2] VASEY C,MCBRIDE J,PENTA K. Circadian rhythm dysregulation and restoration:The role of melatonin[J]. Nutrients,2021,13(10):3480.

[3] CHEN C,YANG C,WANG J,et al. Melatonin ameliorates cognitive deficits through improving mitophagy in a mouse model of Alzheimer's disease[J]. Pineal Res,2021,71(4):e12774.

[4] GOBBI G,COMAI S. Differential function of melatonin MT1 and MT2 receptors in REM and NREM Sleep[J]. Front Endocrinol(Lausanne),2019,10:87.

[5] EMET M,OZCAN H,OZEL L,et al. A Review of melatonin,its receptors and drugs[J]. Eurasian Journal of Medicine,2016,48(2):135-141.

[6] FAASSEN M,BISCHOFF R,KEMA I P. Relationship between plasma and salivary melatonin and cortisol investigated by LC-MS/MS[J]. Clin Chem Lab Med,2017,55(9):1340-1348.

[7] KARKELA J,VAKKURIO,KAUKINEN S,et al. The influence of anaesthesia and surgery on the circadian rhythm of melatonin[J]. Acta Anaesthesiol Scand,2002,46(1):30-36.

[8] SONG Y,LIU Y,YUAN Y,et al. Effects of general versus subarachnoid anaesthesia on circadian melatonin rhythm and postoperative delirium in elderly patients undergoing hip fracture surgery:A prospective cohort clinical trial[J]. EBioMedicine,2021,70:103490.

[9] KHARE A,THADA B,JAIN N,et al. Comparison of effects of oral melatonin with oral alprazolam used as a premedicant in adult patients undergoing various surgical procedures under general anesthesia:A prospective randomized placebo-controlled study[J]. Anesth Essays Res,2018,12(3):657-662

[10] KURDI M S,MUTHUKALAI S P. A comparison of the effect of two doses of oral melatonin with oral midazolam and placebo on pre-operative anxiety,cognition and psychomotor function in children:A randomised double-blind study[J]. Indian J Anaesth,2016,60(10):744-750.

[11] THOMSON D M,MITCHELL E J,OPENSHAW R L,et al. Mice lacking melatonin MT2 receptors exhibit atten-

tional deficits,anxiety and enhanced social interaction[J]. J Psychopharmacol,2021,35(10):1265-1276.

[12] SUNDBERG I,RASMUSSON A J,RAMKLINT M,et al. Daytime melatonin levels in saliva are associated with inflammatory markers and anxiety disorders[J]. Psychoneuroendocrinology,2020,112:104514.

[13] POULSEN R C,WARMAN G R,Sleigh J,et al. How does general anaesthesia affect the circadian clock?[J]. Sleep Med Rev,2018,37:35-44.

[14] VIJ V,DAHIYA D,KAMAN L,et al. Efficacy of melatonin on sleep quality after laparoscopic cholecystectomy[J]. Indian J Pharmacol,2018,50(5):236-241.

[15] MADSEN M T,HANSEN M V,ANDERSEN L T,et al. Effect of melatonin on sleep in the perioperative period after breast cancer surgery:a randomized,double-blind,placebo-controlled trial[J]. J Clin Sleep Med,2016,12(2):225-233.

[16] ARIK E,DOLGUN H,HANALIOGLU S,et al. Prospective randomized study on the effects of improved sleep quality after craniotomy on melatonin concentrations and inflammatory response in neurosurgical intensive care patients[J]. World Neurosurg,2020,140:e253-e259.

[17] JIA X,ZHANG L,ZHANG W,et al. Melatonin ameliorates the sleep disorder induced by surgery under sevoflurane anaesthesia in aged mice[J]. Basic Clin Pharmacol Toxicol,2021,128(2):256-267.

[18] YIN X L,LI J C,XUE R,et al. Melatonin pretreatment prevents propofol-induced sleep disturbance by modulating circadian rhythm in rats[J]. Exp Neurol,2022,354:114086.

[19] HADDADI S,SHAHROKHIRAD R,ANSAR M M,et al. Efficacy of preoperative administration of acetaminophen and melatonin on retrobulbar block associated pain in cataract surgery[J]. Anesth Pain Med,2018,8(5):e61041.

[20] JAVAHERFOROOSHZADEH F,AMIRPOUR I,JANATMAKAN F,et al. Comparison of effects of melatonin and gabapentin on post operative anxiety and pain in lumbar spine surgery:A randomized clinical trial[J]. Anesth Pain Med,2018,8(3):e68763.

[21] KIABI F H,EMADI S A,JAMKHANEH A E,et al. Effects of preoperative melatonin on postoperative pain following cesarean section:A randomized clinical trial[J]. Ann Med Surg(Lond),2021,66:102345.

[22] LAFLI TUNAY D,TÜRKEÜN ILGINEL M,ÜNIÜGENÇ H,et al. Comparison of the effects of preoperative melatonin or vitamin C administration on postoperative analgesia[J]. Bosn J Basic Med Sci,2020,20(1):117-124.

［23］DENGY K,DING J F,LIU J,et al. Analgesic effects of melatonin on post-herpetic neuralgia［J］. Int J Clin Exp Med,2015,8(4):5004-5009.

［24］KUTHATI Y,GOUTHAM DAVULURI V N,YANG C P, et al. Melatonin MT2 receptor agonist IIK-7 produces antinociception by modulation of ROS and suppression of spinal microglial activation in neuropathic pain rats［J］. J Pain Res,2019,12:2473-2485.

［25］SRINIWASAN V,L E C,HO K Y,et al. Melatonin in antinociception:its therapeutic applications［J］. Curr Neuropharmacol,2012,10(2):167-178.

［26］OLOTU C. Postoperative neurocognitive disorders［J］. Curr Opin Anaesthesiol,2020,33(1):101-108.

［27］BRAINARD J,GOBEL M,BARTELS K,et al. Circadian rhythms in anesthesia and critical care medicine:potential importance of circadian disruptions［J］. Semin Cardiothorac Vasc Anesth,2015,19(1):49-60.

［28］CHAKRABORTI D,TAMPI D J,TAMPI R R. Melatonin and melatonin agonist for delirium in the elderly patients［J］. Am J Alzheimers Dis Other Demen,2015,30(2):119-129.

［29］SONG J,CHU S,CUI Y,et al. Circadian rhythm resynchronization improved isoflurane-induced cognitive dysfunction in aged mice［J］. Exp Neurol,2018,306:45-54.

［30］SINGLA L,MATHEW P J,JAIN A,et al. Oral melatonin as part of multimodal anxiolysis decreases emergence delirium in children whereas midazolam does not:A randomised,double-blind,placebo-controlled study［J］. Eur J Anaesthesiol,2021,38(11):1130-1137.

［31］NI C,TAN G,LUO A,et al. Melatonin premedication attenuates isoflurane anesthesia-induced β-amyloid generation and cholinergic dysfunction in the hippocampus of aged rats［J］. Int J Neurosci,2013,123(4):213-220.

［32］WU Y,WANG J,WU A,YUE Y. Do fluctuations in endogenous melatonin levels predict the occurrence of postoperative cognitive dysfunction (POCD)?［J］. Int J Neurosci,2014,124(11):787-791.

［33］ARTEMIOU P,BILY B,BILECOVA-RABAJDOVA M,et al. Melatonin treatment in the prevention of postoperative delirium in cardiac surgery patients［J］. Kardiochir Torakochirurgia Pol,2015,12(2):126-133.

［34］WEI Y,ZHANG C,WANG D,et al. Progress in research on the effect of melatonin on postoperative cognitive dysfunction in older patients［J］. Front Aging Neurosci,2022,14:782358.

［35］REITER R J,ROSALES-CORRAL S A,TAN D X,et al. Melatonin,a full service anti-cancer agent:inhibition of initiation,progression and metastasis［J］. Int J Mol Sci,2017,18(4):843.

［36］MORADKHANI F,MOLOUDIZARGARI M,FALLAH M,et al. Immunoregulatory role of melatonin in cancer［J］. J Cell Physiol,2020,235(2):745-757.

［37］TAKAHASHI T T,VENGELIENCE V,SPANAGEL R. Melatonin reduces motivation for cocaine self-administration and prevents relapse-like behavior in rats［J］. Psychopharmacology(Berl),2017,(11):1741-1748.

［38］VLACCHOU M,SIAMIDI A,DEDELOUDI A,et al. Pineal hormone melatonin as an adjuvant treatment for COVID-19(Review)［J］. Int J Mol Med,2021,47(4):47.

［39］HASAN Z T,ATRAKJI D,MEHUAIDEN DAK. The effect of melatonin on thrombosis,sepsis and mortality rate in COVID-19 patients［J］. Int J Infect Dis,2022,114:79-84.

36 胸科手术中NIRS脑血氧饱和度监测技术的应用

一、胸科手术围手术期神经系统并发症

围手术期脑卒中、缺氧缺血性脑病和围手术期神经认知障碍（perioperative neurocognitive disorder，PND）是最常见的围手术期神经系统并发症。目前尚无文献证实胸科手术，如肺叶切除术、食管癌根治术等可明显增加脑卒中风险；研究人员多聚焦于胸科手术与围手术期神经认知障碍的相关性。研究发现胸科手术单肺通气多存在脑血氧饱和度下降，报道的发生率为25%~82%；其中施行单肺通气的开胸手术与术中低脑血氧饱和度发生率高度相关，而术中低脑血氧饱和度与围手术期神经认知功能障碍密切相关。胸科手术脑血氧饱和度降低的原因主要包括手术侧卧位叠加单肺通气（one lung ventilation，OLV）的生理效应，包括肺血管阻力增加和肺动静脉分流增加，低氧性肺血管收缩（hypoxic pulmonary vasoconstriction，HPV），以及相关炎症通路的激活所致的肺泡收缩和缺氧；而脑氧利用率的增加，在全身麻醉状态下不太可能发生，与心排血量或其他血流动力学变量之间也无明显相关性。

二、胸科手术单肺通气的基本介绍

单肺通气是指应用肺隔离技术仅对一侧肺通气的方法，广泛应用于开胸手术或胸腔镜手术，主要目的是隔离患侧肺，使手术区域肺萎陷，为外科手术创造良好的术野，同时减轻非切除部分肺的机械性损伤。有效的单侧肺通气是大部分胸科手术的必要条件，但是会对正常的生理机制产生严重干扰。即便存在低氧性肺血管收缩（HPV）等代偿性保护机制，但引起通气血流比例（ventilation perfusion ratio，$\dot{V}/\dot{Q}$）失调及肺内分流，导致氧分压下降，甚至发生低氧血症，发生率为9%~27%。

单肺通气时影响$\dot{V}/\dot{Q}$失调的因素主要包括体位、全身麻醉、开胸及HPV。首先，全身麻醉后侧卧位时，肺血流分布模式下肺占优势，但机械通气模式使得上肺通气比下肺好，即麻醉后侧卧位时上肺通气好但血流不足，$\dot{V}/\dot{Q}$上升；下肺通气不良但血流灌注良好，$\dot{V}/\dot{Q}$下降，肺通气血流比例的改变势必影响肺氧合。其次，开胸后单侧肺萎陷，萎陷肺的肺泡通气面积骤减，但肺血流并未相应减少，造成开胸侧肺通气不足而血流灌注良好，$\dot{V}/\dot{Q}$下降；麻醉后非开胸侧肺受腹腔内容物、纵隔、重力的影响通气不良，而血流灌注相对较多，同样造成$\dot{V}/\dot{Q}$降低出现肺内分流，肺内分流使动脉血氧分压下降出现低氧血症。低氧性肺血管收缩（HPV）是指肺泡氧分压下降后，机体自身肺血管收缩、肺血管阻力增加致使缺氧区域血流减少、血流向通气良好区域分布的一种代偿性保护机制，以缓解通气血流比例失调。因此，单肺通气时HPV在减少萎陷肺血流中起了重要作用。然而，HPV受到手术、患者情况、麻醉药物等多方面因素影响。其中，充血性心力衰竭、二尖瓣疾患、急慢性肺损伤等均可影响低氧性肺血管收缩；钙通道阻滞剂、硝酸盐类、硝普钠、β_2受体激动剂如支气管扩张药、一氧化氮均可抑制低氧性肺血管收缩；吸入性麻醉药也被证实会抑制低氧性肺血管收缩，从而加重机体的缺氧。

此外，单肺通气术中尚有引起低氧血症的其他原因，如中心供氧系统或麻醉机失灵是麻醉潜在危险；气管导管功能不良（主要是分泌物阻塞）及双腔管对位不良是普遍原因；另外，手术操作压迫，低血容量，心律失常等造成心排血量降低的循环因素或过度交感神经兴奋，高温，寒战等提高氧耗的因素都有可能造成术中低氧血症。

三、单肺通气对脑血氧饱和度的影响

目前多项研究表明，脑血氧饱和度下降的原因在很大程度上与围手术期低氧血症有关，并与术后认知功能有一定相关性。胸外科手术期间的低氧血症定义为：脉搏血氧饱和度（SpO_2）下降低于85%~90%持续几分钟。也可以定义为当患者在吸入气氧浓度（FiO_2）为100%的条件下通气时，动脉血氧分压（PaO_2）<60mmHg，发生率低于4%。表36-1总结了胸外科手术单肺通气PaO_2下降的预测因素。目前常规的临床监测手段如血压、脉搏氧饱和度及血气分析等，并不能直接准确地反映脑内氧供和氧耗的情况，而脑

血氧饱和度的监测可以及时发现脑缺血、缺氧性损伤导致的脑氧供需失衡。近红外光谱技术（near-infrared spectroscopy, NIRS）监测局部脑血氧饱和度（regional cerebral oxygen saturation, rSO$_2$）已成为监测脑氧供和氧耗变化的有效手段。目前已经广泛应用于各种手术，包括心脏手术、胸外科手术、神经外科手术、普外科手术、骨科手术及腹腔镜等手术，以及心肺复苏过程中。

表 36-1　胸外科手术单肺通气中
PaO$_2$ 下降的预测因素

预测因素	
手术左、右侧	右侧手术（肺塌陷）左侧通气
肺功能（FEV$_1$ 比值）	FEV$_1$ 与 PaO$_2$ 呈负相关
术中 PaO$_2$ 低	术中侧卧位双肺通气时，FiO$_2$ 为 100%，PaO$_2$ 降低
肺灌注	术前 V/Q 扫描发现术侧肺通气与血流灌注比例高
体重指数（BMI）	>30kg/m^2
对侧曾做过肺叶切除术	肺叶切除对肺功能的影响
患者的手术体位	重力所致的 V/Q 比例失调

如前所述，单肺通气时特殊的病理生理变化所导致的术中低氧血症，容易引起脑血氧饱和度的降低，与早期认知恢复差、术后谵妄风险高、住院时间延长显著相关。表 36-2 总结了导致胸外科手术单肺通气中脑血氧饱和度下降的潜在因素。主要集中于单肺通气（OLV）的生理效应及其增加围手术期低氧血症风险的倾向。此外，中心静脉压（central venous pressure, CVP）的增加，导致脑灌注压下降和脑血流量的改变，血流动力学的改变致心排血量的减少也是造成胸科手术单肺通气时脑血氧饱和度下降的因素。关于丙泊酚静脉麻醉和七氟烷吸入麻醉对单肺通气期间局部脑血氧饱和度的影响研究发现，静脉和吸入两种麻醉方式下患者均出现局部脑血氧饱和度的降低，但两者之间无明显差异。

表 36-2　胸外科手术单肺通气中脑血氧
饱和度下降的潜在因素

单肺通气	侧卧位	低氧性肺血管收缩（HPV）
低氧血症	纵隔摆动	肺动静脉分流
	心排血量减少	CVP 增加（CPP 下降）

CPP. 脑灌注压力；CVP. 中心静脉压力。

研究发现，rSO$_2$ 降低的危险因素是年龄、体重和美国麻醉医师协会（American Society of Anesthesiologists, ASA）Ⅲ级，胸科手术单肺通气期间约 75% 的患者脑血氧饱和度降低超过 10%，且该研究认为 rSO$_2$ 降低与术中心动过缓的

出现有关。Hermerling 等对 20 例行单肺通气手术的患者进行脑血氧饱和度监测，所有患者 rSO$_2$ 下降程度达 15%，其中 70% 患者 rSO$_2$ 下降超过 20%，与常规的临床监测指标无相关性。国内学者也发现老年食管癌患者在单肺通气期间 rSO$_2$ 均有下降，部分患者术中 rSO$_2$ 降幅超过 50%，这种降低与体位、常规临床监测指标之间无明显相关性。迄今为止，大部分研究认为脑血氧饱和度降至基础值 20% 时，可认为患者发生了需要及时处理的低脑血氧饱和度，术中 rSO$_2$ 波动在基础值的 10%～20% 能够减少术后并发症的发生。

四、单肺通气 rSO$_2$ 与 POCD

术后认知功能障碍（postoperative cognitive dysfunction, POCD）是患者在全身麻醉术后常见的神经系统并发症，表现为以记忆减退、个性改变或认知功能衰退为特征的症状，持续数月至数年，多数患者的症状可逆，但少数患者可发展为永久性损害，严重影响患者生活质量。美国每年约有 2 600 万人接受手术麻醉，患者出院时 POCD 的发病率可高达 40%。

POCD 的发病机制目前仍不清楚。最新研究证实 POCD 与术中脑的氧供与氧耗失衡密切相关，利用 NIRS 技术连续监测 rSO$_2$ 是监测脑氧供和氧耗变化的有效手段，提高 rSO$_2$ 有利于减少术后神经功能损害。多项研究表明，在胸科手术术后早期 POCD 发生率较高，这与 OLV 期间 rSO$_2$ 低于 50%，或者降低大于基线值的 20% 有明显相关性。其中 Tang 等的研究显示，患者 OLV 期间 rSO$_2$ 下降程度与 POCD 存在正相关，具体取决于暴露于低 rSO$_2$ 的时间。若术中脑血氧饱和度低于基础值 65% 持续短时间（5 分钟）患者发生 POCD 的风险翻倍。最新研究发现，胸科手术单肺通气中脑血氧饱和度降低（定义为脑血氧饱和度低于 65%，持续至少 3 分钟）发生率为 51.3%；术中脑血氧饱和度降低与更差的早期认知恢复、高风险的术后谵妄和住院时间延长显著相关。Suehiro 等研究发现，单肺通气期间，出现低脑血氧饱和度患者的术后简易智能精神状态检查量表（mini-mental state examination, MMSE）评分显著低于脑血氧饱和度正常的患者，且降低持续时间越长，评分下降程度越大。以往研究过程中发现了一个普遍的现象就是 rSO$_2$ 的变化并非伴随血流动力学参数和机械通气参数变化。综上，术中 rSO$_2$ 可作为 POCD 发病的重要预警指标，评估胸外科手术单肺通气期间脑血氧饱和度降低与术后认知功能障碍的研究将具有重要的临床意义。一项关于多篇 rSO$_2$ 与临床不良结局的文献系统综述建议将 rSO$_2$ 下降超过基线值的 20%～25% 作为预测 POCD 的预警指标，将 rSO$_2$ 下降超过基线值的 10% 作为治疗干预指标。但是术中脑血氧饱和度的阈值、脑血氧饱和度降低的程度和持续时间仍需在未来的研究中进一步研究确定，并可能与未来相关研究的结论相关。

五、肺保护性通气策略与脑血氧饱和度

肺保护性通气策略（lung protective ventilation strategy，LPVS）的实质主要包括下述方面：①控制潮气量或平台压以防止吸气末肺容积过高，达到减少容积伤和气压伤的目的；②利用恰当、个体化的呼气末正压通气（positive end expiratory pressure，PEEP）使更多肺泡维持开放状态，以减少肺不张；③通过肺复张策略以改善局灶性肺不张，改善肺的顺应性；④控制 FiO_2 以避免氧化应激损伤。证据显示，术中使用肺保护性通气策略可以降低术后肺部并发症（postoperative pulmonary complication，PPC）的发生，有助于改善胸科手术单肺通气老年患者术后脑功能。但是采取肺保护性通气策略的单肺通气手术中仍有 PaO_2、rSO_2 下降的情况发生。最新研究发现采用 LPVS 进行胸腔镜单肺通气手术的老年患者，术中持续实时的脑血氧饱和度监测，以其为导向并采取积极的干预措施，对改善脑代谢、减少术后谵妄（postoperative delirium，POD）的发生有一定的临床意义。另有研究发现，有助于预防胸科手术单肺通气期间低脑血氧饱和度发生率的处理措施还包括足够的通气、合适的头部位置、增加吸入气氧浓度、增加 $PaCO_2$、通过液体治疗或血管收缩药物维持足够的灌注压等。

综上所述，胸科手术单肺通气会严重干扰正常的生理机制，产生脑的氧供需失衡，导致 rSO_2 下降，并与 POCD 的发生发展显著相关。围手术期利用 NIRS 技术监测 rSO_2 能够无创、持续、实时、连续地反映脑组织的氧合情况以及脑血流动力学的变化，进而可以积极地预防和处理脑血氧饱和度降低以降低 POCD 的发生率，改善患者预后，提高患者的生活质量，具有重要的医学、社会和经济价值。因此胸科手术加速康复外科（enhanced recovery after surgery，ERAS）方案实施过程中可将 NIRS 监测 rSO_2 作为方案的组成部分。但是迄今为止，NIRS 技术监测 rSO_2 依旧无法做到临床应用的普及，其原因除临床经济成本问题外，另一个方面则是当前研究中对于低脑血氧饱和度的准确定义、阈值的界定、神经并发症与脑血氧饱和度的确切关系尚未完全明确。因此，NIRS 脑血氧饱和度的监测要成为临床治疗的指导指标，尚有待今后设计科学严谨的前瞻性、大样本的临床随机对照试验进一步研究。

（刘美云　吕欣）

参 考 文 献

[1] MAHAL I，DAVIE S N，GROCOTT H P. Cerebral oximetry and thoracic surgery［J］. Curr Opin Anaesthesiol，2014，27（1）：21-27.

[2] HEMMERLING T，BLUTEAU M，KAZAN R，et al. Significant decrease of cerebral oxygen saturation during single-lung ventilation measured using absolute oximetry［J］. Br J Anaesth，2008，101（6）：870-875.

[3] TANG L，KAZAN R，TADDEI R，et al. Reduced cerebral oxygen saturation during thoracic surgery predicts early postoperative cognitive dysfunction［J］. Br J Anaesth，108（4）：623-629.

[4] SCHOEN J，MEYERROSE J，PAARMANN H，et al. Pre-operative regional cerebral oxygen saturation is a predictor of postoperative delirium in on-pump cardiac surgery patients：a prospective observational trial［J］. Critical Care，2011，15（5）：R218.

[5] WRIGHT C，GAISSERT H，GRAB J，et al. Predictors of prolonged length of stay after lobectomy for lung cancer：a Society of Thoracic Surgeons General Thoracic Surgery Database risk-adjustment model［J］. Annals of Thoracic Surgery，2008，85（6）：1857-1865.

[6] BRINKMAN R，AMADEO R，FUNK D，et al. Cerebral oxygen desaturation during one-lung ventilation：correlation with hemodynamic variables［J］. Can J Anaesth，2013，60（7）：660-666.

[7] COHEN E. Management of one-lung ventilation［J］. Anesthesiology Clinics of North America，2001，19（3）：475-495.

[8] 邓小明，姚尚龙，于布为，等. 现代麻醉学［M］. 4 版. 北京：人民卫生出版社，2014.

[9] 陈秉学，许梅曦，李伟. 胸科肿瘤麻醉学［M］. 郑州：郑州大学出版社，2002.

[10] CASATI A，FANELLI G，PIETROPAOLI P，et al. Continuous monitoring of cerebral oxygen saturation in elderly patients undergoing major abdominal surgery minimizes brain exposure to potential hypoxia［J］. Anesthesia & Analgesia，2005，101（3）：740.

[11] INOUE S，NISHIMINE N，KITAGUCHI K，et al. Double lumen tube location predicts tube malposition and hypoxaemia during one lung ventilation［J］. Br J Anaesth，2004，92（2）：195-201.

[12] CAMPOS J，FEIDER A. Hypoxia during one-lung ventilation-a review and update［J］. J Cardiothorac Vasc Anesth，2018，32（5）：2330-2338.

[13] MAHAL I，DAVIE S N，GROCOTT H P. Cerebral oximetry and thoracic surgery［J］. Curr Opin Anaesthesiol，2014，27（1）：21-27.

[14] YAMADA N，NAGATA H，SATO Y，et al. Effects of propofol or sevoflurane on cerebral regional oxygen saturation（rSO_2）during one-lung ventilation［J］. Masui，2008，57（11）：1388-1397.

[15] BRINKMAN R，AMADEO R J J，FUNK D J，et al. Cerebral oxygen desaturation during one-lung ventilation：correlation with hemodynamic variables［J］. Can J Anaesth，2013，60（7）：660-666.

［16］ HEMMERLING T M,BLUTEAU M C,KAZAN R,et al. Significant decrease of cerebral oxygen saturation during single-lung ventilation measured using absolute oximetry［J］. Br J Anaesth,2008,101（6）:870-875.

［17］ HIGHTON D,ELWELL C,SMITH M. Noninvasive cerebral oximetry:is there light at the end of the tunnel?［J］. Curr Opin Anaesthesiol,2010,23（5）:576-581.

［18］ LI X M,LI F,LIU Z K,et al. Investigation of one-lung ventilation postoperative cognitive dysfunction and regional cerebral oxygen saturation relations［J］. J Zhejiang Univ Sci B,2015,16（12）:1042-1048.

［19］ ROBERTS M L,LIN H M,TINUOYE E,et al. The association of cerebral desaturation during one-lung ventilation and postoperative recovery:a prospective observational cohort study［J］. J Cardiothorac Vasc Anesth,2021,35（2）:542-550.

［20］ SUEHIRO K,OKUTAI R. Duration of cerebral desaturation time during single-lung ventilation correlates with mini mental state examination score［J］. Journal of Anesthesia,2011,25（3）:345-349.

［21］ 滕培兰,徐德荣,吕菲,等. 以脑氧饱和度为导向的肺保护性通气策略对老年患者胸腔镜肺癌根治术后谵妄的影响［J］. 临床麻醉学杂志,2020,36（10）:1009-1012.

37 局部脑血氧饱和度监测在胸外科手术的应用进展

局部脑血氧饱和度(regional cerebral oxygen saturation, rSO₂)监测利用了近红外光谱技术(near-infrared spectroscopy, NIRS),与其他监测氧饱和度的方法相比,具有简单、灵敏、无创,并且能够实时监测脑血氧饱和度变化的优点而被广泛应用。胸外科手术通常需要行单肺通气,单肺通气会引起一系列生理病理变化,可能发生术中低氧血症等并发症,导致术后认知功能障碍。使用局部脑血氧饱和度监测有助于术中麻醉监护,降低术后并发症的发生率,从而改善预后。

一、局部脑氧饱和度监测的概况

(一)近红外光谱学技术的原理
临床常采用近红外光谱学(near-infrared spectroscopy, NIRS)原理进行 rSO₂ 监测,反映脑循环灌注情况。NIRS 通过测量局部血液氧饱和度来监测脑氧合状况,通过被固定于左右前额部近红外线发射器与接收器可以估算出监测部位的氧合血红蛋白比例。近红外光波波长范围为 700~1 000nm,对人体组织的穿透性好,可以穿透皮肤、皮下组织、骨骼、血管等到达深部脑组织,从而测定脑组织的氧饱和度。近红外光的衰减与氧合血红蛋白(oxyhemoglobin, HbO₂)、去氧血红蛋白(deoxyhemoglobin, HHb)以及细胞色素氧化酶有关,HbO₂ 和 Hb 对近红外光线的吸收程度不同,根据修正 Beer-Lamber 定律计算衰减前后近红外光强度的变化,得出颅内上述 3 种物质的含量,由此计算出 HbO₂ 的百分比,即 rSO₂=HbO₂/(HHb+HbO₂),估计脑组织的氧合程度。

(二)近红外光谱学技术的优点
临床上常用的监测脑血氧饱和度的方法除了近红外光谱技术,还有颈静脉球部血氧饱合度监测、经颅多普勒技术等。颈静脉球部血氧饱和度监测是目前脑血氧饱和度监测的"金标准",其通过颈内静脉逆行置管,抽取颈静脉球部的血样间断或持续测定颈静脉球部氧饱和度,再通过 Fick 公式计算脑组织氧代谢情况来表示全脑血氧饱和度。它的不足之处主要是颈内静脉置管是一种介入性的有创操作,

随监测时间的延长出现血肿、形成静脉血栓等风险增加;其次间断抽取颈静脉球血样进行监测,不能实时地反映即刻的脑血氧饱和度变化。经颅多普勒技术是用超声多普勒效应检测颅内脑底主要动脉的血流动力学及血流生理参数的一种检查技术。通过血流速度的增减可以推测局部脑血流量的相应改变,与动脉血氧分压、二氧化碳分压等指标结合,从而间接反映脑代谢的情况,不足之处主要是可能存在对血管的漏查,其只能探测狭窄程度>50%的血管,轻度狭窄的血管可能探测不到,不能准确探测某些分支血管和小血管的狭窄。与上述两种方法相比,近红外光谱技术简单、灵敏、无创,并且能够实时监测脑氧饱和度变化。

二、局部脑血氧饱和度监测在胸外科的应用

单肺通气(one-lung ventilation, OLV)是目前胸外科手术必要的辅助手段,利用双腔支气管导管只对一侧肺通气,能够扩大术野,隔离患侧肺,减少肺活动,减少手术操作对肺的损伤等,同时也会引起一系列生理病理改变。由于通气血流比例失衡和肺内分流,9%~27%的患者可能发生术中低氧血症。大多数患者在术中未表现出明显的低氧血症,可能与低氧性肺血管收缩(hypoxic pulmonary vasoconstriction, HPV)有关。低氧性肺血管收缩是肺循环对缺氧产生的代偿性保护机制,当肺泡氧分压低于 60mmHg 时,肺血管迅速收缩,从而减少肺内分流,改善通气血流比例失衡,缓解低氧血症的发生。这种代偿机制是有限的,低氧性肺血管收缩也受到心排血量、肺血管阻力、酸碱失衡、温度、混合静脉血氧分压、动脉血二氧化碳分压、肺部操作等影响。其中,吸入性麻醉药被证实会抑制低氧性肺血管收缩,从而加重机体的缺氧。并且手术中常需要侧卧位,叠加单肺通气的病理生理改变最终导致肺泡和动脉氧张力的降低,可能加重低氧血症的发生。

(一)脑氧饱和度与单肺通气的关系
单肺通气会导致肺内分流增加,通气血流比例失调等,术中可能发生低氧血症,低氧血症是单肺通气的主要问题,

从而导致脑组织氧供减少。有研究表明,单肺通气期间,大部分患者的脑血氧饱和度有不同程度的下降,并与术后认知功能有一定的相关性。丁超等在对老年患者食管癌手术的研究中发现,在单肺通气期间,70%的患者局部脑血氧饱和度较基础值下降20%,其余30%患者下降超过25%。Hermerling等对20例行单肺通气的患者进行脑血氧饱和度监测,发现所有患者的局部脑血氧饱和度下降幅度达15%,70%的患者下降幅度超过20%,且与常规监测无明显相关。单肺通气导致脑血氧饱和度降低的机制尚不明确。Bluteau等在关于单肺通气对脑血氧饱和度影响因素研究中发现单肺通气期间,由于低氧性肺血管收缩代偿性保护,大多数患者并未表现出低氧血症,但不能完全避免肺内分流的发生,出现局部低脑血氧饱和度。也有学者认为单肺通气期间局部脑血氧饱和度的降低可能是由于中心静脉压(CVP)的增加,导致脑灌注压下降和脑血流量改变引起。龚亚红等研究了单肺通气期间影响脑血氧饱和度下降的相关因素发现,单肺通气期间的气道峰压可能与脑血氧饱和度降低有一定相关性,气道峰压对静脉回流的影响可能导致脑血流灌注、心排血量减少,从而导致局部脑血氧饱和度降低。脑血氧饱和度监测能有效、无创、连续监测脑组织的氧供需平衡状态,预防低脑血氧饱和度,减少术后认知障碍的发生率。

(二) 低脑血氧饱和度与术后认知功能障碍的关系

术后认知功能障碍(postoperative cognitive dysfunction,POCD)是手术麻醉后常见的神经系统功能并发症,主要表现为人格、记忆、定向力及认知能力的障碍,严重影响患者预后。Casati等也发现在胸科手术OLV期间,大部分患者的rSO_2有不同幅度的降低,并与POCD有明显的相关性。有报道指出以术中rSO_2低于基线值的10%作为阈值,预测POCD发生的灵敏度为90%,特异度为86.5%,并且指出rSO_2可作为POCD发生的重要预测因子。Tang等对76例行单肺通气患者的研究显示,术中脑氧饱和度低于基础值65%持续5分钟即出现术后认知功能改变;有约1/3的患者在术后早期(3小时)发生认知障碍,其中90%在术后24小时恢复;术中均有不同程度的脑血氧饱和度下降,这一变化使术后早期脑缺氧的发生率增加一倍。Li等研究发现,单肺通气期间,脑血氧饱和度降低程度大于基线值的10%时,就可能出现术后认知水平的下降,从而提出局部脑血氧饱和度可作为术后认知功能障碍发病的重要预测因子。丁超等研究发现,脑血氧饱和度低于50%与发生术后认知功能障碍有显著相关性。有数据表明,若以基础值的65%作为临界值,OLV期间rSO_2低于临界值的患者术后发生非呼吸器官衰竭的可能性是未低于临界值患者的2.37倍,发生并发症的概率是3.19倍。因此rSO_2监测在胸外科手术OLV期间很有必要。

三、NRIS 监测 rSO_2 的影响因素

NRIS的传感器电极片只能贴在光滑的前额,由于电极

片放置位置不当或不正确的操作可能会影响rSO_2值。Kishi等在研究中发现,探头放在前额的rSO_2值比前额外侧1cm处高,且前额正中的rSO_2值高于其他位置。Sun等提出皮肤的色素沉着会导致近红外光衰减,皮肤颜色越深,rSO_2值越低。rSO_2监测的原理是基于氧合血红蛋白和去氧血红蛋白在近红外光谱的不同吸收特性,因此血红蛋白性质和浓度的改变都会影响rSO_2值。Kishi等在rSO_2的影响因素的研究中显示,rSO_2与血红蛋白浓度成正相关。Green等进行了一项回顾性研究,结果证明患者的脑血氧饱和度下降与术中失血量明显相关,且脑血氧饱和度的下降可以通过输血进行纠正。另外,手术体位可能可能会影响局部脑血氧饱和度的监测,Lee等在妇产科腹腔镜手术中研究发现,患者术中采取头低足高位时,rSO_2明显下降。Andersen等在一项俯卧位行脊柱手术的研究中发现,当头部在支撑物中时,头部向左和向右旋转45°会导致左额叶和右额叶的rSO_2值显著减少。Moerman等在研究中发现,无论清醒志愿者还是全身麻醉患者在采用沙滩椅体位时,均会出现rSO_2值下降的现象。不同的体位对rSO_2值影响不同,值得肯定的是,绝不能忽视体位的影响。Hock等一项针对29名健康清醒志愿者的研究中发现,年龄与rSO_2值存在明显的负相关。陈卓娅等在一项研究中提示年龄≥60岁患者与年龄<60岁患者左侧rSO_2基线值有差异,右侧无明显差异,其线性回归分析显示,脑rSO_2基线水平有随着年龄的增加而降低的趋势。年龄与rSO_2值之间相关的机制并不明确,可能与高龄患者本身合并的基础疾病较多及缺氧耐受力弱有关。$PaCO_2$增高或降低可引起脑血管扩张或收缩,导致脑氧供和氧耗的相应改变;因此,$PaCO_2$可影响脑灌注及氧合,从而引起脑血氧饱和度的变化。在一项针对15例患者行胸外科手术的研究中发现,单肺通气期间高碳酸血症($PaCO_2 \geq 50mmHg$)显著改善了脑氧平衡,且未见不良反应。Lee等在一项28例接受关节镜肩部手术患者的研究也证明了这一观点,他们发现沙滩椅位患者术中脑血氧饱和度的变化与平均动脉压具有相关性,平均动脉压降低时脑血氧饱和度降低,当平均动脉压升高时脑血氧饱和度也随之升高。

除了上述提及的可能影响局部脑血氧饱和的因素,吸入气氧浓度、颅内压、脑血流、脑自主调节状态等都有可能影响局部脑血氧饱和度,在临床中应用rSO_2监测进行术中指导时应该考虑以上诸多影响因素,合理规避不必要的干扰条件,根据患者具体情况来合理使用该监测措施,才能准确监测rSO_2而及时发现脑缺氧,提供有效的术中麻醉指导。

四、小结与展望

局部脑血氧饱和度(rSO_2)监测利用了近红外光谱技术(NIRS),与其他监测血氧饱和度的方法相比,具有简单、灵敏、无创,并且能够实时监测脑血氧饱和度变化的优点而被

广泛应用。在胸外科手术单肺通气期间进行脑血氧饱和度监测，可以尽早地发现脑组织氧供状态。单肺通气是胸科手术得以顺利进行的关键麻醉技术保障，但会引起通气血流比例失衡、肺内分流、低氧性肺血管收缩等改变，导致机体氧合下降，脑血氧饱和度降低，目前已有较多研究证实了在单肺通气期间低脑血氧饱和度与部分术后认知功能障碍之间具有相关性，且与术中脑血氧饱和度的下降程度和持续时间成正相关。因此，在单肺通气术中进行脑血氧饱和度监测是很有必要的，可以早期发现脑组织氧供状态，减少术后并发症，改善患者预后，提高生存质量，值得推广。但目前对手术期间 rSO₂ 下降没有一个统一、明确的定义，大多数文献以患者进入手术室后经面罩吸入 100% 氧气 2 分钟后所测得的 rSO₂ 为基线值，定义 rSO₂ 低于基线值的 15% 为 rSO₂ 下降。但这有可能会增加 rSO₂ 下降的发生率而造成结果偏移。例如患者基线值为 80%，在 OLV 中下降至 60%，虽然定义为 rSO₂ 下降，但其最低 rSO₂ 水平仍然高于临床脑损伤的危险水平。对于单肺通气导致的低脑血氧饱和度引起除术后认知功能障碍以外的术后并发症及对术后远期预后的影响有待进一步研究。

（唐轶 杨文燕）

参 考 文 献

[1] BEVAN P J. Should cerebral near-infrared spectroscopy be standard of care in adult cardiac surgery[J]. Heart Lung Circ,2015,24(6):544-550.

[2] PELLICER A,BRAVO M C. Near-infrared spectroscopy:a methodology-focused review[J]. Semin Fetal Neonatal Med,2011,16(1):42-49.

[3] MACMILLAN C S,ANDREWS P J. Cerebrovenous oxygen saturation monitoring:practical considerations and clinical relevance[J]. Intensive Care Med,2000,26(8):1028-1036.

[4] KUMAGAI M,OGAWA S,DOE A,et al. Cerebral oxygenation measured by near-infrared spectroscopy and jugular vein oxygen saturation during robotic-assisted laparoscopic radical prostatectomy under total intravenous anaesthesia[J]. Int J Med Robot,2015,11(3):302-307.

[5] 杨娟,魏振玲. 经颅多普勒超声对诊断基底动脉狭窄作用的研究[J]. 中国实用神经疾病杂志,2018(4):396-398.

[6] 蔡永红. 肺大泡行胸腔镜手术的麻醉处理[J]. 实用临床医药杂志,2005,12(1):71-75.

[7] COHEN E. Management of one-lung ventilation[J]. Anesthesiol Clin North America,2001,19(3):475-495.

[8] FUJIWARA M,ABE K,MASHIMO T. The effect of positive end-expiratory pressure and continuous positive airway pressure on the oxygenation and shunt fraction during one-lung ventilation with propofol anesthesia[J]. J Clin Anesth,2001,13(7):473-477.

[9] ISHIKAWA S,NAKAZAWA K,MAKITA K. Progressive changes in articial oxygenation during one-lung anaesthesia are related to the response to compression of the non-dependent lung[J]. Br J Anaesth,2003,90(1):21-26.

[10] PRUSZKOWSKI O,DALIBON N,MOUTAFIS M,et al. Effect of propofol vs sevoflurane on arterial oxygenation during one-lung ventilation for thoracic surgery[J]. Br J Anaesth,2007,98:539-544.

[11] WATANABE S,NOGUHE,YAMADA S,et al. Sequential changes of arterial oxygen tension in the supine position during one-lung ventilation[J]. Anesth Analg,2000,90(1):28-34.

[12] 沈心怡,余建明. 脑氧饱和度监测在单肺通气中的应用进展[J]. 浙江中西医结合杂志,2019(4):343-345.

[13] 丁超,孙莉,张燕. 老年食管癌患者单肺通气期间局部脑氧饱和度的变化及影响因素分析[J]. 中国医刊,2012,47(3):47-50.

[14] KAZAN R,BRACCO D,HEMMERLING T M. Reduced cerebral oxygen saturation measured by absolute cerebral oximetry during thoracic surgery correlates with postoperative complications[J]. Br J Anaesth,2009,103(6):811-816.

[15] HEMMERLING T M,BLUTEAU M C,KAZAN R,et al. Significant decrease of cerebral oxygen saturation during single-lung ventilation measured using absolute oximetry[J]. Br J Anaesth,2008,101(6):870-875.

[16] 龚亚红,王维嘉,魏伟,等. 胸科手术单肺通气期间患者局部脑氧饱和度降低的相关因素分析[J]. 中国医学科学院学报,2017,39(6):774-778.

[17] 陈煌,黎蔚华,谢红珍. 脑卒中早期康复护理及其影响因素研究进展[J]. 护理研究,2017,31(28):3495-3499.

[18] CASATI A,FANELLI G,PIETRUPAOLI P,et al. Continuous monitoring of cerebral oxygen saturation in elderly patients undergoing major abdominal surgery minimizes brain exposure to potential hypoxia[J]. Anesth Analg,2005,101(3):740-747.

[19] 李培艺,魏蔚. 脑氧饱和度监测在心胸外科手术中的应用进展[J]. 中国胸心血管外科临床杂志,2017(12):988-993.

[20] TANG L,KAZAN R,TADDEI R,et al. Reduced cerebral oxygen saturation during thoracic surgery predicts early postoperative cognitive dysfunction[J]. Br J Anaesth,2012,108(4):623-629.

[21] LI X M,LI F,LIU Z K,et al. Investigation of one-lung ventilation postoperative cognitive dysfunction and regional cerebral oxygen saturation relations[J]. J Zhe-

jiang Univ Sci B,2015,16(12):1042-1048.

[22] 吴松霏,刘洪涛.近红外光谱脑氧饱和度监测临床应用的研究进展[J].临床麻醉学杂志,2015,31:716-719.

[23] KISHI K,KAWAGUCHI M,YOSHITANI K,et al. Influence of patient variables and sensor location on regional cerebral oxygen saturation measured by INVOS 4100 near-infrared spectrophotometers[J]. Journal of Neurosurgical Anesthesiology,2003,15(4):302-306.

[24] SUN X,ELLIS J,CORSO PJ,et al. Skin pigmentation interferes with the clinical measurement of regional cerebral oxygen saturation[J]. Br J Anaesth,2015,114:276-280.

[25] GREEN,D W. A retrospective study of changes in cerebral oxygenation using a cerebral oximeter in older patients undergoing prolonged major abdominal surgery [J]. European Journal of Anaesthesiology,2007,24(3):230-234.

[26] LEE J R,LEE P B,DO S H,et al. The Effect of Gynaecological Laparoscopic Surgery on Cerebral Oxygenation [J]. Journal of International Medical Research,2006,34(5):531-536.

[27] ANDERSEN J D,BAAKE G,WIIS J T,et al. Effect of head rotation during surgery in the prone position on regional cerebral oxygen saturation:A prospective controlled study[J]. Anaesthesiol,2014,31(2):98-103.

[28] MOERMAN A T,DE HERT S G,JACOBS T F,et al. Cerebral oxygen desaturation during beach chair position [J]. Eur J Anaesthesiol,2012,29(2):82-87.

[29] HOCK C,MÜLLER-SPAHN F,SCHUH-HOFER S,et al. Age dependency of changes in cerebral hemoglobin oxygenation during brain activation:a near-infrared spectroscopy study[J]. J Cereb Blood Flow Metab,1995,15(6):1103-1108.

[30] 陈卓娅,罗建生,丁玲玲,等.局部脑氧饱和度监测的基线水平及其影响因素分析[J].中国医学装备,2021,18(7):39-43.

[31] DIX L M L,VAN BEL F,LEMMERS P M A. Monitoring cerebral oxygenation in neonates:an update[J]. Front Pediatr,2017,5:46.

[32] LEE J H,MIN K T,CHUN Y M,et al. Effects of beach-chair position and induced hypotension on cerebral oxygen saturation in patients undergoing arthroscopic shoulder surgery[J]. Arthroscopy,2011,27(7):889-894.

38 超声测量视神经鞘直径评估颅内高压的相关研究及展望

超声测量视神经鞘直径(optic nerve sheath diameter, ONSD)是一种新型的无创颅内压(intracranial pressure, ICP)监测方法,用于评估颅内高压,值得深入研究和推广。多种疾病(如颅脑损伤、脑血管疾病、颅内感染、颅内占位等)可引起ICP增高,严重者预后不良甚至死亡。而早期判断ICP增高并及时有效干预,可明显改善患者预后。测量ICP的"金标准"为有创性ICP监测,当凝血功能障碍、血小板减少等时为禁忌,且有出血、感染等并发症。

一、视神经鞘解剖特点

视神经鞘复合体是一个复杂的局部系统,包括3部分:①视神经,位于视神经鞘中央,宽约3mm,起于视交叉前脚;②包裹在视神经外面的鞘膜,其本身厚度约为0.4mm,是由大脑的三层脑膜延续形成;③位于视神经和鞘膜之间的蛛网膜下隙,宽约0.1mm,在眼球后方形成盲端。视神经周围的蛛网膜下隙与大脑的视交叉池、脑室、脊髓腔内蛛网膜下隙相通,脑脊液可以在这个连续的空间里自由移动。当颅内压升高时,压力经由蛛网膜下隙的脑脊液传递到视神经周围,而鞘膜本身可能具有弹性,所以可见视神经鞘变宽。Killer等基于解剖学结构,认为ICP升高时脑脊液经过蛛网膜下隙进入视神经与ONS之间的蛛网膜下隙而使ONS扩张。由于ONS在球后3mm处的波动幅度最大,故一般在此处观测ONSD的变化。

二、超声测量ONSD方法

患者取平卧位,轻闭双眼,使用高频(5~10.5MHz)线性超声探头,透明膜覆盖在紧闭的眼睑上,眼球尽量固定,涂上充足的耦合剂使图像显示清晰,并且避免探头对眼球施压,握笔状手持探头,手掌置于颧弓和鼻梁上以稳定探头,扫描方向分为横断面和矢状面。横断面扫查时,将探头水平方向置于患者闭合的眼睑之上;矢状面扫查时,将探头垂直方向置于患者闭合的眼睑之上。探头置于眼睑中部横向扫描,显示视神经长轴,观察到视神经鞘为条状低回声,

起自视神经乳头,向后走行入颅内,测量视神经乳头后3mm ONSD,测量时ONSD与ONS的长轴垂直。测量过程中切勿粗暴,以免损伤患者的眼球。

三、颅内压的形成及测定

ICP为颅腔内容物对于颅腔壁的压力,成人颅内压的正常范围为70~200mmH$_2$O。颅内压超过200mmH$_2$O被定义为颅内压增高,若颅内压持续增高超出正常范围,则可能导致脑缺血、脑疝等严重并发症,危及患者生命。颅内压增高的临床表现包括头痛、呕吐、视盘水肿、意识水平下降。当颅内压严重增高时,患者可出现心动过缓、潮式呼吸、血压下降等表现,称为库欣反应,库欣反应的出现,往往意味着患者已到脑疝晚期,采取干预措施已经太迟。

目前临床上判断ICP增高的方法分为有创和无创的检查方法,有创的操作包括腰椎穿刺、经侧脑室测ICP、经脑实质测ICP、硬脑膜下压力监测等;无创的监测主要有CT、经颅多普勒、视网膜静脉压、诱发电位(躯体感觉诱发电位、脑干听觉诱发电位、视觉诱发电位)等。有创操作有出血、感染、脑实质损伤、神经损伤等并发症,并且操作过程烦琐复杂;CT、MRI等无创监测技术价格昂贵、需转运患者、监测时间长、判断主观性强,不能及时地准确诊断出ICP增高。通过无创方式的超声测量ONSD可以避免有创操作带来的并发症。

仅仅依靠瞳孔或意识等某项指标来判断ICP升高情况并不合适,颅脑CT仅凭影像学特征(脑室受压、中线移位>5mm、脑疝、基底池和脑沟消失等)评估ICP升高并不完全可靠。2019年,一篇共纳入了40项研究(样本量$n=5\,123$),以有创ICP监测为参照,比较各项无创手段,包括体格检查、CT影像特征、超声测量ONSD以及经颅多普勒搏动指数(transcranial Doppler pulse index, TCD-PI)判断ICP升高的准确性的文章,瞳孔扩张和中线偏移>10mm,特异度为85.9%和89.2%,灵敏度为28.2%和20.7%,而超声测量ONSD的比值比(AUROC)为0.94(0.91~0.96),TCD-PI的

AUROC 为 0.55~0.72。可见,超声测量 ONSD 评估 ICP 升高是一种相对准确的方法。

四、ONSD 与颅内高压的相关性、阈值及影响因素

20 世纪 90 年代,Helmke 提出了一种更简便的方法:利用超声观察 ONSD 以评估患者的颅内压情况。Liu D 等基于在尸体上研究 ONS 随压力变化的解剖结构因素,认为 ONS 球后部会随着 ICP 的增高而变化。随后 Hansen 等在对 12 例神经科患者鞘内注射前后 ONSD 的变化观察后认为,在一定的压力范围内,超声测量 ONSD 与脑脊液压力成线性相关($r = 0.78$)。Moretti 等认为因 ONS 具有弹性的生理学特点,ONSD 和 ICP 测量值在一定范围内成线性相关。Chen Li-Min 等最新的研究同样证实 ICP 增高是 ONSD 扩张的独立影响因素,且两者成中等程度的线性相关。可见,基于 ONS 生理学特点及脑脊液循环调节机制,在一定范围内,ONSD 与 ICP 增高成线性相关。亦有研究表明,不同地区、不同人种的 ONSD 正常范围,也存在差异。

随后的大量研究表明,ONSD 增宽对于诊断颅内压增高,有着很高的灵敏度和特异度。Dubourg 分别在 8 项和 6 项研究中,将利用超声测量 ONSD 评估患者颅内压情况的研究进行了 meta 分析,发现利用超声测量 ONSD 诊断颅内压增高有着 0.9(95% 置信区间 0.8~0.95)的灵敏度和 0.85(95% 置信区间 0.73~0.93)的特异度。但对于可以诊断颅内压增高的 ONSD 的临界值,各研究得出的结果并不统一。Major 等利用超声测量了 26 例经 CT 诊断了颅内压增高患者的 ONSD,认为 ONSD>5mm 可以作为诊断颅内压增高的临界值。Iscander 等提出 ONSD≥5.0mm 作为判断 ICP 增高的阈值,灵敏度为 94%,特异度为 98%,AUC(ROC 曲线下与坐标轴围成的面积)为 0.99。然而,Amini 将 50 例患者腰椎穿刺测得的颅内压与超声测得的 ONSD 进行了分析,认为 ONSD>5.5mm 时可以诊断患者的颅内压>200mmH$_2$O。2018 年,Robba 等发表的一项纳入 6 篇研究、320 例患者的系统回顾和 meta 分析,认为超声测量 ONSD 判断 ICP 增高的阈值为 4.80~6.30mm。Jin 测量了 62 例行脑室引流术患者的颅内压及 ONSD,认为 ONSD>5.6mm 时,可以诊断患者的颅内压升高。

国内外的研究认为不同种族健康成人的 ONSD 存在差异,但与性别、年龄、身高、体重无关。中国人的 ONSD 阈值干莹莹等认为是 4.9mm,灵敏度 88.3%,特异度 90.0%。国人的 ONSD 预测 ICP 升高的阈值 Wang L 等认为是 4.1mm,其灵敏度 95%,特异度 92%。而有研究认为 ONSD≥4.8mm 才是判断 ICP 增高的最佳指标。Jin 认为,韩国人与中国人同属亚洲人种,因此,ONSD>5.6mm 作为诊断颅内压增高的临界值,应当同样适用于中国人。

这或许是由于颅内高压标准在各个研究中不一致(ICP>20mmHg 或>25mmHg 或者度量单位不一致),入组患者病情的危重程度有差异及测量时间点不同等原因导致。在有些危重患者中,Bäuerle 等认为超声测量 ONSD 时 ONS 已极度扩张,且镇静或机械通气都有可能影响 ONS 的改变,而影响研究结果。Assen GW 等认为 ICP>13mmHg 时,ONSD 就已开始扩张。De Bernardo M 等认为当 ICP>20mmHg 时,ONSD 已扩张至 5.2~5.9mm,必须采取措施有效控制 ICP。可见,国外的研究认为 ONSD 在 ICP 增高早期即已出现扩张,且 ONSD>5.0mm 可作为判断 ICP 增高的阈值,此时临床必须采取相应干预手段控制颅内高压。总之,由于种族等差异,中国人的 ONSD 评估 ICP 升高的阈值<5.0mm。而最佳阈值的确定仍需未来更多的研究。

五、超声测量 ONSD 技术应用优势及局限性

利用超声测量 ONSD 与使用 CT 或 MRI 测量的结果具有较高一致性,并且方法便捷且易掌握,据 Tayal 报道,初学者仅需测量 25 次,就可以掌握超声测量 ONSD 的方法。超声还有便携、成本低廉、可以反映实时图像等诸多优点,而麻醉科医师因经常在超声引导下做神经阻滞及动静脉穿刺等操作,对于超声设备十分熟悉。因此,利用超声观测患者 ONSD 以评估术中颅内压变化,有很强的可行性,可应用于临床各科室患者,成为 ICP 增高的辅助诊断工具和监测手段。

超声测量 ONSD 技术可应用于怀疑 ICP 升高患者的筛选和连续监测,但对于视神经及 ONS 有原发性疾病的患者禁用,如炎症、肿瘤;眼部疾病,如白内障、青光眼及眼部创伤的患者禁用。需要注意的是,由于 ICP 的变化受到多种因素的影响和调节,且超声测量 ONSD 只能定性颅内高压,目前无法定量 ICP 的具体数值,所以超声测量 ONSD 并不能代替精确的有创 ICP 测量。

六、超声测量 ONSD 技术的展望

有研究认为 ONSD 是脑损伤不良预后的独立预测因子,可将超声测量 ONSD 技术作为颅脑损伤患者初始分类工具,预测病情转归;Haratz K 等认为由于胎儿期特殊的颅骨结构,可以通过使用超声测量胎儿的 ONSD,来监测胎儿脑脊液的重建,预测颅内异常胎儿神经系统发育情况;或可用于对妊娠高血压患者中怀疑 ICP 升高的患者进行诊断,降低孕产妇危重病死率。有研究认为 ONSD 可在 ICP 发生改变数秒内快速发生变化,甚至在数分钟内依然能被观察到,故近年来国内外有研究将超声测量 ONSD 作为药物或手术治疗前后 ICP 监测手段,实时反映 ICP 动态变化,评估治疗效果。与此同时,超声测量 ONSD 技术仍不断发展。随着对解剖结构研究的进一步深入,Vaiman M 等认为相比单独测量 ONSD,视神经鞘直径/眼球横径指数预测颅内高压准确性更高。新的研究认为与单独测量 ONSD 比较,超

声测量 ONSD 与其他无创测量方式(如 TCD)相结合的准确性更高。You Y 等认为 24 小时最低血清白蛋白浓度/ONSD 比值可用于心脏停搏患者预后判断。但由于条件限制如样本量偏少,检测时间点不同等差异存在,ONSD 最佳阈值在各种不同患者的确定仍需更多的研究。

总之,近年国内外的研究热点集中在超声测量 ONSD 技术早期识别颅内高压患者治疗后结局的评估,或脑死亡患者中遗体捐献的相关应用,以及在危重产科中的诊断应用。主要研究其作为诊断方法的准确性,而最佳阈值可通过扩大样本量、统一纳入标准及标准化超声测量技术等方面进行进一步研究。

综上所述,在实验室及临床工作中都已证实 ONSD 与 ICP 增高的相关性。由于多种因素(测量技术设备、观察者经验及受试者种族等)的影响,ONSD 正常值及最佳阈值仍需未来更深入的研究。尽管存在争议,但监测 ONSD 的动态变化反映 ICP 动态变化的意义大于单纯测量其绝对值反映的 ICP 绝对值的意义。超声测量 ONSD 作为目前迅速发展无创 ICP 监测技术手段之一,在无创 ICP 监测中有价廉、便捷、无辐射、连续、可重复的独特优点,值得更深入研究和推广。

(许玥 杨瑞)

参 考 文 献

[1] KILLER H E,LAENG H R,FLAMMER J,et al. Architecture of arachnoid trabeculare,pillars,andsepta in the subarachnoid space of the human optic nerve:anatomy and clinical considerations [J]. Br J Ophthalmol,2003,87(6):777-781.

[2] 王丽娟.二维灰阶超声检测视神经鞘直径及其评估颅内压的意义[D].长春:吉林大学,2015.

[3] 杨慧青,赵大川,赵立苹,等球后视神经桥直径的超声波测量[J].临床眼科杂志,2022,19(1):19-21.

[4] HELMKE K,HANSEN H C. Fundamentals of transorbital sonographic evaluation of optic nerve sheath expansion under intracranial hypertension. Ⅰ. Experimental study [J]. Pediatr Radiol,1996,26(10):701-705.

[5] HELMKE K,HANSEN H C. Fundamentals of transorbital sonographic evaluation of optic nerve sheath expansion under intracranial hypertension. Ⅱ. Patient study[J]. Pediatr Radiol,1996,26(10):706-710.

[6] LIU D,KAHN M. Measurement and relationship of subarachnoid pressure of the optic nerve to intracranialpressuresinfreshcadavers [J]. Am J Ophthalmol,1993,116(5):548-556.

[7] HANSEN H C,HELMKE K. Validation of the optic nerve sheath response to changing cerebrospinal fluid pressure:ultrasound findings during intrathecal infusiontests[J]. J Neurosurg,1997,87(1):34-40.

[8] MORETTI R,PIZZI B,CASSINI F,et al. Reliability of optic nerve ultrasound for the evaluation of patients with spontaneous intracranial hemorrhage[J]. Neurocrit Care,2009,11(3):406-410.

[9] CHEN L M,WANG L J,HU Y,et al. Ultrasonic measurement of optic nerve sheath diameter:a non-invasive surrogate approachfor dynamic,real-time evaluation of intracranial pressure [J]. Br J Ophthalmol,2019,103(4):437-441.

[10] DUBOURG J,JAVOUHEY E,GEERAERTS T,et al. Ultrasonography of optic nerve sheath diameter for detection of raised intracranial pressure:a systematic review and meta-analysis[J]. Intens Care Med,2011,37(7):1059-1068.

[11] MAJOR R,GIRLING S,BOYLE A. Ultrasound measurement of optic nerve sheath diameter in patients with a clinical suspicion of raised intracranial pressure [J]. Emerg Med J,2011,28(8):679-681.

[12] MAISSAN I M,DIRVEN P J A C,HAITSMA I K,et al. Ultrasonographic measured opticnerve sheath diameter as an accurate and quick monitor for changes in intracranial pressure[J]. J Neurosurg,2015,123(3):743-747.

[13] KIM S E,HONG E P,KIM H C,et al. Ulreasonographic optic nerve sheath diameter to detectin-creased intracranial pressure in adults:a meta-analysis[J]. Acta Radiologica,2019,2(60):221-229.

[14] AMINI A,KARIMAN H,DOLATABADI A A,et al. Use of the sonographic diameter of optic nerve sheath to estimate intracranial pressure[J]. Am Journal Emerg Med,2013,31(1):236-239.

[15] ROBBA C,SANTORI G,CZOSNYKA M,et al. Optic nerve sheath diameter measured sonographically asnoninvasive estimator of intracranial pressure:a systematic review and meta-analysis[J]. Intensive Care Med,2018,44(8):1284-1294.

[16] JIN P J,SI U L,KIM S E,et al. Correlation of optic nerve sheath diameter with directly measured intracranial pressure in Korean adults using bedside ultrasonography [J]. Plos One,2017,12(9):e0183170.

[17] BÄUERLE J,LOCHNER P,KAPS M,et al. Intra-and interobsever reliability of sonographic assessment of the optic nerve sheath diameter in healthy adults[J]. J Neuroimag,2012,22(1):42-45.

[18] ASSEN G W,BRUCK I,DONAHUE J,et al. Accuracy of optic nerve sheath diameter measurement by emergency physicians using bedside ultrasound[J]. JEmerg Med,2015,48(4):450-457.

[19] DE BERNARDO M,ROSA N. Measuring optic nerve

sheath diameter as a proxy for intracranial pressure[J]. JAMA Ophthalmol,2018,136(11):1309-1310.

[20] CHEN H, DING G S, ZHAO Y C, et al. Ultrasound measurement of opticnerve diameter and optic nerve sheath diameter in healthy Chinese adults[J]. BMC Neurol,2015,15(1):1-6.

[21] 罗俏聪,张龙,李艳雅.中国健康成人视神经鞘直径的超声解剖学研究[J].影像研究与医学应用,2018, 2(17):46-48.

[22] WANG L, FENG L, YAO Y, et al. Optimal optic nerve sheath diameter threshold for the identific-ation of elevated opening pressure on lumbar puncture in a Chinese population[J]. PLoS One,2015,10(2):e0117939.

[23] 王莹莹,阮正上,王艳,等.视神经鞘直径与颅脑外伤术后颅内压增高的相关性研究[J].国际麻醉学与复苏杂志,2020,41(2):152-157.

[24] BERSHAD E M, HUMPHREIS W E, SUAREZ J I. Intracranial hypertension[J]. Semin Neurol,2008,28(5): 690-702.

[25] NGO Q N, RANGER A, SINGH R N, et al. External ventricular drains in pediatric patients[J]. Pediatr Crit Care Med,2009,10(3):346-351.

[26] 李臻,张旭乡,杨惠青,等.正常颅内压成年人球后视神经鞘直径的B型超声测量[J].眼科,2014,23(5): 347-350.

[27] FERNANDO S M, TRAN A, CHENG W, et al. Diagnosis of elevated intracranial pressure in critically ill adults: systematic review and meta-analysis[J]. BMJ, 2019, 366:14225.

[28] TAYAL V S, NEULANDER M, NORTON HJ, et al. Emergency department sonographic measurement of optic nerve sheath diameter to detect findings of increased intracranial pressure in adult head injury patients[J]. Ann Emerg Med,2007,49(4):508-514.

[29] HASSEN G W, BRUCK I, DONAHUE J, et al. Accuracy of optic nerve sheath diameter measurement by emergency physicians using bedside ultrasound[J]. J Emerg Med,2015,48(4):450-457.

[30] BAUERLE J, SCHUCHARDT F, SCHROEDER L, et al. Reproducibility and accuracy of optic nerve sheath diameter assessment using ultrasound compared to magnetic resonance imaging[J]. BMC Neurol,2013,13:187.

[31] 陈真真,何先弟.颅脑损伤患者视神经鞘直径与头颅CT计分的相关性[J].包头医学院学报,2018,34 (3):1-2.

[32] HARATZ K, VIÑALS F, LEV D, et al. Fetal optic nerve sheath measurement asa non-invasive tool for assessment of increased intracranial pressure[J]. Ultrasound Obstet Gynecol,2011,38(6):646-651.

[33] SINGH S K, BHATIA K. Ultrasonographic optic nerve sheath diameter as a surrogate measure of raised intracranial pressure in severe pregnancy-induced hypertension patients[J]. Anesth Essays Res, 2018, 12(1): 42-46.

[34] MOTUEL J, BIETTE I, SRAIRI M, et al. Assessment of brain midline shift using sonography in neurosurgical ICU patients[J]. Crit Care,2014,18(1):676.

[35] 黄秋杰.测量视神经鞘直径评估颅内压时间滞后性的研究[D].福州:福建医科大学,2017.

[36] LAUNEY Y, NESSELER N, L E MAGUET P, et al. Effect of osmotherapy on optic nerve sheath diameter in patients with increased intracranial pressure[J]. J Neurotrauma,2014,31(10):984-988.

[37] WANG L J, CHEN L M, CHEN Y, et al. Ultrasonography assessments of optic nerve sheath diameter as a noninvasive and dynamic method of detecting changes in intracranial pressure[J]. JAMA Ophthalmol, 2018, 136 (3):250-256.

[38] VAIMAN M, GOTTLIEB P, BEKERMAN I. Quantitative relations between the eyeball, the optic nerve, and the optic canal important for intracranial pressure monitoring [J]. Head Face Med,2014,10:32.

[39] ROBBA C, CARDIM D, TAJSIC T, et al. Ultrasound non-invasive measurement of intracranial pressure in neuro intensive care: a prospective observational study[J]. PLoS Med,2017,14(7):e1002356.

[40] YOU Y, PARK J, MIN J, et al. Relationship between time related serum albumin concentration, optic nerve sheath diameter, cerebrospinal fluid pressure, and neurological prognosis in cardiac arrest survivors[J]. Resuscitation,2018,131:42-47.

[41] ERTL M, WEBER S, HAMMEL G, et al. Transorbital sonography for early prognostication of hypoxic-ischemic encephalopathy after cardiac arrest[J]. J Neuroimaging, 2018,28(5):542-548.

[42] TOSCANO M, SPADETTA G, PULITANO P, et al. Optic nerve sheath diameter ultrasound evaluation in intensive care unit: possible role and clinical aspects in neurological critical patients' daily monitoring[J]. Biomed Research International,2017,2017:1621428.

[43] KIM M S, BAI S J, LEE J R, et al. Increase in intracranial pressure during carbon dioxide pneumoperitoneum with steep trendelenburg positioning proven by ultrasonographic measurement of optic nerve sheath diameter[J]. J Endourol,2014,28(7):801-806.

[44] DIP F, NGUYEN D, ROSALES A, et al. Impact of con-

trolled intraabdominal pressure on the optic nerve sheath diameter during laparoscopic procedures[J]. Surg Endosc,2016,30(1):44-49.

[45] VERDONCK P,KALMAR A F,SUY K, et al. Optic nerve sheath diameter remains constant during robot assisted laparoscopic radical prostatectomy[J]. PLoS ONE,2014,9(11):e111916.

[46] KIM S H,KIM H J,JUNG K T. Position does not affect the optic nerve sheath diameter during laparoscopy[J]. Korean J Anesthesiol,2015,68(4):358-363.

[47] CHIN J H,SEO H,LEE E H, et al. Sonographic optic nerve sheath diameter as a surrogate measure for intracranial pressure in anesthetized patients in the Trendelenburg position[J]. BMC Anesthesiol,2015,15:43.

[48] MIN J Y,LEE J R,OH J T, et al. Ultra-sonographic assessment of optic nerve sheath diameter during pediatric laparoscopy[J]. Ultrasound Med Biol, 2015, 41(5): 1241-1246.

[49] DIP F,NGUYEN D,SASSON M, et al. The relationship between intracranial pressure and obesity:an ultrasonographic evaluation of the optic nerve[J]. Surg Endosc, 2016,30(6):2321-2325.

[50] SHAH S B,BHARGAVA A K,CHOUDHURY I. Noninvasive intracranial pressure monitoring via optic nerve sheath diameter for robotic surgery in steep trendelenburg position[J]. Saudi J Anaesth,2015,9(3):239-246.

39 多模态监测在围手术期脑保护中的研究进展与实践

多模态监测(multi-modality monitoring,MMM)是近几年新兴的概念,即通过综合应用多种监测技术实时监测患者脑组织的病理生理变化,全面评估患者围手术期脑功能,及时处理不良事件,最终实现脑健康。正确合理应用 MMM 技术,可以提前识别具有围手术期神经系统并发症高危转化风险的人群,进而可改善或延缓认知功能障碍的发生发展,提高患者生存质量,减轻家庭、医疗及社会负担。MMM 主要包括脑组织氧合、脑血流、颅内压、脑代谢、脑电活动、人工智能等方面。

一、脑组织氧合监测

局部脑血氧饱和度(reginal brain oxygen saturation,rSO_2)监测是近几年发展起来的一种新型无创脑供血平衡监测技术,操作简单、反应灵敏,可实时反映脑代谢情况。利用近红外光谱仪(near-infrared spectrum instrument,NIRS)监测的 rSO_2 可作为预测脑组织缺氧的有效手段,其主要受体循环、颅内因素两方面影响,前者包括动脉血氧分压、动脉血二氧化碳分压、平均动脉压、血红蛋白浓度等,后者主要包括脑灌注压、颅内压、脑血流自动调节功能等,手术体位、手术方式、气腹压、通气策略、治疗用药等会通过上述因素对患者的 rSO_2 产生不同程度的影响。

术中 rSO_2 降低与脑组织缺血、中枢神经系统损伤、术后并发症的发生以及病死率的上升具有一定相关性。认知功能障碍与低 rSO_2 值有一定相关性,术中 rSO_2 降幅大、时间长、次数多都是发生围手术期神经认知功能障碍(perioperative neurocognitive disorder,PND)等中枢神经系统并发症的高危因素,将导致 PACU/ICU 停留时间长、出院率降低。但由于个体差异性,临床上对低 rSO_2 的临界阈值不明确等,因此通常用 rSO_2 偏离基线的程度及持续时间作为变量去分析围手术期脑功能状态。Larsen 等证明,较低 rSO_2 水平(即 40%~55%)持续时间超过 10 分钟时,患者发生术后认知功能障碍的概率大大增加,并且与血清 Tau 浓度增加存在关联。除此之外,术中较低的 rSO_2 水平与术后谵妄之

间也存在一定关联。而 Semrau 等认为,患者的术前认知表现比术中脑氧合更能反映术后神经系统结局,并且在此基础上进一步细化术前认知表现还有助于检测亚临床认知障碍。

二、脑血流监测

脑灌注压(cerebral perfusion pressure,CPP)是平均动脉压(mean arterial pressure,MAP)与 ICP 的差值,代表驱动脑血流的压力梯度。当全身动脉血压的变化使 CPP 在较大范围内波动时,脑组织会通过调节小血管直径使脑血流量(cerebral blood flow,CBF)维持恒定,即脑血流自动调节(cerebral autoregulation,CA)。CA 主要分为静态 CA(static CA,sCA)和动态 CA(dynamic CA,dCA),sCA 主要关注 CBF 受控制的血压范围,而不考虑血压改变时血流量被调节的动态过程;dCA 主要通过卧立位试验获取搏动指数、阻力指数、W 波等参数,从而描记大脑中动脉的脑血流速度(cerebral blood flow velocity,CBFV)曲线,反映较短时间内的脑血流自动调节能力。经颅多普勒超声(transcranial Doppler ultrasound,TCD)是临床上较为常用的反映脑血流自动调节的技术,主要根据多普勒频移,通过分析超声波对红细胞的反射信号获取血流动力学参数。

"W 波"波形可以初步判断患者认知功能,大部分认知功能障碍的患者合并脑小血管病变,因此表现为 W 波下降支及上升支的速度变化率降低。术中通过监测 CA 对 MAP 进行靶向调节可显著提高患者预后。Charles 等证实,心脏手术建立体外循环期间,使 MAP 水平维持 CA 下限以上可以降低术后谵妄的发生率。CA 功能障碍不仅会带来脑灌注方面的问题,还能通过促进 β 淀粉样蛋白沉积,抑制其清除,导致认知障碍。

另外,动脉自旋标记技术作为一种新型磁共振功能成像技术,可以用于探究脑组织生理及病理状态下的血流动力学改变及脑水肿情况,间接反映患者的认知功能。

三、颅内压监测

颅内压（ICP）监测是当今神经危重症治疗的基石之一，实时监测颅脑损伤、颅内肿瘤、颅内出血、脑梗死患者的ICP可以评价脑水肿状态，指导临床管理。ICP监测技术分为有创和无创，前者主要包括脑室外引流（external ventricular drain，EVD）、光纤ICP监测、微型压电应变传感器监测。有创ICP监测是神经外科较为常用的监测技术，兼具压力监测和引流脑脊液的功能，但感染率较高，经预防性抗菌治疗的脑室造口术相关感染发生率在3.1%~18%，穿刺部位出血发生率约为14%，并且监测时间过长会发生零点漂移，导致错误读数。无创ICP监测主要包含闪光视觉诱发电位监测、TCD、视网膜静脉压、鼓膜位移等，操作无创简单，正成为脑监测的研究新热点。

患者发生脑脊液循环和脑血流紊乱时，可出现眩晕、焦虑等精神症状和认知功能障碍。在颅骨修复术中，约有8.97%的患者由于ICP降低发生术后认知功能紊乱（PND），另外有研究发现，全身麻醉手术患者ICP增高也可导致PND，但通常可逆且发生在术后早期，若术中控制ICP在正常范围可以明显提高患者术后认知功能恢复时间。另外，压力相关指数、压力波幅相关性指数、血压-颅内压相关性指数等衍生参数还可以反映脑顺应性，推测最优CPP。

四、脑代谢活动监测

ICP、CPP和rSO$_2$监测指标均可反映氧气和营养物质的输送情况，但在反映营养物质利用方面作用有限。目前，临床上在床旁持续监测脑代谢的唯一方法是脑微透析。脑组织微透析技术是在颅内植入探针，探针中的半透膜可以使脑部组织液和灌注液中的溶质自由扩散，在特定时间点进行采样进而监测脑组织中葡萄糖、乳酸、丙酮酸、谷氨酸、甘油等物质代谢情况，为深入了解神经元代谢情况和生化环境、防治大脑缺血缺氧提供新的技术支撑。

脑组织处于低氧环境时，无氧代谢活动增强，采样液中乳酸水平及乳酸-丙酮酸比（lactate-to-pyruvate ratio，LPR）会增加。Rasulo等证实，脑脊液中谷氨酸水平可以反映患者预后，持续升高的谷氨酸水平与术后预后差、病死率高密切相关。脑细胞外液中NfL浓度协助诊断轴突损伤，并且对患者长期结局及神经变性进展情况具有一定预测价值。

五、脑电活动监测

脑电信号是神经元生物电活动在时间和空间上的非线性耦合，用来描述皮质与皮质下神经元间的相互作用，构建大脑连接网络，评估认知功能。近年来定量脑电图（electroencephalogram，EEG）在认知功能障碍领域备受关注，通过对患者脑电活动定量分析，得到脑电频率、网络复杂度、子波熵、突发抑制率、QUAZI、β比率、快慢波的相对同步性等参数，揭示大脑电活动的机制；另外，通过综合EEG参数，还可以得到不同的复合参数，如双频指数（bispectral index，BIS）、时间-频率平衡的频谱熵等。

老年人发生认知功能障碍时，大脑结构和功能可随病情进展动态变化，如神经元连接减少、代谢活动降低，皮质活动减弱，脑电图表现为安静状态下θ相对功率增加，α相对功率减少，额叶β波不对称现象更为明显。另外，脑电信号复杂度也会发生变化，Lempel-Ziv复杂度降低，脑电信号频率分布趋于单一。有研究发现，用于痴呆筛查的MMSE量表，其得分与EEG异常程度具有相关性，即MMSE得分越低，EEG慢节律改变的程度就越明显，从而客观反映患者的痴呆程度。

六、人工智能

多模态监测的目的不是增加新的参数指标，而是整合并分析这些指标之间的关系，与人工智能结合进行算法分析，帮助医师和其他卫生从业人员完成临床决策。目前常用的人工智能分析方法主要有基于模型构建和机器学习两种，例如Hu等将MOCAIP算法与机器学习结合，根据推导出的24个ICP波形，可以提前5分钟预测ICP升高，具有较高的特异度（约97%）及灵敏度（约80%）。Randall等结合脑血氧饱和度与ICP监测建立了用于分层指导严重创伤性脑损伤患者的相关算法模型。Milène等将TCD与大脑、肢体NIRS技术相结合，探讨了不同临床情况下脑血氧饱和度降低的原因和机制。由此看来，合理运用人工智能技术，可以精细围手术期管理，对患者后续可能出现的神经系统不良结局进行预判，尽早进行临床干预，进而促进围手术期脑健康。

七、总结与展望

多模态监测的研究方兴未艾，目前主要聚焦于ICU与神经重症领域，而对于存在潜在认知障碍风险的老年患者却缺乏脑功能方面的监测。因此，今后在临床上还需要开展以下工作：在加强对老年人认知功能障碍认识的基础上，进一步开拓多模态脑监测新技术，在围手术期尽早发现有认知障碍高危风险的老年患者；另外，临床监测技术与人工智能结合是未来医学发展的新趋势，这种新模式不仅在围手术期脑保护领域中取得了长足发展，在一些传染病检测与预防、慢性病长期管理、肿瘤精准诊治等方面均有涉足。

（夏彤　王海云）

参 考 文 献

[1] TERCERO J，GRACIA I，HURTADO P，et al. Effects on

cerebral blood flow of position changes, hyperoxia, CO_2 partial pressure variations and the Valsalva manoeuvre: a study in healthy volunteers[J]. Eur J Anaesthesiol, 2021, 38(1):49-57.

[2] ROBBA C, MESSINA A, BATTAGLINI D, et al. Early effects of passive leg-raising test, fluid challenge, and nor-epinephrine on cerebral autoregulation and oxygenation in COVID-19 critically ill patients[J]. Front Neurol, 2021, 12:674466.

[3] 赵伟,贾慧群,李超,等. 胸科手术患者单肺通气期间 $rScO_2$ 降低的危险因素[J]. 中华麻醉学杂志, 2020, 40:548-551.

[4] YU B, PENG Y, QIAO H, et al. The application of regional cerebral oxygenation monitoring in the prediction of cerebral hypoperfusion during carotid endarterectomy[J]. J Neurosurg Anesthesiol, 2022, 34(1):29-34.

[5] YANG S, XIAO W, WU H, et al. Management based on multimodal brain monitoring may improve functional connectivity and post-operative neurocognition in elderly patients undergoing spinal surgery[J]. Front Aging Neurosci, 2021, 13:705287.

[6] OLBRECHT V A, SKOWNO J, MARCHESINI V, et al. An international, multicenter, observational study of cerebral oxygenation during infant and neonatal anesthesia[J]. Anesthesiology, 2018, 128(1):85-96.

[7] ASAAD O M. Different ventilation techniques and hemodynamic optimization to maintain regional cerebral oxygen saturation ($rScO_2$) during laparoscopic bariatric surgery: a prospective randomized interventional study[J]. J Anesth, 2018, 32(3):394-402.

[8] BURZYNSKA M, URYGA A, KASPROWICZ M, et al. The relationship between the time of cerebral desaturation episodes and outcome in aneurysmal subarachnoid haemorrhage: a preliminary study[J]. J Clin Monit Comput, 2020, 34(4):705-714.

[9] LARSEN J R, KOBBORG T, SHAHIM P, et al. Serum neuroproteins, near-infrared spectroscopy, and cognitive outcome after beach-chair shoulder surgery: Observational cohort study analyses[J]. Acta Anaesthesiol Scand, 2021, 65(1):26-33.

[10] BENDAHAN N, NEAL O, ROSS-WHITE A, et al. Relationship between near-infrared spectroscopy-derived cerebral oxygenation and delirium in critically ill patients: a systematic review[J]. J Intensive Care Med, 2019, 34(6):514-520.

[11] SEMRAU J S, SCOTT S H, HAMILTON A G, et al. Quantified pre-operative neurological dysfunction pre-dicts outcome after coronary artery bypass surgery[J]. Aging Clin Exp Res, 2020, 32(2):289-297.

[12] WARDLAW J M, SMITH C, DICHGANS M. Small vessel disease: mechanisms and clinical implications[J]. Lancet Neurol, 2019, 18(7):684-696.

[13] DE HEUS R A A, DE JONG D L K, SANDERS M L, et al. Dynamic regulation of cerebral blood flow in patients with alzheimer disease[J]. Hypertension, 2018, 72(1):139-150.

[14] BROWN C H 4TH, NEUFELD K J, TIAN J, et al. Effect of targeting mean arterial pressure during cardiopulmonary bypass by monitoring cerebral autoregulation on postsurgical delirium among older patients: a nested randomized clinical trial[J]. JAMASurg, 2019, 154(9):819-826.

[15] AUSTIN S A, SANTHANAM A V, KATUSIC Z S. Endothelial nitric oxide modulates expression and processing of amyloid precursor protein[J]. Circ Res, 2010, 107(12):1498-1502.

[16] WOODS J G, CHAPPELL M A, OKELL T W. Designing and comparing optimized pseudo-continuous Arterial Spin Labeling protocols for measurement of cerebral blood flow[J]. Neuroimage, 2020, 223:117246.

[17] SHEPPARD J P, ONG V, LAGMAN C, et al. Systemic antimicrobial prophylaxis and antimicrobial-coated external ventricular drain catheters for preventing ventriculostomy-related infections: a meta-analysis of 5242 cases[J]. Neurosurgery, 2020, 86(1):19-29.

[18] SWEID A, WEINBERG J H, ABBAS R, et al. Predictors of ventriculostomy infection in a large single-center cohort[J]. J Neurosurg, 2020, 134(3):1218-1225.

[19] HUDSON J S, PROUT B S, NAGAHAMA Y, et al. External ventricular drain and hemorrhage in aneurysmal subarachnoid hemorrhage patients on dual antiplatelet therapy: a retrospective cohort study[J]. Neurosurgery, 2019, 84(2):479-484.

[20] BALES J W, BONOW R H, BUCKLEY R T, et al. Primary external ventricular drainage catheter versus intraparenchymal icp monitoring: outcome analysis[J]. Neurocrit Care, 2019, 31(1):11-21.

[21] EVENSEN K B, EIDE P K. Measuring intracranial pressure by invasive, less invasive or non-invasive means: limitations and avenues for improvement[J]. Fluids Barriers CNS, 2020, 17(1):34.

[22] 郑波,高文宏,陈诗师. 颅骨损伤修补术前后的颅内压变化与神经认知功能的关系[J]. 神经损伤与功能重建, 2019, 14:149-150.

［23］石建华,侯青枝,杨卫玉,等.采用全身麻醉的非颅脑手术控制颅内压对患者术后认知功能恢复的影响[J].海南医学院学报,2007:454-456.

［24］LILJA-CYRON A,ANDRESEN M,KELSEN J,et al. Intracranial pressure before and after cranioplasty:insights into intracranial physiology[J]. J Neurosurg,2019,133(5):1-11.

［25］ZEILER F A,DONNELLY J,MENON D K,et al. A description of a new continuous physiological index in traumatic brain injury using the correlation between pulse amplitude of intracranial pressure and cerebral perfusion pressure[J]. J Neurotrauma,2018,35(7):963-974.

［26］RASULO F,PIVA S,PARK S,et al. The Association between peri-hemorrhagic metabolites and cerebral hemodynamics in comatose patients with spontaneous intracerebral hemorrhage:an international multicenter pilot study analysis[J]. Front Neurol,2020,11:568536.

［27］GRAHAM N S N,ZIMMERMAN K A,MORO F,et al. Axonal marker neurofilament light predicts long-term outcomes and progressive neurodegeneration after traumatic brain injury[J]. Sci Transl Med,2021,13(613):eabg9922.

［28］REA R C,BERLOT R,MARTIN S L,et al. Quantitative EEG and cholinergic basal forebrain atrophy in Parkinson's disease and mild cognitive impairment[J]. Neurobiol Aging,2021,106:37-44.

［29］SCHUMACHER J,TAYLOR J P,HAMILTON C A,et al. Quantitative EEG as a biomarker in mild cognitive impairment with Lewy bodies[J]. Alzheimers Res Ther,2020,12(1):82.

［30］MARTIN T,GIORDANI B,KAVCIC V. EEG asymmetry and cognitive testing in MCI identification[J]. Int J Psychophysiol,2022,177:213-219.

［31］SHUMBAYAWONDA E,LÓPEZ-SANZD,BRUÑA R,et al. Complexity changes in preclinical Alzheimer's disease:An MEG study of subjective cognitive decline and mild cognitive impairment[J]. Clin Neurophysiol,2020,131(2):437-445.

［32］IBÁÑEZ-MOLINA A J,IGLESIAS-PARRO S,ESCUDERO J. Differential effects of simulated cortical network lesions on synchrony and EEG complexity[J]. Int J Neural Syst,2019,29(4):1850024.

［33］CHOI J,KU B,YOU Y G,et al. Resting-state prefrontal EEG biomarkers in correlation with MMSE scores in elderly individuals[J]. Sci Rep,2019,9(1):10468.

［34］HU X,XU P,ASGARI S,VESPA P,et al. Forecasting ICP elevation based on prescient changes of intracranial pressure waveform morphology[J]. IEEE Trans Biomed Eng,2010,57(5):1070-1078.

［35］CHESNUT R,AGUILERAS,BUKI A,et al. A management algorithm for adult patients with both brain oxygen and intracranial pressure monitoring:the Seattle International Severe Traumatic Brain Injury Consensus Conference(SIBICC)[J]. Intensive Care Med,2020,46(5):919-929.

［36］AZZAM M A,COUTURE E J,BEAUBIEN-SOULIGNY W,et al. A proposed algorithm for combining transcranial Doppler ultrasound monitoring with cerebral and somatic oximetry:a case report[J]. Can J Anaesth,2021,68(1):130-136.

40 脑电图监测对心脏停搏后神经功能的预测价值

心脏停搏可通过信号级联反应损害细胞膜和重要细胞器，使神经细胞在低氧或无氧环境下死亡，从而导致缺氧缺血性脑损伤。大脑不同区域对缺氧的耐受和受损程度并不一致，因此缺氧缺血性脑损伤患者会出现不同临床结局，包括意识或警觉性降低、记忆力减退、运动不协调和癫痫发作。部分患者可能表现为轻微的功能缺陷，有一些患者则可能有严重的损伤，甚至脑死亡。脑电图是心脏停搏后神经系统功能预后多模态评估技术中非常重要的一环。

心脏停搏（cardiac arrest，CA）后存在广泛的神经功能缺陷，部分区域脑损伤的表现更为常见。这些功能缺陷与皮质对缺氧损伤的敏感程度有关，包括海马、小脑、基底节、皮质和丘脑。由皮质、丘脑和脑干介导的意识和警觉性降低是损伤早期急性期最显著的临床特征。患者对周围环境可能没有警觉或意识，并且可能无法进行有意义的互动，甚至昏迷。还可能因海马体受损而出现短期记忆缺陷。当发生小脑和基底神经节的损伤，会出现运动问题，如不自主肌阵挛。也可能出现各种注意力问题和执行功能缺陷。神经功能的恢复也可能因损伤引起的癫痫发作而复杂化。

由于缺乏完整的检查或流程来明确患者恢复的时间和程度，心脏停搏后的神经功能预测是非常具有挑战性的任务。临床医师通常根据症状、意识和警觉性水平以及日常活动的功能状况，使用改良的 Rankin 量表（modified Rankin scale，mRS）和大脑功能分类（cerebral function classification，CPC）等量表来评估神经系统的恢复情况。通过正确使用监测工具，临床医师可以精确地识别心脏停搏后预后极差的患者。然而，大多数情况下，患者是处于有意识和脑死亡之间的灰色地带，需要多模态监测来进行谨慎的神经功能预后评估。

全面的体格检查可以评估清醒程度、遵循指令的能力、脑干反射、运动能力和对疼痛的反应，但即使是经验丰富的临床医师，这些检查结果的解释可能也具有一定难度。因此，辅助评估方式是神经功能预后的有用工具。脑电图（electroencephalography，EEG）可以评估大脑的电活动，它提供了心脏停搏后大脑的电生理数据。极低（暴发抑制）或无大脑电活动以及大脑对外部刺激（如声音或触摸）缺

乏反应患者，通常表明预后较差。EEG 使用极为便利，可以移动和持续监测，在缺血性脑损伤的评估中应用越来越广泛。本文对其在心脏停搏后神经功能预测价值的进展进行综述。

一、脑电信号与神经元

脑电信号来源于突触后电流，但单个突触后电流的强度约为 10fAm，不足以产生可供记录的脑电信号，头皮电极可测量的电压下限为 10nAm，大约是一个突触后放电的 100 万倍。因此脑电信号的产生需要大量锥体细胞同步放电，神经元树突的共同放电，比单个神经元放电强度大几个数量级。它包含了上位皮质和下位皮质锥体细胞突触后电流的总和，部分依赖于丘脑对颗粒层（第Ⅳ层）的传递。胶质细胞也部分参与脑电信号构成，但主要是减缓电压变化。大脑皮质脑电节律是由大型神经元突触的化学作用产生的，关于脑电节律活动的机制尚未完全阐明。一般而言，神经活动的变化可能是由于突触特性的改变或固有神经元特性的改变，如在缺氧条件下突触棘突可能会改变大小，甚至消失。

缺血程度和持续时间对不同的神经元活动会产生不同影响。在生理条件下，大脑全血流量约为 750ml/min，这相当于每 100g 脑组织每分钟获得 50~54ml 血液。在轻度到中度缺血（每 100g 脑组织 15~35ml/min）时，主要影响突触的传递，神经元细胞膜电位不会改变，细胞形态正常，CT 或 MRI 显示无异常，但脑电监测会出现依赖缺血的节律活动变化，典型的反应是快波减少。严重时，脑电图会变成等电位，意味着突触传递失效，但也可能是可逆的，突触传递是否恢复取决于缺血的深度和持续时间。1 小时短暂性大脑中动脉闭塞大鼠的研究显示，虽然突触前传递失效导致了突触功能的不可逆变化，但突触后兴奋性和神经元完整性却得到了保留。

并非所有的突触或神经元对缺血事件都同样敏感。例如抑制性神经元可能更容易受到缺血事件的影响，可能是由于谷氨酸能突触变化导致兴奋减少所致或发生内在功能

障碍。这可能解释了在伴有广泛性周期放电的严重缺氧损伤患者中经常观察到的脑电同步性增加。如果脑组织灌注低于每 100g 脑组织 10ml/min，膜电位则会发生变化，一旦钠-钾泵停止工作，细胞内存在无法通过膜的负电荷大分子，可能发展成-15～-20mV 的 Donnan 电位。随着细胞内渗透压的增加，细胞外水分进入神经元细胞，导致细胞毒性水肿和细胞死亡，脑电活动将永久消失。

二、脑电图与心脏停搏

心脏停搏后的第 1 个小时出现深度昏迷并不表明功能不可以完全恢复，即使脑电图显示为等电位，只要观察到其迅速改善，脑功能的恢复也是可能的。在心脏停搏后出现昏迷几天后仍无改善则与预后不良有关，如果在 12 小时内恢复到持续的生理脑电节律，则神经预后非常好。24 小时内如果脑电图持续等电位、低波幅、存在暴发-抑制中某些特殊暴发波形，通常提示预后不良。基于两个前瞻性队列研究的一篇 meta 分析表明，早期脑电监测对于缺氧性脑病预后具有预测价值，并认为心脏停搏后脑电监测预测患者预后的价值，会随着时间的推移而增加。然而也有数据显示相反的结论。在心脏停搏后的 24 小时内，脑电监测在有恢复机会和没有恢复机会的患者之间的差异以及预后好坏的预测值似乎是最大的。一个可能的原因是在最终预后不佳的患者中，超过 24 小时的非特异性脑电图活动是否仍包括定性或定量的预测特征，仍有待阐明。

既往认为，在治疗性低温或镇静治疗过程中的脑电监测不能作为预测指标，但缺乏强有力的证据。一项研究分析了治疗性低温的降温和复温阶段的脑电变化特征，并调查了它们与患者预后的相关性。研究发现，与降温阶段相比，复温阶段发作间期癫痫样放电的风险增加，并暗示这一发现可能与接受低温治疗的心脏停搏患者的预后不良有关。现有研究证实离子通道转运和神经递质释放与温度有关，不过影响程度较小，治疗性低体温至 32℃ 对脑电监测影响不大。而使用丙泊酚镇静，在常用剂量下脑电图可以随着 α 节律的前移保持连续性，不发生等电位现象。如果丙泊酚诱导出现暴发-抑制且暴发不均匀并逐渐出现和消失，可能会是大脑对镇静的一种正常生理反应。

三、定量脑电图与缺氧缺血性脑病的康复预测

特定的脑电图模式与心脏停搏后缺氧缺血性脑病(hypoxic ischemic encephalopathy, HIE)昏迷的最终恢复有关。然而，现有的脑电图检查方法依赖于视觉分析，并不能转化为可重复的神经学预后定量预测。多项研究表明，定量脑电图(quantitative electroencephalography, QEEG)特征可能具有预测 HIE 预后的作用。

美国四所大学附属医院(Massachusetts General Hospi-

tal; Brigham and Women's Hospital; Yale New Haven Hospital; Beth Israel Deaconess Medical Center)对 2009 年 10 月至 2016 年 4 月诊断为住院或院外心脏停搏的成人受试者进行了一项回顾性研究。受试者按年龄、性别、到 ROSC 的时间和初始心律进行分层，分为休克(心室颤动或室性心动过速)和非休克(心脏停搏、无脉电活动、未知)两类。每个机构都尽可能早地开始连续的脑电图监测，并保持 24～72 小时，除非受试者恢复意识、停止生命维持治疗或死亡。数字脑电图采用国际 10-20 系统记录。在长达 72 小时的监测中分析了脑电图，特征提取前先进行脑电图预处理和视频损伤检测。他们提取了 52 个 QEEG 特征：45 个单通道和 7 个多通道。在额颞叶电极上计算单通道特征：Fp1、Fp2、F3、F4、F7、F8 和 Fz。结果表明，QEEG 特征与功能结果的相关性随时间而变化，但不是所有类型的脑电图复杂性都与预后呈正相关。预后与脑电图类别之间的联系取决于特定的类别：癫痫样活动与不良预后相关，而规律性(连续性的量度)与良好预后相关。通道间连接的增加始终与不良结果相关。某些特征(Tsallis 熵、自回归滑动平均和 δ 频段相干性)在早期更具有预测性，而其他特征(锐波数、分形维数、互相关幅度)则更具有预测性。

另有其他类似的模型研究也表明，脑电图为心脏停搏后的早期预后提供了有价值的信息，时间趋势可用于进一步改进预测。随着可获得的数据越来越多，时间敏感性模型的性能继续改善，这突出了连续脑电图在 24 小时后的增量预后价值。

四、脑电图特异性节律与全脑缺血后神经功能恢复

应用定量脑电图监护判断预后的研究较少，近年来 Vespa Paul 与同事们使用了一种 EEG 压缩谱阵图(compressed spectral array, CSA)监测，来判断急性脑损伤的预后。作者主要的发现是：无变化的 CSA 预示预后不良(植物人状态或脑死亡)。类似的结果在一些动脉瘤蛛网膜下腔出血(subarachnoid hemorrhage, SAH)造成昏迷患者的研究中得到证实，伴有血管痉挛和脑梗死的患者，其 EEG 监测中降低的 α 变异性百分比(percentage of variability, PAV)无活动性变化趋势。作者称这种无变化趋势为"PAV 不良"。而 PAV 不良已经被发现于持续昏迷并伴有大脑糖代谢降低的脑缺血患者。

有芬兰学者在 Anaesthesiology 上发表了一项前瞻性观察研究。对心脏停搏后昏迷患者使用不同浓度的丙泊酚镇静，观察对比从心脏复苏后 36～48 小时，患者是否可以诱发丙泊酚浓度相关的脑慢波节律电活动，并随访患者之后 6 个月的神经功能恢复情况。结果发现在神经功能恢复良好的 6 名患者，注射丙泊酚可以诱发明显较多的慢波，而在神经功能恢复较差的 4 名患者，丙泊酚不能诱发慢波。提示心脏停搏后，或可通过观察注射丙泊酚诱发慢波的药物

试验来辅助检测早期低氧缺血脑功能损伤的情况。这个团队在其后的前瞻性研究中证实了前额叶的丙泊酚诱导慢波节律对心脏停搏患者早期神经功能恢复具有可预测效力,但此类研究临床例数还是太少,无法均衡研究对象条件,结果的解释仍需谨慎和需要进一步的大样本多中心研究来证实。

五、脑电图监测的挑战

EEG 监测受到诸多因素干扰,患者常见的出汗、肌肉活动及躁动,以及机械呼吸机、肾脏替代治疗机器、神经监测设备、电子泵、电子床和冷却设备等其他因素也会干扰 EEG 监测。而缺氧后肌阵挛可能导致 EEG 出现肌源性伪影。

此外,EEG 监测需要相当多的专业知识和可靠的工具才能获得临床可重复性结果。一项对来自美国 97 个机构的 37 名重症医师和神经生理学家的调查表明,几乎所有人都使用 EEG 来检测脑损伤患者的癫痫发作和异常运动。但即便是重症医师和电生理学家,应用 EEG 识别血管痉挛的比例也仅分别为 14.9% 和 20.6%,检测颅内高压比例为 0 和 10.3%,暴发性抑制监测分别为 63.4% 和 58.8%。如何简化脑电图电极和对原始脑电结果进行量化,是目前改进床旁脑电图监测的迫切需求。

一项对 100 个连续脑电的前瞻性研究比较了 10~20 个电极合成(19 个电极)和简化的前额电极合成(10 个电极)。他们发现,非脑电技术员可以在 3~4 分钟内应用简化的合成图像;然而,它的灵敏度只有 50%。总体而言,与标准 EEG 相比,在一项使用 7 个电极的研究中,简化 EEG 对癫痫检测的灵敏度为 93%,在另一项使用 4 个电极的研究中,灵敏度为 68%,而对于单通道 EEG,灵敏度为 40%。大多数研究使用标准的脑电合成技术,但其他研究使用简化电极合成显示出类似的预测值。然而,还需要进行大规模的随机试验来证明该技术的有效性。

六、结论

近年来,床旁持续 EEG 监测作为非侵袭性的诊疗手段已广泛应用于脑缺血、脑外伤的诊断、治疗和预后方面。简便化、量化 EEG 及一些特异性的原发和药物激发 EEG 波谱特征正在被不断发掘当中,并可能成为预测严重脑缺血和脑外伤后神经功能恢复最为便利和有效的方法。

(孙梅 何洹)

参 考 文 献

[1] WELBOURN C,N EFSTATHIOU. How does the length of cardiopulmonary resuscitation affect brain damage in patients surviving cardiac arrest? A systematic review[J]. Scand J Trauma Resusc Emerg Med,2018,26(1):77.

[2] VAN DEN BRULE J M D, VAN DER HOEVEN J G, HOEDEMAEKERS C W E. Cerebral perfusion and cerebral autoregulation after cardiac arrest[J]. Biomed Res Int,2018,2018:4143636.

[3] SEKHON M S,AINSLIE P N,GRIESDALE D E. Clinical pathophysiology of hypoxic ischemic brain injury after cardiac arrest:a "two-hit" model[J]. Crit. Care, 2017, 21 (1):90.

[4] BENJAMIN E J,MUNTNERP,ALONSO A, et al. Heart disease and stroke statistics-2019 update:a report from the American Heart Association[J]. Circulation, 2019, 139(10):e56-e528.

[5] ROSSETTI A O,QUIROGA D F T,JUAN E, et al. Electroencephalography predicts poor and good outcomes after cardiac arrest:a two-center study[J]. Crit Care Med, 2017,45(7):e674-e682.

[6] SCARPINO M,LOLLI F,LANZO G, et al. Neurophysiology and neuroimaging accurately predict poor neurological outcome within 24 hours after cardiac arrest:the ProNeCA prospective multicentre prognostication study[J]. Resuscitation,2019,143:115-123.

[7] KURZ M C,DONNELLY J P,WANG H E. Variations in survival after cardiac arrest among academic medical center-affiliated hospitals[J]. PLoS One, 2017, 12 (6): e0178793.

[8] SANDRONI C,D'ARRIGO S. Prognostication after cardiac arrest. Crit Care,2018,22:150.

[9] ODDO M,FRIBERG H. Neuroprognostication after cardiac arrest in the light of targeted temperature management [J]. Curr Opin Crit Care,2017,23(3):244-250.

[10] MEDICHERLA C B, LEWIS A. The critically ill brain after cardiac arrest[J]. Ann N Y Acad Sci, 2022, 1507 (1):12-22.

[11] PFEIFFER C,NGUISSI N A N,CHYTIRIS M,et al. Auditory discrimination improvement predicts awakening of postanoxic comatose patients treated with targeted temperature management at 36℃[J]. Resuscitation, 2017, 118:89-95.

[12] GUO Y,FANG S,WANG J,et al. Continuous EEG detection of DCI and seizures following aSAH:a systematic review[J]. Br J Neurosurg,2020,34(5):543-548.

[13] ROSENTHAL E S,BISWAL S,ZAFAR S F,et al. Continuous electroencephalography predicts delayed cerebral ischemia after subarachnoid hemorrhage:a prospective study of diagnostic accuracy[J]. Ann Neurol,2018,83: 958-969.

[14] BRADLEY S M,LIU W,MCNALLY B,et al. Temporal trends in the use of therapeutic hypothermia for out-of

hospital cardiac arrest［J］. JAMA Netw Open,2018,1(7):e184511.

［15］ HAYWOOD K,WHITEHEAD L,NADKARNI V M,et al. COSCA（Core Outcome Set for Cardiac Arrest）in adults:an advisory statement from the International Liaison Committee on Resuscitation［J］. Circulation,2018,137:e783-e801.

［16］ DANKIEWICZ J,CRONBERG T,LILJA G,et al. Targeted hypothermia versus targeted normothermia after out-ofhospital cardiac arrest（TTM2）:a randomized clinical trial rationale and design［J］. Am Heart J,2019,217:23-31.

［17］ MAREK-IANNUCCI S,THOMAS A,HOU J,et al. Myocardial hypothermia increases autophagic flux,mitochondrial mass and myocardial function after ischemia-reperfusion injury［J］. Sci Rep,2019,9:10001.

［18］ MADDEN L K,HILL M,MAY T L,et al. The implementation of targeted temperature management:an evidence-based guideline from the Neurocritical Care Society［J］. Neurocrit Care,2017,27:468-487.

［19］ SCARPINO M,LOLLI G F,LANZO G,et al. Neurophysiology and neuroimaging accurately predict poor neurological outcome within 24 hours after cardiac arrest:the ProNeCA prospective multicentre prognostication study［J］. Resuscitation,2019,143:115-123.

［20］ GHASSEMI M M,AMORIM E,ALHANAI T,et al. Quantitative electroencephalogram trends predict recovery in hypoxic-ischemic encephalopathy［J］. Crit Care Med,2019,47(10):1416-1423.

［21］ BONGIOVANNI F,ROMAGNOSI F,BARBELLA G,et al. Standardized EEG analysis to reduce the uncertainty of outcome prognostication after cardiac arrest［J］. Intensive Care Med,2020,46(5):963-972.

［22］ ZHOU S E,MACIEL C B,ORMSETH C H,et al. Distinct predictive values of current neuroprognostic guidelines in post-cardiac arrest patients［J］. Resuscitation,2019,139:343-350.

［23］ AMORIM E,GILMORE E J,ABEND N S,et al. EEG reactivity evaluation practices for adult and pediatric hypoxic-ischemic coma prognostication in North America

［J］. J Clin Neurophys,2018,35(6):510-514.

［24］ DUEZ C H V,EBBESEN M Q,BENEDEK K,et al. Large interrater variability on EEG-reactivity is improved by a novel quantitative method［J］. Clin Neurophysiol,2018,129(4):724-730.

［25］ BALANCA B,DAILLER F,BOULOGNE S,et al. Diagnostic accuracy of quantitative EEG to detect delayed cerebral ischemia after subarachnoid hemorrhage:a preliminary study［J］. Clin Neurophysiol,2018,129:1926-1936.

［26］ VESPA P M,BOSCARDIN W J,HOVDA D A,et al. Early and persistent impaired percent alpha variability on continuous electroencephalography monitoring as predictive of poor outcome after traumatic brain injury［J］. J Neurosurg,2002,97(1):84-92.

［27］ KORTELAINEN J,VÄYRYNEN E,HUUSKONEN U,et al. Pilot study of propofol-induced slow waves as a pharmacologic test for brain dysfunction after brain injury［J］. Anesthesiology,2017,126(1):94-103.

［28］ KORTELAINEN J,ALA-KOKKO T,TIAINEN M,et al. Early recovery of frontal EEG slow wave activity during propofol sedation predicts outcome after cardiac arrest［J］. Resuscitation,2021,165:170-176.

［29］ KAMOUSI B,GRANT A M,BACHELDER B,et al. Comparing the quality of signals recorded with a rapid response EEG and conventional clinical EEG systems［J］. Clin Neurophysiol Pract,2019,4:69-75.

［30］ O'SULLIVAN M,TEMKO A,BOCCHINO A,et al. Analysis of a low-cost EEG monitoring system and dry electrodes toward clinical use in the neonatal ICU［J］. Sensors(Basel),2019,19(11):2637.

［31］ JOHNSEN B,NOHR K B,DUEZ C H V,et al. The nature of EEG reactivity to light,sound,and pain stimulation in neurosurgical comatose patients evaluated by a quantitative method［J］. Clin EEG Neurosci,2017,48(6):428-437.

［32］ EFTHYMIOU E,RENZEL R,BAUMANN C R,et al. Predictive value of EEG in postanoxic encephalopathy:A quantitative model-based approach［J］. Resuscitation,2017,119:27-32.

41 经颅超声监测在颅脑损伤围手术期应用的现状与展望

创伤性颅脑损伤（traumatic brain injury，TBI）是创伤患者主要的死亡和残疾原因，对社会和卫生系统造成极大的负担。因 TBI 患者大多存在意识障碍，病情危重，传统的神经系统检查、评分量表、心电监护等措施无法满足病情评估的需要。而常用的成像检查方式如计算机断层扫描（computed tomography，CT）和磁共振成像（magnetic resonance imaging，MRI），因有辐射、设备固定、检查费用昂贵等原因，不适用于所有的 TBI 患者。

超声检查分为 A 型超声、B 型超声、M 型超声和 D 型超声，其中 B 型超声简称 B 超，其工作原理与 A 型超声（回声原理）基本相同，即使用超声探头发射超声波给物体，记录物体内部结构的回波，将回波进行处理而形成灰度图像，可直观地反映组织结构与病变的关系，可观察病灶的形态、界线、大小及包膜、内部回声、后方回声等，同时可判断病变的良恶性。然后，B 超又是其他超声诊断的基础，如 M 型超声和 D 型超声均需在 B 型超声的二维图像基础上获取，以更好地了解回声来源；其中 D 型超声即通常所说的多普勒超声（Doppler ultrasound），包括脉冲多普勒、连续多普勒、高脉冲重复频率多普勒、彩色多普勒血流成像、彩色多普勒能量图、组织多普勒等等，在无创条件下直接观察人体血流及组织运动的速度、方向等。

超声诊断经过长期的发展，终于形成了一门崭新的临床科学，现今，超声已经和 X 线、CT、MRI、核医学成像技术并驾齐驱，共同组成了现代医学影像技术，鉴于其实时成像和被操作者实时控制，以及无辐射、体积小、便携、灵活、机动等优点，不仅用于快速诊断，还可实时动态引导和监测，越来越受到临床的高度重视和普及。近年来，超声技术已突破传统使用范畴，已被麻醉科、急诊科、重症医学科等临床科室广泛应用。本文综述经颅超声监测在 TBI 围手术期应用的现状与展望。

一、经颅超声监测的原理

经颅多普勒超声（transcranial Doppler ultrasound，TCD），或经颅彩色多普勒超声（transcranial color-coded Doppler

sonography，TCCD，或 transcranial color-coded real-time sonography，TCCS）是利用人颅骨自然薄弱的部位（如颞骨鳞部、枕骨大孔、眼眶、颅骨缺损区）作为检测声窗，利用多普勒超声对颅底动脉血流动力学评价的一种无创性检查方法。TCD 利用低频探头发出脉冲多普勒声波（2MHz）实时测量血管内红细胞速度（即血流速度），通过换能器探头接收到的回波以脉冲或连续模式处理，以产生具有收缩峰值流速和舒张末期速度值的频谱波形，从而得到大脑前动脉（anterior cerebral artery，ACA）、大脑中动脉（middle cerebral artery，MCA）、大脑后动脉（posterior cerebral artery，PCA）、颈内动脉（internal carotid artery，ICA）、两侧椎动脉（vertebral artery，VA）和基底动脉（basilar artery，BA）等各血管的血流速度阻力指数（resistance index，RI）、搏动指数（pulsatility index，PI）等各血流动力学及血流生理参数及改变，给脑血管疾病的诊断与研究提供了重要血流动力学资料。

TCD 因其超声仪发射器不同，可分为脉冲波多普勒（pulsed wave Doppler，PW）探头和连续波多普勒（continuous wave Doppler，CW）探头。PW 探头采用单个换能器，间隔一定时间规律间歇地发射和接收超声波，而 CW 探头采用两个换能器，一个换能器上的晶片连续不断地发射连续超声波信号，另一个换能器上的晶体接收返回的连续超声波信号。

随着计算机技术和临床应用的发展，TCD 仪也在不断发展，不断更新换代。虽然各种机型都有其自身的操作系统，但检测探头相对不变，最常用的 TCD 探头有 2MHz、4MHz 和 8MHz 三种类型，其中 2MHz 探头只含有 PW 发射器，常用于颅内血管监测；4MHz 和 8MHz 探头具有 PW 和 CW 两种发射器，操作过程中可以转换发射器类型，除用于颅内血管监测外，还可用于其他浅血管如桡动脉、枕动脉、滑车上动脉等的监测。

二、术前应用

TBI 发生后，患者易出现继发性颅脑损伤，近 40% 患者住院后仍有恶化的趋势。常见的损伤包括脑水肿、颅内压升高、出血增加、脑中线移位等。对于生命体征不稳定、存在转运风险的患者，可通过床旁超声进行相应监测。另外，对于病情存在进展的患者，持续的经颅超声监测可为下一步诊疗计划及时提供参考。

（一）评估脑中线移位

脑中线移位（brain midline shift，MLS）是 TBI 病程中威胁生命的状况，需要紧急诊断和治疗。尽管检测 MLS 的"金标准"是头颅 CT 检查，但在某些情况下，重症 TBI 患者接受连续 CT 扫描可能具有重大风险。在这种情况下，使用超声监测 MLS 可能会很有用。西班牙学者 Pou 等利用 TCCD 对 41 例 TBI 患者（35 例男性，6 例女性）进行 MLS 测量，并将测量结果与患者的头颅 CT 测量结果进行比较，发现 CT 和 TCCD 测量 MLS 无明显差异。作者指出 TCCD 适用于 TBI 患者的 MLS 监测，并减少了将患者运送至放射科的风险。

在大量的 TBI 患者中，已证明 MLS>0.5cm 和第三脑室受压是创伤后 15 天内病死率的主要评估指标，当 MLS>1cm 时，病死率可增加 2 倍。因此，在 TBI 患者中早期检测 MLS 非常重要，因为它可以指导及时制订治疗计划（如严重 TBI 患者中，MLS>0.5cm 时存在手术清除脑内血肿指征）。Seidel 等在 1996 年对缺血性卒中患者病情监测中，描述了一种确定 MLS 的新超声检查方法：即测量第三脑室到两侧头骨之间的距离，MLS 为两距离之差的平均值。同时，Mutuel 等研究显示超声测定法与 CT 测量 MLS 有很好的一致性。超声测定 MLS 可以评估 TBI 患者的早期预后。MLS 阈值为 2.5mm，在评估大面积脑出血中的准确度为 82%（灵敏度 78%，特异度 89%）。由于 TCCD 无创且可床旁操作，因此它可用于 TBI 患者急性期短间隔内进行重复监测。

（二）评估颅内压

颅内高压是 TBI 围手术期最严重的并发症，一旦发生，必须及时诊断和密切临床监测，并尽早采取干预措施。当前有创脑室内测压是颅内压（intracranial pressure，ICP）监测的"金标准"。但是，这种方法容易导致感染、出血和导管阻塞。脑实质内导管测压虽然更安全，但仍需要侵入性手术，一旦插入便无法重新校准，导致测量结果不精确。脑实质周围的脑血管包围在颅骨内，受到颅内压力及动脉血压的影响。依据 Starling 定律，可对超声频谱波形分析估算 ICP。此外，视神经超声（optic nerve ultrasonography，ONUS）是一种简便的非侵入性技术，在评估 TBI 患者 ICP 中具有很好的应用前景。

1. TCD 评估 ICP O'Brien 等学者应用 TCD 测定 36 例重度 TBI 患儿大脑中动脉的血流动力学参数，发现与有创 ICP 监测相比，当搏动指数（pulsatility index，PI）阈值为 1.3 时，其评估 TBI 后 ICP≥20mmHg 时灵敏度 100%，特异度 82%，提示在 TBI 初期，不符合有创颅内压监测标准但面临颅内高压潜在风险的 TBI 患儿中，TCD 可以用作伤后 24 小时内无创、早期筛查的工具。Gura 等比较了 52 例格拉斯哥昏迷评分（Glasgow coma score，GCS）<9 的 TBI 患者的 PI

和 ICP，发现 PI 与 ICP 在第 1 天、第 3 天和第 5 天之间具有统计学显著相关性（P<0.001），相关系数分别为 0.567、0.529 和 0.779。

除了定性评估判断颅内高压外，TCD 还可以定量评估 ICP。Bellner 等利用 TCD 测定 81 例颅内疾病患者（TBI，21 例）两侧大脑中动脉 PI，发现 PI 与有创 ICP 存在显著相关（r=0.938，P<0.000 1），且与颅内疾病病理类型无关，ICP=10.93×PI−1.28。

2. ONUS 评估 ICP 研究证实超声测量视神经鞘直径（optic nerve sheath diameter，ONSD）是一种有效、便捷而安全的方法，其监测优势在于：超声检查对液体的判别灵敏度极高、成像反差大；眼部皮下脂肪较少，经由眼球探查视神经鞘的路径短、干扰因素少、结构显示清楚。颅内压力增高会迫使更多的脑脊液进入视神经鞘内，最终引起视神经鞘肿胀，显示为 ONSD 增宽，即 ONSD 变化能及时反映颅内压的变化，尤其是在球后方约 3mm 处。

Wang 等应用超声测定 35 例行去骨瓣减压术的 TBI 患者的 ONSD，在 ONSD 和 ICP 之间发现了显著的线性相关性（r=0.771，P<0.000 1）。ONSD 阈值为 5.83mm 时，其评估 ICP 高于 22mmHg 的灵敏度和特异度分别为 94.4% 和 81.0%。Robba C 等根据最近 7 项研究（320 例患者）的系统评价和 meta 分析，以评估床旁超声测量 ONSD 来诊断 TBI 患者颅内高压的准确性，发现 ONSD 在 4.80～6.30mm 内对 ICP 具有良好的评估能力。

为证明 ICP 的波动是否直接导致 ONSD 的变化，Chen LM 等对行腰椎穿刺检查的患者进行超声测定 ONSD，发现在腰椎穿刺前后 5 分钟测得的 ICP 值与 ONSD 密切相关，证明超声测定 ONSD 可实时反映 ICP 的变化。行机械通气治疗的 TBI 患者在接受气管操作过程时，ICP 会暂时性增加。Launey IM 等一项对 18 例 ICP 监测的机械通气患者进行吸痰操作的研究发现：与吸引时间相关，当 ICP 升高到高于 20mmHg 时，ONSD 升高到 5.0mm 以上；当吸痰操作停止后，ICP 和 ONSD 均下降至基线，表明 ONSD 是 TBI 患者进行 ICP 监测的有效方法。另外，他在另一项接受 20% 甘露醇输注脱水治疗后的 TBI 患者相关研究中发现：输注甘露醇结束后，ONSD 从 6.3mm 降至 5mm，而 ICP 则从 35mmHg 降至 25mmHg。这些研究提供了支持性证据表明 ONSD 可用于实时评估 ICP。

但 ONSD 评估 ICP 应用于临床仍有一定限制：①由于眼球会不自主震颤、眼球任意方向运动均会引起眶内段视神经移动，且单一测量 ONSD 而无其他结构的对照，将影响 ONSD 的测量精度。②虽经过 17～25 次扫描学习即可掌握 ONSD 测量技术，但在进行检查时要意识到可能产生基于超声的虚假 ONSD 测量值的伪影和缺陷。例如，靠近神经的视网膜动脉可以显示为屏幕上的低回声突起，很难与视神经鞘膜本身区别开。当怀疑出现这种伪影时，应使用多普勒彩色模式从 ONSD 中识别出动脉。视网膜本身有时会在眼球后方投射出类似圆锥形的阴影，干扰 ONSD 测量。

③由于动脉瘤破裂引起的 ICP 突然升高会导致 ONSD 的弹性结构发生改变。

为此，Vaiman M 等建议使用视神经鞘直径（ONSD）与眼球横径（eyeball transverse diameter，ETD）的比值（ONSD/ETD）。Kim DH 等应用超声测量 585 例健康志愿者 ONSD/ETD，发现 ONSD/ETD 与性别、身高、体重等无关，提示 ONSD/ETD 是一项比 ONSD 更为可靠评估 ICP 的指标。本项目组对视神经超声进行了前期临床观察性研究，利用超声测量视神经鞘直径（ONSD）与眼横径（ETD）比值和颅内压相关性研究发现，超声测量 ONSD/ETD 可早期发现颅内高压，是评估颅内压升高的一个重要方法，且与 CT 测量相比，具有无辐射、实时、可重复性高等优点。

此外，视网膜中央动脉（central retinal artery，CRA）位于视神经中央，为眼动脉的重要分支，其血流动力学受到脑灌注压变化的影响，且位置表浅、固定，易被超声探查到。研究证明 CRA 的血流动力学参数与颅内高压相关。

（三）评估脑灌注压

TBI 不良结局多与低脑灌注压（cerebral perfusion pressure，CPP）密切相关。目前超声监测脑灌注压方法中，经颅多普勒超声监测技术应用最为广泛。

Schmidt 等应用 TCD 监测 25 例 TBI 患者两侧大脑中动脉血流动力学参数并计算脑血流平均流速（FVm）和平均舒张末期流速（FVd），发现 nCPP = ABP × FVd/FVm + 14mmHg，且无创 CPP 估计值与有创 CPP 测量值之间具有良好的相关性（$r=0.61$，$P=0.003$），93% 测量值误差在 ±13mmHg。

CPP 与 PI 亦存在相关性：英国学者 Zweifel C 等利用 ICU 数据库 290 例 TBI 患者数据记录进行分析，发现 TCD 获得的 PI 与 CPP 成负相关（$r=-0.41$，$P<0.0001$），曲线下的区域范围从 0.68（CPP < 70mmHg）到 0.81（CPP < 50mmHg）。Voulgaris 等发现支持 CPP 与 PI 具有良好的相关性这一结论。对于低于 70mmHg 的 CPP 值，CPP 和 PI 之间的反向相关性最强（$r=0.86$，$P<0.0001$）。而 Calviello 等研究发现，连续应用 TCD 监测 TBI 患者获得的 PI 与 CPP 呈反向非线性关系，PI = a +（b/CPP）。

此外，本研究小组在前期 ONUS 研究基础上发现：TBI 患者在颅内高压状态下，随脑灌注压下降，ONSD 内的 CRA 舒张末期血流速度随之降低，而阻力指数（RI）、搏动指数（PI）随之增加；当脑灌注压极低时，CRA 血流消失，提示 CRA 可能是 ONUS 监测脑灌注压的目标血管。ONUS 评估脑灌注状态的应用前景广阔，对于 TBI 患者围手术期脑灌注评估与指导治疗仍有较大的研究空间。

三、术中应用

中-重度 TBI 患者因病情往往需要行急诊手术，受限于转运及设备要求，术中无法动态全面评估颅内情况。术中超声以其便携、无辐射、可实时显示等优点在 TBI 相关手术中得到广泛的应用。

1. 评估颅内病灶　姚文华等学者应用超声在 TBI 患者术中与超声造影对比发现，术中超声联合对比增强超声（contrast-enhanced ultrasound，CEUS）对颅脑损伤灶的发现率达 100%，且与 CT 定位一致，超声测量损伤范围与术前 CT 所发现的损伤面积相符合，提示术中超声联合超声造影是 TBI 神经功能监测新的发展方向。通过 CEUS 增强的可视化功能，与常规超声相比，无须使用对比剂，就可以更清晰地定位创伤性病变的边界。万玉麟等的一项对照研究发现，术中应用超声检查与术前头颅 CT 检查结果相比，其发现颅内血肿灶、脑挫裂伤及脑水肿灶的符合率分别为 94.1%、100%、100%，说明术中超声可实时显示颅内病灶情况，从而可以减少不必要的手术创伤。

2. 评估脑膨出　重度 TBI 患者术中经常出现急性脑膨出，因其病因不明，既往的方法为强行关颅后 CT 检查评估颅内情况，为此一部分患者因为检查时间而无法得到及时救治，造成预后不良。而术中超声可以很好解决这一问题。陈新治等研究发现：分别应用超声检查与 CT 检查结果对术中出现急性脑膨出的重度 TBI 患者进行下一步治疗方案指导，术中超声与 CT 检查二者发现颅内新发出血的阳性率相近，但超声检查组手术时间更短，术后恢复更优。

3. 评估脑水肿　CEUS 是一种可量化的技术，其中灌注动力学参数可以从血管内微泡给药后获得的冲洗曲线得出。由于微小气泡在大脑中停留 7 ~ 10 分钟，在严重的脑水肿情况下会更长，因此可以对冲洗阶段进行间歇性成像。灌注参数包括洗液斜率、峰时间、峰强度和曲线下面积。去骨瓣减压术中 CEUS 显示创伤性病变的大小明显大于普通超声成像。血管灌注的细节使神经外科医师能够将健康的脑组织（均质增强）与挫伤的脑组织区分开来（低或没有增强）。即使不进行开颅手术，通过颞骨骨窗使用 CEUS 时，也可以改善灌注评估。先前通过颞骨骨窗使用 CEUS 对脑实质进行的评估显示，灌注不足的脑实质与患者的功能状态相关。特别是，甚至可以检测到梗死组织的核心与周围灌注不足组织之间的差异。相比于传统超声，该技术可提供较高的软组织对比度并提高诊断灵敏度。对于无法转运的血流动力学不稳定的 TBI 患者，该技术可在床旁进行诊断并连续监测，以便在需要时进行及时干预，这使其成为有吸引力的床旁技术。

四、术后应用

（一）评估脑血管痉挛

脑血管痉挛（cerebral vascular spasm，CVS）是常见的 TBI 围手术期并发症，严重影响着 TBI 患者的生存率及生存质量。尽管评估血管痉挛的"金标准"是血管造影，但该技术为有创性，与 TCD 相比具有更多风险。为了评估脑动脉，TCD 常常选择颞骨骨窗评估大脑中动脉。大脑中动脉通常在距颅骨表面 3 ~ 6cm 处，是最常用的监测目标血管。

已有证据支持在 TBI 患者中使用 TCD 监测大脑中动脉流速来诊断脑血管痉挛,依据流速将 CVS 的严重程度分为轻度、中度和重度。此外,Lindegaard 指数亦可反映 CVS 严重性,其定义是大脑中动脉的平均脑血流速度与同侧大脑内动脉颅外段的平均脑血流速度之比。正常范围被认为<3,比值为 3~6 被认为与轻度血管痉挛有关,比值>6 被认为是严重血管痉挛的征兆。大脑后循环方面,Soustiel 指数已用于评估血管痉挛。该指数为基底动脉与椎动脉颅外段平均脑血流速度的比值。比值>2 被认为与血管痉挛有关,灵敏度为 100%,比值<2 被认为表明血管痉挛可能性小,其特异度为 95%。

(二)评估脑血流自动调节

脑血流自动调节(cerebral autoregulation,CA)是维持脑循环稳态的重要生理功能,使脑组织在 CPP 发生变化时仍能保持脑血流速度恒定。在重度 TBI 患者中,49%~87% 的患者术后存在脑血流自动调节障碍,使这些个体发生低血压缺血的风险增加。已有研究表明,脑血管自动调节功能障碍与神经系统恶化相关。在没有完整的自动调节的情况下,血压的快速升高可能会加剧脑水肿、出血和/或颅内压升高。Budohoski KP 等应用 TCD 监测 TBI 患者平均流速、脑灌注压、颅内压评估 CA,其中平均血流指数 Mx 显著相关,Mx 为平均动脉压与收缩期脑血流速度之间的所有相关系数的平均值,当 Mx>0 时,提示 CA 受损。在血流动力学不稳定或颅外损伤 TBI 患者中,可通过这种方法评估 CA。

(三)评估创伤后脑积水

创伤后脑积水(post-traumatic hydrocephalus,PTH)是 TBI 术后较常见的并发症。由于脑脊液在超声探查下为无回声区,而位于脑室的室管膜细胞则具有高回声性,第三脑室和侧脑室显示为包含无回声区的平行高亮线。超声可以很好地评估 PTH。有研究表明:与 CT 测量相比较,TCCD 测定的第三脑室($r=0.83$,探查下为无回声)、左脑角($r=0.92$)、右脑角($r=0.86$)和侧脑室中央部分($r=0.73$)的宽度之间有很高的相关性。在接受脑室外引流夹闭试验的脑积水患者中,根据超声评估检查结果,侧脑室宽度变化值>5.5mm 提示需要开放引流管,夹闭试验阳性(灵敏度 100%,特异度 83%)。此外,TCCD 还可以用于确定 TBI 术后脑室外引流管尖端的位置,尤其适用于行去骨瓣减压术后的患者。TCCD 可用于床旁评估脑室外引流管的位置和第三脑室的直径,有助于及时发现脑积水的发展和脑室引流管移位。

(四)评估创伤后脑梗死

创伤后脑梗死是患有中-重度 TBI 患者的常见并发症,是长期残疾的独立危险因素,具有极高的死亡率。在急性期,TCCD 将有助于诊断大血管闭塞或狭窄并评估侧支循环、缺血性病变的出血转化等并发症,还可评估恶性大脑中动脉(middle cerebral artery,MCA)梗死中脑梗死病程的演变。在治疗上,TCCD 可以通过评估脑灌注来帮助验证适当的血压升高的功效。此外,创伤后脑梗死也可能使缺血区域的出血性梗死复杂化。TCCD 可以在床边重复进行检

查,是 CT 血管造影和血管 MRI 的补充。

(五)评估脑死亡

脑死亡指包括脑干在内的全脑功能不可逆转的丧失,临床上主要通过临床检查判断脑死亡。在某些情况下,确定脑死亡需要辅助其他方法以支持临床评估。对于不能轻易移出 ICU 的不稳定患者,使用 TCCD 进行脑部超声检查是一种简单、快速、有效的技术。致命的脑损伤可导致 ICP 急剧增加,随后 CPP 急速下降,这些变化与脑血管波形频谱的特征性、进行性变化有关:一旦发生脑疝并导致无流向大脑的血流,超声可显示回响血流,收缩期和逆行舒张速度相等,表明没有净正向血流。狭窄的低速收缩期峰值,与颈动脉虹吸处的流量停止相一致;和/或先前已检测到多普勒信号的患者没有颅内血流。Chang JJ 等一项 meta 分析探讨了 TCD 诊断脑死亡的准确度,发现合并的灵敏度和特异度估计分别为 90%(95% 置信区间 87%~92%)和 98%(95% 置信区间 96%~99%),结果表明在怀疑为脑死亡的情况下,超声是一种高度准确的、可以评估脑循环停止的手段。

(六)评估脑源性神经功能预后

TBI 患者早期即可出现脑血流动力学改变,通过了解脑血流动力学状况有助于评估治疗结果,故 TCUS 通过监测 TBI 患者的血流动力学变化,可以揭示 TBI 病程中病理变化。Ziegler DW 等研究表明,重度颅脑损伤后成人正常的脑血流速度与良好的神经认知预后相关,而异常的脑血流速度则预示着较差的神经认知预后。Bouzat 等在急诊部对 356 例年龄在 15 岁或以上的轻伤至中度受伤患者进行了 TCUS 检查,发现在轻度脑外伤患者中,评估继发性神经功能衰退的灵敏度为 91%(95% 置信区间 59%~100%),特异度为 80%(95% 置信区间 75%~85%)。此外,他的团队发现,与 TCUS 正常的患者相比,在入院时表现出异常 TCUS 的患者更有可能在第 28 天出现异常残疾评级评分。

五、总结与展望

超声在颅脑损伤围手术期的监测中有广泛应用,无论是经颅超声评估脑水肿、脑中线移位、颅内压升高及评估脑源性(中枢神经系统源性)神经功能预后;或是视神经超声用于监测 ONSD、ONSD/ETD 评估颅内压,还是通过监测视网膜中央动脉评估脑灌注状态,上述检测都具有其特有的优势。尤其是 ONUS 检查为 TBI 患者围手术期神经监测提供了一种有前途的工具。该探头工具可快速安全地实时评估与颅内压升高相关的疾病,有助于减少耗时耗力的检查(如重复的 CT 和 MRI 成像),可在 TBI 围手术期的神经监测中发挥重要的作用。

(邓岩军 汪明灯 王琛 屠伟峰)

参 考 文 献

[1] ABDELMALIK P A,DRAGHIC N,LING G S F. Management of moderate and severe traumatic brain injury[J].

Transfusion,2019,59(S2):1529-1538.

[2] 王鹏,刘津贤,高闯,等. 2368 例创伤性脑损伤患者临床特点分析[J]. 中华创伤杂志,2018,34(10):906-910.

[3] LLOMPART P J A,ABADAL C J M,PALMER S M,et al. Monitoring midline shift by transcranial color-coded sonography in traumatic brain injury. A comparison with cranial computerized tomography [J]. Intensive Care Med,2004,30(8):1672-1675.

[4] SEIDEL G,KAPS M,GERRIETS T,et al. Evaluation of the ventricular system in adults by transcranial duplex sonography[J]. J Neuroimaging,1995,5(2):105-108.

[5] MOTUEL J,BIETTE I,SRAIRI M,et al. Assessment of brain midline shift using sonography in neurosurgical ICU patients[J]. Crit Care,2014,18(6):676.

[6] GARDNER P A,ENGH J,ATTEBERRY D,et al. Hemorrhage rates after external ventricular drain placement[J]. J Neurosurg,2009,110(5):1021-1025.

[7] MARINONI M,CIANCHI G,TRAPANI S,et al. Retrospective analysis of transcranial Doppler patterns in veno-arterial extracorporeal membrane oxygenation patients:feasibility of cerebral circulatory arrest diagnosis[J]. ASAIO J,2018,64(2):175-182.

[8] TAVAKOLI S,PEITZ G,ARES W,et al. Complications of invasive intracranial pressure monitoring devices in neurocritical care[J]. Neurosurg Focus,2017,43(5):E6.

[9] LOZIER A P,SCIACCA R R,ROMAGNOLI M F,et al. Ventriculostomy-related infections:a critical review of the literature[J]. Neurosurgery,2002,51(1):170-181.

[10] BINZ D D,TOUSSAINT L G 3RD,FRIEDMAN J A. Hemorrhagic complications of ventriculostomy placement:a meta-analysis[J]. Neurocrit Care,2009,10(2):253-256.

[11] O'BRIEN N F,MAA T,REUTER-RICE K. Noninvasive screening for intracranial hypertension in children with acute,severe traumatic brain injury[J]. J Neurosurg Pediatr,2015,16(4):420-425.

[12] GURA M,ELMACI I,SARI R,et al. Correlation of pulsatility index with intracranial pressure in traumatic brain injury[J]. Turk Neurosurg,2011,21(2):210-215.

[13] BELLNER J,ROMNER B,REINSTRUP P,et al. Transcranial Doppler sonography pulsatility index (PI) reflects intracranial pressure (ICP) [J]. Surg Neurol,2004,62(1):45-51.

[14] ROBBA C,CARDIM D,TAJSIC T,et al. Ultrasound non-invasive measurement of intracranial pressure in neurointensive care:a prospective observational study[J]. PLoS Med,2017,14(7):e1002356.

[15] TOSCANO M,SPADETTA G,PULITANO P,et al. Optic nerve sheath diameter ultrasound evaluation in intensive care unit:possible role and clinical aspects in neurological critical patients' daily monitoring[J]. Biomed Res Int,2017,2017:1621428.

[16] ERTL M,AIGNER R,KROST M,et al. Measuring changes in the optic nerve sheath diameter in patients with idiopathic normal-pressure hydrocephalus:a useful diagnostic supplement to spinal tap tests[J]. Eur J Neurol,2017,24(3):461-467.

[17] HANSEN H C,LAGREZE W,KRUEGER O,et al. Dependence of the optic nerve sheath diameter on acutely applied subarachnoidal pressure:an experimental ultrasound study[J]. Acta Ophthalmol,2011,89(6):e528-532.

[18] WANG J,LI K,LI H,et al. Ultrasonographic optic nerve sheath diameter correlation with ICP and accuracy as a tool for noninvasive surrogate ICP measurement in patients with decompressive craniotomy[J]. J Neurosurg,2019,133(2):514-520.

[19] ROBBA C,SANTORI G,CZOSNYKA M,et al. Optic nerve sheath diameter measured sonographically as non-invasive estimator of intracranial pressure:a systematic review and meta-analysis[J]. Intensive Care Med,2018,44(8):1284-1294.

[20] CHEN L M,WANG L J,HU Y,et al. Ultrasonic measurement of optic nerve sheath diameter:a non-invasive surrogate approach for dynamic,real-time evaluation of intracranial pressure [J]. Br J Ophthalmol,2019,103(4):437-441.

[21] MAISSAN I M,DIRVEN P J,HAITSMA I K,et al. Ultrasonographic measured optic nerve sheath diameter as an accurate and quick monitor for changes in intracranial pressure[J]. J Neurosurg,2015,123(3):743-747.

[22] LAUNEY Y,NESSELER N,LE MAGUET P,et al. Effect of osmotherapy on optic nerve sheath diameter in patients with increased intracranial pressure[J]. J Neurotrauma,2014,31(10):984-988.

[23] TAYAL V S,NEULANDER M,NORTON H J,et al. Emergency department sonographic measurement of optic nerve sheath diameter to detect findings of increased intracranial pressure in adult head injury patients[J]. Ann Emerg Med,2007,49:508-514.

[24] VAIMAN M,GOTTLIEB P,BEKERMAN I. Quantitative relations between the eyeball,the optic nerve,and the optic canal important for intracranial pressure monitoring [J]. Head Face Med,2014,10(1):32.

[25] KIM D H,JUN J S,KIM R. Ultrasonographic measure-

ment of the optic nerve sheath diameter and its association with eyeball transverse diameter in 585 healthy volunteers[J]. Sci Rep,2017,7(1):15906.

[26] DU J,DENG Y,LI H,et al. Ratio of Optic nerve sheath diameter to eyeball transverse diameter by ultrasound can predict intracranial hypertension in traumatic brain injury patients:a prospective study[J]. Neurocrit Care,2020, 32(2):478-485.

[27] JEUB M,SCHLAPAKOW E,RATZ M,et al. Sonographic assessment of the optic nerve and the central retinal artery in idiopathic intracranial hypertension[J]. J Clin Neurosci,2020,72:292-297.

[28] QUERFURTH H W,LAGRÈZE W D,HEDGES T R,et al. Flow velocity and pulsatility of the ocular circulation in chronic intracranial hypertension[J]. Acta Neurol Scand,2002,105(6):431-440.

[29] SCHMIDT E A,CZOSNYKA M,GOOSKENS I,et al. Preliminary experience of the estimation of cerebral perfusion pressure using transcranial Doppler ultrasonography[J]. J Neurol Neurosurg Psychiatry,2001,70(2): 198-204.

[30] ZWEIFEL C,CZOSNYKA M,CARRERA E,et al. Reliability of the blood flow velocity pulsatility index for assessment of intracranial and cerebral perfusion pressures in head-injured patients[J]. Neurosurgery,2012,71 (4):853-861.

[31] VOULGARIS S G,PARTHENI M,KALIORA H,et al. Early cerebral monitoring using the transcranial Doppler pulsatility index in patients with severe brain trauma [J]. Med Sci Monit,2005,11(2):CR49-52.

[32] CALVIELLO L A,DE RIVA N,DONNELLY J,et al. Relationship between brain pulsatility and cerebral perfusion pressure:replicated validation using different drivers of cpp change[J]. Neurocrit Care,2017,27(3):392-400.

[33] 虞梦楠,邓岩军,李华,等. 超声确定视网膜中央动脉EDV诊断颅脑损伤患者术后低脑灌注压的准确性[J]. 中华麻醉学杂志,2019,39(8):982-984.

[34] 姚文华,朱成朋,刘力,等. 术中实时超声在颅脑损伤手术中的应用[J]. 中国临床神经外科杂志,2018,23(2):96-98.

[35] 万玉麟,石建宇,郑吉,等. 超声造影在急性颅脑损伤术中的应用[J]. 现代实用医学,2015,27(12):1578-1579.

[36] 陈新治,宣宏飞,司赟,等. 超声在颅脑损伤术中急性脑膨出时的应用[J]. 浙江创伤外科,2013,18(4):463-465.

[37] HE W,WANG L S,LI H Z,et al. Intraoperative contrast-enhanced ultrasound in traumatic brain surgery[J]. Clin Imaging,2013,37(6):983-988.

[38] EYDING J,KROGIAS C,SCHOLLHAMMER M,et al. Contrast-enhanced ultrasonic parametric perfusion imaging detects dysfunctional tissue at risk in acute MCA stroke[J]. J Cereb Blood Flow Metab,2006,26(4): 576-582.

[39] AL-MUFTI F,AMULURU K,CHANGA A,et al. Traumatic brain injury and intracranial hemorrhage-induced cerebral vasospasm:a systematic review[J]. Neurosurg Focus,2017,43(5):E14.

[40] SARKAR S,GHOSH S,GHOSH S K,et al. Role of transcranial Doppler ultrasonography in stroke[J]. Postgrad Med J,2007,83(985):683-689.

[41] LINDEGAARD K F,NORNES H,BAKKE S J,et al. Cerebral vasospasm diagnosis by means of angiography and blood velocity measurements[J]. Acta Neurochir, 1989,100(1):12-24.

[42] SOUSTIEL J F,SHIK V,SHREIBER R,et al. Basilar vasospasm diagnosis:investigation of a modified "Lindegaard Index" based on imaging studies and blood velocity measurements of the basilar artery[J]. Stroke,2002, 33(1):72-77.

[43] PERREIN A,PETRY A,BAUMANN A,et al. Cerebral vasospasm in traumatic brain injury:an update[J]. Minerva Anestesiol,2015,81(11):1219-1228.

[44] CALVIELLO L A,DONNELLY J,ZEILER F A,et al. Cerebral autoregulation monitoring in acute traumatic brain injury:what's the evidence? Minerva Anestesiol, 2017,83(8):844-857.

[45] HOCKEL K,DIEDLER J,NEUNHOEFFER F,et al. Time spent with impaired autoregulation is linked with outcome in severe infant/paediatric traumatic brain injury[J]. Acta Neurochir(Wien),2017,159(11):2053-2061.

[46] PREIKSAITIS A,KRAKAUSKAITE S,PETKUS V,et al. Association of severe traumatic brain injury patient outcomes with duration of cerebrovascular autoregulation impairment events[J]. Neurosurgery,2016,79(1):75-82.

[47] BUDOHOSKI K P,REINHARD M,ARIES M J,et al. Monitoring cerebral autoregulation after head injury. which component of transcranial Doppler flow velocity is optimal[J]. Neurocrit Care,2012,17(2):211-218.

[48] 杨小锋,詹仁雅. 外伤性脑积水的概念和流行病学[J]. 中华创伤杂志,2013,29(2):97-99.

[49] BECKER G,BOGDAHN U,STRASSBURG H M,et al. Identifcation of ventricular enlargement and estimation of

intracranial pressure by transcranial color-coded real-time sonography[J]. J Neuroimaging,1994,4(1):17-22.

[50] SEIDEL G,KAPS M,GERRIETS T,et al. Evaluation of the ventricular system in adults by transcranial duplex sonography[J]. J Neuroimaging,1995,5(2):105-108.

[51] KIPHUTH I C,HUTTNER H B,STRUFFERT T,et al. Sonographic monitoring of ventricle enlargement in posthemorrhagic hydrocephalus[J]. Neurology,2011,76(10):858-862.

[52] ROBBA C,SIMONASSI F,BALL L,et al. Transcranial color-coded duplex sonography for bedside monitoring of central nervous system infection as a consequence of decompressive craniectomy after traumatic brain injury[J]. Intensive Care Med,2019,45(8):1143-1144.

[53] LATRONICO N,PIVA S,FAGONI N,et al. Impact of a posttraumatic cerebral infarction on outcome in patients with TBI:the Italian multicenter cohort INCEPT study[J]. Crit Care,2020,24(1):33.

[54] ROBBA C,GOFFI A,GEERAERTS T,et al. Brain ultrasonography:methodology,basic and advanced principles and clinical applications. a narrative review[J]. Intensive Care Med,2019,45(7):913-927.

[55] MARINONI M,CIANCHI G,TRAPANI S,et al. Retrospective analysis of transcranial Doppler patterns in veno-arterial extracorporeal membrane oxygenation patients:feasibility of cerebral circulatory arrest diagnosis[J]. ASAIO J,2018,64(2):175-182.

[56] CHANG J J,TSIVGOULIS G,KATSANOS A H,et al. Diagnostic accuracy of transcranial Doppler for brain death confirmation:systematic review and meta-analysis[J]. Am J Neuroradiol,2016,37(3):408-414.

[57] DEINES J J,CHANG J,REUTER-RICE K. Cerebral blood flow velocities and functional outcomes in pediatric mild traumatic brain injury[J]. J Neurotrauma,2018,36(1):135-141.

[58] CHANG T,LI L,YANG Y,et al. Transcranial Doppler ultrasonography for the management of severe traumatic brain injury after decompressive craniectomy[J]. World Neurosurg,2019,126:e116-124.

[59] ZIEGLER D W,CRAVENS G,POCHE G,et al. Use of transcranial Doppler in patients with severe traumatic brain injuries[J]. J Neurotrauma,2017,34(1):121-127.

[60] BOUZAT P,ALMERAS L,MANHES P. Transcranial Doppler to predict neurologic outcome after mild to moderate traumatic brain injury[J]. Anesthesiology,2016,125(2):346-354.

42 神经肌肉功能监测技术在围手术期中的应用进展

近年来，许多研究表明神经肌肉监测技术在指导气管插管、拔管、术中神经肌肉阻滞深度的管理、确定神经肌肉阻滞拮抗药物的使用时机以及评估术后神经肌肉阻滞残余等方面的应用可以有效提高临床工作的安全性。大量的专家共识建议，在实施全身麻醉使用神经肌肉阻滞剂时，应常规进行神经肌肉功能监测。但不少临床研究结果显示，临床上神经肌肉功能监测的应用仍然没有普及，患者在进入麻醉恢复室时和拔管后出现神经肌肉功能残余的情况依旧十分常见。本文就神经肌肉功能监测的模式、目前可供选择的几种监测设备及临床使用情况等方面进行综述，总结了目前神经肌肉功能监测存在的一些问题，希望能对神经肌肉功能监测在临床的使用和研究提供参考。

一、神经肌肉阻滞残余的定义

全身麻醉手术中为了促进气管插管和优化手术条件，常使用神经肌肉阻滞剂（neuromuscular blocking agent，NMBA）。随着全身麻醉手术的广泛开展，神经肌肉阻滞剂的应用也越来越频繁。但随之而来的是患者在进入麻醉后监护治疗室（postanesthesia care unit，PACU）和拔除气管插管时，神经肌肉阻滞残余的发生率也很高。神经肌肉阻滞残余，定义为客观神经肌肉阻滞监测的四个成串刺激比率（train of four rate，TOFr）<0.9。

临床上，神经肌肉阻滞残余与许多不良生理效应相关，包括吞咽功能受损、功能性残余容量降低和缺氧通气反应受损，将导致多种术后并发症，包括肌无力、误吸、再插管和肺炎等严重后果。因此，在全身麻醉手术中使用神经肌肉功能监测指导气管插管、拔管和术中神经肌肉阻滞深度的管理，以及在适当的时机使用拮抗药物对于减少神经肌肉阻滞残余的发生至关重要。本文就神经肌肉功能监测技术在围手术期中的应用进展进行综述。

二、神经肌肉功能监测仪的组成

目前应用于临床监测神经肌肉阻滞剂引起的神经肌肉功能变化的是神经肌肉功能监测仪，通过周围神经刺激器（peripheral nerve stimulator，PNS）刺激神经，诱发该神经支配的肌肉产生收缩效应，从而评定肌收缩力或与肌收缩过程有关的信息变化。神经肌肉监测仪主要由两部分组成：周围神经刺激器和诱发肌收缩效应的显示器。所有的神经肌肉监测仪都有两种截然不同且相互独立的功能：①向外周神经传递电刺激，这是任何一种PNS都能提供的功能；②由诱发肌收缩效应的显示器提供的监测、测量和分析由周围神经刺激引起的肌肉收缩或肌肉动作电位。

三、周围神经刺激器和神经刺激模式

周围神经刺激器实质上是一种特定的电脉冲发生器，基本脉冲的波宽为0.2~0.3ms的单向矩形波。常用的基本频率有0.1Hz、1.0Hz和50Hz三种，这三种不同频率与不同的刺激时间组成不同的刺激模式，每种刺激模式都有不同的用途及不同的临床意义。其中，常用的刺激模式有单刺激（single-twitch stimulation，SS）、强直刺激（tetanic stimulation，TS）、四个成串刺激（train of four stimulation，TOF）、强直刺激后计数（post-tetanic count，PTC）和双短强直刺激（double-burst stimulation，DBS）5种。

脉冲的波幅反映的是刺激强度，可通过调节电流或电压来改变刺激强度，但神经肌肉兴奋是通过电流变化进行传递的，因此刺激强度均使用调节电流的方法。周围神经刺激器经皮刺激的电流强度的调节范围为0~60mA，最高不超过80mA。

目前临床上最常用的刺激模式是TOF，它是由一个频率为每0.5秒2Hz的四个单刺激串组成。连续TOF刺激时，串间距相隔在10秒以上。TOF的四个刺激产生4个肌颤搐，依次为T_1、T_2、T_3和T_4。用TOF监测非去极化肌肉阻滞剂的作用时可观察到衰减现象，T_4/T_1的比值<1，并且随着阻滞程度的加深，T_4/T_1比值逐渐变小，直至T_4不显示，表现为T_4/T_1的比值为0，随着阻滞进一步加深，T_3、T_2和T_1相继消失。当4个肌颤搐均消失时，可以进行气管插管。当肌力恢复时，肌颤搐恢复顺序则相反，T_1先恢复，

随后 T_2、T_3 和 T_4 依次恢复，T_4 恢复后 T_4/T_1 的比值逐渐增大，肌力完全恢复的指标是 $T_4/T_1 \geqslant 0.9$。

通过 TOF 计数（train of four count，TOFC）以评估神经肌肉阻滞的深度。手术中，可以通过加深麻醉的深度来放松肌肉从而满足手术操作的需求。对于需要实施神经肌肉阻滞的手术，TOFC 在 1~2 时通常可以达到足够的肌肉松弛程度。TOF 也可用于确定给予逆转剂的时机和剂量，Fuchs Buder 等的研究表明，当 TOFr 为 0.4~0.6 时，低剂量的新斯的明（20~30μg/kg）可在 10 分钟内有效地实现神经阻滞的完全恢复。近年来多项研究表明舒更葡糖钠不仅可以降低神经肌肉阻滞残余的发生率，还可以减少肺部并发症的发生，但必须给予足够剂量的舒更葡糖钠，以结合从神经肌肉接头处扩散至血浆的所有游离的罗库溴铵分子，而评估这些游离的罗库溴铵分子数量的唯一方法是进行神经肌肉功能的监测。因此，术中实行神经肌肉监测以防止术后肌松残余的发生是十分必要的。

四、神经肌肉刺激的评定方法

（一）肌机械效应图法

肌机械效应图法（mechanomyography，MMG）采用力位移传感器将肌肉收缩产生的力转换为电信号，以此来采集诱发肌收缩力的信息。其信息直接来源于力，是最经典的肌松监测方法。通常测量的是刺激尺神经时拇内收肌收缩而产生的等长力，从而测定肌肉收缩的机械效应。使用此方法要保持肌力的重复可比，必须维持每次肌收缩的等长收缩。因此需要用特殊的支架固定以保持肌肉相对静止，并且固定时要保持肌收缩力的方向与传感器在同一方向，以免成角分离使传感器记录到的肌力下降。同时，应加上适量的前负荷，一般为 200~300g，提高诱发反应的一致性，避免肌肉收缩引起的基线漂移。MMG 采用的力位移传感器限用于肌收缩时产生位移明显的肌肉，如拇内收肌等，而对于肌收缩位移小的肌肉的应用则颇受限制。由于 MMG 设备体积庞大，设置复杂，对肌肉的应用范围较为狭窄，使用场景受限，目前已很少在临床上使用。

（二）肌电描记术

肌电描记术（electromyography，EMG）记录的是神经刺激引起肌松收缩而产生的复合动作电位的电信号，肌肉的电活动与收缩力成正比。但是这种复合动作电位不能反映动作电位以后的兴奋与肌收缩耦联引起的肌收缩过程。为了保证获得所监测肌肉产生的电信息的完整性，采集信息的电极位置非常重要，刺激腕部尺神经或正中神经时，记录电极应置于大鱼际或小鱼际或是手背第一骨间肌的部位。由于 EMG 测量的是肌收缩产生的电活动，而不是肌收缩产生的力和位移，不要求拇指能够自由移动，因此当手术中患者的拇指活动受限或手臂被固定时，使用 EMG 不受影响。尽管 EMG 设备的监测易受到其他电器设备干扰，影响其在

临床的使用。Réka Nemes 等的研究表明，基于 EMG 的监测仪与 AMG 相比，能够更好地反映神经肌肉阻滞的充分恢复和安全拔除气管导管的准备情况。TetraGraph 是基于 EMG 的新型肌松监测装置，J. Ross Renew 等的研究显示 TetraGraph 设备比基于 AMG 的 NMT 设备更容易校准，前者具有"自动校准"功能，可以通过一系列增加电流幅度的单次抽搐刺激来确定最大电流。临床上很少使用定量监测设备评估神经肌肉阻滞的原因之一可能是，许多临床医师不熟悉这些设备，使用这些客观监测会很困难，并有可能导致工作延迟。J. Ross Renew 的研究表明应用定量监测设备比设置 PNS 花费的时间长 19 秒，尽管这一结果具有统计学差异，但这微小的额外时间不该成为使用定量监测仪的障碍，并且新型 EMG 设备的出现使得其应用于肌松监测更为便捷。

（三）肌加速度描记法

肌加速度描记法（acceleromyography，AMG）是利用两块压片晶体传感器附着于所测肌肉上，根据牛顿第二定律，力 = 质量 × 加速度，采集肌运动产生加速度时对两块晶体片产生压电差形成的电信息，当质量恒定时，加速度与力成正比，依此反映加速度的变化。普遍认为，AMG 获得的 TOFr 结果与 MMG 力位移和 EMG 的结果有较好的相关性。然而，近年来，多项研究结果显示 AMG 监测常常会出现基线 TOFr>1.0 的现象，此现象称为"反向衰减"，而 MMG 和 EMG 则很少出现，并且这种差异不是由于测量的不精确造成的，而是代表了监测模式之间的根本差异。这意味着，与 MMG 和 EMG 相比，AMG 可能高估了 TOFr 的恢复，当 AMG 的 TOFr = 1.0 时并不能排除残余神经肌肉阻滞的发生。对此，Claudius 等建议将 AMG 获得的 TOFr 进行"标准化"，将获得的 TOFr/基线 TOFr，即获得"标准化 TOFr"，根据"标准化 TOFr"判断是否存在肌松残余是更可靠的指标。TOF Watch SX® 是传统的一维加速度监测仪，仅能测量到垂直于传感器表面的一个方向上的加速度，然而刺激尺神经会导致拇内收肌的等张收缩，这种收缩通常是三维的，涉及三个关节、摩擦力和组织变形，并且 TOF Watch SX® 需要进行初始校准和要求术中手臂外展、拇指能够自由移动，否则会产生错误的 TOFr 信息。目前有几种基于 AMG 的全新神经肌肉监测设备正在进入研究阶段。TOF-Cuff，由一个内置两副电极的改良无创血压袖带组成，电刺激上臂尺神经诱发神经肌肉反应，记录所导致的袖带压力的变化，从而评估神经肌肉的阻滞程度，它克服了 TOF Watch SX® 的一些限制，如不需要拇指可以自由移动，所以在需要将手臂固定在身体两侧的手术中也可以进行检测。然而 TOF-Cuff 也有其自身的局限性，在 Eve Sfeir Machado 的研究中，与 TOF Watch SX® 相比，TOF-Cuff 高估了罗库溴铵诱导的神经肌肉阻滞的自发恢复。TOFscan 是一种新的三维加速度肌测量仪，可测量拇指在多个平面上运动加速度。根据 Glenn S 等的研究，在神经肌肉恢复的所有阶段，TOFscan 与 TOF

Watch SX®显示的结果具有良好的一致性。

（四）肌运动描记法

肌运动描记法（kinemyography，KMG）是根据 Datex Ohmeda 麻醉机的神经肌肉传输模块（M-NMT）提供的 2 个定量监视器之一开发的。该模块包括一个集成压电运动传感器，该传感器通过测量放置在拇指上的传感器条（位于示指和拇指之间的装置）变形产生的电信号来量化神经肌肉功能。与 AMG 一样，KMG 的设计基于压电效应；拇指收缩时传感器弯曲产生电信号。对该信号进行处理和分析，以显示 TOFr、SS、PTC 和 DBS 等数据。在神经肌肉功能开始恢复期间，将 KMG 数据与 EMG、MMG 数据进行比较的研究表明，由于差异较大，这些不同设备获得的信息不能相互替换。虽然存在这一限制，但 KMG 监测仍有很多优点，包括便捷的设置、不需要额外的独立监测、最小的反向衰减和偏移，以及提供优于标准定性监测信息的定量监测数据。

（五）肌声描记法

肌声描记法（phonomyography，PMG）的原理是肌收缩时引起的空间改变发出的低频声波，在皮肤表面使用特殊传感器可采集到下面的声波信息，这种传感器可以是电容式、电压式扩音器或电容加速器。由于这种声波的功率频谱中 50Hz 以下的声波占 90%，且典型的峰频集中在 4～5Hz，要测出这种频率非常低的声波，要求传感器的灵敏度非常高。过去用 PMG 测出结果与 MMG 的结果之间相关性非常差，可能与所用传感器的灵敏度较差有关，而现在随着声音探测仪得到改进——研发出了圆柱形和锥形腔室的声音传感器，使传感器的灵敏度得到提高，其监测结果与 MMG 结果之间也有非常好的相关性。PMG 监测的灵敏度超过了 AMG，不仅应用于肢体肌肉，还可监测喉肌和皱眉肌等。应用 PMG 监测时，为保证测试的准确性，重要的是在监测过程中将传感器牢固地紧贴在目标肌肉表面的皮肤上，如监测拇收肌，则将传感器粘贴在大鱼际或手背第一骨间肌，并且要固定手和前臂。

PMG 有很多优点：首先是便捷的安装和易于使用；其次，可应用于多个部位，能够评估拇内收肌、皱眉肌、股内侧肌、第一背侧骨间肌、小鱼际肌和喉肌的神经肌肉功能；更重要的是，所采集声波的频率非常低，因此可以呈现几乎不受外部因素影响的稳定信号。然而，PMG 的短板也同样明显。一方面，不同个体的同一目标肌肉可能会产生不同频率的声波。这可以通过不同患者的肌肉质量、肌肉细胞的内部环境和运动单位的放电率来解释。另一方面，虽然高频噪声已被过滤，但一些共存的低频噪声，如心音、呼吸音和血管音，仍然可能对监测产生干扰。

PMG 是围手术期神经肌肉监测的一种很有前景的方法，但它成为临床常规监测的一部分仍然需要更深入的研究。

五、其他监测方法

（一）膈肌超声

超声监测膈肌运动对诊断膈肌功能障碍、指导重症患者机械通气撤机拔管、指导全身麻醉患者拔管和评估术后肌松残余具有重要临床意义。近年来，超声评估膈肌功能的方法已在多个临床场景中得到应用。Cappellini 等的研究结果表明，超声评估膈肌功能联合肌松监测仪能更好地监测全身麻醉术中神经肌肉阻滞状态、指导全身麻醉术后拔管和评估术后神经肌肉阻滞残余状态。除膈肌外，其他肌肉恢复对患者的预后也至关重要，如胸骨旁肋间肌，Xuan Wang 等研究表明，胸骨旁肋间肌厚度可以通过超声测量，具有良好的可重复性。然而，大量已经发表的关于膈肌超声预测撤机准确性的研究提示，超声监测量膈肌厚度变化和膈肌运动情况以预测撤机拔管存在一定偏倚，主要原因可能是操作方法不当和对撤机结果的定义不准确。此外，膈肌超声监测的灵敏度较低，可能因为膈肌功能障碍以外的因素影响导致撤机失败。但超声具有无创、便携、可实时动态监测等优点，在围手术期神经肌肉功能监测中也是一种颇有前景的方法。因此，需要进行更深入的研究、制订更明确的评估标准，提高膈肌超声识别撤机失败高风险患者的准确度，以便未来能够成为临床常规监测的一部分。

（二）手机应用程序

随着智能手机的普及，移动应用程序也可能给神经肌肉阻滞监测带来改变。Carvalho 等研发了专门应用于神经肌肉监测的 Android 手机程序，研究证实由 AMG 监测仪得到的 TOFr 与患者手和手机相连时使用的 Android 应用程序得到的 TOFr 具有良好的相关性。因此，移动应用程序评估神经肌肉阻滞残余是一种可行方法。然而，在移动应用程序作为监测设备广泛应用于手术室之前，还需要进一步的研究来证明其有效性。

六、目前肌松监测的局限性

首先，大多数已发表的研究中纳入的病例数量较少。未来的研究主要以评估临床结局为主要目的，如术后肺部并发症。然而，由于目前"术后肺部并发症"的标准定义尚未明确，大多数研究结合几种不良呼吸事件，使用综合结局的评估方法，使得研究设计的病例纳入计算变得复杂，可能需要纳入比以往更多的病例数量。其次，目前尚未确定术后神经肌肉阻滞残余的标准测量时间点。尽管大量研究均报道了患者的 TOFr，但其中评估 TOFr 的时间点存在很大的差异，一些研究评估神经肌肉阻滞残余的时间点在拔管前或拔管后，而一部分研究报道的时间点是在患者进入 PACU 时，还有一部分研究评估的是进入 PACU 后 5 分钟、10 分钟，甚至 15 分钟时。有文献提出，拔管前或拔管后的 TOFr 明显低于进入 PACU 后 15 分钟。这些发现强调了

TOFr 标准化的必要性。最后,大多数临床试验都使用了 AMG,但一部分研究人员并没有校准监测仪、未使用前负荷、未获取基线值,也没有将 TOFr 标准化。AMG 的 TOFr 标准化非常重要,因为当 MMG 测量的 TOFr 为 0.9 时,相应的 AMG 测量的 TOFr 为 0.95,差异在 0.86~1.0 范围间波动。因此,这些 AMG 相关的研究可能低估了术后神经肌肉阻滞残余的真实发生率。尽管存在一定的局限性,但经过比较使用定量神经肌肉功能监测与定性监测(周围神经刺激器)或不使用监测,研究显示前者神经肌肉阻滞残余的发生率显著降低。

七、小结

随着全身麻醉手术的大规模开展,神经肌肉阻滞剂的使用保证了气管插管条件和满足了手术的需求,但尽管麻醉科医师使用了中短效神经肌肉阻滞剂、新型神经肌肉阻滞拮抗剂,神经肌肉阻滞残余的实际发生率依旧高居不下,这危害着麻醉后苏醒期患者的生命健康。神经肌肉功能监测仪在临床上的应用未得到普及,其中一个主要原因是麻醉科医师普遍低估了神经肌肉阻滞残余的发生,而另一主要原因则是传统神经肌肉功能检测仪设置繁多、使用复杂。现阶段有许多新开发的、易于使用的新型监测仪,虽然目前处于研究阶段,存在一定的局限性,但其便携、用户友好、使用简便的特性使得其更易于临床推广。随着更深入的研究和不断地改进,相信不久之后就可以投入临床使用,这会对降低神经肌肉阻滞残余发生率有很大的帮助。目前还没有任何关于神经肌肉监测对护理成本影响的前瞻性经济研究。虽然使用神经肌肉功能监测仪会导致患者麻醉相关的耗材费用增加,但更科学地使用神经阻滞药物及拮抗剂所节省的成本,如避免延长患者术后恢复时间、再次插管、发生术后肺部并发症等产生的治疗费用,如果神经肌肉监测有助于避免此类肺部并发症,那么使用监测仪和一次性设备所产生的成本就显得微不足道。目前围手术期神经肌肉阻滞残余的发生率不容忽视,全身麻醉手术中神经肌肉监测设备应得到常规使用,探寻更便捷和安全有效的监测设备和评估方式可能是未来的研究热点之一。

(潘誉 夏海发 姚尚龙)

参 考 文 献

[1] BRUECKMANN B, SASAKI N, GROBARA P, et al. Effects of sugammadex on incidence of postoperative residual neuromuscular blockade: a randomized, controlled study[J]. Br J Anaesth, 2015, 115(5): 743-751.

[2] CEDBORG A I H, SUNDMAN E, BODÉN K, et al. Pharyngeal function and breathing pattern during partial neuromuscular block in the elderly: effects on airway protection[J]. Anesthesiology, 2014, 120(2): 312-325.

[3] MIRZAKHANI H, WILLIAMS J-N, MELLO J, et al. Mus-cle weakness predicts pharyngeal dysfunction and symptomatic aspiration in long-term ventilated patients[J]. Anesthesiology, 2013, 119(2): 389-397.

[4] LI G, FREUNDLICH R E, GUPTA R K, et al. Postoperative pulmonary complications' association with sugammadex versus neostigmine: a retrospective registry analysis[J]. Anesthesiology, 2021, 134(6): 862-873.

[5] BRULL S J, KOPMAN A F. Current status of neuromuscular reversal and monitoring: challenges and opportunities[J]. Anesthesiology, 2017, 126(1): 173-190.

[6] FUCHS-BUDER T, MEISTELMAN C, ALLA F, et al. Antagonism of low degrees of atracurium-induced neuromuscular blockade: dose-effect relationship for neostigmine[J]. Anesthesiology, 2010, 112(1): 34-40.

[7] MARTINEZ-UBIETO J, ORTEGA-LUCEA S, PASCUAL-BELLOSTA A, et al. Prospective study of residual neuromuscular block and postoperative respiratory complications in patients reversed with neostigmine versus sugammadex[J]. Minerva Anestesiol, 2016, 82(7): 735-742.

[8] OLESNICKY B L, TRAILL C, MARROQUIN-HARRIS F B. The effect of routine availability of sugammadex on postoperative respiratory complications: a historical cohort study[J]. Minerva Anestesiol, 2017, 83(3): 248-254.

[9] KOTAKE Y, OCHIAI R, SUZUKI T, et al. Reversal with sugammadex in the absence of monitoring did not preclude residual neuromuscular block[J]. Anesth Analg, 2013, 117(2): 345-351.

[10] PHILLIPS S, STEWART P A. Catching a unicorn: neostigmine and muscle weakness—not neostigmine for all, but quantitative monitoring for everyone! [J]. Anesthesiology, 2018, 129(2): 381-382.

[11] MURPHY G S. Neuromuscular monitoring in the perioperative period[J]. Anesth Analg, 2018, 126(2): 464-468.

[12] NEMES R, LENGYEL S, NAGY G, et al. Ipsilateral and simultaneous comparison of responses from acceleromyography- and electromyography-based neuromuscular monitors[J]. Anesthesiology, 2021, 135(4): 597-611.

[13] RENEW J R, HEX K, JOHNSON P, et al. Ease of application of various neuromuscular devices for routine monitoring[J]. Anesth Analg, 2021, 132(5): 1421-1428.

[14] LIANG S S, STEWART P A, PHILLIPS S. An ipsilateral comparison of acceleromyography and electromyography during recovery from nondepolarizing neuromuscular block under general anesthesia in humans[J]. Anesth Analg, 2013, 117(2): 373-379.

[15] KOPMAN A F, CHIN W, CYRIAC J. Acceleromyography vs. electromyography: an ipsilateral comparison of the in-

directly evoked neuromuscular response to train-of-four stimulation[J]. Acta Anaesthesiol Scand,2005,49(3):316-322.

[16] BOWDLE A,BUSSEY L,MICHAELSEN K,et al. A comparison of a prototype electromyograph vs. a mechanomyograph and an acceleromyograph for assessment of neuromuscular blockade[J]. Anaesthesia,2020,75(2):187-195.

[17] MACHADOS E,KELI-BARCELOS G,DUPUIS-LOZERON E,et al. Assessment of spontaneous neuromuscular recovery:a comparison of the TOF-cuff® with the TOF watch SX®[J]. Acta Anaesthesiol Scand,2020,64(2):173-179.

[18] MURPHY G S,SZOKOL J W,AVRAM M J,et al. Comparison of the TOF scan and the TOF-watch SX during recovery of neuromuscular function[J]. Anesthesiology,2018,129(5):880-888.

[19] MOTAMED C,KIROV K,COMBES X,et al. Comparison between the Datex-Ohmeda M-NMT module and a force-displacement transducer for monitoring neuromuscular blockade[J]. Eur J Anaesthesiol,2003,20(6):467-469.

[20] KHANDKAR C,LIANG S,PHILLIPS S,et al. Comparison of kinemyography and electromyography during spontaneous recovery from non-depolarising neuromuscular blockade[J]. Anaesth Intensive Care,2016,44(6):745-751.

[21] POSATSKIY A O,CHAU T. Design and evaluation of a novel microphone-based mechanomyography sensor with cylindrical and conical acoustic chambers[J]. Med Eng Phys,2012,34(8):1184-1190.

[22] DONG Y,LI Q. Phonomyography on perioperative neuromuscular monitoring:an overview[J]. Sensors(Basel),2022,22(7):2448.

[23] IBITOYE M O,HAMZAID N A,ZUNIGA J M,et al. Mechanomyography and muscle function assessment:a review of current state and prospects[J]. Clin Biomech(Bristol,Avon),2014,29(6):691-704.

[24] SILVA J,CHAU T. A mathematical model for source separation of MMG signals recorded with a coupled microphone-accelerometer sensor pair[J]. IEEE Trans Biomed Eng,2005,52(9):1493-1501.

[25] 袁田,李英杰,闫声明. 超声评估膈肌功能围手术期临床应用进展[J]. 国际麻醉学与复苏杂志,2021,42(6):629-632.

[26] 王祥,黄诗倩,夏祖和. 超声监测膈肌功能在临床中的应用进展[J]. 中华危重病急救医学,2021,33(5):638-640.

[27] 郎珈馨,易杰. 围手术期膈肌超声评估术后肌松残余的可行性[J]. 中国医学科学院学报,2021,43(2):205-210.

[28] VIVIER E,MEKONTSO DESSAP A,DIMASSI S,et al. Diaphragm ultrasonography to estimate the work of breathing during non-invasive ventilation[J]. Intensive Care Med,2012,38(5):796-803.

[29] CAPPELLINI I,PICCIAFUOCHI F,OSTENTO D,et al. Recovery of muscle function after deep neuromuscular block by means of diaphragm ultrasonography and adductor of pollicis acceleromyography with comparison of neostigmine vs. sugammadex as reversal drugs:study protocol for a randomized controlled trial[J]. Trials,2018,19(1):135.

[30] DRES M,DUBE B P,GOLIGHER E,et al. Usefulness of parasternal intercostal muscle ultrasound during weaning from mechanical ventilation[J]. Anesthesiology,2020,132(5):1114-1125.

[31] LE NEINDRE A,PHILIPPART F,LUPERTO M,et al. Diagnostic accuracy of diaphragm ultrasound to predict weaning outcome:A systematic review and meta-analysis[J]. Int J Nurs Stud,2021,117:103890.

[32] CARVALHO H,VERDONCK M,BERGHMANS J,et al. Development and validation of an android-based application for anaesthesia neuromuscular monitoring[J]. J Clin Monit Comput,2019,33(5):863-870.

[33] MURPHY G S,BRULL S J. Quantitative neuromuscular monitoring and postoperative outcomes:a narrative review[J]. Anesthesiology,2022,136(2):345-361.

[34] RAVAL A D,ANUPINDI V R,FERRUFINO C P,et al. Epidemiology and outcomes of residual neuromuscular blockade:A systematic review of observational studies[J]. J Clin Anesth,2020,66:109962.

[35] CARVALHO H,VERDONCK M,COOLS W,et al. Forty years of neuromuscular monitoring and postoperative residual curarisation:a meta-analysis and evaluation of confidence in network meta-analysis[J]. Br J Anaesth,2020,125(4):466-482.

[36] KRIJTENBURG P,HONING G,MARTINI C,et al. Comparison of the TOF-Cuff® monitor with electromyography and acceleromyography during recovery from neuromuscular block[J]. Br J Anaesth,2019,122(2):e22-e24.

43 围手术期肾血氧饱和度监测的研究进展

一、背景

急性肾损伤(acute kidney injury,AKI)是一种常见且严重的术后并发症,具有较高的发病率和死亡率。一项由世界卫生组织资助的研究估计,全世界每年约进行 3.1 亿例外科手术,尽管随着诊断标准的完善、外科技术的改进及麻醉方式和重症治疗的不断优化,相比其他术后并发症,AKI的发生率仍然居高不下,术后需要透析等干预的比例并未降低。即使在出院时肾功能明显恢复后,术后 AKI 也与慢性肾病的发展和晚期死亡率等长期不良事件密切相关。更加需要引起重视的是,即使不符合急性肾损伤标准的围手术期轻微肌酐升高(ΔCr25%~49%)也被证明与死亡风险和住院时间的增加独立相关。因此,早期诊断和识别 AKI对于围手术期重要脏器保护和患者预后至关重要。

目前 AKI 的诊断依赖于血清肌酐值的升高,即 48 小时内血清肌酐升高 $\geq 26.5\mu mol/L$ 或血清肌酐升高至基线值的 1.5 倍及以上,并且这种升高已知或据推测发生在之前 7日内或者尿量<0.5ml/(kg·h)持续 6 小时(KDIGO 诊断标准)。KDIGO 诊断标准虽然权威,但仅包括血肌酐和/或尿量两个指标,且通常血清肌酐在 AKI 形成后 24~48 小时才开始升高,有明显的延迟,不能作为诊断肾损伤的早期指标。近年来,一些新型的生物标志物,如肾损伤分子-1(kidney injury molecule 1,KIM-1)、半胱氨酸蛋白酶抑制剂 C(cystatin-C)、中性粒细胞明胶酶相关脂质运载蛋白(neutrophil gelatinase-associated lipocalin,NGAL)、白细胞介素-18(interleukin,-18,IL-18)、肝脂肪酸结合蛋白(liver fatty acid binding protein,L-FABP)、血管紧张素原、金属蛋白酶组织抑制物 2(tissue inhibitor of metalloproteinase 2,TIMP-2)和胰岛素样生长因子结合蛋白-3(insulin-like growth factor binding protein 3,IGFBP-3)等被证明可以降低心脏和腹部大手术后 AKI 的发生率。然而,这些生物标志物的表现仍然存在争议,虽有助于早期诊断,但需要收集血液样本且无法实时动态测量肾功能。

近红外光谱技术(near-infrared spectroscopy,NIRS)是一种新型无创监测技术,通过测量局部组织区域内的去氧血红蛋白和氧合血红蛋白的相对浓度来监测局部组织血氧饱和度(regional oxygen saturation,rSO₂)。目前研究表明,rSO₂是监测肾功能的敏感指标,且相比传统的肌酐、尿量监测及新型生物标志物等监测手段,拥有快速、实时、连续、无创监测肾脏的氧合状态,具有早期反映组织灌注及预警患者不良预后等优势。

二、NIRS 监测的基本原理

近红外光谱技术于 20 世纪 80 年代首次在临床上应用,其是以朗伯-比尔定律(Lambert-Beer law)和光散射理论为基础,通过计算局部组织内脱氧血红蛋白(deoxygenated hemoglobin,HHb)和氧合血红蛋白(oxygenated hemoglobin,HbO₂)的比值,得出局部组织的血氧饱和度,用作血流动力学监测工具以监测微循环并在组织水平评估氧输送和氧消耗的情况来反映局部组织的氧供需平衡,从而允许对组织灌注进行快速反馈。

在实际临床工作中,NIRS 可以持续监测脑、肾脏、肝脏等脏器局部组织的氧饱和度,来反映局部组织的氧供需情况。NIRS 目前通常在心脏及大血管手术中用于监测大脑rSO₂,研究发现术中脑血氧饱和度降低与术后认知功能障碍和脑卒中等神经功能预后不良相关。

肾血氧饱和度监测是在手术期间采用 INVOS(Somanetics Co.,Troy,Michigan,USA)持续监测肾脏 rSO₂。麻醉诱导前,超声引导下在肾脏上方一侧或两侧的侧腹区放置一次性 NIRS 传感器,将超声探头放在下部肋间隙(第 10 肋或第 11 肋下方)显示肾脏长轴后,测量肾脏深度(从皮肤表面至肾被膜的距离)。局部血氧饱和度是一个瞬间值,不会受到低温、低灌注、血管收缩的影响,即使在低血压、脉搏波动减弱,甚至心脏停止跳动时也能进行连续监测。且与

SCr 评估不同，NIRS 值不受改变 SCr 的相同因素的影响。NIRS 的测量主要受其穿透深度信号的影响，该深度信号被限制在皮肤下 3~4cm 处，其他可能影响 NIRS 值的因素是高浓度的结合胆红素和皮肤色素细胞的数量，信号检测也可被任何外部光源干扰，这可能与患者出汗增加导致传感器黏附减少相关。

三、临床应用范围

(一) 心脏

AKI 是心脏手术中常见且严重的并发症，据报道其发生率高达 45%，与预后差、住院和重症监护治疗病房(intensive care unit,ICU)住院时间延长、住院费用和死亡率增加有关，是心脏外科手术的严重并发症和强烈的死亡危险因素，而且心脏手术本身是 ICU 中 AKI 的第二大常见原因，这种关联导致了"心脏手术相关急性肾损伤"(cardiac surgery-associated acute kidney injury,CSA-AKI)。

CSA-AKI 的病理生理学是复杂和多因素的，已知的危险因素包括肾灌注减少、代谢和神经激素激活、氧化应激、促炎症介质的激活导致炎症，以及肾毒性物质的存在。CPB 总是伴随有缺血再灌注损伤的风险，这与血液稀释和低血压、心脏停搏和肺血流量减少有关，是 CSA-AKI 的主要原因。

1. 成人　Choi 等的一项前瞻性观察性研究表明，成人心脏手术患者术中肾血氧饱和度降低与术后 CSA-AKI 相关。ROC 曲线分析显示肾 rSO_2 可以预测 AKI 的风险，具有统计学意义，且 55% 的肾 rSO_2 表现最好(曲线下面积 ROC=0.777;95% 置信区间 0.669~0.885;$P<0.001$)。多因素 logistic 回归分析显示，AKI 与肾 $rSO_2<55\%$ 的持续时间($P=0.002$)和 logistic EuroSCORE($P=0.007$)显著相关。

Ortega 等的文献纳入了 121 例患者，35 例(28.9%)患者发生了急性肾损伤。两组的肾血氧饱和度与急性肾损伤相关($P<0.001$)，并且受试者工作特征曲线分析显示肾血氧饱和度可预测急性肾损伤的风险。肾血氧饱和度<65%(ROC=0.679~0.054,95% 置信区间 0.573~0.785,$P<0.002$)和较基线下降 20%(ROC=0.639~0.059,95% 置信区间 0.523~0.755,$P<0.019$)表现出更好的预测性。

2. 小儿　AKI 是婴儿体外循环和先天性心脏病手术后常见且潜在的严重并发症，发生率为 28%~51%，且患儿 CPB 术后的 AKI 与机械通气和 ICU 住院时间较长相关，并可能增加死亡率。因此，早期发现患儿肾脏血流灌注异常和维持肾功能正常是预防和减轻 AKI 重要的管理措施。

Joffe 等对体重 ≤10kg、接受 CPB 进行先天性心脏疾病修复的儿童进行研究发现，65% 的患儿发生了与心脏手术相关的急性肾损伤。CPB 前较低基线的肾血氧饱和度与心脏手术相关急性肾损伤风险降低相关($P=0.01$);基线区域血氧饱和度最高的三分位数的儿童发生心脏手术相关急性肾损伤的可能性是最低三分位数的 7.14 倍。基线肾血氧饱和度预测心脏手术相关急性肾损伤的能力曲线下面积为 0.73(95% 置信区间 0.60~0.85)。基线肾小球滤过率较低的儿童平均肾血氧饱和度较低。

Saito 等发现，预后不良的发绀患儿的脑和肾脏 rSO_2 值[脑：(59±11) vs (50±5),$P=0.021$;肾脏：(59±15) vs (51±14),$P=0.015$] 显著低于非发绀患儿的肾脏 rSO_2 值[(77±10) vs (61±14),$P=0.011$]。在非发绀患儿中，肾 rSO_2 的临界值(66%)与存活离开 ICU 天数的风险相关[OR=33.0(95% 置信区间 2.25~484.0,$P=0.0107$)]。

Zhang 等共纳入 245 例 1~12 个月大的计划在 CPB 下行手术修补的孤立性室间隔缺损婴幼儿，在倾向评分匹配后 38 例患儿出现肾血氧饱和度下降。基于倾向评分匹配的患儿，肾血氧饱和度下降的患儿发生 AKI 的概率明显高于未下降的患儿(OR 2.79;95% 置信区间 1.21~6.44;$P=0.016$)。两组患儿 AKI 累积发病率的分布显著不同(log-rank $P=0.022$)。根据分层 Cox 回归分析，肾血氧饱和度下降与 AKI 显著相关(OR 2.06;95% 置信区间 1.14~3.74;$P=0.017$)。

Ruf 等的一项前瞻性研究中，对接受体外循环单室或双室修复手术的 59 例患儿，在术中和术后至少 24 小时连续测量患儿的肾 NIRS，结果发现 28 例(48%)婴儿发生 AKI(根据 pRIFLE 分类)，且发生 AKI 患者的肾血氧测定值明显低于肾功能正常的患者($P<0.05$)。在发生 AKI 的患儿中，3 例(11%)需要肾脏替代治疗，2 例(7%)死亡。研究发现，术中测量的肾脏 NIRS 评分与 CPB 术后婴儿 AKI 的发生率显著相关。另外，还发现肾脏 NIRS 监测在预测 AKI 方面的表现优于常规的肾损伤生物标志物如半胱氨酸蛋白酶抑制剂 C、NGAL。Hazle 等也有类似结论，研究发现尿液生物标志物(NGAL、IL-18 和半胱氨酸蛋白酶抑制剂 C)和肾脏 NIRS 可以区分儿童心脏手术术后早期预后良好和预后差的患者。

Annelies 等比较了 3 种常用的动脉血压调节剂在儿童主动脉缩窄修复过程中对大脑 $rScO_2$、肾 SrO_2 和肌肉 SmO_2 血氧饱和度的影响，结果发现在接受硝普钠(SNP)治疗的儿童中，SrO_2 和 SmO_2 均出现了更大、更快的下降。在所有患者中，SrO_2 和 SmO_2 均下降到平台期，这表明供氧不再满足代谢性需氧量，可能导致无氧代谢，氧合最低点的持续时间已被证明与组织损伤的程度直接相关。

Pettit 等纳入 71 例行先天性心脏病手术治疗的婴幼儿记录 rSO_2，其中 43 例(61%)患儿发生 AKI，KDIGO 标准分为 1 期 AKI 30 例(43%)，2 期~3 期 AKI 13 例(19%)。研究发现术中 rSO_2 维持在较高水平的婴幼儿围手术期肾损伤的可能性较低。术后未发生 AKI、1 期 AKI、2~3 期 AKI 组患儿 rSO_2 平均值分别为 84%、79%、66%，2~3 期 AKI 组肾 rSO$_2$ 平均水平明显低于未发生 AKI 组。

（二）肝移植

原位肝移植术后 AKI 的发生率高达 64%。AKI 是一种与移植物存活率差和死亡率增加相关的重要并发症。此外，多篇研究发现，移植后 AKI 与慢性肾病的发展相关。

Kim 等发现术中少尿加混合静脉血氧饱和度（oxygen saturation of mixed venose blood，SvO$_2$）降低可能提示活体肝移植后 AKI 比单独少尿或单独降低 SvO$_2$ 更可靠地预测 AKI 发生的风险。术前少尿应与 SvO$_2$ 联合预测术前肾功能正常且术中未接受羟乙基淀粉治疗的 AKI 患者。

儿童肝移植患者与 AKI 的相关研究很少，但一些研究显示 AKI 的发生率约为 5.2%，术后增加至 46%。Sinner 等的一项回顾性研究发现，在接受肝移植治疗的肝功能衰竭儿童中，术前肾氧饱和度（renal regional oxygen saturation，rSrO$_2$）的下降表明肾功能受损。然而，术中 rSrO$_2$ 并不能预测术后肾损伤。

（三）肾移植

传统的肾功能标志物不能测量术中同种异体肾的灌注，导致对初始同种异体肾功能的识别延迟，NIRS 成功检测到术中同种异体肾移植 rSO$_2$ 的差异。未来有可能作为一个客观的方法来评估缺血性损伤、再灌注能力和早期预测初始异体移植功能的一项指标。

Civantos 等在一项前瞻性研究发现，在肾移植患者术后早期持续监测 rSO$_2$ 是安全可行的。rSO$_2$ 根据基础数据显示持续下降>10% 可以预测肾移植中严重的动脉出血事件。rSO$_2$ 与术后 8 小时（$P=0.005$）和 24 小时乳酸（$P=0.000$）以及 3 小时初始利尿（$P=0.010$）、初始 ScvO$_2$（$P=0.010$）、器官衰竭评估（$P=0.015$）和热缺血（$P=0.035$）之间存在显著相关性。

Malakasioti 等发现，儿童肾移植后 NIRS 监测仪测量的同种异体肾灌注与目前的金标准多普勒超声显著相关。Vidal 等在移植后 72 小时内进行连续肾脏 NIRS 测量，发现儿童患者在肾移植后早期，rSO$_2$ 与血清肌酐、估计肾小球滤过率、尿中性粒细胞明胶酶相关脂蛋白显著相关。

（四）腹部手术

Connor 等的一篇系统综述中指出 AKI 影响约 13% 接受腹部大手术的患者，腹部手术后 AKI 的发生率为 13.4%，并且 AKI 的发生与术后未经调整的 12 倍（95% 置信区间 6.8~23.4）相对死亡风险相关。更加值得关注的是，术后一周内发生 AKI 的患者即使在出院时基线肾功能明显恢复到正常水平，也与慢性肾病的发展及远期死亡率有关。与具有相应 AKI 严重程度的心脏手术患者相比，具有 AKI 形式较轻的非心脏手术患者有更高的住院死亡风险（12.6 倍）和较长的总住院天数（HLOS）。

Emine 等在 40 例接受腹腔镜和剖腹手术的患者中，腹腔镜组（20 例）和剖腹手术组（20 例）在诱导前、一小时内每 5 分钟和拔管后记录血流动力学参数和 rSrO$_2$，结果腹腔镜组右肾 rSrO$_2$ 在 45 分钟、60 分钟时以及左肾 rSrO$_2$ 在 30 分钟、45 分钟、60 分钟时明显低于剖腹组；腹腔镜组双肾 rSrO$_2$ 在 T25、T30、T45 和 T60 均明显降低，但是气腹放气后肾 rSrO$_2$ 升至正常。作者提出对于有肾实质和血管病变、孤立肾和可能影响肾氧合的多器官病变患者，可能需要进行肾 NIRS 监测。

Koch 和 Hansen 对 21 例麻醉诱导后的非心脏手术患儿进行 24 小时肾脏 NIRS 的监测，结果显示 rSO$_2$ 与 SpO$_2$ 成正相关。术中 NIRS 报告肾缺氧（rSO$_2$ 基线下降超过 20% 或 rSO$_2$ 至少持续 3 分钟低于 40%）的发生率为（19.3±25.4）%，术后为（9.9±18.9）%，是 SpO$_2$ 的 2~3 倍，且 NIRS 读数比 SpO$_2$ 提前 10~15s。而且文章发现硬膜外麻醉后 30 分钟内 rSO$_2$ 显著下降，提示低血压低灌注状态，可见 NIRS 肾血氧饱和度监测可优化新生儿围手术期管理。

Jonathan 等的一篇关于用 NIRS 监测新生儿消化系统手术中脑和肾氧合状态的文献发现，脑区域血氧饱和度（CrSO$_2$）值稳定，而肾区域血氧饱和度（RrSO$_2$）值随手术时间有下降的趋势。72% 的 RrSO$_2$ 下降发生在手术的前 30 分钟之后，而在手术的后 90 分钟中没有任何显著的统计学差异。RrSO$_2$ 值在术后 6 小时内达到最低且 RrSO$_2$ 与 SpO$_2$ 值有显著相关性（$P<0.01$）。

四、展望

肾脏是人类重要的脆弱器官，围手术期极易造成缺血缺氧肾损伤。在之前的临床认知中，肾功能的微小变化无足轻重，但近年来多篇重要研究提示，必须提醒临床医师应认真对待患者肌酐水平的亚临床升高，即使微小的肾功能变化也可能导致无法估量的严重后果。

NIRS 是一种新型、无创、连续、实时的区域血氧饱和度评估，不仅可以反映肾血氧饱和度，还可以反映肾脏灌注状态。从这个意义上说，NIRS 提供了宝贵的信息，使得在肾损伤发生前得到及时和适当的反馈，显著增强了 AKI 的预防手段。而且这些优势都不能从传统的靶点评估中获得，如 SCr 水平，甚至是新型生物标志物。因此，应用 NIRS 可无创、实时、连续监测围手术期患者的肾功能，有助于早期发现患者肾脏灌注不足的情况，指导临床早期干预，降低肾功能损害的发生率和死亡率，改善患者预后。与脑组织相比，躯体组织血氧饱和度监测因其能更好地代表整体状态，可能比脑组织监测更有意义和发展前景。

（武昊天　杨博　张欢）

参 考 文 献

[1] UCHINO S，KELLUM J A，BELLOMO R，et al. Acute renal failure in critically ill patients：a multinational，multi-

center study[J]. JAMA,2005,294(7):813-818.

[2] International Surgical Outcomes Study Group. Global patient outcomes after elective surgery: prospective cohort study in 27 low, middle and high income countries[J]. Br J Anaesth,2016,117:601-609.

[3] BROWN J R,COCHRAN R P,MACKENZIE T A,et al. Long-term survival after cardiac surgery is predicted by estimated glomerular filtration rate[J]. Ann Thorac Surg, 2008,86(1):4-11.

[4] KORENKEVYCH D, OZRAZGAT-BASLANTI T, THOT-TAKKARA P,et al. The pattern of longitudinal change in serum creatinine and 90-day mortality after major surgery [J]. Annals of Surgery,2016,263(6):1219-1227.

[5] KELLUM J A,PROWLE J R. Paradigms of acute kidney injury in the intensive care setting[J]. Nat Rev Nephrol, 2018,14(4):217-230.

[6] PALEVSKY P M,LIU K D,BROPHY P D,et al. KDOQI US commentary on the 2012 KDIGO clinical practice guideline for acute kidney injury[J]. Am J Kidney Dis, 2013,61(5):649-672.

[7] BARASCH J,ZAGER R,BONVENTRE J V. Acute kidney injury: a problem of definition [J]. Lancet, 2017, 389 (10071):779-781.

[8] KASHANI K,CHEUNGPASITPORN W,RONCO C. Biomarkers of acute kidney injury: the pathway from discovery to clinical adoption [J]. Clin Chem Lab Med, 2017, 55 (8):1074-1089.

[9] WYCKOFF T, AUGOUSTIDES J G. Advances in acute kidney injury associated with cardiac surgery: the unfolding revolution in early detection[J]. J Cardiothorac Vasc Anesth,2012,26(2):340-345.

[10] MÅRTENSSON J,MARTLING C R,BELL M. Novel biomarkers of acute kidney injury and failure: clinical applicability[J]. Br J Anaesth,2012,109(6):843-850.

[11] RISTIKANKARE A, PÖYHIÄ R, KUITUNEN A, et al. Serum cystatin C in elderly cardiac surgery patients[J]. Ann Thorac Surg,2010,89(3):689-694.

[12] WAGENER G, JAN M, KIM M, et al. Association between increases in urinary neutrophil gelatinase-associated lipocalin and acute renal dysfunction after adult cardiac surgery[J]. Anesthesiology,2006,105(3):485-491.

[13] MISHRA J, DENT C, TARABISHI R, et al. Neutrophil gelatinase-associated lipocalin (NGAL) as a biomarker for acute renal injury after cardiac surgery[J]. Lancet, 2005,365(9466):1231-1238.

[14] PARIKH C R,MOLEDINA D G,COCA S G,et al. Ap-plication of new acute kidney injury biomarkers in human randomized controlled trials [J]. Kidney Int, 2016, 89 (6):1372-1379.

[15] GÖCZE I,JAUCH D,GÖTZ M,et al. Biomarker-guided intervention to prevent acute kidney injury after major surgery: the prospective randomized BigpAK study [J]. Ann Surg,2018,267(6):1013-1020.

[16] MEERSCH M,SCHMIDT C,HOFFMEIER A,et al. Prevention of cardiac surgery-associated AKI by implementing the KDIGO guidelines in high risk patients identified by biomarkers: The PrevAKI randomized controlled trial[J]. Intensive Care Med,2017,43,1551-1561.

[17] SCHWARZ G,LITSCHER G,DELGADO P A,et al. An NIRS matrix for detecting and correcting cerebral oxygen desaturation events during surgery and neuroendovascular procedures[J]. Neurol Res,2005,27(4):423-428.

[18] TWEDDELL J S, GHANAYEM N S, HOFFMAN G M. Pro: NIRS is "standard of care" for postoperative management[J]. Semin Thorac Cardiovasc Surg Pediatr Card Surg Annu,2010,13(1):44-50.

[19] OLBRECHT V A,SKOWNO J,MARCHESINI V,et al. An international, multicenter, observational study of cerebral oxygenation during infant and neonatal anesthesia [J]. Anesthesiology,2018,128(1):85-96.

[20] GIST K M,KAUFMAN J,DA CRUZ E M,et al. A decline in intraoperative renal near-infrared spectroscopy is associated with adverse outcomes in children following cardiac surgery [J]. Pediatr Crit Care Med, 2016, 17 (4):342-349.

[21] MOERMAN A,VANDENPLAS G,BOVÉ T,et al. Relation between mixed venous oxygen saturation and cerebral oxygen saturation measured by absolute and relative near-infrared spectroscopy during off-pump coronary artery bypass grafting[J]. Br J Anaesth, 2013, 110 (2): 258-265.

[22] BURTON K K,VALENTINE E A. Combined somatic and cerebral oximetry monitoring in liver transplantation: a novel approach to clinical diagnosis[J]. J Cardiothorac Vasc Anesth,2018,32(1):85-87.

[23] SCHEEREN T W,SCHOBER P,SCHWARTE L A. Monitoring tissue oxygenation by near infrared spectroscopy (NIRS): background and current applications[J]. J Clin Monit Comput,2012,26(4):279-287.

[24] STEPPAN J,HOGUE C W JR. Cerebral and tissue oximetry[J]. Best Pract Res Clin Anaesthesiol, 2014, 28 (4):429-39.

［25］ MURKINJ M,ARANGO M. Near-infrared spectroscopy as an index of brain and tissue oxygenation［J］. Br J Anaesth,2009,103 Suppl 1:i3-i13.

［26］ SELNES O A,GOTTESMAN R F,GREGA M A,et al. Cognitive and neurologic outcomes after coronary-artery bypass surgery［J］. N Engl J Med,2012,366（3）:250-257.

［27］ CHOI D K,KIM W J,CHIN J H,et al. Intraoperative renal regional oxygen desaturation can be a predictor for acute kidney injury after cardiac surgery［J］. J Cardiothorac Vasc Anesth,2014,28（3）:564-571.

［28］ BRUNS N,MOOSMANN J,MÜNCH F,et al. How to administer near-infrared spectroscopy in critically ill neonates,infants, and children［J］. J Vis Exp, 2020, 19（162）:10.

［29］ BOLKENIUS D,DUMPS C,RUPPRECHT B. Near-infrared spectroscopy:technique, development, current use and perspectives［J］. Anaesthesist, 2021, 70（3）:190-203.

［30］ BIEDRZYCKA A,LANGO R. Tissue oximetry in anaesthesia and intensive care［J］. Anaesthesiol Intensive Ther,2016,48（1）:41-48.

［31］ CHEW S T,MAR W M,TI L K:Association of ethnicity and acute kidney injury after cardiac surgery in a South East Asian population［J］. Br J Anaesth,2012,110（3）:397-401.

［32］ HOBSON C E,YAVAS S,SEGAL M S,et al. Acute kidney injury is associated with increased long-term mortality after cardiothoracicsurgery［J］. Circulation,2009,119（18）:2444-2453.

［33］ KARKOUTI K,WIJEYSUNDERA D N,YAU T M,et al. Acute kidney injury after cardiac surgery:focus on modifiable risk factors［J］. Circulation, 2009, 119（4）:495-502.

［34］ HILBERMAN M,MYERS B D,CARRIEB J,et al. Acute renal failure following cardiac surgery［J］. J Thorac Cardiovasc Surg,1979,77（6）:880-888.

［35］ ZANARDO G,MICHIELON P,PACCAGNELLA A,et al. Acute renal failure in the patient undergoing cardiac operation. prevalence,mortality rate,and main risk factors［J］. J Thorac Cardiovasc Surg,1994,107（6）:1489-1495.

［36］ HAASE M,BELLOMO R,HAASE-FIELITZ A. Novel biomarkers,oxidative stress,and the role of labile iron toxicity in cardiopulmonary bypass-associated acute kidney injury［J］. J Am Coll Cardiol,2010,55（19）:2024-2033.

［37］ SICKELER R,PHILLIPS-BUTE B,KERTAI M D,et al. The risk of acute kidney injury with co-occurrence of anemia and hypotension during cardiopulmonary bypass relative to anemia alone［J］. Ann Thorac Surg,2014,97（3）:865-871.

［38］ NG R R,CHEW S T,LIU W,et al. Identification of modifiable risk factors for acute kidney injury after coronary artery bypass graft surgery in an Asian population［J］. J Thorac Cardiovasc Surg,2014,147（4）:1356-1361.

［39］ ORTEGA-LOUBON C,FERNÁNDEZ-MOLINA M,FIERRO I,et al. Postoperative kidney oxygen saturation as a novel marker for acute kidney injury after adult cardiac surgery［J］. J Thorac Cardiovasc Surg, 2019, 157（6）:2340-2351. e3.

［40］ OWENS G E,KING K,GURNEY J G,et al. Low renal oximetry correlates with acute kidney injury after infant cardiac surgery［J］. Pediatr Cardiol,2011,32（2）:183-88.

［41］ HAZLE M A,GAJARSKI R J,AIYAGARI R,et al. Urinary biomarkers and renal near-infrared spectroscopy predict intensive care unit outcomes after cardiac surgery in infants younger than 6 months of age［J］. J Thorac Cardiovasc Surg,2013,146（4）:861-867. e1.

［42］ JUNG KIM H,YEON PARK J,MAN SEO D,et al:Acute kidney injury and renal regional oxygen saturation during aortic arch reconstruction in infants［J］. J Cardiothorac Vasc Anesth,2013,27（6）:1153-1157.

［43］ RUF B,BONELLI V,BALLING G,et al. Intraoperative renal near-infrared spectroscopy indicates developing acute kidney injury in infants undergoing cardiac surgery with cardiopulmonary bypass:a case-control study［J］. Crit Care,2015,19（1）:27.

［44］ JOFFE R,AL AKLABI M,BHATTACHARYA S,et al. Cardiac Surgery-Associated Kidney Injury in Children and Renal Oximetry［J］. Pediatr Crit Care Med,2018,19（9）:839-845.

［45］ PEDERSEN K. Acute kidney injury in children undergoing surgery for congenital heart disease［J］. Eur J Pediatr Surg,2012,22（6）:426-433.

［46］ BLINDER J J,GOLDSTEIN S L,LEE V V,et al. Congenital heart surgery in infants:effects of acute kidney injury on outcomes［J］. J Thorac Cardiovasc Surg,2012,143（2）:368-374.

［47］ JOFFE R,AKLABI M A,BHATTACHARYA S,et al. Cardiac surgery-associated kidney injury in children and renal oximetry［J］. Pediatr Crit Care Med,2018,19（9）:

839-845.

［48］ SAITO J,TAKEKAWA D,KAWAGUCHI J,et al. Preoperative cerebral and renal oxygen saturation and clinical outcomes in pediatric patients with congenital heart disease［J］. J Clin Monit Comput,2019,33(6):1015-1022.

［49］ ZHANG D,OUYANG C,ZHAO X,et al. Renal tissue desaturation and acute kidney injury in infant cardiac surgery:a prospective propensity score-matched cohort study［J］. Br J Anaesth,2021,127(4):620-628.

［50］ MOERMAN A,BOVÉ T,FRANÇOIS K,et al. Society of cardiovascular anesthesiologists:the effect of blood pressure regulation during aortic coarctation repair on brain, kidney,and muscle oxygen saturation measured by near-infrared spectroscopy:a randomized, clinical trial［J］. Anesth Analg,2013,116(4):760-766.

［51］ PETTIT K A,SCHREITER N A,LUSHAJ E B,et al. Prophylactic peritoneal drainage is associated with improved fluid output after congenital heart surgery［J］. Pediatr Cardiol,2020,41(8):1704-1713.

［52］ UTSUMI M,UMEDA Y,SADAMORI H,et al. Risk factors for acute renal injury in living donor liver transplantation:evaluation of the RIFLE criteria［J］. Transpl Int, 2013,26:842-852.

［53］ ZHU M,LI Y,XIA Q,et al. Strong impact of acute kidney injury on survival after liver transplantation［J］. Transplant Proc,2010,42:3634-3638.

［54］ FERREIRA A C,NOLASCO F,CARVALHO D,et al. Impact of RIFLE classification in liver transplantation ［J］. Clinical Transplantation,2010,24(3):394-400.

［55］ CHEN J,SINGHAPRICHA T,HU K Q,et al. Postliver transplant acute renal injury and failure by the RIFLE criteria in patients with normal pretransplant serum creatinine concentrations:a matched study［J］. Transplantation,2011,91:348-353.

［56］ THOMAS M E,BLAINE C,DAWNAY A,et al. The definition of acute kidney injury and its use in practice［J］. Kidney Int,2015,87(1):62-73.

［57］ GAMEIRO J,AGAPITO FONSECA J,JORGE S,et al. Acute kidney injury definition and diagnosis:a narrative review［J］. J Clin Med,2018,7(10):307.

［58］ TRINH E,ALAM A,TCHERVENKOV J,et al. Impact of acute kidney injury following liver transplantation on long-term outcomes［J］. Clin Transplant,2017,31(1). DOI:10. 1111/ctr. 12863.

［59］ YANG X,CHEN C,TIAN J,et al. Urinary angiotensinogen level predicts AKI in acute decompensated heart failure:a prospective, two-stage study［J］. J Am Soc Nephrol,2015,26(8):2032-2041.

［60］ MEERSCH M,SCHMIDT C,VAN AKEN H,et al. Urinary TIMP-2 and IGFBP7 as early biomarkers of acute kidney injury and renal recovery following cardiac surgery ［J］. PLoS One,2014,9(3):e93460.

［61］ KIM W H,LEE H C,LIM L,et al. Intraoperative oliguria with decreased SvO$_2$ predicts acute kidney injury after living donor liver transplantation［J］. J Clin Med,2018,8 (1):29.

［62］ HAMADA M,MATSUKAWA S,SHIMIZU S,et al. Acute kidney injury after pediatric liver transplantation:Incidence,risk factors, and association with outcome［J］. J Anesth,2017,31(5):758-763.

［63］ SINNER B,BANAS M,BRUNETE-LORENZO C,et al. Acute kidney injury and renal regional oxygen saturation during pediatric liver transplantation［J］. Ann Transplant,2020,25:e919717.

［64］ LOHKAMP LN,ÖLLINGER R,CHATZIGEORGIOU A, et al. Intraoperative biomarkers in renal transplantation ［J］. Nephrology(Carlton),2016,21(3):188-199.

［65］ CIVANTOS D VP,CANTERO A M,MARCOS R M,et al. Utility of basal regional oximetry saturation for the diagnosis of acute tubular necrosis in the early postoperative period following kidney transplantation［J］. Transplant Proc,2019,51(2):328-333.

［66］ MALAKASIOTI G,MARKS S D,WATSON T,et al. Continuous monitoring of kidney transplant perfusion with near-infrared spectroscopy［J］. Nephrol Dial Transplant, 2018,33(10):1863-1869.

［67］ VIDAL E,AMIGONI A,BRUGNOLARO V,et al. Near-infrared spectroscopy as continuous real-time monitoring for kidney graft perfusion［J］. Pediatr Nephrol,2014,29 (5):909-914.

［68］ O'CONNOR M E,KIRWAN C J,PEARSE R M,et al. Incidence and associations of acute kidney injury after major abdominal surgery［J］. Intensive Care Med,2016, 42(4):521-530.

［69］ GRAMS M E,SANG Y,CORESH J,et al. Acute kidney injury after major surgery:a retrospective analysis of veterans health administration data［J］. Am J Kidney Dis, 2016,67(6):872-880.

［70］ KORK F,BALZER F,SPIES C D,et al. Minor postoperative increases of creatinine are associated with higher mortality and longer hospital length of stay in surgical patients［J］. Anesthesiology,2015,123(6):1301-1311.

［71］ÇALLŞKAN E，BAŞS S S，ONAY M，et al. Evaluation of renal oxygenization in laparoscopic pediatric surgery by near infrared spectroscopy［J］. Pediatr Surg Int，2020，36（9）：1077-1086.

［72］KOCH H W，HANSEN T G. Perioperative use of cerebral and renal near-infrared spectroscopy in neonates：a 24-h observational study［J］. Paediatr Anaesth，2016，26（2）：190-198.

［73］BECK J，LORON G，MASSON C，et al. Monitoring cerebral and renal oxygenation status during neonatal digestive surgeries using near infrared spectroscopy［J］. Front Pediatr，2017，5：140.

44 丙泊酚药物浓度监测的研究进展

丙泊酚(2,6-二异丙基苯酚)作为麻醉和重症监护治疗病房(intensive care unit, ICU)的常用药物具有起效快和半衰期短的良好特性,因此在过去30年中一直是最常用的静脉麻醉药。越来越多的证据表明全凭静脉麻醉(total intravenous anesthesia, TIVA)可能优于更传统的挥发性麻醉药,包括减少恶心呕吐、减少对认知功能的影响、改善癌症患者的长期生存率、对环境没有污染等。尽管有诸多优点,但目前世界范围内大多数使用的全身麻醉药仍然是传统的挥发性麻醉药。TIVA实施的一个重大障碍是缺乏合适的方法来连续、实时监测接受麻醉患者的血液丙泊酚浓度。本文对目前的丙泊酚检测技术及其在实时监测中的潜在应用进行综述。

一、血中丙泊酚药物浓度的检测方法

血中药物浓度的检测有利于研究药物的药代/药效动力学,其检测方法一直是药理学以及药物临床应用中研究的热点。近年来随着各种技术的不断发展,使丙泊酚血药浓度的检测速度不断提高,甚至有望实现实时药物浓度监测,这对于临床医师具有重要的意义。Wang等对丙泊酚血药浓度的检测方法进行了较详细的综述,笔者在其基础上进一步地进行补充。

(一)色谱法

高效液相色谱法(high performance liquid chromatography, HPLC)可能是检测和定量丙泊酚最常用的方法,被许多人认为是验证目的的"金标准"。HPLC可与多种测量技术结合使用,最常见的是荧光检测。Nishio等证明使用荧光高效液相色谱法检测丙泊酚,仅使用水作为流动相,利用温度响应性聚合物作为固定相。荧光高效液相色谱法已被证明可用于检测血清和全血样品中的丙泊酚,样品通过使用乙腈沉淀蛋白质或通过固相萃取进行预处理,其定量范围为3~400ng/ml,线性范围为0~10μg/ml。与HPLC结合使用的另一种常见测量技术是紫外光度法。在210~280nm的波长范围内测量吸光度,流动相通常由乙腈与酸性缓冲液或铵混合而成,线性区域范围为10~100μg/ml,检测限低至20ng/ml。Dowrie等报道了使用甲醇和酸性缓冲液作为流动相的混合物以及+0.8V的测量电位对人血清和血浆中的丙泊酚进行电化学检测,其检测的线性范围为0.01~1.0μg/ml。Pissinis等使用了强碱性的流动相,在较高的pH下,丙泊酚被电离,因此可以在较低的电位(约+0.1V)下进行氧化从而减少干扰。应用这种方法报告的检测限为5ng/ml。表44-1总结了HPLC分析丙泊酚血药浓度的方法及参数。

表44-1 HPLC分析丙泊酚血药浓度方法及其参数

检测器	内标	样品预处理方法	色谱柱	流动相	柱温/℃	流速/ml·min⁻¹	激发波长/nm
紫外	麝香草酚	有机溶剂萃取:环己烷	Diamonsil C18 (200mm×4.6mm,5μm)	甲醇/水 (80/20)	30	1.0	270
紫外	卡马西平	有机溶剂萃取:环己烷/正丁醇(95/5)	Hanbon Science&Technology C18 (4.6mm×250mm,5μm)	乙腈/甲醇 (80/20)	40	1.0	274
荧光	—	蛋白质沉淀法:甲醇	Symmetry C18 (3.9mm×150mm,5μm)	甲醇/水 (70/30)	30	1.0	276
紫外	2,4二叔丁基苯酚	蛋白质沉淀法:乙腈/甲醇(75/25)	Ultimate XB-C18 (4.6mm×250mm,5μm)	水/乙腈 (70/30)	30	1.5	270

续表

检测器	内标	样品预处理方法	色谱柱	流动相	柱温/℃	流速/ml·min⁻¹	激发波长/nm
二极管阵列检测器	—	蛋白质沉淀法：6%高氯酸乙腈	Kromasil C18 (250mm×4.6mm,5μm)	乙腈/水 (70/30)	室温	1.0	270
荧光	外标法	蛋白质沉淀法：甲醇	Eclipse XDB-C18 (4.6mm×250mm,5μm)	甲醇/水 (80/20)	35	1.0	276
荧光	外标法	蛋白质沉淀法：甲醇	Chromolith Reversed Phase Monolithic column (100mm×4.6mm)	甲醇/正磷酸盐 (80/20)	—	1.0	230
荧光	麝香草酚	蛋白质沉淀法：甲醇、乙腈	Gemini® C18 (4.6mm×150mm,3μm)	乙腈/水 (30/70)	30	0.6	270
荧光	麝香草酚	蛋白质沉淀法：乙腈	Purospher® RP18endcapped (75mm×4mm,3μm)	乙腈/水 (65/35)	—	0.6	276

—. 原文未列出；样品预处理方法中两种试剂比例为 V/V；流动相两种物质比例为 V/V；HPLC. 高效液相色谱法。

（二）色谱质谱联用技术

色谱质谱联用技术将色谱的分离能力与质谱（mass spectrometry，MS）的定性能力有机地结合起来，实现对复杂混合物更加准确地定量及定性分析。同时在一定程度上简化了样品的预处理过程。在这类仪器中，色谱后可以串联不同的质谱仪，根据每种质谱仪的工作原理不同，又可分为四极杆质谱仪、离子阱质谱仪、飞行时间质谱仪等。质谱分析的原理是通过检测被测样品的质核比进行分析，分析过程中，物质首先被离子化，按离子的质核比分离，之后测量各种离子谱峰的强度来实现物质分析。通过最后分析样品的质谱信息，可以得到样品的定性定量结果。目前比较常用的通用质谱库包括美国国家科学技术研究所的 NIST 库、美国国立卫生研究院的 NIH 库、美国环保局的 EPA 库。

液相色谱-串联质谱技术（liquid chromatography-tandem mass spectrometry，LC-MS/MS）在高性能定量和鉴别检测方面有着极高的声誉，通过利用液相色谱强大的物质分离能力与串联的质谱结合对物质进行定性定量分析。Dziadosz 利用液相色谱串联质谱技术测得了丙泊酚浓度，Alvarez 等利用 LC-MS/MS 同时测定血中瑞芬太尼和丙泊酚的血药浓度，并将该方案成功应用于 3 例肝移植患者。

气相色谱-质谱联用技术（gas chromatogram-mass spectrometry，GC-MS）是一种流动相为气体（多为惰性气体）的色谱质谱法，其基本原理与前述提到的液相色谱类似，也是利用不同物质在不同相态有选择性分配的性质对物质进行洗脱，由于样品在气相中的传递速度更快，所以样品组分在两相之间可以以极快的速度达到平衡。另外，可以作为固定相物质的选择范围较多，选择自由度较大。气相色谱法有分析速度快、分离效率高的优点，近年来随着高灵敏性检测器的发展，又极大地扩宽了其应用范围。

Vaiano 等对 GC-MS 和 LC-MS/MS 检测丙泊酚的情况比较发现，两者结果差异无统计学意义。无论是 LC-MS/MS 还是 GC-MS，都存在进行样本预处理过程中产生不稳定因素的问题，受到环境、试剂、操作者本身等原因影响，导致结果不稳定，结构相似、质量相近的物质无法进行区分，产生重复信号，从而影响测定结果。并且其本身庞大复杂的结构也不适合进行临床实时监测，这限制了色谱质谱联用技术的进一步发展。

（三）离子迁移谱

离子迁移谱（ion mobility spectroscopy，IMS）是从 20 世纪 60 年代末发展起来的，该技术在电场中分离分析气相粒子。在大气压条件下，气相离子在外加电场中加速，加速过程中会与周围的分子或离子进行碰撞，发生反应，在宏观上表现为离子沿电场方向做匀速运动，并且离子的运动速度和电场强度密切相关，离子在单位强度电场作用下的移动速度称为离子迁移率，IMS 通过不同离子的迁移率不同实现对物质的分离分析。IMS 的核心部件由两部分组成，即电离源与漂移管，对于各种类型迁移谱的工作基本原理可以总结为：被检测的样品（如蒸汽或微粒）被气化后经半透膜滤除其中的杂质（如烟雾、水分子等），然后被载气携带进入漂移管的反应区内，并被电离源电离（电离源核心多为⁶³Ni），被测样品被电离后形成相对应的产物离子，在反应区的电场作用下，电离形成的产物离子遵循电场规律向粒子门移动，经过粒子门形成离子脉冲，通过离子门后形成周期性的离子脉冲进入漂移区。在漂移电场的作用下，电离形成的产物离子最终飘向收集电极。IMS 具有检测速度较快、灵敏度较高、易于实现在线分析检测的特点，并且由于其体积较小，便于携带，非常适合应用于临床床旁检测。

Wang 等首次开发了用于临床中丙泊酚血浆药物浓度检测的 IMS。在没有任何预处理的情况下，将血浆样品滴在一张玻璃微纤维纸上，然后通过热解吸直接引入 IMS。每个单独的测量可以在 1 分钟内完成。线性范围为 1～12μg/ml，检测限为 0.1μg/ml。临床常用药物包括瑞芬太尼、氟比洛芬和阿曲库铵，均未对血浆丙泊酚的定性和定量分析有显著干扰，并且 IMS 测得的血浆丙泊酚浓度与 HPLC 测得的浓度有很好的相关性。Xiao 等进一步优化了仪器，开发了一种具有优化的电离区结构和三通入口设计的掺杂剂辅助负光电离离子迁移率谱仪，避免了 ^{63}Ni 放射源可能带来的污染，并且提高了丙泊酚的电离效率，使检测灵敏度进一步提高，线性范围为 0.1~15μg/ml，检出限为 0.03μg/ml。这种不需要任何前处理的检测方法有利于今后为临床医师提供及时的反馈，具有非常广阔的应用前景。

（四）光学技术

2,6-二氯醌-4-氯亚胺（2,6-dichloroquinone-4-chlorimide,DCQ），也称为吉布斯试剂，能够在碱性条件下与酚类化合物反应生成靛酚，靛酚是一种蓝紫色物质，最大吸收波长为 600nm。许多研究小组应用了吉布斯反应以实现丙泊酚的分光光度检测。

Gad-Kariem 和 Abounassif 通过将样品与 DCQ 溶液、二甲亚砜和缓冲液（pH 9.6）混合，反应 15 分钟后测量 635nm 处的吸光度，来检测生物体液中的丙泊酚。他们证明了在血浆和尿液中检测丙泊酚的线性范围为 1~5μg/ml，血浆中的检测限为 0.28μg/ml。Hong 等还利用了吉布斯反应开发了一种一次性微流控芯片，其中有一种分子印迹聚合物（molecular imprinted polymer, MIP）用于丙泊酚固相萃取。MIP 薄膜是通过紫外线引发甲基丙烯酸和乙二醇二甲基丙烯酸酯发生共聚反应合成的。将分析物溶液与微流体装置内的 DCQ 混合后，该芯片与激光二极管和光电探测器结合使用，以测量 MIP 在 655nm 处的吸光度。该方法能够在 0.25~10μg/ml 的范围内检测到甲醇溶液中的丙泊酚，并且该装置可在 60 秒内反馈丙泊酚浓度。但是，该设备无法容纳全血，并且此时间范围不包括处理血液、血清或血浆所需的样品制备时间。Liu 等也利用吉布斯反应实现了丙泊酚的分光光度检测。该小组使用了 Pelorus1000 系统（Sphere Medical Ltd.）。在该系统中，稀释 0.7ml 全血样品并裂解红细胞，然后通过固相萃取从裂解的血液中提取丙泊酚，并与 DCQ 反应，最后通过比色法检测得到吲哚酚。他们报道的全血中丙泊酚的检测限为 0.75μg/ml，线性响应达 12μg/ml。检测时间约为 5 分钟，除系统自动执行的样品处理外，不需要任何样品前处理。

Sramkova 等提出了丙泊酚分光光度检测的替代方法。在过氧化氢存在时，丙泊酚在辣根过氧化物酶（horseradish peroxidase,HRP）催化的反应中被氧化。该反应的产物与 4-氨基安替比林偶联可产生有色溶液，在 485nm 处测量其吸光度。该方法的丙泊酚检测限为 1.6μg/ml，线性范围为 5~100μg/ml。然而，这种方法是为测定商业丙泊酚乳剂中的丙泊酚浓度而开发的，不是用于测定生物体液中的丙泊酚浓度。Li 等报道了利用荧光光谱法检测丙泊酚的方法。他们使用带有在线 MIP 的光纤进行固相萃取，由于 MIP 内有两种不同类型结合位点，他们报道了在全血中丙泊酚的检测在 0.1~15μg/ml 的两个不同的线性范围，检测时间为

5 分钟。他们还使用类似的光纤通过分光光度法检测丙泊酚。通过丙泊酚与重氮盐反应形成有色产物，其吸收峰位于 483nm。通过这种方式，作者证明了血浆样品在 3~18μg/ml 的线性范围。此外，该小组还开发了一种利用石墨烯量子点通过荧光光度法检测乳汁中丙泊酚的技术。检测限为 0.5μg/ml，线性范围为 5.34~89.07μg/ml。El Sharkasy 等开发出一种通过衍生同步荧光光谱法同时检测丙泊酚和顺式阿曲库铵的方法。通过分析 279.6nm 处的一阶导数光谱，血清中丙泊酚的线性检测范围为 40~400ng/ml，检测限为 4ng/ml，但该方法需要数十分钟才能完成前期的蛋白质沉淀技术。

（五）电化学技术

多个小组开发了电化学技术以检测丙泊酚。然而，丙泊酚的电化学氧化会导致不溶性聚合物膜在电极上沉积，从而导致电极表面快速钝化（或结垢）。Langmaier 等表明可以使用溶出伏安法检测丙泊酚，但每次测量后都需要更换或重新抛光电极。他们还报道，通过使用受限电位窗口，可以在不污染电极的情况下检测丙泊酚。然而，这种方法存在特异性不足的问题。为了解决这些问题，该小组开发了一种技术，在电极上涂有增塑聚氯乙烯（polyvinyl chloride,PVC）膜，可防止电极结垢、提高选择性并降低检测限。他们报道了 14ng/ml 的检测限，至 3.5μg/ml 的线性范围，这些传感器可以连续使用 3 小时。

Hong 等开发了一种基于导电聚合物聚吡咯的丙泊酚特异性 MIP，丙泊酚与该 MIP 的结合可以导致表面电学性质发生变化，引起电导率下降。他们开发了检测丙泊酚的一次性生物芯片，检测时间为 25 秒，检测限为 0.1μg/ml，线性范围为 0.1~30μg/ml。然而，尚未证实其可以实现连续测量。此外，使用 MIP 传感器，如果孔径分布不均匀，则分析物可能会缓慢地转移到活性位点，这对于长期、连续的丙泊酚监测是不适合的。Stradolini 等通过增加定期电极清洁步骤来减轻在丙泊酚检测期间的电极结垢。使用掺硼金刚石或铅笔石墨电极，他们间歇性地在氢氧化钠中进行基于循环伏安法的清洁程序，或在磷酸盐中使用计时电流法的清洁程序。然而，目前尚不清楚这些清洁步骤在全身麻醉期间真实丙泊酚监测背景下的实用性。他们报道的丙泊酚检测限为 0.42μg/ml。

二、呼出气中丙泊酚浓度的分析方法

近年来，人们发现可以从呼出气中检测到丙泊酚，这为丙泊酚血药浓度监测提供了一种可能无创监测的方法。随着呼出气中丙泊酚浓度的测定越来越多地被人们关注，目前测定呼出气中丙泊酚浓度的方法主要包括 GC-MS、质子转移反应质谱法（proton-transfer-reaction mass spectrometry, PTR-MS）、IMS、离子分子反应质谱（ion molecule reaction mass spectrometry, IMR-MS）、选择离子流管质谱（selected ion flow tube mass spectrometry, SIFT-MS）以及气相色谱-表

面声波传感器(gas chromatography-surface acoustic wave, GC-SAW)。

（一）GC-MS 技术

GC 是指用气体作为流动相的色谱法，多种检测方法可以与其联合用于呼出气分析。GC-MS 是检测呼出气中挥发性有机物的标准技术，Miekisch 等首次应用顶空固相微萃取结合气相色谱-质谱(headspace solid-phase microextraction coupled with gas chromatography-mass spectrometry, HS-SPME-GC-MS)评估了丙泊酚麻醉患者的呼吸和血液中丙泊酚浓度。他们从 16 例机械通气患者中平行抽取动脉、中心静脉和外周静脉血以及肺泡呼吸样本，以及 6 例接受肺切除术的患者进行检测。结果显示丙泊酚的检测限在呼气中为 0.006nmol/L，在血液中为 72.20nmol/L，呼气末和血中的定量限分别为 0.009nmol/L 和 75.89nmol/L。呼出气中丙泊酚浓度范围为 0.04~0.5nmol/L，血液中为 2~120μmol/L。他们发现只有动脉血浆丙泊酚浓度与呼出气中的浓度相关，并且肺切除术患者的通气/灌注比受损导致呼出气和血中丙泊酚的相关系数发生变化。在国内 Gong 等首次应用 HS-SPME-GC-MS 方法检测静脉麻醉下三名受试者呼出气和血浆中的丙泊酚水平。结果表明丙泊酚在呼出气和动脉血浆中的定量下限分别为 3.6ng/L 和 0.2mg/L。呼出气中的丙泊酚浓度为 4.3~33.5ng/L，动脉血浆中的浓度为 3.2~6.8mg/L。呼出气和血浆中的丙泊酚浓度显示出相关性。Grossherr 等采用热解析 GC-MS 的方法间断分析了三只山羊和三头猪的肺泡气体，同时采集混合静脉血和动脉血并应用 HPLC 检测血中丙泊酚浓度。结果发现在血浆中丙泊酚浓度为 0~8μg/ml 时，山羊和猪的肺泡气丙泊酚浓度范围分别为 0~1.4μg/ml 和 0~22μg/ml。呼出气丙泊酚与血中丙泊酚浓度之间的关系成线性，然而，其相关系数具有明显的物种特异性。随后他们再次检测了山羊和猪在丙泊酚麻醉期间的血气分配系数和肺提取率，结果发现山羊的血气分配系数为 7 000~646 000，猪的血气分配系数为 17 000~267 000。山羊的肺提取率为 32.9%~98.1%，而猪的肺提取率为-106.0%~39.0%。两个物种的不同肺提取率表明，丙泊酚在从血液到呼出气的过程中有不同的分配方式。他们小组应用同样的方法间断检测了接受心脏手术患者的术中呼出气丙泊酚，结果发现呼出气丙泊酚范围为 2.8~22.5μg/L，而相应的丙泊酚血药浓度为 0.3~3.3μg/ml。

（二）PTR-MS 技术

PTR-MS 可以用于快速测定呼出气中痕量物质的原理为：$H_3O^+ + M \rightarrow MH^+ + H_2O$，通过反应离子 H_3O^+ 与被测物质之间的质子转移反应将被测物质转化为 MH^+，从而实现被测物质的质子化和后续的质谱检测。Harrison 等首次应用 PTR-MS 在患者的呼出气中检测到丙泊酚，但并没有评估呼出气与血液中丙泊酚浓度之间的关系。Takita 等随后应用 PTR-MS 测出呼出气中丙泊酚浓度后，与血浆中浓度进行了比较，发现血浆和呼出气中的浓度具有一致性，表明

PTR-MS 可通过测量呼出气中浓度来监测血浆中丙泊酚浓度。Kamysek 等通过两种独立校准的分析方法测定呼出气中的丙泊酚浓度，分别为连续实时的 PTR-MS 和不连续的 SPME-GC-MS，并通过 SPME-GC-MS 测定血液中浓度，结果显示了两种方法良好的一致性($R^2 = 0.959$)。他们还评估了肺血流变化导致的心排血量(cardiac output, CO)降低和多巴酚丁胺导致的 CO 增加对丙泊酚呼出气以及血液和呼出气浓度之间相关性的影响。在所有研究的动物中，CO 增加会导致呼出气和血液中丙泊酚浓度之间的关系恶化。通过肺动脉束带减少肺血流量和心排血量并没有显著影响呼出气与血液丙泊酚之间的关系。即使在心排血量减少的情况下，从呼出气丙泊酚浓度估计丙泊酚血液浓度是可行的。心排血量的增加则降低了这种可行性。

（三）IMR-MS 技术

Hornuss 等首次应用 IMR-MS 技术进行了呼出气丙泊酚浓度的在线和离线检测。他们抽取一组接受全凭静脉麻醉的神经外科患者的血样，并使用一个与质谱仪相连的自动进样器对血样进行顶空的丙泊酚浓度离线测定，另一组质谱系统直接连接到同样靶控输注的神经外科患者的气管导管和麻醉机呼吸回路上，在线测量呼气末丙泊酚浓度。结果发现丙泊酚血药浓度与丙泊酚顶空气浓度存在密切相关性。该系统以离子分子反应和四极质谱联用为基础，为在线和离线抽取呼出气体中的有机和无机化合物提供了一种高灵敏度的测定方法。随后他们还应用 IMR-MS 方法研究了在非稳态时，单次静脉注射丙泊酚后呼出气中检测到丙泊酚的时间，其目的主要是研究呼出气中丙泊酚浓度是否有延迟。在注射丙泊酚后，呼出气中检测到丙泊酚时间为(43±21)秒，而脑电双频指数(bispect ral index, BIS)的变化时间为(49±11)秒，呼出气和 BIS 具有近似程度的延迟。此外，他们还研究了应用呼出气异戊二烯的检测与呼气末 CO_2 类似地应用于识别呼气末的丙泊酚信号，以更准确地检测肺泡气丙泊酚浓度。Grossherr 等也同样发现 IMR-MS 允许同时连续测量呼出气体中的两种物质：乙醇和丙泊酚，并且乙醇的出峰时间要早于丙泊酚。Colin 等应用 IMR-MS 连续监测呼出气中丙泊酚并开发了一种基于贝叶斯适应的呼出气丙泊酚药代动力学模型。贝叶斯适应改进了先验模型的预测性能，从而允许进一步的治疗个体化和对全身麻醉期间的目标血浆浓度进行更严格的控制。

（四）IMS 技术

Perl 等首次将多通道毛细管柱(multi-capillary column, MCC)与 IMS 相结合用于检测患者呼出气中的丙泊酚，发现呼出气体中丙泊酚浓度与静脉丙泊酚浓度之间存在相关性，并证实了 MCC-IMS 方法可以对呼出气体进行精确测量，减少了呼出气中水分的影响。Kreuder 等的研究中，进一步发现负离子模式的检测限比正离子模式的检测限低。Kreuer 等应用 MCC-IMS 连续检测丙泊酚 TCI 时患者的呼出气丙泊酚，并与 TCI 预测的血药浓度相拟合，提出了两种呼出气药代动力学的建模方法。他们还展示了 MCC-IMS

上市前仪器的校准和分析验证结果,用于呼出气中的丙泊酚定量。结果显示校准曲线从 0～20ppbv（parts per billion by volume）成线性。定量限为 0.3ppbv,检测限为 0.1ppbv,仪器能够实现每隔 1 分钟的连续检测。Maurer 等应用 MCC-IMS 检测了挥发性丙泊酚对各种塑料管材的黏附性,证实了使用全氟烷氧基或聚四氟乙烯管可以产生较准确的呼出气丙泊酚测量值。同一小组对黏附在呼吸管路上的丙泊酚进行测量后得出结论:挥发性丙泊酚的准确测量需要在尽可能靠近患者的地方进行采样。Müller-Wirtz 等应用 MCC-IMS 检测了呼出气丙泊酚浓度,并与大鼠血浆和脑组织浓度相关联,结果发现了良好的相关性。为了验证人体呼出气中丙泊酚与麻醉深度的相关性,Heiderich 等应用 MCC-IMS 调查了呼出气丙泊酚浓度与 Narkotrend 指数之间的相关性,结果发现在麻醉诱导和维持期间呼出气丙泊酚与 Narkotrend 指数和药代动力学模型预测的丙泊酚浓度显著相关。在苏醒期,呼出气丙泊酚与预测的丙泊酚浓度显著相关,但与 Narcotrend 指数不相关。Braathen 等应用商业化的 MCC-IMS 对正常体重和肥胖手术患者的呼出气丙泊酚进行了在线监测,结果发现在正常体重和肥胖患者中在线监测呼出气的丙泊酚浓度在临床上是可行的,在延迟 5 分钟的情况下,通过呼出气预测丙泊酚血药浓度的模型优于 TCI 的 Marsh 模型。

Zhou 等建立了一种膜进样离子迁移谱（membrane inlet-ion mobility spectrometer, MI-IMS）,与直接进样相比,膜进口可以消除水分干扰,有利于提高丙泊酚的选择性。随后 Liu 等使用该技术在临床中进一步验证,得到了稳态和非稳态下呼出气丙泊酚和血中丙泊酚浓度的关系。Jiang 等开发了一种掺杂剂辅助光电离正离子迁移谱,与时间分辨吹扫引入相结合,用于在线定量监测呼气末丙泊酚。使用优化的掺杂剂甲苯,消除了七氟烷的干扰,使丙泊酚的选择性和灵敏度得到了提高。随后他们进一步优化条件,研制了苯甲醚辅助光电离离子迁移谱仪,在平衡麻醉过程中能够消除呼出湿气和七氟烷的干扰,从而灵敏、选择性地测量呼气末丙泊酚,其定量范围为 0.2～40ppbv,响应时间为 4 秒。此外,他们还提出了将产物离子峰与反应物离子峰的强度比作为校正实时湿度变化的定量因子,并通过将该方法与单向苯甲醚辅助光电离 IMS 相结合,首次实现了术中丙泊酚的逐次呼吸直接测量,即呼出气丙泊酚的实时监测。

（五）SIFT-MS 技术

SIFT-MS 技术在 20 世纪 70 年代中期开发于英国伯明翰大学,是一种同时测定空气中和呼吸中痕量气体的技术,原理是依据呼出气中的微量气体分子的化学电离,四级杆滤质器对它们进行质量过滤后进行质量分析。优点为实时监测浓度可低至 1ng/L,并且操作简便。SIFT-MS 具有足够的灵敏性,可以同时分析单次呼出气中几种微量气体代谢物,Boshier 等将 5m 长的管道与通气回路的气管导管相连,利用 SIFT-MS 在 5 例进行腹腔镜手术患者的呼出气中检测到了经静脉注射的丙泊酚。

（六）GC-SAW 技术

Chen 等应用 GC-SAW 检测了 28 例接受丙泊酚单次静脉注射患者的血液和呼出气体中的丙泊酚浓度,并评估了每一例患者的丙泊酚血液/呼出气分压比,证明了 GC-SAW 可作为一种便捷的方法对丙泊酚进行定量分析。Dong 等在利用 GC-SAW 测定呼出气中丙泊酚浓度时,使用了直热式毛细管柱升温方式,监测呼出气中丙泊酚浓度的周期可压缩至 90 秒,他们用这种方法可以同时在线监测平衡麻醉中的丙泊酚和七氟烷。随后他们应用 GC-SAW 检测呼出气中丙泊酚并将呼吸相关因素加入丙泊酚的血液/呼出气分压比（R_{BE}）中,并发现分钟通气量与 R_{BE} 成负相关,他们认为通过这种将生理因素加入的方法能够更准确地通过呼出气预测丙泊酚血药浓度。Zhang 等开发了一种虚拟表面声波传感器阵列（virtual surface acoustic wave sensor array, VSAWSA）,通过呼出气体无创检测血液中的丙泊酚浓度,检测限为 0.15nmol/L。

（七）其他检测技术

Hengstenberg 等最早应用电化学气体传感器技术连续检测呼出气中的丙泊酚,他们观察到呼出气中丙泊酚的浓度范围为 0～32μg/L,血浆中丙泊酚浓度为 0～11μg/ml。通过电化学传感器测量的呼出气浓度与基于 GC/MS 方法的数据具有一致性,但电化学传感器显示的结果高于 GC/MS 检测结果,两种方法的平均差异为 5.2μg/L。但他们只提供了摘要,并没有详细的文章描述。Ziaian 等通过该电化学传感器连续监测了 17 例麻醉患者的呼出气丙泊酚,并与给定时间点静脉血的药物浓度相拟合,提出了丙泊酚从血液到肺泡气体浓度转变的药代动力学模型。Laurila 等展示了光谱学方法用于监测呼出气丙泊酚的潜力,他们提出了气相丙泊酚可以在紫外和中红外光谱区域进行定量吸收测量,并且证明了紫外光谱区域的光声光谱可以达到十亿分之一以下浓度的检测限。

三、结语

尽管越来越多的证据表明 TIVA 与传统的挥发性麻醉药相比具有许多优势,无论是在患者结果还是对环境影响方面,TIVA 仍然只占全球全身麻醉药的一小部分。更广泛使用 TIVA 的主要障碍是缺乏合适的方法来实时监测患者的血液丙泊酚浓度。现有的方法,如 HPLC 和质谱,过于复杂、昂贵且返回结果缓慢,并且任何对于血液的预处理都可能不适合。新兴的丙泊酚传感技术取得了很大进展,包括光学和电化学方法。然而,仍然存在许多挑战,特别是在灵敏度和传感器寿命方面。IMS 由于其小型化、检测速度快等具有未来应用于临床中检测全血中丙泊酚的潜力,但需要进一步解决其自动进样以及连续性的问题,以实现对丙泊酚全身麻醉患者进行血药浓度实时监测。呼出气丙泊酚的监测领域近年来取得了较快速的进展,有望作为一种无创技术监测丙泊酚的血药浓度,但是呼出气中丙泊酚与血中丙泊酚直接的关系存在较大的物种差异以及个体差异，并且在术中可能受到很多因素影响。通过联合呼出气丙泊酚监测与血中快速检测在未来有希望实现丙泊酚血药浓度的个体化监测，并为闭环麻醉提供有效的反馈指标。

（李恩有　刘宜平）

参 考 文 献

[1] SAHINOVIC M M,STRUYS M,ABSALOM A R. Clinical pharmacokinetics and pharmacodynamics of propofol[J]. Clin Pharmacokinet,2018,57(12):1539-1558.

[2] 王钰粟,郭雷,刘宜平,等. 丙泊酚血药浓度检测方法进展[J]. 国际麻醉学与复苏,2021,42(2):220-224.

[3] NISHIO T,SUZUKI R,TSUKADA Y,et al. Aqueous chromatographic system for the quantification of propofol in biological fluids using a temperature-responsive polymer modified stationary phase[J]. J Chromatogr A,2009,1216(44):7427-7432.

[4] CUSSONNEAU X,DE SMET E,LANTSOGHT K,et al. A rapid and simple HPLC method for the analysis of propofol in biological fluids[J]. J Pharm Biomed Anal,2007,44(3):680-682.

[5] TESHIMA D,NAGAHAMA H,MAKINO K,et al. Microanalysis of propofol in human serum by semi-microcolumn high-performance liquid chromatography with UV detection and solid-phase extraction[J]. J Clin Pharm Ther,2001,26(5):381-385.

[6] DOWRIE R H,EBLING W F,MANDEMA J W,et al. High-performance liquid chromatographic assay of propofol in human and rat plasma and fourteen rat tissues using electrochemical detection[J]. J Chromatogr B Biomed Appl,1996,678(2):279-288.

[7] PISSINIS D E,MARIOLI J M. Electrochemical detection of 2,6-diisopropylphenol(propofol)in reversed phase HPLC at high pH[J]. J Liq Chromatogr Relat Technol,2007,30(12):1787-1795.

[8] DZIADOSZ M. The study and application of analyte adduct based ionisation of propofol in the analysis with liquid chromatography-tandem mass spectrometry[J]. J Chromatogr B Analyt Technol Biomed Life Sci,2019,1114-1115:1-4.

[9] ALVAREZ J C,ABE E,ETTING I,et al. Quantification of remifentanil and propofol in human plasma:a LC-MS/MS assay validated according to the EMA guideline[J]. Bioanalysis,2015,7(13):1675-1684.

[10] VAIANO F,SERPELLONI G,FOCARDI M,et al. LC-MS/MS and GC-MS methods in propofol detection:evaluation of the two analytical procedures[J]. Forensic Sci Int,2015,256:1-6.

[11] DODDS J N,BAKER E S. Ion mobility spectrometry:fundamental concepts,instrumentation,applications,and the road ahead[J]. J Am Soc Mass Spectrom,2019,30(11):2185-2195.

[12] WANG X,ZHOU Q,JIANG D,et al. Ion mobility spectrometry as a simple and rapid method to measure the plasma propofol concentrations for intravenous anaesthesia monitoring[J]. Sci Rep,2016,6:37525.

[13] XIAO Y,WANG X,LI E,et al. Rapid determination of intraoperative blood propofol concentration in operating theatre by dopant-enhanced neutral release and negative photoionization ion mobility spectrometry[J]. Anal Chim Acta,2020,1098:47-55.

[14] GAD-KARIEM E A,ABOUNASSIF M A. Colorimetric determination of propofol in bulk form,dosage form and biological fluids[J]. Analytical Letters,2000,33(12):2515-2531.

[15] HONG C C,CHANG P H,LIN C C,et al. A disposable microfluidic biochip with on-chip molecularly imprinted biosensors for optical detection of anesthetic propofol[J]. Biosens Bioelectron,2010,25(9):2058-2064.

[16] LIU B,PETTIGREW D M,BATES S,et al. Performance evaluation of a whole blood propofol analyser[J]. J Clin Monit Comput,2012,26(1):29-36.

[17] SRAMKOVA I,AMORIM C G,SKLENAROVA H,et al. Fully automated analytical procedure for propofol determination by sequential injection technique with spectrophotometric and fluorimetric detections[J]. Talanta,2014,118:104-110.

[18] LI L,DING H,DI B,et al. Rapid detection of propofol in whole blood using an automated on-line molecularly imprinted pretreatment coupled with optical fibre detection[J]. Analyst,2012,137(23):5632-5638.

[19] LI L,LI Y. Study of azo-coupling derivatization by sequential injection coupled with spectrophotometric optical fibre detection for propofol analysis[J]. Analytical Methods,2016,8(32):6176-6184.

[20] DIAO J,WANG T,LI L. Graphene quantum dots as nanoprobes for fluorescent detection of propofol in emulsions[J]. R Soc Open Sci,2019,6(1):181753.

[21] EL SHARKASY M E,WALASH M,BELAL F,et al. First derivative synchronous spectrofluorimetric method for the simultaneous determination of propofol and cisatracurium besylate in biological fluids[J]. Luminescence,2020,35(2):312-320.

[22] LANGMAIER J,GARAY F,KIVLEHAN F,et al. Electrochemical quantification of 2,6-diisopropylphenol(propofol)[J]. Anal Chim Acta,2011,704(1/2):63-67.

[23] RAINEY F, KIVLEHAN F, CHAUM E, et al. Toward feedback controlled anesthesia: automated flow analytical system for electrochemical monitoring of propofol in serum solutions [J]. Electroanalysis, 2014, 26 (6): 1295-1303.

[24] HONG C C, LIN C C, HONG C L, et al. Handheld analyzer with on-chip molecularly-imprinted biosensors for electrical detection of propofol in plasma samples [J]. Biosensors and Bioelectronics, 2016, 86: 623-629.

[25] STRADOLINI F, KILIC T, TAURINO I, et al. Cleaning strategy for carbon-based electrodes: Long-term propofol monitoring in human serum [J]. Sensors and Actuators B: Chemical, 2018, 269: 304-313.

[26] HARRISON G R, CRITCHLEY A D, MAYHEW C A, et al. Real-time breath monitoring of propofol and its volatile metabolites during surgery using a novel mass spectrometric technique: a feasibility study [J]. Br J Anaesth, 2003, 91 (6): 797-799.

[27] 季淋淋, 郭雷, 李恩有. 丙泊酚快速检测的研究进展 [J]. 国际麻醉学与复苏杂志, 2021, 41 (2): 191-195.

[28] MIEKISCH W, FUCHS P, KAMYSEK S, et al. Assessment of propofol concentrations in human breath and blood by means of HS-SPME-GC-MS [J]. Clin Chim Acta, 2008, 395 (1/2): 32-37.

[29] GONG Y, LI E, XU G, et al. Investigation of propofol concentrations in human breath by solid-phase microextraction gas chromatography-mass spectrometry [J]. J Int Med Res, 2009, 37 (5): 1465-1471.

[30] GROSSHERR M, HENGSTENBERG A, MEIER T, et al. Discontinuous monitoring of propofol concentrations in expired alveolar gas and in arterial and venous plasma during artificial ventilation [J]. Anesthesiology, 2006, 104 (4): 786-790.

[31] GROSSHERR M, HENGSTENBERG A, DIBBELT L, et al. Blood gas partition coefficient and pulmonary extraction ratio for propofol in goats and pigs [J]. Xenobiotica, 2009, 39 (10): 782-787.

[32] GROSSHERR M, HENGSTENBERG A, MEIER T, et al. Propofol concentration in exhaled air and arterial plasma in mechanically ventilated patients undergoing cardiac surgery [J]. Br J Anaesth, 2009, 102 (5): 608-613.

[33] TAKITAA, MASUI K, KAZAMA T. On-line monitoring of end-tidal propofol concentration in anesthetized patients [J]. Anesthesiology, 2007, 106 (4): 659-664.

[34] KAMYSEK S, FUCHS P, SCHWOEBEL H, et al. Drug detection in breath: effects of pulmonary blood flow and cardiac output on propofol exhalation [J]. Analytical and Bioanalytical Chemistry, 2011, 401 (7): 2093.

[35] HORNUSS C, PRAUN S, VILLINGER J, et al. Real-time monitoring of propofol in expired air in humans undergoing total intravenous anesthesia [J]. Anesthesiology, 2007, 106 (4): 665-674.

[36] HORNUSS C, WIEPCKE D, PRAUN S, et al. Time course of expiratory propofol after bolus injection as measured by ion molecule reaction mass spectrometry [J]. Anal Bioanal Chem, 2012, 403 (2): 555-561.

[37] HORNUSS C, DOLCH M E, JANITZA S, et al. Determination of breath isoprene allows the identification of the expiratory fraction of the propofol breath signal during real-time propofol breath monitoring [J]. J Clin Monit Comput, 2013, 27 (5): 509-516.

[38] GROSSHERR M, VARADARAJAN B, DIBBELT L, et al. Time course of ethanol and propofol exhalation after bolus injection using ion molecule reaction-mass spectrometry [J]. Analytical and Bioanalytical Chemistry, 2011, 401 (7): 2063-2067.

[39] COLIN P, ELEVELD D J, VAN DEN BERG J P, et al. Propofol breath monitoring as a potential tool to improve the prediction of intraoperative plasma concentrations [J]. Clin Pharmacokinet, 2016, 55 (7): 849-859.

[40] PERL T, CARSTENS E, HIRN A, et al. Determination of serum propofol concentrations by breathanalysis using ion mobility spectrometry [J]. Br J Anaesth, 2009, 103 (6): 822-827.

[41] KREUDER A E, BUCHINGER H, KREUER S, et al. Characterization of propofol in human breath of patients undergoing anesthesia [J]. International Journal for Ion Mobility Spectrometry, 2011, 14 (4): 167-175.

[42] KREUER S, HAUSCHILD A, FINK T, et al. Two different approaches for pharmacokinetic modeling of exhaled drug concentrations [J]. Sci Rep, 2014, 4: 5423.

[43] MAURER F, WALTER L, GEIGER M, et al. Calibration and validation of a MCC/IMS prototype for exhaled propofol online measuremen [J]. J Pharm Biomed Anal, 2017, 145: 293-297.

[44] MAURER F, LORENZ D J, PIELSTICKER G, et al. Adherence of volatile propofol to various types of plastic tubing [J]. Journal of Breath Research, 2017, 11 (1): 016009.

[45] LORENZ D, MAURER F, TRAUTNER K, et al. Adhesion of volatile propofol to breathing circuit tubing [J]. Journal of Breath Research, 2017, 11 (3): 036005.

[46] MÜLLER-WIRTZ L M, MAURER F, BRAUSCH T, et al. Exhaled propofol concentrations correlate with plasma and brain tissue concentrations in rats [J]. Anesth Analg, 2021, 132 (1): 110-118.

[47] HEIDERICH S, GHASEMI T, DENNHARDT N, et al. Correlation of exhaled propofol with Narcotrend index and calculated propofol plasma levels in children undergoing surgery under total intravenous anesthesia-an observational study [J]. BMC Anesthesiology, 2021, 21 (1):161.

[48] BRAATHEN M R, RIMSTAD I, DYBVIK T, et al. Online exhaled propofol monitoring in normal-weight and obese surgical patients[J]. Acta Anaesthesiologica Scandinavica, 2022, 66(5):598-605.

[49] ZHOU Q, WANG W, CANG H, et al. On-line measurement of propofol using membrane inlet ion mobility spectrometer[J]. Talanta, 2012, 98:241-246.

[50] LIU Y, GONG Y, WANG C, et al. Online breath analysis of propofol during anesthesia: clinical application of membrane inlet-ion mobility spectrometry[J]. Acta Anaesthesiol Scand, 2015, 59(3):319-328.

[51] JIANG D, WANG X, CHEN C, et al. Dopant-assisted photoionization positive ion mobility spectrometry coupled with time-resolved purge introduction for online quantitative monitoring of intraoperative end-tidal propofol[J]. Analytica Chimica Acta, 2018, 1032: 83-90.

[52] JIANG D, CHEN C, WANG X, et al. Online monitoring of end-tidal propofol in balanced anesthesia by anisole assisted positive photoionization ion mobility spectrometer[J]. Talanta, 2020, 211:120712.

[53] JIANG D, CHEN C, WANG W, et al. Breath-by-breath measurement of intraoperative propofol by unidirectional anisole-assisted photoionization ion mobility spectrometry

[54] BOSHIER P R, CUSHNIR J R, MISTRY V, et al. On-line, real time monitoring of exhaled trace gases by SIFT-MS in the perioperative setting: a feasibility study[J]. Analyst, 2011, 136(16):3233-3237.

[55] CHEN X, ZHANG X L, LIU L, et al. Gas chromatograph-surface acoustic wave for quick real-time assessment of blood/exhaled gas ratio of propofol in humans[J]. Br J Anaesth, 2014, 113(5):807-814.

[56] DONG H, ZHANG F J, WANG F Y, et al. Simultaneous on-line monitoring of propofol and sevoflurane in balanced anesthesia by direct resistive heating gas chromatography[J]. Journal of Chromatography A, 2017, 1506: 93-100.

[57] DONG H, ZHANG F, CHEN J, et al. Evaluating propofol concentration in blood from exhaled gas using a breathing-related partition coefficient[J]. Anesthesia & Analgesia, 2020, 130(4):958-966.

[58] ZHANG F, DONG H, ZHANG X, et al. A non-invasive monitoring of propofol concentration in blood by a virtual surface acoustic wave sensor array[J]. Analytical Sciences, 2017, 33(11):1271-1277.

[59] ANDREAS HENGSTENBERG M G, THORSTEN M, LEIF D, et al. Continuous real-time monitoring of propofol in breathing gas during anesthesia[J]. Anesthesiology, 2006, 105:A577.

[60] LAURILA T, SORVAJARVI T, SAARELA J, et al. Optical detection of the anesthetic agent propofol in the gas phase[J]. Anal Chem, 2011, 83(10):3963-3967.

45 麻醉学领域重要临床研究进展

麻醉学发展与时俱进,始终致力于改善患者围手术期结局,提高急危重症患者的救治能力,以及使患者免受疼痛困扰。本文着眼于近两年来麻醉学领域重要临床研究和相关指南,剖析术前、术中和术后三个阶段的相关研究,予以提纲挈领的综述,希冀对本学科从业人员有所启发。

一、优化术前准备,完善术前评估

衰弱是由年龄和多系统疾病累积引起的一种虚弱状态。随着人口老龄化,越来越多身体虚弱的老年人需要接受手术。衰弱无疑是老年患者围手术期一个重要的危险因素,临床麻醉科医师将面临着如何识别、预防衰弱患者围手术期病情发展加重和如何使衰弱患者加速康复的诸多挑战。2022 年 7 月,*British Journal of Anaesthesia* 刊发一项来自加拿大的临床研究,评估居家康复训练是否能改善老年虚弱肿瘤患者的术后功能恢复。94 例干预组参与者和 88 例对照组参与者完成随机分配,干预组参加远程指导的居家运动康复训练加营养支持,对照组给予包括标准护理、适合年龄的活动和营养支持的书面建议。结果表明,两组患者术后首次就诊时六分钟步行测试距离无显著差别,包括身体表现、生活质量、残疾、住院时间、非家庭出院和 30 天再入院的次要结果亦无差别。总之,居家康复训练并未显著改善此类患者的术后恢复或其他结果。鉴于训练计划的依从性可能是康复效果的关键调节因素,身体虚弱的老年人可能需要努力了解并克服康复训练的障碍,来获得潜在好处。可以看出,能否严格执行术前预康复的各项措施,是能否改善衰弱的关键。此外,当前研究也进一步提示衰弱的病理生理机制复杂,能否通过术前短时间干预便可对衰弱患者进行调整并产生影响,值得进一步探讨。2022 年 8 月,*Frontiers in Oncology* 刊发来自笔者团队一项探讨术前预康复策略是否改善结直肠癌手术患者术后结局的 meta 分析。通过纳入 15 项研究共 1 306 例患者,结果表明术前预康复策略并不显著减少术后并发症发生率或缩短住院时间,术后 4 周、8 周的 6 分钟步行测试距离亦无差别。结论提示,针对结直肠癌手术患者,尚无明确证据表明应在术前推荐包括运动、营养和心理准备在内的预康复策略。

糖尿病患者术前血糖控制不良与术后不良结局相关,但对非糖尿病患者而言,术前糖化血红蛋白水平与手术预后的关系尚不清楚。2022 年 3 月,*Anaesthesia* 刊发一项来自英国的研究,通过纳入 26 653 例在招募后 1 年内接受手术的患者,其中 2 093 例(7.8%)诊断为糖尿病。在糖化血红蛋白升高组(与对照组相比)中,术后病残率和病死率分别增加 1.6 倍和 2.0 倍。在糖尿病组(与对照组相比)中,术后病残率和病死率分别增加 2.5 倍和 3.0 倍。该研究提示,术前糖化血红蛋白升高的非糖尿病患者发生术后并发症的风险增加,但这种相关性可能与终末器官合并疾病相混淆。与既往研究结果相反,本研究进一步提示,为预防术后不良结果,非糖尿病患者优化术前合并疾病应优于降低糖化血红蛋白。

二、加强术中管理,调控器官功能

高达 45% 的外科患者术后可发生呼吸系统并发症(postoperative respiratory complication,PRC),但术中通气期间潮气量与 PRC 的相关性可能受呼吸系统弹性阻力影响。2022 年 6 月,刊发于 *British Journal of Anaesthesia* 的一项临床研究共纳入 197 474 例择期非心胸外科手术患者,其中 10 821 例患者(5.5%)发生 PRC。高潮气量与更高的术后呼吸系统并发症风险相关,这种关联被呼吸系统弹性阻力所改变。对肺顺应性<42.4ml/cmH$_2$O 的患者,较高潮气量与较高的 PRC 风险相关;当肺顺应性>41.2ml/cmH$_2$O 时,这种关联就不存在。此时,与高潮气量相关的不良反应完全由驱动压介导。该研究提示,呼吸系统弹性阻力可为围手术期肺保护性通气策略的设计提供更多帮助。鉴于以往未能证实术中小潮气量通气对所有围手术期患者的有益作用,该结果表明小潮气量通气可能对一小部分呼吸系统顺应性非常高的患者有害。以往有研究发现,小潮气量通气对低死亡率的益处因呼吸系统弹性阻力不同而异,这表明肺保护性通气策略应针对驱动压而非潮气量,未来研究需探索小潮气量通气对弹性阻力极低(即顺应性高)患者的潜在有害影响。

在非心脏手术患者中,术中低血压与术后急性肾损伤、心肌损伤、卒中、谵妄和死亡率相关。2012 年提出的急性肾病(acute kidney disease, AKD)这一新术语,整合了急性肾损伤(acute kidney injury, AKI)与慢性肾病,其定义为任何影响肾功能的急性病变,包括 AKI、肾小球滤过率(glomerular filtration rate, GFR)<60ml/(min·1.73m²)、GFR 下降≥35%、血清肌酐(SCr)升高>50%,或任何肾脏损害<3 个月。2022 年,刊发于 *British Journal of Anaesthesia* 的一项临床研究共纳入 112 912 例患者,AKD 总发病率为 2.8%,2.2% 为延迟性 AKD、0.6%(n=689)为持续性 AKD,而术中低血压(MAP≤65mmHg)与持续性 AKD 相关,但与延迟性 AKD 不相关,提示纠正术中低血压是减少术后肾损伤和相关费用的潜在机会。术中低血压也可能是心脏手术患者中重大不良事件的可变风险因素。2022 年 6 月 *Anesthesiology* 刊发来自西班牙、美国、以色列和德国的一项合作研究。研究纳入 4 984 例接受心脏手术的成年患者,256 例(5.1%)患者术后发生重大不良事件。125 例(2.5%)患者发生 AKI,66 例(1.3%)患者发生卒中,109 例(2.2%)患者术后死亡。在体外循环期间及非体外循环期间,每 10 分钟的术中 MAP<65mmHg 与 AKI、死亡率或卒中的风险增加有关,提示心脏手术应全程关注患者的血压管理,但是达到固定术中血压目标(如 MAP≥65mmHg)的缩血管药治疗是否能改善术后结局仍有待研究。

2022 年 5 月,*New England Journal of Medicine* 刊发 POISE-3 研究组氨甲环酸对非心脏手术患者有效性和安全性的一项多中心研究。研究者将 9 535 例患者随机分至氨甲环酸组(4 757 例)和安慰剂组(4 778 例),随机接受氨甲环酸(1g 静脉注射)或安慰剂。结果表明,在接受非心脏手术的患者中,使用氨甲环酸的患者复合出血结局(30 天内发生的危及生命的出血、大出血或重要器官出血)发生率显著低于安慰剂组,但在复合心血管结局(30 天内的术后心肌损伤、非出血性卒中、外周动脉血栓形成或有症状的近端静脉血栓栓塞)方面的非劣效性未能得到证明。该研究进一步提示,氨甲环酸可以有效减少非心脏手术患者围手术期出血,且氨甲环酸的使用并未增加非心脏手术患者的心血管事件。

2022 年 5 月,*Lancet* 刊发一项国际多中心临床研究,探讨术中轻度低体温与患者发生术后心血管事件及并发症的关系,该研究由国内十余家医院参与,共纳入 5 056 例接受非心脏手术的患者,并随机分配至接受积极升温至目标核心温度 37℃(即积极保温组,2 507 例)或在常规体温管理目标设定为 35.5℃(即常规管理组,2 506 例)。结果表明,术中轻度低体温(35.5℃)与正常体温(37℃)患者的结局指标无显著差异,轻度低体温不影响术后心血管事件发生,提示术中维持患者核心体温不低于 35.5℃ 是安全的。

2022 年 6 月,*The Journal of the American Medical Association* 刊发一项来自德国的多中心研究,探讨术中麻醉科医师交接班对成人患者术后全因死亡率、再入院和严重并发症的综合影响。该研究共纳入 1 817 例患者,被随机分配到完全交接麻醉管理组(n=908)或不交接麻醉管理组(n=909)。从麻醉诱导到手术结束,不交接麻醉管理组的患者由同一位麻醉科医师完成手术麻醉。完全交接麻醉管理组的患者在手术期间至少有一次从一名麻醉科医师交接班给另一名麻醉科医师的完整麻醉管理交接。结果表明,手术中麻醉科医师是否交接班,对接受常规外科手术的成人患者而言,在术后 30 天内死亡率、再入院或严重术后并发症的综合结局方面没有显著差异。不论麻醉术中交接班是否影响患者围手术期结局,麻醉科医师都应重视并加强术中麻醉管理,努力为患者提供可靠、高品质的麻醉监护及围手术期管理。

三、加强疼痛管理,关注术后结局

(一)术后疼痛

术后持续性疼痛仍是一个重要且未被充分解决的临床问题,术后并发症已被确定为导致术后持续性疼痛的可能危险因素。阿片类药物曾是中重度术后疼痛患者的抢救性镇痛药,但围手术期使用阿片类药物对术后结局存在不利影响,促使临床逐渐向多模式镇痛转变,包括使用区域麻醉以及非阿片类药物的全身镇痛药。区域麻醉和局部麻醉药浸润是术后疼痛处理的理想选择,既可提供良好的术后疼痛缓解,且常用于合并症严重的患者以代替全身麻醉。针对当前证据的回顾表明,熟练的麻醉科医师在使用大多数区域麻醉技术时发生并发症的风险非常小。然而,由于诸如人员不足、术后护理缺乏及从业者技能限制等问题,通常无法以最佳形式实施区域麻醉并加以管理。阿片类药物和镇静药是内外科患者院内心搏和呼吸骤停的独立预测和累加预测指标。对未接受过阿片类药物的患者,部分患者(年龄>50 岁的男性;使用抗抑郁药、苯二氮䓬类药物或有药物滥用史)术后长期使用阿片类药物的风险增加。目前,尽管在术后不应完全避免使用阿片类药物,但非阿片类镇痛药的多模式镇痛已有望在术后实现充分的疼痛控制,多模式镇痛已减少了与阿片类药物相关的不良事件。

2022 年 2 月,一项针对术前运动耐量测量(measurement of exercise tolerance before surgery, METS)队列研究的二次分析,探讨了大手术后主要并发症与术后 30 天和术后 1 年疼痛的相关性。该研究纳入接受住院心脏手术且生存期满 1 年的 1 313 例年龄≥40 岁的患者,结果表明 56% 患者术前存在中至重度疼痛,1/3 的患者有中至重度的焦虑/抑郁。12% 的患者术后出现主要并发症,51% 的患者于术后 30 天出现疼痛,42% 的患者于术后 1 年出现疼痛。多重归类并重复进行多变量回归分析表明,主要并发症与手术后 30 天和 1 年的疼痛显著相关。该研究为术后并发症、围手术期炎症反应失调和随后持续术后疼痛之间的联系提供了证据,验证并阐明其潜在机制十分必要。

（二）术后谵妄

术后谵妄（postoperative delirium，POD）是影响患者术后康复的重要因素，近年来针对 POD 的研究数量稳步增加。鉴于 POD 定义的相对主观、研究设计差异、方法与结果报告的不一致以及缺乏对偏倚风险的调整，使 POD 风险因素的研究正在不断变化。2022 年 7 月，*British Journal of Anaesthesia* 刊发欧洲麻醉学会 POD 工作组的系统评价，旨在报道成人 POD 发病率增加相关的围手术期危险因素。该研究纳入 484 篇文献进行分析，共提取 576 个 POD 危险因素，其中术前、术中和术后危险因素分别为 302 项、108 项和 163 项。术前危险因素分为并发症、人口统计资料、实验室分析、药物、习惯、术前护理、输血和手术变量。术中因素分为手术变量、血液变量、手术持续时间、麻醉管理、用药、血流动力学、血气分析、脑部病理、实验室分析、影像、手术定位和监测。术后因素分为病理、住院时间、插管、实验室分析、用药、总体并发症、输液、手术变量、导管、术后护理设置、约束措施的使用、饮食、血流动力学、再入院和体格检查。共有 6 个危险因素被纳入定量分析，结果表明 ASA 分级＞Ⅱ级、查尔森合并症指数≥2 和男性是 POD 危险因素。该研究为未来 POD 研究奠定了更有依据的指导。近期一项纳入 30 项试验共 4 090 例接受心脏手术患者的研究表明，如果排除存在高偏倚风险的试验，右美托咪定并不显著降低患者 POD 发生率（$RR = 0.71$；95% 置信区间 0.49～1.03；$P = 0.070$；$I^2 = 58\%$）。鉴于证据质量非常低到中等，需要更为严格的随机对照试验来提供可靠证据。

术后谵妄在老年患者手术后很常见，其在不同手术类型中的发生率为 10%～50%。降低麻醉深度和麻醉药物暴露可能预防术后谵妄的发生，但研究结果并不一致。既往大多数研究均在接受全身麻醉的患者中进行，试图通过预防麻醉过深以减少术后谵妄。2021 年 12 月，*Anesthesiology* 刊发的一项研究通过脊椎麻醉联合目标 BIS 值的镇静，探讨术中不同于全身麻醉深度的意识水平（BIS 值 60～70）是否降低老年腰椎融合手术患者术后谵妄的发生。该研究纳入患者平均年龄为 72 岁，111 例分配至试验组，108 例分配至对照组。结果表明，两组患者谵妄发生率相当（25.2% vs 18.9%），提示与隐藏 BIS 值的全身麻醉相比，脊椎麻醉联合目标 BIS 值的镇静并不能降低术后谵妄的发生率。2022 年 3 月，*The Journal of the American Medical Association* 刊发来自温州医科大学的一项多中心临床研究，通过将 65 岁以上需行手术治疗的髋部骨折患者随机分为区域麻醉组（$n = 476$）或全身麻醉组（$n = 474$），结果表明两组患者术后谵妄发生率相似（6.2% vs 5.1%），提示 65 岁及以上患者在接受髋部骨折手术时，与全身麻醉相比，无镇静的区域麻醉并不显著降低术后谵妄的发生率。上述研究进一步提示谵妄发生机制的复杂性，麻醉深度、麻醉方式对患者术后谵妄的影响仍将是该领域的研究热点之一。

（三）远期结局

80% 的恶性肿瘤患者需接受手术治疗，但尚缺乏中低收入国家有关影响恶性肿瘤患者术后早期预后因素的高质量比较性数据。全球外科协作机构等组织一项国际多中心前瞻性队列研究，比较了全世界范围内在全身麻醉或椎管内麻醉下行乳腺癌、结直肠癌以及胃癌手术患者术后 30 天病死率和并发症发生率。该研究纳入了 2018 年 4 月 1 日至 2019 年 1 月 31 日来自 82 个国家 428 家医院共 15 958 例患者，其中，高收入国家 31 个共 9 106 例患者，中高收入国家 23 个共 2 721 例患者，中低收入国家 28 个共 4 131 例患者。研究结果显示，相较于高收入国家，中低收入国家患者接受肿瘤切除术时肿瘤已处于晚期，胃癌（调整后 *OR* 值 3.72，95% 置信区间 1.70～8.16）和结直肠癌（调整后 *OR* 值 4.59，95% 置信区间 2.39～8.80）患者术后病死率较高，而乳腺癌患者术后病死率则无显著差异；即使高收入与中低收入国家患者并发症发生率相似，但中低收入国家患者因重大并发症导致的病死率仍高于高收入国家 4 倍。该研究提示，不仅肿瘤所处阶段会影响恶性肿瘤患者术后病死率（60%），术后护理以及对术后严重并发症的救治能力亦可影响患者术后病死率（40%）；改善围手术期护理措施和及时有效救治术后并发症是降低恶性肿瘤患者术后病死率的有效措施。

一项针对瑞典围手术期登记处和国家乳腺癌质量登记处 2013—2019 年全身麻醉下进行的乳腺癌手术数据与记录的研究，比较接受丙泊酚和吸入麻醉维持患者的总生存时间。在 18 674 例受试者中，13 873 例患者（74.3%）接受丙泊酚，4 801 例（25.7%）接受吸入麻醉药进行全身麻醉维持。接受吸入麻醉的患者年龄较大（67 岁 vs 65 岁），病情较重［ASA 分级Ⅲ～Ⅴ级，888 例（19.0%）vs 1 742 例（12.8%）］，乳腺癌分期更晚。中位随访时间为 33 个月（IQR 为 19～48）。在 1:1 倾向评分匹配（4 658 对配对）后，总生存时间无统计学差异，丙泊酚 4 284/4 658（92.0%）与吸入麻醉 4 288/4 658（92.1%）风险比为 0.98（95% 置信区间 0.85～1.13，$P = 0.756$）。结论提示，接受丙泊酚全身麻醉与接受吸入麻醉药进行全身麻醉的乳腺癌患者，其生存率无任何差异。

肿瘤患者的结局取决于机体免疫力与肿瘤侵袭力斗争的结果，有很多影响因素，包括合并症、肿瘤类型及分期、是否完全手术切除等。围手术期麻醉策略的选择与肿瘤患者的预后是近年来麻醉学领域的热门话题，越来越多的临床研究尝试从不同角度探究麻醉策略对肿瘤结局的影响，包括不同麻醉方式（全身麻醉、区域麻醉）以及不同麻醉药物（利多卡因、非甾体抗炎药、β 受体阻滞剂、阿片类药物）等。目前，仅有有限的证据表明麻醉策略有可能影响肿瘤大手术后的相关结局。这可能是药物（如丙泊酚、利多卡因）的直接抗肿瘤作用，也可能是区域麻醉、利多卡因或辅助药物（如非甾体抗炎药、β 受体阻滞剂）对围手术期肾上腺素能-炎症应激反应的调节等。值得注意的是，目前各项研究并未形成统一共识，部分结果甚至相互矛盾。造成矛盾结果的原因不仅与肿瘤类型有关，还与不同程度的手术创伤有关。换言之，现阶段尚没有足够高质量的证据来改变现有麻醉策略。近年来，加速康复外科及无阿片类药物麻醉理念逐渐流行，该理念流行最主要的原因是基于阿片类药物副作用的考虑，但阿片类药物对免疫系统的影响到底为何尚难断定。弃用阿片类药物对肿瘤患者而言是否受益，依然没有答案。值得说明的是，无阿片类药物麻醉理念中一个重要的替代措施是利多卡因的使用，目前有较多研究支持围手术期静脉输注利多卡因，其在改善镇痛之外是否可改善预后，值得进一步探索。

（陆军　薄禄龙　邓小明）

参 考 文 献

[1] GlobalSurg Collaborative and National Institute for Health Research Global Health Research Unit on Global Surgery. Global variation in postoperative mortality and complications after cancer surgery：a multicentre, prospective cohort study in 82 countries［J］. Lancet, 2021, 397（10272）:387-397.

[2] PATEL M, ONWOCHEI D N, DESAI N. Influence of perioperative dexmedetomidine on the incidence of postoperative delirium in adult patients undergoing cardiac surgery［J］. Br J Anaesth, 2022, 129（1）:67-83.

[3] MEVORACH L, FOROOKHI A, FARCOMENI A, et al. Perioperative risk factors associated with increased incidence of postoperativedelirium：systematic review, meta-analysis, and Grading of Recommendations Assessment, Development, and Evaluation system report of clinical literature［J］. Br J Anaesth, 2022, 6: S0007-0912（22）00289-6.

[4] ENLUND M, BERGLUND A, ENLUND A, et al. Volatile versus propofol general anesthesia and long-term survival after breast cancer surgery：a national registry retrospective cohort study［J］. Anesthesiology, 2022, 137（3）:315-326.

[5] MCISAAC D I, HLADKOWICZ E, BRYSON G L, et al. Home-based prehabilitation with exercise to improve postoperative recovery for older adults with frailty having cancer surgery：the PREHAB randomised clinical trial［J］. Br J Anaesth, 2022, 129（1）:41-48.

[6] ZHANG X, WANG S, JI W, et al. The effect of prehabilitation on the postoperative outcomes of patients undergoing colorectal surgery：A systematic review and meta-analysis［J］. Front Oncol, 2022, 12:958261.

[7] SHAW A D, KHANNA A K, SMISCHNEY N J, et al. Intraoperative hypotension is associated with persistent acute kidney disease after noncardiac surgery：a multicentre cohort study［J］. Br J Anaesth, 2022, 129（1）:13-21.

[8] MEERSCH M, WEISS R, KÜLLMAR M, et al. Effect of intraoperative handovers of anesthesia care on mortality, readmission, or postoperative complications among adults：the handicap randomized clinical trial［J］. JAMA, 2022, 327（24）:2403-2412.

[9] SESSLER D I, PEI L, LI K, et al. Aggressive intraoperative warming versus routine thermal management during non-cardiac surgery（PROTECT）: a multicentre, parallel group, superiority trial［J］. Lancet, 2022, 399（10337）: 1799-1808.

[10] SULEIMAN A, COSTA E, SANTER P, et al. Association between intraoperative tidal volume and postoperative respiratory complications is dependent on respiratory elastance：a retrospective, multicentre cohort study［J］. Br J Anaesth, 2022, 129（2）:263-272.

[11] DE LA HOZ M A, RANGASAMY V, BASTOS A B, et al. Intraoperative hypotension and acute kidney injury, stroke, and mortality during and outside cardiopulmonary bypass：a retrospective observational cohort study［J］. Anesthesiology, 2022, 136（6）:927-939.

[12] DEVEREAUX P J, MARCUCCI M, PAINTER T W, et al. Tranexamic acid in patients undergoing noncardiac surgery［J］. N Engl J Med, 2022, 386（21）:1986-1997.

[13] HANLEY C, LADHA K S, CLARKE H A, et al. Association of postoperative complications with persistent postsurgical pain：a multicentre prospective cohort study［J］. Br J Anaesth, 2022, 128（2）:311-320.

[14] LI T, LI J, YUAN L, et al. Effect of regional vs general anesthesia on incidence of postoperative delirium in older patients undergoing hip fracture surgery：The RAGA randomized trial［J］. JAMA, 2022, 327（1）:50-58.

[15] BROWN C H, EDWARDS C, LIN C, et al. Spinal anesthesia with targeted sedation based on bispectral index values compared with general anesthesia with masked bispectral index values to reduce delirium：the sharp randomized controlled trial［J］. Anesthesiology, 2021, 135（6）:992-1003.

[16] JIN Z, LEE C, ZHANG K, et al. Safety of treatment options available for postoperative pain［J］. Expert Opin Drug Saf, 2021, 20（5）:549-559.

46 围手术期情绪优化与加速康复

一、前言

随着医学的发展,接受手术治疗的患者日益增多。手术及麻醉过程对患者而言是不同程度的心理应激,围手术期患者多存在紧张恐惧、焦虑抑郁等负性情绪,严重时可威胁患者的身心健康。多项研究显示患者围手术期焦虑、抑郁等负性情绪的发生率高达 25%~80%,术前焦虑、抑郁状态与患者术后疼痛程度成正相关,使得患者对镇静、镇痛药物的需求量增加,同时造成患者术后恢复减慢,且术前抑郁增加患者术后全因死亡率。

新型冠状病毒肺炎(COVID-19)疫情出现以来,截至目前,世界卫生组织(World Health Organization,WHO)网站显示全球感染新型冠状病毒肺炎人数已逾 5 亿,因新型冠状病毒肺炎死亡人数已达 630 万,WHO 将其定为大流行,国家和地方政府采取行动保护其公民的健康和安全,包括实施隔离和封锁令,媒体和实证研究报道了广泛的心理健康问题,经济急剧下滑、长期失业、企业和学校大规模关闭使社会问题更加复杂。在一项对 4 550 例住院患者的研究中,研究人员发现,与新型冠状病毒肺炎时代之前相比,新型冠状病毒肺炎时代患者的抑郁症和焦虑障碍增加,住院时间延长。由此可见,围手术期负性情绪在新型冠状病毒肺炎疫情仍持续的现阶段是手术团队需要高度重视的问题。

加速康复外科(enhanced recovery after surgery,ERAS)理念最初由丹麦的 Kehlet 教授提出,指采用一系列有循证医学证据的围手术期处理优化措施,以减少手术患者的生理和心理创伤应激,从而达到快速康复的目的。Kehlet 教授提出的创伤应激包含生理和心理两个部分,一直以来,手术团队着重关注的是生理应激,而忽视了心理应激,抗心理应激也是 ERAS 实践的重要环节。

二、负性情绪的现状

情绪是对客观事物的主观认知体验的统称,是多种思想和行为综合产生的心理和生理状态,是人的需求是否得到满足的反映。情绪分为正性情绪和负性情绪,满足需求产生正性情绪;不满足需求则产生负性情绪,包括焦虑、抑郁、恐惧、紧张等。焦虑是机体处于应激状态时内心紧张不安的情绪,而抑郁是以情绪低落、兴趣降低为主要表现的情绪,焦虑和抑郁之间相互影响,两种情绪障碍常相伴出现,成为一种共病。研究显示,焦虑、抑郁是围手术期常见的负性情绪,高收入国家抑郁的终身发病率为 15%,中低收入国家抑郁终身发病率为 11.1%,并且抑郁被列为第四大致残原因,预计到 2030 年抑郁将成为第二大致残原因。2016 年发表在 *International Journal of Cardiology* 针对冠状动脉旁路移植术患者的系统性回顾和 meta 分析得出结论,这部分患者术前、术中、出院后 10 天的焦虑发生率分别高达 40.6%、28%、40.6%。

焦虑、抑郁常用的评价量表有汉密尔顿焦虑量表(Hamilton anxiety scale,HAMA)、汉密尔顿抑郁量表(Hamilton depression scale,HAMD)、医院焦虑抑郁量表(hospital anxiety and depression scale,HADS)、抑郁自评量表(self-rating depression scale,SDS)、焦虑自评量表(self-rating anxiety scale,SAS)、状态-特质焦虑问卷(state-trait anxiety inventory,STAI)、改良耶鲁术前焦虑量表(modified Yale preoperative anxiety scale,m-YPAS)。术前焦虑评估可采用 STAI 对患者进行评估,量表包括状态焦虑和特质焦虑两部分,评分结果与焦虑程度成正相关,得分越高,提示焦虑程度越严重。SAS 和 SDS 因简单易评,是目前国内医院应用较多的量表,SAS 主要用于评价焦虑相关症状出现的频率,得分越高提示焦虑越严重;SDS 量表内容可直观显示出抑郁患者的主观感受、在接受治疗中的变化情况,主要适用于门诊及住院患者中具有抑郁症状的成年患者,但对患有严重迟缓症状的抑郁者评定有困难,同时,SDS 评定的内容选项需要患者有较好的理解能力,因此对于智力水平稍差或文化程度较低的患者使用效果不佳。HADS 在门诊及非专科医院中使用较广,主要应用于综合医院及门诊患者焦虑和抑郁情绪的初步筛查,评定项目少,可让综合医院医师快速筛查、评估出存在焦虑或抑郁症状的可疑患者,时间短、效率高,在综合性医院中运用优势比较明显。除此之外,在临床上还有 HAMA、HAMD 等评定工具被广泛使用,评估效果良好;m-YPAS 是评估术前患儿焦虑水平的合适工具。这些量表都属于主观评测量表,在临床工作中,目前尚缺乏客观指标评价焦虑和抑郁的状态以及严重程度。

2021 年,我国一项多中心、大样本研究结果显示,择期手术患者术前高度焦虑的发生率可达 25.9%,其独立危险因素包括女性、高侵袭性手术、焦虑型性格及失眠等。绝大多数患者主要顾虑是手术效果、麻醉安全及术后疼痛等,提示医务人员术前宣教缓解患者焦虑情绪的重要性。同时,研究发现手术大小直接影响术前与术后焦虑程度,术前焦虑水平越高,术后疼痛越严重,睡眠质量也越差,提示在制订术后疼痛方案及处理围手术期睡眠障碍时应充分考虑术前焦虑状态。既往研究表明,34% 的心脏病患者在术前表现出抑郁症状,55% 的患者在术前表现出焦虑,与非抑郁症患者相比,抑郁症患者需要更昂贵的医疗服务,并且在术后12 个月的随访中生活质量较低。

以往临床工作中对术后焦虑关注较少,而近期研究表明术后焦虑同样影响患者预后。围手术期疼痛经历、精神障碍、术前焦虑状态、对未来的自我认知较差、吸烟史和身体状况较差构成术后状态焦虑的危险因素;区域阻滞麻醉和术后多模式镇痛可降低患者术后状态焦虑的发生率。既往手术经历可减轻患者术前焦虑,而骨科手术患者术后焦虑的患病率达 50%,可能与骨科术后疼痛较剧烈且无法早期下床活动有关。围手术期焦虑可发生在术前和/或术后,术前焦虑、术后疼痛是术后抑郁的重要危险因素,术前对患者适度解答手术和麻醉相关疑惑,缓解患者的负性情绪以及完善术后疼痛对预防术后抑郁有重要作用。Hans J Gerbershagen 等纳入 179 例外科手术病例的研究中,产生负性情绪的术后因素有睡眠质量、家人关怀、术后疼痛,若从上述三方面着手,可降低术后负性情绪的发生率。

三、负性情绪与患者预后

适度的焦虑属于机体正常的应激反应,然而中重度焦虑常伴过度的自主神经功能紊乱和躯体症状,与患者的不良预后相关。术前焦虑增加术中麻醉药物用量,并且术前焦虑程度与术中丙泊酚用量成正比,但不影响术中七氟烷的用量。术前焦虑、抑郁情绪与术后急性疼痛的严重程度显著相关;疼痛和身体功能的改善亦可影响术后焦虑、抑郁评分。同时,术中麻醉药物和术后镇痛药物的需求量增加可致术后苏醒延迟,影响患者的术后康复。术前焦虑可致患者术后谵妄的发生风险增加。Kain 等以 m-YPAS 评估 791 例全身麻醉手术的患儿术前焦虑水平,并观察术前焦虑水平与急性谵妄发生率的关系;结果显示,术前焦虑程度越高,急性谵妄发生率越高;状态焦虑评分每增加 10 分,发生重度急性谵妄症状的风险增加 10%。

抑郁可导致患者应激能力降低。研究表明,围手术期

抑郁患者术后更容易发生感染。此外,术前抑郁状态还可导致患者术后认知功能下降,疼痛加重,延长住院时间并增加术后病死率,还可导致记忆障碍、信息处理障碍、行为障碍等,增加了术后认知功能障碍发生的风险。围手术期抑郁是术后谵妄的独立危险因素,术前有抑郁症状的患者术后谵妄持续时间更长,且术后认知功能恢复延迟。

Malin Stenman 等对冠状动脉旁路移植术患者进行系统性回顾和分析发现术前抑郁增加患者的术后全因死亡率,同时造成患者功能恢复缓慢、伤残指数及疼痛敏感性增加。Ghoneim 等指出,某些特殊患者更易受到负性情绪的影响,如重症监护治疗病房(intensive care unit,ICU)患者易产生抑郁情绪,与较低生活质量和病死率增加有关;冠状动脉旁路移植术患者易发生抑郁,常持续到术后 1 年,增加疾病复发率和再次入院率;接受减肥手术的病态肥胖患者患抑郁症的风险增加;择期腰椎间盘摘除术患者术前抑郁的程度预示术后的功能结果和患者的不满意度,尤其在翻修手术后。

四、围手术期麻醉管理与情绪优化

(一)术前:药物及非药物干预、宣教

术前焦虑的干预措施分为药物干预和非药物干预措施——前者包括苯二氮䓬类药物(咪达唑仑、阿普唑仑等)、右美托咪定、可乐定等。术前予以咪达唑仑口服或者经鼻给药可减轻患儿的焦虑程度;右美托咪定经鼻腔给药(喷雾或滴鼻)。非药物干预措施主要包括音乐疗法、心理干预、催眠疗法、呼吸训练以及针灸等中医疗法,其中儿童作为术前焦虑的高发人群,其非药物干预措施还包括父母陪伴下麻醉诱导、改变转运方式、术前观看视频及使用 VR游戏等。然而父母陪伴下麻醉诱导是个有争议的问题,麻醉诱导时父母陪伴并没有减少患儿的焦虑,反而会增加儿童的焦虑情绪,可能由于这些家长术前未接受手术相关知识的科普,家长本身的焦虑情绪影响孩子使患儿更加焦虑。

与正常患者相比,病痛和手术对术前抑郁患者而言是更为艰巨的挑战,术前访视时需耐心解释沟通,减轻其思想负担,充分了解既往病史及用药情况,因这类精神药物一般服药时间较长,应注意机体是否存在肝肾功能损害,同时警惕这些药物的不良反应以及与麻醉药物的相互作用。除此之外,还应注意患者近期饮食情况,少食、拒食可能导致水电解质紊乱,术前应及时纠正,必要时可请精神科医师会诊,进一步评估抑郁症病情严重程度,与多学科团队确认是否停药或者改变药物剂量。

(二)术中:药物(氯胺酮、右美托咪定)

氯胺酮是一种离子型谷氨酸能 N-甲基-D-天冬氨酸受体(N-methyl-D-aspartate receptor,NMDAR)拮抗剂,主要用于临床麻醉的诱导和维持,具有抗抑郁作用,术中应用可改善患者围手术期的抑郁状态。相比传统的抗抑郁药物,氯胺酮能产生快速而持续的抗抑郁作用,在数小时内就能显

著改善患者的抑郁症状，甚至减弱患者自杀念头，仅仅亚麻醉剂量的用药即可对抑郁症状产生长达两周的缓解作用，对难治性抑郁症亦有显著疗效。氯胺酮抗抑郁样作用的可能机制与脑源性神经营养因子（brain-derived neurotrophic factor，BDNF）、NMDA 受体、α-氨基-3-羟基-5-甲基-4-异（噁）唑丙酸受体（alpha-amino-3-hydroxy-5-methyl-4-isoxazole propionic acid receptor，AMPAR）、血管内皮生长因子（vascular endothelial growth factor，VEGF）、$Kcnq2$ 基因的调控等相关。众多学者对此进行诸多研究，但仍未明确具体机制。

近期，一项纳入 6 项随机对照试验研究的 meta 分析显示，氯胺酮与社交焦虑障碍治疗反应的可能性增加相关（OR 28.94；95% 置信区间 3.45～242.57；$P = 0.002$），但不适用于创伤后应激障碍（OR 2.03；95% 置信区间 0.67～6.15；$P = 0.21$）。观察氯胺酮的剂量反应曲线和 SAD 症状随剂量的变化 ≥0.5mg/kg 与较低剂量相比，焦虑评分下降幅度更大。既往研究多集中于氯胺酮的抗抑郁作用，而这篇 meta 分析则提示氯胺酮可能也是一种安全且广泛有效的抗焦虑药，适用于焦虑谱系障碍患者，包括难治性病例。与难治性抑郁的大量公开数据相比，氯胺酮在难治性焦虑患者中的对照试验证据非常有限。考虑到全球范围内与这些疾病相关的重大疾病负担和高耐药率，未来应在这一领域开展进一步的大规模随机对照试验。

右美托咪定是一种选择性 α₂-肾上腺素受体激动剂，通过激动脑干蓝斑核内的 α₂-肾上腺素受体而产生镇静、催眠和抗焦虑作用，触发并维持自然非动眼睡眠，通过激动脊髓后角的 α₂-肾上腺素受体抑制感觉神经递质的释放而产生镇痛作用，同时抑制交感神经活性，减少去甲肾上腺素的释放，降低机体的应激反应。一项纳入 90 例 6～11 岁择期行疝修补术儿童的双盲、随机对照试验发现，在麻醉诱导前 10 分钟静脉注射右美托咪定 0.5μg/kg，相较麻醉诱导前静脉滴注溶于 20ml 生理盐水的咪达唑仑 0.08mg/kg 能更好地缓解患儿的术后焦虑。Keles 等对 100 例择期行拔牙手术的学龄前儿童进行回顾性分析发现，术前 45 分钟口服右美托咪定 1μg/kg 可提供较好的镇静水平和面罩诱导配合度，减轻分离焦虑。2020 年刊发的一项大样本、回顾性配对研究中，研究团队纳入 7 418 例非心脏大型手术患者，发现术中使用右美托咪定可以使睡眠障碍发生率降低 11.5%；亚组分析表明神经外科手术除外，右美托咪定组患者睡眠障碍发生率明显降低，在妇科手术、泌尿外科手术、脊柱手术中改善最为明显；低剂量使用右美托咪定，0.2～0.4μg/（kg·h），对术后睡眠障碍的改善最优。

（三）术后：多模式镇痛、改善睡眠

手术和创伤引起不同程度的疼痛，对器官功能产生的不利影响包括影响咳嗽、排痰导致肺部感染、血压升高、心率增快加重心肌缺血，急性疼痛可加重患者的焦虑状态、影响睡眠，长期慢性疼痛还会导致抑郁状态；患者术前的负性情绪亦会影响术后疼痛程度，研究证实术前焦虑及抑郁状态会导致术后疼痛加剧及对镇痛药物需求量增加，因此当

术后疼痛和负性情绪同时存在时则会互相影响。完善的术后镇痛对患者术后负性情绪的改善及快速康复尤为重要。既往研究将接受冠状动脉旁路移植术（coronary artery bypass graft，CABG）的患者分为患者自控静脉镇痛（patient-controlled intravenous analgesia，PCIA）组和硬膜外镇痛组，发现硬膜外镇痛组提供良好的术后镇痛，进而降低术后 6 个月的抑郁状态及抑郁障碍发生的风险。

一项在 80 例结直肠癌根治术患者中进行的研究，将患者分为舒芬太尼 PCIA+氟比洛芬酯单次注射+罗哌卡因切口局部浸润组和氢吗啡酮 PCIA+氟比洛芬酯单次注射+0.75% 罗哌卡因切口局部浸润组，观察两组患者的术后镇静、镇痛、情绪改变、不良反应、恢复质量等指标，发现氢吗啡酮 PCIA 有利于患者的情绪恢复。氢吗啡酮可增加前扣带皮质，包括杏仁核、丘脑-边缘系统的局部脑血流量，且能降低皮质醇对压力的反应，可能是其改善患者术后情绪的原因。另一项双盲、随机对照、大样本临床研究结果发现，曲马多 PCIA 推荐应用于高危女性剖宫产术镇痛，因为其可以降低产后 4 周抑郁发生率、改善产妇术后睡眠质量、减少术后 48 小时镇痛药物用量。

Lancet 刊登的一项研究证明，术后当晚小剂量右美托咪定输注可以明显降低非心脏手术老年患者术后在 ICU 的谵妄发生率、减轻疼痛程度、改善睡眠质量，同时减少非谵妄并发症发生率、缩短机械通气时间和 ICU 逗留时间。

五、结语

在新型冠状病毒肺炎疫情防控常态化的当下，焦虑、抑郁作为围手术期常见的情绪问题，随着 ERAS 理念及实践的不断发展，临床医师既要关注手术患者的生理应激，也要关注其心理应激，并采取有效措施优化围手术期情绪管理，助力 ERAS 理念的深入实践。

（程岑　刘学胜）

参 考 文 献

[1] MAHENDRAN R, LIM A H, TAN Y S J, et al. The prevalence and predictors of subsyndromal anxiety and depression in adult Asian cancer patients across the first year of diagnosis[J]. Asia-Pacific Journal of Clinical Oncology, 2016, 12(4): 476-489.

[2] MOSLEHA M S, ALJA' AFREHB M, ALNAJARC K M, et al. The prevalence and predictors of emotional distress and social difficulties among surviving cancer patients in Jordan[J]. Eur J Oncol Nurs, 2018, 33: 35-40.

[3] ALI A, ALTUN D, OGUZ H B, et al. The effect of preoperative anxiety on postoperative analgesia and anesthesia recovery in patients undergoing laparoscopic cholecystectomy[J]. J Anesth, 2014, 28(2): 222-227.

[4] STENMAN M, HOLZMANN J M, SARTIPY U. Associa-

tion between preoperative depression and long-term survival following coronary artery bypass surgery-A systematic review and meta-analysis[J]. Int J Cardiol,2016,222: 462-466.

[5] SCHAFER M K, LIEBERMAN A, SEVER C A, et al. Prevalence rates of anxiety, depressive, and eating pathology symptoms between the pre-and peri-COVID-19 eras:a meta-analysis[J]. J Affect Disord,2022,298(Pt A):364-372.

[6] LEBEL C, MACKINNON A, BAGSHAWE M, et al. Elevated depression and anxiety symptoms among pregnant individuals during the COVID-19 pandemic[J]. J Affect Disord,2020,277:5-13.

[7] KEHLET H, WILMORE W D. Multimodal strategies to improve surgical outcome[J]. Am J Surg,2002,183(6): 630-641.

[8] GHONEIM M M, O'HARA W M. Depression and postoperative complications:an overview[J]. BMC Surg,2016, 16:5.

[9] BERSHAD K A, MILLER A M, NORMAN J G, et al. Effects of opioid-and non-opioid analgesics on responses to psychosocial stress in humans[J]. Horm Behav,2018, 102:41-47.

[10] JULIAN L J. Measures of anxiety:State-Trait Anxiety Inventory(STAI), Beck Anxiety Inventory(BAI), and Hospital Anxiety and Depression Scale-Anxiety(HADS-A)[J]. Arthritis Care Res(Hoboken) 2011,63(Suppl 11):S467-472.

[11] LI X R, ZHANG W H, WILLIAMS J P, et al. A multicenter survey of perioperative anxiety in China:Pre-and postoperative associations[J]. J Psychosom Res,2021, 147:110528.

[12] CURCIO N, PHILPOT L, BENNETT M, et al. Anxiety, depression, and healthcare utilization 1 year after cardiac surgery[J]. Am J Surg,2019,218(2):335-341.

[13] JELLISH W S, O'ROURKE M. Anxiolytic use in the postoperative care unit[J]. Anesthesiol Clin, 2012, 30 (3):467-480.

[14] CAUMO W, SCHMIDT A P, SCHNEIDER C N, et al. Risk factors for postoperative anxiety in adults[J]. Anaesthesia,2001,56(8):720-728.

[15] NICKINSON S J R, BOARD N T, KAY R P, et al. Postoperative anxiety and depression levels in orthopaedic surgery:a study of 56 patients undergoing hip or knee arthroplasty[J]. J Eval Clin Pract,2009,15(2):307-310.

[16] PARK S, KANG C H, HWANG Y, et al. Risk factors for postoperative anxiety and depression after surgical treatment for lung cancer[J]. Eur J Cardiothorac Surg,2016,

49(1):e16-e21.

[17] GERBERSHAGEN J, ADUCKATHIL S, VAN WIJCK A, et al. Pain intensity on the first day after surgery:a prospective cohort study comparing 179 surgical procedures [J]. Anesthesiology,2013,118(4):934-944.

[18] KIL H K, KIM W O, CHUNG W Y, et al. Preoperative anxiety and pain sensitivity are independent predictors of propofol and sevoflurane requirements in general anaesthesia[J]. Br J Anaesth,2012,108(1):119-125.

[19] HASSETT A L, MARSHALL E, BAILEY M A, et al. Changes in anxiety and depression are mediated by changes in pain severity in patients undergoing lower-extremity total joint arthroplasty[J]. Reg Anesth Pain Med, 2018,43(1):14-18.

[20] KAIN Z N, CALDWELL A AA, MARANETS I, et al. Preoperative anxiety and emergence delirium and postoperative maladaptive behaviors[J]. Anesth Analg, 2004, 99(6):1648-1654.

[21] DOERING L V, MOSER D K, LEMANKIEWICZ W, et al. Depression, healing and recovery from coronary artery bypass surgery[J]. Am J Crit Care, 2005, 14(4):316-324.

[22] WU Z X, ZHAO P, PENG J, et al. A patient-controlled intravenous analgesia with tramadol ameliorates postpartum depression in high-risk woman after cesarean section:A randomized controlled trial[J]. Front Med(Lausanne),2021,8:679159.

[23] SU X, MENG Z T, WU X H, et al. Dexmedetomidine for prevention of delirium in elderly patients after non-cardiac surgery: a randomised, double-blind, placebo-controlled trial[J]. Lancet,2016,388(10054):1893-1902.

[24] WRIGHT K D, STEWART S H, FINLEY G A, et al. Prevention and intervention strategies to alleviate preoperative anxiety in children:a critical review[J]. Behav Modif,2007,31(1):52-79.

[25] GRAFF V, CAI L, BADIOLA I, et al. Music versus midazolam during preoperative nerve block placements:a prospective randomized controlled study[J]. Reg Anesth Pain Med,2019,18:rapm-2018-100251.

[26] LIU P P, SUN Y, WU C, et al. The effectiveness of transport in a toy car for reducing preoperative anxiety in preschool children:a randomised controlled prospective trial [J]. Br J Anaesth,2018,121(2):438-444.

[27] JOSIE C, WRIGHT G J, KEMP M S. An evidence-based review of parental presence during anesthesia induction and parent/child anxiety[J]. Can J Anaesth,2009,56 (1):57-70.

[28] ZHANG Y Y, YE F, ZHANG T T, et al. Structural basis

of ketamine action on human NMDA receptors[J]. Nature,2021,596(7871):301-305.

[29] WHITTAKER E,DADABAYEV R A,JOSHI A S,et al. Systematic review and meta-analysis of randomized controlled trials of ketamine in the treatment of refractory anxiety spectrum disorders[J]. Ther Adv Psychopharmacol,2021,11:20451253211056743.

[30] DU Z,ZHANG X Y,QU S Q,et al. The comparison of dexmedetomidine and midazolam premedication on postoperative anxiety in children for hernia repair surgery:A randomized controlled trial[J]. Paediatr Anaesth,2019, 29(8):843-849.

[31] KELES S,KOCATURK O. The effect of oral dexmedetomidine premedication on preoperative cooperation and emergence delirium in children undergoing dental proce-

dures[J]. Biomed Res Int,2017,2017:6742183.

[32] DUAN G Y,WANG K,PENG T T,et al. The effects of intraoperative dexmedetomidine use and its different dose on postoperative sleep disturbance in patients who have undergone non-cardiac major surgery:A real-world cohort study[J]. Nat Sci Sleep,2020,12:209-219.

[33] ROYSE C,REMEDIOS C,ROYSE A. High thoracic epidural analgesia reduces the risk of long-term depression in patients undergoing coronary artery bypass surgery [J]. Ann Thorac Cardiovasc Surg,2007,13(1):32-35.

[34] YANG Y Q,WU J P,LI H L,et al. Prospective investigation of intravenous patient-controlled analgesia with hydromorphone or sufentanil:impact on mood,opioid adverse effects,and recovery[J]. BMC Anesthesiol,2018, 18(1):37.

47 预康复在衰弱患者的应用研究进展

衰弱(frailty)是一种多维状态,其特征是生理储备功能下降、稳态机制丧失以及对手术等应激源抵抗力减弱,导致对不良事件易感性增加。随着人口老龄化加速,衰弱患者的数量也在不断增加。研究显示,中国的老年人口中衰弱发病率约为9.9%。目前越来越多的证据表明衰弱与不良术后结局相关,因此围手术期对老年患者术前衰弱评估和优化值得关注。预康复(prehabilitation)主要指从患者诊断到接受外科手术前通过一系列干预措施(如运动锻炼、营养补充、心理干预等)使患者在生理和心理上能有效应对手术应激,从而改善术后结局。理论上说,衰弱患者由于耐受手术应激能力更差,预康复可以帮助患者增强功能、营养状态和心理承受力,增加对手术耐受力,所以衰弱患者可以从预康复治疗中获益更多。然而,对于标准预康复策略目前尚无统一定义,预康复能否改善患者衰弱状态从而减轻衰弱对于患者术后转归的影响目前也存在争议。有关预康复减少衰弱患者术后并发症的研究仍缺乏结论性证据,因此,本文对近年来针对衰弱患者进行的预康复治疗及其是否能给患者带来获益进行综述。

一、衰弱与单一方式预康复

(一)运动锻炼

术前功能状态尤其是心肺储备功能与术后并发症、住院时间、是否需要专业护理和死亡率相关。研究表明,术前运动锻炼可以改善衰弱老年人的身体功能状态,包括肌肉力量、步行速度、平衡能力、移动能力等。Waite等对22例等待冠状动脉旁路移植术(coronary artery bypass grafting, CABG)或择期瓣膜手术(开放或经导管)的患者进行以家庭为基础的运动干预,结果显示,相较于干预前这些患者六分钟步行试验(6 minute walking test, 6MWT)距离得到了显著改善,另外患者临床衰弱评分(clinic frailty scale, CFS)也较干预前得到改善(4.05 vs 4.58)。虽然该研究未能直接观察术前运动干预对于术后结局的影响,但表明在临床现实环境中实施以家庭为基础的运动干预是可行的,可以提高接受心脏手术患者的功能状态和缩短住院时间。但该研

究样本量较小,需要大样本随机对照研究来揭示预康复在该患者群体中的潜在益处。

最近一项临床随机试验描述了为期3周的社区锻炼计划对拟行结直肠恶性肿瘤手术的高危患者术后30天并发症的影响。研究对所有纳入患者进行了运动心肺功能测试(cardiopulmonary exercise test, CPET),最终纳入标准为CPET无氧阈值(anaerobic threshold, AT)<11ml/(kg·min)的高危患者,结果显示相较于常规治疗组,预康复训练将AT提高了约10%,患者术后并发症的发生率降低了近50%(49% vs 72.4%)。在另一项研究中,研究者依据年龄,ASA分级和杜克活动状态指数(Duke activity status index, DASI)纳入术后并发症高危患者,与常规治疗相比,择期腹部大手术前进行预康复可显著改善术前心肺功能,并减少术后并发症的发生。然而在血管手术中,Fenton等进行的系统综述发现,术前运动干预并没有降低腹主动脉瘤修复手术患者术后30天病死率以及肺部并发症、术后出血的发生率。目前,术前运动干预在锻炼的项目、频率、强度、监督管理方式和患者依从性方面存在较大差异,这可能也解释了各研究结果的差异。既往有关运动预康复对受试者的选择也更倾向于手术并发症风险较低的患者,因为能够并且愿意参与的患者往往更年轻,有较少的共病。未来的研究应进行干预前后衰弱评估,研究术前短期的运动锻炼是否可以改善衰弱状态,减少因衰弱导致的术后不良事件的发生。对于衰弱患者的运动干预应个体化,可以是以家庭或社区为基础,但应考虑衰弱患者发生跌倒和失能风险增加,可能不能独立完成,需要有专业人员监督,后续应定期评估并根据患者耐受和适应情况进行相应调整。有关运动锻炼方案应报告频率、类型、强度、反应性以及患者依从性。

(二)营养补充

机体对手术损伤的生理反应包括对营养储备(糖原、蛋白质和脂肪)的分解代谢增加,以维持能量的产生,并为恢复期的组织修复和免疫反应蛋白合成提供底物。衰弱患者因体重下降常合并营养不良风险,研究显示,衰弱患者中营养不良发生率接近20%,在拟行胃肠道肿瘤手术的衰弱患者中发生率可能会更高。术前存在营养不良患者具有更

高的并发症发生率和死亡风险。

　　由于衰弱和营养不良有许多共通的病理生理途径，能量、蛋白质、维生素等的低摄入和衰弱的发生、发展存在密切关系。处于衰弱状态的老年患者常存在食物摄入不足，能量和蛋白质需求无法得到保障，营养状况常较差。Schuetz 等发现与正常饮食相比，在术前进行营养补充可降低患者在 30 天内的全因死亡风险。术前营养补充联合运动锻炼也被证实可以改善患者术前和术后的功能状态，降低术后并发症。营养补充应在评估后制订针对性营养计划，还需要补充因运动锻炼增加的营养需求，营养支持除了可以对抗手术应激的分解代谢，促进术后组织愈合过程，还可以作为运动方案的补充。但是对于术前营养支持能否改善衰弱患者术后结局仍缺乏高质量研究。未来需要进一步的研究来评估术前筛查衰弱、营养不良以及随后的营养补充在住院期间和出院后对临床结局的影响。

（三）心理干预

　　焦虑和抑郁在老年外科患者中很常见，可能与潜在的社会心理压力和外科诊断或其他导致抑郁的因素有关。术前焦虑、抑郁、恐惧和心理压力与较差的手术结果相关，如术后较大的功能损害和较差的身体恢复，延长住院时间。严重的心理困扰，如焦虑或抑郁，可导致下丘脑-垂体-肾上腺轴反应失调，在手术前启动应激反应，并导致术后免疫功能中断。

　　衰弱患者特别是躯体活动和力量方面的衰弱与更严重的抑郁状态相关。所以对于衰弱患者，早期评估和识别心理状态具有重要临床意义。术前心理干预除了促进心理健康，还可以促进术前行为改变（包括加强锻炼和营养补充），减少焦虑状态对于术前准备、手术过程及术后恢复过程造成的负面影响。一项 meta 分析表明，术前 1~2 周进行包括放松身心、引导意象、心理咨询和压力管理的心理干预措施，可以为癌症患者带来益处。然而，目前没有足够的证据证实术前心理干预是有益的，或者哪些干预是最有效的，因为它们的影响是混合的。非药物策略，如深呼吸、冥想、视觉图像和音乐治疗等是减少术前焦虑的理想干预措施，但目前仍需要高质量前瞻性研究证实，包括基线心理评估、标准的干预措施及最合适的心理和生理结果的测量标准。

二、衰弱与多模式预康复

　　相较单一措施预康复的证据有限，多模式预康复措施在衰弱患者显示了更广阔的应用前景。由于衰弱可能存在多因素的病因，结合运动、营养、心理等方面的多模式干预措施可能会更好地改善衰弱导致的术后不良结局。有研究表明，以运动锻炼和保持良好的营养状况为重点的干预可以预防社区老年人向衰弱进展。

　　Chia 等选择接受择期结直肠手术的老年衰弱患者，在社区或日间康复中心进行为期两周的预康复，包含教育、运动和营养，入院后患者也接受加速康复外科（enhanced re-

covery after surgery，ERAS）治疗并在术后接受标准康复治疗，虽然接受预康复的患者中衰弱比例更高，但预康复组患者住院时间显著降低（8.4 天 vs 11.0 天），预康复组实现 6 周功能恢复的比率也高于对照组。在 Mazzola 等的研究中，纳入了改良衰弱指数（modified frailty index，mFI）≥2 分的衰弱患者，预康复组术前 10 天接受包括营养支持、戒烟咨询、呼吸训练和步行的预康复治疗，结果在 30 天和 3 个月的病死率、总体和严重并发症发生率预康复组显著低于对照组。如今，外科手术的目的不仅仅是降低并发症和病死率，也包括让患者恢复到术前的健康功能状态。现有的大多数研究都集中在衰弱的评估而不是优化术前衰弱状态，而针对衰弱患者的多模式预康复研究表明预康复策略或许可以改善患者衰弱状态和术后转归。虽然预康复治疗已被用于改善老年衰弱患者的身体功能和提高他们对手术的耐受能力，但现有的证据还不足以显示其对术后转归的影响，有必要通过对更多前瞻性随机对照研究进行验证。

　　Carli 等选择 65 岁以上 Fried 衰弱表型（Fried frailty phenotype，FFP）≥2 分的拟行结直肠癌切除患者，预康复组在术前 4 周接受包含运动、营养和心理干预的多模式康复治疗，术后康复组在出院后接受 4 周相同的康复治疗，两组患者都接受标准 ERAS 治疗，但结果两组患者在术后 30 天综合并发症指数没有差别，研究结果显示多模式预康复相较于术后康复未能改善老年衰弱患者术后结局。本研究的结果不同于其他研究可能因为对照组术后也接受了同样的康复治疗，其次两组患者都接受了完善的 ERAS 治疗，预康复的效果可能会受到影响。在另一项对拟行结直肠手术的患者进行预康复与术后康复的比较中，两组患者同样分别在术前和术后接受 4 周包括运动、营养等多模式预康复治疗，预康复组在术后第 8 周 6MWT 显著高于术后康复组，所以 4~5 周的预康复可能不足以增加衰弱患者的生理储备，对于衰弱患者可能需要更长时间的运动、营养干预来增加合成代谢。

　　时间仍然是实施预康复计划的主要限制，特别是对于恶性肿瘤患者，大多数预康复研究持续 4~6 周，考虑到多数患者希望尽快接受手术，这种长时间的治疗可能导致较低的可接受性，降低依从性，从而降低预康复的效果。在一项对拟行胸腔镜肺叶切除术患者的多模式康复训练的随机对照研究中，预康复组接受两周的包括有氧运动、阻抗运动、呼吸锻炼、营养补充以及心理支持的多模式预康复，结果发现相较于对照组，预康复组的术前 6MWT 距离显著增加。表明两周时间的预康复可以增加患者的术前功能储备，但衰弱患者大都年龄较大合并营养不良，并存更多疾病，可能需要更长的时间来进行术前优化。因此，围手术期对于衰弱的早期诊断显得更有意义。虽然较长的预康复时间会带来更大的改善，但由于缺乏足够的证据，无法确定衰弱个体预康复治疗的最佳持续时间，未来的研究应该在手术治疗的紧急性和为改善术后结局而进行最佳准备时间之间进行探索。

三、小结

衰弱会导致患者术后不良结局已经得到了普遍认可，但针对衰弱的围手术期优化措施却很少，因此，有必要早期诊断衰弱并进行风险评估，然后联合多学科团队制订个性化预康复策略，包括有氧运动和阻抗训练，增加优质蛋白摄入保持蛋白质平衡，防止肌萎缩和功能丧失，减少焦虑和抑郁等负面情绪。既往的研究虽然有部分单中心、小样本结果表明预康复可以增强衰弱患者术后恢复，但仍需要更多的研究来验证。未来的研究应该纳入高危人群并进行衰弱评估，确定最有效的干预措施，探索各个因素之间的相互作用。

针对衰弱患者预康复可以提高术前功能状态，降低围手术期应激反应和并发症，促进术后快速康复，符合现代加速康复外科的理念。麻醉科医师作为围手术期中重要一员，应将预康复策略应用于ERAS的临床实践当中，加强术前的预康复，改善衰弱状态，降低围手术期并发症发生率和病死率，加速衰弱患者术后康复。

（杨健　张雷　顾尔伟）

参 考 文 献

[1] JUNIUS-WALKER U, ONDER G, SOLEYMANI D, et al. The essence of frailty: A systematic review and qualitative synthesis on frailty concepts and definitions[J]. Eur J Intern Med, 2018, 56: 3-10.

[2] MA L, TANG Z, ZHANG L, et al. Prevalence of frailty and associated factors in the community-dwelling population of China[J]. J Am Geriatr Soc, 2018, 66(3): 559-564.

[3] GEORGE E L, HALL D E, YOUK A, et al. Association between patient frailty and postoperative mortality across multiple noncardiac surgical specialties[J]. JAMA Surg, 2021, 156(1): e205152.

[4] TAWFIK H M, DESOUKI R R, SINGAB H A, et al. Multidimentional preoperative frailty assessment and postoperative complication risk in egyptian geriatric patients undergoing elective cardiac surgery[J]. J Alzheimers Dis, 2021, 82(1): 391-399.

[5] DICPINIGAITIS A J, HANFT S, COOPER J B, et al. Comparative associations of baseline frailty status and age with postoperative mortality and duration of hospital stay following metastatic brain tumor resection[J]. Clin Exp Metastasis, 2022, 39(2): 303-310.

[6] ROTHENBERG K A, STERN J R, GEORGE E L, et al. Association of frailty and postoperative complications with unplanned readmissions after elective outpatient surgery[J]. JAMA Netw Open, 2019, 2(5): e194330.

[7] SUSANO M J, GRASFIELD R H, FRIESE M, et al. Brief preoperative screening for frailty and cognitive impairment predicts delirium after spine surgery[J]. Anesthesiology, 2020, 133(6): 1184-1191.

[8] ALVAREZ-NEBREDA M L, BENTOV N, URMAN R D, et al. Recommendations for preoperative management of frailty from the society for perioperative assessment and quality improvement(SPAQI)[J]. J Clin Anesth, 2018, 47: 33-42.

[9] LE ROY B, SELVY M, SLIM K. The concept of prehabilitation: what the surgeon needs to know?[J]. J Visc Surg, 2016, 153(2): 109-112.

[10] ZHANG Y, ZHANG Y, DU S, et al. Exercise interventions for improving physical function, daily living activities and quality of life in community-dwelling frail older adults: A systematic review and meta-analysis of randomized controlled trials[J]. Geriatr Nurs, 2020, 41(3): 261-273.

[11] WAITE I, DESHPANDE R, BAGHAI M, et al. Home-based preoperative rehabilitation(prehab) to improve physical function and reduce hospital length of stay for frail patients undergoing coronary artery bypass graft and valve surgery[J]. J Cardiothorac Surg, 2017, 12(1): 91.

[12] BERKEL A E M, BONGERS B C, KOTTE H, et al. Effects of community-based exercise prehabilitation for patients scheduled for colorectal surgery with high risk for postoperative complications: results of a randomized clinical trial[J]. Ann Surg, 2022, 275(2): e299-e306.

[13] BARBERAN-GARCIA A, UBRE M, ROCA J, et al. Personalised prehabilitation in high-risk patients undergoing elective major abdominal surgery: a randomized blinded controlled trial[J]. Ann Surg, 2018, 267(1): 50-56.

[14] FENTON C, TAN A R, ABARAOGU U O, et al. Prehabilitation exercise therapy before elective abdominal aortic aneurysm repair[J]. Cochrane Database Syst Rev, 2021, 7(7): CD013662.

[15] HIJAZI Y, GONDAL U, AZIZ O. A systematic review of prehabilitation programs in abdominal cancer surgery[J]. Int J Surg, 2017, 39: 156-162.

[16] GILLIS C, CARLI F. Promoting perioperative metabolic and nutritional care[J]. Anesthesiology, 2015, 123(6): 1455-1472.

[17] WEI K, NYUNT M S, GAO Q, et al. Association of frailty and malnutrition with long-term functional and mortality outcomes among community-dwelling older adults: results from the singapore longitudinal aging study 1[J]. JAMA Netw Open, 2018, 1(3): e180650.

[18] LIGTHART-MELIS G C, LUIKING Y C, KAKOUROU A, et al. Frailty, sarcopenia, and malnutrition frequently

（co-）occur in hospitalized older adults：a systematic review and meta-analysis［J］. J Am Med Dir Assoc,2020, 21（9）:1216-1228.

［19］ GILLIS C, WISCHMEYER P E. Pre-operative nutrition and the elective surgical patient：why, how and what? ［J］. Anaesthesia,2019,74 Suppl 1:27-35.

［20］ CRUZ-JENTOFT A J, KIESSWETTER E, DREY M, et al. Nutrition, frailty, and sarcopenia［J］. Aging Clin Exp Res,2017,29（1）:43-48.

［21］ SCHUETZ P, FEHR R, BAECHLI V, et al. Individualised nutritional support in medical inpatients at nutritional risk：a randomised clinical trial［J］. Lancet,2019,393 （10188）:2312-2321.

［22］ FERREIRA V, LAWSON C, EKMEKJIAN T, et al. Effects of preoperative nutrition and multimodal prehabilitation on functional capacity and postoperative complications in surgical lung cancer patients：a systematic review ［J］. Support Care Cancer,2021,29（10）:5597-5610.

［23］ MINNELLA E M, AWASTHI R, LOISELLE S E, et al. Effect of exercise and nutrition prehabilitation on functional capacity in esophagogastric cancer surgery：a randomized clinical trial［J］. JAMA Surg,2018,153（12）: 1081-1089.

［24］ GILLIS C, GILL M, GRAMLICH L, et al. Patients' perspectives of prehabilitation as an extension of enhanced recovery after surgery protocols［J］. Can J Surg,2021,64 （6）:E578-E587.

［25］ LEVETT D Z H, GRIMMETT C. Psychological factors, prehabilitation and surgical outcomes：evidence and future directions［J］. Anaesthesia, 2019, 74 Suppl 1: 36-42.

［26］ MANOU-STATHOPOULOU V, KORBONITS M, ACKLAND G L. Redefining the perioperative stress response： a narrative review［J］. Br J Anaesth,2019,123（5）:570-583.

［27］ BROWN P J, ROOSE S P, O'BOYLE K R, et al. Frailty and its correlates in adults with late life depression［J］. Am J Geriatr Psychiatry,2020,28（2）:145-154.

［28］ SERRA-PRAT M, SIST X, DOMENICH R, et al. Effectiveness of an intervention to prevent frailty in pre-frail community-dwelling older people consulting in primary care：a randomised controlled trial［J］. Age Ageing, 2017,46（3）:401-407.

［29］ CHIA C L, MANTOO S K, TAN K Y. 'Start to finish trans-institutional transdisciplinary care'：a novel approach improves colorectal surgical results in frail elderly patients［J］. Colorectal Dis,2016,18（1）:O43-50.

［30］ MAZZOLA M, BERTOGLIO C, BONIARDI M, et al. Frailty in major oncologic surgery of upper gastrointestinal tract：How to improve postoperative outcomes［J］. Eur J Surg Oncol,2017,43（8）:1566-1571.

［31］ CARLI F, BOUSQUET-DION G, AWASTHI R, et al. Effect of multimodal prehabilitation vs postoperative rehabilitation on 30-day postoperative complications for frail patients undergoing resection of colorectal cancer：a randomized clinical trial［J］. JAMA Surg, 2020, 155 （3）:233-242.

［32］ GILLIS C, LI C, LEE L, et al. Prehabilitation versus rehabilitation：a randomized control trial in patients undergoing colorectal resection for cancer［J］. Anesthesiology, 2014,121（5）:937-947.

［33］ LIU Z, QIU T, PEI L, et al. Two-week multimodal prehabilitation program improves perioperative functional capability in patients undergoing thoracoscopic lobectomy for lung cancer：a randomized controlled trial［J］. Anesth Analg,2020,131（3）:840-849.

［34］ FRANSSEN R F W, JANSSEN-HEIJNEN M L G, BARBERAN-GARCIA A, et al. Moderate-intensity exercise training or high-intensity interval training to improve aerobic fitness during exercise prehabilitation in patients planned for elective abdominal cancer surgery? ［J］. Eur J Surg Oncol,2022,48（1）:3-13.

48 接受新辅助治疗患者的麻醉管理进展

恶性肿瘤是严重威胁人类健康的重大疾病，是中国乃至全球最严重的公共卫生问题之一。许多恶性肿瘤患者通常在外科手术前，需先接受新辅助治疗（neoadjuvant therapy）。新辅助治疗是指在恶性肿瘤手术切除前给予局部放疗、全身化疗、免疫治疗或上述治疗的联合应用。目前，新辅助治疗在肿瘤患者中的应用愈发受到重视，已成为改善患者预后的重要方法之一。新辅助治疗在快速杀灭恶性肿瘤细胞的同时，也会杀灭部分正常细胞，对机体产生副作用。新辅助治疗的副作用可发生于不同的器官系统，在合并症和营养不良等情况下，可能对患者围手术期管理产生重要影响。本文就新辅助治疗对器官功能的影响予以总结，重点就接受新辅助治疗的恶性肿瘤患者围手术期管理予以讨论。

一、新辅助化疗对器官功能的影响

（一）免疫系统

化疗药物会影响固有免疫系统与适应性免疫系统。化疗药物可抑制骨髓，诱发中性粒细胞减少。中性粒细胞数量严重减少时，患者全身感染和脓毒症的发生风险增加。化疗药物还可引起全血细胞减少，以红细胞、白细胞、血小板减少为特征，并对患者围手术期管理产生严重影响，可导致携氧能力降低、出血风险增加和感染概率升高。新辅助化疗后外周血淋巴细胞短时间内减少，可影响适应性免疫系统。此外，免疫抑制程度与化疗药物和恶性肿瘤的类型相关。烷化剂、蛋白酶抑制剂与外周 T 细胞增殖和效应功能受损相关。肿瘤和新辅助化疗可引起炎症反应，通过促凝、抗纤维蛋白溶解作用和促聚集反应等导致静脉血栓。炎症反应引起抗凝血酶和蛋白 C 等抗凝蛋白下降，增加组织因子表达而激活促凝反应。血栓形成风险增加的持续时间长达 6 个月，并增加围手术期静脉血栓形成风险。

（二）心血管系统

化疗药物可致心脏毒性，损伤心肌细胞，但其病理生理机制尚不明确。由于心脏修复能力有限，化疗药物的损伤作用时间会延长，通常表现为左心室功能障碍、心律失常和心力衰竭。蒽环类药物与不可逆性心脏损伤相关。在不考虑最大剂量限制的条件下，蒽环类药物诱导的心脏毒性发生率为 9%~18%，其早期表现包括心电图改变（非特异性 ST 段和 T 波改变，QRS 波电压降低，QT 间期延长，室上性心律失常）。蒽环类药物诱导的慢性心肌病，表现为左心室射血分数持续降低，通常导致慢性扩张型心肌病。有研究表明，接受蒽环类药物或曲妥珠单抗新辅助化疗的乳腺癌患者较从未接受新辅助化疗的患者更易发生心功能降低，如动脉粥样硬化指数更高、术前左心室射血分数以及血红蛋白值较低，以及术中血流动力学更不稳定。

心肌缺血、心肌梗死或心肌缺血引起的心律失常，是多种化疗药物的常见不良反应。使用 5-氟尿嘧啶诱发心肌缺血的发生率近 10%，主要由冠状动脉痉挛和血管内皮受损引起。在使用化疗药物时或治疗后短时间内，通常可观察到心律失常，以心房颤动最为常见。蒽环类药物、顺铂和美法仑与心房颤动的发生相关。其他化疗药物（尤其是三氧化二砷）可引起 QT 间期延长，导致致命性心律失常，如尖端扭转型室性心动过速。

（三）呼吸系统

化疗药物可引起肺毒性，以博来霉素最为常见。5%~16% 接受 >400U/m² 博来霉素的患者，可发生致命性间质性肺炎。患者接受博来霉素治疗后 6 个月内通常发生肺损伤，并与终身肺毒性的发生风险相关。烷化剂丝裂霉素 C 可引起急性呼吸窘迫综合征、支气管痉挛和间质性肺炎。抗代谢药物吉西他滨与弥漫性肺泡损伤和出血、间质性肺炎、毛细血管渗漏综合征伴非心源性肺水肿、胸腔积液有关。在少数（<5%）患者中，紫杉醇和多西紫杉醇治疗后数小时至数周内可引起间质性肺炎。肺毒性通常表现为咳嗽，随后表现为呼吸困难、低氧血症和低热。此类患者术前胸部 X 线片可显示单侧或双侧网织纹理、毛玻璃样改变或实变。高分辨率 CT 敏感性高，但无特异性，其对此类病变的预测价值尚不明确。

（四）肾脏

化疗药物通常经肾脏排出，可导致急性肾损伤，表现为近端肾小管损伤，其特征为蛋白尿、磷酸盐重吸收降低、范科尼综合征(Fanconi syndrome)(低磷血症、低钾血症、葡萄糖尿和蛋白尿)和镁重吸收降低。顺铂可早期导致急性肾损伤的发生。接受顺铂化疗后,1/3患者会发生中毒性肾损害,表现为肾小球滤过率降低、血清肌酐升高和血清镁降低,这些表现很大程度上与剂量相关且可逆。异环磷酰胺可引起近端肾小管损伤、范科尼综合征和肾性尿崩症。

(五)肝脏

化疗药物主要经肝脏代谢。在大多数患者中,化疗药物所致肝毒性通常无症状,仅表现为肝酶升高,但严重者可表现为炎症性肝炎、胆汁淤积、脂肪变性和终末期肝病。5-氟尿嘧啶可致肝脏脂肪变性,使术中失血和术后并发症发生风险增加。奥沙利铂和白消安等化疗药物可致肝窦损伤,继而进展为肝窦阻塞综合征。美国国家癌症研究所和世界卫生组织对化疗药物引起肝脏毒性的严重程度,已制订了标准的分级标准。术前检测碱性磷酸酶、胆红素、γ-谷氨酰转肽酶、谷丙转氨酶、谷草转氨酶和国际标准化比值,可用于肝功能的评估。

(六)神经系统

神经毒性是许多化疗药物的常见不良反应,也是限制化疗方案的重要因素。神经毒性的进展取决于累积剂量和强度,且在糖尿病、高龄、遗传性神经病或早期接受具有神经毒性化疗的患者中更为常见。化疗药物可引起外周和中枢神经系统毒性。外周神经系统毒性主要影响感觉神经元并导致外周神经病变。中枢神经系统毒性可致多种神经系统疾病,如急性脑血管综合征、无菌性脑膜炎、认知障碍、偏瘫和进行性痴呆。

二、新辅助放疗对器官功能的影响

(一)免疫系统

放疗会引起DNA损伤并诱导细胞凋亡,激活固有免疫系统和适应性免疫系统,进而引起促炎反应。该反应继而激活T细胞,引发全身抗肿瘤炎症反应。细胞因子、趋化因子和其他损伤相关模式分子被激活,所形成的促炎环境对围手术期是否产生影响尚不清楚。放疗引起的促炎反应也会影响血管内皮。对每一放疗部位施以小剂量放疗(5~10Gy),血管内皮损伤相对较轻;每一放疗部位>10Gy的较高剂量放疗,可导致血管通透性增加从而引起较严重的损害。这种损害由血管壁不同细胞层的凋亡引起,可导致由血小板聚集和纤维化引起血栓形成风险增加。此外,放疗还可使自然杀伤细胞和树突状细胞失活从而导致免疫抑制。

(二)心血管系统

放疗对心脏产生的副作用,是内皮损伤、氧化应激与基因损伤共同作用的结果。足够大剂量的放疗会损害心脏任一部分,包括心包、心肌、心脏瓣膜、冠状动脉、毛细血管和传导系统。渗出性心包炎可在放疗早期发生,伴有血流动力学异常,但通常为自限性。传导系统异常是另一早期并

发症,可发生于放疗数月内,通常一年后可自愈。患者放疗后还可观察到心律失常,如房室传导阻滞、QT间期延长、室上性心律失常和室性心动过速。

(三)呼吸系统

放疗导致的肺损伤分为急性、亚急性和晚期放射毒性三个阶段。急性期发生于放疗后数小时或数日内,由炎症反应和DNA直接损伤引起。该过程会释放损伤相关模式分子和活性氧,导致线粒体DNA进一步损伤,肺水肿、血管通透性增加,最终可导致I型肺泡细胞凋亡。这些炎症变化可进展为亚急性期(放疗后2~6个月)肺炎,取决于肺平均放疗剂量、接受>20Gy辐射的肺容积比例和潜在并发症。大多数患者无症状,仅胸部CT发现双肺密度增加,但部分患者可进展为无菌性肺炎,包括无痰性干咳、呼吸困难和偶发低热。病情严重者可能需糖皮质激素治疗。晚期辐射副作用发生于放疗后9~12个月,涉及肺实质不可逆性重塑以及由肺纤维化导致的双肺变硬变厚。

(四)头颈部

头颈部肿瘤放疗通常导致患者身体逐渐衰弱。患者在急性期(数周内)可能出现黏膜炎、口干、味觉改变、皮炎、骨坏死、牙关紧闭和吞咽困难。颈部肿瘤患者放疗后,可能发生甲状腺功能减退或导致气道管理困难。对放疗后出现甲状腺功能减退症状的患者,应于术前评估甲状腺功能。中重度甲状腺功能减退患者的手术,应推迟至甲状腺功能得到纠正后再进行。麻醉科医师需意识到,头颈部肿瘤放疗患者存在困难气道风险。由于纤维化、牙关紧闭和张口受限,以及舌体和颈部活动度下降,喉镜置入和声门暴露可能发生困难。声门和会厌水肿可能妨碍解剖结构的暴露。

三、免疫疗法对器官功能的影响

恶性肿瘤的免疫疗法,包括干扰素疗法、免疫检查点抑制剂疗法及近期较流行的嵌合抗原受体T细胞免疫疗法。免疫疗法可调控免疫系统,以识别和重新激活抗肿瘤免疫反应。免疫疗法相关的副作用,在围手术期主要包括内分泌毒性、心脏毒性和肺脏毒性。

免疫检查点抑制剂可能诱发内分泌疾病,以垂体炎最为常见,表现为甲状腺功能减退、肾上腺功能不全、性腺功能减退和尿崩症。免疫疗法对心血管系统产生的副作用较少见,但以心肌炎最为常见,发生率为1.14%。症状较轻时呈非特异性表现(疲劳),严重时表现为呼吸困难和胸痛。病情严重者血清脑钠肽、肌钙蛋白升高,心电图异常。一旦确诊,需停用免疫检查点抑制剂,接受大剂量糖皮质激素治疗。其他与免疫治疗相关的心脏副作用,包括心包炎、心脏纤维化、心律失常和心力衰竭。免疫检查点抑制剂引起的肺脏毒性大多局限于肺炎,发病率较低,一旦发生可危及生命,表现为咳嗽、胸痛、喘息、气急,甚至呼吸衰竭。鉴于免疫检查点抑制剂种类繁多,麻醉科医师需逐一了解药物特点及其潜在副作用。

四、新辅助治疗患者的术前评估和管理

（一）术前评估

麻醉科医师应了解患者所接受的新辅助治疗类型及相关副作用。体格检查应包括对心肺状态的准确评估，需结合心电图、SpO_2 基线值、血压和实验室检查等。术前血常规可排除全血细胞减少。如发生中性粒细胞严重减少或全血细胞减少，应考虑推迟手术，直至相关指标恢复至可耐受手术的范围。如考虑新辅助治疗的全身或器官特异性副作用，需行进一步的针对性检查，必要时应推迟手术，直至重要器官的功能恢复。对静脉血栓形成后的抗凝治疗，可能对是否选择椎管内麻醉及时机产生影响。如怀疑新辅助治疗的心脏毒性，应考虑常规进行术前心电图和实验室检查，如心肌肌钙蛋白、N 端脑钠肽前体（NT-proBNP）。必要时应请相关专科会诊，以进一步评估病情或予以治疗。对使用肾毒性药物的患者，术前应评估肾小球滤过率、血清电解质。应对患者神经系统进行全面检查。对患外周神经病变的患者，应关注其自主神经调节功能，因其可致直立性低血压的发生。对接受头颈部肿瘤放疗的患者，应预料到困难气道的可能，需认真进行气道评估并详细制订气道管理计划。

（二）手术时机

一般建议患者接受新辅助治疗数周后再接受手术治疗，以使患者从新辅助治疗的副作用中恢复。尽管最佳手术时机尚不明确且存在争议，通常认为在最后一次新辅助治疗后间隔 4~6 周为最佳手术时机。一项针对食管癌患者的研究发现，放疗后标准（4~6 周）或延长（10~12 周）手术时机对患者短期预后的影响没有差异。因此，新辅助治疗完成后间隔 4~6 周的手术时机，有助于患者完成术前预康复。

（三）预康复策略

预康复旨在改善患者术前功能状态以促进术后康复，主要包括营养、锻炼和心理支持等模式。接受新辅助治疗的患者有营养缺乏风险，肿瘤代谢旺盛且可能导致代谢紊乱，胃肠道肿瘤患者可能无法消化食物并吸收营养。因此，应评估患者营养摄入和体重减轻状况，如使用 NRS-2002 或 Riley 营养风险筛查量表。患者术前存在的焦虑、抑郁情绪，与术后生活质量低下相关。心理干预可减少患者焦虑情绪，并被证明有益于减轻术后疼痛并加速术后康复。恶性肿瘤和新辅助治疗可致患者健康状况受损，可发生骨骼肌萎缩和恶病质。吸气肌锻炼可减少因肺萎陷引起的术后肺部并发症；有氧或心肺功能锻炼，可提高耐受无氧的阈值。然而，术前锻炼与肿瘤外科患者预后的关系，目前尚无定论。有研究表明，术前进行有氧锻炼并未减少直肠外科患者术后并发症的发生率或缩短住院时间。针对术后并发症高危患者行腹部大手术的研究显示，术前个体化锻炼可使术后并发症发生率降低 50%。因此，接受新辅助治疗

的患者术前预康复策略的最佳组合及受益人群，仍值得进一步研究。

五、麻醉管理

麻醉方式的选择，既应考虑肿瘤外科手术要求，也应关注新辅助治疗副作用的影响。麻醉管理通常按照相应肿瘤外科手术的常规。除术中标准监测，接受新辅助治疗的患者，常可能接受大手术或发生严重失血、预计出现血流动力学波动等，患者可能需进行有创监测。应考虑全血细胞减少可能增加围手术期出血风险，必要时应输注血制品，还可考虑使用去氨加压素、抗纤维蛋白溶解剂等替代疗法减少出血。

在特殊情况下，对接受新辅助治疗后发生副作用的患者，可能更倾向于实施全身麻醉或区域麻醉。对长期使用阿片类药物的患者，椎管内麻醉技术可发挥最佳术后镇痛作用，但也可能降低新辅助治疗后发生副作用患者的心肺风险。对由化疗后发生血小板数量减少和周围神经病变引起出血风险增加的患者，应考虑预防措施。有关麻醉技术对患者远期生存率的影响问题已争论数年，超出了本综述讨论范围。总而言之，有研究认为相较于仅使用全身麻醉，区域麻醉更有利于肿瘤患者预后；相较于吸入麻醉药，丙泊酚更能改善肿瘤患者存活率。尽管有许多研究和综述，但尚无有关能改善肿瘤患者术后远期生存率的最佳麻醉方式的共识。

由于不同的化疗方案，以及胸部放疗与肺毒性相关，推荐使用肺保护性通气策略（吸气平台压<$30cmH_2O$，潮气量按标准预测体重设定，$1cmH_2O = 0.098kPa$）。术中进行动脉血气分析可能有益。使用博来霉素治疗的患者有终身肺毒性发生风险，尤其当吸入高浓度氧时。麻醉科医师需意识到，对接受头颈癌放疗患者进行气道管理时会遇到困难。

六、总结

患有恶性肿瘤的患者在接受肿瘤切除术前先进行新辅助治疗是重要的。新辅助治疗会对机体的免疫系统以及全身多个脏器产生不同的影响。麻醉科医师应在了解新辅助治疗对机体所产生的影响后，仔细询问患者的治疗史，继而详细制订一系列的麻醉策略，这有利于维持患者术中各项生理功能的稳定以及改善患者的长期预后。此外，对于接受新辅助治疗后的患者采取何种麻醉方式为最佳以及配伍使用何种麻醉药物更有助于患者预后仍待进行更多的研究。

（王汇贤　刘金海　王春　薄禄龙　卞金俊）

参 考 文 献

[1] ZITVOGEL L, APETOH L, GHIRINGHELLI F, et al. Immunological aspects of cancer chemotherapy[J]. Nat Rev

Immunol,2008,8(1):59-73.

[2] RICKLE F R. Mechanisms of cancer-induced thrombosis in cancer[J]. Pathophysiol Haemost Thromb, 2006, 35(1/2):103-110.

[3] PAI V B, NAHATA M C. Cardiotoxicity of chemotherapeutic agents:incidence,treatment and prevention[J]. Drug Saf,2000,22(4):263-302.

[4] ZHANG W, XIE K, FU S, et al. Comparison of the incidence of perioperative cardiovascular risk events among patients with and without a history of neoadjuvant chemotherapy[J]. Minerva Anestesiol,2019,85(8):822-829.

[5] POLK A, VISTISEN K, VAAGE-NILSEN M, et al. A systematic review of the pathophysiology of 5-fluorouracil-induced cardiotoxicity[J]. BMC Pharmacol Toxicol,2014, 15:47.

[6] GUGLIN M, ALJAYEH M, SAIYAD S, et al. Introducing a new entity: chemotherapy-induced arrhythmia[J]. Europace,2009,11(12):1579-1586.

[7] LENIHAN D J, KOWEY P R. Overview and management of cardiac adverse events associated with tyrosine kinase inhibitors[J]. Oncologist,2013,18(8):900-908.

[8] LEGER P, LIMPER A H, MALDONADO F. Pulmonary toxicities from conventional chemotherapy[J]. Clin Chest Med,2017,38(2):209-222.

[9] MALYSZKO J, KOZLOWSKA K, KOZLOWSKI L, et al. Nephrotoxicity of anticancer treatment[J]. Nephrol Dial Transplant,2017,32(6):924-936.

[10] NICOLAYSEN A. Nephrotoxic chemotherapy agents:old and new[J]. Adv Chronic Kidney Dis,2020,27(1):38-49.

[11] RAMADORI G, CAMERON S. Effects of systemic chemotherapy on the liver[J]. Ann Hepatol,2010,9(2):133-143.

[12] CARVALHO H A, VILLARR C. Radiotherapy and immune response:the systemic effects of a local treatment[J]. Clinics(Sao Paulo),2018,73(Suppl. I):e557s.

[13] GIURANNO L, IENT J, DE RUYSSCHER D, et al. Radiation-induced lung injury (RILI)[J]. Front Oncol, 2019,9:877.

[14] LEWIS A L, CHAFT J, GIROTRA M, et al. Immune checkpoint inhibitors:a narrative review of considerations for the anaesthesiologist[J]. Br J Anaesth, 2020, 124(3):251-260.

[15] UPADHRASTA S, ELIAS H, PATEL K, et al. Managing cardiotoxicity associated with immune checkpoint inhibitors[J]. Chronic Dis Transl Med,2019,5:6-14.

[16] NILSSON K, KLEVEBRO F, ROUVELAS I, et al. Surgical morbidity and mortality from the multicenter randomized controlled NeoRes II trial: standard versus prolonged time to surgery after neoadjuvant chemoradiotherapy for esophageal cancer[J]. Ann Surg,2020,272(5):684-689.

[17] LEVETT DZH, GRIMMETT C. Psychological factors, prehabilitation and surgical outcomes:evidence and future directions[J]. Anaesthesia,2019,74(Suppl. I):36-42.

[18] CARLI F, BOUSQUEt-DION G, AWASTHI R, et al. Effect of multimodal prehabilitation vs postoperative rehabilitation on 30-day postoperative complications for frail patients undergoing resection of colorectal cancer:a randomized clinical trial[J]. JAMA Surg, 2020, 155(3):233-242.

[19] BARBERAN-GARCIA A, UBRÉM, ROCA J, et al. Personalised prehabilitation in high-risk patients undergoing elective major abdominal surgery:a randomized blinded controlled trial[J]. Ann Surg,2018,267(1):50-56.

[20] GROENEWOLD M D, OLTHOF C G, BOSCH D J. Anaesthesia after neoadjuvant chemotherapy, immunotherapy or radiotherapy[J]. BJA Educ,2022,22(1):12-19.

49 再议去/低阿片化麻醉

阿片类物质用于镇痛已有上千年历史,距 1803 年从阿片中提取吗啡也有 200 多年。自 1960 年合成芬太尼问世以来,阿片类药物一直是手术镇痛的首要选择。重新考虑阿片类药物在围手术期应用源于美国阿片类药物危机。2020 年 4 月至 2021 年 4 月一年内,超过 7.5 万人死于阿片过量,其中超过 1/4 死于阿片处方药过量,这一数字甚至高于当年死于车祸的人数。当然在此之前,欧洲等地也已经关注到阿片使用的情况。甚至越来越多患者知情同意和有关立法允许患者在住院期间拒绝使用阿片类药物镇痛。我国阿片类药物医疗用量虽远低于发达国家,但随着手术量的逐年增加和人们医疗要求的提高,围手术期阿片类药物的使用情况得到越来越多的关注。

一、概述

低阿片化麻醉(opioid-reduced anesthesia,ORA)是指通过联合应用多种非阿片类镇痛药物及广义概念的区域阻滞等镇痛技术,从中枢与外周协同性地调节痛觉传递通路,从而减少阿片类药物在围手术期的应用,以期减少患者对阿片类药物的暴露,降低术后呼吸抑制、恶心呕吐等常见阿片类药物相关不良反应的风险,并减少患者对阿片类药物的依赖性与成瘾性。去阿片化麻醉(opioid-free anesthesia,OFA)是较 ORA 更为激进的麻醉策略,指术中及术后不通过任何途径给患者应用任何阿片类药物的麻醉和镇痛。

ORA/OFA 最明显的益处是规避了阿片类药物的副作用,如恶心呕吐、胃肠道麻痹、瘙痒、低氧血症等,但同时应看到替代药物本身有并发症风险,且多药组合极大增加了药物不良反应的发生率。不可否认的是,阿片类药物引起的痛觉过敏和慢性疼痛是临床一大难题,并且可能影响癌症患者的肿瘤进展及预后。据统计,0.1%~26% 从未用过阿片类药物者和 35%~77% 有阿片类药物用药史者术后超过 3 个月时间继续使用阿片类药物,围手术期阿片类药物应用是阿片成瘾和滥用的重要原因。术前阿片类药物用药史者较首次阿片类药物用药者情况更加复杂,其影响包括但不限于:增加手术部位感染、延长住院时间、再住院率

高、医疗费用高,术前减量或停药几个月将有帮助,建议术前 3 个月停药可达到与未用药者相似水平。

二、阿片类药物相关问题

(一) 阿片类药物引起的通气损害

术中阿片类药物应用导致术后呼吸障碍的发生率为 0.04%~41%,传统意义的阿片呼吸抑制是指阿片类物质作用于脑干呼吸中枢抑制呼吸节律和幅度而导致高碳酸血症。事实上,阿片类物质还可抑制下丘脑功能提高觉醒阈值、增加镇静深度;并且可抑制上呼吸道肌群运动导致气道梗阻,此三联征称为阿片引起的通气损害(opioid-induced ventilatory impairment,OIVI)。研究表明非高气道风险的患者也可发生 OIVI,所有围手术期应用阿片类药物的患者都可能处于此风险之中。一般认为术后呼吸频率低于 8~10 次/min 者发生 OIVI,需要更多的呼吸监护。患者呼气末二氧化碳浓度和镇静程度之间有良好相关性,因此评价应用阿片类药物患者是否发生 OIVI,推荐同时监测镇静深度。在给氧情况下,严重 OIVI 者血氧饱和度也可能正常。OIVI 是引起术后严重并发症的重要原因之一,呼气末二氧化碳监测较血氧饱和度监测更能预测 OIVI。

(二) 阿片类药物引起的痛觉过敏

阿片类药物引起的痛觉过敏(opioid-induced hyperalgesia,OIH)是指由于阿片类药物暴露导致的疼痛敏感性增加。短效或超短效阿片类药物如芬太尼、瑞芬太尼易形成 OIH。对于 OIH 的担忧进一步推动了术中阿片类药物节省策略的应用。发生 OIH 时术中阿片类药物用量越大,术后疼痛评分越高。OIH 临床诊断时应注意与阿片类药物耐受相区别,推荐的一个方法是增加阿片类药物剂量,如果疼痛缓解为阿片耐受,如果疼痛加剧则为 OIH;降低阿片类药物剂量,疼痛程度减轻亦提示 OIH。推荐瑞芬太尼术中用量低于 0.2μg/(kg·min),停药前应逐渐减量。OIH 机制复杂,新近研究提示与神经病理性疼痛机制相关的"突触四聚体"(tetrapartite synapse)参与了 OIH,涉及神经炎症免疫调节反应。在阿片类物质刺激下,中枢胶质细胞被激活,以

星形胶质细胞及小胶质细胞为主要载体,通过结合于表面受体并激活细胞内分子的信号级联反应,继而释放各种促炎症因子(如细胞因子)及趋化因子,并与神经元突触前后膜上的相关受体关联导致神经元-神经胶质回路的敏化。

(三)阿片类药物与肿瘤预后

肿瘤预后主要与其生物学分型和手术等治疗相关。阿片类物质可引起免疫抑制使肿瘤细胞发生免疫逃逸,抑制NK细胞功能、促进肿瘤细胞血管形成和信号转导,增加肿瘤复发率。不同阿片类药物对免疫系统的影响见表49-1。

表49-1 不同阿片药物对免疫系统的影响

药物	影响
芬太尼	延长 NK 细胞细胞毒性作用
	中断促炎细胞因子产生
	减弱 NK 细胞活性
	减少淋巴细胞增殖
吗啡	抑制 NK 细胞
	促使肥大细胞脱颗粒
	降低 T 辅助细胞功能
	调节 CD4/CD8
	清除淋巴细胞
瑞芬太尼	增加手术切口感染
可待因	降低 NK 细胞活性和 IL-2 水平

2006 年 Exadaktylos 等第一篇回顾性研究比较了椎旁神经阻滞和阿片类药物镇痛全身麻醉对乳腺癌手术预后的影响,结果表明前者可以提高无复发生存(recurrence-free survival,RFS)。但 Sessler 等 2019 年发表在 *Lancet* 研究结果则表明麻醉技术和乳腺癌预后并无相关性。鉴于 Sessler 等的研究中 78% 患者雌激素受体阳性,是乳腺癌中少见的免疫基因亚型,而这一亚型最少受麻醉镇痛药免疫调制作用的影响,因此该研究的阴性结果并不能推导至全部乳腺癌患者。同期多中心随机对照临床试验综述认为没有足够证据建议肿瘤患者何种麻醉镇痛技术最优。Montagna 等最近回顾性分析了 1 143 例三阴性乳腺癌(triple negative breast cancer,TNBC)患者资料。结果表明围手术期更高剂量的阿片类药物与更优的 RFS 相关,与总体生存率(overall survival,OS)无关。既往关于阿片受体基因表达水平与特定癌症类型预后之间关系的研究表明:在分子水平,阿片受体表达后的效应与肿瘤预后相关。阿片生长因子受体(opioid growth factor receptor,OGFR)抗肿瘤效应和 μ 型阿片受体(mu-type opioid receptor 1,OPRM1)促肿瘤信号之间的平衡决定了肿瘤细胞暴露于吗啡后的生长情况。研究提示 OGFR 在 TNBC 起保护作用,而 Toll 样受体(Toll-like receptor,TLR4)激活则提示预后不良。κ 型阿片受体(kappa-type opioid receptor,OPRK1)在多种类型肿瘤中起抑制作用,δ 型

阿片受体(delta-type opioid receptor,OPRD1)的作用尚不明确,可能促进乳腺癌细胞生长。复旦大学附属中山医院缪长虹教授团队最近研究阿片 μ 受体(μ-opioid receptor,MOR)与 *OPRM1* 基因在胰腺导管腺癌患者肿瘤与非肿瘤组织表达及对生存率的影响,结果表明 MOR 与肿瘤神经浸润相关;表达高水平 MOR 者围手术期需要更高剂量的阿片,此类患者预后更差。最近研究却提示胰腺癌患者腹腔神经丛阻滞镇痛与服用阿片类药物镇痛比较,生存率降低。考虑阿片类药物与肿瘤预后相关性时要注意不同阿片受体亚型激活后的效应。

三、ERAS 与围手术期阿片类药物应用

1997 年丹麦外科医师 Henrik Kehlet 最早提出了加速康复外科(enhanced recovery after surgery,ERAS)的概念,即采用有循证医学证据的围手术期处理的一系列优化措施,以减少手术患者生理及心理的创伤应激,达到快速康复。最初 ERAS 涵盖的内容包括 5 个方面:术前患者宣教、开腹手术采用硬膜外镇痛、避免插胃管、早期活动和进食、目标导向液体治疗。围手术期疼痛管理是 ERAS 实施中极其重要的环节。随着 ERAS 理念的推广,低阿片化麻醉与镇痛成为围手术期镇痛管理的新模式。低阿片模式包括椎管内或外周神经阻滞,结合非阿片类镇痛药物,可提供术中及术后数天的有效镇痛,有利于促进患者康复。采用 OFA/ORA 方式进行 ERAS 手术类型也日渐增多。

四、OFA/ORA 现状与常用药物

2021 年 *Anesthesiology* 刊登了 Beloeil 等在法国 10 个中心进行的 OFA 临床研究结果,在这个前瞻性、多中心的随机对照研究中,对于接受大中型非心脏手术患者,相比于复合使用瑞芬太尼,使用右美托咪定的 OFA 增加术后阿片药物相关不良反应如低氧血症、心动过缓的发生率,延长拔管时间和 PACU 停留时间。但可以降低术后吗啡的使用量,减少术后恶心呕吐的发生。该试验因为 3 例患者发生严重心动过缓,甚至心脏停搏而提前终止。加拿大麦克马斯特大学 Shanthanna 教授同期述评指出目前没有证据显示 OFA 减少出院阿片类药物处方及相关风险,只有某些类型的手术可以做到相对完善的 OFA,而且大多数研究只是观察了围手术期的短时间。OFA 促进了多种非阿片类药物的协同应用,但可能带来一些额外风险。主编杜克大学 Kharasch 等同期发表的编者按虽然认为需要更多证据来改变临床决策,但不应认为 OFA 会较基于阿片类药物的麻醉(opioid-based anesthesia,OBA)带来更多损害。哈佛大学麻省总医院 Fettiplace 等则质疑了 Beloeil 等试验中利多卡因的使用,认为严重的心动过缓可能不仅是右美托咪定的副作用,还要考虑利多卡因毒性,不建议在衰弱、肝功能异常、心律失常患者静脉滴注利多卡因。由此可见,关于 OFA/ORA

的临床实践方案差别较大,得到的结果也不一致,需要符合药理、病理类型及手术方式的临床试验来进一步证实。

Torre 等回顾性研究了肥胖患者行腹腔镜手术 OFA 的效果,主要研究终点为留院时间(length of stay,LOS)。共纳入 344 例患者,OFA 组 209 例,135 例采用常规麻醉。术后 2 组阿片类药物需求量无差别,OFA 组术后 1 天抗呕吐药用量少。无论是总体分析还是采用倾向评分匹配(propensity score matching,PSM),LOS 在 OFA 组较短。Olausson 等回顾性研究 2000—2021 年 26 个随机对照试验研究共 1 934 例患者,主要手术方式为腹腔镜妇科手术、上消化道手术(胆囊和减重手术)和乳腺手术。结果表明 OFA 显著降低术后不良反应,包括恶心、呕吐发生率;术后阿片类药物用量减少,两组间 PACU 停留时间和术后疼痛无差别。最近研究则表明总体来说 OFA 降低术后恶心、呕吐和过度镇静的发生率,但不能减少术后阿片类药物应用。因此,可以认为 OFA 是有可行性的,但对于患者预后来说,仅有可行性是不够的,OFA 是否有益于患者尚存争议。在评价 OFA/ORA 的临床意义时不能仅以留院时间等间接指标来衡量,建议更多考量术后并发症发生率、生存率等直接反映患者预后的指标。当然,也有许多随机对照试验和大样本回顾性分析证实了 OFA/ORA 可以改善患者预后,OFA/ORA 的研究涉及的手术类型也逐渐增多。较为明确的是肥胖、阻塞性呼吸功能障碍患者可能从低阿片化麻醉模式中获益。

目前常用于 OFA/ORA 的非阿片类药物包括:α_2 受体激动剂右美托咪定、可乐定;N-甲基-D-天冬氨酸(N-methyl-D-aspartate,NMDA)受体拮抗剂氯胺酮、艾司氯胺酮;局部麻醉药(钠通道阻滞剂)利多卡因;非甾体抗炎药(nonsteroidal anti-inflammatory drug,NSAID)及对乙酰氨基酚;硫酸镁或地塞米松等药物。但此类药物同样存在不良反应,如右美托咪定能够导致心动过缓、低血压;NSAID 可致肾毒性、心脏缺血;利多卡因可导致心律失常等等。联合用药增加了呼吸抑制、认知功能障碍、药物交互作用等风险。

五、总结与展望

阿片类药物不仅具有强效镇痛作用,能够减轻或消除由疼痛引起的精神紧张等情绪应激反应,而且具有良好的心血管稳定性,目前仍无其他等效药物可替代。临床 OFA/ORA 尚处于"动机很好,热情很高,证据不足"的阶段。迄今为止没有足够证据来证明 OFA 给患者带来的益处,亦未证实 OFA/ORA 降低术后阿片类药物处方的用量。相对共识的观点是低阿片模式可能有益,但无阿片麻醉肯定不是最优的。相关临床研究设计差异较大,观察指标也各不相同,得出的结论尚不一致。OFA/ORA 方案还很不成熟,需要更可靠的技术和临床指标进行客观监测及评价。未来需要更多的前瞻性的研究,包括使用大型数据库客观记录短期和长期的益处,以实施个体化麻醉及镇痛。

(钟敏 赵高峰)

参 考 文 献

[1] LARACH D B,HAH J M,BRUMMETT C M. Perioperative opioids,the opioid crisis,and the anesthesiologist [J]. Anesthesiology,2022,136(4):594-608.

[2] SALOMÉ A,HARKOUK H,FLETCHER D,et al. Opioid-free anesthesia benefit-risk balance:a systematic review and meta-analysis of randomized controlled trials[J]. J Clin Med,2021,10(10):2069.

[3] MACINTYRE P E,QUINLAN J,LEVY N,et al. Current issues in the use of opioids for the management of postoperative pain:a review[J]. JAMA Surg,2022,157(2):158-166.

[4] QUINLAN J,LEVY N,LOBO D N,et al. Preoperative opioid use:a modifiable risk factor for poor postoperative outcomes[J]. Br J Anaesth,2021,127(3):327-331.

[5] LEVY N,QUINLAN J,EL-BOGHDADLY K,et al. An international multidisciplinary consensus statement on the prevention of opioid-related harm in adult surgical patients [J]. Anaesthesia,2021,76(4):520-536.

[6] JUNGQUIST C R,QUINLAN-COLWELL A,VALLERAND A,et al. American Society for Pain Management Nursing Guidelines on Monitoring for Opioid-Induced Advancing Sedation and Respiratory Depression:Revisions [J]. Pain Manag Nurs,2020,21(1):7-25.

[7] LEVY N,MILLS P. Controlled-release opioids cause harm and should be avoided in management of postoperative pain in opioid naive patients[J]. Br J Anaesth,2019,122(6):e86-e90.

[8] LAM T,NAGAPPA M,WONG J,et al. Continuous pulse oximetry and capnography monitoring for postoperative respiratory depression and adverse events:a systematic review and meta-analysis[J]. Anesth Analg,2017,125(6):2019-2029.

[9] SHANTHANNA H,LADHA K S,KEHLET H,et al. Perioperative opioid administration[J]. Anesthesiology,2021,134(4):645-659.

[10] WILSON S H,HELLMAN K M,JAMES D,et al. Mechanisms,diagnosis,prevention and management of perioperative opioid-induced hyperalgesia[J]. Pain Manag,2021,11(4):405-417.

[11] LABOUREYRAS E,BOUJEMA M B,MAUBORGNE A,et al. Fentanyl-induced hyperalgesia and analgesic tolerance in male rats:common underlying mechanisms and prevention by a polyamine deficient diet[J]. Neuropsychopharmacology,2022,47(2):599-608.

[12] SZCZEPANIAK A,FICHNA J,ZIELINSKA M. Opioids in cancer development,progression and metastasis:focus

on colorectal cancer[J]. Curr Treat Options Oncol, 2020,21(1):6.

[13] BALLESTIN S S,BARDAJI A L,CONTINENTE C M,et al. Antitumor anesthetic strategy in the perioperative period of the oncological patient:a review[J]. Front Med (Lausanne),2022,9:799355.

[14] EXADAKTYLOS A K,BUGGY D J,MORIARTY D C,et al. Can anesthetic technique for primary breast cancer surgery affect recurrence or metastasis? [J]. Anesthesiology,2006,105(4):660-664.

[15] SESSLER D I,PEI L,HUANG Y,et al. Recurrence of breast cancer after regional or general anaesthesia:a randomised controlled trial[J]. Lancet,2019,394(10211):1807-1815.

[16] WALL T,SHERWIN A,MA D,et al. Influence of perioperative anaesthetic and analgesic interventions on oncological outcomes:a narrative review[J]. Br J Anaesth, 2019,123(2):135-150.

[17] MONTAGNA G,GUPTA H V,HANNUM M,et al. Intraoperative opioids are associated with improved recurrence-free survival in triple-negative breast cancer[J]. Br J Anaesth,2021,126(2):367-376.

[18] SOOTICHOTE R,THUWAJIT P,SINGSUKSAWAT E,et al. Compound a attenuates toll-like receptor 4-mediated paclitaxel resistance in breast cancer and melanoma through suppression of IL-8[J]. BMC Cancer,2018,18 (1):231.

[19] KIM R,KAWAI A,WAKISAKA M,et al. Current status and prospects of anesthesia and breast cancer:does anesthetic technique affect recurrence and survival rates in breast cancer surgery? [J]. Front Oncol, 2022, 12:795864.

[20] ZHANG H,QU M,GORUR A,et al. Association of Mu-opioid receptor(MOR) expression and opioids requirement with survival in patients with stage Ⅰ-Ⅲ pancreatic ductal adenocarcinoma[J]. Front Oncol, 2021, 11:686877.

[21] ZYLBERBERG H M,NAGULA S,RUSTGI S D,et al. Celiac plexus neurolysis is associated with decreased survival in patients with pancreatic cancer:a propensity score analysis[J]. Pancreas,2022,51(2):153-158.

[22] ZHANG H,ZHOU D,GU J,et al. Targeting the mu-opioid receptor for cancer treatment[J]. Curr Oncol Rep, 2021,23(10):111.

[23] MEMTSOUDIS S G,POERAN J,KEHLET H. Enhanced recovery after surgery in the united states:from evidence-based practice to uncertain science? [J]. JAMA,2019, 321(11):1049-1050.

[24] MOORTHY K,HALLIDAY L. Guide to enhanced recovery for cancer patients undergoing surgery:ERAS and oesophagectomy[J]. Ann Surg Oncol,2022,29(1):224-228.

[25] IBRAHIM M,ELNABTITY A M,HEGAB A,et al. Combined opioid free and loco-regional anaesthesia enhances the quality of recovery in sleeve gastrectomy done under ERAS protocol:a randomized controlled trial[J]. BMC Anesthesiol,2022,22(1):29.

[26] LEECH J,OSWALT K,TUCCI M A,et al. Opioid sparing anesthesia and enhanced recovery after surgery protocol for pancreaticoduodenectomy[J]. Cureus, 2021, 13 (11):e19558.

[27] BELOEIL H,GAROT M,LEBUFFE G,et al. Balanced opioid-free anesthesia with dexmedetomidine versus balanced anesthesia with remifentanil for major or intermediate noncardiac surgery[J]. Anesthesiology, 2021, 134 (4):541-551.

[28] FETTIPLACE M R,GITMAN M. Opioid-free anesthesia:comment[J]. Anesthesiology,2021,135(4):755-756.

[29] TORRE A,MARENGO M,LEDINGHAM N S,et al. Opioid-free anesthesia in bariatric surgery:a propensity score-matched analysis[J]. Obes Surg, 2022, 32(5):1673-1680.

[30] OLAUSSON A,SVENSSON C J,ANDRELL P,et al. Total opioid-free general anaesthesia can improve postoperative outcomes after surgery,without evidence of adverse effects on patient safety and pain management:a systematic review and meta-analysis[J]. Acta Anaesthesiol Scand,2022,66(2):170-185.

[31] MASSOTH C,SCHWELLENBACH J,SAADAT-GILANI K,et al. Impact of opioid-free anaesthesia on postoperative nausea,vomiting and pain after gynaecological laparoscopy-A randomised controlled trial[J]. J Clin Anesth,2021,75:110437.

[32] HUBLET S,GALLAND M,NAVEZ J,et al. Opioid-free versus opioid-based anesthesia in pancreatic surgery [J]. BMC Anesthesiol,2022,22(1):9.

[33] AN G,ZHANG Y,CHEN N,et al. Opioid-free anesthesia compared to opioid anesthesia for lung cancer patients undergoing video-assisted thoracoscopic surgery:a randomized controlled study[J]. PLoS One, 2021, 16(9):e0257279.

[34] AGUERRECHE C,CADIER G,BEURTON A,et al. Feasibility and postoperative opioid sparing effect of an opioid-free anaesthesia in adult cardiac surgery:a retrospective study[J]. BMC Anesthesiol,2021,21(1):166.

[35] ZHANG Y,ZHOU Y,HU T,et al. Dexmedetomidine reduces postoperative pain and speeds recovery after bari-

atric surgery: a meta-analysis of randomized controlled trials[J]. Surg Obes Relat Dis,2022,18(6):846-853.

[36] WANG X,LIN C,LAN L,et al. Perioperative intravenous S-ketamine for acute postoperative pain in adults: A systematic review and meta-analysis[J]. J Clin Anesth, 2021,68:110071.

[37] WEINBERG G L. Perioperative lidocaine infusion: does the risk outweigh the benefit? [J]. Anesth Analg,2021, 132(3):906-909.

[38] ADHIKARY S D,THIRUVENKATARAJAN V,MCFADDEN A,et al. Analgesic efficacy of ketamine and magnesium after laparoscopic sleeve gastrectomy: a randomized, double-blind, placebo-controlled trial[J]. J Clin Anesth,2021,68:110097.

50 新型局部麻醉药开发与应用的研究进展

尽管局部麻醉药的有效性和安全性在临床实践中得到了证实，但广大科研工作者仍在不断探索新型局部麻醉药的可能性，以求达到毒性低、作用时间长并且仅仅阻断痛觉而不影响运动功能和其他感觉的目的。在通道选择方面：选择性阻断与镇痛相关的 $Na_v1.7$、Kv 以及瞬时受体电位香草酸-1(transient receptor potential vanillic acid 1, TRPV1)通道值得进一步研究新化合物。此外，本文还介绍了具有麻醉效果的新型化合物、可注射式的新型局部麻醉制剂(SA-BER-布比卡因和 HTX-011 等)以及局部麻醉药的控制释放。

局部麻醉(local anesthesia, LA)是指通过表面麻醉、浸润麻醉、阻滞麻醉、椎管内麻醉等方法使局部麻醉药作用于局部神经，以达到阻断疼痛感觉的目的，从而使患者能够在清醒、平稳的情况下耐受手术等局部侵入性医疗操作或满足患者镇痛需求。而如何解决疼痛这一问题，一直以来都是患者和麻醉科医师非常关心的问题。尽管局部麻醉药的有效性和安全性在临床实践中得到了证实，但与局部麻醉药相关的毒性反应，一直以来都是临床上很重视的问题。然而，局部麻醉药不仅有一定的毒性，也对人体有一些其他的影响，如引起过敏、局部组织坏死等，甚至对中枢神经系统、心脏的影响，它们共同促进广大科研工作者不断探索新型局部麻醉药的可能性。新型局部麻醉药的开发及其优越性仍在探索中，本文综述局部麻醉药的基本作用机制、局部麻醉药的发展和新型局部麻醉药的研究进展、优势特点以及相关应用的研究进展。

一、局部麻醉药的基本作用机制

在神经细胞上有许多由蛋白质构成的通道，其中根据不同电压使通道呈现不同状态，称为电压门控通道，构成了产生动作电位的主要机制；而根据配体结合改变开放状态的通道称为配体门控通道，与神经递质结合并参与感觉下传。

1. 电压门控钠通道　家兔、人等哺乳动物的 Na^+ 通道含有三个蛋白质亚基，分别是 α 亚基、$β_1$ 亚基和 $β_2$ 亚基，

其中 α 亚基是主要功能单位。目前，已有 9 种不同的亚型 Na^+ 通道 α 亚基被发现，它们分布在各种不同组织中。Ron 等总结发现有几个亚型只存在于与痛觉有关的神经细胞上，而不存在于心肌细胞和骨骼肌细胞上，而特异性选择这些亚型的药物可以同时达到镇痛且又不产生心肌毒性和神经毒性的效果。同时 Ron 等指出目前尚没有研究表明有任何一种特异性药物可以选择性阻断 Na^+ 通道的其中一个亚型，并且目前发现的参与痛觉阻滞的电压门控钠通道只有 $Na_v1.7$、$Na_v1.8$、$Na_v1.9$ 以及在神经受损时表达增加的 $Na_v1.3$ 四种，特别是 $Na_v1.7$ 与人类躯体疼痛密切相关。暴发动作电位时 Na^+ 通道会开放，因此阻断相应的 Na^+ 通道即可抑制痛觉产生。传统局部麻醉药对 Na^+ 通道各个亚型的阻断选择性很低，表现为"使用依赖性"阻滞，即在 Na^+ 通道的静息态和失活态时结合力低而在激活态时结合力高。因此，传统麻醉药在运动-感觉分离上的优势并不明显。

2. 电压门控钾通道和电压门控钙通道　电压门控钾通道和电压门控钙通道都可以被局部麻醉药阻断，但其阻断效果远不如 Na^+ 通道。K^+ 通道参与动作电位复极化，起到维持和形成静息电位的作用。Drachman 等认为当 K^+ 通道被局部麻醉药抑制时，神经细胞复极化速度降低或持续保持超极化，对电压门控钾通道的抑制作用会进一步加强对电压门控钠通道的抑制。值得注意的是，张诗嘉等描述了电压门控钾通道(即 Kv)存在 12 种亚型，通过对各个动物模型总结发现开放 Kv 对慢性疼痛有抑制作用，开发和研究作用于此位点的新型选择性 K^+ 通道开放剂可能在未来用于疼痛科的治疗。除此之外，由于 Ca^{2+} 通道参与了神经突触末梢神经递质(如乙酰胆碱)的释放，因此当 Ca^{2+} 通道被抑制时也会进一步妨碍神经冲动下传。

3. HCN 通道　超极化激活的环状核苷酸门控通道(hyperpolarization activated cyclic nucleotide-gated channel, HCN)是一种拥有 4 种亚型的阳离子通道，即 HCN1~HCN4，主要分布在起搏细胞(尤其是窦房结)和脑细胞中，可以使膜电位超极化激活发生去极化，这也揭示了窦房结成为心脏起搏点的重要原因。Hu 等通过全细胞膜片钳技术及大鼠急性游离脊髓切片模型，探索利多卡因对 HCN 通道的作用，结果发

现利多卡因能实现可逆性阻断 HCN 通道而非传统认为的局限地作用于电压门控钠通道,这一证据提示了利多卡因的抗室性心律失常作用与 HCN 通道的相关性。

4. TRP 通道　瞬时受体电位(transient receptor potential,TRP)通道是一种刺激-感觉转换通道,可将感受器接收到的各种伤害感觉刺激信号转化为电信号,从而将冷热、酸碱等感觉转换为痛觉,尤其是 TRPV1 和 TRPA1 通道在这个过程起到了关键的作用。Leffler 等在 2008 年时在啮齿动物身上研究了局部麻醉药利多卡因产生的伤害性刺激是通过 TRP 通道介导的,这也为局部麻醉药在区域镇痛的应用中是如何通过 TRPA1 和 TRPV1 介导产生各种后遗症、神经毒性提供了进一步分子机制上的解释。

二、局部麻醉药的发展

(一)传统局部麻醉药

局部麻醉药根据其芳香环上连接的基团不同,主要分为酯类局部麻醉药和酰胺类局部麻醉药两大类。

1. 酯类局部麻醉药　人类发现的第一种局部麻醉药是可卡因,它在 1860 年被德国科学家 Albert Niemann 提取出来。随着可卡因的问世,局部麻醉药的研究和开发提上日程。直到 1904 年,Alfred Einhorn 发现了普鲁卡因,第一种人工合成的局部麻醉药,具有安全性高、不易导致成瘾、性质相对稳定的优点。在此基础上,又采取氯取代的方法从普鲁卡因提取出氯普鲁卡因,并在 1952 年被初次使用。在长期的临床实践过程中,Casati 等通过一项前瞻性的随机双盲实验对比研究了氯普鲁卡因和利多卡因,发现与利多卡因相比氯普鲁卡因的运动神经阻滞时间更短,能够更快地恢复术后运动。尽管据研究人员报道,氯普鲁卡因药效可能不够好,但由于其毒性低带来的安全性,因此常被用于硬膜外阻滞和产科麻醉,尤其是 30~60 分钟短程手术。

2. 酰胺类局部麻醉药　1943 年 Nils Löfgren 合成了利多卡因——最经典的局部麻醉药。利多卡因具有起效时间短、镇痛效果好等优点,被广泛应用于浸润麻醉、表面麻醉、神经阻滞麻醉及硬膜外麻醉。此外,利多卡因还被发现具有治疗室性心律失常的作用,如上文所述可能与利多卡因能作用于 TRP 通道有关。Nils Löfgren 还分别于 1948 年、1960 年成功制备出曲美卡因、丙胺卡因。Dostalova 等开展的一项临床试验研究表明,曲美卡因与吗啡联合较布比卡因与芬太尼联合在硬膜下麻醉的应用中,前者的镇痛效果更好、副作用更少。曲美卡因主要用于浸润麻醉、传导麻醉和硬膜下麻醉,其麻醉作用时间可达 3 小时,尤其是伤口周围镇痛时间延长至 8~12 小时。虽然丙胺卡因的麻醉时间相对较短,但对血管舒张平滑肌作用较弱,故尤其适用于有肾上腺素禁忌证的患者,如患有甲状腺功能亢进或某些器质性心脏病的患者。1957 年 Af Ekenstam B 等同时合成了布比卡因和甲哌卡因,15 年之后,依替卡因和阿替卡因相继问世。布比卡因的成功研制是局部麻醉药的一项重大

突破。它是第一种由单一化合物组成的长效酰胺类局部麻醉药,起效快、作用时间显著延长,用于周围神经阻滞可长达 24 小时,并且有明显的运动-感觉分离优势。Tan H 等通过随机效应模型的统计方法对脊髓麻醉中使用布比卡因还是甲哌卡因进行了 meta 分析,分析数据表明,与布比卡因相比,在脊髓麻醉中使用甲哌卡因的患者术后运动恢复更快,有助于患者下床活动、排尿,但同时也更易引起一过性神经症状和神经根刺激。依替卡因能够持续的阻断痛觉和肌肉运动,不能很好地区分运动和感觉神经,而且其阻滞运动的作用更为突出,其使用面也因此较为狭窄。阿替卡因则不同,它起效快、作用时间仅 2.4 小时,因其具有良好的局部组织浸润效果和轻微的注射痛,故常用于牙科手术的局部麻醉。1996 年,罗哌卡因被引入临床使用。作为一种较新的局部麻醉药,罗哌卡因具有许多令人瞩目的优点,如较为明显的运动-感觉分离、较低的心脏毒性以及呈剂量依赖性的镇痛效果,故尤其适用于术后镇痛和产科麻醉。Hoerner E 等进行的一项关于添加佐剂地塞米松至罗哌卡因的随机对照双盲实验显示,地塞米松不能减少罗哌卡因的术后用量,也不能延长其作用时间。

(二)新型局部麻醉药

促进局部麻醉药发展的主要原因是为了达到良好的术后镇痛效果,使患者尽可能避免术后疼痛导致的应激等不良反应、更早地下床活动和排尿、预防高凝状态导致下肢深静脉血栓的发生以及减少患者住院时间和费用,以尽快康复等。而要达到良好的术后镇痛,科研人员所设计的局部麻醉药需要满足有明显运动-感觉分离和剂量安全的同时具有较长的持续镇痛时间。传统的方法有导管置入、重复阻滞和添加佐剂(肾上腺素、地塞米松、右美托咪定等)等,但这些方法各有各的缺点。导管置入时间过长可能会引起不必要的感染,而重复阻滞可能会导致药物产生蓄积引发中毒。此外,目前使用的佐剂尚无法区分运动和感觉神经,因此会妨碍术后早期下床活动。一种新的方法是改善局部麻醉药,主要有两种途径:一是通过给局部麻醉药添加外壳或载体等以达到缓释或按需释放的目的,从而延长持续镇痛的时间;二是开发能够选择性阻断痛觉的新型化合物或混合物。

1. 新型化合物的开发　局部麻醉药作用时间的长短取决于药物分散到神经组织周围浓度和从组织清除的快慢,因此疏水性更强的药物能够产生更持久的作用,也更不易被清除。在 2017 年,李艳合成了四种 4-芳香基-1,4-二氢吡啶化合物 1~4。通过建立各种动物模型,并与传统局部麻醉药进行对比发现只有 4-芳香基-1,4-二氢吡啶 4 具有麻醉的作用,用于表面麻醉、局部浸润麻醉、神经阻滞麻醉、椎管内麻醉都呈现出喜人的效果,其起效迅速,且持续作用时间比利多卡因、布比卡因和罗哌卡因更长。虽然该化合物也具有心脏、神经毒性,但亦可被脂肪乳剂逆转。托尼卡因是利多卡因的衍生物,即 N-β-苯乙基利多卡因,是一种可以较长时间阻断钠通道的局部麻醉药,研究发现其阻断钠

通道的强度是利多卡因的 80 倍。姚俊岩总结发现托尼卡因是一种麻醉效果好、持续作用时间长且具有明显运动-感觉分离的局部麻醉药,具有很深远的临床意义,能够促进疼痛治疗学的发展。时明阳在 2016 年成功设计并制备了四种基于 HCN 离子通道的长效局部麻醉药并命名为化合物 1~4,这种新型局部麻醉药需要同时具备较强的局部麻醉效果和抑制 HCN 离子通道,这样就可以在延长局部麻醉药作用时间的同时减少使用量,从而提高安全性。时明阳合成的化合物 1~4 中,只对化合物 1~3 进行了麻醉活性验证,试验结果显示化合物 1 和 2 比利多卡因的持续作用时间长得多,但尚未对化合物 4 进行评价,也未验证其是否能成功阻滞 HCN 离子通道,需要后续研究加以补充。辣椒素是一种作用于 TRPV1 通道的局部麻醉药,可以在一定程度上阻断伤害感受器从而使患者疼痛减轻。Remadevi 等声称 Anesiva Inc 目前正在对辣椒素进行开发和临床研究,Ⅱ期临床试验已经完成并提示辣椒素可以用于治疗术后疼痛、骨关节炎、肌腱炎以及慢性神经疼痛,在疼痛治疗方面具有很大的前景,Ⅲ期临床试验计划在 2008 年开始投入研究,但尚无相关的结果报道。Vocacapsaicin(CA-008)是一种可以转化为辣椒素的新型制剂,具有长效、单点作用的优势,Knotts 等通过建立大鼠单侧截骨模型观察到在围手术期中,Vocacapsaicin 兼有局部和全身的耐受性,可以作为一种疼痛管理类药物进一步研究。此外,近期发现新石房蛤毒素(Neosaxitoxin,NeoSTX)是一种作用于电压门控钠通道的可逆性阻断药,但其发展仍处在早期阶段。QX-314 与辣椒素同样是一种作用于 TRPV1 通道的新型疼痛治疗药品。2018 年,Blake 等通过研究金黄色葡萄球菌感染时引起疼痛的模型,得出 QX-314 可以阻断伤害感受器,减轻患者在感染期间疼痛,且效果优于利多卡因和布洛芬。IQB-9302 是一种新型局部麻醉药,在临床试验中显示出较长的持续麻醉时间和较低的心脏毒性,Gálvez-Múgica 等进行了一项将 IQB-9302 与 0.25% 布比卡因作用于尺神经阻滞的Ⅰ期临床研究,试验发现两者麻醉作用持续时间相差不大。González 等进一步发现 IQB-9302 的对映异构体可以选择性阻断 hKv1.5,在治疗慢性疼痛方面可能有较好的前景。EN3427 是一种新型长效局部麻醉制剂,目前的研究发现其在 2 种大鼠模型中可以产生良好而长效的痛觉阻滞效果,Banerjee 等的研究还显示利多卡因与 EN3427 连用可以产生更加持久的镇痛效果,这可能与 TRP 通道及 EN3427 神经细胞通路的兴奋和增强有关。

2. 局部麻醉药的手性和改造　与此同时,由于局部麻醉药的手性不同,其药代动力学和药效动力学也呈现出对应的差异,而局部麻醉药也表现出不同的作用时间、作用强度以及毒性反应。左旋布比卡因是一种新型长效酰胺类局部麻醉药,相较于布比卡因,左旋布比卡因具有更强的麻醉作用以及更低的毒性。在 84 例行腹股沟斜疝手术的患者中使用左旋布比卡因,季利芬等通过临床对照试验,分别比较试验组和对照组的心率、动脉压和麻醉状态后发现左

旋布比卡因镇痛效果良好,可以有效缓解患者术中状态,对心血管系统影响较低,具有一定的临床价值。在许多局部麻醉药中,其立体结构的中心位置是碳原子,这就导致了其可能存在(R)-和(S)-对映异构体,即无法重叠的镜像异构体。此外,手性分子必定具有旋光性,即其单个立体异构体(+)-和(-)-还分别具有(R)-和(S)-的绝对构型。手性分子与麻醉息息相关,几乎所有的合成药物都以外消旋混合物形式给药,即异构体的组合——具有麻醉效果的活性成分:对映异构体。罗哌卡因是第一种在临床上应用的纯(S)-(-)-对映异构体,也是第一种具有手性活性的局部麻醉药。Wen L 等在 2017 年设计并成功合成了罗哌卡因类似物,并将得到的目标化合物命名为 4a~4q,根据体外初步筛查实验发现化合物 4l 的活性更值得进一步探索,通过与罗哌卡因进行分子对接的方式发现化合物 4l 的麻醉作用可能与电压门控钠通道(voltage-gated sodium channel,VG-SC)、GABA$_A$-R 和 NDMA-R 受体蛋白的相互作用有关。2019 年,一种新型局部麻醉药的想法由 Ekhlas S. 等提出,他们倡导将苯甲酸乙酯作为原材料合成一些具有麻醉效果的苯异羟肟酸类似物,并将其命名为化合物 3a~3f,其中化合物 3d 和 3e 脱颖而出。他们的团队通过探索药物结构-活性关系以及与苯佐卡因的对照实验发现化合物 3d 和 3e 具有与苯佐卡因相当的优良的麻醉活性,且不易分解、成为过敏原的可能性小,很值得进一步开发。

3. 局部麻醉药的新型制剂　减少药物不良反应的同时延长局部麻醉药的镇痛时间已经成为焦点,一些研究人员根据局部麻醉药的剂量依赖性开始不断开发新型药物输送系统(local anesthetic in drug delivery systems,LA-in-DDS)来实现药物的缓慢或按需释放。新型药物输送系统的优势是能够减少药物在体内蓄积并实现持续的较低剂量/浓度控制痛觉-运动分离阻滞。

目前,新型药物输送系统主要包括:宏观植入式载药系统、可注射液体、可注射微米级别载药系统和纳米级别载药系统。由于宏观植入式载药系统无法注射,目前只能用于表面伤口的镇痛,常见的载药系统是 PLGA 等材料装载局部麻醉药,在创伤局部缓慢释放药物来获得镇痛效果。Xaracoll 海绵同样是一种宏观植入式载药系统,是在胶原蛋白基质中填充布比卡因获得的,适用于开放式手术。Hemsen 等进行了一项有关布比卡因-胶原蛋白植入物是否在腹腔镜手术中具有可行性的临床研究,实验结果表明 Xaracoll 海绵能够有效地降低腹腔镜术后 24~48 小时出现疼痛患者数量,提示了其可行性,但还需要进一步进行临床随机对照试验验证。可注射液体是目前研究的热门剂型,其种类繁多。在 2018 年,张文婧合成了颗粒大小均一的 PLGA 微球和温敏性 PLGA-PEG-PLGA 水凝胶,并采用低温搅拌的方式得到了水凝胶/微球复合载药系统(Gel-MS)。通过建立大鼠坐骨神经阻滞模型,发现该复合载药系统具有良好的生物相容性,对体温敏感,可在体温作用下快速转化为凝胶状,有利于药物的缓慢释放,可延长麻醉持续作用时间。

该研究结果还表示，该复合载药系统与地塞米松合用，持续镇痛时间将延迟至 47 小时。第一种美国食品药品监督管理局（Food and Drug Administration，FDA）批准在临床上使用的长效局部麻醉缓释剂是 EXPAREL。EXPAREL 是一种可注射的脂质体布比卡因，它将布比卡因包封在多聚脂质体（Depofoam）的可降解脂质囊泡中。但是目前仅能用于表面浸润麻醉，其区域阻滞的麻醉效能还在研究中，最近一项有关 EXPAREL 阻滞坐骨神经的临床研究表明患者对药物的反应性差别大，其中 2 例患者的双锋动力学提示可能会产生镇痛作用，但由于其样本量较少仍然需要补充实验。此外，EXPAREL 的安全性仍在临床探索过程中，目前主要的进展是其不对血流动力学产生影响。SABER-布比卡因是一种可以在肌肉和皮下注射的具有生物降解性的亲脂性黏性液体，Skolnik 等归纳了有关 SABER-布比卡因的实验研究总结发现，与 SABER-安慰剂相比，SABER-布比卡因可以有效地减少阿片类药物的使用。HTX-011 是一种缓释布比卡因复合美洛昔康的新型制剂，它们被共同装载在一种可腐蚀性聚合物中。HTX-011 在 2019 年已经完成了两项Ⅲ期试验（EPOCH 1/2），并在 2020 年对 EPOCH 2 的实验数据进行了订正。EPOCH 1 是一项随机、双盲、安慰剂对照和主动对照的Ⅲ期临床试验，该试验收集了 412 例拇囊炎患者单独应用 HTX-011 的数据，结果显示与安慰剂/盐酸布比卡因相比，使用 HTX-011 的患者在 72 小时内疼痛感觉持续下降。同年 8 月，Viscusi 等又发表了 EPOCH 2 的实验结果，他们在随机、双盲的基础上增加了主动控制的多中心研究，参与人数也增加到 418 例。这项试验研究了在单侧快放行腹股沟疝修补手术中使用 HTX-011 的效用和安全性。结果显示：与安慰剂组相比，在术中单独使用 HTX-011，患者术后疼痛率下降 23%（$P<0.001$，后又修正为 $P=0.0004$），术后阿片类药物使用率下降 38%（$P<0.001$）；与盐酸布比卡因组，患者术后疼痛率下降 21%（$P<0.001$，后又订正为 $P<0.0001$），阿片类药物使用减少 25%（$P=0.024$）；此外，根据监测生命体征、心电图等检查以及评估术后 72 小时、10 天和 29 天的伤口愈合情况发现 HTX-011 安全性和耐受性良好，尚无临床证据证明其有全身毒性。Lachiewicz 等进行了一项随机、双盲、安慰剂和活性对照的Ⅱb 期试验，纳入了 223 例全身麻醉下单侧全膝关节置换术的患者，随机分为 4 组：HTX-011 组、HTX-011 复合罗哌卡因组、安慰剂组、盐酸布比卡因组。统计实验数据发现：与安慰剂组相比，HTX-011 组术后 48 小时和 72 小时疼痛均下降（均 $P<0.001$）；与盐酸布比卡因组相比，两个含有 HTX-011 的组术后 48 小时和 72 小时疼痛率也有所下降（$P<0.05$）。综上所述，单独使用 HTX-011 已经被证明了有效，于是一些学者开始探索采用多模式镇痛（muhimodal analgesia，MMA）的方式进一步降低术后阿片类药物的使用。Singla 等证明了 HTX-011 用于 MMA 中非阿片类镇痛药物的可行性。2021 年，Pollak 等设计并完成了一项进一步探讨 MMA 可行性的实验。他们预先给予在门诊进行疝修补

术的患者口服布洛芬复合对乙酰氨基酚并在术中使用 HTX-011 后发现：95% 的患者在术后都不会要求医师开具阿片类药物的处方，患者满意度也呈现令人满意的结果。TLC590 是一种脂质体罗哌卡因悬浮液，是磷脂形成囊泡包裹罗哌卡因形成。Bertoch 等开展了一项随机、双盲、罗哌卡因对照、剂量递增的 1/2 期试验来评估 TLC590 的可靠性。试验结果提示，与罗哌卡因组相比，TLC590 组术后阿片类药物使用率下降 54%，疼痛持续阻断时间也延长至 42 小时，但该药物尚没有被批准上市。

4. 局部麻醉药的控制释放　将局部麻醉药注射到需要镇痛的部位后，通过外加红外线等光源来控制局部麻醉药释放，不仅需要携药载体的可靠性，还要面对光穿透深度的挑战。孟祥雪设计的一种新型罗哌卡因药物递送系统——光敏脂质体，其内所含的光敏剂在某种特殊波长的红外光照射下会产生 $^1O_2$，该物质可以使脂质体上的不饱和磷脂分解，以实现控制罗哌卡因释放。这一研究可以有效解决临床上局部麻醉药注射后作用时间不够长的问题，减少药物蓄积。但目前尚无证据显示其控制释放的响应次数能达到理想的时间，药代动力学的研究也还在进一步探索的过程中。

三、总结

局部麻醉药从可卡因被发现以来，至今已经经历了 160 余年的发展历程，无数能人志士们致力于改善患者的疼痛。从一开始注重于解决术中疼痛到围手术期疼痛方案的创新性提出，再到慢性疼痛的治疗管理，科研工作者们一直竭尽所能地寻找出一种可以提高患者满意度的药品。局部麻醉药以其能够局部作用而不影响全身的优势，有望成为这一带有传奇色彩的"桃花源"。目前看来，值得进一步研究针对选择性阻断与镇痛相关的 $Na_v1.7$、Kv 以及 TRPV1 通道的新化合物。此外，已经合成的具有麻醉效果的新型化合物种类繁多，但其临床实践的报道仍有所欠缺。具有开发和临床应用前景的是可注射式新型局部麻醉制剂，尤其是 SABER-布比卡因和 HTX-011，未来需要进一步研究其在区域镇痛方面的有效性和持续性。局部麻醉药的控制释放可以有效地解决麻醉时效过短的问题，同时还可应用于其他领域如抗肿瘤，但光照深度仍然是一项难题。总体来说，未来仍然需要探索一种局部和全身毒副作用低、持续镇痛时间提高到约 72 小时、不影响患者术后运动功能恢复的局部麻醉药。

参 考 文 献

[1] AMIR R，ARGOFF C E，BENNETT G J，et al. The role of sodium channels in chronic inflammatory and neuropathic pain[J]. J Pain，2006，7（5 Suppl 3）：S1-29.

[2] CHERNOFF D M. Kinetic analysis of phasic inhibition of

neuronal sodium currents by lidocaine and bupivacaine [J]. Biophys J,1990(1),58:53-68.

[3] WOLFF M, SCHNÖBEL-EHEHALT R, MÜHLING J, et al. Mechanisms of lidocaine's action on subtypes of spinal dorsal horn neurons subject to the diverse roles of Na$^+$ and K$^+$ channels in action potential generation [J]. Anesth Analg,2014,119(2):463-470.

[4] GUO X T, CASTLE N A, CHERNOFF D M, et al. Comparative inhibition of voltage-gated cation channels by local anesthetics [J]. Ann N Y Acad Sci,1991,625:181-199.

[5] DRACHMAN D, STRICHARTZ G. Potassium channel blockers potentiate impulse inhibition by local anesthetics [J]. Anesthesiology,1991,75(6):1051-1061.

[6] 张诗嘉,刘文涛,张广钦.电压门控钾通道作为疼痛治疗的新靶点在慢性疼痛模型中的变化特征[J].中国疼痛医学杂志,2021,8:571-576.

[7] 时明阳.基于HCN离子通道的长效局麻药的设计、合成和评价[D].成都:电子科技大学,2016.

[8] HU T, LIU N, LV M, et al. Lidocaine inhibits HCN currents in rat spinal substantia gelatinosa neurons [J]. Anesth Analg,2016,122(4):1048-1059.

[9] LEFFLER A, FISCHER M J, REHNER D, et al. The vanilloid receptor TRPV1 is activated and sensitized by local anesthetics in rodent sensory neurons [J]. J Clin Invest, 2008,118(2):763-776.

[10] YU S, WANG B, ZHANG J, et al. The development of local anesthetics and their applications beyond anesthesia [J]. Health & Environmental Research Online,2019,12 (12):13203-13220.

[11] CASATI A, FANELLI G, DANELLI G, et al. Spinal anesthesia with lidocaine or preservative-free 2-chloroprocaine for outpatient knee arthroscopy: a prospective, randomized,double-blind comparison [J]. Anesth Analg,2007, 104(4):959-964.

[12] DOSTALOVA V, VISNOVSKY P, DOSTAL P. The epidural postoperative analgesia after a major urological procedures-a comparison of trimecaine and morphine to bupivacaine and fentanyl [J]. Bratisl Lek Listy,2008, 109(3):111-115.

[13] TAN H, WAN T, GUO W, et al. Mepivacaine versus bupivacaine for spinal anesthesia: a systematic review and meta-analysis of random controlled trials [J]. Adv Ther,2022,39(5):2151-2164.

[14] HOERNER E, GASTEIGER L, ORTLER M, et al. The impact of dexamethasone as a perineural additive to ropivacaine for PECS II blockade in patients undergoing unilateral radical mastectomy-a prospective, randomized,

controlled and double-blinded trial [J]. J Clin Anesth, 2022,77:110622.

[15] COPPENS S J R, ZAWODNY Z, DEWINTER G, et al. In search of the Holy Grail: Poisons and extended release local anesthetics [J]. Best Pract Res Clin Anaesthesiol, 2019,33(1):3-21.

[16] LIRK P, HOLLMANN M W, STRICHARTZ G. The science of local anesthesia: basic research, clinical application,and future directions [J]. Anesth Analg,2018,126 (4):1381-1392.

[17] 李艳.4-芳香基-1,4-二氢吡啶化合物的局部麻醉作用和部分毒理的研究[D].广州:南方医科大学,2017.

[18] 姚俊岩,王泉云,张兰.长效局麻药-托尼卡因的研制近况[J].国外医学(麻醉学与复苏分册),2002,23 (4):216-218.

[19] 季利芬,黎政红,史涛,等.新型长效酰胺类局部麻醉药的临床应用及效果分析[J].海峡药学,2021,33 (1):169-171.

[20] REMADEVI R, SZALLISI A. Adlea(ALGRX-4975),an injectable capsaicin(TRPV1 receptor agonist) formulation for long lasting pain relief [J]. IDrugs,2008,11 (2):120-132.

[21] KNOTTS T, MEASE K, SANGAMESWARAN L, et al. Pharmacokinetics and local tissue response to local instillation of vocacapsaicin, a novel capsaicin prodrug, in rat and rabbit osteotomy models [J]. J Orthop Res, 2022,40(10):2281-2293.

[22] BLAKE K J, BARAL P, VOISIN T, et al. Staphylococcus aureus produces pain through pore-forming toxins and neuronal TRPV1 that is silenced by QX-314 [J]. Nat Commun,2018,9(1):37.

[23] GÁLVEZ-MúGICA M A, SANTOS-AMPUERO M A NOVALBOS J, et al. Ulnar nerve block induced by the new local anesthetic IQB-9302 in healthy volunteers: a comparison with bupivacaine [J]. Anesth Analg, 2001, 93 (5):1316-1320.

[24] GONZÁLEZ T, LONGOBARDO M, CABALLERO R, et al. Stereoselective effects of the enantiomers of a new local anaesthetic, IQB-9302,on a human cardiac potassium channel(Kv1.5) [J]. Br J Pharmacol,2001,132(2): 385-392.

[25] BANERJEE M, BARANWAL A, SAHA S, et al. EN3427: a novel cationic aminoindane with long-acting local anesthetic properties [J]. Anesth Analg,2015,120 (4):941-949.

[26] MITRA S, CHOPRA P. Chirality and anaesthetic drugs: A review and an update [J]. Indian J Anaesth,2011,55 (6):556-562.

［27］ČIŽMÁRIKOVÁ R,ČIŽMÁRIK J,VALENTOVÁ J,et al. Chiral Aspects of Local Anesthetics［J］. Molecules. 2020,25(12):2738.

［28］WEN L,LINA D,HONG M,et al. Synthesis, biological evaluation,and molecular docking of ropivacaine analogs as local anesthetic agents［J］. Med Chem Res,2017,27 (3):954-965.

［29］EKHLAS S,TILAL E,MALIK S,et al.,Synthesis, characterization and assessment of local anesthetic activity of some benzohydroxamic acids［J］. Asian J Chem,2019, 31(1):181-185.

［30］张文婧.可注射原位水凝胶/微球复合载药系统在长效镇痛中的应用［D］.长春:吉林大学,2018.

［31］HEMSEN L,CUSACK S L,MINKOWITZ H S,et al. A feasibility study to investigate the use of a bupivacaine-collagen implant (XaraColl) for postoperative analgesia following laparoscopic surgery［J］. J Pain Res,2013,6: 79-85.

［32］DISCEPOLA P, BOUHARA M, KWON M, et al. EX-PAREL® (long-acting liposomal bupivacaine) use for popliteal nerve block in postoperative pain controlafter ankle fracture fixation［J］. Pain Res Manag,2020,2020: 5982567.

［33］LOKESHWAR S D, HASANAL S L, MORERA D S, et al. Intraoperative intracavernosal liposomal bupivacaine (Exparel) injection does not affect systemic hemodynamics［J］. Int J Impot Res,2021,33(3):378-379.

［34］TANIGUCHI H,MULHALL J P. Intraoperative intracavernosal liposomal bupivacaine (Exparel) injection does not affect systemic hemodynamics［J］. J Sex Med,2020, 17(3):526-530.

［35］SKOLNIK A,GAN T J. New formulations of bupivacaine for the treatment of postoperative pain:liposomal bupivacaine and SABER-Bupivacaine［J］. Expert Opin Pharmacother,2014,15(11):1535-1542.

［36］VISCUSI E, MINKOWITZ H, WINKLE P, et al. HTX-011 reduced pain intensityand opioid consumption versus bupivacaine HCl in herniorrhaphy:results from the phase 3 EPOCH 2 study［J］. Hernia, 2019, 23 (6): 1071-1080.

［37］VISCUSI E,GIMBEL J S,POLLACK R A,et al. HTX-011 reduced pain intensity and opioid consumption versus bupivacaine HCl in bunionectomy:phase Ⅲ results from the randomized EPOCH 1 study［J］. Reg Anesth Pain Med,2019,21:rapm-2019-100531.

［38］VISCUSI E, MINKOWITZ H, WINKLE P, et al. Correction to:HTX-011 reducedpain intensity and opioid consumption versus bupivacaine HCl in herniorrhaphy:results from the phase 3 EPOCH 2 study［J］. Hernia, 2020,24(3):679.

［39］LACHIEWICZ P F, LEE G C, POLLAK R A, et al. HTX-011 Reduced pain and opioid use after primary total knee arthroplasty:results of a randomized phase 2b trial［J］. J Arthroplasty,2020,35(10):2843-2851.

［40］SINGLA N,WINKLE P,BERTOCH T,et al. Opioid-free recovery after herniorrhaphy with HTX-011 as the foundation of a multimodal analgesic regimen［J］. Surgery, 2020,168(5):915-920.

［41］POLLAK R,CAI D,GAN T J. Opioid-free recovery from bunionectomy with HTX-011, a dual-acting local anesthetic combining bupivacaine and meloxicam, as the foundation of non-opioid multimodal analgesia［J］. J Am Podiatr Med Assoc,2021,111(3):Article_15.

［42］BERTOCH T,BROWN C O,WU C,et al. A phase 1/2, randomized, doubleblind, comparator-controlled, dose-escalation study to evaluate the safety, pharmacokinetics, and efficacy of Tlc590 for postsurgical pain management following inguinal hernia repair. Anesthesiology Annual Meeting, American Society of Anesthesiologists 2019.

［43］孟祥雪.近红外响应罗哌卡因脂质体温敏凝胶的制备及其局部镇痛作用的研究［D］.长春:吉林大学, 2021.

51 艾司氯胺酮临床应用进展

氯胺酮(ketamine)是一种经典的麻醉药物,具有镇痛、镇静等作用,但在临床应用过程中可出现致幻、噩梦等不良反应,从而限制了其广泛使用,并逐渐被其他新型静脉麻醉药所替代。近些年来,随着右旋氯胺酮(艾司氯胺酮,esketamine)的问世,其重新回到大众的视野,并被逐渐使用起来。研究表明艾司氯胺酮具有除麻醉之外的多种作用,尤其对神经病理性疼痛等慢性疼痛和难治性抑郁症有较好的疗效。艾司氯胺酮在小儿麻醉、短时检查操作或剖宫产等麻醉场景中具有突出的优势。本文介绍艾司氯胺酮相关的研究进展,为临床麻醉应用提供帮助。

一、艾司氯胺酮的作用机制及药理特性

艾司氯胺酮对抗 N-甲基-D-天冬氨酸受体(N-methyl-D-aspartate receptor,NMDAR)有直接阻断作用,可导致镇静、镇痛等作用;对阿片类受体的间接阻断使其产生对中枢的抗伤害性感受。艾司氯胺酮对 NMDAR 和阿片 μ 受体的亲和力更高,是氯胺酮的 2 倍,故其镇痛效价更高。由于所需使用剂量较氯胺酮少,则神经精神症状、循环系统等副作用更少。同时艾司氯胺酮的生物利用率及清除率较氯胺酮更高,增加了药物的可控性。

二、艾司氯胺酮的临床应用

(一) 艾司氯胺酮用于小儿麻醉

大多数接受手术的儿童对医院环境及医务人员有害怕的情绪,主要表现为明显的焦虑,可能导致吸入麻醉诱导不良,甚至造成诱导困难。暴力扣紧面罩实施吸入麻醉诱导极可能造成儿童心理创伤,增加术后镇痛药物的需求量,并出现躁动等情况,因此术前适度镇静是预防其焦虑,改善吸入麻醉配合度的常用方法之一。相比单用右美托咪定滴鼻镇静,右美托咪定联合艾司氯胺酮可使患儿吸入麻醉诱导过程配合度更高,躁动发生率更低。一项 5 年的回顾性研究表明,艾司氯胺酮用于急诊儿科前臂骨折患儿复位术时,可产生很好的术中镇静效果,减少术后镇痛药物的使用,减

轻患者经济负担。

(二) 艾司氯胺酮用于短小检查

传统的上消化道内镜检查在无镇静镇痛状况下进行,小儿无法忍受,不能很好地配合完成。随着舒适化诊疗的发展,麻醉状态下完成检查得以实现,主要是使用丙泊酚辅以阿片类镇痛药物(如舒芬太尼)完成,但其副作用(如低血压、呼吸抑制等)时有发生。艾司氯胺酮具有催眠、镇痛、消炎、拟交感神经等作用,对呼吸的抑制作用轻,与丙泊酚联合使用能较好地完成小儿上消化道内镜检查。有研究报道,其最适的剂量为 0.5~1mg/kg,能在满足检查需要的情况下,最大限度减少丙泊酚的用量。

(三) 艾司氯胺酮用于妇产科手术

芬太尼联合丙泊酚麻醉用于无痛人工流产手术,具有疼痛少、无恐惧、方便给药及苏醒迅速等特点,但其仍有不足,可导致明显的呼吸及循环抑制。艾司氯胺酮具有轻度兴奋循环和不抑制呼吸的特点,Naixing Xin 等研究显示,相比传统的芬太尼联合丙泊酚麻醉,艾司氯胺酮联合丙泊酚应用于人工流产手术更有优势,术中低血压、心动过缓、氧饱和度降低、呼吸抑制等不良反应发生率均更低,且术后疼痛评分也更低。

(四) 艾司氯胺酮用于多模式镇痛

传统术后镇痛过多依赖阿片类药物的使用,如今提出的多模式镇痛可有效促进患者术后康复并减轻阿片类药物相关副作用。阿片类药物镇痛可引起痛觉过敏和阿片类药物耐受,这与 NMDAR 的激活有部分关系。艾司氯胺酮作为 NMDAR 阻断剂,预防性使用或参与术后镇痛,可有效预防阿片类药物的急性耐受,减少神经性疼痛的发展,减少阿片类药物的使用。有研究发现,在胸腔镜手术中持续滴注低剂量的艾司氯胺酮 0.25mg/(kg·h),可有效减少 48 小时内镇痛药物氢吗啡酮的总消耗量,且缩短拔管和麻醉后监护治疗室(PACU)停留时间。艾司氯胺酮 0.2~0.5mg/kg 用于剖宫产术后镇痛,相比传统的舒芬太尼镇痛,呈现出术后更低的疼痛评分及产后 3 个月抑郁评分。Elina C V Brinck 等的一项随机双盲试验结果显示,在腰椎融合术中滴注 0.12mg/(kg·h)或 0.6mg/(kg·h)艾司氯胺酮,并没

有明显减少术后 48 小时内镇痛药物羟考酮的消耗。不同研究结果的差异提示艾司氯胺酮在用于辅助镇痛方面的优势可能仅对特定人群有可行性，需要后续研究进一步探讨。

三、小结

艾司氯胺酮作为经典麻醉药物氯胺酮的右旋体，表现出更强效，副作用更小的特点，自面世以来受到了广大麻醉科医师的关注，并逐渐在临床得以广泛使用。目前国内的麻醉科医师及学者对其做了大量的临床试验，在很大程度上证实了其在儿科手术、妇产科手术、短小检查及术后镇痛等方面表现出特有的优势，这将为临床麻醉过程中的用药提供更多更好的选择，为患者提供更加安全、舒适的就医体验。随着艾司氯胺酮在临床工作中的长期使用，希望可以探索出更多更好的麻醉用药配伍方案，造福患者。

（张秦雅　邹小华）

参 考 文 献

［1］ Drugs and Lactation Database（LactMed）［Internet］. Bethesda（MD）：National Library of Medicine（US）；2006. Available from http：//www. ncbi. nlm. nih. gov/books/NBK501270/PubMed PMID：30000329.

［2］ KAIN Z N，CALDWELL-ANDREWS A A，KRIVUTZA D M，et al. Trends in the practice of parental presence during induction of anesthesia and the use of preoperative sedative premedication in the United States，1995-2002：results of a follow-up national survey［J］. Anesth Analg，2004，98（5）：1252-1259.

［3］ LU X，TANG L，LAN H，et al. A comparison of intranasal dexmedetomidine，esketamine or a dexmedetomidine-esketamine combination for induction of anaesthesia in children：a randomized controlled double-blind trial［J］. Front Pharmacol，2021，12：808930.

［4］ PATEL D，TALBOT C，LUO W，et al. The use of esketamine sedation in the emergency department for manipulation of paediatric forearm fractures：A 5 year study［J］. Injury，2021，52（6）：1321-1330.

［5］ ZHENG X S，SHEN Y，YANG Y Y，et al. ED（50）and ED（95）of propofol combined with different doses of esketamine for children undergoing upper gastrointestinal endoscopy：A prospective dose-finding study using up-and-down sequential allocation method［J］. J Clin Pharm Ther，2022，47（7）：1002-1009.

［6］ XIN N，YAN W，JIN S. Efficacy of analgesic propofol/esketamine and propofol/fentanyl for painless induced abortion：a randomized clinical trial［J］. Biomed Res Int，2022，2022：5095282.

［7］ YUAN J J，CHEN S H，XIE Y L，et al. Effects of subanesthetic dose of esketamine on opioid consumption after thoracoscopic surgery［J］. Zhonghua Yi Xue Za Zhi，2022，102（15）：1108-1113.

［8］ BRINCK E C V，VIRTANEN T，MÄKELÄ S，et al. S-ketamine in patient-controlled analgesia reduces opioid consumption in a dose-dependent manner after major lumbar fusion surgery：A randomized，double-blind，placebo-controlled clinical trial［J］. PLoS One，2021，16（6）：e0252626.

［9］ WANG Y，ZHANG Q，DAI X，et al. Effect of low-dose esketamine on pain control and postpartum depression after cesarean section：a retrospective cohort study［J］. Ann Palliat Med，2022，11（1）：45-57.

［10］ BRINCK E C V，SMAISNIEMI K，KANKARE J，et al. Analgesic effect of intraoperative intravenous s-ketamine in opioid-naïve patients after major lumbar fusion surgery is temporary and not dose-dependent：a randomized，double-blind，placebo-controlled clinical trial［J］. Anesth Analg，2021，132（1）：69-79.

52 瑞马唑仑在老年患者围手术期镇静和麻醉管理中的研究进展

瑞马唑仑是一种新型超短效苯二氮䓬类药物,已被广泛应用于无痛内镜、全身麻醉诱导和维持等临床镇静过程,具有起效快、恢复时间短、安全性和有效性高、可被氟马西尼所拮抗等优点,尤其在老年患者的围手术期镇静和麻醉管理中具有一定优势,可降低麻醉药物反应性,减少代谢产物蓄积,维持呼吸循环稳定。但是,瑞马唑仑在老年患者临床应用的神经毒性和认知评估等问题目前仍需进一步研究。

瑞马唑仑(remimazolam)是一种新型的超短效静脉注射苯二氮䓬类镇静剂,结合咪达唑仑和瑞芬太尼的优点,目前被应用于无痛诊疗镇静、全身麻醉诱导和维持、重症患者镇静。瑞马唑仑具有起效快、恢复时间短、安全性好、长期使用后不易蓄积、对呼吸循环无明显抑制等特点,是理想的镇静药物,尤其是老年患者合理安全用药的选择。本文就瑞马唑仑在老年患者的药代动力学、药效动力学和临床应用研究进行阐述。

一、瑞马唑仑的药理学特点

瑞马唑仑的替代名称包括:GW 502056、CNS 7056、CNS 7056BS、ONO-2745 和 HR 7056。目前已开发出两种盐型:苯磺酸和甲苯磺酸(图 52-1)。苯磺酸瑞马唑仑是一种冻干重组产品,具有一定的水溶性,并且需要较大的给药体积才能达到麻醉剂量的设定。瑞马唑仑是一种超短效的 γ-氨基丁酸 A 型(GABAₐ)受体激动剂,但对非靶受体、离子通道、酶位点没有显著活性。GABAₐ 受体(含有 α1、α2、α3、α5 亚基)对苯二氮䓬类药物敏感,瑞马唑仑表现出与咪达唑仑相似的对 α1 亚基高度的亲和力,α1 亚基是镇静剂的主要作用位点,表现出镇静、顺行性遗忘、抗惊厥的作用。瑞马唑仑与 GABAₐ 受体紧密结合,增强受体活性而发挥作用。细胞外氯离子高于细胞内,氯离子顺浓度差进入细胞内后,细胞膜内外电位差增大而使细胞超极化,兴奋性下降,从而抑制神经元电活动,产生镇静作用。

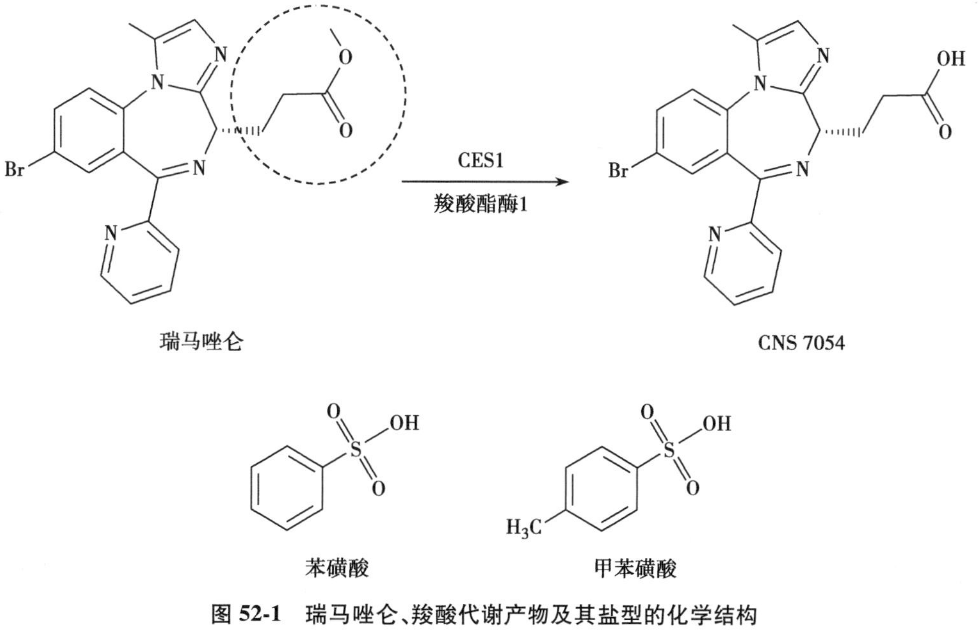

图 52-1　瑞马唑仑、羧酸代谢产物及其盐型的化学结构

瑞马唑仑的结构与咪达唑仑类似,是一种基于酯类的苯二氮䓬衍生物,具有其母化合物咪达唑仑和瑞芬太尼的一些性质,该药物的侧链酯类部分代谢不稳定,可迅速被组织酯酶水解,在肝脏中由羧酸酯酶1(carboxylesterase 1,CES1)催化水解为无活性的羧酸代谢物 CNS7054(图 52-1),该代谢物与 $GABA_A$ 受体的亲和力比瑞马唑仑下降 300~400 倍,对非靶点位置也无明显的活性。代谢酯酶的丰富存在和代谢产物的无活性使该药物的血浆清除率高且药物可控性高。瑞马唑仑的镇静程度和持续时间呈剂量依赖性,作用时间短,没有明显的呼吸或循环抑制,且被特异性拮抗药氟马西尼所拮抗。瑞马唑仑主要通过尿液排泄,在单次注射瑞马唑仑剂量 0.2mg/kg 或 0.3mg/kg 后 24 小时在尿液中检测到 ≥ 80% 的代谢产物,而未检测到未改变的药物。

二、瑞马唑仑在老年患者中的药效动力学

瑞马唑仑的镇静效果药效动力学模型是通过 BIS 和改良警觉/镇静评分(modified observer's assessment of alert/sedation,MOAA/S)作为衡量标准。在结肠镜检查的 BIS 和 MOAA/S 评分相关镇静效果研究中发现,60~69 岁和 70~75 岁的老年患者半数有效量(median effective dose,ED50)分别为 0.088mg/kg(95% 置信区间 0.071~0.108)和 0.061mg/kg(95% 置信区间 0.053~0.069)。静脉诱导安全剂量的研究表明患者出现意识消失的 ED50/ED95 为 0.11~0.14mg/kg,出现呼吸抑制的 ED50/ED95 为 0.19~0.27mg/kg,并且研究者发现年龄与瑞马唑仑的药效动力学相关,老年患者对意识消失和呼吸抑制更敏感,表现为更低的 ED50/ED95。研究者建议 <40 岁、40~59 岁、60~80 岁的

最佳剂量分别为 0.25~0.33mg/kg、0.19~0.25mg/kg、0.14~0.19mg/kg,能够在意识消失的同时减少呼吸抑制的发生。对峰值效应时间和半衰期的模拟表明,瑞马唑仑起效和失效时间与咪达唑仑相比更短,瑞马唑仑起效时间比丙泊酚稍慢。瑞马唑仑的快速水解反映在半衰期,失效比咪达唑仑快,更像丙泊酚而不是瑞芬太尼(表 52-1)。一项前瞻性随机对照 Ⅰ 期临床研究中发现,对健康志愿者静脉输注瑞马唑仑(5mg/min 持续 5 分钟,3mg/min 持续 15 分钟,1mg/min 持续 15 分钟),开始输注后(5±1)分钟意识完全丧失,停止输注后(19±7)分钟完全清醒,并且对血流动力学有中度影响,对心脏复极无明显影响,且脑电图发现 β 波早期增加,与镇静评分成相关性。

三、瑞马唑仑在老年患者中的药代动力学

瑞马唑仑的药代动力学显示具有清除率高、稳态分布体积小、半衰期短的特点,并且个体间应用变异度小。首次人体研究分析健康志愿者的动脉血和静脉血药代动力学,瑞马唑仑按照递增剂量 0.01~0.30mg/kg 单次静脉给药 1 分钟,其药代动力学与剂量成线性关系,且药物清除率是咪达唑仑(0.075mg/kg)单次静脉给药 1 分钟的 3 倍,清除率被认为与体重无关。瑞马唑仑的平均稳态分布容积(V_{ss} 34.8L)较小,终末半衰期(0.75 小时)短(表 52-1),瑞马唑仑的排泄速度明显快于咪达唑仑和丙泊酚。瑞马唑仑在老年患者(中位年龄 66 岁)和年轻患者(中位年龄 21 岁)、肾功能正常和终末期肾衰竭的患者之间药代动力学没有差异。严重肝功能障碍患者与肝功能正常患者相比药代动力学延长,因此对于有严重肝损害的患者,建议仔细用药。

表 52-1 瑞马唑仑、咪达唑仑、丙泊酚静脉注射后的药代动力学

药物	起效时间	恢复时间	代谢途径	蛋白结合率/%	代谢产物活性	排出半衰期/h	稳态分布容积
瑞马唑仑	1~3min	10~40min	组织酯酶水解	无	无	0.75	34.8L
咪达唑仑	3~5min	2h	肝脏	97	有	2~6	1.1~1.7L/kg
丙泊酚	9~51s	10min	肝内外	98	无	0.7	2~10L/kg

四、瑞马唑仑在老年患者围手术期的应用

苯二氮䓬类是临床常用的镇静催眠药物,与丙泊酚相比呼吸抑制和低血压的发生率较低。目前的研究表明,咪达唑仑与老年患者术后认知功能障碍的发生率相关,并且能增加患阿尔茨海默病的风险。瑞马唑仑初步的研究主要聚焦在药物安全性的监管上,在老年患者围手术期中的应用主要在无痛内镜、全身麻醉诱导和维持及危重患者的镇静评估。目前的研究报道主要集中在麻醉起效时间和术后

苏醒时间,对于术后近期与远期预后的研究仍是空白。

(一)瑞马唑仑用于无痛内镜

在一项美国 30 个中心的前瞻性、随机、双盲、平行 Ⅲ 期临床试验中发现,瑞马唑仑在支气管软镜检查中的应用,与安慰剂和咪达唑仑相比表现为更短的起效时间和更理想的镇静效果。瑞马唑仑组的镇静成功率为 80.6%,显著高于安慰剂组的 4.8% 和咪达唑仑组的 32.9%。瑞马唑仑组比安慰剂组和咪达唑仑组更早开始支气管镜检查(6.4 分钟 vs 17.2 分钟 vs 16.3 分钟),且在检查结束时,瑞马唑仑组也比其余两组苏醒时间短(6 分钟 vs 13.6 分钟 vs 12 分钟)。在一项术后分析中发现,瑞马唑仑治疗

老年患者（≥65 岁）的成功率与年轻患者（<65 岁）一致（84% vs 77%），完全苏醒的时间（7 分钟 vs 6 分钟）也无差异。一项纳入 458 例患者的结肠镜Ⅲ期临床研究中，≥65 岁的老年患者占 13.8%，瑞马唑仑组、安慰剂组和咪达唑仑组的手术成功率分别为 91.3%、1.7% 和 25.2%。与安慰剂组和咪达唑仑组相比，瑞马唑仑组的患者芬太尼用量更少，神经功能恢复时间短，出院时间早。手术中低血压是常见的不良反应，安慰剂组和咪达唑仑组的低血压发生率为 41.7% 和 61.8%，瑞马唑仑组的低血压发生率为 38.9%，显著降低，无严重不良事件发生。老年患者门诊胃肠镜检查的前瞻性随机非劣效试验中，瑞马唑仑具有非劣于丙泊酚的特征，并且苏醒时间和出院时间均较丙泊酚短。

因此，瑞马唑仑可代替咪达唑仑和丙泊酚作为无痛内镜使用的镇静药物，未见明显呼吸抑制，研究者认为可以在单纯靠内镜医师而无麻醉科医师监护的情况下完成操作。然而，无痛内镜患者平均年龄偏向中老年，基础情况复杂，瑞马唑仑的药理作用机制和不良反应仍在进一步研究中，脱离麻醉科医师的可能性和安全性有待进一步考虑。

（二）瑞马唑仑用于全身麻醉诱导和维持

丙泊酚和咪达唑仑是全身麻醉诱导和维持镇静最常用的静脉麻醉药。丙泊酚诱导速度快，镇静维持效果好，但其具有注射痛、长时间输注的丙泊酚输注综合征和药物蓄积等缺点。咪达唑仑镇静起效较慢，在全身麻醉过程中随着恢复时间延长而积累，代谢成为活性代谢产物，并且通过细胞色素 P450 代谢的药物相互作用。瑞马唑仑的药理学特点相对可避免这些缺点。在一项对瑞马唑仑在全身麻醉诱导和维持的时间事件模型研究中发现，瑞马唑仑诱导剂量为 12mg/（kg·h）时，非老年患者意识消失的时间为 72.1 秒，老年患者意识消失时间为 57.6 秒，且维持输注速率非老年患者和老年患者分别为 0.8～2mg/（kg·h）和 0.4～1mg/（kg·h）；而在诱导剂量为 6mg/（kg·h）时，75 岁的患者比 30 岁的患者意识消失的时间快 5～10 秒。研究分析认为，瑞马唑仑的合适诱导剂量为 6～12mg/（kg·h），并可在 1mg/（kg·h）左右的维持剂量调整患者的镇静水平。在全身麻醉诱导和维持中瑞马唑仑没有蓄积作用，但对于老年患者可适当减少药物使用剂量。在 *American Journal of Health-System Pharmacy* 中提到，对健康受试者瑞马唑仑程序性镇静的临床研究中纳入 649 例<65 岁受试者，221 例≥65 岁受试者，其中包括 171 例 65～74 岁和 50 岁 75 岁受试者，没有观察到老年患者和年轻患者在瑞马唑仑用药安全性和有效性方面具有差异。一些数据表明，老年患者对瑞马唑仑可能更加敏感，主要表现在意识消失的速度更快和镇静时间更长。超高龄患者瑞马唑仑围手术期诱导和维持应用的病例报道中，两例老年女性（年龄分别为 95 岁和

103 岁），在 BIS 监测下行全身麻醉髋部骨折手术，两例患者分别用 1.2mg/（kg·h）和 1.0mg/（kg·h）的瑞马唑仑诱导麻醉，0.2mg/（kg·h）和 0.1mg/（kg·h）术中维持，联合使用芬太尼和瑞芬太尼，小剂量血管活性药维持血流动力学稳定，瑞马唑仑停药后苏醒迅速，没有氟马西尼拮抗，围手术期平稳无任何并发症。因此，瑞马唑仑可以作为全凭静脉麻醉的镇静基础，可以作为全身麻醉诱导药物，尤其对老年患者具有其明显优势。

（三）瑞马唑仑的安全性评价

围麻醉期最常见的不良反应有低血压、呼吸抑制、恶心呕吐等。瑞马唑仑在高危患者（ASA Ⅲ级）中的安全性与 ASA Ⅰ级、Ⅱ级患者的结果一致。Doi 和他的同事们在一项随机化的Ⅱb/Ⅲ期试验中比较瑞咪唑仑作为全身麻醉镇静药物与丙泊酚相比，两种诱导剂量［6mg/（kg·h）和 12mg/（kg·h）］在疗效方面不逊于丙泊酚［2.0～2.5mg/（kg·h）］，所有治疗组的疗效均为 100%。与丙泊酚组相比，瑞马唑仑组低血压事件发生率较低，注射部位疼痛明显降低，然而丙泊酚组恶心、呕吐的发生率较瑞马唑仑组低。54 例健康志愿者接受单剂量雷米唑仑（0.01～0.3mg/kg）镇静时，没有低血压和呼吸抑制的表现。在高剂量组的部分个体中，出现了心率的适度加快。在使用瑞马唑仑进行结肠镜、上消化道内镜和支气管镜检查的患者中，瑞马唑仑组的血压和心率稳定，呼吸抑制和低氧血症的发生率与咪达唑仑组相似或更低。瑞马唑仑在维持呼吸和循环平稳方面具有明显的优势。

五、结论和展望

在苯二氮䓬类镇静药物中，瑞马唑仑新药的研发和上市是令人兴奋的创新，该药物起效快，半衰期短，苏醒迅速，能够降低围手术期低血压的发生率，无药物蓄积作用，是老年患者围手术期镇静和麻醉管理的合适选择。展望未来，瑞马唑仑在老年患者围手术期镇静和麻醉管理中的合适剂量、对不同研究对象的合理化用药、神经毒性、认知功能的评估是亟须完善的研究方向。

（朱佳莉　姚媛媛　严敏）

参 考 文 献

［1］ KILPATRICK G J. Remimazolam：non-clinical and clini-cal profile of a new sedative/anesthetic agent［J］. Front Pharmacol,2021,12:690875.

［2］ KILPATRICK G J,MCINTYRE M S,COX R F,et al. CNS 7056:a novel ultra-short-acting Benzodiazepine［J］. Anes-thesiology,2007,107（1）:60-66.

［3］ WESOLOWSKI A M,ZACCAGNINO M P,MALAPERO R J,et al. Remimazolam：pharmacologic considerations and clinical role in anesthesiology[J]. Pharmacotherapy, 2016,36(9):1021-1027.

[4] KEAM S J. Remimazolam:first approval[J]. Drugs,2020, 80(6):625-633.

[5] BROHAN J,GOUDRA B G. The role of GABA receptor agonists in anesthesia and sedation[J]. CNS Drugs,2017, 31(10):845-856.

[6] UPTON R,MARTINEZ A,GRANT C. A dose escalation study in sheep of the effects of the benzodiazepine CNS 7056 on sedation,the EEG and the respiratory and cardiovascular systems [J]. British journal of pharmacology, 2008,155(1):52-61.

[7] UPTON R N,SOMOGYI A A,MARTINEZ A M,et al. Pharmacokinetics and pharmacodynamics of the short-acting sedative CNS 7056 in sheep[J]. Br J Anaesth,2010, 105(6):798-809.

[8] LIU M,SUN Y,ZHOU L,et al. The median effective dose and bispectral index of remimazolam tosilate for anesthesia induction in elderly patients:an up-and-down sequential allocation trial[J]. Clin Interv Aging,2022,17:837-843.

[9] CHAE D,KIM H C,SONG Y,et al. Pharmacodynamic analysis of intravenous bolus remimazolam for loss of consciousness in patients undergoing general anaesthesia:a randomised,prospective,double-blind study[J]. Br J Anaesth,2022,129(1):49-57.

[10] ZHOU J,LEONOWENS C,IVATURI V D,et al. Population pharmacokinetic/pharmacodynamic modeling for remimazolam in the induction and maintenance of general anesthesia in healthy subjects and in surgical subjects [J]. Journal of clinical anesthesia,2020,66:109899.

[11] SCHÜTTLER J,EISENRIED A,LERCH M,et al. Pharmacokinetics and pharmacodynamics of remimazolam(cns 7056) after continuous infusion in healthy male volunteers:part Ⅰ. pharmacokinetics and clinical pharmacodynamics[J]. Anesthesiology,2020,132(4):636-651.

[12] EISENRIED A,SCHÜTTLER J,LERCH M,et al. Pharmacokinetics and pharmacodynamics of remimazolam (cns 7056) after continuous infusion in healthy male volunteers:part Ⅱ. pharmacodynamics of electroencephalogram effects [J]. Anesthesiology,2020,132(4):652-666.

[13] ANTONIK L J,GOLDWATER D R,KILPATRICK G J, et al. A placebo-and midazolam-controlled phase Ⅰ single ascending-dose study evaluating the safety,pharmacokinetics,and pharmacodynamics of remimazolam(CNS 7056):Part Ⅰ. safety,efficacy,and basic pharmacoki-

netics[J]. Anesth Analg,2012,115(2):274-283.

[14] GREENBLATT D J,ABERNETHY D R,LOCNISKAR A,et al. Effect of age,gender,and obesity on midazolam kinetics[J]. Anesthesiology,1984,61(1):27-35.

[15] VUYK J,SCHNIDER T,ENGBERS F. Population pharmacokinetics of propofol for target-controlled infusion (TCI)in the elderly[J]. Anesthesiology,2000,93(6): 1557-1560.

[16] SNEYD J R,GAMBUS P L,RIGBY-JONES A E. Current status of perioperative hypnotics,role of benzodiazepines,and the case for remimazolam:a narrative review [J]. Br J Anaesth,2021,127(1):41-55.

[17] PASTIS N J,YARMUS L B,SCHIPPERS F,et al. Safety and efficacy of remimazolam compared with placebo and midazolam for moderate sedation during bronchoscopy [J]. Chest,2019,155(1):137-146.

[18] REX D K,BHANDARI R,DESTA T,et al. A phase Ⅲ study evaluating the efficacy and safety of remimazolam (CNS 7056) compared with placebo and midazolam in patients undergoing colonoscopy[J]. Gastrointestinal Endoscopy,2018,88(3):427-437.

[19] LIU X,DING B,SHI F,et al. The efficacy and safety of remimazolam tosilate versus etomidate-propofol in elderly outpatients undergoing colonoscopy:a prospective,randomized,single-blind,non-inferiority trial[J]. Drug Des Devel Ther,2021,15:4675-4685.

[20] LOHMER L L,SCHIPPERS F,PETERSEN K U,et al. Time-to-event modeling for remimazolam for the indication of induction and maintenance of general anesthesia [J]. J Clin Pharmacol,2020,60(4):505-514.

[21] Remimazolam Besylate [J]. American J Health Syst Pharm,2021,78(11):935-938.

[22] NAKAYAMA J,OGIHARA T,YAJIMA R,et al. Anesthetic management of super-elderly patients with remimazolam:a report of two cases [J]. JA Clin Rep,2021,7 (1):71.

[23] DOI M,HIRATA N,SUZUKI T,et al. Safety and efficacy of remimazolam in induction and maintenance of general anesthesia in high-risk surgical patients (ASA Class Ⅲ):results of a multicenter,randomized,double-blind, parallel-group comparative trial[J]. J Anesth,2020,34 (4):491-501.

[24] DOI M,MORITA K,TAKEDA J,et al. Efficacy and safety of remimazolam versus propofol for general anesthesia: a multicenter,single-blind,randomized,parallel-group, phase Ⅱ b/Ⅲ trial [J]. J Anesth,2020,34(4):543-

553.

[25] BORKETT K M,RIFF D S,SCHWARTZ H I,et al. A Phase Ⅱa,randomized,double-blind study of remimazolam(CNS 7056)versus midazolam for sedation in upper gastrointestinal endoscopy[J]. Anesth Analg,2015,120

(4):771-780.

[26] PASTIS N J,YARMUS L B,SCHIPPERS F,et al. Safety and efficacy of remimazolam compared with placebo and midazolam for moderate sedation during bronchoscopy [J]. Chest,2019,155(1):137-146.

53 丙泊酚对消化系统肿瘤影响的新进展

目前,手术仍是大部分消化道肿瘤的一线治疗方案,但手术会释放一些肿瘤细胞进入淋巴血液系统,引起术后复发转移,其主要取决于肿瘤细胞增殖侵袭能力和机体自身抗肿瘤之间的平衡。很多麻醉药物可以直接或间接影响肿瘤细胞的侵袭增殖能力,并干预机体免疫功能。丙泊酚(propofol)因其起效快、恢复快,是一种广泛应用于各种手术的静脉麻醉药物,除了麻醉作用,丙泊酚还有其他功能包括抗肿瘤属性,近些年来受到越来越多的学者关注。已有研究发现在消化道肿瘤手术中,丙泊酚具有一定的抗肿瘤作用,且能通过对患者免疫系统的干预,对肿瘤进展、复发和转移有一定的影响,但这些说法仍具有争议,本文从以下几方面就丙泊酚对消化系统肿瘤影响的研究新进展进行综述。

一、丙泊酚对消化道肿瘤细胞的影响

丙泊酚可通过直接调节胃癌、食管癌肿瘤细胞中的关键核糖核酸途径和信号转导发挥抗肿瘤作用。2021年 *BMC anesthesiology* 发表一篇综述,详细介绍麻醉药可能通过microRNA途径影响肿瘤患者手术预后:丙泊酚通过影响miRNA降低基质金属蛋白酶(matrix metalloproteinase,MMP)的表达,从而导致肿瘤微环境变化;还可以改变循环细胞外小泡中miRNA的表达谱通过调节细胞间的通信产生抗肿瘤作用;丙泊酚还可以通过降低某些生长因子的活性,从而抑制肿瘤细胞的增殖侵袭能力。丙泊酚可以抑制Bcl-2、MMP-2、MMP-9,增加胱天蛋白酶-3的表达,导致胃癌细胞增殖、迁移和侵袭减少,细胞凋亡增加。此外,丙泊酚对肝癌细胞的MMP-2、MMP-9有一定的抑制作用,同时,波形蛋白下调和钙黏蛋白上调在一定程度受到Twist1的影响,而丙泊酚可以通过抑制Twist1进行调节波形蛋白和钙黏蛋白。丙泊酚可以使胃癌细胞中miR-195-5p的表达增加,下调Snail的表达,从而抑制上皮间质转化(epithelial-mesenchymal transition,EMT)过程和胃癌细胞的侵袭和远处转移能力。丙泊酚还可抑制Snail、Vimentin的表达使E-cadherin提高,减少肿瘤的侵袭和转移能力。有研究发现,胞外体lncRNA H19可通过干预miR-520a-3p/LIMK1轴促进行丙泊酚全凭静脉麻醉患者肝细胞癌的进展。以上研究证实了丙泊酚具有一定的抗肿瘤属性,可以通过不同机制来干预消化系统肿瘤细胞的增殖侵袭能力,从而影响肿瘤患者的预后。

二、丙泊酚对患者免疫功能的影响

有研究发现不同麻醉药物在手术期间也有一定的免疫抑制作用。有研究发现,使用挥发性吸入麻醉药的使用吸入麻醉药进行手术的胃癌、乳腺癌、结肠癌和直肠癌患者术后的生存率明显低于使用丙泊酚全凭静脉麻醉的患者,其发生机制可能是以下两方面。

(一)丙泊酚对患者血清炎症因子的影响

血清炎症因子白细胞介素(interleukin,IL)-6、IL-10、肿瘤坏死因子-α(tumor necrosis factor-α,TNF-α),能够激活肿瘤细胞内的信号转导及转录激活因子3(signal transduction and activator of transcription 3,STAT3)信号通路,引起免疫抑制和逃逸,使肿瘤出现转移。一项丙泊酚与七氟烷对胃癌患者影响的研究中,两组血清炎症因子IL-1β、IL-6、IL-10和TNF-α的水平均先升高然后降低,并在手术结束后逐渐恢复到术前水平。然而,进行气腹5分钟后,丙泊酚组IL-1β、IL-6和IL-10的水平低于七氟烷组,丙泊酚可明显降低患者血清中的炎症因子。还有研究证明,丙泊酚可以减轻胰腺癌患者IL-2、IL-6、IL-8和TNF-α等炎症因子的水平,从而减轻患者的免疫抑制。IL-13是一种公认的肿瘤相关炎症因子,主要由激活的辅助性T细胞分泌,有研究发现,丙泊酚通过miR-135b和miR-361对IL-13/STAT6/ZEB1抑制结直肠癌的进展。丙泊酚还可以降低一些肿瘤生长因子的活性,如低氧诱导因子(hypoxia-inducible factor,HIF)-1α,肠癌细胞在丙泊酚复合硬膜外麻醉后患者的血清中增殖和侵袭能力受到了抑制,并诱导了肿瘤细胞的凋亡。因此,与吸入麻醉相比,丙泊酚全凭静脉麻醉可以减少围手术期炎症因子的产生,从而较少的影响免疫功能,提高患者生存率。

（二）丙泊酚与免疫细胞

有研究发现丙泊酚麻醉的胃癌手术患者外周血自然杀伤细胞（NK）毒性强于七氟烷麻醉的胃癌手术患者。体外研究发现，NK细胞杀伤肿瘤细胞的主要机制是穿孔素-免疫杀伤因子颗粒酶B（granzyme B，GZMB）通路，GZMB在NK细胞中的转录和翻译通过SMAD4（SMAD4是TGF-β1信号通路中唯一的co-SMAD蛋白）。丙泊酚通过SMAD4途径上调GZMB表达，从而增强NK细胞对肿瘤细胞的杀伤作用。因此，丙泊酚增强NK细胞功能可能成为胃癌免疫治疗的新策略。但也有研究发现，丙泊酚可减少循环中CD8$^+$T细胞的数量，阻碍CD8$^+$T细胞分化为细胞毒性T淋巴细胞（cytotoxic T lymphocyte，CTL）攻击肿瘤细胞，因此可能导致患者的免疫功能降低。还有研究发现，在结直肠癌手术期间，丙泊酚麻醉和七氟烷麻醉后患者的循环自然杀伤细胞、辅助性T细胞和细胞毒性T细胞的比例没有差异，循环调节性T细胞中CD39和CD73的表达水平也没有差异，说明在结直肠癌手术期间，麻醉药物的影响可能很小。

三、丙泊酚对肿瘤患者远期预后的影响

在临床研究中，与吸入麻醉药物相比，静脉麻醉药是否对肿瘤患者的预后有益，目前得到的结果具有一定的争议。之前的一些研究认为麻醉药物在手术期间有免疫抑制作用，使用了吸入麻醉药的胃癌、乳腺癌、结肠癌和直肠癌手术后患者的生存率明显低于丙泊酚组麻醉的患者，丙泊酚对临床肿瘤患者远期生存率有益处。但最近几项临床回顾性研究中，将使用了丙泊酚静脉麻醉和吸入麻醉的胰腺癌、结直肠癌手术患者进行对比，发现两组患者的远期生存率并无差异。

丙泊酚全凭静脉麻醉与吸入麻醉相比较，对不同类型消化道肿瘤患者术后复发转移、远期生存率的影响还有待进一步的研究，虽然有临床证据显示丙泊酚全凭静脉麻醉相较于吸入麻醉对肿瘤复发转移具有一定的优越性，但还缺乏足够的体内研究来证实。如何根据不同类型消化道肿瘤及患者的特性，合理地选择麻醉药物，既可降低药物对患者本身的免疫抑制，又可缓解手术疼痛应激引起的免疫反应，同时降低肿瘤细胞的侵袭性，以最小的不良反应获得最优化的治疗效果仍是需要探索的问题。基于目前的研究证据，丙泊酚是应用于消化道肿瘤患者较为理想的麻醉药物，有利于抗肿瘤免疫。

（王玉　王国年）

参 考 文 献

［1］ YAMAGUCHI A，KAWAGOE I，INOUE S，et al. Propofol decreases CD8$^+$ T cells and sevoflurane increases regulatory T cells after lung cancer resection：a randomized controlled trial［J］. J Thorac Dis，2021，13（9）：5430-5438.

［2］ SANTANDER BALLESTÍN S，LANUZA BARDAJI A，MAR-CO CONTINENTE C，et al. Antitumor anesthetic strategy in the perioperatory period of the oncological patient：a review［J］. Front Med（Lausanne），2022，9：799355.

［3］ YU X，SHI J，WANG X，ZHANG F. Propofol affects the growth and metastasis of pancreatic cancer via ADAM8［J］. Pharmacol Rep，2020，72（2）：418-426.

［4］ LIU F，QIU F，FU M，et al. Propofol reduces epithelial to mesenchymal transition，invasion and migration of gastric cancer cells through the microRNA-195-5p/snail axis［J］. Med Sci Monit，2020，26：e920981.

［5］ EFREMOV S M，KOZIREVA V S，MOROZ G B，et al. The immunosuppressive effects of volatile versus intravenous anesthesia combined with epidural analgesia on kidney cancer：a pilot randomized controlled trial［J］. Korean J Anesthesiol，2020，73（6）：525-533.

［6］ MAKITO K，MATSUI H，FUSHIMI K，et al. Volatile versus total intravenous anesthesia for cancer prognosis in patients having digestive cancer surgery［J］. Anesthesiology，2020，133（4）：764-773.

［7］ ISHIKAWA M，IWASAKI M，SAKAMOTO A，et al. Anesthetics may modulate cancer surgical outcome：a possible role of miRNAs regulation［J］. BMC Anesthesiol，2021，21（1）：71.

［8］ ZHU F，LI Q，YANG Y，et al. Propofol suppresses proliferation，migration，invasion and promotes apoptosis by up-regulating microRNA-140-5p in gastric cancer cells［J］. Onco Targets Ther，2019，12：10129-10138.

［9］ ZHENG H，FU Y，YANG T. Propofol inhibits proliferation，migration，and invasion of hepatocellular carcinoma cells by downregulating twist［J］. J Cell Biochem，2019，120（8）：12803-12809.

［10］ WANG D，XING N，YANG T，et al. Exosomal lncRNA H19 promotes the progression of hepatocellular carcinoma treated with Propofol via miR-520a-3p/LIMK1 axis［J］. Cancer Med，2020，9（19）：7218-7230.

［11］ LIU J，YANG L. Effects of propofol and sevoflurane on blood glucose，hemodynamics，and inflammatory factors of patients with type 2 diabetes mellitus and gastric cancer［J］. Oncol Lett，2020，19（2）：1187-1194.

［12］ WANG Z，ZHOU S. Effect of compound propofol nanoemulsion on immune function in patients with pancreatic cancer［J］. J Nanosci Nanotechnol，2021，21（2）：1390-1396.

［13］ XU K，TAO W，SU Z. Propofol prevents IL-13-induced epithelial-mesenchymal transition in human colorectal cancer cells［J］. Cell Biol Int，2018，42（8）：985-993.

［14］ AI L，WANG H. Effects of propofol and sevoflurane on tumor killing activity of peripheral blood natural killer cells in patients with gastric cancer[J]. J Int Med Res，2020，48（3）：300060520904861.

［15］ OH CS，PARK HJ，PIAO L，et al. Expression profiles of immune cells after propofol or sevoflurane anesthesia for colorectal cancer surgery：a prospective double-blind randomized trial[J]. Anesthesiology，2022，136（3）：448-458.

［16］ YAP A，LOPEZ-OLIVO M A，DUBOWITZ J，et al. Anesthetic technique and cancer outcomes：a meta-analysis of total intravenous versus volatile anesthesia[J]. Can J Anaesth，2019，66（5）：546-561.

［17］ REN J，WANG J，CHEN J，et al. The outcome of intravenous and inhalation anesthesia after pancreatic cancer resection：a retrospective study[J]. BMC Anesthesiol，2022，22（1）：169.

［18］ WU W W，ZHANG W H，ZHANG W Y，et al. The long-term survival outcomes of gastric cancer patients with total intravenous anesthesia or inhalation anesthesia：a single-center retrospective cohort study[J]. BMC Cancer，2021，21（1）：1193.

54 右美托咪定在胸外科肿瘤围手术期应用的研究进展

胸外科肿瘤以肺癌和食管癌常见,世界卫生组织国际癌症研究机构(International Agency for Research on Cancer,IARC)公布的 2020 年全球最新癌症统计数据显示,在全球范围内,肺癌新发病例和死亡病例分别居全身恶性肿瘤第一和第二位,食管癌的发病率和死亡率则位居前十。目前外科手术仍是其主要治疗方式,近年来围手术期麻醉相关处理对该类肿瘤患者影响的研究越来越多。

盐酸右美托咪定(dexmedetomidine,DEX)是一种高选择性的 α_2 肾上腺素受体激动剂,受 α_{2a} 受体亚型的介导,具有镇静、抗焦虑、催眠、镇痛和交感神经抑制作用。作为临床应用广泛的麻醉药物,DEX 一些潜在的作用机制逐渐被发现,尤其在肺保护、脑保护以及辅助镇痛等方面,同时对肿瘤转移和复发的机制和临床应用的相关研究也在不断深入。本文回顾了近些年 DEX 在胸外科肿瘤患者的应用相关研究。

一、右美托咪定的肺保护作用

肺缺血再灌注损伤(lung ischemia reperfusion injury,LIRI)是一种无菌性肺损伤,多见于心肺复苏、肺栓塞、肺切除术、肺移植术以及休克等。胸腔镜肺癌根治术以及食管癌根治术常采用肺隔离技术,实现单肺通气(one-lung ventilation,OLV),在此期间,手术创伤、非通气侧肺可能出现组织缺氧、缺血及氧自由基清除功能下降、肺萎缩等,大量氧自由基产生,是造成肺再灌注损伤的主要原因。

DEX 在多种肺损伤中具有肺脏保护作用,作用机制包括抗炎性反应、抗氧化应激、抗细胞凋亡等,参与的信号通路包括 mTOR/ERK1/2、PI3K-Akt 等,可能都与激动了 α_2 肾上腺素能受体有关。

急性肺损伤(acute lung injury,ALI)一个重要机制是活性氧(reactive oxygen species,ROS)导致的肺氧化应激。过氧化氢(H_2O_2)是其中活性成分之一。研究发现,DEX 通过增强 A549 肺癌细胞的 mTOR/ERK1/2 增殖/存活通路保护肺泡上皮细胞免受 H_2O_2 诱导的氧化应激;同时上调 B 淋巴细胞瘤-2 蛋白(B-cell lymphoma,Bcl-2)表达,下调 Bcl-2

相关 x 蛋白(Ba-x)表达,抑制 Casepase-9 和 Casepase-3 来减轻肺组织细胞凋亡。

同样,高氧性肺损伤的主要病理生理过程是肺组织中高浓度氧导致线粒体产生大量活性氧自由基,活性氧活化炎性细胞并且释放炎症介质导致肺组织重构和肺泡上皮的损伤。

氧化应激是导致手术过程中肺损伤的另一个重要因素,体内丙二醛(malondialdehyde,MDA)、髓过氧化物酶(myeloperoxidase,MPO)、超氧化物歧化酶(superoxide dismutase,SOD)、黄嘌呤氧化酶(xanthine oxidase,XOD)和过氧化氢酶(catalase,CAT)的活性一定程度上反映机体肺损伤的水平。有研究对肺脏组织的 MDA、MPO、XOD 水平进行分析,结果显示使用 DEX 可以降低 MDA 含量,增加 MPO、XOD 水平,起到抗氧化应激的作用。研究表明,DEX 通过激活 PI3K-Akt 通路减轻大鼠肺缺血再灌注损伤,显著降低了大鼠 LIRI 模型中 IL-6、TNF-α、IL-10 和 IL-1 的水平。MDA 和 MPO 的活性显著下调,而 SOD 和 CAT 活性增强,表明 DEX 可以通过抑制肺组织炎症因子的表达发挥抗炎作用,可以抑制氧化应激损伤的过程。另一项研究表明,lncRNA MALAT1 过表达增强了 DEX 对 SD 大鼠急性肺损伤、严重肺水肿、炎症反应和细胞凋亡的缓解作用,增强了 DEX 对脂多糖(lipopolysaccharide,LPS)刺激的 BEAS-2B 细胞的抗凋亡作用,降低内质网应激(endoplasmic reticulum stress,ERS)的比例来增强 DEX 对急性肺损伤(ALI)的保护作用。

低氧性肺血管收缩(hypoxic pulmonary vasoconstriction,HPV)是 OLV 期间维持动脉氧合的自我保护机制,围手术期 HPV 可受麻醉药物如丙泊酚、七氟烷等的影响。研究发现 DEX 可直接加强 HPV 效应,从而改善 OLV 期间的氧合,主要是通过作用于血管平滑肌上的 α_2 受体引起血管收缩实现的。

一项 40 例食管癌患者研究中,DEX 可通过降低胸腹腔镜联合食管癌根治术患者单肺通气时 NF-κB 活性进而降低促炎因子 TNF-α、IL-10 和 IL-8 表达,抑制单肺通气患者炎症反应,起到肺保护作用。对于合并慢性阻塞性肺疾病

（chronic obstructive pulmonary disease，COPD）的肺癌患者，一项随机对照试验研究发现，DEX 可以改善中度 COPD 的肺癌患者手术期间的氧合，ICU 入住率降低。一项 112 例肺癌患者研究表明，miR-10a 高表达比 miR-10a 低表达的患者有更高的肺部并发症的累积发生率，围手术期使用 DEX 可降低 miR-10a 水平；术后 DEX 干预患者血清中 miR-10a 与丙二醛浓度、炎症因子成正相关，与超氧化物歧化酶成负相关；DEX 干预后发生肺部并发症的总发生率降低。另一项单中心的研究次要结果中，对 80 例老年男性行肺癌根治术用力肺活量（forced vital capacity，FVC）、第 1 秒用力呼气容积（forced expiratory volume in one second，FEV₁）、呼气流量峰值（peak expiratory flow，PEF）和最大通气量（maximal voluntary ventilation，MVV）的评估，提示 DEX 在改善肺功能方面并不优于其他镇痛药。当然，关于 DEX 对肺功能的改善与否仍需要更多的实验和多中心的对比研究。

二、右美托咪定的镇静和脑保护作用

DEX 激动蓝斑核 α_2 受体，在镇静方面有独特优势，在手术前后都可以使用。术前缓解焦虑，可以提高患者的舒适度；术中可以进行脑外科功能区手术可唤醒的镇静要求（与 DEX 激活腹侧被盖区多巴胺能神经元有关）；术后苏醒期可以对躁动进行预防和治疗以及不耐管的患者尽早拔管。DEX 在儿童与产科的应用也比较广泛，说明安全性较高，而在术后 ICU 患者的镇静也有一定的优势。

DEX 的脑保护作用与 S-100β、IL-6、NF-κB 相关表达、PI3K/Akt/mTOR/ERK1/2 途径、BAX/CYTOCHROME-C/胱天蛋白酶途径、线粒体 ATP 敏感钾（mitoKATP）通道等相关。

有大量的研究数据表明，术前使用一定负荷剂量的 DEX，术中低剂量持续泵注，手术结束前 30 分钟停药，不影响患者的苏醒，同时可以减少其他镇静药物的使用。心血管外科手术后易出现中枢神经系统并发症，DEX 可降低手术应激导致的炎症因子（TNF-α、IL-6）的水平，维持体内的抗氧化（SOD）活性，抑制脑损伤标志物（NSE、S100β）的释放，对苏醒期躁动、术后谵妄等都有预防和治疗作用。有研究表明，DEX 的提前使用可以减少苏醒期躁动以及术后认知功能障碍（postoperative cognitive dysfunction，POCD）的发生。DEX 可减轻丙泊酚增强创伤后应激障碍（posttraumatic stress disorder，PTSD）大鼠恐惧记忆的效应，中等剂量（20μg/kg）早期给药（给予丙泊酚后 30 分钟内）的效果最佳。

食管癌患者以中老年人居多，男性 POCD 发生率高于女性，一项男性肺癌患者的研究表明 DEX 的使用可以改善早期的 POCD。研究表明 S100β 与 POCD 有一定关联，DEX 可以使其降低达到一定的脑保护作用，同时可能是预防术后谵妄的原因之一。全身麻醉气管插管后静脉泵入 DEX 可以减轻老年患者胸腔镜人工气胸下食管癌根治术后认知

功能下降，降低血清 S100β、NSE、TNF-α、IL-1β 水平。中老年食管癌患者术中预防性使用 DEX 有助于维持围手术期血流动力学稳定，减轻麻醉苏醒期的心血管反应，促进患者术后康复。

由于 ICU 环境特殊，POCD 的发生率也比较高，肺癌以及食管癌术后感染是进入 ICU 常见原因，患者常合并低氧血症、脓毒血症、肾损伤等。在 ICU 中 DEX 主要用于需要长时间的镇静，可以减少丙泊酚的使用，避免长时间使用丙泊酚引起的副作用。另外，DEX 可以满足在 ICU 中进行气管支架置入以及进行食管放化疗的镇静需求，特别是对血流动力学不稳定的患者可以减少不良反应的发生。研究表明，一方面，DEX 通过上调缺氧诱导因子（hypoxia-inducible factor，HIF）-1α 来抑制神经元自噬，从而保护小鼠大脑免受缺血再灌注损伤，另一方面，DEX 可通过抑制脓毒症体外和体内模型中脂多糖（LPS）介导的星形胶质细胞焦亡来保护大脑，从而改善脓毒血症的预后。

有研究认为，围手术期使用低剂量的 DEX 并不能改善胸外科术后早期 POCD 的发生。另一项针对 404 例非心脏重大手术的老年患者的研究表明与术后 ICU 内持续使用 DEX 不同，术中持续使用 DEX 并不能降低术后谵妄的发生率。最近的一项 meta 分析对 1 407 例 ICU 患者的研究发现，与丙泊酚相比，ICU 老年人的 DEX 镇静与较低的精神错乱发生率相关，但没有显著增加心动过缓和低血压的风险，住院时间、ICU 住院时间、机械通气时间差异无统计学意义。这说明 DEX 的用药时机、剂量和联合用药方案对预防胸外科患者术后谵妄的重要性。

三、右美托咪定的辅助镇痛作用

胸外科的镇痛问题是目前许多研究的热点，良好的围手术期镇痛可提高胸外科患者的术后生活质量。目前，DEX 主要是通过静脉输注，也有通过区域阻滞和经鼻给药等，但效果有待研究。DEX 作用在脊髓，主要是协同镇痛作用，可减少术中阿片类药物的使用。

一项 meta 分析提示，与瑞芬太尼相比，全身麻醉期间的 DEX 可改善术后前 24 小时的疼痛结果，且副作用更少。超声引导下连续胸椎旁神经阻滞复合 DEX 麻醉能够在手术过程中减少麻醉药物的使用，更好地降低过强的应激反应给患者带来的不良影响。DEX 联合椎旁神经阻滞可以减轻围手术期不良反应，比如术后寒战、恶心呕吐，同时改善术后睡眠障碍以及减少阿片类药物的使用。临床研究表明，在 120 例肺癌根治术术后使用舒芬太尼复合盐酸 DEX 的患者自控静脉镇痛（patient-controlled intravenous analgesia，PCIA）方案可减少血清去甲肾上腺素（norepinephrine，NE）、多巴胺（dopamine，DA）、5-羟色胺（5-hydroxytryptamine，5-HT）、前列腺素 E2（prostaglandin E2，PGE2）、P 物质（substance P，SP）的释放，显著提高镇痛效果，且不良反应较少。

DEX 联合地佐辛在肺癌手术中的研究表明，麻醉效果

优于咪达唑仑联合芬太尼，苏醒和拔管恢复时间都减少，具有良好的镇静和镇痛效果。另外，DEX联合氟比洛芬酯可增强麻醉和镇痛作用，抑制气管插管和拔管过程中的应激反应，提高拔管质量。与胸腔镜手术中的舒芬太尼镇痛相比，DEX联合酮咯酸全程应用于非麻醉性术后镇痛可提供足够和安全的术后镇痛，减少舒芬太尼消耗、镇痛相关并发症，减轻炎症反应和免疫抑制。目前有关于围手术期去阿片化的研究正在开展，将DEX作为多镇痛方案备选药物之一，体现出了它的相关优势。

四、右美托咪定对胸外科肿瘤的转移和预后的影响

近些年的研究结果表明，DEX对肺癌和食管癌的转移和复发是有争议的。体外试验数据提示，DEX可能通过调节HIF-1α信号通路，促进缺氧诱导的生长，并促进肺癌细胞和结直肠癌细胞的转移。DEX能作用于肺癌A549细胞的肾上腺素受体，上调增殖相关蛋白Ki-67，细胞周期蛋白（cyclin D），抗凋亡蛋白Bcl-2和Bcl-xL的表达，促进肺癌细胞增殖（2.9倍）和转移（2.2倍）。DEX能促进单核样髓源性抑制细胞（monocytic-myeloid derived immunosuppressive cell，M-MDSC）扩增，加速肺癌术后残余肿瘤细胞转移，该细胞群具有强大的促血管生成能力。DEX治疗小鼠可增加M-MDSC，并通过增加血管内皮生长因子（vascular endo-thelial growth factor，VEGF）的产生促进肿瘤转移。另一方面，DEX能抑制肺癌A549细胞炎症、增殖和侵袭，促进其凋亡，增强5-氟尿嘧啶对肺癌A549细胞的化疗作用；其机制与DEX能增强5-氟尿嘧啶对A549细胞NF-κB、c-myc mRNA和蛋白表达的抑制作用有关。大量研究表明，microRNA（miRNA）在癌症的发生发展过程中起着关键作用，DEX靶向RASL/1B上调miR-493-5p的表达，抑制肺腺癌的生长，诱导细胞凋亡。

而对食管癌细胞的研究中，DEX的主要作用是抑制肿瘤的转移和复发。miR-143-3p在食管癌组织和细胞中的富集被下调，抑制miR-143-3p可减轻DEX治疗对食管癌细胞增殖转移的抑制作用，并促进食管癌细胞凋亡的作用。DEX通过ERK信号通路调控C-Myc基因的表达，抑制食管癌细胞的增殖，促进细胞凋亡。DEX可以降低食管癌细胞中MALAT1的表达，从而抑制食管癌细胞的增殖、侵袭、迁移和EMT，促进食管癌细胞的凋亡。但在一项食管癌的随机双盲试验中，DEX并不能改善其术后的镇痛消耗和术后恢复。

儿茶酚胺可促进肿瘤的生长并参与免疫抑制和炎症反应的过程，CD4+/CD8+活性下降表明疾病加重或预后不良。一项高质量证据的meta分析显示，对4842例患者的67项研究进行了评估，结果提示围手术期输注DEX可抑制肾上腺素、去甲肾上腺素和皮质醇的释放；降低血糖、IL-6、肿瘤坏死因子-a和C反应蛋白。进而DEX可减轻围手术期应

激和炎症反应，保护手术患者的免疫功能，有助于减少术后并发症，改善临床结局。另一项研究提示DEX可减轻围手术期CD3+、CD4+T细胞及CD4+/CD8+的降低程度，减轻肿瘤术后患者的细胞免疫抑制，抑制补体C3、C4及减轻血清免疫球蛋白G、免疫球蛋白A等抗体的消耗，改善体液免疫。说明DEX可以改变机体的肿瘤微环境，抑制肿瘤的转移和复发。但是，2017年一项倾向性评分回顾性研究纳入了1404例Ⅰ~Ⅲa期的非小细胞肺癌患者研究中发现，DEX可能导致微转移（休眠或增殖）进展为大转移，是非小细胞肺癌（non-small cell lung cancer，NSCLC）患者最终死亡的主要原因，在调整了年龄、性别、疾病分期和麻醉时间后，使用DEX与死亡风险增加28%相关。

值得注意的是，术后并发症影响胸外科肿瘤患者的术后生存质量和总体生存率，包括肺部并发症、术后认知功能障碍、新发心房颤动、肾损伤、心肌梗死以及脑卒中等。术后新发心房颤动会增加食管切除术后死亡风险（病死率从4.8%增加到8.1%，$P=0.04$），同时降低肺叶切除术后长期存活率。围手术期使用DEX在降低相关术后并发症方面有一定效果，比如心房颤动。

近些年有研究表明，吸入麻醉药促进肿瘤的转移和复发，而丙泊酚则具有抗炎和免疫保护作用。DEX复合丙泊酚静脉麻醉似乎更有利于肿瘤患者的预后。

五、总结和展望

作为肿瘤转移的一个诱发因素，围手术期机体内环境以及免疫功能的改变可能会导致肿瘤的转移和复发。关于DEX在胸外科肿瘤围手术期临床应用的研究不断在开展，但目前多中心、前瞻性、干预性的研究仍然比较少。迄今多数证据来自回顾性观察性研究，可能存在研究的偏倚等问题，得出的相关结论也存在争议。目前研究表明，DEX降低胸外科肿瘤患者术后不良反应和术后并发症的发生，而对于胸外科肿瘤的转移及复发，仍然需要更多的体内外实验数据的支持和研究。当然，围手术期相对疾病病程只是很短的过程，DEX使用的时间短、剂量小，后期还有其他相关治疗因素，如放化疗，未来可能需要更多关注麻醉药物或技术对术后并发症以及肿瘤患者的短期生存率等方面的影响。

（邓玲玲 陈蔚 张军）

参 考 文 献

[1] LIANG S，WANG Y，LIU Y. Dexmedetomidine alleviates lung ischemia-reperfusion injury in rats by activating PI3K/Akt pathway[J]. Eur Rev Med Pharmacol Sci，2019，23(1):370-377.

[2] CUI J，ZHAO H，WANG C，et al. Dexmedetomidine atten-uates oxidative stress induced lung alveolar epithelial cell apoptosis in vitro[J]. Oxid Med Cell Longev，2015，2015:

358396.

［3］郭艳辉.右美托咪定的肺保护作用及机制研究进展［J］.临床医药实践,2021,30(5):375-377.

［4］LI P,GU L,BIAN Q,et al. Long non-coding RNA MAL-AT1 enhances the protective effect of dexmedetomidine on acute lung injury by sponging miR-135a-5p to downregulate the ratio of X-box binding proteins XBP-1S/XBP-1U［J］. Bioengineered,2021,12(1):6377-6389.

［5］李喜龙,邓巧荣,张震,等.右美托咪定对单肺通气患者中性粒细胞 NF-κB 活性及 TNF-α、IL-8 和 IL-10 水平的影响［J］.中国医学创新,2016,13(29):13-16.

［6］LEE S H,KIM N,LEE C Y,et al. Effects of dexmedetomidine on oxygenation and lung mechanics in patients with moderate chronic obstructive pulmonary disease undergoing lung cancer surgery:A randomised double-blinded trial［J］. Eur J Anaesthesiol,2016,33(4):275-282.

［7］ZHOU Y,DONG X,ZHANG L. Dexmedetomidine can reduce the level of oxidative stress and serum miR-10a in patients with lung cancer after surgery［J］. Thorac Cardiovasc Surg,2022. DOI:10. 1055/s-0041-1740558.

［8］SHI H X,DU X J,WU F,et al. Dexmedetomidine for early postoperative cognitive dysfunction after video-assisted thoracoscopic lobectomy in elderly male patients with lung cancer［J］. Medicine,2020,99(36):e21691.

［9］QIU G,WU Y,YANG Z,et al. Dexmedetomidine activation of dopamine neurons in the ventral tegmental area attenuates the depth of sedation in mice［J］. Anesthesiology,2020,133(2):377-392.

［10］吴新民,薛张纲,马虹,等.右美托咪定临床应用专家共识(2018)［J］.临床麻醉学杂志,2018,34(8):820-823.

［11］黄青青,袁立邦,巩固.右美托咪定脑保护作用及其信号通路研究进展［J］.西南国防医药,2019,29(6):720-722.

［12］姚允泰,李立环.右美托咪定在心血管麻醉和围手术期应用的专家共识(2018)［J］.临床麻醉学杂志,2018,34(9):914-917.

［13］俞又佳,王鑫怡,姚瑞,等.右美托咪定对丙泊酚增强创伤后应激障碍大鼠恐惧记忆效应的影响［J］.中华麻醉学杂志,2022,42(2):231-234.

［14］张宏伟,张新安,李文瑶,等.右美托咪定对胸腔镜食管癌根治术老年患者认知功能及血清炎症因子、神经损伤标志物水平的影响［J］.山东医药,2017,57(23):75-77.

［15］GONDO T,SONOO T,HASHIMOTO H,et al. Chemoradiation therapy for oesophageal cancer with airway stenosis under mechanical ventilation with light sedation using dexmedetomidine alone［J］. BMJ Case Rep,2020,13

(8):e234507.

［16］LUO C,OUYANG M W,FANG Y Y,et al. Dexmedetomidine protects mouse brain from ischemia-reperfusion injury via inhibiting neuronal autophagy through up-regulating HIF-1α［J］. Front Cell Neurosci,2017,11:197.

［17］SUN Y B,ZHAO H,MU D L,et al. Dexmedetomidine inhibits astrocyte pyroptosis and subsequently protects the brain in in vitro and in vivo models of sepsis［J］. Cell Death Dis,2019,10(3):167.

［18］RAN J,BAI X,WANG R,et al. Role of Dexmedetomidine in early POCD in patients undergoing thoracic surgery［J］. Biomed Res Int,2021,2021:8652028.

［19］DEINER S,LUO X,LIN H M,et al. Intraoperative infusion of dexmedetomidine for prevention of postoperative delirium and cognitive dysfunction in elderly patients undergoing major elective noncardiac surgery:a randomized clinical trial［J］. JAMA Surgery,2017,152(8):e171505.

［20］PEREIRA J V,SANJANWALA R M,MOHAMMED M K,et al. Dexmedetomidine versus propofol sedation in reducing delirium among older adults in the ICU:a systematic review and meta-analysis［J］. Eur J Anaesthesiol,2020,37(2):121-131.

［21］GRAPE S,KIRKHAM K R,FRAUENKNECHT J,et al. Intra-operative analgesia with remifentanil vs. dexmedetomidine:a systematic review and meta-analysis with trial sequential analysis［J］. Anaesthesia,2019,74(6):793-800.

［22］ZHANG W,CONG X,ZHANG L,et al. Effects of thoracic nerve block on perioperative lung injury, immune function, and recovery after thoracic surgery［J］. Clin Transl Med,2020,10(3):e38.

［23］张运琼,刘英,刘志莲,等.舒芬太尼复合右美托咪定在肺癌手术患者术后镇痛中的效果及对疼痛介质表达的影响［J］.海南医学,2018,29(4):462-465.

［24］ZHOU Z G,LIU R,TAN H L,et al. The application of dexmedetomidine combined with dezocine in thoracoscopic radical resection of lung cancer and its effect on awakening quality of patients［J］. Eur Rev Med Pharmacol Sci,2019,23(17):7694-7702.

［25］ZONG S,DU J,CHEN Y,et al. Application effect of dexmedetomidine combined with flurbiprofen axetil and flurbiprofen axetil monotherapy in radical operation of lung cancer and evaluation of the immune function［J］. J BUON,2021,26(4):1432-1439.

［26］MIAO Z,WU P,WANG J,et al. Whole-course application of dexmedetomidine combined with ketorolac in non-narcotic postoperative analgesia for patients with lung cancer undergoing thoracoscopic surgery：a randomized control trial［J］. Pain Physician，2020，23（2）：E185-E193.

［27］ CHEN H Y，LI G H，TAN G C，et al. Dexmedetomidine enhances hypoxia-induced cancer cell progression［J］. Exp Ther Med，2019，18（6）：4820-4828.

［28］ WANG C，DATOO T，ZHAO H，et al. Midazolam and dexmedetomidine affect neuroglioma and lung carcinoma cell biology in vitro and in vivo［J］. Anesthesiology，2018，129（5）：1000-1014.

［29］ SU X，FAN Y，YANG L，et al. Dexmedetomidine expands monocytic myeloid-derived suppressor cells and promotes tumour metastasis after lung cancer surgery［J］. J Transl Med，2018，16（1）：347.

［30］ 张强，邱德亮，彭英，等. 右美托咪定对肺癌 A549 细胞炎症、凋亡及化疗敏感性的研究［J］. 中国医院用药评价与分析，2020，20（11）：1312-1315.

［31］ XU B，QIAN Y，HU C，et al. Dexmedetomidine upregulates the expression of miR-493-5p，inhibiting growth and inducing the apoptosis of lung adenocarcinoma cells by targeting RASL11B［J］. Biochem Cell Biol，2021，99（4）：457-464.

［32］ ZHANG P，HE H，BAI Y，et al. Dexmedetomidine suppresses the progression of esophageal cancer via miR-143-3p/epidermal growth factor receptor pathway substrate 8 axis［J］. Anti-cancer drugs，2020，31（7）：693-701.

［33］ HU Y，QIU L L，ZHAO Z F，et al. Dexmedetomidine represses proliferation and promotes apoptosis of esophageal cancer cells by regulating C-Myc gene expression via the ERK signaling pathway［J］. Eur Rev Med Pharmacol Sci，2021，25（2）：950-956.

［34］ ZHANG W，ZHANG L，CAI X J，et al. Dexmedetomidine inhibits the growth and metastasis of esophageal cancer cells by down-regulation of lncRNA MALAT1［J］. Kaohsiung J Med Sci，2022，38（6）：585-593.

［35］ MAO Y，SUN X，SI L，et al. Perioperative dexmedetomidine fails to improve postoperative analgesic consumption and postoperative recovery in patients undergoing lateral thoracotomy for thoracic esophageal cancer：a randomized，double-blind，placebo-controlled trial［J］. Pain Res Manag，2020，2020：4145893.

［36］ WANG K，WU M，XU J，et al. Effects of dexmedetomidine on perioperative stress，inflammation，and immune function：systematic review and meta-analysis［J］. Br J Anaesth，2019，123（6）：777-794.

［37］ 李春兰，李玉兰，李霞霞，等. 右美托咪定对免疫功能的影响及机制回顾［J］. 中国现代医学杂志，2020，30（8）：57-61.

［38］ CATA J P，SINGH V，LEE B M，et al. Intraoperative use of dexmedetomidine is associated with decreased overall survival after lung cancer surgery［J］. J Anaesthesiol Clin Pharmacol，2017，33（3）：317-323.

［39］ IMPERATORI A，MARISCALCO G，RIGANTI G，et al. Atrial fibrillation after pulmonary lobectomy for lung cancer affects long-term survival in a prospective single-center study［J］. J Cardiothorac Surg，2012，7（1）：4.

［40］ LIU Y，ZHANG L，WANG S，et al. Dexmedetomidine reduces atrial fibrillation after adult cardiac surgery：a meta-analysis of randomized controlled trials［J］. Am J Cardiovasc Drugs，2020，20（3）：271-281.

［41］ SELBY L V，FERNANDEZ-BUSTAMANTE A，EJAZ A，et al. Association between anesthesia delivered during tumor resection and cancer survival：a systematic review of a mixed picture with constant themes［J］. J Gastrointest Surg，2021，25（8）：2129-2141.

55 氢气在肿瘤患者围手术期的应用前景

手术患者面临着创伤、麻醉、精神压力等多种围手术期应激因素，通过机体氧化应激失衡，可导致肿瘤患者的内环境稳态失衡、免疫系统抑制，而促进肿瘤复发、转移。前期研究表明，氢气（H_2）可选择性清除高毒性的活性氧自由基（reactive oxygen species，ROS），具有抗氧化、抗炎、调节免疫的生理作用，在多种肿瘤、损伤中具有良好的治疗作用和神经系统保护功能，在围手术期的应用中具有巨大的潜力。值得注意的是，即使不依赖于外源性补充，人体肠道内每日也可产生大量的 H_2，肠道内 H_2 及氢代谢相关菌群的平衡是肠-脑轴、肠-肺轴形成和稳定的基础，对机体免疫系统的稳定有着重要意义。本文就 H_2 对机体内环境稳态的意义，H_2 在肿瘤治疗中的作用及机制进行综述，以期为开展肿瘤患者围手术期综合治疗提供新的思路。

一、引言

肿瘤微环境及内环境 ROS 含量升高是肿瘤的特征之一，高 ROS 环境可抑制 T 细胞激活、促进 T 细胞凋亡，并促进肿瘤的进展、转移。以手术为主的综合治疗仍然是肿瘤，尤其是实体肿瘤的主要治疗方式，尽管目前综合治疗手段不断改进，但术后转移、复发仍然是影响患者预后的主要原因，这除了与肿瘤本身生物学特性相关，近年来的研究也发现，围手术期创伤、应激也是促进肿瘤转移、复发的重要因素。另外，围手术期的放、化疗等治疗也会损伤患者的正常组织，加重机体内环境的氧化应激状态。总而言之，围手术期肿瘤患者本身脆弱的内环境氧化还原稳态和免疫功能面临着多种挑战，这些因素与患者预后有着密切关系。

从 1975 年 Dole 等发现高浓度 H_2 可治愈小鼠皮肤上种植的鳞状细胞癌开始，大量基础和临床研究证实 H_2 不仅具有抗肿瘤效能，还能有效协同放、化疗抗肿瘤。同时，H_2 被证实能减轻脑、肺、肝脏、肾脏、肠道等多器官损伤和改善缺血再灌注，另外，也有研究发现 H_2 在围手术期间具有神经保护功能，H_2 的这一系列功能使得其成为理想的肿瘤患者围手术期多系统保护药物。

2007 年，在一篇里程碑式的研究中，Oshawa 等发现 H_2 可以选择性中和高毒性的 ROS（羟自由基，·OH 和过氧亚硝基根，ONOO⁻）而不影响其他具有生理功能的 ROS，进而减轻脑缺血再灌注损伤。后来一系列的研究发现，H_2 在各种原因引起的氧化应激状态时可保护机体正常组织的功能，具有免疫调节、抗炎、促肿瘤凋亡等作用。

值得注意的是，在正常生理状态下，成年人肠道内菌群可每日产生约 2L H_2，这些 H_2 对人体免疫稳态和多器官正常功能具有重要意义。

二、肠道内 H_2 维持机体内环境稳态

肠道内的菌群主要以各种难消化碳水化合物为底物进行无氧氧化产能，包括淀粉、纤维素、糖类等，这一过程可产生大量的 H_2（可达每日 13L），但这些 H_2 很快被氢营养菌（主要包括还原产乙酸菌、硫酸盐还原菌、产甲烷菌）吸收使用，H_2 在这一系列反应中作为电子传递体参与。可以说，肠道内 H_2 代谢是肠道菌群和肠道内环境稳态的基础。

肠道内产生的 H_2 不仅能维护肠道功能健康，也可以通过血液运输至全身，或者直接扩散进入腹腔而发挥作用。研究证实，H_2 可维持肠道屏障的完整，减轻肠道炎症和损伤，对缺血再灌注的脑、肺、肝等器官也有保护作用。H_2 也是人体盆腔健康的基础，是人体性器官正常功能的保障，在男女性器官及睾丸、卵巢出现损伤导致功能障碍后，补充 H_2 可有效降低氧化应激，促进器官功能恢复。

H_2 对全身多器官如此重要，部分原因可能是由于其可以促进肠道短链脂肪酸（short-chain fatty acid，SCFA）生成。SCFA 是肠道上皮、多种免疫细胞重要的能量来源，也是肠-肺轴、肠-脑轴的交流物质，维系机体整体的免疫稳态。有研究发现，富氢水（hydrogen rich water，HRW）可通过调节肠道菌群而升高肠道内丙酸、丁酸及总 SCFA 的含量，治疗帕金森病等脑部疾病；促进肠道内产 H_2 的饮食或药物，如高纤维饮食、乳果糖等也可促进 SCFA 生成。有学者指出，HRW 可通过 H_2-H_2 代谢菌群-SCFA 轴调节特定的黏膜相关黏液溶解细菌来加强肠道屏障，保证机体的内环境稳定。

三、H₂ 的抗肿瘤作用及其机制

（一）H₂ 抗肿瘤作用及协同作用

从 1975 年 Dole 等发现高浓度 H₂ 可治愈小鼠皮肤上种植的鳞状细胞癌开始,多项研究证实了 H₂ 的抗肿瘤作用。Wang 等报道,在细胞和小鼠中,H₂ 可通过抑制染色体稳定蛋白 3(structural maintenance of chromosomes protein 3,SMC3)进而抑制肺癌细胞的增殖、转移、侵袭,减少肺癌体积。Liu 等研究发现吸入 67% 的 H₂ 可抑制小鼠胶质母细胞瘤的生长,对胶质母细胞瘤细胞的侵袭、转移、集落形成能力也有明显抑制。Akagi 等的临床研究发现,每日吸入 H₂ 3 小时可明显延长Ⅳ期结、直肠患者的无进展生存时间和总生存时间。Chen 等在一项吸入 H₂ 对 82 例中晚期肿瘤患者治疗的研究中,也证实了 H₂ 的抗肿瘤作用。

Runtuwene 等给予 5-氟尿嘧啶静脉注射的结肠癌荷瘤小鼠饮用 HRW,发现 H₂ 可通过 AMP 活化蛋白激酶(AMP-activated protein kinase,AMPK)途径增强癌细胞的凋亡,引起 p-AMPK,凋亡诱导因子(apoptosis inducing factor,AIF),胱天蛋白酶-3 的表达显著增加,同时明显减少非肿瘤细胞的凋亡、延长荷瘤动物的寿命。顺铂可引起人体内 ROS 的蓄积,降低还原性谷胱甘肽活性,引起氧化应激加重,而 H₂ 可逆转顺铂引起的机体氧化应激、恢复抗氧化酶活性。此外,在小鼠实验中发现 H₂ 还能减少顺铂的肾毒性而不影响其抗肿瘤效果,提升动物存活率。接受放疗的肝癌患者口服 HRW(0.55~0.65mmol/L,每天 1.5~2.0L)可抑制患者体内氧化应激水平,改善患者生活质量,而不影响放疗效果。还有研究报道,在放疗治疗中,给予吸入 H₂ 可减少放疗对血液系统和免疫系统的损害,缓解放疗诱导的胸腺淋巴瘤的生长。

（二）H₂ 选择性清除毒性 ROS

活性氧(ROS)主要来源于线粒体呼吸链氧化磷酸化(oxidative phosphorylation,OXPHOS)过程中活性氧外泄和 NADPH 氧化酶(reduced nicotinamide adenine dinucleotide phosphate oxidase,NOX)催化产生。一方面,ROS 具有极强的氧化性,对蛋白质、核酸等生物大分子具有破坏性;另一方面,ROS 是细胞内关键的信号分子,可通过调节多种信号通路,如 NF-κB、Akt/mTOR,影响细胞增殖和分化、凋亡等。体内完整的抗氧化酶体系使 ROS 浓度处于精准的动态平衡中,如超氧化物歧化酶(superoxide dismutase,SOD)能把 O₂ 转化为 H₂O₂,而谷胱甘肽过氧化物酶(glutathione peroxidase,GPx)和过氧化氢酶(catalase,CAT)再将 H₂O₂ 转化为水。但体内缺乏·OH、ONOO-的特异性清除系统,而这两种 ROS 细胞毒性高,几乎对所有大分子(蛋白质、核酸、脂质)都具有损害作用,可导致 DNA 双链结构破坏,碱基配对损伤,进而导致肿瘤发生发展。

高 ROS 状态是肿瘤微环境的标志之一,肿瘤细胞不仅能够适应高 ROS 状态,而且能够通过 ROS 增强 NF-κB、Akt/mTOR、Wnt/β-catenin 通路和 Ras、Bcr-Abl、c-Myc 等癌基因表达,促进其增殖、侵袭和转移能力。但是,一些报道指出,肿瘤微环境持续升高的 ROS 在到达一定的程度后会限制肿瘤的进一步发展,因而在肿瘤治疗中使用无选择性的抗氧化治疗,可能会导致肿瘤进一步恶化。

H₂ 可选择性的移除强氧化性的·OH、ONOO-而不影响其他的 ROS,这可能使其成为理想的肿瘤治疗中的抗氧化剂(图 55-1)。

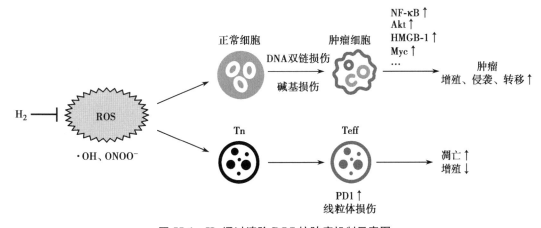

图 55-1 H₂ 通过清除 ROS 抗肿瘤机制示意图
Tn,初始 T 细胞;Teff,效应 T 细胞。

（三）H₂ 的免疫保护功能

2018 年一项纳入 55 例结肠癌Ⅳ期患者的临床研究显示,吸入 H₂ 可降低患者外周血中 CD8⁺T 细胞上程序性死亡蛋白-1(programmed death-1,PD-1)表达,减少 CD8⁺T 细胞耗竭,改善预后。在一项临床晚期小细胞肺癌的研究中发现,持续吸入 H₂ 2 周可逆转患者外周血中受抑制的固有免疫系统和适应性免疫系统,减少耗竭型 CD8⁺T 细胞,恢复功能性 CD4⁺、CD8⁺T 细胞、自然杀伤细胞比例至正常水平。

在 T 细胞受体被激活后,T 细胞从初始 T 细胞(naïve T

cell,Tn)转变为效应 T 细胞(effector T cell,Teff)需要整个表观遗传学和能量重组,其中 ROS 是调控 T 细胞代谢重组多个核心通路的关键分子。肿瘤微环境中的高 ROS 主要来源于:①过度增殖的肿瘤细胞;②T 细胞激活时线粒体产能急剧增加产生的 ROS;③低氧诱导产生 ROS。持续的高浓度 ROS 会抑制 T 细胞增殖,促进 PD-1 表达而诱导凋亡,而 H_2 可以对抗各种疾病情况中的氧化应激,通过调节 NADH/NADPH 通路恢复机体内环境的氧化还原平衡,进而保障 T 细胞的增殖与防止凋亡。

线粒体泄露的 ROS 可干扰 $CD4^+$、$CD8^+$T 细胞的能量代谢和表观遗传学,进而破坏机体免疫,而 H_2 的抗氧化能力在各种原因引起的氧化应激情况下能保护线粒体的正常功能,避免线粒体膜的损坏。研究发现,H_2 可进入线粒体中和毒性 ROS,减轻线粒体内氧化应激损伤,保护 Na^+-Ka^+-APT 泵,提高 Bcl-2 表达,Bcl-2 可抑制电压依赖性阴离子选择性通道 1(Voltage-dependent anion-selective channel 1,VDAC1)的表达和开放,保护线粒体膜,Bcl-2 还抑制胱天蛋白酶-9 等凋亡因子释放,从而发挥抗凋亡的作用。

四、H_2 在围手术期应用的潜力

H_2 在人类肿瘤、糖尿病、代谢综合征、皮肤炎症、线粒体肌病中的作用已经被证实,因此 2016 年日本已经批准临床 H_2 吸入治疗,2020 年中国也批准了临床 H_2 吸入治疗,这也使得 H_2 在围手术期的应用成为可能。

围手术期患者面临的主要挑战是手术创伤和麻醉,这两者都会引起炎症和氧化应激反应。持续的炎症和氧化应激会进一步加重肿瘤患者内环境的氧化还原失衡,升高体内 ROS 水平,导致机体免疫抑制。而围手术期 H_2 的使用,可以减轻患者的炎症和氧化应激,改善免疫能力,有助于肿瘤患者手术预后。

多项研究证实,H_2 减轻脑、肺、肝脏等器官的缺血再灌注损伤。Ono 等在一项 26 例随机对照临床试验中发现,每天 2 次、每次 1 小时吸入 3% H_2,相比传统治疗,可明显改善脑卒中患者的生命体征、卒中量表评分、物理治疗指数、2 周的大脑 MRI 等指标,说明 H_2 可有效减轻脑缺血损害。由此可见,围手术期 H_2 应用对减轻手术引起脑、肺等关键器官损伤有着重要意义。

帕金森病、孤独症等中枢神经系统疾病与肠道 H_2 代谢菌群失衡有关,而补充 H_2 则可改善这些疾病的症状。Li 等报道,H_2 可以有效缓解老年小鼠中枢神经系统炎症和氧化应激,减轻其认知功能损害。因此,2020 年有学者指出,H_2 可用于围手术期的神经保护。

围手术期的饮食管理也极为重要,口服 HRW 可以改善机体肝脏能量代谢,降低血脂、血糖;而纤维素和难消化淀粉饮食在一些研究中被证实具有抗炎、抗肿瘤的作用。

五、小结

肿瘤患者围手术期需要面对手术创伤、麻醉、精神压力等多种挑战,这对患者的内环境稳态、免疫系统都是巨大的考验,而 H_2 对围手术期患者所面对的多种问题都有较好的治疗效果,使得其成为肿瘤患者围手术期的"多面手"。

肠道 H_2 代谢不仅是肠道屏障完整、健康的基础,对肝脏、肺、脑、生殖系统的内环境稳定都有重要的意义,因此在围手术期维持肠道内 H_2 代谢菌群稳定是保证患者内环境稳定的重要方面。肠道生态健康很早就引起了医学界的广泛关注,多国的学者也积极研究了肠道菌群的基因组学等。从 H_2 代谢菌群的角度对我国不同区域进行大样本的肠道菌群宏观基因组学的分析,对深入了解肠道 H_2 与机体内环境稳态有着重要意义。

研究表明,吸入 2 周左右 H_2 可恢复机体氧化还原平衡,增强肿瘤患者外周血中免疫细胞的功能,这说明 H_2 对机体的整体免疫系统都有保护作用。H_2 可能是一种良好的协同肿瘤免疫治疗的药物,其与免疫检查点阻断剂等免疫治疗的协同使用有待进一步研究。

(周文昌　陈万坤　缪长虹)

参 考 文 献

[1] CHEUNG E C,VOUSDEN K H. The role of ROS in tumour development and progression[J]. Nat Rev Cancer,2022,22(5):280-297.

[2] FRANCHINA D G,DOSTERT C,BRENNER D. Reactive oxygen species:involvement in T cell signaling and metabolism[J]. Trends Immunol,2018,39(6):489-502.

[3] LIAO Z,CHUA D,TAN N S. Reactive oxygen species:a volatile driver of field cancerization and metastasis[J]. Mol Cancer,2019,18(1):65.

[4] SUN Z,DU C,XU P,et al. Surgical trauma-induced CCL18 promotes recruitment of regulatory T cells and colon cancer progression[J]. J Cell Physiol,2019,234(4):4608-4616.

[5] DUBOWITZ J A,SLOAN E K,RIEDEL B J. Implicating anaesthesia and the perioperative period in cancer recurrence and metastasis[J]. Clin Exp Metastasis,2018,35(4):347-358.

[6] MATZNER P,SANDBANK E,NEEMAN E,et al. Harnessing cancer immunotherapy during the unexploited immediate perioperative period[J]. Nat Rev Clin Oncol,2020,17(5):313-326.

[7] DOLE M,WILSON F R,FIFE W P. Hyperbaric hydrogen therapy:a possible treatment for cancer[J]. Science,1975,190(4210):152-154.

[8] RUNTUWENE J,AMITANI H,AMITANI M,et al. Hydro-

gen-water enhances 5-fluorouracil-induced inhibition of colon cancer[J]. PeerJ,2015,3:e859.

[9] MENG X,CHEN H,WANG G,et al. Hydrogen-rich saline attenuates chemotherapy-induced ovarian injury via regulation of oxidative stress[J]. Exp Ther Med, 2015, 10 (6):2277-2282.

[10] XIE K,LIAN N,KAN Y,et al. iTRAQ-based quantitative proteomicanalysis of the therapeutic effects of 2% hydrogen gas inhalation on brain injury in septic mice [J]. Brain Research,2020,1746:147003.

[11] DONG A,YU Y,WANG Y,et al. Protective effects of hydrogen gas against sepsis-induced acute lung injury via regulation of mitochondrial function and dynamics[J]. Int Immunopharmacol,2018,65:366-372.

[12] WU M J,CHEN M,SANG S,et al. Protective effects of hydrogen rich water on the intestinal ischemia/reperfusion injury due to intestinal intussusception in a rat model[J]. Med Gas Res,2017,7(2):101-106.

[13] WANG Z,WANG G,XIE K. Prospects of molecular hydrogen in perioperative neuroprotection from basic research to clinical application[J]. Curr Opin Anaesthesiol,2020,33(5):655-660.

[14] OHSAWA I,ISHIKAWA M,TAKAHASHI K,et al. Hydrogen acts as a therapeutic antioxidant by selectively reducing cytotoxic oxygen radicals[J]. Nat Med,2007,13 (6):688-694.

[15] DAY A M,BROWN J D,TAYLOR S R,et al. Inactivation of a peroxiredoxin by hydrogen peroxide is critical for thioredoxin-mediated repair of oxidized proteins and cell survival[J]. Mol Cell,2012,45(3):398-408.

[16] GUO J,XING H,CHEN M,et al. H_2S inhalation-induced energy metabolism disturbance is involved in LPS mediated hepatocyte apoptosis through mitochondrial pathway [J]. Sci Total Environ,2019,663:380-386.

[17] MEGO M,ACCARINO A,TZORTZIS G,et al. Colonic gas homeostasis: mechanisms of adaptation following HOST-G904 galactooligosaccharide use in humans[J]. Neurogastroenterol Motil, 2017, 29(9). DOI: 10. 1111/ nmo. 13080.

[18] JIANG F,DU C,JIANG W,et al. The preparation,formation,fermentability, and applications of resistant starch [J]. Int J Biol Macromol,2020,150:1155-1161.

[19] CARBONERO F,BENEFIEL A C,GASKINS H R. Contributions of the microbial hydrogen economy to colonic homeostasis[J]. Nat Rev Gastroenterol Hepatol,2012,9 (9):504-518.

[20] SANO M,SUZUKI M,HOMMA K,et al. Promising novel therapy with hydrogen gas for emergency and critical care

medicine[J]. Acute Med Surg,2018,5(2):113-118.

[21] ISHIKAWA T, SHIMADA S, FUKAI M, et al. Post-reperfusion hydrogen gas treatment ameliorates ischemia reperfusion injury in rat livers from donors after cardiac death: a preliminary study[J]. Surg Today, 2018, 48 (12):1081-1088.

[22] ZHANGY,LIU H,XU J,et al. Hydrogen gas: a novel type of antioxidant in modulating sexual organs homeostasis[J]. Oxid Med Cell Longev,2021,2021:8844346.

[23] YIP W,HUGHES M R,LI Y,et al. Butyrate shapes immune cell fate and function in allergic asthma[J]. Front Immunol,2021,12:628453.

[24] FULLING C,DINAN T G,CRYAN J F. Gut microbe to brain signaling: what happens in vagus[J]. Neuron, 2019,101(6):998-1002.

[25] BORDONI L,GABBIANELLI R,FEDELI D,et al. Positive effect of an electrolyzed reduced water on gut permeability,fecal microbiota and liver in an animal model of Parkinson's disease[J]. PLoS One, 2019, 14 (10): e0223238.

[26] OSTOJIC S M. Does drinking water rich in hydrogen gas revive brain hypometabolism in neurodegeneration by SCFAs upregulation? [J]. Eur J Clin Nutr, 2021, 75 (1):212-213.

[27] CHEN J,VITETTA L. Inflammation-modulating effect of butyrate in the prevention of colon cancer by dietary fiber [J]. Clin Colorectal Cancer,2018,17(3):e541-e544.

[28] ZHAI S,ZHU L,QIN S,et al. Effect of lactulose intervention on gut microbiota and short chain fatty acid composition of C57BL/6J mice[J]. Microbiologyopen,2018, 7(6):e00612.

[29] GE L,QI J,SHAO B,et al. Microbial hydrogen economy alleviates colitis by reprogramming colonocyte metabolism and reinforcing intestinal barrier[J]. Gut Microbes, 2022,14(1):2013764.

[30] WANG D,WANG L,ZHANG Y,et al. Hydrogen gas inhibits lung cancer progression through targeting SMC3 [J]. Biomed Pharmacother,2018,104:788-797.

[31] LIU M Y,XIE F,ZHANG Y,et al. Molecular hydrogen suppresses glioblastoma growth via inducing the glioma stem-like cell differentiation[J]. Stem Cell Res Ther, 2019,10(1):145.

[32] AKAGI J,BABA H. Hydrogen gas restores exhausted $CD8^+$ T cells in patients with advanced colorectal cancer to improve prognosis[J]. Oncol Rep,2019,41(1):301-311.

[33] CHEN J B,KONG X F,LV Y Y,et al. "Real world survey" of hydrogen-controlled cancer: a follow-up report of

82 advanced cancer patients[J]. Med Gas Res,2019,9(3):115-121.

[34] QU J,LI X,WANG J,et al. Inhalation of hydrogen gas attenuates cisplatin-induced ototoxicity via reducing oxidative stress[J]. Int J Pediatr Otorhinolaryngol,2012,76(1):111-115.

[35] NAKASHIMA-KAMIMURA N,MORI T,OHSAWA I,et al. Molecular hydrogen alleviates nephrotoxicity induced by an anti-cancer drug cisplatin without compromising anti-tumor activity in mice[J]. Cancer Chemother Pharmacol,2009,64(4):753-761.

[36] KANG K M,KANG Y N,CHOI I B,et al. Effects of drinking hydrogen-rich water on the quality of life of patients treated with radiotherapy for liver tumors[J]. Medical gas research,2011,1(1):11.

[37] YANG Y,LI B,LIU C,et al. Hydrogen-rich saline protects immunocytes from radiation-induced apoptosis[J]. Medical science monitor:international medical journal of experimental and clinical research,2012,18(4):Br144-148.

[38] ZHAO L,ZHOU C,ZHANG J,et al. Hydrogen protects mice from radiation induced thymic lymphoma in BALB/c mice[J]. International journal of biological sciences,2011,7(3):297-300.

[39] HOLMSTROM K M,FINKEL T. Cellular mechanisms and physiological consequences of redox-dependent signalling[J]. Nat Rev Mol Cell Biol,2014,15(6):411-421.

[40] ZHANG J,WANG X,VIKASH V,et al. ROS and ROS-mediated cellular signaling[J]. Oxid Med Cell Longev,2016,2016:4350965.

[41] CHEN J B,KONG X F,QIAN W,et al. Two weeks of hydrogen inhalation can significantly reverse adaptive and innate immune system senescence patients with advanced non-small cell lung cancer:a self-controlled study[J]. Med Gas Res,2020,10(4):149-154.

[42] TAO G,SONG G,QIN S. Molecular hydrogen:current knowledge on mechanism in alleviating free radical damage and diseases[J]. Acta Biochim Biophys Sin(Shanghai),2019,51(12):1189-1197.

[43] MOSHFEGH C M,COLLINS C W,GUNDA V,et al. Mitochondrial superoxide disrupts the metabolic and epigenetic landscape of CD4(+) and CD8(+) T-lymphocytes[J]. Redox Biol,2019,27:101141.

[44] MO X Y,LI X M,SHE C S,et al. Hydrogen-rich saline protects rat from oxygen glucose deprivation and repersion-induced apoptosis through VDAC1 via Bcl-2[J]. Brain Res,2019,1706:110-115.

[45] OHNO K,ITO M,ICHIHARA M,et al. Molecular hydrogen as an emerging therapeutic medical gas for neurodegenerative and other diseases[J]. Oxid Med Cell Longev,2012,2012:353152.

[46] KONG Q,WANG B,TIAN P,et al. Daily intake of Lactobacillus alleviates autistic-like behaviors by ameliorating the 5-hydroxytryptamine metabolic disorder in VPA-treated rats during weaning and sexual maturation[J]. Food Funct,2021,12(6):2591-2604.

[47] LI J,WANG C,ZHANG J H,et al. Hydrogen-rich saline improves memory function in a rat model of amyloid-beta-induced Alzheimer's disease by reduction of oxidative stress[J]. Brain Res,2010,1328:152-161.

[48] IIO A,ITO M,ITOH T,et al. Molecular hydrogen attenuates fatty acid uptake and lipid accumulation through downregulating CD36 expression in HepG2 cells[J]. Med Gas Res,2013,3(1):6.

[49] ROMPETTE A,GOLLWITZER E S,YADAVA K,et al. Gut microbiota metabolism of dietary fiber influences allergic airway disease and hematopoiesis[J]. Nat Med,2014,20(2):159-166.

[50] ERNY D,PRINZ M. How microbiota shape microglial phenotypes and epigenetics[J]. Glia,2020,68(8):1655-1672.

56 区域阻滞是麻醉/镇痛绿色发展的优先方向

什么叫"绿色麻醉"（green anesthesia）？就是不使用对大气和环境有污染和破坏的麻醉药物。2020 年 Kuvadia 等进一步提出"绿色区域"麻醉（"green-regional" anesthesia）。区域阻滞具有麻醉和镇痛两方面职能，可将其上升至环保高度，从而构建麻醉/镇痛绿色发展的新理念。

世界卫生组织（World Health Organization，WHO）认为，全球气候变暖是 21 世纪对全球健康最大的威胁。由于热浪和空气污染使得心血管和呼吸系统疾病发生率有所上升，极端热的天气会增加肺和心血管急诊事件：哮喘、心肌梗死和心力衰竭。据 WHO 估计，从 2030—2050 年由于气候变化每年会另外增加死亡 250 000 人，死亡原因来自酷热、缺水、粮食减产和自然灾害。因此，如何从专业角度减少温室气体（greenhouse gas，GHG）排放和碳足迹（carbon footprint）？麻醉科和疼痛科医师应有责任关心和减少温室气体的排放。

一、吸入全身麻醉与温室气体排放

目前使用的吸入全身麻醉药物主要是挥发性氟族类药物和笑气（nitrous oxide，N_2O）。笑气作用迅速，有很好的镇痛作用，已广泛用于无痛分娩、牙科诊所、兽医诊所及动物实验室麻醉，也非法用于娱乐场所吸入产生致幻感。它们均由患者呼出气经手术室释放到大气中，这些气体在大气中的寿命是：七氟烷 1.1 年，异氟烷 3.2 年，地氟烷 14~21 年，笑气 114~120 年。地氟烷对全球升温的影响大于异氟烷和七氟烷，而笑气对大气环境的负面影响时间更长。这些 GHG 在大气中吸收能量，阻止热的逃逸，在它们存在的时间内会改变气候，破坏臭氧层，而极少（<5%）被患者代谢。吸入全身麻醉每年排放量相当于 100 万辆客车的排放量，因此吸入全身麻醉不是绿色麻醉。

地球被一层薄"洋葱皮"样的大气包绕。大气层结构中的对流层（10km）和平流层（50km）是地球生命最重要的保护层。平流层的臭氧层保护地球生命免遭太阳紫外光的辐射。臭氧（O_3）和高层大气能吸收大部分短波紫外光。笑气（N_2O）通过氮氧化物反应（NO 反应）破坏臭氧层：N_2O 从 O_3 中夺取 1 个氧原子生成 2 个 NO；NO 再从 O_3 中获取 1 个氧生成 N_2O。这种从 O_3 中夺取氧原子生成 NO 和 N_2O

的反应过程就是对臭氧层的破坏（图 56-1）。

全凭静脉麻醉（total intravenous anesthesia，TIVA）不排放 GHG，对大气较好，但其药物和代谢物在手术室作为垃圾可能对土壤和水造成污染，亦不容忽视。

二、区域阻滞/镇痛是绿色麻醉

区域阻滞/镇痛主要包括椎管内麻醉和外周神经干阻滞，在超声引导下区域阻滞已扩展到外周神经肌肉平面阻滞及筋膜间隙神经阻滞，见表 56-1。神经阻滞可以同时复合静脉镇静以增强麻醉效果。目前髋关节和膝关节成形术大都可以在脊椎麻醉与硬膜外阻滞联合麻醉下完成，平均手术时间为 111~191 分钟。区域阻滞是多模式镇痛的一部分，它提高了髋/膝关节手术的管理质量，在更大层面上切断 GHG 排放，减少碳足迹，负担起了战胜全球变暖的麻醉责任。

外周神经阻滞/镇痛的应用日趋广泛，与阿片类药物镇痛相比更完善，能减轻患者围手术期恶心、呕吐症状，降低术后并发症，缩短住院时间，患者满意度高。由于其避免了挥发性全身麻醉药的应用，减少 GHG 排放，有助于防止地球变暖，对环境影响小，因此，称为绿色区域阻滞/镇痛一点也不为过。

表 56-1　常用外周神经阻滞/镇痛方法

部位	方法
头颈部	头皮神经阻滞，三叉神经阻滞，蝶腭神经节阻滞，球后视神经阻滞，颈丛阻滞，星状神经节阻滞，臂丛阻滞（肌沟法）
上肢	肩胛上神经阻滞，臂丛阻滞（腋路法）
躯干	胸神经阻滞，腹横肌平面阻滞，前锯肌平面阻滞，胸腰筋膜平面阻滞，胸椎旁神经阻滞，腰丛神经阻滞，髂筋膜间隙阻滞，腹直肌平面阻滞，竖脊肌平面阻滞，肋间神经阻滞，腰方肌阻滞，坐骨神经阻滞
下肢	股神经阻滞，股外侧皮神经阻滞，闭孔神经阻滞，隐神经阻滞，收肌管阻滞，腘动脉-膝关节囊后间隙阻滞

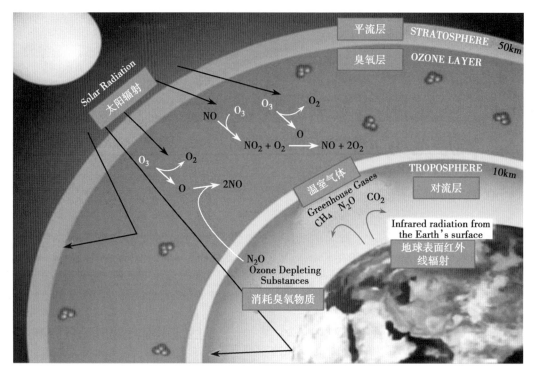

图 56-1 地球被一层薄"洋葱皮"样的大气包绕

黄色箭头表示太阳辐射,平流层的臭氧层和高层大气能吸收大部分短波紫外光以保护地球生命免遭太阳有害紫外光伤害。工业和自然形成的化学物质通过热带的上升气流进入平流层会破坏臭氧,白色箭头表示笑气(N_2O)与臭氧(O_3)反应,这些损耗臭氧的物质在平流层遭紫外光瓦解,它们副产物形成的氮氧化物(NO)原子团对臭氧有很大破坏作用。

三、麻醉绿色发展的思考

第一,区域阻滞应成为一切手术之首选,尤其是高龄手术患者避免全身麻醉的最佳方案。在镇痛方面亦应列入急慢性疼痛及癌痛的防治措施,如神经阻滞和椎管内/鞘内阻滞已列入晚期癌痛的"第四阶梯"治疗。区域阻滞既能改善患者疼痛症状,减少癌痛复发,从而提高生活质量,又有利于环境保护,可单独应用也可与镇静/镇痛联合应用,是今后绿色麻醉的发展方向。

第二,如果手术不能单在区域阻滞下完成,可采用与全身麻醉相联合的方式,如硬膜外阻滞联合全身麻醉。全身麻醉应以全凭静脉麻醉(TIVA)为主,以避免 GHG 排放。如必须复合吸入全身麻醉应用七氟烷而减少对地氟烷和异氟烷的使用。

第三,用吸入全身麻醉时应用较低的新鲜气流(≤1L/min)取代高流量,以减少 GHG 排放。

第四,为减少麻醉垃圾对环境的负担,麻醉用具尤其是不锈钢的喉镜片、可视喉镜等应消毒后重复使用。

(邓硕曾 尹雁 赵薇)

参 考 文 献

[1] KUVADIA M,CUMMIS C E,LIGUORI G,et al. ' Greengional' anesthesia: the non-polluting benefits of regional anesthesia to decrease greenhouse gases and attenuate climate change[J]. Reg Anesth Pain Med,2020,45(9): 744-745.

[2] World Health Organization. Climate change[EB/OL]. https://www. who. int/health-topics/climate-change#tab = tab_1

[3] ISHIZAWA Y. Green anesthetic gases and the global environment[J]. Anesth Analg,2011,112(1):213-217.

[4] RAVISHANKARA A R,DANIEL J S,PORTMANN R W. Nitrous oxide(N_2O): the dominant ozone-depleting substance emitted in the 21st century[J]. Science,2009,326 (5949):123-125.

[5] ISHIZAWA Y. Green anesthetic gases and the global environment[J]. Anesth Analg,2011,112(1):213-217.

[6] ANDERSEN M P S,SANDER S P,NIELSEN O J,et al. Inhalation anaesthetics and climate change[J]. Br J An-

aesth,2010,105(6):760-766.

[7] STAMBOUGH J B,BLOOM G B,EDWARDS P K,et al. Rapid recovery after total joint arthroplasty using general anesthesia[J]. J Arthroplasty, 2019, 34 (9): 1889-1896.

[8] WILSON J M,FARLEY K X,ERENS G A,et al. General vs spinal anesthesia for revision total knee arthroplasty:Do complication rates differ? [J]. J Arthroplasty, 2019, 34 (7):1417-1422.

[9] SHELTON C L,MCBAIN S C,MORTIMER F,et al. A new role for anaesthetists in environmentally-sustainable healthcare[J]. Anaesthesia,2019,74(9):1091-1109.

57 超声引导椎管内麻醉技术的研究进展

椎管内麻醉(intrathecal anesthesia)是将麻醉药物注入椎管的蛛网膜下腔或硬膜外腔,阻滞脊神经根使该神经根支配的相应区域产生麻醉作用。根据注入位置不同,可分为脊椎麻醉(又称蛛网膜下腔麻醉,spinal anesthesia,SA)、硬膜外麻醉(epidural anesthesia,EA)、骶管麻醉(caudal anesthesia)、腰硬联合麻醉(combined spinal and epidural anesthesia,CSEA)。临床中最常用的椎管内麻醉方法仍为传统盲探法,在一般人群中,盲探法可获得较高的穿刺成功率,但在特殊人群如肥胖患者、老年患者及脊柱解剖变异患者中,超声引导技术具有潜在应用前景。超声引导椎管内麻醉技术是利用超声技术辅助穿刺前定位和/或实时引导进行椎管内麻醉的操作技术;超声引导技术具有辅助定位及实时引导的优势,越来越多研究证实了超声引导椎管内麻醉技术的可行性及优越性。

一、超声引导椎管内阻滞的操作方法

临床超声引导椎管内阻滞主要包括穿刺前定位和实时引导两种技术。超声定位方法为基础,椎管内超声扫查的意义是定位椎间隙及脊柱中线、确定最佳穿刺点及穿刺角度、测量穿刺深度并识别脊柱的异常解剖结构;此外,在定位基础上,操作者可在超声可视化技术下进行穿刺,识别针尖、动态调整穿刺路径、观察药液扩散情况、判断导管置入位置等。

超声定位方法:体表标志定位为临床常用的定位法,虽然操作简单,易于掌握,但定位的准确率较低。超声可定位椎间隙、测量椎间隙宽度、判断穿刺深度以选择最佳穿刺路径。临床常选择正中入路、旁正中入路及旁矢状斜切面的旁正中入路。

(1) 椎间隙:一种以骶骨为标志,将高频线阵探头纵向放置于骶骨上关节突水平,可见呈一高回声平台影,将探头自尾端向头端平移,依次识别腰椎和胸椎的椎板间隙(声窗)和棘突(声影),即可计数定位椎体。另一种以第12肋为标志,先识别椭圆形的肋骨影,再将探头沿肋骨向后正中线移动,见第1、2腰椎影出现后即可定位。

(2) 穿刺深度:确定椎间隙后可见椎间隙水平有一高亮带(即黄韧带),将探头平行放置于脊柱长轴旁即旁正中矢状位,并略向中线倾斜,可在黄韧带下方见一暗区(即椎管内间隙),其下方为高亮硬脑膜回声影,两高亮区域即黄韧带-硬脑膜复合体,测量皮肤至此复合体距离即穿刺深度。Cantürk 等研究表明,经旁正中矢状斜位和横断位两种超声测量非产妇人群中 L_3-L_4 硬膜外腔深度均与实际皮肤至硬膜外腔的穿刺深度呈高度一致性。Tran 等研究表明,超声探头下压力度对穿刺深度及进针角度的影响不容忽视,故实际穿刺需通过几何算法纠正后确定穿刺深度,同时需增大穿刺角度。Fideler 等通过测量穿刺针与棘突上方皮肤表面之间的角度(α),利用毕达哥拉斯三角几何计算得硬膜外腔穿刺深度[针尖至阻力消失时穿刺深度 = 垂直距离(超声测量)/cos(α)]。Li 等研究表明,经旁正中横断位腰段硬膜外穿刺的穿刺深度小于经旁正中矢状斜位硬膜外穿刺,且具有组织损伤小、操作时间短的优势。Khemka 等用上述方法测量中位和下位胸椎硬膜外距离,良好预测了实际穿刺导管置入深度。

(3) 椎间隙宽度:青壮年的椎间隙宽于中老年人,故青壮年的椎间隙更易识别;有研究建议以 L_5-S_1 椎间隙作为老年人腰段椎管内阻滞的最佳穿刺点,因为超声测得 L_5-S_1 椎间隙最宽。Dimaculangan 等利用超声测量了不同体位下的椎间隙宽度,研究表明,弓背坐位、侧卧位、抱球位时 L_3-L_4 椎间隙开口最大,且患者最为舒适,或可为难以配合摆放传统体位的患者提供解决思路。

二、超声引导椎管内阻滞的临床应用

目前椎管内麻醉成功率低的人群主要集中在小儿、老年、孕产妇、肥胖患者及脊柱解剖异常等患者,主要原因可能是:①小儿硬膜外腔的距离较短,且处于生长发育阶段,常无法准确识别硬膜外腔;另外,小儿结缔组织松软,凭借黄韧带突破法难以判断硬膜外穿刺是否成功;②孕产妇及肥胖患者体表标志触诊不清、因腹围过大导致麻醉体位不理想、组织水肿等;③老年患者普遍存在腰椎管狭窄,且存在韧带钙化等退行性改变,硬膜外麻醉穿刺难度大;④脊柱侧弯患者常伴有椎体移位、旋转、滑脱等改变,脊柱手术常导致各种未知脊柱畸形。以上人群常存在不同程度的穿刺困难,故国内外关于超声技术在椎管内麻醉的研究重点多集中在上述人群。大多研究结果表明,在不同椎管内麻醉中,超声引导技术较传统方法具有优势。

（一）脊椎麻醉

脊椎麻醉,又称蛛网膜下腔麻醉,是将麻醉药物直接注入蛛网膜下隙,通过脑脊液的流动而产生麻醉作用的技术。

Zhang 等利用超声实时引导技术成功为 3 例患有严重脊柱侧弯的脊髓性肌萎缩患者实施腰段蛛网膜下隙穿刺。Chin 等利用超声定位技术对 120 例存在不同程度腰椎体表定位困难的患者成功实施椎管内麻醉,研究表明,超声定位技术穿刺成功率高、穿刺次数少,但是定位耗时及操作总耗时长。Bae 等用超声测得老年人群中 L_5-S_1 的椎板间隙最宽,为老年患者的最佳穿刺处,故利用超声可直观评估椎管狭窄程度,有助于确定最佳穿刺间隙。苍惠岩等和张瑜玲等研究表明,与传统法比较,超声辅助技术可提高老年患者椎管内阻滞成功率,减少穿刺次数,缩短穿刺时间,减少穿刺损伤。Park 等利用超声定位穿刺间隙结合超声实时引导技术对脊柱侧弯及既往脊柱手术患者进行椎管内麻醉,研究表明,超声辅助可显著减少穿刺成功所需的进针次数并提高了首次穿刺成功率,但不会明显延长总操作时间。

（二）硬膜外麻醉

硬膜外麻醉是将药物注入硬膜外腔,并扩散浸润到相应神经节段,阻滞背根神经节、相应脊神经或其分支的神经传导通路,达到缓解或治疗疼痛的治疗方法。

Yu 等在超声辅助经旁正中入路下成功完成一例重度肥胖患者的硬膜外麻醉,有效缩短了操作时间。Zhang 等在超声引导下经颈椎椎间孔硬膜外腔注射类固醇治疗神经根型颈椎病,并在穿刺后经实时透视引导下使用造影剂再次确认针尖位置,见溶液扩散至硬膜外腔即表明硬膜外注射成功,提示超声可简化操作流程并减少辐射伤害。Pak 等应用超声实时引导进行胸段硬膜外腔置管操作,研究表明,超声实时引导可减少皮肤穿刺点数及进针次数,并有效减轻患者不适度及相关并发症。Kim 等通过透视确定实时超声引导胸段硬膜外腔置管位置的准确性并阐述具体操作步骤,与传统方法比较,超声辅助实时定位下胸段硬膜外置管具有较高成功率,且可减少皮肤穿刺点数及进针次数。Accuro 移动超声设备是一种通过新的超声图像处理及重建技术以实时自动识别并标记重要脊柱骨性标志的手持超声设备。Ni 等研究表明,Accuro 手持超声设备可准确测量椎管内深度,提高肥胖患者硬膜外阻滞的首次穿刺置管成功率并缩短操作时间,同时降低感觉异常的发生率。Jagadish 等研究表明,穿刺前超声定位、测量硬膜外腔深度及确定最佳穿刺角度可提高腰段硬膜外穿刺置管的首次穿刺成功率,并降低硬脊膜穿破的发生率,虽延长了操作总时间,但患者总体满意度与传统法相似。贺腾等利用超声辅助定位

技术成功为一例合并特发性脊柱侧弯矫正术后的产妇实施分娩镇痛,该产妇曾行 T_{12}-L_3 椎体植骨融骨术,胸、腰椎仍呈侧突状态,研究人员通过超声扫查定位 L_4-L_5 椎间隙,利用传统盲穿法成功行硬膜外穿刺置管。但目前硬膜外穿刺成功仍需结合黄韧带突破感,故未来仍需进一步探索精准定位硬膜外腔及判断硬膜外置管准确性的方法。

（三）骶管麻醉

骶管阻滞属于硬膜外阻滞,但由于骶管的解剖结构与颈、胸及腰椎的硬膜外解剖结构存在差异,故本文单独列出阐述。

骶管阻滞是儿科手术中及术后镇痛的主要麻醉方式,可减少与疼痛相关的应激反应并提高手术成功率。超声引导的骶管阻滞可提高首次阻滞的成功率,可减少误入血管及血肿形成等并发症的发生。Kil 等对 180 例婴幼儿患者进行经骶管连续硬膜外阻滞,研究表明,超声测量穿刺深度与实际穿刺深度高度一致。Ponde 等对 25 例 2 天至 5 月龄、拟行腹部或胸部手术的患儿进行全身麻醉联合经骶管硬膜外连续阻滞,研究表明,超声技术可实时观察到导管阻塞、缠绕、在硬膜外腔前后侧随意游走的情况,故经超声实时引导的骶管置管深度常大于穿刺前超声测量的骶管深度,表明实时超声引导下经骶管硬膜外置管的准确性高于传统法;此外,超声引导可提高小儿经骶管硬膜外置管成功率且阻滞效果满意。

（四）腰硬联合麻醉

腰硬联合麻醉具有起效快、镇痛效果好、作用时间可控等优点,已广泛应用于临床,成为剖宫产首选的麻醉方法。但患者腹围过大、麻醉体位不理想、肥胖和组织水肿等因素常导致穿刺失败,且易发生神经损伤、麻醉效果不佳、产后腰痛等相关并发症。因此,提高孕妇尤其是肥胖患者腰硬联合麻醉的成功率显得尤为重要。Zhou 等在拟行剖宫产的肥胖产妇中比较了超声引导下旁正中入路组与超声引导下正中入路进行腰硬联合麻醉的相关指标,研究表明,虽然前者的定位时间及总穿刺时间更长,但更有效提高首次穿刺成功率,并降低麻醉相关不良反应的发生率。Tao 等研究表明,与传统触诊盲穿法相比,穿刺前进行超声扫查可提高腰硬联合麻醉的首次穿刺成功率,并可提高经硬膜外穿刺针行脊椎麻醉的穿刺成功率。

三、总结与展望

超声技术在椎管内麻醉中的运用日益普遍,弥补了传统穿刺方法的不足,提高了麻醉的成功性、安全性和可控性。超声引导椎管内麻醉技术可定位椎间隙及脊柱中线、确定最佳穿刺点及穿刺角度、测量穿刺深度并识别脊柱的异常解剖结构;可动态观察穿刺路径、及时调整进针方向、评估药液扩散情况、识别针尖及导管放置情况等,可提高阻滞成功率并减少相关并发症,具有广泛的临床应用前景。超声技术在特殊人群,如小儿、老年、肥胖、脊柱解剖异常患

者中具有较高应用价值；临床可借助其他辅助技术进一步提高穿刺成功率，如操作前脊柱 3D 重建、3D 打印、硬膜外造影、联合 CT 透视技术、导航超声、硬膜外压力波形分析技术、人工智能技术、卷积神经网络系统等。但目前超声引导技术仍存在组织显影不清、定位不精确等缺点，故未来仍需进一步探索精准定位、提高穿刺及置管准确性的方法。

（张微　王祥瑞）

参 考 文 献

[1] YOO S, KIM Y, JI S H, et al. Ultrasonography for lumbar neuraxial block[J]. Anesth Pain Med(Seoul), 2020, 15(4): 397-408.

[2] CANTÜRK M, KOCAOĞLU N, HAKKI M. Preprocedural ultrasound estimates of epidural depth: transverse median plane is comparable to paramedian sagittal oblique plane in non-pregnant patients[J]. Turk J Anaesthesiol Reanim, 2020, 48(1): 31-37.

[3] TRAN D, KAMANI A A, AL-ATTAS E, et al. Single-operator real-time ultrasound-guidance to aim and insert a lumbar epidural needle[J]. Can J Anaesth, 2010, 57(4): 313-321.

[4] FIDELER F, GRASSHOFF C. Calculation improves the estimation of needle depth from skin to thoracic epidural space in infants[J]. Eur J Anaesthesiol, 2019, 36(3): 235-237.

[5] LI H, KANG Y, JIN L, et al. Feasibility of ultrasound-guided lumbar epidural access using paramedian transverse scanning with the needle in-plane: a comparison with paramedian sagittal scanning[J]. J Anesth, 2020, 34(1): 29-35.

[6] KHEMKA R, RASTOGI S, DESAI N, et al. Comparison of ultrasound imaging in transverse median and parasagittal oblique planes for thoracic epidurals: A pilot study[J]. Indian J Anaesth, 2016, 60(6): 377-381.

[7] BAE J, PARK S K, YOO S, et al. Influence of age, laterality, patient position, and spinal level on the interlamina space for spinal puncture[J]. Reg Anesth Pain Med, 2019, 4: rapm-2019-100980.

[8] DIMACULANGAN D P, MAZER J A, MARACAJA-NETO L F. Sonographic evaluation of lumbar interlaminar space opening in a variety of patient body positions for optimal neuraxial anesthesia delivery[J]. J Clin Anesth, 2016, 34: 159-165.

[9] ZHANG J, CUI X, CHEN S, et al. Ultrasound-guided nusinersen administration for spinal muscular atrophy patients with severe scoliosis: an observational study[J]. Orphanet J Rare Dis, 2021, 16(1): 274.

[10] CHIN K J, PERLAS A, CHAN V, et al. Ultrasound imaging facilitates spinal anesthesia in adults with difficult surface anatomic landmarks[J]. Anesthesiology, 2011, 115(1): 94-101.

[11] 苍惠岩, 张欢, 田雪. 超声辅助与盲探穿刺在老年患者蛛网膜下腔阻滞中的比较[J]. 临床麻醉学杂志, 2015, 31(8): 780-782.

[12] 张瑜玲, 陈璐莹, 姜梦婷, 等. 超声辅助定位在老年脊柱侧弯髋部骨折患者腰-硬联合麻醉中的应用[J]. 临床麻醉学杂志, 2021, 37(3): 277-281.

[13] PARK S K, BAE J, KIM W H, et al. Ultrasound-assisted versus landmark-guided spinal anesthesia in patients with abnormal spinal anatomy: a randomized controlled trial[J]. Anesth Analg, 2020, 130(3): 787-795.

[14] YU D, HERNANDEZ N, DE HAAN J B, et al. Ultrasound-assisted paramedian thoracic epidural[J]. Reg Anesth Pain Med, 2018, 43(2): 220.

[15] ZHANG X, SHI H, ZHOU J, et al. The effectiveness of ultrasound-guided cervical transforaminal epidural steroid injections in cervical radiculopathy: a prospective pilot study[J]. J Pain Res, 2018, 12: 171-177.

[16] PAK D J, GULATI A. Real-time ultrasound-assisted thoracic epidural placement: a feasibility study of a novel technique[J]. Reg Anesth Pain Med, 2018, 43(6): 613-615.

[17] KIM D H, LEE J H, SIM J H, et al. Real-time ultrasound-guided low thoracic epidural catheter placement: technical consideration and fluoroscopic evaluation[J]. Reg Anesth Pain Med, 2021, 46(6): 512-517.

[18] NI X, LI M Z, ZHOU S Q, et al. Accuro ultrasound-based system with computer-aided image interpretation compared to traditional palpation technique for neuraxial anesthesia placement in obese parturients undergoing cesarean delivery: a randomized controlled trial[J]. J Anesth, 2021, 35(4): 475-482.

[19] JAGADISH A, SWAMINATHAN S, BIDKAR P U, et al. Ease of lumbar epidural catheter insertion with prepuncture ultrasound as guidance compared with conventional palpatory technique when performed by anesthesiology residents: a randomized controlled trial[J]. J Anaesthesiol Clin Pharmacol, 2021, 37(2): 216-220.

[20] 贺腾, 马玉姗. 超声引导用于脊柱侧弯矫形术后孕妇硬膜外分娩镇痛 1 例[J]. 中华医学杂志, 2022, 102(11): 825-826.

[21] WIEGELE M, MARHOFER P, LÖNNQVIST P A. Caudal epidural blocks in paediatric patients: a review and practical considerations[J]. Br J Anaesth, 2019, 122(4): 509-517.

[22] KIL H K, CHO J E, KIM W O, et al. Prepuncture ultrasound-measured distance: an accurate reflection of epi-

dural depth in infants and small children［J］. Reg Anesth Pain Med,2007,32(2):102-106.

［23］ PONDE V C,BEDEKAR V V,DESAI A P,et al. Does ultrasound guidance add accuracy to continuous caudal-epidural catheter placements in neonates and infants? ［J］. Paediatr Anaesth,2017,27(10):1010-1014.

［24］ ZHOU Y,CHEN W,ZHOU S,et al. Comparison of different approaches to combined spinal epidural anesthesia (CSEA) under the guidance of ultrasound in cesarean delivery of obese patients:a randomized controlled trial ［J］. Eur J Med Res,2021,26(1):106.

［25］ TAO B,LIU K,DING M,et al. Ultrasound increases the success rate of spinal needle placement through the epidural needle during combined spinal-epidural anaesthesia:a randomised controlled study［J］. Eur J Anaesthesiol,2021, 38(3):251-258.

［26］ ONWOCHEI D,NAIR G,YOUNG B,et al. Conventional landmark palpation versus preprocedural ultrasound for neuraxial procedures in nonobstetric patients:A systematic review with meta-analysis and trial sequential analysis of randomised controlled trials［J］. Eur J Anaesthesiol,2021,38(Suppl 2):S73-S86.

［27］ 黄生辉,郑奇辉,白洁. 3D 打印联合超声用于脊柱侧凸患者蛛网膜下腔阻滞一例［J］. 临床麻醉学杂志, 2021,37(10):1119-1120.

［28］ WILSON A T. Beyond ultrasound guidance for regional anesthesiology:beyond safety? ［J］. Reg Anesth Pain Med,2018,43(5):564.

［29］ ELSHARKAWY H,SONNY A,CHIN K J. Localization of epidural space:A review of available technologies ［J］. J Anaesthesiol Clin Pharmacol,2017,33(1):16-27.

［30］ ASHAB H A,LESSOWAY V A,KHALLAGHI S,et al. AREA:an augmented reality system for epidural anaesthesia［J］. Annu Int Conf IEEE Eng Med Biol Soc, 2012,2012:2659-2663.

58 超声引导锁骨上臂丛神经阻滞的技术与策略

锁骨上阻滞(supraclavicular block,SCB)是臂丛神经阻滞常用的穿刺入路。目前,操作方法也由依靠解剖标志和/或神经刺激器定位演变成了超声实时引导。经典入路是在臂丛神经干分成股的位置,超声可见筋膜包绕神经丛在锁骨下动脉外上侧方、第一肋骨水平处。由于神经丛集中,阻滞动力学佳并且严重并发症少,SCB 也被学者称为"手臂的脊椎麻醉(spinal of the arm)"。自 1994 年 Kapral 等首次描述超声引导 SCB 技术以来,系列研究已在经典入路进行注射技术革新,以达到起效时间快、感觉-运动完全阻滞、阻滞相关并发症少的效果。然而,尺神经阻滞不全(或失败)、神经内注射高风险和膈神经麻痹仍然是 SCB 临床应用的痛点和难点。随着解剖和超声技术发展,近 5 年来临床研究提出了靶向筋膜注射技术,还有依据臂丛神经轨迹提出锁骨上新入路(经神经干入路和选择神经干阻滞)等不断克服 SCB 的弊端。基于感觉-运动阻滞评估,SCB 新注射技术、新入路是可以提供从肩关节至末端手指满意的手术麻醉和术后镇痛,有望成为全能型技术(all-purpose technique),但是尚待临床进一步研究。

一、筋膜解剖

近年来,系列研究证实锁骨上、锁骨下臂丛神经轨迹均有筋膜包绕,并且筋膜是影响局部麻醉药物扩散和阻滞效果的重要因素。经典入路是在臂丛神经干分成股相互融合处,接近第一肋骨水平。超声成像可见筋膜鞘包绕 4~6 根臂丛神经分支在锁骨下动脉外上方。解剖上,椎前筋膜(颈深筋膜深层)包绕臂丛神经、血管等从肌间沟直至腋腔形成腋鞘,也称为神经血管鞘(neurovascular sheath)。在经典入路时,基于穿刺针是否刺破神经血管鞘分为筋膜外注射(extrafascial injection)、筋膜内注射(subfascial injection)。筋膜对局部麻醉药的通透性不同,可视为物理屏障影响局部麻醉药的扩散。筋膜外注射局部麻醉药(简称"注药")往往起效时间慢,阻滞不全发生率高。先前解剖研究显示锁骨上筋膜内神经与非神经组织比例接近 1:1,并且存在筋膜内隔膜(septae)可能。隔膜可能起源于神经血管鞘,

筋膜向内延伸形成若干个腔室并将神经束彼此分开。隔膜的存在也是筋膜内多点注药技术的重要依据。然而,隔膜在超声实时成像时通常难以发现且穿刺时鲜有"突破感",但是注射部分局部麻醉药或生理盐水后可能会提高隔膜显像率。另外,神经血管鞘具有联通性,当筋膜内注药有利于药物向头端扩散。这也一定程度上解释了临床上筋膜内、外和/或单点、多点注药的阻滞范围不同。锁骨上阻滞时,大容量局部麻醉药物(≥30ml)沿着"筋膜通道"逆行扩散导致膈神经、喉返神经阻滞或霍纳综合征等。

随着解剖研究进展,筋膜内注射并不等同于神经内注射。臂丛神经周围筋膜层次与坐骨神经类似,神经束膜外还有内神经外膜(internal epineurium)、神经外膜(epineurium)和神经周膜(circumneurium,也称神经旁膜)包绕。内神经外膜和神经外膜之间、神经外膜和神经周膜之间均发现有脂肪结缔组织层分隔。基于筋膜层次,神经内注射即神经束膜下注射。理论上,锁骨上筋膜内注射时针尖位置是在神经束膜外,并非神经内注射。然而,相对坐骨神经,臂丛神经及其分支较细小,超声实时下筋膜层次难以完全可视化。因此,即使超声实时引导下筋膜内穿刺时判断针尖与神经(needle-nerve)的距离仍然是麻醉科医师面临的巨大挑战之一。临床操作时,可以采用高分辨率超声和/或联合神经刺激器、或预注射技术来辅助针尖定位;注药时,若患者述疼痛和/或异感、或注射压力过大、或神经束肿胀等均应重新调整针尖位置,避免神经束内注射。

因此,筋膜解剖学的发展不仅加深神经及其附属结构的认识,而且推动神经阻滞技术的演进和局部麻醉药扩散机制的理解。臂丛神经周围筋膜结构可能发挥着"双刃剑"的作用,一方面形成物理屏障阻碍局部麻醉药的扩散,另一方面形成潜在的腔道有助于局部麻醉药向头端扩散。值得注意的是,超声成像隔膜高度依赖于操作者的水平和经验以及超声的分辨率。

二、注射技术

完善的臂丛神经感觉-运动阻滞需要精准定位注药的

位置,以获得满意的局部麻醉药扩散类型和阻滞效果。基于臂丛下干神经轨迹,2007 年 Soares 等提出了单点注药最佳位置是在臂丛神经丛下方——锁骨下动脉和第一肋骨的夹角处(corner pocket)。这是一种筋膜外注射技术,文献中仅描述了穿刺技术,并未有阻滞动力学数据。随后,Tran 等比较了单点注药 SCB 和锁骨下、腋路阻滞的阻滞动力学,研究结果发现三种入路的麻醉相关总时间(23.1~25.5 分钟)和注药后 30 分钟阻滞成功率(95.0%~97.5%),穿刺相关疼痛和异感均无差异,SCB 的霍纳综合征发生率较高,37.5% vs(0~5%)。同时,Koscielniak-Nielsen 等研究发现在神经丛外周采用两点注药方法(第一点非"corner pocket"注药),即使获得局部麻醉药完全包绕神经丛,注药后 30 分钟手术部位麻醉、尺神经和正中神经阻滞成功率较锁骨下入路低。然而,Fredrickson 等研究中 SCB 采用第一点"corner pocket"注药,第二点注药在锁骨下动脉上外侧。研究结果显示注药后 30 分钟感觉完全阻滞率较锁骨下入路低(57% vs 70%),手术麻醉失败中尺神经阻滞不全占绝大多数(81.8%)。由此可见,单点"corner pocket"注药的阻滞效果高度依赖操作者水平和熟练程度,采用两点注药法可能更符合临床实践,但是第二点注药位置对阻滞效果也是至关重要的。

基于解剖,第一点"corner pocket"属于筋膜外注射,当注药后神经丛会被"上浮"且显像更加清晰。因此,若想获得起效时间快,感觉-运动阻滞完全的阻滞效果,第二点注药位置应在神经丛内,也即是筋膜内注射。2009 年 Tran 等首次提出了两点注药法(double injection,DI),2012 年 Roy 等明确了 DI 中第二点注药位置在神经丛内。这两项研究结果显示 DI 较单点注药法的感觉-运动阻滞或手术阻滞成功率无明显差异。这可能是因为主要指标设置在注药后 30 分钟,局部麻醉药有充足的时间扩散。DI 研究中注药后 20 分钟内的阻滞动力学较单点注药更佳。随后,2014 年 Arab 等提出了三点注药法(triple injection),人为将神经丛分为三等分(上、中、下)并在每处注射局部麻醉药。Techa-suk 等提出根据神经丛内卫星灶数量多少进行靶向神经丛注射法(targeted intracluster injection)。这两项技术均为筋膜内注射且注药点均覆盖"corner pocket",结果显示多点注药法(>2 处)在注药后 20 分钟较 DI 的起效时间快、感觉-运动完全阻滞率高且尺神经阻滞效果佳,但是穿刺耗时较长且穿刺次数也增多。2017 年 Luo 等提出了首先利用超声联合神经刺激器在"corner pocket"附近定位臂丛下干或尺神经后注射半量局部麻醉药,剩余半量局部麻醉药注射在神经丛内。研究显示神经刺激器辅助后 DI 注药后 15 分钟、30 分钟尺神经感觉完全阻滞率高达 93% 和 98%,并且感觉-运动完全阻滞率分别达 80% 和 93%。

因此,目前临床研究主要采用单点"corner pocket"或 DI 法,主要是既能确保阻滞效果,又能减少穿刺时间、穿刺次数和异感。穿刺异感可能是针尖定位不精确导致,也有可能发生神经内注射。近来尸体研究显示筋膜内注射技术

发生神经内注射的概率可能远高于临床报道,研究中即使应用超声实时引导下注射染料,神经内注射的发生率却高达 24%。临床实践上学者提出可以先采用单点"corner pocket"注药,视局部麻醉药扩散情况再决定调整针尖位置进行第二点注药。2018 年 Dhir 等研究显示这种方法也可获得与锁骨下入路相当的起效时间、手术部位和尺神经阻滞成功率,然而 SCB 穿刺异感显著增加(23.2% vs 8.3%)。Grape 等研究对比单点"corner pocket"注药和新式锁骨后入路(retroclavicular block)的阻滞效果,发现两种方法阻滞成功率(均为 98.3%)和术后镇痛效果相当。同样,Luo 等比较 DI 注药和新式肋锁入路(costoclavicular block)的阻滞效果,结果显示注药后 15 分钟两者感觉完全阻滞率相当(97% vs 87%)且无阻滞相关严重并发症。2021 年 Lee 等描述了双平面 DI 技术,在经典入路成像时将半量局部麻醉药注射在上部分神经丛,然后超声探头向头端稍旋转和成角显像臂丛神经丛下部分处注射剩余半量局部麻醉药。研究结果显示双平面和单平面 DI 技术的阻滞动力学相当,这提示经典入路神经丛下部分成像困难时可以选择双平面注射技术。

值得注意的是,尽管有多种注射技术,但是注药后 30 分钟臂丛神经下干、尺神经阻滞不全或失败发生率仍有 2%~36%。系列研究中产生臂丛下干和尺神经阻滞差异的原因可能包括:①臂丛神经下干附近注射不同容量的局部麻醉药(10ml、15ml、20ml)和总容量差异(23~35ml);②是否联合神经刺激器定位;③操作者水平差异。另外,研究显示序贯注药方法(sequential injection)并不会影响阻滞动力学。因此,熟悉超声识别和追踪臂丛神经轨迹是精准定位和排除解剖变异的重要方法,必要时添加佐剂(如地塞米松)有助于完善阻滞效果。

三、锁骨上新入路

随着高分辨超声的临床应用,超声可以沿着臂丛神经轨迹追踪并获得不同水平的成像。上述在臂丛神经干分成股处进行成像和注药称为经典锁骨上入路。2020 年 Sid-diqui 等提出了避免筋膜内注射的新式锁骨上入路,即经神经干入路(intertruncal approach)。相对于经典入路,其超声成像水平位于臂丛神经三干开始分支但各自有神经外膜包绕的独立腔室内。经神经干入路成像是定位在臂丛神经出肌间沟鞘后三干开始分支但未融合的位置,注药位置在三干之间的两层筋膜平面——分别是臂丛神经上干/中干和中干/下干之间的筋膜平面。理论上在此处注射局部麻醉药即可获得臂丛神经三干及其分支的完全阻滞。然而,经神经干入路 SCB 仍有一些临床操作和应用的挑战,包括:①筋膜层均是由同质结缔组织、神经外膜、脂肪等紧密贴在一起,如何显露筋膜平面并准确定位针尖在筋膜平面之间是巨大的操作挑战;②对于上肢近端手术如肩关节或肱骨近端手术,由于臂丛神经上干的跨度较大且肩胛上神经位于最外侧,并且臂丛神经下干位于最深处且显露不清楚,若

按文献中描述的两点注射方法容易导致阻滞不全或失败；③理论上，经神经干入路可以提供满意的上肢感觉-运动阻滞，但是目前尚无阻滞动力学数据，亟待进一步临床研究。2021 年 Jo 等初步研究显示经神经干入路较单点"corner pocket"技术的尺神经阻滞起效时间［15.0（10.0，15.0）分钟 vs 20.0（15.0，20.0）分钟］更快，感觉完全阻滞（75.9% vs 43.3%）、运动完全阻滞（82.8% vs 50.0%）成功率更高。针对临床操作和应用难题，2022 年 Luo 等提出了预注射技术来显露筋膜平面，通过在臂丛神经中/下干旁边预先注射 3~5ml 生理盐水或局部麻醉药（仿效水分离方法）就可以清晰显示臂丛神经三干的神经外膜并显著分离出筋膜平面。这有助于精准地将针尖分别定位于两个筋膜平面之间，极大降低了针尖位置的不确定性。同时，Luo 等提出改良注射技术应用于肩关节镜手术麻醉和镇痛，将第二点注药位置定位在臂丛神经上干腹侧筋膜内注射可以确保阻滞肩胛上神经。但是，经神经干入路和上述两项改良技术仍需大样本临床随机研究进一步验证。

此外，针对目前现有的臂丛神经阻滞入路均不同程度的阻滞不全，尤其是臂丛下干或尺神经不全。基于超声识别和追踪臂丛神经轨迹的方法，2020 年 Karmakar 等提出了选择神经干阻滞方法（selective trunk block），旨在提供整个上肢手术（从肩关节至末端手指）麻醉和镇痛。这项技术首先识别 C_7 横突，头端追踪可见 C_5、C_6 神经根腹支，随后骶端追踪至 C_5 和 C_6 腹支融合成上干。此处成像相当于 T_1-横突-第一肋骨复合体水平，可清晰显像臂丛神经上干、中干和 C_8。第一点注药位置在臂丛神经上干和中干之间，接着稍微向骶端移动至"corner pocket"处（第一肋骨水平）注药阻滞臂丛神经下干。这是一种两处位置注药的筋膜外注射技术，作者首先报道了其成功应用在肱骨近端病理性骨折手术的麻醉和镇痛。2021 年作者也提出了使用选择神经干阻滞可以代替复合臂丛神经阻滞方法（如肌间沟+锁骨上阻滞）进行上肢近端手术（如肱骨和肩关节），旨在提供 T_2 支配区域之外的整个上肢感觉-运动阻滞。2022 年作者模拟临床进行了新鲜尸体研究，观察选择干阻滞的局部麻醉药扩散范围。研究中在臂丛神经上干/中干之间注射 0.1% 亚甲蓝（1% 亚甲蓝用 0.5% 左旋布比卡因稀释）15ml，臂丛神经下干处注射 10ml。研究结果显示臂丛神经三干及其分支、C_5～C_7 神经根前支、肩胛上神经完全深染色（100%），还有 C_8 和 T_1 腹支（86%）、肩胛背神经和胸长神经（71%）以及膈神经（57%）染色较深。由此可见，理论上选择干阻滞可以提供整个上肢手术的麻醉和镇痛，但是仍需要进一步临床佐证。

近年来，系列临床研究证实经典入路 SCB 应用在肩关节手术可以获得与肌间沟阻滞相当的镇痛效果。根据初步研究和有限的数据，经神经干入路和选择干阻滞方法均有望替代经典入路提供完善臂丛神经干和所有分支感觉-运动阻滞，应用上肢近端手术麻醉和镇痛。但是仍需要完整的阻滞动力学数据、大样本临床随机对照研究来验证和助

力其临床应用，尤其是阻滞相关并发症如膈神经麻痹。

四、膈神经麻痹

膈神经麻痹（phrenic nerve paralysis）是近年来臂丛神经阻滞临床研究的热点。膈神经由 C_3、C_4、C_5 神经腹支组成，走行于前斜角肌表面和椎前筋膜深面，距离 C_6 水平肌间沟仅有 0.18cm。因此，肌间沟阻滞局部麻醉药容量超过 20ml 时膈神经麻痹率几乎达到 100%，同时用力肺活量和第 1 秒用力呼气容积也降低 27%。对于肺功能正常患者来说，一侧膈肌麻痹表现为胸闷、呼吸困难等不适症状；肺功能受限患者则可能导致呼吸窘迫、低氧血症，甚至需要气管内插管机械通气。随着超声可视化应用在神经阻滞，多种尝试豁免膈神经麻痹的神经阻滞技术被提出并应用在肩关节手术的术后镇痛。基于解剖，越远离肌间沟部位的阻滞膈神经麻痹率越低，然而其还与局部麻醉药容量和注射技术相关。然而，SCB 相关的膈肌麻痹率远超临床上所观察。2020 年 Tedore 等研究显示即使注射 5ml 局部麻醉药时膈肌麻痹率达 33%，30ml 即高达 100%，并且负压吸气力量明显减弱。先前临床研究也报道 SCB 时不同膈神经麻痹率（9%～66.7%），产生差异的原因主要是：①评估方法和定义膈肌麻痹的标准不同；②注射技术和局部麻醉药容量不同。目前，临床推荐 M 模式超声在患者深吸气时评估膈肌的移动度，右侧以肝脏为成像背景，左侧以脾为成像背景。当阻滞后膈肌移动度较阻滞前的基础值降低幅度为 75%～100% 或矛盾运动定义为完全膈肌麻痹，25%～75% 为部分膈肌麻痹，<25% 为无膈肌麻痹。基于解剖，局部麻醉药主要通过"筋膜通道"逆行扩散至膈神经轨迹导致膈肌麻痹。因此，有学者认为 SCB 时通过多点注药，并且精准注射在神经周膜下时局部麻醉药头端扩散能力会受到限制，从而降低膈神经麻痹率。另外，局部麻醉药头端扩散受限也会大大降低喉返神经阻滞、霍纳综合征的发生率。

五、展望

随着精准麻醉理念在临床实践中应用，臂丛神经阻滞技术也朝着精准定位、给药和调控的方向发展。由于解剖进展和高分辨率超声的应用，SCB 重新得到认识和临床重视。临床实践上，第一阶段通过超声可视化技术改善阻滞效果和显著降低气胸发生率；第二阶段通过超声结合解剖可以实现锁骨上臂丛轨迹不同水平成像，从而实现靶向不同筋膜层次的注射技术和启发新入路等。我们冀望，第三阶段临床研究和实践将聚焦于新入路结合精准注药方法实现单处注射即可提供从肩关节至末端手指的手术麻醉和镇痛，并进一步开展降低阻滞相关并发症的改良注射技术、容量-剂量研究和人工智能辅助工具等，从而实现个体化、舒适化、精准化臂丛神经阻滞。

（罗雀华　王志鹏　姚伟锋）

参 考 文 献

[1] FEIGL G C,LITZ R J,MARHOFER P. Anatomy of the brachial plexus and its implications for daily clinical practice:regional anesthesia is applied anatomy[J]. Reg Anesth Pain Med,2020,45(8):620-627.

[2] D'SOUZA R S,JOHNSON R L. Supraclavicular Block [M]. Treasure Island(FL):StatPearls Publishing,2022.

[3] KAPRAL S,KRAFFT P,EIBENBERGER K,et al. Ultrasound-guided supraclavicular approach for regional anesthesia of the brachial plexus[J]. Anesth Analg,1994,78 (3):507-513.

[4] KAYE A D,ALLAMPALLI V,FISHER P,et al. Supraclavicular vs. infraclavicular brachial plexus nerve blocks:clinical, pharmacological, and anatomical considerations [J]. Anesth Pain Med,2021,11(5):e120658.

[5] PARK S K,LEE S Y,KIM W H,et al. Comparison of supraclavicular and infraclavicular brachial plexus block:a systemic review of randomized controlled trials [J]. Anesth Analg,2017,124(2):636-644.

[6] SIDDIQUI U,PERLAS A,CHIN K,et al. Intertruncal approach to the supraclavicular brachial plexus,current controversies and technical update:a daring discourse[J]. Reg Anesth Pain Med,2020,45(5):377-380.

[7] KARMAKAR M K,AREERUK P,MOK L Y H,et al. Ultrasound-guided selective trunk block to produce surgical anesthesia of the whole upper extremity:a case report[J]. A A Pract,2020,14(9):e01274.

[8] SONGTHAMWAT B, LUANGJARMEKORN P, KAMPITAK W, et al. Ultrasound-guided selective trunk block (SeTB):a cadaver anatomic study to evaluate the spread of dye after a simulated injection[J]. Reg Anesth Pain Med,2022,47(7):414-419.

[9] BRENNER D,MAHON P,IOHOM G,et al. Fascial layers influence the spread of injectate during ultrasound-guided infraclavicular brachial plexus block:a cadaver study[J]. Br J Anaesth,2018,121(4):876-882.

[10] ALBRECHT E, MERMOUD J, FOURNIERN, et al. A systematic review of ultrasound-guided methods for brachial plexus blockade[J]. Anaesthesia, 2016, 71(2): 213-227.

[11] SIVASHANMUGAM T,RAY S,RAVISHANKAR M,et al. Randomized comparison of extrafascial versus subfascial injection of local anesthetic during ultrasound-guided supraclavicular brachial plexus block[J]. Reg Anesth Pain Med,2015,40(4):337-443.

[12] MOAYERI N,BIGELEISEN P E,GROEN G J. Quantitative architecture of the brachial plexus and surrounding compartments,and their possible significance for plexus blocks[J]. Anesthesiology,2008,108(2):299-304.

[13] AREERUK P, KARMAKAR M K, REINA M A, et al. High-definition ultrasound imaging defines the paraneural sheath and fascial compartments surrounding the cords of the brachial plexus at the costoclavicular space and lateral infraclavicular fossa[J]. Reg Anesth Pain Med,2021,46(6):500-506.

[14] GARCIA-VITORIA C,VIZUETE J,NAVARRO A ML,et al. Costoclavicular space:a reliable gate for continuous regional anesthesia catheter insertion[J]. Anesthesiology,2017,127(4):712.

[15] REINA M A,BOEZAART A P,TUBBS R S,et al. Another(internal)epineurium:beyond the anatomical barriers of nerves[J]. Clin Anat,2020,33(2):199-206.

[16] KOYYALAMUDI V,LANGLEY N R,HARBELL M W, et al. Evaluating the spread of costoclavicular brachial plexus block:an anatomical study[J]. Reg Anesth Pain Med,2021,46(1):31-34.

[17] SOARES L G,BRULL R,LAI J,et al. Eight ball,corner pocket:the optimal needle position for ultrasound-guided supraclavicular block[J]. Reg Anesth Pain Med,2007, 32(1):94-95.

[18] TRAN D Q,RUSSO G,MUNOZ L,et al. A prospective, randomized comparison between ultrasound-guided supraclavicular, infraclavicular, and axillary brachial plexus blocks[J]. Reg Anesth Pain Med, 2009, 34(4):366-371.

[19] KOSCIELNIAK-NIELSEN Z J, FREDERIKSEN B S, RASMUSSEN H, et al. A comparison of ultrasound-guided supraclavicular and infraclavicular blocks for upper extremity surgery [J]. Acta Anaesthesiol Scand, 2009,53(5):620-626.

[20] FREDRICKSON M J,PATEL A,YOUNG S,et al. Speed of onset of 'corner pocket supraclavicular' and infraclavicular ultrasound guided brachial plexus block:a randomised observer-blinded comparison [J]. Anaesthesia, 2009,64(7):738-744.

[21] TRAN D Q,MUNOZ L,ZAOUTER C,et al. A prospective,randomized comparison between single-and double-injection, ultrasound-guided supraclavicular brachial plexus block[J]. Reg Anesth Pain Med,2009,34(5): 420-424.

[22] ROY M,NADEAU M J,COTE D,et al. Comparison of a single-ordouble-injection technique for ultrasound-guided supraclavicular block:a prospective,randomized,blinded controlled study[J]. Reg Anesth Pain Med,2012,37 (1):55-59.

[23] ARAB S A, ALHARBI M K, NADA E M, et al. Ultrasound-guided supraclavicular brachial plexus block: single versus triple injection technique for upper limb arteriovenous access surgery[J]. Anesth Analg, 2014, 118 (5): 1120-1125.

[24] TECHASUK W, GONZALEZ A P, BERNUCCI F, et al. A randomized comparison between double-injection and targeted intracluster-injection ultrasound-guided supraclavicular brachial plexus block[J]. Anesth Analg, 2014, 118(6): 1363-1369.

[25] LUO Q, YAO W, SHU H, et al. Double-injection technique assisted by a nerve stimulator for ultrasound-guided supraclavicular brachial plexus block results in better distal sensory-motor block: A randomised controlled trial[J]. Eur J Anaesthesiol, 2017, 34(3): 127-134.

[26] RETTER S, SZERB J, KWOFIE K, et al. Incidence of sub-perineural injection using a targeted intracluster supraclavicular ultrasound-guided approach in cadavers [J]. Br J Anaesth, 2019, 122(6): 776-781.

[27] DHIR S, BROWN B, MACK P, et al. Infraclavicular and supraclavicular approaches to brachial plexus for ambulatory elbow surgery: A randomized controlled observer-blinded trial[J]. J Clin Anesth, 2018, 48: 67-72.

[28] GRAPE S, PAWA A, WEBER E, et al. Retroclavicular vs supraclavicular brachial plexus block for distal upper limb surgery: a randomised, controlled, single-blinded trial[J]. Br J Anaesth, 2019, 122(4): 518-524.

[29] LUO Q, YAO W, CHAI Y, et al. Comparison of ultrasound-guided supraclavicular and costoclavicular brachial plexus block using a modified double-injection technique: a randomized non-inferiority trial[J]. Biosci Rep, 2020, 40(6): BSR20200084.

[30] LEE J Y, PARK H Y, CHOI Y S, et al. A randomized comparison between two injections from two planes versus two injections with a uniplanar approach for ultrasound-guided supraclavicular block[J]. Pain Physician, 2021, 24(1): E15-E21.

[31] GUNJIYAL M S, MOHAMMED S, BHATIA P, et al. Effect of combined versus sequential injection of 2% lidocaine and 0.5% bupivacaine on the onset and duration of supraclavicular brachial plexus block: A double blinded randomised controlled trial[J]. J Clin Anesth, 2021, 72: 110313.

[32] KIRKHAM K R, JACOT-GUILLARMOD A, ALBRECHT E. Optimal dose of perineural dexamethasone to prolong analgesia after brachial plexus blockade: a systematic review and meta-analysis[J]. Anesth Analg, 2018, 126

(1): 270-279.

[33] JO Y, PARK J, OH C, et al. Comparison of the ulnar nerve blockade between intertruncal and corner pocket approaches for supraclavicular block: a randomized controlled trial[J]. Korean J Anesthesiol, 2021, 74(6): 522-530.

[34] LUO Q, ZHENG J, SHU H, et al. Benefits of a pre-injection technique to identify the epineurium of individual trunks in the intertruncal approach to supraclavicular brachial plexus block[J]. J Clin Anesth, 2022, 79: 110717.

[35] LUO Q, ZHENG J, YAO W. Refining the injection technique in the ultrasound-guided intertruncal approach to supraclavicular brachial plexus block for arthroscopic shoulder surgery[J]. J Clin Anesth, 2022, 80: 110878.

[36] SIVAKUMAR R K, AREERUK P, KARMAKAR M K. Selective trunk block(SeTB): a simple alternative to hybrid brachial plexus block techniques for proximal humeral fracture surgery during the COVID-19 pandemic [J]. Reg Anesth Pain Med, 2021, 46(4): 376-378.

[37] GUO C W, MA J X, MA X L, et al. Supraclavicular block versus interscalene brachial plexus block for shoulder surgery: A meta-analysis of clinical control trials[J]. Int J Surg, 2017, 45: 85-91.

[38] CUBILLOS J, GIRON-ARANGO L, MUNOZ-LEYVA F. Diaphragm-sparing brachial plexus blocks: a focused review of current evidence and their role during the COVID-19 pandemic[J]. Curr Opin Anaesthesiol, 2020, 33 (5): 685-691.

[39] TRAN D Q, ELGUETA M F, ALISTE J, et al. Diaphragm-sparing nerve blocks for shoulder surgery[J]. Reg Anesth Pain Med, 2017, 42(1): 32-38.

[40] URMEY W F, MCDONALD M. Hemidiaphragmatic paresis during interscalene brachial plexus block: effects on pulmonary function and chest wall mechanics[J]. Anesth Analg, 1992, 74(3): 352-357.

[41] TEDORE T R, LIN H X, PRYOR K O, et al. Dose-response relationship between local anesthetic volume and hemidiaphragmatic paresis following ultrasound-guided supraclavicular brachial plexus blockade[J]. Reg Anesth Pain Med, 2020, 45(12): 979-984.

[42] ALISTE J, BRAVO D, FERNANDEZ D, et al. A randomized comparison between interscalene and small-volume supraclavicular blocks for arthroscopic shoulder surgery [J]. Reg Anesth Pain Med, 2018, 43(6): 590-595.

[43] KANG R A, CHUNG Y H, KO J S, et al. Reduced hemidiaphragmatic paresis with a "corner pocket" technique for supraclavicular brachial plexus block: single-center,

observer-blinded, randomized controlled trial [J]. Reg Anesth Pain Med,2018,43(7):720-724.

[44] BOUSSUGES A,GOLE Y,BLANC P. Diaphragmatic motion studied by m-mode ultrasonography: methods, reproducibility,and normal values[J]. Chest,2009,135(2): 391-400.

[45] KANG R,JEONG JS,CHIN K J,et al. Superior trunk block provides noninferior analgesia compared with interscalene brachial plexus block in arthroscopic shoulder surgery[J]. Anesthesiology,2019,131(6):1316-1326.

59 非心脏手术患者围手术期心血管并发症风险和评估进展

全球每年有超过 2 亿成人接受非心脏手术(non-cardiac surgery,NCS),平均总体并发症发生率为 7%~11%,死亡率为 0.8%~1.5%。在欧盟成员国,每年约进行 1 900 万例大手术,由 NCS 手术引发的心脏并发症至少有 167 000 例,其中 19 000 例会危及生命。高达 42% 的围手术期死亡由心脏并发症引起,其中包括心肌梗死、心律失常、心力衰竭的发展或恶化、静脉血栓栓塞和脑血管疾病。

一、围手术期心脏并发症发生的风险

(一) 心肌梗死

心肌梗死发生在 3% 接受大手术的患者中,55% 的围手术期心肌梗死是由心肌氧供需不匹配引起,27% 由血栓形成引起,18% 为非阻塞性。围手术期心肌梗死大多(85%)无临床症状,通常发生在术后 30 天内。据估计,非心脏手术后心肌梗死每年影响全球约 800 万成年人,并且与术后前 2 年内心血管并发症和死亡风险的增加独立相关。美国和欧洲心脏病学会已更新急性心肌梗死的通用定义和诊断标准,认为心肌特异性肌钙蛋白值升高与心肌损伤有关。然而,越来越多的证据表明,术后即刻肌钙蛋白升高检测到的心肌损伤不符合标准。这表明非心脏手术后心肌梗死的新诊断可能对患者和临床医师有用。

(二) 心律失常

心律失常常常见于围手术期。手术应激、低血容量或心房牵张、缺氧和电解质紊乱可能是其诱发因素。心房颤动是围手术期最常见的持续性快速性心律失常。除心脏和胸外科手术外,术后心房颤动的发生率为 3%~10%。持续性心房颤动患者卒中的 1 年绝对风险为 1.5%,而窦性心律患者则为 0.3%。

(三) 心力衰竭

心力衰竭是心血管事件公认的危险因素之一。心肌缺血、液体管理不当、围手术期肺损伤、肾功能损害或脓毒症都可引发急性心力衰竭。术后心力衰竭 30 天病死率为 8%。接受大手术的 65 岁以上心力衰竭患者(包括接受相同手术的冠状动脉疾病患者)手术病死率和再入院风险高

于其他患者。

(四) 静脉血栓栓塞

术中及术后静脉血栓栓塞的发生率较术前增加 5 倍,可能原因是组织创伤引起的急性炎症反应、凝血级联反应激活,以及制动引起的静脉淤滞。静脉血栓栓塞以骨科患者高发,在腹腔镜手术患者中发生率较低,可能与手术创伤较小、早期下床活动以及血栓前状态不太明显相关。深静脉血栓形成是术后患者死亡的主要原因,其在普通外科患者中的发生率为 16%~38%,在骨科患者中其发生率可能高达 60%。深静脉血栓形成的最重要并发症是肺栓塞,约导致 10% 的住院患者死亡。髋关节置换术、膝关节置换术和髋部骨折手术因可引起组织损伤释放凝血活酶以及术中静脉淤滞和术后制动等因素,与深静脉血栓形成密切相关。

(五) 脑血管疾病

卒中是一种罕见的、危及生命的手术并发症,其病残率和病死率很高。据报道,普通外科手术后卒中患者的病死率为 26%,既往卒中患者再发卒中则其死亡率高达 60%。脑血管手术(颈动脉内膜切除术和胸主动脉瘤腔内修复)与卒中发生风险密切相关。围手术期卒中主要由缺血和心源性栓塞引起,由心房颤动或主动脉粥样硬化引起栓塞所致。在极少数情况下,围手术期卒中可能由空气、脂肪、反常栓塞或低灌注所致。

二、术前心脏风险评估的研究进展

体能状态的术前评估可通过代谢当量(metabolic equivalent,MET)的定性测量实现,如询问患者是否能够定期爬两层楼梯或短距离跑步(对应于 4 个 MET)且无明显症状。若 MET≤4 则表示功能储备差,并与术后心脏事件的发生率增加相关。然而,一项大型前瞻性队列研究表明,与其他术前健康指标相比,如运动心肺功能测试(cardiopulmonary exercise test,CPET)、杜克活动状态指数(duke activity status index,DASI)问卷和血 N 端脑钠肽前体(N-terminal pro-brain natriuretic peptide,NTpro-BNP),MET 的术前主观评估无法预测非心脏大手术后 30 天内病残率和病死率。DASI

问卷提高了对术后 30 天内心肌梗死或死亡的预测,而 NT-pro-BNP 水平可提高对术后 1 年死亡的预测,且 CPET 测量提高了对重要术后并发症的预测。

然而,最近一项前瞻性队列研究对择期高危非心脏手术患者体能状态的研究表明,自我报告的体能状态与术后 30 天和 1 年内出现的心源性死亡、心肌梗死、急性心力衰竭和危及生命的心律失常并不相关。这两项研究之间结果的差异,可归因于所分析人群的显著差异,后者年龄较大,合并症较多且心血管健康状况较差,其研究的主要终点是几个主要不良心血管事件的复合。

围手术期心脏风险经常使用美国心脏病学会/美国心脏协会的修订心脏风险指数(revised cardiac risk index,RCRI)进行评估。RCRI 包括 6 个因素,每个因素赋值 1 分(即缺血性心脏病史、脑血管疾病、充血性心力衰竭、术前使用胰岛素、术前肌酐>177mmol/L 和高风险手术)。RCRI 可精准预测心血管并发症和死亡,但在预测全因死亡率上效果较差。

2019 年贝鲁特美国大学术前心血管评估研究前瞻性地推导出并验证了术前心血管风险指数 AUB-HAS2,该指数基于下述 6 项因素:心脏病史、心绞痛或呼吸困难的心脏症状、年龄≥75 岁、贫血、血管手术和急诊手术。

美国外科医师学会(American College of Surgeons,ACS)国家外科质量改进计划(National Surgical Quality Improvement Program,NSQIP)试图量化围手术期不良心脏事件的手术风险,并指出粗略分组可能出现误导性结果,因为没有考虑内在心脏风险的连续性,这种风险存在于每个操作中,并鼓励医师使用风险计算器,而非依赖简单的风险评分。ACS 手术风险计算器、心肌梗死和心脏停搏(myocardial infarction and cardiac arrest,MICA)风险指数均源自 NSQIP 大数据。这代表了一个更全面的模型,在预测病死率方面较其他模型表现更佳,即使它们可能更不易管理且更耗时。除手术类型外,他们还考虑了各种与患者相关的因素,强调了如何不脱离与患者相关的因素去正确估计围手术期心脏风险。然而,NSQIPMICA 和 ACSNSQIP 风险指数很可能低估了心脏风险,因为这些研究没有对围手术期肌钙蛋白值进行系统测量,导致超过一半的心肌梗死可能被漏诊。

由于其他风险预测模型表现不佳,为给≥65 岁患者创建一个特定的围手术期风险分层模型,源自 NSQIP 老年医学数据的老年医学敏感心脏风险指数(geriatric-sensitive perioperative cardiac risk index,GSCRI)应运而生。GSCRI 考虑手术类型、ASA 分级和患者功能状态,也评估患者是否有心力衰竭(heart failure,HF)、糖尿病和卒中史。其效度研究以评估术中或术后心肌梗死或术后 30 天内心脏停搏作为主要结果,并显示该人群的预测准确性有所提高。

常用的心血管风险计算器均不能提供卒中的风险估计。Woo 等开发了一种模型(包括年龄、冠状动脉病史、卒

中史、急诊手术、术前血清钠≤130mmol/L 或>146mmol/L、肌酐>1.8mg/dL、血细胞比容≤27%、ASA 分级和手术类型),可高精度预测术后卒中、严重心脏并发症和 30 天死亡率。

然而,围手术期风险评估工具有一定局限性,因为它们来自未降低发生率的高危病情(如肺动脉高压、肝硬化)考虑至模型中的人群,会低估受影响患者的风险。心脏风险评估可以影响手术类型的选择(即腹腔镜和开放式手术,即使一些研究表明开放和内镜或腔内手术之间的并发症并无差异),或者可以改为保守治疗。

三、围手术期心脏风险评估的当前指南

欧洲心脏病学会(European Society of Cardiology,ESC)和欧洲麻醉学会(European Society of Anaesthesiology,ESA)指南采用分步法确定哪些患者在非心脏手术前能受益于心脏检测、冠状动脉重建和心血管治疗。这些指南推荐如下。

1. 在紧急情况下,会诊医师会就围手术期内科治疗、监测心脏事件,并继续进行慢性心血管内科治疗的提供建议。

2. 接受非紧急手术时

(1)如果患者因近期急性冠脉综合征、失代偿性心力衰竭、严重心律失常或症状性瓣膜病(valvular heart disease,VHD)而出现病情不稳定,应在术前明确其病情并予以合理治疗。特别是相关的瓣膜缺损情况,如严重的主动脉瓣狭窄或二尖瓣狭窄,如果未经过仔细的心脏学评估,则应视为麻醉禁忌。无症状的严重主动脉狭窄患者可以在血流动力学精准监测下进行手术,以避免低血压或者心动过速的发生,因其会减少冠状动脉灌注和心排血量。有症状的严重二尖瓣狭窄患者不应进行非救命性手术。另一方面,在存在瓣膜反流病变的情况下,如果容量状态处理得当,则较易耐受麻醉和手术。临床病情不稳定通常会导致手术的取消或延迟,治疗方案应由多学科专家小组讨论决定。

(2)若患者病情稳定,必须确定手术操作的内在风险。①如果风险低,无须进一步检查即可进行手术;医师可以识别危险因素,并提供生活方式和内科治疗的建议,以改善长期结果。②在中或高危手术过程中,医师还必须评估患者的功能容量。当 MET≤4 时,与手术风险相关的危险因素的存在和数量将决定术前风险分层。拟行中度风险手术的患者可以直接进行手术。对有 1 个临床危险因素(糖尿病、肾功能障碍、卒中、心力衰竭、冠状动脉疾病)的患者,建议术前检查基线心电图以监测手术过程中的变化。有 2 个临床危险因素的高危手术患者应考虑进行无创监测。无应激诱发缺血或轻度至中度缺血的患者可按计划行择期手术。另一方面,对于广泛性应激诱发缺血的患者,建议采取个体化的术前决策流程。

美国心脏病学会/美国心脏协会(American College of Cardiology/American Heart Association,ACC/AHA)2014 年的指南和加拿大心血管学会(Canadian Cardiovascular Society,CCS)2017 年指南,也推荐基于手术紧迫性、手术特异性风险、患者特异性风险的步进法,对内科和外科合并风险升高的患者进行额外风险分层。在急诊手术和紧急情况下,手术的类型和时机不受影响,仅可改进围手术期管理。

ACC/AHA 心脏围手术期评估指南提出了一种算法来识别哪些患者可以考虑进行应激试验。关键决策基于确定患者是否患有急性冠脉综合征,或根据风险评估(RCRI 或 NSQIP ACS-MICA)发现导致围手术期主要心血管不良事件风险升高以及功能容量差(<4MET)。另一方面,CCS 建议仅对已知心血管疾病(HF、VHD、心律失常、先天性心脏病)或年龄≥45 岁、即将接受手术且至少需要住院过夜的患者进行正式评估。

两个指南的一个重要区别是如何定义风险。具体来说,ESC/ESA 指南将手术分为低风险(<1%,即皮肤科、口腔科、眼科手术)、中度风险(1%~5%,即有症状患者的胆囊切除术、颈动脉支架植入术和颈动脉内膜切除术、周围动脉血管成形术、血管内动脉瘤修复)和高风险(>5%;即主动脉手术、下肢血管再通或截肢、血栓栓子切除术、食管切除术、肺切除术、肠穿孔修复术),把非心脏术后 30 天的高危心血管事件易发患者定义为:功能容量减少(MET≤4)或血管手术 RCRI>1,非血管手术 RCRI>2。ACC/AHA 指南联合使用了患者和手术特异性风险,包括 2 个风险类别:低风险(<1%)和升高的风险(>1%)。

CCS 指南有几个不同之处,主要包括无功能容量评估的正式推荐,并建议不常规进行术前应激试验。此外,CCS 指南建议在择期非心脏手术前测量 NTproBNP 或 BNP,以提高对 65 岁或以上、45~64 岁合并严重心血管疾病,或 RCRI≥1 的患者围手术期心脏风险评估的准确性。

最后,老年患者的心血管疾病、脑血管疾病、慢性肾病、高血压和糖尿病等内科合并症发生率较高。这些疾病的管理与非老年人群并无区别。老年人群特有的问题包括认知缺陷和谵妄、营养不良、虚弱和跌倒。根据 ESC/ESA、ACC/AHA 和 CCS 指南,对大多数即将接受手术的患者,建议少进行或不进行检测,以减少假阳性结果的影响,防止不必要的手术延期。

四、非心脏手术其他常见并发症的风险评估

(一)围手术期卒中

围手术期预防卒中首先要正确识别此并发症的高危患者。大型流行病学研究确认了可增加脑血管损害风险的主要临床因素,对术后神经功能改变患者,应高度怀疑卒中的

可能。Bateman 等发现危险因素有:肾衰竭、心房颤动、脑血管病史、VHD、心力衰竭、高龄、糖尿病和女性。来自 ACS NSQIP 数据库的分析也强调了既往心脏病史、高血压、慢性阻塞性肺疾病、吸烟和肥胖(后者为保护因素)的重要性。风险分层过程的另一个重要步骤是识别相关的外科手术:非心脏手术、非神经和非大血管手术均与围手术期卒中低发生率相关。考虑到大多数危险因素不可改变,故围手术期预防策略也十分有限。

首先,对于近期卒中的患者,择期手术应推迟到缺血事件后 3 个月以上。对任何患者,进行手术的决策始终应权衡围手术期卒中的风险和进一步推迟手术的风险。尽管围手术期 β 受体阻滞剂降低了主要心血管并发症的发生率,但其使用会增加卒中的发生。因此,在卒中高风险的情况下,过于积极地应用 β 受体阻滞剂治疗可能有害,特别是存在贫血的情况下(由于这两种因素的联合作用导致脑缺氧)。通过先进的麻醉和神经监测技术,避免术中长时间低血压和脑缺氧的时间。减少卒中风险的额外推荐策略有:使用抗凝和抗血小板循证治疗方案、延长术后监测,并允许快速诊断和可能的快速治疗。

(二)围手术期静脉血栓栓塞

除了与患者临床病情有关的诱发静脉血栓栓塞(venous thromboembolism,VTE)的因素(如 Virchow 三联征、遗传性血栓形成、长期制动、近期住院史、肿瘤、手术或感染、血栓栓塞症发作、重大创伤、妊娠以及特定药物的使用等),最重要的是手术类型。事实上,手术的持续时间和范围,以及麻醉类型和术中体位都起着至关重要的作用。总之,这就是为何矫形外科大手术、腹部或胸部手术和急诊手术更易发生静脉血栓栓塞的原因。

一种广泛使用的量化静脉血栓栓塞风险的模型是改良卡普里尼(Caprini)模型。在该模型中,在无血栓预防的情况下,根据估计的基线风险对患者进行分类。即使它只在接受普外科和腹部/盆腔手术的患者中得到验证,许多专家认为它也可以应用于肥胖治疗和血管手术领域。

五、低风险和高风险手术的术前评估

2014 ACC/AHA 和 ESC/ESA 关于非心脏手术的指南建议对所有接受低风手术的心脏病患者进行心电图(electrocardiogram,ECG)检查,以检查是否存在异常疾病,如心室肥厚和劳损、QT 间期异常或心律失常。虽然异常 ECG 和预后差之间并未观察到确切的相关性。低风险患者不需要额外的心血管检查。

另一方面,高危患者可能需要心脏科医师会诊。为改善风险分层,对已知或怀疑 HF 或 VHD 的患者做静息超声心动图、应激负荷试验(运动或药物检查,可伴影像学检查)、标志物检查(NT-proBNP 或肌钙蛋白)、冠脉造影。表 59-1 总结了术前检查的建议。

表 59-1　根据不同的国际指南提出的术前检查建议

检查	2014 ACC/AHA 指南	2014 ESC/ESA 指南	2017 CCS 指南
心电图	对已知有冠心病、明显心律失常、外周动脉疾病、脑血管疾病或其他明显结构性心脏病的患者,术前心电图是合理的,但接受低风险手术的患者除外(2a类,B级) 可考虑用于无已知冠状动脉疾病的无症状患者,低风险手术除外(2b类,B级) 对接受低风险外科手术的无症状患者无效(3级,B级)	对于有风险因素并拟行中或高风险择期手术(1类,C级)的患者,建议进行术前心电图检查 可考虑用于有风险因素并拟行低风险择期手术的患者(2b级,C级) 可考虑用于没有危险因素、65岁以上且拟行卒中择期手术的患者(2b级,C级) 不推荐用于没有危险因素且拟行低风险择期手术的患者(3级,B级)	无推荐
胸部X线片	无推荐	非心脏手术前的常规胸部X线检查无特定指征不推荐(有条件推荐)	无推荐
超声心动图	对不明原因呼吸困难患者进行左心室功能术前评估是合理的(2a级,C级) 对伴有呼吸困难加重或其他临床状态改变的心力衰竭患者进行左心室功能术前评估是合理的(2a级,C级) 如果在一年内没有进行评估,则可以考虑对临床稳定且先前记录有左心室功能障碍的患者进行左心室功能的重新评估(2b类,C级) 不推荐对左心室功能进行常规术前评估(3级,B级)	无症状且无心脏病征兆或心电图异常的高危手术患者可考虑静息超声心动图检查(2b类,C级) 不建议在没有心脏病征兆或心电图异常且正在接受中低风险手术的无症状患者中使用(3级,C级)	不推荐进行术前静息超声心动图以增强围手术期心脏风险评估(强烈推荐;低质量证据)
运动压力测试(EST)	对风险升高和状态良好(>10MET;2a级,B级)或中等至良好(≥4~10MET)功能的患者,放弃进一步的EST并进行手术是合理的(2b级,B级) 对于风险升高且功能未知的患者,进行EST评估功能能力是否会改变管理可能是合理的(2b类,B级) 对于风险升高和较差(<4MET)或功能能力未知的患者,进行心脏成像的EST以评估心肌缺血可能是合理的(2b类,C级) EST不适用于低风险非心脏手术(3级,B级)	对于有2个以上临床危险因素和功能能力较差(<4MET)的患者,建议在高危手术前进行EST成像(1类,C级) 对于有1个或2个临床危险因素和功能能力差的患者,高危或中危手术前可考虑进行影像学EST(2b类,C级) 无论患者的临床风险如何,不建议在低风险手术前进行EST成像(3级,C级)	不推荐进行术前EST(包括应力回波)以增强围手术期心脏风险评估(强烈推荐;低质量证据) 不推荐进行术前药理应激放射性核素成像(强烈推荐;中等质量证据)

续表

检查	2014 ACC/AHA 指南	2014 ESC/ESA 指南	2017 CCS 指南
心肺运动试验	心肺运动试验可考虑用于进行高风险手术且功能能力未知的患者(2b 类,B 级)	无推荐	不建议进行术前 CPET 以增强围手术期心脏风险评估(强烈推荐;低质量证据)
冠状动脉造影	不推荐常规术前冠状动脉造影(3 级,C 级)	术前冠状动脉造影和血运重建的指征与非手术环境的指征相似(1 类,C 级) 推荐用于经证实有心肌缺血和胸痛不稳定且需要非紧急、非心脏手术的充分药物治疗的患者(1 类,C 级) 可考虑用于接受非紧急颈动脉内膜切除术的稳定心脏病患者(2b 类,B 级) 不建议在接受低风险手术的心脏稳定患者中使用(3 级,C 级)	对于接受非心脏手术的稳定型冠状动脉疾病患者,不推荐术前冠状动脉造影和血运重建(强烈推荐;低质量证据)
冠状动脉 CT 造影	专家组成员认为现有证据太弱,无法支持建议	专家组成员认为现有证据太弱,无法支持建议	不推荐进行术前 CCTA 以增强围手术期心脏风险评估(强烈推荐;中等质量证据)

ACC. 美国心脏病学院;AHA. 美国心脏协会;CCS. 加拿大心血管学会;CCTA. 冠状动脉 CT 血管造影;CPET. 运动心肺功能测试;CVD. 心血管疾病;ECG. 心电图;ESA. 欧洲麻醉学会;ESC. 欧洲心脏病学会;EST. 运动压力测试;MET. 代谢当量;HF. 心力衰竭;LV. 左心室;RCRI 危险因素:高危手术类型、缺血性心脏病史、充血性心力衰竭史、脑血管病史、术前胰岛素治疗、术前血清肌酐 >2.0mg/dl。

六、术前检查与围手术期药物治疗

(一) β 受体阻滞剂

对正在接受长期 β 受体阻滞剂治疗的患者,国际指南在是否继续使用上仍存争议,尚无定论。服用 β 受体阻滞剂显著降低急性心肌梗死、快速室上性心律失常的发生率,但也显著增加低血压和心动过缓风险。因此,在这种复杂的情况下,建议患者进行个体化临床选择。如果要开始使用 β 受体阻滞剂,应从小剂量的选择性 $β_1$ 受体阻滞剂开始慢慢增加剂量。理想情况下,在术前 1 周到 30 天内使静息心率达到 60~70 次/min。

(二) 他汀类药物

虽然有证据表明,在非心脏手术前长期服用他汀类药物可有利于围手术期功能维持,但术前开始服用他汀类药物似乎有利有弊。他汀类药物的主要风险是可引起肌肉病变和横纹肌溶解,这是由于大手术后肾功能受损和麻醉期间多次使用药物所致。围手术期他汀类药物使用的另一潜在局限性是缺乏注射制剂。因此,具有较长的半衰期或缓释剂型的他汀类药物,可能有利于在术后无法口服时填补空缺。然而,最近两项 meta 分析显示,他汀类药物治疗组

患者术后心肌梗死发生率、死亡/心肌梗死/卒中复合发生率、心房颤动新发患者发生率均低于对照组。此外,他汀类药物组与对照组在卒中或短暂性脑缺血发生率、全因死亡率和心血管死亡率方面没有显著差异。目前观察到的他汀类药物治疗对降低心脏事件的机制尚不清楚,可能与其多效性和降胆固醇作用有关。

(三) 血管紧张素转换酶抑制剂/血管紧张素受体阻滞剂

只有小型随机对照试验研究了术前继续使用血管紧张素转换酶抑制剂(angiotensin converting enzyme inhibitor, ACEI)或血管紧张素受体阻滞剂(angiotensin receptor blocker,ARB)与非心脏手术前后停用 ACEI 或 ARB 的效果。数据虽然有限,但表明术前继续使用 ACEI/ARB 与术中低血压风险增加相关,但对心血管结局(如死亡、心肌梗死、卒中、肾衰竭)无影响。非心脏手术后一天,临床上容易发生严重低血压。因此,CCS 指南推荐如果患者血流动力学稳定,在术前 24 小时停用 ACEI/ARB,并在术后第 2 天重新服用。显然,对于心力衰竭和左室收缩功能不全的稳定患者,ACEI/ARB 是重要的疾病改善药物,在非心脏手术期间继续使用时应密切监测患者生命体征。

(四) 抗血小板药物

术前和术后早期给予阿司匹林对死亡率或非致死性

心肌梗死没有显著影响,但增加了大出血的风险。因此,权衡围手术期出血风险和血栓并发症的风险后,应考虑继续长期服用阿司匹林。目前,大多数外科干预可以在阿司匹林治疗中进行,而不会有过多的出血风险。无论如何,预计手术中出现难以控制的出血时,应考虑停用阿司匹林。在这种情况下,建议在手术前至少 3 天停止服用阿司匹林(颈动脉内膜切除术患者除外),当与手术相关的出血风险已经过去(即非心脏大手术后 8~10 天)时重新服用阿司匹林。

非心脏手术前双联抗血小板治疗(dual antiplatelet therapy,DAPT)的管理不同且也仍有争议。过早停用 DAPT 会导致支架血栓形成是毫无争议的预测因素。根据目前的指南,围手术期抗血小板治疗需要心脏病专家、外科医师和麻醉科医师进行多学科讨论,以评估血栓形成和出血风险。对有新发心肌梗死或其他需要 DAPT 的缺血性高风险特征患者,择期手术可推迟 6 个月。虽然缺血性事件的风险在经皮冠脉介入术(percutaneous coronary intervention,PCI)6 个月后下降,但一些事件可能对长期临床结果有影响,需要区分哪些患者可能受益于延长 DAPT(>6~12 个月)治疗。

当 P2Y12 抑制剂治疗需要洗脱时,应根据手术时机进行停用:氯吡格雷和替格瑞洛治疗 5 天(术前 3 天停用替格瑞洛不会增加大出血的发生率),普拉格雷治疗 7 天。桥接抗血小板治疗代表暂时性过渡的策略,在需要 DAPT 的患者中,静脉注射抗血小板药物(坎格雷洛或糖蛋白Ⅱb 或Ⅲa 抑制剂,如替罗非班),这种策略通常用于血栓形成风险高且出血风险高的患者。一旦止血成功,应在术后 24~48 小时使用负荷剂量恢复口服 P2Y12 抑制剂。特别是在出血风险增加的患者中,氯吡格雷(600mg 而非 300mg 负荷剂量)优于普拉格雷或替格瑞洛。

(五)抗凝血药

口服抗凝血药的围手术期管理应根据患者的缺血性风险和与特定手术或内镜操作相关的出血风险评估决定。鉴于维生素 K 拮抗剂的半衰期长且变异大,指南建议使用低分子量肝素或普通肝素的患者在大手术前 5 天停用,分别持续至术前 12 小时和 4~6 小时。维生素 K 拮抗剂应在术后第 1 天或第 2 天恢复使用,具体取决于止血是否充分。2018 年欧洲心脏节律协会指南关于使用非维生素 K 口服抗凝血剂(NOAC)在心房颤动患者中的作用,强调在出血风险低的侵入性手术中,可以在不中断 NOAC 的情况下安全地进行出血风险小的小手术。如果肾功能正常,应在术前 24 小时服用最后一剂 NOAC。出血风险高的外科手术,这些时间间隔增加一倍至 48~72 小时。最后,NOAC 治疗可在术后 6~8 小时恢复,根据止血情况的不同,这个间隔时间可能会更长。表 59-2 为不同的国际指南针对围手术期心脏风险的患者,推荐的围手术期药物使用建议。

表 59-2 不同国际指南对围手术期药物使用的建议

药物	2014 ESC/ESA 指南	2014 ACC/AHA 指南	2017 CCS 管理
β受体阻滞剂	建议围手术期继续(1 级,B 级)	建议围手术期继续(1 级,B 级)	建议围手术期继续(有条件推荐;低质量证据)
他汀类药物	建议围手术期继续使用,首选半衰期长或缓释制剂的他汀类药物(1 级,C 级)	建议围手术期继续(有条件推荐;低质量证据)(1 级,B 级)	建议围手术期继续(强烈推荐;中等质量证据)
ACEI/ARB	在心力衰竭和左室收缩功能障碍的稳定患者中,应考虑在密切监测下继续围手术期(2a 级,C 级) 应考虑高血压患者的短暂停药(2a 级,C 级)	围手术期继续使用是合理的(2a 类,B 级) 如果术前保留 ACEI 或 ARB,术后在临床可行的情况下尽快重新开始是合理的(2a 级,B 级)	如果患者血流动力学稳定,则在 NCS 手术前 24 小时停止 ACEI/ARB,并在术后第 2 天重新启动 ACEI/ARB(强烈推荐;低质量证据)
阿司匹林	可以考虑继续服用阿司匹林,选择应基于围手术期出血风险,权衡血栓并发症的风险(2b 类,B 级) 预计手术期间止血难以控制的患者应考虑停用阿司匹林(2a 级,B 级)	在接受非紧急/非紧急非心脏手术且既往未接受过冠状动脉支架植入术的患者中,当潜在心脏事件增加的风险超过出血增加的风险时,继续服用阿司匹林可能是合理的(2b 级,B 级)	至少在手术前 3 天(近期接受过冠状动脉支架的患者和接受颈动脉内膜切除术的患者除外)并在与手术相关的出血风险过去后(即主要 NCS 后 8~10 天)重新启动 ASA(强烈推荐;高质量证据)

续表

药物	2014 ESC/ESA 指南	2014 ACC/AHA 指南	2017 CCS 管理
手术前开始使用新药物			
β受体阻滞剂	对于计划进行高风险手术且具有≥2个临床危险因素或 ASA 状态≥3 或已知缺血性心脏病的患者,可考虑术前启动(2b类,B级)。当开始口服β受体阻滞剂时,可以考虑首选阿替洛尔或比索洛尔的滴定(2b级,B级)	在术前风险分层测试中发现中度或高风险心肌缺血的患者中,围手术期开始使用β受体阻滞剂可能是合理的(2b级,C级)。对于有3个或更多 RCRI 危险因素的患者,术前开始可能是合理的(2b级,B级)。开始口服β受体阻滞剂时,提前足够长的时间评估安全性和耐受性(手术前1天以上,而不是同一天)(2b级,B级)	不建议在 NCS 前24小时内启动(强烈推荐;高质量证据)
他汀类药物	接受血管手术的患者应考虑术前启动,最好在手术前至少2周(2a级,B级)	在接受血管手术的患者中,围手术期开始是合理的(2a类,B级)。对于有临床适应证且正在接受高风险手术的患者,可以考虑开始围手术期(2b级,C级)	专家组成员认为现有证据太弱,无法支持建议
阿司匹林	无推荐	无推荐	不推荐术前开始预防围手术期心脏事件(强烈推荐;高质量证据)
α_2受体阻滞剂	不建议术前启动(3级,级别不可用)	不建议术前启动(3级,B级)	不建议术前启动(强烈推荐;高质量证据)
钙通道阻滞剂	应避免使用短效二氢吡啶(3级,无可用级别)对于不耐受β受体阻滞剂的患者,可以考虑继续或引入降低心率的钙通道阻滞剂(2b级,无级别)血管痉挛性心绞痛患者在 NCS 期间应继续使用钙通道阻滞剂(2a级,级别不可用)	专家组成员认为现有证据太弱,无法支持建议	不建议术前启动(有条件推荐;低质量证据)

ACC. 美国心脏病学院;ACEI. 血管紧张素转换酶抑制剂;AHA. 美国心脏协会;ARB. 血管紧张素受体阻滞剂;CCS. 加拿大心血管学会;ESC. 欧洲心脏病学会;ESA. 欧洲麻醉学会;NCS. 非心脏手术。

七、小结

尽管广泛的临床试验和前瞻性观察研究提高各类医师对围手术期心脏并发症的风险预测、监测和管理的理解,其仍是一个重大的公共卫生问题。术前评估的最终目的是评估围手术期风险,优化患者病情,降低患者手术和麻醉病死率。围手术期检查和治疗的使用只有在针对特定患者时才能改善其预后。在详细的病史和体格检查后,大多数患者不需要围手术期心血管检查。例如,对接受低风险择期非心脏手术的患者进行常规围手术期负荷试验没有好处,并可能使患者多做不必要的治疗,如药物治疗或血运重建操作,最终会导致手术延迟。此外,在指南不支持的情况下暂停围手术期药物(如 NOAC)会使患者预后恶化。此外,还需要更进一步的研究来评估诸如远程、自动、连续、无创的血流动力学和缺血监测与预警系统,可以大大提高数百万接受非心脏治疗患者的安全性。

(刘金海　王莹　薄禄龙　卞金俊)

参 考 文 献

[1] PUELACHER C,LURATI BUSE G,SEEBERGER D,et al. Perioperative myocardial injury after noncardiac surgery:incidence,mortality,and characterization[J]. Circulation,2018,137(12):1221-1232.

［2］ DANELICH I M,LOSE J M,WRIGHT S S,et al. Practical management of postoperative atrial fibrillation after non-cardiac surgery［J］. J Am Coll Surg,2014,219(4):831-841.

［3］ WIJEYSUNDERA D N,PEARSE R M,SHULMAN M A, et al. Assessment of functional capacity before major non-cardiac surgery:an international,prospective cohort study ［J］. Lancet,2018,391(10140):2631-2640.

［4］ WIJEYSUNDERA D N, BEATTIE W S, HILLIS G S, et al. Integration of the Duke Activity Status Index into pre-operative risk evaluation:a multicentre prospective cohort study［J］. Br J Anaesth,2020,124(3):261-270.

［5］ BUSE G A L L,PUELACHER C,GUALANDRO D M,et al. Association between self-reported functional capacity and major adverse cardiac events in patients at elevated risk undergoing noncardiac surgery:a prospective diagnostic cohort study［J］. Br J Anaesth,2021,126(1):102-110.

［6］ DAKIK H A,SBAITY E,MSHEIK A,et al. AUB-HAS2 cardiovascular risk index:performance in surgical subpopulations and comparison to the revised cardiac risk index ［J］. J Am Heart Assoc,2020,9(10):e016228.

［7］ WOO S H,MARHEFKA G D,COWAN S W,et al. Development and validation of a prediction model for stroke, cardiac,and mortality risk after non-cardiac surgery［J］. J Am Heart Assoc,2021,10(4):e018013.

［8］ FLEISHER L A,FLEISCHMANN K E,AUERBACH A D,et al. 2014 ACC/AHA guidelineon perioperative cardiovascular evaluation and management of patients undergoing noncardiac surgery:a report of the American College of Cardiology/American Heart Association Task Force on practice guidelines［J］. J Am Coll Cardiol, 2014, 64 (22):e77-e137.

［9］ DUCEPPE E,PARLOW J,MACDONALD P,et al. Canadian Cardiovascular Society Guidelines on Perioperative Cardiac Risk Assessment and Management for Patients Who Undergo Noncardiac Surgery［J］. Can J Cardiol, 2017,33(1):17-32.

［10］ CHOW W B,ROSENTHAL R A,MERKOW R P,et al. Optimal preoperative assessment of the geriatric surgical patient:a best practices guideline from the American College of Surgeons National Surgical Quality Improvement Program and the American Geriatrics Society［J］. J Am Coll Surg,2012,215(4):453-466.

［11］ MARON D J,HOCHMAN J S,REYNOLDS H R,et al. Initial invasive or conservative strategy for stable coronary disease［J］. N Engl J Med,2020,382(15):1395-1407.

［12］ MASHOUR G A,MOORE L E,LELE A V,et al. Perioperative care of patients at high risk for stroke during or after non-cardiac, non-neurologic surgery:consensus statement from the Society for Neuroscience in Anesthesiology and Critical Care［J］. J Neurosurg Anesthesiol, 2014,26(4):273-285.

［13］ ALGAHTANI R,MERENDA A. Multimorbidity and critical care neurosurgery:minimizing major perioperative cardiopulmonary complications ［J］. Neurocrit Care, 2021,34(3):1047-1061.

［14］ BLESSBERGER H,LEWIS S R,PRITCHARD M W,et al. Perioperative beta-blockers for preventing surgery-related mortality and morbidity in adults undergoing noncardiac surgery［J］. Cochrane Database Syst Rev,2019, 9(9):CD013438.

［15］ PUTZU A,DE CARVALHO E SILVA C M P D,et al. Perioperative statin therapy in cardiac and non-cardiac surgery:a systematic review and meta-analysis of randomized controlled trials［J］. Ann Intensive Care,2018, 8(1):95.

［16］ LEVINE G N,BATES E R,BITTL J A,et al. 2016 ACC/ AHA guideline focused update on duration of dual antiplatelet therapy in patients with coronary artery disease:a report of the american college of cardiology/american heart association task force on clinical practice guidelines［J］. J Am Coll Cardiol,2016,68(10):1082-1115.

［17］ ROSSINI R,TARANTINI G,MUSUMECI G,et al. A multidisciplinary approach on the perioperative antithrombotic management of patients with coronary stents undergoing surgery:surgery after stenting 2［J］. JACC Cardiovasc Interv,2018,11(5):417-434.

［18］ CAO D,CHANDIRAMANI R,CAPODANNO D,et al. Non-cardiac surgery in patients with coronary artery disease:risk evaluation and periprocedural management ［J］. Nat Rev Cardiol,2021,18(1):37-57.

［19］ VALGIMIGLI M,BUENO H,BYRNE R A,et al. 2017 ESC focused update on dual antiplatelet therapy in coronary artery disease developed in collaboration with EACTS:the task force for dual antiplatelet therapy in coronary artery disease of the European Society of Cardiology(ESC)and of the European Association for Cardio-Thoracic Surgery(EACTS)［J］. Eur Heart J,2018,39 (3):213-260.

［20］ ANGIOLILLO D J,ROLLINI F,STOREY R F,et al. International expert consensus on switching platelet P2Y12 receptor-inhibiting therapies［J］. Circulation,2017,136 (20):1955-1975.

［21］ ZHAO B C,LIU W F,DENG Q W,et al. Meta-analysis

of preoperative high-sensitivity cardiac troponin measurement in non-cardiac surgical patients at risk of cardiovascular complications[J]. Br J Surg, 2020, 107(2): e81-e90.

[22] DEVEREAUX P J, DUCEPPE E, GUYATT G, et al. Dabigatran in patients with myocardial injury after non-cardiac surgery(MANAGE): an international, randomised, placebo-controlled trial[J]. Lancet, 2018, 391 (10137):2325-2334.

[23] DEVEREAUX P J, SZCZEKLIK W. Myocardial injury after non-cardiac surgery: diagnosis and management [J]. Eur Heart J,2020,41(32):3083-3091.

60 全身麻醉诱导后低血压防治措施的研究进展

全世界每年有超过 3 亿例手术,患者术后第一周大出血、非心脏手术后心肌损伤和脓毒症等主要并发症发生率和死亡率仍然很高,全身麻醉诱导后低血压(post-induction hypotension,PIH)就是其中一项可改变的危险因素。PIH 占整个麻醉中观察到的所有低血压的 1/3,其很大程度上可能取决于患者术前存在的危险因素和麻醉管理。因此,早期识别和避免 PIH 至关重要。本文将对 PIH 的最新防治措施进行阐述,以期为临床监测和治疗提供参考。

一、PIH 的危害和机制

PIH 给患者带来的风险较大且发生率较高,可导致急性心肌梗死、急性脑缺血、急性肾损伤等不良结果。全身麻醉诱导药物多数能抑制机体交感神经系统活性和扩张外周阻力血管,降低后负荷、前负荷和每搏输出量。从负压通气到正压通气的转变可减少静脉回流和前负荷,加上全身麻醉诱导后尚缺乏手术刺激,可导致 PIH 的发生。此外,接受择期手术的患者可由于术前禁食、禁饮、肠道准备等多种原因而出现低血容量状态,患者处于低血容量状态会使得发生 PIH 的风险升高。Reich 等的回顾性研究表明,全身麻醉诱导后发生低血压的高危因素包括:患者年龄>50 岁、基础平均动脉压低于 70mmHg、术前 ASA 分级为 Ⅲ 级或 Ⅳ 级、应用丙泊酚以及大剂量芬太尼诱导等。

二、PIH 的预测方法

目前,尚无能够完全有效预防 PIH 的方法。因此,若能提前预测患者发生 PIH 的风险,将有助于筛查高危者并预防其发生低血压。近年来有很多学者尝试使用各种不同的方法或检测指标来预测 PIH,如被动抬腿实验后每搏输出量变化率、心率变异性、灌注指数及脉搏灌注变异指数、瞳孔尺寸、机器学习模型、血流动力学监测和超声测量等。

(一)循环指标监测

1. 血流动力学监测 潘桥等研究用被动抬腿实验(passive leg raising test,PLR)后的每搏输出量变化率

(ΔSV)来预测 PIH,结果发现 PLR 后 ΔSV 预测高血压患者组和正常血压患者组发生 PIH 的灵敏度分别为 68.4% 和 87.5%,特异度分别为 100% 和 75.0%,诊断界值分别为 9.6% 和 7.7%,这提示 PLR 后 ΔSV 预测 PIH 有较高的价值。Juri 等招募了 45 例在全身麻醉下接受腹部手术的患者,麻醉诱导前要求患者保持深呼吸(6~8 次/min),用经胸电阻抗法测量麻醉前的每搏变异度(stroke volume variation,SVV)。研究结果发现具有较高 SVV 的患者麻醉诱导后更容易发生低血压和心排血量的降低,表明麻醉前 SVV 可以预测麻醉诱导后心排血量减少和低血压的发生率。此外,全身麻醉诱导前深呼吸状态的脉压变异度(pulse pressure variability,PPVfi)也是预测 PIH 的良好指标。Ali 等的一项针对 231 例神经外科手术患者的前瞻性研究发现 PPVfi>14 诊断麻醉诱导后所观察到的低血压事件的灵敏度和特异度分别为 86% 和 86.2%,PPVfi>16.5 诊断麻醉诱导后重度低血压的灵敏度为 85%,特异度为 90.5%。因此,通过术前测量这些血流动力学指标可以让麻醉科医师采取预防措施并确保更安全的麻醉诱导。

2. 心率变异性 心率变异性在评估中枢神经系统自主功能方面具有一定的作用。有研究表明患有潜在心血管疾病的患者存在长期低迷的心率变异性。Hanss 等使用了心率变异性的一种量度指标(低频与高频比率)来预测具有潜在心血管疾病的高危患者发生 PIH 的情况,发现总功率<500ms^2/Hz 与预测 PIH 或心动过缓的高灵敏度和特异度相关。这提示高危患者术前心率变异性总功率可能是识别发生血流动力学事件高风险患者的合适工具,针对这些患者需要加强监测,也许还需要预防性治疗。

3. 灌注指数(perfusion index,PI)及脉搏变异指数(pulse variability index,PVI) 通过脉搏血氧监测得到的 PI 是全身血管阻力的指标,可评估周围循环灌注情况。Mehandale 等的研究发现基线 PI<1.05 可以预测成年人丙泊酚诱导后的低血压,尤其是对于气管插管前的低血压具有很高的阴性预测价值。李旭泽等也发现全身麻醉诱导后 PI 增加率是老年患者发生 PIH 的有效预测因素,PI 的动态变化尤其具有较高的预测价值。PVI 是一种新算法,用于

自动估计脉搏血氧仪波形幅度的呼吸变化,可预测液体反应性。近来有研究表明,麻醉前PVI可以预测全身麻醉诱导后平均动脉压的降低,麻醉前PVI值>15%的患者PIH发生率增加。它的测量有助于提前识别发生PIH的高危患者,可能是因为PIH部分与患者术前容量状态相关。

(二)其他指标

Miyazaki等发现瞳孔对光反射的客观测量可以预测PIH。低血压组患者最大瞳孔尺寸和瞳孔收缩速度小于正常血压组。瞳孔大小是由交感神经和副交感神经之间的相互作用来调节的。瞳孔大小与PIH之间的关系表明交感神经功能的减低在其中起着重要作用,交感神经功能减低的患者可能无法代偿全身麻醉药诱导造成的血管扩张。年龄是PIH相对较强的预测因素,因此在测量瞳孔反应时必须考虑年龄的影响。近年来,随着人工智能的发展,有学者开发了机器学习模型来预测PIH。Kang等对222例患者进行了研究,发现随机森林模型表现出最佳性能,其预测PIH的受试者工作特征曲线下面积(area under the ROC curve,AUC)为0.842。Li等的研究纳入接受心脏手术的18岁以上的3030例患者,发现随机森林模型预测PIH的AUC为0.843。这些研究表明机器学习生成的随机森林模型在识别PIH方面具有很高的辨别能力和独特的优势。

(三)下腔静脉及其他静脉超声

下腔静脉(inferior vena cava,IVC)超声在临床上应用越来越广,是一种无创简便的检查手段。超声测量下腔静脉直径(dIVC)及下腔静脉塌陷指数(collapsibility index of inferior vena cava,IVCCI)可以评估中心静脉压,预测危重患者的液体反应性以及PIH的发生情况。Zhang等的研究发现IVCCI和下腔静脉最大直径(dIVCmax)预测PIH的AUC分别为0.90和0.76,最佳临界值分别为43%和1.8cm,IVCCI预测PIH的准确性更高。Au等的研究也发现术前IVCCI≥50%的患者更容易因麻醉诱导而出现明显的低血压,IVC超声可能是预测患者PIH发生风险的有用工具。由于下腔静脉超声测量在肥胖的人群中很难实施,有学者猜想锁骨下静脉(subclavian vein,SCV)可能是测量下腔静脉的合理辅助指标,Choi等通过设计前瞻性、观察性研究探讨SCV的直径和塌陷指数能否预测择期行腹腔镜胆囊切除术患者PIH的发生,结果发现深吸气时SCV的塌陷指数是PIH发生和平均动脉压(mean arterial pressure,MAP)下降百分比的重要预测指标。

(四)颈动脉超声

超声测量颈动脉参数是一种新型的评估容量状态的方法。麻醉诱导前可通过颈动脉超声测量参数评估机体的容量状态预测PIH。Maitra等研究纳入了112例行择期手术的患者,于麻醉前使用超声测量患者的颈动脉参数,结果表明颈动脉校正血流时间(corrected flow time,FTc)和颈动脉峰值流速呼吸变异度(respirophasic variation in flow peak velocity,ΔVpeak)可以准确预测PIH的发生,FTc和ΔVpeak预测PIH的AUC分别为0.91和0.68,最佳临界值分别为

330.2ms和18.8%。FTc的预测价值高于ΔVpeak,这可能是因为FTc不受呼吸幅度的影响,而ΔVpeak受呼吸影响大。颈动脉内膜中层厚度(carotid intima-media thickness,CIMT)是评估动脉粥样硬化程度的标志物,可用于评估患者心血管疾病的风险。Kaydu等在一项前瞻性观察研究中,对82例患者术前进行了CIMT超声测量,发现CIMT预测PIH的AUC为0.753,CIMT的最佳临界值为0.65mm,灵敏度为75.6%,特异度为74.4%,提示超声CIMT测量可以用来预测PIH,而且具有结果直观、图像清晰、不受患者呼吸模式的影响等优势。

三、PIH的预防及治疗措施

(一)PIH的预防措施

PIH的预防措施主要有个体化麻醉诱导、胶体液预扩容或晶胶体联合预扩容。目前,在临床应用的麻醉诱导药物主要包括丙泊酚、瑞马唑仑、咪达唑仑、依托咪酯、芬太尼类药物等。较多研究表明,这些药物可引起患者不同程度的血压下降。其中,丙泊酚诱导对循环影响显著,而依托咪酯因对循环影响较小,可首选用于循环不稳定的危重患者。瑞马唑仑作为一种经非特异性血浆酯酶水解代谢的超短效麻醉镇静药,没有依托咪酯抑制肾上腺皮质和肌颤等副作用,与丙泊酚相比对循环影响轻,PIH发生率更低,在高危患者和老年患者麻醉诱导方面具有一定的优势。此外,根据患者的情况个体化确定麻醉诱导剂量能降低全身麻醉药的心血管副作用,对于循环不稳定或年老体弱的患者麻醉诱导应从小剂量滴定给予,直至达到适宜的麻醉深度。Ingrande等研究表明,以去脂体重为标准来计算肥胖患者的丙泊酚诱导剂量,将会更加精准且对循环干扰更小。而且,应用同一种全身麻醉药对不同年龄或不同ASA分级的患者进行诱导,其对循环的影响程度往往不同。因此,针对不同的患者情况,进行个体化麻醉诱导极为重要。

由于大部分的患者术前需禁食6小时以上,加上有些胃肠手术患者需做肠道准备,故当患者到达手术室时,机体通常处于相对容量不足状态,所以麻醉诱导期的液体治疗方案仍是以标准或开放性补液方案为主。根据液体治疗时机的不同,诱导期液体治疗可分为麻醉诱导前预扩容和麻醉诱导即时扩容。值得注意的是,诱导期给予液体治疗能否有效预防PIH还受输注液体种类的影响。Turner等的研究表明,全身麻醉诱导前进行晶体预扩容不能预防丙泊酚诱导所致的血压下降。胶体液具有扩容效果好且作用时间持久的特点,在纠正术前血容量不足方面比晶体液更具有优势。随后,一些研究也表明全身麻醉诱导前给予晶体液预扩容对诱导后血流动力学改善不明显,而胶体液预扩容或晶胶体联合预扩容则能明显提高全身麻醉诱导后患者的循环稳定性和灌注压。此外,在麻醉诱导时给予羟乙基淀粉溶液即时扩容,也能减少患者全身麻醉诱导后心排血量下降幅度和低血压发生率。

（二）PIH 的治疗措施

全身麻醉诱导后患者可因麻醉药物引起血管扩张而处于相对容量不足状态，发生低血压后若仅仅依靠大量补液纠正，患者则在苏醒后因血管张力恢复而容易导致容量过负荷。近年的研究结果表明，以去氧肾上腺素和甲氧明为代表的 α_1 受体激动剂可通过单纯收缩血管来治疗全身麻醉诱导后血管扩张引起的相对低血容量状态，可减少 PIH 的发生和对补液的过度依赖，并降低发生容量过负荷和肺水肿的风险。然而，应用血管活性药物治疗 PIH 的前提是患者有充足的循环血容量，否则使用大剂量血管活性药物反而会加重微循环障碍，并且仅仅一次性给予血管活性药物也不能有效地治疗 PIH。Wuethrich 等的研究也证实了，在合适的液体治疗基础上联合应用血管活性药物能更有效地治疗 PIH，并改善患者预后。围手术期循环管理重在维持足够的脏器灌注压，麻醉过程中，应首先补充足够的有效循环血容量来优化心排血量，在此前提下，为保证足够脏器灌注压，应及时使用血管活性药物。因此，麻醉科医师应先充分评估患者的容量状态，确保患者有充足的循环血容量，同时需要在补液过程中动态判断液体反应性，避免引起容量过负荷而进一步造成相关并发症。

四、总结与展望

PIH 是围手术期最常见的并发症之一，其与患者术前疾病因素、年龄、诱导药物、血容量不足等有关。特别是老年患者其在麻醉诱导后循环变化显著，发生低血压后更容易导致急性心肌梗死、急性脑缺血、急性肾损伤等并发症，还可延长苏醒时间并增加围手术期死亡率。因此，预防和治疗 PIH 具有重要的临床意义。近些年，在 PIH 的预测方法与防治措施方面已有较多研究，但仍需要进一步在临床中研究与验证。

（付家峰 罗佛全）

参 考 文 献

［1］WEISER T G，HAYNES A B，MOLINA G，et al. Estimate of the global volume of surgery in 2012：an assessment supporting improved health outcomes［J］. Lancet, 2015, 385 Suppl 2：S11.

［2］PEARSE R M，MORENO R P，BAUER P，et al. Mortality after surgery in Europe：a 7 day cohort study［J］. Lancet, 2012, 380（9847）：1059-1065.

［3］SPENCE J，LEMANACH Y，CHAN M，et al. Association between complications and death within 30 days after noncardiac surgery［J］. CMAJ, 2019, 191（30）：E830-837.

［4］SÜDFELD S，BRECHNITZ S，WAGNER J Y，et al. Post-induction hypotension and early intraoperative hypotension associated with general anaesthesia［J］. Br J Anaesth, 2017, 119（1）：57-64.

［5］BIJKER J B，VAN KLEI W A，VERGOUWE Y，et al. Intraoperative hypotension and 1-year mortality after noncardiac surgery［J］. Anesthesiology, 2009, 111（6）：1217-1226.

［6］REICH D L，BODIAN C A，KROL M，et al. Intraoperative hemodynamic predictors of mortality, stroke, and myocardial infarction after coronary artery bypass surgery［J］. Anesth Analg, 1999, 89（4）：814-822.

［7］REICH D L，HOSSAIN S，KROL M，et al. Predictors of hypotension after induction of general anesthesia［J］. Anesth Analg, 2005, 101（3）：622-628.

［8］潘桥，田环环，张钰，等. 被动抬腿后每搏输出量变化率对全身麻醉诱导后低血压发生的预测价值［J］. 江苏医药, 2016, 42（19）：2095-2098.

［9］JURI T，SUEHIRO K，TSUJIMOTO S，et al. Pre-anesthetic stroke volume variation can predict cardiac output decrease and hypotension during induction of general anesthesia［J］. J Clin Monit Comput, 2018, 32（3）：415-422.

［10］ALI A，ALTIPARMAK O，TETIK A，et al. Pulse pressure variation and weight-loss percentage predict hypotension after anesthesia induction in neurosurgery patients：a prospective, observational, blinded study［J］. J Neurosurg Anesthesiol, 2017, 29（3）：304-311.

［11］WENNERBLOM B，LURJE L，TYGESEN H，et al. Patients with uncomplicated coronary artery disease have reduced heart rate variability mainly affecting vagal tone［J］. Heart, 2000, 83（3）：290-294.

［12］HANSS R，RENNER J，ILIES C，et al. Does heart rate variability predict hypotension and bradycardia after induction of general anaesthesia in high risk cardiovascular patients［J］. Anaesthesia, 2008, 63（2）：129-135.

［13］MEHANDALE S G，RAJASEKHAR P. Perfusion index as a predictor of hypotension following propofol induction-A prospective observational study［J］. Indian J Anaesth, 2017, 61（12）：990-995.

［14］李旭泽，赵志芳，马淑贤，等. 脉搏氧灌注指数预测老年全身麻醉诱导期低血压的临床价值［J］. 现代中西医结合杂志, 2019, 28（36）：3999-4003.

［15］YÜKSEK A. Utility of the pleth variability index in predicting anesthesia-induced hypotension in geriatric patients［J］. Turk J Med Sci, 2021, 51（1）：134-139.

［16］TSUCHIYA M，YAMADA T，ASADA A. Pleth variability index predicts hypotension during anesthesia induction［J］. Acta Anaesthesiol Scand, 2010, 54（5）：596-602.

［17］MIYAZAKI R，SUMIE M，KANDABASHI T，et al. Resting pupil size is a predictor of hypotension after induction of general anesthesia［J］. J Anesth, 2019, 33（5）：594-599.

[18] KANG A R,LEE J,JUNG W,et al. Development of a prediction model for hypotension after induction of anesthesia using machine learning[J]. PLoS One,2020,15 (4):e0231172.

[19] LI X F,HUANG Y Z,TANG J Y,et al. Development of a random forest model for hypotension prediction after anesthesia induction for cardiac surgery[J]. World J Clin Cases,2021,9(29):8729-8739.

[20] RUDSKI LG,LAI W W,AFILALO J,et al. Guidelines for the echocardiographic assessment of the right heart in adults:a report from the American Society of Echocardiography endorsed by the European Association of Echocardiography,a registered branch of the European Society of Cardiology,and the Canadian Society of Echocardiography [J]. J Am Soc Echocardiogr,2010,23(7):685-713.

[21] CIOZDA W,KEDAN I,KEHL D W,et al. The efficacy of sonographic measurement of inferior vena cava diameter as an estimate of central venous pressure[J]. Cardiovasc Ultrasound,2016,14(1):33.

[22] ZHANG Z,XU X,YE S,et al. Ultrasonographic measurement of the respiratory variation in the inferior vena cava diameter is predictive of fluid responsiveness in critically ill patients:systematic review and meta-analysis [J]. Ultrasound Med Biol,2014,40(5):845-853.

[23] ZHANG J,CRITCHLEY L A. Inferior vena cava ultrasonography before general anesthesia can predict hypotension after induction[J]. Anesthesiology,2016,124 (3):580-589.

[24] AU A K,STEINBERG D,THOM C,et al. Ultrasound measurement of inferior vena cava collapse predicts propofol-induced hypotension[J]. Am J Emerg Med,2016,34(6):1125-1128.

[25] CHOI M H,CHAE J S,LEE H J,et al. Pre-anaesthesia ultrasonography of the subclavian/infraclavicular axillary vein for predicting hypotension after inducing general anaesthesia:A prospective observational study[J]. Eur J Anaesthesiol,2020,37(6):474-481.

[26] MAITRA S,BAIDYA D K,ANAND R K,et al. Carotid artery corrected flow time and respiratory variations of peak blood flow velocity for prediction of hypotension after induction of general anesthesia in adult patients undergoing elective surgery:a prospective observational study[J]. J Ultrasound Med,2020,39(4):721-730.

[27] KAYDU A,GÜVEN D D,GÖKCEK E. Can ultrasonographic measurement of carotid intima-media thickness predict hypotension after induction of general anesthesia [J]. J Clin Monit Comput,2019,33(5):825-832.

[28] DEILE M,DAMM M,HELLER A R. Inhaled anesthetics [J]. Anaesthesist,2013,62(6):493-504.

[29] AKINTIMOYE M O,DESALU I,KUSHIMO O T. Propofol versus halothane in paediatric daycase surgery:a comparison of the duration of induction and haemodynamic profile [J]. Nig Q J Hosp Med,2011,21(1):80-84.

[30] 郭波,汤伟. 异丙酚和依托咪酯复合瑞芬太尼对老年无痛胃镜患者的呼吸循环系统影响的比较[J]. 重庆医学,2017,46(5):628-631.

[31] DOI M,MORITA K,TAKEDA J,et al. Efficacy and safety of remimazolam versus propofol for general anesthesia:a multicenter,single-blind,randomized,parallel-group,phase Ⅱb/Ⅲ trial[J]. J Anesth,2020,34(4):543-553.

[32] INGRANDE J,BRODSKY J B,LEMMENS H J. Lean body weight scalar for the anesthetic induction dose of propofol in morbidly obese subjects[J]. Anesth Analg,2011,113(1):57-62.

[33] TURNER R J,GATT S P,KAM P C,et al. Administration of a crystalloid fluid preload does not prevent the decrease in arterial blood pressure after induction of anaesthesia with propofol and fentanyl[J]. Br J Anaesth,1998,80(6):737-741.

[34] KIMBERGER O,ARNBERGER M,BRANDT S,et al. Goal-directed colloid administration improves the microcirculation of healthy and perianastomotic colon[J]. Anesthesiology,2009,110(3):496-504.

[35] MAGDER S,POTTER B J,VARENNES B D,et al. Fluids after cardiac surgery:a pilot study of the use of colloids versus crystalloids[J]. Crit Care Med,2010,38 (11):2117-2124.

[36] RAUE W,HAASE O,LANGELOTZ C,et al. Influence of pre-operative fluid infusion on volume status during oesophageal resection--a prospective trial[J]. Acta Anaesthesiol Scand,2008,52(9):1218-1225.

[37] 潘学文,邵益萍,熊照东. 胶体液预注对结肠癌手术患者全身麻醉诱导期血流动力学的影响[J]. 浙江医学,2007,29(7):770-771.

[38] JURI T,SUEHIRO K,KUWATA S,et al. Hydroxyethyl starch 130/0.4 versus crystalloid co-loading during general anesthesia induction:a randomized controlled trial [J]. J Anesth,2017,31(6):878-884.

[39] CHAPPELL D,JACOB M. Role of the glycocalyx in fluid management:small things matter[J]. Best Pract Res Clin Anaesthesiol,2014,28(3):227-234.

[40] WUETHRICH P Y,BURKHARD F C. Improved perioperative outcome with norepinephrine and a restrictive fluid administration during open radical cystectomy and urinary diversion[J]. Urol Oncol,2015,33(2):66. e21-24.

61 非心脏手术患者全身麻醉诱导后低血压的研究进展

在全身麻醉下接受非心脏手术的患者中,动脉低血压很常见。大量研究表明,其与一系列术后不良结局相关,如术后心肌损伤、急性肾损伤、谵妄和缺血性脑卒中,通常用"术中低血压"(intraoperative hypotension,IOH)这一术语来描述。从病理生理学的角度来看,IOH 的概念并不明确,因为 IOH 的发生可能是麻醉和手术不同阶段中相关因素的影响。所以根据发生阶段的不同,IOH 可分为麻醉诱导后低血压(post-induction hypotension,PIH)和手术开始后低血压。尽管与整个术中相比,从麻醉诱导后到手术切皮前这一期间持续时间较短,有研究表明,约 1/3 的 IOH 发生在麻醉诱导和手术切皮期间,并与急性肾损伤独立相关。在麻醉诱导后,由于麻醉药物的心血管抑制和血管扩张作用,以及缺乏手术刺激,此时患者发生低血压的风险较高。目前研究已确立了引起 PIH 的多个危险因素,包括年龄、ASA 分级、急诊手术、术前使用 ACEI/ARB 类药物、丙泊酚诱导和增加芬太尼剂量等。同时在此期间,麻醉科医师通常因调整呼吸机、记录麻醉事件和调整患者体位而忽略诱导后低血压的发生。因此,对于全身麻醉下的患者,应尽可能避免 PIH 的发生并及时发现和纠正 PIH。本文就麻醉诱导后低血压发生的危险因素及其对术后不良结局的影响以及防治相关研究综述如下。

一、血压的形成

血压是一个复杂的生理变量,临床上用收缩压、舒张压和平均动脉压来表示。动脉血压的影响因素主要是心排血量和全身血管阻力。血压的长期和短期调节依赖人体的多个系统。交感神经系统通过局部和全身释放血管紧张素来调节短期血压。颈动脉和主动脉压力感受器将血压波动的信号传递到自主神经系统,使血压维持在正常范围内。动脉血压的长期调节主要是通过肾-体液控制系统促进的,包括肾素-血管紧张素-醛固酮系统。

二、PIH 的定义

在目前的研究中,关于 PIH 乃至整个围手术期低血压

的定义都没有达成明确的共识。既往文献综述了 130 篇文章中的 140 种定义标准,定义包括基于收缩压(systolic blood pressure,SBP)或平均动脉压(mean arterial pressure,MAP)的绝对阈值或基于基线血压的下降百分比,或者是两者兼而有之。由于基线血压值和自动调节的下限阈值在个体之间差异很大,临床上尚无单一的血压阈值来定义所有患者的围手术期低血压。在关于 PIH 的文献综述中,绝大多数临床研究使用 MAP 值(绝对阈值或基于基线血压的下降百分比)来定义 PIH。

三、PIH 的危险因素

(一) 年龄

年龄是 PIH 一项重要的危险因素。高龄患者由于心血管储备功能的降低,发生 PIH 的风险较高。Südfeld 等回顾性研究了 2 037 例全身麻醉下患者发生 PIH 的危险因素,研究表明,年龄是 PIH 的独立危险因素($OR=1.03$,95% 置信区间 1.02~1.04,$P<0.01$),另外与没有发生 PIH 的患者相比,发生 PIH 的患者年龄更大[65(54~72)岁 vs 59(44~71)岁,$P<0.01$]。Reich 等回顾性研究了 4 096 例全身麻醉患者发生 PIH 的危险因素,结果显示 50 岁及以上患者 PIH 发生率高于 50 岁以下患者($OR=2.25$,95% 置信区间 1.75~2.89,$P<0.000\ 1$)。这意味着随着年龄的增加,PIH 的发生率也随之升高。

(二) 基线 MAP

Reich 等的研究显示,基线 MAP<70mmHg 是 PIH 一项重要的危险因素($OR=5.00$,95% 置信区间 2.78~9.02,$P<0.000\ 1$)。在 Zhang 等关于术前超声测量下腔静脉可预测 PIH 的研究中,多变量 logistic 回归分析显示基线 MAP 与 PIH 呈正相关($OR=1.05$,95% 置信区间 1.01~1.11,$P=0.03$)。

(三) 基线 SAP

Südfeld 等的研究表明,与未发生 PIH 的患者相比,发生 PIH 的患者基线 SAP 较低[130(115~145)mmHg vs 135(120~150)mmHg,$P<0.01$]。而 JOR 等回顾性研究

了关于 661 例患者发生 PIH 的危险因素得出了相反的结果,研究表明基线 SBP 超过 130mmHg 与 PIH 相关。

(四) ASA 分级

Reich 等的研究表明,ASA 分级为 III ~ V 级(与 I ~ II 级相比)是 PIH 的独立危险因素($OR=1.55$,95% 置信区间 $1.22 \sim 1.99$,$P=0.0004$)。此外,Hoppe 等的一项关于低血压预测模型的研究也表明,ASA 分级是 PIH 的独立危险因素($OR=1.85$,95% 置信区间 $1.02 \sim 3.35$,$P=0.043$)。

(五) 急诊手术

与择期手术相比,行急诊手术的患者存在潜在合并症的可能性更大,更容易发生心血管功能障碍。Südfeld 等的研究表明急诊手术是 PIH 的独立危险因素($OR=1.75$,95% 置信区间 $1.20 \sim 2.56$,$P<0.01$)。

(六) 术前使用 ACEI/ARB 类药物

术前使用 ACEI 和 ARB 类药物可能会增加围手术期发生低血压的风险。HoPPe 等的一项关于 PIH 预测模型的研究表明,术前使用 ACEI/ARB 类药物是 PIH 的独立危险因素($OR=15.19$,95% 置信区间 $1.76 \sim 131.46$,$P=0.013$)。根据一项大型 meta 分析显示,在术前继续使用 ACEI/ARB 可导致全身麻醉诱导后低血压的发生率增加 50%。

从而可推断,慢性动脉高血压患者术前停用 ACEI 和 ARB 类药物可能会减少术中低血压的发生。从理论上讲,这可能归因于诱导前基线血压值的增加,从而会降低发生低血压的风险。

(七) 基线血容量

手术患者的术前容量状态可能会因身体状况、合并症、进行肠道准备和长时间禁食而有所不同。如今,广泛应用超声评估血容量状态。Zhang 等关于术前超声测量下腔静脉可预测 PIH 的研究中以 IVC-CI 来代表血容量状态,由于全身麻醉药物可引起血管舒张,血容量状态监测对于预测和预防 PIH 的发展具有重要意义。

(八) 麻醉药物

Reich 等的研究显示,诱导期间使用丙泊酚和诱导期间增加芬太尼的剂量是 PIH 的独立危险因素($OR=3.94$,95% 置信区间 $2.42 \sim 6.43$,$P=0.0001$)/($OR=1.32$,95% 置信区间 $1.13 \sim 1.56$,$P=0.0008$)。因为丙泊酚比依托咪酯或硫喷妥钠具有更强的血管舒张作用,并且诱导时使用较高剂量的阿片类药物也会引起显著的血管扩张。因此,为了降低 PIH 的发生率,可以用依托咪酯代替丙泊酚进行麻醉诱导,并且诱导时使用较少的阿片类药物。

(九) 肌肉脂肪浸润

Che 等关于术前肌少症和肌肉脂肪变性与妇科手术患者 PIH 和术后并发症的发生率之间的关系的研究显示,肌肉脂肪变性是 PIH 的独立危险因素($OR=4.51$,95% 置信区间 $2.19 \sim 9.26$,$P<0.001$)。肌肉脂肪变性可能是能量短缺和胰岛素抵抗的结果,一部分原因是慢性炎症、自主神经系统的交感神经和副交感神经的活动/反应性不平衡以及神经体液适应。

四、PIH 对预后的影响

(一) 对肾功能的影响

改善全球肾脏病预后组织(kidney disease: improving global outcomes,KDIGO)于 2012 年发布了 KDIGO 分期标准,将急性肾损伤(acute kidney injury,AKI)定义为以下任何标准:①在 48 小时内 Scr 升高 $\geq 26.5 \mu mol/L$($0.3mg/dl$);②在 7 天内 Scr 升高超过基础值的 1.5 倍及以上;③尿量减少 $[<0.5ml/(kg \cdot h)]$ 且持续时间在 6 小时以上。

PIH 已被证实与非心脏手术后 AKI 密切相关。Maheshwari 等回顾性分析了 42 825 例择期非心脏手术患者平均动脉压 <65mmHg 与 AKI 的关系。其中有 2 328 例(5%)患者发生 AKI。AKI 与低血压持续时间和严重程度相关,切皮前($OR=1.02$,95% 置信区间 $1.01 \sim 1.04$,$P=0.004$)。

(二) 对心肌损伤的影响

根据 VISION 研究,非心脏手术后的心肌损伤(myocardial injury after non-cardiac surgery,MINS)定义为由心肌缺血引起的非心脏手术后 30 天内的心肌损伤,即术后肌钙蛋白测定升高,并且没有心肌缺血引起的临床症状或缺血性心电图表现。

Hallqvist 等关于术中低血压与非心脏手术后心肌损伤的研究表明,术中 SBP 从基线值降低 50% 以上,且持续时间超过 5 分钟,与 MINS 有关。同样,在 van Waes 等的研究中,在调整了混杂因素后,MAP 较术前基线下降超过 40%,且累积时间超过 30 分钟与 MINS 有关($RR=1.8$,99% 置信区间 $1.2 \sim 2.6$,$P<0.001$)。但目前尚无关于诱导后血压与 MINS 的研究,需要进一步研究证实 PIH 与 MINS 独立相关。

(三) 对脑功能的影响

1. 术后谵妄　术后谵妄(postoperative delirium,POD)是指患者在经历外科手术后 1 周内出现的谵妄,其发生具有明显的时间特点,主要发生在术后 24 ~ 72 小时以内。低血压引起的脑灌注不足会导致微栓子清除障碍,进而加重缺血性损伤,是导致术后谵妄的重要原因。

Hirsch 等关于 IOH 和血压波动与非心脏手术后早期 POD 的研究表明,术中血压的波动增加,即血压的变异度,而非低血压的严重程度和持续时间与 POD 显著相关。在最近的一项多中心回顾性研究中,WachtendORf 等的研究表明在非心脏外科手术患者中,MAP<55mmHg 与 POD 发生的概率成时间依赖性增加。这种相关性在接受长时间手术的患者中更为明显。

2. 缺血性脑卒中　约有 1% 接受非心脏手术的患者会发生缺血性卒中。Bijker 等的研究表明,MAP 从基线值降低超过 30% 时,与术后缺血性脑卒中相关。术中低血压的时间每持续 1 分钟,术后脑卒脑卒中险就增加 1.3%。而在最近的研究中,Wongtangman 等发现,在非心脏手术中,MAP<55mmHg 不是围手术期缺血性卒中的独立危险因素,

并强调了围手术期脑血流自动调节的重要性。由此可见，关于低血压与围手术期发生脑卒中的关系因不同研究对低血压的定义不同而存在冲突，故仍然值得进一步深入探究。

五、PIH 的预防和治疗

（一）前期评估

最近的研究进展是使用人工智能来分析血压波形的特征以预测低血压。Hatib 等提出了一种预测低血压的机器学习算法，该算法定义为 MAP 低于 65mmHg 至少 1 分钟，5 分钟或更长的时间。低血压预测指数可在即将发生的低血压发生之前提供准确的实时和连续监测，从而使麻醉科医师可以干预并在很大程度上预防低血压的发生。该算法针对 1 334 例外科或重症患者的血压波形进行训练，并在 204 例手术患者中进行验证，结果显示在事件发生前 15 分钟预测低血压的灵敏度为 88%，特异度为 87%。在另一项对 255 例接受大手术患者的验证研究中，低血压预测指数在事件发生前 15 分钟预测低血压的灵敏度和特异度各为 81%。先前研究由于对 PIH 的定义不同，得到的危险因素也不同，基于前人已经确定的危险因素，如何通过量化指标来评价 PIH 可能性，术前使用合适的风险评估工具来评估不同个体发生 PIH 的可能性，将是有益的。

（二）围手术期管理

一般认为，术前禁食会导致低血容量，并引起 PIH。但在 Muller 等的研究中，通过经胸超声心动图（transthoracic echocardiography，TTE）监测患者入院和禁食后麻醉前的血流动力学情况，结果显示术前禁食不影响血流动力学状态。同样在 Khan 等的研究中，评估了麻醉前目标导向液体治疗对减少 PIH 发生率的效果，结果表明麻醉诱导前的液体治疗对血流动力学状态没有显著影响。发生 PIH 后最好使用血管活性药物而不是液体治疗，这可能是因为在维持血流动力学稳定性方面，外周血管张力比液体状态更为重要。

合理使用血管活性药物，如去氧肾上腺素、麻黄碱等，优化血管张力，有利于维持血压的稳定。α_1 肾上腺素能受体激动剂围手术期应用专家共识中提到在全身麻醉诱导时，预防性酌情使用 α_1 激动剂并联合 GDFT 更易维持血流动力学稳定。避免高危患者诱导后的低血压状态，又可以避免容量不足或容量超负荷。

六、结语

手术期间的低血压可能受多种因素影响，如大量失血、术中体位的改变。与此相比，麻醉诱导后一段时间的血压在很大程度上由麻醉科医师掌控，故应尽可能避免 PIH 的发生并及时发现和纠正 PIH，有利于降低术后不良结局的发生风险，改善患者的转归。尽管先前的研究已经报道了 PIH 的危险因素，但是临床实践中是否能鉴别出高风险的人群仍不确定。能否建立一个简便工具来准确评估 PIH 的

风险？这是目前对于 PIH 研究的不足之处，临床上还缺乏一种科学有效的评价 PIH 发生风险的工具。还需建立一个综合危险因素的、具有良好临床效能的预测模型，从而有效避免 PIH 的发生。

（王姝婷　刘苏）

参 考 文 献

[1] WALSH M，DEVEREAUX P J，GARG A X，et al. Relationship between intraoperative mean arterial pressure and clinical outcomes after noncardiac surgery：toward an empirical definition of hypotension［J］. Anesthesiology，2013，119（3）：507-515.

[2] SESSLER D I，KHANNA A K. Perioperative myocardial injury and the contribution of hypotension［J］. Intensive Care Med，2018，44（6）：811-822.

[3] SUN L Y，WIJEYSUNDERA D N，TAIT G A，et al. Association of intraoperative hypotension with acute kidney injury after elective noncardiac surgery［J］. Anesthesiology，2015，123（3）：515-523.

[4] MAHESHWARI K，TURAN A，MAO G，et al. The association of hypotension during non-cardiac surgery，before and after skin incision，with postoperative acute kidney injury：a retrospective cohort analysis［J］. Anaesthesia，2018，73（10）：1223-1228.

[5] BOKERIIA L A，GOLUKHOVA E Z，POLUNINA A G. Postoperative delirium in cardiac operations：microembolic load is an important factor［J］. Ann Thorac Surg，2009，88（1）：349-350.

[6] HIRSCH J，DEPALMA G，TSAI T T，et al. Impact of intraoperative hypotension and blood pressure fluctuations on early postoperative delirium after non-cardiac surgery［J］. Br J Anaesth，2015，115（3）：418-426.

[7] WACHTENDORF L J，AZIMARAGHI O，SANTER P，et al. Association between intraoperative arterial hypotension and postoperative delirium after noncardiac surgery：a retrospective multicenter cohort study［J］. Anesth Analg，2022，134（4）：822-833.

[8] BIJKER J B，PERSOON S，PEELEN L M，et al. Intraoperative hypotension and perioperative ischemic stroke after general surgery：a nested case-control study［J］. Anesthesiology，2012，116（3）：658-664.

[9] SÜDFELD S，BRECHNITZ S，WAGNER J Y，et al. Post-induction hypotension and early intraoperative hypotension associated with general anaesthesia［J］. Br J Anaesth，2017，119（1）：57-64.

[10] SAUGEL B，SESSLER D I. Perioperative blood pressure management［J］. Anesthesiology，2021，134（2）：250-261.

[11] BIJKER J B, VAN KLEI W A, KAPPEN T H, et al. Incidence of intraoperative hypotension as a function of the chosen definition: literature definitions applied to a retrospective cohort using automated data collection[J]. Anesthesiology, 2007, 107(2):213-220.

[12] SAUGEL B, REESE P C, SESSLER D I, et al. Automated ambulatory blood pressure measurements and intraperative hypotension in patients having noncardiac surgery with general anesthesia: A prospective observational study[J]. Anesthesiology, 2019, 131(1):74-83.

[13] BRADY K M, HUDSON A, HOOD R, et al. Personalizing the definition of hypotension to protect the brain[J]. Anesthesiology, 2020, 132(1):170-179.

[14] CHEN B, PANG Q Y, AN R, et al. A systematic review of risk factors for postinduction hypotension in surgical patients undergoing general anesthesia[J]. Eur Rev Med Pharmacol Sci, 2021, 25(22):7044-7050.

[15] REICH D L, HOSSAIN S, KROL M, et al. Predictors of hypotension after induction of general anaesthesia[J]. Anesth Analg, 2005, 101(3):622-628.

[16] ZHANG J, CRITCHLEY L A H. Inferior vena cava ultraso-nography before general anaesthesia can predict hypotension after induction[J]. Anesthesiology, 2016, 124(3):580-589.

[17] JOR O, MACA J, KOUTNA J, et al. Hypotension after induction of general anestehsia: occurrence, risk factors, and therapy. A prospective multicentre observational study[J]. J Anesth, 2018, 32(5):673-680.

[18] HOPPE P, BURFEINDT C, REESE P C, et al. Chronic arterial hypertension and nocturnal non-dipping predict postinduction and intraoperative hypotension: a secondary analysis of a prospective study[J]. J Clin Anesth, 2022, 79:110715.

[19] HOLLMANN C, FERNANDES N L, BICCARD B M. A systematic review of outcomes associated with withholding or continuing angiotensin-converting enzyme inhibitors and angiotensin receptor blockers before noncardiac surgery[J]. Anesth Analg, 2018, 127(3):678-687.

[20] CHE L, ZHANG Y, YU J, et al. Attenuation of muscle mass and density is associated with poor outcomes among patients undergoing major gynecologic surgery: a retrospective cohort study[J]. Anesth Analg, 2021, 132(6):1692-1699.

[21] GUMBERT S D, KORK F, JACKSON M L, et al. Periop-erative acute kidney injury[J]. Anesthesiology, 2020, 132(1):180-204.

[22] BOTTO F, ALONSO-COELLO P, CHAN M T, et al. Myocardial injury after noncardiac surgery: a large, international, prospective cohort study establishing diagnostic criteria, characteristics, predictors, and 30-day outcomes[J]. Anesthesiology, 2014, 120(3):564-578.

[23] HALLQVIST L, MRTENSSON J, GRANATH F, et al. Intraoperative hypotension is associated with myocardial damage in noncardiac surgery: an observational study[J]. Eur J Anaesthesiol, 2016, 33(6):450-456.

[24] VAN WAES J A, VAN KLEI W A, WIJEYSUNDERA D N, et al. Association between intraoperative hypotension and myocardial injury after vascular surgery[J]. Anesthesiology, 2016, 124(1):35-44.

[25] EVERED L, SILBERT B, KNOPMAN D S, et al. Recommendations for the nomenclature of cognitive change associated with anaesthesia and surgery-2018[J]. Br J Anaesth, 2018, 121(5):1005-1012.

[26] WONGTANGMAN K, WACHTENDORF L J, BLANK M, et al. Effect of intraoperative arterial hypotension on the risk of perioperative stroke after noncardiac surgery: a retrospective multicenter cohort study[J]. Anesth Analg, 2021, 133(4):1000-1008.

[27] HATIB F, JIAN Z, BUDDI S, et al. Machine-learning algorithm to predict hypotension based on high-fidelity arterial pressure waveform analysis[J]. Anesthesiology, 2018, 129(4):663-674.

[28] DAVIES S J, VISTISEN S T, JIAN Z, et al. Ability of an arterial waveform analysis-derived hypotension prediction index to predict future hypotensive events in surgical patients[J]. Anesth Analg, 2020, 130(2):352-359.

[29] MULLER L, BRIÈRE M, BASTIDE S, et al. Preoperative fasting does not affect haemodynamic status: a prospective, non-inferiority, echocardiography study[J]. Br J Anaesth, 2014, 112(5):835-841.

[30] KHAN A I, FISCHER M, PEDOTO A C, et al. The impact of fluid optimisation before induction of anaesthesia on hypotension after induction[J]. Anaesthesia, 2020, 75(5):634-641.

[31] 中华医学会麻醉学分会 α 激动剂围手术期应用专家组. α1 肾上腺素能受体激动剂围手术期应用专家共识(2017 版)[J]. 临床麻醉学杂志, 2017, 33(2):186-192.

62 围手术期血压/心率对非心脏手术后心肌损伤的研究进展

非心脏手术后心肌损伤(myocardial injury after non-cardiac surgery,MINS)是术后死亡率的独立预测因素,是指发生在非心脏手术后30天内,因缺血引起术后肌钙蛋白升高,伴或不伴有其他症状或心电图改变。MINS的发生与围手术期多种因素相关,如手术创伤、疼痛、低血压、心动过速、出血量、血液高凝、低氧血症、低体温、感染、术后镇痛不足等。迄今为止,尚无有力证据证明或推荐任何具体诊疗方案可以切实可行防治MINS的发生,但有一点可以确定,即患者在围手术期常处于心理和生理的应激状态,手术创伤和全身麻醉不可避免地影响患者的血流动力学状态,最直观的指标就是血压和心率的改变,进而对术后心肌产生影响。维持血流动力学平稳旨在围手术期使患者重要脏器血液供应正常,器官功能维持在正常状态,从而减少MINS的发生。本文总结近年来相关文献,将从术前、术中、术后三个围手术期阶段患者血流动力学改变,尤其是血压及心率波动入手,对其与MINS相关性加以综述,以期确定更加合理的术中血压和/或心率阈值,并进行有针对性的干预和治疗,可能有助于识别和减少围手术期心脏并发症。

一、术前高血压、高心率状态对MINS及相关并发症的影响

术前高血压可造成全身靶器官损害,在心脏则表现为左心室肥厚、左心室舒张及收缩功能减退、冠心病等,使心肌氧供相对不足,发生心肌缺血性损伤风险高。一项涵盖约14 000例患者的前瞻性队列研究发现,术前脉压升高(>62mmHg)与MINS有关。该研究将MINS定义为血清高敏感肌钙蛋白T(highly sensitive troponin T,hsTnT)≥0.03ng/ml,可归因于非心脏手术术后30天内的缺血性病因。该研究还表明,仅术前收缩压升高(>160mmHg)与MINS无相关性,而术前收缩压升高(>160mmHg)同时伴有脉压升高(>62mmHg)可增加MINS的风险。脉压为收缩压和舒张压之间的差值,反映了左心室排血量、心肌收缩力和动脉壁顺应性,这是围手术期影响心血管功能的关键因素。在一般人群中,脉压升高预示存在心肌梗死和充血性心力衰竭的风险。因此,对

术前脉压进行监测可能成为完善非心脏手术患者围手术期心血管并发症风险评估的手段。另有研究发现,术前心率升高(>96次/min)与非心脏手术后30天内的MINS、心肌梗死的发生率增加有关。将手术前24小时接受β受体阻滞剂和钙通道阻滞剂的患者排除在研究之外后,心率升高(>96次/min)仍然与上述结果具有独立相关性。另有文献报道,术前静息心率升高(>87次/min)与围手术期MINS和病死率独立相关。大多数观点认为动脉粥样硬化性冠状动脉斑块破裂并不是围手术期心肌梗死直接原因,而是长期存在的心肌缺血。心肌供氧和需氧之间的失衡,以及随后的心肌缺血,是由多种因素导致的,包括贫血、高血压、低血压和缺氧等。心动过速可由自主神经系统失衡、疼痛、低血容量和/或抑制心脏功能类药物应用减少引起,导致氧消耗增加,继而产生缺血,甚至存在发生心内膜下心肌坏死风险。然而目前尚不清楚围手术期有效控制心率是否会影响临床相关结果。

一项可推广的多中心队列研究发现,术前静息心率升高(>87次/min)与自主神经系统功能障碍有关,与亚临床心力衰竭的病理生理特征一致。该研究表明,在没有心脏结构改变或动脉粥样硬化性心脏病的情况下,持续升高的心率会导致心力衰竭,而心率升高也可能增加高血压、冠心病和瓣膜性心脏病患者发生心力衰竭的风险。

二、术中低血压、高心率状态对MINS及其相关并发症的影响

术中低血压是全身麻醉的常见并发症,不仅对患者重要器官产生影响,且影响患者预后。长期以来,对于术中低血压始终没有统一概念。在既往多数研究中,常用收缩压和/或平均动脉压的绝对值、或与基础值差值来定义术中低血压。如术中低血压被定义为术中收缩压低于80mmHg、或平均动脉压低于65mmHg。近期一篇报道指出,绝对阈值和相对阈值都有其固有的局限性,并不是所有器官都有相似的灌注阈值,基础血压较高的患者可能需要维持较高血压以保证器官灌注。近年来多数研究关注术中低血压的

同时,还关注术中低血压持续时间。在一项术中血压与MINS相关性的研究表明,麻醉诱导后血压下降程度超过40%且持续时间超过30分钟与术后发生MINS有关。另有一项研究将术中低血压定义为收缩压下降超过入室基线水平的50%,且低血压持续时间超过5分钟。多变量逻辑回归分析表明,此种定义下的术中低血压是术后hsTnT升高的独立预测因子。一项有关围手术期血流动力学管理的队列研究表明,平均动脉压低于60~70mmHg与心肌梗死、急性肾损伤以及死亡有关,这些结论来自于接受不同手术和麻醉类型的大样本患者群体,具有普遍临床意义。因此,针对术中低血压概念及其含义的解读,还需大量临床试验进一步研究。

目前大量研究指出:术中低血压与术后心肌缺血、心肌梗死的发生率增加有显著相关性。其中一项研究表明,MINS的风险阈值为收缩压约90mmHg、平均动脉压约65mmHg、舒张压约50mmHg、脉压约35mmHg。收缩压、平均动脉压和脉压的降低幅度与MINS强度相关,但舒张压降低幅度与MINS的相关性较差。另有一项研究显示,MINS的风险阈值为平均动脉压55mmHg,即使术中平均动脉压<55mmHg的持续时间很短,也与MINS有关。在一项择期非心脏手术相关研究中,术中低血压与术后1天MINS和术后30天内心肌梗死独立相关。该研究认为从数据中导出的单一血压不是患者的最佳选择,从基线的变化来定义术中低血压更为合理。另有一项多中心回顾性队列研究得出结论,术中平均动脉压<65mmHg的持续时间增加或术中出现平均动脉压<55mmHg的任意时间点,都与发生术后相关并发症成高度相关性。一项随机研究也表明,术中将收缩压维持在基础值10%以内可以有效预防术后重要器官功能受损。

一项关于心脏迷走神经活动与MINS的研究表明,在接受非心脏手术的低风险患者中,心率测量数据提示,心脏迷走神经活动丧失与围手术期MINS相关。迷走神经介导的心脏保护作用具有多种作用机制,包括降低心率,保持心排血量,减轻氧化应激反应,激活线粒体吞噬功能,缓解炎症反应等。在388例手术时间>220分钟的患者中,术中心率升高与手术不良结果相关(手术不良结果被定义为住院超过10天且处在预后不良状态或在住院期间死亡的患者),上述研究数据差异有统计学意义。另有一篇研究报道,术中最大心率>100次/min与MINS、心肌梗死和死亡率相关。值得一提的是,一项关于MINS与术中心率相关性研究中却得出了与绝大多数研究结果相悖的结论。该文献指出,非心脏手术患者术中心率超过80次/min、90次/min和/或100次/min与其MINS和全因死亡率均无相关性。这篇报道指出,出现阴性结果可归因于该研究与其他研究在患者群体的选择、心率评估的方法及试验数据的校正等方面均存在差异,尤其是该临床研究在收集数据时未充分考虑某些潜在混淆因素。另外,该研究采用肌钙蛋白T进行分析,与使用hsTnT分析相比,MINS的发病率明显下降。

该研究也指出,MINS的真实发生率可能在该临床研究中报告不足,致使术后发生MINS组和未发生MINS组数据相似,而这些相似的数据未能在统计学上证明MINS与术中观察到的心动过速效应之间存在关联。因此,该临床研究的结果可能相对保守。

多项研究表明,30天死亡率反映患者预后状况,是重要的观察指标。引起患者术后死亡的原因有很多,术中低血压是术后30天死亡率的主要原因,分析原因可能是由于术中低血压会导致组织器官低灌注,尤其是心肌缺血,从而导致患者术后死亡。因此,从临床角度来看,应重视术中低血压对患者预后的影响,及时发现术中低血压并积极处理,维持适宜的循环容量。

三、术后低血压状态对MINS及其相关并发症的影响

术后由于对患者的血压监测次数减少,血压波动无法被识别,MINS和心肌梗死也往往被忽视,因为只有少数术后患者有心肌缺血的症状或体征。术后持续对患者实施个体化血压管理,对非心脏手术MINS的预防具有潜在益处。一项回顾性单中心队列研究探讨血清hsTnT作为MINS标志物与术后低血压之间的可能联系。术后低血压在研究人群中非常常见,接近50%的患者术后平均动脉压<77mmHg。术后心脏hsTnT升高在研究人群中也很常见,53%的患者其值高于正常参考值(hsTnT>0.014ng/ml),并且12%的人群hsTnT>0.05ng/ml。经过多变量数据调整后,术后平均动脉压降低被证明是非心脏手术后心脏hsTnT升高的独立危险因素。

一项对1710例年龄>60岁、接受中高危非心脏手术的患者研究显示,术后平均动脉压<75mmHg的低血压情况普遍存在。其中144例(8%)患者出现持续2小时的平均动脉压<60mmHg,而在824例(48%)患者中,出现了持续4小时平均动脉压<75mmHg的情况。该研究在调整混杂因素后给出的结论是,术后平均动脉压<75mmHg的持续时间超过635分钟与MINS有关。术后平均动脉压<75mmHg会增加MINS的风险(该文献将MINS定义为术后的前3天血清hsTnT峰值>0.05ng/ml或更高),如平均动脉压比阈值更低,则持续时间较短也同样有害。术后低血压与MINS独立相关的研究在危重患者中也得到证实,一项针对重症监护治疗病房内感染性休克患者开展的研究显示,平均动脉压为85mmHg时,患者病死率、AKI和MINS的风险就会显现。随着平均动脉压从85mmHg下降到55mmHg,死亡风险逐渐增加。

四、思考与展望

众所周知,围手术期血流动力学波动对患者心肌血流灌注有一定影响,且与患者预后转归相关。心血管并发症是非心脏手术患者预后不良和/或死亡的重要原因,术前识

别高危患者和运用适当的围手术期管理策略可以降低心血管风险。因此，围手术期需要确保患者血流动力学趋于平稳，及时发现并处理围手术期血流动力学剧烈波动事件，保证心肌的血流灌注。以术中低血压为例，目前对其定义仍不明确，临床上干预的时机也会有所不同。与此同时，众多文献只是单独研究血压或者心率对目标靶器官，尤其是心肌的影响，在围手术期将血压与心率联系在一起开展相关性研究的文献却极其有限。在适宜的麻醉深度和完善的镇痛强度下，全身麻醉能降低机体氧耗量，机体各器官的血流灌注量随着氧耗量的降低而下降，血压如果能反映脏器的血流灌注量，则血压也应随之降低，此时心率减慢也是必然的。在这种情况下，机体的氧供需平衡未受到破坏。由于心脏做功减少，心肌氧耗下降，心肌缺血也不会发生。心动过速会导致氧耗增加，血压与心率在围手术期应达到何种关系才不会导致机体氧供需失衡呢？目前有观点认为，外周血管的平均动脉压，如桡动脉的平均动脉压大致可以代表心肌的氧供，而心率的快慢也可代表心肌的氧耗多少。那么是否可以把平均动脉压与心率的比值作为发生心肌缺血，甚至MINS发生的危险因素之一？该观点认为调节人体心肌血流灌注的压力范围的下限为50~60mmHg，满足以下条件对避免发生心肌缺血至关重要：①平均动脉压/心率>1；②维持心肌的灌注压>55mmHg；③避免在心率增快的同时血压下降。然而，也有学者对上述观点提出质疑，认为在围手术期平均动脉压/心率<1的情况并非少见，但临床上患者并未都出现心肌缺血的症状和体征。值得注意的是，上述两种观点讨论的都是平均动脉压/心率相互关系对心肌缺血的影响，而并非对MINS的影响。由于非心脏外科手术患者围手术期，尤其是术后错综复杂的临床管理方案和镇痛措施的实施，MINS的发生常常没有典型的心肌缺血症状和/或缺血性ECG改变，使心肌缺血和MINS难于辨识。

综上所述，MINS是非心脏外科手术的常见并发症，与患者术后30天病死率密切相关。围手术期血压和/或心率异常状态会影响非心脏外科手术患者的心肌血流灌注，甚至引起MINS的发生。合理调控非心脏外科手术患者围手术期处于理想的麻醉和手术状态，进而使患者血流动力学在整个围手术期无明显变化，机体氧供需平衡，内环境稳定不受干扰，可能是减少MINS发生和进一步为心肌提供保护的最佳策略。

（林雪　王瑞　张烜赫）

参 考 文 献

[1] ABBOTT T E F, PEARSE R M, ARCHBOLD R A, et al. Association between preoperative pulse pressure and peri-operative myocardial injury: an international observational cohort study of patients undergoing non-cardiac surgery [J]. Br J Anaesth, 2017, 119(1): 78-86.

[2] ABBOTT T E F, ACKLAND G L, ARCHBOLDR A, et al.

Preoperative heart rate and myocardial injury after non-cardiac surgery: results of a predefined secondary analysis of the VISION study [J]. Br J Anaesth, 2016, 117(2): 172-181.

[3] ABBOTT T E F, MINTO G, LEE A M, et al. Elevated pre-operative heart rate is associated with cardiopulmonary and autonomic impairment in high-risk surgical patients [J]. Br J Anaesth, 2017, 119(1): 87-94.

[4] BABAZADE R, YILMAZ H O, ZIMMERMAN N M, et al. Association between intraoperative low blood pressure and development of surgical site infection after colorectal surgery: A retrospective cohort study [J]. Ann Surg, 2016, 264(6): 1058-1064.

[5] GREGORY A, STAPELFELDT W H, KHANNA A K, et al. Intraoperative hypotension is associated with adverse clinical outcomes after noncardiac surgery [J]. Anesth Analg, 2021, 132(6): 1654-1665.

[6] LEE H, PARULKAR S, SWEITZER B J. Blood pressure management and perioperative myocardial injury [J]. Int Anesthesiol Clin, 2021, 59(1): 36-44.

[7] VAN WAES J A, VAN KLEI W A, WIJEYSUNDERA D N, et al. Association between intraoperative hypotension and myocardial injury after vascular surgery [J]. Anesthesiology, 2016, 124(1): 35-44.

[8] HALLQVIST L, MÅRTENSSON J, GRANATH F, et al. Intraoperative hypotension is associated with myocardial damage in noncardiac surgery: an observational study [J]. Eur J Anaesth, 2016, 33(6): 450-456.

[9] PUTOWSKI Z, CZAJKA S, Krzych Ł J. Association between intraoperative blood pressure drop and clinically significant hypoperfusion in abdominal surgery: A cohort study [J]. J Clin Med, 2021, 10(21): 5010.

[10] AHUJA S, MASCHA E J, YANG D, et al. Associations of intraoperative radial arterial systolic, diastolic, mean, and pulse pressures with myocardial and acute kidney injury afternoncardiac surgery: A retrospective cohor tanalysis [J]. Anesthesiology, 2020, 132(2): 291-306.

[11] WALSH M, DEVEREAUX P J, GARG A X, et al. Relationship between intraoperative mean arterial pressure and clinical outcomes after noncardiac surgery: toward an empirical definition of hypotension [J]. Anesthesiology, 2013, 119(3): 507-515.

[12] FUTIER E, LEFRANT J Y, GUINOT P G, et al. Effect of individualized vs standard blood pressure management strategies on postoperative organ dysfunction among high-risk patients undergoing major surgery: a randomized clinical trial [J]. JAMA, 2017, 318(14): 1346-1357.

[13] MAY S M, REYES A, MARTIR G, et al. Acquired loss

of cardiac vagal activity is associated with myocardial injury in patients undergoing noncardiac surgery: prospective observational mechanistic cohort study[J]. Br J Anaesth,2019,123(6):758-767.

[14] RUETZLER K,YILMAZ H O,TURAN A,et al. Intra-operative tachycardia is not associated with a composite of myocardial injury and mortality after noncardiac surgery: A retrospective cohort analysis[J]. Eur J Anaesth,2019, 36(2):105-113.

[15] REICH D L,BENNETT-GUERRERO E,BODIAN C A, et al. Intraoperative tachycardia and hypertension are independently associated with adverse outcome in noncardiac surgery of long duration[J]. Anesth Analg,2002,95 (2):273-277.

[16] ABBOTT T E F,PEARSE R M,ARCHBOLD R A,et al. A prospective international multicentre cohort study of intraoperative heart rate and systolic blood pressure and myocardial injury after noncardiac surgery: results of the VISION study[J]. Anesth Analg,2018,126(6):1936-1945.

[17] GU W J,HOU B L,KWONG J S W,et al. Association between intraoperative hypotension and 30-day mortality, major adverse cardiac events,and acute kidney injury after non-cardiac surgery: A meta-analysis of cohort studies [J]. Int J Cardiol,2018,258:68-73.

[18] LIEM V G B,HOEKS S E,MOL K H J M,et al. Postoperative hypotension after noncardiac surgery and the association with myocardial injury [J]. Anesthesiology, 2020,133(3):510-552.

[19] KHANNA A K,MAHESHWARI K,MAO G,et al. Association between mean arterial pressure and acute kidney injury and a composite of myocardial injury and mortality in postoperative critically Ill patients: A retrospective cohort analysis[J]. Crit Care Med,2019,47(7):910-917.

[20] 李立环. 心血管麻醉思考与实践[M].北京:科学出版社,2019:244.

63 术中低血压对器官灌注和预后的异质性影响

术中低血压(intraoperative hypotension,IOH)经常使麻醉管理复杂化,并且与术后急性肾损伤(acute kidney injury,AKI)、心肌损伤(myocardial injury,MI)、脑卒中和死亡密切相关。由于合并症和虚弱,老年患者更容易受围手术期血流动力学障碍和器官功能障碍的影响。虽然测量血压只是血流动力学状态的一个组成部分和简化过程,但IOH通过低灌注和缺血的伴随效应,与围手术期终末器官功能障碍的发病机制息息相关。然而,目前术中低血压定义还没有被广泛接受。尽管缺乏统一的定义,越来越多的研究已经解决了术中低血压与术后病死率和全身麻醉后器官功能障碍之间的关系。Monk是最先发现术中低血压持续时间与病死率显著相关的研究小组之一,低血压是否以及在多大程度上影响器官灌注,导致器官损伤,这仍然是一个有争议的话题。因此本文通过总结IOH与术后不良结局之间的关系,以引起足够关注。

一、术中低血压定义

(一)血压的形成以及低血压的危险因素

了解血压(blood pressure,BP)的性质有助于阐明低血压何时以及为何令人担忧。血压的本质是循环血液施加于单位面积的法向力,驱动血液流向不同的器官(即器官灌注),特别是大脑,在取坐位或站立位时它相对于心脏处于较高的水平。大脑和心脏之间的高度差增加需要更高的血压,如站立的长颈鹿(SBP约300mmHg)和人类的基线血压明显不同(SBP约120mmHg)。动脉血压由心排血量(cardiac output,CO)和全身血管阻力(systemic vascular resistance,SVR)决定。动脉血压是多种血流动力学因素的结果。因此,低血压并不总是相同的,有不同潜在的病理生理机制,是相关因素变化的不同组合的结果。血压主要由一定充盈压下的每搏输出量(或CO)和SVR决定,充盈压可用中心静脉压(central venous pressure,CVP)表示;这些参数之间的关系用公式表达:CO×SVR=(MAP−CVP)×80。

只要CO-SVR乘积相同,不同的CO和SVR值的BP就可以相同。由乘积相同,但CO和SVR各自值不同,绘制出

的一条曲线称为等压曲线。等压线以下和以上的区域分别被称为低血压区和高血压区。使用简单的压力-输出-阻力三角框架,将血压视为心排血量(CO)和全身血管阻力(SVR)的产物。基于CO和SVR的不同变化,低血压有以下五种基本病理生理机制:①SVR下降而CO保持稳定;②SVR下降而CO增加,但SVR下降的影响超过了CO增加的影响;③CO下降而SVR保持稳定;④CO下降而SVR增加,但CO减少的影响超过了SVR增加的影响;⑤CO和SVR同时下降。虽然这些机制中的每一种都会导致低血压,但它们对器官灌注的影响是不同的,这种简化的方法不应分散对CO和SVR变化原因的注意力,因为它们本身具有不同的决定因素。CO是心率和每搏输出量的乘积,每搏输出量取决于前负荷、心肌收缩能力和后负荷。SVR由血管半径、血管长度和血液黏度决定。在临床上,血管升压剂、β受体阻滞剂和钙通道阻滞剂以及起搏器的使用等干预措施都可以导致血流动力学方面的变化,从而导致血压的变化。

(二)血压阈值类型

如何最好地描述低血压仍不清楚,也没有对低血压的统一定义。在一项综述中,Bijker等在四大麻醉期刊130篇文章中总结了140种低血压定义。结果是,根据所选的定义,术中低血压的发生率为5%~99%。很多指标被用来定义IOH,如SBP或MAP下降低于某一阈值、与基础值的变化、绝对与相对阈值的组合、低血压持续时间、液体或血管升压药的使用等。通常用SBP和/或MAP的绝对值或与基础值比来定义,如SBP<100mmHg或80mmHg(1mmHg=0.133kPa),MAP<70mmHg或65mmHg;SBP或MAP下降低于基础值10%~40%。基础血压大多是麻醉诱导前的血压,可取自患者术前病历,或者术前一天外科病房护士记录的患者仰卧位时的血压作为参考值,既往研究中对于基础血压的描述不一。IOH既往用SBP下降定义居多,近年用MAP下降定义较之前增多,如MAP<50mmHg、55mmHg、60mmHg、65mmHg或下降至诱导前血压的30%或40%,并关注其持续时间。MAP被广泛用于非心脏手术和心脏手术中(含CPB)评估围手术期风险的术中指标。一项多中

335

心回顾性研究老年非心脏手术患者术中低血压及相关危险因素对术后病死率的影响,结果显示老年患者术中MAP<65mmHg与术后病死率高度相关。在一篇对42项研究进行的综述中,29项(69%)使用基于绝对MAP阈值的术中低血压定义,17项研究(40%)使用基于绝对SBP阈值的低血压定义,17项研究(40%)使用了基于相对血压阈值的低血压定义(相对于基线血压的百分比或绝对下降)。在9项研究中,使用了相对MAP阈值,在7项研究中,使用了相对SBP阈值。只有一项研究没有明确其相对阈值是基于平均动脉压还是基于SBP。

(三) 低血压持续时间

有研究认为低血压必须结合持续时间才有意义。Wesselink等系统性回顾了42项与术中低血压相关的研究,其中20项研究开展了低血压的二分法分析,7项研究在低血压定义中包含了最短持续时间。15项研究对低血压持续时间是否与对应研究结果相关进行了比较分析。两项研究分析了血压低于阈值的时间,以分钟为单位。两项研究分析了血压与时间的曲线下面积。三项研究使用了不同类型的时间相关分析,如时间加权平均或低血压时间占总手术时间的百分比。14项研究报道了最短低血压持续时间≥1分钟对不良事件发生率的影响,8项报道了≥5分钟的影响,12项报道了≥10分钟的影响,7项报道了≥20分钟的影响。

(四) 低血压与并发症概述

低血压与并发症有关,但具体导致并发症的阈值和持续时间尚未明确。加之IOH定义的多样化,每位麻醉科医师对低血压的处理水平又不同,导致术中对低血压判断与处理千差万别。London呼吁更新以前认为的安全观念,对麻醉的高危患者应将MAP增加10~20mmHg作为术中最低的可接受值。Lonjaret提出SBP较基础血压降低20%以上定义为围手术期低血压。2014年《中国老年患者围手术期麻醉管理指导意见》也要求围手术期血压一般应维持在术前平静血压±20%。欧洲心脏病学会和欧洲麻醉学会联合发布《2014 ESC/ESA非心脏手术指南:心血管评估和管理》强调:术中循环管理应避免IOH(MAP下降>基础值20%或MAP<60mmHg)累计时间超过30分钟。2017年7月在伦敦举行的围手术期质量倡议关于择期手术中血压、风险和结果的共识声明建立了关于术中血压的共识:术中MAP低于60~70mmHg与MI、AKI和死亡相关。损伤是低血压严重程度和持续时间的函数。2017年Wu等进行的一项多中心随机对照研究:最佳血压可减少老年高血压患者胃肠手术后AKI,率先使用随机对照试验证明对于老年高血压患者,将术中MAP控制在80~95mmHg可以减少腹部大手术术后AKI的发生率。同年Futier等的一项个体化血压研究,得出结论:在以腹部手术为主且高风险的患者中,与标准管理相比,针对个性化SBP的管理降低了术后器官功能障碍的风险,认为将术中SBP控制在术前基础血压的±10%与标准管理策略相比更优。因此,在手术中尤其是对于高危人群,IOH定义标准应从严把控,做到精细化、个性

化、及时化的血压管理。

二、基于队列研究的IOH和预后

大多数队列研究表明,IOH与术中管理不良结局之间存在一致的关联。例如,在非心脏非神经外科患者中进行的队列研究表明,IOH与不良结局之间存在关联,即死亡率、全因发病率、AKI、急性心肌损伤、充血性心力衰竭、脑卒中、认知功能减退、术后谵妄等。同样,在涉及体外循环的心脏手术患者中进行的大多数队列研究表明,IOH与术后病死率增加、主要发病率、脑卒中、早期认知功能障碍、术后谵妄、AKI之间存在关联。这些队列研究的结果应该根据其固有的局限性来解释。第一个局限性与用于定义低血压阈值的多样性以及用于量化低血压累积效应(即暴露)的方法有关,暴露定义的多样性影响了术中低血压与预后之间的关联结果。此外,回顾研究中使用的基线血压可能不可靠,因为血压有昼夜波动以及在医院环境中也往往更高(白大衣高血压)。第二个局限性与混杂因素的控制有关。低血压有不同的潜在病理生理原因和对器官灌注量的影响,而不是血压本身,决定了与血流动力学相关的结果。调查术中低血压的队列研究通常不考虑与血流/灌注相关的信息(由于缺乏常规测量);因此,这些研究可能会被这些未测量但关键的信息所混淆。如何治疗低血压也可能影响队列研究的结果,因为不同的治疗方法,尽管都可能增加血压,但可能对器官灌注量和其他变量有不同的影响。

三、基于随机对照试验的IOH与预后

在低血压和预后之间关系的研究中,基于队列研究的证据和基于随机对照试验的证据之间存在明显的差异。尽管大量的队列研究表明围手术期低血压与不良结局之间存在关联,但随机对照试验未能证明维持较高的血压持续改善了结果。在外科患者中评估这一证据受到以下因素的限制:①不同的手术方式;②不同的血压靶点和不同的血压相关干预措施;③不同的结果指标;④不同流量/灌注(包括体外循环期间的泵流量)。在感染性休克患者中,以较高的MAP(80~85mmHg)或较低的MAP(65~70mmHg)为目标的策略之间的死亡率没有显著差异。这些不一致的发现尽管可能有多种原因,但表明可能需要一种改进的方法来理解低血压,包括其定义、病理生理学以及对急性护理中器官灌注和患者预后的影响。换句话说,血压管理并不像仅仅针对预先指定的血压值那么简单。

四、低血压对血流灌注器官特异性影响

虽然低血压通常会导致灌注压降低,但并不总是导致器官灌注不足,因为器官灌流是由灌注压除以局部血管阻力(regional vascular resistance,RVR)来决定的。根据泊肃

叶定律,RVR 由血管半径、血管长度和血液黏度决定,尽管临床上血管长度很少变化。多种因素可以改变血管半径或血管舒缩张力,如年龄、动脉粥样硬化、血压、高碳酸血症和血管活性药物,从而导致 RVR 的变化。血管舒缩张力的变化继发于灌注压力的变化,是由肌源性机制介导的,是器官血流压力依赖的自动调节的基础。根据 RVR 与灌注压相比变化的相对方向和大小,低血压可以对器官灌注量产生以下三种影响:①如果灌注压下降和 RVR 降低的影响具有可比性,则器官灌注保持稳定,在这种情况下,低血压的潜在病理生理学是 SVR 下降,而 CO 没有变化。②如果灌注压下降的影响小于 RVR 下降的影响,器官灌注量增加,在这种情况下,低血压继发于 SVR 下降伴随较小程度的 CO 增加,如使用某些钙通道阻滞剂所示。③当 RVR 出现下列变化之一时,如果灌注压力降低,器官灌注量就会减少:RVR 不变,即低血压的潜在病理生理机制是 CO 减少而不改变 SVR;RVR 增加,即低血压继发于 CO 降低并伴有较轻程度的 SVR 增加的情况;RVR 下降,RVR 下降的程度小于灌注压下降的程度。这是一种低血压继发于 CO 和 SVR 下降的情况。

最重要的是,低血压并不必然导致器官灌注的减少。相反,低血压对器官灌注的影响取决于 RVR 的变化方向(即无变化、增加或降低)。当 RVR 降低时,取决于 RVR 相对于灌注压降低的程度。缺乏器官灌注的评估可能是上述研究中关于低血压在急性诊治中结果不一致的原因之一,而这些研究中的结局指标很大程度上是由器官灌注所决定的。

五、器官血流调节

从组织微循环的水平,可以更好地解释器官血流调节。组织微循环的调节发生在小动脉水平,即毛细血管的灌注起始端。在小动脉壁平滑肌的作用下,这些小动脉可以扩张和收缩,继而使小动脉的半径发生变化。根据泊肃叶定律,血管阻力与血管半径的四次方成反比,与血管长度和血液黏度的一次方成正比。因此,相较于血管长度或血液黏度,血管半径的变化是一种更稳健和高效的血管阻力调节方式。多种因素可通过小动脉的扩张和收缩调节组织灌注,包括:①灌注压力(即压力自主调节);②自主神经系统;③循环激素;④局部代谢活动;⑤内皮细胞产物;⑥流量介导的血管直径变异。这些血管舒缩调节因素的综合作用决定了血流阻力,从而调节下游的毛细血管灌注。

值得注意的是,毛细血管床本身也可以调节其自身的灌注。一项研究报道,内皮细胞具有收缩纤维,并能根据外界刺激调节其体积。也有证据表明,毛细血管能够对血压的变化产生反应,这意味着低血压时毛细血管的直径可以减小到红细胞无法通过的程度。

需要强调的是,即使在灌注压波动的情况下,压力自主调节仍能维持相对稳定的器官灌注,但该调节方式只是器官血流调节的机制之一。在非压力调节机制背景下解释压力自主调节可能令人困惑。有两种方法可用于思考压力自主调节和非压力调节机制之间的相互作用。一种方法是将它们视为共存或平行的机制,器官灌注是它们叠加的最终结果。另一种方法是将非压力调节机制视为调节压力自主调节的因素。例如高碳酸血症通过缩短压力自主调节曲线的平台期并使其向上移动,从而调控压力自主调节。除了与非压力调节机制相互作用外,压力自主调节还受人口统计学特征(如年龄)、慢性疾病(如高血压和动脉粥样硬化)、急性疾病(如创伤性脑损伤)、麻醉(如七氟烷)和药物(如钙通道阻滞剂)的影响。此外,不同的器官拥有不同的压力自主调节能力。重要器官(即大脑、心脏和肾脏)具有强大的自主调节能力。作为自然选择进化的优势物种,压力自主调节赋予哺乳动物(尤其是其重要器官)对急性低血压和高血压更好的耐受性。在低血压时,压力自主调节提供稳定的器官灌注。

在脓毒症和休克期间,即使全身血流动力学指标正常,大循环和微循环也可能存在脱偶联。这一理论得到研究证实,即在脓毒性休克患者中,尽管血管升压素输注使平均动脉压从 65mmHg 增加到 85mmHg,舌下毛细微血管流量和灌注的毛细血管百分比仍然保持不变。微循环和线粒体功能障碍是脓毒症和休克的典型病理生理特征,此时即使全身氧供因素被纠正,却仍然存在难治性局部缺氧和氧摄取不足。针对微循环恢复的治疗(如使用一氧化氮供体打开低灌注的毛细血管床或增加微循环开放压力)是否能够改善预后仍有待研究。

六、器官灌注量评估

对于器官灌注的可靠评估有助于急性诊治中的低血压管理。但是在临床实践中,器官灌注评估常常富有挑战性,因为目前仍缺乏能够对特定器官血流灌注进行直接量化的监测仪器。相反地,评估器官灌注常采用间接的方法。当器官发生缺血时,会出现特定的症状和体征,如心肌缺血时的胸痛和脑缺血时的头晕,这也是临床上评估器官灌注的常用方法。相关监测和实验室检查,如心肌缺血时心电图的 ST 段改变和肌钙蛋白水平升高,也可用于诊断器官缺血,但这些方法具有不同的敏感性和特异性。此外,一种可用于评估器官灌注的新兴技术是基于近红外光谱的组织氧监测仪。这种仪器利用近红外光,可以对组织床中组织氧耗和氧供之间的平衡情况进行评估。该监测具有无创、连续和便携等优点,并可对不同器官组织床的灌注情况进行评估。但需要注意的是,近红外光谱技术所测定的组织氧合结果只有在组织的氧代谢速率保持相对稳定的情况下,才能准确反映出相应组织的灌注情况。其他技术,如侧流暗场成像(side stream darkfield imaging)和正交偏振光谱成像(orthogonal polarization spectral imaging),也可用于微循环的评估。

七、小结与展望

综上所述,在急性诊治中,低血压的潜在病理生理学机制及其对器官灌注和患者预后的影响存在明显的异质性。低血压并不总是导致器官灌注不足。事实上,低血压可能不会影响甚至可能改善器官灌注,这主要取决于灌注压和RVR之间的相对变化以及压力自主调节的状态。在解读现有证据时,需要考虑相关研究的偏倚和局限性。目前,随机对照研究的总体证据并不支持更高的血压目标必然改善患者的预后。低血压的管理应遵循"诊断-决策-干预"轴线。在不同的临床情况下,很难使用单一阈值在不同的患者群体定义低血压。因此,处理低血压同样无普适性方法,必须考虑血压如何驱动血液以实现器官的灌注,而不是专注于血压的固定数值。关于低血压是否需要治疗,这是一个复杂的决策过程,在这一过程中,需要考虑患者的基线状况、低血压对器官灌注的影响、结局证据以及手术性质。低血压的干预措施可以分为两种,第一种是针对导致低血压的直接原因,第二种是纠正导致低血压的潜在血流动力学变化,而这两种方案往往重叠。因此,本文的关键在于探讨低血压潜在的病理生理学"异质性"及其对器官灌注和患者预后的影响。

(杨玉萍 刘苏)

参 考 文 献

[1] WALSH M, DEVEREAUX P J, GARG A X, et al. Relationship between intraoperative mean arterial pressure and clinical outcomes after noncardiac surgery: toward an empirical definition of hypotension [J]. Anesthesiology, 2013,119(3):507-515.

[2] SALMASI V, MAHESHWARI K, YANG D, et al. Relationship between intraoperative hypotension, defined by either reduction from baseline or absolute thresholds, and acute kidney and myocardial injury after noncardiac surgery: a retrospective cohort analysis [J]. Anesthesiology, 2017,126(1):47-65.

[3] SUN L Y, WIJEYSUNDERA D N, TAIT G A, et al. Association of intraoperative hypotension with acute kidney injury after elective noncardiac surgery [J]. Anesthesiology, 2015,123(3):515-523.

[4] MASCHA E J, YANG D, WEISS S, et al. Intraoperative mean arterial pressure variability and 30-day mortality in patients having noncardiac surgery [J]. Anesthesiology, 2015,123(1):79-91.

[5] BIJKER J B, PERSOON S, PEELEN L M, et al. Intraoperative hypotension and perioperative ischemic stroke after general surgery: a nested case-control study [J]. Anesthesiology, 2012,116(3):658-664.

[6] MONK T G, SAINI V, WELDON B C, et al. Anesthetic management and one-year mortality after noncardiac surgery [J]. Anesth Analg, 2005,100(1):4-10.

[7] BIJKER J B, VAN KLEI W A, VERGOUWE Y, et al. Intraoperative hypotension and 1-year mortality after noncardiac surgery [J]. Anesthesiology, 2009, 111 (6): 1217-1226.

[8] BOTTO F, ALONSO-COELLO P, CHAN M T, et al. Myocardial injury after noncardiac surgery: a large, international, prospective cohort study establishing diagnostic criteria, characteristics, predictors, and 30-day outcomes [J]. Anesthesiology, 2014,120(3):564-578.

[9] BONNET J F, BMGGY E, CUSACK B, et al. Can routine perioperative haemodynamic parameters predict postoperative morbidity after major surgery? [J]. Perioper Med (Lond), 2020,9:9.

[10] WESSELINK E M, KAPPEN T H, TORN H M, et al. Intraoperative hypotension and the risk of postoperative adverse outcomes: a systematic review [J]. Br J Anaesth, 2018,121(4):706-721.

[11] BIJKER J B, VAN KLEI W A, KAPPEN T H, et al. Incidence of intraoperative hypotension as a function of the chosen definition: literature definitions applied to a retrospective cohort using automated data collection [J]. Anesthesiology, 2007,107(2):213-220.

[12] ACKLAND G L, BRUDNEY C S, CECCONI M, et al. Perioperative Quality Initiative consensus statement on the physiology of arterial blood pressure control in perioperative medicine [J]. Br J Anaesth, 2019,122(5):542-551.

[13] MENG L, CANNESSON M, ALEXANDER B S, et al. Effect of phenylephrine and ephedrine bolus treatment on cerebral oxygenation in anaesthetized patients [J]. Br J Anaesth, 2011,107(2):209-217.

[14] VAN WAES J A, VAN KLEI W A, WIJEYSUNDERA D N, et al. Association between intraoperative hypotension and myocardial injury after vascular surgery [J]. Anesthesiology, 2016,124(1):35-44.

[15] LONDON M J. Intraoperative mean blood pressure and outcome: is 80(mmHg) the "new" 60? [J]. Anesthesiology, 2016,124(1):4-6.

[16] ZHAO B, CHEN X, CHEN Q, et al. Intraoperative hypotension and related risk factors for postoperative mortality after noncardiac surgery in elderly patients: a retrospective analysis report [J]. Clin Interv Aging, 2021, 16: 1757-1767.

[17] LONJARET L, LAIREZ O, MINVILLE V, et al. Optimal perioperative management of arterial blood pressure [J].

Integr Blood Press Control,2014,7:49-59.

[18] SESSLER D I,BLOOMSTONE J A,ARONSON S,et al. Perioperative Quality Initiative consensus statement on intraoperative blood pressure,risk and outcomes for elective surgery[J]. Br J Anaesth,2019,122(5):563-574.

[19] WU X,JIANG Z M,YING J,et al. Optimal blood pressure decreases acute kidney injury after gastrointestinal surgery in elderly hypertensive patients:A randomized study:optimal blood pressure reduces acute kidney injury [J]. J Clin Anesth,2017,43:77-83.

[20] FUTIER E,LEFRANT J Y,GUINOT P G,et al. Effect of individualized vs standard blood pressure management strategies on postoperative organ dysfunction among high-risk patients undergoing major surgery:a randomized clinical trial[J]. JAMA,2017,318(14):1346-1357.

[21] MENG L,YU W,WANG T,et al. Blood pressure targets in perioperative care[J]. Hypertension,2018,72(4):806-817.

[22] MAHESHWARI K,NATHANSON B H,MUNSONS H,et al. The relationship between ICU hypotension and in-hospital mortality and morbidity in septic patients[J]. Intensive Care Med,2018,44(6):857-867.

[23] ABBOTT T E F,PEARSE R M,ARCHBOLD R A,et al. A prospective international multicentre cohort study of intraoperative heart rate and systolic blood pressure and myocardial injury after noncardiac surgery:results of the VISION study[J]. Anesth Analg,2018,126(6):1936-1945.

[24] MONK T G,BRONSERT M R,HENDERSON W G,et al. Association between intraoperative hypotension and hypertension and 30-day postoperative mortality in noncardiac surgery[J]. Anesthesiology,2015,123(2):307-319.

[25] SESSLER D I,SIGL J C,KELLEY S D,et al. Hospital stay and mortality are increased in patients having a "triple low" of low blood pressure,low bispectral index,and low minimum alveolar concentration of volatile anesthesia [J]. Anesthesiology,2012,116(6):1195-1203.

[26] WILLINGHAM M D,KARREN E,SHANKS A M,et al. Concurrence of intraoperative hypotension,low minimum alveolar concentration,and low bispectral index is associated with postoperative death[J]. Anesthesiology,2015,123(4):775-785.

[27] SESSLER D I,MEYHOFF CS,ZIMMERMAN N M,et al. Period-dependent associations between hypotension during and for four days after noncardiac surgery and a composite of myocardial infarction and death:a substudy of the POISE-2 Trial[J]. Anesthesiology,2018,128

(2):317-327.

[28] WILLINGHAM M,BEN ABDALLAH A,GRADWOHL S,et al. Association between intraoperative electroencephalographic suppression and postoperative mortality [J]. Br J Anaesth,2014,113(6):1001-1008.

[29] WHITE S M,MOPPETT I K,GRIFFITHS R,et al. Secondary analysis of outcomes after 11,085 hip fracture operations from the prospective UK Anaesthesia Sprint Audit of Practice(ASAP-2)[J]. Anaesthesia,2016,71(5):506-514.

[30] CHENG X Q,WU H,ZUO Y M,et al. Perioperative risk factors and cumulative duration of "triple-low" state associated with worse 30-day mortality of cardiac valvular surgery[J]. J Clin Monit Comput,2017,31(2):387-395.

[31] POISE STUDY GROUP,DEVEREAUX PJ,YANG H,et al. Effects of extended-release metoprolol succinate in patients undergoing non-cardiac surgery(POISE trial):a randomised controlled trial[J]. Lancet,2008,371(9627):1839-1847.

[32] BRUNAUD L,NGUYEN-THI P L,MIRALLIE E,et al. Predictive factors for postoperative morbidity after laparoscopic adrenalectomy for pheochromocytoma:a multicenter retrospective analysis in 225 patients[J]. Surg Endosc,2016,30(3):1051-1059.

[33] HALLQVIST L,GRANATH F,HULDT E,et al. Intraoperative hypotension is associated with acute kidney injury in noncardiac surgery:an observational study[J]. Eur J Anaesthesiol,2018,35(4):273-279.

[34] TALLGREN M,NIEMI T,PÖYHIÄ R,et al. Acute renal injury and dysfunction following elective abdominal aortic surgery[J]. Eur J Vasc Endovasc Surg,2007,33(5):550-555.

[35] HOUSE L M,MAROLEN K N,ST JACQUES P J,et al. Surgical apgar score is associated with myocardial injury after noncardiac surgery[J]. J C lin Anesth,2016,34:395-402.

[36] MOSK C A,MUS M,VROEMEN J P,et al. Dementia and delirium,the outcomes in elderly hip fracture patients[J]. Clin Interv Aging,2017,12:421-430.

[37] ALCOCK R F,KOUZIOS D,NAOUM C,et al. Perioperative myocardial necrosis in patients at high cardiovascular risk undergoing elective non-cardiac surgery[J]. Hear,2012,98(10):792-798.

[38] HALLQVIST L,MÅRTENSSON J,GRANATH F,et al. Intraoperative hypotension is associated with myocardial damage in noncardiac surgery:an observational study [J]. Eur J Anaesthesiol,2016,33(6):450-456.

[39] SABATÉ S,MASES A,GUILERA N, et al. Incidence and predictors of major perioperative adverse cardiac and cerebrovascular events in non-cardiac surgery[J]. Br J Anaesth,2011,107(6):879-890.

[40] CHARLSON M E,MACKENZIE C R,GOLD J P,et al. Risk for postoperative congestive heart failure[J]. Surg Gynecol Obstet,1991,172(2):95-104.

[41] YOCUM G T,GAUDET J G,TEVERBAMGH L A, et al. Neurocognitive performance in hypertensive patients after spine surgery[J]. Anesthesiology,2009,110(2): 254-261.

[42] WANG N Y,HIRAO A,SIEBER F. Association between intraoperative blood pressure and postoperative delirium in elderly hip fracture patients[J]. PLoS One,2015,10 (4):e0123892.

[43] REICH D L,BODIAN C A,KROL M, et al. Intraoperative hemodynamic predictors of mortality,stroke,and myocardial infarction after coronary artery bypass surgery [J]. Anesth Analg,1999,89(4):814-822.

[44] ONO M,BRADY K,EASLEY R B, et al. Duration and magnitude of blood pressure below cerebral autoregulation threshold during cardiopulmonary bypass is associated with major morbidity and operative mortality[J]. J Thorac Cardiovasc Surg,2014,147(1):483-489.

[45] GOTTESMAN R F,SHERMAN P M,GREGA M A,et al. Watershed strokes after cardiac surgery:diagnosis, etiology, and outcome[J]. Stroke,2006,37(9):2306-2311.

[46] GOTTESMAN R F,HILLIS A E,GREGA M A,et al. Early postoperative cognitive dysfunction and blood pressure during coronary artery bypass graft operation[J]. Arch Neurol,2007,64(8):1111-1114.

[47] VERNOOIJ L M,VAN KLEI W A,MACHINA M,et al. Different methods of modelling intraoperative hypotension and their association with postoperative complications in patients undergoing non-cardiac surgery[J]. Br J Anaesth,2018,120(5):1080-1089.

[48] HERMIDA R C,AYALA D E,PORTALUPPI F. Circadian variation of blood pressure:the basis for the chronotherapy of hypertension[J]. Adv Drμg Deliv Rev,2007, 59(9/10):904-922.

[49] ASFAR P,MEZIANI F,HAMEL J F,et al. High versus low blood-pressure target in patients with septic shock [J]. N Engl J Med,2014,370(17):1583-1593.

[50] ZHAO X,XIAO H,CAI J,et al. Double standards:why is pulse oximetry standard care,whereas tissue oximetry is not? [J]. Curr Opin Anaesthesiol,2020,33(5):619-625.

64 术中唤醒麻醉技术在神经外科开颅手术中的应用进展

术中唤醒麻醉在神经外科脑功能区病灶切除术中被视为最大范围切除病变组织的重要技术，与对清醒患者的大脑进行直接电刺激监测相结合成为该类型手术的"金标准"。患者的预后与肿瘤切除程度有关，故该技术仍为此类手术领域的热点。术中唤醒麻醉技术在神经导航等技术的辅助下已由癫痫及脑功能区病变切除扩展到其他需要精确神经功能及神经电生理监测的手术中，相对于一般的全身麻醉手术，有住院时间短、全身麻醉副作用少、早期即可测试神经功能、快速恢复的优点，甚至一些不需要功能区测试的手术也可运用该技术。由于需要成熟的团队合作、多学科配合、严格的患者筛选、精细的术前准备及患者的配合，开展这项技术的医院并不多，且涉及术中唤醒麻醉技术的综述较少，借此，将对术中唤醒麻醉技术的适应证和禁忌证、麻醉管理、头皮神经阻滞的运用进行综述。

一、术中唤醒麻醉技术的适应证及禁忌证

（一）术中唤醒麻醉技术的适应证

患者的选择是手术成功的关键，根据手术的类型一般可以分为四大类：①最常见的是功能性手术，并且术中需要行精准的功能区定位或神经电生理监测，包括癫痫的外科手术、帕金森病的脑深部刺激术；②病变累及或靠近大脑功能区如运动、认知及语言等；③涉及重要功能区血供的血管病变；④一些没有脑功能性目的的手术或颅内小手术，包括脑室造瘘术、立体定向活检术、神经内镜手术及微小病灶切除术，对于此类手术术中唤醒麻醉技术应用较少。还包括一般适应证，如：①无明确的精神病史或严重精神症状者；②意识清醒，认知功能基本正常，并且术前能配合完成指定任务者；③同意接受唤醒手术者。

（二）术中唤醒麻醉技术的禁忌证

对于术中唤醒麻醉技术的禁忌证没有统一标准，公认的绝对禁忌证为患者拒绝接受术中唤醒麻醉技术，根据《神经外科术中唤醒麻醉专家共识（2021）》，一般认为的绝对禁忌证有：①术前有意识和认知功能障碍；②术前有颅内

高压；③合并严重的呼吸系统疾病；④术前语言沟通障碍，难以完成神经功能测试；⑤枕下颅后窝入路手术需俯卧位；⑥术前未禁食、禁饮和饱胃者；⑦没有操作经验的外科医师和麻醉科医师。相对禁忌证有：①对手术极度焦虑、恐惧者；②长期服用镇静药、镇痛药，或已成瘾者；③病理性肥胖，BMI>35kg/m²，合并有肥胖低通气综合征；④合并有阻塞性睡眠呼吸暂停综合征（obstructive sleep apnea syndrome，OSAS）患者，但 Picht 等提出患者合并有 OSAS 与插管困难所致麻醉高风险为绝对禁忌证，因此需要麻醉科医师全面地进行术前评估；⑤肿瘤与硬脑膜粘连明显，手术操作可能引起硬脑膜疼痛刺激明显；⑥不能耐受长时间固定体位的，如合并脊柱炎、关节炎患者；⑦有全身或重要器官感染者；⑧重要脏器功能严重受损，如严重肝肾功能不全的患者。

对于适用于术中唤醒麻醉技术的年龄限制也没有统一标准，一般认为术中能够配合且文化程度不低的成年人满足手术条件就能实施该技术，在 Gabriela 等对 28 例行清醒开颅手术儿童的研究中，认为年龄或术前诊断与严重并发症的发生没有相关性，其失败率即转为全身麻醉（3.3%）和脑电监测不成功率（3.4%）与成人中报道的相关比率（2% vs 4.3%）相当，并且最小的年龄为 7 岁，说明只要患儿可以配合术中各项检测，这一技术的应用不存在严格的年龄限制。但国内开展情况还是以成年人为主，主要还是与小儿术中难以配合、对疼痛敏感有关。决定是否实施术中唤醒麻醉技术的适应证和禁忌证主要还是由患者病情、医院团队水平、患者的配合程度决定。

二、麻醉管理

（一）常用的术中唤醒麻醉技术

术中唤醒麻醉技术管理的成败在于维持血流动力学稳定、预防呼吸道并发症、运用适当及适量的药物使患者无不适感并保持良好的心理状态。常用的术中唤醒麻醉技术有：①监测下麻醉管理技术（monitored anesthesia care，MAC），是最常见的术中唤醒麻醉手段，尤其对微创手术如

脑室造瘘术、立体定向活检术、神经内镜手术及脑深部刺激术等效果较好。麻醉以慢诱导的方式进行,保持患者自主呼吸并通过面罩、口咽通气道或鼻咽通气道补充氧气,直至手术结束。②睡眠-清醒-睡眠技术(asleep-awake-asleep,AAA)和麻醉-唤醒-麻醉技术(anesthesia awake anesthesia,AAA)。首先如全身麻醉方式应用呼吸机辅助通气,需行功能定位及神经电生理监测时停止给药并调整为自主呼吸,最后重新诱导全身麻醉。两者的目的都是在初始开颅术中提供麻醉镇静和镇痛,并在唤醒期快速恢复到意识水平,使患者能够遵守术中测试,一旦病灶切除完成,再给予足够镇静,通常足以关闭开颅。

关于运用哪一种麻醉方式更有利于患者,目前无统一"金标准"。Zhang 和 Jin 等认为 MAC 比 AAA 技术唤醒更快且血流动力学更加稳定,同时术中恶心、呕吐的发生率更低,而且发现 MAC 的气道更加难以控制,术中更易发生呼吸抑制。Natalini 等认为 MAC 麻醉技术具有更低的清醒开颅失败率,即为无法完成术中刺激标测或需要转换为全身麻醉,发生率不到 2%,但 AAA 具有更低的术中癫痫发生率,两者术后恶心、呕吐和住院时间无明显差异。Doenitz 等认为 AAA 技术中涉及喉罩的拔出,具有呛咳、患者烦躁的风险,易诱发颅内压增高。Stevanovic 等经过 meta 分析后,AAA 和 MAC 对清醒开颅术中四种不良临床结果:清醒开颅失败、癫痫发作、无计划转为全身麻醉和术后认知功能障碍的发生率有相似的影响,并未得出哪一种麻醉方式更适合患者,需要更多的临床试验加以佐证。Lobo 等认为因为有气道保护和更为充分的镇静镇痛,麻醉科医师可在唤醒前期更好地监测患者生命体征,因此对于预期手术时间长于 5 小时的手术推荐 AAA。

(二)术前访视

术前访视患者的现病史,了解患者神经功能及用药情况。对需要行术中唤醒麻醉技术的患者,术前应避免使用苯二氮䓬类药物,如咪达唑仑,该类药物是 GABA 受体激动剂,会在术中干扰电生理监测。对于行 MAC 的患者不建议使用抗胆碱药物,会增加患者的口干等不适感;而行 AAA 的患者可预防喉罩置入后分泌物增多引起的呛咳。

术前与患者充分沟通和阐述手术过程、建立信任关系是非常重要的,约有 1/4 患者在清醒开颅手术前有明显的焦虑,这会增加患者的应激水平,自主神经功能紊乱,影响内分泌和免疫系统,造成高血压、心率增快等不良反应。患者术中知晓的概率比其他类型手术高得多,在杨明媛等的研究中,71 例行唤醒手术的患者中有 30 例存在术中知晓,也会造成术后应激心理障碍,手术室环境、手术器械、手术及监护仪的声音、手术刺激等,是术后患者恐惧感的重要因素,近几年对于术中唤醒术后心理障碍的研究越来越多,纪玉桂报道,通过对行术中唤醒麻醉技术的患者进行术前心理干预,术后患者焦虑评分明显下降,差异有显著性意义,但并未让患者感到恐惧和恐慌,与术前医患间的充分沟通和积极暗示、唤醒过程中的适度镇静、手术环境综合控制

密切相关。石先俊等对纳入标准的 76 例患者进行术前术后用汉密尔顿抑郁量表(Hamilton depression scale,HAMD)评定患者焦虑、抑郁情况,发现心理干预组患者术后评分低于对照组,起到积极的作用。综上所述,避免患者术后心理障碍是非常重要的,需要手术团队的密切关注和充分的术前心理疏导,取得患者的信任与理解。

(三)患者保温策略

有研究表明,围手术期低体温会导致麻醉药物在体内代谢缓慢、滞留,并导致苏醒延迟等不良反应,甚至影响心功能。在靳楠楠对所在医院 116 例行术中唤醒开颅手术患者的研究中,在常规保温策略的基础上加上保温毯升温比不加保温毯的患者唤醒期及术后躁动发生率低、术后苏醒时间减少。综上所述,在围手术期采取保温策略是非常重要的,需要麻醉科医师引起重视。

(四)患者体位

根据患者手术类型和切口位置,患者呈 90° 侧卧位,使患侧朝上,背部和前胸放置靠垫,防止坠床;躯干下放置柔软靠垫,务使对侧手臂受压和过分伸展,以防臂丛神经受压;双侧下肢自然屈曲,两膝间放置软垫并适当固定。头架安装并固定后,尽可能使患者头颈部位置处于"嗅花位",利于气道管理。正确调整体位的原则有:①最大限度地利用脑重力下垂增加手术入路的显露,从而减少对脑组织的牵拉;②充分考虑到体位对颅内压、脑血流和呼吸的影响;③避免过度扭转颈部,防止发生静脉回流和通气障碍,同时避免颈部关节及神经损伤;④既要照顾到术者操作的舒适性亦要考虑到患者体位的安全舒适性;⑤头部应高于心脏平面,如此可以降低双侧颈静脉压和颅内压。

(五)头皮神经阻滞的运用

神经外科功能区手术对于麻醉的要求很高,要保证患者在唤醒期无明显的疼痛刺激,完善的镇痛是必不可少的,这就要求有充分的头部神经感觉阻滞,这是任何清醒开颅术的基础,只有封锁头部神经感觉,患者才能忍受手术,并且有良好的术后满意率。头部伤害性知觉传入纤维主要源于三叉神经,也有发自面神经、颈神经、舌咽神经和迷走神经的。与开颅手术相关的头部感觉神经大致有枕大神经、枕小神经、耳颞神经、眶上神经、滑车上神经、颧颞神经。头皮感觉神经由于其骨性标志明显,可以不用超声引导就能达到手术所需的阻滞效果。近年来关于头皮神经阻滞的热度不断上升,在张海生等对 80 例患者行开颅手术的研究中,头皮神经阻滞组的血流动力学较生理盐水组平稳,神经阻滞组的星形胶质细胞(S100β)、神经元特异性烯醇化酶(neuron specific enolase,NSE)较生理盐水组升高幅度小,说明术前行头皮神经阻滞具有较好的神经保护功能。在清醒开颅手术中,头皮局部麻醉方式的选择无统一"金标准",Yang 等在对 57 例行开颅手术患者的研究中认为头皮神经阻滞组比局部浸润麻醉组的血流动力学更平稳,术后疼痛评分显著降低,术后镇痛药用量明显降低。目前认为,局部浸润麻醉由于作用时间短,且切皮时会使局部麻醉药流出,

达不到完善的阻滞效果，不适用于长时间的术中唤醒麻醉，而头皮神经阻滞的阻滞时间更长，有良好的神经保护作用，术后并发症少，广泛运用于术中唤醒麻醉技术，但也可复合局部浸润麻醉。

1. 骨性标志下头皮神经阻滞的操作

（1）眶上神经阻滞：示指扪及眶上切迹，穿刺针垂直进入眶上孔，回抽无血后局部注射麻醉药物 2~3ml。

（2）滑车上神经阻滞：于眶上神经内侧约一手指宽度与眶上神经伴行，垂直进针回抽无血后注射麻醉药物 2~3ml。

（3）颧颞神经阻滞：颧骨后侧、眼眶上边缘，回抽无血后进行小剂量（2~3ml）浸润麻醉即可阻滞颧颞神经，走行在颧骨上眶上神经和耳颞神经的中间，其分支穿过颞肌筋膜，无论深浅的浸润麻醉都可阻滞。

（4）耳颞神经阻滞：耳颞神经在颞浅动脉内侧与其伴行，传统阻滞时可在耳屏前约 1.5cm 处先触摸到颞浅动脉搏动及走行，于近耳侧避开动脉进针，回抽无血后逐层注射局部麻醉药 2~3ml 扇形阻滞。有报道在运用传统阻滞法的 42 例患者中，有 8.6% 的患者发生了暂时性面神经麻痹，可能与局部麻醉药用量大以及在耳屏前 1.5cm 平面处耳颞神经邻近面神经有关，John 等的研究中改良了耳颞神经阻滞术，在耳屏上方 1cm 处阻滞耳颞神经。

（5）枕大神经阻滞：在枕外隆凸及乳突连线的内侧 1/3 和外侧 2/3 交界处垂直进针，触及颅骨后，回抽无血即可注射局部麻醉药 2~3ml 扇形阻滞。

（6）枕小神经阻滞：在上项线下 2cm，枕大神经外侧约 2cm 处垂直进针，触及颅骨后，回抽无血注射局部麻醉药 2~3ml 扇形阻滞。

2. 局部麻醉药选择及用量　目前局部麻醉药的类型有很多，常用的局部麻醉药有利多卡因、罗哌卡因、左旋布比卡因等，由于利多卡因作用时间短，很少用于头皮神经阻滞，罗哌卡因因其作用时间长、不良反应少、对心脏毒性低等优点，广泛运用于头皮神经阻滞，在 Costello 等的研究中，在头皮神经阻滞中给予加入肾上腺素的罗哌卡因 4.3mg/kg，最大血药峰值浓度出现在阻滞后 15 分钟，达到 2.5μg/ml，与其他区域阻滞的患者血浆浓度上升水平模式相似，且并没有出现神经和心血管中毒反应。罗哌卡因在头皮神经阻滞中的用量并无统一标准，Yaoxin Yang 等发现在头皮神经阻滞中 0.5% 罗哌卡因术后镇痛效果优于低浓度罗哌卡因，说明镇痛效果与局部麻醉药浓度成正相关，其推荐各神经阻滞点及三钉固定点用 0.5% 罗哌卡因 2.5~3ml 为宜。

（六）辅助通气装置的应用

由于术中唤醒麻醉技术的开放性和多元性，不同的麻醉方式技术中会运用到不同的辅助通气装置，在 MAC 技术中会运用到鼻咽通气道、口咽通气道或者不用辅助通气装置，而 AAA 技术中会运用到喉罩、气管插管等辅助通气装置。关于辅助通气装置的选择，目前尚未有统一标准，大多

根据各医院团队配置及水平决定，目前多倾向于声门上气道，Josefin 在对 30 例行清醒开颅手术患者的回顾性分析中，行鼻纤维光学插管（FOI）比喉罩组（laryngeal mask，LM）有更长的术后机械通气时间，认为它能减轻清醒时呛咳、恶心的风险，然而与气管插管相比，其安全性尚未得到充分评估。有报道，Meng Deng 等在分别行 MAC 与 AAA 两种技术下清醒开颅手术的 60 例患者的研究中，对比了鼻咽通气道与会厌下插管的上呼吸道梗阻（upper airway obstruction，UAO）缓解率，发现会厌下插管是一种比鼻咽通气道更有效的保持上呼吸道通畅的方法，但两组患者清醒期的说话能力并未受影响。对行 MAC 麻醉技术下的患者，监测呼气末二氧化碳（end-tidal carbon dioxide，$ETCO_2$）成为了一大难题，同样在 AAA 麻醉下涉及语言功能区的手术中，在唤醒期患者多无辅助通气装置，患者的辅助通气无法保证，如遇呼吸道梗阻、CO_2 蓄积、呼吸抑制等情况时，给麻醉科医师带来了不小的挑战。关于能够说话并且能够辅助通气的装置也在不断更新及发明中，如食管鼻咽腔导管，在 AAA 麻醉技术下置入食管鼻咽腔导管即导管经鼻插到食管，将导管上下两个套囊充气即可封闭食管与口腔，这样就可监测 $ETCO_2$，清醒期患者如需说话，放松口腔内充气套囊即可。也有报道过使用双鼻咽通气道进行辅助通气的方法。

（七）右美托咪定的应用

丙泊酚与瑞芬太尼一直是清醒开颅手术的镇静药标准，但与呼吸抑制高风险有关。右美托咪定是一种选择性 $α_2$ 受体激动剂，具有镇静、抗焦虑、镇痛、交感神经作用和阿片类药物保留特性，对神经元功能的影响最小，血流动力学稳定，低剂量使用时引起最小的呼吸抑制，并且能够减少阿片类用药，减少恶心、呕吐发生率。虽然大剂量右美托咪定可能导致心动过缓、低血压和较长的麻醉唤醒时间，但在清醒开颅手术中很少需要这样的剂量。在一项比较清醒时丙泊酚分别联合瑞芬太尼和右美托咪定的研究中开颅术治疗幕上肿瘤 50 例成人患者，镇静效果及两种技术进行术中脑电图监测的情况相似，但丙泊酚-瑞芬太尼组呼吸道不良事件更频繁，有趣的是，在本研究中，右美托咪定组有 3 例患者出现术中癫痫发作，而丙泊酚-瑞芬太尼组则没有。因其右美托咪定在清醒开颅手术中的经验非常有限，目前对于是否运用右美托咪定的观点还很保守。

近几年局部麻醉药复合右美托咪定行神经阻滞逐渐成为热点，在 Vallapu 等的研究中发现右美托咪定复合局部麻醉药行神经阻滞能够延长阻滞时间，且作用时间与右美托咪定剂量成正相关。然而在局部麻醉下复合右美托咪定行神经阻滞时，其作用机制尚未知晓。Yoshitomi 等通过对雄性豚鼠研究发现，右美托咪定能够增强利多卡因的局部麻醉作用是通过激动 $α_{2a}$ 受体产生。Brummet 等通过动物实验认为，右美托咪定添加罗哌卡因能增强局部麻醉药的作用是通过阻断超极化活化阳离子电流产生的，并且该学者通过其他研究得出右美托咪定本身不能产生神经阻滞作用。右美托咪定由于神经保护作用、延长局部麻醉药作用

时间、心脏保护作用得到学者们的广泛关注,关于在头皮神经阻滞时是否加入佐剂达到更好的效果,特别是运用于清醒开颅手术中,目前还缺乏大量基础实验,有待继续研究。

术中唤醒麻醉技术已运用临床很多年,在神经外科手术中有不可替代的地位,术中唤醒麻醉技术呈现了麻醉方式的多元性,给以后的开颅手术提供了不同的麻醉思路,不仅仅是运用到病灶侵犯到功能区的手术中,还可运用到其他开颅手术中,如颅骨修补术。但由于开展术中唤醒麻醉技术的种种局限性,国内外相关研究相对较少,很多相关技术细节无统一标准,需要不断研究改良,使该技术更好地运用到临床中。

(文俊凯　杨文燕)

参 考 文 献

［1］KOBYAKOV G L,LUBNIN A Y,KULIKOV A S,et al. Awake craniotomy［J］. Zh Vopr Neirokhir Im N N Burdenko,2016,80(1):107-116.

［2］PICHT T,KOMBOS T,GRAMM H J,et al. Multimodal protocol for awake craniotomy in language cortex tumour surgery［J］. Acta Neurochir(Wien),2006,148(2):127-137.

［3］GARCÍA-TEJEDOR GA,ECHÁNIZ G,STRANTZAS S,et al. Feasibility of awake craniotomy in the pediatric population［J］. Paediatr Anaesth,2020,30(4):480-489.

［4］KOBYAKOV G L,LUBNIN A Y,KULIKOV A S,et al. Awake craniotomy［J］. Zh Vopr Neirokhir Im N N Burdenko,2016,80(1):107-116.

［5］KULIKOV A,LUBNIN A. Anesthesia for awake craniotomy［J］. Curr Opin Anaesthesiol,2018,31(5):506-510.

［6］ZHANG Y M,JIN Q. Awake craniotomy for brain tumors near eloquent cortex:a comparison of monitored anesthesia care with asleep-awake-asleep［J］. J Modern Oncology,2016,24:3977-3980.

［7］NATALINI D,GANAU M,ROSENKRANZ R,et al. Comparison of the asleep-awake-asleep technique and monitored anesthesia care during awake craniotomy:a systematic review and meta-analysis［J］. J Neurosurg Anesthesiol,2020,34(1):e1-e13.

［8］DOENITZ C,BRAWANSKI A,HANSEN E. The usefulness of the awake-awake-awake technique［J］. Acta Neurochir(Wien),2014,156(8):1491-1492.

［9］STEVANOVIC A,ROSSAINT R,VELDEMAN M,et al. Anaesthesia management for awake craniotomy:systematic review and meta-analysis［J］. PLoS One,2016,11:e0156448.

［10］LOBO F A,WAGEMAKERS M,ABSALOM AR. Anaesthesia for awake craniotomy［J］. Br J Anaesth,2016,116(6):740-744.

［11］杨明媛,耿莹,王刚,等. 神经外科术中唤醒麻醉对患者术后神经心理功能的影响［J］. 中国现代神经疾病杂志,2012,12(6):701-706.

［12］纪玉桂. 术前心理干预对术中唤醒患者焦虑情绪的影响［J］. 国际护理学杂志,2013(6):1298-1299.

［13］石先俊,杨梅华,刘仕勇,等. 心理健康教育及心理干预在术中唤醒功能区电刺激患者中的应用研究［J］. 立体定向和功能性神经外科杂志,2015,28(1):13-16.

［14］靳楠楠. 保温对全身麻醉唤醒手术患者寒战躁动及术中苏醒的影响［J］. 中国卫生标准管理,2016,7(14):163-164.

［15］卢雯静,姚书兰,唐紫兰,等. 神经外科术中唤醒状态下脑功能区病变切除的体位管理［J］. 临床医药文献电子杂志,2019,6(60):83.

［16］张海生,张泳,李淑萍. 超声引导下头皮神经阻滞对开颅手术患者脑神经的影响［J］. 中国实用神经疾病杂志,2021,24(2):160-165.

［17］YANG X,MA J,LI K,et al. A comparison of effects of scalp nerve block and local anesthetic infiltration on inflammatory response,hemodynamic response,and postoperative pain in patients undergoing craniotomy for cerebral aneurysms:a randomized controlled trial［J］. BMC Anesthesiol,2019,19(1):91.

［18］BEBAWY J F,BILOTTA F,KOHT A. A modified technique for auriculotemporal nerve blockade when performing selective scalp nerve block for craniotomy［J］. J Neurosurg Anesthesiol,2014,26(3):271-272.

［19］COSTELLO T G,CORMACK J R,HOY C,et al. Plasma ropivacaine levels following scalp block for awake craniotomy［J］. J Neurosurg Anesthesiol,2004,16(2):147-150.

［20］YANG Y,OU M,ZHOU H,et al. Effect of scalp nerve block with ropivacaine on postoperative pain in patients undergoing craniotomy:a randomized,double blinded study［J］. Sci Rep,2020,10(1):2529.

［21］GRABERT J,KLASCHIK S,GÜRESIR Á,et al. Supraglottic devices for airway management in awake craniotomy［J］. Medicine(Baltimore),2019,98(40):e17473.

［22］DENG M,TU M Y,LIU Y H,et al. Comparing two airway management strategies for moderately sedated patients undergoing awake craniotomy:A single-blinded randomized controlled trial［J］. Acta Anaesthesiol Scand,2020,64(10):1414-1421.

［23］CAI T,GAO P,SHEN Q,et al. Oesophageal naso-pharyngeal catheter use for airway management in patients for awake craniotomy［J］. Br J Neurosurg,2013,27(3):396-397.

［24］ SIVASANKAR C,SCHLICHTER R A,BARANOV D,et al. Awake craniotomy:a new airway approach［J］. Anesth Analg,2016,122(2):509-511.

［25］ LIN N,VUTSKITS L,BEBAWY J F,et al. Perspectives on dexmedetomidine use for neurosurgical patients［J］. J Neurosurg Anesthesiol,2019,31(4):366-377.

［26］ GOETTEL N, BHARADWAJ S, VENKATRAGHAVAN L,et al. Dexmedetomidine vs propofol-remifentanil conscious sedation for awake craniotomy:a prospective randomized controlled trial［J］. Br J Anaesth, 2016, 116 (6):811-821.

［27］ VALLAPU S,PANDA N B,SAMAGH N,et al. Efficacy of dexmedetomidine as an adjuvant to local anesthetic agent in scalp block and scalp infiltration to control post-craniotomy pain:a double-blind randomized trial［J］. J Neurosci Rural Pract,2018,9(1):73-79.

［28］ YOSHITOMI T, KOHJITANI A, MAEDA S, et al. Dexmedetomidine enhances the local anesthetic action of lidocaine via an alpha-2A adrenoceptor［J］. Anesth Analg,2008,107(1):96-101.

［29］ BRUMMETT C M,HONG E K,JANDA A M,et al. Perineural dexmedetomidine added to ropivacaine for sciatic nerve block in rats prolongs the duration of analgesia by blocking the hyperpolarization-activated cation current ［J］. Anesthesiology,2011,115(4):836-843.

65 慢性意识障碍患者手术治疗的围麻醉期管理

意识是指个体对于自身以及外界环境的认识。意识的产生需要觉醒(意识水平)以及觉知(意识内容)的共同参与。意识障碍(disorder of consciousness, DOC)是指各种严重脑损伤导致的意识丧失状态,慢性意识障碍(prolonged DOC, PDOC)是指持续时间超过 28 天的意识丧失状态。慢性意识障碍患者神经系统以及其他多器官并发症频发,常需进行颅骨修补、脑室腹腔分流以及有创神经调控等手术,目的在于治疗神经系统并发症,并提高觉醒水平改善意识状态。意识障碍患者具有自主行为能力丧失、长期卧床、常伴有肺部感染以及多器官衰弱等病理生理特点,为围手术期麻醉管理带来很大挑战。本文旨在对意识障碍患者手术治疗的麻醉管理相关文献以及研究进展进行综述,以最大限度保护患者围手术期安全,降低手术以及麻醉对患者脑功能的损害,改善患者预后。

一、意识障碍相关定义

严重的获得性脑损伤常损伤脑干以及脑皮质的重要区域,破坏大脑的觉醒和认知系统,给患者造成灾难性的结局。意识障碍(DOC)是指各种严重脑损伤导致的意识丧失状态,如昏迷、植物状态(vegetative state, VS)以及微意识状态(minimally conscious state, MCS)。慢性意识障碍(PDOC)是指意识丧失超过 28 天的意识障碍。脑外伤是 PDOC 的首位病因,非外伤病因主要包括脑卒中和缺氧性脑病(如心肺复苏后、中毒等)。PDOC 发病机制目前尚不十分清楚,一般认为丘脑-皮质和皮质-皮质连接的破坏是主要原因。中央环路假说提出丘脑-额叶-顶、枕、颞叶感觉皮质的连接是意识的基本环路,该环路完整性的破坏将导致 PDOC。

(一)昏迷

脑损伤患者可有持续数周的昏迷(coma),表现为无意识活动、临床观察不到睁眼及自主行为反应,但多可在损伤后 2~4 周内脱离昏迷。昏迷恢复后患者可能会处于植物状态、微意识状态或更罕见的闭锁综合征。

(二)植物状态

植物状态也被称为无反应觉醒综合征(unresponsive wakefulness syndrome, UWS),是指保存脑干基本反射、自主调节功能(循环和温度等)及睡眠-觉醒周期,有自发睁眼或刺激睁眼,但无意识内容的状态。

(三)微意识状态

微意识状态是指患者具有不连续和波动的意识征象的状态,患者可表现出情感和定向行为反应,如遵嘱活动、使用物品、疼痛定位、视物追踪或凝视目标等,随着对 PDOC 认识的加深,进一步证实了意识水平的分级和连续变化,随后又将 MCS 细分为 MCS+和 MCS-。

(四)脱离微意识状态

脱离微意识状态(emergence from MCS, EMCS)是指通过语言、手势或物品的使用患者恢复稳定的与外界交流的能力。

二、意识障碍的诊断与评估

DOC 诊断评估的关键在于正确地判断患者的残存意识水平。PDOC 患者的意识水平常受到药物以及失语、运动障碍等神经并发症的影响,且每日觉醒状态及意识水平都存在明显的波动性,有研究显示对 DOC 患者意识水平判断的失误率可高达 40%。因此评估前需考虑相关干扰因素对患者意识状态的影响,并进行系统、全面的检查和多次重复评估。

(一)临床行为评估

临床行为的评估主要是通过鉴别患者对外界刺激的反应,判断患者反应中主观觉知的参与程度,进而确定患者的意识水平,评价 PDOC 的严重程度。昏迷恢复量表修改版(coma recovery scale-revised, CRS-R)是目前 PDOC 检查与评估的标准临床量表,能够客观评定 PDOC 患者意识状态,并可以较为准确的鉴别 VS 与 MCS。CRS-R 量表包含 6 个子量表,评估内容涉及听觉、视觉、运动、语言/口部运动、交流和觉醒水平,共包括 23 项评分标准,也是目前 PDOC 预后评估的首选工具。其他量表如格拉斯哥昏迷量表(Glasgow coma scale,GCS)尽管在临床使用广泛,但主要适用于早期 DOC 的评定;伤害性昏迷量表(nociception coma scale,NCS)则适用于对 PDOC 患者的疼痛评估。

(二) 神经影像学评估

近年来功能磁共振成像(functional magnetic resonance imaging,fMRI)技术的发展,为临床诊断 VS 或 MCS 提供了新的技术方法。全脑多网络激活及连接强度的分析增加了意识评估的信息,包括听觉网络、凸显网络、执行控制网络、额顶网络等,可用于检测患者是否有一定的觉知能力和残余意识。这些方法已逐渐纳入 PDOC 患者的常规检查中以增加参考信息,减少意识状态的误诊率。静息态正电子发射断层成像(positron emission tomography,PET)对于区别植物状态和 MCS 具有高度的敏感性和特异性。PET 和 fMRI 结合发挥各自的优势,可得到关于患者意识水平和神经功能更精确的信息。

(三) 神经电生理评估

1. 标准脑电分析　临床标准脑电图(electroencephalography,EEG)的各种脑电模式及特征性指标与患者的意识状态相关。可通过观察波幅、节律及对外界条件刺激(疼痛、声、光等)的反应对患者的意识状态进行相应的判断,实现诊断的个体化。虽然脑电信号相对方便采集,但易受噪声影响,且分析人员对信号特征的判断往往具有主观性,且与经验水平相关。因此虽然量化脑电提供了一定的客观参考指标,但仍需要有脑电图阅读经验的多学科人员共同参与解读。

2. 诱发电位　早期成分如视觉诱发电位、听觉诱发电位和躯体感觉诱发电位有助于评定意识相关传导通路的完整性,但对意识水平的评价意义有限。但是潜伏期相对较长的中晚期成分,如对刺激产生响应的 N100 成分,对新奇事件产生响应的失匹配负波(mismatch negativity,MMN)和 P300,对语义变化产生响应的 N400 和 P600 成分则是残余意识的特征性指标,也被称为事件相关电位(event related potential,ERP)。但在临床应用中,ERP 常常受到患者觉醒度波动、注意力缺乏、疲劳、难以理解任务、感觉缺失、反应延迟性及噪声等因素的影响,采集难度较大,且由于不同病因造成的脑损伤 ERP 差异性较大,因此需要一系列不同层级模态的诱发电位模式,多次采集,进而综合评判患者的意识水平和预后。

三、PDOC 患者常见手术方式

近年来随着医疗技术和护理水平的提高,越来越多慢性意识障碍患者开始寻求手术治疗,以改善相关并发症症状,提高意识水平,改善生活质量。

(一) 颅骨修补术

在因脑外伤以及脑出血造成慢性意识障碍的患者中,常常合并有因行去骨瓣减压术后造成的颅骨缺损。大面积颅骨缺损使脑组织失去支撑和保护,在外界气压的影响下引起皮瓣下陷,导致颅内压失衡和大脑皮质损伤。颅内压变化则会影响脑脊液循环、脑血流量和脑组织物质代谢,从而导致脑积水、硬膜下积液、中线结构扭曲和脑室扩大等并发症的发生,不利于 PDOC 患者意识状态的恢复。颅骨修补是治疗颅骨缺损的有效方法,可有效恢复颅腔生理结构的完整性,平衡颅内外压力,避免头皮塌陷、脑组织移位、脑室扩大、神经生理紊乱,减轻大脑皮质受压,增加脑血流量,维持脑灌注和脑脊液循环,改善脑组织缺氧、缺血症状,减轻脑水肿和脑积水,促进神经功能恢复,对改善患者预后和保持美观至关重要。有研究表明去骨瓣减压术后早期(3 个月内)行颅骨修补术可以显著减少远期并发症,促进神经功能和认知功能的恢复,提高远期生活质量。因此,对于合并有颅骨缺损的 PDOC 患者,应根据患者具体情况,在排除手术禁忌证的情况下尽早施行颅骨修补手术。

(二) 脑室腹腔分流术

脑积水是一种由于脑脊液分泌过多、循环障碍、吸收不良,从而积聚颅内,导致脑室或蛛网膜下隙扩张、颅内压增高,进而影响患者神经功能的疾病。脑室腹腔分流术是临床治疗脑积水的首选方法。通过脑室-腹腔分流管将脑室内过多的脑脊液分流到腹腔内腹膜处吸收,可有效清除脑室内过多液体,解除脑受压状态,改善神经功能。有研究显示脑室腹腔分流术可显著降低脑积水患者的美国国立卫生研究院卒中量表,并明显改善颅内血流动力学指标。

(三) 神经调控手术

一般认为因严重的脑损伤造成中央丘脑、额叶及枕叶皮质组成的神经环路调节异常是造成持续意识障碍的主要原因。近年来,在药物和神经康复等领域开展了许多有益的治疗研究和尝试,其中以脑深部电刺激(deep brain stimulation,DBS)和脊髓电刺激(spinal cord electrical stimulation,SCS)为代表的神经调控技术最受关注。Kanno 等的研究显示 SCS 治疗 DOC 患者的有效率可达 54%(109/201)。迄今为止的多项研究表明,神经调控手术对 PDOC 患者的意识及行为具有一定的改善作用,已逐步成为治疗 PDOC 的重要手段。

神经调控手术的治疗对象主要是 MCS 患者,此类患者具有间断但明确的意识行为,有较好的意识恢复潜能,但部分患者长期停滞于此状态,传统治疗方式已无法使其意识获得进一步提高,因此当常规康复促醒治疗无效时,可选择神经调控手术作为常补充治疗手段。

1. 脑深部电刺激　中央丘脑区的中央中核-束旁核复合体是 DBS 植入的靶点区域,可通过对意识整合的关键中枢中央丘脑的持续刺激,激活与增强意识相关的脑网络活动,增强醒觉和认知功能。DBS 以调整意识神经环路活动的水平为主要目标,其作用部位更加靠近中枢调控的核心部位,理论上具有更高的调控效能。在脑结构形态条件允许的情况下,DBS 为首选。DBS 手术应采用全身麻醉,或在较深镇静状态下安装立体定向仪。头架安装、扫描及手术体位同常规手术。

2. 脊髓电刺激　SCS 则是通过在颈髓 $C_{2~4}$ 水平硬膜外放置刺激电极,通过增加脑干网状激活系统起始部位的信息输入,调节脑局部葡萄糖代谢率及脑血流,促进兴奋性递质的释放,增强意识冲动及脑电活动,但调控位置相较 DBS 更为间接。SCS 手术通常在全身麻醉下采取俯卧位或侧卧位,并在 C 臂透视下进行椎体以及电极植入位置的定位。

四、术前评估和准备

（一）术前评估

1. 意识障碍严重程度评估　现阶段临床神经系统检查仍然是判断 DOC 患者意识状态的主要方法。CRS-R 是目前诊断 DOC,判断严重程度的"金标准"。有研究显示 CRS-R 评分与 DOC 患者的意识状态存在显著相关性,Estraneo 等在为期 2 年的国际多中心研究的随访中发现,年龄增加和较低的 CRS-R 总分是预测 DOC 患者死亡率的重要危险因素。近年来,多模态脑成像技术以及神经电生理检测技术不断发展,已经逐步成为判断 DOC 患者认识水平和意识状态判定的重要手段。在脑损伤急性期后对 DOC 患者的多模态评估,可帮助临床医师识别脑损伤后死亡风险较高的 PDOC 患者,并可在复杂的临床环境中,有效指导临床医师和患者家属治疗决策。

2. 重要器官功能评估

（1）了解病史:对 PDOC 患者应全面了解患者的既往病史,包括既往的健康状况、既往疾病史,应特别注意造成意识障碍的相关病因,以及意识障碍期间的相关治疗史和手术史。

（2）心血管系统:应关注患者是否合并有高血压、瓣膜病、缺血性心脏病、周围血管病、心律失常等病史。对于因心源性病因心脏停搏,造成缺氧缺血性脑病的患者,应重点关注其心功能恢复情况,并请内科医师协助诊治。

（3）呼吸系统:PDOC 患者常合并有肺部感染,对于处在上呼吸道感染以及肺炎急性期的患者,应在感染症状控制后再行手术。除通过胸片、肺部 CT 了解患者呼吸系统情况外,还应进行血气分析以评估患者的肺通气以及换气能力。

（4）神经系统:对于因颅脑外伤以及脑卒中为病因造成意识障碍的患者,在了解相关病史以及既往治疗的基础上,应关注是否合并有颅内动脉瘤、动静脉畸形以及脑底血管网异常等情况。

（5）其他系统:了解患者内分泌情况,关注有无水、电解质、酸碱平衡失调,长期使用激素史,甲状腺疾病史等。对于存在营养不良以及贫血的患者,术前应积极纠正。以提高患者对手术麻醉应激的耐受能力。

3. 气道评估　PDOC 患者由于长期卧床,强迫体位,并常合并有气管切开以及鼻饲管置入等情况,其气道评估具有一定的复杂性和特殊性。在进行评估时除一般气道评估指标外,还应考虑患者是否存在气管切开病史(气管切开时间,套管类型,气管切开封堵时间)、手术体位(仰卧位、俯卧位或侧卧位)以及患者的呼吸状态。

气管切开术是需长期机械通气的重症患者开放气道的常用手段,但在全身麻醉或镇静/镇痛下,术中气道的管理往往面临各种各样的困难。无论是术中通气方式的选择,还是患者体位对于呼吸管理的影响,或是术中突发事件的处理,均是术中麻醉管理需要面对的重大挑战。

对既往行气管切开但后期进行气管切开封堵的患者,应着重评估气道通畅程度,可通过颈部 CT 判断造口处愈合情况以及气道形态,必要时可以通过气管镜检查上呼吸道的通畅程度。对于存在明显肉芽组织和气管狭窄的患者可能需要外科会诊。

（二）术前准备

1. 患者准备　PDOC 患者的术前准备应以改善或优化患者术前身体状况为主要目的,提高患者对麻醉手术的耐受力。除积极治疗既往合并基础疾病外,还应关注患者的全身情况,纠正水、电解质和酸碱平衡失调,营养不良以及贫血状态。PDOC 患者长期卧床,易发生坠积性肺炎以及深静脉血栓等并发症。对于肺部感染者,术前应做血气分析,炎症须得到控制后方可进行手术。术前应常规进行下肢深静脉超声检查,对于存在深静脉血栓形成的患者术前应先考虑置入下腔静脉滤器后再进行手术。

2. 麻醉物品与监测设备　术前必须准备好完成困难插管的各种导管与设备,备好麻醉机、生理监测仪,同时还应备有血气分析仪、转运呼吸机以及必要的血流动力学监测设备(脉搏变异度指数等)。

五、术中管理

（一）术中监测

术中常规监测应该包括心电图、心率/心律、无创血压/连续无创动脉血压/有创动脉血压、脉搏血氧饱和度、体温、呼吸频率/节律、尿量等。在全身麻醉下,应进一步监测吸入气氧浓度（fractional concentration of inspired oxygen,FiO_2）、呼气末二氧化碳分压（partial pressure of end-tidal carbon dioxide,$PetCO_2$）、麻醉气体吸入和呼出浓度、气道压力、潮气量等。使用非去极化神经肌肉阻滞剂或神经肌肉阻滞剂拮抗剂新斯的明/舒更葡糖钠时,若具备条件,可进行神经肌肉功能监测以减少指导术中神经肌肉阻滞剂的使用。在非意识障碍患者中,术中使用脑电监测(如脑电双频指数 BIS 监测)能减少麻醉药物用量,缩短麻醉复苏时间,减少术后并发症,但 DOC 患者脑皮质功能受损,对镇痛镇静类药物相对敏感,目前尚无对意识障碍患者麻醉深度监测的可靠指标。

（二）呼吸管理

对于合并气管切开状态的 PDOC 患者在手术开始前应进行妥善固定,确认气管切开套管的深度以及位置。对于行侧卧位以及俯卧位手术并使用 T 形管的患者,术前应更换为加强气管导管,以保证术中通气的安全性。对于无人工气管造口以及已行气管切开封堵的患者，术前应全面评估患者气管插管条件，判断气道形态以及气道狭窄程度，选择型号合适的气管导管。对于合并肺部感染以及气道分泌物较多的患者在充分清理气道前应避免正压通气，同时维持 $PaCO_2$ 在正常范围，避免因过度通气以及二氧化碳蓄积造成患者脑血流量波动。

在全身麻醉机械通气时，应选择肺保护性通气策略，使用低潮气量（即 $6\sim8ml/kg$ 理想体重）并根据患者情况添加适当的呼气末正压（positive end expiratory pressure，PEEP）。对于肺顺应性较差的患者，单纯的容量控制通气（volume controlled ventilation，VCV）可能会造成肺部气体分布不均并引起气压伤。与 VCV 相比，压力控制通气（pressure controlled ventilation，PCV）在相同潮气量下的气道峰压更低，且气流分布更均匀，肺泡过度扩张减少，气压伤风险相对较低。但 PCV 通气模式下潮气量会因肺顺应性改变而异，尤其在术中体位变化和神经肌肉阻滞程度可改变肺顺应性。因此，应用 PCV 时，应及时调整呼吸机设置，以避免通气过度或不足。压力控制-容量保证通气（pressure control ventilation with volume guarantee，PCV-VG）或具备 autoflow 功能的通气模式，结合了 VCV 和 PCV 的优点，是 PDOC 患者术中首选的通气模式。PCV-VG 结合了 PCV 中的降低流量模式，以最低所需吸气压力传送设置的潮气量，能在限制通气压力的条件下为患者提供满意的术中通气。

（三）循环管理

PDOC 患者的循环管理应根据术前基线血压采用个体化的血压控制目标以减少术后重要脏器功能的损害。对于以心源性或脑卒中为原发病因的 DOC 患者，应严格控制术中循环管理目标，以满足对心、脑高危脏器功能保护的要求。为降低 PDOC 患者术后器官损害风险，术中应严格制定血压控制目标，以收缩压控制在术前平静血压±10% 内为宜。

术中可根据患者基础情况以及手术需求采用容量监测，如每搏变异度指数指导容量、心脏功能、氧供需平衡等监测，实施早期预警及干预。并可在连续动脉血压监测或连续无创动脉血压监测的基础上预防性应用缩血管药物（去氧肾上腺素或去甲肾上腺素等），条件具备时可联合无创局部脑血氧饱和度等监测实施个体化的循环及脑功能保护策略。

（四）麻醉药物的选择

PDOC 患者的麻醉药物选择以不损害脏器功能为原则。针对 PDOC 患者脆弱脑功能的特点，影响神经递质作用的受体、传递和代谢的药物，如抗胆碱药物东莨菪碱、盐酸戊乙奎醚等，以及苯二氮䓬类药物应该避免。针对肝肾功能减弱的患者，神经肌肉阻滞剂最好选择不经过肝肾代谢的药物，如顺式阿曲库铵；舒更葡糖钠为罗库溴铵特异性拮抗药，如果具备此类药物，罗库溴铵也可安全用于 PDOC 患者的麻醉诱导和维持。PDOC 患者常合并肌少症、贫血以及营养不良。药物结合蛋白减少，容量不足，肌肉质量下降以及脆弱的脑功能状态，使得患者对镇静药物尤为敏感，

因此镇静镇痛药物应酌情减量，并应该小量、缓慢、多次静脉注射或分级靶控输注。最好给予短效镇静镇痛药物（如丙泊酚和瑞芬太尼）维持麻醉，以避免中长效镇静镇痛药物的残余效应对麻醉苏醒期和术后意识恢复的影响。

六、术后管理

对于术前不需使用机械通气的患者，术后苏醒期的主要目标是恢复患者咳嗽、吞咽等保护性气道反射，恢复自主呼吸节律，尽可能恢复患者麻醉前觉醒水平。在麻醉苏醒期间需要考虑镇静、镇痛、神经肌肉阻滞残余效应对患者呼吸的影响，在患者有规律的呼吸节律和足够分钟通气量能够使 $PetCO_2$ 达到正常范围时才可以进行出室转运。患者应在足够的镇静深度下进行充分的气道吸痰以及肺复张，即在吸气相给予不超过 $30cmH_2O$ 加压给氧 $3\sim5$ 次，以使在胸廓塌陷状态下不张的肺泡完全开放。

现阶段，临床上尚缺乏能衡量 PDOC 患者疼痛程度的有效量表以及临床指标。原则上，PDOC 患者的术后疼痛管理应采用多模式镇痛，可采用外科伤口局部麻醉药物浸润，以及非甾体抗炎药等方式镇痛，尽量降低阿片类药物剂量，以避免其对呼吸的抑制作用。术后至少 24 小时内患者应持续监测循环和通气情况，尽可能脱离辅助供氧。

（王昕馨　杨宛凝　菅敏钰　刘海洋　韩如泉）

参 考 文 献

[1] GIACINO J T, KATZ D I, SCHIFF N D, et al. Practice guideline update recommendations summary: Disorders of consciousness: Report of the Guideline Development, Dissemination, and Implementation Subcommittee of the American Academy of Neurology; the American Congress of Rehabilitation Medicine; and the National Institute on Disability, Independent Living, and Rehabilitation Research[J]. Neurology, 2018, 91(10): 450-460.

[2] KONDZIELLA D, BENDER A, DISERENS K, et al. European Academy of Neurology guideline on the diagnosis of coma and other disorders of consciousness[J]. Eur J Neurol, 2020, 27(5): 741-756.

[3] SCHIFF N D. Recovery of consciousness after brain injury: a mesocircuit hypothesis[J]. Trends Neurosci, 2010, 33(1): 1-9.

[4] 中国医师协会神经修复专业委员会意识障碍与促醒学组. 慢性意识障碍诊断与治疗中国专家共识[J]. 中华神经医学杂志, 2020, 19(10): 977-982.

[5] KARPENKO A, KEEGAN J. Diagnosis of coma[J]. Emerg Med Clin North Am, 2021, 39(1): 155-172.

[6] MONTI M M, LAUREYS S, OWEN A M. The vegetative state[J]. BMJ, 2010, 341: c3765.

[7] GIACINO J T, ASHWAL S, CHILDS N, et al. The mini-

mally conscious state：definition and diagnostic criteria［J］. Neurology，2002，58（3）：349-353.

［8］ NAKASE-RICHARDSON R，YABLON SA，SHERER M，et al. Serial yes/no reliability after traumatic brain injury：implications regarding the operational criteria for emergence from the minimally conscious state［J］. J Neurol Neurosurg Psychiatry，2008，79（2）：216-218.

［9］ SCHNAKERS C，VANHAUDENHUYSE A，GIACINO J，et al. Diagnostic accuracy of the vegetative and minimally conscious state：clinical consensus versus standardized neurobehavioral assessment［J］. BMC Neurol，2009，9：35.

［10］ OWEN A M. Improving diagnosis and prognosis in disorders of consciousness［J］. Brain，2020，143（4）：1050-1053.

［11］ PORCARO C，NEMIROVSKY I E，RIGANELLO F，et al. Diagnostic developments in differentiating unresponsive wakefulness syndrome and the minimally conscious state［J］. Front Neurol，2021，12：778951.

［12］ STENDER J，GOSSERIES O，BRUNO M A，et al. Diagnostic precision of PET imaging and functional MRI in disorders of consciousness：a clinical validation study［J］. Lancet，2014，384（9942）：514-522.

［13］ 杨艺，谢秋幼，何江弘，等.《慢性意识障碍诊断与治疗中国专家共识》解读［J］. 临床神经外科杂志，2020，17（6）：601-604.

［14］ LILJA-CYRON A，ANDRESEN M，KELSEN J，et al. Intracranial pressure before and after cranioplasty：insights into intracranial physiology［J］. J Neurosurg，2019，18：1-11.

［15］ 欧阳龙强，夏文燕，汪春晖，等. 去骨瓣减压术后早期颅骨修补术对颅脑创伤患者神经功能和认知功能的影响［J］. 中国现代神经疾病杂志，2020，20（7）：620-624.

［16］ HALANI S H，CHU J K，MALCOLM J G，et al. Effects of cranioplasty on cerebral blood flow following decompressive craniectomy：a systematic review of the literature［J］. Neurosurgery，2017，81（2）：204-216.

［17］ HUANG Y H，LEE T C，YANG K Y，et al. Is timing of cranioplasty following posttraumatic craniectomy related to neurological outcome？［J］. Int J Surg，2013，11（9）：886-890.

［18］ OREŠKOVIĆ D，KLARICA M. Development of hydrocephalus and classical hypothesis of cerebrospinal fluid hydrodynamics：facts and illusions［J］. Prog Neurobiol，2011，94（3）：238-258.

［19］ 朱长虎，房博. 脑室-腹腔分流术治疗成人脑积水的临床效果［J］. 临床医学研究与实践，2020，5（33）：81-83.

［20］ 常志锋，王梅. 脑室腹腔分流术对脑积水患者神经功能及颅内血流动力学的影响［J］. 现代诊断与治疗，2020，31（12）：1952-1954.

［21］ KANNO T，MORITA I，YAMAGUCHI S，et al. Dorsal column stimulation in persistent vegetative state［J］. Neuromodulation，2009，12（1）：33-38.

［22］ 中华医学会神经外科学分会功能神经外科学组，中国医师协会神经调控专业委员会，中国神经科学学会意识与意识障碍分会. 慢性意识障碍的神经调控外科治疗中国专家共识（2018年版）［J］. 中华神经外科杂志，2019，35（5）：433-437.

［23］ CHUDY D，DELETIS V，ALMAHARIQ F，et al. Deep brain stimulation for the early treatment of the minimally conscious state and vegetative state：experience in 14 patients［J］. J Neurosurg，2018，128（4）：1189-1198.

［24］ WEAVER J A，COGAN A，O'BRIEN K，et al. Determining the hierarchy of coma recovery scale-revised rating scale categories and alignment with Aspen consensus criteria for patients with brain injury：a rasch analysis［J］. J Neurotrauma，2022，39（19/20）：1417-1428.

［25］ ESTRANEO A，MAGLIACANO A，FIORENZA S，et al. Risk factors for 2-year mortality in patients with prolonged disorders of consciousness：an international multicentre study［J］. Eur J Neurol，2022，29（2）：390-399.

［26］ ESTRANEO A，FIORENZA S，MAGLIACANO A，et al. Multicenter prospective study on predictors of short-term outcome in disorders of consciousness［J］. Neurology，2020，95（11）：e1488-e1499.

［27］ ROSERO E B，CORBETT J，MAU T，et al. Intraoperative airway management considerations for adult patients presenting with tracheostomy：a narrative review［J］. Anesth Analg，2021，132（4）：1003-1011.

［28］ BHATIA G，ABRAHAM V，LOUIS L. Tracheal granulation as a cause of unrecognized airway narrowing［J］. J Anaesthesiol Clin Pharmacol，2012，28（2）：235-238.

［29］ SHANDER A，LOBEL G P，MATHEWS D M. Brain Monitoring and the Depth of Anesthesia：Another Goldilocks Dilemma［J］. Anesth Analg，2018，126（2）：705-709.

［30］ GÜLDNER A，KISS T，SERPA NETO A，et al. Intraoperative protective mechanical ventilation for prevention of postoperative pulmonary complications：a comprehensive review of the role of tidal volume，positive end-expiratory pressure，and lung recruitment maneuvers［J］. Anesthesiology，2015，123（3）：692-713.

［31］ GRIECO D L，RUSSO A，ROMANÒ B，et al. Lung volumes，respiratory mechanics and dynamic strain during general anaesthesia［J］. Br J Anaesth，2018，121（5）：1156-1165.

66 围手术期睡眠障碍研究新进展

一、睡眠与睡眠障碍

睡眠是机体的一种正常生理行为,分为快速眼动睡眠(rapid eye movement sleep,REM)和非快速眼动睡眠(non-rapid eye movement sleep,NREM)2个时相,睡眠过程中两者交替出现,整个过程中共进行4~6次。睡眠的主要功能是记忆的形成,尤其是长期记忆。睡眠是围手术期康复的重要组成部分,加速康复外科(enhanced recovery after surgery,ERAS)的理念建议对患者进行围手术期睡眠管理。

睡眠障碍(sleep disorder,SD)是睡眠-觉醒节律紊乱导致的睡眠质量或睡眠中的行为异常。睡眠障碍表现为多种形式,如失眠、过度嗜睡障碍、睡眠-觉醒昼夜节律障碍、睡眠相关运动障碍等均是SD的表现形式。一般情况下SD发生率为10%~60%,但围手术期SD发生率高达40%。术后1天SD表现最严重,可出现NREM或REM期的睡眠剥夺,若不及时处理可能会引起长时间的睡眠障碍。约有1/4的患者SD可持续到术后15天,影响患者的康复和健康,由此可能诱发患者过度依赖于镇静催眠药物。围手术期心理因素、血流动力学改变、麻醉药物的影响等均能增加SD的发生率。不同手术类型对睡眠质量影响也存在显著的差异,以骨科手术为例,腰椎手术对睡眠质量的影响显著高于其他类型的手术,心脏手术等创伤较大的手术也会增加术后SD的发生概率,并延长持续时间。

SD的评估可采用多种量表,常用匹兹堡睡眠质量指数(Pittsburgh sleep quality index,PSQI)、阿森斯失眠量表(Athens insomnia scale,AIS),通过某些客观指标如唾液中皮质醇(salivary cortisol,SC)浓度亦可评价患者睡眠质量。焦虑自评量表(self-rating anxiety scale,SAS)和疼痛评估也有助于评价患者睡眠质量。

二、围手术期睡眠障碍产生的原因和风险因素

围手术期SD发生的原因术前和术后有所不同,术前SD的发生主要与焦虑有关,对疾病产生的心理负担和医院环境的变化会使患者产生抑郁等负面情绪。手术应激可引起全身抗炎-促炎系统的失衡,炎症系统的失衡是加重引起焦虑和抑郁的主要机制。心理应激可促进炎症因子IL-1β、IL-6和TNF-α含量增加,引起神经元损伤。神经炎症因子的蓄积和海马胶质细胞的活化可增加促炎因子到大脑的信号传递,破坏突触的可塑性。炎症反应还可通过破坏血脑屏障,加重神经炎症损伤。

术后发生SD的原因与麻醉和手术、术后疼痛、各种诊疗措施等医源性因素有关,对术后并发症和疾病康复的心理负担也是SD产生因素。动物实验认为麻醉与手术可引起Aβ蛋白表达增加及Tau蛋白磷酸化增加,睡眠障碍亦可引起Aβ蛋白和Tau蛋白含量增加,增加认知障碍的风险,Aβ/Tau蛋白的比值亦可预测术后认知功能障碍的发生概率。术前SD患者GABA受体代偿性增加,谷氨酸水平增加,增加了丙泊酚的需求量,过多的麻醉药物则可增加术后SD发生的概率。手术应激可造成皮质醇含量增加。皮质醇浓度随昼夜节律变化,睡眠-觉醒循环中,苏醒后1小时内皮质醇可达峰值,后逐渐降低,睡眠期间处于低水平,在清醒前持续上升。在SD患者中这种节律并不被睡眠障碍打破,因此较高的皮质醇含量可作为睡眠障碍的辅助判断标准,临床研究也证实唾液中皮质醇含量越高,对睡眠质量影响越大。

三、围手术期睡眠障碍发生的机制

SD的产生机制复杂,生理因素即可对睡眠产生影响,年龄的增加会降低睡眠质量、使睡眠时间呈现"碎片化"的特点,表现为入睡困难,睡眠模式改变,睡眠时间缩短,夜间觉醒次数增加等。在无手术或麻醉刺激时,不良情绪造成的心理是导致SD的主要因素,可能机制与中枢系统海马-杏仁核-前额联合-PKA通路相关,焦虑或抑郁情绪能引起边缘系统中皮质、蓝斑、杏仁体、海马等部位神经传导增强、神经递质发生改变,引发SD。术后疼痛、对疾病预后的担心也可引起焦虑,通过上述机制产生新的SD或加重术前

已经存在的 SD。

手术和麻醉可通过减少中枢灌注引起术后 SD。研究显示手术创伤越大、持续时间越长、血流动力学越不稳定，术后 SD 越严重且持久。手术引起的炎症反应可增加 IL-1 和 IL-6 等炎症介质的含量，降低 REM；手术应激可使皮质醇和儿茶酚胺类物质大量释放，交感神经兴奋是引起 SD 发生的另一个主要机制；手术也可减少褪黑素的分泌，引起 SD。麻醉药物可使患者进入睡眠状态，丙泊酚更是可以模拟生理睡眠，且有研究认为在无手术刺激时单纯使用麻醉药物（吸入或静脉）并不引起 SD，另有研究发现术中使用吸入麻醉药可能会减少 REM。椎管内麻醉和局部麻醉也能引起 SD，辅助加用镇静药物可能减少 SD 的发生概率，但局部麻醉药引起 SD 的机制尚不明确，可能与神经系统炎症有关。术中或术后使用阿片类药物镇痛可能会减少 REM，机制可能与激活脑桥内侧网状结构的 μ 受体有关。

四、围手术期睡眠障碍的危害

围手术期 SD 可影响患者精神状况和认知功能，还可引起痛觉过敏和由于交感神经激活导致的循环系统功能障碍，如血压波动和心律失常。在影响生理功能的同时，SD 还导致情感、社会功能障碍。

（一）睡眠障碍引起的精神障碍

SD 可引起精神症状和认知改变。SD 是精神状态异常的诱因之一，SD 状态下神经递质如皮质醇、谷氨酸、多巴胺、乙酰胆碱、5-羟色胺等含量均增加，从而导致情绪、进食及学习记忆功能障碍，情绪异常和神经递质紊乱可加重睡眠障碍。神经心理学评估证实围手术期 SD 增加了术后疲劳感。睡眠是消除机体疲劳感的必要手段，SD 患者睡眠时间减少，且由于疼痛和应激状态使得患者既无法有效消除疲劳，又由于多种因素加重了疲劳。术后疲劳是患者的一种主观感受，可延续至术后 1 周，也有研究显示术后 1 年仍有部分患者存在明显疲劳感。术后炎症因子 IL-6、IL-1β、INF-β 和 TNF-α 含量增加造成的神经内分泌功能失调，分解代谢增加，可能是产生术后疲劳的机制。

（二）睡眠障碍对认知功能的影响

SD 会引起认知功能的改变。SD 受心理应激影响，心理应激发生时免疫系统、中枢神经系统和内分泌系统同时反应，且三者之间相互调节和制约。心理应激通过上述系统引起边缘系统中 5-羟色胺含量增加，导致 SD 同时影响记忆和学习能力。应激也会引起海马受神经炎症反应影响，导致神经回路受损，炎症介质相关的蛋白和基因表达异常，引起注意力、专注力、认知和学习记忆等功能的改变。

已有大量研究探索睡眠与认知功能的相关性。有研究认为睡眠和认知功能存在相同或交叉的调控通路，视交叉上核可通过胆碱能系统、5-羟色胺系统或 γ-氨基丁酸系统对睡眠产生调控，这些通路互相作用和交叉，也可同时对行为和认知功能产生调节作用。睡眠可增强记忆相关大脑的

可塑性，REM 期睡眠可对树突状细胞钙离子通道进行调节巩固学习和记忆；SD 患者的记忆和认知功能出现明显障碍，也是痴呆的先兆症状或初期临床表现之一，SD 还加重认知功能障碍的症状、加速病情进展，甚至增加由神经行为引起的病死率。

有文献报道 SD 可增加痴呆风险。阿尔茨海默病（Alzheimer's disease，AD）早期临床表现中也存在以睡眠时间缩短、REM 减少为主的 SD，SD 与痴呆的进行性加重成正相关。有研究对 AD 和 SD 的因果关系进行分析，认为 SD 存在于 AD 发生之前，与认知障碍密切相关。研究发现通过补充褪黑素可改善 SD 患者的认知功能。睡眠障碍会引起褪黑素代谢的改变。褪黑素除调节睡眠之外还可调节学习和记忆的过程。文献报道进行异氟烷全身麻醉可减少海马中褪黑素受体数量、降低术后第 1 天褪黑素水平，导致昼夜节律紊乱，引起 SD。另有部分临床研究报道褪黑素水平降低与术后认知功能障碍有关，无论术前还是术后补充褪黑素可降低术后认知功能障碍的发生率，改善认知功能。

围手术期 SD 引起的认知功能障碍与促进炎症通路有关。生理睡眠能调节机体炎症反应。当睡眠-觉醒节律改变或睡眠剥夺时，多种炎症通路被激活，炎症因子释放增加，且随着 SD 的延续还会损害学习和记忆功能。术前存在 SD 可通过上调炎症因子 TNF-α 等加重神经炎症和神经元损伤，明显增加认知功能损伤的风险，炎症因子 IL-6 的水平也可反映认知功能的严重程度和持续时间。

SD 也可以通过抑制脑部类淋巴功能抑制脑内代谢物如淀粉样蛋白 β（Aβ）的清除，可能机制与下调水通道蛋白 4（aquaporin 4，AQP4）的表达有关。AQP4 能调节睡眠质量和脑内 Aβ 蛋白负荷，影响 SD 引起的认知功能障碍。全身麻醉时使用的麻醉药物及机械通气可能引起血流动力学改变，影响类淋巴系统功能；围手术期全身炎症反应发生时，血脑屏障发生破坏、类淋巴系统功能障碍，引起脑内代谢产物清除减少，是导致认知功能障碍的另一个原因。此外，SD 可破坏内质网中未折叠蛋白并阻止其恢复，加重氧化应激，诱导神经细胞凋亡也可能是 SD 引起认知功能改变的原因之一。

（三）睡眠障碍引起痛觉敏感

术后 SD 可引起痛觉敏感。研究显示快波睡眠和慢波睡眠具备一定镇痛作用，围手术期 SD 患者快波睡眠和慢波睡眠减少，疼痛阈值降低，造成痛觉敏感，增加术后疼痛视觉模拟评分（visual analogue scale，VAS）。疼痛可延长睡眠潜伏期，减少睡眠总时间，两者互相促进，加剧患者术后的不适感。有文献通过术后睡眠质量与疼痛的关系相关性进行分析，认为可通过睡眠质量对疼痛程度进行预测。SD 引起的心理应激可引起动物模型脊髓 GABA 能系统活化，引起痛觉过敏，由此产生的慢性疼痛能通过激活小胶质细胞释放炎症因子引起海马神经元凋亡，导致记忆减退和抑郁等表现。

（四）睡眠障碍引起肠道运动功能障碍

术后 SD 可引起肠道运动功能障碍。文献报道 SD 延长了腹部手术患者术后首次排气时间、肠鸣音恢复时间和排便时间。手术与 SD 所产生的应激反应可能引起胃运动障碍，也有研究认为 SD 时血浆中胃动素、生长抑素含量增加，引起胃肠运动功能和分泌功能障碍，脑-肠轴是另一种抑制肠道运动和分泌功能的可能机制，反之脑-肠轴的存在使肠道功能障碍可以加重焦虑、抑郁等不良情绪，加重 SD 形成恶性循环。

五、围手术期睡眠障碍的防治

围手术期 SD 可自行缓解，尤其是由于环境改变引起的 SD 患者，在适应了新环境后睡眠质量明显好转。但对于部分患者仍需要进行药物或理疗的干预，以恢复患者生理和精神健康。针对 SD 发生的风险因素进行预防可有效减少围手术期 SD 发病率或减轻 SD 严重程度。围手术期 SD 的治疗方法与诊断为失眠的患者治疗方法类似，以抗焦虑和镇静安眠为主，但此类疗法仅针对症状进行处理，并未从根本上解决 SD，还能引起药物依赖反应等。音乐或物理治疗等方法亦可在缓解焦虑等负面情绪的同时改善睡眠质量。

（一）心理干预

患者入院时由于对病情的担忧会出现焦虑、抑郁等引起的 SD，会使得术后 SD 风险增加，并影响术后康复。通过入院时宣教、术前心理辅导、术后康复指导及健康教育针对不同患者进行个体化心理干预可减少 SD 发生的概率。病房环境不同于日常居住环境，环境变换可导致 SD 发生。病房中患者和仪器产生的噪声也是围手术期 SD 产生的主要因素。对病房环境进行科学的重新布置有助于为患者创造舒适的住院环境，缓解负面情绪等困扰。

（二）完善术后镇痛

由于术后疼痛是围手术期 SD 的主要原因，选择个体化的镇痛方案对患者术后睡眠质量的保障尤为重要。对患者疼痛程度进行充分评估有助于拟订合适的镇痛方案，术后还应该对患者疼痛程度进行及时评估调整镇痛方案。对于疼痛程度较重的患者多次重复给药会造成患者睡眠中断，尽管可能达到镇痛效果但打断了患者睡眠节律。有研究显示连续髂筋膜阻滞可通过产生持续、良好的镇痛效果改善下肢骨折术后 SD，患者自控镇痛可减少医疗干预对患者睡眠的干扰，且效果比普通镇痛措施更好，有助于改善术后睡眠状况。术后康复和进一步诊疗过程中，也应避免诊疗操作对患者造成疼痛刺激，改善患者术后康复体验。

（三）药物治疗

褪黑素是由大脑松果体分泌的生物激素，具有调节睡眠和生物钟的作用，也可调节免疫系统和氧化应激功能。动物实验和临床研究均报道补充褪黑素可改善 SD，也有学者通过进一步探索发现补充褪黑素可治疗 SD 引发的认知功能改变，但近年的研究认为褪黑素对患者由 SD 引起的术后认知功能障碍疗效不佳。右美托咪定是高选择性 α_2 受体激动剂，具有镇静、抗焦虑的作用。已有研究报道，右美托咪定可抑制 SD 引起的神经系统炎症反应，减少术后认知功能的发生率。

全身麻醉药可影响正常睡眠通路产生麻醉效应，因此近年也有研究探索麻醉药物对 SD 的治疗作用。丙泊酚作用于非睡眠促进神经元中的 GABA 受体，降低 GABA 释放频率，从而产生镇静、催眠、意识消失的作用。丙泊酚也可抑制由中枢兴奋性谷氨酸受体（N-甲基-D-天冬氨酸）介导的内嗅皮质和脊髓多突触兴奋性传递，腹外侧视前区（ventrolateral preoptic area，VLPO）核团中非睡眠促进神经元也参与了丙泊酚激活睡眠促进神经元导致意识消失的过程。丙泊酚也具有抑制促食欲素和褪黑素分泌的作用，干扰机体术后的睡眠-觉醒周期，重构意识和认知的结构。

笔者研究团队观察到丙泊酚可改善围手术期 SD 动物的认知功能，改善由 SD 引起的自主神经功能失衡，机制可能与丙泊酚对失眠患者睡眠负债（由于主动限制睡眠时间而造成的睡眠不足）的缓解及失眠症状的改善作用有关。临床研究也证实在 ICU 患者中，使用丙泊酚镇静的患者睡眠质量会明显提高，与其他药物比较，患者术后的抑郁和焦虑评分也会降低。丙泊酚相较于右美托咪定和镇静药物而言，诱导无反应时的镇静更明显，对患者睡眠周期的影响和意识的改变效果更明显，显著提高睡眠障碍患者的术后睡眠质量。但麻醉前的意识和睡眠模式是否受丙泊酚影响、何时恢复至术前状态仍有待进一步研究。

（四）中医药疗法

近年来中医药疗法在不同领域大放光彩，对于围手术期 SD 患者可以通过中医诊疗手段辨证施治，针对不同患者进行个体化诊疗，同时中医药在术后创伤和疼痛治疗方面也有一定的优势。中医学认为，情志内伤、劳逸失调、病后体虚、阴虚火旺、心失所养、肾阴亏虚等是患者失眠产生的原因。主张以心主神明、形神合一、七情理论和藏象理论、内病外治等理论为基础，通过调和患者阴阳失衡达到治疗目的。针灸、穴位埋豆或穴位电刺激等针对穴位的治疗方法可产生一定疗效，由于不产生依赖性等优点，较西医药物治疗有一定的优势。患者还可对具有安神作用的穴位如神门穴进行自行按摩，提高睡眠质量。穴位按摩配合药物应用可产生消肿止痛、活血化瘀等作用，可以减轻患者术后疼痛，增加患者舒适感，减少应激反应，减少术后焦虑，促进患者术后康复。坐浴、湿敷、雾化吸入等方法也可独立或配合穴位疗法使用，改善失眠患者的症状。

六、结语

满足机体对睡眠的需求是促进围手术期康复的重要一环，但由于多种因素均能影响睡眠，需要我们对 SD 足够重视。通过多种措施的综合应用对围手术期患者进行干预，改善睡眠状况并减少由 SD 导致的并发症,保障患者健康及促进患者康复是未来需要进一步探索的问题。

(马璨　李文志)

参 考 文 献

[1] COWAN E,LIU A,HENIN S,et al. Sleep spindles promote the restructuring of memory representations in ventromedial prefrontal cortex through enhanced hippocampal-cortical functional connectivity[J]. J Neurosci,2020, 40(9):1909-1919.

[2] GIRARDEAU G,LOPES-DOS-SANTOS V. Brain neural patterns and the memory function of sleep[J]. Science, 2021,374(6567):560-564.

[3] 沈彬,翁习生,廖刃,等.中国髋、膝关节置换术加速康复——围手术期疼痛与睡眠管理专家共识[J].中华骨与关节外科杂志,2016,9(2):91-97.

[4] 贾福军,李雪丽.睡眠与睡眠障碍[J].中华全科医师杂志,2016,15(7):497-500.

[5] 佟晴,袁永胜,徐勤荣,等.帕金森病患者血浆谷氨酸和 γ 氨基丁酸水平改变与睡眠障碍的关系[J].中华老年心脑血管病杂志,2015,17(8):823-825.

[6] 魏晨慧,郭锦丽,程宏,等.不同类别骨科手术患者围手术期睡眠质量及影响因素分析[J].护理研究, 2020,34(12):2120-2125.

[7] BILLINGS M E,HALE L,JOHNSON A. Physical and social environment relationship with sleep health and disorders[J]. Chest,2020,157(5):1304-1312.

[8] SAXENA S,MAZE M. Impact on the brain of the inflammatory response to surgery[J]. Presse Med, 2018, 47 (4 Pt2):e73-e81.

[9] GAO W,LI F,ZHOU Z,et al. IL-2/Anti-IL-2complex attenuates inflammation and BBB disruption in mice subjected to traumatic brain injury[J]. Front Neurol,2017,8: 281-284.

[10] 郑晋伟,王清秀,陈骏萍.围手术期神经认知障碍与睡眠障碍研究进展[J].现代实用医学,2020,32(4): 427-428.

[11] 雷蕾,张真真,夏江燕,等.中枢神经递质紊乱与术后认知功能损伤[J].临床麻醉学杂志,2017,33(2): 199-201.

[12] WANG L,HAN D,YIN P,et al. Decreased tryptophan hydroxylase 2 m RNA and protein expression,decreased brain serotonin concentrations,and anxiety-like behavioral changes in a rat model of simulated transport stress [J]. Stress,2019,22(6):707-717.

[13] 石磊,贾秋红.GOLPH3 基因过表达与消化道肿瘤关系的研究进展[J].山东医药,2018,58(25):93-96.

[14] 李琪欢,尹承勇,李海彬,等.肥城市居民上消化道癌及癌前病变的筛查结果及影响因素分析[J].中华肿瘤杂志,2018,40(5):396-399.

[15] 邹丽丽.HES 能改善消化道肿瘤术后早期血浆白蛋白及炎性介质水平[J].基因组学与应用生物学, 2018,37(11):185-190.

[16] 张庆东,袁泉良,吕柯.参芪颗粒对结直肠癌术后癌因性疲乏患者的临床疗效观察[J].重庆医学,2017, 46(25):3578-3580.

[17] YANG L,SHI LJ,YU J,et al. Activation of protein kinase Ain the amygdala modulates anxiety-like behaviors in social defeat exposed mice[J]. Mol Brain,2016,9: 3-7.

[18] LEE B,SHIM I,LEE H,et al. Melatonin ameliorates cognitive memory by regulation of cAMP-response element-binding protein expression and the anti-inflammatory response in a rat model of post-traumatic stress disorder[J]. BMC Neurosci,2018,19(1):38-42.

[19] NI P,DONG H,WANG Y,et al. IL-17A contributes to perioperative neurocognitive disorders through blood brain barrier disruption in aged mice[J]. Neuroinflammation,2018,15(1):332-335.

[20] LIGUORI C,PLACIDI F,IZZI F,et al. Sleep dysregulation, memory impairment, and CSF biomarkers during different levels of neurocognitive functioning in Alzheimer's disease course[J]. Alzheimers Res Ther,2020,12 (1):5.

[21] HITA-YANEZ E,ATIENZA M,GIL-NECIGA E,et al. Disturbed sleep patterns in elders with mild cognitive impairment:the role of memory decline and ApoE 4 genotype[J]. CurrAlzheimer Res,2012,9(3):290-297.

[22] IRWIN M R,OPP M R. Sleep health:reciprocal regulation of sleep and innate immunity[J]. Neuropsychopharmacology,2017,42(1):129-155.

[23] ARORA S,DHARAVATH R N,BANSAL Y,et al. Neurobehavioral alterations in a mouse model of chronic partial sleep deprivation[J]. Metab Brain Dis, 2021, 36 (6):1315-1330.

[24] 卢波,刘荣君,孟波,等.片段化睡眠对术后认知功能和中枢神经炎症的影响[J].中华医学杂志,2020,100 (17):1341-1344.

[25] NI P,DONG H,ZHOU Q,et al. Preoperative sleep disturbance exaggerates surgery-induced neuroinflammation and neuronal damage in aged mice[J]. Mediators Inflamm,2019,2019:8301725.

[26] KRESS B T,ILIFF J J,XIA M,et al. Impairment of paravascular clearance pathways in the aging brain[J]. Ann Neurol,2014,76(6):845-861.

[27] HABLITZ L M,VINITSKY H S,SUN Q,et al. Increased

glymphatic influx is correlated with high EEG delta pow-er and low heart rate in mice under anesthesia[J]. Sci Adv,2019,5(2):eaav5447.

[28] MANOUCHEHRIAN O, RAMOS M, BACHILLER S, et al. Acute systemic LPS-exposure impairs perivascular CSF distribution in mice [J]. J Neuroinflammation, 2021,18(1):34.

[29] NAIDOO N,FERBER M,MASTER M,et al. Aging im-pairs the unfolded protein response to sleep deprivation and leads to proapoptotic signaling [J]. J Neurosci, 2008,28(26):6539-6548.

[30] 段红伟,伊书锋.肺癌患者化疗前后睡眠障碍、情绪状态和疲劳程度的变化及相关性[J].护理学杂志,2013,28(6):63-65.

[31] SAXENAS,MAZE M. Impact on the brain of the inflam-matory response to surgery[J]. Presse Med,2018,47(4 Pt 2):e73-e81.

[32] 黎伟霞,张鹏,陈利芳,等.两种不同护理方法对腹部手术患者术后胃肠功能恢复的影响[J].护理实践与研究,2018,15(2):81-82.

[33] 黄丽华,梁列新.功能性消化不良与睡眠障碍的关系[J].临床消化病杂志,2018,30(2):124-126.

[34] 陈燕,颜莉丽,邱江江,等.全身麻醉下腹部手术患者的围手术期睡眠质量对术后恢复的影响[J].国际精神病学杂志,2021,48(1):156-158.

[35] 杨祯,方秀新,吴倩倩.围手术期患者睡眠现状及干预措施的研究进展[J].全科护理,2020,18(9):4.

[36] WANG C F,SUN Y L,ZANG H X. Music therapy im-provessleep quality in acute and chronic sleep disorders:

A meta-analysis of 10 randomized studies[J]. Interna-tional Journal of Nursing Studies,2014,51(1):51-62.

[37] SULTAN S S. Assessment of role of perioperative melato-nin in prevention and treatment of postoperative delirium after hip arthroplasty under spinal anesthesia in the eld-erly[J]. Saudi J Anaesth,2010,4(3):169-173.

[38] DE JONGHE A,VAN MUNSTER B C,GOSLINGS J C, et al. Effect of melatonin on incidence of delirium among patients with hip fracture:a multicentre, double-blind randomized controlled trial[J]. CMAJ,2014,186(14): E547-E556.

[39] 李晓曦,李亚琦,缪长虹,等.右美托咪定对睡眠障碍老年肝肿瘤切除术患者术后谵妄的影响[J].中国药房,2021,32(14):1758-1763.

[40] 王培,陈怀龙,秦伟伟,等.丙泊酚与睡眠障碍[J].国际麻醉学与复苏杂志,2020,41(2):208-211.

[41] 尹淑珍.中医睡眠护理在股骨粗隆间骨折手术患者中的临床价值[J].世界睡眠医学杂志,2021,8(4):606-608.

[42] 郭燕秋.舒适护理对骨折患者围手术期睡眠质量与心理情绪的影响[J].世界睡眠医学杂志,2020,7(10):1822-1823.

[43] 沈雪萍,茅惠丽.中医适宜技术护理在外科围手术期失眠患者中的应用[J].齐鲁护理杂志,2020,26(14):110-113.

[44] 徐钊,张玉明,杨瑞,等.术前连续髂筋膜间隙阻滞对老年髋部骨折患者围手术期睡眠质量及术后谵妄的影响[J].临床麻醉学杂志,2020,36(10):953-957.

67 重视遗忘技术在临床麻醉学中的应用

随着医疗技术水平的发展及生活水平的提高,患者对医疗的要求也逐步提高,不只身体上的疼痛不适需要缓解,精神上也希望可以远离焦虑恐惧,避免不愉快的体验记忆,这给麻醉学科带来新的挑战。同时,一些相应的麻醉技术和理念如遗忘技术,也日益受到大家的重视。

一、遗忘与遗忘技术

(一)遗忘

记忆是人脑对经历过的事物的识记、保持、再现或再认,是进行思维、想象等高级心理活动的基础,人类通过认知活动产生记忆,并将这些记忆储存在大脑。记忆的内容没能或不能储存,或者提取困难,换句话说,对于曾经记忆过的东西不能再认起来,也不能回忆起来,或者是错误的再认和错误的回忆,被称遗忘(amnesia)。遗忘的意义:①躲避、远离不愉快的情景、经历;②有助于身体健康、心情愉悦。如果按遗忘的起因分类,可将遗忘分为自我遗忘(自然、年老、疾病)和人为遗忘(如分心/转移注意力、药物干预、过度饮酒)两类,从产生机制来讲,则可分为被动遗忘和主动遗忘。

近年来,神经生物学家发现几种神经递质系统参与了记忆的获取、巩固和提取、抑制记忆可及性或消除记忆基质等过程,主要包括:谷氨酸、γ-氨基丁酸、乙酰胆碱、多巴胺、去甲肾上腺素、糖皮质激素等。谷氨酸受体中的N-甲基-D-天冬氨酸受体(N-methyl-D-aspartic receptor, NDMAR):NMDAR主要参与学习和记忆过程,以及记忆的长期巩固。有研究表明使用NMDA拮抗剂可以阻碍不同物种动物的获得和损害记忆巩固。γ-氨基丁酸(γ-aminobutyric acid, GABA)受体能系统是哺乳动物中枢神经系统的主要抑制系统,会影响神经元的发育和突触的可塑性,以及学习和记忆过程,包括两个受体系统:$GABA_A$受体和$GABA_B$受体。$GABA_A$离子性受体在杏仁核中特别丰富,它们在抑制厌恶记忆的神经机制,如消退恐惧中发挥重要作用;而$GABA_B$受体则参与控制短期和长期记忆形成。乙酰胆碱在突触前被神经元释放,通过结合离子性烟碱受体和代谢性毒蕈碱

受体,对突触后神经元产生重要作用,烟碱和毒蕈碱胆碱能受体的激活参与了获得或消失学习,这表明胆碱能调节在基底前脑对前额叶皮质、海马体、杏仁核、顶叶和感觉区域的记忆形成、巩固、条件记忆的消失中起着重要作用。一些关于多巴胺能系统的研究表明,多巴胺的释放有助于接受食欲和厌恶学习范式的不同物种的记忆巩固:在学习后立即进行多巴胺活动的干扰会损害果蝇、小鼠和人类的记忆巩固。去甲肾上腺素可以调节情绪显著事件的记忆形成,且在情绪唤起刺激编码过程中,去甲肾上腺素能系统与杏仁核的激活相关,增加去甲肾上腺素中枢释放的药理学操作可以改善情景记忆形成,使用肾上腺素能受体拮抗剂普萘洛尔可以阻断这种情绪增强效应。已经证实,压力通过糖皮质激素的释放来影响记忆的巩固和重新巩固。在压力条件下,下丘脑-垂体-肾上腺轴(hypothalamic-pituitary-adrenal axis, HPA)导致肾上腺皮质释放糖皮质激素,在偶然遗忘和故意遗忘中都起着作用。

(二)遗忘技术

通过人为干预,对经历不愉快事件(如手术、有创诊疗)或面对暴力创伤等令人恐惧事件的患者,不发生"认知"或"储存"相关记忆或使已发生的相关记忆不被正确提取的方法或技术,称为遗忘技术(forgetting skill)。结合临床实践可以把遗忘技术概括为以下三种:①分心技术(或称分心术),转移患者的注意力,转移患者围麻醉期"认知和储存"的记忆的内容;②镇静,通过药物作用如右美托咪定、地西泮等,弱化患者对环境事件的认知与储存技能;③遗忘性药物,鉴于遗忘的生理机制,参与遗忘过程的神经递质及受体与麻醉药物的作用靶点多有吻合,可以应用一些麻醉药物,如咪达唑仑,使患者在围麻醉期认知信息储存功能减弱,减少不良记忆产生。遗忘技术应用范围广泛,简单来说,对所有进行外科手术和有创诊疗的所有患者都可采用适宜的遗忘技术,尤其术前存在焦虑、抑郁、恐惧等心理和精神压力较大的患者包括儿童、老年人;此外,一旦术中发现患者知晓时须在第一时间应用遗忘性药物如咪达唑仑,旨在有效地预防术中知晓或术后产生不良记忆或不良情绪等。

二、遗忘技术在麻醉科学中的应用

随着麻醉深度监测工具及镇痛镇静药物种类日渐完备,理想麻醉的目标已从近代乙醚麻醉控制"三期二级"的单纯深度分级向维持围手术期生命体征及内环境的稳定、减少伤害性刺激及继发炎症反应对各系统器官的影响及各器官功能保护转化。目前而言,围手术期中疼痛的不良反应及并发症已受到相当程度的重视,业界常规通过多种模式进行干预,但围手术期患者情绪的变化及不良记忆造成的躯体及心理变化国内关注较少,规范的预防及治疗措施更是欠缺。在防止术中知晓发生、减少围手术期患者焦虑、抑郁等不良情绪对患者躯体及心理影响方面,遗忘技术或可提供一个新的研究方向。

(一) 遗忘技术在全身麻醉中的应用——防止术中知晓

术中知晓是指全身麻醉下的患者在手术过程中出现了有意识的状态,并且术后能回忆起术中与手术相关联的事件。现代麻醉在术中管理期使用神经肌肉阻滞剂维持肌肉松弛,相应减少了麻醉药物的剂量,使术中知晓发生概率提高,文献报道发生率在1‰~2‰。国内既往研究显示女性术中知晓的发生率比男性高,儿童术中知晓发生率也较高。在一些认定或已知有困难气道,或存在降低麻醉药剂量特殊情况的患者中,如血流动力学不稳定、低体温、急性中毒、心脏手术等,发生术中知晓的可能性更高。

麻醉方式对术中知晓发生率也有一定影响,全凭静脉麻醉的术中知晓发生率高于静脉-吸入复合麻醉。在英国皇家麻醉师学会、英国麻醉师协会进行的第五届英国和爱尔兰术中知晓调查项目中发现,患者的体验范围从孤立的听觉到完全知觉的触觉,75%术中知晓患者的体验持续时间都不到5分钟,但51%的患者(95%置信区间43%~60%)经历了痛苦,41%的患者(95%置信区间33%~50%)遭受了长期的不良反应效果。痛苦和长期伤害发生在所有的经历中,但最易发生在患者经历瘫痪(有或没有疼痛)时。术中有意识的外显回忆会导致创伤后应激障碍(post-traumatic stress disorder,PTSD)或存在PTSD症状。一些术中知晓的病例在有明确回忆后,描述了与PTSD相一致的症状群,在进行了长期的跟踪调查后经正式确认术中有明确回忆意识的手术患者无长期后果。对于术中知晓来说预防意义远大于治疗,在治疗上多采用心理干预手段,甚至复合精神类药物治疗术中知晓引起的PTSD,在预防上则采用术前风险评估、术中完善电生理等多种监测及靶控输注(target-controlled infusion,TCI)等技术防止术中知晓发生。

避免术中知晓是精准麻醉的基本要求之一,除在全身麻醉手术期间对心率、血压等生命体征的判断外,脑电监测也是常用的监测手段。然而,无论是比谱指数还是中延迟听觉诱发电位等技术,均未确切证明是否能够减少意识的发生率。一些研究中脑电双频指数(bispectral index,BIS)

未能表现出对术中知晓的预防,其效果不如终末潮气麻醉剂浓度(end-tidal anesthetic-agent concentration,ETAC)监测。

遗忘技术对防治术中知晓的要点:①控制麻醉深度。使用各种测量手段对麻醉药物浓度剂量及患者的体征指标进行监测,维持术中足够的麻醉深度。②干扰记忆。在术中知晓的预防中,苯二氮䓬类药物因其顺行性遗忘的特点临床应用较为普遍,有研究表明,诱导前或诱导时使用咪达唑仑可明显降低术中知晓发生率。③紧急干预治疗。有研究表明一旦发现患者术中知晓,立即给予适宜的咪达唑仑可有效减轻甚至消除患者术后对术中知晓的记忆。但须防止过量过频使用,有一项对心脏手术围手术期患者使用苯二氮䓬类药物的调查发现,麻醉科医师普遍因为预防术中知晓而使用苯二氮䓬类药物,可加重患者术后的认知功能障碍及增加术后谵妄的发生。

(二) 遗忘技术在局部麻醉中的应用——改善不良精神状态

围麻醉期患者由于生理和心理方面的改变,很多会出现不良精神状态,如焦虑、抑郁等。

焦虑(anxiety)是一种紧张不安、不愉快的状态,继发于疾病、住院、麻醉、手术或其他未知的原因,是一系列的行为表现,体现为状态、特质焦虑水平及焦虑程度随时间波动,与人格特性密切相关。2015年英国进行的一项围手术期调查发现,焦虑是围手术期糟糕体验中最普遍发生的一种。焦虑对欲行全身麻醉及手术的老年人来讲更为普遍,国外学者研究发现老年人的术前焦虑主要包括以下几个方面:①失去对身体的控制,把自己的生命留在别人的手中,而且那种感觉不能回头;②在未知的环境中会发生幽闭恐惧症和预期的疼痛;③与手术有关的未知和令人恐惧的词汇;④如果出了什么问题会发生什么。在儿童中围手术期焦虑更为严重,未经处理的围手术期焦虑会对儿童术后短期及长期康复产生明显影响。在进入手术室时有强烈焦虑的儿童,以及在焦虑状态(即术前焦虑)下由面罩通气诱导麻醉的儿童发生躁动(emergence agitation,EA)概率较高。

抑郁(depression)是一种情绪低落的状态,可能伴随着对个人通常认为愉快的活动失去兴趣,食欲和睡眠/觉醒平衡发生改变。其严重形式为重度抑郁症,被归类为心境障碍。病因与发病机制还不明确,比较常见公认的病因假设包括:①遗传因素,抑郁患者在某些RNA表达上存在差异;②生化因素,抑郁症的发生可能与脑内多巴胺能奖赏回路、调节情绪和与认知功能相关的下丘脑-垂体-肾上腺轴有关;③心理-社会因素,各种重大生活事件突然发生,或长期持续存在会引起强烈和/或持久的不愉快的情感体验,导致抑郁症的产生。患者情绪低沉,忧心忡忡,对自我能力及周围困难不能正确客观估计。对于围手术期患者来说,不仅疾病及手术本身引起躯体的疼痛或不适,疾病治疗的不确定性及治疗费用的经济压力亦带来精神的巨大压力,当患者存在遗传易感因素时,易发生围手术期抑郁。

术前焦虑、抑郁的危害很多，Philip 等对在冠状动脉旁路移植术中心血管风险与抑郁和焦虑障碍的关系进行了研究，发现术前有焦虑的患者相较于无焦虑的患者，术前血中肌酸激酶的水平较高，体外循环期的血糖水平也较高。Mohammad 等在对行全关节置换的患者研究后发现，抑郁或焦虑是术后并发症增加的独立风险因素，并使住院费用增加。王玲琳等发现患者抑郁程度是发生心房颤动的独立风险因素。概言之：①焦虑程度越高，术中麻醉用药越多；②焦虑降低痛觉阈值，增加术后镇痛用药，延长术后恢复和住院时间；③是心脏术死亡率和主要并发症独立预测因素；④是儿童术后消极行为的独立预测因素（消极行为包括梦魇、睡醒时哭闹、分离焦虑、好发脾气、重新出现遗尿）。一些研究表明某些疾病中抑郁对患者的危害比焦虑更为明显。

遗忘技术对术前焦虑、抑郁的治疗手段主要有：①非药物干预。术前访视和术前宣教、术前行为干预、分心/转移其注意力、音乐疗法。在一项脊柱手术的围手术期研究中发现，医护人员和外科医师在克服和减少患者围手术期焦虑中起着重要作用。癌症患者在诊断后和手术治疗过程中会经历焦虑和抑郁。有研究者提出心理干预以减轻痛苦，增强患者功能和心理的过程。有必要把重点放在对等待癌症手术患者的整体治疗，从单一方法转变为多种方法的干预措施，包括体育锻炼、营养咨询和补充以及放松练习，使他们获得能够从手术中恢复，回到精神健康、活力和自我感觉健康的状态。此外，此研究还显示心理干预可以缩短住院时间。②药物预防和治疗。a. 苯二氮䓬类如咪达唑仑；b. 右美托咪定；c. 其他，如巴比妥类、氯胺酮。近来有研究提出，作为儿童麻醉前预给药，右美托咪定比咪达唑仑更有效地降低术前焦虑、抑郁和术后躁动，并有助于更有效地增加术后镇痛满意度和减少阿片类药的用量，但其遗忘效应要明显弱于后者。因此，国外已有两药联合应用静脉麻醉进行内镜下胃黏膜剥离术，减少咪达唑仑用量并降低了并发症发生率。

（三）遗忘技术在麻醉治疗学中的应用：治疗 PTSD

"麻醉治疗学"是近年来新提出的一项概念，是指通过运用麻醉药物、方法技术和理念来治疗慢性难治性疾病的一门新兴学科。麻醉治疗学概念最早由于布为教授在 1992 年全军麻醉与复苏学术会议上提出，后由魏绪庚、于亚洲等分别主编的《麻醉治疗学》《临床麻醉治疗学》中大量报道了运用部分麻醉药物、麻醉方法、麻醉技术治疗疾病和在围麻醉期对非手术相关疾病进行治疗的理论及实践系统。PTSD 是个体突然遭遇严重精神创伤事件后出现的生理及心理反应的精神疾病，对患者的心理与生理造成很大损害。PTSD 患者通常表现出与创伤经历相关的自传体记忆的自愿提取障碍，无意识记忆（即闪回）的发生率增加，以及对类似创伤的情境的过度泛化和回避。一部分患者表现出短时间的痛苦，精神症状在创伤后的几个月呈自然减少的趋势，另一部分患者症状可持续更长时间。对创伤事件反应的多样性表明，人们在记忆系统中处理创伤经历的差异可能在 PTSD 的发展和维持中起因果作用。在健康受试者中，已经观察到抑制有害记忆的能力存在巨大的个体差异。此外，关于 PTSD 患者无法抑制创伤相关思想的实验结果表明，抑制性控制缺陷导致的记忆遗忘困难可能与 PTSD 的发生有关。目前的治疗方法包括心理治疗、药物治疗、物理治疗、中医等，但在治疗方案上尚未有统一共识。在药物治疗中，苯二氮䓬类作为主要治疗药物广泛应用，但有研究表明，右美托咪定可以减轻大鼠 PTSD 的恐惧记忆效应，亦有研究认为艾司氯胺酮显著减少颅脑创伤大鼠 PTSD 样行为，发挥神经保护作用，可能作为 PTSD 治疗的潜在药物。

在国际公认的医学伦理中，最核心内容为"自主、不伤害、行善与正义"。在围麻醉期，患者存在恐惧、紧张等记忆，因此选择合适的镇静镇痛药物有效改善患者感受、减少不良记忆产生尤为重要。在麻醉治疗方面，虽然麻醉药物干预多停留在动物实验阶段，但相信随着遗忘技术的不断进步，通过药物及非药物手段进行相应干预，可使 PTSD 患者获益更多。遗忘技术使临床麻醉工作更符合医学伦理，遵守了"医疗行善""医疗不伤害"原则，使患者得到更好的治疗体验，是现在麻醉发展的趋势与方向之一。

（程芳　林华赋　王远胜　屠伟峰）

参 考 文 献

［1］杨治良.漫谈人类记忆的研究［J］.心理科学,2011,34（1）:249-250.

［2］林崇德,杨治良,黄希庭.《心理学大辞典》前言［J］.心理发展与教育,2004,20（2）:96.

［3］GAGNEPAIN P,HULBERT J,ANDERSON M C. Parallel regulation of memory and emotion supports the suppression of intrusive memories［J］. J Neurosci,2017,37（27）,6423-6441.

［4］HULBERT J C,ANDERSON M C. Does retrieving a memory insulate it against memory inhibition? A retroactive interference study［J］. Memory,2020,28（3）,293-308.

［5］COSTANZI M,CIANFANELLI B,SANTIROCCHI A,et al. Forgetting unwanted memories: active forgetting and implications for the development of psychological disorders［J］. J Pers Med,2021,11（4）:241.

［6］NICIU M J,KELMENDI B,SANACORA G. Overview of glutamatergic neurotransmission in the nervous system［J］. Pharmacol Biochem Behav,2012,100（4）,656-664.

［7］WONG C G,BOTTIGLIERIN T,SNEAD O C,et al. GABA,γ-hydroxybutyric acid,and neurological disease［J］. Ann Neurol,2003,54（Suppl 6）:S3-S12.

［8］BERGSTROM H C,PINARD C R. Corticolimbic circuits in learning, memory, and disease［J］. J Neurosci Res,

2017,95(3):795-796.

[9] BLAKE M G,BOCCIA M M. Basal forebrain cholinergic system and memory[J]. Curr Top Behav Neurosci,2018, 37:253-273.

[10] YAMASAKI M,TAKEUCHI T. Locus coeruleus and dopamine-dependent memory consolidation [J]. Neural Plast,2017,2017:8602690.

[11] VAN STEGEREN A H,GOEKOOP R,EVERAERD W, et al. Noradrenaline mediates amygdala activation in men and women during encoding of emotional material[J]. Neuroimage,2005,24(3),898-909.

[12] DE QUERVAIN D, SCHWABE L, ROOZENDAAL B. Stress,glucocorticoids and memory:implications for treating fear-related disorders[J]. Nat Rev Neurosci,2017, 18(1):7-19.

[13] 张爱华,朱波,虞雪融,等. 术中知晓的研究进展[J]. 临床麻醉学杂志,2020,36(4):410-412.

[14] MYLES P S,LESLIE K,MCNEIL J,et al. Bispectral index monitoring to prevent awareness during anaesthesia: the B-Aware randomised controlled trial [J]. Lancet, 2004,363(9423):1757-1763.

[15] GHONEIM M M. Awareness during Anesthesia[J]. Anesthesiology,2000,92(2):597-602.

[16] COOK T M,ANDRADE J,BOGOD D G,et al. 5th National Audit Project (NAP5) on accidental awareness during general anaesthesia:patient experiences, human factors,sedation,consent,and medicolegal issues [J]. Br J Anaesth,2014,113(4):560-574.

[17] MASHOUR G A, AVIDAN M S. Intraoperative awareness:controversies and non-controversies[J]. Brit J Anaes,2015,115(Suppl 1):i20-i26.

[18] BY BRADLEY R,GREENE J,RUSS E,et al. A multidimensional meta-analysis of psychotherapy for PTSD [J]. Am J Psychiatry,2005,162(2):214-227.

[19] 李朋仙,赵艳,郭向阳,等. 全身麻醉患者术中知晓的研究进展[J]. 中国微创外科杂志,2015(3):269-271.

[20] AVIDAN M S,JACOBSOHN E,GLICK D,et al. Prevention of intraoperative awareness in a high-risk surgical population[J]. N Engl J Med,2011,365(7):591-600.

[21] 时昕,王东信. 患者发生术中知晓的危险因素及预防措施[J]. 中华医学杂志,2013,93(41):3272-5.

[22] SPENCE J,BELLEY-CÔTÉ E,DEVEREAUX P J,et al. Benzodiazepine administration during adult cardiac surgery:a survey of current practice among Canadian anesthesiologists working in academic centres [J]. Can J Anesth,2018,65(3):263-271.

[23] WALKER E M K,BELL M,COOK T M,et al. Patient reported outcome of adult perioperative anaesthesia in the United Kingdom:a cross-sectional observational study [J]. Br J Anaesth,2016,117(6):758-766.

[24] ARAKELIAN E, LAURSSEN E, ÖSTER C. Older patients' worries in connection with general anesthesia and surgery:a qualitative study[J]. J Perianesth Nurs,2018, 33(6):822-833.

[25] KANAYA A. Emergence agitation in children:risk factors, prevention, and treatment[J]. J Anesth, 2016, 30 (2):261-267.

[26] AN T,ZHANG J,MA Y,et al. Relationships of non-coding RNA with diabetes and depression[J]. Scientific Reports,2019,9(1):10707.

[27] 杨晓艳,白洁. 多巴胺能神经传输在吗啡成瘾与应激性抑郁中的作用机制[J]. 中国药理学通报,2019,35 (03):314-317.

[28] HULLAM G,ANTAL P,PETSCHNER P,et al. The UKB envirome of depression:from interactions to synergistic effects[J]. Sci Rep,2019,9(1):9723.

[29] TULLY P J,NEWLAND R F,BAKER R A. Cardiovascular risk profile before coronary artery bypass graft surgery in relation to depression and anxiety disorders:an age and sex propensity matched study [J]. Aust Crit Care,2015,28(1):24-30.

[30] RASOULI M R,MENENDEZ M E,SAYADIPOUR A,et al. Direct cost and complications associated with total joint arthroplasty in patients with preoperative anxiety and depression[J]. J Arthroplasty, 2016, 31 (2):533-536.

[31] 杨波,王玲琳,石少波. 心理应激和心房颤动[J]. 中华心血管病杂志,2019,47(2):161-163.

[32] GILL S,SANTO J,BLAIR M,et al. Depressive symptoms are associated with more negative functional outcomes than anxiety symptoms in persons with multiple sclerosis [J]. J Neuropsychiatry Clin Neurosci, 2019, 31 (1): 37-42.

[33] LEE J S,PARK Y M,HA K Y,et al. Preoperative anxiety about spinal surgery under general anesthesia[J]. Eur Spine J,2016,25(3):698-707.

[34] TSIMOPOULOU I, PASQUALI S, HOWARD R, et al. Psychological prehabilitation before cancer surgery: a systematic review[J]. Ann Surg Oncol,2015,22(13): 4117-4123.

[35] PASIN L,FEBRES D,TESTA V,et al. Dexmedetomidine *vs* midazolam as preanesthetic medication in children:a meta-analysis of randomized controlled trials[J]. Paediatr Anaesth,2015,25(5):468-476.

[36] YOSHIO T,ISHIYAMA A,TSUCHIDA T,et al. Efficacy of novel sedation using the combination of dexmedetomi-

dine and midazolam during endoscopic submucosal dissection for esophageal squamous cell carcinoma [J]. Esophagus,2019,16(3):285-291.

[37] 周博文,李启芳,于布为.星状神经节阻滞在麻醉治疗学中的应用和未来发展方向[J].临床麻醉学杂志,2019,35(7):709-711.

[38] MILLON E M,CHANG H Y M,SHORS T J. Stressful life memories relate to ruminative thoughts in women with sexual violence history,irrespective of PTSD[J]. Front Psychiatry,2018,9:311.

[39] BREWIN C R. The nature and significance of memory disturbance in posttraumatic stress disorder [J]. Annu Rev Clin Psychol,2011,7:203-227.

[40] BREWIN C R. Memory and Forgetting[J]. Curr Psychiatry Rep,2018,20(10):87.

[41] MCNALLY R J. Experimental approaches to cognitive abnormality in posttraumatic stress disorder [J]. Clin Psychol Rev,1998,18(8):971-982.

[42] LEVY B J,ANDERSON M C. Individual differences in the suppression of unwanted memories:The executive deficit hypothesis[J]. Acta Psychol(Amst),2008,127(3):623-635.

[43] 俞又佳,王鑫怡,姚瑞,等.右美托咪定对丙泊酚增强创伤后应激障碍大鼠恐惧记忆效应的影响[J].中华麻醉学杂志,2022,42(2):231-234.

[44] 张斌,何平丽,孙中磊,等.艾司氯胺酮对大鼠颅脑创伤后应激障碍行为的影响[J].国际外科学杂志,2022,49(4):256-261.

68 胃排空影响因素研究进展

食物通过胃的运动,在胃内进行消化、混合、吸收并排入十二指肠的过程称为胃排空。胃排空的影响因素复杂,食物本身性质、生理特征、胃肠激素、疾病等都会对胃排空造成一定的影响。临床上许多情况会引起胃排空紊乱,如妊娠、肥胖、糖尿病、肝硬化、胃食管反流病、肠梗阻、精神系统疾病等。胃动力障碍影响机体营养摄入,不利于患者康复,这给临床工作带来一系列的困难。本文旨在汇总胃排空影响因素相关研究进展,为胃动力学紊乱相关疾病的后续研究提供参考。

胃是消化道中最膨大的器官,一般正常成人的胃容积在1~2L,主要作用是储存和初步消化食物。胃具有机械性消化功能和化学性消化功能,食物入胃后和胃液充分混合并研磨,再逐渐分次少量地通过幽门,进入十二指肠。根据胃壁肌层结构和功能特点的不同,胃可被分为头区和尾区两部分。头区包括胃底和胃体上1/3,此区运动功能较弱,主要是储存食物;尾区为胃体的下2/3和胃窦,运动较强,主要功能为磨碎混合食物,并将之排入十二指肠。胃的运动分为三种形式:①紧张性收缩,空腹时就存在,充盈后加强,可使胃保持位置和形状,防止下垂,也是其他运动形式的基础;②容受性舒张,进食时食物刺激口腔、咽、食管等,反射性引起胃底和胃体舒张,使其容量增大以容纳食物入胃;③蠕动,以尾区为主,食物入胃约5分钟后由胃中部开始并向幽门方向推进。胃排空指胃内食物通过胃的运动进入十二指肠的过程,其速度受个体生物特性、食物本身性状、胃肠激素、药物疾病等影响。

一、食物性质

三大营养物质的胃排空速度由快到慢依次为糖类、蛋白质、脂肪。液体食物胃排空比固体食物快,等渗液体比非等渗液体快,小颗粒食物比大颗粒快。其他食物性状对胃排空也有影响。

(一)热量

在食物物理性质相同情况下,所含热量越大,胃排空速率越慢。Okabe T等研究发现220kcal液体的排空速度比330kcal液体快。Camps G等给健康受试者分别食用含不同热量的奶昔,并用磁共振成像法(MRI)测定胃排空速率,结果证明能量增加会延长胃排空时间。

(二)黏度

食物黏度越大就需要更长的消化时间。Zhu Y等发现在同等能量的半固体食物中,黏度更大的食物胃排空所需时间随之延长,并且可以通过增加食物黏度来延长饱腹感时间,降低餐后血糖反应。

(三)加工方法

食物的加工方法可以影响食物的结构,对胃排空速率具有一定的影响。Bornhorst G等在以猪为模型观察糙米粉和白米粉在胃中排空速率和食糜特性的实验中发现,糙米粉排空速度延迟,可能与加工过程中食物性状结构发生一定改变有关。

二、生物特性

(一)性别

一些研究指出健康人群中胃排空存在性别差异,Mori H等通过[13]C-醋酸呼气试验发现女性胃排空时间长于男性。有研究发现女性固体胃排空时间较男性长,但液体胃排空时间没有差别,这可能与神经元一氧化氮合酶(neuronal nitric oxide synthase, nNOS)在女性中表达水平更高有关。Wang Y等指出女性月经周期可能对胃排空具有一定的影响,黄体期较其他时期胃排空时间延长。关于性别对胃排空影响的机制还待进一步研究。

(二)年龄

Bonner J等分析了2015年前发表的49篇研究,表明年龄对胃排空无明显影响。但有研究表明年龄不影响固体胃排空,却可能会影响液体的胃排空速率。也有研究指出老年男性胃排空时间较年轻男性慢。年龄对胃排空的影响众说纷纭,其确切影响与机制需研究。

(三)体重指数(BMI)

Jackson S等采用[13]C-醋酸呼气试验发现肥胖女性(BMI >30kg/m²)较BMI正常女性胃排空时间延长。有研究提出

BMI>25kg/m² 会增加胃排空延迟的概率,其原因可能是肥胖所致的腹内压增加;Xiao G 等最近研究显示体重过轻(BMI<18.5kg/m²)也会增加胃排空时间。然而 Vazquez R 等利用胃排空闪烁扫描技术测定正常体重、超重和肥胖人群的固体和液体胃排空时间没有差别。目前大部分研究倾向于超重会延缓胃排空,但依然具有争议,BMI 对于胃排空时间的影响结果不同是否与检测方法相关还待研究。

三、胃肠激素

(一)促胃液素

促胃液素(gastrin),又称胃泌素,是一种胃肠激素,主要由胃窦、十二指肠和空肠上段黏膜中的 G 细胞分泌,迷走神经兴奋时促胃液素释放肽(gastrin-releasing peptide,GRP)释放增多,进而促进促胃液素分泌。促胃液素可通过 CCK_b 受体-G_q-PLC-IP_3-Ca^{2+} 和 DG-PKC 信号通路刺激壁细胞分泌胃酸,还可使胃窦幽门括约肌收缩,延缓胃排空。促胃液素不是胃排空的主要影响因素,研究显示促胃液素对近端胃运动功能的影响可能与胃酸分泌相关,十二指肠酸化引起近端胃松弛。

(二)胃动素

胃动素(motilin,MTL)是由十二指肠上部的 Mo 细胞在禁食状态下分泌的,在消化期间刺激胃和小肠运动。MTL 诱导胃部消化间期移行复合运动(migrating motor complex,MMC)Ⅲ相的发生,此时胃强力收缩,将胃肠内容物,包括食物残渣、脱落细胞碎片及胃黏液等排空。在妊娠期胃动素浓度随孕期时间延长而逐渐下降,可能与孕酮变化有关。老年(>65 岁)人群胃动素水平高于年轻人,可能参与年龄对胃排空的影响。20 世纪 90 年代学者们发现胃动素及其受体激动剂红霉素能持续改善不同病因的胃轻瘫患者的胃排空能力。

(三)胃促生长素

20 世纪 90 年代首次发现胃促生长素(ghrelin),在进食前由胃底黏膜层的 X/A 样内分泌细胞分泌,结构类似于 MTL。主要通过生长激素促分泌受体(growth hormone secretagogue receptor,GHSR)-1A 发挥作用,调节生长激素分泌,增加食欲,增强胃动力,促进胃排空。研究证明在药理剂量下胃促生长素可以加速液体和固体胃排空。

(四)缩胆囊素

缩胆囊素(cholecystokinin,CCK)由小肠黏膜 I 型细胞分泌,具有多种作用,可刺激胰液分泌和胆囊收缩、抑制促胃液素分泌、增强肠部运动、抑制胃排空和增强幽门括约肌收缩等。这些作用大多通过激动 CCK_A 和 CCK_B 受体,再由迷走神经传入引起。十二个碳链长度的脂肪酸对 CCK 分泌的刺激作用最强,研究证实十二个碳链长度的脂肪酸刺激 CCK 分泌并引起近端胃松弛,抑制胃排空。

(五)胰高血糖素

胰高血糖素(glucagon)是一种多肽激素,由胰岛 α 细胞分泌,其主要靶器官是肝脏,与胰高血糖素受体结合后通过 PKA/PKC/IP_3 途径促进糖原分解、加强糖异生、促进脂肪分解、抑制肝内蛋白质合成等。胰高血糖素在调节血糖的同时,还可减少进食,改变身体能量消耗。研究指出胰高血糖素可以延缓液体胃排空,抑制肠道运动。胰高血糖素衍生多肽对胃排空的作用可能更加直接,胰高血糖素样肽-1(glucagon-like peptide-1,GLP-1)和胰高血糖素样肽-2(GLP-2)是由胃肠道 L 细胞对胰高血糖素进行加工后的产物。GLP-1 作用于特定的 GLP-1 受体(GLP-1R),可以促进胰岛素分泌并抑制胰高血糖素分泌,具有降糖作用。同时还可激活迷走神经传入以及刺激抑制性氮能肌神经元,引起固体胃排空延迟,增加空腹和餐后胃容积。食物摄入会刺激 GLP-2 的分泌,研究表明 GLP-2 也可延缓胃排空,但其作用较 GLP-1 弱。

(六)生长抑素

生长抑素(somatostatin,SS)由内分泌样 D 细胞以及肠神经分泌,与生长抑素受体(somatostatin receptor,SSTR)的 5 个亚型 SSTR1~5 相互作用,抑制促胃液素、CCK、促胰液素、胃动素、胰岛素、胰高血糖素等的释放,还抑制胃酸的产生,降低肠道动力,减少内脏血流量,延长胃排空时间。与此相矛盾的是,生长抑素类似物奥曲肽已用于临床以促进胃肠运动。这些相互矛盾的发现表明我们对 SS 与胃排空之间的影响还知之甚少,需要进一步的研究。

(七)瘦素

瘦素(leptin)是 6 号染色体上肥胖基因表达的蛋白质激素,主要由白色脂肪组织合成和分泌,血清瘦素在摄食时升高,禁食时降低。瘦素与其受体结合后可以阻断机体摄食冲动,抑制脂肪合成。胃是胃肠道中瘦素的主要来源,且胃肠道中有着大量瘦素受体。瘦素可以抑制胃促生长素的表达和分泌,对胃肠道的影响与胃促生长素相反,研究表明瘦素与迷走神经及 CCK 相互作用延缓胃排空。

四、神经递质

(一)5-羟色胺及其受体

5-羟色胺(5-hydroxytryptamin,5-HT)又名血清素,其受体有 7 种类型(5-HT_1~5-HT_7),14 个亚型。5-HT 在外周和中枢都可合成,外周主要存在于胃肠道的肠嗜铬细胞瘤和肌间神经丛中,脑-肠轴相互调节。5-HT_1、5-HT_2、5-HT_3、5-HT_4、5-HT_7 受体在胃肠道广泛分布,并参与胃肠动力的调控,其中 5-HT_2、5-HT_3、5-HT_4 受体介导胃肠道平滑肌收缩,5-HT_1 和 5-HT_7 受体介导胃肠道平滑肌舒张。随着研究深入,5-HT 受体激动剂及拮抗剂也已在临床上广泛应用,如 5-HT_1 受体激动剂舒马曲坦等,舒张胃平滑肌,延长胃排空时间;5-HT_3 受体拮抗剂司琼类药物,改善恶心呕吐;5-HT_4 受体激动剂必利类药物,促进胃肠收缩,加快胃排空。同时研究表明在 5-HT 合成、再摄取等节点,针对色氨酸羟化酶(tryptophan hydroxylase,TpH)及 5-HT 再摄取转运体(serotonin reuptake transporter,SERT)进行调节,也对胃肠道功能具有一定影响。5-HT 生成代谢及受体家族作用机制复杂,还需进行深入研究。

(二)多巴胺及其受体

多巴胺(dopamine,DA)属儿茶酚胺类,其受体(dopamine receptor,DR)已发现并克隆出 5 种,由于 DR$_1$ 和 DR$_5$ 同源性超过 80%,统称为 DR$_1$ 样受体,DR$_2$、DR$_3$、DR$_4$ 统称为 DR$_2$ 样受体。随着脑-肠肽在调节胃肠运动方面研究的深入,DA 及 DR 更凸显其重要性。外周 DA 主要存在于肌肠神经丛末梢和胃肠的黏膜层及肌层。研究证实 DA 对胃肠道不同部位发挥不同的作用,主要通过抑制乙酰胆碱的释放,使胃体平滑肌松弛,幽门收缩,延缓胃排空;还可阻断胃窦及十二指肠的协调运动。临床上广泛应用 D$_2$ 受体拮抗剂如多潘立酮等来促进胃动力,改善胃排空;增加食管括约肌静息压力,减少胃食管反流等。

(三)一氧化氮(NO)

一氧化氮(nitric oxide,NO)是由 L-精氨酸通过一氧化氮合酶(nitric oxide synthase,NOS)合成的一种内皮细胞分泌舒血管因子。NOS 广泛分布于胃肠道黏膜层、黏膜下层和肌层,胃平滑肌细胞可直接产生 NO,并通过刺激非胆碱能神经引起平滑肌细胞上钙依赖性钾离子通道,使得胃平滑肌舒张。MMC I 相的产生可能与 NO 释放有关,还可导致 II 相时间延长。研究证实 NOS 抑制剂可改善胃分泌及运动障碍,还可促进胃动素的释放,诱导胃产生类似 MMC III 相的收缩。

五、疾病

(一)糖尿病

糖尿病是一组以高血糖为特征的代谢性疾病,其慢性并发症之一为胃轻瘫,1 型糖尿病(type 1 diabetes mellitus,T1DM)患者发生率为 27%~58%,2 型糖尿病(T2DM)患者发生率为 20%~40%。其机制可能是高血糖、自主神经病变和肠源性神经肌肉功能障碍。高血糖可以抑制胃窦运动来延缓胃排空,研究表明高血糖(血糖浓度≥10mmol/l)较正常血糖(5~8mmol/L)可导致健康人胃窦运动减弱。消化道受自主神经和肠道内神经系统(enteric nervous system,ENS)共同控制,各自独立又相互影响。自主神经中副交感神经系统抑制括约肌、兴奋非括约肌,交感神经则起相反作用。研究发现糖尿病患者迷走神经运动神经节和感觉交感神经节中的细胞减少,迷走神经纤维结构发生脱髓鞘和轴突变性等变化。临床上多通过检测心血管迷走神经反射来判断是否有自主神经功能紊乱,如观察深呼吸和瓦尔萨尔瓦动作前后心率的变化。ENS 包含调节运动的胃肠肌间神经丛和调节分泌的黏膜下神经丛,卡哈尔间质细胞(interstitial cell of Cajal,ICC)是消化道神经末梢和平滑肌细胞间的特殊细胞,起着起搏器的作用,还可将信息丛神经传至平滑肌。Grover M 等研究表明糖尿病患者存在肠神经及 ICC 细

胞数量减少,与胃瘫有一定关联。1 型糖尿病与 2 型糖尿病胃轻瘫机制的区别还需进一步研究。

(二)肝硬化

据研究发现 24%~95% 的肝硬化患者出现与器质性胃肠道疾病无关的胃排空延迟。肝硬化胃排空延迟的主要机制可能是自主神经功能紊乱、激素水平改变、门静脉高压等。自主神经功能紊乱包括交感神经上调和副交感神经下调,与肝硬化患者出现胃排空延迟密切相关。肝硬化患者胃肠激素代谢异常,促胰液素分泌增多,合并胰岛素抵抗时胰岛素也增多,胃动素受体数量减少、敏感性降低,胆囊收缩素灭活减少,这些都与胃排空延迟相关。门脉系统的高阻力使餐后门脉血流量减少,从而使胃壁充血、运动停滞,最终导致胃窦顺应性和动力受损;同时研究表明门静脉高压可能导致肝硬化大鼠胃肠道肌间神经丛胆碱能神经元数量减少,纤维变细,从而影响胃肠道功能。

(三)中枢神经疾病

各类中枢神经疾病除自身主要症状外,往往也会出现相应的胃肠道症状。抑郁症易出现消化不良及胃排空延迟等症状,研究显示这可能与心理因素影响自主神经和胃感觉神经有关。约 75% 的帕金森病(Parkinson disease,PD)患者存在胃肠道功能障碍,PD 患者胃排空延迟与多种因素相关,有研究发现 PD 患者脑干迷走神经神经元减少,中枢神经系统和肠神经系统(enteric nervous system,ENS)变性应是 PD 患者胃排空延迟的原因,并且 PD 患者胃促生长素功能异常,其受体可能是治疗 PD 患者胃轻瘫的潜在靶点。

六、总结与展望

胃与机体的营养摄入及能量代谢息息相关,临床上许多疾病都并存胃肠道功能紊乱,严重者影响患者恢复与痊愈,因此有必要对胃运动功能的影响机制及因素进行了解,有利于病因探索、提供临床治疗依据、开阔药物研发思路。胃排空由神经系统、胃肠激素及神经递质共同参与调控,脑-肠肽的发现让我们对机体调节有更全面系统的认识。但目前仍有许多疾病对胃动力的影响机制尚未完全厘清,如不同类型糖尿病发生胃轻瘫概率不同、肝硬化患者脑-肠肽对胃排空延迟具体机制及作用靶点等,这些都有待进一步深入研究,为临床治疗胃肠动力紊乱提供可靠依据。

(李晴 罗佛全)

参 考 文 献

[1] ALIMENA S,FALZONE M,FELTMATE C M,et al. Perioperative glycemic measures among non-fasting gynecologic oncology patients receiving carbohydrate loading in an enhanced recovery after surgery(ERAS) protocol[J]. International Journal of Gynecologic Cancer,2020,30(4):533-540.

[2] LIU W,JIN Y,WILDE P J,et al. Mechanisms,physiolo-

gy, and recent research progress of gastric emptying[J]. Critical Reviews in Food Science and Nutrition, 2021, 61 (16):2742-2755.

[3] GREENWOOD-VAN M B, JOHNSON A C, GRUNDY D. Gastrointestinal Physiology and Function[J]. Handb Exp Pharmacol, 2017, 239:1-16.

[4] OKABE T, TERASHIMA H, SAKAMOTO A. Determinants of liquid gastric emptying: comparisons between milk and isocalorically adjusted clear fluids[J]. Br J Anaesth, 2015, 114(1):77-82.

[5] CAMPS G, MARS M, D E GRAAF C, et al. Empty calories and phantom fullness: a randomized trial studying the relative effects of energy density and viscosity on gastric emptying determined by MRI and satiety[J]. Am J Clin Nutr, 2016, 104(1):73-80.

[6] ZHU Y, HSU W H, HOLLIS J H. The impact of food viscosity on eating rate, subjective appetite, glycemic response and gastric emptying rate[J]. PLoS One, 2013, 8(6):e67482.

[7] BORNHORST G M, CHANG L Q, RUTHERFURD S M, et al. Gastric emptying rate and chyme characteristics for cooked brown and white rice mealsin vivo[J]. Journal of the Science of Food and Agriculture, 2013, 93(12):2900-2908.

[8] MORI H, SUZUKI H, MATSUZAKI J, et al. Gender difference of gastric emptying in healthy volunteers and patients with functional dyspepsia[J]. Digestion, 2017, 95(1):72-78.

[9] NARAYANAN S P, ANDERSON B, BHARUCHA A E. Sex-and gender-related differences in common functional gastroenterologic disorders[J]. Mayo Clin Proc, 2021, 96(4):1071-1089.

[10] WANG Y T, MOHAMMED S D, FARMER A D, et al. Regional gastrointestinal transit and pH studied in 215 healthy volunteers using the wireless motility capsule: influence of age, gender, study country and testing protocol [J]. Aliment Pharmacol Ther, 2015, 42(6):761-772.

[11] BONNER J J, VAJJAH P, ABDULJALIL K, et al. Does age affect gastric emptying time? A model-based meta-analysis of data from premature neonates through to adults [J]. Biopharm Drug Dispos, 2015, 36(4):245-257.

[12] GANGAVATIKER R, PAL S, JAVED A, et al. Effect of antecolic or retrocolic reconstruction of the gastro/duodenojejunostomy on delayed gastric emptying after pancreaticoduodenectomy: a randomized controlled trial [J]. J Gastrointest Surg, 2011, 15(5):843-852.

[13] ORSAGH-YENTIS D K, BAI S, BOBBEY A, et al. Spirulina breath test indicates differences in gastric emptying

based on age, gender, and BMI[J]. Neurogastroenterol Motil, 2021, 33(6):e14079.

[14] JACKSON S J, LEAHY F E, MCGOWAN A A, et al. Delayed gastric emptying in the obese: an assessment using the non-invasive(13)C-octanoic acid breath test[J]. Diabetes Obes Metab, 2004, 6(4):264-270.

[15] 杨宝华,余颖聪,徐秋胜,等. 腹内压对胃潴留的影响及其临界值观察[J]. 中国现代医学杂志, 2018, 28 (11):65-67.

[16] XIAO G, ZHANG J, MURONG M, et al. Gastric emptying of preoperative drinks is slower in adults with chronic energy deficiency: A 2 hour cross-over study among Chinese[J]. Asia Pac J Clin Nutr, 2021, 30(2):206-212.

[17] VAZQUEZ ROQUE M I, CAMILLERI M, STEPHENS D A, et al. Gastric sensorimotor functions and hormone profile in normal weight, overweight, and obese people[J]. Gastroenterology, 2006, 131(6):1717-1724.

[18] SINGARAM K, GOLD-SMITH F D, PETROV M S. Motilin: a panoply of communications between the gut, brain, and pancreas [J]. Expert Rev Gastroenterol Hepatol, 2020, 14(2):103-111.

[19] LUTTIKHOLD J, DE RUIJTER F M, VAN NORREN K, et al. Review article: the role of gastrointestinal hormones in the treatment of delayed gastric emptying in critically ill patients [J]. Alimentary Pharmacology & Therapeutics, 2013, 38(6):573-583.

[20] JAMES J, MAIR S, DOLL W, et al. The effects of ulimorelin, a ghrelin agonist, on liquid gastric emptying and colonic transit in humans [J]. Neurogastroenterol Motil, 2020, 32(3):e13784.

[21] REHFELD J F. Cholecystokinin and the hormone concept[J]. Endocr Connect, 2021, 10(3):R139-R150.

[22] PSICHAS A, LITTLE T, LAL S, et al. Colestyramine slows gastric emptying of liquids and reduces appetite in healthy subjects [J]. Neurogastroenterol Motil, 2012, 24 (12):1095-1101.

[23] ELOVARIS R A, BITARAFAN V, AGAH S, et al. Comparative effects of the branched-chain amino acids, leucine, isoleucine and valine, on gastric emptying, plasma glucose, C-peptide and glucagon in healthy men[J]. Nutrients, 2021, 13(5):1613.

[24] HALIM M A, DEGERBLAD M, SUNDBOM M, et al. Glucagon-like peptide-1 inhibits prandial gastrointestinal motility through myenteric neuronal mechanisms in humans[J]. J Clin Endocrinol Metab, 2018, 103(2):575-585.

[25] IWASAKI Y, GOSWAMI C, YADA T. Glucagon-like peptide-1 and insulin synergistically activate vagal affer-

ent neurons[J]. Neuropeptides,2017,65:77-82.

[26] WISMANN P,PEDERSEN S L,HANSEN G,et al. Novel GLP-1/GLP-2 co-agonists display marked effects on gut volume and improves glycemic control in mice[J]. Physiol Behav,2018,192:72-81.

[27] MORI H,VERBEURE W,SCHOL J,et al. Gastrointestinal hormones and regulation of gastric emptying[J]. Curr Opin Endocrinol Diabetes Obes,2022,29(2):191-199.

[28] HAYASHI Y,TOYOMASU Y,SARAVANAPERUMAL S A,et al. Hyperglycemia increases interstitial cells of Cajal via MAPK1 and MAPK3 signaling to ETV1 and KIT, leading to rapid gastric emptying[J]. Gastroenterology, 2017,153(2):521-535.

[29] MAWE G M,HOFFMAN J M. Serotonin signalling in the gut--functions,dysfunctions and therapeutic targets[J]. Nat Rev Gastroenterol Hepatol,2013,10(8):473-486.

[30] 景富春,张军.5-羟色胺代谢动力学与功能性胃肠病的研究靶点[J].胃肠病学,2014,19(10):625-627.

[31] PHAN H,DEREESE A,DAY A J,et al. The dual role of domperidone in gastroparesis and lactation[J]. Int J Pharm Compd,2014,18(3):203-207.

[32] 董晓,陈胜良.多巴胺D-2受体拮抗剂消化专科合理应用中国专家意见[J].胃肠病学,2020,25(11):673-677.

[33] LUCETTI L T,SILVA R O,SANTANA A P,et al. Nitric Oxide and Hydrogen Sulfide Interact When Modulating Gastric Physiological Functions in Rodents[J]. Dig Dis Sci,2017,62(1):93-104.

[34] BHARUCHA A E,KUDVA Y C,PRICHARDD O. Diabetic Gastroparesis[J]. Endocrine Reviews, 2019, 40 (5):1318-1352.

[35] METWALLEY K A,HAMED S A,FARGHALY H S. Cardiac autonomic function in children with type 1 diabetes[J]. Eur J Pediatr,2018,177(6):805-813.

[36] GROVER M,BERNARD C E,PASRICHA P J,et al. Diabetic and idiopathic gastroparesis is associated with loss of CD206-positive macrophages in the gastric antrum [J]. Neurogastroenterol Motil,2017,29(6).

[37] 尹昕茹,陈东风.肝硬化的胃肠道并发症[J].中华肝脏病杂志,2020,28(05):377-380.

[38] THEOCHARIDOU E,DHAR A,PATCH D. Gastrointestinal motility disorders and their clinical implications in cirrhosis[J]. Gastroenterology Research and Practice, 2017,2017:1-6.

[39] KALAITZAKIS E,SADIK R,HOLST J J,et al. Gut transit is associated with gastrointestinal symptoms and gut hormone profile in patients with cirrhosis[J]. Clin Gastroenterol Hepatol,2009,7(3):346-352.

[40] Hillilä M T, Hämäläinen J,HEIKKINEN M E,et al. Gastrointestinal complaints among subjects with depressive symptoms in the general population[J]. Alimentary Pharmacology & Therapeutics,2008,28(5):648-654.

[41] FASANO A,VISANJI N P,LIU L W,et al. Gastrointestinal dysfunction in Parkinson's disease[J]. Lancet Neurol,2015,14(6):625-639.

69 不同面罩通气方式在围麻醉期降低胃胀气的应用进展

反流误吸是指胃内容物从食管和咽部排出至口腔内并进入喉部和下呼吸道的过程。反流误吸是麻醉期间的严重并发症之一。一旦发生反流误吸，可导致呼吸道的阻塞和痉挛、Mendelson综合征，甚至出现严重的吸入性肺炎、肺损伤。而吸入性肺炎正是患者围手术期死亡的重要原因之一。造成反流误吸的风险因素有很多，如患者饱胃、肠梗阻等造成的胃内压增高，上消化道手术对胃排空的影响，麻醉方式选择不当或正压辅助通气压力过大等。饱胃是反流误吸的核心因素，胃内容物的存在本身就会增加全身麻醉诱导时误吸的风险。即使择期手术仍有5%的饱胃发生率。全身麻醉诱导时加压面罩通气气体进入胃内是导致患者反流误吸的主要麻醉因素之一。因此，在不同患者的全身麻醉诱导期间，应用个体化、最佳的辅助通气方式尤为重要。本文就不同面罩通气方式在围麻醉期降低胃胀气的应用予以综述，以期为临床应用提供参考。

一、反流误吸的生理保护机制

正常人预防反流误吸的保护机制包括食管下括约肌（lower esophageal sphincter, LES）、食管上括约肌（upper esophageal sphincter, UES）和喉反射。在食管下端和胃连接处并不存在明显的括约肌，但在这一区域有一宽1~3cm的高压区，成为阻止胃内容物逆流入食管的一道屏障，起到生理性括约肌的作用，即食管下括约肌。食管上括约肌由下咽缩肌及其远侧的食管环行肌组成，静息状态下处于强直收缩状态；吞咽时，该肌快速开放，压力下降，食物通过后立即收缩，恢复到原来静息状态。已经确定了四种定义明确的喉反射，包括呼吸暂停伴喉痉挛、咳嗽、用力呼气和痉挛性喘气。这些反射存在于围手术期的所有阶段。

二、全身麻醉诱导期间胃进气机制

面罩控制通气是一种增强预氧的方法，旨在插管尝试期间前输送高比例的吸入氧来延长安全呼吸暂停的持续时间。在呼吸暂停期间，氧气以约250ml/min的速率持续被

肺循环吸收，以满足代谢需求，而由于二氧化碳和氧气在血液中的溶解度不同，以及与血红蛋白的亲和力不同，二氧化碳每分钟仅排泄到肺泡中10ml。会在肺泡内产生亚大气压，随后通过一种称为"质量流"的现象将气体从咽部吸入肺泡。

在麻醉诱导期间，患者自主呼吸被抑制后，需行面罩控制通气，控制通气时容易使高压气体进入胃内，造成胃胀气。面罩控制通气时，气体进入胃或肺的比例取决于患者食管下段括约肌张力和通气压力。清醒成人食管下段括约肌压力约为16cmH$_2$O，但在全身麻醉状态下，尤其使用肌肉松弛药后，食管下段括约肌张力及上呼吸道的保护反射会被抑制。如果面罩通气峰值压力超过食管下括约肌压力，则气体将会进入胃内，可能引起一定程度的胃胀气。胃胀气是全身麻醉诱导及苏醒期发生胃内容物反流、术后发生恶心呕吐的重要原因。

三、不同面罩通气方式在全身麻醉诱导的应用

（一）容量控制通气

容量控制通气（volume control ventilation, VCV）是呼吸机以预设的通气容量来进行通气，当呼吸机送气达到预设潮气量后停止送气，依靠胸廓及肺的弹性回缩力被动呼出。容量控制通气时，潮气量、呼吸频率及吸呼比都是设定的。为保证每次通气达到预设的潮气量，呼吸机需要相应的压力来对抗气道阻力、胸廓及肺组织的顺应性。因此在容量控制通气过程中，分钟通气量是恒定的，而气道压力是变化的，呼吸机需要提供不同的压力支持来保证达到合适的分钟通气量及潮气量。既往资料提示全身麻醉患者通气容量一般为6~8ml/kg，但全身麻醉诱导期既保证通气效果又能避免胃进气的最佳通气量目前尚无定论。有研究使用超声监测仪在面罩通气前及通气2分钟时采集胃窦部面积，与通气前相比，潮气量6ml/kg通气组和7ml/kg通气组患者通气后胃窦部面积差异无统计学意义，但8ml/kg通气组患者的胃窦部面积明显高于通气前，认为潮气量低于7ml/kg

时既能保证通气，又不增加胃部进气导致反流误吸的风险。但是关于容量控制通气与反流误吸的研究较少，并且在成年人、儿童面罩通气时最佳潮气量、呼吸频率、分钟通气量等问题还缺少足够的研究证实。虽然容量控制通气提供恒定的潮气量，但与压力控制通气相比，它会造成更高的吸气峰值压力，因为容量控制通气时吸气峰压取决于患者的气道阻力、顺应性和吸气流量。

（二）压力控制通气

压力控制通气（pressure control ventilation，PCV）是呼吸机以预设的气道压力来进行通气，当呼吸机送气迅速达到预设气道压力并通过减速气流维持一段时间的气道压力，是一种时间切换压力的控制模式。压力控制通气时，若肺顺应性或气道阻力发生改变时，潮气量即会改变。压力控制通气达到相同通气量时，吸气峰压可以比容量控制通气低10%~16%，降低胃内进气风险。因此，全身麻醉诱导期间，压力控制通气使用也更为广泛。

刘华琴等研究表明，妇科腹腔镜手术患者全身麻醉诱导期，10~15cmH$_2$O面罩通气压力较为适宜，可保证氧供并减少围手术期并发症的发生。Bouvet等研究发现随着吸气压力从10cmH$_2$O、15cmH$_2$O、20cmH$_2$O到25cmH$_2$O增加，超声下胃窦面积逐渐增加；当吸气压力为10cmH$_2$O时，虽然胃部进气比例小，但存在明显通气不足，最后研究表明成人面罩通气压力为15cmH$_2$O时，既能降低胃部进气，又能保证足够的通气。与成年人相比，儿童的功能残气量与肺泡通气量均偏低，因而儿童肺内氧储备少，而单位时间内组织耗氧量又显著高于成年人，插管期间耐受无通气时间非常短、低氧血症和窒息风险较高，因此诱导期需保证有效的通气。有研究发现，在2~4岁患儿麻醉诱导期间均采用压力控制通气，压力 < 10cmH$_2$O 时，患儿通气不足；压力 > 14cmH$_2$O 时，胃内进气比例高达64%。然而孙震等研究发现，幼儿全身麻醉诱导去氮供氧时，气道通畅下，面罩通气压力为15cmH$_2$O时，既可保证通气效果，又可避免发生胃胀气，可降低反流误吸风险。另有研究认为，压力控制通气联合呼气末正压不仅增加吸气峰压，而且可消除食管下括约肌张力保护性作用，增加胃内进气及反流误吸的风险，全身麻醉诱导面罩通气期间应谨慎使用持续正压。

（三）预氧无正压通气

全身麻醉诱导期预氧无正压通气是指在麻醉诱导给药前让患者自主充分吸入高浓度氧气，给药后直至气管插管前不予任何正压辅助通气，让患者由自主呼吸进入无通气状态。全身麻醉诱导期预氧无正压通气主要应用于快速诱导后气管插管。研究发现，健康成人全身麻醉静脉诱导前以100%的吸入气氧浓度，6L/min 的氧流量进行 3 分钟的面罩通气预氧，其无通气期安全时限为（348.00±122.64）秒。有研究对 21 例急症非困难气道患者予 8L/min 氧流量下紧闭面罩吸氧，嘱患者缓慢深呼吸，预氧 3 分钟后实施静脉快速诱导，不实施辅助通气至气管插管成功，其中最长的无通气时间为 166 秒，诱导过程中无一例发生缺氧，所有患者 SpO$_2$ 始终在 97% 以上。有一项随机的、国际性的、多中心试验研究证明，高流量鼻导管吸氧在预充氧期间能够维持足够的氧气水平，以进行快速序贯诱导，并且是传统面罩预氧合的替代方法。但有学者认为该项研究设计和研究结果中存在一些局限性，可能会限制常规应用高流量鼻导管吸氧。Sud 等的研究也表明，与传统的面罩预充氧和通气相比，在插管前后和呼吸暂停期间使用高流量鼻导管吸氧进行预充氧和通气并没有增加患者胃内气体的体积。对于肥胖患者、儿童、老年人及伴有心肺功能障碍的患者，由于其无通气安全时限明显缩短，加上在麻醉状态下随着膈肌活动的减弱及消失，功能残气量进一步降低，全身麻醉诱导期行预氧无正压通气风险较大。理论上，全身麻醉诱导期预氧无正压通气可从根本上避免全身麻醉手术患者出现胃胀气带来的反流误吸风险，但其临床上的安全性还有待进一步证实。

四、围手术期化解胃进气导致反流误吸的措施

术前充分评估患者的病情、体力、吞咽、咳嗽反射、意识状态等，尤其是儿童、肥胖、外伤制动以及喉部反射功能不全等患者。择期手术，各年龄患者术前至少禁饮 2 小时，成人应禁食 6~8 小时，小儿禁食 4~6 小时。饱胃患者术前放置胃管，诱导前尽量将胃内容物吸净。床旁胃超声定量评估胃内容物可以简化术前评估的步骤，对于疑似饱胃患者麻醉前进行超声测量直接得出胃窦部横截面积，之后进行相应的麻醉前准备。提高胃液 pH 可以通过使用 H$_2$ 拮抗剂或质子泵抑制剂（proton pump inhibitor，PPI）来实现。有研究表明，在使用 PPI 时，在第一次使用 12 小时后，第二次使用会使这些药物最有效。麻醉前 2 小时单剂量雷尼替丁或法莫替丁可减少儿童的胃内容物体积并增加 pH。但现在缺乏强有力的证据表明它们用于预防或尽量减少反流误吸的影响。预计困难气道且疑似反流误吸风险大的患者推荐采用清醒气管插管或预氧无正压通气快诱导插管。

五、小结

目前全身麻醉诱导时面罩通气方式的选择更多是经验性的，胃胀气的发生率仍然很高。大部分临床研究推荐压力控制通气，而且认为面罩通气压力为15cmH$_2$O时，既可保证通气效果，又可以降低胃胀气带来的反流误吸风险。对于肥胖患者、儿童、老年人等特殊患者，最佳吸气压力和呼吸频率的设定等问题还缺乏高质量、大样本的随机对照试验证实。另外全身麻醉诱导期预氧无正压通气的安全性是未来重要的研究方向。因此，在围麻醉期降低反流误吸风险的最佳面罩通气方式还需进一步研究。

（郭少华　尹世平　罗佛全）

参 考 文 献

[1] SAKAI T,PLANINSIC R M,QUINLAN J J,et al. The incidence and outcome of perioperative pulmonary aspiration in a university hospital:a 4-year retrospective analysis [J]. Anesth Analg,2006,103(4):941-947.

[2] 陈娅璇,马武华.胃超声预防围手术期反流误吸的研究进展[J].临床麻醉学杂志,2020,36(08):821-823.

[3] BOUVET L,DESGRANGES F P,AUBERGY C,et al. Prevalence and factors predictive of full stomach in elective and emergency surgical patients:a prospective cohort study[J]. Br J Anaesth,2017,118(3):372-379.

[4] 黄倩,陈东旭,殷小容.全身麻醉诱导时面罩通气模式对胃胀气的影响[J].国际麻醉学与复苏杂志,2021,42(06):638-641.

[5] KELLY C J,WALKER R W. Perioperative pulmonary aspiration is infrequent and low risk in pediatric anesthetic practice[J]. Paediatr Anaesth,2015,25(1):36-43.

[6] ZHENG Z,SHANG Y,WANG N,et al. Current advancement on the dynamic mechanism of gastroesophageal reflux disease [J]. Int J Biol Sci,2021,17(15):4154-4164.

[7] GRUDE O,SOLLI H J,ANDERSEN C,et al. Effect of nasal or nasopharyngeal apneic oxygenation on desaturation during induction of anesthesia and endotracheal intubation in the operating room:a narrative review of randomized controlled trials[J]. J Clin Anesth,2018,51:1-7.

[8] ZENG J,JIA Z J,PENG L,et al. Detection of gastric inflation using transesophageal echocardiography after different level of pressure-controlled mask ventilation:a prospective randomized trial[J]. J Clin Monit Comput,2020,34(3):535-540.

[9] IMANAKA H,KACMAREK RM,RITZ R,et al. Tracheal gas insufflation-pressure control versus volume control ventilation. A lung model study[J]. Am J Respir Crit Care Med,1996,153(3):1019-1024.

[10] 邓小明,姚尚龙,于布为,等.现代麻醉学[M].北京:人民卫生出版社,2014:2158-2159.

[11] 刘凛,陈苗,谢红.不同通气容量对全身麻醉诱导胃进气的影响[J].国际麻醉学与复苏杂志,2018,39(08):728-731.

[12] OKUYAMA M,KATO S,SATO S,et al. Dynamic behaviour of the soft palate during nasal positive pressure ventilation under anaesthesia and paralysis:comparison between patients with and without obstructive sleep-disordered breathing[J]. Br J Anaesth,2018,120(1):181-187.

[13] BORDES M,SEMJEN F,DEGRYSE C,et al. Pressure-controlled ventilation is superior to volume-controlled ventilation with a laryngeal mask airway in children[J]. Acta Anaesthesiol Scand,2007,51(1):82-85.

[14] 刘华琴,许美利,李品,等.不同面罩通气压力对妇科腹腔镜手术患者围手术期并发症的影响[J].中华麻醉学杂志,2019,39(3):275-278.

[15] BOUVET L,ALBERT M,AUGRIS C,et al. Real-time detection of gastric insufflation related to facemask pressure-controlled ventilation using ultrasonography of the antrum and epigastric auscultation in nonparalyzed patients a prospective,randomized,double-blind study[J]. Anesthesiology,2014,120(2):326-334.

[16] QIAN X,HU Q,ZHAO H,et al. Determination of the optimal inspiratory pressure providing adequate ventilation while minimizing gastric insufflation using real-time ultrasonography in Chinese children:a prospective,randomized,double-blind study [J]. BMC Anesthesiol,2017,17(1):126.

[17] 孙震,卜亚男,吕晶.超声评估全身麻醉诱导不同通气压力对幼儿胃胀气的影响[J].临床麻醉学杂志,2016,32(03):230-233.

[18] CAJANDER P,EDMARK L,AHLSTRAND R,et al. Effect of positive end-expiratory pressure on gastric insufflation during induction of anaesthesia when using pressure-controlled ventilation via a face mask:A randomised controlled trial[J]. Eur J Anaesthesiol,2019,36(9):625-632.

[19] GEBREMEDHN E G,MESELE D,AEMERO D,et al. The incidence of oxygen desaturation during rapid sequence induction and intubation [J]. World J Emerg Med,2014,5(04):279-285.

[20] RAJAN S,JOSEPH N,TOSH P,et al. Effects of preoxygenation with tidal volume breathing followed by apneic oxygenation with and without continuous positive airway pressure on duration of safe apnea time and arterial blood gases[J]. Anesth Essays Res,2018,12(1):229-233.

[21] 孔明健,胡永明,吴震.预氧无正压通气在急症饱胃患者全身麻醉快诱导中的应用[J].临床麻醉学杂志,2009,25(08):673-674.

[22] SJOBLOM A,BROMS J,HEDBERG M,et al. Pre-oxy-

genation using high-flow nasal oxygen vs. tight facemask during rapid sequence induction[J]. Anaesthesia,2021, 76(9):1176-1183.

[23] SUD A,ATHANASSOGLOU V,ANDERSON E M,et al. A comparison of gastric gas volumes measured by computed tomography after high-flow nasal oxygen therapy or conventional facemask ventilation [J]. Anaesthesia,

2021,76(9):1184-1189.

[24] 徐冲,葛亚丽,王存金,等.胃部超声预测患儿围全身麻醉期反流误吸风险的研究进展[J].临床麻醉学杂志,2019,35(02):195-198.

[25] KLUCKA J,KOSINOVA M,ZACHAROWSKI K,et al. Rapid sequence induction:an international survey[J]. Eur J Anaesthesiol,2020,37(6):435-442.

70 经鼻高流量吸氧技术在临床麻醉中的应用进展

近年来经鼻高流量吸氧（high-flow nasal oxygenation，HFNO）在急诊科、麻醉科困难气道的管理及特殊患者手术过程中被广泛应用。HFNO通过窒息氧合技术能够改善患者氧合，提高临床医疗质量安全。窒息氧合技术是指人体没有呼吸运动时，经气道给予高浓度、高流量的氧，促进肺泡中氧的交换，对窒息患者进行被动氧合、延长安全窒息时间的方法。本文通过简介HFNO生理学原理、作用机制，综述该方法的围手术期临床应用情况及目前相关研究进展，使HFNO更加合理、安全地应用于临床，同时也为临床麻醉科医师提供新的研究思路。

一、HFNO优势及基本原理

传统氧疗设备如低流量设备（鼻导管、呼吸球囊面罩、非重复吸入型面罩）氧气流速最高可达15L/min，吸入气氧浓度（fractional concentration of inspired oxygen，FiO₂）随着设备性能的差异、设定的呼吸流量及患者实际的吸入流量峰

值而变化。高流量设备（可调式通气面罩）当患者呼吸流量较高时，从面罩侧边卷吸进入面罩的空气将会增多，导致氧气被稀释、FiO₂降低。这两种传统的输氧设备除FiO₂受限影响疗效外，高流量下吸入气体加温加湿不足的问题也造成了患者的不适感，降低了可接受度。

HFNO作为一种可以替代传统氧疗的方法被越来越多的循证医学证据证实安全且疗效显著。目前临床实践研究表明其具有如下特点：①HFNO的气体控制装置可提供浓度达100%且稳定的氧气；②减少上气道的解剖无效腔；③减少鼻咽部阻力及呼吸做功；④通过加温湿化器可提供加温和湿化的吸入氧；⑤产生持续正压通气（7~8cmH₂O）；⑥肺复张作用；⑦改善纤毛的清洁力。

窒息氧合技术延长安全呼吸暂停时间可进一步延缓缺氧的发生，其基本原理是氧气从鼻咽或口咽到肺泡的被动运动。因此，即使没有活跃的肺扩张，氧气也能被吸收到血液中。这种气体运动的发生是因为O₂和CO₂在肺泡和血液之间的吸收和排放速度不同（O₂：250ml/min；CO₂：

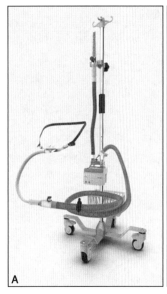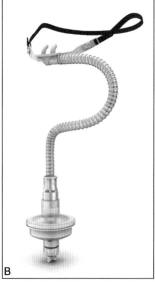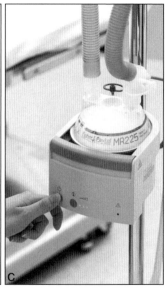

图70-1 高流量鼻氧合设备
A. OptiflowTM；B. 鼻插管；C. 加湿器和加热系统。

8~20ml/min),从而在上呼吸道和肺泡之间产生了压力梯度,氧气从咽部被吸入肺泡中。因此,如果通过鼻腔或口腔途径充氧,即使患者呼吸暂停,也可以防止快速缺氧。

目前,HFNO 已被应用于麻醉管理,包括麻醉诱导期、术中以及苏醒期拔管后过渡,为此,有不同特点的系统(Optiflow 和 Airvo)。Optiflow 由流量计、加湿器、加热系统、加热非冷凝回路、鼻套管、头带和供气的氧气接头组成(图70-1)。FiO_2 固定在 1.0,氧流量可提高至 70L/min,高于Airvo(2~60L/min),且流速较高,主要适用于体重超过 10kg的儿童和成人。对于体重低于 10kg 的儿童,Airvo 比 Optiflow 更合适,因为 FiO_2 的适当滴定量<1.0(范围:21%~100%),流速<20L/min。Optiflow 对氧流的加热和主动加湿与 Airvo(37℃和 44mmH$_2$O/L)相似。建议该设备在使用前大约 5 分钟开机,以确保足够的加湿和加热。

二、HFNO 在全身麻醉诱导中的应用

HFNO 可用于改善插管前的预充氧效果,也可在去饱和前最大限度地延长安全窒息时间。一项该系统综述和meta 分析显示,与常规氧合相比,术中使用高流量鼻导管氧合减少了 SpO_2 降低的风险,提高了最低 SpO_2,并延长了安全呼吸暂停时间。对于低氧血症风险较高的患者,在麻醉诱导和手术过程中应考虑 HFNO 氧疗。安全窒息时间是指从患者停止呼吸到其 SpO_2 降低至不可接受水平(90%以下)。健康成年人在吸入环境空气情况下,安全窒息时间仅为 1~2 分钟。而采用 HFNO 预充氧,安全窒息时间可延长至 14~30 分钟。除此之外,HFNO 用于预充氧的优点还包括当进行气道插管操作时,可以继续使用维持患者氧合;当氧流量为 70L/min 时,胃超声检查提示压力低于7cmH$_2$O。因此,使用 HFNO 进行气管插管时所造成的胃内容物反流的风险较小,尤其适用于合并饱胃、肥胖及妊娠等特殊情况患者。

(一) HFNO 在肥胖患者中的应用

肥胖患者通过面罩进行预充氧时,预充氧后窒息氧合时间短至 1~3 分钟,而健康成人患者为 7~10 分钟。这是由于肥胖相关的生理变化,如功能残气量下降、耗氧量增加,闭合量增加。肥胖造成的功能残气量下降可以被 HFNO产生的持续气道正压所弥补,并且可以增加呼气末肺总量;压力-容积环中顺应性的改变可以提高呼吸效率,也可以改善通气血流比例失调的情况。此外,HFNO 可以提供高达60L/min 的氧流量,充分满足肥胖患者的氧气需求,呼吸阻力及呼吸功也随之降低。在一项对 33 例病态肥胖患者(BMI>35kg/m^2)的研究中,HFNO 流量为 50L/min 时在获得高 PaO_2 方面优于面罩氧合。患者平卧预充氧 3 分钟后,HFNO 组 PaO_2 中位数为 380mmHg(1mmHg=0.133kPa),面罩组为 337mmHg。使用 HFNO 时,无一例出现鼻出血或误吸等并发症。另一项研究表明,在 50L/min 的流量下,病态肥胖患者在预充氧 3~5 分钟后 PaO_2 值最高,随着预充氧

时间延长至 7 分钟,PaO_2 下降。因此,使用 HFNO 进行预充氧的适当时间仍有待确定。

(二) HFNO 在产科患者中的应用

对于产科患者,尤其重要的是通过至少 3 分钟的潮气量呼吸(纯氧)来确保呼气末氧浓度(fractional concentration of oxygen in end-tidal gas,FetO$_2$)达到 90%以上,因为这些患者发生插管困难的概率可能比普通人群高 10 倍。此外,由于一些与妊娠相关的变化,如气道水肿、功能残气量下降、耗氧量增加、误吸风险增加以及紧急手术,安全呼吸暂停的时间相对较短。一个模拟产科妇女在快速麻醉诱导过程中呼吸暂停氧合的计算模型表明,FiO_2 增加到 1.0 可以延长安全呼吸暂停时间。1 例 27 岁的孕妇因急性呼吸窘迫综合征和心力衰竭需要紧急剖宫产术,在严重心肺疾病的孕妇中成功使用 HFNO。患者呼吸困难,口腔呼吸明显,SpO_2为 80%。在氧流量为 9L/min 的情况下,通过面罩吸氧可将SpO_2 提高到 95%,而在氧流量为 70L/min、FiO_2 为 1.0 的情况下,5 分钟内可以进一步将 SpO_2 提高到 98%。此外,尽管 HFNO 在使用舒适度方面的得分与面罩相似。一项比较HFNO 氧合与面罩氧合在全身麻醉剖宫产术中应用效果的研究表明:HFNO 在产妇插管后立即提供更高的 PaO_2 和FetO$_2$,两组在 $PaCO_2$、最低 SpO_2、插管时间、呼吸暂停时间、pH 或胎儿预后方面无明显差异,证明 HFNO 是剖宫产全身麻醉产妇进行快速序贯诱导时安全的氧合方法。

(三) HFNO 在儿童中的应用

与成人相比,儿童因功能残气量减少、耗氧量增加、闭合容量增加、气道塌陷风险增高,更容易在通气停止后数秒内发生快速去饱和的风险。一项研究表明,儿童 SpO_2 达到90%的平均去饱和时间(160 秒)明显短于青少年(382秒),婴幼儿更短(97 秒)。事实上,去饱和的发生率在儿童中很常见(麻醉诱导时为 4%~10%,气管插管时为 20%)。因此,儿童的最佳氧合策略是至关重要的,以延长安全呼吸暂停时间。一纳入 48 例 10 岁以下正常气道的患儿研究发现 HFNO 组患者的安全呼吸暂停时间是面罩组的两倍以上。在另一项研究中,60 例 1~6 岁、体重 10~20kg 的儿童分别使用高流量鼻导管氧合[(流量 2L/(kg·min),FiO_2 为 1.0]、高流量鼻导管氧合[流量 2L/(kg·min),FiO_2 为0.3]和低流量鼻导管氧合[流量 0.2L/(kg·min),FiO_2 为1.0]进行比较。窒息时间定义为当 SpO_2<95%,经皮二氧化碳(transcutaneous carbon dioxide,tcCO$_2$)达到 65mmHg,或呼吸暂停时间达到 10 分钟。所有 FiO_2 为 0.3 的 HFNO 患者和 3 例(17%)低流量鼻导管氧合患者的 SpO_2 在 10 分钟内下降至<95%,但任何 FiO_2 为 1.0 的 HFNO 患者的 SpO_2均未下降,表明 HFNO 以 2L/(kg·min)的流速和 FiO_2 为0.3 是无效的。HFNO 流量为 2L/(kg·min)、FiO_2 为 1.0的情况下,安全呼吸暂停时间为 7.6(5.2~10)min。因此,对于儿童,HFNO 流量为 2L/(kg·min)、FiO_2 为 1.0 最长可维持 10 分钟的 SpO_2;然而,使用这种技术有较高的呼吸急促的风险,因此,它可能对持续 5~6 分钟的手术有用。

目前尚不清楚较高的流速,如4L/(kg·min)、$FiO_2 < 1.0$是否有效。

(四)HFNO 在快速序贯诱导中的应用

HFNO 也可能在手术室的快速序贯诱导麻醉中发挥潜在作用。一项研究纳入 80 例接受快速序贯诱导麻醉的成人,比较了流量为 70L/min 的 HFNO 和流量为 10L/min 的面罩氧合的效果。两种氧合方法在气管插管后 1 分钟的最低 SpO_2 差异无统计学意义,但面罩组有 7 例(18%)SpO_2 下降 <96%,而 HFNO 组未见此现象。无一例发生胃内容物反流等并发症,安全呼吸暂停时间(中位数 116 秒)与面罩(中位数 109 秒)无明显差异。另一项研究对 40 例接受快速序贯诱导急诊手术的成人患者进行比较了 70L/min 的 HFNO 组和 12L/min 的面罩组氧合的疗效。HFNO 通气组在整个诱导期均维持高流量鼻导管通气,面罩组则保持托下颌,不进行正压通气。所有患者气管插管成功,组间 PaO_2 无明显差异。然而,HFNO 组气管插管时间(平均值为 248 秒)明显长于面罩组(平均值为 123 秒)。作者指出,这种差异不是由于操作困难方面的任何明显差异,可能原因是 HFNO 的存在在心理上有利于更仔细、更耗时的喉镜检查和气管插管。这些结果表明,在成人快速序贯麻醉诱导过程中,即使施加环状软骨压力,HFNO 是一种有效的方法,可以防止 3~4 分钟内的呼吸暂停去饱和。

三、HFNO 在术中的应用

(一)HFNO 在手术室外不插管全身麻醉中的应用

随着我国舒适化医疗范畴的不断延伸,无痛诊疗操作越来越多。无痛诊疗操作多数在手术室外进行,如内镜中心的无痛胃肠镜、无痛膀胱镜及无痛气管镜检查等。低氧血症是无痛内镜诊疗过程中最常见的并发症之一。肥胖患者由于咽腔小、通气储备及肺顺应性较差,是无痛胃肠镜检查期间发生低氧血症的高危人群。有研究表明,HFNO 应用于肥胖患者无痛胃肠镜检查中,能够改善患者 SpO_2 水平,降低不良事件发生率,提高医疗安全和医患满意度。内镜逆行胰胆管造影(endoscopic retrograde cholangiopancreatography,ERCP)深度镇静对俯卧位的老年患者气道管理具有挑战性,Kim 等记录术中最低 SpO_2 值,HFNO 组高于常规对照组[99.8(0.6)% vs 95.1(7.3)%;$P < 0.001$]。对照组术中最低 SpO_2 低于基线 SpO_2,而 HFNO 组术中最低 SpO_2 高于基线 SpO_2。与传统的鼻插管相比,高流量鼻导管吸氧在 ERCP 过程中提供了足够的氧,而不造成手术中断,提示 HFNO 可作为这些手术中标准的氧合方法。气管镜检查大约会占据气道的 10%,这将会造成 PaO_2 较基础值降低 10%~30%。有研究表明,HFNO 组患者的 PaO_2、氧合指数及 SpO_2 较无创通气更佳。但是目前还没有足够的证据证明缺氧患者支气管镜检查中应用 HFNO,可以阻止气体交换恶化的安全性,仍需要进一步的研究来评估其在支气管镜检查中应用的成功率。

(二)HFNO 无管化麻醉中的应用

"无管麻醉"不仅可提供无遮挡的术野,同时可以避免气管插管引起的损伤,是实施共享气道类手术的理想条件。保留自主呼吸联合静脉麻醉是实现"无管麻醉"的主要技术。HFNO 不占据术野,且实施的必要条件之一即为保持气道持续开放状态以促进肺的有效通气,恰与共享气道类手术的特点一致。将 HFNO 用于共享气道类手术气道管理具有理论可行性。目前国际文献显示在五官科手术麻醉中将 HFNO 主要用于:①声门下或气管病损手术,如声门下狭窄球囊扩张术等;②喉或气管乳头状瘤手术;③声门关闭不全加强手术和声带息肉手术等;④食管或咽喉部异物取出术;⑤气管切开时改善氧合。研究表明对于 ASA Ⅱ级或以上、$BMI < 30kg/m^2$ 的咽喉部手术患者,HFNO 能维持术中充分的氧合和稳定的 pH 可长达 30 分钟。

(三)HFNO 在胸科手术中的应用

单肺通气期间有 5%~10% 的患者发生低氧血症,这也是麻醉科医师比较关注的术中呼吸不良事件。近年来,有病例报道将 HFNO 用于保留自主呼吸或控制呼吸的胸腔镜下单肺通气手术麻醉中,用于治疗围手术期低氧血症,取得了良好的效果。目前效果非常理想,相信以后这项技术将在胸科手术中广泛应用,对于围手术期低氧血症的防治具有现实意义。

四、HFNO 在术后的应用

低氧血症是全身麻醉苏醒期最常见的并发症之一。创口导致的呼吸疼痛、麻醉药物代谢残余、单肺通气、肺不张以及患者呼吸功能不全、分泌物较多、肺部感染等因素都可引发低氧血症。拔管后即刻是机械通气向自主呼吸过渡的关键时刻。HFNO 通过保证充分的氧合、促进咳痰和减少呼吸阻力,有可能预防拔管后呼吸衰竭以及降低术后肺部感染发生率。Tiruvoipati 等对 50 例拔管后 ICU 患者进行了高流量鼻导管氧合与高流量面罩氧合的随机交叉试验,他们发现两种疗法之间的 PaO_2、$PaCO_2$ 或呼吸频率(respiratory frequency,RR)没有显著差异,但他们发现 HFNO 患者的耐受性明显更好。一项在呼吸重症监护治疗病房进行的随机交叉研究中,高流量鼻导管氧疗组的平均气体流量为 36.8L/min,而标准氧疗组的平均气体流量为 8.0L/min。与标准氧疗相比,高流量鼻导管氧疗显著改善呼吸困难($P = 0.04$)、RR($P = 0.009$)和心率(heart rate,HR)($P = 0.006$)。一项随机试验比较了 105 例成人在拔管后相同 FiO_2 情况下经可调式通气面罩和高流量鼻导管进行氧疗的效果,高流量鼻导管氧合效果优于标准氧合,且持续时间达 48 小时。此外,高流量鼻导管氧合组与可调式通气面罩组相比,RR 和 $PaCO_2$ 降低,拔管后 3 小时均有统计学意义;HFNO 组需要再次插管($P < 0.01$)的患者较少,提示 HFNO 在预防拔管失败方面具有潜在作用。

最近,Hernandez 等在 7 个西班牙 ICU 中进行了一项多中心随机临床试验,目的是确定高流量鼻导管氧疗是否优于标准的氧气治疗,以防止低拔管失败风险的机械通气患者再次插管。527 例患者在计划拔管后随机接受高流量鼻导管氧疗($n = 264$)或常规氧疗($n = 263$)24 小时。重新插管的低风险被定义为:年龄<65 岁,拔管时 APACHE Ⅱ 评分<12 分,BMI<30kg/m^2,具体的分泌物管理,单一合并症,无心力衰竭、慢性阻塞性肺疾病、气道开放问题和既往机械通气延长史。拔管后 72 小时内呼吸衰竭发生率 HFNO 组(8.3%)低于对照组(14.4%)($P = 0.03$)。与对照组(12.2%)相比,HFNO 再次插管率(4.9%)也显著降低($P = 0.004$),而两组再次插管前时间相似。

Roca 等对 37 例肺移植需要再次入住 ICU 患者进行了回顾性分析。常规氧疗 18 例,高流量鼻导管氧疗 22 例。多因素分析显示,HFNO 与需要机械通气的风险显著降低相关($OR = 0.11,95\%$置信区间 $0.02 \sim 0.69;P = 0.02$)。接受高流量鼻导管氧疗的患者死亡率也显著降低。Ansari 等对 59 例接受择期肺切除手术的患者进行了一项随机对照试验,HFNO 组和常规氧合组在 6 分钟步行测试或肺活量测量方面没有差异,但 HFNO 组的住院时间明显较短。在有呼吸衰竭风险的心胸外科患者中,使用高流量鼻导管氧疗法与间歇双相气道正压(bi-level positive airway pressure,BiPAP)相比并不会导致更高的治疗失败率。研究结果支持在类似患者中使用高流量鼻导管氧治疗。

五、HFNO 未来发展方向

胃充气是高流量鼻导管氧疗一个理论上的并发症,因为高流量鼻导管氧疗会产生正的气道压力。当健康志愿者使用高流量鼻导管通气时,当鼻腔流量增加到 10L/min 时,鼻咽气道压力增加 1.2cmH$_2$O,因此,气道压力在 30L/min 时增加到 3cmH$_2$O 左右,在 100L/min 时增加到 12cmH$_2$O 左右。迄今为止,即使在病态肥胖患者中,也没有严重的并发症,如胃充气、反流或胃内容物肺误吸等报道。这方面的研究数量仍然有限,因此,麻醉期间使用 HFNO 与胃充气相关的真实风险仍有待阐明。

应用高流量鼻导管氧疗的最佳参数,如预充氧时间、呼吸方式或口腔状态,需要确定。在已有的研究中,在麻醉诱导开始前应用高流量鼻导管氧疗的时间在 3~5 分钟。在未来的临床试验中,除 FetO$_2$ 外,还应考虑新的标准,如氧储备指数传感器,以确定高流量鼻导管氧合的最佳预充氧时间。

苏醒期低氧状态与手术类型、麻醉方式和患者生理状态等诸多原因息息相关,HFNO 只是治疗低氧血症的一种方式,可能对改善低氧血症不具有决定意义。综上,HFNO 在苏醒期的应用目前仍比较局限,需要更一步的临床研究来支持论证。

高流量鼻导管氧疗是一项很有前途的新技术,可以让患者在围手术期间更安全。尽管有越来越多的证据支持它

的使用,但还需要更多的研究和临床试验,以建立这种技术在各种人群中的理想使用。笔者希望这篇综述能帮助读者了解使用高流量鼻导管氧疗的相关技术,并为日后在气道管理指引中引入高流量鼻导管氧疗提供方便。

(郭小玮)

参 考 文 献

[1] ASAI T. Strategies for difficult airway management—the current state is not ideal[J]. J Anesth,2013,27:157-60.

[2] DRAKE MG. High-flow nasal cannula oxygen in adults:an evidence-based assessment[J]. Ann Am Thorac Soc,2018,15:145-55.

[3] RENDA T,CORRADO A,ISKANDAR G,et al. High-flow nasal oxygen therapy in intensive care and anaesthesia[J]. Br J Anaesth,2018,120:18-27.

[4] PILLOW J J,HILLMAN N H,POLGLASE G R,et al. Oxygen,temperature and humidity of inspired gases and their influences on airway and lung tissue in near-term lambs[J]. Intensive Care Med,2009,35:2157-2163.

[5] TAN P,DENNIS A T. High flow humidified nasal oxygen in pregnant women[J]. Anaesth Intensive Care,2018,46:36-41.

[6] TAN E,LOUBANI O,KURESHI N,et al. Does apneic oxygenation prevent desaturation during emergency airway management? A systematic review and meta-analysis[J]. Can J Anaesth,2018,65:936-949.

[7] MITTERLECHNER T,HERFF H,HAMMEL C W,et al. A dual-use laryngoscope to facilitate apneic oxygenation[J]. J Emerg Med,2015,48:103-107.

[8] HENGEN M,WILLEMAIN R,MEYER A,et al,Joshi GP,Diemunsch P. Transnasal humidified rapid-insufflation ventilatory exchange for preoxygenation before cesarean delivery under general anesthesia:a case report[J]. A A Case Rep,2017,9:216-218.

[9] SPENCE E A,RAJALEELAN W,WONG J,et al. The effectiveness of high-flow nasal oxygen during the intraoperative period:a systematic review and meta-analysis[J]. Anesth Analg,2020,131:1102-1110.

[10] BOUROCHE G,BOURGAIN J L. Preoxygenation and general anesthesia:a review[J]. Minerva Anestesiol,2015,81:910-920.

[11] HEINRICH S,HORBACH T,STUBNER B,et al. Benefits of heated and humidified high flow nasal oxygen for preoxygenation in morbidly obese patients undergoing bariatric surgery:a randomized controlled study[J]. J Obes Bariatrics,2014,1:7.

[12] MUSHAMBI M C,KINSELLA S M,POPAT M,et al. Obstetric Anaesthetists' Association and Difficult Airway

Society guidelines for the management of difficult and failed tracheal intubation in obstetrics[J]. Anaesthesia, 2015,70:1286-1306.

[13] COOK T M,MACDOUGALL-DAVIS S R. Complications and failure of airway management[J]. Br J Anaesth, 2012,109 Suppl 1:i68-85.

[14] PILLAI A,CHIKHANI M,HARDMAN J G. Apnoeic oxygenation in pregnancy:a modelling investigation[J]. Anaesthesia,2016,71:1077-1080.

[15] HENGEN M, WILLEMAIN R, MEYER A, et al. Transnasal humidified rapid-insufflation ventilatory exchange for preoxygenation before cesarean delivery under general anesthesia:a case report[J]. A Case Rep,2017,9:216-218.

[16] ZHOU S Q,ZHOU Y,CAO X H,et al. The efficacy of high flow nasal oxygenation for maintaining maternal oxygenation during rapid sequence induction in pregnancy: A prospective randomised clinical trial[J] Eur J Anaesthesiol,2021,38:1052-1058.

[17] NIMMAGADDA U,SALEM M R,CRYSTAL G J. Preoxygenation:physiologic basis,benefits,and potential risks [J]. Anesth Analg,2017,124:507-517.

[18] HARDMAN J G, WILLS J S. The development of hypoxaemia during apnoea in children:a computational modelling investigation[J]. Br J Anaesth,2006,97:564-570.

[19] HUMPHREYS S, LEE-ARCHER P, REYNE G, et al. Transnasal humidified rapid-insufflation ventilatory exchange(THRIVE) in children:a randomized controlled trial[J]. Br J Anaesth,2017,118:232-238.

[20] RIVA T,PEDERSEN T H,SEILER S,et al. Transnasal humidified rapid insufflation ventilatory exchange for oxygenation of children during apnoea:a prospective randomised controlled trial[J]. Br J Anaesth, 2018, 120:592-599.

[21] LODENIUS Å,PIEHL J,ÖSTLUND A,ET al. Transnasal humidified rapid-insufflation ventilatory exchange (THRIVE) vs. facemask breathing pre-oxygenation for rapid sequence induction in adults:a prospective randomised non-blinded clinical trial[J]. Anaesthesia, 2018, 73:564-571.

[22] MIR F,PATEL A,IQBAL R,CECCONI M,et al. A randomised controlled trial comparing transnasal humidified rapid insufflation ventilatory exchange(THRIVE) preoxygenation with facemask pre-oxygenation in patients undergoing rapid sequence induction of anaesthesia[J]. Anaesthesia 2017,72:439-443.

[23] KIM S H,BANG S,LEE K Y,et al. Comparison of high flow nasal oxygen and conventional nasal cannula during gastrointestinal endoscopic sedation in the prone position:a randomized trial[J]. Can J Anaesth,2021,68:460-466.

[24] BOOTH A W G,VIDHANI K,LEE P K,et al. SponTaneous Respiration using IntraVEnous anaesthesia and Hiflow nasal oxygen(STRIVEHi) maintains oxygenation and airway patency during management of the obstructed airway:an observational study[J]. Br J Anaesth,2017, 118:444-451.

[25] YANG S H,WU C Y,TSENG W H,et al. Nonintubated laryngomicrosurgery with Transnasal Humidified Rapid-Insufflation Ventilatory Exchange:A case series[J]. J Formos Med Assoc,2019,118:1138-1143.

[26] MAUPEU L,RAGUIN T,HENGEN M,et al. Indications of transnasal humidified rapid-insufflation ventilatory exchange(THRIVE) in laryngoscopy,a prospective study of 19 cases[J]. Clin Otolaryngol,2019,44:182-186.

[27] PATEL A,NOURAEI S A. Transnasal humidified rapid-insufflation ventilatory exchange(THRIVE):a physiological method of increasing apnoea time in patients with difficult airways[J]. Anaesthesia, 2015, 70(3):323-329.

[28] GUSTAFSSON I M,LODENIUS A,TUNELLI J,et al. Apnoeic oxygenation in adults under general anaesthesia using transnasal humidified rapid-insufflation ventilatory exchange(THRIVE)-a physiological study[J]. Br J Anaesth,2017,118(4):610-617.

[29] ANTOINE D,PHILIPPE C,ERIC D,et al. High-flow oxygen therapy for peroperative hypoxemia during one-lung ventilation[J]. J Anesth Clin Res,2019,10:2.

[30] TIRUVOIPATI R,LEWIS D,HAJI K,et al. High-flow nasal oxygen vs high-flow face mask:a randomised crossover trial in extubated patients[J]. J Crit Care 25,2010, 25(3):463-468.

[31] RITTAYAMAI N,TSCHEIKUNA J,RUJIWIT P. High-flow nasal cannula versus conventional oxygen therapy after endotracheal extubation:a randomized crossover physiologic study. Respir Circ,2014,59(4):485-490.

[32] MAGGIORE S M,IDONE F A,VASCHETTO R,et al. Nasal high-flow versus venturi mask oxygen therapy after extubation. Effects on oxygenation, comfort, and clinical outcome[J]. Am J Respir Crit Care Med, 2014, 190 (3):282-288.

[33] HERNANDEZ G,VAQUERO C,GONZALEZ P,et al. Effect of postextubation high-flow nasal cannula vs conventional oxygen therapy on reintubation in low-risk patients:a randomized clinical trial[J]. JAMA,2016,315:

（13）:1354-61.

［34］ ROCA O,DE ACILU M G,CARALT B,et al. Humidified high flow nasal cannula supportive therapy improves outcomes in lung transplant recipients readmitted to the intensive care unit because of acute respiratory failure［J］. Transplantation,2015,99(5):1092-1098.

［35］ ANSARI B M,HOGAN,COLLIER T J,et al. A randomised controlled trial of high-flow nasal oxygen(Optiflow) as part of an enhanced recovery program after lung resection surgery［J］. Ann Thora Surg,2016,101(2):459-64.

［36］ Stéphan F,BARRUCAND B,PETIT P,et al. High-flow nasal oxygen vs noninvasive positive airway pressure in hypoxemic patients after cardiothoracic surgery:A randomized clinical trial［J］. JAMA,2015,313(23):2331-2339.

［37］ NG I,KRIESER R,MEZZAVIA P,et al. The use of Transnasal Humidified Rapid-Insufflation Ventilatory Exchange(THRIVE) for pre-oxygenation in neurosurgical patients:a randomised controlled trial［J］. Anaesth Intensive Care,2018,46:360-367.

［38］ RIVA T,PEDERSEN T H,SEILER S,et al. Transnasal humidified rapid insufflation ventilatory exchange for oxygenation of children during apnoea:a prospective randomised controlled trial［J］. Br J Anaesth,2018,120:592-599.

［39］ PILLAI A,DAGA V,LEWIS J,et al. High-flow humidified nasal oxygenation vs. standard face mask oxygenation［J］. Anaesthesia,2016,71:1280-1283.

［40］ TAN PCF,MILLAY OJ,LEETON L,et al. High-flow humidified nasal preoxygenation in pregnant women:a prospective observational study［J］. Br J Anaesth,2019,122:86-91.

71 THRIVE通气技术在围手术期的应用进展

经鼻湿化快速充气通气交换(transnasal humidified rapid insufflation ventilatory exchange，THRIVE)是一种通过特定经鼻导管、以高流速(高达120L/min)为呼吸暂停患者持续输送加温、加湿氧气的技术，是经鼻高流量吸氧(high-flow nasal oxygen，HFNO)应用于呼吸暂停患者的一种特殊形式。作为一种创新的高流量供氧系统，HFNO可提供高流速的加温、加湿气体，其FiO_2可在21%~100%调节，在重症监护治疗病房(intensive care unit，ICU)以及临床麻醉中均已有较广泛的应用。与传统氧疗相比，HFNO能使ICU患者获得更好的氧合，并改善患者的舒适度。在麻醉过程中对于呼吸暂停患者使用HFNO技术即THRIVE技术属于"窒息氧合"的一种特殊应用。另一种使用HFNO的技术被称为保留自主呼吸的静脉麻醉复合经鼻高流量吸氧技术(spontaneous respiration using intravenous anesthesia and high-flow nasal oxygen technique，STRIVE Hi)，是利用HFNO技术对静脉麻醉下保留自主呼吸的患者进行辅助氧合。本文主要介绍THRIVE技术的生理机制和临床应用新进展。

一、THRIVE技术的生理机制

THRIVE通过经鼻导管直接将高流量氧气输送至患者肺部，达到满意氧合的关键点在于保持患者上呼吸道通畅。托下颌是打开患者气道有效的辅助手段。在咽喉部手术中，当需要全身麻醉并伴有呼吸暂停时，可通过悬吊喉镜提供通畅的气道。持续高流量的纯氧可使解剖无效腔去氮充氧。在呼吸暂停期间，由于氧气和二氧化碳在血液中溶解度的差异，肺泡对氧的摄取超过二氧化碳的产生，从而产生负压梯度，有利于气体从解剖无效腔流入肺泡，这种现象被称为通气质量流，这一概念在20世纪50年代末已得到证实。随着高流量氧气的持续注入，产生湍流，将呼出的二氧化碳冲洗排出无效腔，从而在氧合的同时减少了二氧化碳蓄积，同时提高无效腔再充氧的速度，这一机制使THRIVE具有延长呼吸暂停时间的作用，并降低患者高碳酸血症的风险。吸气阶段的高流速氧气流可产生一定的气道正压，有助于肺泡充气，防止肺不张和减少肺内分流，从而改善氧

合和通气血流比例。高流量经鼻吸氧减少了呼吸做功，也降低了患者的代谢需求。在呼气期间，呼气阻力对HFNO的单向气流产生对抗，形成夹板效应(splinting effect)，后者有助于保持气道开放，并延长气体在肺泡内停留的时间，进一步改善气体交换。与持续气道正压相比，高流量经鼻吸氧产生的夹板压力在整个呼吸周期中是不断变化的。也有研究发现，高流量经鼻吸氧与心源性振荡机制产生的声门上气流旋涡和气流振荡共同作用，在呼吸暂停期间参与CO_2的清除。氧气的湿化可以防止鼻咽和气管支气管黏膜干燥，减少鼻黏膜上皮细胞的急性创伤和炎症以及随后出现的黏膜脱落、内皮下充血、气道水肿和分泌物潴留，可保持黏膜纤毛的清除能力，增加患者的舒适度。如吸入寒冷干燥的气体，机体对有害刺激的保护性反应会导致支气管收缩从而使肺内气体流量减少。对吸入气体进行加热和加湿还可减少与气体调节相关的代谢需求，可以提高电传导和肺的顺应性。

二、THRIVE通气技术的实施过程

(一)围手术期监测

围手术期标准监测包括无创血压(non-invasive blood pressure，NIBP)、五导联心电图(electrocardiogram，ECG)、脉搏血氧饱和度(SpO_2)、脑电双频指数(bispectral index，BIS)监测。患者麻醉前行动脉穿刺置管(一般选择桡动脉)，在必要时进行血气分析；采用经皮二氧化碳监测(percutaneous carbon dioxide monitoring，$tcCO_2$)技术连续监测体内CO_2含量(校准后传感器常放置在胸部左侧)；经加压面罩进行自主呼吸时可测得呼气末二氧化碳(end-tidal carbon dioxide，$etCO_2$)数值。将神经肌肉传导监测仪置于尺神经上测量拇内收肌活动，可用四个成串刺激(train of four stimulation，TOF)比率来反映神经肌肉阻滞的程度。

(二)实施步骤

HFNO可在麻醉的不同阶段使用，既可在预充氧时使用，也可在整个麻醉过程中用来维持氧合，还可以在复苏期自主呼吸恢复时应用。常用的设备包括：Optiflow™，Airvo2™,Peri-Operative Insufflatory Nasal Therapy System 和 Comfort Flo® 。使用过程中患者常取仰卧位,头部抬高 10°～20°。术前即进行外周静脉置管。诱导时常选择静脉麻醉,可采用靶控静脉注射(target controlled infusion,TCI),使用丙泊酚和瑞芬太尼进行镇静和镇痛,如需呼吸暂停则使用罗库溴铵或琥珀胆碱进行神经肌肉阻滞,如需保留自主呼吸则应避免使用肌肉松弛药和大剂量的阿片类药物。在 Optiflow™ 使用过程中,氧浓度可调范围为 21%～100%,氧流量可达 70L/min,同时可对氧气流进行加温和加湿处理。麻醉科医师可根据需要使用抬下颌动作以保持气道通畅,直到外科医师置入悬吊喉镜或建立其他通气途径(经口或鼻置入气管导管,双腔管置入左右主支气管,以鼻咽通气道、改良喉镜片、声门上气道装置等开放气道),确保声门入口上方至鼻孔或口腔任意部位在任何时候都处于开放和通畅状态。麻醉过程中按需进行相关监测,包括血气分析、连续 tcCO$_2$ 或 etCO$_2$、ECG、动脉血压监测、SpO$_2$、神经肌肉阻滞程度等。复苏时,如使用过非去极化神经肌肉阻滞剂,则可使用新斯的明或舒更葡糖钠逆转神经肌肉阻滞作用。术后根据临床和研究需要监测 NIBP、ECG 和 SpO$_2$ 等。

三、THRIVE 通气技术的优势和局限性

(一) THRIVE 通气技术在临床应用中的优势

高流量鼻导管吸氧是一种无创氧疗技术,操作难度低,不遮挡手术视野,无须反复插管,减少患者口腔和气道损伤风险,可延长呼吸暂停时长,缩短手术时间,降低低氧血症发生率,减少血流动力学波动。

(二) THRIVE 通气技术的局限性

使用 THRIVE 通气技术时需警惕分泌物、血液、组织碎片的误吸,还需注意意外的氧合不足或 CO$_2$ 蓄积、酸中毒、气压伤、头皮眼眶等处的皮下气肿、气胸、胃胀气、胃穿孔、气颅等并发症的风险,在激光手术中也应慎用,需要保持对火灾风险的警惕。也有研究表明肥胖患者(BMI>30kg/m^2)在 THRIVE 氧合下进行喉显微手术的耐受性较差,在这些患者中应用 THRIVE 应谨慎。呼吸暂停时,儿童比成人的氧耗量更大,氧储备更少,闭合容量更大,功能残气量更小,更易发生低氧血症,这限制了 THRIVE 在儿科患者中的应用,需事先准备氧合失败后的补救措施。目前,THRIVE 用于儿童呼吸暂停的研究还非常有限,尚需更多更深入的研究来确认其在各年龄段患儿和各手术类型中的适用性和安全性。

四、THRIVE 通气技术在围手术期应用的新进展

(一) 在儿童中的应用

尽管存在争议,但仍有多项探索性研究对 THRIVE 在儿童呼吸暂停中的作用、生理特点及相关并发症进行了深入讨论和验证。

1. 在快速序贯诱导中的应用 一项前瞻性观察研究发现,在快速序贯诱导(rapid sequence induction,RSI)之前使用 THRIVE 进行预充氧,研究对象中有 91% 的患儿可在 RSI 时维持满意的氧合,<1 岁的患儿更易发生去氧饱和、插管困难和胃肠反流。

2. 在诱导睡眠内镜检查中的应用 在儿童诱导睡眠内镜检查的研究中,发现 THRIVE 可改善上气道通畅情况,并发现会厌至咽后壁距离与 THRIVE 的氧流量成相关性,提高氧流量亦可使 Cormack-Lehane 评分显著改善。

3. 在儿童喉镜和支气管镜手术中的应用 在儿童喉部手术中,THRIVE 可延长呼吸暂停时间,给插管尝试提供充分的有利条件,减少气道操作,提高手术质量。也有病例报道称,在发绀型心脏病患儿行支气管镜检查中,THRIVE 可维持患儿氧合,使其耐受手术过程,无 CO$_2$ 蓄积,不遮挡手术视野;同时避免缺氧导致的肺动脉高压,避免心肺衰竭;也可避免高碳酸血症导致的血管过度扩张,从而减少低血压的发生。通过 FiO$_2$ 的调控保持肺循环和体循环之间的平衡,对于发绀型心脏病患儿行短小的喉科手术较为适用。

4. 在儿童术后拔管中的应用 在一项关于扁桃体术后拔管策略的随机对照研究中,HFNO 介导的早期拔管策略可显著减少患儿复苏期呼吸系统不良事件发生率,缩短拔管时间,且不增加低氧血症的风险。

(二) 在成人中应用

THRIVE 在成人患者的麻醉过程中可用于预充氧、术中维持氧合及复苏拔管过程中。已有研究发现,在快速序贯诱导中,与面罩预给氧相比,THRIVE 能提供更高且更平稳的 SpO$_2$,可为困难气道插管争取更充裕的时间,在急诊手术插管中将提供更优越的预给氧条件。该研究也表明不仅在预给氧阶段,在提供术中持续氧合方面,THRIVE 也有着潜在的优势。有趣的是,在 Irene Ng 等的研究中发现,THRIVE 仅在预充氧阶段可提供较高的 PaO$_2$,在随后的呼吸暂停和肌松状态下,PaO$_2$ 很快下降,而 PaCO$_2$ 迅速上升,在维持氧合和通气方面不如面罩通气有效,导致该结果的原因可能为使用 THRIVE 时未能保持上呼吸道持续通畅;也可能与该研究样本量较小(n=48),且术中 THRIVE 组几乎没有使用额外的辅助通气设备和托下颌技术有关。面罩通气组需要辅助通气设备的患者更多,这可能直接导致呼吸暂停期间,面罩组 PaO$_2$ 更高,而 PaCO$_2$ 更低。另外,也有研究发现 THRIVE 在喉显微手术这类短小手术中能够可靠地维持氧合,并有效缩短手术时间和麻醉耗时,尤其在病变局限于声门的手术,但当病变涉及多个部位且手术时间延长时,使用 THRIVE 需要更加谨慎。在复苏期拔管过程中,THRIVE 也有着卓越的贡献。在一项成人心脏手术患者拔管后使用 THRIVE 过渡到自主呼吸的研究中,与传统鼻导管吸氧相比,HFNO 可降低拔管后 PaCO$_2$,明显改善氧合,降低肺部并发症发生率,减少拔管后呼吸困难,可安全

用于心脏外科手术患者术后拔管。在另一项比较清醒拔管和 THRIVE 介导的深麻醉下拔管的研究中,研究者发现腹部择期手术患者术毕使用上述两种拔管方案后,THRIVE 深麻醉拔管组的低氧和血流动力学不良事件发生率更低,患者满意度更高。

1. 在不同患者人群中的应用

(1)肥胖患者:在肥胖患者的手术中,THRIVE 已被证实具有一定的可行性和优势。肥胖患者的胸壁较厚,肺顺应性差,功能残气量降低,氧储备少,保证氧合是该类患者麻醉管理的关键。一项针对肥胖患者行减重手术的随机对照试验显示,与鼻导管相比,THRIVE 可延长患者呼吸暂停时间,减慢呼吸暂停期间 PaO_2 下降的速率。另一项用超声评估肥胖患者胃部充气情况的研究发现,在诱导前后经 THRIVE、面罩以及 THRIVE 复合面罩给氧三组患者中,使用 THRIVE 的患者可保证充分氧合且不会增加胃部进气量。也有病例报道称,在病态肥胖患者的喉显微手术中,使用 THRIVE 作为唯一的供氧方案可成功完成手术,且不引起高碳酸血症和其他不良事件。

(2)妊娠患者:在孕妇相关手术和治疗中使用 THRIVE 的队列研究和随机对照研究尚不多见,可能出于伦理限制,但已有病例报道描述了该技术在孕妇中的应用,并报道了其安全性和可行性。孕妇的特点在于困难气道发生率高、代谢率高、耗氧量高以及呼吸储备较低等。根据该技术的特性可推测,THRIVE 可减少低氧血症对母亲和胎儿的影响,提高困难插管的成功率,从而提高孕妇的安全性。但由于缺乏保护性证据,THRIVE 可能造成鼻出血和胃胀气等风险,使其在孕妇人群中的应用仍需慎重。有三个不同的病例报道描述了孕期行气管扩张手术的患者,均在 THRIVE 无管通气下顺利完成手术,并避免了高碳酸血症以及随后的酸中毒和潜在的伤害胎儿风险。但在长时间手术中,THRIVE 仍可能存在一定风险。一例孕妇电休克治疗的病例报道显示,该孕期为 6 个月的孕妇在全身麻醉下实施电休克治疗,THRIVE 在全身麻醉过程中提供了安全的呼吸暂停期,提示使用该技术在电休克疗法这样的短小手术中可减少对孕妇的气道操作,避免孕妇胃内压增加等相关并发症。

(3)老年患者:在老年患者中使用 THRIVE 也具有一定的优势。老年患者具有特殊的生理特点,包括肺顺应性差、胸壁硬化、解剖无效腔增加、呼吸肌群萎缩、肺泡表面积减少等,导致氧储备减少,通气血流比例失调,通气换气功能均下降。且老年人常伴随冠心病和卒中等病史,低氧血症可增加相关严重并发症的发生率。牙齿缺失、颈部关节炎、鼾症亦可能增加老年患者困难气管插管的风险。因此,老年患者在麻醉和手术中更需要充分且稳定的氧合,避免低氧血症的发生。一项关于无肺功能障碍的老年患者全身麻醉预充氧的研究显示,在麻醉诱导过程中,THRIVE 能够延长老年患者呼吸暂停时间,并提供比面罩更好的预充氧效果。

2. 在不同类型手术和治疗中的应用

(1)共享气道手术(如喉显微手术和气道异物手术):THRIVE 在共享气道手术中应用的研究较为多见,包括回顾性和前瞻性研究,涉及预充氧,维持术中氧合等多个方面,主要应用于短小的非激光喉显微手术或气道异物取出术。多项随机对照研究证实,THRIVE 在成年患者的短小非激光喉科手术中安全可行,可有效延长呼吸暂停时间,使患者免于气管插管或喷射通气等有创操作,促进患者快速康复,具有潜在的经济效益。一些回顾性研究也得出在非激光喉显微手术和上气道手术中 THRIVE 比气管插管更有优势的结论,但仍需准备备用方案。另一项关于声门下狭窄手术管理的回顾性研究发现 THRIVE 比低流量吸氧(low flow oxygenation,LFO)有更稳定的氧合能力,且需要补救措施的患者更少,但 BMI 升高是 SpO_2 下降且需要补救的唯一预测因素,在肥胖患者中 THRIVE 和 LFO 维持氧合的成功率可能都有所下降。在一个喉部分切除术后重度喉梗阻患者喉显微手术的病例报道中,THRIVE 通气技术使该患者在呼吸暂停 16 分钟后顺利完成手术,且术中氧和二氧化碳蓄积均在可接受范围内,避免了患者转成紧急气道需要进行气管切开的风险。

(2)非插管胸腔镜手术:在非插管的胸腔镜手术中,THRIVE 有着重要作用,尽管喉罩介导的非插管胸腔镜手术已被广泛报道,但 THRIVE 更符合真正意义上的非插管定义。有研究发现 THRIVE 与面罩通气相比,在胸腔镜手术中单肺通气时可有效增加氧储备,增加手术安全性。另有研究显示,与传统的双腔管相比,THRIVE 可提供单肺通气时更高的动脉氧分压,但 SpO_2 差异无统计学意义,$PaCO_2$ 也更高。此外,THIRVE 可有效缩短诱导时间、手术时间和住院时间以及胸管留置时间,减少术中出血量。

(3)紧急手术:在急诊情况下,患者通常需要紧急插管或气管切开,此时 THRIVE 延长呼吸暂停时间的优势,可使急诊医师在更从容的情况下进行插管操作,可提高操作成功率,减少患者损伤。一例声门病变导致急性气道受损患者需急诊行气管切开手术,在 THRIVE 的辅助下,该患者维持稳定的 SpO_2 达 40 分钟,为手术医师提供了充分的安全操作时间。在一项关于成人急诊手术的前瞻性随机非盲临床试验中,THRIVE 比面罩吸氧更好地在 RSI 中提供有效氧合,无一例发生去氧饱和事件。

(4)新型冠状病毒肺炎患者的治疗:THRIVE 技术已被列为高危的可产生气溶胶的治疗技术。虽然 HFNO 在 ICU 中已经有着广泛的使用,且为新型冠状病毒肺炎患者的支持治疗技术之一,但仍缺乏确凿的证据证明其在新型冠状病毒肺炎疫情期间气道从业人员中的安全性。Hey 等的研究发现,在严格正确使用个人防护装备的前提下,THRIVE 技术可安全应用于 COVID-19 疫情中经仔细气道风险评估的患者,且不会危及耳鼻喉科和麻醉科人员的健康和安全。也有综述得出结论:在 COVID-19 时代,HFNO 或 THRIVE 可使插管过程更可控,在共享气道手术中提供

"无管"麻醉技术,减少气溶胶和飞沫的形成,降低潜在病毒传播风险。

(5)电休克治疗:Jonker 等的一项可行性研究发现,THRIVE 可替代面罩通气安全地用于电休克治疗,且可冲刷出一定的 CO_2,但在缩短癫痫发作时间上没有优势。另一例孕妇行电休克治疗的病例报道中显示,THRIVE 可以帮助孕妇行电休克治疗时保持足够的动脉氧合,且可避免反流误吸以及功能残气量降低导致的氧储备量差等并发症。一项随机对照的非劣效研究发现,电休克治疗中使用 HFNO 替代面罩通气是安全的,不会导致去氧饱和,不引起胃胀气,不影响癫痫治疗质量或患者康复。

(6)喉痉挛治疗:在难治性喉痉挛的处理中,THRIVE 在众多急救方法中也占有一席之地。由于既往已知的急救措施(面罩加压通气、加深麻醉、少量使用琥珀胆碱甚至气管插管)通常仅能解决一过性喉痉挛,对于反复发生的难治性喉痉挛,尚需更完善的治疗方案。连续气道正压通气(continuous positive airway pressure,CPAP)辅助治疗可能有益,因为 CPAP 有助于打开口咽组织和声门。而使用 THRIVE 时,根据流速和患者性别不同,可在患者闭口时产生高达 $8.7 cmH_2O$ 的 CPAP,在张口时也可产生高达 $3.1 cmH_2O$ 的 CPAP,因此 THRIVE 在理论上可以解决喉痉挛无法氧合的难题。在一例关于特发性声门下狭窄球囊扩张术术后,反复发作的难治性喉痉挛的病例报道中发现,在患者使用 CPAP 也无法解决问题且再次发作喉痉挛时,THRIVE 可以作为替代治疗方法,使患者从喉痉挛的恶性循环中解脱出来,最终顺利解除痉挛并安全复苏。

(仪修文 韩园 蔡一榕 李文献)

参考文献

[1] HUANG L,DHARMAWARDANA N,BADENOCH A,et al. A review of the use of transnasal humidified rapid insufflation ventilatory exchange for patients undergoing surgery in the shared airway setting[J]. J Anesth,2020,34(1):134-143.

[2] RENDA T,CORRADO A,ISKANDAR G,et al. High-flow nasal oxygen therapy in intensive care and anaesthesia[J]. Br J Anaesth,2018,120(1):18-27.

[3] BOOTH A W G,VIDHANI K,LEE P K,et al. SponTaneous Respiration using IntraVEnous anaesthesia and Hi-flow nasal oxygen(STRIVE Hi)maintains oxygenation and airway patency during management of the obstructed airway:an observational study[J]. Br J Anaesth,2017,118(3):444-451.

[4] MOLLER W,CELIK G,FENG S,et al. Nasal high flow clears anatomical dead space in upper airway models[J]. J Appl Physiol(1985),2015,118(12):1525-1532.

[5] RUDLOF B,HOHENHORST W. Use of apneic oxygenation for the performance of pan-endoscopy[J]. Otolaryngol

Head Neck Surg,2013,149(2):235-239.

[6] HOLMDAHL M H. Pulmonary uptake of oxygen,acid-base metabolism,and circulation during prolonged apnoea[J]. Acta Chir Scand Suppl,1956,212:1-128.

[7] GUSTAFSSON I M,LODENIUS Å,TUNELLI J,et al. Apnoeic oxygenation in adults under general anaesthesia using Transnasal Humidified Rapid-Insufflation Ventilatory Exchange(THRIVE)-a physiological study[J]. Br J Anaesth,2017,118(4):610-617.

[8] PHAM T M,O'MALLEY L,MAYFIELD S,et al. The effect of high flow nasal cannula therapy on the work of breathing in infants with bronchiolitis[J]. Pediatr Pulmonol,2015,50(7):713-720.

[9] HERMEZ L A,SPENCE C J,PAYTON M J,et al. A physiological study to determine the mechanism of carbon dioxide clearance during apnoea when using transnasal humidified rapid insufflation ventilatory exchange(THRIVE)[J]. Anaesthesia,2019,74(4):441-449.

[10] HUMPHREYS S,SCHIBLER A. Nasal high-flow oxygen in pediatric anesthesia and airway management[J]. Paediatr Anaesth,2020,30(3):339-346.

[11] EBELING C G,RICCIO C A. Apneic oxygenation with high-flow nasal cannula and transcutaneous carbon dioxide monitoring during airway surgery:a case series[J]. A A Pract,2019,12(10):366-368.

[12] LYONS C,CALLAGHAN M. Apnoeic oxygenation with high-flow nasal oxygen for laryngeal surgery:a case series[J]. Anaesthesia,2017,72(11):1379-1387.

[13] MAUPEU L,RAGUIN T,HENGEN M,et al. Indications of transnasal humidified rapid-insufflation ventilatory exchange(THRIVE)in laryngoscopy,a prospective study of 19 cases[J]. Clin Otolaryngol,2019,44(2):182-186.

[14] WONG D T,YEE A J,LEONG S M,et al. The effectiveness of apneic oxygenation during tracheal intubation in various clinical settings:a narrative review[J]. Can J Anaesth,2017,64(4):416-427.

[15] JAGANNATHAN N,BURJEK N. Transnasal humidified rapid-insufflation ventilatory exchange(THRIVE)in children:a step forward in apnoeic oxygenation,paradigm-shift in ventilation,or both[J]? Br J Anaesth,2017,118(2):150-152.

[16] IGLESIAS-DEUS A,PEREZ-MUNUZURI A,LOPEZ-SUAREZ O,et al. Tension pneumocephalus induced by high-flow nasal cannula ventilation in a neonate[J]. Arch Dis Child Fetal Neonatal Ed,2017,102(2):F173-F175.

[17] ONWOCHEI D,EL-BOGHDADLY K,OAKLEY R,et

al. Intra-oral ignition of monopolar diathermy during transnasal humidified rapid-insufflation ventilatory exchange (THRIVE)[J]. Anaesthesia,2017,72(6):781-783.

[18] ZEE H J,SONG S A,SONG P C,et al. Failure to THRIVE:non-intubated patients with elevated BMI are associated with increased desaturation events during transnasal humidified rapid-insufflation ventilatory exchange (THRIVE) [J]. J Clin Anesth, 2020, 63: 109793.

[19] LYONS C,CALLAGHAN M. Apnoeic oxygenation in paediatric anaesthesia:a narrative review[J]. Anaesthesia,2021,76(1):118-127.

[20] AYANMANESH F,ABDAT R,JURINE A,et al. Transnasal humidified rapid-insufflation ventilatory exchange during rapid sequence induction in children[J]. Anaesth Crit Care Pain Med,2021,40(2):100817.

[21] OKLAND T S,LIU G S,CARUSO T J,et al. Prospective evaluation of the safety and efficacy of THRIVE for children undergoing airway evaluation[J]. Pediatr Qual Saf, 2020,5(5):e348.

[22] RIVA T,SEILER S,STUCKI F,et al. High-flow nasal cannula therapy and apnea time in laryngeal surgery [J]. Paediatr Anaesth,2016,26(12):1206-1208.

[23] CARUSO T J,SIDELL D R,LENNIG M,et al. Transnasal Humidified Rapid Insufflation Ventilatory Exchange (THRIVE) augments oxygenation in children with cyanotic heart disease during microdirect laryngoscopy and bronchoscopy[J]. J Clin Anesth,2019,56:53-54.

[24] 魏玮,李想,徐晓雁,等. 经鼻高流量氧疗联合早期拔管对小儿腺样体-扁桃体切除术麻醉恢复期呼吸系统不良事件发生率的影响[J]. 中华医学杂志,2022, (21):1584-1589.

[25] LODENIUS A,PIEHL J,OSTLUND A,et al. Transnasal humidified rapid-insufflation ventilatory exchange (THRIVE) vs. facemask breathing pre-oxygenation for rapid sequence induction in adults:a prospective randomised non-blinded clinical trial [J]. Anaesthesia, 2018, 73 (5):564-571.

[26] NG I,KRIESER R,MEZZAVIA P,et al. The use of Transnasal Humidified Rapid-Insufflation Ventilatory Exchange(THRIVE) for pre-oxygenation in neurosurgical patients:a randomised controlled trial [J]. Anaesth Intensive Care,2018,46(4):360-367.

[27] HUH G,MIN SH,CHO SD,et al. Application and efficiency of transnasal humidified rapid-insufflation ventilatory exchange in laryngeal microsurgery [J]. Laryngoscope,2022,132(5):1061-1068.

[28] BURRA V,PUTTA G,PRASAD S R,et al. A prospective study on use of thrive(transnasal humidified rapid insufflation ventilatory exchange) versus conventional nasal oxygenation following extubation of adult cardiac surgical patients[J]. Ann Card Anaesth,2021,24(3): 353-357.

[29] QIU J,XIE M,CHEN J,et al. Tracheal extubation under deep anesthesia using transnasal humidified rapid insufflation ventilatory exchange vs. awake extubation:an open-labeled randomized controlled trial[J]. Front Med (Lausanne),2022,9:810366.

[30] GUY L,CHRISTENSEN R,DODD B,et al. The effect of transnasal humidified rapid-insufflation ventilator exchange(THRIVE) versus nasal prongs on safe apnoea time in paralysed obese patients:a randomised controlled trial[J]. Br J Anaesth,2022,128(2):375-381.

[31] JIANG W,SHI L,ZHAO Q,et al. [Ultrasound assessment of gastric insufflation in obese patients receiving transnasal humidified rapid-insufflation ventilatory exchange during general anesthesia induction] [J]. Nan Fang Yi Ke Da Xue Xue Bao, 2020, 40 (11): 1543-1549.

[32] JUNG J,CHUNG Y H,CHAE W S. A novel application of Transnasal Humidified Rapid Insufflation Ventilatory Exchange via the oral route in morbidly obese patient during monitored anesthesia care-A case report [J]. Anesth Pain Med(Seoul),2020,15(4):505-509.

[33] LEE S J,QUEK K H. Facilitating Airway Surgery in a morbidly obese patient using transnasal humidified rapid insufflation ventilatory exchange (THRIVE) [J]. Case Rep Anesthesiol,2018,2018:5310342.

[34] TAN P,DENNIS A T. High flow humidified nasal oxygen in pregnant women[J]. Anaesth Intensive Care,2018,46 (1):36-41.

[35] BOURN S,MILLIGAN P,MCNARRY A F. Use of transnasal humidified rapid-insufflation ventilatory exchange (THRIVE) to facilitate the management of subglottic stenosis in pregnancy[J]. Int J Obstet Anesth,2020,41: 108-113.

[36] SCHULZE M G,YOUNG M G. Tracheal dilatation of an idiopathic subglottic stenosis in a near-term parturient at 36 weeks of gestation using spontaneous respiration using intravenous anesthesia and hi-flow nasal oxygen:a case report[J]. A A Pract,2021,15(4):e01450.

[37] KOWALCZYK J J,CARVALHO B,COLLINS J. Transnasal humidified rapid-insufflation ventilatory exchange for elective laryngeal surgery during pregnancy:a case report[J]. A A Pract,2019,13(11):426-429.

[38] VAITHIALINGAM B,BANSAL S,RAMESH V J,et al. Trans-nasal Humidified Rapid Insufflation Ventilatory Exchange(THRIVE) ventilation during electroconvulsive therapy(ECT) for a pregnant patient-A novel technique [J]. Asian J Psychiatr,2022,70:103023.

[39] HUA Z,LIU Z,LI Y,et al. Transnasal humidified rapid insufflation ventilatory exchange vs. facemask oxygenation in elderly patients undergoing general anaesthesia:a randomized controlled trial[J]. Sci Rep,2020,10(1): 5745.

[40] RAJAN S,JOSEPH N,TOSH P,et al. Effectiveness of transnasal humidified rapid-insufflation ventilatory exchange versus traditional preoxygenation followed by apnoeic oxygenation in delaying desaturation during apnoea: A preliminary study [J]. Indian J Anaesth,2018,62 (3):202-207.

[41] NEKHENDZY V,SAXENA A,MITTAL B,et al. The safety and efficacy of transnasal humidified rapid-insufflation ventilatory exchange for laryngologic surgery[J]. Laryngoscope,2020,130(12):E874-e881.

[42] BHARATHI M B,KUMAR M R A,PRAKASH B G,et al. New visionary in upper airway surgeries-thrive, a tubeless ventilation[J]. Indian J Otolaryngol Head Neck Surg,2021,73(2):246-251.

[43] BENNINGER M S,ZHANG E S,CHEN B,et al. Utility of Transnasal Humidified Rapid Insufflation Ventilatory Exchange for Microlaryngeal Surgery[J]. Laryngoscope, 2021,131(3):587-591.

[44] YOUSSEF D L,PADDLE P. Tubeless anesthesia in subglottic stenosis:comparative review of apneic low-flow oxygenation with THRIVE[J]. Laryngoscope,2022,132 (6):1231-1236.

[45] 魏玮,封莉莉,韩园,等. 经鼻湿化快速充气交换通气用于喉部分切除术后喉梗阻患者显微喉镜手术麻醉一例[J]. 临床麻醉学杂志,2021,37(12):1335-1336.

[46] 刘毅,薛志强. 非插管清醒麻醉电视胸腔镜肺部手术应用进展[J]. 中华胸心血管外科杂志. 2016,(8): 509-512.

[47] WANG M L,HUNG M H,CHEN J S,et al. Nasal high-flow oxygen therapy improves arterial oxygenation during one-lung ventilation in non-intubated thoracoscopic surgery[J]. Eur J Cardiothorac Surg,2018,53(5):1001-1006.

[48] KE H H,HSU P K,TSOU M Y,et al. Nonintubated video-assisted thoracic surgery with high-flow oxygen therapy shorten hospital stay[J]. J Chin Med Assoc,2020,83 (10):943-949.

[49] DESAI N,FOWLER A. Use of transnasal humidified rapid-insufflation ventilatory exchange for emergent surgical tracheostomy:a case report[J]. A A Case Rep,2017,9 (9):268-270.

[50] GREENLAND J R,MICHELOW M D,WANG L,et al. COVID-19 infection:implications for perioperative and critical care physicians [J]. Anesthesiology,2020,132 (6):1346-1361.

[51] HEY S Y,MILLIGAN P,ADAMSON R M,et al. Transnasal humidified rapid-insufflation ventilatory exchange ('THRIVE') in the coronavirus disease 2019 pandemic [J]. J Laryngol Otol,2021,135(1):86-87.

[52] JONKER Y,RUTTEN D J,VAN EXEL E R,et al. Transnasal humidified rapid-insufflation ventilatory exchange during electroconvulsive therapy:a feasibility study[J]. J ECT,2019,35(2):110-114.

[53] ZHU Y,KANG Y,WEI J,et al. Effect of high-flow nasal cannula versus conventional facemask ventilation for patients undergoing modified electroconvulsive therapy:A randomised controlled,noninferiority trial[J]. Eur J Anaesthesiol,2019,36(4):309-310.

[54] OON Z,HA C B,SICINSKI M. Nebulized lidocaine in the treatment of refractory postoperative laryngospasm:a case report[J]. A A Pract,2019,13(1):20-22.

[55] GROVES N,TOBIN A. High flow nasal oxygen generates positive airway pressure in adult volunteers[J]. Aust Crit Care,2007,20(4):126-131.

[56] RUTT A L,BOJAXHI E,TORP K D. Management of refractory laryngospasm[J]. J Voice,2021,35(4):633-635.

72 成人心脏手术中通气管理的新进展

全球每年有超过 100 万患者接受心肺转流术(cardiopulmonary bypass,CPB)下心脏手术。几乎所有该类手术患者都会发生不同程度的术后肺部并发症(postoperative pulmonary complication,PPC),从轻微的肺不张到严重的呼吸衰竭。PPC 是心脏手术后最常见的并发症之一,尽管目前有许多应对措施应用于围手术期管理,但其仍然是导致患者住院时间延长、医疗费用增加及死亡风险增加的主要原因。在整个围手术期,任何试图降低 PPC 的保护措施都是非常重要的,尤其在术中机械通气期间。因此,本文基于目前的研究证据就成人心脏手术中通气管理的进展做一综述,以期为临床应用和管理策略提供参考依据。

一、术后肺部并发症的定义

几乎所有的心脏手术患者在术后均会出现一定程度的肺功能障碍。PPC 的诊断则是在肺功能障碍的基础上相继出现相关的临床表现,如肺不张、肺炎或其他对临床转归有实际不利影响的肺部影像学征象,如胸腔积液、气胸。既往以心脏手术人群为对象的研究中 PPC 的定义不尽相同,大多为复合指标,通常包括肺不张、低氧血症、肺炎、胸腔积液、气胸、呼吸衰竭等。同时,为了减少评估肺部结局的主观性,并确保在研究之间进行更有效的比较,国际专家共识对 PPC 的定义还建议包括对严重程度的衡量。既往研究报道心脏手术 PPC 发生率差异较大,为 10%~59%,源于其定义和手术类型不同。其中 2%~5% 的患者会发生严重术后肺部并发症,并直接导致围手术期的死亡。

二、心脏手术后肺部并发症的危险因素

一些 PPC 预测模型已显示,心脏手术本身就是 PPC 的独立危险因素。其原因主要与 CPB 相关,CPB 心脏手术后肺功能的改变是多种因素共同作用的结果,包括胸骨切开,胸壁力学改变,游离乳内动脉(单侧或双侧),膈神经麻痹(发生率 1%~60%),输血相关性急性肺损伤(transfusion-related acute lung injury,TRALI)以及 CPB 相关全身炎症反应等。同时,全身麻醉机械通气是导致 PPC 的另一项独立危险因素。机械通气中被反复打开和关闭的肺泡产生的应力与高跨肺压造成的张力会引起生物伤反应。而 CPB 期间断开通气回路或未进行通气造成的肺不张,以及肺内分流增加等均会加重上述炎症反应。另外,全身麻醉会降低肌肉张力,改变膈肌位置,导致肺容积减少,通气/灌注比改变,促进肺不张的发生,也是引起 PPC 的危险因素。目前有一些评分系统(如 ARISCAT 评分)用于量化非心脏手术人群 PPC 风险,但尚不能够有效预测心脏手术人群 PPC 的发生风险。既往研究一致认为导致 PPC 的高危因素有:高龄,肥胖,吸烟,既往肺部基础疾病,心力衰竭(左室射血分数<40%),心功能分级≥3 级,术前贫血,急诊手术等。

三、麻醉诱导时无创通气管理

麻醉诱导时,传统仰卧位会引起腹部内容物向头侧移动,从而迫使膈肌上移并压迫肺相关区域。因此,国际专家共识中推荐在麻醉诱导时采取 30° 头高位或斜坡位以延长无缺氧的呼吸暂停时间,以及避免功能残气量(functional residual capacity,FRC)降低。无创正压通气(non-invasive positive pressure ventilation, NIPV)或持续气道正压通气(continuous positive airway pressure,CPAP)被认为是麻醉诱导过程中明确有用的辅助手段。NIPV 或 CPAP 技术联合 30° 头高位能够明显减弱麻醉导致的 FRC 降低。以肥胖患者人群为研究对象的 meta 分析也证实,诱导期间应用 NIPV、CPAP 能够延长无缺氧的呼吸暂停时间并改善氧合状况。上述研究结果虽然多来自非心脏手术,但这些措施同样适用于心脏手术患者麻醉诱导时的通气管理。其他方法,包括监测阻塞性呼吸、放置鼻或口咽通气道,在诱导过程中可根据实际情况考虑使用,以防止上呼吸道阻塞的情况发生。

四、术中通气管理

(一)非 CPB 期间通气管理

以往对于接受心脏手术的患者,通常采用高潮气量

（10~12ml/kg）联合低水平呼气末正压（positive end-expiratory pressure，PEEP），旨在保证循环平稳的同时减少肺不张。但过高潮气量会导致肺泡过度扩张和肺内压力过度，可导致肺组织、间质结构和肺泡的炎症性损伤。同时，过低PEEP则不能达到维持肺泡开放状态的目的，还容易发生肺泡塌陷并促进肺不张。相反的，过高PEEP不仅对患者氧合没有益处，甚至会导致肺过度扩张，肺组织及功能受损进一步加重。尤其对于心脏手术而言，可造成回心血量减少导致血流动力学不稳定。既往大量临床研究与meta分析表明，术中机械通气采取肺保护性通气策略是降低PPC的有效措施之一。该策略通常包括小潮气量［6~8ml/kg，以预测体重（predicted body weight，PBW）计算］联合中等水平的PEEP（5~8cmH$_2$O）以及肺复张手法。该策略在普外科手术和急性呼吸窘迫综合征（acute respiratory distress syndrome，ARDS）患者人群应用广泛，近年来在心脏手术中也逐渐普及应用，并已有一些高质量临床研究显示其减轻炎症反应、减少机械通气时间、缩短住院时间等益处。

目前，心脏手术中最佳的PEEP值尚未得知，因为设置PEEP的方法很多，并且在当下各研究中均在使用不同的PEEP水平进行比较。Bignami与García-Delgado等学者的研究表明，非CPB时期进行机械通气时，使用6~8ml/kg PBW潮气量，2~5cmH$_2$O的PEEP结合肺复张手法的使用，对于患者是有益的。而2019年Michael等的一项大样本回顾性研究表明，心脏手术PPC的降低与术中使用肺保护性通气策略以及驱动压［ΔP=平台压（plateau pressure，P$_{plat}$）-PEEP］<16cmH$_2$O有关，而与单独的PEEP≥5cmH$_2$O或潮气量无关。这与其他研究共同提示，低驱动压是肺保护性通气策略的基础，调整潮气量联合适当的PEEP水平均是通过改变驱动压来实现PPC的降低。目前的研究通常是利用驱动压导向、测定跨肺压、电阻抗成像等方法进行PEEP个体化设定，但是因手术方式及部位的特殊性，心脏手术中PEEP个体化设定方法还需要进一步研究。

策略中肺复张手法操作的目的是通过增加经肺压力来重新打开萎陷的肺泡单位，以改善气体交换并防止肺不张。但其作用时间有限，需结合适当的PEEP以避免肺泡过度膨胀或塌陷。虽然研究一致认为肺复张是有用的，但最佳的实施方法尚未确定。心脏手术中关于肺复张的研究较少，2017年一项高质量随机对照研究聚焦于术后ICU期间，比较了两种不同强度的肺复张策略对PPC的影响。该研究制定的强化肺复张策略包括：使用压力控制模式进行通气，目标潮气量为6ml/kg PBW+PEEP（13cmH$_2$O），肺复张操作时设置驱动压力为15cmH$_2$O+PEEP 30cmH$_2$O；对照组：通过容量控制模式通气达到相同的潮气量+PEEP（8cmH$_2$O），使用CPAP（20cmH$_2$O）进行轻度的肺复张操作。两种干预措施均维持15秒以上。该研究结果显示，强化的肺复张策略能更好地预防PPC，降低严重肺部并发症发生率。另一项研究比较了术中开放肺通气策略与传统通气对PPC的影响。研究中患者在非体外循环时均采用小潮气量通气（6~8ml/kg PBW）。开放肺通气组设置：PEEP为8cmH$_2$O，使用CPAP（30cmH$_2$O）进行肺复张操作并要求维持30秒，CPB期间保持通气（潮气量3ml/kg PBW）；传统通气组PEEP设定为2cmH$_2$O，无任何肺复张操作，CPB期间不通气。结果显示，术后7天PPC发生情况在两种通气方案之间没有差异。

综上所述，对于接受心脏手术这类PPC高风险的患者，术中机械通气时应始终考虑实施肺保护性通气策略。但基于目前的研究现状，该策略的具体实施方法，尤其是PEEP的设定、肺复张的方式均未完全研究清楚，还有待未来更多的研究。

（二）CPB期间通气管理

目前已经确定的CPB期间几种病理生理机制，包括肺循环和通气的中断以及CPB诱导的炎症介质增加，均会明显增加PPC发生率。对此，有学者建议在CPB期间保持某种形式的通气或可以减轻这些不利影响。综合相关研究，CPB期间可采取三种方式进行通气管理：①持续气道正压通气（CPAP），相关研究使用5~15cmH$_2$O的压力进行通气，显示出不同的结果；②使用低潮气量联合低频率机械通气，能够改善术后氧合等中间指标，但对于患者长期预后及转归，无法得出肯定的结论；③保持管道连接但不通气，这是实际临床工作中最常使用的方式，因为对外科医师而言，可以提供更好的手术视野。但以往的回顾性研究显示，与进行通气相比，手术时间并没有明显缩短。

尽管一些随机临床试验显示，CPB期间保持通气能够减少全身和肺部炎症介质的释放，但CPAP、肺复张操作或持续机械通气等方式是否能够改变患者预后，仍没有强有力的证据支持，CPB期间的标准通气管理尚存争议。

（三）术中氧浓度

为预防或纠正低氧血症，术中机械通气时常使用较高吸入气氧浓度（inspiratory oxygen fraction，FiO$_2$）。但长时间给予高浓度的氧可能会导致高氧相关急性肺损伤。高氧对肺的负面影响尚不完全清楚，但腹部手术的相关研究已提示会增加吸收性肺不张，增加PPC发生率，甚至与术后高死亡率有关。2015年一项系统回顾提示，心脏手术中使用50%~80% FiO$_2$可能有助于减少肺缺血再灌注损伤，进而避免PPC的发生。目前心脏手术中关于氧浓度的研究较少，尚无最佳吸入气氧浓度的使用建议，未来还需要更多高质量研究提供临床依据。

（四）机械通气模式

传统的机械通气模式包括容量控制通气（volume-controlled ventilation，VCV）与压力控制通气（pressure-controlled ventilation，PCV）。两种通气模式的区别在于气流波形以及通气目标。VCV模式采用恒定流速送气方式，以设定潮气量的方式来保证分钟通气量的稳定。但该模式存在气体分布不均（相当于减少了氧合时间）的不足，同时当遇到气道阻力高的患者时，可能会造成气压伤。PCV模式则以压力为目标进行通气，可避免气体分布不均及气压伤的问题。

但肺顺应性发生变化时，可能会发生通气不足或过度。许多研究探讨了两种通气模式对PPC的影响。2016年一项不限手术类型的meta分析显示，PCV模式比VCV模式有更低的吸气峰值压力（P_{peak}）及平台压（P_{plat}）等，但对PPC是否存在影响尚不能做出结论。2017年一项涵盖心脏手术人群的大样本观察性研究结果显示，与VCV模式相比，术中使用PCV模式的患者发生PPC的风险更高，特别是当PEEP<5cmH$_2$O时。而另外两项在心脏手术人群展开的随机对照试验显示，在肺顺应性、P_{peak}等指标，PCV模式均优于VCV模式。基于现有研究，由于研究设计异质性较大，证据强度较低。因此，在VCV与PCV两种通气模式之间，2019年手术患者肺保护性通气国际专家共识未给出推荐。另外，近几年引入手术室的压力控制通气-容量保证（pressure-controlled ventilation-volume guarantee，PCV-VG）模式，理论上结合了上述两者的优点，在面对变化的肺部动态顺应性和任何变化的吸气压力时，能够通过自动计算以较低的压力保证稳定的潮气量，从而减少肺损伤。在腹腔镜及腰椎手术人群中已有研究显示PCV-VG与PCV模式在P_{peak}等参数指标上优于VCV模式。但是，在心脏手术尚未见三种通气模式对PPC影响的研究报道。因此，关于心脏手术中最佳的通气模式尚待研究。

五、早期气管拔管

早期气管拔管应该是成人心脏手术后的目标之一。已有研究表明，在中低风险心脏手术人群进行早期气管拔管是安全的，同时降低PPC发生率，并减少住院时间、降低医疗相关费用。早期气管拔管的定义在文献中有所不同，一般认为是在术后患者完全清醒且内环境恢复到术前状态，稳定后6~8小时气管拔管，要求手术区域无明显出血，通气和氧合良好。

在术前使用一些量表，如欧洲心脏手术危险因素评分（Euroscore Ⅱ）、胸科医师协会评分（society of thoracic surgeons，STS）等进行标准化的风险评估之后，手术风险相对较低的患者可以按照早期气管拔管方案进行术中和术后的标准化管理，以实现快速逆转镇静镇痛，从而达到早期气管拔管和减少机械通气时间的目的。在低风险冠状动脉旁路移植手术患者，极早期（<1小时）或术后立即气管拔管被证明是可行的。

相反，在中高危患者，气管拔管时间与镇静镇痛方案无关。高危患者术后通常需要延时气管拔管，机械通气时间>16小时常提示预后较差。这些高危患者的预测因素包括：年龄>65岁、女性、肾或肺功能衰竭、脑卒中史、急诊手术、围手术期心绞痛或心肌梗死、纽约心脏协会（New York Heart Association，NYHA）分级>3级、左室射血分数<30%、术中输入新鲜血浆或红细胞4个单位以上、体外循环时间>77分钟、主动脉阻断时间>60分钟。此类患者术后机械通气时间明显延长，发生PPC的风险大大增加，需要更充分

的术前准备，术中及术后ICU期间更优化的通气管理，以期尽早气管拔管。

六、总结

心脏手术人群发生PPC的风险明显高于其他手术类型，即使是程度较轻的PPC，也会增加其他并发症发生率与病死率，增加医疗成本，严重影响患者预后。因此，充分的肺保护至关重要。PPC发生是多因素共同作用的结果，围手术期管理策略需要多学科紧密合作，共同应对。患者本身一些特有的危险因素，如合并疾病、年龄等在围手术期通常难以优化，科学的防治措施集中于术中及术后，而机械通气管理则是其中最重要的环节之一。结合目前现有研究证据，体外循环心脏手术中肺保护性通气策略用以具体指导实践的证据还有限，未来需要更多高质量的临床研究来探究更加优化的围手术期管理策略，以减少PPC的发生。

（毛文杰　余海）

参考文献

[1] VIRANI S S, ALONSO A, BENJAMIN E J, et al. Heart disease and stroke statistics-2020 update：a report from the American Heart Association［J］. Circulation, 2020, 141（9）：e139-e596.

[2] MATHIS M R, DUGGAL N M, LIKOSKY D S, et al. Intraoperative mechanical ventilation and postoperative pulmonary complications after cardiac surgery［J］. Anesthesiology, 2019, 131：1046-1062.

[3] GÜLDNER A, KISS T, SERPA NETO A, et al. Intraoperative protective mechanical ventilation for prevention of postoperative pulmonary complications：a comprehensive review of the role of tidal volume, positive end-expiratory pressure, and lung recruitment maneuvers［J］. Anesthesiology, 2015, 123（3）：692-713.

[4] HORTAL J, GIANNELLA M, PÉREZ M J, ET al. Incidence and risk factors for ventilator-associated pneumonia after major heart surgery［J］. Intensive Care Med, 2009, 35：1518-1525.

[5] JIAO J, WANG M, ZHANG J, et al. Procalcitonin as a diagnostic marker of ventilator-associated pneumonia in cardiac surgery patients［J］. Exp Ther Med, 2015, 9（3）：1051-1057.

[6] NICOLOSI L N, DEL CARMEN RUBIO M, MARTINEZ C D, et al. Effect of oral hygiene and 0.12% chlorhexidine gluconate oral rinse in preventing ventilator-associated pneumonia after cardiovascular surgery［J］. Respir Care, 2014, 59（4）：504-509.

[7] ABBOTT T E F, FOWLER A J, PELOSI P, et al. A systematic review and consensus definitions for standardised

end-points in perioperative medicine:pulmonary complications[J]. Br J Anaesth,2018,120(5):1066-1079.

[8] YOUNG C C,HARRIS E M,VACCHIANO C,et al. Lung-protective ventilation for the surgical patient:international expert panel-based consensus recommendations[J]. Br J Anaesth,2019,123(6):898-913.

[9] CHIARENZA F,TSOUTSOURAS T,CASSISI C,et al. The effects of on-pump and off-pump coronary artery bypass surgery on respiratory function in the early postoperative period[J]. J Intensive Care Med,2019,34(2):126-132.

[10] LEME A C,HAJJAR L A,VOLPE M S,et al. Effect of intensive vs moderate alveolar recruitment strategies added to lung-protective ventilation on postoperative pulmonary complications:a randomized clinical trial[J]. JAMA,2017,317(14):1422-1432.

[11] KOR D J,LINGINENI R K,GAJIC O,et al. Predicting risk of postoperative lung injury in high-risk surgical patients:a multicenter cohort study[J]. Anesthesiology,2014,120(5):1168-1181.

[12] JELLISH W S,OFTADEH M. Peripheral nerve injury in cardiac surgery[J]. J Cardiothorac Vasc Anesth,2018,32:495-511.

[13] SCOLLETTA S,SIMIONI P,CAMPAGNOLO V,et al. Patient blood management in cardiac surgery:The "Granducato algorithm"[J]. Int J Cardiol,2019,289:37-42.

[14] LI C,YANG W H,ZHOU J,et al. Risk factors for predicting postoperative complications after open infrarenal abdominal aortic aneurysm repair:results from a single vascular center in China[J]. J Clin Anesth,2013;25(5):371-378.

[15] MIRANDA D R,GOMMERS D,PAPADAKOS P J,et al. Mechanical ventilation affects pulmonary inflammation in cardiac surgery patients:the role of the open-lung concept[J]. J Cardiothorac Vasc Anesth,2007,21:279-284.

[16] CANET J,GALLART L,GOMAR C,et al. Prediction of postoperative pulmonary complications in a population-based surgical cohort[J]. Anesthesiology,2010,113:1338-1350.

[17] WEISS Y G,MERIN G,KOGANOV E,et al. Postcardiopulmonary bypass hypoxemia:a prospective study on incidence,risk factors,and clinical significance[J]. J Cardiothorac Vasc Anesth,2000,14:506-513.

[18] DYHR T,LAURSEN N,LARSSON A,et al. Effects of lung recruitment maneuver and positive end-expiratory pressure on lung volume,respiratory mechanics and alveolar gas mixing in patients ventilated after cardiac surgery[J]. Acta Anaesthesiol Scand,2002,46:717-725.

[19] COUTURE E J,PROVENCHER S,SOMMA J,et al. Effect of position and positive pressure ventilation on functional residual capacity in morbidly obese patients:a randomized trial[J]. Can J Anaesth,2018,65:522-528.

[20] EDMARK L,Östberg E,SCHEER H,et al. Preserved oxygenation in obese patients receiving protective ventilation during laparoscopic surgery:a randomized controlled study[J]. Acta Anaesthesiol Scand,2016,60:26-35.

[21] RAJAN S,JOSEPH N,TOSH P,et al. Effects of Preoxygenation with Tidal Volume Breathing Followed by Apneic Oxygenation with and without Continuous Positive Airway Pressure on Duration of Safe Apnea Time and Arterial Blood Gases[J]. Anesth Essays Res,2018,12:229-233.

[22] CARRON M,ZARANTONELLO F,TELLAROLI P,et al. Perioperative noninvasive ventilation in obese patients:a qualitative review and meta-analysis[J]. Surg Obes Relat Dis,2016,12:681-691.

[23] BALL L,COSTANTINO F,OREFICE G,et al. Intraoperative mechanical ventilation:state of the art[J]. Minerva Anestesiol,2017,83:1075-1088.

[24] GU W J,WANG F,LIU J C. Effect of lung-protective ventilation with lower tidal volumes on clinical outcomes among patients undergoing surgery:a meta-analysis of randomized controlled trials[J]. CMAJ,2015,187(3):E101-E109.

[25] YANG D,GRANT M C,STONE A,et al. A meta-analysis of intraoperative ventilation strategies to prevent pulmonary complications:is low tidal volume alone sufficient to protect healthy lungs[J]? Ann Surg,2016,263(5):881-887.

[26] SERPA NETO A,HEMMES S N,BARBAS C S,et al. Protective versus conventional ventilation for surgery:a systematic review and individual patient data meta-analysis[J]. Anesthesiology,2015,123(1):66-78.

[27] García-Delgado M,Navarrete-Sánchez I,COLMENERO M. Preventing and managing perioperative pulmonary complications following cardiac surgery[J]. Curr Opin Anaesthesiol,2014,27(2):146-152.

[28] BIGNAMI E,GUARNIERI M,SAGLIETTI F,et al. Mechanical ventilation during cardiopulmonary bypass[J]. J Cardiothorac Vasc Anesth,2016,30:1668-1675.

[29] NETO A S,HEMMES S N,BARBAS C S,et al. Association between driving pressure and development of postoperative pulmonary complications in patients undergoing mechanical ventilation for general anaesthesia:a meta-analysis of individual patient data[J]. Lancet Respir

Med,2016,4(4):272-280.

[30] AOYAMA H,PETTENUZZO T,AOYAMA K,et al. Association of driving pressure with mortality among ventilated patients with acute respiratory distress syndrome: a systematic review and meta-analysis [J]. Crit Care Med,2018,46:300-306.

[31] LAGIER D,FISCHER F,FORNIER W,et al. Effect of open-lung vs conventional perioperative ventilation strategies on postoperative pulmonary complications after on-pump cardiac surgery:the PROVECS randomized clinical trial[J]. Intensive Care Med,2019,45:1401-1412.

[32] PAPARELLA D,YAU T M,YOUNG E. Cardiopulmonary bypass induced inflammation:pathophysiology and treatment [J]. An update. Eur J Cardiothorac Surg, 2002,21(2):232-244.

[33] KATS S,SchÖnberger J P,BRANDS R,et al. Endotoxin release in cardiac surgery with cardiopulmonary bypass: pathophysiology and possible therapeutic strategies[J]. An update. Eur J Cardiothorac Surg,2011,39(4):451-458.

[34] BIGNAMI E,SAGLIETTI F,DI LULLO A. Mechanical ventilation management during cardiothoracic surgery:an open challenge[J]. Ann Transl Med,2018,6(19):380.

[35] CHI D,CHEN C,SHI Y,et al. Ventilation during cardiopulmonary bypass for prevention of respiratory insufficiency:A meta-analysis of randomized controlled trials [J]. Medicine(Baltimore),2017,96(12):e6454.

[36] STAEHR A K,MEYHOFF C S,HENNEBERG S W,et al. Influence of perioperative oxygen fraction on pulmonary function after abdominal surgery:a randomized controlled trial[J]. BMC Res Notes,2012,5:383.

[37] STAEHR-RYE A K, MEYHOFF C S, SCHEFFEN-BICHLER F T,et al. High intraoperative inspiratory oxygen fraction and risk of major respiratory complications [J]. Br J Anaesth,2017,119(1):140-149.

[38] FERRANDO C,SORO M,BELDA F J. Protection strategies during cardiopulmonary bypass:ventilation, anesthetics and oxygen[J]. Curr Opin Anaesthesiol,2015, 28:73-80.

[39] JIANG J,LI B,KANG N,et al. Pressure-controlled versus volume-controlled ventilation for surgical patients: a systematic review and meta-analysis[J]. J Cardiothorac Vasc Anesth,2016,30(2):501-514.

[40] BAGCHI A,RUDOLPH M I,NG P Y,et al. The association of postoperative pulmonary complications in 109,360 patients with pressure-controlled or volume-controlled ventilation[J]. Anaesthesia,2017,72(11):1334-1343.

[41] HOŞTEN T,KUŞ A,GÜMÜŞ E,et al. Comparison of in-

traoperative volume and pressure-controlled ventilation modes in patients who undergo open heart surgery[J]. J Clin Monit Comput,2017,31:75-84.

[42] MGURLUCAN M,BASARAN M,ERDIM F,et al. Pressure-controlled mechanical ventilation is more advantageous in the follow-up of patients with chronic obstructive pulmonary disease after open heart surgery [J]. Heart Surg Forum,2014,17(1):E1-E6.

[43] BRISTLE T J,COLLINS S,HEWER I,et al. Anesthesia and critical care ventilator modes:past,present,and future[J]. AANA J,2014,82(5):387-400.

[44] KOTHARI A,BASKARAN D. Pressure-controlled volume guaranteed mode improves respiratory dynamics during laparoscopic cholecystectomy:a comparison with conventional modes [J]. Anesth Essays Res, 2018, 12 (1):206-212.

[45] LEE J M,LEE S K,RHIM C C,et al. Comparison of volume-controlled, pressure-controlled, and pressure-controlled volume-guaranteed ventilation during robot-assisted laparoscopic gynecologic surgery in the Trendelenburg position[J]. Int J Med Sci,2020,17(17):2728-2734.

[46] KIM M S,SOH S,KIM S Y,et al. Comparisons of pressure-controlled ventilation with volume guarantee and volume-controlled 1:1 equal ratio ventilation on oxygenation and respiratory mechanics during robot-assisted laparoscopic radical prostatectomy:a randomized-controlled trial[J]. Int J Med Sci, 2018, 15(13):1522-1529.

[47] GHABACH M B, EL HAJJ E M, EL DIB R D, et al. Ventilation of nonparalyzed patients under anesthesia with laryngeal mask airway,comparison of three modes of ventilation:volume controlled ventilation,pressure controlled ventilation,and pressure controlled ventilation-volume guarantee[J]. Anesth Essays Res,2017,11(1): 197-200.

[48] WONG W T,LAI V K,CHEE Y E,et al. Fast-track cardiac care for adult cardiac surgical patients [J]. Cochrane Database Syst Rev,2016,9(9):CD003587.

[49] MEADE M O, GUYATT G, BUTLER R, et al. Trials comparing early vs late extubation following cardiovascular surgery[J]. Chest,2001,120:445S-53S.

[50] REIS J, MOTA J C, PONCE P, et al. Early extubation does not increase complication rates after coronary artery bypass graft surgery with cardiopulmonary bypass[J]. Eur J Cardiothorac Surg,2002,21:1026-1030.

[51] OLIVER JR W C,NUTTALL G A,MURARI T,et al. A prospective,randomized,double-blind trial of 3 regimens

for sedation and analgesia after cardiac surgery[J]. J Cardiothorac Vasc Anesth,2011,25(1):110-119.

[52] CAMP S L,STAMOU S C,STIEGEL R M,et al. Can timing of tracheal extubation predict improved outcomes after cardiac surgery[J]HSR Proc Intensive Care Cardiovasc Anesth,2009,1(2):39-47.

[53] SATO M,SUENAGA E,KOGA S,et al. Early tracheal extubation after on-pump coronary artery bypass grafting [J]. Ann Thorac Cardiovasc Surg,2009,15(4):239-242.

[54] CISLAGHI F,CONDEMI A M,CORONA A. Predictors of prolonged mechanical ventilation in a cohort of 5123 cardiac surgical patients[J]. Eur J Anaesthesiol,2009,26(5):396-403.

73 胸腔镜手术单肺通气期间加速肺萎陷的研究进展

肺部手术时肺膨胀会妨碍术野暴露,而术者如果用手术器械压迫肺脏来暴露视野扩大操作范围,会因为机械性牵张导致Ⅱ型肺泡细胞凋亡,进而使肺泡表面活性物质的合成和分泌减少,破坏肺泡呼吸膜的完整性,最终可能导致肺水肿以及氧合功能障碍。因此术侧肺良好的萎陷十分关键,既有利于外科医师手术操作,缩短手术时间,又可降低术后并发症的发生率。随着腔镜技术的不断应用和发展,胸外科手术进入了电视胸腔镜外科手术(video-assisted thoracic surgery,VATS)的微创时代。机器人手术也属于腔镜手术,但机器人胸科手术和传统开胸手术从打开胸膜到开始手术操作往往都需要一定的准备时间,利用这段时间可实施术侧肺萎陷,而 VATS 从打开胸膜到进行手术操作的时间很短,需要更好的肺萎陷质量。因此,做好胸腔镜手术单肺通气期间的肺萎陷更为重要。

一、肺萎陷的理论基础

肺萎陷的生理基础主要包括两个阶段。第一阶段是快速萎陷期,当胸膜打开后,大气进入胸腔,肺在其固有弹性回缩力的作用下迅速萎陷,此过程相当迅速,持续时间不足1分钟;第二阶段是缓慢萎陷期,随着肺的快速萎陷,小气道开始关闭,被动萎陷停止,肺内剩余气体主要靠气体的吸收和扩散。

若胸膜腔未打开时就打开术侧肺管腔开始单肺通气,则由于通气侧肺引起的纵隔位移和胸膜腔密闭共同作用导致非通气侧肺存在被动通气,通气量中位数为 134(65~265)ml,越早单肺通气,吸入通气侧的空气也越多,不利于肺萎陷。

二、加速肺萎陷措施

做好肺萎陷的基础首先是良好的肺隔离技术。肺隔离技术是胸腔镜麻醉管理的核心,可插入单腔气管导管、双腔支气管导管或支气管封堵器将左右支气管完全分隔开行健侧通气,方便手术操作。目前最常用的肺隔离工具是双腔支气管导管,本文所讨论的加速肺萎陷措施也都是围绕双腔支气管导管所展开的。目前研究较多的加速肺萎陷措施包括:改变气体的溶解度、负压吸引、暂停呼吸法、超前单肺通气法等。

(一)改变气体的溶解度

肺内气体的排出过程中,肺回缩到一定程度后小气道开始关闭,此时肺泡内残留气体的再吸收决定了肺萎陷的程度。因为氧气的溶解度比空气大,气体再吸收速度更快,更容易使肺萎陷。研究表明吸入 100%氧气时,从肺中排出 95%的氮气仅需要 2 分钟。空气中的氮气因其本身吸收较慢的特性从而延迟肺萎陷。而一氧化二氮(N_2O)的溶解度要比氧气更快,在动物模型中,在单肺通气前选择 N_2O/O_2 混合吸入可以加速非通气侧的气体吸收进而加速肺萎陷。在临床试验中,相比单肺通气前吸入纯氧,N_2O/O_2 混合吸入能加速肺萎陷并且不会造成低氧血症。关于 N_2O/O_2 混合气体的比例目前常用的是 50%和 60%,在最近的一项研究中,按序贯法确定了 N_2O/O_2 混合气体吸入在加速单肺通气肺萎陷时的半数有效浓度和 95%有效浓度分别为 27.7%和 48.7%,为之后的临床应用提供了参考和帮助。

(二)暂停呼吸法

若胸膜腔未打开就已开始单肺通气,则由于通气侧肺引起的纵隔位移和胸膜腔密闭共同作用导致非通气侧肺存在被动通气,不利于肺萎陷。而在胸膜打开前脱开呼吸机,暂停通气,不会吸入空气,加速了第一阶段的快速萎陷。许多研究已经证实了暂停呼吸的方法确实可以加速肺萎陷,但是关于如何进行暂停呼吸及暂停呼吸的时间还没有形成定论。也没有研究得出一个最优的暂停时间。许多研究证实 15~60 秒的暂停时间是安全可行的,也有研究为了既兼顾切皮打开胸腔的时间和第一阶段加速肺萎陷的时间,提出暂停呼吸 2 分钟,也取得了不错的效果,不仅可以加速非通气侧肺萎陷,还发现脑血氧饱和度不仅未下降反而上升,可能与高碳酸血症所致的脑血管扩张,脑血流量增加得代偿有关。因此这项研究认为,在脉搏氧和脑氧检测下应用暂停呼吸的方法来加速非通气侧肺萎陷可以保证患者安全。

（三）超前单肺通气法

一项既往的研究表明在吸入气氧浓度为100%时，单个肺单位出现萎陷的时间不超过6分钟，因此在胸膜开放前的超前单肺通气可以使肺萎陷达到更好的效果。早期使用单肺通气（one-lung ventilation，OLV）的概念已经被很多临床医师采用，然而在实际的临床实践中，术侧肺支气管导管端口在单肺通气后立即与大气相通，由于通气侧呼吸运动使空气能进入术侧肺导致萎陷延迟。近期的研究表明，患者双腔气管插管对位完成后立刻夹闭术侧支气管导管端口，直到胸膜开放后再松开夹闭，维持夹闭时间>6分钟，改善了胸腔镜患者单肺通气时非通气侧肺的萎陷，避免了被动通气，使肺萎陷时间更短，完全萎陷率更高。

（四）负压吸引

通过负压吸引加速肺萎陷主要是作用于肺萎陷的第一阶段，胸膜打开后，肺内压力的改变凭借肺的弹性回缩力开始萎陷，但是由于第一阶段的时间较短，往往不足60秒，目前还没有充足的证据证明负压吸引能有效地加速肺萎陷，有研究认为在胸膜打开后使用-30cmH_2O的负压对术侧肺的支气管进行吸引，维持时间60秒并没有促进单肺通气肺萎陷。也有研究提出预先的患者侧持续负压吸引可以加速肺萎陷，方便手术的进行。关于通过持续负压吸引加速肺萎陷的安全性和有效性还存在较大争议。

三、总结与展望

在胸腔镜肺部手术当中，做好术侧肺萎陷能为外科医师提供更大的操作空间，缩短手术时间、减少并发症的发生。加速肺萎陷的措施必须是在良好的肺隔离技术和稳定的血流动力学基础之上，在临床应用中，单肺通气前吸入纯氧比N_2O/O_2混合吸入更容易实现。由于被动通气的存在，已经证实了胸膜打开前提前单肺通气，将术侧肺管腔暴露在空气中会减慢术侧肺的肺萎陷。暂停通气法和超前单肺通气法都有效地缩短了肺萎陷的时间，但是还没有实验对两者的安全性和有效性进行对比。

目前的研究还存在许多局限，大部分研究都将老年人群和肺功能差的患者进行了排除，在老龄化越来越严重的今天，这些方法能否为老年患者带来收益还有待商榷。另外不同的研究用到的评价萎陷的方法不同，大致有以下四种：①三点视觉分级量表对肺萎陷的质量进行评估；②肺萎陷评分量表（0分：完全无萎陷，10分：完全萎陷），达到8分即为满意的肺萎陷；③建立肺萎陷视频图像分析的概率模型；④根据萎陷肺距离胸部的距离来评估肺萎陷。不同的评价方法差异较大，涉及术者的主观因素较多，导致不同试验之间的结果差异较大。

总之，关于如何做好胸腔镜手术单肺期间的肺萎陷还有很多的研究要去做，目前的研究提供了有效的方法，要根据患者的不同情况选择个体化的肺萎陷方法，最大限度保障患者围手术期的安全。

（张鸿儒　毛庆祥　刘宿）

参 考 文 献

[1] FISCHER G W，COHEN E. An update on anesthesia for thoracoscopic surgery[J]. Curr Opin Anaesthesiol，2010，23(1):7-11.

[2] PFITZNER J，PEACOCK M J，HARRIS R J. Speed of collapse of the nonventilated lung during single-lung ventilation for thoracoscopic surgery: the effect of transient increases in pleural pressure on the venting of gas[J]. Anesthesia，2001，56(10):940-946.

[3] WEI J，GAO L，SUN F，et al. Volume of tidal gas movement in the nonventilated lung during one-lung ventilation and its relevant factors[J]. BMC Anesthesiology，2020，20:20.

[4] YOSHIMURA T，UEDA K，KAKINUMA A，et al. Bronchial Blocker Lung Collapse Technique: Nitrous Oxide for Facilitating Lung Collapse During One-Lung Ventilation with a Bronchial Blocker[J]. Anesthesia & Analgesia，2014，118(3):666-670.

[5] KO R，MCRAE K，DARLING G，et al. The use of air in the inspired gas mixture during two-lung ventilation delays lung collapse during one-lung ventilation[J]. Anesthesia and Analgesia，2009，108(4):1092-1096.

[6] LIANG C，LV Y，SHI Y，et al. The fraction of nitrous oxide in oxygen for facilitating lung collapse during one-lung ventilation with double lumen tube[J]. BMC Anesthesiology，2020，20:180.

[7] YOO J Y，KIM D H，CHOI H，et al. Disconnection technique with a bronchial blocker for improving lung deflation: a comparison with a double lumen tube and bronchial blocker without disconnection[J]. Cardiothorac Vasc Anesth，2014，28(4):916-919.

[8] DUMANS-NIZARD V，LIU N，LALOË P A，et al. A comparison of the deflecting-tip bronchial blocker with a wire-guided blocker or left sided double-lumen tube[J]. J Cardiothorac Vasc Anesth，2009，23(4):5015.

[9] LI Q，ZHANG X，WU J，et al. Two-minute disconnection technique with a double-lumen tube to speed the collapse of the non-ventilated lung for one lung ventilation in thoracoscopic surgery[J]. BMC Anesthesiol，2017，17(1):80.

[10] ZHANG Y X，WAN P，CHEN J，et al. Preemptive one lung ventilation enhances lung collapse during thoracoscopic surgery: A randomized controlled trial[J]. Thoracic Cancer，2019，10(6):1448-1452.

[11] JACQUES S，ETIENNE J，JEAN S，et al. Non-ventilated lung deflation during one-lung ventilation with a double-lumen endotracheal tube: a randomized-controlled trial of occluding the non-ventilated endobronchial lumen before

pleural opening [J]. Can J Anesth, 2021, 68(6):801-811.

[12] QUAN X, YI J, HUANG Y, et al. Bronchial suction does not facilitate lung collapse when using a double-lumen tube during video-assisted thoracoscopic surgery: a randomized controlled trial [J]. Journal of Thoracic Disease, 2017, 9(12):5244.

[13] EL-TAHAN, MOHAMED R. A comparison of the disconnection technique with continuous bronchial suction for lung deflation when using the Arndt endobronchial blocker during video-assisted thoracoscopy[J]. Eur J Anaesthesiol, 2015, 32(6):411-417.

74 保护性通气策略在胸科手术中的新进展

胸科手术患者发生术后肺部并发症(postoperative pulmonary complication,PPC)和急性肺损伤(acute lung injury,ALI)的概率远高于其他手术。术后急性肺损伤已成为导致胸科手术患者术后死亡的主要原因之一。ALI的发病机制涉及方方面面,例如术前准备不充分或患者术前存在严重的基础肺部疾病,手术损伤引起的炎症反应,呼吸机引起的肺损伤,液体超负荷(不恰当的液体管理治疗)和输血。尽管机械通气的模式和方法已经在数年的演变中取得了进步,但术后肺部并发症仍是导致手术和麻醉后发生不良后果的原因之一。肺保护性通气(lung protective ventilation,LPV)策略已被推荐用于全身麻醉行机械通气的患者以降低ALI的发生率及减少术后肺部并发症,但其在单肺通气中的应用仍然存在争议。本综述的目的旨在探讨保护性通气策略的新进展及其与机械通气相关性肺损伤(ventilation-associated lung injury,VALI)之间的关系,并探究保护性通气策略是否能改善胸科手术患者的预后。

一、胸科手术机械通气和急性肺损伤

肺切除术后的肺损伤长期以来被认为是肺切除术后的肺水肿、低压性水肿和渗透性肺水肿。但目前对于胸科手术术后ALI有了更多层面上的定义,一些作者提出了胸科手术术后ALI的两种临床表现形式对应于不同的致病诱因:原发性ALI由手术损伤因素触发并在术后3天内发生;迟发性ALI由术后并发症触发(如支气管误吸、肺炎或支气管胸膜瘘),通常在术后3~10天发生。肺切除术后ALI的最高发生率为7.9%,与其他并发症不同的是,在过去的二十年中,由于医疗管理的改善,病死率已从近100%降至不到40%,但发生率并未下降。

多年来,胸科手术接受单肺通气(one-lung ventilation,OLV)的患者发生ALI危险因素被视为与患者术前状况(严重肺功能障碍、化疗药物的使用和长期饮酒)有关,现在被视为围手术期药物的使用和手术管理有关。其他危险因素包括手术方式、通气损伤、输液超负荷、误吸、感染、氧化应激和因OLV引起的缺血再灌注。与其说单个风险因素哪个影响最大,不如说是多个风险因素的多次打击和相互作用,导致肺泡上皮和毛细血管内皮损伤,以及细胞外基质的相关改变。但对于麻醉科医师而言,手术本身带来的伤害和患者术前状况这些因素是不可控的,但可以通过优化术中通气策略来预防ALI和降低术后肺部并发症(PPC)的发生率。

根据PPC的定义方式和相关风险因素(如患者术前合并症、手术和麻醉类型),报告的PPC总体发生率为2%~70%。大量研究已确定PPC的发展与患者术中机械通气的方式之间存在密切关联。机械通气相关性肺损伤(ventilation-associated lung injury,VALI)已被认为是与PPC相关的最重要因素之一,并且有大量证据支持这一假设。单肺通气时发生VALI的机制复杂,涉及生物物理和生化因素。VALI的发病机制中提出了三种生物物理机制:容积伤、气压伤和肺不张。容积伤是肺泡过度膨胀引起的损伤,而气压伤是由高跨肺压引起的损伤。肺不张是由肺泡反复打开和关闭造成的剪切应力引起的损伤。由于细胞对这三种生物物理损伤的反应而释放的各种促炎介质被称为生物损伤。VALI是以肺通气不均匀(肺不均匀)和肺泡不稳定为特征。肺泡不稳定性和肺通气不均匀相互影响,促进VALI的发展。不均匀的肺通气导致肺泡过度膨胀风险增高,使其易发生气压伤和容积伤。此外,肺泡不稳定促进肺不张的发展。单肺通气和双肺通气(two-lung ventilation,TLV)造成VALI的机制大同小异。要充分了解LPV术中的益处,首先必须了解VALI的机制。

二、保护性通气策略

肺保护性通气(LPV)策略最初是在研究发现大潮气量(V_T)和呼气末正压(positive end-expiratory pressure,PEEP)不足以改善急性呼吸窘迫综合征(acute respiratory distress syndrome,ARDS)患者临床结局的基础上开发和应用的,包括低潮气量、一定水平的PEEP,结合肺复张操作。LPV的目标是预防VALI的发生。尽管ARDS患者和胸科手术患者有显著差异(如健康的肺、更短的机械通气时间),但术中使用 LPV 与降低胸科手术患者 PPC 发生率和严重程度相关的积极作用已得到证实。虽然许多 PPC 风险因素是不可改变的，但这些因素对术中肺功能和生理的不良影响可以通过使用术中 LPV 来减轻，从而最大限度地减少或预防 VALI 的产生机制。

（一）高潮气量与低潮气量

大多数单肺通气的患者容易出现肺不张和低氧血症。先前，推荐在单肺通气期间使用和双肺通气（TLV）的高潮气量（10~12ml/kg），高吸入气氧浓度，并且不使用 PEEP 来减少低氧血症和肺不张的发生。因为先前的研究表明高潮气量可以改善氧合并减少分流率。然而，机械通气对肺的损害分为张力（strain）和压力（stress）两部分。张力即肺弹性组织随着呼吸交替伸缩变化所产生的力，我们可以将其理解为肺的"劳损"。通气过程中张力的变化即吸气和呼气交替时肺容量的变化。容量张力（volume strain）= 潮气量（V_T）/功能残气量（FRC）。当 V_T 增大而 FRC 不变时，容量张力增大，即肺的劳损变大，肺损伤的风险变高。因此，现在提倡运用低潮气量来进行肺保护通气。

高潮气量造成的炎症反应是确切的，一项研究表明，使用高潮气量通气的肺（在研究期间从未塌陷）持续的炎症损伤与塌陷 3 小时的肺相似甚至更严重。比起高潮气量（12~15ml/kg），低潮气量（6ml/kg）可以降低肺切除术患者肺泡上皮内衬液中 IL-6、IL-8 的表达水平。对于食管手术，最近的一些回顾性研究表明高通气压力和高潮气量与食管癌患者肺损伤显著相关。因为较高的压力损伤了肺毛细血管上皮细胞和肺泡内皮细胞，使炎症因子和炎症蛋白的释放增加。与接受高潮气量的患者相比，食管切除术中接受低潮气量的患者全身性促炎反应减弱，肺水肿的发生率降低。

对于术后肺部并发症，一项对 100 例接受肺切除术患者的前瞻性研究表明，与对照组（高潮气量组：10ml/kg）相比，低潮气量（6ml/kg）组患者术后气体交换更好，术后并发症更少，肺不张和 ALI 发作减少。这些研究为接受 OLV 进行胸外科手术的患者中使用 LPV 策略提供了强有力的支持。

虽然围手术期 ALI 的原因显然是多因素的，但现在认为肺的过度充气和重复充气/放气循环会导致损伤，并且潮气量过大与患者术后的炎症反应和术后肺部并发症有关。

（二）呼气末正压通气的应用

OLV 意味着只有单侧肺在通气，若在 OLV 时使用 LPV，即低潮气量通气，则需要增加呼吸频率以维持静息每分钟通气量，否则易造成氧合受损和分流率增加。但这会导致肺泡反复的开放/塌陷，造成剪切伤以及肺不张。呼气末肺容积（即 FRC）与施加的呼气末压力成正比。呼气末正压应个体化以维持 FRC，从而优化动态肺顺应性。保持正常的 FRC 对降低肺不张风险至关重要，可以通过应用适当水平的 PEEP 来抵消压力梯度（即闭合压力）的变化来实现。一定水平的 PEEP 通过在呼气末对肺泡施加一定程度

的压力，限制细胞变形的幅度来减少伤害，这表明通气策略可以通过限制潮气量和肺泡的变形程度来减少对肺泡上皮细胞的损害，减少细胞的死亡。然而 PEEP 对于氧合的影响，在不同患者身上的作用不同，对内源性 PEEP 远低于顺应性曲线下拐点的患者有益——通常是肺功能正常的患者。对于存在内源性 PEEP（如慢性阻塞性肺疾病）的患者而言，外部 PEEP 的应用会增加肺内压并恶化氧合程度，可能是因为外源性 PEEP 继发肺泡过度扩张使肺分流增加。总之，在 OLV 期间应用个体化 PEEP 已被证明可以减少 PPC 的发生率并改善术中的氧合。在健康的接受 OLV 的患者手术期间应用低水平的 PEEP（$5cmH_2O$）在血流动力学方面具有良好的耐受性，但正如前文所提到的，它并不能改善所有患者的氧合。并且，由于不同人胸壁的尺寸和形状、腹部内容物、肺重量和胸膜压力等个体特征不同，PEEP 的水平需要根据个人及其呼吸力学进行调整。先前的一项针对以个体化 PEEP 为干预措施的随机对照试验的 meta 分析表明，个体化 PEEP 与固定的 PEEP 相比确实能降低术后肺部并发症的发生率。

在患有严重阻塞性肺疾病的患者中，过度 PEEP 的应用可能会导致动态过度充气，所产生的大量气体在肺内的滞留需要被视为术中低血压的潜在原因。理想的 PEEP 值应足够低，以防止血流动力学波动和肺过度扩张，但也应足够高以达到肺泡开放的目的，从而在呼气末使更多的肺组织充气，预防肺不张。

（三）肺泡复张策略

大多数将 VALI 降至最低的 LPV 策略是基于低潮气量通气和允许性高碳酸血症。使用肺泡复张策略（alveolar recruitment maneuver，ARM）来复张塌陷的肺泡也是 LPV 的一部分，即短暂或阶梯式的抬高跨肺压。ARM 的目的是通过恢复 FRC，呼吸系统顺应性（respiratory system compliance，C_{RS}）从而预防肺不张。最近一项涉及 2 756 例麻醉患者的 12 项随机对照试验的 meta 分析报道：将 ARM 与 LPV 联合使用可降低非肥胖患者的 PPC 发生率。另一项针对肥胖患者的研究表明，ARM 结合 PEEP 显著改善氧合并减少肺不张，但单独的 PEEP 或单独的 ARM 并不能改善肥胖患者的这些参数。

近 90% 的全身麻醉患者都会出现肺不张、肺顺应性和功能残气量的降低。ARM 重新打开塌陷的肺泡并使肺泡表面活性物质在整个肺泡表面均匀分布。正如上文所谈到的，ARM 在 TLV 患者中的益处已得到证明，对于 OLV 患者而言，非手术侧肺长时间塌陷，ARM 的应用则更有必要。ARM 方法有多种技术，如持续膨胀、充气后递减 PEEP、逐步复张（增量 PEEP）、气道压力释放通气或高频振荡通气。之前的一篇综述报道，无论使用何种 ARM 方法，ARM 都可以改善术中 PaO_2 和肺顺应性；该综述得出结论，在麻醉诱导后进行 ARM 后进行 PEEP 可能会降低 PPC。同时，最近的一项 meta 分析报道称，ARM 与 LPV 相结合可减少非肥胖患者 PPC 的发生并改善氧合。尽管作者们没有总

结出最理想的 ARM 策略，但他们认为，在 PPC 的发展上，持续膨胀可能比递增 PEEP 更好。但值得注意的是，ARM 增加了胸腔内的压力，胸膜腔内压的升高会显著减少静脉回流，减少了右心室充盈从而降低每搏量。ARM 后，心排血量的恢复需要 5~15 分钟。在合理使用肺泡复张策略时，应考虑到其对血流动力学的负面影响。

（四）吸入气氧浓度

世界卫生组织和美国疾病控制中心的补充氧气使用指南中建议围手术期的吸入气氧浓度（FiO_2）为 0.8 以降低或预防全身麻醉患者手术部位感染的风险（针对 TLV 的患者）。麻醉科医师常会在麻醉诱导和苏醒期间使用高浓度氧来预防低氧血症，特别是对于单肺通气的患者，术中若发生不明原因的低氧血症，常常需要改为双肺通气且增加 FiO_2 来改善氧合。然而，关于围手术期使用高 FiO_2 的安全性一直存在争议。因为高浓度氧气与全身麻醉患者吸入性肺不张的发生有关。吸入性肺不张导致肺顺应性降低、氧合受损和肺损伤。术后肺不张被认为是发生 PPC 危险因素，PPC 会导致患者住院时间延长，增加住院花费，严重的话，甚至导致死亡。一项涉及 4 991 例患者的 26 项随机对照试验的 meta 分析表明，高和低 FiO_2 对患者的死亡率没有差异性影响。两组间肺炎、呼吸衰竭、PPC 和 ICU 入住率以及住院时间的发生率也没有差异。然而，高 FiO_2 与肺不张的发生率和严重程度显著增加有关。

综上，对于 TLV 患者，FiO_2 的设置有指南建议。然而，对于接受 OLV 的胸科手术患者而言，尚未确定围手术期的最佳吸入气氧浓度。国际专家对术中肺保护性通气的共识是建议使用尽可能低的 FiO_2，保持 $SpO_2 \geqslant 94\%$ 即可。目前尚未有相关的 meta 分析或随机对照试验来探究胸科手术中的最佳 FiO_2 该如何设置，但吸入纯氧对肺不张的影响是确切的。对于 OLV 的患者而言，适当降低麻醉维持期间的吸入气氧浓度，以减少肺不张的发生，预防 PPC，或许可以改善患者的临床预后，但其确切的疗效和设置需要更多的随机对照试验来证明。

（五）驱动压

驱动压这一概念最早是在 ARDS 患者身上提出的。为了最大限度地减少 VALI，大多数研究都将潮气量按预计体重进行缩放，使潮气量的设施更加符合患者的肺大小。然而在 ARDS 的患者中，呼吸系统的顺应性（C_{RS}）降低，所以可通气的肺比例显著降低。因此我们假设，与单纯使用潮气量相比，将潮气量归于呼吸系统顺应性，并用二者的商来作为预测功能性肺大小的指标，可以更好地预测 ARDS 患者的预后。这就引出了驱动压的概念（驱动压 = 潮气量/呼吸系统顺应性），也可以简单的计算为平台压与呼气末正压（PEEP）的差。正如笔者在前文中所谈到的，低潮气量，高 FiO_2，带来的最常见后果就是肺不张，绝大多数接受全身麻醉的患者都会出现肺不张，这会导致患者在机械通气过程中出现低氧血症，或者增加术后肺部并发症的风险。肺不张的发展使 C_{RS} 降低，导致可通气肺组织的数量减少，可

以说，C_{RS} 与可通气肺组织的数量成线性关系。因此 C_{RS} 降低并不是肺组织的僵硬，而是可通气肺组织的损伤或其数量的减少，我们可以将这种情况类比于 ARDS 患者以及单肺通气的患者，所以单肺通气过程中很容易发生低氧血症。较高的驱动压与 ARDS 患者死亡率的增加密切相关。同理，胸科手术患者由于只对非手术侧肺通气，可通气的肺比例比 TLV 患者更低，更易发生术中低氧血症和不良预后。

在多项保护性通气的随机对照试验和 meta 分析中，保护性通气与常规通气最大的区别在于 PEEP，而并非 V_T 的大小。PEEP 可以使肺开放，从而降低肺不张的风险。然而，在这些通气变量中，驱动压与患者肺部并发症的关系最为显著。潮气量和 PEEP 的变化与术后肺部并发症的发生无关，或者说，只有当它们使驱动压改变时，才与术后肺部并发症的发生有关。V_T 和 PEEP 过低就不足以使肺开放，从而加重肺不张的风险，过高的话则会使肺泡过度膨胀而产生损伤释放炎症介质。我们可以把驱动压理解为经过呼吸系统顺应性矫正后的潮气量，最低驱动压的设置其实可以大致等同于最优潮气量和 PEEP 的设置。

一项针对 2 250 例全身麻醉患者的 meta 分析证明驱动压与全身麻醉患者 PPC 的发生率直接相关，该研究针对的是双肺通气患者。对于 OLV 的患者，一项随机对照试验表明，驱动压导向通气（即将 PEEP 滴定至最低驱动压）可以降低胸科手术患者 PPC 的发生率。并且，最新的一项针对 640 例胸科手术患者的 meta 分析证明驱动压导向通气可以改善患者术中的氧合和 C_{RS}，降低 PPC 的发生率。因此，这种以驱动压为导向的通气，对通气过程中潮气量和 PEEP 的设置有一定指导作用，或许能成为新的保护性通气策略目标。

三、肺保护的展望

除了已经讨论过的方法之外，还有几种疗法可以在未来的肺保护中发挥作用。改善通气策略。

1. 使用跨肺压滴定 PEEP　跨肺压定义为气道开口处与胸膜表面的压力差，代表施加于肺实质的压力，比起气道压，跨肺压更能代表肺组织本身所受到的压力。当患者胸壁顺应性好时，驱动压对通气参数的设置具有指导意义，但当患者胸壁顺应性受损时（如胸壁外伤，大量胸腔积液，腹内压增高如肥胖、大量腹水等）驱动压的测量会受到影响，因为驱动压只针对肺组织本身的张力。此时使用跨肺压来进行通气参数的设置更合理，因为跨肺压既涉及对肺组织本身的压力，又涉及胸壁的顺应性。

2. 俯卧位能改善 ARDS 患者的预后已得到共识　最新的研究发现，当根据 ARDS Network Lower PEEP Table 滴定 PEEP 并结合俯卧位时，俯卧位增加了跨肺压，同时改善了中度至重度 ARDS 患者的氧合和血流动力学。这种 PEEP 滴定策略最大限度地减少了与 VALI 诱导相关的已知参数，如跨肺驱动压和机械功率。低 PEEP 策略（PEEP

ARDS Network)结合俯卧位可能是中度至重度 ARDS 患者肺保护性通气策略的一部分。

药物疗法：①姜黄素能通过使过氧化还原蛋白 6 的水平下调，从而抑制介导 ALI 的 NF-κB 通路预防 ALI 的发生，以起到肺保护功能。②使用白三烯受体拮抗剂孟鲁司特进行预防性药物治疗可减少仿生物体外 3D 上呼吸道模型有创通气期间的细胞凋亡和促炎信号转导，降低 ALI 的发生率。

四、结论

总之，在 OLV 期间使用高潮气量和高 FiO_2 是不安全的。肺通气应旨在使用保护性通气，通过避免过度扩张和重复性肺泡塌陷来最大限度地减少肺损伤，从而在提供足够氧合的同时降低驱动压，限制平台压。保护性通气不仅仅是低潮气量通气的同义词，还包括常规 PEEP、降低 FiO_2、ARM，特别是通过使用 PCV 和允许性高碳酸血症来降低通气压力。根据目前对机械通气和 ALI 的认知，这些操作是合理的。没有关于胸科手术期间保护性通气设置的指南，保护性通气至今也没有明确的定义，通气策略应针对患者和具体的手术程序以及术中生理参数的变化及时进行调整，以便管理通气并实现有益效果，同时尽可能限制有害后果，提高胸科手术患者远期的生存率。

（李璇　方育）

参 考 文 献

[1] LICKER M, FAUCONNET P, VILLIGER Y, et al. Acute lung injury and outcomes after thoracic surgery[J]. Curr Opin Anaesthesiol, 2009, 22(1):61-67.

[2] EICHENBAUM K D, NEUSTEIN S M. Acute lung injury after thoracic surgery[J]. J Cardiothorac Vasc Anesth, 2010, 24(4):681-690.

[3] LICKER M, DE PERROT M, SPILIOPOULOS A, et al. Risk factors for acute lung injury after thoracic surgery for lung cancer[J]. Anesth Analg, 2003, 97(6):1558-1565.

[4] KILPATRICK B, SLINGER P. Lung protective strategies in anaesthesia[J]. Br J Anaesth, 2010, 105 Suppl 1:i108-116.

[5] DULU A, PASTORES S M, PARK B, et al. Prevalence and mortality of acute lung injury and ARDS after lung resection[J]. Chest, 2006, 130(1):73-78.

[6] JORDAN S, MITCHELL J A, QUINLAN G J, et al. The pathogenesis of lung injury following pulmonary resection[J]. Eur Respir J, 2000, 15(4):790-799.

[7] BROUCHET L, BAUVIN E, MARCHEIX B, et al. Impact of induction treatment on postoperative complications in the treatment of non-small cell lung cancer[J]. J Thorac Oncol, 2007, 2(7):626-631.

[8] SWANSON K, DWYRE D M, KROCHMAL J, et al. Transfusion-related acute lung injury (TRALI): current clinical and pathophysiologic considerations[J]. Lung, 2006, 184(3):177-185.

[9] WARE L B. Pathophysiology of acute lung injury and the acute respiratory distress syndrome[J]. Semin Respir Crit Care Med, 2006, 27(4):337-349.

[10] MISKOVIC A, LUMB A B. Postoperative pulmonary complications[J]. Br J Anaesth, 2017, 118(3):317-334.

[11] RUSCIC K J, GRABITZ S D, RUDOLPH M I, et al. Prevention of respiratory complications of the surgical patient: actionable plan for continued process improvement[J]. Curr Opin Anaesthesiol, 2017, 30(3):399-408.

[12] LAS VEGAS investigators. Epidemiology, practice of ventilation and outcome for patients at increased risk of postoperative pulmonary complications: LAS VEGAS-an observational study in 29 countries[J]. Eur J Anaesthesiol, 2017, 34(8):492-507.

[13] PARK M, AHN H J, KIM J A, et al. Driving pressure during thoracic surgery: a randomized clinical trial[J]. Anesthesiology, 2019, 130(3):385-393.

[14] GATTINONI L, PROTTI A, CAIRONI P, et al. Ventilator-induced lung injury: the anatomical and physiological framework[J]. Crit Care Med, 2010, 38(10 Suppl):S539-548.

[15] NIEMAN G F, SATALIN J, ANDREWS P, et al. Personalizing mechanical ventilation according to physiologic parameters to stabilize alveoli and minimize ventilator induced lung injury (VILI)[J]. Intensive Care Med Exp, 2017, 5(1):8.

[16] MARRET E, CINOTTI R, BERARD L, et al. Protective ventilation during anaesthesia reduces major postoperative complications after lung cancer surgery: A double-blind randomised controlled trial[J]. Eur J Anaesthesiol, 2018, 35(10):727-735.

[17] YANG M, AHN H J, KIM K, et al. Does a protective ventilation strategy reduce the risk of pulmonary complications after lung cancer surgery?: a randomized controlled trial[J]. Chest, 2011, 139(3):530-537.

[18] SLINGER P D. Postpneumonectomy pulmonary edema: good news, bad news[J]. Anesthesiology, 2006, 105(1):2-5.

[19] FERNÁNDEZ-PÉREZ E R, KEEGAN M T, BROWN D R, et al. Intraoperative tidal volume as a risk factor for respiratory failure after pneumonectomy[J]. Anesthesiology, 2006, 105(1):14-18.

[20] VAN DER WERFF Y D, VAN DER HOUWEN H K,

HEIJMANS P J, et al. Postpneumonectomy pulmonary edema: a retrospective analysis of incidence and possible risk factors[J]. Chest, 1997, 111(5): 1278-1284.

[21] THEROUX M C, FISHER A O, HORNER L M, et al. Protective ventilation to reduce inflammatory injury from one lung ventilation in a piglet model[J]. Paediatr Anaesth, 2010, 20(4): 356-364.

[22] LIU K, HUANG C, XU M, et al. PEEP guided by electrical impedance tomography during one-lung ventilation in elderly patients undergoing thoracoscopic surgery[J]. Ann Transl Med, 2019, 7(23): 757.

[23] TSUMURA H, HARRIS E, BRANDON D, et al. Review of the Mechanisms of Ventilator Induced Lung Injury and the Principles of Intraoperative Lung Protective Ventilation[J]. AANA J, 2021, 89(3): 227-233.

[24] PEREIRA S M, TUCCI M R, MORAIS C C A, et al. Individual Positive End-expiratory Pressure Settings Optimize Intraoperative Mechanical Ventilation and Reduce Postoperative Atelectasis[J]. Anesthesiology, 2018, 129(6): 1070-1081.

[25] SLINGER P D, KRUGER M, MCRAE K, et al. Relation of the static compliance curve and positive end-expiratory pressure to oxygenation during one-lung ventilation[J]. Anesthesiology, 2001, 95(5): 1096-1102.

[26] MICHELET P, D'JOURNO X B, ROCH A, et al. Protective ventilation influences systemic inflammation after esophagectomy: a randomized controlled study[J]. Anesthesiology, 2006, 105(5): 911-919.

[27] LI P, KANG X, MIAO M, et al. Individualized positive end-expiratory pressure(PEEP) during one-lung ventilation for prevention of postoperative pulmonary complications in patients undergoing thoracic surgery: A meta-analysis[J]. Medicine(Baltimore), 2021, 100(28): e26638.

[28] CUI Y, CAO R, LI G, et al. The effect of lung recruitment maneuvers on post-operative pulmonary complications for patients undergoing general anesthesia: A meta-analysis[J]. PLoS One, 2019, 14(5): e0217405.

[29] REINIUS H, JONSSON L, GUSTAFSSON S, et al. Prevention of atelectasis in morbidly obese patients during general anesthesia and paralysis: a computerized tomography study[J]. Anesthesiology, 2009, 111(5): 979-987.

[30] GÜldner A, KISS T, SERPA NETO A, et al. Intraoperative protective mechanical ventilation for prevention of postoperative pulmonary complications: a comprehensive review of the role of tidal volume, positive end-expiratory pressure, and lung recruitment maneuvers[J]. Anesthe-siology, 2015, 123(3): 692-713.

[31] World Health Organization. Global guidelines for the prevention of surgical site infection[M]. Geneva: World Health Organization; 2016.

[32] Berríos-Torres S I, UMSCHEID C A, BRATZLER D W, et al. Centers for disease control and prevention guideline for the prevention of surgical site infection[J]. 2017. JAMA Surg, 2017, 152: 784-791.

[33] LIM C H, HAN J Y, CHA S H, et al. Effects of high versus low inspiratory oxygen fraction on postoperative clinical outcomes in patients undergoing surgery under general anesthesia: A systematic review and meta-analysis of randomized controlled trials[J]. J Clin Anesth, 2021, 75: 110461.

[34] GATTINONI L, PESENTI A. The concept of "baby lung"[J]. Intensive Care Med, 2005, 31(6): 776-784.

[35] NETO A S, HEMMES S N, BARBAS C S, et al. Association between driving pressure and development of postoperative pulmonary complications in patients undergoing mechanical ventilation for general anaesthesia: a meta-analysis of individual patient data[J]. Lancet Respir Med, 2016, 4(4): 272-280.

[36] ZHANG Y, ZHANG M, WANG X, et al. Individualized positive end-expiratory pressure in patients undergoing thoracoscopic lobectomy: a randomized controlled trial[J]. Braz J Anesthesiol, 2021, 71(5): 565-571.

[37] SPADARO S, GRASSO S, KARBING D S, et al. Physiologic evaluation of ventilation perfusion mismatch and respiratory mechanics at different positive end-expiratory pressure in patients undergoing protective one-lung ventilation[J]. Anesthesiology, 2018, 128(3): 531-538.

[38] RAUSEO M, MIRABELLA L, GRASSO S, et al. Peep titration based on the open lung approach during one lung ventilation in thoracic surgery: a physiological study[J]. BMC Anesthesiol, 2018, 18(1): 156.

[39] LI HT, TAN F, ZHANG T H, et al. Peroxiredoxin 6 mediates the protective function of curcumin pretreatment in acute lung injury induced by serum from patients undergoing one-lung ventilation in vitro[J]. BMC Pulm Med, 2022, 22(1): 192.

[40] Acute Respiratory Distress Syndrome Network, BROWER R G, MATTHAY M A, et al. Ventilation with lower tidal volumes as compared with traditional tidal volumes for acute lung injury and theacute respiratory distress syndrome[J]. N Engl J Med, 2000, 342(18): 1301-1308.

[41] BOESING C, GRAF PT, SCHMITT F, et al. Effects of different positive end-expiratory pressure titration strategies during prone positioning in patients with acute re-

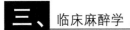

spiratory distress syndrome: a prospective interventional study[J]. Crit Care, 2022,26(1):82.

[42] NOF E, ARTZY-SCHNIRMAN A, BHARDWAJ S, et al. Ventilation-induced epithelial injury drives biological onset of lung trauma in vitro and is mitigated with prophylactic anti-inflammatory therapeutics[J]. Bioeng Transl Med, 2021,7(2):e10271.

[43] WILLIAMS E C, MOTTA-RIBEIRO G C, MELO M F V. Driving pressure and transpulmonary pressure: how do we guide safe mechanical ventilation[J]? Anesthesiology, 2019,131(1):155-163.

[44] WRIGGE H, UHLIG U, ZINSERLING J, et al. The effects of different ventilatory settings on pulmonary and systemic inflammatory responses during major surgery [J]. Anesth Analg, 2004,98(3):775-781, table of contents.

[45] LI X, FANG Y, HUANG J, et al. Effect of driving pressure-oriented ventilation on patients undergoing one-lung ventilation during thoracic surgery: a systematic review and meta-analysis[J]. Front Surg, 2022,9:914984.

75 精准肺隔离技术的新进展

肺隔离技术（lung isolation technique）是在气管隆嵴或支气管水平将两侧通气径路分隔开的麻醉技术，旨在保护健侧支气管或肺部免受污染，有利于手术视野暴露，是胸心外科手术、支气管肺泡灌洗术以及前入路胸椎手术麻醉时确保患者安全和手术顺利进行不可缺少的组成部分，也是双肺功能存在差异患者使用不同机械通气模式做呼吸支持的有效手段。其中，胸外科手术最依赖肺隔离技术。

既往由于肺隔离器具种类较少，仅能在气管隆嵴水平实施左右肺的分隔通气，多数医师把单肺通气（one-lung ventilation，OLV）片面地等同于肺隔离。但随着胸科手术种类、手术方式、患者类型的拓展和理念、器械的更新，该技术已不再是 OLV 和双肺通气的简单切换，麻醉科医师可以在肺叶、肺段支气管水平达到精准肺隔离效果，使气道控制更精确合理，有效减轻肺损伤并改善了患者的氧合功能，提高了胸外科手术肺隔离技术的安全性。

一、精准肺隔离技术的时代背景

在加速康复外科理念（enhanced recovery after surgery，ERAS）逐渐普及的今天，为了让患者能早日恢复正常生活，胸外科手术在不断追求微创、缩短手术时间、术后早期下床锻炼，缩短平均住院日，这对麻醉科医师提出了更高的要求：肺萎陷迅速而完全、术中操作不因低氧血症而被迫中断、有效控制术后疼痛。简言之，就是把与麻醉相关的术后肺部并发症发生率控制到最低程度。因此，我们需要用创新思维和新型器具实施更精准的肺隔离技术，以适应 ERAS 时代。

（一）OLV 低氧血症处理的理念更新

OLV 期间，术侧萎陷肺的血液未得到氧合便回到左心，造成静脉血掺杂、动脉氧分压下降；由纵隔重力或低潮气量引起的肺不张可导致健侧肺通气-灌注比例失调，患者脉搏氧饱和度（peripheral oxygen saturation，SpO_2）低于 90%。麻醉科医师通过日趋成熟的手段（图 75-1），使 OLV

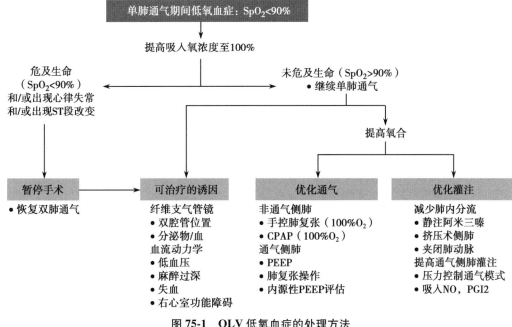

图 75-1　OLV 低氧血症的处理方法

低氧血症发生率从 30 年前的 27% 降至 10 年前的 4%~10%,但由于术前存在复杂合并症或既往曾行对侧肺叶切除术的患者越来越多,仍有 3.5% 的患者在 OLV 或双肺通气期间,SpO_2 低于 85% 长达 2 分钟以上。

而且,OLV 这种非生理性的机械通气方式常造成机械通气相关性肺损伤(ventilation-associated lung injury,VALI),其机制有三:①氧化应激造成的生物性缺氧性肺损伤,也是导致胸外科手术患者术后死亡的主要原因;②机械牵张性肺损伤,包括在 OLV 过程中高气道压所导致的气压伤、潮气量大引起肺容量过度扩张的容积伤以及由于肺泡在呼吸机作用下反复膨胀与萎陷导致肺的萎陷伤;③缺血再灌注损伤,当萎陷肺恢复通气后,肺组织血流灌注恢复,在大量氧分子进入组织后释放大量氧自由基,激活严重的氧化应激,介导缺血再灌注损伤。萎陷/复张、缺血/复灌这两种变化都可以造成不均一性的 VALI,使术侧肺损伤比健侧肺更严重。

为避免缺氧造成的器质性损害,麻醉科医师在启动 OLV 时,会预防性提高吸入气氧浓度(fractional concentration of inspired oxygen,FiO_2)。但高 FiO_2 造成肺和全身器官损伤的问题不容忽视,可能会导致大部分没有低氧血症风险的患者通气肺萎陷、心排血量降低,全身氧供(systemic oxygen delivery,DO_2)下降,同时影响微循环灌注,并选择性地降低脑和冠状动脉血流,造成组织缺氧。其结果是引起全身炎症反应、细胞死亡和活性氧的形成,在全身性疾病的背景下,活性氧会使机体抗氧化机制难以发挥作用。对于 OLV 期间因严重低氧血症而长时间吸入纯氧、联合各种手段积极处理仍无法把 SpO_2 提升到 90% 以上的患者,一刀切地间歇多次进行双肺通气、OLV 的切换,不仅会加重 VALI,还会严重妨碍手术进程,甚至要中转开胸,增加术后持续漏气的风险,再叠加手术操作和肺部基础疾病,患者大概率会发生术后急性肺损伤,造成术后住院时间延长、远期死亡率增加。

如果治疗措施带来的危害更甚于低氧血症,麻醉科医师是否应根据患者身体状况和手术进程,权衡 VALI 和急性持续低氧血症对患者的损伤孰轻孰重,把 SpO_2 维持在 90% 以下的某个水平,待关键手术步骤完成后再作处理呢?有学者提出"How low is too low"的疑问,OLV 患者到底可以承受多低的 SpO_2,而不发生器质性损害呢? 由于目前没有任何的动物模型或临床研究探讨 OLV 期间可耐受的低氧血症水平,也没有术中短暂低氧血症对术后感染、肾功能、心功能或术后认知功能影响的报道,需要结合急性低氧血症的生理学和动物实验数据、健康志愿者暴露在低氧环境中的实验数据,以及对低氧血症危重患者的观察数据来进行 OLV 期间的临床决策。理清这个问题,对 ERAS 时代肺隔离技术的实施策略意义重大。

容许患者低氧血症限度的研究有可能涉及伦理问题,动物实验表明,把 FiO_2 降至 11%,模拟相当于海拔 4 500m 水平的环境低氧,可延长患线粒体疾病亚急性坏死性脑脊髓病(sub-acute necrotizing encephalomyelopathy)小鼠的生命。一个单中心随机对照临床研究发现,维持血压和心率在安全范围、SpO_2 在 75% 以上,反复短时间吸入 9% 的氧气,可改善慢性脊髓损伤患者的步行速度和距离。

虽然既往通过保守氧疗降低机械通气患者死亡率的临床研究提出的氧疗策略缺乏高质量临床证据,但近期一个大样本多中心临床研究对 ICU 机械通气患者进行保守氧疗,在 SpO_2 达到或超过 97% 之后,就吸入 21% 的氧气;当 SpO_2 降至 91% 以下时就把 FiO_2 恢复到原来的水平。结果提示,虽然保守氧疗组患者在 ICU SpO_2 达到或超过 96% 的时间较短,但出院后缺氧缺血性脑病发生率低于常规 FiO_2 治疗组,且两组的 180d 死亡率比较无统计学意义。因此,持续性环境低氧对患病动物和慢性病、危重病患者群体没有带来不良结局。

其实,低氧血症只是动脉氧含量降低的表现,导致组织器官缺氧的原因是氧耗量(oxygen consumption,VO_2)与 DO_2 比值失调。氧的运输主要依赖血红蛋白数量、心排血量和血氧饱和度,另外,微血管张力、组织有无水肿和溶解氧含量的区域差异也是氧能否到达靶器官线粒体的影响因素。

心排血量是 DO_2 的决定因素之一,经过预处理的无氧潜水者,SpO_2 可低至 50%,且不出现严重后果。手术室外临床研究数据显示,心排血量、血红蛋白正常的患者可耐受 85%~90% 的 SpO_2,存在合并症的清醒患者能在短时间内耐受 80%~90% 的 SpO_2。不同研究发现,围手术期患者避免组织缺氧的 DO_2 阈值从 330~500ml/min,对于非心脏手术高危患者,DO_2 维持在 390ml/min 以上是安全的。全身麻醉期间的 VO_2 比清醒时更低,在麻醉诱导过程时最低,仅在切皮、术后复苏两个时点稍有增加。因此,ASA I 或 II 级患者对术中急性重度低氧血症有一定耐受力,机体不会出现不可逆的损伤,但存在慢性缺氧、重度贫血、低心排血量、器官功能不全的患者除外。

有临床研究表明,在 OLV 期间,无论是用静脉麻醉药还是吸入麻醉药,DO_2 与氧饱和度并不相关,约 14% 患者的 DO_2 低于 500ml/min,DO_2 较低患者的氧饱和度均数甚至高于 DO_2 较好的患者,而这些患者的心排血量并无统计学差异。

由于 OLV 低氧血症的主要原因是肺内分流,在肺内分流率不变的情况下,即使增加心排血量,也不会改善外周的氧饱和度,但此时的 VO_2 不变。OLV 期间的 VO_2 约为 130ml/min,其管理重点应放在调整血红蛋白氧饱和度和心排血量,优化 VO_2 与 DO_2 的比值为 0.2~0.3,使 DO_2 大于氧耗量,以保证心、脑灌注,避免组织缺氧为目标,而不是片面地使所有患者 SpO_2 都超过 90%。

改善 OLV 期间低氧血症措施的前提是不影响外科操作和患者预后,要平衡可容许低氧血症和其他负面影响之间的风险性价比。近年来,新型氧合评估指标氧储备指数(oxygen reserve index)与健康志愿者的动脉氧分压有良好的相关性,能预测机体缺氧状态;虽然对危重患者的相关性较低,但仍有望为 OLV 期间的决策提供判断依据。

(二)新型肺隔离器具

ERAS 需要创新的理念、器械和技术支撑,近年来新型肺隔离器具不断面世,使麻醉科医师的思维不再桎梏于传统的双腔支气管导管(double lumen endobronchial tube, DLT),进行更精准的肺隔离操作。

1. Silbronco 硅胶左 DLT Silbronco DLT 和聚乙烯 DLT 除了制作材料不同,其结构也有一定差异。其支气管端为钢丝加强型导管,套囊较聚乙烯 DLT 短小,分 33F、35F、37F、39F 四个型号,可以置入与气管成角较大的支气管,尤其适用于已行左上肺切除的患者,而且术后咽痛、声嘶发生率低于聚乙烯 DLT(图 75-2)。

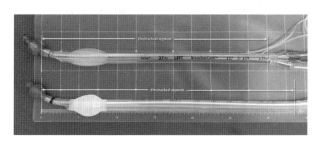

图 75-2 Silbronco 硅胶左 DLT(下)与聚乙烯 DLT (上)支气管端的区别。

2. 三囊 ANKOR 左 DLT 该导管在 2019 年首次报道,它在气管腔开口下与支气管套囊前端之间增加了一个气管隆嵴套囊,在导管通过声门后,气管隆嵴套囊充气,继续送管前进,直至套囊骑跨在气管隆嵴上遇到阻力,再把气管隆嵴套囊抽气(图 75-3,图 75-4)。韩国的临床研究结果提示,ANKOR 左 DLT 插管操作时间短,正确到位率高,造成的气道损伤较传统 DLT 轻微,是胸科麻醉经验不足医师的更优选择。

3. Papworth BiVent 导管 这是一种单套囊双腔气管导管,其末端的分叉可在插管后骑跨于气管隆嵴上方,支气管堵塞器可从任一侧管腔送入主支气管,如需进入叶或段支气管,可采用纤维支气管镜确定堵塞导管套囊位置(图 75-5)。其优点是操作方便快捷,管腔内径比传统 DLT 大,气道损伤程度轻微(图 75-6)。

4. 可视 DLT 在气管腔末端安装了摄像头的可视 DLT(图 75-7)是目前国内外可视化技术迅猛发展的体现。这类 DLT 可以实时观察气管隆嵴附近的气道情况和支气管套囊位置,减少纤维支气管镜使用频率,能及时发现套囊位置异常并马上调整,尤其适用于手术铺单范围较广、麻醉科医师难以站在患者头端进行麻醉管理的机器人手术。但由于胸科手术期间患者气道分泌物普遍较多,可能会影响摄像头的清晰度,摄像头的位置和冲洗装置还需要进一步完善。

5. 一次性使用 Robertshaw DLT 20 世纪 50 年代面世的红橡胶 Robertshaw 右 DLT 是盲插正确到位率最高的右 DLT,其较长的侧孔(图 75-8)对准右上肺叶开口的概率达 89%。但由于感染防控等原因,红橡胶 DLT 已淡出舞台。

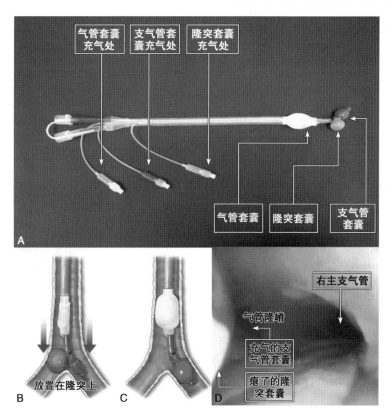

图 75-3 三囊 ANKOR 左 DLT 的外观和纤维支气管镜定位图

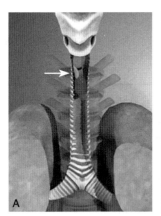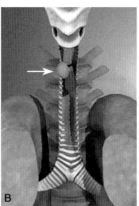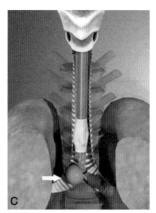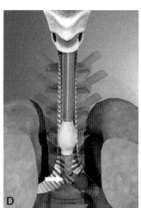

图 75-4　三囊 ANKOR 左 DLT 操作示意图

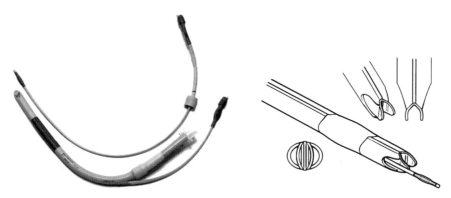

图 75-5　Papworth BiVent 导管和配套支气管堵塞器的外观及操作示意图

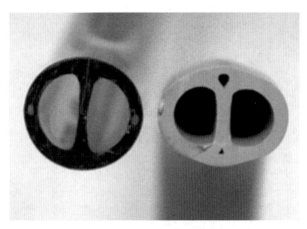

图 75-6　43F Papworth BiVent 导管的横切面（左）与 41F Mallinckrodt DLT（右）的比较

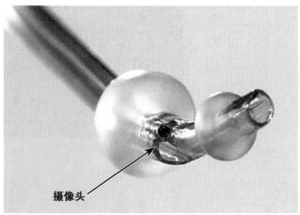

图 75-7　可视 DLT 的摄像头位置

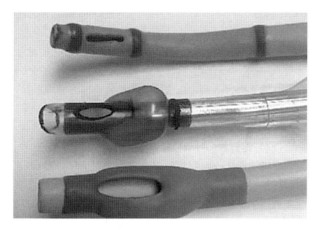

图 75-8　Robertshaw 右 DLT(最下)的侧孔明显长于其他右 DLT

近期有厂商使用经典 Robertshaw 右 DLT 侧孔的设计数据,生产一次性 Robertshaw 右 DLT,以期降低术中右 DLT 管端错位的发生率。

6. **ECOM 心排血量监测 DLT**　该 DLT 在支气管套囊上安装了电极(图 75-9),可实时监测升主动脉的阻抗变化并评估心排血量,适用于肺移植、非体外循环心脏手术期间需要肺萎陷或合并心脏疾病的患者行肺叶切除术。

7. **EZ-支气管堵塞器(EZ-blocker)**　EZ-blocker 因其 Y 形隆嵴分叉双套囊设计(图 75-10)、左右侧肺隔离可自由切换的便捷性,得到了越来越多的关注,不仅用于胸科或胸椎手术,还可用于治疗大咳血患者。目前的使用范围更扩展到 6 岁以上儿童的微创漏斗胸矫正术。但它无法改变支气管堵塞器的本质性缺点,肺萎陷时间较长,而且只能固定在气管隆嵴上(图 75-11),无法做更精准的叶、段支气管隔离。对于右上肺叶支气管开口与气管隆嵴距离<0.5cm、甚至开口于气管的患者,EZ-blocker 的套囊无法完全堵塞右上肺叶,造成左肺和右上肺通气的状态;或者刚好堵在右上肺叶支气管开口上,造成右上肺叶不通气,但也不萎陷的状态。

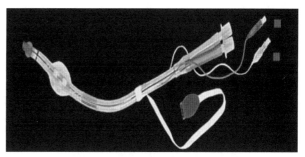

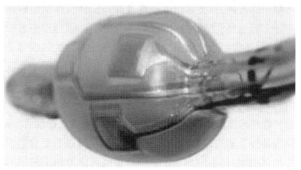

图 75-9　ECOM DLT 的外观和套囊上的电极

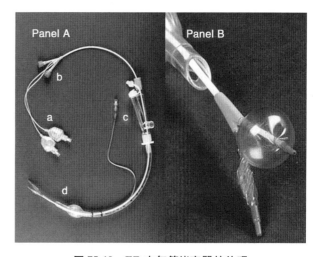

图 75-10　EZ-支气管堵塞器的外观

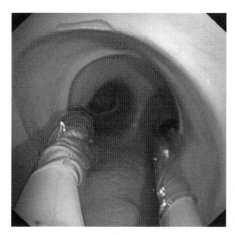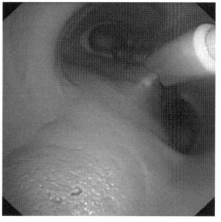

图 75-11　纤维支气管镜下放置 EZ-支气管堵塞器到气管隆嵴上

二、选择性肺叶隔离技术

选择性肺叶隔离技术（selective lobar blockage）是对危重、肺功能障碍等胸科手术患者仅萎陷拟手术的肺叶，对非手术肺叶和健侧肺通气或对肺脓肿、咯血患者分肺叶通气的特殊技术。该技术在 OLV 和双肺通气之间另辟蹊径，有利于患者术后呼吸功能的恢复。随着手术技术的提高和手术器械的改进，该技术已逐渐普及，研究表明，以支气管堵塞导管行选择性肺叶隔离，已不再局限于危重、特殊患者肺部手术，还应用于微创心外科手术、开胸食管手术、纵隔手术和婴幼儿等，并未增加手术时间或失血量，得到了手术医师的认可。

（一）选择性肺叶隔离技术的优势

在临床实践中，肺功能正常的青壮年患者在行食管、纵隔等肺外手术需行 OLV 时，往往较肺部手术患者更容易发生低氧血症，这是因为后者的肺部疾病可能限制了患侧肺的血流，减轻了通气-灌注比例失调，而且手术对肺动脉或其分支的结扎也有助于减少肺内分流。选择性肺叶隔离无疑是此类患者的福音。

由于有效通气面积增加，肺内分流率减少，缩短了 OLV 时间，选择性肺叶隔离可提高患者术中的动脉氧分压，针对性地降低气道峰压，增加肺顺应性，减轻气压伤、容积伤和肺萎陷伤的发生，是改善 OLV 低氧血症和 VALI 简便易行的方法。另外，也可用于咯血患者非出血肺叶的精确保护，也有利于其康复。

（二）选择性肺叶隔离技术的不足

选择性肺叶隔离对导管的精确定位及对纤维支气管镜操作技术要求较高，而且，术侧膨胀的肺叶有可能影响手术进程，在配合探查需要而行短暂 OLV 时，必须在纤维支气管镜下把堵塞器退至主支气管开口处或改变 DLT 的位置，待探查结束后再次移动导管位置，但这种选择性肺叶隔离与 OLV 转换互补的通气策略有可能增加患侧肺的血液、分泌物污染健侧肺的风险，也增加了气道损伤和纤维支气管镜操作感染的危险。另外，不同品牌的支气管堵塞器或DLT 在设计上均无法完全满足选择性肺叶隔离的技术要求，目前尚无针对选择性肺叶隔离技术的专用器具。

（三）选择性肺叶隔离技术的适应证

1. 一侧肺叶切除或全肺切除术后患者需行对侧肺叶切除术。

2. 肺功能障碍、无法耐受 OLV 的胸科手术患者，如支气管胸膜瘘、终末期慢性阻塞性肺疾病或一侧毁损肺患者需行对侧肺叶手术。

3. 转移性肿瘤患者需行双侧肺多个部位楔形切除。

4. 动脉导管未闭结扎钳闭术、缩窄性心包炎心包剥离开窗术、微创小切口或电视胸腔镜心脏手术等需要萎陷肺叶的非体外循环心脏手术。

5. 肺功能正常患者的开胸下段食管手术、胸椎等肺外

手术。

6. 小儿胸科手术。

7. 单肺移植患者术后在 ICU 控制移植侧肺叶的通气分布。

8. 隔离肺部肿瘤出血或肺脓肿患者的同侧健康肺叶，防止血液或脓液被污染。

9. 大咯血患者出血肺段或肺叶的堵塞。

（四）选择性肺叶隔离技术的实施

获得选择性肺叶隔离的方法包括支气管堵塞法、DLT 法和支气管堵塞器与 DLT 联合应用法。把支气管堵塞器放置于拟手术肺叶的支气管内是目前常用的方法。麻醉科医师应根据患者的气道解剖特点与病理生理状态、手术方式以及自己对器具使用的熟练程度来选择器械，思考何种组合更安全便捷。

左下肺叶和右中下肺叶隔离技术较简单，笔者已在多年前详细介绍，在此不作赘述。双上肺叶支气管与气管成角度较大，可使用纤维支气管镜引导 Arndt 堵塞器进入。

1. **精准肺叶隔离理念**　一例右上肺肿瘤出血患者在插入左 DLT 后，把支气管堵塞器经 DLT 的气管腔置入右中间支气管堵塞右中下肺叶，在左 OLV 下行右上肺叶切除术（图 75-12），以保护右中下肺叶免受血液的污染，这种精准保护术侧健肺叶的方式，是肺叶隔离观念的一种更新。但堵塞器会干扰术野，麻醉科医师需要了解主刀医师的技术水平，并积极沟通，否则手术操作可能会切断堵塞器或使套囊破裂。

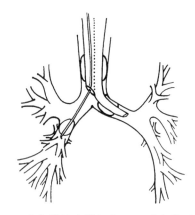

图 75-12　支气管堵塞器经左 DLT 支气管腔内置入右中间支气管示意图

虽然目前的技术已经能够做到各肺叶的精准隔离，但仍需要麻醉科医师用更开阔的思维去设计开发选择性肺叶隔离专用器具。

2. **DLT 法**　由于右上肺叶支气管的长度仅 0.8～1.5cm，与右主支气管纵轴的成角达 90°，放置支气管堵塞器后套囊容易脱出，为获得更保证的选择性右上肺叶隔离效果，可使用右 DLT 错位法或左 DLT 反向插入法。

右 DLT 错位法是在测量右上肺叶支气管开口与气管隆嵴的距离后，把右 DLT 插入过深，使支气管套囊刚好位

于右上肺叶支气管开口处。右侧开胸后,行短暂左 OLV,抽空支气管套囊气体,开放支气管腔,手术医师挤压右上肺叶辅助萎陷,然后对支气管套囊充气,使其堵塞右上肺叶开口,双腔管连接麻醉机做右中下肺和左肺通气。此法的缺点是操作较复杂,且不能对右上肺叶做持续气道正压通气或分泌物抽吸。

左 DLT 反向插入法是通过纤维支气管镜把左 DLT 的支气管腔插入右中间支气管,套囊近端刚好位于右上肺叶

支气管开口下方,对支气管套囊充气,即可萎陷右上肺叶,做右中下肺和左肺通气;经过气管腔可对右上肺叶通气。无须移动 DLT,就能完成双肺通气、肺叶隔离、OLV 的切换,而且肺叶萎陷速度快,分泌物抽吸方便。此法尤其适用于左全肺切除术后行右上肺叶手术的患者,不仅能及时清除右上肺叶的分泌物,亦不用担心健肺叶被分泌物污染。但若患者的右中间支气管长度比较短,支气管腔套囊有可能堵塞右上肺叶支气管开口,可适当裁剪左 DLT(图 75-13)。

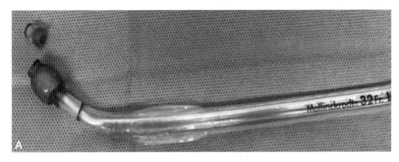 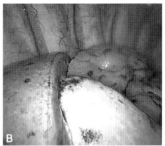

图 75-13　术前裁剪左 DLT 支气管末端约 1cm;萎陷良好的右上肺叶和通气的右中下肺叶
A. 术前裁剪左 DLT 支气管末端约 1cm;B. 萎陷良好的右上肺叶和通气的右中下肺叶。

3. 支气管堵塞器与 DLT 联合应用法　一些患者插入 DLT 后发生严重的 OLV 低氧血症,又不想进行反复 OLV 和双肺通气的切换,可插入支气管堵塞器实施肺叶隔离进行补救,减轻患者 VALI 的程度。支气管堵塞器既可以从 DLT 支气管腔内放置(图 75-12),也可通过纤维支气管镜引导,从 DLT 管腔外进入叶支气管,并经堵塞器向目标肺叶行持续气道正压通气(图 75-14)。

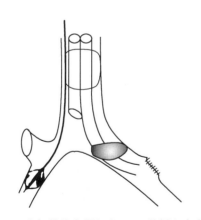

图 75-14　支气管堵塞器经左 DLT 外插入右中间支气管示意图

三、选择性肺段吹气技术

在全球肺部肿瘤发病率逐年上升的大趋势下,人们健康意识不断提高,随着胸部薄层 CT 等筛查项目的普及,越来越多的早期肺小结节被发现和重视,为了最大限度地保留患者肺组织,高选择的解剖性肺段切除术手术量逐年递

增。由于肺段血管及支气管变异繁多,术中段间平面的识别是关键步骤及手术难点。这种手术的技术难度和精细程度远超过肺叶切除术。目前识别肺段边界最常用"膨胀-萎陷法":将目标肺段支气管夹闭后恢复双肺通气,胀肺确认。目标段所在肺叶充分膨胀后启动 OLV。约 15 分钟后正常肺萎陷而目标肺段仍为充气状态,与正常肺组织间会形成膨胀-萎陷分界线,继而使用电钩沿此线电凝标记,以切割闭合器切除目标肺段。但对于肺气肿较严重或胸腔粘连的老年患者,该方法形成的段间平面会相对较差或时间较长。此外,萎陷时间不足同样会导致肺段分界线不清。

为了精准定位,并缩短"膨胀-萎陷法"的等待时间,笔者团队以纤维支气管镜引导 5F 支气管堵塞器从 DLT 的气管腔进入目标肺段旁的保留肺段,在暗视野下寻找纤维支气管镜光源,进行支气管内外的第一次确认,然后经堵塞器管腔对保留肺段吹氧,使其膨胀并显现段间边界(图 75-15,图 75-16),可迅速切除目标肺段。日本学者则是经胸腔镜把 20G 的吹气管直视下插入目标肺段,连接高频喷射通气装置,直接对目标肺段短时间吹气(图 75-17)。

利用纤维支气管镜和胸腔镜联合定位,对目标肺段精准吹气的方法为笔者团队提供了防治 OLV 低氧血症的新思路,笔者团队首次提出了选择性肺段吹气技术的新概念:以纤维支气管镜引导吹气导管经 DLT 气管腔进入远离术野的肺段(图 75-18),予吹氧 2L/min,既增加通气肺泡面积又避免影响手术操作,改善手术患者围手术期氧合,且避免 OLV 期间吸入纯氧造成氧化应激性肺损伤,降低术后肺部并发症发生率。肺段选择以远离术区为原则,选择如下:胸腔镜左上肺叶切除术选择左下肺基底段;胸腔镜左下肺叶切除术选择左上肺固有段;胸腔镜右上肺或右中肺切除术

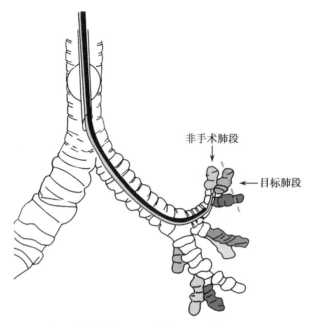

图 75-15　纤维支气管镜引导支气管堵塞器识别目标肺段示意图

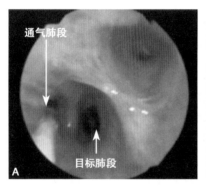
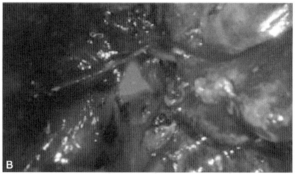

图 75-16　纤维支气管镜下识别目标肺段，及胸腔镜暗视野光源确认
A. 纤维支气管镜下识别目标肺段；B. 胸腔镜暗视野光源确认。

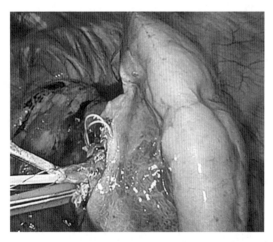
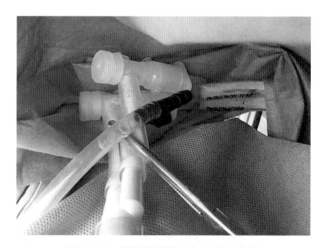

图 75-17　吹气管在胸腔镜直视下插入目标肺段并吹气

图 75-18　选择性肺段吹气实施示意图

选择右下肺基底段;胸腔镜右下肺切除术选择右上肺前段。

该方法不影响术野清晰度和肺萎陷效果,有利于 OLV 低氧血症高危因素的人群,如糖尿病、多次放化疗患者,但需要麻醉科医师有熟练的纤维支气管镜技术和肺段解剖知识。另外,双上肺叶支气管与气管成角较大,且较粗短,有必要设计选择性肺段吹气导管,若能通过产学研合作,使该导管应用于临床,将能解决左或右上肺叶各肺段的选择性通气。

四、特殊患者的肺隔离

(一) COVID-19 感染者

COVID-19 肆虐全球已有三年之久,感染人数超过 5 亿,感染者可能需要行胸科手术或使用 DLT 对两侧肺进行不同模式的机械通气。胸科手术麻醉管理离不开 DLT 插管和拔管、反复吸引分泌物、了解导管位置、听诊,肺隔离又是一个长时间气道开放的过程,麻醉科医师被感染的风险和承受的压力相当高,不仅技术难度大,还是意志和体力的考验。COVID-19 感染者胸科手术期间如何进行麻醉管理,值得思考和关注。

COVID-19 肺炎患者的肺顺应性和弹性阻力会受到影响,并由于机械通气的气压伤造成纵隔气肿和气胸,OLV 期间更容易出现顽固性低氧血症和循环崩溃,术后肺部并发症发生率达 50%,住院死亡率较高。因此,建议在患者治愈 COVID-19 后再实施择期胸科手术,并严格把握 COVID-19 导致中重度急性呼吸窘迫综合征患者的手术适应证,并制定 OLV 低氧血症的处理预案。不建议 COVID-19 感染者在胸科手术中采用无创通气、经鼻咽通气管高流量给氧等非气管插管方法。

COVID-19 感染者的术前气道评估需要更谨慎:术前通过 3-3-2 原则(张口度 3 横指、颏骨-舌骨距离 3 横指、舌骨-甲状软骨切迹距离 2 横指)并结合患者影像学资料来评估气道,有助于识别未预料困难气道。同时应了解气管有无移位、支气管腔有无狭窄,准备好合适型号的 DLT 或支气管堵塞器。已预料困难气道 COVID-19 感染者的急诊手术可采用清醒插管,以支气管堵塞器做肺隔离。已经插入单腔管行机械通气的患者,推荐使用支气管堵塞器进行肺隔离。

在负压手术室内,麻醉科医师做好个人防护,准备好密闭式呼吸回路以及高效空气微粒过滤系统,摆放侧卧位过程要特别注意防护,术中使用密闭吸痰装置和一次性纤维支气管镜定位,因此,插入可视 DLT 是较安全的选择。

胸科手术后能否拔管,需要专业团队评估,并做好个人防护以及再次插管的准备,吸引气道分泌物时手法要轻柔,避免呛咳,拔管后使用面罩覆盖口鼻。若不能拔管,则要评估需要机械通气的时程。短时间呼吸支持的患者可不用更换 DLT,但预计需要长时间机械通气的患者,应更换为单腔管(图 75-19)。

(二) 困难气道患者

胸科手术患者未预料困难气道发生率达 16%,胸科麻醉科医师术前气道评估应包括常规项目和影像学资料判读,及早发现声门、下呼吸道的问题,才能设计精准有效的肺隔离方案。

已预料困难气道患者采用保留自主呼吸、镇静、表面麻醉方案插入 DLT 或单腔管和术毕拔管的技术流程,在国内胸科麻醉界已较为成熟。但对于巨大纵隔肿瘤压迫气道的患者,插管成功并不代表能够安全实施肺隔离,需要慎重考虑不同时间节点的气道关注点。在气管插管过程中,导管末端应越过气道狭窄段;摆放侧卧位时,除了预防血压、心率的剧烈波动,还要防止肿瘤把气管压扁,建议分两步摆体位,先侧卧 45°,观察呼吸循环情况,稳定之后,再调整到 90°;在确认气管导管位置正确且患者循环、氧合稳定,再使用神经肌肉阻滞剂。

(三) 气道解剖异常患者

右上肺叶支气管开口于气管是少见的先天性异常解剖状态(图 75-20,图 75-21),称为支气管桥(bridging bronchus)或气管性支气管(tracheal bronchus),不同人群发生率 0.1%~2%,国内单中心回顾性研究发现,在胸科手术患者中,支气管开口于气管的发生率为 1.08%。这类患者行右侧手术,可插入左 DLT 作常规肺隔离。但进行左侧手术时,插入右 DLT 无法保证右上肺叶通气,麻醉科医师必须进行仔细的术前评估和影像学资料分析,思考肺隔离器具的选择,才能避免患者 OLV 期间的严重低氧血症。首选方法是使用支气管堵塞导管,套囊放置在左主支气管;若已插入右 DLT,可把吸痰管或支气管堵塞导管放入变异的右上肺叶支气管内,进行高频喷射通气,或直接吹高流量氧气。

另外,一些患者的右主支气管与气管纵轴延长线的角度>30°(图 75-22),不建议使用右 DLT 行肺隔离。

综上所述,精准肺隔离技术理念还在日新月异地发展,在疾病谱不断变化、手术技术和器械不断推陈出新的今天,麻醉科医师的观念也要跟上时代的步伐,成为围手术期 ERAS 管理的佼佼者。

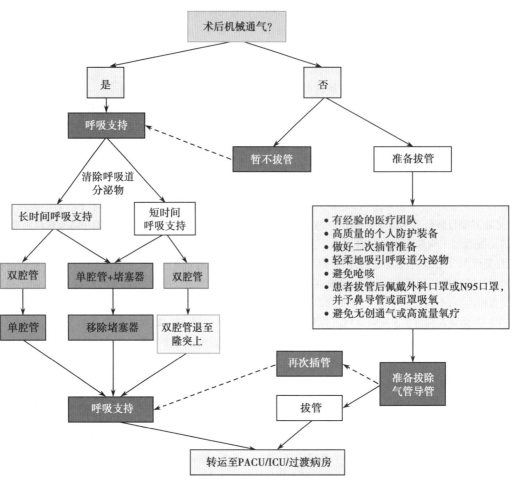

图 75-19　COVID-19 感染者拔管流程

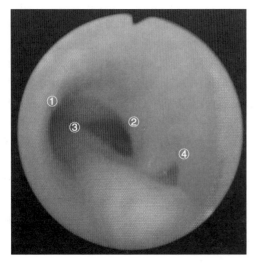

图 75-20　右上肺叶支气管开口于气管的纤维支气管镜下表现

①左主支气管开口；②右主支气管开口；③气管隆嵴；④右上叶支气管开口变异到气管右侧壁。

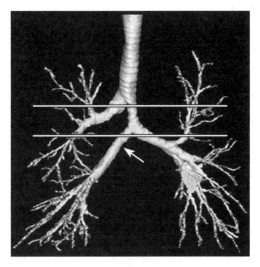

图 75-21　右上肺叶支气管开口于气管的 CT 表现

箭头右中下肺叶支气管起源于左主支气管。

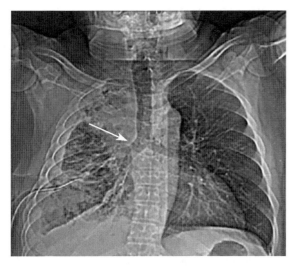

图 75-22　右主支气管与气管纵轴成角较大病例的 X 线胸片

（叶靖　林子诗　陈俊勇）

参 考 文 献

［1］ CAMPOS J H. Update on selective lobar blockade during pulmonary resections［J］. Curr Opin Anaesthesiol,2009, 22(1):18-22.

［2］ WALSH K,PARK B,AMAR D. Segmental lung isolation in a postpneumonectomy patient undergoing contralateral lung resection［J］. J Cardiothorac Vasc Anesth,2017,31 (3):1048-1050.

［3］ REN Y,LYU Y,YU Y,et al. Selective right middle and lower lobar blockade for minimally invasive cardiac surgery:a prospective, single-center, randomized controlled study［J］. Ann Transl Med,2021,9(3):254.

［4］ KARZAI W,SCHWARZKOPF K. Hypoxemia during one-lung ventilation:prediction,prevention,and treatment［J］. Anesthesiology,2009,110(6):1402-1411.

［5］ MALHOTRA A. Low-tidal-volume ventilation in the acute respiratory distress syndrome［J］. N Engl J Med,2007, 357(11):1113-1120.

［6］ LU D,WANG Z,CHEN Z,et al. Olmesartan attenuates single-lung ventilation induced lung injury via regulating pulmonary microbiota［J］. Front Pharmacol, 2022, 13: 822615.

［7］ ROZE H,LAFARGUE M,OUATTARA A. Case scenario: management of intraoperative hypoxemia during one-lung ventilation［J］. Anesthesiology,2011,114(1):167-174.

［8］ EHRENFELD J M,FUNK L M,VAN SCHALKWYK J,et al. The incidence of hypoxemia during surgery:evidence from two institutions［J］. Can J Anaesth,2010,57(10): 888-897.

［9］ PINHU L,WHITEHEAD T,EVANS T,et al. Ventilator-associated lung injury［J］. Lancet, 2003, 361 (9354): 332-340.

［10］ FUNAKOSHI T,ISHIBE Y,OKAZAKI N,et al. Effect of re-expansion after short-period lung collapse on pulmonary capillary permeability and pro-inflammatory cytokine gene expression in isolated rabbit lungs［J］. Br J Anaesth,2004,92(4):558-563.

［11］ LYTLE F T,BROWN D R. Appropriate ventilatory settings for thoracic surgery:intraoperative and postoperative［J］. Semin Cardiothorac Vasc Anesth,2008,12(2): 97-108.

［12］ LOHSER J,SLINGER P. Lung injury after one-lung ventilation:a review of the pathophysiologic mechanisms affecting the ventilated and the collapsed lung［J］. Anesth Analg,2015,121(2):302-318.

［13］ STAEHR-RYE A K, MEYHOFF C S, SCHEFFEN-BICHLER F T,et al. High intraoperative inspiratory oxygen fraction and risk of major respiratory complications ［J］. Br J Anaesth,2017,119(1):140-149.

［14］ NAKANE M. Biological effects of the oxygen molecule in critically ill patients［J］. J Intensive Care,2020,8(1): 95.

［15］ WIJESINGHE M, PERRIN K, RANCHORD A, et al. Routine use of oxygen in the treatment of myocardial infarction:systematic review［J］. Heart,2009,95(3):198-202.

［16］ AL-AMERI M,BERGMAN P,FRANCO-CERECEDA A, et al. Video-assisted thoracoscopic versus open thoracotomy lobectomy:a Swedish nationwide cohort study［J］. J Thorac Dis,2018,10(6):3499-3506.

［17］ PARK J H,PARK S,KANG C H,et al. Early outcomes of robotic versus video-assisted thoracoscopic anatomical resection for lung cancer［J］. J Chest Surg, 2022, 55 (1):49-54.

［18］ DURKIN C,ROMANO K,EGAN S,et al. Hypoxemia during one-lung ventilation:does it really matter? ［J］. Curr Anesthesiol Rep,2021,11(4):414-420.

［19］ JAIN I H, ZAZZERON L, GOLI R, et al. Hypoxia as a therapy for mitochondrial disease［J］. Science,2016,352 (6281):54-61.

［20］ HAYES H B,JAYARAMAN A,HERRMANN M,et al. Daily intermittent hypoxia enhances walking after chronic spinal cord injury:a randomized trial［J］. Neurology, 2014,82(2):104-113.

［21］ GIRARDIS M,BUSANI S,DAMIANI E,et al. Effect of conservative vs conventional oxygen therapy on mortality among patients in an intensive care unit:the oxygen-icu randomized clinical trial［J］. JAMA, 2016, 316 (15):

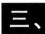

1583-1589.

[22] ASFAR P, SCHORTGEN F, BOISRAME-HELMS J, et al. Hyperoxia and hypertonic saline in patients with septic shock(HYPERS2S) ; a two-by-two factorial, multicentre, randomised, clinical trial[J]. Lancet Respir Med, 2017,5(3) ;180-190.

[23] MACKLE D, BELLOMO R, BAILEY M, et al. Conservative oxygen therapy during mechanical ventilation in the ICU[J]. N Engl J Med, 2020, 382(11) ;989-998.

[24] LEACH R M, TREACHER D F. The pulmonary physician in critical care * 2 ;oxygen delivery and consumption in the critically ill[J]. Thorax, 2002, 57(2) ;170-177.

[25] BICKLER P E, FEINER J R, LIPNICK M S, et al. Effects of acute, profound hypoxia on healthy humans ; implications for safety of tests evaluating pulse oximetry or tissue oximetry performance[J]. Anesth Analg, 2017, 124(1) ;146-153.

[26] SHIBUTANI K, KOMATSU T, KUBAL K, et al. Critical level of oxygen delivery in anesthetized man[J]. Crit Care Med, 1983, 11(8) ;640-643.

[27] LUGO G, ARIZPE D, DOMINGUEZ G, et al. Relationship between oxygen consumption and oxygen delivery during anesthesia in high-risk surgical patients[J]. Crit Care Med, 1993, 21(1) ;64-69.

[28] SYKES O. Metabolic oxygen requirements[J]. Anaesthesia. 2017, 72(3) ;415-416.

[29] JAKOBSSON J, VADMAN S, HAGEL E, et al. The effects of general anaesthesia on oxygen consumption ; A meta-analysis guiding future studies on perioperative oxygen transport[J]. Acta Anaesthesiol Scand, 2019, 63(2) ;144-153.

[30] RITCHIE-MCLEAN S, SHANKAR R. Calculating oxygen consumption during low-flow anaesthesia[J]. Anaesthesia, 2017, 72(6) ;789.

[31] HAHM T S, JEONG H, AHN H J. Systemic oxygen delivery during one-lung ventilation ; comparison between propofol and sevoflurane anaesthesia in a randomised controlled trial[J]. J Clin Med, 2019, 8(9) ;1438.

[32] SLINGER P, SCOTT W A. Arterial oxygenation during one-lung ventilation. A comparison of enflurane and isoflurane[J]. Anesthesiology, 1995, 82(4) ;940-946.

[33] VOS J J, WILLEMS C H, VAN AMSTERDAM K, et al. Oxygen reserve index ; validation of a new variable[J]. Anesth Analg, 2019, 129(2) ;409-415.

[34] DE COURSON H, JULIEN-LAFERRIERE T, GEORGES D, et al. The ability of Oxygen Reserve Index(R) to detect hyperoxia in critically ill patients[J]. Ann Intensive Care, 2022, 12(1) ;40.

[35] BYUN S H, KIM K. Use of the human broncho® double-lumen tube in a tracheal bronchus patient after failed lung isolation with a broncho-cath ; a case report[J]. Int Med Case Rep J, 2021, 14 ;539-543.

[36] JEON J, LEE K, AHN G, et al. Comparison of postoperative sore throat and hoarseness between two types of double-lumen endobronchial tubes ; a randomized controlled trial[J]. J Cardiothorac Vasc Anesth, 2015, 29(1) ;121-125.

[37] SEO Y, KIM N, PAIK H C, et al. Successful blind lung isolation with the use of a novel double-lumen endobronchial tube in a patient undergoing lung transplantation with massive pulmonary secretion ; A case report[J]. Medicine(Baltimore) , 2019, 98(33) ;e16869.

[38] KIM N, BYON H J, KIM G E, et al. A randomized controlled trial comparing novel triple-cuffed double-lumen endobronchial tubes with conventional double-lumen endobronchial tubes for lung isolation[J]. J Clin Med, 2020, 9(4) ;977.

[39] GHOSH S, FALTER F, KLEIN A A, et al. The Papworth BiVent tube ; initial clinical experience[J]. J Cardiothorac Vasc Anesth, 2011, 25(3) ;505-508.

[40] GONSETTE K, TUNA T, SZEGEDI L L. Anesthesia for robotic thoracic surgery[J]. Saudi J Anaesth, 2021, 15(3) ;356-361.

[41] HEIR J S, GUO S L, PURUGGANAN R, et al. A randomized controlled study of the use of video double-lumen endobronchial tubes versus double-lumen endobronchial tubes in thoracic surgery[J]. J Cardiothorac Vasc Anesth, 2018, 32(1) ;267-274.

[42] COHEN E. Current practice issues in thoracic anesthesia[J]. Anesth Analg, 2021, 133(6) ;1520-1531.

[43] MILAM A J, GHODDOUSSI F, LUCAJ J, et al. Comparing the mutual interchangeability of ECOM, FloTrac/ Vigileo, 3D-TEE, and ITD-PAC cardiac output measuring systems in coronary artery bypass grafting[J]. J Cardiothorac Vasc Anesth, 2021, 35(2) ;514-529.

[44] SON J H, KIM D H, LEE S K. Successful use of an EZ-blocker for lung isolation and management in a hemoptysis patient[J]. Ann Transl Med, 2019, 7(22) ;701.

[45] MORRIS B N, FERNANDO R J, GARNER C R, et al. A randomized comparison of positional stability ; the ez-blocker versus left-sided double-lumen endobronchial tubes in adult patients undergoing thoracic surgery[J]. J Cardiothorac Vasc Anesth, 2021, 35(8) ;2319-2325.

[46] MCCOY N, HOLLINGER L. Cryoanalgesia and lung isolation ; a new challenge for the nuss procedure made easi-

er with the EZ-blocker[J]. Front Pediatr, 2021, 9:791607.

[47] MOURISSE J, LIESVELD J, VERHAGEN A, et al. Efficiency, efficacy, and safety of EZ-blocker compared with left-sided double-lumen tube for one-lung ventilation [J]. Anesthesiology, 2013, 118(3):550-561.

[48] RISSE J, SZEDER K, SCHUBERT A K, et al. Comparison of left double lumen tube and y-shaped and double-ended bronchial blocker for one lung ventilation in thoracic surgery-a randomised controlled clinical trial[J]. BMC Anesthesiol, 2022, 22(1):92.

[49] WU C, LIANG X, LIU B. Selective pulmonary lobe isolation with Arndt pediatric endobronchial blocker for an infant: A case report[J]. Medicine(Baltimore), 2019, 98(50):e18262.

[50] MURAKAWA T, ITO N, FUKAMI T, et al. Application of lobe-selective bronchial blockade against airway bleeding[J]. Asian Cardiovasc Thorac Ann, 2010, 18(5):483-485.

[51] NG J M, HARTIGAN P M. Selective lobar bronchial blockade following contralateral pneumonectomy[J]. Anesthesiology, 2003, 98(1):268-270.

[52] GU Y, DUAN R, LV X, et al. Airway management of the right anterior segmentectomy through uniportal video-assisted thoracoscopic surgery(VATS) after left pneumonectomy by an adapted double-lumen endobronchial tube(DLT): a case report[J]. BMC Anesthesiol, 2019, 19(1):82.

[53] MCGLADE D P, SLINGER P D. The elective combined use of a double lumen tube and endobronchial blocker to provide selective lobar isolation for lung resection following contralateral lobectomy[J]. Anesthesiology, 2003, 99(4):1021-1022.

[54] 韩宇, 张亚杰, 李鹤成. 机器人辅助早期肺癌肺段手术的质量控制[J]. 中国胸心血管外科临床杂志, 2019, 26(01):16-20.

[55] SHI X, YE J, CHEN J, et al. Lung segmentectomy assisted by highly selective independent segmental ventilation: a series of three cases[J]. J Cardiothorac Surg, 2021, 16(1):87.

[56] KOBAYASHI M, IMAI S, ISHIBASHI H, et al. "Selective bronchus-blowing" method for effective inflate-deflate line identification in lung segmentectomy[J]. J Thorac Dis, 2020, 12(5):2146-2152.

[57] COVIDSurg Collaborative. Mortality and pulmonary complications in patients undergoing surgery with perioperative SARS-CoV-2 infection: an international cohort study [J]. Lancet. 2020, 396(10243):27-38.

[58] GRANELL M, SANCHIS N, LOPEZ-CANTERO M, et al. Analysis and review of the perioperative management of COVID-19 patients in thoracic surgery[J]. Rev Esp Anestesiol Reanim(Engl Ed), 2021, 68(6):369-371.

[59] KHIDR A M, EL T M. Difficult lung separation. An insight into the challenges faced during COVID-19 pandemic[J]. Saudi J Anaesth, 2021, 15(3):300-311.

[60] LANGIANO N, FIORELLI S, DEANA C, et al. Airway management in anesthesia for thoracic surgery: a "real life" observational study[J]. J Thorac Dis, 2019, 11(8):3257-3269.

[61] GRANELL M, PARRA M J, JIMENEZ M J, et al. Review of difficult airway management in thoracic surgery[J]. Rev Esp Anestesiol Reanim(Engl Ed), 2018, 65(1):31-40.

[62] YOSHIKAWA M, HIRAMI Y. Surgery for right upper lobe lung cancer in a patient with bridging bronchus[J]. Ann Thorac Surg, 2021, 112(6):e411-e413.

[63] CHENG L, LIU S, QI W, et al. The incidence of tracheal bronchus in thoracic surgery patients and its implication for lung isolation: a retrospective cohort study[J]. J Cardiothorac Vasc Anesth, 2020, 34(11):3068-3072.

76 肺超声在围手术期的应用进展

近年来,随着加速康复外科(enhanced recovery after surgery,ERAS)及围手术期医学的蓬勃发展,促进患者术后高质量恢复是医师追求的目标。术后肺部并发症(postoperative pulmonary complication,PPC)一直以来都是麻醉科医师关注的重要问题,有研究报道其发生率高达33.4%,而发生PPC的患者其术后30天病死率约20%。减少PPC的发生有赖于麻醉科医师早期发现各种危险因素并及时干预。肺是充满气体的器官,由于超声波会在组织与气体的交界面被大量反射,无法探查深部结构,因此在很长一段时间,肺被认为是超声检查的禁区。而Lichtenstein根据不同肺部疾病时肺内气液比例的改变开创了肺超声检查的先河。与传统影像学检查胸部X线、计算机断层扫描(computerized tomography,CT)等相比,肺超声更加方便、经济且无辐射危害,在急诊患者及危重症患者的诊疗中已经得到广泛应用。将肺超声技术应用于围手术期有利于早期识别各种肺部病变(如肺不张、胸腔积液、气胸等)、协助液体治疗、指导保护性通气,将大大降低术后肺部并发症的风险,改善患者预后。本文对目前肺超声在围手术期的应用做一综述。

一、肺超声原理

根据物理学原理,超声波在传播过程中会在气体和其他组织的交界面上产生大量反射而形成"伪影"。健康的肺内充满气体,而不同的疾病可导致肺内"气/液比例"发生改变,超声图像也随之呈现不同征象,如蝙蝠征、肺滑动征、A线、B线、组织样变等,此即肺超声检查的理论基础。正常情况下超声波在胸膜-肺组织界面上形成强烈的反射,可以观察到与胸膜线平行、重复等间距的数条高回声线,即A线,也称"水平伪影"。且随着呼吸运动,脏胸膜和壁胸膜发生相对运动,即胸膜滑动征。当肺组织中液体量增加,胸膜下小叶间隔增厚,超声波束可以很好地传导,从而形成B线。若肺内液体进一步增多,肺组织内的空气被液体所替代,超声波就可以穿透,超声图像下表现为肺的"肝样变"、支气管气影,小的实变表现为"碎片征"。

二、检查方案及探头选择

为了全面评估患者肺部病变情况,要先进行肺部分区,通常使用12分区法:用胸骨旁线、腋前线、腋后线将一侧胸壁分为前区、侧区、后区,每个区域又被乳头连线划分为上下两区,双侧胸部共12区。检查时按照从上到下、从右到左、从前到后的顺序,逐区扫描。一般采用肺超声评分(lung ultrasound score,LUS)来评价肺的通气状态。LUS根据扫描区域的伪影来区分四种不同程度通气损失:0分代表正常通气,图像表现为存在不超过两条B线;1分代表中等程度通气损失,表现为存在三条或三条以上间隔均匀的B线,或存在一个或多个小的、被正常胸膜线分隔的胸膜下实变;2分代表通气严重损失,表现为多条合并的B线,或存在多发的胸膜下小实变,由增厚或不规则的胸膜线分隔;3分代表通气完全丧失,出现"组织样变"或胸膜下实变直径>1~2cm。全肺评分是各区得分之和,范围是0~36分。

低频凸阵探头分辨率较低但组织穿透能力强,可用于探查深部组织,因此它适用于病变部位较深、体形肥胖的患者。而高频线阵探头分辨率较高但组织穿透能力相对弱,可检查胸膜下及表浅部位的病变。

三、肺超声在围手术期的应用

(一)评估肺不张

肺不张是围手术期患者常见的并发症。行气管插管全身麻醉的患者约有90%会出现不同程度的肺不张。肺不张会刺激肺泡巨噬细胞产生白细胞介素-1、肿瘤坏死因子等,导致肺泡表面活性物质功能降低。围手术期多种因素可促进肺不张的发生。全身麻醉诱导时,神经肌肉阻滞剂的使用降低了肌肉张力,膈肌松弛向头部移动,胸腔压力增加,部分气道闭塞,使功能残气量(functional residual capacity,FRC)降低,导致压迫性肺不张。诱导前给氧去氮可加速气道内气体的吸收而造成吸入性肺不张。老年及小儿患者是肺不张发生的高危人群。老年患者往往气道阻力高、闭合肺泡的比例增加、残气量减少,同时常并存慢性阻塞性肺疾病(chronic obstructive pulmonary disease,COPD)、支气管扩张等基础疾病使呼吸系统易损性增加,术中气体交换异常,术后咳嗽排痰能力降低,肺不张发生率大大提高。儿童功能残气量低,气道闭合容积高,氧耗大,自身调节能力尚不全面等,也容易发生肺泡萎陷及低氧血症。

CT被认为是诊断肺不张的"金标准",然而行CT检查对设备及场地要求高、辐射量大、操作复杂,难以即刻进行,在很大程度上限制了其使用。肺超声检查可以克服上述缺点并保证检查结果的准确。在肺超声影像上,肺不张通常表现为肺实质内的组织样变,边界较清晰,且没有明显的含气征象。Monastesse等研究发现,全身麻醉诱导后肺不张及氧合障碍加重与肺超声评分增加相关,且基底侧及依赖肺区的评分增加明显。该研究也进一步论证了肺超声诊断围手术期肺不张及肺部并发症的可行性。另一项观察性研究比较了磁共振与肺超声技术,结果表明肺超声诊断肺不张的灵敏度为88%,特异度为89%,准确度为88%。同时,肺超声还能早期发现存在术后残余肺不张的患儿,便于医师及早干预,大大减低了PPC风险。

(二)评估胸腔积液

胸腔积液是围手术期常见的术后肺并发症之一。在肝移植、肝切除、心脏手术中其发生率较高。一项回顾性研究分析了363例行择期肝切除术的患者,有80例(22%)患者发生了PPC,这其中有95%的患者发生了术后胸腔积液(postoperative pleural effusion,PPE)。另有研究指出,行冠状动脉旁路移植术(coronary artery bypass grafting,CABG)的患者约有14%发生PPE,这与术后肾损害和心包积液相关,且胸腔积液患者再次入ICU、再次插管和再次入院的发生率均较高。胸部X线、CT及肺超声均能协助诊断胸腔积液。CT诊断准确性虽高但是不便于在手术室常规使用。胸部X线检查依赖于患者体位。平卧位时少量胸腔积液可表现为正常或叶间胸膜增厚。在直立位且积液量达到300ml时才表现为肋膈角变钝。肺超声不仅可以准确、实时监测胸腔积液的变化,还能引导穿刺置管。胸腔积液在肺超声上表现为脏层与壁层胸膜之间的低回声或无回声暗区,可随呼吸运动变化,当合并压缩性肺不张时可呈现"舌头征"。一项meta分析指出,肺超声诊断胸腔积液的灵敏度为91%,特异度为92%,均优于胸部X线(灵敏度42%,特异度81%)。Lichtenstein等对45例机械通气患者行超声引导下胸腔穿刺抽液,44例患者抽液成功且无一例发生气胸、出血等并发症。其中40例患者的操作时间<10s。可见超声定位使胸穿刺术更加安全、简便。在肺超声下同样可以估算胸腔积液的量:患者仰卧,躯干轻度抬高15°。探头从腋后线向上移动,获得垂直于体轴的横切面,在肺底可见胸膜分离,记录呼气末脏胸膜与壁胸膜的最大距离(mm),则胸腔积液的量(ml)约为20×距离(ml)。

(三)评估气胸

已有大量病例研究显示在腹腔镜上腹部手术(如胆囊及胆管手术、食管切除术、肾切除术等)气胸是一种潜在的致命性并发症。当气胸发生时,通常表现为呼气末二氧化碳分压突然显著升高、气道压力升高并伴有血氧饱和度降低。当发生张力性气胸时,甚至导致平均动脉压降低。临床上常根据胸部X线诊断气胸。Lichtenstein等报道了用肺超声诊断气胸的方案。发生气胸时,肺滑动征消失,在M超模式下可见"平流层征"。在正常肺(存在肺滑动)与气胸部位(肺滑动消失)的交界处可见肺点,肺点是气胸的特有征象,诊断特异度可达100%。一项回顾性研究比较了肺超声和胸部X线对气胸的诊断效果,结果显示肺超声检查的综合灵敏度为78.6%,特异度为98.4%,而胸部X线综合灵敏度仅为39.8%,特异度为99.3%。可见超声检查对气胸的诊断比胸片更准确。

(四)指导机械通气

既往研究表明,长时间机械通气可能导致机械通气相关性肺损伤(ventilation-associated lung injury,VALI),主要包括肺不张损伤、气压损伤、容积损伤、生物损伤。肺保护性通气策略是降低VALI的重要一环,它包括肺复张小潮气量、呼气末正压(positive end-expiratory pressure,PEEP)等。临床上存在多种肺复张方法,如PEEP递增法、控制性肺膨胀法、压力控制法等,已有多项研究证明了超声引导下肺复张的可行性。Song等对行全身麻醉手术的小儿在开始机械通气及手术结束后分别实施超声引导下的肺复张,通过逐渐增加气道压,直到超声上看不到不张的肺组织,该方法显著降低麻醉术后肺不张的发生率。另有研究对行心脏手术的小儿患者在麻醉诱导后、手术结束时及术后6~12小时分别行超声引导下的肺复张,可降低术后低氧血症的发生率、降低肺超声评分并缩短机械通气时间,由于小儿术后低氧血症的发生率较成人高,该研究建议在儿科心脏手术中应积极使用超声辅助的肺复张。这与老年患者的研究结果一致。Lee等比较了超声引导的肺复张与传统肺复张方法对患者预后的影响,结果表明超声引导的肺复张能更有效改善术中肺不张状态,降低术后的肺超声评分及术后低氧血症发生率。实验中使肺泡完全复张所需气道压平均值约为35cmH$_2$O,有20%患者需达到40cmH$_2$O,这进一步说明了超声引导下个体化压力复张的合理性。

大量研究表明,机械通气时采用个体化PEEP较固定PEEP有更好的肺保护效果。目前临床上常用PEEP滴定方案有P-V曲线法、最佳肺顺应性法、最佳氧合法等。Tusman等报道了肺超声指导个体化PEEP滴定的方案:首先需要在超声引导下行肺复张,使塌陷的肺泡张开,此时设置一个较高的PEEP值,然后将PEEP梯度降低直到出现肺不张区域,该PEEP值增加2cmH$_2$O即为最佳PEEP。该方案可以床旁检测肺不张、实时观察肺组织的开放及闭合,使个体化PEEP滴定更加安全、准确、便捷。

(五)评估容量

容量管理是围手术期麻醉科医师关注的核心问题之一。术前禁食禁饮造成患者容量不足,术中失血及麻醉药物对循环系统的抑制作用进一步加剧了容量缺失状态。传统的液体治疗方案有开放性液体治疗和限制性液体治疗，近年来更是提出目标导向液体治疗（goal-directed fluid therapy，GDFT）、液体零平衡等概念，其目的是实现补液的精准化、个体化，避免容量过负荷及容量不足，降低术后并发症发生率，促进患者早日康复。肺超声作为一种无创、可重复、性价比高的检测技术，在围手术期液体评估中应用前景广阔。当液体过负荷时，可导致血管外肺水（extravascular lung water，EVLW）增多，胸膜下小叶间隔增厚，用肺超声对前外侧胸部扫描可见从高回声胸膜线处发出的多个激光样信号，即 B 线，它可随呼吸来回运动。有研究表明急性失代偿心力衰竭患者经治疗后 B 线数明显减少，并且超声评分与胸部影像学评分、临床症状评分及脑利钠肽水平成线性正相关，说明 B 线是一种可靠的床旁 EVLW 诊断指标。Lichtenstein 等以肺超声为基础，提出了肺超声介导的限制性液体管理（fluid administration limited by lung sonography，FALLS）方案，该方案联合心肺超声技术，可依次鉴别梗阻性休克、心源性休克、低血容量休克及分布性休克，并指导补液。肺水肿通常和肺动脉闭塞压（pulmonary artery occlusion pressure，PAOP）相关，当 PAOP>18mmHg 时肺血管内液体进入肺间质，小叶间隔增厚，超声图像上表现为从 A 线转变为"火箭征"，这为临床上液体管理提供了很好的指导。

四、肺超声与人工智能

随着人工智能技术的发展，计算机辅助诊断正迅速成为临床工作不可或缺的一部分。肺超声与人工智能相辅相成。肺超声图像上 B 线的数量、亮度、密度等存在较大变异，通过人力常难以识别，而采用计算机算法可更高效的处理数据。同时，超声也为计算机提供良好且充足的数据源，计算机通过人工神经网络及深度学习进行图像采集、分类及数据分析，便于新算法的开发与验证，最终可辅助临床医师实现精准医疗。Ramin 等提出了一种在肺超声图像中准确检测和计数 B 线的算法，可以区分健康人与肺水肿患者的肺部图像。Clandia 等基于肺超声 B 线及胸膜线构建了一种自动、定量肺超声评分（quantitative lung ultrasound score，QLUSS），通过与先前描述的半定量评分比较发现 QLUSS 具有评估血管外肺水的潜力且可以更高效地处理更大的数据集。另有研究对急性呼吸窘迫综合征（acute respiratory distress syndrome，ARDS）、急性心源性肺水肿患者及健康人的肺超声图像进行灰度共生矩阵分析，发现算法在辨别不同类型患者的影像时有良好的诊断准确性，提示肺超声图像的灰度共生矩阵分析可能有助于肺水肿的鉴别诊断。

五、肺超声的局限性

尽管肺超声技术经过多年的发展在临床广泛应用，但该技术仍存在一定局限性。①肺超声无法区别过度通气和正常通气的肺组织；②肺超声对操作者要求高，不同类型的患者适用不同的检查方案，方案的选择及对超声图像的解读需经过正规训练；③当患者胸膜钙化、皮下气肿、过度肥胖时，会影响超声波束的传导。同时胸腔引流管、敷料、肩胛骨会阻挡超声波传播。若患者烧伤、皮肤上有伤口、皮肤痛觉过敏时，超声探头无法直接接触皮肤，该项检查就无法实施；④某些手术中患者体位特殊，如肾切除术或肺切除术常需侧卧位，此时不利于对下侧肺进行全面扫查。

六、总结与展望

肺超声是一种安全可靠、简便易行的可视化技术，相较传统影像学检查有独特优势，在围手术期可实时、动态地监测肺部疾病，有助于麻醉科医师早期干预；超声辅助监测容量状态有助于实现补液治疗的精准化；肺超声引导下的肺复张及 PEEP 滴定可大大降低术后肺并发症的发生率。随着肺超声与人工智能技术相结合，未来将为临床实践提供更加可靠的决策支持。有关肺超声在围手术期的应用未来仍需进一步研究发掘，但是不可否认，肺超声在围手术期医学中的作用是无可替代的。

（裴帅杰　夏海发　姚尚龙）

参 考 文 献

[1] FERNANDEZ-BUSTAMANTE A，FRENDL G，SPRUNG J，et al. Postoperative pulmonary complications，early mortality，and hospital stay following noncardiothoracic surgery：a multicenter study by the perioperative research network investigators［J］. JAMA Surg，2017，152（2）：157-166.

[2] CANET J，GALLART L，GOMAR C，et al. Prediction of postoperative pulmonary complications in a population-based surgical cohort［J］. Anesthesiology，2010，113（6）：1338-1350.

[3] LICHTENSTEIN D A，MEZIÈRE G A. Relevance of lung ultrasound in the diagnosis of acute respiratory failure：the BLUE protocol［J］. Chest，2008，134（1）：117-125.

[4] BEKGOZ B，KILICASLAN I，BILDIK F，et al. BLUE protocol ultrasonography in Emergency Department patients presenting with acute dyspnea［J］. Am J Emerg Med，2019，37（11）：2020-2027.

[5] PIERRAKOS C，SMIT M R，PISANI L，et al. Lung ultrasound assessment of focal and non-focal lung morphology in patients with acute respiratory distress syndrome［J］. Front Physiol，2021，12：730857.

[6] COSTAMAGNA A，PIVETTA E，GOFFI A，et al. Clinical performance of lung ultrasound in predicting ARDS morphology［J］. Ann Intensive Care，2021，11（1）：51.

［7］ MONGODI S,DE LUCA D,COLOMBO A,et al. Quantitative lung ultrasound:technical aspects and clinical applications[J]. Anesthesiology,2021,134(6):949-965.

［8］ PESENTI A,MUSCH G,LICHTENSTEIN D,et al. Imaging in acute respiratory distress syndrome[J]. Intensive Care Med,2016,42(5):686-698.

［9］ HEDENSTIERNA G,EDMARK L. Effects of anesthesia on the respiratory system[J]. Best Pract Res Clin Anaesthesiol,2015,29(3):273-284.

［10］ GUNNARSSON L,TOKICS L,GUSTAVSSON H,et al. Influence of age on atelectasis formation and gas exchange impairment during general anaesthesia[J]. Br J Anaesth,1991,66(4):423-432.

［11］ BRISMAR B,HEDENSTIERNA G,LUNDQUIST H,et al. Pulmonary densities during anesthesia with muscular relaxation—a proposal of atelectasis[J]. Anesthesiology,1985,62(4):422-428.

［12］ ROTHEN H U,NEUMANN P,BERGLUND J E,et al. Dynamics of re-expansion of atelectasis during general anaesthesia[J]. Br J Anaesth,1999,82(4):551-556.

［13］ MONASTESSE A,GIRARD F,MASSICOTTE N,et al. Lung ultrasonography for the assessment of perioperative atelectasis:a pilot feasibility study[J]. Anesth Analg,2017,124(2):494-504.

［14］ ACOSTA C M,MAIDANA G A,JACOVITTI D,et al. Accuracy of transthoracic lung ultrasound for diagnosing anesthesia-induced atelectasis in children[J]. Anesthesiology,2014,120(6):1370-1379.

［15］ HONG S K,HWANG S,LEE S G,et al. Pulmonary complications following adult liver transplantation[J]. Transplant Proc,2006,38(9):2979-2981.

［16］ OLUTOLA P S,HUTTON L,WALL W J. Pleural effusion following liver transplantation[J]. Radiology,1985,157(3):594.

［17］ TSAI K Y,CHEN H A,WANG W Y,et al. Risk factors analysis of postoperative pleural effusion after liver resection[J]. Dig Surg,2019,36(6):514-521.

［18］ BROOKES J D L,WILLIAMS M,MATHEW M,et al. Pleural effusion post coronary artery bypass surgery:associations and complications[J]. J Thoracic Dis,2021,13(2):1083-1089.

［19］ HANSELL L,MILROSS M,DELANEY A,et al. Lung ultrasound has greater accuracy than conventional respiratory assessment tools for the diagnosis of pleural effusion,lung consolidation and collapse:a systematic review[J]. J Physiother,2021,67(1):41-48.

［20］ LICHTENSTEIN D,HULOT J S,RABILLER A,et al. Feasibility and safety of ultrasound-aided thoracentesis in mechanically ventilated patients[J]. Intensive Care Med,1999,25(9):955-958.

［21］ BALIK M,PLASIL P,WALDAUF P,et al. Ultrasound estimation of volume of pleural fluid in mechanically ventilated patients[J]. Intensive Care Med,2006,32(2):318.

［22］ VIGNON P,CHASTAGNER C,BERKANE V,et al. Quantitative assessment of pleural effusion in critically ill patients by means of ultrasonography[J]. Crit Care Med,2005,33(8):1757-1763.

［23］ WAHBA R W,TESSLER M J,KLEIMAN S J. Acute ventilatory complications during laparoscopic upper abdominal surgery[J]. Can J Anaesth,1996,43(1):77-83.

［24］ WU Q,ZHANG H. Carbon dioxide pneumothorax following retroperitoneal laparoscopic partial nephrectomy:a case report and literature review[J]. BMC Anesthesiol,2018,18(1):202.

［25］ CHAE M S,KWAK J,ROH K,et al. Pneumoperitoneum-induced pneumothorax during laparoscopic living donor hepatectomy:a case report[J]. BMC Surg,2020,20(1):206.

［26］ PARK H J,KIM D K,YANG M K,et al. Carbon dioxide pneumothorax occurring during laparoscopy-assisted gastrectomy due to a congenital diaphragmatic defect:a case report[J]. Korean J Anesthesiol,2016,69(1):88-92.

［27］ LICHTENSTEIN D A,MEZIÈRE G,LASCOLS N,et al. Ultrasound diagnosis of occult pneumothorax[J]. Crit Care Med,2005,33(6):1231-1238.

［28］ LICHTENSTEIN D,MEZIÈRE G,BIDERMAN P,et al. The "lung point":an ultrasound sign specific to pneumothorax[J]. Intensive Care Med,2000,26(10):1434-1440.

［29］ ALRAJAB S,YOUSSEF A M,AKKUS N I,et al. Pleural ultrasonography versus chest radiography for the diagnosis of pneumothorax:review of the literature and meta-analysis[J]. Crit Care(London,England),2013,17(5):R208.

［30］ SLUTSKY A S,RANIERI V M. Ventilator-induced lung injury[J]. NEJM,2013,369(22):2126-2136.

［31］ MARINI J J,ROCCO P R M,GATTINONI L. Static and dynamic contributors to ventilator-induced lung injury in clinical practice. pressure,energy,and power[J]. Am J Respir Crit Care Med,2020,201(7):767-774.

［32］ CYLWIK J,BUDA N. Lung Ultrasonography in the monitoring of intraoperative recruitment maneuvers[J]. Diagnostics(Basel,Switzerland),2021,11(2):276.

［33］ CYLWIK J,BUDA N. The impact of ultrasound-guided

recruitment maneuvers on the risk of postoperative pulmonary complications in patients undergoing general anesthesia[J]. J Ultrason,2022,22(88):e6-e11.

[34] SONG I K,KIM E H,LEE J H,et al. Effects of an alveolar recruitment manoeuvre guided by lung ultrasound on anaesthesia-induced atelectasis in infants:a randomised, controlled trial[J]. Anaesthesia,2017,72(2):214-222.

[35] SONG I K,KIM E H,LEE J H,et al. Utility of perioperative lung ultrasound in pediatric cardiac surgery:a randomized controlled trial[J]. Anesthesiology, 2018, 128 (4):718-727.

[36] YANG Y,GENG Y,ZHANG D,et al. Effect of lung recruitment maneuvers on reduction of atelectasis determined by lung ultrasound in patients more than 60 years old undergoing laparoscopic surgery for colorectal carcinoma:a prospective study at a single center[J]. Med Sci Mon,2021,27:e926748.

[37] LEE J H,CHOI S,JI S H,et al. Effect of an ultrasound-guided lung recruitment manoeuvre on postoperative atelectasis in children:A randomised controlled trial[J]. EurJ Anaesthesiol,2020,37(8):719-727.

[38] FERRANDO C, MUGARRA A, GUTIERREZ A, et al. Setting individualized positive end-expiratory pressure level with a positive end-expiratory pressure decrement trial after a recruitment maneuver improves oxygenation and lung mechanics during one-lung ventilation [J]. Anesth Analg,2014,118(3):657-665.

[39] FUMAGALLI J,SANTIAGO R R S,TEGGIA DROGHI M,et al. Lung recruitment in obese patients with acute respiratory distress syndrome[J]. Anesthesiology,2019, 130(5):791-803.

[40] PEREIRA S M,TUCCI M R,MORAIS C C A,et al. Individual positive end-expiratory pressure settings optimize intraoperative mechanical ventilation and reduce postoperative atelectasis[J]. Anesthesiology, 2018, 129 (6):1070-1081.

[41] TUSMAN G, ACOSTA C M, COSTANTINI M. Ultrasonography for the assessment of lung recruitment maneuvers[J]. Crit Ultrasound J,2016,8(1):8.

[42] PICANO E,PELLIKKA P A. Ultrasound of extravascular lung water:a new standard for pulmonary congestion [J]. EurHeart J,2016,37(27):2097-2104.

[43] VOLPICELLI G, CARAMELLO V, CARDINALE L, et al. Bedside ultrasound of the lung for the monitoring of acute decompensated heart failure [J]. Am J Emerg Med,2008,26(5):585-591.

[44] LICHTENSTEIN D, KARAKITSOS D. Integrating lung ultrasound in the hemodynamic evaluation of acute circulatory failure (the fluid administration limited by lung sonography protocol) [J]. J Crit Care, 2012, 27(5): 533.

[45] LICHTENSTEIN D A. BLUE-protocol and FALLS-protocol:two applications of lung ultrasound in the critically ill[J]. Chest,2015,147(6):1659-1670.

[46] MOSHAVEGH R,HANSEN K L,MOLLER-SORENSEN H,et al. Automatic detection of B-Lines in in vivo lung ultrasound[J]. IEEE Trans Ultrason Ferroelectr Freq Control,2019,66(2):309-317.

[47] BRUSASCO C,SANTORI G,BRUZZO E,et al. Quantitative lung ultrasonography:a putative new algorithm for automatic detection and quantification of B-lines[J]. Crit care(London,England),2019,23(1):288.

[48] BRUSASCO C,SANTORI G,TAVAZZI G,et al. Second-order grey-scale texture analysis of pleural ultrasound images to differentiate acute respiratory distress syndrome and cardiogenic pulmonary edema[J]. J Clin Monit Comput,2022,36(1):131-140.

77 腹腔镜肝切除术的麻醉管理新进展

肝癌是临床上比较常见的恶性肿瘤,发病率和病死率仅次于肺癌,成为全球第七大癌症和第二大癌症相关死亡原因。我国是肝病大国,全世界>50%的肝癌发病及病死患者分布在中国,肝癌是严重危害国人生命健康的常见重大疾病。由于局部医疗条件差,早期诊断困难,而肝癌晚期患者病情进展较快,大多恶性程度也高,治疗难度大及疗效也较差。2020年1月,我国国家癌症中心发布了最新一期的癌症统计数据,显示肝癌居恶性肿瘤发病谱第4位,恶性肿瘤致死人数排名第2位。由此可见,尽管我国肝癌的诊疗效果近年来取得较大进步,但年龄标准化后患者的总体5年生存率未见显著提升,仅14.1%。

手术切除仍然是目前肝癌最有效的治疗措施。自1995年腹腔镜肝切除术(laparoscopic hepatectomy,LH)首次应用于肝癌外科治疗以来,全世界LH治疗肝癌的报道逐年增多。与传统开腹肝切除术比较,LH治疗肝癌具有切口小、腹壁及侧支循环破坏少、手术创伤应激反应轻、出血量少、恢复快、术后难治性腹腔积液等并发症发生率低、住院时间短、便于接受再次治疗等优势,其肿瘤学治疗效果在选择性患者中与开腹肝切除术相当,LH治疗肝癌的安全性和有效性已得到广泛验证。但腹腔镜肝切除术有着其特殊性,如气腹、术野清晰度要求高、止血较困难、肝门阻断及控制性低中心静脉压(controlled low central venous pressure,CLCVP)等,这些因素均会对患者血流动力学产生一定影响,维持血流动力学平稳是LH麻醉的重点与难点。本文就腹腔镜肝切除术患者病理生理、血流动力学影响因素、术中管理及术中不良事件的预防和处理等研究进展做一综述。

一、肝癌病理生理及手术治疗

根据病理和组织来源,可以将肝癌分为3型,分别为肝细胞肝癌、胆管细胞癌和混合型肝癌。其中肝细胞肝癌占90%以上,是最常见的一种类型。肝癌的危险因素包括乙型肝炎病毒、丙型肝炎病毒、脂肪肝、酒精性肝硬化、铁超载和各种不良饮食习惯,其他常见危险因素包括黄曲霉毒素B_1和烟草。晚期肝癌患者常存在全身系统的病变,尤其对

患者的循环及心肺功能等都产生较大的影响,严重影响患者预后。在心血管方面主要表现为体循环高动力状态,循环容量增加、心排血量增加、外周阻力降低以及低动脉压,其最可能的机制是肝脏清除血管舒张物能力减低,以及动静脉直接通路开放,门脉供肝血流减少,肝动脉血流降低等。呼吸方面主要表现为通气血流比例失调,氧离曲线右移(2,3-DPG升高),同时大量的腹水可引起通气不足以及细胞外液增加导致肺弥散能力下降,严重低氧血症导致的呼吸困难及缺氧体征如发绀和杵状指(趾)等肝肺综合征的表现。

手术治疗包括肝切除、肝移植和经皮消融术等,手术被认为是治疗肝癌最有效的方法。对于开腹肝切除术而言,腹腔镜肝切除术比开腹手术更优越,因为其可降低出血量、缩短住院时间、促进快速康复及改善术后肝功能等。肝癌较晚期的治疗方案包括经动脉化疗栓塞术,与保守治疗中期肝癌患者相比,2年生存率提高23%;另外还有口服索拉非尼,是一种激酶抑制剂,是治疗晚期患者的方法,但此种治疗方法只对1/3的患者效果好,一般于治疗6个月内出现明显的耐药。

手术治疗应根据患者的疾病分期、肝功能情况及患者的临床表现等进行个体化治疗。一般来说,对于非转移性疾病和肝功能正常或代偿性肝硬化且无门静脉高压症的患者,应考虑肝切除术。手术方式可以根据Child-Pugh肝脏分级(表77-1)对患者进行分类,只考虑Child-Pugh A级的患者可进行肿瘤扩大切除。另一种方法是建立终末期肝病

表77-1　Child-Pugh 肝脏疾病严重程度记分与分级

临床生化指标	1分	2分	3分
肝性脑病(期)	无	1~2	3~4
腹水	无	轻度	中、重度
总胆红/$\mu mol \cdot L^{-1}$	<34	34~51	>51
白蛋白/$g \cdot L^{-1}$	>35	28~35	<28
凝血酶原时间延长/s	<4	4~6	>6

A级:5~6分,手术危险度小,预后最好,1~2年存活率85%~100%;B级:7~9分,手术危险度中等,1~2年存活率60%~80%;C级:≥10分,手术危险度较大,预后最差,1~2年存活率35%~45%。

模型(model for end-stage liver disease,MELD)评分(式1),以<10分作为安全肝切除的临界值。可通过临床参数(腹水、腹壁静脉曲张及上消化道静脉曲张出血史)、实验室指标(血小板减少症、低蛋白血症)和影像学检查(脾大、脐静脉再通、胃／食管静脉曲张)评估门静脉高压程度。

MELD = 3.78×Ln(总胆红素)+11.2×Ln(INR)+9.57× Ln(血肌酐)+6.43×(胆汁性或酒精性0,其他1)

一项对8 656例肝癌患者进行的多区域队列研究结果表明,在巴萨罗那临床肝癌分期(Barcelona clinic liver cancer,BCLC):C期(表77-2)分类不适合切除的患者中,手术切除比栓塞术或其他局部或全身治疗具有更高的生存率。韩国的一项多中心研究结果也表明,对于可能切除的BCLC C或B期肝细胞肝癌患者来说,与非手术治疗相比,肝切除术具有更好的生存优势。目前对于肝癌的手术治疗,建议对患者实施多学科评估,以达到更好的手术效果。

表 77-2 巴塞罗那肝癌临床分期系统(BCLC)定义

BCLC 分期	行为状态	肿瘤状态	肝功能状态	治疗方法
0(最早期)	0	单个≤2cm	胆红素正常,无门静脉高压	肝切除术
A(早期)				
A1	0	单个	胆红素正常,无门静脉高压	肝切除术
A2	0	单个	胆红素正常,有门静脉高压	LT/PEI/RF
A3	0	单个	胆红素不正常,有门静脉高压	LT/PEI/RF
A4	0	三个肿瘤都≤3cm	Child-Pugh A~B	LT/PEI/RF
B(中期)	0	多个	Child-Pugh A~B	TACE
C(晚期)	1~2	血管侵犯或转移	Child-Pugh A~B	新药物治疗
D(终末期)	3~4	任何肿瘤	Child-Pugh C	对症治疗

二、LH中血流动力学影响因素

(一)气腹

由于创伤小、恢复快及术后疼痛轻等,LH已被认为是一种安全有效的手术方式。为了充分暴露视野,人工气腹是腹腔镜手术的必要条件之一,但是气腹引起的腹内压升高可能引起通气压力升高和血流动力学改变。气腹可引起静脉回流降低和回心血量减少,有利于减少术中出血。不同的气腹压力对机体呼吸、循环功能及应激反应产生不同的影响,相对于≥15mmHg的高气腹压而言,低气腹压对机体影响较小,故临床常采用低气腹压(10~12mmHg)进行操作,这样既能满足手术需求,又对机体呼吸及循环功能影响较小,且低气腹压患者的气道压也是低的。有研究表明在LH中,适当降低气道压力对于控制肝静脉出血也是有效的。研究表明在稳定的麻醉深度下建立气腹减少了心排血量和颈内动脉血流量,而平均动脉压和呼气末二氧化碳水平保持不变,从而导致脑灌注量下降。患者接受腹腔镜手术时,CO_2气腹可产生复杂的血流动力学变化,如心脏指数降低、呼吸力学紊乱及呼吸性酸中毒等,但这些变化在排气后基本可恢复正常。

CO_2气腹可降低心排血量(cardiac output,CO)和每搏输出量(stroke volume,SV)、升高外周血管阻力(peripheral vascular resistance,PVR)和脉压变异度(pulse pressure variation,PPV),但对血压影响不是很明显。也有学者研究报道

单独行CO_2气腹时患者血流动力学发生变化不明显,但Trendelenburg体位时患者对血流动力学的影响比气腹时显著。一项对腹腔镜下肝切除术后肝功能的研究中发现,接受腹腔镜手术的患者术后24小时内血清胆红素、血清谷草转氨酶、血清谷丙转氨酶和碱性磷酸酶水平显著升高,但是这些数值在术后第5天恢复到接近术前水平,出现这种肝功能的改变可能和CO_2气腹有关,因此对于肝功能正常患者,可以安全地对患者进行腹腔镜手术,但存在严重肝病的情况下可能是不安全的。

(二)体位

行LH时,大多选择头高脚低位,使腹腔内脏器因重力作用推向盆腔,为操作者提供更好的手术空间,但手术体位的改变也常常对患者的血流动力学产生一定的影响。有研究发现将患者反向Trendelenburg 30°位置时其可使中心静脉压(central venous pressure,CVP)降低,其他血流动力学参数几乎不受影响,还提出头高位并不会增加术中空气栓塞的风险,并且当气腹与头高位相结合时,患者的回心血量将减少,并使CVP进一步降低。

根据2019版手术室护理实践指南表明,上腹部手术如肝、胆、胰、脾等宜采用头高脚低仰卧位,在保证手术患者安全的前提下,根据充分显露手术野,便于术者操作的原则调节手术床至合适的倾斜角度,保证手术的顺利完成,但指南同时要求手术床头高脚低不宜超过30°,目的是防止下肢深静脉血栓的形成。若手术难度较大需长时间头高脚低位,则可在患者双下肢采用间歇充气加压装置,可以有效降

低下肢深静脉血栓的形成。

（三）肝门阻断

大出血是肝脏手术后出现严重并发症的最主要原因。为了降低出血风险，近几十年来各种血管阻断技术应运而生，其通过阻断肝脏血流，达到降低手术出血的目的。Pringle 操作是一种通过钳制门静脉三联体暂时阻断肝脏血流的技术，是控制出血量最简单和最成熟的方法。在此过程中必须注意与血管阻断相关的血流动力学变化，因其平均动脉压增加 15%~20%，心脏指数降低 10%~17%，全身血管阻力增加 48%。但这些变化通常是短暂的，并在阻断解除后很快消失，上述效应可能是受到血管升压素、肾上腺素和去甲肾上腺素增加的调节。有研究结果表明连续使用 Pringle 方法比间歇使用更危险。也有学者研究采用半肝血流阻断或门静脉主干阻断的患者术后肝功能恢复早于 Pringle 术式。

选择性流入阻断技术包括持续阻断肝动脉和断续阻断供应肝脏肿瘤部分的门静脉，该方法已被应用于减少失血和肝功能损伤。肝切除术中，间歇性血流阻断对肝脏微循环的影响相对较小，对肝窦的保护也相对较好。对于腹腔镜肝切除术患者而言，要想获得清晰的手术野，肝脏血流分级阻断大多可以达到此目的，从而可以实现精准的病灶切除。目前最常用的阻断方法为第一肝门阻断，此方法简单、安全和有效，得到了很多外科医师的青睐。分级阻断的技术关键为肝下下腔静脉阻断，而控制肝静脉损伤导致的大出血多采用全肝血流阻断法。间歇性 Pringle 不会在肝脏切除术中造成额外的肝脏损伤，与不使用此技术相比，使用间歇性 Pringle 技术的患者住院时间更短。

三、LH 中麻醉管理策略

在 LH 大多选择气管内全身麻醉。若患者凝血功能系统无异常，全身麻醉复合硬膜外麻醉是不错的选择。但每一个患者往往存在个体差异，即使凝血功能正常，也可能出现硬膜外出血和血肿形成，所以全身麻醉复合硬膜外麻醉一定要慎重。全身麻醉药物的选择，必须要考虑到肝脏与药物的相互影响，尽可能选用作用时效短和对肝功能影响较小的麻醉药物。尤其对于神经肌肉阻滞剂的选择更要慎重，肝功能损害患者往往对非去极化神经肌肉阻滞剂有抵抗效应，但清除时仍然是延长的，所以诱导量可适当加大，维持量可能需要酌情减量。

（一）控制性低中心静脉压（CLCVP）技术

由于肝切除术中的失血主要来自下腔静脉和肝静脉回流，因此，积极液体复苏导致的等容或高血容量状态都会加剧失血。为了保持术野清晰，CLCVP 可用于控制肝静脉回流，减少术中出血。肝切除术的手术过程可分为横断面和横断面后阶段，由前一阶段向后一阶段过渡前，CLCVP 麻醉策略主要是维持 $CVP < 5cmH_2O$。CLCVP 麻醉策略已经被证明可有效减少术中出血、降低围手术期输血及其他并

症的发生。有研究表明如果 CVP 从 $15cmH_2O$ 降低到 $3cmH_2O$，则因下腔静脉损伤而导致的失血量将因此下降 5 倍以上，有助于手术控制出血。临床上降低 CVP 的方法有很多，下腔静脉阻断依然是降低 CVP 最有效的方法之一。另外，静脉用药也常用来降低 CVP，包括静脉注射髓袢利尿药及硝酸甘油等。

在机器人辅助腹腔镜肝切除术中，可通过肝下下腔静脉阻断技术控制患者的 CVP，而对患者的肝肾功能无明显影响。另有研究也表明，在腹腔镜肝大部分切除术后，CLCVP 技术不会增加术后肝功能不全的发生率。一项前瞻性随机对照研究结果表明，肝切除术中维持较低的 CVP 可提供最佳的手术视野，但对术中失血没有明显影响，此外，较低的 CVP 不会增加血清乳酸浓度。一项随机双盲研究共纳入 146 例患者，将患者分为对照组和低 CVP 组（$CVP < 5cmH_2O$），结果表明 CLCVP 组患者术中出血显著低于正常静脉压组，但静脉气体栓塞发生率略高。另一项随机对照研究纳入 60 例腹腔镜肝叶切除术的老年患者，将患者分为对照组和低 CVP 组（$CVP < 5cmH_2O$），结果表明 CLCVP 组虽然降低了老年腹腔镜肝叶切除的术中出血量、肝门阻断时间和手术时间，但术后脑血管事件的风险也是增加的。

也有学者提出在行肝实质切除前通过中心静脉放血，术中低血容量静脉切开术（hypovolemic phlebotomy，HP）即通过中心静脉导管放全血量相当于患者体重的 0.7%，可以减少围手术期失血量和输血率，但需要密切监测平均动脉压和术后肾功能。同时作者提倡在肝脏手术中常规使用 HP 可减少围手术期失血量和输血率，另外 CVP 下降的测量可作为一种预测工具，可以帮助外科医师决定腹腔镜手术切除腔静脉、肝管汇合处或肝静脉附近的病变是否安全。

过低的 CVP 一般提示低血容量，由此造成低血压时应使用血管活性药物或适当补足血容量，维持收缩压不低于 90mmHg。过低的 CVP 还可能造成空气栓塞、器官灌注不足等并发症的发生，上述并发症对患者的危害并不比出血低，因此，实施 CLCVP 技术应综合权衡患者及手术因素，既要达到降低出血的目的，又要避免各种并发症的发生。

（二）目标导向液体治疗

目标导向液体治疗（goal-directed fluid therapy，GDFT）是近年来发展起来的精准液体治疗方法，其通过每搏量变异度（SVV）等指标个体化反映机体的液体情况，以达到精准的液体治疗目的。SVV 主要由机械通气压迫胸腔内压变化导致每搏输出量波动而形成，是预测机体容量状态和液体治疗反应相对敏感的指标。SVV 监测的稳定性较好，即使在二氧化碳（CO_2）气腹时仍然是准确的。目前在临床上普遍认为 SVV>13% 作为容量反应性的阈值，并给予容量治疗，其数值越大，表明有效血容量欠缺越多。

在肝切除术后最初 6 小时内，GDFT 能够更快地恢复患者循环容量，减少并发症的发生。有学者建议根据个体化、目标导向的液体管理理念来管理流体变量，根据患者的动

态变量如 CO、SV 和 SVV 来判断患者的液体情况并个体化治疗,该方法已被证明是有效的。尽管有些研究结果表明,SVV 监测可以取代 CVP 监测,前者在容量监测上具有更好的效果,但 CVP 和 SVV 的协同组合监测更有可能成为肝外科血流动力学监测的标准形式,促进患者术后快速康复。

GDFT 在肝叶切除术中液体管理的应用安全可行,与常规治疗组比较,可以减少液体输注和缩短住院时间,但术后的并发症和死亡率无显著差异。研究表明,以 SVV 指导的目标导向液体治疗可有效减少术中出血,这一技术对术中需要大量输液的肝切除患者或许更大收益。最新的研究也显示 GDFT 可以降低 LH 患者术后急性肾损伤(acute kidney injury,AKI)的发生率,并能缩短患者术后的住院时间。但在 LH 中 SVV 的目标值尚未明确,尤其是在手术开始至肝横断面完成及肝横断面完成至手术结束两个阶段。有学者提出阶段性目标导向液体治疗,即切肝期使 SVV 值维持在 13%~17%,而横断面离断至术毕采用 8%~12%,可减少术中失血量,有利于患者短期预后。但分阶段目标导向液体管理在 LH 中研究较少,需要大规模多中心的研究确定不同阶段 SVV 目标值。

(三)体温保护

围手术期体温管理越来越受到人们的关注。对患者术中有效的体温干预,可以明显提高术后患者的康复质量,减少相关并发症的发生。LH 由于手术时间长,反复的肝门阻断、失血及冷液体腹腔冲洗等会导致患者体温降低。过低体温可对患者多器官功能造成不同程度的损害,其中以凝血功能障碍发生率最高,而肝切除患者本身多伴有肝功能的异常,其双重打击可严重影响血小板功能异常,降低肝酶活性,酸性代谢产物增多,进而影响患者凝血功能,甚至危及患者的生命安全。

因此,在 LH 中应常规监测体温,物理设备如输液加温、加热毯及暖风机的使用可在一定程度上避免低体温发生,但也应避免患者体温过高或局部烫伤。

(四)气道压力

一项前瞻性随机对照研究表明,与常规潮气量(10~12ml/kg)相比,低潮气量(6~8ml/kg)的机械通气并在不使用呼气末正压通气(positive end expiratory pressure,PEEP)的情况下进行肺复张(30 分钟 1 次),可减少手术出血、输血的需求以及临床显著出血的风险,其机制可能与较低潮气量产生的低气道压力相关。在 LH 中,CO_2 气腹提供了理论上的技术优势,因为气腹压力(pneumoperitoneum pressure,PPP)可以减少肝静脉出血,减少手术失血量。治疗性气腹已被证明可以减少猪肝损伤模型中肝静脉损伤的失血量,在该模型中,使用的 PPP 大于 LH 中通常使用的压力。另外,降低气道压力(airway pressure,AWP)而不是增加 PPP 可能会改善对肝静脉出血的控制。Kobayashi 等研究表明,即使增加 PPP,肝静脉出血在高气道压下也难以控制,但在低气道压下更容易控制。然而,在低气道压力下,当 PPP 高于 CVP 时,肺气体栓塞的风险增加,为此作者认

为降低气道压力对控制肝静脉出血是有效的,且比增加气腹压力更安全。

(五)血管活性药物

在实施 CLCVP 技术时,单纯靠麻醉药物扩张血管很难达到理想的 CVP,常常需要一些血管活性药物来辅助,其中最常用的就是硝酸甘油。硝酸甘油能降低血管平滑肌张力,对静脉容量血管的作用较动脉血管显著,减少静脉回流血量。在 CLCVP 技术中硝酸甘油的应用剂量暂无明确标准,但很多研究中推荐使用的剂量为 0.5μg/(kg·min)。但在使用过程中可能会出现血压降低、心率增快等副作用,应严密监测。

在肝脏手术中通过诱导时的低血容量或血管舒张可以降低 CVP,但术中长时间 LCVP 在减少出血量的同时,也带来重要脏器低灌注的风险。这些情况下,给予血管收缩剂是优选的,并且在改善动脉灌注方面可能比给予额外的液体更有效,特别是在对于全身血管阻力降低的肝硬化患者中。去甲肾上腺素是 α 和 β 肾上腺素受体激动药,在收缩内脏血管的同时降低肝静脉和下腔静脉阻力,增加内脏-下腔静脉压力差,改善内脏静脉回流,也能达到 LCVP 相似的效果,减少失血量。有研究表明,术中持续输注去甲肾上腺素 0.04~0.2μg/(kg·min)联合目标导向血流动力学管理(goal-directed haemodynamic therapy,GDHT)在肝部分切除术中能很好地维持血流动力学稳定,可有效减少术中输液量,改善患者组织灌注。但去甲肾上腺素的缩血管作用是否会影响微循环,从而影响患者的肾功能和肠道功能,目前尚无定论。

米力农作为一种磷酸二酯酶抑制剂,具有正性肌力作用和血管扩张作用。研究表明术中以 0.5μg/(kg·min)持续输注米力农能有效维持肝切除术中低中心静脉压,可以减少失血量,具有更好的血流动力学表现和促进术后恢复的益处。尽管其具有强有力的全身动脉血管舒张作用,但米力农通过正性肌力作用增强心脏功能使全身动脉压通常保持稳定,可以维持重要器官的灌注。减少肝脏手术失血量的另一种方法是静脉使用血管升压素,术中联合输注血管升压素和硝酸甘油可以降低门静脉和肝静脉血流量至基线的 55% 和 30%,换句话说也就是两者联合输注降低了门静脉压力以及肝切除手术期间血液向手术区域的门静脉流入,因此两者联合应用可能成为肝切除术中减少出血的潜在治疗方法。

因此,在 LH 中,目标导向下适量的容量复苏联合小剂量血管活性药物是维持血流动力学稳定、降低并发症的理想选择。

四、术中恶性不良事件预防及处理

(一)高碳酸血症和酸中毒

腹腔镜手术所需的 CO_2 气腹会引起机械通气时呼吸力学的变化,包括肺顺应性降低、气道峰压和平台压升高、

肺活量和功能残气量降低、肺不张和通气血流比例失调等，上述因素可能导致高碳酸血症和酸中毒，两者均为腹腔镜手术的最常见并发症。高碳酸血症和酸中毒密切相关，严重高碳酸血症可导致酸中毒。

高碳酸血症的发生经过两种途径，一是气体直接吸收入血，二是气腹压力大引起肺通气减少或静脉回流降低，当高碳酸血症严重时，甚至会出现广泛皮下气肿，这会导致更大的组织吸收表面积，从而导致更严重和更长时间的酸中毒。为了避免高碳酸血症，可在手术允许的情况下，尽量降低气腹压力，调整通气参数，适当的过度通气使 CO_2 排出，常规实施呼气末二氧化碳分压和动脉血气监测。

（二）气栓

由于 CO_2 气腹是手术必要条件，CO_2 气栓在 LH 中并不罕见，甚至可危及生命，特别是大范围和高难度部位的肝切除术。CO_2 栓塞属于气体栓塞的一种。CO_2 短时内大量进入血液引起肺栓塞，进而影响肺气体交换功能导致低氧血症、心室泵衰竭和心律失常等一系列临床综合征。由于低 CVP 和高气腹压是降低术中出血的要素，当向腹腔内吹气压力超过 CVP 时，会使患者容易发生 CO_2 栓塞。肝左、中、右静脉及其属支及肝段下腔静脉，其特点是管腔大，管壁薄，分支筛孔较多，易损伤撕裂，且缺乏防止血液反流的瓣膜装置，管壁固定于肝实质内不易收缩，出血难以控制；损伤后除有大出血风险，还有 CO_2 栓塞风险。短时间大量 CO_2 进入体循环时通常表现为呼气末二氧化碳分压突然降低、血压降低和心率加快。术中出现 CO_2 栓塞通常根据临床体征进行诊断。经食管超声心动图（trans-esophageal echocardiography，TEE）是目前监测 CO_2 栓塞最敏感的诊断方法。TEE 可以快速提供帮助确定 CO_2 栓塞的存在和程度，这将有助于进行适当的治疗和预测术后并发症。TEE 是将超声探头置入食管内，从心脏的后方向前近距离探查其心脏结构，可清晰显示上下腔静脉、心脏的内部影像。同时使用高分辨率的腹腔镜设备有助于手术和麻醉科医师及时发现静脉壁破损，并及时处理，也有助于对 CO_2 栓塞做出迅速诊断。

一旦怀疑 CO_2 栓塞时，应及时改用纯氧吸入，增加患者动脉血氧饱和度及外周组织的氧合，加快静脉输液速度，从而提高静脉内压力，同时备好血管活性药物等。对于病情较严重的可采用注射器通过中心静脉导管抽吸气泡，若心脏停搏时须及时心肺复苏。对于可见肝静脉破口，提醒外科医师及时用纱布覆盖封堵，以减缓 CO_2 大量快速进入循环；必要时降低气腹压力，或改为开腹手术以释放腹腔内气体，防止栓塞进一步恶化，但是改为开腹手术可能会增加出血风险。

五、术后镇痛管理

术后良好的镇痛与患者的早期康复密切相关，术后疼痛的有效控制和管理也是患者的主要关注点，术后疼痛的

生理反应可能会对患者康复产生不利影响。严重的疼痛会导致患者满意度降低、发病率和死亡率增加，也会增加患者的经济负担。虽然与开腹手术相比，腹腔镜肝切除术切口更小、疼痛更轻，但术后疼痛仍会影响部分患者的预后。

LH 后需常规镇痛，药物选择应个体化。目前临床上多采用多模式的镇痛方法如切口浸润、神经阻滞及镇痛药物。镇痛药物的使用是最常用的镇痛方法，镇痛药物包括阿片类、非甾体抗炎药等，其中芬太尼或舒芬太尼 PCIA 泵在一段时间内占据主导地位。由于两者均没有天花板效应，无论疼痛多么剧烈，增加药物剂量都能增强效果，但是，加大剂量会导致恶心、呕吐和呼吸抑制等不良反应的风险也相应增加。有研究表明联合使用帕瑞昔布可提供卓越的镇痛效果，显著降低患者静息和运动时的 VAS 评分，并能减少不良反应的发生。另有研究显示在肝切除术后单独使用鞘内注射吗啡可以减少术后前 24 小时内阿片类药物的总体消耗量，但布比卡因 5mg 与其联合使用不能提供更强的镇痛效果，反而会导致感觉和运动阻滞及刺痛感，因此，鞘内镇痛可能需要进一步研究以确定最佳方案。

超声引导下竖脊肌平面阻滞（erector spinae plane block，ESPB）是一种相对简单和安全的区域麻醉方法，可以有效地减轻胸部或上腹部手术患者的术后疼痛。有人报道 ESPB 在腹腔镜肝切除术后 24 小时内没有减少阿片类药物的消耗，但减少了麻醉后监护治疗室（postanesthesia care unit，PACU）中的补救性阿片类药物剂量。但也有学者认为 ESPB 可显著减少肝切除术中和术后阿片类药物的使用，并减少了术后恶心和呕吐的发生率。ESPB 可能是肝切除术中多模式镇痛应用的一个重要组成部分，可提供有效的镇痛和减少阿片药副作用，但仍需要进一步研究。也有学者发现右肋缘下行腹横肌平面阻滞可以比较广泛的阻断前腹壁神经，对腹腔镜肝切除患者镇痛效果较佳，不良反应发生率低。

六、小结

腹腔镜下肝切除术中血流动力学影响因素多，要求实施控制性低中心静脉压，围手术期如何保持血流动力学稳定是麻醉管理的难点；如何预防和及时处理严重不良事件是麻醉管理的重点。控制良好的低中心静脉压，可以创造清晰的术野、减少出血；稳定的血流动力学可以保护心、脑、肾等重要脏器功能，减少围手术期并发症，促进患者术后康复进程。

（谢言虎　张华明　柴小青）

参 考 文 献

[1] SUNG H，FERLAY J，SIEGEL RL，et al. Global Cancer Statistics 2020：GLOBOCAN Estimates of incidence and mortality worldwide for 36 cancers in 185 countries[J]. CA Cancer J Clin，2021，71（3）：209-249.

［2］ ROAYAIE S，JIBARA G，TABRIZIAN P，et al. The role of hepatic resection in the treatment of hepatocellular cancer ［J］. Hepatology，2015，62（2）：440-451.

［3］ KIM H，AHN S W，HONG S K，et al. Survival benefit of liver resection for Barcelona Clinic Liver Cancer stage B hepatocellular carcinoma［J］. Br J Surg，2017，104（8）：1045-1052.

［4］ BENSON 3RD A B，D'ANGELICA M I，ABBOTT D E，et al. NCCN Guidelines Insights：Hepatobiliary Cancers，Version 1. 2017［J］. J Natl Compr Canc Netw，2017，15（5）：563-573.

［5］ HIRVONEN E A，POIKOLAINEN E O，PÄÄKKÖNEN M E，et al. The adverse hemodynamic effects of anesthesia，head-up tilt，and carbon dioxide pneumoperitoneum during laparoscopic cholecystectomy［J］. Surg Endosc，2000，14（3）：272-277.

［6］ KOBAYASHI S，HONDA G，KURATA M，et al. An experimental study on the relationship among airway pressure，pneumoperitoneum pressure，and central venous pressure in pure laparoscopic hepatectomy［J］. Ann Surg，2016，263（6）：1159-1163.

［7］ SKYTIOTI M，ELSTAD M，SØVIK S. Internal carotid atery blood flow response to anesthesia，pneumoperitoneum，and head-up tilt during laparoscopic cholecystectomy ［J］. Anesthesiology，2019，131（3）：512-520.

［8］ GALIZIA G，PRIZIO G，LIETO E，et al. Hemodynamic and pulmonary changes during open，carbon dioxide pneumoperitoneum and abdominal wall-lifting cholecystectomy：A prospective，randomized study［J］. Surg Endosc，2001，15（5）：477-483.

［9］ RAMOS L P J，ARAÚJO R B，CASTRO M D C V，et al. Hemodynamic evaluation of elderly patients during laparoscopic cholecystectomy［J］. Rev Col Bras Cir，2018，45（2）：e1659.

［10］ Avadhani G K，Dharanesh B. Changes in liver function test after laparoscopic surgery［J］. International Journal of Surgery Science. 2019，3（1）：330-336.

［11］ 谭薇，韩园，钱栋臣，等. 正反 Trendelenburg 体位对气腹相关血流动力学变化的影响［J］. 中国现代医学杂志，2018，28（28）：89-94.

［12］ BELGHITI J，NOUN R，MALAFOSSE R，et al. Continuous versus intermittent portal triad clamping for liver resection：a controlled study［J］. Ann Surg，1999，229（3）：369-375.

［13］ FU S Y，LAU W Y，LI G G，et al. A prospective randomized controlled trial to compare Pringle maneuver，hemihepatic vascular inflow occlusion，and main portal vein inflow occlusion in partial hepatectomy［J］. Am J Surg，2011，201（1）：62-69.

［14］ MAN K，LO C M，LIU C L，et al. Effects of the intermittent Pringle manoeuvre on hepatic gene expression and ultrastructure in a randomized clinical study［J］. Br J Surg，2003，90（2）：183-189.

［15］ 周存才，英卫东，周新文，等. 肝脏血流分级阻断在肝切除术中的应用［J］. 中华肝脏外科手术学电子杂志，2019，8（2）：127-132.

［16］ WEI X，ZHENG W，YANG Z，et al. Effect of the intermittent Pringle maneuver on liver damage after hepatectomy：a retrospective cohort study［J］. World J Surg Oncol，2019，17（1）：142.

［17］ LIU T S，SHEN Q H，ZHOU YY，et al. Application of controlled low central venous pressure during hepatectomy：A systematic review and meta-analysis［J］. J Clin Anesth，2021，75：110467.

［18］ 程琪，朱鹏，廖威，等. 肝下下腔静脉阻断技术在机器人辅助腹腔镜肝切除术中的应用效果［J］. 中华外科杂志，2021，59（1）：18-23.

［19］ WU G，CHEN T，CHEN Z. Effect of controlled low central venous pressure technique on postoperative hepatic insufficiency in patients undergoing a major hepatic resection［J］. Am J Transl Res，2021，13（7）：8286-8293.

［20］ YU L，SUN H，JIN H，et al. The effect of low central venous pressure on hepatic surgical field bleeding and serum lactate in patients undergoing partial hepatectomy：a prospective randomized controlled trial［J］. BMC Surg，2020，20（1）：25.

［21］ PAN Y X，WANG J C，LU X Y，et al. Intention to control low central venous pressure reduced blood loss during laparoscopic hepatectomy：A double-blind randomized clinical trial［J］. Surgery，2020，167（6）：933-941.

［22］ 赵博，李乐，杨晨，等. 控制性低中心静脉压对老年患者腹腔镜肝叶切除术脑血管事件的影响［J］. 国际老年医学杂志，2020，41（3）：154-156.

［23］ RYCKX A，CHRISTIAENS C，CLARYSSE M，et al. Central venous pressure drop after hypovolemic phlebotomy is a strong independent predictor of intraoperative blood loss during liver resection［J］. Ann Surg Oncol，2017，24（5）：1367-1375.

［24］ WEINBERG L，MACKLEY L，HO A，et al. Impact of a goal directed fluid therapy algorithm on postoperative morbidity in patients undergoing open right hepatectomy：a single centre retrospective observational study ［J］. BMC Anesthesiology，2019，19（1）：135.

［25］ MIZUNOYA K，FUJII T，YAMAMOTO M，et al. Two-stage goal-directed therapy protocol for non-donor open hepatectomy：an interventional before-after study［J］. J

Anesth,2019,33(6):656-664.

[26] CORREA-GALLEGO C, TAN K S, ARSLAN-CARLON V,et al. Goal-directed fluid therapy using stroke volume variation for resuscitation after low central venous pressure-assisted liver resection:A randomized clinical trial [J]. J Am Coll Surg,2015,221(2):591-601.

[27] IMAI E, MOROHASHI Y, MISHIMA K, et al. A goal-directed therapy protocol for preventing acute kidney injury after laparoscopic liver resection:a retrospective observational cohort study[J]. Surg Today,2022.

[28] 梅习平,刘际童,王亚平,等. 以每搏量变异度为指导的液体治疗在腹腔镜精准肝切除术中的应用[J]. 中南大学学报(医学版). 2019,44(10):1163-1168.

[29] GAO X, XIONG Y, HUANG J, et al. The effect of mechanical mentilation with low tidal volume on blood loss during laparoscopic liver resection:A randomized controlled trial [J]. Anesth Analg, 2021, 132 (4): 1033-1041.

[30] JASKILLE A,SCHECHNER A,PARK K,et al. Abdominal insufflflation decreases blood loss and mortality after porcine liver injury[J]. J Trauma, 2005, 59(6):1305-1308;discussion 1308.

[31] KOBAYASHI S,HONDA G,KURATA M,et al. An experimental study on the relationship among airway pressure, pneumoperitoneum pressure, and central venous pressure in pure laparoscopic hepatectomy [J]. Ann Surg,2016,263(6):1159-1163.

[32] HUGHES M J,VENTHAM N T,HARRISON E M,et al. Central venous pressure and liver resection:a systematic review and meta-analysis[J]. HPB(Oxford),2015,17(10):863-871.

[33] GELMAN S, BIGATELLO L. The physiologic basis for goal-directed hemodynamic and fluid therapy:the pivotal role of the venous circulation[J]. Can J Anaesth,2018, 65(3):294-308.

[34] YANG P, GAO S, CHEN X, et al. Milrinone is better choice for controlled low central venous pressure during hepatectomy:A randomized, controlled trial comparing with nitroglycerin[J]. Int J Surg,2021,94:106080.

[35] Wisén E,SVENNERHOLM K,BOWN L S,et al. Vasopressin and nitroglycerin decrease portal and hepatic venous pressure and hepato-splanchnic blood flow[J]. Acta Anaesthesiol Scand,2018,62(7):953-961.

[36] MERLE E, ZAATARI S, SPIEGEL R. Is it the ph that matters? challenging the pathophysiology of acidemia in a case of severe hypercapnia secondary to intraoperative CO_2 insufflation[J]. Case Rep in Crit Care,2020,2020:1898759.

[37] OTT D E. Subcutaneous emphysema—beyond the pneumoperitoneum[J]. JSLS,2014,18(1):1-7.

[38] 胡永利,冉福林,菅志远. 腹腔镜气腹相关并发症及原因分析[J]. 腹腔镜外科杂志,2020,25(6):471-474.

[39] JEON S,HONG J M,LEE H J,et al. Paradoxical carbon dioxide embolism during laparoscopic hepatectomy without intracardiac shunt:A case report[J]. World J Clin Cases,2022,10(9):2908-2915.

[40] LIU Y,SONG X,SUN D,et al. Evaluation of intravenous parecoxib infusion pump of patient-controlled analgesia compared to fentanyl for postoperative pain management in laparoscopic liver resection[J]. Med Sci Monit,2018,24:8224-8231.

[41] BAN M,CHOI YS,KOO B N. Analgesic effect of intrathecal morphine combined with low-dose bupivacaine on postoperative analgesia after liver resection:A randomized controlled study [J]. J Pers Med, 2022, 12(2):211.

[42] KIM D, KIM J M, CHOI G S, et al. Ultrasound-guided erector spinae plane block for postoperative analgesia in laparoscopic liver resection:A prospective, randomised controlled,patient and observer-blinded study[J]. Eur J Anaesthesiol,2021,38(Suppl 2):S106-S112.

[43] HACIBEYOĞLU G, TOPAL A, KÜÇÜKKARTALLAR T, et al. Investigation of the effect of ultrasonography-guided bilateral erector spinae plane block on postoperative opioid consumption and pain scores in patients undergoing hepatectomy:a prospective, randomized, controlled study[J]. Sao Paulo Med J,2022,140(1):144-152.

[44] 凌泉,梁敬柱,李斌飞. 腹横肌平面阻滞应用于腹腔镜下肝癌切除术患者术后镇痛及对机体免疫功能的影响[J]. 中国内镜杂志,2019,25(9):36-40.

78 2021年产科麻醉新进展

麻醉科医师在产科麻醉中不仅为产妇提供剖宫产麻醉和分娩镇痛,同时也积极参与到产妇管理的各个方面,包括对产妇的术后疼痛管理,麻醉对母体和胎儿的影响,以及相关并发症的预防和管理。本文主要选取 2021 年国际产科麻醉新进展进行论述,包括感染新型冠状病毒肺炎产妇的麻醉、剖宫产麻醉、分娩镇痛、剖宫产术后镇痛及产科麻醉对胎儿和新生儿的影响。

一、新型冠状病毒肺炎与产科麻醉

严重的新型冠状病毒肺炎大流行对产科麻醉管理提出了新的挑战,先前的研究表明,许多感染新型冠状病毒肺炎的产妇无症状或者表现为呼吸急促、疲劳、充血和发热等可能被误认为是妊娠和分娩时常见的症状。和正常孕产妇相比,感染新型冠状病毒肺炎的产妇出现较差临床和妊娠结局的比例便更高,妊娠期间的生理变化,如肺不张、耗氧量增加和肺储备减少,可能使孕妇在任何呼吸系统疾病期间更容易发生不良后果,美国一项针对妊娠及孕产妇健康的大型回顾性研究($n = 473\ 902$)中,患有新型冠状病毒肺炎的孕妇($n = 8\ 584$)发生早产和死产的风险增加,此外文章也指出,随着孕妇年龄的增加,这些不良分娩结局的风险也相应增高。法国的一项多中心回顾性队列研究表明感染新型冠状病毒肺炎的产妇 ICU 入住率和机械通气率升高。在感染新型冠状病毒肺炎的危重症产妇的治疗上,早期提出使用鼻导管给氧和气管插管供氧两种方式进行治疗,认为需要快速升级为有创机械通气,其他方法最初并未用于临床治疗。随着经验的增加,使用高流量鼻导管给氧,持续气道正压通气和双水平气道正压通气的无创通气模式进行治疗逐渐得到推广,一旦建立了机械通气,俯卧位,高浓度一氧化氮吸入和体外膜氧合器(extracorporeal membrane oxygenation,ECMO)是进一步治疗的有效选择。

对于感染新型冠状病毒肺炎的孕产妇分娩镇痛或剖宫产麻醉管理的相关指南并没有太大变化。对于分娩镇痛,最基础的建议就是早期提供椎管内分娩镇痛,并确保硬膜外导管位置良好。对于需要剖宫产的孕妇,首选包括连续硬膜外麻醉(continuous epidural anesthesia,CEA),腰硬联合麻醉(combined spinal and epidural anesthesia,CSEA),单次脊椎麻醉(single spinal anesthesia,SSA)在内的椎管内麻醉方式,这是避免气管插管及拔管过程中病毒颗粒雾化及其他导致气道操作情况的首选方法。英国一项包括 6 家医院的横断面研究中列出了几项椎管内麻醉成为首选麻醉方式的原因:①良好的围手术期镇痛;②减少失血和输血;③降低血栓栓塞的风险;④减少呼吸道和手术部位感染;⑤减少困难气道的风险以及全身麻醉相关并发症的风险,如误吸和术中知晓;⑥实现更早的母婴皮肤接触。对妊娠产妇接种疫苗的安全性目前尚不明确,国外的研究表明孕妇接种疫苗后注射部位疼痛的比率更高,但是妊娠和新生儿不良结局的发生率与新型冠状病毒肺炎大流行之前相似,其中妊娠相关不良事件中最常见的是自然流产。此外有研究表明孕妇在孕晚期接种疫苗后产生的抗体可透过胎盘转移,这提示孕妇接种疫苗可能会为新生儿提供一定程度的保护。未来还需要更多观研究评估孕妇接种疫苗后的妊娠和新生儿结局,为新型冠状病毒肺炎的预防和治疗提供指导。

二、剖宫产麻醉

麻醉科医师在超声引导下进行硬膜外穿刺已经成为临床麻醉和疼痛治疗研究的热点之一,传统的椎管内麻醉穿刺部位的选择主要依靠触诊解剖标志,但是产妇妊娠期间的生理变化如腰椎前凸,软组织水肿和肥胖率增加,使得这种方法在操作上存在一定挑战,超声能够为椎管内穿刺提供可视化图像,尤其适用于妊娠合并肥胖等椎管内穿刺存在困难的产妇。和传统超声设备相比,手持式超声可自动识别腰椎标志物并提供解释,还可以预测皮肤距离硬膜外腔的深度,降低了初学者学习使用的难度,操作相对简便,同时在提高首次穿刺成功率,减少术后感觉异常的发生率等方面一样具有优势,尤其适用于肥胖产妇的椎管内麻醉。国内的一项随机对照试验比较了超声引导下对肥胖产妇进行 CSEA 剖宫产的不同穿刺路径路进行了比较,实验将 100 例接受剖宫产的肥胖产妇(BMI ≥ 30 kg/m²)分为正中入路组和旁正中入路组，并记录两组产妇首次穿刺成功率，中位定位时间和总操作时间，以及麻醉不良反应，麻醉后并发症和患者对硬膜外穿刺满意度，结果表明超声引导下旁正中入路穿刺法可以提高首次穿刺成功率，降低麻醉后并发症发生率，提高患者满意度，但是旁正中入路组患者中位定位时间和总操作时间长于正中入路组。然而，既往有研究表明在面对非肥胖产妇时，使用和不使用超声进行椎管内麻醉的成功率并没有显著差异，同时使用超声进行定位穿刺会导致总操作时间延长，这也阻止了超声在产科麻醉的广泛应用。

妊娠期血小板减少症定义为妊娠期间无并发症的产妇血小板计数<150×10^9/L，高达 12% 的产妇符合妊娠期血小板减少症的诊断标准，由于担心对血小板减少症患者进行椎管内阻滞会发生脊髓硬膜外血肿（这是一种罕见但严重的并发症，可能导致永久性神经损伤），血小板减少症长期以来被认为是椎管内阻滞的绝对或相对禁忌证。目前对于指导麻醉科医师是否对妊娠期血小板减少症患者进行椎管内阻滞剖宫产的高质量数据有限。最近，美国产科麻醉和围产科协会发布的关于产科血小板减少症患者椎管内阻滞的跨学科共识声明认为：如果产妇血小板计数≥70×10^9/L且无其他禁忌证或危险因素，进行椎管内阻滞发生脊髓硬膜外血肿的风险可能较低，并且在有临床指征的情况下，进行椎管内阻滞是合理的。在血小板减少症病因已知且血小板计数为（50~70）×10^9/L 的亚组中，需要在临床背景下进行个体化风险和获益分析，以确定是否需要进行椎管内阻滞。如果血小板计数低于 50×10^9/L，那么发生脊髓硬膜外血肿的风险可能增加，避免椎管内阻滞可能是合理的。和一般人群相比，孕妇低阈值血小板水平进行椎管内阻滞剖宫产可能相对安全，这可能与妊娠期间孕妇生理性高凝状态和年轻孕妇硬膜外间隙顺应性较高相关。

三、分娩镇痛

早期对产妇使用椎管内阻滞提供分娩镇痛可以提供可靠、快速和高质量的镇痛效果，并且对母亲和胎儿的严重副作用最小。CEA 和 CSEA 是分娩镇痛常用的椎管内麻醉方式，穿刺置管成功后在硬膜外间隙或者蛛网膜下隙给予稀释的局部麻醉药或者加上阿片类药物提供镇痛效果，但是硬膜外间隙或者蛛网膜下隙给予阿片类药物会导致瘙痒、恶心、呕吐、尿潴留、呼吸抑制的发生率增加。和使用阿片类药物相比，硬膜外间隙或者蛛网膜下隙使用右美托咪定联合局部麻醉药进行椎管内麻醉可以提供相似的镇痛效果，并且对产妇和胎儿没有明确的不良影响。最近，硬脊膜穿破硬膜外（dural puncture epidural，DPE）阻滞逐渐成为分娩镇痛的一种新选择，DPE 在操作上与 CSEA 相似，不同之处在于没有鞘内给药，同时 DPE 发生单侧阻滞的概率低，骶骨覆盖完善，并且副作用更少。Wahba Z 的研究表明不含阿片类药物的 CSEA 技术和 DPE 相比，硬膜外局部麻醉

药消耗量少，镇痛起效更快，并且二者副作用发生概率无显著差异。关于 DPE 是否优于传统分娩镇痛方式目前尚存在争议，但是当用阻力消失法判断穿刺针是否在硬膜外腔存在困难时，可以使用 DPE 技术，通过脑脊液回流辅助定位硬膜外腔。

目前有许多研究表明硬膜外分娩镇痛与产时发热相关，对这一现象具体原因目前尚不清楚，有两种假说对这一现象提出了解释，一种是胆碱能阻断机制，注入硬膜外间隙的局部麻醉药阻断了负责出汗和主动舒张血管的交感神经通路，从而限制了产妇皮肤热量的散失；第二种是免疫调节机制，硬膜外间隙的局部麻醉药物刺激了白细胞介素-6 的释放，从而增加促热原炎症途径的活性，或者抑制白细胞介素-1 受体拮抗剂的释放，从而降低抗热原炎症途径的活性，或两者兼有。刘波对椎管内阻滞分娩镇痛相关产时发热进行了系统综述，认为椎管内阻滞分娩镇痛相关产时发热会导致低 Apgar 评分，新生儿脑病等不良结局的发生概率增加。此外，也有研究表明硬膜外分娩镇痛所致产时发热可能会导致新生儿感染风险增加。发生新生儿脑病或者脑损伤的原因可能与免疫调节机制中白细胞介素-6 以及白细胞介素-1 对神经的损伤相关。但是 Sarah 等的研究表明目前并没有足够的证据表明硬膜外分娩镇痛所致产时发热会导致新生儿脑损伤的风险增加。关于产时发热的预防，目前有研究表明使用右美托咪定联合罗哌卡因用于分娩镇痛可降低产时发热的发生率。总的来说，硬膜外分娩镇痛会增加产时发热的发生概率，但是相关机制目前还不明确，产时发热与新生儿脑损伤之间的关系以及可采取的相关预防措施仍有待进一步研究。

四、剖宫产术后镇痛

剖宫产术后疼痛包括分娩后子宫复旧性收缩引起的强烈且持续的宫缩痛，手术切口导致的躯体痛以及创伤后炎性物质释放导致的炎性痛，如果不能得到及时的治疗，会导致一系列短期和长期的不良后果，如不愿喂养新生儿，早期下床活动受限，再次妊娠意愿下降，或腹部和盆腔的慢性疼痛症状。椎管内使用阿片类药物仍然是目前剖宫产术后镇痛最有效的方式，对术后的浅表和深部内脏疼痛均有很好的缓解，但是椎管内使用阿片类药物也有恶心、呕吐、延迟呼吸抑制等副作用。腰方肌阻滞和腹横肌平面阻滞是新型的躯干平面阻滞技术，他们在剖宫产术后疼痛管理中的作用目前仍在研究中，Michal 等将使用 0.5% 重比重布比卡因进行 SSA 剖宫产的产妇分为 3 组：在剖宫产术后给予腰方肌阻滞组、腹横肌平面阻滞组以及对照组，比较 3 组患者术后患者自控镇痛（patient controlled analgesia，PCA）装置吗啡消耗量，结果表明和对照组相比，这两种躯干阻滞方法都能降低疼痛严重程度，减少术后吗啡使用量，在控制术后急性疼痛方面两者并没有显著差异，但是腰方肌阻滞能够减轻术后慢性疼痛的严重程度。这与 El-Boghdadly 等的 meta

分析结果相同,在没有鞘内使用吗啡的情况下,这两种躯干阻滞方法的镇痛效果要优于对照组,但是在鞘内使用吗啡的情况下,这两种躯干阻滞方法提供的额外益处有限。此外,与腹横肌平面阻滞相比,腰方肌阻滞可将局部麻醉药物注射到腰方肌和竖脊肌之间的筋膜平面中,该空间与椎旁间隙相连,从而使得局部麻醉药能扩散至交感神经链在内的区域,并且腰方肌的位置更表浅,这使得它在超声下更容易找到,提高了操作的安全性,这使得腰方肌阻滞比腹横肌平面阻滞更具有优势。尽管腰方肌阻滞和腹横肌平面阻滞的术后镇痛效果不如鞘内使用阿片类药物,但是对于椎管内穿刺存在禁忌,拒绝椎管内穿刺,穿刺存在困难和全身麻醉下行剖宫产的产妇,可以选择这两种躯干阻滞技术缓解术后疼痛。

五、产科麻醉对胎儿和新生儿的影响

母乳被推荐为婴幼儿的最佳营养来源,早期进行母乳喂养可以为婴儿和母亲的健康提供显著的长期和短期的益处,但是关于椎管内麻醉或全身麻醉(general anesthesia,GA)对产后母乳喂养的影响目前仍存在争议,这主要是由于相关研究很难对影响母乳喂养的混杂变量(如对麻醉方式的选择,母乳喂养益处的宣教,社会支持等)进行控制。Philip 等对椎管内分娩镇痛对母乳喂养的影响进行了系统综述,文章一共纳入了 15 项研究,有 6 项实验表明椎管内分娩镇痛对母乳喂养和对照组(无镇痛或非椎管内镇痛)相比没有区别,有 6 项实验表明椎管内分娩镇痛组母乳喂养率显著下降,产后母乳喂养受到许多因素的影响,很难说明椎管内分娩镇痛和促进母乳喂养明确相关。Fazilet 等将在 GA 和脊椎麻醉(spinal anesthesia,SA)下进行剖宫产的产妇产后首次母乳喂养情况进行了研究,结果表明 SA 组产妇在产后半小时内的母乳喂养率要高于 GA 组,但是两组产妇的产后母乳喂养率均未达到理想水平。GA 后产妇母乳喂养时间推迟与 GA 后需要额外的苏醒时间相关。由于担心麻醉药物会进入母乳,有时会导致麻醉后中断母乳喂养,苯二氮䓬类药物和阿片类药物在多次给药后可能导致婴儿产生嗜睡或呼吸抑制,给药后需密切监护,但是目前围手术期使用的其他麻醉药物及非阿片类镇痛药物转移至母乳中的量极少,没有证据表明会对胎儿产生影响,建议在麻醉后继续进行母乳喂养。

自 2017 年以来美国食品药品监督管理局(Food and Drug Administration,FDA)发布了关于麻醉药物和大脑发育的警告,主要内容是在妊娠晚期或 3 岁以下儿童中,反复或长时间(超过 3 小时)使用全身麻醉剂或镇静剂可能会影响神经发育。目前关于麻醉药物对胎儿或新生儿神经功能影响的研究大多为实验室条件下进行的动物实验,这些研究表明全身麻醉使用的吸入性麻醉药和静脉麻醉药会导致神经损伤,但是 Bleeser T 等认为这些动物实验使用的药物剂量及暴露时间要高于临床应用的标准,并且多数麻醉是

在没有手术刺激的情况下进行的,这也与产科麻醉临床实际不相符,在临床实际应用中,麻醉所致的神经毒性可能不太严重。

妊娠期间的非产科手术并不少见,国外相关研究表明每年妊娠期间进行非产科手术的比例在 0.75% ~ 2%,主要为急性阑尾炎、胆囊炎、母体创伤和母体恶性肿瘤。妊娠期间的非产科手术对胎儿的可能影响包括早产、流产以及致畸等。韩国的一项大型回顾性研究对妊娠期间进行非产科盆腔手术的妊娠结局进行了分析,研究一共纳入了 9 417 例患者,结果表明妊娠期间进行非产科盆腔手术的患者发生早产、低出生体重等不良妊娠结局的风险更高,并且在腹腔镜下进行卵巢切除术的产妇发生早产及低出生体重的风险要低于开腹手术。但是另一项研究认为妊娠期间进行非产科手术的流产、早产发生率和正常人群相当。临床常用的麻醉药物如巴比妥类药物,丙泊酚,苯二氮䓬类药物,阿片类药物在临床剂量下给药时并不会产生致畸作用,N_2O 会抑制蛋白质合成中所必须的一种酶,甲硫氨酸合成酶的活性,相关的动物实验表明长期暴露于高浓度 N_2O 会产生致畸作用,但在临床实践中并不会使用如此大量的麻醉药物,并且也可选用其他吸入性麻醉药进行全身麻醉,局部麻醉药中只有可卡因在临床应用中可能产生致畸性。在妊娠前 2 周,胚胎处于预分化阶段,麻醉剂要么破坏胚胎的所有或大部分细胞,导致其死亡,要么只破坏少数细胞,胚胎能够恢复并不出现缺陷,因此在这阶段进行麻醉及手术并不会产生致畸作用,妊娠 2 周至 2 个月暴露于麻醉药物或其他因素最有可能发生先天性畸形,建议将择期手术推迟到至少妊娠 6 周之后进行。此外,胎儿正常的高代谢率依靠子宫胎盘血流灌注维持,因此围手术期麻醉中要保证充足的子宫胎盘血流,避免低血容量、高碳酸血症、低氧血症、贫血等生理性致畸事件的发生。妊娠期间进行非产科手术对胎儿的影响除了麻醉与手术因素外,还与母体自身健康状态密切相关(肥胖、吸烟等),随着麻醉技术的发展以及围手术期管理的提升,不应将妊娠视为麻醉的禁忌。

六、小结

在 2021 年,产科麻醉学领域的研究依然着重于提升产妇和新生儿的麻醉管理。感染新型冠状病毒肺炎的产妇发生不良妊娠和临床结局的风险增高,应早期进行椎管内分娩镇痛以及采用椎管内麻醉方式进行剖宫产手术,避免全身麻醉相关的气道操作,相关疫苗对产妇和胎儿的治疗及预防作用有待进一步研究。对于妊娠合并肥胖的产妇,使用超声引导进行椎管内麻醉能够提升穿刺成功率和患者满意度,并且手持式超声进一步降低了超声学习的难度,有利于超声在产科麻醉领域的推广应用,对妊娠期血小板减少症的围手术期处理有了新的指南指导。关于硬膜外分娩镇痛所致产时发热的机制,以及对新生儿神经功能的影响目前尚不明确,有待进一步研究。和椎管内使用阿片类药物

进行术后镇痛相比,腰方肌阻滞和腹横肌平面阻滞提供的镇痛效果有限,但是对于未行椎管内麻醉或在全身麻醉下行剖宫产的产妇,这两种躯干阻滞方法可作为多模式镇痛的一部分,提升术后镇痛效果。目前仍建议产妇在麻醉后继续进行母乳喂养,麻醉药物对胎儿及新生儿神经功能的影响仍需要更符合临床实际情况的动物实验或相关临床研究提供指导。

(徐渐 徐铭军)

参 考 文 献

[1] SUTTON D, WEN T, STANICZENKO A P, et al. Clinical and demographic risk factors for covid-19 during delivery hospitalizations in New York city [J]. Am J Perinatol, 2021, 38(8):857-868.

[2] ACKERMAN C M, NGUYEN J L, AMBATI S, et al. Clinical and pregnancy outcomes of COVID-19 among hospitalized pregnant women in the United States [J]. Open Forum Infect Dis, 2021, 9(2):ofab429.

[3] HKA B, AJ C, LB D, et al. Clinical, obstetrical and anaesthesia outcomes in pregnant women during the first COVID-19 surge in France:a prospective multicentre observational cohort study [J]. Anaesth Crit Care Pain Med, 2021, 40(5):100937.

[4] REINDORF M, NEWMAN J, INGLE T. Successful use of CPAP in a pregnant patient with COVID-19 pneumonia [J]. BMJ Case Reports, 2021, 14(3):e238055.

[5] RODDY J T, COLLIER W S, KURMAN J S. Prone positioning for severe ARDS in a postpartum COVID-19 patient following caesarean section [J]. BMJ Case Reports, 2021, 14(3):e240385.

[6] BARRANTES J H, ORTOLEVA J, O' NEIL E R, et al. Successful treatment of pregnant and postpartum women with severe COVID-19 associated acute respiratory distress syndrome with extracorporeal membrane oxygenation [J]. ASAIO J, 2021, 67(2):132-136.

[7] K BHATIA, M COLUMB, A BEWLAY, et al. The effect of COVID-19 on general anaesthesia rates for caesarean section. A cross-sectional analysis of six hospitals in the north-west of England [J]. Anaesthesia, 2021, 76(3):312-319.

[8] SHIMABUKURO T T, KIM S Y, MYERS T R, et al. Preliminary Findings of mRNA Covid-19 Vaccine Safety in Pregnant Persons [J]. New Eng J Med, 2021, 384(24):2273-2282.

[9] GILL L, JONES C W. Severe acute respiratory syndrome Coronavirus 2(SARS-CoV-2) antibodies in neonatal cord blood after vaccination in pregnancy [J]. Obstet Gynecol, 2021, 137(5):894-896.

[10] GOMAR C, FERNANDEZ C. Epidural analgesia-anaesthesia in obstetrics [J]. Eur J Anaesthesiol, 2015, 17(9):542-558.

[11] NI X, LI M, ZHOU S, et al. Accuro ultrasound-based system with computer-aided image interpretation compared to traditional palpation technique for neuraxial anesthesia placement in obese parturients undergoing cesarean delivery:a randomized controlled trial [J]. J Anesth, 2021, 35(4):475-482.

[12] 金昕煜,徐铭军.手持式超声引导剖宫产术患者硬膜外-脊椎穿刺的效果 [J]. 中华麻醉学杂志, 2021, 41(10):1258-1259.

[13] ZHOU Y, XU Z, LIU Z. Comparison of different approaches to combined spinal epidural anesthesia(CSEA) under the guidance of ultrasound in cesarean delivery obese patients:A randomized controlled trial [J]. Eur J Med Res, 2021, 26(1):106.

[14] MALIK T, MALAS O, THOMPSON A. Ultrasound guided $L_5 \sim S_1$ placement of labor epidural does not improve dermatomal block in parturients [J]. Int J Obstet Anesth, 2019, 38(C):52-58.

[15] GEORGE J N, MCINTOSH J J, REESE J A. Platelet counts during pregnancy [J]. New Eng J Med, 2018, 379(16):1581-1582.

[16] MOEN V, DAHLGREN N, IRESTEDT L. Severe neurological complications after central neuraxial blockades in Sweden 1990-1999 [J]. Anesthesiology, 2004, 101(4):950-959.

[17] BAUER M E, ARENDT K, BEILIN Y, et al. The Society for Obstetric Anesthesia and Perinatology Interdisciplinary Consensus Statement on Neuraxial Procedures in Obstetric Patients With Thrombocytopenia [J]. Anesth Analg, 2021, 132(6):1531-1544.

[18] BATEMAN B T, MHYRE J M, EHRENFELD J, et al. The risk and outcomes of epidural hematomas after perioperative and obstetric epidural catheterization:a report from the multicenter perioperative outcomes group research [J]. Anesth Analg, 2013, 116(6):1380-5.

[19] 刘颖,李丹,张海萍.舒芬太尼联合罗哌卡因和右美托咪定联合罗哌卡因在分娩镇痛中的效果比较 [J]. 国际麻醉学与复苏杂志, 2021, 42(07):708-711.

[20] LI G, WANG H, QI X, et al. Intrathecal dexmedetomidine improves epidural labor analgesia effects:a randomized controlled trial [J]. J Int Med Res, 2021, 49(4):0300060521999534.

[21] YADAV P, KUMARI I, NARANG A, et al. Comparison of dural puncture epidural technique versus conventional epidural technique for labor analgesia in primigravida

[J]. J Obstet Anaesth Crit Care,2018,8(1):24.

[22] LAYERA S,D BRAVO D,ALISTE J,et al. A systematic review of DURAL puncture epidural analgesia for labor[J]. J Clin Anesth,2019,53:5-10.

[23] BAKHET W. A randomized comparison of epidural,dural puncture epidural,and combined spinal-epidural without intrathecal opioids for labor analgesia[J]. J Anaesthesiol Clin Pharmacol,2021,37(2):231.

[24] MORTON S,KUA J,MULLINGTON C J. Epidural analgesia,intrapartum hyperthermia,and neonatal brain injury:a systematic review and meta-analysis[J]. Br J Anaesth,2020,126(2):500-515.

[25] MULLINGTON C J,LOW D A,STRUTTON P H,et al. Body temperature,cutaneous heat loss and skin blood flow during epidural anaesthesia for emergency caesarean section[J]. Anaesthesia,2018,73(12):1500-1506.

[26] ARROYO A G D,SANCHEZ J,PATEL S,et al. Role of leucocyte caspase-1 activity in epidural-related maternal fever:a single-centre,observational,mechanistic cohort study[J]. Br J Anaesth,2019,122(1):92-102.

[27] WOHLRAB P,BOEHME S,KAUN C,et al. Ropivacaine activates multiple proapoptotic and inflammatory signaling pathways that might subsume to trigger epidural-related maternal fever[J]. Anesth Analg,2020,130(2):321-331.

[28] 刘波,左云霞.椎管内阻滞分娩镇痛相关产时发热的研究进展[J].临床麻醉学杂志,2021,37(12):1314-1316.

[29] JIA L,CAO H,GUO Y,et al. Evaluation of epidural analgesia use during labor and infection in full-term neonates delivered vaginally[J]. JAMA network open,2021,4(9):e2123757-e2123757.

[30] SHALAK L F,LAPTOOK A R,JAFRI H S,et al. Clinical chorioamnionitis,elevated cytokines,and brain injury in term infants[J]. Pediatrics,2002,110(4):673-80.

[31] LI L,YANG Z,ZHANG W. Epidural dexmedetomidine for prevention of intrapartum fever during labor analgesia:a randomized controlled trial[J]. Pain Ther,2021,10(1):391-400.

[32] BORYS M,ZAMARO A,HORECZY B,et al. Quadratus lumborum and transversus abdominis plane blocks and their impact on acute and chronic pain in patients after cesarean section:a randomized controlled study[J]. Int J Environ Res Public Health,2021,18(7):3500.

[33] KANAZI G E,AOUAD M T,ABDALLAH F W,et al. The analgesic efficacy of subarachnoid morphine in comparison with ultrasound-guided transversus abdominis plane block after cesarean delivery:a randomized con-trolled trial[J]. Anesth Analgesia,2010,111(2):475-481.

[34] EL-BOGHDADLY K,DESAI N,HALPERN S,et al. Quadratus lumborum block vs. transversus abdominis plane block for caesarean delivery:a systematic review and network meta-analysis[J]. Anaesthesia,2021,76(3):393-403.

[35] 谢永香,倪洪湖,刘永材.腰方肌阻滞与腹横肌平面阻滞用于剖宫产术后镇痛的比较[J].中华疼痛学杂志,2021,17(06):632-637.

[36] PH A,SHH B,YB C,et al. Labor neuraxial analgesia and breastfeeding:An updated systematic review-Science Direct[J]. J Clin Anesth,2021,68:110105.

[37] KOCAÖZ F Ş,DESTEGÜL D,KOCAÖZ S. Comparison of the breastfeeding outcomes and self-efficacy in the early postpartum period of women who had given birth by cesarean under general or spinal anesthesia[J]. J Matern Fetal Neonatal Med,2021,34(10):1545-1549.

[38] MITCHELL J,JONES W,WINKLEY E,et al. Guideline on anaesthesia and sedation in breastfeeding women 2020[J]. Anaesthesia,2020,75(11):1482-1493.

[39] CREELEY C,DIKRANIAN K,DISSEN G,et al. Propo-fol-induced apoptosis ofneurones and oligodendrocytes in fetal and neonatal rhesus macaque brain[J]. Br J Anaesth,2013,110 Suppl 1(suppl_1):i29-38.

[40] GLUNCIC V,MORIC M,CHU Y,et al. In utero exposure to anesthetics alters neuronal migration pattern in developing cerebral cortex and causes postnatal behavioral deficits in rats[J]. Cereb Cortex,2019,29(12):5285-5301.

[41] BLEESER T,VEEKEN L,FIEUWS S,et al. Effects of general anaesthesia during pregnancy on neurocognitive development of the fetus:a systematic reviewand meta-analysis[J]. Br J Anaesth,2021,126(6):1128-1140.

[42] REITMAN E,FLOOD P. Anaesthetic considerations for non-obstetric surgery during pregnancy[J]. Br J Anaesth,2011,107 Suppl 1(suppl_1):i72-8.

[43] CHO H W,CHO G J,NOH E,et al. Pregnancy outcomes following laparoscopic and open surgery in pelvis during pregnancy:a nationwide population-based study in Korea[J]. J Korean Med Sci,2021,36(29):e192-e192.

[44] CHOI H N,NG B R J,ARAFAT Y,et al. Evaluation of safety and foeto-maternal outcome following non-obstetric surgery in pregnancy:a retrospective single-site Australian study[J]. ANZ J Surg,2021,91(4):627-632.

[45] FUJINAGA M,BADEN J M. Methionine prevents nitrous oxide-induced teratogenicity in rat embryos grown in culture[J]. Anesthesiology,1994,81(1):184-9.

［46］ ANTHONY S. Drugs in Pregnancy and Lactation：A Reference Guide to Fetal and Neonatal Risk，10th Edition ［J］. American Journal of Health-System Pharmacy，2015（14）：14.

［47］ WELLS P G，MCCALLUM G P，LAM K C H，et al. Oxidative DNA damage and repair in teratogenesis and neurodevelopmental deficits.［J］. Birth Defects Res C Embryo Today，2010，90（2）：103-9.

［48］ ACOG Committee Opinion No. 775：Nonobstetric surgery during pregnancy［J］. Obstet Gynecol，2019，133（4）：e285-e286.

79 双胎妊娠的血流动力学变化及剖宫产脊椎麻醉后低血压管理研究进展

数百年来,双胎妊娠一直吸引着科学家和公众的关注,主要原因是双胎妊娠对母亲和胎儿的健康影响重大。双胎妊娠的产妇患妊娠糖尿病、子痫前期和产后抑郁症等并发症的风险以及孕产妇死亡率均显著高于单胎妊娠产妇。此外,双胎胎儿更容易出现早产、低体重、死胎等。近年来,随着医疗辅助生殖技术的飞速发展,目前全世界双胎的绝对和相对数量已达到前所未有的高峰。据统计,全球每年约有160万对双胎婴儿出生。从20世纪80年代以来,全球双胎出生率约增加了1/3,从每1 000例分娩中的9.1例双胎增加到12例。双胎孕妇在妊娠期间的生理变化有别于单胎孕妇,其中与麻醉学科最密切相关的是不同妊娠阶段母体循环系统发生的一系列变化。

一、双胎妊娠期间循环系统变化

(一)血容量

从正常妊娠开始,母亲的心血管系统即随之发生一系列生理适应性变化,以满足胎儿和母亲的代谢需求。在妊娠早期,孕妇体内前列腺素、黄体酮和雌激素分泌增加,导致外周动脉血管舒张。母体产生的增加子宫灌注的松弛素和一氧化氮也是强大的血管舒张介质。血管的相对充盈不足刺激肾素-血管紧张素-醛固酮系统,导致水钠潴留,促进血浆容量的增加。妊娠早期孕妇血容量升高程度高于红细胞增多的程度。一方面,由于容量增加引起的稀释性贫血刺激母体心率增快;另一方面,前负荷增加导致心脏每搏输出量增加,并诱导心室壁重塑,促进利钠肽的释放,而利钠肽具有额外的血管舒张作用。一般而言,妊娠早期,产妇的血容量适度地增加;妊娠中期,产妇血容量明显增加;到妊娠晚期,血容量则增加不明显。妊娠产妇血容量的变化在不同产妇之间个体差异较大,以非妊娠期的血容量为参考基线,其血容量在妊娠后的变化范围在20%~100%。双胎妊娠产妇在妊娠期间生理性循环血容量增加更大。有研究显示,单胎妊娠产妇在妊娠晚期血容量比非妊娠期增加约1 570ml,与非孕时期相比血容量增加约48%,双胎妊娠产妇在妊娠晚期血容量比非妊娠期增加约1 960ml,与非孕时期相比血容量增加约为51%。

(二)心排血量及外周阻力

大量文献证据表明,妊娠期间母体的心排血量(cardiac output,CO)增加,但这种增加的程度和时间及根本原因一直是研究者们争论的主题。大多数研究认为CO在妊娠中期之前增加,但Atkins等认为在妊娠第12周之后,CO降低。基于心脏超声的横断面研究显示,多胎妊娠母体心排血量比单胎妊娠母体高。Kametas等的大型横断面研究发现,双胎孕妇的心排血量比单胎孕妇进一步增加大约20%,主要是因为双胎孕妇的每搏输出量和心率比单胎孕妇更高,分别高出15%和3.5%。Robson等利用多普勒超声心动图通过对20~36周的10例双胎妊娠和13例单胎妊娠孕妇进行研究发现,双胎孕妇的心排血量更高主要是因为心率的增加。Kuleva等运用心脏超声首次观察记录了单胎和双胎妊娠孕妇在不同妊娠阶段(20~23周,26~29周,30~33周)血流动力学的纵向变化情况。在单胎与双胎孕妇中,妊娠期间母体心排血量在纵向上显著增加,外周血管总阻力在纵向上显著降低。双胎和单胎孕妇的纵向心排血量增加主要是由于妊娠期间母体心率的进行性升高,而心脏每搏输出量在妊娠期间没有显著变化。这项研究还观察到双胎妊娠孕妇的平均动脉压和舒张压在妊娠期间明显增加,而在单胎中却并没有类似现象。与单胎妊娠相比,在双胎妊娠20~34周的三个阶段中,母体的心排血量更高,总外周血管阻力更低。随着妊娠的进展,双胎孕妇的心排血量增加15%,总外周血管阻力下降8%。在妊娠期间,双胎孕妇心排血量的增加主要依赖于母体心率的增快,其心率从妊娠第12周开始增加并于妊娠第30周达到顶峰,而产妇心脏每搏输出量在妊娠第20周以后几乎没有变化。由此可见,在腰硬联合麻醉期间,保证产妇心率处于麻醉前水平,对维持产妇血流动力学稳定及胎盘灌注具有重要意义。因此,相对于导致产妇反射性心率下降的去氧肾上腺素而言,具有β受体激动作用的去甲肾上腺素可能更适合用于预防剖宫产腰硬联合麻醉后低血压。

二、椎管内麻醉后产妇血流动力学变化

19世纪60年代,最早有理论认为椎管内麻醉后发生低血压的主要原因是腔静脉受压,妊娠子宫压迫腹盆腔大血管阻碍了下腔静脉的血液回流,导致心排血量减少,从而产生低血压。Asmussen等认为椎管内麻醉后,全身16%~20%的血容量重新分配到产妇双下肢,导致回心血流量下降,产生低血压。早期对椎管内麻醉后低血压的认识主要源于这两种引起产妇回心血流量减少,心排血量下降的机制。基于这两种低血压发生机制的主要治疗策略包括输注液体以增加有效循环血容量,抬高或挤压双下肢以增加静脉血液回流,左移子宫以避免腔静脉受压。但Sharwood-Smith和Drummon对静脉回心血流减少是剖宫产患者出现椎管内麻醉后低血压的主要原因这一观点提出质疑。他们认为,如果静脉回流减少是导致低血压的主要原因,那么在有效循环血容量本身就不足的子痫前期患者中,椎管内麻醉期间产妇出现低血压的风险将更高,但事实却并非如此。除此以外,麻醉前大量补液并不能降低低血压的发生率。Sharwood-Smith和Drummon由此否定了静脉回心血流量减少是剖宫产患者出现椎管内麻醉低血压的主要原因这一观点,并从子痫前期患者椎管内麻醉后低血压发生率低于健康产妇的现象中推断出,动脉血管张力下降是产妇接受椎管内麻醉后产生低血压的主要原因。

近年来,研究表明剖宫产腰硬联合麻醉对健康孕妇的典型血流动力学影响是全身血管阻力降低,心率和每搏输出量代偿性增加。Langesaeter使用有创血压及心排血量监测(LiDCOplus)技术,发现在腰硬联合麻醉开始后的最初15分钟内,产妇全身血管阻力显著降低,心排血量、心率和每搏输出量均增加。Ram等使用无创心排血量监测系统(NICaS)的研究显示,椎管内麻醉以后,产妇的心率较麻醉前增加约12%,心排血量增加约13%。交感神经被阻滞导致的外周小动脉扩张是腰硬联合麻醉后低血压的主要机制。产妇在妊娠期间平均动脉压一直低于非孕时期,提示妊娠期间血浆容量和心排血量的升高不足以抵消外周血管阻力的降低。椎管内麻醉以后,外周血管阻力的进一步下降很容易超过机体代偿能力,进而导致血流动力学紊乱。椎管内麻醉后交感神经被阻滞引起动静脉血管扩张,导致全身血管阻力降低,血液重新分布到内脏循环及下肢,右心室回心血流量减少,右心充盈减少触发心肌壁机械感受器,引起血管迷走神经Bezold-Jarisch反射,可导致突发的严重心动过缓、血管扩张甚至循环系统衰竭。

三、椎管内麻醉后低血压的危害

在产科麻醉的研究中,脊椎麻醉后低血压的定义多达15种,其中收缩压低于80%基线值或90mmHg是最常用的定义。剖宫产腰硬联合麻醉后低血压给产妇带来的常见不良影响主要包括恶心、呕吐、头晕,长期持续低血压会导致产妇心、脑等重要脏器供血不足。当患者心肌缺血时,最先受到影响的心内膜细胞功能发生紊乱,心肌电活动被破坏,导致心律失常;当患者脑灌注不足影响调控生命中枢的脑干时,最终将导致患者呼吸循环衰竭。据统计,南非2011—2013年麻醉死亡病例中超过一半的患者死于脊椎麻醉后低血压。脊椎麻醉后低血压除了危及产妇生命安全以外,对新生儿的健康也造成一定影响,如新生儿酸中毒、断脐后短暂性呼吸急促和脐带自由基生成。一项纳入了3 150例产妇的研究中,43.4%的产妇在剖宫产椎管内麻醉期间至少发生过一次低血压,而在这些产妇所分娩的婴儿中,3.4%发生了新生儿酸中毒;在持续低血压或严重低血压的产妇中,5.8%的新生儿发生了酸中毒。缺氧缺血引起新生儿大脑能量消耗增加、细胞外谷氨酸堆积和N-甲基-D-天冬氨酸受体激活等一系列反应,最终导致神经元死亡。脊椎麻醉后低血压持续时间超过2分钟,胎儿胎盘循环中的氧自由基明显增加。脊椎麻醉后低血压的发生及恢复对胎盘循环而言是一次缺血再灌注的打击。胎盘在缺血缺氧期间,黄嘌呤脱氢酶转化为黄嘌呤氧化酶;血流再灌注后,黄嘌呤氧化酶催化次黄嘌呤转化为包括氧自由基在内的一系列代谢产物。氧自由基干扰髓鞘前少突胶质细胞(premyelinating oligodendrocyte,pre-OL)成熟和分化为少突胶质细胞,从而导致大脑白质损伤。此外,胎儿出生以后其肺部液体的清除依赖于Ⅱ型肺泡细胞阿米洛利敏感性钠通道的钠吸收以及后续通过Na^+-K^+-ATP酶将钠离子释放至肺间质。这一过程可能会由于脊椎麻醉以后母体的低血压造成胎盘灌注不足导致胎儿体内ATP生成减少而受到破坏,最终导致肺内液体清除不足而发生新生儿呼吸急促甚至呼吸窘迫。

四、血管活性药物在脊椎麻醉后低血压的运用

(一)麻黄碱与去氧肾上腺素

最新的国际指南推荐应当将产妇脊椎麻醉后的收缩压维持在麻醉前基础血压的90%以上,并尽可能避免降至基础血压的80%以下。国际指南推荐预防性使用兴奋α-肾上腺素能受体的血管活性药物,辅以子宫左倾以及适当的液体输注等综合措施预防腰硬联合麻醉后低血压的发生。维持剖宫产术中血流动力学稳定的主流方法是使用血管活性药物。血管活性药物可直接对抗交感神经被阻滞后小动脉扩张引起的全身血管阻力下降。此外,通过提高静脉血管和内脏血管的血管张力,血管活性药物还可以维持静脉回流和心脏充盈。在产科麻醉临床实践中,常用的血管活性药物包括麻黄碱、去氧肾上腺素、去甲肾上腺素、间羟胺。不同国家和地区血管活性药物种类的选择及给药方法差异极大。尽管目前国际指南推荐使用去氧肾上腺素,但在世界范围内麻黄碱依然是最广泛用于治疗脊椎麻醉后低血压

的药物。麻黄碱具有较强 β_1 和 β_2 肾上腺素受体激动作用，微弱的 α 肾上腺素受体激动作用，它可直接激动肾上腺素能受体，也可促使肾上腺素能神经末梢释放去甲肾上腺素而间接激动肾上腺素能受体。动物研究表明麻黄碱比间羟胺更能维持子宫胎盘血流灌注，因而得以在早期作为产科麻醉一线用药，但在人体研究中，麻黄碱的使用导致胎儿酸中毒的概率增加。与麻黄碱相比，去氧肾上腺素较少通过胎盘屏障转移进入胎儿体内，在维持产妇血压稳定的同时，几乎对胎儿代谢不产生影响。Ngan Kee 等早期的研究发现在接受生理盐水、10mg、20mg 或 30mg 麻黄碱以预防脊椎麻醉后低血压的产妇中，接受 30mg 麻黄碱组产妇收缩压显著升高。在对照组、10mg、20mg 和 30mg 麻黄碱组中，脐动脉 pH<7.2 的患者比例分别为 11%、25%、42% 和 22%。研究结果表明，尽管麻黄碱的血压控制优于不使用麻黄碱，但麻黄碱使新生儿酸中毒的概率明显增加。Ngan Kee 等的另一项研究将麻黄碱与去氧肾上腺素不同比例混合以维持产妇脊椎麻醉后血压的研究发现，随着去氧肾上腺素比例的升高，术中产妇血压波动变小，新生儿酸中毒的比例降低。Veeser 等纳入 20 项临床试验包含 1 069 例受试者的 meta 分析发现，麻黄碱组与去氧肾上腺素组新生儿酸中毒（脐动脉 pH<7.2）的相对危险度为 5.29。麻黄碱增加新生儿酸中毒的风险使其逐渐退出产科麻醉的舞台。去氧肾上腺素是目前指南推荐的防治脊椎麻醉后低血压的一线用药，但去氧肾上腺素在升高母体血压的同时反射性降低母体心率，导致心排血量下降，影响胎盘灌注。

（二）去甲肾上腺素

去甲肾上腺素是 α 肾上腺素能受体激动剂，它和去氧肾上腺素有相似的血管收缩作用。与去氧肾上腺素不同的是，去甲肾上腺素有微弱的 β 肾上腺素能受体激动作用，这可以对抗由于激动 α 受体后血压升高引起的颈动脉窦、主动脉弓压力感受性反射引起的心动过缓。一项纳入了 104 例择期剖宫产患者的随机对照试验中，通过计算机控制输注 100μg/ml 的去氧肾上腺素或 5μg/ml 去甲肾上腺素以维持产妇血压。研究结果表明去甲肾上腺素和去氧肾上腺素有相似的维持血压的效果，但去甲肾上腺素可将产妇心率维持在与基础心率相差不大的水平。去甲肾上腺素能显著降低心动过缓的发生率，保证更高的心排血量，从而提高子宫胎盘的血流灌注。Ngan Kee 等研究发现接受去甲肾上腺素输注的产妇，其胎儿出生后脐静脉血 pH 和氧含量均高于去氧肾上腺素组，这可能与去甲肾上腺素增加了子宫胎盘血流及氧供有关。众多研究结果表明去甲肾上腺素用于预防产科脊椎麻醉后低血压具有较大的前景，由此而开展的关于去甲肾上腺素预防剖宫产脊椎麻醉后低血压的量效关系研究也逐渐增多。Fu 等通过剂量反应曲线得出去甲肾上腺素的 ED_{50} 和 ED_{90} 分别是 0.029μg/（kg·min）和 0.075μg/（kg·min）。另一项关于去甲肾上腺素量效关系的研究得出 ED_{95} 为 0.097μg/（kg·min），该研究结果表明在产妇中使用更高剂量的去甲肾上腺素是安全的，并推荐

使用 0.01μg/（kg·min）作为起始输注速率。不同的麻醉实施及麻醉管理方案，如麻醉平面，术中补液时机及种类等，是影响去甲肾上腺素量效关系的主要因素。因此，在参考去甲肾上腺素的有效剂量时应结合麻醉方案综合考虑。

（三）血管活性药物的给药方式

去氧肾上腺素的给药方法一直以来都有争议。George 等报道单次推注去氧肾上腺素预防椎管内麻醉后低血压的 ED_{90} 为 147μg。但值得注意的是，大多数麻醉科医师倾向于选择低于 ED_{90} 的剂量救治低血压，这种做法一方面可以降低一次性大剂量使用去氧肾上腺素导致的反应性高血压和心动过缓，另一方面可以为后续的重复用药提供空间。尽管间断推注的给药方法简单易行，但持续输注的给药方式可使患者体内的血药浓度趋于稳定，更有助于维持血流动力学稳定。在 Siddik-Sayyid 等比较非固定速率输注和单次推注去氧肾上腺素效果的研究中，去氧肾上腺素输注组的血压维持更接近于基线值，恶心、呕吐的发生率也更低。输注组需要麻醉科医师人为再次调控血压的次数更少，表明持续输注这一给药方式可减少麻醉科医师的工作量，便于临床使用。但持续输注也存在一定的缺陷，Heesen 等对预防性输注去氧肾上腺素的相关文献进行系统回顾发现，低血压发生风险低的患者接受预防性输注去氧肾上腺素时，易发生高血压等潜在不良反应。Mwaura 等的研究报道产妇接受按公斤体重输注去氧肾上腺素[0.5mg/（kg·min）]比固定速率输注（37mg/min）的低血压发生率更低（18.6% vs.35.2%）。虽然按体重输注药物有药理学意义，但其药物溶液配制较为烦琐，大多临床麻醉科医师为了操作简单更偏向于使用固定速率输注。此外，有研究报道了计算机自动控制药物输注系统，该技术通过闭环反馈控制输注去氧肾上腺素以调控剖宫产产妇术中血压波动。Ngan Kee 等的研究发现计算机控制单次推注去甲肾上腺素比计算机控制输注去氧肾上腺素治疗脊椎麻醉后低血压的效果更好，且计算机控制输注去甲肾上腺素比去氧肾上腺素能更精确地调控血压。

（银海英　黄瀚）

参 考 文 献

[1] BDOLAH Y,LAM C,RAJAKUMAR A,et al. Twin pregnancy and the risk of preeclampsia:bigger placenta or relative ischemia[J]? Am J Obstet Gynecol,2008,198(4): 428. e1-e6.

[2] CHOI Y,BISHAI D,MINKOVITZ C S. Multiple births are a risk factor for postpartum maternal depressive symptoms [J]. Pediatrics,2009,123(4):1147-1154.

[3] RAUH-HAIN J A,RANA S,TAMEZ H,et al. Risk for developing gestational diabetes in women with twin pregnancies[J]. J Matern Fetal Neonatal Med,2009,22(4):293-299.

[4] MONDEN C W S,SMITS J. Mortality among twins and

singletons in sub-Saharan Africa between 1995 and 2014: a pooled analysis of data from 90 Demographic and Health Surveys in 30 countries[J]. Lancet Glob Health, 2017, 5(7):e673-e679.

[5] MONDEN C, PISON G, SMITS J. Twin Peaks: more twinning in humans than ever before[J]. Hum Reprod, 2021, 36(6):1666-1673.

[6] HUNTER S, ROBSON S C. Adaptation of the maternal heart in pregnancy[J]. Br Heart J, 1992, 68(6):540-543.

[7] SEGAL M S, SAUTINA L, LI S, et al. Relaxin increases human endothelial progenitor cell NO and migration and vasculogenesis in mice[J]. Blood, 2012, 119(2):629-636.

[8] MASSOTH C, TOPEL L, WENK M. Hypotension after spinal anesthesia for cesarean section: how to approach the iatrogenic sympathectomy[J]. Curr Opin Anaesthesiol, 2020, 33(3):291-298.

[9] SPIELMAN F J, POPIO KA. Pregnancy and heart disease[J]. Circulation, 1982, 65(4):831-833.

[10] PRITCHARD J A. Changes in the blood volume during pregnancy and delivery[J]. Anesthesiology, 1965, 26:393-399.

[11] ATKINS A F, WATT J M, MILAN P, et al. A longitudinal study of cardiovascular dynamic changes throughout pregnancy[J]. Eur J Obstet Gynecol Reprod Biol, 1981, 12(4):215-224.

[12] ROBSON S C, DUNLOP W. When do cardiovascular parameters return to their preconception values[J]? Am J Obstet Gynecol, 1992, 167(5):1479.

[13] DUVEKOT J J, CHERIEX E C, PIETERS F A, et al. Early pregnancy changes in hemodynamics and volume homeostasis are consecutive adjustments triggered by a primary fall in systemic vascular tone[J]. Am J Obstet Gynecol, 1993, 169(6):1382-1392.

[14] SANGHAVI M, RUTHERFORD J D. Cardiovascular physiology of pregnancy[J]. Circulation, 2014, 130(12):1003-1008.

[15] VEILLE J C, MORTON M J, BURRY K J. Maternal cardiovascular adaptations to twin pregnancy[J]. Am J Obstet Gynecol, 1985, 153(3):261-263.

[16] ROBSON S C, HUNTER S, BOYS R J, et al. Hemodynamic changes during twin pregnancy. A Doppler and M-mode echocardiographic study[J]. Am J Obstet Gynecol, 1989, 161(5):1273-1278.

[17] KAMETAS N. Maternal cardiac function in twin pregnancy[J]. Obstet Gynecol, 2003, 102(4):806-815.

[18] KULEVA M, YOUSSEF A, MARONI E, et al. Maternal cardiac function in normal twin pregnancy: a longitudinal study[J]. Ultrasound Obstet Gynecol, 2011, 38(5):575-580.

[19] ORABONA R, PREFUMO F, ZANARDINI C, et al. Maternal functional hemodynamics in uncomplicated twin pregnancies: A longitudinal study using impedance cardiography[J]. Acta Obstet Gynecol Scand, 2019, 98(2):188-195.

[20] MIKAMI Y, TAKAI Y, ERA S, et al. Differences in home blood pressure and pulse rates between singleton and twin pregnancies[J]. J Int Med Res, 2018, 46(4):1496-1504.

[21] HOLMES F. Spinal analgesia and caesarean section: maternal mortality[J]. J Obstet Gynaecol Br Emp, 1957, 64(2):229-232.

[22] ASMUSSEN E, CHRISTENSEN E H, NIELSEN M. The regulation of circulation in different postures[J]. Surgery, 1940, 8(4):604-616.

[23] LEE J E, GEORGE R B, HABIB A S. Spinal-induced hypotension: Incidence, mechanisms, prophylaxis, and management: Summarizing 20 years of research[J]. Best Pract Res Clin Anaesthesiol, 2017, 31(1):57-68.

[24] SHARWOOD-SMITH G, DRUMMOND G B. Hypotension in obstetric spinal anaesthesia: a lesson from pre-eclampsia[J]. Br J Anaesth, 2009, 102(3):291-294.

[25] TAMILSELVAN P, FERNANDO R, BRAY J, et al. The effects of crystalloid and colloid preload on cardiac output in the parturient undergoing planned cesarean delivery under spinal anesthesia: a randomized trial[J]. Anesth Analg, 2009, 109(6):1916-1921.

[26] LANGESAETER E, DYER R A. Maternal haemodynamic changes during spinal anaesthesia for caesarean section[J]. Curr Opin Anaesthesiol, 2011, 24(3):242-248.

[27] LANGESAETER E, ROSSELAND L A, STUBHAUG A. Continuous invasive blood pressure and cardiac output monitoring during cesarean delivery: a randomized, double-blind comparison of low-dose versus high-dose spinal anesthesia with intravenous phenylephrine or placebo infusion[J]. Anesthesiology, 2008, 109(5):856-863.

[28] RAM M, LAVIE A, LEV S, et al. Cardiac hemodynamics before, during and after elective cesarean section under spinal anesthesia in low-risk women[J]. J Perinatol, 2017, 37(7):793-799.

[29] ROOKE G A, FREUND P R, JACOBSON A F. Hemodynamic response and change in organ blood volume during spinal anesthesia in elderly men with cardiac disease[J]. Anesth Analg, 1997, 85(1):99-105.

[30] CAMPAGNA J A, CARTER C. Clinical relevance of the

Bezold-Jarisch reflex［J］. Anesthesiology,2003,98(5):1250-1260.

［31］KlÖHR S,ROTH R,HOFMANN T,et al. Definitions of hypotension after spinal anaesthesia for caesarean section:literature search and application to parturients［J］. Acta Anaesthesiol Scand,2010,54(8):909-921.

［32］POWELL M F,MORGAN C J,CANTU J A,et al. Obesity and neonatal cord blood gas results at cesarean:effect of intraoperative blood pressure［J］. Am J Perinatol,2017,34(7):716-721.

［33］SINGH S,LUMBRERAS-MARQUEZ M I,FARBER M K,et al. Transient tachypnea of newborns is associated with maternal spinal hypotension during elective cesarean delivery:a retrospective cohort study［J］. Anesth Analg,2019,129(1):162-167.

［34］OKUDAIRA S,SUZUKI S. Influence of spinal hypotension on fetal oxidative status during elective cesarean section in uncomplicated pregnancies［J］. Arch Gynecol Obstet,2005,271(4):292-295.

［35］KNIGIN D,AVIDAN A,WEINIGER C F. The effect of spinal hypotension and anesthesia-to-delivery time interval on neonatal outcomes in planned cesarean delivery［J］. Am J Obstet Gynecol,2020,223(5):747 e1-747 e13.

［36］REYNOLDS F,SEED P T. Anaesthesia for caesarean section and neonatal acid-base status:a meta-analysis［J］. Anaesthesia,2005,60(7):636-653.

［37］VOLPE J J. Perinatal brain injury:from pathogenesis to neuroprotection［J］. Ment Retard Dev Disabil Res Rev,2001,7(1):56-64.

［38］MCCORD J M. Oxygen-derived free radicals in postischemic tissue injury［J］. N Engl J Med,1985,312(3):159-163.

［39］MARTINI S,CASTELLINI L,PARLADORI R,et al. Free radicals and neonatal brain injury:from underlying pathophysiology to antioxidant treatment perspectives［J］. Antioxidants(Basel),2021,10(12):2012.

［40］HELVE O,PITKÄNEN O,JANÉR C,et al. Pulmonary fluid balance in the human newborn infant［J］. Neonatology,2009,95(4):347-352.

［41］LAKSHMINRUSIMHA S,SAUGSTAD O D. The fetal circulation,pathophysiology of hypoxemic respiratory failure and pulmonary hypertension in neonates,and the role of oxygen therapy［J］. J Perinatol,2016,36 Suppl 2:S3-s11.

［42］KINSELLA S M,CARVALHO B,DYER R A,et al. International consensus statement on the management of hypotension with vasopressors during caesarean section under spinal anaesthesia［J］. Anaesthesia,2018,73(1):71-92.

［43］CAMPBELL J P,STOCKS G M. Management of hypotension with vasopressors at caesarean section under spinal anaesthesia-have we found the Holy Grail of obstetric anaesthesia? ［J］. Anaesthesia,2018,73(1):3-6.

［44］BUTWICK A J,COLUMB M O,CARVALHO B. Preventing spinal hypotension during Caesarean delivery:what is the latest? ［J］. Br J Anaesth,2015,114(2):183-186.

［45］DYER R A,BICCARD B M. Ephedrine for spinal hypotension during elective caesarean section:the final nail in the coffin? ［J］. Acta Anaesthesiol Scand,2012,56(7):807-809.

［46］RALSTON D H,SHNIDER S M,DELORIMIER A A. Effects of equipotent ephedrine,metaraminol,mephentermine,and methoxamine on uterine blood flow in the pregnant ewe［J］. Anesthesiology,1974,40(4):354-370.

［47］NGAN KEE W D,KHAW K S,LEE B B,et al. A dose-response study of prophylactic intravenous ephedrine for the prevention of hypotension during spinal anesthesia for cesarean delivery［J］. Anesth Analg,2000,90(6):1390-1395.

［48］HEESEN M,STEWART A,FERNANDO R. Vasopressors for the treatment of maternal hypotension following spinal anaesthesia for elective caesarean section:past,present and future［J］. Anaesthesia,2015,70(3):252-257.

［49］NGAN KEE W D,LEE A,KHAW K S,et al. A randomized double-blinded comparison of phenylephrine and ephedrine infusion combinations to maintain blood pressure during spinal anesthesia for cesarean delivery:the effects on fetal acid-base status and hemodynamic control［J］. Anesth Analg,2008,107(4):1295-1302.

［50］VEESER M,HOFMANN T,ROTH R,et al. Vasopressors for the management of hypotension after spinal anesthesia for elective caesarean section. Systematic review and cumulative meta-analysis［J］. Acta Anaesthesiol Scand,2012,56(7):810-816.

［51］NGAN KEE W D,KHAW K S,TAM Y H,et al. Performance of a closed-loop feedback computer-controlled infusion system for maintaining blood pressure during spinal anaesthesia for caesarean section:a randomized controlled comparison of norepinephrine versus phenylephrine［J］. J Clin Monit Comput,2017,31(3):617-623.

［52］KEE W D N. A random-allocation graded dose-response study of norepinephrine and phenylephrine for treating hypotension during spinal anesthesia for cesarean delivery[J]. Anesthesiology,2017,127(6):934-941.

[53] KEE W D N. The use of vasopressors during spinal anaesthesia for caesarean section[J]. Curr Opin Anaesthesiol,2017,30(3):319-325.

[54] KEE W D N,LEE S W,NG F F,et al. Randomized double-blinded comparison of norepinephrine and phenylephrine for maintenance of blood pressure during spinal anesthesia for cesarean delivery[J]. Anesthesiology,2015,122(4):736-745.

[55] VALLEJO M C,ATTAALLAH A F,ELZAMZAMY O M,et al. An open-label randomized controlled clinical trial for comparison of continuous phenylephrine versus norepinephrine infusion in prevention of spinal hypotension during cesarean delivery[J]. Int J Obstet Anesth,2017,29:18-25.

[56] KEE W D N,LEE S W Y,NG F F,et al. Prophylactic norepinephrine infusion for preventing hypotension during spinal anesthesia for cesarean delivery[J]. Anesth Analg,2018,126(6):1989-1994.

[57] SHARKEY A M,SIDDIQUI N,DOWNEY K,et al. Comparison of intermittent intravenous boluses of phenylephrine and norepinephrine to prevent and treat spinal-induced hypotension in cesarean deliveries:randomized controlled trial[J]. Anesth Analg,2019,129(5):1312-1318.

[58] KEE W D N. Norepinephrine for maintaining blood pressure during spinal anaesthesia for caesarean section:a 12-month review of individual use[J]. Int J Obstet Anesth,2017,30:73-74.

[59] XU W,DRZYMALSKI D M,AI L,et al. The ED50 and ED95 of prophylactic norepinephrine for preventing postspinal hypotension during cesarean delivery under combined spinal-epidural anesthesia:a prospective dose-finding study[J]. Front Pharmacol,2021,12:691809.

[60] GEORGE R B,MCKEEN D,COLUMB M O,et al. Up-down determination of the 90% effective dose of phenylephrine for the treatment of spinal anesthesia-induced hypotension in parturients undergoing cesarean delivery[J]. Anesth Analg,2010,110(1):154-158.

[61] SIDDIK-SAYYID S M,TAHA S K,KANAZI G E,et al. A randomized controlled trial of variable rate phenylephrine infusion with rescue phenylephrine boluses versus rescue boluses alone on physician interventions during spinal anesthesia for elective cesarean delivery[J]. Anesth Analg,2014,118(3):611-618.

[62] HEESEN M,KÖLHR S,ROSSAINT R,et al. Prophylactic phenylephrine for caesarean section under spinal anaesthesia:systematic review and meta-analysis[J]. Anaesthesia,2014,69(2):143-165.

[63] MWAURA L,MUNG'AYI V,KABUGI J,et al. A randomised controlled trial comparing weight adjusted dose versus fixed dose prophylactic phenylephrine infusion on maintaining systolic blood pressure during caesarean section under spinal anaesthesia[J]. Afr Health Sci,2016,16(2):399-411.

[64] KEE W D N,KHAW K S,NG F F,et al. Randomized comparison of closed-loop feedback computer-controlled with manual-controlled infusion of phenylephrine for maintaining arterial pressure during spinal anaesthesia for caesarean delivery[J]. Br J Anaesth,2013,110(1):59-65.

[65] KEE W D N,TAM Y H,KHAW K S,et al. Closed-loop feedback computer-controlled phenylephrine for maintenance of blood pressure during spinal anesthesia for cesarean delivery:a randomized trial comparing automated boluses versus infusion[J]. Anesth Analg,2017,125(1):117-123.

80 儿童手术室外镇静的研究进展

近年来,随着舒适化诊疗的不断发展,儿童在手术室外接受检查、诊断和小手术时镇静需求迅速增加,涵盖了消化内镜、放射学检查、心导管检查和口腔科等领域。但深度镇静期间患儿不能轻易被唤醒,对非伤害性刺激无反应而只对伤害性刺激有反应。独立维持通气功能的能力可能受损,患者可能需要辅助维持气道通畅,保护性气道反射也可能部分或完全丧失。"小儿并非成人的缩小版",由于儿童的解剖和生理特点与成人有很大不同,通常情况下与成人相比,对儿童实施手术需要更深层的镇静,虽然使用类似的药物,但儿童每单位体重需要的药物剂量通常更大。儿童的枕骨更大,屈曲头部容易造成上呼吸道梗阻,致面罩通气困难;儿童有相对较大的舌体和上呼吸道软组织,更容易堵塞气道;他们有较高的代谢需求,导致呼吸暂停后会快速进展成缺氧和高碳酸血症。所有这些因素都增加了儿童在手术室外进行镇静的挑战。本文将从术前评估与准备、镇静药物选择、监护设备和常见并发症几个方面对近年来的研究进展进行综述。

一、术前评估与准备

2019 年美国儿科学会指南推荐儿童镇静前评估应包括:①食物、药物过敏史和药物不良反应史;②用药史,包括处方、非处方药、中草药或违禁药物的给药剂量、时间、途径、部位等;③相关疾病、身体异常(包括遗传综合征)、增加气道阻塞可能性的神经功能障碍、肥胖、打鼾史或阻塞性睡眠呼吸暂停综合征、或唐氏综合征、马方综合征、骨骼发育不良等情况;④妊娠状况;⑤有早产史(可能与镇静后声门下狭窄或呼吸暂停倾向有关);⑥有癫痫发作史;⑦既往相关住院史;⑧镇静或全身麻醉史,有无并发症或意外反应;⑨相关家族史,特别是与麻醉相关的家族史(如肌肉萎缩、恶性高热、假性胆碱酯酶缺乏)。

镇静药物有可能损害保护性气道反射,特别是在深度镇静期间。虽然发生率很低,但如果患儿出现反流而不能保护气道,就可能发生肺误吸。因此,给予镇静前,医师应评估患儿的食物和液体摄入量。多年来,镇静患儿采取与全身麻醉儿童相同的禁饮食标准,即透明液体 ≥ 2 小时,母乳 ≥ 4 小时,牛奶、婴儿配方奶粉和清淡饮食 ≥ 6 小时,固体食物 ≥ 8 小时。2020 年国际程序性镇静促进委员会(International Committee for the Advancement of Procedural Sedation)的新指南认为目前实行的禁食通常大大超过推荐的时间阈值,并且产生不良后果,如易怒、脱水和低血糖。禁食不能保证空腹,也没有观察到误吸与遵守常见的禁食指南之间的联系。指南提出了一个新的儿童镇静禁饮食原则,建议每个患者在镇静前评估时首先根据患者特征、合并症、手术性质等相关的循证因素进行风险分类,然后根据极低、轻微或中度误吸风险的分类,推荐不同的禁饮食原则。指南同时建议对有高危因素的患儿采取严格的禁饮食策略,而对健康的低风险患儿适当缩短禁饮食时间。

二、镇静药物选择

为儿童进行深度镇静时,选择合适的药物是至关重要的,理想的儿童镇静药物特点是:快速起效、半衰期短、剂量依赖效应、维持气道反应性、维持自主呼吸和血流动力学稳定、无注射疼痛和可被逆转。过去几十年,咪达唑仑、水合氯醛和丙泊酚是儿童镇静的常用药物,然而并没有一种镇静药物具有儿童镇静所需的所有理想特征。近年来,新型药物如右美托咪定、艾司氯胺酮和瑞马唑仑的出现,由于其各自独特的药理特性,给儿童进行镇静提供了更多选择。

(一)右美托咪定

右美托咪定是一种选择性 α_2 肾上腺素受体激动剂,与其他镇静药物相比,右美托咪定在脑电图上产生的状态与非快速眼动睡眠极为相似,能提供与自然睡眠相似的镇静效果。右美托咪定具有保持自主呼吸、避免呼吸抑制和保持气道反应性的能力,因此是儿童,特别是有呼吸暂停、低通气或呼吸抑制风险儿童镇静的理想选择。在一项纳入558 例儿童患者(288 例使用右美托咪定治疗,276 例对照组)的 meta 分析中,右美托咪定与七氟烷联合使用可减少术后躁动。此外,由于鼻内使用右美托咪定没有咪达唑仑引起的不适,且具有很好的生物利用度,鼻内使用右美托咪定对于无创检查镇静很有吸引力。儿童口服水合氯醛镇静失败后，也可用右美托咪定滴鼻进行补救性镇静。一项纳入60例3~6岁儿童的前瞻性、随机、双盲研究显示，与单独雾化吸入氯胺酮或右美托咪定相比，联合雾化吸入低剂量氯胺酮与右美托咪定能产生更令人满意的镇静效果，且恢复更快，没有显著的副作用。尽管目前对儿童使用右美托咪定仍属于超说明书用药，但近十年来右美托咪定用于儿童的文献已较为丰富。由于其独特的药理作用，全面了解右美托咪定的药代动力学和药效学作用对于提高儿童镇静的安全性非常重要。

（二）艾司氯胺酮

艾司氯胺酮作为氯胺酮的右旋单体，具有和氯胺酮相似的镇静、镇痛和抗抑郁作用，同时由于氯胺酮的不良反应成剂量相关性，而艾司氯胺酮的给药剂量是消旋体的一半，不良反应更少。因此艾司氯胺酮近年来受到广泛重视。一项关于丙泊酚与不同剂量艾司氯胺酮联合用于接受上消化道内镜检查的研究表明，艾司氯胺酮0.5~1mg/kg静脉注射可以减少完成检查所需的丙泊酚的总剂量，并相应减少丙泊酚相关的血流动力学变化。然而，艾司氯胺酮1mg/kg静脉注射可能会突出艾司氯胺酮相关的不良事件，如高血压、谵妄、视觉功能障碍和呕吐。在儿童行下肢骨折手术中，艾司氯胺酮联合超声引导下神经阻滞与全身麻醉联合超声引导下神经阻滞相比，并发症明显减少。单独使用艾司氯胺酮用于儿童前臂骨折复位的镇静也显示出良好的效果。

（三）瑞马唑仑

瑞马唑仑是一种快速代谢、静脉注射的苯二氮䓬类镇静剂，兼具咪达唑仑的镇静特性和瑞芬太尼的代谢特性。它像咪达唑仑一样作用于GABA受体，像瑞芬太尼一样具有器官非依赖性代谢。因此与其他苯二氮䓬类药物一样可以用氟马西尼逆转，以迅速终止镇静作用，又可以通过独特的组织酯酶绕过细胞色素依赖的肝脏通路，快速代谢为无活性代谢物（羧酸代谢物）。在三项随机、双盲、多中心Ⅲ期临床试验中均显示了瑞马唑仑在手术室外镇静方面的有效性。此外，瑞马唑仑不会产生注射痛，而这在使用丙泊酚时很常见（18.7%），术中低血压发生率也明显低于丙泊酚。目前瑞马唑仑已在美国、欧盟和中国等地区批准用于诱导和维持成人的镇静。

尽管瑞马唑仑具有上述许多优点，但上述所有证据都来自于对成年人的研究。作者在MEDLINE中进行了全面的文献检索，没有一篇涉及瑞马唑仑用于儿童镇静的临床研究。在ClinicalTrials.gov（2022年6月22日）上搜索了正在进行的瑞马唑仑用于儿童的临床试验，发现了4项正在进行的瑞马唑仑用于儿科麻醉的临床试验，目前均处于招募阶段。张彤彤等在一项纳入70例2~6岁儿童的随机对照试验发现，在儿童门诊根管治疗术中使用瑞马唑仑复合丙泊酚与单独使用丙泊酚相比，可降低丙泊酚用量，缩短苏醒时间和PACU停留时间，降低呼吸抑制发生率，但镇静起

效时间延长。

三、监护设备

手术室外的检查室或治疗室通常没有手术室设备齐全，在2018年中国消化内镜质控中心和中国麻醉质控中心联合发布的《中国消化内镜诊疗镇静/麻醉操作技术规范》中监护设备仅要求配备常规监护仪，即间断血压监测、心电监测和脉搏血氧饱和度监测，必要时监测呼气末二氧化碳分压和/或有创动脉压力。由于儿童对缺氧的耐受差且用药异于成人，因此有必要进行更全面的监测。

可利用鼻面罩或鼻导管监测呼气末二氧化碳分压。在接受辅助吸氧的患者中，呼气末二氧化碳分压监测有助于在脉搏氧饱和度报警前几分钟识别呼吸暂停或气道梗阻，使早期干预成为可能。一项对镇静儿童的随机对照研究发现，使用呼气末二氧化碳监测可降低通气不足，使低氧饱和度发生率从7%降至1%。虽然由于密闭性等原因监测的假阳性警报程度很高，但它对完全气道阻塞或呼吸暂停的监测非常准确。将二氧化碳采样线贴在氧气面罩或鼻罩下将提供类似的信息；准确的测量值并不重要，重要的是要确定儿童在深度镇静下有没有出现呼吸暂停或气道梗阻。特别是对于在磁共振室或黑暗房间等较难近距离观察患儿的情况下，呼气末二氧化碳分压监测尤为重要。

目前脑电双频指数（bispectral index，BIS）已广泛应用于全身麻醉术中的麻醉深度监测。其原理是将脑电图的功率和频率经过双频分析做出的混合信息拟合成一个0~100的数字，来反映患者的意识状态。然而，这些算法是基于成年患者，并没有在不同年龄和不同大脑发育的儿童中得到验证。BIS数值与丙泊酚镇静深度相当吻合，但七氟烷和氯胺酮镇静下的数值可能会矛盾地上升，而不是下降。一项纳入248例儿童的研究显示，尽管在大多数儿童中，双谱指数可以区分轻度镇静和深度镇静，但目前还不能有效地区分深度镇静与中度镇静或深度镇静与全身麻醉。总之，目前BIS监测在儿童深度镇静时使用更多的被作为一种研究工具，而不作为常规使用。

四、常见并发症

一项纳入41篇文献13 883例儿童的meta分析显示，在儿童接受中至深度镇静中，不良事件发生率依次为：呕吐（5.55%）、烦躁（1.79%）、缺氧（1.48%）、呼吸暂停（0.71%），严重不良事件如气管插管是非常少见的，喉痉挛多发生在使用氯胺酮镇静时。尽管严重不良事件很少发生，但是仍然应该制定可能危及生命的不良事件抢救流程，如喉痉挛、呼吸暂停和气道梗阻等。研究表明，儿童通常会从预期的镇静水平过渡到更深的、非预期的镇静水平，使得麻醉科医师需要准备好从更深程度的镇静中抢救患儿，这一点对安全的镇静至关重要。例如，如果预期对患儿进行

中度镇静,麻醉科医师需要做好面对深度镇静相关不良事件的准备;如果预期对患儿进行深度镇静,麻醉科医师需要做好面对全身麻醉相关不良事件的准备。这意味着麻醉科医师必须能够识别不同程度的镇静,并拥有相关技能和与患儿年龄和大小适合的设备,必要时提供适当的心肺支持。

五、总结与展望

随着舒适化诊疗的不断发展,儿童在手术室外各项检查、诊断和治疗中将越来越多的使用镇静。为更舒适安全完成儿童镇静,我们需要做好更加细致的术前评估与准备,选择针对不同儿童和检查的最佳药物,严密监护并做好针对各种不良事件发生的准备。目前还没有针对儿童最安全、最有效的镇静药物或药物组合。几种新药针对儿童的研究都处在初步阶段,未来需要更多的大样本前瞻性临床研究。针对手术室外儿童镇静的监护设备也有待进一步的研发和验证,以适应各类检查和个体化需求。

(雷浩 李万鹏 苗良生)

参 考 文 献

[1] MAHMOUD M A, MASON K P. A forecast of relevant pediatric sedation trends[J]. Curr Opin Anaesthesiol, 2016, 29(Suppl 1): S56-S67.

[2] GROSS J B, BAILEY P L, CONNIS R T, et al. Practice Guidelines for Sedation and Analgesia by Non-Anesthesiologists[J]. Anesthesiology, 2002, 96(4): 1004-1017.

[3] KRAUSS B, GREEN S M. Procedural sedation and analgesia in children[J]. Lancet, 2006, 367: 766-780.

[4] SAHYOUN C, KRAUSS B. Clinical implications of pharmacokinetics and pharmacodynamics of procedural sedation agents in children[J]. Curr Opin Pediat, 2012, 24(2): 225-232.

[5] BELLOLIO M F, PULS H A, ANDERSON J L, et al. Incidence of adverse events in paediatric procedural sedation in the emergency department: a systematic review and meta-analysis[J]. BMJ Open, 2016, 6(6): e11384.

[6] COTÉ C J, WILSON S, PEDIATRICS A A O, et al. Guidelines for Monitoring and Management of Pediatric Patients Before, During, and After Sedation for Diagnostic and Therapeutic Procedures[J]. Pediatrics, 2019, 143(6): e20191000.

[7] WALKER R W M, ANDERSON B, ANDERSON B. Pulmonary aspiration in pediatric anesthetic practice in the UK: a prospective survey of specialist pediatric centers over a one-year period[J]. Pediatr Anesth, 2013, 23(8): 702-711.

[8] MALLORY M D, BAXTER A L, YANOSKY D J, et al. Emergency physician-administered propofol sedation: a report on 25,433 sedations from the pediatric sedation research consortium[J]. Ann Emerg Med, 2011, 57(5): 462-468.

[9] APFELBAUM J L, CAPLAN R A, CONNIS R T, et al. Practice Guidelines for Preoperative Fasting and the Use of Pharmacologic Agents to Reduce the Risk of Pulmonary Aspiration: Application to Healthy Patients Undergoing Elective Procedures[J]. Anesthesiology, 2011, 114: 495-511.

[10] GREEN S M, LEROY P L, ROBACK M G, et al. An international multidisciplinary consensus statement on fasting before procedural sedation in adults and children[J]. Anaesthesia, 2020, 75(3): 374-385.

[11] KAMAT P P, MCCRACKEN C E, SIMON H K, et al. Trends in outpatient procedural sedation: 2007-2018[J]. Pediatrics, 2020, 145(5): e20193559.

[12] MAHMOUD M, MASON K P. Dexmedetomidine: review, update, and future considerations of paediatric perioperative and periprocedural applications and limitations[J]. Br J Anaesth, 2015, 115(2): 171-182.

[13] MAHMOUD M, RADHAKRISHMAN R, GUNTER J, et al. Effect of increasing depth of dexmedetomidine anesthesia on upper airway morphology in children[J]. Pediatr Anesth, 2010, 20: 506-515.

[14] MAHMOUD M, JUNG D, SALISBURY S, et al. Effect of increasing depth of dexmedetomidine and propofol anesthesia on upper airway morphology in children and adolescents with obstructive sleep apnea[J]. J Clin Anesth, 2013, 25(7): 529-541.

[15] AMORIM M A S, GOVÊIA C S, MAGALHÃES E, et al. Effect of dexmedetomidine in children undergoing general anesthesia with sevoflurane: a meta-analysis[J]. Bra J Anesthesiol(English Edition), 2017, 67(2): 193-198.

[16] IIROLA T, VILO S, MANNER T, et al. Bioavailability of dexmedetomidine after intranasal administration[J]. Eur J Clin Pharmacol, 2011, 67(8): 825-831.

[17] LI B L, YUEN V M, SONG X R, et al. Intranasal dexmedetomidine following failed chloral hydrate sedation in children[J]. Anaesthesia, 2014, 69(3): 240-244.

[18] ZANATY O M, EL METAINY S A. A comparative evaluation of nebulized dexmedetomidine, nebulized ketamine, and their combination as premedication for outpatient pediatric dental surgery[J]. Anesth Analg, 2015, 121(1): 167-171.

[19] BAILEY C R. Dexmedetomidine in children-when should we be using it? [J]. Anaesthesia, 2021, 76(3): 309-311.

[20] TRIMMEL H, HELBOK R, STAUDINGER T, et al.

S(+)-ketamine［J］. Wien Klin Wochenschr,2018,130(9-10):356-366.

［21］ ZHENG X S,SHEN Y,YANG Y Y,et al. ED50 and ED95 of propofol combined with different doses of esketamine for children undergoing upper gastrointestinal endoscopy:A prospective dose-finding study using up-and-down sequential allocation method［J］. J Clin Pharm Ther,2022,47(7):1002-1009.

［22］ WANG J,PU M. Effects of esketamine combined with ultrasound-guided nerve block on cognitive function in children with lower extremity fractures［J］. Am J Transl Res,2021,13(7):7976-7982.

［23］ PATEL D,TALBOT C,LUO W,et al. The use of esketamine sedation in the emergency department for manipulation of paediatric forearm fractures:A 5 year study［J］. Injury,2021,52(6):1321-1330.

［24］ NJ P,LB Y,F S,et al. Safety and efficacy of remimazolam compared to placebo and midazolam for moderate sedation during bronchoscopy［J］. Chest,2019,155(1):137-146.

［25］ REX D K,BHANDARI R,DESTA T,et al. A phase Ⅲ study evaluating the efficacy and safety of remimazolam(CNS 7056) compared with placebo and midazolam in patients undergoing colonoscopy［J］. Gastrointest Endosc,2018,88(3):427-437. e6.

［26］ REX D K,BHANDARI R,LORCH D G,et al. Safety and efficacy of remimazolam in high risk colonoscopy:A randomized trial［J］. Digestive and Liver Disease,2021,53(1):94-101.

［27］ DOI M,MORITA K,TAKEDA J,et al. Efficacy and safety of remimazolam versus propofol for general anesthesia:a multicenter, single-blind, randomized, parallel-group, phase Ⅱb/Ⅲ trial［J］. J Anesth,2020,34(4):543-553.

［28］ LEE A,SHIRLEY M. Remimazolam:a review in proce-dural sedation［J］. Drugs,2021,81(10):1193-1201.

［29］ 张彤彤,邢飞,李岩,等. 瑞马唑仑复合丙泊酚用于患儿门诊根管治疗术镇静的效果［J］. 中华麻醉学杂志,2022,42(2):213-216.

［30］ 国家消化内镜质控中心,国家麻醉质控中心. 中国消化内镜诊疗镇静/麻醉操作技术规范［J］. 中华消化内镜杂志,2019,35(1):4.

［31］ LANGHAN M L,SHABANOVA V,LI F,et al. A randomized controlled trial of capnography during sedation in a pediatric emergency setting［J］. Am J Emerg Med,2015,33(1):25-30.

［32］ COTÉ C J,WAX D F,JENNINGS M A,et al. Endtidal carbon dioxide monitoring in children with congenital heart disease during sedation for cardiac catheterization by nonanesthesiologists［J］. Pediatr Anesth,2007,17(7):661-666.

［33］ BURTON J H,HARRAH J D,GERMANN C A,et al. Does end-tidal carbon dioxide monitoring detect respiratory events prior to current sedation monitoring practices? ［J］. Acad Emerg Med,2006,13(5):500-504.

［34］ COTÉ C J,WAX D F,JENNINGS M A,et al. Endtidal carbon dioxide monitoring in children with congenital heart disease during sedation for cardiac catheterization by nonanesthesiologists［J］. Pediatr Anesth,2007,17(7):661-666.

［35］ ROCHE D,MAHON P. Depth of anesthesia monitoring［J］. Anesthesiol Clin,2021,39(3):477-492.

［36］ MALVIYA S,VOEPEL-LEWIS T,TAIT A R,et al. Effect of age and sedative agent on the accuracy of bispectral index in detecting depth of sedation in children［J］. Pediatrics,2007,120(3):e461-e470.

［37］ GAMBLE C,GAMBLE J,SEAL R,et al. Bispectral analysis during procedural sedation in the pediatric emergency department［J］. Pediatr Emerg Care,2012,28(10):1003-1008.

81 小儿全身麻醉苏醒期躁动的研究进展

小儿苏醒期躁动(emergence agitation,EA)是小儿在全身麻醉苏醒期出现的一种轻微应激状态,是小儿麻醉中常见的问题。EA通常被描述为一种接受能力障碍(即使听到熟悉的声音或玩具也无法得到安慰)和感知能力障碍(对刺激的增强感知和过度活跃的运动行为)。其发生机制目前尚未明确,可能与多种因素相关,在小儿由于其中枢神经系统发育不完善,发生率更高。通常在麻醉苏醒后不久开始,平均(14±11)分钟,但据报道也有延迟发生(最长为苏醒后45分钟)。

EA可能导致手术伤口裂开、非计划拔管、再出血等不良后果,还可能引起患儿及医务人员受伤、增加护理人员的负担、延长住院日、降低了家长对治疗的满意度等。因此,EA越来越受到临床医师的关注。本文将从EA的评估、引起EA的危险因素、EA的防治措施等进行综述。

一、小儿苏醒期躁动的评估

小儿苏醒期躁动常用的评估与评分见表81-1、表81-2。

表81-1 Ricker镇静躁动评分

分值	描述	定义
7	危险躁动	拉拽气管插管,试图拔除各种导管,翻越床栏,攻击医务人员,在床上辗转反侧
6	非常躁动	需保护性约束并反复语言提示劝阻,咬气管插管
5	躁动	焦虑或身体躁动,经言语提示劝阻可安静
4	安静合作	安静,容易唤醒,服从指令
3	镇静	嗜睡,语言刺激或轻轻摇动能唤醒,并能服从简单指令,但又迅速入睡
2	非常镇静	对躯体刺激有反应,有自主运动,不能交流及服从指令
1	不能唤醒	对刺激无或仅有轻微反应,不能交流及服从命令

评分≥5分定义为苏醒期躁动。

表81-2 PEDA量表

行为	行为发生的频率				
	无	偶尔	经常	频繁	持续
患儿与医务人员有眼神交流	4	3	2	1	0
患儿的行为是有目的的	4	3	2	1	0
患儿关注周围环境	4	3	2	1	0
患儿烦躁不安	0	1	2	3	4
患儿哭闹无法安慰	0	1	2	3	4

PEDA评分≥10分,可以认为患儿出现苏醒期躁动,且评分越高,躁动程度越严重。

的儿童肥胖与三倍高的 EA 发生率相关。

二、引起小儿苏醒期躁动的危险因素

（一）术前儿童行为和焦虑

心理因素是引起 EA 的重要危险因素。Kain 等发现 EA 的发生与术前焦虑的存在及其强度之间存在着很强的统计学关联。而父母焦虑、兄弟姐妹人数较少、社交能力差、社会适应能力差、既往医疗经验质量差等都属于儿童术前焦虑的预测因素。

（二）手术方式

在眼科和耳鼻喉科手术之后，或是非疼痛性操作（如放射成像）的麻醉之后，EA 的发生率更高。麻醉时间较短以及由此产生的麻醉后快速苏醒被认为是导致苏醒期 EA 发生率高的潜在机制。Voepel-Lewis 等在对 EA 相关因素的调查中发现，耳鼻喉科手术和麻醉后迅速苏醒是 EA 的独立预测因素。另一项研究中表明，急诊手术也是小儿 EA 发生的危险因素，这可能与急诊手术病情较重、机体应激等相关。

（三）年龄

EA 常见于学龄前儿童，在 Aono J 等研究中，EA 在学龄前儿童中发生的频率更高（学龄前七氟烷组为 40%，学龄期七氟烷组为 11.5%），可能是因为学龄前儿童在心理上不如学龄期儿童成熟，当在陌生的环境中突然醒来时更加不能适应。

（四）吸入麻醉药

在小儿全身麻醉中，七氟烷是目前最常用的麻醉剂，与其他挥发性麻醉剂相比，具有更低的血液/气体分配系数、更少的气道刺激性、更少的心脏抑制作用以及更少的肝脏或肾脏毒性。然而，在麻醉结束后停用七氟烷阶段，易导致 EA 的发生。据报道，在接受七氟烷全身麻醉的儿童中，EA 发病率为 30%~80%。主要原因可能是七氟烷残余及从中枢神经系统清除的速率有差别，导致脑功能各部分恢复不同，听力和运动功能恢复较早，而认知功能恢复较晚，这种功能完整性的缺失影响小儿对外界刺激的反应及处理能力，从而导致精神及行为分离障碍。在一项 meta 分析中，与氟烷相比，七氟烷麻醉后 EA 的发生率更高（$OR = 2.21$，95% 置信区间 1.77~2.77）。

（五）严重肥胖及睡眠呼吸紊乱

严重肥胖及睡眠呼吸紊乱（sleep-disordered breathing, SDB）是 EA 的危险因素。近年来，肥胖以及 SDB 在儿童中的发病率不断增加。SDB 是指一系列气道和全身疾病，包括习惯性打鼾、阻塞性通气不足和阻塞性睡眠呼吸暂停（obstructive sleep apnea, OSA），Timothy Reynolds 等发现与无 SDB 的儿童相比，有 SDB 的儿童发生 EA 的概率明显更高（8.5% vs 4.5%；$OR = 1.98$，95% 置信区间 1.18~3.33；$P = 0.008$）。同样，与体重指数较低的同龄人相比，重度肥胖儿童的 EA 发生率显著较高（14.8% vs 5.0%；$OR = 3.29$，95% 置信区间 1.67~6.46；$P < 0.001$）。这项研究显示严重

三、预防小儿苏醒期躁动的措施

（一）术前心理干预

研究表明改善患儿术前焦虑状态可有效降低 EA。在一项随机对照研究中，手术结束后，通过耳机收听录制的母亲声音的患儿，相比于对照组（戴耳机，无听觉刺激），EA 发生率明显降低（32.8% vs 5.6%）。另一项研究发现，麻醉科医师指导学龄前儿童及其家长参观等候区、手术室、恢复室，让他们了解手术过程，展示仪器，解释麻醉诱导和恢复期间的感觉，并回答所有其他有关手术的问题，EA 发生率显著降低。因此，在日常麻醉工作中，麻醉科医师应注意多与患儿及家属沟通，改善其焦虑状态。

（二）喉罩及深麻醉下拔除喉罩

在全身麻醉中，喉罩较气管插管，对气道刺激小，患儿耐受性好。在 YC LEE 等的研究中，以七氟烷为麻醉剂的小儿脐下手术，相对于使用气管插管清醒下拔除的患儿，使用喉罩并在深麻醉下拔除喉罩的患儿，EA 发生率明显降低（21.4% vs 41.1%）。深麻醉下拔管可减少因害怕知道插管、无法说话以及心理上不成熟的患者（儿童）突然暴露在陌生环境中而引起躁动的发生率。

（三）咪达唑仑

当使用七氟烷作为麻醉剂时，咪达唑仑能降低术后 EA 发生率。在 Mari Kawai 等一项研究中，在手术结束前 30 分钟静脉予以咪达唑仑 0.1mg/kg 的患儿，相比于对照组（生理盐水组），苏醒期躁动明显减少。

（四）丙泊酚

丙泊酚是麻醉中常用的短效静脉麻醉剂，可用于麻醉诱导及麻醉维持。一项随机对照试验表明，七氟烷麻醉结束时，静脉注射丙泊酚 3mg/kg，相比于对照组（不注射丙泊酚），EA 发生率为（7% vs 29%，$P < 0.001$）。Andi 等研究发现，麻醉结束后静脉使用 0.5mg/kg 丙泊酚可有效降低接受七氟烷麻醉患儿的 EA 发生率。在另一项研究中，对于接受唇腭裂修复的患儿，使用丙泊酚诱导及术中麻醉维持，相对于使用七氟烷诱导及术中麻醉维持，丙泊酚组术后 EA 发生率明显减少。

（五）右美托咪定

右美托咪定是选择性 α_2 肾上腺受体激动剂，具有镇静作用，在围手术期，应用右美托咪定不仅能缓解患者紧张情绪，还能减少其他麻醉药物的用量，降低术后 EA 发生率。在麻醉诱导前 25~40 分钟使用右美托咪定 1μg/kg、2μg/kg 滴鼻均能提供有效的术前镇静，减轻儿童与父母分离的痛苦。此外，经鼻滴注 2μg/kg 的右美托咪定可提供更有效的术后镇痛和减少术后躁动，而不会延长术后恢复或引起严重不良事件。另一项研究发现，在全身麻醉诱导气管插管完成后，实验组患儿持续输注 0.2μg/(kg·h) 的右美托咪定，对照组则输注相同体积的生理盐水。与对照组相比，使

用右美托咪定可显著降低小儿扁桃体切除术 PACU 期的谵妄和躁动。

（六）镁剂

镁剂是一种中枢神经系统中 N-甲基-D-天冬氨酸（N-methyl-D-aspartate，NMDA）受体的拮抗剂，具有麻醉和镇痛作用。由于其血管扩张、抗心律失常和儿茶酚胺释放抑制作用，对应激的血流动力学反应具有调节作用，有助于减少对手术应激的反应。Abdulatif 发现，在七氟烷麻醉下腺扁桃体切除术患儿中，实验组患儿麻醉诱导后，接受静脉注射 30mg/kg 硫酸镁，再连续输注 10mg/（kg·h）硫酸镁，对照组患儿接受同等剂量的 0.9% 生理盐水，与对照组相比，使用硫酸镁组患儿 EA 发生率明显下降（36% vs 72%）。另一项研究也发现，在眼科手术中，患儿在 10 分钟内接受 30mg/kg 10% 硫酸镁溶液的初始静脉注射剂量，然后在手术过程中连续输注 10mg/（kg·h），相比于使用生理盐水的对照组患儿，EA 发生率明显降低。

（七）氯胺酮

氯胺酮是一种 N-甲基-D-天冬氨酸（NMDA）受体拮抗剂，是具有镇痛、镇静作用的麻醉药物。在最近的一项 meta 分析中，Ka Ting Ng 等分析了 13 项研究，包括 1 125 例患者，发现接受氯胺酮治疗的患儿 EA 发生率较安慰组降低（14.7% vs 33.3%；$OR=0.23$，95% 置信区间 0.11~0.46）。

（八）阿片类药物

阿片类药物是麻醉诱导及维持中常用的镇痛类药物，大量研究表明，阿片类药物能有效降低 EA 的发生率。在 Namo Kim 等的一项 meta 分析中，应用芬太尼可降低 EA。在儿童扁桃体手术中，Na 等比较研究了七氟烷与七氟烷-瑞芬太尼给药的影响，结果接受低浓度七氟烷联合瑞芬太尼者的 EA 发生率低于接受高浓度七氟烷而不使用瑞芬太尼者（26.1% vs 50%）。

（九）N_2O

七氟烷因其较低的血/气分配系数，能较快排出体外，易导致 EA，而 N_2O 的应用可减少七氟烷的最低肺泡有效浓度（minimal alveolar concentration，MAC）唤醒，并且由于 N_2O 血/气分配系数较低（0.47），MAC 较高（105%），故其麻醉性能较弱，在冲洗后可以快速去除。在 Shigehiro Shibata 等的研究中，两组麻醉均采用 5% 七氟烷诱导，2.5% 七氟烷和 N_2O 在氧气中维持。对照组在手术结束后立即停用七氟烷和 N_2O，实验组在 BIS 达到 80 后再停用 N_2O。实验组患儿苏醒期躁动评分显著降低。

（十）神经阻滞

疼痛被认为是七氟烷麻醉术后出现躁动（EA）的原因之一。Hong Wang 等研究发现，接受唇裂修复手术的儿童，手术开始时的眶下神经阻滞（1.5ml 0.25% 布比卡因）相比于对照组（眶下注射 1.5ml 生理盐水）可显著降低 EA 的发生率和 EA 的持续时间，并在不延迟七氟烷麻醉下拔管时间的情况下提供满意的术后镇痛。

综上所述，小儿苏醒期躁动是小儿全身麻醉后常见的问题，作为麻醉科医师，我们应从术前麻醉访视、术前、术中用药、麻醉方式等多方面综合制定麻醉方案，从而减少 EA 的发生。

（马韵　李芳　谭玲）

参 考 文 献

[1] REYNOLDS T, SANKARAN S, CHIMBIRA W T, et al. Severe obesity and sleep-disordered breathing as risk factors for emergence agitation in pediatric ambulatory surgery[J]. J Perianesth Nurs, 2018. 33(3):304-311.

[2] DAHMANI S, MANTZ J, VEYCKEMANS F. Case scenario:severe emergence agitation after myringotomy in a 3-yr-old child[J]. Anesthesiology, 2012. 117(2):399-406.

[3] RIKER R R, PICARD J T, FRASER G L. Prospective evaluation of the Sedation-Agitation Scale for adult critically ill patients[J]. Crit Care Med, 1999. 27(7):1325-1329.

[4] SIKICH N, LERMAN J. Development and psychometric evaluation of the pediatric anesthesia emergence delirium scale[J]. Anesthesiology, 2004. 100(5):1138-1145.

[5] KAIN Z N, CALDWELL-ANDREWS A A, MARANETS I, et al. Preoperative anxiety and emergence delirium and postoperative maladaptive behaviors[J]. Anesth Analg, 2004. 99(6):1648-1654.

[6] KAIN Z N, MAYES L C, O'CONNOR T Z, et al. Preoperative anxiety in children. predictors and outcomes[J]. Arch Pediatr Adolesc Med, 1996. 150(12):1238-1245.

[7] VOEPEL-LEWIS T, MALVIYA S, TAIT A R. A prospective cohort study of emergence agitation in the pediatric postanesthesia care unit[J]. Anesth Analg, 2003. 96(6):1625-1630.

[8] 黄丹辉, 王远胜, 黄俊伟, 等. 全身麻醉下腹腔镜小儿手术苏醒期躁动发生危险因素分析[J]. 医学理论与实践, 2020(22):3800-3801.

[9] AONO J, UEDA W, MAMIYA K, et al. Greater incidence of delirium during recovery from sevoflurane anesthesia in preschool boys[J]. Anesthesiology, 1997. 87(6):1298-300.

[10] NA H S, SONG I A, HWANG J W, et al. Emergence agitation in children undergoing adenotonsillectomy:a comparison of sevoflurane vs. sevoflurane-remifentanil administration[J]. Acta Anaesthesiol Scand, 2013. 57(1):100-105.

[11] YANG Y Y, ZHANG M Z, SUN Y, et al. Effect of recorded maternal voice on emergence agitation in children undergoing bilateral ophthalmic surgery:A randomised controlled trial[J]. J Paediatr Child Health, 2020. 56(9):1402-1407.

[12] ZHONG Q,QU X,XU C. Effect of preoperative visiting operation room on emergence agitation in preschool children under sevoflurane anesthesia[J]. Int J Pediatr Otorhinolaryngol,2018. 104:32-35.

[13] LEE Y C,KIM J M,KO H B, et al. Use of laryngeal mask airway and its removal in a deeply anaesthetized state reduces emergence agitation after sevoflurane anaesthesia in children[J]. J Int Med Res,2011. 39(6): 2385-2392.

[14] KAWAI M,KURATA S,SANUKI T, et al. The effect of midazolam administration for the prevention of emergence agitation in pediatric patients with extreme fear and non-cooperation undergoing dental treatment under sevoflurane anesthesia, a double-blind, randomized study[J]. Drug Des Devel Ther,2019. 13:1729-1737.

[15] COSTI D,ELLWOOD J,WALLACE A, et al. Transition to propofol after sevoflurane anesthesia to prevent emergence agitation:a randomized controlled trial[J]. Paediatr Anaesth,2015. 25(5):517-23.

[16] RAMLAN A A W,PARDEDE D K B,MARSABAN A, et al. Efficacy of 0. 5 mg/kg of propofol at the end of anesthesia to reduce the incidence of emergence agitation in children undergoing general anesthesia with sevoflurane [J]. J Anaesthesiol Clin Pharmacol,2020. 36(2):177-181.

[17] OMARA A F,ABDELRAHMAN A F,ELSHIEKH M L. Recovery with propofol anesthesia in children undergoing cleft palate repair compared with sevoflurane anesthesia [J]. Anesth Pain Med,2019. 9(3):e92076.

[18] LI L Q,WANG C,XU H Y, et al. Effects of different doses of intranasal dexmedetomidine on preoperative sedation and postoperative agitation in pediatric with total intravenous anesthesia undergoing adenoidectomy with or without tonsillectomy[J]. Medicine(Baltimore),2018. 97(39):e12140.

[19] LI H,ZHANG L,SHI M, et al. Impact of dexmedetomidine on pediatric agitation in the postanesthesia care unit [J]. J Perianesth Nurs,2018. 33(1):53-57.

[20] ABDULATIF M,AHMED A,MUKHTAR A, et al. The effect of magnesium sulphate infusion on the incidence and severity of emergence agitation in children undergoing adenotonsillectomy using sevoflurane anaesthesia [J]. Anaesthesia,2013. 68(10):1045-1052.

[21] LEE Y J,KIM B Y,PARK J H, et al. The effect of intraoperative magnesium sulphate infusion on emergence agitation after ambulatory ophthalmic surgery in children [J]. J Clin Med,2020. 9(12):4126.

[22] NG K T,SARODE D,LAI Y S, et al. The effect of ketamine on emergence agitation in children:A systematic review and meta-analysis[J]. Paediatr Anaesth,2019. 29 (12):1163-1172.

[23] KIM N,PARK J H,LEE J S, et al. Effects of intravenous fentanyl around the end of surgery on emergence agitation in children: Systematic review and meta-analysis [J]. Paediatr Anaesth,2017. 27(9):885-892.

[24] SHIBATA S,SHIGEOMI S,SATO W, et al. Nitrous oxide administration during washout of sevoflurane improves postanesthetic agitation in children[J]. J Anesth,2005. 19(2):160-163.

[25] WANG H,LIU G,FU W, et al. The effect of infraorbital nerve block on emergence agitation in children undergoing cleft lip surgery under general anesthesia with sevoflurane [J]. Paediatr Anaesth,2015. 25(9):906-910.

82 恶性高热的研究进展——机制、诊断与治疗

恶性高热(malignant hyperthermia,MH)是目前所知的唯一可由常规麻醉用药引起围手术期死亡的常染色体遗传性疾病。它是一种亚临床肌肉病,在易感个体中,平时无异常表现,但当麻醉中接触到挥发性麻醉药(如氟烷、异氟烷、七氟烷)和琥珀胆碱等药物后,药物会诱导细胞肌质网内储存的钙离子释放,由此产生的细胞内钙浓度的增加导致肌肉纤维收缩,使肌肉挛缩,产热急剧增加,体温迅速升高,同时产生大量乳酸和二氧化碳,出现酸中毒、低氧血症、高血钾、心律失常等一系列症状,严重时可致患者死亡。丹曲林是目前治疗恶性高热的唯一特效药。

一、恶性高热的病理生理基础

目前针对恶性高热的研究已统一确认其为神经肌肉疾病。细胞、动物实验和临床研究已经清楚地解释了恶性高热是由于骨骼肌内异常的细胞内钙稳态引起的。

(一)恶性高热中的骨骼肌兴奋-收缩偶联

关于恶性高热的骨骼肌机制传统观点在最新的研究中发现了可供商榷的地方。传统上,恶性高热危象的机制仅归因于暴露于触发剂后肌质网持续大量释放 Ca^{2+},而最新研究证实了一个假设,即在与恶性高热相关的小鼠模型中,瞬时受体电位阳离子(transient receptor potential cation,TRPC)通道是 Ca^{2+} 失调的重要贡献者。2020 年,Jose Rafael Lopez 等在恶性高热的 RyR1-p. G2435R 敲入鼠模型中测试了瞬时受体电位阳离子通道在引起恶性高热易感肌肉的细胞内钙和钠超载中发挥关键作用的假设。发现表达 RyR1-p. G2435R 的小鼠骨骼肌对 TRPC3/6 通道激活剂的细胞外 Ca^{2+} 依赖性反应显著增强,通过在恶性高热期间局部给予 TRPC 通道阻滞剂表明,骨骼肌中细胞内静息钙的大部分增加来自细胞外空间,而不是肌质网中储存的。

迄今为止的研究进展已经证实了骨骼肌线粒体、肌质网、Ca^{2+} 浓度在恶性高热发生过程中组成了复杂的影响网络。如 2019 年 Simona Boncompagni 等证实了哺乳动物的骨骼肌中线粒体和肌质网之间的物理和功能交叉。早在 1974 年发表的论文中,研究者就将药理学诱导的体外肌肉挛缩用作研究恶性高热的生化基础模型。在 15 例易感受试者中,氟烷、琥珀胆碱和氯化钾均产生了异常的肌肉挛缩,其中咖啡因引起的挛缩大于正常。挛缩仅在细胞外钙离子存在下具有可重复性。这种不同的药理学刺激都诱导了受影响肌肉的挛缩,这一事实表明,恶性高热中肌肉细胞的基本异常是钙离子与肌质网膜和肌膜的结合受损。当这些膜暴露在氟烷、琥珀胆碱和其他麻醉剂中后,会导致钙迅速而异常地大量释放到肌质中,这反过来又引起了该综合征的临床特征。同样,1975 年研究者通过对恶性高热易感猪的观察,发现恶性高热易感猪的线粒体中钙摄取量明显低于正常水平,但体外氟烷没有显著改变。这些结果表明,猪恶性高热的缺陷和线粒体膜有关,因为钙通常与该膜的磷脂晶格形成有关。在 1985 年,研究者针对 4 例发生恶性高热危象后 15 天至 4 个月的对照受试者,在局部麻醉下对他们进行了肋间肌肉活检。通过使用 Ca^{2+} 选择性微电极测定患者骨骼肌中的游离 Ca^{2+},发现从恶性高热患者获得的肌肉纤维中的游离胞质 Ca^{2+} 为(0.39 ± 0.1)μmol/L(平均值$\pm$SEM,$n=18$),而在对照组中为(0.11 ± 0.02)μmol/L($n=10$)。这些结果均表明,恶性高热可能与肌质游离静息钙浓度异常高有关,研究人员推测这可能是由于质膜或肌质网的功能缺陷。此后几十年的研究进展陆续验证了该假设。

由于目前所发现的与恶性高热相关的疾病几乎都是肌病,因此可以推测这和其神经肌肉疾病的性质存在联系。与恶性高热相关的基因主要有 *RyR1* 和 *CACNA1S*。早在 1998 年 Denborough M 发表在 *Lancet* 的文章就已经讨论了与恶性高热易感性(malignant hyperthermia susceptibility,MHS)相关的肌病,其中提到了三种:中央轴突症(central core disease)、King-Denborough 综合征和"Evans 肌病"。这三种肌病都是通过同一基因 *RyR1* 的突变联系在一起的。后来又发现了其他由 *RyR1* 突变引起的疾病,如先天性肌病和线粒体肌病、多微核肌病和中心核肌病。而 *CACNA1S* 基因突变主要引起低钾周期性瘫痪,也可引起先天性肌病、横纹肌溶解和无症状高血钾。其中,劳损性横纹肌溶解症与恶性高热之间的关系一直是研究热点,这些劳损性横纹肌

溶解症的病例描述了充满肌肉的正常男性在经过标准量的体力活动后发生横纹肌溶解的症状，有时该症状还受炎热的天气条件或热带病毒疾病的影响。2017年Antonio Michelucci等的研究证明剧烈运动会在易患恶性高热的小鼠中引发危及生命的反应。2022年，为了确定容易导致劳累性热病（exertional heat illness，EMI）和恶性高热的全新遗传变异，Yukari Endo等对患有EHI/MH及咖啡因-氟烷收缩试验异常的队列进行了基因组测序，发现了ASPH（一种兴奋-收缩偶联的调节器）中罕见的致病性杂合变异，最终证明了ASPH变体是造成EHI和MH易感性的一个新原因。

关于与恶性高热相关的基因研究将在后文详细叙述。

（二）恶性高热中的基因突变

本部分将叙述恶性高热对正常骨骼肌兴奋-收缩偶联机制的影响，并探讨*RyR1*突变、钙调蛋白、肌集钙蛋白和肌质网在其中的作用。

1. 恶性高热与骨骼肌兴奋-收缩偶联 在正常的骨骼肌中，当一个动作可能扩散到肌肉细胞的横小管时，会激活一种特殊类型的电压门控钙离子通道，称为肌层L型钙离子通道（L-type Ca^{2+} channel）或二氢吡啶受体（dihydropyridine receptor，DHPR）。激活的DHPR发生构象改变，并与雷诺丁受体受体（ryanodine receptor，RyR）1，一种分布于肌质网膜上的Ca^{2+}通道发生反应。当RyR1激活并开放后，Ca^{2+}从肌质网释放到细胞质中，从而导致肌肉收缩。这就是骨骼肌正常收缩耦合所必须的激发过程。而在恶性高热易感人群中，由于*RyR1*基因的突变，常常导致过量的Ca^{2+}释放，细胞内Ca^{2+}异常增加，当达到肌原纤维收缩和肌肉僵硬的阈值时，便会发展为恶性高热危象。

2. *RyR1*突变在恶性高热中的作用 *RyR1*突变赋予恶性高热易感性的确切分子机制尚不清楚。但与非易感性肌肉相比，表达恶性高热*RyR1*突变的肌肉的一个共同特征是人类和动物模型中静息细胞内的钙浓度都有增加。*RyR1*的不同区域是MH引起突变的靶点。显性*RyR1*突变是导致MH的主要原因。

2016年Erick Omar Hernandez-Ochoa等总结了RyR1的活性受Ca^{2+}调节的过程。通过分子偶联RyR1释放的Ca^{2+}可以通过一个被称为Ca^{2+}诱导Ca^{2+}释放的过程在近距离激活Cav1.1-uncoupled RyR1（电压依赖性钙通道非偶联型RyR1）或通过相邻RyR1之间的别构作用。肌膜和T小管系统的膜去极化也通过Cav1.1激活Ca^{2+}内流。但它不是成人骨骼肌中主动离心收缩（eccentric contraction）的必要条件。随后，Ca^{2+}释放在去极化过程中通过Ca^{2+}诱导的RyR1失活（一种负反馈机制）减少，并最终通过膜复极化终止，通过逆转Cav1.1电压传感器的激活，驱动Cav1.1（电压依赖性钙通道）回到封闭状态。肌肉松弛时，Ca^{2+}通过肌质-内质网ATP酶（sarcoplasmic-endoplasmic reticulum calcium atpase，SERCA）运输回肌质网。这些过程防止Ca^{2+}的连续内流，使其恢复初始的静止状态，并允许兴奋-收缩偶联循环重复。

3. 蛋白质在恶性高热中的作用 在恶性高热发病机制中发挥作用的蛋白质主要有钙调蛋白、肌集钙蛋白。

骨骼肌钙释放通道（RyR1）实质上是一种Ca^{2+}结合蛋白，由另一种Ca^{2+}结合蛋白钙调蛋白调节。钙调蛋白（calmodulin）与RyR1相互作用的功能结果依赖于Ca^{2+}浓度。在纳摩尔（nanomolar，nmol）Ca^{2+}浓度下，钙调蛋白是一种激活剂，但在微摩尔（micromolar，μmol）Ca^{2+}浓度下，钙调蛋白是RyR1的抑制剂。研究证明，无Ca^{2+}钙调蛋白增强了RyR1对Ca^{2+}的亲和力，而当Ca^{2+}与钙调蛋白结合，钙调蛋白便将从激活剂转化为抑制剂。此外，Ca^{2+}结合到RyR1会增强其对无Ca^{2+}的钙调蛋白和与Ca^{2+}结合的钙调蛋白的亲和力。总之，在纳摩尔Ca^{2+}浓度下，Ca^{2+}无钙调蛋白使RyR1对Ca^{2+}敏感。随着胞质Ca^{2+}的增加，钙调蛋白结合到RyR1，结合Ca^{2+}，并经历了抑制RyR1活性的构象变化。这就是钙调蛋白调节骨骼肌兴奋-收缩偶联的方式。

Carlo Manno等证实肌集钙蛋白（calsequestrin）是唯一已知的以循环储存和供应钙为主要作用的蛋白质，还是目前唯一已知的用于可逆离子缓冲的蛋白质。除了存储钙外，肌集钙蛋白还被认为可以调节多种功能。除了缓冲作用，肌集钙蛋白和肌集钙蛋白样同源物还广泛分布于各种细胞、组织、动物和植物，以及与其突变相关的心脏和骨骼肌疾病的多样性。具体到恶性高热方面，由于突变体显示钙释放时间的改变，肌集钙蛋白被认为调节了RyR释放通道的门控。

4. 肌质网在恶性高热中的作用 在静止状态下，肌集钙蛋白先在肌质网内聚合，然后再解聚释放，从而在体外结合大量的钙。当Ca^{2+}下降时，肌集钙蛋白解聚；当钙消耗（calcium depletion）最大时（通过肌质网钙释放通道打开药物达到的条件），肌集钙蛋白解聚完全；当钙消耗有限时（疲劳刺激、长期去极化或低药物浓度施加的条件），肌集钙蛋白只部分解聚。通过荧光和电子显微镜成像，Carlo Manno等发现在完全耗尽的细胞中，钳合蛋白（sequestrin）的大量运动伴随着剧烈的肌质网形态学变化。但当细胞部分耗尽时，没有发现肌质网的形态改变。研究结果支持了肌集钙蛋白通过构象诱导关闭肌质网通道终止钙释放的作用。由肌集钙蛋白解聚作用操作的通道关闭开关将限制钙的消耗，从而防止聚合肌集钙蛋白网络的完全拆卸和肌质网的灾难性结构变化。

（三）恶性高热与*RyR1*基因研究

目前已确定恶性高热是常染色体显性遗传病，具有家族聚集性和人群特异性。当前研究已确定*RyR1*异常是大部分恶性高热发生的分子生物学基础。该基因（OMIM：180901）位于人类染色体19ql2-ql3.2，约160kb，包括106个外显子，编码骨骼肌肌质网钙通道蛋白RyR1。有关该基因的研究已成为现阶段恶性高热研究的热点。近五年的*RyR1*基因研究主要集中在人群分布、作用机制及筛查出更多相关基因等。

1. 人群分布研究 近五年的研究显示，*RyR1*的分布存在人群特异性,亚洲是全球恶性高热多发地区。部分特定种族和婴幼儿以及年轻男性都是易感人群,且高温环境会增加恶性高热易感个体的死亡风险。

2022 年 Claribel Tian Yu Foo 等基于新加坡人群进行全基因组测序的一项研究比较了新加坡华人、印度人和马来人致病变异的等位基因频率,确定了 4 个致病和 4 个可能致病的 *RyR1* 变异。研究中发现致病性 *RyR1* 变异在亚洲的流行率高于全球。致病变异与 MH、多轴空病(multiminicore disease,MMD)、中央轴空病(central core disease,CCD)和先天性纤维型比例失调(congenital fibre-type disproportion,CFTD)等疾病相关。这篇论文还证实,在人群中发现的变异是罕见的,对个体来说是独一无二的,这表明需要使用测序来进行基因筛选,而不是使用数据库中已知的针对特定突变的检测方法。

2020 年 Hui J. Wang 等在一项针对有 *RyR1* 突变基因小鼠的研究发现,年轻和男性是 MHS 相关的 *RyR1* 变异个体热敏的显著危险因素。棕色脂肪组织(brown adipose tissue,BAT)是一种特异的产热组织,高水平表达线粒体解偶联蛋白。特别在婴幼儿中,BAT 在维持体温方面起着绝对性的作用,这可能也是婴幼儿更易感恶性高热的原因之一。这提醒了临床上有恶性高热易感性的儿童,尤其是婴儿,最容易因高温而死亡。当携带这些致病变异的儿童在暴露于高温(如被留在炎热的汽车中)时,比大多数儿童面临更高的风险。因为骨骼肌和棕色脂肪组织是适应性生热的两个主要部位。研究人员证明,激活 BAT 产热的条件会增加后续热暴露过程中恶性高热类反应的概率。相反,通过小范围增加小鼠的环境温度来降低 BAT 的激活,会降低 YS 小鼠随后暴露在高温下的死亡概率。这些发现表明,通过简单的对生活方式的调整就可能会降低 *RyR1* 突变的人类,尤其是儿童,出现危及生命的高热反应的概率。另一方面,尽管适应性产热对所有哺乳动物保持体温至关重要,但研究结果表明,它可能不利于 *RyR1* 变异个体。在这些因为 *RyR1* 基因变异而有恶性高热易感性的个体身上,对低温的适应性生热反应的激活会在过渡到较暖的温度时进行过度补偿,而这种过度补偿往往会导致适应性生热失调。一般来说,设置室内空调系统的做法很大程度上是为了人类的舒适,实际使用中往往会过度补偿室外温度的升高。但对于有恶性高热易感性和热敏感性的个体来说,这种从冷到热的温度转变带来了严重的风险。如果采用一些简单的生活方式改变,比如略微提高室内温度(>21℃),夏天吃完饭后不要立即外出,就可以降低携带 *RyR1* 突变的儿童和年轻成年男性面对高温的危险程度。另一方面,由于亚洲东部人口稠密区夏季季风气候,全年温差较大,也是全球空调装机量最高的地区,可能也是亚洲恶性高热多发的原因之一。

2. 机制研究 Wenbo Chen 等在 2020 年的研究中描述了天然肌质网膜中 *RyR1* 在封闭和开放状态下的结构。与之前报道的纯化 *RyR1* 的结构相比,新的结构揭示了从 *RyR1* 跨膜区域穿过双层膜之间约 5nm 的螺旋状密度,以及

将 RyR1 连接到假定的肌集钙蛋白网络的肌质延伸。研究者在原位记录了 RyR1 的主要构象及其结构变化,并发现 *RyR1* 的激活与肌质延伸的膜弯曲和运动变化有关。实验结果为 *RyR1* 在其原生环境中的机制提供了结构上的见解。

2021 年 Qi Yuan 等通过在低温电子显微镜下获得的骨骼肌 RyR1 的高分辨率结构,将突变引入设定的 Ca^{2+} 和 ATP 结合位点,并研究由此产生的突变通道的功能。这些突变证实了 Ca^{2+} 和 ATP 结合位点的功能意义,这些结合位点是根据通道调节的影响进行结构研究确定的。正常情况下,Ca^{2+} 在低浓度($\mu mol/L$)时激活 *RyR1*,在高浓度(mmol/L)时抑制 *RyR1*。Ca^{2+} 结合位点的突变破坏了该通道的激活和抑制调节,表明 *RyR1* 功能的高亲和力和低亲和力 Ca^{2+} 依赖调节的单一位点。与 ATP 腺嘌呤环相互作用的残基突变会破坏 ATP 与通道的结合,而与三磷酸尾相互作用的残基突变只影响激活程度。此外,Ca^{2+} 或 ATP 结合位点突变的患者会出现肌肉无力,因此 Ca^{2+} 或 ATP 对 *RyR1* 通道的调节受损可能与某些患者 RyR1-RM 的病理生理有关。事实上,在本研究中,研究者证明了 ATP 三磷酸尾在 RyR 激活过程中发挥关键作用的结构基础,例如 K4211S/K4214S/R4215S 突变体 *RyR1*,它用中性丝氨酸取代了带正电的赖氨酸和精氨酸,破坏了 ATP 依赖的 *RyR1* 激活。正电荷残基的减少被认为减少了与 ATP 三磷酸尾的结合,其方式类似于 ADP 和 AMP 与 *RyR1* 相互作用的减少,这两者都是通道弱得多的激活剂。由于 ATP 总是在肌肉中的毫摩尔水平上存在,因此可以合理地假设,它与 RyR1 的结合是 Ca^{2+} 对通道的有效激活所必需的。不能结合 ATP 的突变通道可能活性较低,从而导致 RyR1-RD(RyR1-related disorders,RyR1 相关疾病)患者肌肉收缩能力受损和虚弱。

在 2021 年,Venkat R. Chirasani 等使用[³H]ryanodine 配体结合试验和分子动力学模拟来验证 ATP 结合位点和咖啡因(caffine)结合位点与 Ca^{2+} 结合位点通信以使 RyR1 对 Ca^{2+} 敏感的假设。文章中称,非水解 ATP 模拟物磷酸乙基膦酸腺苷酯(adenosine ethylphosphonate,AMPPCP)或咖啡因均可在 Ca^{2+} 缺失或存在的情况下激活 RyR1。然而,在 Ca^{2+}、AMPPCP 和咖啡因存在时,RyR1 的激活增强。在缺乏 Ca^{2+} 的情况下,Na^+ 抑制[³H]ryanodine 的结合,而不损害 AMPPCP 和咖啡因对 RyR1 的激活。计算分析表明,Ca^{2+}、ATP 和咖啡因结合位点通过与激活核心的羧基端结构域和其他结构域的相互作用来调节 RyR1 蛋白的稳定性。在 ATP 和咖啡因存在但 Ca^{2+} 缺失的情况下,Na^+ 通过与 Ca^{2+} 结合位点相互作用抑制 RyR1。数据表明,ATP 和咖啡因结合影响 Ca^{2+} 结合位点的构象,相反,Ca^{2+} 结合影响 ATP 和咖啡因结合位点的构象。结论是 Ca^{2+}、ATP 和咖啡因通过一个涉及 Ca^{2+}、ATP 和咖啡因结合位点的别构相互作用网络来调节 RyR1。这表明 ATP 和咖啡因的结合调节 Ca^{2+} 结合位点并影响 RyR1 的 Ca^{2+} 敏感性。这也表明,RyR1 是通过一个涉及 Ca^{2+}、ATP 和咖啡因的别构相互作用网络来调节的,而不是一个单向的调控。

二、恶性高热的临床诊断

现有的恶性高热早期诊断方法可以分为三种:临床分级量表、体外肌肉收缩测试、基因检测。

(一) 临床分级量表

1994 年 Larach 及其同事开发了一个国际临床分级量表,以使用 Delphi 方法和由 11 例恶性高热专家组成的国际小组评估恶性高热事件的定性可能性。当评分超过 20 分时,可能会发生恶性高热,而当评分超过 50 分时,恶性高热几乎可以通过临床症状诊断出来。对临床诊断恶性高热和恶性高热疑似患者应进一步行基因检测。这套临床分级量表(clinical grading scale,CGS)标准至今在国际上仍在广泛使用,在恶性高热的早期识别和快速干预上发挥作用。

(二) 体外肌肉收缩测试

最近 30 年来,诊断个体恶性高热易感性的"金标准"一直是活检肌肉对分级浓度的咖啡因和麻醉剂氟烷的挛缩反应体外测量。该测试的两种方案目前已被使用,一种是在北美建立的咖啡因/氟烷挛缩测试(caffeine-halothane contracture test,CHCT),另一种是由欧洲恶性高热小组建立的体外挛缩测试(in vitro contracture test,IVCT)。这两种测试本质上都是分子遗传测试和体外肌肉收缩测试。现有结果也证明这两种方案可以达到相似的诊断成功率(CHCT 的灵敏度为 97%,特异度为 78%;IVCT 的灵敏度为 100%,特异度为 94%)。然而,虽然 CHCT/IVCT 目前被认为是诊断恶性高热易感性的"金标准",但它们价格昂贵,而且仅限于少数专业中心(直到 2018 年北美也只有五个这种中心),需要在麻醉下进行外科手术才能采集新鲜的肌肉活检标本。

(三) 基因检测

为了解决传统检测方法成本高、要求高的问题,目前对恶性高热易感性诊断的研究主要集中在基因检测上。21 世纪初,RyR1 中只有 15 个致病突变被选中进行初始基因检测,近几年已经增加到 44 个,其中 RyR1 中有 42 个,CACNA1S 有 2 个。在人类基因组约 20 000 个基因中,进一步筛选探索恶性高热易感性相关的候选基因仍然是本领域的主要方向之一。基因检测只需要血液样本,可以作为 CHCT/IVCT 的替代方案。恶性高热相关基因(RyR1,CAC-NA1S 和 STAC3)的发现和下一代测序技术(如基于下一代测序的全外显子组测序)的发明,使大群恶性高热患者的基因相关变异快速和经济有效的筛选成为可能,并使恶性高热基因检测成为可行的诊断方法。而且由于恶性高热作为常染色体显性遗传病有家族聚集性,一旦在恶性高热患者中确定了恶性高热致病突变,就可以对该家庭成员进行该突变筛查,所有携带该突变的亲属将被认为是恶性高热易感者,而不再需要对他们进行侵入性肌肉活检。但是,现有研究发现高达 50% 的恶性高热易感个体不携带已知的恶性高热相关致病变异,导致恶性高热基因检测的敏感性相当低。所以对基因结果阴性的患者仍应进行挛缩试验,以确定其恶性高热阴性状态。

值得注意的是,在先前的全身麻醉手术中未出现术中高热不能排除风险。在 2019 年的一篇论文中,Larach 提出既往全身麻醉中无术中高热经历并不能排除恶性高热易感性的可能性。在美国恶性高热协会的一项北美恶性高热注册研究中,152 例恶性高热事件前有过安全的全身麻醉经历的案例有 2 例。

此外,在临床实践中,即使观察到恶性高热的典型症状,如咬肌强直(masseter muscle rigidity,MMR)、CO_2 产出增加、心动过速和发热等,鉴于这些症状都是非特异性的,也可由其他一些疾病引起,因此需要进一步筛查鉴别。加拿大多伦多大学麻醉系 Riazi 等在 2018 年指出,约 50% 发生咬肌强直并触发麻醉的患者通过随后的检测被诊断为恶性高热阴性;CO_2 增加可由通气不足或腹腔镜手术引起;体温升高可能是由脓毒症或医源性过热等因素引起的。其他可能具有类似症状但与恶性高热无关的高代谢疾病包括甲状腺毒症、嗜铬细胞瘤、精神安定药恶性综合征、5-羟色胺综合征和中毒(例如可卡因和摇头丸)。将这些疾病和典型的恶性高热区分需要麻醉科医师的精确判断和精湛医术。

现有的各种检测方法仍不是完美的,因为对全体人群使用全基因组筛查仍面临经济和伦理方面的问题,Riazi 建议麻醉科医师应坚持对既往有复发性横纹肌溶解病史的患者或无遗传病史的先天性肌病患者进行 RyR1 变异基因检查,然后再给予麻醉剂。已发现 RyR1 变异的患者或确实存在已知 RyR1 相关肌病的患者应转诊至专门的恶性高热中心,以评估其恶性高热风险并建议进一步检查。现阶段,这些国际经验在我国的实践发展仍然需要进一步研究。

三、恶性高热的治疗

恶性高热具有罕见、起病急、病情进展迅速、抢救不及时病死率高等特点,因此在临床实践中也需要做好科学预案和及时介入。目前,国产注射用丹曲林钠已批量生产并投入临床使用,为提高抢救恶性高热成功率提供了保障,但面对恶性高热仍应当重在预防和早期发现。在根据分级治疗原则酌情储备注射用丹曲林钠的同时,应积极探索本地区快速配送丹曲林钠的联动应急机制,并加强恶性高热相关知识的普及和培训,以有效应对备药不足等复杂情况。与此同时,应尽早实施物理降温、纠正内环境紊乱、选择实施血液滤过、血浆置换等肾脏替代综合治疗措施,提高恶性高热综合救治水平。

(一) 恶性高热的临床治疗手册

1. 美国恶性高热协会(MHAUS)建议,当恶性高热发生,首先应做好如下 4 件事。

(1) 通知外科医师尽快停止手术:停用挥发性药物和琥珀酰胆碱。

（2）获取丹曲林和恶性高热车（MH cart）。

（3）以 10L/min 的流量用纯氧过度通气，以冲洗挥发性麻醉剂并降低呼气末二氧化碳（end-tidal carbon dioxide, ETCO₂）。如果条件允许，将活性炭过滤器插入呼吸回路。在此过程中每使用一小时应更换一组过滤器。

（4）如果可能，通过大口径静脉注射快速给予丹曲林 2.5mg/kg。根据需要频繁重复，直到患者对 $ETCO_2$ 降低、肌肉强直降低和/或心率降低有反应。对于持续性挛缩或强直的患者，可能需要大剂量（>10mg/kg）。

2. 2021 年的指南中，英国麻醉科医师协会（Association of Anaesthetists, AOA）建议在开始阶段逆转恶性高热过程的三种方法就应同时应用：消除触发因子，静脉注射丹曲林，主动冷却身体。

3. 欧洲恶性高热小组（European Malignant Hyperthermia Group, EMHG）最新的治疗指南更新到 2021 年，提出了以下抢救建议。

（1）立刻行动：立即停止所有触发剂；高流量下 100% 氧气高通气（每分钟使用 2～3 倍正常容量）；宣布紧急状态并呼救；改为全凭静脉麻醉（total intravenous anesthesia, TIVA）；通知外科医师，要求终止或推迟手术；断开汽化器——不要浪费时间更换电路/麻醉机。

（2）使用丹曲林：丹曲林 2mg/kg 静脉注射（20mg 安瓿与 60ml 无菌水混合）；一例成年患者至少需要 36～50 支安瓿；应反复灌注丹曲林，直到心脏和呼吸系统稳定；可能需要超过最大剂量（10mg/kg）（我国最新的 2020 版中国防治恶性高热专家共识中提到，国产注射用丹曲林钠说明书推荐首次剂量为 1mg/kg，每次追加 1mg/kg，直至症状消失或达到最大耐受剂量 7mg/kg）。

（3）继续监测：继续常规麻醉监测（SaO₂、ECG、NIAP、ECO₂）；测量核心温度；用宽口径套管建立良好的静脉导管；考虑插入动脉和中心静脉导管，以及导尿管；获取样本测量 K⁺、CK、动脉血气，肌红蛋白和葡萄糖；检查肝肾功能及凝血功能；检查筋膜室综合征的迹象；监护患者至少 24 小时（ICU、HDU 或康复病房）。

4. 欧洲恶性高热治疗指南中还提供了针对特定症状的治疗建议。

（1）治疗高热：静脉注射 2 000～3 000ml 冷冻（4℃）0.9% 生理盐水；表面冷却：在腋窝和腹股沟放置湿、冷片、风扇和冰袋；其他冷却装置（如有）；当体温达到 38.5℃ 时停止冷却。

（2）治疗高钾血症：50ml 50% 葡萄糖与 50U 胰岛素（成人剂量）；CaCl₂：0.1mmol/kg；可能需要透析。

（3）治疗酸中毒：加强通气，pH<7.2 时，静脉注射碳酸氢钠。

（4）治疗心律失常：胺碘酮，成人 300mg（3mg/kg 静脉注射）；β 受体阻滞剂（如普萘洛尔/美托洛尔/艾司洛尔）——如果心动持续过速。

（5）维持排尿量>2ml/（kg·h）：呋塞米 0.5～1mg/kg；

甘露醇 1g/kg；液体：晶体（如林格液或 0.9% 生理盐水）静脉注射。

此外，疑似恶性高热敏感的患者应在指定的实验室进行体外收缩试验诊断试验。

（二）丹曲林治疗恶性高热

丹曲林是一种突触后肌肉松弛药，是目前治疗恶性高热的唯一特效药。在使用中，丹曲林充当 ryanodine 受体的拮抗剂，从而阻断并防止恶性高热症状的进一步进展。中华医学会麻醉学分会骨科麻醉学组于 2018 年制订了《中国防治恶性高热专家共识》，在此基础上更新的 2020 版本，补充了治疗恶性高热的针对性药物——丹曲林的应用。

与通过阻断突触后乙酰胆碱受体起作用的经典麻醉药物不同，丹曲林在骨骼肌细胞内起作用，以减轻单个肌节内肌动蛋白和肌球蛋白之间的兴奋-收缩耦合。该功能通过拮抗肌质网内的 RyR 而发生，从而抑制对收缩过程至关重要的钙离子的释放。2017 年 Rocky H. Choi 等证明了丹曲林通过增加 RyR 对 Mg^{2+} 的亲和力来阻止过度活跃的 Ca^{2+} 释放。研究证明，只有丹曲林和增加的 Mg^{2+} 的组合可以抑制过度活跃的 Ca^{2+} 释放和由此产生的过多热量，从而阻止恶性高热。

2022 年日本的 Yuko Noda 等研究了丹曲林的作用是否因使用来自 MH 易感个体肌肉细胞的 RyR1 变体的存在与否而有所不同。通过基因测试分出有 *RyR1* 变异和没有 *RyR1* 变异的两组细胞，并观测这两组在丹曲林给药前后咖啡因的半数有效浓度（EC50）和静息细胞内 Ca^{2+} 浓度的变化。统计学结果显示，*RyR1* 变体的存在与否似乎并不影响丹曲林的作用。这也证明其治疗效果的普适性。

2021 年 Xiaodan Gong 的文章中引用 1985 年—2020 年中国最常用的数据库报告的 92 例恶性高热病例，在丹曲林还未引进我国之前，共有 50 例（54.3%）病例幸存下来，42 例（45.7%）死亡。从 1985 年—2010 年，总死亡率为 54.1%（33 例），而从 2011 年—2020 年，总死亡病例降至 9 例。中国防治恶性高热专家共识（2020 版）中提到，我国 20 世纪 60 年代 MH 病死率一度高达 90%，至 2020 年，据不完全统计，我国 MH 病死率高达 73.5%。因此，尽管人群中的恶性高热易感性估计为 1/100 000～1/50 000，但无论是中国防治恶性高热专家共识工作组还是美国恶性高热协会都建议任何施用恶性高热触发剂的机构在有条件的情况下都应始终在其设施中储存丹曲林。

美国食品药物监督管理局（Food and Drug Administration, FDA）批准的丹曲林的其他用途包括肌肉痉挛性疾病，如上运动神经元疾病，包括脑卒中，脊髓损伤，脑瘫和多发性硬化症。部分文献显示丹曲林还可以作为阿尔茨海默病的潜在治疗手段。2020 年的研究还猜测丹曲林可以通过恢复细胞内的钙稳态来治疗 COVID-19 患者。

目前静脉注射的丹曲林存在多种制剂。经典的制剂是 20mg 小瓶中的冻干粉末，在给药前需要在 60ml 无菌水中配制。2019 年 McAvoy 等的研究证明，传统的丹曲林制剂由于不易溶于水，需要大量的时间和劳动力来准备注射用悬浮液。在 2015 年，FDA 批准了丹曲林纳米悬浮液（Ryanodex；Eagle Pharmaceuticals，Woodcliff Lake，NJ）。丹曲林纳米悬浮液可以快速制备用于给药，并且将整个成人治疗剂量包含在单个小瓶中（平均而言，一份等效剂量需要 9 瓶丹曲林钠）。研究人员证明这些全新的配方丹曲林纳米悬浮液可以极大促进抢救成功率的提高。此外，鉴于该试剂若大量储备会给医疗机构带来过大负担，哥伦比亚的 David Santiago 等建立了丹曲林储备的模型，以研究对医疗机构来说最经济、最实用的储备模式。

在 2022 年 3 月的 *Anesthesiology* 上，Zhengqian Li 等发表了 *Dantrolene Available in China for Malignant Hyperthermia Treatment* 一文，附图中引用了《西游记》的传说故事，将中国麻醉科医师比作手持芭蕉扇与恶性高热作战的孙悟空。在我国缺少丹曲林的时代，据非营利性学术组织中国恶性高热紧急援助小组的数据显示，1985—2020 年 10 月共发生了 136 起恶性高热事件，病死率为 55.9%，与发达国家前丹曲林时代相似。文中提到，随着丹曲林于 2020 年 10 月引入中国，预计我国恶性高热事件的死亡率将大幅降低，并与欧洲和美国相当（约不到 10%）。

（三）治疗恶性高热的新药开发

基于恶性高热相关机制和易感基因的已知研究，一些新药领域的研究也在进行中，2017 年，Chang Seok Lee 等发现了一种可以改善 *RyR1* 突变小鼠肌肉功能的化学伴侣。研究中发现对携带 I4895T 突变的小鼠使用化学伴侣 4-苯基丁酸钠（4-phenylbutyric acid，4-PBA）进行治疗，可以降低内质网应激程度并改善肌肉功能，但不能将 I4895T 纤维中的肌质网 Ca^{2+} 暂态恢复到野生型水平，这表明肌质网 Ca^{2+} 释放的减少并不是肌病的主要驱动因素。实验证明了 4-PBA 的 IT 小鼠（杂合子的 I4895T 雄性小鼠）可以改善肌肉功能，增加肌纤维大小。在 10 周大的小鼠中，与野生型（wild type，WT）小鼠相比，4-PBA 显著改善了轮跑（wheel running）。在 30 周大的小鼠中，4-PBA 治疗显著改善了 IT 小鼠的挂线表现（wire-hang performance），使 IT 功能完全恢复到 WT 水平。与野生型同窝的对照组相比，30 周龄的 IT 小鼠比目鱼肌的最大产力降低了，但经过 4-PBA 处理后，IT 小鼠的肌肉产力显著提高，产力与野生型小鼠的肌肉相似。这些发现表明，4-PBA 作为 FDA 批准的药物，有可能在未来参与和内质网应激相关的 RyR1 肌病的治疗干预。

Toshiko Yamazawa 等在 2021 年的研究中，发现一种新型 RyR1 选择性抑制剂，6，7-（methylenedioxy）-1-octyl-4-quinolone-3-carboxylic acid（Cpd1），可以有效地预防和治疗小鼠模型中的恶性高热和热中风。Cpd1 可以减少静置细胞内的 Ca^{2+}，抑制氟烷和异氟烷诱导下的 Ca^{2+} 释放和咖啡因诱导的骨骼肌收缩，减少肌质网阳离子内流，预防或逆转异氟烷麻醉诱发的恶性高热暴发性危机，抢救环境热应激致动物中暑。值得注意的是，与丹曲林相比，Cpd1 在体内具有更好的水溶性和快速清除的优点。Cpd1 有望成为治疗 *RyR1* 突变患者的有效候选药物。

2020 年 Alexander Kushnir 等的研究表明，细胞内钙离子漏可以作为 RyR1 相关肌病的治疗新靶点。在本研究中，来自 17 组样本的突变 RyR1 通道的生化功能分析一致表明，当受 RyR-RM（RyR 相关肌病）影响后，RyR1-calstabin1（肌质网上钙通道稳定蛋白）结合减少，RyR1 氧化增加，肌质网 Ca^{2+} 泄漏增加，Ca^{2+} 激活蛋白酶的活性增加。这些发现与 RyR1 介导的肌质网 Ca^{2+} 泄漏在肌肉萎缩小鼠模型中的结果一致，并表现出肌肉衰弱和肌肉功能丧失。研究人员猜测，RyR1 介导的 Ca^{2+} 泄漏可能通过减少肌质网 Ca^{2+} 存储和引起其他细胞成分的损伤（如线粒体 Ca^{2+} 摄取过多和脂质过氧化），以及由于 RyR1 的翻译后修饰加剧肌质网 Ca^{2+} 泄漏，从而促进 RyR1-RM 的临床表现。研究人员还利用 Rycal，探索了在 RyR1-RM 患者骨骼肌中观察到的肌质网 Ca^{2+} 泄漏治疗靶向的效用。Rycals 是一类新型的小分子，通过恢复 calstabin1 的结合来稳定体内 RyR1 通道复合物的闭合状态。

四、总结

目前，经过几十年对恶性高热病理机制的深入研究，钙通道在其发病过程的作用已逐渐明确，对恶性高热发生因素的研究也已取得极大进展。近五年研究重点已转移到对 *RyR1* 等基因进行进一步研究。潜在基因位点的发现可能在未来为我们带来更廉价易得的基因筛查，从源头上避免术中高热的危险情况。

伴随着丹曲林的国产化使用、临床诊疗指南的完善，我国恶性高热处理水平已逐渐和国际接轨。现阶段最有效的治疗手段仍然是丹曲林，其有效性仍值得进一步研究。现有新药研究的推进也可能为医疗界带来新的治疗手段。

（陈俊琦 陈默 刘昱）

参考文献

［1］ RAFAEL LOPEZ J，KAURA V，et al. Transient receptor potential cation channels and calcium dyshomeostasis in a mouse model relevant to malignant hyperthermia［J］. Anesthesiology，2020，133（2）：364-376.

［2］ BONCOMPAGNI S，POZZER D，VISCOMI C，et al. Physical and functional cross talk between endo-sarcoplasmic reticulum and mitochondria in skeletal muscle［J］. Antioxid Redox Signal，2020，32（12）：873-883.

［3］ MICHELUCCI A，PAOLINI C，BONCOMPAGNI S，et al. Strenuous exercise triggers a life-threatening response in mice susceptible to malignant hyperthermia［J］. FASEB J，2017，31（8）：3649-3662.

［4］ ENDO Y，GROOM L，CELIK A，et al. Variants in ASPH cause exertional heat illness and are associated with malignant hyperthermia susceptibility［J］. Nat Commun，

2022,13(1):3403.

[5] Hernández-Ochoa E,PRATT S,LOVERING R,et al. Critical role of intracellular RyR1 calcium release channels in skeletal muscle function and disease [J]. Front Physiol, 2016,6:420.

[6] EFREMOV R G,LEITNER A,AEBERSOLD R,et al. Architecture and conformational switch mechanism of the ryanodine receptor [J]. Nature,2015,517(7532):39-43.

[7] MANNO C,FIGUEROA L C,GILLESPIE D,et al. Calsequestrin depolymerizes when calcium is depleted in the sarcoplasmic reticulum of working muscle [J]. Proc Natl Acad Sci U S A,2017,114(4):E638.

[8] FOO C T Y,TO Y H,IRWANTO A,et al. Variant landscape of the RYR1 gene based on whole genome sequencing of the Singaporean population [J]. Sci Rep,2022,12 (1):5429.

[9] WANG H J,LEE C S,YEE R S Z,et al. Adaptive thermogenesis enhances the life-threatening response to heat in mice with an Ryr1 mutation [J]. Nat Commun,2020,11 (1):5099.

[10] CHEN W,KUDRYASHEV M. Structure of RyR1 in native membranes [J]. EMBO Rep, 2020, 21 (5): e49891.

[11] YUAN Q,DRIDI H,CLARKE O B,et al. RyR1-related myopathy mutations in ATP and calcium binding sites impair channel regulation [J]. Acta Neuropathol Commun,2021,9(1):186.

[12] CHIRASANI V R,PASEK D A,MEISSNER G. Structural and functional interactions between the Ca(2+)-, ATP-,and caffeine-binding sites of skeletal muscle ryanodine receptor (RyR1) [J]. J Biol Chem, 2021, 297 (3):101040.

[13] LARACH M G,KLUMPNER T T,BRANDOM B W,et al. Succinylcholine use and dantrolene availability for malignant hyperthermia treatment:database analyses and systematic review [J]. Anesthesiology, 2019, 130 (1): 41-54.

[14] RIAZI S,KRAEVA N,HOPKINS P M. Malignant hyperthermia in the post-genomics era:new perspectives on an old concept [J]. Anesthesiology, 2018, 128 (1): 168-180.

[15] HOPKINS P M,GIRARD T,DALAY S,et al. Malignant hyperthermia 2020:Guideline from the Association of Anaesthetists [J]. Anaesthesia,2021,76(5):655-664.

[16] GLAHN K P,ELLIS F R,HALSALL P J,et al. Recognizing and managing a malignant hyperthermia crisis: guidelines from the European Malignant Hyperthermia Group [J]. Br J Anaesth,2010,105(4):417-420.

[17] 中国防治恶性高热专家共识工作组.中国防治恶性高热专家共识(2020版) [J].中华麻醉学杂志, 2021,41(1):20-25.

[18] CHOI R H,KOENIG X,LAUNIKONIS B S. Dantrolene requires Mg(2+) to arrest malignant hyperthermia [J]. Proc Natl Acad Sci U S A,2017,114(18):4811-4815.

[19] NODA Y,MUKAIDA K,MIYOSHI H,et al. The effects of dantrolene in the presence or absence of ryanodine receptor type 1 variants in individuals predisposed to malignant hyperthermia [J]. Anaesthesia and Intensive Care,2022,50(4):312-319.

[20] GONG X. Malignant hyperthermia when dantrolene is not readily available [J]. BMC Anesthesiol, 2021, 21 (1): 119.

[21] BOLOGNINO I,GIANGREGORIO N,PISANI L,et al. A prospective repurposing of dantrolene as a multitarget agent for Alzheimer's disease [J]. Molecules, 2019, 24 (23):4298.

[22] JIANG B,LIANG S,LIANG G,et al. Could dantrolene be explored as a repurposed drug to treat COVID-19 patients by restoring intracellular calcium homeostasis? [J]. Eur Rev Med Pharmacol Sci,2020,24(19):10228-10238.

[23] MCAVOY J C,BRODSKY J B,BROCK-UTNE J. Pennywise and a pound foolish:the advantage of dantrolene nanosuspension(ryanodex) in the treatment of malignant hyperthermia [J]. Anesth Analg, 2019, 129(6): e201-e202.

[24] GIRALDO-GUTIéRREZ D S, ARRENDO-VERBEL M A,RINCóN-VALENZUELA D A. Dantrolene reconstitution [J]. Colombian Journal of Anesthesiology,2018,46 (2):152-158.

[25] LI Z,LIU K,GUO X. Dantrolene available in china for malignant hyperthermia treatment [J]. Anesthesiology, 2021,136(3):515-516.

[26] LEE C S,HANNA A D,WANG H,et al. A chemical chaperone improves muscle function in mice with a RyR1 mutation [J]. Nat Commun,2017,8:14659.

[27] YAMAZAWA T,KOBAYASHI T,KUREBAYASHI N,et al. A novel RyR1-selective inhibitor prevents and rescues sudden death in mouse models ofmalignant hyperthermia and heat stroke [J]. Nat Commun,2021,12(1):4293.

[28] KUSHNIR A,TODD J J,WITHERSPOON J W,et al. Intracellular calcium leak as a therapeutic target for RYR1-related myopathies [J]. Acta Neuropathol, 2020, 139(6):1089-1104.

83 危重病医学新进展

危重病医学曾作为一门边缘学科发展,随着医学理论与医疗技术的发展,越来越凸显其重要地位。所有创伤或疾病进展到一定程度都不可避免地出现脏器功能损害,如何在维护生命重要脏器功能基础上治疗原发疾病,提高疾病救治成功率,提高危重疾病患者生命质量正是危重病医学任重道远的艰巨任务。2019 年全球新型冠状病毒肺炎(coronavirus-19 disease,COVID-19)肺炎疫情以来,危重病医学在降低危重型患者病死率中起到举足轻重的作用,尤其是在中国,各种有利于危重型患者康复的诊治措施被率先广泛尝试应用于临床并取得一定的临床效果。本文就近年来危重病医学的一些临床进展综述,以期对该学科未来发展起到一定的启迪作用。

一、脓毒症

2016 年脓毒症 3.0 定义其为宿主对感染的反应失调而导致危及生命的器官功能障碍。至今脓毒症仍是 ICU 主要收治的危重症患者之一,全球每年约 1 100 万例死亡与脓毒症相关。2021 年 11 月"拯救脓毒症运动"发布了最新的脓毒症管理指南。在新的指南里继续强调脓毒症的早期预警处理,并认为严格执行早期集束化治疗有助于降低死亡率。目前脓毒症早期治疗"3h bundle"已经纳入我国 ICU 质控指标。而针对脓毒症治疗中其他治疗措施目前仍存在争议,如维生素 C、B 族维生素、激素治疗、免疫治疗以及液体疗法等。

脓毒症作为感染导致的器官障碍综合征,具有明显异质性,在患者特征、受影响的器官、培养的病原体、支持性治疗和住院时间方面存在明显特异性差异。了解机体对不同部位感染反应的异质可助于针对性地治疗。因脓毒症患者不同感染源以及中性粒细胞和单核细胞上模式识别受体表达水平差异,出现自然杀伤细胞、淋巴细胞和单核细胞计数和细胞凋亡率等免疫学差异。来自的荷兰的研究提示,不同感染源是导致脓毒症患者 30 天死亡率的独立风险因素,呼吸系统与腹腔感染所致脓毒症炎症反应和细胞因子反应更明显,同时血管内皮完整性丧失和凝血激活显著,且二者之间白细胞转录反应存在重叠;而泌尿系统、心血管系统和皮肤感染中内皮细胞活化明显。由此提示,感染源的差异可导致机体差异性宿主反应,从而应用针对性的免疫治疗方案。

"代谢复苏"作为脓毒症和脓毒症休克的辅助治疗近年来引起了相当大的关注。这种代谢复苏通常涉及维生素 C、糖皮质激素和维生素 B_1 或相互组合。维生素 C 作为许多酶(包括催化多巴胺转化为去甲肾上腺素的酶)的辅助因子而维持血管内皮功能。维生素 C 还可通过清除自由基作为抗氧化剂,在脓毒症的动物模型中,外源性维生素 C 可增加灌注的毛细血管密度和小动脉血管收缩反应,这意味着它可能在治疗脓毒症的血管麻痹状态中发挥作用。有关维生素 C、维生素 B_1 与糖皮质激素组合的临床研究近年发表了许多重量级研究。2020 年无论是由澳大利亚、新西兰和巴西 10 家 ICU 进行的多中心随机对照临床研究(randomized controlled trial,RCT)研究,还是美国或韩国的 RCT 研究均提示,这三种药物的组合对降低脓毒症死亡率、缩短血管升压药物使用时间或降低序贯器官衰竭评分(sequential organ failure assessment,SOFA)方面无明显临床效果。2021 年 The Journal of the American Medical Association 又发表了来自美国的一项多中心 RCT 研究,该研究在纳入 501 例受试者后因为资金中止而被迫终止研究。其已有结果提示,每 6 小时静脉注射维生素 C(1 500mg),维生素 B_1(100mg)和氢化可的松(50mg)持续 96 小时对 30 天内无呼吸机和无血管升压药天数没有显著改善。对已有所有相关研究的网络 meta 分析认为,对脓毒症患者应用维生素 C、糖皮质激素、维生素 B_1 或这些药物的组合进行代谢复苏与降低长期死亡率没有显著相关性。然而,最近 The New England Journal of Medicine 发表了来自加拿大的多中心 RCT 研究提示,脓毒症休克患者给予静脉注射大剂量维生素 C(50mg/kg)每 6 小时一次持续 96 小时,可使患者 28 天死亡风险或持续器官功能障碍风险增加。也许有关哪些脓毒症患者需要维生素 C 治疗仍可能会有相关研究,但就目前研究结果而言,维生素 C 在脓毒症治疗中并没有产生明确的有益作用,而大剂量使用却可能有害。

脓毒症被认为是感染导致的机体免疫反应异常,长期以来针对此异常过度免疫反应最普遍的临床处理措施是糖皮质激素治疗。特别是 2018 年在同一期 *The New England Journal of Medicine* 上同时发表了两个独立的大型 RCT 研究结果(APROCCHSS 和 ADRENAL)。在 APROCCHSS 研究中,氢化可的松加氟氢化可的松治疗组脓毒症患者的 90 天与 180 天死亡率显著低于安慰剂组,而纳入样本量达 3 658 例的 ADRENAL 研究提示尽管糖皮质激素可以缩短脓毒症休克时间和机械通气时间,但对降低脓毒症死亡率没有益处。此外,最近对超过 12 000 例参与者 61 项试验进行的 Cochrane 评价表明,与安慰剂或常规治疗相比,尽管糖皮质激素对脓毒症患者长期死亡率没有明显影响,但可能略微降低 28 天死亡率,且可能略微降低医院死亡率,缩短 ICU 住院时间(平均差-1.07 天)。同时,糖皮质激素可能增加高钠血症、高血糖和肌无力的风险。这些临床研究结果导致 2021"拯救脓毒症运动"指南中对脓毒症休克患者糖皮质激素治疗的建议基本没有改变。由此,临床学者们思考,哪些脓毒症患者可能从糖皮质激素治疗中获益?Cohen 等对 494 例脓毒症患者的所有样本行 RNAseq 检测,结果提示没有肾上腺皮质候选基因表达水平与脓毒症死亡率相关,但氢化可的松治疗后 *GLCCI1* 基因表达水平较高的脓毒症患者休克消退更快,相反,氢化可的松治疗后 *BHSD1* 基因表达水平较高的脓毒症患者休克消退更慢。由此提示,基因表达变异可能是脓毒症休克中糖皮质激素治疗反应异质性的机制。脓毒症精准医学时代,将正确的疗法与正确的患者相匹配,正在逼近。

脓毒症导致的炎症风暴被认为是早期死亡的主要原因,血液净化被认为是早期救治的积极措施。体外血液净化技术(extracorporeal blood purification technique,ECBPT)提供了去除介质和建立免疫稳态的理论优势,并已经进行了许多临床研究。然而,由于不同脓毒症表型之间的细胞因子谱存在显著差异,ECBPT 的临床预后仍很难预测。此外,ECBPT 中不可避免地产生去除营养物质、微量元素和药物的不良反应,这些技术的临床益处仍然存在争议。David 等的 RCT 研究提示,在脓毒症休克发生 12 小时内给予治疗性血浆置换,约 2 小时内交换固定剂量的 12U 新鲜冰冻血浆可有效减少血管升压药使用剂量,促炎细胞因子 IL-6、IL-1b 和反映内皮细胞通透性因子血管生成素(angiopoietin)-2 均显著降低。而意大利多中心 RCT 研究对 115 例脓毒症休克患者施行高容量耦合血浆过滤吸附(coupled plasma filtration-adsorption,CPFA)可使死亡率增加,CPFA 组 3 天后早期死亡率是对照组两倍多,并且血浆过滤量与死亡率之间存在一定的量效关系。同样,来自瑞典的 Wendel-Garcia 应用 CytoSorb® 吸附器对 96 例患有严重难治性脓毒症休克的患者行血液吸附,也发现尽管在 72 小时治疗期间,血 IL-6 水平和血管升压药剂量下降,但死亡率明显增加。这几项研究结果提示,无差别去除炎症介质对脓毒症患者免疫稳态和凝血功能恢复,内皮完整性重建无益。最

近,四川大学的研究者们已经研发了应用自抗凝聚醚砜微球得到具有内毒素吸附功能的 RAHM@ PEI 微球吸附柱,可以有效吸附血液中内毒素,清除大肠埃希菌与金黄色葡萄球菌,其临床应用有待进一步验证。

针对脓毒症的免疫调节治疗目前仍在积极探索中,研究方向主要集中在免疫检查点与效应细胞功能方面。髓细胞上表达的触发受体 1(triggering receptor expressed on myeloid cell-1,TREM-1)通路是重要的炎症放大通路,其可通过 Toll 样受体和/或 NOD 样受体,导致对感染的炎症反应持续放大。Nangibotide 是 TREM-1 抑制剂,作为"配体捕获"分子选择性地调节 TREM-1 介导的炎症反应放大,有助于恢复机体免疫炎症反应平衡,提高抗微生物调控,以及维持血管功能和血流动力学稳定性,从而提高脓毒症存活率。目前 Nangibotide 的临床Ⅱa 期研究结果并没有发现其有明显的药物不良反应,其有可能成为未来脓毒症治疗的新型靶向药物。中性粒细胞是机体防御外来侵害的首要免疫细胞,对控制微生物感染至关重要,但同时其大量激活也可导致组织炎症损伤。目前已经鉴定出能够抑制人类 T 细胞增殖的免疫调节性中性粒细胞,中性粒细胞的亚群——髓源性抑制细胞在恶性肿瘤免疫反应调节中起重要作用。Bachmaier 等应用白蛋白制成的纳米颗粒(nanoparticle,ANP)来表征体内小鼠中性粒细胞,发现了容易内吞 ANP 和不能内吞 ANP 的两种中性粒细胞亚群。这二种亚群同时存在于骨髓、外周血、脾脏和肺中,其中容易内吞 ANP 的中性粒细胞在内毒素刺激后能产生过量的活性氧、炎症趋化因子和细胞因子。用载有酪氨酸激酶(Syk)抑制剂的 ANP 靶向处理该亚群,可以在完全保留中性粒细胞宿主防御功能基础上,减轻过度炎症反应导致的组织损害。

二、急性呼吸窘迫综合征

急性呼吸窘迫综合征(acute respiratory distress syndrome,ARDS)的发展与临床感染或非感染性疾病密切有关,近年来由于全球 COVID-19 大流行,导致 ARDS 发病率显著上升。目前的诊断标准并不能反映 ARDS 的复杂性和多样性,正是由于 ARDS 的异质性,导致其治疗方案在"肺保护性通气"策略后再无明显进展。一些研究人员主张按照呼吸力学对 ARDS 进行分类,其中最有希望的措施是气道驱动压力和跨肺压两个概念。两者都对肺过度膨胀、跨肺压与呼气末气道关闭、肺塌陷风险量化,这些呼吸力学参数对指导机械通气有一定的价值,但对非机械通气相关性肺损伤的 ARDS 是否有帮助仍需要临床进一步验证。也有一部分临床研究针对肺泡灌洗液的生物标志物分析来区分 ARDS,但至今也没有突破性进展。2017 年以来,有学者在尝试应用肺泡Ⅲ型前胶原肽(procollagen propeptide Ⅲ,PCP-Ⅲ)来区别哪些 ARDS 患者可能会从糖皮质激素治疗中获益(NCT03371498),但至今仍未见结果。COVID-19 流行以来,有学者尝试量化 IL-6 与可溶性肿瘤坏死因子受体-

1(soluble tumor necrosis factor receptor-1,sTNFR-1)将 ARDS 区分为高炎症反应型与低炎症反应型,meta 分析提示 COVID-19 的全身炎症特征不同于非 COVID-19 导致的 ARDS 以及脓毒症和其他细胞因子释放综合征,提示对不同原因导致的 ARDS 药物治疗措施可能不一。

临床试验已经确定了肺保护性通气和限制性液体管理策略在 ARDS 治疗中的益处,目前药物治疗仍未能提高生存率,ARDS 总体病死率还在 40% 左右。有许多研究尝试确定糖皮质激素作为 ARDS 早期和晚期的潜在疗法。近年一项多中心研究认为大剂量地塞米松(20mg/d 连续 5 天后改为 10mg/d 静脉滴注)对已确诊的中度至重度 ARDS 患者可缩短呼吸机支持时间并降低死亡率,但该研究由于纳入患者不足而提前终止。COVID-19 大流行被视为糖皮质激素在危重疾病中使用长期历史中的一个转折点。REMAP-CAP 试验认为固定剂量氢化可的松治疗可能对新型冠状病毒肺炎所致 ARDS 有益。尽管一些有限的临床研究认为糖皮质激素对新型冠状病毒肺炎所致 ARDS 没有明显帮助,世界卫生组织(World Health Organization,WHO)前瞻性 COVID-19 危重症患者临床试验的 meta 分析认为,全身性糖皮质激素给药与较低的 28 天全因死亡率相关。

危重患者由于饮食障碍可导致维生素 D 缺乏,而维生素 D 是一种有效的免疫调节剂,对肺发育和功能至关重要。维生素 D 缺乏症在危重病患者中很常见,并与 ICU 住院时间延长,肺和其他器官损伤,以及长时间的机械通气和死亡相关。然而,美国国家心肺血液研究所 PETAL 临床试验网络的研究提示,早期补充维生素 D_3 对缺乏维生素 D 的危重患者没有益处。尽管既往开放标签非随机试验性研究表明,重组人干扰素 β-1a 可显著降低 ARDS 28 天死亡率,但来自欧洲的多中心随机研究结果认为,对中度或重度成人 ARDS 患者静脉注射重组人干扰素 β-1a 连续 6 天并不能明显降低其死亡率或 28 天内无呼吸机天数。其他一些针对 ARDS 的药物或免疫治疗目前仍在动物研究或临床探索阶段,如新型抗 TNFR1 抗体、α1-抗胰蛋白酶,以及吸入性链激酶可作为重度 ARDS 的抢救治疗等仍有待临床进一步验证。

(一) 机械通气

以低潮气量(tidal volume,Vt)、呼气末正压(positive end expiratory pressure,PEEP)和肺泡复张(alveolar recruitment maneuver,ARM)为主的肺保护性通气策略是 ARDS 治疗中里程碑式进步。对没有 ARDS 的患者机械通气是否需要肺保护通气及最佳 PEEP 目前仍存在争议,来自荷兰的多中心 RELAx 试验对机械通气 24 小时以上的 ICU 非 ARDS 患者随机予以不同水平的 PEEP(分别以 5cmH₂O 或 8cmH₂O 开始,目标 PaO_2 60~85mmHg),结果提示低 PEEP 通气策略不劣于使用高 PEEP 通气策略,且无机械通气时间、加强医疗病房(intensive care unit,ICU)或住院时间、28 天和 90 天病死率、肺部并发症的发生或对严重低氧血症的抢救治疗的使用无统计学差异。该研究主要设置了 PEEP

水平,而不是其他呼吸力学指标,同时两个 PEEP 水平差异并不明显。既往通过呼吸机测定内源性 PEEP 或呼吸的压力-容量环来确定 PEEP,有研究尝试应用食管内压来确定最佳 PEEP,但并未能发现阳性结果。近年来,机械通气中的驱动压(即 ΔP,其为平台压与 PEEP 之差)在肺损伤中的作用备受关注。尽管基于小潮气量(6ml/kg),固定 PEEP(5cmH₂O)或滴定法控制最低有效驱动压的 PEEP 研究显示,控制有效驱动压可使术后肺部并发症(post-operative pulmonary complication,PPC)从 12.2% 降至 5.5%,但两组患者的 PEEP 水平(分别为 5cmH₂O 和 3cmH₂O)及产生的驱动压(分别为 10cmH₂O 和 9cmH₂O)并无明显区别。而近期对胸科手术患者的研究提示,在肺叶切除患者中,低潮气量(5ml/kg)和低水平 PEEP(5cmH₂O)并不影响 PPC 的发生率,同时驱动压水平对 PPC 也无明显影响。

对非心胸或颅脑外科大手术患者术中应用小潮气量通气(6ml/kg vs 10ml/kg)并不能减少 PPCs 的发生率,meta 分析提示,低潮气量、PEEP 与 ARM 的组合可降低 PPC 发生率,而相同 PEEP 下,高潮气量与低潮气量通气对 PPC 没有明显影响,通过回归分析观察到 PPC 发生率与单纯降低潮气量幅度或 PEEP 增加之间没有关联,但二者之间相互作用,这表明当与 PEEP 变化结合使用时,低潮气量才可能对 PPC 发生率产生一定影响。同时该研究发现,与全身麻醉患者吸入较低浓度氧(<50%)相比,高浓度吸入氧(>80%)的肺不张发生率与肺不张面积均明显增加。而机械通气的危重患者目标氧疗水平控制多高为好?来自法国的多中心研究对 ARDS 机械通气患者,设定目标 PaO_2 分别为 55~70mmHg(保守组)与 95~105mmHg(自由组),两组的全因死亡率并没有区别,而保守组因 90 天病死率有更高的趋势,且发生 5 例肠系膜缺血发作而提前终止该研究。

应用 ARM 可瞬时产生高气道压,从而转化为高跨肺压力,重新打开塌陷的肺区域。临床 ARM 方法包括在气道压力持续 30cmH₂O 下充气 30 秒,或在 3 次呼吸内瞬时增加 Vt 和 PEEP 使正常体重患者气道平台压力达到 30~35cmH₂O 或肥胖患者达到 40~50cmH₂O。ARM 可有效减少肺不张体积并改善术中呼吸力学和氧合。2019 年针对外科手术患者的肺保护性通气发表了国际专家共识,建议对年龄>50 岁、体重指数(body mass index,BMI)>40kg/m² 、ASA>Ⅱ级、阻塞性睡眠呼吸暂停、术前贫血、术前低氧血症、急诊或紧急手术、通气时间>2 小时的外科手术患者施行肺保护性通气。中到高质量的强烈建议措施包括:①呼吸机初始设置为 Vt≤(6~8)ml/kg 标准体重和 PEEP = 5cmH₂O,不推荐使用零呼气末正压(zero end-expiratory pressure,ZEEP)。②适当的 PEEP 和 ARM 可改善术中呼吸功能并预防 PPC。③麻醉诱导前,患者头高位≥30°(即"沙滩椅位"),避免平卧位。如果没有禁忌证,在失去自主通气之前,使用无创正压通气(non-invasive positive ventilation,NIPV)或持续气道正压通气(continuous positive airway pressure,CPAP)来减轻麻醉引起的呼吸变化。④除标准监测外,还应监测所有机械通气患者的动态顺应性、驱动压力和平台压。⑤建议在 ARM 之前和期间持续监测血流动力学和氧饱和度。在进行 ARM 之前确保足够的血流动力学稳定性,若有禁忌则避免使用 ARM。

在施行低潮气量肺保护通气可能会出现 CO_2 潴留而导致呼吸性酸中毒,从而影响全身机体功能,为此 McNamee 等比较了体外二氧化碳去除(extracorporeal carbon dioxide removal, $ECCO_2R$)与常规保护性通气对 ARDS 患者预后的影响,两组患者病死率没有明显区别,但 $ECCO_2R$ 组呼吸机支持天数更少,但其严重并发症也较多,有 9 例出现颅内出血。

神经调节通气辅助(neurally adjusted ventilator assist, NAVA)是近年来兴起的一种新的辅助机械通气模式,其捕获膈肌的电活动馈送到呼吸机,由此帮助患者的呼吸与呼吸驱动同步并成比例。NAVA 需要通过专门设计的鼻胃管根据膈肌电信号触发、循环和调节气体输送。呼吸机和膈肌的工作由同一信号控制,从而实现膈肌与呼吸机之间的耦合同步,理论上可防止呼吸机过度辅助导致呼吸肌疲劳,以及机械通气导致的膈肌萎缩。多中心随机研究提示,NAVA 可降低呼吸机支持时间,但对全因 ICU 死亡率和住院死亡率,以及 90 天病死率没有显著影响。

(二)急性肾损伤

危重患者中有 30%~60% 发生急性肾损伤(acute kidney injury, AKI),目前 AKI 的诊断仍有赖于尿量与血清肌酐(serum creatinine, SCr),然而 SCr 和尿量也可能受到肾外相关因素的影响。有证据表明少尿可以识别出预后较差的患者。尿中细胞周期阻滞生物标志物组织金属蛋白酶抑制物-2(tissue inhibitor of metalloproteinase 2, TIMP-2)和胰岛素样生长因子结合蛋白 7(insulin-like growth factor binding protein 7, IGFBP7)对 AKI 的临床诊断目前并未能显示出优势。为尽早发现并诊断 AKI,正在研究使用注射染料和荧光探针进行床边实时肾小球滤过率(glomerular filtration rate, GFR)测量。AKI 病理范围从 GFR 降低(由全身或局部血流动力学改变通过可逆性肾小管应力/损伤介导)到明显的肾小管坏死。在这种复杂的病理生理学中,病理生理机制包括炎症性、缺血性和肾毒性肾损伤模式等,这些损伤可能依次发生并同时发生,并且可能受到潜在疾病的不同影响。识别具有不同病理生理学和结果的临床表型对于识别新的治疗靶点至关重要。慢性心脏衰竭急性失代偿导致的心肾综合征说明了临床背景的重要性,其中肾脏充血是肾功能恶化的主要驱动因素。虽然利尿剂或超滤在解决液体超负荷时可能会导致 SCr 增加,但是与长期肾功能的改善有关。这表明去充血的好处超过了 SCr 的适度增加,在这种特定情况下,N 端脑钠肽前体(NT-proBNP)可能是比肾损伤标志物更有用的预后生物标志物。

目前预防 AKI 的主要措施仅限于优化体液状态、维持血流动力学以及避免使用肾毒性药物。补液的目的是纠正血管内血容量不足,而不会导致液体超负荷和相关并发症。

围手术期限制性液体管理可使择期腹部重大手术患者发生 AKI 的风险增加。而对已经发生 AKI 的患者,限制性液体治疗可能可减少循环容量负荷带来的问题。也有大型 RCT 研究比较了用于液体复苏的晶体液类型对 AKI 的影响。SMART 研究比较生理盐水与平衡晶体液的结果显示,给予平衡晶体液患者主要不良肾脏事件发生率较低,需肾脏替代治疗(renal replacement therapy, RRT)时间较少,同时 30d 死亡率也明显降低。

RRT 是危重患者 AKI 治疗的重要抢救措施之一,目前没有临床 RCT 研究证明早期启动 RRT 对没有明显紧急适应证患者的生存益处,反而越来越多的临床医师担心过早启动 RRT 可能造成低血压、低磷血症、长期透析依赖入土危害,"观察和等待"策略在一定程度上似乎是安全的。AKIKI 2 临床试验提示"延迟"(少尿超过 72 小时或血尿素氮浓度高于 112mg/dl)和"非常延迟"(明显的高钾血症或代谢性酸中毒或肺水肿)才开始 RRT,结果表明两组之间的无 RRT 天数没有差异,但"非常延迟"组的 60 天死亡率更高。由于危重患者同时可能伴存凝血功能障碍,CRRT 治疗中抗凝方案的 RICH 研究提示,与全身性肝素抗凝相比,局部柠檬酸盐抗凝可显著延长滤器寿命,且出血并发症显著减少,但由于研究提前中止两组死亡率并无明显差异。

总之,在现有围手术期 AKI 高危患者防治措施中,也像脓毒症治疗一样提出了集束化措施,主要包括定期监测肾功能、优化血流动力学、考虑进行高级血流动力学监测,以及尽可能避免高血糖、肾毒性药物和放射性造影剂,其中低血压、低心脏指数和使用放射性造影剂显著增加了 AKI 的风险。优化血流动力学状况(避免低血压和低心排血量状态)和避免使用肾毒性药物是预防 AKI 的最重要措施。

(三)人工智能与危重病医学

ICU 及围手术期危重患者病情复杂多变,对这类患者诊治需求高,需要及时做出充分和有效的决策。但临床决策易受到诸多干扰因素的影响,大量可用数据增加,制定诊治方案多基于对现实情况的简化处置,在个别情况下可能无法反映疾病的复杂性。人工智能(artificial intelligence, AI)和机器学习(machine learning, ML)飞速发展,也许可有助于临床医师对复杂病情的判断。ML 是 AI 的一个领域,指计算机从数据中学习的方式。这些技术不会根据预先编程的规则采取行动,而是通过接触示例来学习和改进。AI 模型可以连续地对大量数据进行分类、分类和关联,以生成针对患者的预测。跨多个专业的研究已经证明了在疾病检测和分类中使用 AI 的潜在好处。使用人工智能模型的目的是辅助临床决策并提高临床诊治质量和效率。

近年来,有关 ICU-AI 模型文献数量迅速增加,目前 ICU 中的绝大多数 AI 模型仍处于测试和原型设计环境中,多是针对预测并发症和死亡率,以及改善预后模型。来自荷兰的系统评价表明,ML 模型可以准确预测 ICU 患者脓毒症的发作。ICU-AI 模型必然基于大量的数据库,即使是心率、血压和血氧饱和度等基本值也能告诉我们很多关于患者状况的信息。但这些简单的数字之下，还有更多复杂的信息处理，例如心率变异性（heart rate variability，HRV）、脉压变化和脉搏轮廓等可进一步丰富具体描述心肺和自主神经功能。更重要的是，这些信息不仅提供患者当前生理状态的快照，还提供中长期趋势。这些时间序列数据是丰富 ICU 数据生态系统的关键组成部分。当前 AI 开发主要侧重于 ICU 中数据收集，没有成熟的临床预测模型。尽管如此，还有更多可以分析此类复杂数据的计算机化决策支持系统示例，例如用于改善机械通气脱机的系统。此外，在临床预测模型方面，有多种应用统计方法，从经典方法（例如逻辑回归）到深度学习算法（例如深度神经网络）。2016年第一个 AI 模型获得了美国 FDA 的法律批准。

人工智能的实施通常与数据管理、模型开发或（临床）工作流程中的实施有关。然而数据和模型开发相关的隐私/数据共享、监管和模型通用性至今仍是 AI 飞速发展的障碍。理想情况下，ICU 数据在机构间共享，以构建大型和多样化的数据集。但是，在使用此类敏感信息时，同时必须遵守世界各国通用数据保护和法规等。平衡隐私和监管要求与收集大型和多样化数据集之间的冲突是 AI 发展必然存在的矛盾。

三、小结

本文主要在翻阅了近 3 年医学三大主要刊物——*The New England Journal of Medicine*、*The Journal of the American Medical Association*、*Lancet* 以及危重病医学重要刊物（*Intensive Care Medicine*）基础上，结合个人有限经验写就，难免存在挂一漏万。本文主要阐述了脓毒症、ARDS 及其机械通气、AKI 等 ICU 常见疾病与处理的临床研究成果，而针对基础与实验研究并没有深入探讨，尤其是免疫学改变及其治疗措施在危重病医学中的作用。本文所述文献的主要特点还是阐述了精准医疗的发展方向，无论是针对脓毒症还是 AKI，而 AI 对医学的帮助也是为了更好地精准诊治病患。本文没有对近三年以来有关 COVID-19 的医学研究阐述，尽管这也是危重病医学面临的重要内容与挑战。因 COVID-19 导致的 ARDS 与 ICU 其他疾病导致的 ARDS 存在一定的相同性，故而并没有单独予以陈述。有关 COVID-19 针对病毒治疗的恢复期血浆、IL-6 单抗和激素治疗也是 ARDS 治疗中特殊有效的补充，也没有过多阐述。同时坚信，在全世界人民共同努力下，疫情终将过去。

（万小健）

参 考 文 献

[1] EVANS L,RHODES A,ALHAZZANI W,et al. Surviving Sepsis Campaign:International Guidelines for Management of Sepsis and Septic Shock 2021 [J]. Critical Care Med，2021;47(11):1181-1247.

[2] PeTERS-SENGERS H,BUTLER J M,UHEL F,et al. Source-specific host response and outcomes in critically ill patients with sepsis:a prospective cohort study [J]. Intensive Care Med,2022,48:92-102.

[3] FUJII T,DEANE A M,NAIR P. Metabolic support in sepsis:corticosteroids and vitamins:the why,the when,the how [J]. Curr Opin Crit Care,2020,26(4):363-368.

[4] FUJII T,LUETHI N,YOUNG P J. Effect of Vitamin C, hydrocortisone,and thiamine *vs* hydrocortisone alone on time alive and free of vasopressor support among patients with septic shock:the VITAMINS randomized clinical trial [J]. JAMA,2020,323(5):423-431.

[5] MOSKOWITZ A,HUANG D T,HOU P C,et al. Effect of ascorbic acid,corticosteroids,and thiamine on organ injury in septic shock:The ACTS randomized clinical trial [J]. JAMA,2020,324(7):642-650.

[6] HWANG S Y,RYOO S M,PARK J E,et al. Combination therapy of vitamin C and thiamine for septic shock:a multi-centre,double-blinded randomized,controlled study [J]. Intensive Care Med,2020,46(11):2015-2025.

[7] SEVRANSKY J E,ROTHMAN R E,HAGER D N,et al. Effect of Vitamin C,thiamine,and hydrocortisone on ventilator-and vasopressor-free days in patients with sepsis: The VICTAS randomized clinical trial [J]. JAMA. 2021, 325(8):742-750.

[8] FUJII T,SALANTI G,BELLETTI A,et al. Effect of adjunctive vitamin C,glucocorticoids,and vitamin B1 on longer-term mortality in adults with sepsis or septic shock: a systematic review and a component network meta-analysis [J]. Intensive Care Med. 2022,48(1):16-24.

[9] LAMONTAGNE F,MASSE M H,MENARD J,et al. Intravenous Vitamin C in adults with sepsis in the intensive care unit [J]. N Engl J Med. 2022,386(25):2387-2398.

[10] VENKATESH B,FINFER S,COHEN J,et al. Adjunctive glucocorticoid therapy in patients with septic shock [J]. N Engl J Med,2018,378(9):797-808.

[11] ANNANE D,RENAULT A,Brun-Buisson C,et al. Hydrocortisone plus fludrocortisone for adults with septic shock [J]. N Engl J Med,2018,378(9):809-818.

[12] ANNANE D,BELLISSANT E,Bollaert P E,et al. Corticosteroids for treating sepsis in children and adults [J]. Cochrane Database Syst Rev,2019,12(12):CD002243.

[13] COHEN J,BLUMENTHAL A,CUELLAR-PARTIDA G, et al. The relationship between adrenocortical candidate gene expression and clinical response to hydrocortisone in patients with septic shock [J]. Intensive Care Med, 2021,47(9):974-983.

[14] SWEENEY T E,WONG H R. Transcriptional markers in response to hydrocortisone in sepsis in ADRENAL:a step

toward precision medicine [J]. Intensive Care Med, 2021,47(9):1011-1013.

[15] BAKKER J, KATTAN E, ANNANE D, et al. Current practice and evolving concepts in septic shock resuscitation [J]. Intensive Care Med,2022,48:148-163.

[16] SEYMOUR C W, KENNEDY J N, WANG S, et al. Derivation, validation, and potential treatment implications of novel clinical phenotypes for sepsis [J]. JAMA. 2019, 321:2003-2017.

[17] KNAUP H, STAHL K, SCHMIDT B, et al. Early therapeutic plasma exchange in septic shock: a prospective open-label nonrandomized pilot study focusing on safety, hemodynamics, vascular barrier function, and biologic markers [J]. Crit Care,2018,22:285.

[18] DAVID S, BODE C, PUTENSEN C, et al. Adjuvant therapeutic plasma exchange in septic shock [J]. Intensive Care Med,2021,47:352-354.

[19] GARBERO E, LIVIGNI S, FERRARI F, et al. High dose coupled plasma filtration and adsorption in septic shock patients. Results of the COMPACT-2: a multicentre, adaptive, randomised clinical trial [J]. Intensive Care Med,2021,47:1303-1311.

[20] Wendel-Garcia P D, HILTY M P, HELD U, et al. Cytokine adsorption in severe, refractory septic shock [J]. Intensive Care Med,2021,47(11):1334-1336.

[21] LI Y, LI J, SHI Z, et al. Anticoagulant chitosan-kappa-carrageenan composite hydrogel sorbent for simultaneous endotoxin and bacteria cleansing in septic blood [J]. Carbohydr Polym,2020,243:116470.

[22] JOLLY L, CARRASCO K, DERIVE M, et al. Targeted endothelial genedeletion of triggering receptor expressed on myeloid cells-1 protects mice during septic shock [J]. Cardiovasc Res,2018,114(6):907-918.

[23] FRANÇOIS B, WITTEBOLE X, FERRER R, et al. Nangibotide in patients with septic shock: a Phase 2a randomized controlled clinical trial [J]. Intensive Care Med,2020,46:1425-1437.

[24] ALSHETAIWI H, PERVOLARAKIS N, MCINTYRE L L, et al. Defining the emergence of myeloid-derived suppressor cells in breast cancer using single-cell transcriptomics [J]. Sci Immunol,2020,5(44):eaay6017.

[25] BACHMAIER K, STUART A, SINGH A, et al. Albumin nanoparticle endocytosing subset of neutrophils for precision therapeutic targeting of inflammatory tissue injury [J]. ACS Nano,2022,16(3):4084-4101.

[26] MATTHAY M A, ARABI Y M, SIEGEL E R, et al. Phenotypes and personalized medicine in the acute respiratory distress syndrome [J]. Intensive Care Med,2020,46: 2136-2152.

[27] LEISMAN D E, RONNER L, PINOTTI R, et al. Cytokine elevation in severe and critical COVID-19: a rapid systematic review, meta-analysis, and comparison with other inflammatory syndromes [J]. Lancet Respir Med,2020, 8(12):1233-1244.

[28] VILLAR J, FERRANDO C, MARTÍNEZ D, et al. Dexamethasone treatment for the acute respiratory distress syndrome: a multicentre, randomised controlled trial [J]. Lancet Respir Med,2020,8(3):267-276.

[29] ANGUS D C, DERDE L, AL-BEIDH F, et al. Effect of Hydrocortisone on Mortality and Organ Support in Patients With Severe COVID-19: The REMAP-CAP COVID-19 Corticosteroid Domain Randomized Clinical Trial [J]. JAMA,2020,324(13):1317-1329.

[30] DEQUIN P, HEMING N, MEZIANI F, et al. Effect of hydrocortisone on 21-day mortality or respiratory support among critically ill patients with COVID-19: a randomized clinical trial [J]. JAMA, 2020, 324(13): 1298-1306.

[31] TOMAZINI B M, MAIA I S, CAVALCANTI A B, et al. Effect of dexamethasone on days alive and ventilator-free in patients with moderate or severe acute respiratory distress syndrome and COVID-19: the CoDEX randomized clinical trial [J]. JAMA,2020,324(13):1307-1316.

[32] WHO Rapid Evidence Appraisal for COVID-19 Therapies(REACT) Working Group, STERNE J A C, MURTHY S, et al. Association between administration of systemic corticosteroids and mortality among critically ill patients with COVID-19: a meta-analysis [J]. JAMA, 2020,324(13):1330-1341.

[33] National Heart, Lung, and Blood Institute PETAL Clinical Trials Network, GINDE A A, BROWER R G, et al. Early high-dose vitamin d3 for critically ill, Vitamin D-deficient patients [J]. N Engl J Med, 2019, 381 (26):2529-2540.

[34] RANIERI V M, PETTILÄ V, KARVONEN M K, et al. Effect of intravenous interferon β-1a on death and days free from mechanical ventilation among patients with moderate to severe acute respiratory distress syndrome: a randomized clinical trial [J]. JAMA, 2020, 323 (8): 725-733.

[35] PROUDFOOT A, BAYLIFFE A, O'KANE C M, et al. Novel anti-tumour necrosis factor receptor-1 (TNFR1) domain antibody prevents pulmonary inflammation in experimental acute lung injury [J]. Thorax,2018,73(8): 723-730.

[36] WANG X, GONG J, ZHU J, et al. Alpha 1-antitrypsin for

treating ventilator-associated lung injury in acute respiratory distress syndrome rats [J]. Exp Lung Res,2019,45 (7):209-219.

[37] MAHMOUD A A A,MAHMOUD H E,MAHRAN M A, et al. Streptokinase versus unfractionated heparin nebulization in patients with severe acute respiratory distress syndrome(ARDS):a randomized controlled trial with observational controls [J]. J Cardiothorac Vasc Anesth, 2020,34(2):436-443.

[38] DONG D,ZONG Y,LI Z,et al. Mortality of right ventricular dysfunction in patients with acute respiratory distress syndrome subjected to lung protective ventilation:a systematic review and meta-analysis [J]. Heart Lung, 2021,50(5):730-735.

[39] BATTAGLINI D,BALL L,WITTENSTEIN J,et al. PEEP in thoracic anesthesia:pros and cons [J]. Minerva Anesthesiol,2021,87:223-229.

[40] Writing Committee and Steering Committee for the RELAx Collaborative Group, ALGERA A G, PISANI L, et al. Effect of a lower vs higher positive end-expiratory pressure strategy on ventilator-free days in ICU patients without ARDS:a randomized clinical trial [J]. JAMA, 2020,324(24):2509-2520.

[41] BEITLER J R,SARGE T,Banner-Goodspeed V M,et al. Effect of titrating positive end-expiratory pressure(peep) with an esophageal pressure-guided strategy vs an empirical high PEEP-FiO$_2$ strategy on death and days free from mechanical ventilation among patients with acute respiratory distress syndrome:a randomized clinical trial [J]. JAMA,2019,321(9):846-857.

[42] COLQUHOUN D A,LEIS A M,SHANKS A M,et al. A lower tidal volume regimen during one-lung ventilation for lung resection surgery is not associated with reduced postoperative pulmonary complications [J]. Anesthesiology,2021,134(4):562-576.

[43] KARALAPILLAI D,WEINBERG L,PEYTON P,et al. Effect of intraoperative low tidal volume vs conventional tidal volume on postoperative pulmonary complications in patients undergoing major surgery:a randomized clinical trial [J]. JAMA,2020,324(9):848-858.

[44] LIM C H,HAN J Y,CHA S H,et al. Effects of high versus low inspiratory oxygen fraction on postoperative clinical outcomes in patients undergoing surgery under general anesthesia:A systematic review and meta-analysis of randomized controlled trials [J]. J Clin Anesth,2021, 75:110461.

[45] BARROT L,ASFAR P,MAUNY F,et al. Liberal or conservative oxygen therapy for acute respiratory distress syndrome [J]. N Engl J Med, 2020, 382 (11): 999-1008.

[46] DAVID L,CONGLI Z,ANA F B,et al. Perioperative pulmonary atelectasis: Part Ⅱ. clinical implications [J]. Anesthesiology,2022,136(1):206-236.

[47] YOUNG C C, HARRIS E M, VACCHIANO C, et al. Lung-protective ventilation for the surgical patient:international expert panel-based consensus recommendations [J]. Br J Anaesth,2019,123(6):898-913.

[48] MCNAMEE J J, GILLIES M A, BARRETT N A, et al. Effect of lower tidal volume ventilation facilitated by extracorporeal carbon dioxide removal vs standard care ventilation on 90-day mortality in patients with acute hypoxemic respiratory failure:the REST randomized clinical trial [J]. JAMA,2021,326(11):1013-1023.

[49] 潘科,万小健. 呼吸机相关性膈肌功能障碍的发病机制与临床研究进展[J]. 国际麻醉学与复苏杂志, 2020,4(12):1182-1186.

[50] UMBRELLO M, ANTONUCCI E, MUTTINI S. Neurally adjusted ventilatory assist in acute respiratory failure-a narrative review [J]. J Clin Med,2022,11(7):1863.

[51] KACMAREK R M,VILLAR J,PARRILLA D,et al. Neurally adjusted ventilatory assist in acute respiratory failure:a randomized controlled trial [J]. Intensive Care Med,2020,46(12):2327-2337.

[52] PRIYANKA P, ZARBOCK A, IZAWA J, et al. The impact of acute kidney injury by serum creatinine or urine output criteria on major adverse kidney events in cardiac surgery patients [J]. Thorac Cardiovasc Surg,2021,162 (1):143-151. e7.

[53] BIANCHI N A, STAVART L L, ALTARELLI M, et al. Association of oliguria with acute kidney injury diagnosis, severity assessment, and mortality among patients with critical illness [J]. JAMA Netw Open, 2021, 4(11):e2133094.

[54] MOLINARI L, DEL RIO-PERTUZ G, SMITH A, et al. Utility of biomarkers for sepsis-associated acute kidney injury staging [J]. JAMA Netw Open, 2022, 5(5): e2212709.

[55] SCHNEIDER A G, MOLITORIS B A. Real-time glomerular filtration rate: improving sensitivity, accuracy and prognostic value in acute kidney injury [J]. Curr Opin Crit Care,2020,26(6):549-555.

[56] AHMAD T,JACKSON K,RAO V S,et al. Worsening renal function in patients with acute heart failure undergoing aggressive diuresis is not associated with tubular injury [J]. Circulation,2018,137(19):2016-2028.

[57] PICKKERS P,DARMON M,HOSTE E,et al. Acute kid-

ney injury in the critically ill：an updated review on pathophysiology and management ［J］. Intensive Care Med,2021,47(8):835-850.

[58] MYLES P S, BELLOMO R, CORCORAN T, et al. Restrictive versus liberal fluid therapy for major abdominal surgery ［J］. N Engl J Med,2018,378(24):2263-2274.

[59] VAARA S T, OSTERMANN M, BITKER L, et al. Restrictive fluid management versus usual care in acute kidney injury(REVERSE-AKI):a pilot randomized controlled feasibility trial ［J］. Intensive Care Med,2021,47(6):665-673.

[60] BROWN R M, WANG L, COSTON T D, et al. Balanced crystalloids versus saline in sepsis. a secondary analysis of the SMART clinical trial ［J］. Am J Respir Crit Care Med,2019,200(12):1487-1495.

[61] FINFER S, MICALLEF S, HAMMOND N, et al. Balanced multielectrolyte solution versus saline in critically ill adults ［J］. N Engl J Med,2022,386(9):815-826.

[62] STARRT-AKI Investigators, Canadian Critical Care Trials Group, Australian and New Zealand Intensive Care Society Clinical Trials Group,et al. Timing of initiation of renal-replacement therapy in acute kidney injury ［J］. N Engl J Med,2020,383(3):240-251.

[63] GAUDRY S, HAJAGE D, MARTIN-LEFEVRE L, et al. Comparison of two delayed strategies for renal replacement therapy initiation for severe acute kidney injury (AKIKI 2):a multicentre, open-label, randomised, controlled trial ［J］. Lancet, 2021, 397 (10281): 1293-1300.

[64] OSTERMANN M, LUMLERTGUL N. Wait and see for acute dialysis:but for how long? ［J］. Lancet,2021,397(10281):1241-1243.

[65] GAUDRY S, HAJAGE D, BENICHOU N, et al. Delayed versus early initiation of renal replacement therapy for severe acute kidney injury:a systematic review and individual patient data meta-analysis of randomised clinical trials ［J］. Lancet,2020,395(10235):1506-1515.

[66] ZARBOCK A, KÜLLMAR M, KINDGEN-MILLES D, et al. Effect of regional citrate anticoagulation vs systemic heparin anticoagulation during continuous kidney replacement therapy on dialysis filter life span and mortality among critically ill patients with acute kidney injury: a randomized clinical trial ［J］. JAMA,2020,324(16):1629-1639.

[67] VON GROOTE T C, OSTERMANN M, FORNI L G, et al. The AKI care bundle:all bundle components are created equal-are they? ［J］. Intensive Care Med,2022,48(2):242-245.

[68] VAN DE SANDE D, VAN GENDEREN M E, HUISKENS J,et al. Moving from bytes to bedside:a systematic review on the use of artificial intelligence in the intensive care unit［J］. Intensive Care Med,2021,47(7):750-760.

[69] FLEUREN L M, KLAUSCH T, ZWAGER C L,et al. Machine learning for the prediction of sepsis:a systematic review and meta-analysis of diagnostic test accuracy ［J］. Intensive Care Med,2020,46(3):383-400.

[70] MASLOVE D M, ELBERS P, Clermont G. Artificial intelligence in telemetry:what clinicians should know ［J］. Intensive Care Med,2021,47(2):150-153.

[71] BENJAMENS S, DHUNNOO P, MESKÓ B. The state of artificial intelligence-based FDA-approved medical devices and algorithms:an online database ［J］. NPJ Digit Med,2020,3:118.

84 围手术期脑代谢初探

国家自然科学基金委员会召开的主题为"麻醉学前沿和交叉"的双清论坛,凝练了该领域未来 5~10 年亟须解决的 4 个方向关键科学问题,即:全身麻醉机制与精准麻醉、麻醉与脑健康、麻醉与重要脏器功能保护、围手术期大数据与人工智能。全身麻醉药物直接作用于脑,麻醉对脑功能影响的相关研究一直是麻醉学领域的重要问题。由于老年人的退行脑和儿童发育脑处于受全身麻醉药影响最为敏感的阶段,因此,麻醉与发育脑和退行脑在围手术期脑健康的基础研究受到了格外的关注。

由于患者只有在经历外科手术的情况下才会接受全身麻醉,我们在临床上很难区分一些术后并发症究竟是麻醉原因引起、手术原因引起还是两者叠加的结果。全身麻醉药直接作用于脑,单独的全身麻醉究竟对老年人的退行脑和儿童发育脑有没有影响,一直是麻醉领域悬而未解的基本科研问题。而在该领域基础研究中,非人灵长类动物无疑是最接近人类的模式动物。

一、麻醉对儿童发育脑代谢的研究

据报道,美国每年约有 300 万婴幼儿在全身麻醉下接受外科手术;根据我们国内人口密度,预计婴幼儿在全身麻醉下接受外科手术的人数会比美国高出数倍以上。由于全身麻醉药直接作用于脑,这一药理学特点让人们对其是否会影响脑发育和脑功能展开了相关的研究。2016 年 12 月 14 日,美国食品药物监督管理局(Food and Drug Administration,FDA)发布警告:妊娠末三个月的孕妇或 3 岁以下儿童在手术中重复或长时间(>3 小时)使用全身麻醉药和镇静药,可能会影响胎儿及儿童的大脑发育。

多次或者长时间使用全身麻醉药可以引起啮齿类动物远期学习和智力受损,但多项临床研究并没有发现多次或者长时间全身麻醉出现了婴幼儿患者远期智力损伤而是出现了精细运动损伤。为了更好地理解灵长类和啮齿类模型的不同,课题组通过对杏仁核的单细胞测序对比了幼年猕猴和幼年小鼠之间的差异,发现灵长类动物和啮齿动物确实在多种神经细胞上存在明显的物种差异。该研究结果有

助于理解非人灵长类动物和啮齿动物作为模型在全身麻醉药引起的神经发育毒性机制研究中的不同,提示非人灵长类动物模型更适合发育大脑的全身麻醉神经毒性机制研究。

2019 年 5 月,课题组使用幼年猕猴发现多次使用临床常用的吸入全身麻醉药七氟烷可以引起发育脑内的叶酸代谢紊乱,使髓鞘发育关键基因的 DNA 甲基化增高,进而导致髓鞘发育毒性,首次提出了全身麻醉药的髓鞘发育毒性这一概念。随后,2019 年 6 月,另一项关于全身麻醉药与脑白质发育的临床文章发表在了 *JAMA Oncology* 上。该研究发现因骨髓穿刺而反复接受全身麻醉的白血病患儿,其全身麻醉药暴露剂量越大,麻醉累积时间越长,胼胝体白质完整性越差,该研究提供了全身麻醉药对某一类患儿可能具有髓鞘发育毒性的临床证据。2019 年 8 月,*Anesthesiology* 发表了来自约翰霍普金斯麻醉科 Mintz 教授的文章,该文章在啮齿类动物中也发现了全身麻醉药具有髓鞘发育毒性。之后,全身麻醉药的髓鞘发育毒性文章陆续发表出来。值得注意的是,2021 年 4 月,*British Journal of Anaesthesia* 发表了非麻醉专业人员的科研结果,他们发现幼年期间在全身麻醉下多次接受磁共振检查的猕猴,即使是较短时间的暴露(2 小时),后续的神经系统发育出现脑白质的微细结构改变。另外,多项临床研究并没有发现多次或者长时间全身麻醉出现了婴幼儿患者远期智力损伤而是出现了精细运动损伤。课题组同样使用幼年猕猴模型揭示了 N6-甲基腺嘌呤(m6A)RNA 甲基化在多次全身麻醉药暴露对发育脑精细运动损伤中的作用。

二、麻醉对老年退行脑代谢的研究

鉴于中国老龄化形式日趋严峻,老年患者围手术期脑健康领域日益受到关注。术后谵妄(postoperative delirium,POD)是老年患者常见的并发症。炎症因子被认为是引起老年患者术后谵妄的主要因素之一。为了探索单独的全身麻醉会不会引起炎症因子的升高,美国麻醉科医师 Deiner 教授招募了 59 例(40~80 岁)志愿者,对他们实施了长达 2

小时的七氟烷为主的吸入全身麻醉,发现血浆中的炎症因子和神经系统损伤的标记物并没有升高。那么老年患者经历较长时间的麻醉会引起炎症因子和神经系统损伤的标记物升高吗?虽然没有统计数据,但根据中国的人口基数和社会老龄化倾向,可以想象老年患者接受较长时间麻醉的病例数量会是比较多的。但是,我们不能冒然招募老年人志愿者来接受这么一个长时间的单独全身麻醉,这存在违反伦理的可能。因此,联合课题组使用老年狨猴对长时间麻醉是否会对炎症因子等脑损伤标记物有影响这一科学问题进行了探索。狨猴年龄>8 岁即视为老年。联合课题组对>8 岁的老年狨猴进行了单次 6 小时的临床浓度七氟烷(1.5%~2%)麻醉,并在麻醉后即刻获取前额叶皮质进行检测,结果发现单次长时间的七氟烷麻醉并没有造成老年狨猴脑内白细胞介素(interleukin,IL)-6 和肿瘤坏死因子-α(tumor necrosis factor-α,TNF-α)的升高,也没有诱导神经细胞产生额外的凋亡,并且没有导致髓鞘结构和髓鞘标志物髓磷脂碱性蛋白(myelin basic protein,MBP)的表达改变。笔者团队的结果和 Deiner 教授临床试验的结果相互印证,单独的短时间和长时间全身麻醉,至少在术后即刻,可能都并不会诱导老年大脑炎症因子 IL-6 和 TNF-α 和部分神经系统损伤标志物的升高。

"脂质学说"是吸入全身麻醉药的麻醉机制之一,由于吸入全身麻醉药需要穿破细胞膜表面的脂筏进入细胞内产生麻醉作用,因此,吸入麻醉药是否对老年大脑的脂代谢产生影响是一个值得研究的科研问题。课题组运用上述相同的老年狨猴麻醉模型,对七氟烷麻醉老年狨猴的前额叶皮质进行了脂质组学分析。发现七氟烷对老年狨猴的大脑前额叶皮质脂质代谢影响非常轻微,甚至可以忽略不计,同时,脂质代谢途径也没有受到影响。

脑功能的新陈代谢需要大量能量。虽然人类脑的重量只占体重的 2%,但脑耗氧量占全身总耗氧量的 20%;由于长链脂肪酸不能自由穿过血脑屏障,脑组织是以葡萄糖的氧化来供能的。糖代谢是脑能量的主要来源,脑组织所需要的葡萄糖量占全身葡萄糖总消耗量的 17%。因此,脑代谢对脑功能的影响至关重要。大脑中包含不同类型的神经细胞,由于每种神经细胞在大脑中功能不同,所以,各自的代谢途径也不尽相同。比如著名的"乳酸穿梭机制"。神经元不储存糖原,糖原储存在星形胶质细胞。静息状态下,神经元能量是由约 7%的糖酵解和 93%的线粒体氧化磷酸化提供,即使在有葡萄糖存在的情况下,糖酵解产生的乳酸对神经元兴奋性突触传递的完整性也是必须的,因为糖酵解产生 ATP 的速度非常快。当神经元受到更强的刺激时,高强度的神经活动使星形胶质细胞的糖酵解加速,产生乳酸,乳酸再被单羧酸转运体(monocarboxylte transporter,MCT)转运至神经元,神经元中的乳酸脱氢酶 1(lactic acid dehydrogenase 1,LDH1)再将乳酸转化成丙酮酸,丙酮酸再进入三羧酸循环产生 ATP,供神经元使用。

2021 年 7 月 2 日,*British Journal of Anaesthesia* 发表了课题组科研成果"Sevoflurane enhanced glycolysis and lactate production in the brain of aged marmosets",首次发现临床最常用的吸入麻醉药七氟烷可以引起老年非人灵长类动物狨猴脑内糖酵解的激活和乳酸的升高。在本研究中,联合课题组首先发现年龄>65 岁、接受全身麻醉时间>6 小时的头颈颌面部肿瘤患者,其术后血中的乳酸升高。由于血液流经全身脏器,不能推测出脑内的乳酸是否同样增高。随后,课题组对老年狨猴(>8 岁)进行了单次 6 小时的临床浓度七氟烷(1.5%~2%)麻醉,并在麻醉后即刻获取前额叶皮质进行检测,发现老年狨猴脑内糖酵解激活和乳酸升高。结合以前文献,相对于静脉麻醉药丙泊酚,这可能是吸入麻醉药所特有的能力。

乳酸是大脑中重要的能量供体,同时兼具神经递质的作用。鉴于乳酸在大脑内的重要性,笔者团队的研究有助于理解和拓展一波本专业领域中临床问题:①推进脑乳酸在术后谵妄中的机制研究。最近发表在 *British Journal of Anaesthesia* 的临床研究发现术后谵妄患者脑脊液中乳酸水平显著升高,提示脑内乳酸升高可能和术后谵妄相关。由于乳酸是脑内重要的供能底物同时兼具有神经递质的功能,因此乳酸在术后谵妄中的作用和机制值得我们高度重视。②推进从脑代谢角度研究吸入麻醉的脑电图特点。比如脑电图监测发现吸入麻醉药可以诱发癫痫波,而血中乳酸的升高是预判癫痫发作的生物标记物。同时动物实验表明,通过抑制乳酸脱氢酶进而减少乳酸的生成可以阻断体外培养的神经元兴奋(一种体外惊厥模型),也能抑制动物惊厥的发生。③推进从脑代谢角度研究全身麻醉机制,乳酸是神经元的能量底物,也是重要的神经递质,乳酸增高可以使邻近的锥体细胞去极化,乳酸是否牵涉进全身麻醉的机制值得进一步研究。④大脑内的神经细胞多样且各自代谢特点不尽相同,因此,全身麻醉下的脑代谢状态值得深入研究。再者麻醉教材包括《现代麻醉学》等对围手术期脑代谢介绍不多,且将大脑视为一个整体来看。但大脑里面包含各种类型的神经细胞,不同麻醉药物对不同神经细胞代谢方式的影响应该有更多研究关注,以丰富我们的麻醉教材。⑤推进从脑代谢角度研究吸入麻醉药与脑保护的研究。比如创伤性脑损伤时,乳酸的能量供给对神经元的能量代谢非常重要,相对于静脉全身麻醉药,吸入麻醉药的脑保护优势特点是否和其能够引起乳酸升高相关?⑥推进从脑代谢角度研究吸入麻醉药与术后肿瘤患者预后。比如肿瘤细胞主要依靠糖酵解和乳酸生成为能量,吸入全身麻醉药对胶质瘤细胞的促增殖侵袭效应是否和其加强糖酵解促进乳酸生成相关?⑦糖尿病患者存在葡萄糖代谢障碍,大脑可能更加依赖脑内的糖酵解。吸入全身麻醉下,糖尿病患者的脑代谢状态需要进一步去研究。

总之,课题组的研究结果揭示了脑代谢在围手术期脑健康中可能具有重要的作用,揭开了从另一个角度研究围手术期脑健康的帷幕。

(张磊 姜虹)

参 考 文 献

[1] RAMSAYJ G, ROIZEN M. SmartTots: a public-private partnership between the United States Food and Drug Administration(FDA) and the International Anesthesia Research Society(IARS) [J]. Paediatr Anaesth, 2012, 22 (10):969-972.

[2] ZACCARIELLO M J, FRANK R D, LEE M, et al. Patterns of neuropsychological changes after general anaesthesia in young children: secondary analysis of the Mayo Anesthesia Safety in Kids study [J]. Br J Anaesth, 2019, 122(5): 671-681.

[3] WALKDEN G J, Gill H, DAVIES N M, et al. Early childhood general anesthesia and neurodevelopmental outcomes in the avon longitudinal study of parents and children birth cohort [J]. Anesthesiology, 2020; 133(5): 1007-1020.

[4] ZHANG L, YANG C, WU S H, et al. The molecular taxonomy of primate amygdala via single-nucleus RNA-sequencing analysis [J]. Science Bulletin, 2021, 66: 1379-1383.

[5] ZHANG L, XUE Z, LIU Q, et al. Disrupted folate metabolism with anesthesia leads to myelination deficits mediated by epigenetic regulation of ERMN [J]. EBioMedicine, 2019, 43:473-486.

[6] BANERJEE P, ROSSI M G, ANGHELESCU D L, et al. Association between anesthesia exposure and neurocognitive and neuroimaging outcomes in long-term survivors of childhood acute lymphoblastic leukemia [J]. JAMA Oncol, 2019, 5(10):1456-1463.

[7] LI, Q, MATHENA R P, XU J, et al. Early postnatal exposure to isoflurane disrupts oligodendrocyte development and myelin formation in the mouse hippocampus [J]. Anesthesiology, 2019, 131(5):1077-1091.

[8] WU Z, XUE H, GAO Q, et al. Effects of early postnatal sevoflurane exposure on oligodendrocyte maturation and myelination in cerebral white matter of the rat [J]. Biomed Pharmacother, 2020, 131:110733.

[9] ZUO Y, LI B, XIE J, et al. Sevoflurane anesthesia during pregnancy in mice induces cognitive impairment in the offspring by causing iron deficiency and inhibiting myelinogenesis [J]. Neurochem Int, 2020, 135:104693.

[10] YOUNG J T, VLASOVA R M, HOWELL B R, et al. General anaesthesia during infancy reduces white matter micro-organisation in developing rhesus monkeys [J]. Br J Anaesth, 2021, 126(4):845-853.

[11] ZHANG L, CHENG Y, XUE Z, et al. Sevoflurane impairs m6A-mediated mRNA translation and leads to fine motor and cognitive deficits [J]. Cell Biol Toxicol, 2022, 38 (2):347-369.

[12] DEINER S, BAXTER M G, MINCER J S, et al. Human plasma biomarker responses to inhalational general anaesthesia without surgery [J]. Br J Anaesth, 2020, 125 (3):282-290.

[13] CHENG Y, SHI L, MAO H, et al. The effect of sevoflurane anesthesia on the biomarkers of neural injury in the prefrontal cortex of aged marmosets [J]. Front Aging Neurosci, 2022, 14:918640.

[14] MAO H, ZHU J, CHENG Y, et al. Effects of sevoflurane anesthesia on cerebral lipid metabolism in the aged brain of marmosets and mice [J]. Front Mol Neurosci, 2022, 15:915570.

[15] ATTWELL D, LAUGHLIN S B. An energy budget for signaling in the grey matter of the brain [J]. J Cereb Blood Flow Metab, 2001, 21(10):1133-1145.

[16] LI S, SHENG Z H. Energy matters: presynaptic metabolism and the maintenance of synaptic transmission [J]. Nat Rev Neurosci, 2022, 23(1):4-22.

[17] ZHANG, L, MAO H, YAN J, et al. Sevoflurane enhances brain glycolysis and lactate production in aged marmosets [J]. Br J Anaesth, 2022, S0007-0912(22)00296-3.

[18] ROZET I, Tontisirin N, Vavilala M S, et al. Prolonged propofol anesthesia is not associated with an increase in blood lactate [J]. Anesth Analg, 2009, 109(4):1105-1110.

[19] JACOB Z, LI H, MAKARYUS R, et al. Metabolomic profiling of children's brains undergoing general anesthesia with sevoflurane and propofol [J]. Anesthesiology, 2012, 117(5):1062-1071.

[20] RABINOWITZ J D, ENERBACK S. Lactate: the ugly duckling of energy metabolism [J]. Nat Metab, 2020, 2 (7):566-571.

[21] TAYLOR J, PARKER M, CASEY C P, et al. Postoperative delirium and changes in the blood-brain barrier, neuroinflammation, and cerebrospinal fluid lactate: a prospective cohort study [J]. Br J Anaesth, 2022, 129(2): 219-230.

[22] MIAO M, XU Y, CONG X, et al. Epileptiform EEG discharges and sevoflurane in children: protocol of a systematic review and meta-analysis [J]. Medicine (Baltimore), 2019, 98(40):e17401.

[23] MAGNUSSON C, HERLITZ J, HÖGLIND R, et al. Prehospital lactate levels in blood as a seizure biomarker: A multi-center observational study [J]. Epilepsia, 2021, 62 (2):408-415.

[24] SADA N, LEE S, KATSU T, et al. Epilepsy treatment. targeting LDH enzymes with a stiripentol analog to treat

epilepsy [J]. Science,2015,347(6228):1362-1367.

[25] Levy, B. , Lactate and shock state: the metabolic view [J]. Curr Opin Crit Care,2006,12(4):315-321.

[26] ZHU M,LI M,ZHOU Y, et al. Isoflurane enhances the malignant potential of glioblastoma stem cells by promoting their viability,mobility in vitro and migratory capaci-ty in vivo [J]. Br J Anaesth,2016,116(6):870-877.

[27] SICKMANN H M,WAAGEPETERSEN H S. Effects of diabetes on brain metabolism--is brain glycogen a signifi-cant player? [J]. Metab Brain Dis,2015,30(1):335-343.

85 右美托咪定对睡眠障碍治疗的研究进展

睡眠障碍在生活中很常见,会对人们生理和心理产生不良影响,传统的治疗药物长期应用会有成瘾、耐受、记忆损害等一系列的副作用。右美托咪定(dexmedetomidine,Dex)是一种新型 α_2 肾上腺素能受体激动剂,其能模拟自然睡眠状态,右美托咪定可增加非快速眼动 2 期睡眠(nonrapid eye movement,NREM2),减少快速眼动(rapid eye movement,REM)睡眠。本文就 Dex 对睡眠障碍的治疗作用和机制进行综述。

一、睡眠障碍的分类

随着现代生活节奏的加快,社会压力增大,睡眠障碍的发生率越来越高。具体可表现为睡眠不足,感知睡眠量过多或睡眠过程中的异常运动。睡眠障碍影响心理和生理功能紊乱,会对患者的健康和生活质量造成不良后果。根据国际睡眠障碍中的分类标准,将睡眠障碍分为:失眠、与睡眠相关的呼吸障碍、嗜睡的中枢性障碍、昼夜节律睡眠-觉醒障碍、与睡眠相关的运动障碍、异睡眠症和其他睡眠障碍。失眠是睡眠障碍最主要的类型,治疗失眠的传统药物如唑吡坦,长期应用会有成瘾、耐受、记忆损害等一系列的副作用。右美托咪定是一种新型 α_2 肾上腺素能受体激动剂,其能模拟自然睡眠状态,输注右美托咪定可增加NREM2,减少 REM 睡眠。本文将对右美托咪定在睡眠障碍治疗中的作用和机制进行综述。

二、Dex 对睡眠障碍的治疗作用

(一) Dex 治疗失眠

失眠是指患者的睡眠不足或睡眠维持困难,以及存在其他白天症状(例如嗜睡,注意力不集中,情绪紊乱)每周至少 3 晚,并持续 3 个月以上。长期持续失眠会增加患精神疾病的概率。研究发现,Dex 可通过延长失眠患者的睡眠维持时间和睡眠总时间,减少睡眠潜伏期、觉醒次数、觉醒时间从而达到治疗失眠的目的。倪春平等将 Dex 作为诱导人工睡眠术的手段治疗慢性原发性失眠,结果显示,对于

慢性原发性失眠症患者,使用 Dex 连续微量泵输注 7 天后,里兹睡眠问卷(Leeds sleep evaluation questionnaire,LSEQ)评分显著增加。研究表明在传统治疗的基础上,加用 Dex 诱导睡眠更能安全治疗顽固性失眠。该团队用静脉持续泵注药物自控睡眠,经过治疗后匹兹堡睡眠质量指数(Pittsburgh sleep quality index,PSQI)评分和汉密尔顿焦虑量表(Hamilton anxiety scale,HAMA)评分减低,患者血清皮质醇水平显著降低。近年来有学者提出患者控制睡眠(patient-controlled sleep,PCSL)治疗慢性顽固性失眠症,用 Dex 替代患者自控镇痛(patient controlled analgesia,PCA)中的传统镇痛药,按照滴定后的安全、有效剂量注入自控静脉泵内,患者在睡眠过程中根据自身需求按压静脉泵,实现自控睡眠。此种模式在慢性顽固性失眠中取得了非常好的效果。

(二) Dex 治疗睡眠呼吸暂停综合征

阻塞性睡眠呼吸暂停(obstructive sleep apnea,OSA)是一种常见的睡眠障碍,以反复出现的上气道完全或部分塌陷为特征,导致周期性低氧血症和睡眠中断,并伴随高碳酸血症或睡眠觉醒。研究发现,Dex 诱导的多导睡眠监测(polysomnography,PSG)可帮助诊断轻到重度的 OSA。在一项前瞻性诊断实验中,采用连续静脉滴注 Dex 的方式,进行短期的日间药物诱导 PSG。结果表明与正常睡眠相比,在 Dex 诱导的短时间睡眠下,PSG 对 OSA 的监测展现了较高的敏感性和特异性。Dex 在诱导睡眠的同时不会产生明显的呼吸抑制,且能减少围手术期阿片类药物用量,这些优点使得 Dex 广泛用于 OSA 手术中患者的镇静。由于 Dex 的镇静作用还保持了丘脑高度的连接性,使其可以在镇静期间唤醒 OSA 患者,继而替代的镇静剂不能表现出这种保护特性。鉴于 Dex 镇静作用下的气道反应与自然睡眠时类似,与其他麻醉药物相比,Dex 对气道通畅的影响较小,故 Dex 可作为首选镇静剂用于阻塞性睡眠呼吸暂停的儿童。Mohamed Mahmoud 等比较了在正常睡眠和 Dex 诱导睡眠时的临界气道闭合压力(critical pressure,Pcrit)(临界压力是指由于气道完全阻塞而导致气流停止时所测得的气道压力),结果发现,在自然睡眠和 Dex 镇静期间,Pcrit 测量值没有显著差异。此外,Dex 还用于诱导睡眠内镜(drug-induced sleep endoscopy,DISE)的检查中,从观察指标最小氧饱和度(minimal oxygen saturation,mSaO$_2$)的结果来看,与丙泊酚相比,Dex对呼吸的影响小,能为患者提供更高水平的满意度。同样地,对于OSA的患儿,腺扁桃体切除术具有良好的效果。有研究发现,在腺扁桃体切除术的麻醉中,术中应用Dex每增加0.1mg/kg,围手术期计算出的阿片类药物总消耗量(以口服吗啡当量为计)下降0.021mg/kg,而术中未接受Dex的患者则需要更多的阿片类药物。

(三)Dex改善不宁腿综合征

根据《精神疾病诊断与统计手册》(第5版)的分类标准,不宁腿综合征(restless legs syndrome,RLS)作为睡眠障碍的一种,是以安静休息或入睡后出现下肢难以忍受的不适感的神经系统疾病,又称不安腿综合征或Willis-Ekbom病。RLS根据是否存在其他疾病分为原发性(特发性)或继发性(症状性)。RLS患者经常在睡眠时出现的不自主周期性腿部运动称为睡眠周期性肢体运动(periodic leg movements in sleep,PLMS)。据报道,至少80%的RLS患者存在PLMS。RLS不仅引起患者下肢不适,还会引起继发的睡眠紊乱、情绪低落等,走路或移动双腿可以缓解这种感觉。通常情况下,RLS对女性的影响大于男性,而且患病概率随着年龄的增长而增加。需要特别注意的是,在婴儿、学龄前儿童中RLS通常表现为睡前烦躁和延迟入睡。以往RLS的诊断主要依赖于患者的主诉,缺乏任何明确的诊断测试,误诊率和漏诊率较高。除患者主观地描述临床症状外,临床医师仍需要通过检查、检验来排除其他导致RLS症状的继发原因,比如缺铁或周围神经病变等。对于儿科RLS的诊断,常把患者多导睡眠图PLMS升高(PLMS>5/h)或成人一级亲属PLMS升高(PLMS>15/h)作为支持儿科RLS诊断的手段。多巴胺激动剂作为RLS治疗的一线用药,在临床被广泛应用,包括普拉克索、罗匹尼罗和罗替戈汀。许多临床试验证明这些药物在缓解RLS症状和PLMS方面是有效的。普拉克索最常见的不良反应包括直立性低血压、头痛、恶心和下肢水肿,罗匹尼罗的疗效和不良反应与普拉克索非常相似。根据两项Ⅰ类研究,罗匹尼罗可有效改善RLS症状达6个月,但近50%的患者由于不良反应、症状恶化和缺乏疗效而需要停止治疗。

阿片类药物被认为是RLS的二线或三线治疗,当其他治疗对缓解症状无效时或由于其他治疗的副作用(如症状恶化),或有相关的严重疼痛障碍需要药物治疗的情况下,应使用阿片类药物。在欧洲,已经批准了将缓释型羟考酮与纳洛酮联合应用于治疗RLS,同时,小剂量的美沙酮和羟考酮证实了对RLS有效。虽然低剂量的阿片类药物对RLS症状的缓解作用已达成共识,但还没有充足的临床证据来证实这一点。更重要的是,这些药物会增加阿片类药物诱发的呼吸抑制和药物滥用的风险。

Dex作为一种新型α$_2$受体激动剂,能模拟自然睡眠状态,且无呼吸抑制。最新研究采用微量注射向睡眠障碍的患者静脉输注Dex,进入非快速眼动3期睡眠后停止输注,

根据《中国不宁腿综合征的诊断与治疗指南(2021版)》,滴定次日后的患者出现了RLS症状。因此,Dex滴定为RLS的准确判断提供了依据。此外,Naohiro Ohshita等研究发现,Dex的输注有助于成功地控制术后疑似RLS的加重。在一例疑似RLS加重的22岁女性患者身上,于静吸复合全身麻醉下行双侧矢状裂支截骨术,术后卧床休息时,尽管持续输注Dex,但仍然出现了疑似RLS加重的症状。但将Dex输注量从0.2μg/(kg·h)增加到0.4μg/(kg·h)后,症状几乎全部改善。患者在经历3h睡眠之后,通过散步和下肢伸展运动,完全缓解了不愉快的感觉。综上所述,Dex在RLS的诊断和治疗方面均有一定成效。在上述病例中,通过增加Dex输注而不使用苯二氮䓬或阿片类药物可缓解RLS。对于术后活动过多的患者,应仔细评估,因为这可能是由于术后急性手术疼痛所致。基于RLS的发生率低,Dex对RLS作用的报道不多,还有待于在后续病例中持续关注这个问题,来为麻醉和疼痛管理提供更多经验。

(四)Dex改善术后睡眠障碍

术后睡眠障碍(postoperative sleep disorder,PSD)特指手术后患者经常不能获得正常睡眠,表现为睡觉时间以及睡眠深度的不足,轻度患者表现为入睡困难,部分重度患者出现昼夜颠倒现象。研究表明,手术后(尤其在术后2天内)睡眠障碍的发生率高达90%以上。Dex常用于围手术期的镇静镇痛,其机制是激活了内源性睡眠促进途径。研究发现,在许多手术患者中,术中或术后输注Dex可改善术后睡眠质量,减少睡眠障碍发生率。一项观察性研究表明,术前、术中、术后分别进行圣玛丽医院睡眠问卷(St. Mary's Hospital sleep questionnaire,SMH)调查发现,腔镜全子宫切除的患者,于手术中应用Dex的患者,PSD的发生率明显低于对照组。同时疼痛数字评分法(numerical ratings cale,NRS)和围手术期疲劳评测量表(identity-consequence fatigue scale,ICFS)表明,Dex组还能减轻术后疼痛,降低围手术期疲劳评分,减少恶心发生率。同样地,Dex对全身麻醉下乳房根治术同样具有改善术后睡眠、减少疲劳及促进恢复的影响。在一项非心脏大手术的回顾性分析中,有学者发现,术中使用Dex可显著降低手术当天严重睡眠障碍的发生率,其中妇科和泌尿外科手术患者效果最为显著。此外,低剂量Dex[0.2~0.4μg/(kg·h)]对预防术后睡眠障碍最有效。

(五)Dex用于ICU镇静

在医院环境中,ICU是最常导致睡眠障碍的地方。研究表明,危重患者的睡眠质量较低,主要表现在睡眠片段化严重,第一阶段睡眠(浅睡眠)过多,REM和慢波睡眠(slow-wave sleep,SWS)大幅减少。睡眠质量的长期受损可能会引起心肺、神经、免疫和代谢方面的不良后果,与GABA镇静剂(如苯二氮䓬类药物和丙泊酚)相比,Dex更多是通过模拟自然生理睡眠从而促进睡眠,对N3期睡眠(或慢波睡眠)改善尤其有利。近年来,Dex越来越多地用于ICU患者,在一项病例报告中,Christina Alexopoulou等发现,在危

重症患者中,夜间输注 Dex 以达到轻度镇静,是通过提高睡眠效率和延长第 2 阶段睡眠时间,并通过将睡眠主要转移到夜间来改变 24h 睡眠模式。重症监护医学协会指南建议在机械通气(mechanical ventilation,MV)患者中使用 Dex 而不是苯二氮䓬类药物,在改善睡眠的同时也能够预防术后谵妄。Dex 的镇静作用是通过在生理上控制觉醒的部位激活肾上腺素受体来实现的,从而确保了一种独特的镇静状态,此时,患者虽然镇静,但很容易唤醒并能够合作。虽然实际建议给药剂量方案为 $0.2 \sim 1.4\mu g/(kg \cdot h)$,但 ICU 患者在神经状态、血流动力学条件、急慢性疾病等方面可能存在差异,应个体化给药。由于 Dex 在轻度镇静,镇痛,生理样睡眠和防止谵妄出现等方面的广泛作用,使得其可以加强 ICU 患者机械通气和非机械通气之间的合作。Dex 正在成为危重患者一线镇静用药最有希望的候选者。

三、Dex 与其催眠相关作用机制

研究发现,Dex 作为一种新型的 α_2 肾上腺素能受体激动剂,具有镇静、催眠、镇痛、抗焦虑等药理特性,已广泛应用于临床。Dex 与 α_2 受体具有较强的结合力,其中 α2∶α1 的激动比例为 1 620∶1。Dex 的血流动力学效应,包括短暂性高血压、心动过缓和低血压,这是由该药物的外周血管收缩作用和抑制交感神经兴奋性所引起的。蓝斑(locus ceruleus,LC)是大脑中去甲肾上腺素能神经支配的主要部位,也被认为是 α_2-肾上腺素能受体激动剂导向的多种脑功能的关键调节器。其中,Dex 作用于睡眠的机制是通过作用于 LC 上的 α_2 受体,抑制 LC 释放去甲肾上腺素,促进了腹外侧视前区(ventrolateral preoptic area,VLPO)释放 γ-氨基丁酸(γ-aminobutyric acid,GABA)和甘丙肽,通过抑制上行觉醒系统来减少觉醒状态。Dex 模拟自然睡眠,其镇静作用下对人脑脑电图(electroencephalograhpy,EEG)的分析表明,诱导镇静作用时的 EEG 模式与正常睡眠时 NREM 睡眠的 EEG 模式非常相似,使患者处于"可唤醒的"睡眠状态。此外,Dex 与蓝斑中的 α_2-AR 结合后,导致钾通道激活,促进 K^+ 外流,由此产生 LC 神经元超极化,这是启动 Dex 镇静催眠作用机制的关键因素。

四、展望

Dex 作为一种新型麻醉辅助用药,其镇静催眠作用在睡眠障碍方面的应用很广泛。Dex 对于顽固性失眠和慢性原发性失眠均有确切的治疗作用,对于在其他睡眠障碍中的应用有待进一步探究。Dex 在睡眠障碍治疗方面的机制尚未完全明确,也有待于进一步的研究。

(刘珊珊　徐龙河)

参 考 文 献

[1] SATEIAM J. International classification of sleep disorders-third edition:highlights and modifications [J]. Chest, 2014,146(5):1387-1394.

[2] WEERINK M A S,STRUYS M,HANNIVOORT L N,et al. Clinical pharmacokinetics and pharmacodynamics of dexmedetomidine[J]. Clin Pharmacokinet,2017,56(8):893-913.

[3] RIEMANN D,NISSEN C,PALAGINI L,et al. The neurobiology,investigation,and treatment of chronic insomnia [J]. Lancet Neurol,2015,14(5):547-558.

[4] 叶伟标,郑建宇,邓燕婷,等. 右美托咪定镇静人工睡眠术对慢性原发性失眠症近期治疗效果的评价[J]. 广东医学,2016,37(12):1778-1781.

[5] 倪春平,杨静,王兴,等. 右美托咪定诱导睡眠治疗顽固性失眠的疗效[J]. 江苏医药,2020,46(8):829-831.

[6] AN J X,WILLIAMS J P,FANG Q W,et al. Feasibility of patient-controlled sleep with dexmedetomidine in treating chronic intractable insomnia[J]. Nat Sci Sleep,2020,12:1033-1042.

[7] VEASEY S C,ROSEN I M. Obstructive sleep apnea in adults[J]. N Engl J Med,2019,380(15):1442-1449.

[8] ROMAGNOLI S,VILLA G,FONTANAROSA L,et al. Sleep duration and architecture in non-intubated intensive care unit patients:an observational study[J]. Sleep Med,2020,70:79-87.

[9] MURABITO P,SERRA A,ZAPPIA M,et al. Comparison of genioglossus muscle activity and efficiency of dexmedetomidine or propofol during drµg-induced sleep endoscopy in patients with obstructive sleep apnea/hypopnea syndrome[J]. Eur Rev Med Pharmacol Sci,2019,23(1):389-396.

[10] ADLER A C,DASZKOWSKI A,TAN J C,et al. The Association of dexmedetomidine on perioperative opioid consumption in children undergoing adenotonsillectomy with and without obstructive sleep apnea [J]. Anesth Analg,2021,133(5):1260-1268.

[11] MAHMOUD M,ISHMAN S L,MCCONNELL K,et al. Upper airway reflexes are preserved during dexmedetomidine sedation in children with down syndrome and obstructive sleep apnea[J]. J Clin Sleep Med,2017,13(5):721-727.

[12] CHEN Y T,SUN C K,WU K Y,et al. The use of propofol versus dexmedetomidine for patients receiving drug-induced sleep endoscopy:a meta-analysis of randomized controlled trials[J]. J Clin Med,2021,10(8):1585.

[13] GOSSARD T R,TROTTI L M,VIDENOVIC A,et al. Restless legs syndrome:contemporary diagnosis and treatment[J]. Neurotherapeutics,2021,18(1):140-155.

［14］ ALLEN R P, PICCHIETTI D L, GARCIA-BORREGUE-RO D, et al. Restless legs syndrome/Willis-Ekbom disease diagnostic criteria: updated International Restless Legs Syndrome Study Group(IRLSSG) consensus criteria-history, rationale, description, and significance［J］. Sleep Med, 2014, 15(8):860-873.

［15］ SEEMAN M V. Why are women prone to restless legs syndrome?［J］. Int J Environ Res Public Health, 2020, 17(1):368.

［16］ WINKELMAN J W, ARMSTRONG M J, ALLEN R P, et al. Practice guideline summary: Treatment of restless legs syndrome in adults: Report of the Guideline Development, Dissemination, and Implementation Subcommittee of the American Academy of Neurology［J］. Neurology, 2016, 87(24):2585-2593.

［17］ GEYER J, BOGAN R. Identification and treatment of augmentation in patients with restless legs syndrome: practical recommendations［J］. Postgrad Med, 2017, 129(7):667-675.

［18］ VLASIE A, TRIFU S C, LUPULEAC C, et al. Restless legs syndrome: An overview of pathophysiology, comorbidities and therapeutic approaches(Review)［J］. Exp Ther Med, 2022, 23(2):185.

［19］ OERTEL W H, HALLSTRÖM Y, Saletu-Zyhlarz G M, et al. Sleep and quality of life under prolonged release oxycodone/naloxone for severe restless legs syndrome: an analysis of secondary efficacy variables of a double-blind, randomized, placebo-controlled study with an open-label extension［J］. CNS Drugs, 2016, 30(8):749-760.

［20］ ZHOU X, DU J, LIANG Y, et al. The efficacy and safety of pharmacological treatments for restless legs syndrome: systemic review and network meta-analysis［J］. Front Neurosci, 2021, 15:751643.

［21］ SILBER M H, BECKER P M, BUCHFUHRER M J, et al. The appropriate use of opioids in the treatment of refractory restless legs syndrome［J］. Mayo Clin Proc, 2018, 93(1):59-67.

［22］ 方七五, 钱晓焱, 郑鑫, 等. 右美托咪定滴定判断不宁腿综合征的准确性［J］. 中华麻醉学杂志, 2021, 41(7):861-864.

［23］ OHSHITA N, YAMAGATA K, HIMEJIMA A, et al. Anesthetic management of a patient with restless legs syndrome: a case report［J］. Anesth Prog, 2020, 67(4):226-229.

［24］ XU H, ZHAO B, SHE Y, et al. Dexmedetomidine ameliorates lidocaine-induced spinal neurotoxicity via inhibiting glutamate release and the PKC pathway［J］. Neurotoxi-

cology, 2018, 69:77-83.

［25］ RAMPES S, MA K, DIVECHA Y A, et al. Postoperative sleep disorders and their potential impacts on surgical outcomes［J］. J Biomed Res, 2019, 34(4):271-280.

［26］ OXLUND J, TOFT P, SÖRBERG M, et al. Dexmedetomidine and sleep quality in mechanically ventilated critically ill patients: study protocol for a randomised placebo-controlled trial［J］. BMJ Open, 2022, 12(3):e050282.

［27］ 陈福腾, 杨舒婷, 张倩, 等. 右美托咪定联合褪黑素对腹腔镜全子宫切除患者术后睡眠障碍的影响［J］. 徐州医科大学学报, 2021, 41(6):453-458.

［28］ DUAN G, WANG K, PENG T, et al. The effects of intraoperative dexmedetomidine use and its different dose on postoperative sleep disturbance in patients who have undergone non-cardiac major surgery: a real-world cohort study［J］. Nat Sci Sleep, 2020, 12:209-219.

［29］ SHI C, JIN J, PAN Q, et al. Intraoperative use of dexmedetomidine promotes postoperative sleep and recovery following radical mastectomy under general anesthesia［J］. Oncotarget, 2017, 8(45):79397-79403.

［30］ TONNA J E, DALTON A, PRESSON A P, et al. The effect of a quality improvement intervention on sleep and delirium in critically ill patients in a surgical ICU［J］. Chest, 2021, 160(3):899-908.

［31］ DORSCH J J, MARTIN J L, MALHOTRA A, et al. Sleep in the intensive care unit: strategies for improvement［J］. Semin Respir Crit Care Med, 2019, 40(5):614-628.

［32］ COWIE M R, LINZ D, REDLINE S, et al. Sleep disordered breathing and cardiovascular disease: JACC state-of-the-art review［J］. J Am Coll Cardiol, 2021, 78(6):608-624.

［33］ RAMASWAMY S M, WEERINK M A S, STRUYS M, et al. Dexmedetomidine-induced deep sedation mimics non-rapid eye movement stage 3 sleep: large-scale validation using machine learning［J］. Sleep, 2021, 44(2):zsaa167.

［34］ ALEXOPOULOU C, KONDILI E, DIAMANTAKI E, et al. Effects of dexmedetomidine on sleep quality in critically ill patients: a pilot study［J］. Anesthesiology, 2014, 121(4):801-807.

［35］ WU X H, CUI F, ZHANG C, et al. Low-dose dexmedetomidine improves sleep quality pattern in elderly patients after noncardiac surgery in the intensive care unit: a pilot randomized controlled trial［J］. Anesthesiology, 2016, 125(5):979-991.

［36］ BURRY L D, CHENG W, WILLIAMSON D R, et al. Pharmacological and non-pharmacological interventions to prevent delirium in critically ill patients：a systematic review and network meta-analysis［J］. Intensive Care Med,2021,47(9):943-960.

［37］ Pavlova M K,LATREILLE V. Sleep disorders［J］. Am J Med,2019,132(3):292-299.

［38］ YU X, FRANKS N P, WISDEN W. Sleepand sedative states induced by targeting the histamine and noradrenergic systems［J］. Front Neural Circuits,2018,12:4.

［39］ FENG Z X, DONG H, QU W M, et al. Oral delivered dexmedetomidine promotes and consolidates non-rapid eye movement sleep via sleep-wake regulation systems in mice［J］. Front Pharmacol,2018,9:1196.

［40］ SANDERS R D,MAZE M. Noradrenergic trespass in anesthetic and sedative states［J］. Anesthesiology, 2012, 117(5):945-947.

86 老年患者围手术期神经炎症与围手术期神经认知功能障碍研究进展

围手术期神经认知功能障碍(perioperative neurocognitive disorder,PND)是一系列主要发生在围手术期的神经认知功能障碍,绝大部分新出现在麻醉手术后,老年患者属于易损人群。虽然近年来中枢神经系统炎症被认为是其发生的主要机制之一,然而临床实践中却尚无有效针对PND的预防和干预方法。本综述通过对近年来发表的临床和神经科学高水平研究进行总结回顾,为今后的研究提供潜在的方向和理论参考。目前虽然PND的研究有了长足进展,然而临床实践中能有效预防或干预PND的措施有限。今后应当致力于研究PND的确切机制、长期转归和有效的预防/干预方法三个方面,以便让更多老年患者从临床实践中获益。

麻醉手术后认知功能下降是老年患者经历大手术后较为常见的神经认知改变,认知功能量表是其主要的评定方法。由于各个临床研究中纳入人群、评定量表、评定方式、评定时间点、手术方式不同;并且不同类型神经认知功能下降之间存在临床症状重叠,因此在2018年颁布的《与麻醉手术相关认知改变的命名建议-2018》(Recommendations for the nomenclature of cognitive change associated with anaesthesia and surgery-2018)中,依据发生时间点的不同将围手术期的所有认知功能相关问题统一为"围手术期神经功能障碍",便于临床工作者开展后续研究。

近年来中枢神经系统炎症被认为是发生麻醉手术后认知功能下降的主要原因之一。外科手术造成的炎症因子导致血脑屏障通透性增加,进而转化为中枢神经系统炎症被认为是主要的发生机制。此外麻醉药物对于中枢神经系统的直接毒性作用也被认为对术后认知功能下降有一定贡献。然而中枢神经系统炎症的发生、持续以及远期结果目前尚待进一步研究。本综述的目的在于通过对近期围手术期中枢神经系统炎症进展进行总结,为后续临床实践和神经科学研究提供新的证据和理论参考。

一、神经胶质细胞种类、激活以及多系统间的交互作用

传统研究认为,小胶质细胞是介导PND中枢神经系统炎症的主要神经胶质细胞。在神经科学研究中,小胶质细胞通过分泌炎症因子、调节神经突触可塑性、介导手术后补体级联激活、调控血脑屏障(blood brain barrier,BBB)通透性、介导神经元死亡等一系列途径导致PND中的神经认知障碍。近年来研究发现星形胶质细胞在PND的长期中枢神经系统炎症中同样扮演了重要的角色。在基于老龄大鼠的术后认知功能障碍模型中,单次外周炎症刺激可以导致长达30d的星形胶质细胞活化、行为学表现障碍以及炎症因子分泌。此外在神经科学研究中,近年来人们观察到小胶质细胞和星形胶质细胞之间相互作用的重要性。小胶质细胞和星形胶质细胞间通过相互影响和活化导致了长期的中枢神经系统炎症。在神经科学中,已有研究注意到小胶质细胞和星形胶质细胞在实验动物模型中均出现了活化:这提示我们在PND研究中需要关注两种神经胶质细胞的活化而非仅关注某一种神经胶质细胞,以获得更为全面的结果。虽然在部分研究中已观察到在术后谵妄(postoperative delirium,POD)以及术后认知功能障碍(postoperative cognitive dysfunction,POCD)患者中出现了神经胶质细胞标记物异常,但大规模临床研究依然较少。

近年来研究发现:肠道和大脑在对内外环境中刺激信号的发现、传送以及反应中存在交互作用。肠-脑轴在神经精神疾病中的重要作用提示了人们PND中同样可能存在脑-肠相互作用。在临床研究中已有研究发现,骨科手术可能导致处于阿尔茨海默病前期的老年患者出现肠道菌群失调,且失调后的菌群与随后发展的认知功能恶化高度相关。此外同样有研究发现,在经历脊柱手术的认知功能正常老年患者中,接受术中抗炎管理的患者比未接受抗炎管理的患者存在更高的认知量表评分以及更低水平的外周血内毒素(endotoxin)。这些结果一方面提示PND的发生发展可能并非是单一中枢神经系统功能障碍所致,一方面也为未来的干预指明了新的方向(如菌群治疗)。

然而上述研究均存在如下问题:①目前尚无法从发生PND的患者中直接取得脑组织样本进行分析以直接确认神经胶质细胞所发挥的作用(常见发生PND的手术大多不涉及开颅);②对于脑-肠轴的研究多数存在于神经退行性

变性疾病,且难以找到脑-肠轴通路的实际物理载体而导致研究大多仅处于"关联"水平;③实验动物结果的循证医学证据级别较低,导致实验室结果难以直接应用到临床实践。

二、从关注大脑局部神经炎症到脑网络连接研究

在神经科学研究和临床实践中研究者们逐渐意识到两个问题:①人脑以神经网络为基本单位而非孤立的神经元进行功能活动;②仅研究脑组织局部而非大脑整体难以客观理解脑组织的功能。这提示人们:传统研究中仅重视单个脑区(如海马)的做法难以深入研究实际场景中的认知功能变化,神经科学研究应当将研究问题还原到整体神经网络构架中,才能够客观地从整体实际角度研究问题。

近年来影像学方法在神经认知疾病研究中占据了越发重要的地位。目前影像学方法主要集中在功能磁共振成像(functional magnetic resonance imaging,fMRI)以及正电子发射体层成像(positron emission tomography,PET),而两种方法中无创无辐射的 fMRI 相比于需要放射性物质的 PET 而言更易被患者接受,也更容易推广。在 fMRI 中,静息态(resting state)相比于任务态(task state)由于被试者只需保持静息状态(大脑处于清醒、放松、休息的状态,并且不思考任何特定问题)不需完成任务,因此并不需要专门进行实验设计,更低的门槛导致此方法更易被研究者所掌握并实施。已有研究提示,在全膝关节置换手术中,麻醉手术对于老年患者脑功能存在显著的影响。在神经科学研究中,基于老龄大鼠的 POCD 模型提示了单次炎症刺激可以导致老龄大鼠脑内长达造模后 30 天的功能连接(functional connectivity,FC)变化,同时可伴有相应的行为学表现异常,而临床实践中通过多模态脑功能监测可以通过优化麻醉管理改善老年患者术后脑功能和认知量表评分。

借助神经影像学的发展,研究者发现处于静息态的大脑并非完全"安静",而依然处于一种"待机"状态,这些神经元所组成的神经网络结构被称为默认网络(default mode network,DMN)。在神经认知功能疾病中,DMN 的内部连接强度和拓扑学结构高度揭示了疾病发生发展过程中的神经网络结构变化机制。除外传统的海马,包括内侧前额叶在内的部分脑区同样参与了 DMN 的构建,意味着它们同时也参与了认知功能障碍的发生发展过程。神经科学研究中发现 POCD 模型大鼠中,内侧前额叶(prefrontal cortex)中的炎症因子在外科手术刺激后同样出现了长期的高水平分泌。此外,扣带回(cingulate gyrus)中的淀粉样蛋白 β 也在发生 POD 的患者中出现了显著的沉积。这些结果都提示神经科学研究不应当局限于传统的海马区域,而应该着眼于新的脑区乃至大脑整体,以得到更为客观的结果。

在广阔的前景中,目前研究存在的问题在于:①神经影像学研究(尤其是静息态研究)重复性尚存疑虑,需要大样本数据方式对其进行改善;②神经影像学和神经科学的有机结合研究尚为少数(例如在 rs-fMRI 结果基础上使用病毒对神经元投射进行追踪),有效的结合才能够发挥各自优势;③目前多数研究属于基础研究,所得结果难以直接用于临床。

三、从围手术期神经认知障碍机制到长期脑健康

由于部分 PND 的表现与神经内科疾病表现类似,此外值得注意的是对于少部分患者可以同时发生 POD 和 POCD,因此出现 PND 的患者在未来会发展为真正的认知功能障碍患者是所有研究者不能回避的重要问题。既往研究的血标本大多集中在包括白细胞介素(interleukin,IL)-1β、C 反应蛋白(C reactive protein,CRP)在内的炎症因子分析,然而近期研究开始纳入包括淀粉样蛋白 β(amyloid protein β,Aβ)、Tau 蛋白在内的一系列神经认知疾病相关生物标记物进行深入研究。

近年来提示发生 POD 的患者可能在未来发展为认知功能下降的证据主要在于出现 POD 症状后 1 个月内患者的认知量表评价依然相比于未发生者低。此外在发生 POD 的患者中,有研究提示脑脊液中阿尔茨海默病(Alzheimer's disease,AD)相关标记物 Aβ 和 Tau 蛋白的变化虽然与 POD 的发生率无关,但是与更为严重的发作程度相关。而对于发生 POCD 的患者,临床研究提示血清中胶质细胞源性神经营养因子(glial cell linederived neurotrophic factor,GDNF)在此类患者中更低,而神经科学研究中提示改善 GDNF 水平可以改善 AD 模型小鼠的认知功能障碍。此外神经科学研究同样发现在丙泊酚诱发的认知功能障碍中,*ApoE4* 敲除小鼠相比于野生型小鼠更易出现长期的认知功能下降。然而上述研究都仅仅提示了相关性,无法验证其因果关系。

上述研究提示了老年患者中 PND 的发生与远期神经认知功能障碍之间的联系。然而现存研究主要的问题在于:①尚无随机对照研究揭示全部/某种类型的 PND 能够发展为符合神经内科诊断的神经认知功能疾病的因果关系;②对单一研究中有研究前景的阳性结果,缺少多中心研究进行大样本证实,循证医学证据较低;③单一炎症因子或神经胶质细胞活化因子无法满足实际的预测需求。

因此,围手术期大脑认知功能障碍的病理机制如何影响长期脑健康过程,是未来需要关注的研究重心。

四、未来的研究方向

随着研究的深入和研究手段的更新,老年患者围手术期神经炎症研究进展在不断加速。在拓展研究者视野、提供新的研究技术领域的同时,我们需要意识到能够有效改善临床实践的研究证据依然有限。综合现有研究,未来临床工作者和神经科学研究者应当致力于:①不同种类 PND,除发生时间点不同外是否还有其他不同;②不同种类 PND

是否存在相类似的长期转归;③是否存在针对所有/某种类型PND的有效预防/治疗方法。解答上述三个问题需要在未来对临床症状背后的神经生物学机制进行深入研究,以便针对具体PND进行有效干预,改善老年患者围手术期以及长期脑健康。

(刘扬 王天龙)

参 考 文 献

[1] EVERED L,SILBERT B,KNOPMAN D S,et al. Recommendations for the nomenclature of cognitive change associated with anaesthesia and surgery-2018[J]. Br J Anaesth,2018,121,(5):1005-1012.

[2] BELROSE J C,NOPPENS R R. Anesthesiology and cognitive impairment:a narrative review of current clinical literature[J]. BMC Anesthesiol,2019,19(1):241.

[3] 杨满平,路志红. 围手术期神经认知功能障碍评估方法的研究进展[J]. 国际麻醉学与复苏杂志,2021,42(4):410-413.

[4] DAIELLO L A,RACINE A M,YUN G R,et al. Postoperative delirium and postoperative cognitive dysfunction:Overlap and divergence[J]. Anesthesiology,2019,131(3):477-491.

[5] LIU Y,FU H,WANG T. Neuroinflammation in perioperative neurocognitive disorders:From bench to the bedside[J]. CNS Neurosci Ther,2022,28(4),484-496.

[6] 戴瑜彤,吴昊,陈颖,等. 术后认知功能障碍与中枢炎症之间的可能联系[J]. 国际麻醉学与复苏杂志,2020,41(2):196-199.

[7] YANG T,VELAGAPUDI R,TERRANDO N. Neuroinflammation after surgery:from mechanisms to therapeutic targets[J]. Nat Immunol,2020,21(11):1319-1326.

[8] ZHANG Y,SUN Q,FAN A,et al. Isoflurane triggers the acute cognitive impairment of aged rats by damaging hippocampal neurons via the NR2B/CaMKII/CREB pathway[J]. Behav BrainRes,2021,405:113202.

[9] KAN M H,YANG T,FU H Q,et al. Pyrrolidine dithiocarbamate prevents neuroinflammation and cognitive dysfunction after endotoxemia in rats[J]. Front Aging Neurosci,2016,8:175.

[10] JHA M K,JO M,KIM J H,et al. Microglia-astrocyte crosstalk:an intimate molecular conversation[J]. Neuroscientist,2019,25(3):227-240.

[11] LI D,CHEN M,MENG T,et al. Hippocampal microglial activation triggers a neurotoxic-specific astrocyte response and mediates etomidate-induced long-term synaptic inhibition[J]. J Neuroinflammation,2020,17(1):109.

[12] XU J,DONG H,QIAN Q,et al. Astrocyte-derived CCL2 participates in surgery-induced cognitive dysfunction and neuroinflammation via evoking microglia activation[J]. Behav Brain Res,2017,332:145-153.

[13] WANG J,ZHU L,LI Y,et al. The potential role of lung-protective ventilation in preventing postoperative delirium in elderly patients undergoing prone spinal surgery:a preliminary study[J]. Med Sci Monit,2020,26:e926526.

[14] WIBERG S,HOLMGAARD F,ZETTERBERG H,et al. Biomarkers of cerebral injury for prediction of postoperative cognitive dysfunction in patients undergoing cardiac surgery[J]. J Cardiothorac Vasc Anesth,2022,36(1):125-132.

[15] AGIRMAN G,YU K B,HSIAO E Y. Signaling inflammation across the gut-brain axis[J]. Science,2021,374(6571):1087-1092.

[16] 范嘉宁,孙莹杰,刁玉刚,等. 微生物-肠-脑轴影响术后认知功能障碍的研究进展[J]. 国际麻醉学与复苏杂志,2022,43(3):327-331.

[17] LIU F,DUAN M,FU H,et al. Orthopedic surgery causes gut microbiome dysbiosis and intestinal barrier dysfunction in prodromal Alzheimer's disease patients:a prospective observational cohort study[J]. Ann Surg,2022,267(2):270-280.

[18] ZHANG M,ZHANG Y H,FU H Q,et al. Ulinastatin may significantly improve postoperative cognitive function of elderly patients undergoing spinal surgery by reducing the translocation of lipopolysaccharide and systemic inflammation[J]. Front Pharmacol,2018,9:1007.

[19] AVENA-KOENIGSBERGER A,MISIC B,SPORNS O. Communication dynamics in complex brain networks[J]. Nat Rev Neurosci,2017,19(1):17-33.

[20] FUSTER J. The prefrontal cortex--an update time is of the essence[J]. Neuron,2001,30(2):319-333.

[21] SUN B L,LI W W,ZHU C,et al. Clinical research on Alzheimer's disease:progress and perspectives[J]. Neurosci Bull,2018,34(6):1111-1118.

[22] WHITWELL J L. Alzheimer's disease neuroimaging[J]. Curr Opin Neurol,2018,31(4):396-404.

[23] LAN F,LIN G,CAO G,et al. Altered intrinsic brain activity and functional connectivity before and after knee arthroplasty in the elderly:a resting-state fMRI study[J]. Front Neurol,2020,11:556028.

[24] LIU Y,FU H,WU Y,et al. Elamipretide(SS-31)improves functional connectivity in hippocampus and other related regions following prolonged neuroinflammation induced by lipopolysaccharide in aged rats[J]. Front Aging Neurosci,2021,13:600484.

［25］ YANG S,XIAO W,WU H,et al. Management based on multimodal brain monitoring may improve functional connectivity and post-operative neurocognition in elderly patients undergoing spinal surgery［J］. Front Aging Neurosci,2021,13:705287.

［26］ BISWAL B,YETKIN F,HAUGHTON V,et al. Functional connectivity in the motor cortex of resting human brain using echo-planar MRI［J］. Magn Reson Med,1995,34: 537-541.

［27］ RAICHLE M E. The brain's default mode network［J］. Annu Rev Neurosci,2015,38:433-447.

［28］ SMALLWOOD J,BERNHARDT B C,LEECH R,et al. The default mode network in cognition:a topographical perspective［J］. Nat Rev Neurosci,2021,22(8):503-513.

［29］ WANG J,ZHOU Y,LI K,et al. A noradrenergic lesion attenuates surgery-induced cognitive impairment in rats by suppressing neuroinflammation［J］. Front Mol Neurosci,2021,14:752838.

［30］ ROLANDI E,CAVEDO E,PIEVANI M,et al. Association of postoperative delirium with markers of neurodegeneration and brain amyloidosis:a pilot study［J］. Neurobiol Aging,2018,61:93-101.

［31］ INOUYE S K,MARCANTONIO E R,KOSAR C M,et al. The short-term and long-term relationship between delirium and cognitive trajectory in older surgical patients［J］. Alzheimers Dement,2016,12(7):766-775.

［32］ FONG T G,VASUNILASHORN S M,GOU Y,et al. Association of CSF Alzheimer's disease biomarkers with postoperative delirium in older adults［J］. Alzheimers Dement(N Y),2021,7(1):e12125.

［33］ DUAN X,ZHU T,CHEN C,et al. Serum glial cell line-derived neurotrophic factor levels and postoperative cognitive dysfunction after surgery for rheumatic heart disease［J］. J Thorac Cardiovasc Surg,2018,155(3):958-965.

［34］ PETUKHOVA E O,MUKHAMEDSHINA Y O,SALAFUTDINOV I I,et al. Effects of transplanted umbilical cord blood mononuclear cells overexpressing GDNF on spatial memory and hippocampal synaptic proteins in a mouse model of Alzheimer's disease［J］. J Alzheimers Dis,2019,69(2):443-453.

［35］ KIM J H,JUNG H,LEE Y,et al. Surgery performed under propofol anesthesia induces cognitive impairment and amyloid pathology in ApoE4 knock-in mouse model［J］. Front Aging Neurosci,2021,13:658860.

87 围手术期神经认知障碍的预测因素和预测模型

围手术期神经认知障碍(perioperative neurocognitive disorder,PND)是一种与手术和麻醉相关的常见并发症,表现为不同认知区域受损,以记忆力、注意力、决策能力等下降为主要受损表现,为老年患者围手术期常见并发症。目前对于 PND 的发生机制研究尚不明确,临床诊断依据一系列神经心理学测试量表,但在测试量表的选择和随访时间等方面没有统一的标准,导致不同医疗机构和不同麻醉科医师诊断 PND 发生率也存在差异。术前对 PND 的易感人群进行风险分层,利用相关预测因素和预测模型可为麻醉科医师在术前制定防治策略提供参考。术中选择个体化的麻醉方案,术后给予患者神经心理学干预,对减少患者 PND 的发生具有重要意义。本文将对近期 PND 预测因素和预测模型的相关研究进行总结,以期为 PND 的防治提供参考。

PND 是指在术前存在和/或术后出现的认知功能障碍,是老年患者常见的神经系统并发症。PND 包括术前已存在的认知功能障碍以及术后 7 天内出现的术后谵妄(postoperative delirium,POD),30 天内的神经认知功能恢复延迟(delayed neurocognitive recovery,DNR)和术后 12 个月内的神经认知障碍(neurocognitive disorder,NCD)。其前身是由 1955 年 Bedford 报道的术后认知功能障碍(postoperative cognitive dysfunction,POCD),2018 年正式更名为 PND。由于近期关于 POCD 的研究仍然较多,本文仍将多次引用这一概念。PND 表现为患者出现不同程度、不同方面的认知障碍,主要体现在注意力、记忆力甚至是意识水平的变化。PND 对患者及其家庭造成短期和长期的精神和经济负担,增加了社会医疗负担和医患矛盾风险。由于对 PND 发生机制的研究结果仍然不明确,目前缺乏有效的治疗措施,积极预防仍然是最好的策略。在临床实践过程中,寻找合适的预测因素并建立预测模型将为麻醉科医师在术前评估高危患者提供有效的策略。

一、PND 的预测因素

(一)生物标志物

尽管机制不详,但研究普遍认为 PND 的发生与患者的应激状态和炎症反应相关。Liu 等研究发现,出现 POD 的患者术前 C 反应蛋白(C reactive protein,CRP)和白细胞介素 6(interleukin 6,IL-6)升高,但 CRP 和 IL-6 与 POCD 的发生无关。有研究认为 CRP 的升高与 POD 独立相关,但是与术后 3 个月时 NCD 的发生无关,术前评估 CRP 有助于对 POD 进行风险分层。研究发现,POCD 患者术前神经元特异性烯醇化酶(neuron specific enolase,NSE)的水平升高。考虑到 NSE 是神经元损伤标志物之一,因此 NSE 的升高不仅可以用来预测 POCD,同时还提示 POCD 患者术前即可能存在神经元损伤。Evered 等对全髋关节置换术患者行蛛网膜下腔阻滞前,抽取脑脊液(cerebrospinal fluid,CSF)并检测淀粉样蛋白 β1-42(Aβ1-42),结果显示低 Aβ1-42 对术后 3 个月时 POCD 的发生有很好的预测效应,Aβ1-42 的临界值(550pg/ml)是预测 POCD 的良好指标($OR=8.25$;95%置信区间 1.18~57.49)。通过连续或 logistic 回归分析发现,CSF 中低 Aβ1-42 水平与随后的 POCD 显著相关。对 CSF 中胆碱能生物标记物的研究发现,术前 CSF 中较低的胆碱乙酰转移酶和乙酰胆碱水平可以预测术后 7d POCD 的发生,但不能预测术后 2~3 个月时 POCD 的发生。此外,CSF 中亚精胺和谷氨酰胺等多胺含量对 POD 的发生具有预测作用,POD 患者术前 CSF 中多胺含量显著高于非 POD 患者,其可能的机制是多胺与 Aβ 的产生相关。随着对 PND 的机制研究进一步深入,PND 相关的蛋白和代谢组学研究迅速增多,未来可能在生物标志物中有更多发现,能更加客观准确地预测 PND 的发生。

(二)红细胞体积分布宽度

红细胞体积分布宽度(red cell volume distribution width,RDW)被证明与多种心脑血管疾病有关,包括急性冠脉综合征、脑卒中和脑血栓形成。有研究表明,RDW 的升高对心血管疾病有不利影响,并与心血管疾病发病率、不良结局和死亡率的增加有关。患者术前心功能不全可导致脑血流恒定的自动调节机制紊乱,术中可引起大脑低灌注,从而增加患者出现 POCD 的风险。也有研究认为 RDW 是机体炎症反应的结果,当机体处于氧化应激和炎症反应时,可降低红细胞的存活,从而导致 RDW 的增加。Wan 等发现 POCD

是冠状动脉旁路移植术（coronary artery bypass graft，CABG）后最常见的并发症之一，通过对接受 CABG 的 362 例患者进行研究发现，在术后 21 天时 POCD 的发生率为 27.1%，POCD 患者术前 RDW 显著高于非 POCD 患者。用 RDW 预测 POCD 的灵敏度为 82.7%，特异度为 64.8%，术前 RDW 升高（>14.7）与 POCD 风险增加相关，术前 RDW 可以是 POCD 的独立预测因子。由于该试验仅观察 CABG 术后 21 天时 POCD 的发病率，其外部有效性还有待验证。

（三）视神经鞘直径

视神经鞘直径（optic nerve sheath diameter，ONSD）与颅内压的变化有良好的相关性，可以进行无创的动态实时检测。Zhang 等发现接受颈动脉内膜切除术的患者 POCD 发病率为 28.6%，回顾性队列研究结果表明 POCD 患者与非 POCD 患者在冠状位 ONSD 的变化上存在明显差异，当采用 0.05cm 为临界值，ONSD 预测 POCD 的灵敏度为 66.7%，特异度为 66.7%。作者认为接受颈动脉内膜切除术的患者出现 POCD，与术中操作导致患者出现短暂的脑缺血有关。针对视神经鞘直径的检查，在神经外科较为多见，可在床旁完成，但由于视神经鞘直径的测量需要经过特殊 B 超检查，无法快速、简便完成，对于其他外科患者 PND 的预测能力仍需要进一步尝试与研究。

（四）动态中枢负荷

由于神经外科手术范围涉及中枢神经系统，其影响 PND 的发生因素可能与患者基础病变等情况相关。研究发现，手术操作影响患者的脑血流灌注，可能影响血流支配区域的神经和认知功能。Carbo 等对接受病损切除术的神经外科手术患者进行研究，采用静息状态下脑磁图和神经心理评估，计算患者中枢负荷分数和动态中枢负荷，结果发现中枢负荷的增加和动态中枢负荷的降低可能与认知功能的恶化有关。动态中枢负荷可以跟踪甚至预测创伤性脑损伤患者术后认知能力下降，这表明可以将动态中枢负荷作为制定治疗计划的标志物。

（五）脑电图

术中脑电监护对于预防围手术期不良事件有重要意义。Fritz 等通过对术中脑电图（electroencephalogram，EEG）监测研究发现，脑电抑制征象可预测 POD 的发生，并且认为脑电抑制是 POD 的独立危险因素，术中脑电抑制持续时间延长与 POD 发生率增加相关。与未发生脑电抑制的患者相比，术中 EEG 抑制的患者在术后 30 天脑功能独立性评分也较低。术前 EEG 可以高精度预测下丘脑深部脑刺激后的认知恶化，而皮质神经生理学改变可能预示后续的认知能力下降。因此，可以通过围手术期的脑电图监测，对高危患者脑电活动有更全面的掌握，减少脑电抑制时间，从而提供更优化的管理策略。

（六）衰弱评估

衰弱是指身体和认知储备的下降，导致对手术或疾病状态的急性或慢性应激反应能力下降，是一种常见临床综合征。高龄是 PND 发生的独立危险因素，对高龄患者进行衰弱评分，并针对性进行术前干预，可有效降低高龄患者围手术期的并发症。Susano 等在一项前瞻性队列研究中对行脊柱手术的老年患者术前进行衰弱评估，发现衰弱是 POD 强有力的预测因素。衰弱可与认知障碍同时存在，均为老年患者 POD 的独立危险因素。术前利用衰弱量表和认知功能量表评测，可预测老年患者 POD 的发生，并且衰弱的评估具有更强的预测能力。有研究认为，非心脏手术患者术前衰弱与 POD 有关，术前衰弱可使 POD 的发生率提升 2.7 倍，而与 POCD 的发生无关。简易化的量表有助于术前快速评估患者的衰弱情况，指导麻醉科医师进行个性化麻醉方案的制定和实施，从而降低 POD 的发生，促进患者安全度过围手术期。

二、PND 的预测模型

制定围手术期 PND 的预测模型，可帮助麻醉科医师在术前更好的评估患者的身心状态，对风险分层，从而更好地实现精准麻醉。目前针对 PND 预测模型的研究仍然较少。Liao 等对接受非心脏手术的老年患者术后认知障碍 8 个危险因素分析，构建了用于预测 POCD 的风险评分系统，当以该系统评分 4 分为临界值时，预测 POCD 的灵敏度为 71.4%，特异度为 80.6%，ROC 曲线下面积为 0.862（95% 置信区间 0.784～0.941）。预测模型中纳入了年龄、教育年限、术前脑功能储备、日常活动情况和基础疾病五项风险预测因素。该模型中获得患者相关信息的途径简易，但未纳入血液或脑脊液中的指标，缺乏更加客观且灵敏度和特异度高的分子标志物。Wang 等对 687 例接受胃癌根治术的患者进行回顾性分析，通过多因素回归分析筛选出 5 项 POCD 独立风险因素：ASA 分级、年龄、手术时间、术前 PG-SGA 营养情况评分、术前血红蛋白，并建立预测模型，其 ROC 曲线下面积为 0.820（95% 置信区间 0.742～0.899）。刘冬梅等学者回顾性研究了非全身麻醉下行腹部手术的老年患者 POCD 的预测模型，术后随访时间为 7 天，通过建立列线图预测患者 POCD 的发生，经多因素分析后，将手术时间、术后 ICU 治疗时间、教育程度、高血压确定为 POCD 的危险因素，以 ASA 分级为 Ⅰ～Ⅱ级为保护因素，其一致性指数达 0.933（95% 置信区间 0.888～0.941），但由于 ASA 分级受到麻醉科医师主观判断的影响，模型中缺乏客观生化指标，其推广应用仍需要进一步论证。不同临床预测模型选择的预测因素存在较大区别，可能与两种预测模型研究的患者临床病理状态不同有关。术前病理生理情况的较大差异，可能对结果的分析产生偏倚，该问题有待于进行多中心大样本量的临床研究解决。

综上所述，随着麻醉和手术技术的发展，高龄患者的手术数量日渐增加。由于 PND 的发生机制尚未完全明确，目前仍然缺乏有效的诊治，严重影响了患者的康复和生活质量。对老年患者在术前进行危险分层，有助于针对不同患者制定个性化的精准麻醉方案。建立可靠的 PND 预测模型可帮助麻醉科医师在术前快速判断,并在围手术期对高危患者给予个体化的干预措施,从而有效预防 PND 的发生。考虑到 PND 的发生与手术方式等多种因素有关,有必要针对不同的手术类型和/或患者基础状态制定相应的预测模型,并在提高准确度和模型的适用性之间权衡。

(穆佳欣　纪筠)

参 考 文 献

[1] EVERED L,SILBERT B,KNOPMAN D S,et al. Recommendations for the nomenclature of cognitive change associated with anaesthesia and surgery-2018[J]. Br J Anaesth,2018,121(5):1005-1012.

[2] EVERED L A,SILBERT B S. Postoperative cognitive dysfunction and noncardiac surgery[J]. Anesth Analg,2018,127(2):496-505.

[3] KOTEKAR N,SHENKAR A,NAGARAJ R. Postoperative cognitive dysfunction-current preventive strategies[J]. Clin Interv Aging,2018,13:2267-2273.

[4] WINTERER G,ANDROSOVA G,BENDER O,et al. Personalized risk prediction of postoperative cognitive impairment-rationale for the EU-funded BioCog project[J]. Eur Psychiatry,2018,50:34-39.

[5] SUBRAMANIYAN S,TERRANDO N. Neuroinflammation and perioperative neurocognitive disorders[J]. Anesth Analg,2019,128(4):781-788.

[6] LIU X,YU Y,ZHU S. Inflammatory markers in postoperative delirium(POD) and cognitive dysfunction(POCD):A meta-analysis of observational studies[J]. PLoS One,2018,13(4):e0195659.

[7] KNAAK C,VORDERWÜLBECKE G,SPIES C,et al. C-reactive protein for risk prediction of post-operative delirium and post-operative neurocognitive disorder[J]. Acta Anaesthesiol Scand,2019,63(10):1282-1289.

[8] EVERED L,SILBERT B,SCOTT D A,et al. Cerebrospinal fluid biomarker for alzheimer disease predicts postoperative cognitive dysfunction[J]. Anesthesiology,2016,124(2):353-361.

[9] CHEN L,ZHANG S,TIAN W,et al. Cerebral spinal fluid cholinergic biomarkers predict postoperative cognitive dysfunction in aged patients-A prospective,observational,single center study[J]. J Clin Anesth,2020,62:109743.

[10] PAN X,CUNNINGHAM E L,PASSMORE A P,et al. Cerebrospinal Fluid Spermidine, Glutamine and Putrescine Predict Postoperative Delirium Following Elective Orthopaedic Surgery[J]. Sci Rep,2019,9(1):4191.

[11] HONG R H,ZHU J,LI Z Z,et al. Red blood cell distribution width is associated with neuronal damage in acute ischemic stroke[J]. Aging(Albany NY),2020,12(10):9855-9867.

[12] CONG L,GAO H,MA W. Prognostic relationship between peripheral red cell distribution width and acute cerebral infarction in patients with rtPA thrombolysis[J]. Neurotox Res,2020,38(1):211-218.

[13] MAINO A,ABBATTISTA M,BUCCIARELLI P,et al. Red cell distribution width and the risk of cerebral vein thrombosis:A case-control study[J]. Eur J Intern Med,2017,38:46-51.

[14] PARIZADEH S M,JAFARZADEH-ESFEHANI R,BAHREYNI A,et al. The diagnostic and prognostic value of red cell distribution width in cardiovascular disease:current status and prospective[J]. Biofactors,2019,45(4):507-516.

[15] PEREIRA-NEVES A,ROCHA-NEVES J,FRAGÃO-MARQUES M,Et al. Red blood cell distribution width is associated with hypoperfusion in carotid endarterectomy under regional anesthesia[J]. Surgery,2021,169(6):1536-1543.

[16] OLAFSSON H B,SIGURDARSON G A,CHRISTOPHER K B,et al. A retrospective cohort study on the association between elevated preoperative red cell distribution width and all-cause mortality after noncardiac surgery[J]. Br J Anaesth,2020,124(6):718-725.

[17] WAN J,LUO P,DU X,et al. Preoperative red cell distribution width predicts postoperative cognitive dysfunction after coronary artery bypass grafting[J]. Biosci Rep,2020,40(4):BSR20194448.

[18] WANG L J,ZHANG Y,LI C,et al. Ultrasonographic optic nerve sheath diameter as a noninvasive marker for intracranial hypotension[J]. Ther Adv Neurol Disord,2022,15:17562864211069744.

[19] CHEN L M,WANG L J,HU Y,et al. Ultrasonic measurement of optic nerve sheath diameter:a non-invasive surrogate approach for dynamic,real-time evaluation of intracranial pressure[J]. Br J Ophthalmol,2019,103(4):437-441.

[20] ZHANG L M,LI Y,ZHANG Y T,et al. Decrease of coronal optic nerve sheath diameter is associated with postoperative cognitive decline in patients undergoing carotid endarterectomy[J]. J Cardiothorac Vasc Anesth,2021,35(8):2355-2362.

[21] SHAHID A H,MOHANTY M,SINGLA N,et al. The effect of cranioplasty following decompressive craniectomy on cerebral blood perfusion,neurological,and cognitive outcome[J]. J Neurosurg,2018,128(1):229-235.

[22] CARBO E W,HILLEBRAND A,VAN-DELLEN E,et al. Dynamic hub load predicts cognitive decline after re-

sective neurosurgery[J]. Sci Rep,2017,7:42117.

[23] WILDES T S,MICKLE A M,BEN-ABDALLAH A,et al. Effect of electroencephalography-guided anesthetic administration on postoperative delirium among older adults undergoing major surgery:The ENGAGES randomized clinical trial[J]. Jama,2019,321(5):473-483.

[24] FRITZ B A,KALARICKAL P L,MAYBRIER H R,et al. Intraoperative electroencephalogram suppression predicts postoperative delirium[J]. Anesth Analg,2016,122(1):234-242.

[25] GERAEDTS V J,KOCH M,KUIPER R,et al. Preoperative electroencephalography-based machine learning predicts cognitive deterioration after subthalamic deep brain stimulation[J]. Mov Disord,2021,36(10):2324-2334.

[26] CHU N M,GROSS A L,SHAFFER A A,et al. Frailty and changes in cognitive function after kidney transplantation[J]. J Am Soc Nephrol,2019,30(2):336-345.

[27] DENT E,MARTIN F C,BERGMAN H,et al. Management of frailty:opportunities,challenges,and future directions[J]. Lancet,2019,394(10206):1376-1386.

[28] HALL D E,ARYA S,SCHMID K K,et al. Association of a frailty screening initiative with postoperative survival at 30,180,and 365 days[J]. JAMA Surg,2017,152(3):233-240.

[29] NIEMELÄINEN S,HUHTALA H,ANDERSEN J,et al. The Clinical Frailty Scale is a useful tool for predicting postoperative complications following elective colon cancer surgery at the age of 80 years and above:A prospective,multicentre observational study[J]. Colorectal Dis,2021,23(7):1824-1836.

[30] PANDEY A,KITZMAN D,REEVES G. Frailty is intertwined with heart failure:mechanisms,prevalence,prognosis,assessment,and management[J]. JACC Heart Fail,2019,7(12):1001-1011.

[31] SUSANO M J,GRASFIELD R H,FRIESE M,et al. Brief preoperative screening for frailty and cognitive impairment predicts delirium after spine surgery[J]. Anesthesiology,2020,133(6):1184-1191.

[32] MAHANNA-GABRIELLI E,ZHANG K,SIEBER F E,et al. Frailty Is associated with postoperative delirium but not with postoperative cognitive decline in older noncardiac surgery patients[J]. Anesth Analg,2020,130(6):1516-1523.

[33] LIAO Y,SU X,OUYANG W,et al. Derivation and validation of a risk stratification system for predicting postoperative cognitive impairment[J]. J Invest Surg,2021,34(10):1121-1127.

[34] WANG M,WANG J,LI X,et al. A predictive model for postoperative cognitive dysfunction in elderly patients with gastric cancer:a retrospective study[J]. Am J Transl Res,2022,14(1):679-686.

[35] 刘冬梅,吴显川,蒲国士,等. 老年非全身麻醉腹部手术患者术后认知功能障碍预测模型的构建与验证[J]. 护理研究,2021,35(21):3780-3784.

88 蛋白质组学技术在术后谵妄中的应用进展

谵妄是一种以注意力、意识和认知障碍为特征的急性脑综合征,通常继发于手术、创伤或感染性疾病。谵妄可引发一系列不良事件,导致死亡率和痴呆的风险增加,产生高昂的医疗费用。术后谵妄(postoperative delirium,POD)的发病机制尚不完全明确,近年来研究发现传统药物的预防及治疗效果并不理想,因此深入阐明 POD 的发病机制、寻找可靠的分子标志物并制定精准的防治措施具有重要的临床意义。通过蛋白质组学技术检测组织或血液中差异表达的蛋白,可以帮助了解疾病发生、发展过程中基因表达的变化规律,从而有助于系统揭示 POD 的发病机制。本文将对蛋白质组学技术在 POD 中的应用进展进行综述。

一、POD 的发病机制和分子标志物

POD 是围手术期最常见的神经系统并发症之一,发病率在危重老年患者中高达 80%。临床常用的诊断工具为精神错乱评估法(confusion assessment method,CAM),CAM 具有较高的灵敏度、特异度,但正确使用需要测试者具备相关专业知识,临床实施存在一定困难。深入研究 POD 的病理生理机制,寻找客观的生物学指标有助于提高诊治效率。已经明确中枢神经系统炎症是 POD 发生的重要机制,因此炎症因子被认为是 POD 的潜在生物标志物。研究报道,术后外周血 C 反应蛋白(C reactive protein,CRP)和白细胞介素-6(interleukin-6,IL-6)的升高与 POD 风险增加有关,白细胞介素-8(interleukin-8,IL-8)可用于 POD 的早期诊断,术前 CRP 的增加还具有较强的预测作用。考虑到这些炎症因子在脓毒症、创伤或手术患者中均可被诱导产生,其应用于 POD 诊断的特异性低。此外,患者对炎症诱发 POD 易感性的个体差异尚需进一步研究。血脑屏障功能受损使外周血中的炎症因子和免疫细胞进入脑组织内引起神经损伤,同时神经细胞受损导致相关的产物释放入血,成为 POD 的潜在生物标志物。目前研究较多的神经损伤标志物包括:S100β 蛋白、神经元特异性烯醇化酶(neuron specific enolase,NSE)、神经纤维丝轻链(neurofilament light chain,NFL)、脑源性神经营养因子(brain derived neurotrophic factor,BDNF)等。S100β 是公认的中枢神经系统损伤标志物,并与谵妄的严重程度、持续时间和住院死亡率相关,S100β 还可以准确预测心脏手术后 POD 及术后 6 个月内的神经行为状况。近期的一项 meta 分析表明血清 S100β 作为诊断 POD 的生物标志物价值仍然有限,脑脊液(cerebrospinal fluid,CSF)中的 S100β 升高可能具有更好的灵敏度和特异度。此外,血清抗胆碱能活性和皮质醇对 POD 也具有一定预测作用。基因组学分析发现 *ApoEε4* 等位基因携带者更易于产生脑细胞损伤,发生谵妄的风险更大。综上所述,神经炎症、血脑屏障破坏、递质功能紊乱、下丘脑-垂体轴中断和遗传易感性在 POD 发生中可能发挥了重要作用。值得注意的是,目前仍没有足够的证据支持使用单一的生物标志物作为 POD 的风险或疾病标记,因此,综合应用患者的临床数据和多种生化指标以建立 POD 的生物模型,同时发掘新的可靠的标志物,具有重要的临床价值。

二、蛋白质组学及其相关技术

蛋白质组是指一个基因组或一个细胞、组织表达的全套蛋白,而蛋白质组学则是研究细胞、组织或生物整体蛋白质组成及其活动规律的一门学科,包括检测蛋白质的表达、翻译后修饰、蛋白质-蛋白质相互作用等。蛋白质组学的相关技术主要包括蛋白质分离技术、蛋白质鉴定技术以及生物信息学技术这三个部分。目前,除了经典的双向凝胶电泳外,蛋白分离技术中还出现了以层析技术、液相色谱技术等为代表的新技术,基于质谱的蛋白组学方法为蛋白组学分析奠定了基础,为快速、敏感、高通量研究大量蛋白的需求提供了强大的工具,除此之外,还有 Edman 降解法、蛋白芯片等方法。生物信息学是蛋白质组学的重要组成部分,应用 Uniport、PDB、GO 等多种蛋白数据库,可以帮助从整体角度了解蛋白。蛋白质组学技术对于协助 POD 的早期诊断、寻找治疗靶点及判断预后等方面具有重要的临床应用价值。

三、蛋白质组学技术在 POD 中的应用

（一）CSF 标本

POD 患者 CSF 的蛋白质组学研究最早由 Poljak 等报道，通过对 17 例患者的 CSF 进行分析，发现 16 种蛋白质的表达有显著差异，其中包括炎症因子、蛋白酶抑制剂、嗜铬粒蛋白和载脂蛋白。Westhoff 等发现 POD 和非 POD 患者 CSF 中 8 种蛋白表达水平存在差异，其中补体因子 C3、接触蛋白-1、腓骨蛋白-1 和 β-1,3-N-乙酰氨基葡萄糖转移酶在 POD 患者中显著降低，而神经细胞黏附分子-2、纤维蛋白原、锌-α2-糖蛋白（zinc alpha-2 glycoprotein，ZAG）和结合珠蛋白在 POD 患者中显著升高。近期，Han 等对 80 例老年髋部手术患者进行研究，结果发现 POD 组和非 POD 组之间有 63 种蛋白质存在显著差异，其中 POD 患者术前 CSF 中 L1-细胞黏附分子（L1 cell adhesion molecule，L1CAM）的浓度显著低于非 POD 患者，V-set 和跨膜结构域蛋白 2B（v-set and transmembrane domain containing protein 2B，VSTM2B）和凝血因子 V（blood coagulation factor V，FA5）与术后第 1d 记忆性谵妄评估量表的评分成正相关。L1CAM 在调控神经细胞黏附、神经元迁移、轴突生长和突触形成中发挥重要作用，而 VSTM2B 可能参与神经病理性疼痛，由此推断神经元功能障碍、神经病理性疼痛和凝血途径可能与 POD 的发生有关。以上 CSF 的研究虽为阐明 POD 的病理机制提供了新的线索，但这些互相独立的生物标志物无法聚焦于 POD 发病的具体机制，原因可能在于研究方法各不相同、人群差异和样本量较少。尽管 CSF 能更准确地反映神经系统的蛋白质表达，但临床实践中 CSF 标本不易采集，因此需要寻找更利于临床实践的标本作为代替。

（二）血浆标本

血浆是重要的临床标本，而且血浆中存在着最具广度和深度的人类蛋白质组。由炎症反应和氧化应激产生的大量炎症介质，破坏了血脑屏障，导致脑内相关代谢产物进入外周血中，使得血浆的蛋白质组学分析具有可行性。

1. 心脏手术患者　James Rhee 等对 16 例体外循环下心脏手术后患者的血浆进行了蛋白质组学分析，此研究是以右美托咪定诱导睡眠减轻重症监护治疗病房神经功能障碍（minimizing intensive care unit neurological dysfunction with dexmedetomidine-induced sleep，MINDDS）项目的子研究。研究发现体外循环心脏手术导致 48.8% 的蛋白表达（在检测的 1 305 个蛋白中有 637 个）发生显著变化，其中富含参与先天和获得性免疫反应的细胞因子和趋化因子。同时研究还应用内毒素对全血样本进行体外炎症触发反应，以模拟手术应激反应。体内外试验均发现 IL-6 的表达差异尤为显著，进一步证实炎症反应和免疫活化参与了 POD 的发生。此外，研究发现 CAM 评分和 cGMP 抑制的 3',5'-环磷酸二酯酶 A（cGMP-inhibited 3',5'-cyclic phosphodiesterase A，PDE3A）之间存在显著的相关性，磷酸二酯酶可以降解

参与学习、记忆和认知的第二信使，提示它可能作为神经系统及认知功能相关疾病的治疗靶点。同样是 MINDDS 的子研究，Tina B. McKay 等选取了 24 例患者进行血浆蛋白组学分析，研究同样证实了 IL-6 与 POD 的显著相关性，且 POD 患者中成纤维细胞生长因子-21（fibroblast growth factor，FGF-21）、成纤维细胞生长因子-23（fibroblast growth factor 23，FGF-23）、单核细胞趋化蛋白-3 表达升高。FGF-21 是调节葡萄糖分泌和脂肪酸摄取的重要靶点，FGF-21 及其模拟物可以作为 2 型糖尿病、肥胖和代谢紊乱的治疗方法，提示代谢紊乱和炎症反应可能是导致 POD 的重要原因。两个子研究纳入的患者标准是一致的，但在蛋白组学分析后发现了不完全相同的生物标志物，这可能与检测方法不同有关，尚需进一步大样本的临床研究加以验证。

2. 非心脏手术患者　Sarinnapha 等对行择期骨科、胃肠道和血管手术的老年患者进行研究，发现术前的 CRP 和 ZAG 下降及术后第 2d 的 IL-6、IL-2 和 CRP 升高与 POD 的发生有关。Dillon 等研究显示 CRP 是 POD 发生相关性最好的蛋白，可见炎症因子在非心脏手术后 POD 中作用依然突出。值得注意的是，在 CSF 样本中也发现了 ZAG 的异常表达，虽然两项研究发现其变化趋势及时间点均不同，但提示 ZAG 在 POD 的发生机制中可能发挥关键作用。ZAG 参与着多种重要的生理功能，其中包括巨噬细胞相关炎症反应和脂肪分解，与前文分析的可能机制相一致。随后，Sarinnapha 等扩大了研究的病例数量，检测了 1 305 种血浆蛋白的表达，最终发现几丁质酶 3 样蛋白 1（chitinase 3 like protein 1，CHI3L1/YKL-40）的升高与 POD 的风险和严重程度有关，可作为预测标志物和术后第 2d 的诊断标志物。CHI3L1/YKL-40 是糖基水解酶家族的成员，通过诱导淋巴细胞和嗜酸性粒细胞引起炎症反应，刺激巨噬细胞活化，引起 2 型免疫反应，在创伤性脑损伤和阿尔茨海默病中也表达升高。以上研究结果提示 POD 的发生不仅有急性炎症反应的参与，还可能与慢性炎症反应及 2 型免疫激活有关。不足的是上述研究仅分析了术前和术后两次标本，无法连续描述 POD 的发展过程，后续研究应针对这些生物标志物的动态变化进行更详细的描述。

（三）其他

Mark 等对心脏术后入 ICU 的躁动型 POD 患者尿液进行分析，未发现尿蛋白谱的差异。Rickard 等在研究胸主动脉复杂手术后神经损伤的生物标志物时发现，CSF 中的 Kruppel 样因子 6（kruppel like factor 6，KLF6）、血清中的 zeste 基因同源蛋白 2（enhancer of zeste homolog 2，EZH2）及睾丸孤核受体 4（testicular orphan nuclear receptor 4，TR4）的表达与 POD 相关。KLF6、TR4 都在少突胶质细胞发育及髓鞘形成过程中发挥作用，TR4 还参与脊髓中间神经元的维持，而 EZH2 与学习记忆、神经退行性变性疾病有关，提示神经损伤机制在 POD 中发挥关键作用。蛋白质组学技术的使用也见于认知功能障碍的研究，发现了一些与 POD 类似的病理学机制，包括神经炎症、神经损伤、氧化应激和凝

血异常等,鉴于 POD 是认知功能障碍的一种表现,这些研究结果同样具有重要参考价值。

四、小结与展望

POD 对患者预后产生了严重的负面影响,虽然国内外已开展多项相关研究,但目前对 POD 的认识还不够全面。蛋白质组学为 POD 的研究提供了快速、可量化的新途径,通过蛋白质组学技术发现炎症、代谢、免疫、神经损伤等机制在 POD 发生过程中发挥作用,为 POD 的预测、诊断和治疗提供了重要线索。POD 相关的蛋白质组学研究虽然取得了一些成果,但仍有不足之处,如研究样本量小、研究人群存在异质性、检测分析方法不尽相同,且未进行蛋白质的功能验证,在分子层面无法完整描述 POD 的发生。尚未发现能够应用于临床的可靠生物标志物,这些潜在标志物能否作为 POD 的独立标记,还需在更多样化的人群中进行验证。

(范晓静　吉顺攀　陶天柱)

参 考 文 献

[1] WITLOX J,EURELINGS L S,DE JONGHE J F,et al. Delirium in elderly patients and the risk of postdischarge mortality,institutionalization,and dementia:a meta-analysis[J]. JAMA,2010,304(4):443-451.

[2] LIU X,YU Y,ZHU S. Inflammatory markers in postoperative delirium(POD) and cognitive dysfunction(POCD):a meta-analysis of observational studies [J]. PLoS One,2018,13(4):e0195659.

[3] ZHANG Z,PAN L,DENG H,et al. Prediction of delirium in critically ill patients with elevated C-reactive protein [J]. J Crit Care,2014,29(1):88-92.

[4] VAN MUNSTER B C,KOREVAAR J C,KORSE C M,et al. Serum S100B in elderly patients with and without delirium[J]. Int J Geriatr Psychiatry,2010,25(3):234-239.

[5] GRANDI C,TOMASI C D,FERNANDES K,et al. Brain-derived neurotrophic factor and neuron-specific enolase,but not S100beta,levels are associated to the occurrence of delirium in intensive care unit patients[J]. J Crit Care,2011,26(2):133-137.

[6] NARAYANAN S,SHANKER A,KHERA T,et al. Neurofilament light:a narrative review on biomarker utility [J]. Fac Rev,2021,10:46.

[7] WYROBEK J,LAFLAM A,MAX L,et al. Association of intraoperative changes in brain-derived neurotrophic factor and postoperative delirium in older adults[J]. Br J Anaesth,2017,119(2):324-332.

[8] CATA J P,ABDELMALAK B,FARAG E. Neurological biomarkers in the perioperative period[J]. Br J Anaesth,2011,107(6):844-858.

[9] KHAN S H,LINDROTH H,JAWED Y,et al. Serum biomarkers in postoperative delirium after esophagectomy [J]. Ann Thorac Surg,2022,113(3):1000-1007.

[10] HERRMANN M,EBERT A D,GALAZKY I,et al. Neurobehavioral outcome prediction after cardiac surgery:role of neurobiochemical markers of damage to neuronal and glial brain tissue[J]. Stroke,2000,31(3):645-650.

[11] ZHANG X,LYU Y,WANG D. S100beta as a potential biomarker of incident delirium:a systematic review and meta-analysis[J]. Minerva Anestesiol,2020,86(8):853-860.

[12] SALAHUDEEN M S,CHYOU T Y,NISHTALA P S. Serum anticholinergic activity and cognitive and functional adverse outcomes in older people:a systematic review and meta-analysis of the literature[J]. PLoS One,2016,11(3):e0151084.

[13] KAZMIERSKI J,BANYS A,LATEK J,et al. Mild cognitive impairment with associated inflammatory and cortisol alterations as independent risk factor for postoperative delirium[J]. Dement Geriatr Cogn Disord,2014,38(1/2):65-78.

[14] OLIVECRONA Z,KOSKINEN L O. The release of S-100B and NSE in severe traumatic head injury is associated with APOE epsilon4[J]. Acta Neurochir(Wien),2012,154(4):675-680.

[15] CORDWELL S J,WILKINS M R,CERPA-POLJAK A,et al. Cross-species identification of proteins separated by two-dimensional gel electrophoresis using matrix-assisted laser desorption ionisation/time-of-flight mass spectrometry and amino acid composition[J]. Electrophoresis,1995,16(3):438-443.

[16] ASLAM B,BASIT M,NISAR M A,et al. Proteomics:technologies and their applications[J]. J Chromatogr Sci,2017,55(2):182-196.

[17] POLJAK A,HILL M,HALL R J,et al. Quantitative proteomics of delirium cerebrospinal fluid[J]. Transl Psychiatry,2014,4:e477.

[18] WESTHOFF D,WITLOX J,VAN AALST C,et al. Preoperative protein profiles in cerebrospinal fluid in elderly hip fracture patients at risk for delirium:A proteomics and validation study[J]. BBA Clin,2015,4:115-122.

[19] HAN Y,CHEN W,SONG Y,et al. Proteomic analysis of preoperative csf reveals risk biomarkers of postoperative delirium[J]. Front Psychiatry,2020,11:170.

[20] RHEE J,KUZNETSOV A,MCKAY T,et al. Serum pro-

teomics of older patients undergoing major cardiac surgery: identification of biomarkers associated with postoperative delirium[J]. Front Aging Neurosci, 2021, 13: 699763.

[21] MCKAY T B, RHEE J, COLON K, et al. Preliminary study of serum biomarkers associated with delirium after major cardiac surgery[J]. J Cardiothorac Vasc Anesth, 2022, 36(1): 118-124.

[22] VASUNILASHORN S M, NGO L H, CHAN N Y, et al. Development of a dynamic multi-protein signature of postoperative delirium[J]. J Gerontol A Biol Sci Med Sci, 2019, 74(2): 261-268.

[23] DILLON S T, VASUNILASHORN S M, NGO L, et al. Higher C-reactive protein levels predict postoperative delirium in older patients undergoing major elective surgery: a longitudinal nested case-control study[J]. Biol Psychiatry, 2017, 81(2): 145-153.

[24] VASUNILASHORN S M, DILLON S T, CHAN N Y, et al. Proteome-wide analysis using somascan identifies and validates chitinase-3-like protein 1 as a risk and disease marker of delirium among older adults undergoing major elective surgery[J]. J Gerontol A Biol Sci Med Sci, 2022, 77(3): 482-491.

[25] BONNEH-BARKAY D, ZAGADAILOV P, ZOU H, et al. YKL-40 expression in traumatic brain injury: an initial analysis[J]. J Neurotrauma, 2010, 27(7): 1215-1223.

[26] Villar-Pique A, SCHMITZ M, HERMANN P, et al. Plasma YKL-40 in the spectrum of neurodegenerative dementia[J]. J Neuroinflammation, 2019, 16(1): 145.

[27] VAN DEN BOOGAARD M, VAN SWELM R P, RUSSEL F G, et al. Urinary protein profiling in hyperactive delirium and non-delirium cardiac surgery ICU patients[J]. Proteome Sci, 2011, 9: 13.

[28] LINDBLOM R P F, SHEN Q, AXEN S, et al. Protein profiling in serum and cerebrospinal fluid following complex surgery on the thoracic aorta identifies biological markers of neurologic injury[J]. J Cardiovasc Transl Res, 2018, 11(6): 503-516.

[29] HARRIS S E, COX S R, BELL S, et al. Neurology-related protein biomarkers are associated with cognitive ability and brain volume in older age[J]. Nat Commun, 2020, 11(1): 800.

[30] JI M H, QIU L L, MAO M J, et al. Hippocampal complement C3 might contribute to cognitive impairment induced by anesthesia and surgery[J]. Neuroreport, 2020, 31(7): 507-514.

[31] LI Y, WANG S, RAN K, et al. Differential hippocampal protein expression between normal aged rats and aged rats with postoperative cognitive dysfunction: A proteomic analysis[J]. Mol Med Rep, 2015, 12(2): 2953-2960.

[32] ZHANG Q, LI S Z, FENG C S, et al. Serum proteomics of early postoperative cognitive dysfunction in elderly patients[J]. Chin Med J(Engl), 2012, 125(14): 2455-2461.

89 脓毒症相关性谵妄的研究进展

脓毒症 3.0(sepsis 3.0)是指机体对感染所产生的反应失调而引起的危及生命的器官功能障碍,是创伤、烧伤和感染性疾病患者的严重并发症,是重症患者主要死亡原因之一。脓毒症可对所有器官系统产生严重影响,如果不及时治疗,常导致多器官功能衰竭和死亡。研究显示,1/4~1/3 的脓毒症患者发生脑功能障碍的症状,包括意识模糊、躁动、昏迷或脓毒症相关性谵妄(sepsis associated delirium,SAD)。SAD 可导致脓毒症患者机械通气时间、ICU 停留时间和总住院时间明显延长,并发症发生率、病死率、住院费用增加等。SAD 的防治已成为近年来研究的热点和难点。本文就有关 SAD 的研究进展作一简介。

一、SAD 的定义和临床表现

谵妄(delirium)是急性认知功能障碍的一种形式,是一种急性脑功能障碍。是多种原因引起的一过性意识混乱状态伴有认知功能障碍。文献报告 ICU 谵妄发生率高达 45%~87%。脓毒症是 ICU 重症患者发生谵妄的危险因素之一。SAD 是指没有中枢神经系统损害证据的由感染引起的全身性炎症反应所导致的弥漫性脑功能障碍。SAD 具有意识水平的改变,伴有集中、维持或注意力转移能力降低,与认知变化(即记忆缺陷、定向障碍、语言障碍)或知觉障碍(即幻觉、妄想)发展相关的特征。

与发展缓慢的痴呆(dementia)相比,谵妄的临床表现具有急性起病和病程波动两个明显的特征。常在短时间内,通常是数小时或数日内突然发生,并且常在 24h 内出现、消失或加重、减轻,有明显的波动性,并有中间清醒期。睡眠模式可能存在相关改变,如昼夜颠倒、情绪状态、非特异性神经系统异常和工作能力突然明显降低。

谵妄根据其精神运动性可以分为三种亚型:低活动型(hypoactive)、高活动型(hyperactive)和混合型(mixed)谵妄。低活动型谵妄患者具有情感淡漠、退缩、冷漠或嗜睡等特点,是内科和外科重症患者中最普遍的形式。高活动型谵妄患者具有激动、不安、暴力或情绪不稳定等特征,仅有约 1%表现为单纯的高活动型。大量证据表明,与低活动型

谵妄患者相比,高活动型谵妄患者的总体预后较好。

在 SAD 患者很少观察到运动体征。在代谢性脑病中相对常见的震颤、肌阵挛和发抖,在 SAD 中极少见。SAD 中可能存在张力异常性强直(paratonic rigidity)(定义为对被动运动的速度依赖性阻力,当肢体缓慢移动时不太明显)。相反,高达 70%的严重 SAD 病例会出现 ICU 相关性获得性虚弱(intensive care unit acquired weakness,ICU-AW)。

二、SAD 的流行病学

由于 SAD 的诊断标准未能完全统一,有关 SAD 的发病率还不十分明确。由于脓毒症是入住 ICU 的主要原因,研究报告脓毒症患者中有 20%~50%有一定程度的脑病存在,推测 SAD 是 ICU 获得性谵妄的最常见形式。根据多国重症监护谵妄流行病学(DECCA)研究,1/3 的患者存在 ICU 谵妄。在这项研究中,包括来自 11 个国家 104 个 ICU 的 497 例患者,脓毒症是 ICU 入住的主要原因。

SAD 更常见于胆管或胃肠道感染导致的脓毒症患者,尤其是由金黄色葡萄球菌、粪肠球菌、不动杆菌属、铜绿假单胞菌和嗜麦芽窄食单胞菌引起的感染。疾病严重程度较高的脓毒症患者发生 SAD 的风险增加。

综上所述,这些因素表明系统性疾病较严重的患者更容易发生 SAD,感染源和致病微生物在 SAD 的发生中起到重要作用。

三、SAD 的病理生理学

有关 SAD 的病理生理学机制尚不十分清楚,一般认为其发生可能是多种因素综合作用的结果(图 89-1)。其中在脓毒症状态下,神经炎症(neuroinflammation)、脑灌注障碍、血脑屏障(blood brain barrier,BBB)和神经传递功能紊乱等可能发挥重要作用。据脓毒症患者的尸检显示,其脑部病理改变包括脑出血、脑缺血、多灶性坏死性白质脑病、微小脓肿和神经元凋亡等改变。

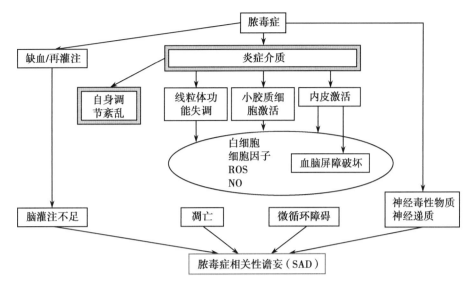

图 89-1　脓毒症相关性谵妄的病理生理学机制

（一）从全身炎症到神经炎症和 BBB 功能障碍

1. 全身炎症　脓毒症本质上是一种由固有免疫系统激活介导的全身炎症性疾病。脓毒症的发生主要是病原微生物感染如革兰氏阳性（或阴性）细菌、真菌、病毒等侵入机体所致。这些病原微生物进入机体后，被机体免疫系统识别，进而启动和活化大量免疫细胞，释放大量的促炎介质如细胞因子、血浆凝血途径相关因子、补体系统分子和急性时相反应蛋白等免疫效应分子，而引发全身炎症反应。全身炎症反应是导致重症疾病如脓毒症和包括脑的器官功能障碍的关键环节。全身炎症反应在谵妄的发生发展中可能起到至关重要的作用。研究显示发生谵妄的患者，其皮质醇和 C 反应蛋白（C reactive protein，CRP）水平较高。在一个内科和外科 ICU 患者的队列研究中，发现在入住 ICU 时降钙素原水平较高者伴随长时间的脑功能障碍，较高水平的 CRP 也显示相仿的趋势。促炎细胞因子 IL-8 的水平与 ICU 和非 ICU 患者谵妄相关。在一项前瞻性队列研究中发现谵妄患者的 IL-6 浓度高于昏迷患者。另一项研究表明，在调整协变量后，血浆基质金属蛋白酶 9（matrix metalloproteinase-9，MMP-9）和蛋白质 C 浓度较低和可溶性肿瘤坏死因子受体 1（soluble tumor necrosis factor receptor-1，sTNFR1）浓度较高与谵妄风险增加有关，这些结果表明炎症反应和凝血可能在重症患者谵妄的发生发展中起重要作用。

2. 神经炎症　神经炎症是指 CNS 内的炎症，其特征是神经胶质细胞（小胶质细胞和星形胶质细胞）活化、脑实质炎症介质增加和白细胞募集，最终导致神经损伤。这种脑内炎症是脓毒症急性神经病学结局的主要驱动因素。根据初始触发因素，神经炎症反应可以演变为消退或迁延多重后果。

在正常情况下，由于存在保护机制，脑不受细胞因子和炎症细胞积聚的影响。在脓毒症期间 CNS 和免疫系统之间的相互作用导致神经炎症的发生有两种主要机制：①细胞因子转运到大脑；②迷走神经系统。在脓毒症急性期，大量的炎症介质、损伤相关模式分子（danger associated molecular pattern，DAMP）和病原体相关模式分子（pathogen associated molecular pattern，PAMP）释放，它们向脑发出信号并通过多种机制导致神经炎症发生（图 89-2）。炎症信号可以通过不同的机制进入 CNS，并通过神经或体液途径到达不同的区域。BBB 破坏允许细胞因子从血液直接进入 CNS。脂多糖（lipopolysaccharide，LPS）可以通过缺乏 BBB 区域如脉络丛、脑室周围器官和软脑膜激活 Toll 样受体（toll-like receptor，TLR）。许多细胞因子通过受体介导的脑内皮细胞内吞作用进入大脑。IL-1β、IL-6 和 TNF-α 受体在脑内皮细胞上表达，全身性给予 IL-1β 和 TNF-α 能使脑内皮细胞激活。激活细胞因子受体如 IL-1 受体（IL-1R1）和 TNF 受体（TNFR），能明显提高脑内细胞因子水平。一旦这些细胞因子炎症介质进入 CNS，它们就会激活小胶质细胞进化成增殖、迁移和神经元损伤细胞，导致所谓的突触剥离（synapse stripping）（图 89-3）。持续的小胶质细胞活化能增加炎症细胞因子和活性氧（reactive oxygen species，ROS）的产生，从而造成 BBB 通透性增加和神经元凋亡增加的恶性循环。

研究证实脓毒症可诱导小胶质细胞活化，继而对血脑屏障造成氧化损伤，并导致促炎细胞因子的增加，如 TNF-α、IL-1 和 IL-6。小胶质细胞（microglia）是定居在 CNS 的巨噬细胞，是存在于 CNS 的反应性免疫细胞。研究显示小胶质细胞能与神经元突触相互作用。小胶质细胞的活化在神经炎症反应中发挥重要作用。在神经炎症状态时，小胶质细胞由静止状态（resting state）变为活化状态（activated state），在 CNS 启动炎症级联反应。过度活化的小胶质细胞能产生大量的促炎介质，包括一氧化氮（nitric oxide，NO）、前列腺素 E2（Prostaglandin E2，PGE2）、TNF-α、IL-1β，这些局部产生的炎症介质不仅进一步调节免疫作用，而且还影

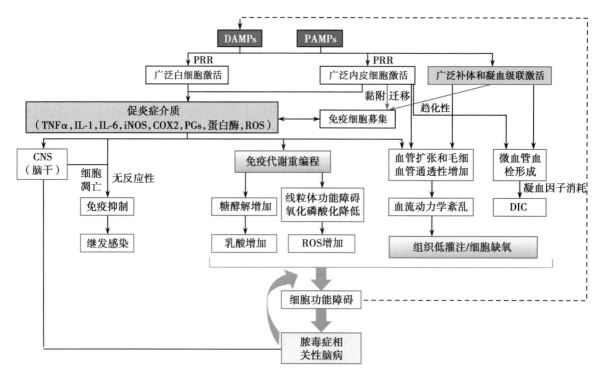

图 89-2 脓毒症相关性脑病病理生理学

DAMPs. 损伤相关模式分子;PAMPs. 病原体相关模式分子;PRR. 模式识别受体;TNF. 肿瘤坏死因子;IL-1、IL-6. 白细胞介素 1 和 6;iNOS. 诱导型一氧化氮合酶;COX2. 环氧合酶-2;PGs. 前列腺素;ROS. 活性氧;CNS. 中枢神经系统;DIC. 弥散性血管内凝血。

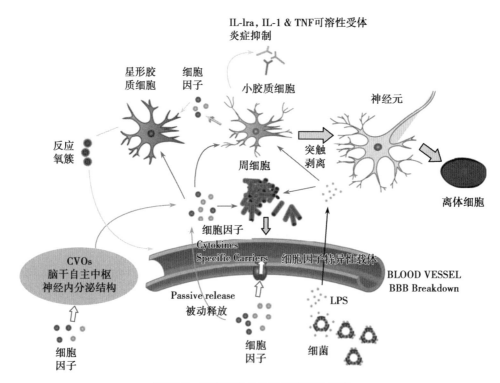

图 89-3 脓毒症相关性谵妄病理生理学

血液中固有细胞因子(IL-1、IL-6、TNF-α)可以通过不同的机制进入 CNS:受损的 BBB 允许细胞因子从血液进入 CNS;位于中线脑室系统附近的脑室周围器官(circumventricular organ,CVO)不存在 BBB;这允许细胞因子直接与神经内分泌结构相互作用;最后,细胞因子可以使用特定的载体。细胞因子继而激活周细胞、小胶质细胞和星形胶质细胞,导致神经炎症和神经元损伤(突触剥离)。脂多糖(LPS)可以被动地渗透到 CNS,引起周细胞和小胶质细胞活化。

响神经元的功能。其对神经元功能的影响是引起认知功能改变临床表现(如谵妄)的最后一步。研究证实小胶质细胞活化是谵妄发生的关键因素之一。而抑制过度活化的小胶质细胞可减轻神经炎症反应和谵妄的进展。在许多在体和离体实验模型中均显示细菌 LPS 是小胶质细胞强力激活剂和脑炎症相关蛋白和促炎细胞因子的诱导剂。当小胶质细胞在大鼠模型中受到抑制时,它们的认知功能在脓毒症发作后得以保留,这表明小胶质细胞的过度激活可能在 SAD 的发展中发挥了关键作用。迷走神经受到刺激可表达烟碱受体,从而减弱小胶质细胞的活化,乙酰胆碱的激活减缓了它们的促炎活性;然而,如上所述,谵妄患者的胆碱能神经系统活性往往是降低的。

3. BBB 功能障碍　BBB 是一种特殊的多细胞结构,是脑毛细血管壁与神经胶质细胞形成的血浆与脑细胞之间的屏障和由脉络丛形成的血浆和脑脊液之间的屏障,BBB 由星形胶质细胞足突、周细胞和内皮细胞之间的复杂网络构成。血脑屏障能够阻止某些物质由血液进入脑组织。BBB 是一种动态屏障,在 BBB 细胞和脑实质细胞之间能进行主动交流。BBB 的最内层由内皮细胞组成,BBB 通过包括紧密连接(tight junction,TJ)蛋白在内的连接蛋白调节内皮细胞的细胞旁通透性。

越来越多的证据表明,在脓毒症时 SAD 发生与 BBB 功能障碍有关(图 89-4)。Towner 等在大鼠中应用脑增强 MRI 研究显示在暴露于 LPS 24h 时,大鼠皮质、海马、丘脑和鼻周皮质区域的 BBB 渗漏增加。研究发现在脓毒症动物的脑脊液中含有高水平的通常不能通过 BBB 的物质,如蛋白质、胶体氧化铁、^{14}C-氨基酸和 ^{125}I-白蛋白 N 端,提示 BBB 的通透性遭到破坏。在脓毒症相关性脑病(sepsis associated encephalopathy,SAE)患者的 MRI 经常出现血管源

性水肿和白质高信号,也表明 BBB 遭到破坏。

内皮细胞是 BBB 的重要组成部分,其黏附分子的表达、NO 的产生、信号通路和细胞完整性均会受到炎症因子的影响,而炎症因子在脓毒症时显著升高。外周血管反应性受损是内皮功能障碍的标志,这可能导致脓毒症患者无谵妄天数减少。因此,有理由认为内皮功能障碍在 SAD 中起作用,可能与脑灌注和 BBB 通透性的改变有关。

研究表明脓毒症时 BBB 的破坏可能与 MMP 和胱天蛋白酶有关。受细胞因子调节的 MMP 能够封闭紧密连接蛋白的主要成分,导致内皮细胞从细胞外基质中脱离。由细胞因子引起的胱天蛋白酶表达可导致脑内皮细胞凋亡,从而导致 BBB 破坏。

研究证实 BBB 的破坏也可能与脑微循环改变有关。Taccone 等研究发现在感染性休克绵羊模型中,全脑灌注血管密度、功能性毛细血管密度和灌注毛细血管总数逐渐降低。Taccone 等经颅多普勒研究显示,SAD 患者的脑血管自身调节功能受损,这种脑血管自身调节功能和反应性受损可能与脑微循环的改变有关。脑微循环改变和 BBB 破坏之间的相关性对脑功能有明显的影响,并且是促使脑水肿产生的关键因素。

(二) 脑缺血/低灌注

在脓毒症患者尸检中发现脑缺氧或缺血性变化是最常见的异常表现。研究表明在脓毒症患者中脑血流减少和高凝状态是发生脑缺血的主要因素。在感染性休克患者脑血流自身调节功能常受损,尤其是同时存在高碳酸血症时。

在脓毒症患者,旨在消除感染源而发生的急性失调的炎症反应可能引起高凝状态和脑血管病变,从而导致脑缺

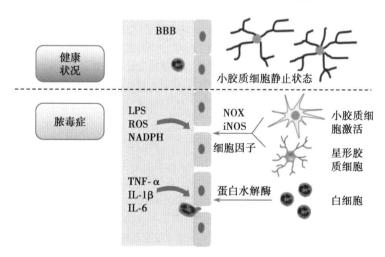

图 89-4　SAD 时 BBB 功能障碍的病理过程

在正常状态下,BBB 在将 CNS 与外周循环分开方面起着不可或缺的作用。在脓毒症时,全身性炎症可以破坏屏障功能的完整性并促进小胶质细胞活化。小胶质细胞和星形胶质细胞的激活导致炎症细胞因子和活性氧的产生,从而加重 BBB 功能障碍。此外,源自白细胞迁移进入脑实质的蛋白水解酶可引起 BBB 损伤。

血。急性血管内皮功能障碍是脓毒症发病机制中的中心环节,能使血管通透性明显增加和脑血流自身调节功能受损。免疫细胞浸润到脑组织和促炎细胞因子释放增加能使内皮细胞活化,从而导致凝血级联激活。随后在血管内可能形成微血栓,并可能导致脑缺血发生。

几项研究对 SAD 患者的脑灌注进行了测量。Pfister 等研究发现 SAD 与 CRP、S-100β 和皮质醇浓度明显相关,CRP 升高与自身调节障碍有关。Schramm 等研究证实在严重脓毒症或感染性休克发生后第 1 天、第 2 天、第 3 天和第

4 天分别有 60%、59%、41% 和 46% 的患者脑血管自身调节功能受损,76% 的患者发生 SAD。第 1d 自身调节功能受损也与第 4 天出现 SAD 有关。这些结果表明,脑自身调节功能障碍是 SAD 的触发因素。脑血管自身调节受损可能导致脑低灌注或高灌注,以及 SAD。

(三)神经递质失调

多种神经递质的失衡都参与到了 SAD 的病理生理过程(图 89-5),包括神经肽和神经递质,如乙酰胆碱、γ-氨基丁酸(GABA)、去甲肾上腺素、多巴胺和 5-羟色胺。

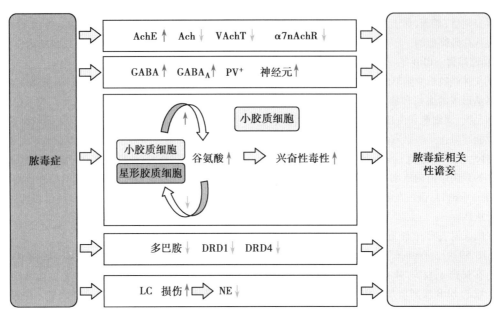

图 89-5 SAD 的神经递质功能障碍机制

AchE. 乙酰胆碱酯酶;Ach. 乙酰胆碱;VAchT. 囊泡乙酰胆碱转运体;α7nAchR. α7-烟碱乙酰胆碱受体;GABA. γ-氨基丁酸;$GABA_A$. GABA A 受体;PV. 小清蛋白;DRD1. 多巴胺 D1 受体;DRD4. 多巴胺 D4 受体;LC. 蓝斑;NE. 去甲肾上腺素。

SIRS 能够引起神经递质系统紊乱。在脓毒症期间,对神经递质合成至关重要的氨基酸如酪氨酸、色氨酸和苯丙氨酸的血清水平明显升高。此外,脓毒症患者血清芳香族与支链氨基酸比例增加,这可能与脓毒症大鼠脑中去甲肾上腺素、多巴胺和 5-羟色胺水平降低有关。在脓毒症时谷氨酸也在神经炎症中起到重要作用。研究证实在实验性脓毒症大鼠中抑制谷氨酸突触释放的利鲁唑(riluzole)能减轻其神经病学影响,并提高其存活率。

胆碱能神经系统在唤醒水平和高级认知功能(如学习和记忆)中发挥作用。这些功能在谵妄中表现为特征性的意识错乱,据推测低活性的胆碱能系统可能导致认知的改变,在痴呆患者或接受抗胆碱能药物治疗的患者就证明了这一点。乙酰胆碱在 SAD 中的确切作用尚未完全阐明,但来自动物模型的现有证据表明,脓毒症可能导致脑胆碱能活性降低。

(四)直接脑损伤

脓毒症患者可能存在对大脑造成直接损害的局灶性病变。Sharshar 等在 23 例 ICU 感染性休克死亡患者中发现有

多种局灶性病变,包括缺血(100%)、出血(26%)、高凝综合征(9%)、微脓肿(9%)和多灶性坏死性白质脑病(9%)。严重脓毒症可导致危及生命的凝血功能障碍,包括弥散性血管内凝血(DIC)和脑内出血。对于表现出认知障碍的脓毒症患者,应考虑存在局灶性脑损伤。

四、SAD 的诊断

SAD 的诊断是临床诊断,是排除性诊断。对于发热、神志不清的患者,必须首先排除直接的 CNS 感染,如脑膜炎、脑脓肿、硬膜下积脓或脑炎。脓毒症是诊断的必要先决条件,排除其他原因导致的脑病、抗精神病药恶性综合征、恶性高热、非惊厥性癫痫持续状态、内分泌失调、急性 CNS 血管事件(如卒中和血管炎)、几种药物或酒精戒断。美国重症医学学会(Society of Critical Care Medicine,SCCM)最新发布的关于谵妄的临床实践指南,建议使用经验证的筛查工具定期评估谵妄,包括意识模糊评估量表-ICU(confusion assessment method for the intensive care unit,CAM-ICU)和重

症监护谵妄筛查检查单（intensive care delirium screening checklist，ICDSC）。Gusmao-Flores 等的研究表明，CAM-ICU 的灵敏度（80%）和特异度（95.9%）高于 ICDSC（灵敏度 74%，特异度 81.9%），这可能是其更为广泛应用的原因。Khan 等描述了一种新的筛查工具 CAM-ICU-7，其不仅有助于识别谵妄，而且还可以评估谵妄的严重程度，得分越高预后越差。床旁筛查需要动态评估，否则可能由于谵妄表现的波动性而低估了谵妄的患病率。

（一）SAD 的生物标志物

尽管目前建议定期使用经验证的筛查工具是评估 SAD 的基础，但血清生物标志物可能会提高诊断的灵敏度和特异度，并可能有助于对其病理生理学机制的了解。虽然研究发现 SAD 患者血清 S100β 蛋白、NSE 以及促炎细胞因子 IL-8 水平明显升高。但多数研究证实生物标志物在诊断谵妄或预测其持续时间以及严重程度方面的临床效用有限。Toft 等一项关于此方面的最大综述，回顾了 32 项研究包括 7 610 例 60 岁及以上患者，得出了不推荐使用生物标志物进行谵妄识别的结论。常规使用的炎症生物标志物和脑特异性代谢标志物已在谵妄中进行了广泛研究。Khan 等在 321 例重症谵妄患者中证实全身炎症标志物以及星形胶质细胞和胶质细胞活化标志物（IL-6、IL-8、IL-10、TNF-α、C 反应蛋白和 S-100β 水平）与谵妄持续时间较长、谵妄严重程度和住院病死率较高相关。有研究显示较高的 IL-8 和 S100β 水平与谵妄患者的病死率增加有关。这些结果强调了炎症因子和星形胶质细胞激活在谵妄中的病理生理学作用，即谵妄的持续时间和严重程度。Simons 等研究表明虽然谵妄和非谵妄患者之间存在差异，但谵妄发生之前炎症标志物或脑蛋白没有变化，这是生物标志物在谵妄临床应用的主要局限性，因为其不能用于预测或识别存在谵妄风险的患者。

（二）神经影像学

脓毒症患者急性脑功能障碍或谵妄的诊断并不总是需要神经影像学和电生理检查（图 89-6）。神经影像学可用于研究与谵妄相关的大脑结构和功能异常，并确定风险因素，包括结构异常（即脑室周围白质疾病和萎缩）、早期痴呆、淀粉样蛋白沉积和胆碱能功能障碍。脑磁共振（nuclear magnetic resonance imaging，MRI）已用于 SAD 患者的诊断。人体和动物研究表明脑部 MRI 异常种类繁多，包括白质改变和血管源性水肿。血管源性水肿在 MRI 液体衰减反转恢复（fluid attented inversion recovery，FLAIR）序列上呈超强信号，在弥散加权成像（diffusion-weighted imaging，DWI）呈低强信号和表观扩散系数（apparent diffusion coefficient，ADC）序列增加，可能反映了 BBB 的破坏。研究证实脑 MRI 检测到的病变范围与 SAD 的严重程度和患者的结局有关。在有急性神经病学改变的感染性休克患者中，脑 MRI 可能表现为白质脑病或缺血性脑卒中，这与 ICU 死亡率和长期发病率增加有关。

（三）脑电图

常规脑电图（EEG）在谵妄诊断和监测中的应用已得到广泛认可。谵妄患者 EEG 变化模式表现为慢波活动增加和 α 节律减慢和中断。这种常规临床 EEG 的普遍减缓与谵妄密切相关，可能是谵妄严重程度有价值的标志。普遍的 EEG 减慢还可以为临床预后提供信息，因为减慢的程度与整体谵妄严重程度、较差的临床结局、住院时间的延长、较差的格拉斯哥结局量表和病死率的增加相关。尽管脑电图在谵妄诊断中具有明显的价值，但综合其大小、成本以及导线连接和结果解读所需的专业知识，并不适用于筛查。与上述现有的床边筛查工具一样，常规 EEG 同样不能可靠地评估谵妄的波动过程。为此，Nielsen 等研究了连续脑电图（continuous electroencephalography，cEEG）在脓毒症患者谵妄诊断中的应用。他们得出结论，谵妄的发作与 cEEG 高频电活动（β 波）消失以及低频电活动（δ 波）增强相关。在清醒或轻度镇静的 ICU 脓毒症患者中，保留 β 波段的 cEEG 能量是他们无谵妄的最强预测因素。

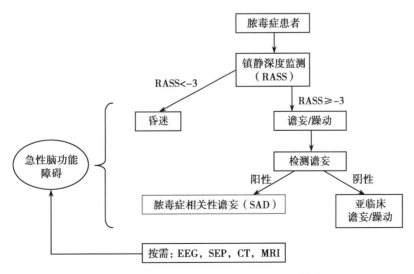

图 89-6 急性脑功能障碍和 SAD 诊断决策树

五、SAD 的预防和治疗

脓毒症及时诊断和感染的控制是 SAD 预防和治疗的关键。目前尚无针对 SAD 的特异性治疗,早期识别和干预潜在的脓毒症仍然是患者避免认知后遗症的最佳方式(图 89-7)。最新的拯救脓毒症指南对于脓毒症的早期救治建议包括控制感染病灶、及时恰当的抗生素使用以及维持器官灌注,但并没有提及 SAD 的诊断及治疗。Sonnev-

ille 等一项对于 2 513 例 ICU 患者(其中 53%患有 SAD)进行的回顾性分析表明,ICU 住院期间与 SAD 发展相关性最高的危险因素包括急性肾损伤、血糖异常(包括高血糖和低血糖)、高碳酸血症和高钠血症。但作者也承认,这些因素中有许多本身即可导致认知的改变,虽然无法确定这些因素与 SAD 的因果关系,但维持它们在正常范围,本就是重症监护的基本要素,因此,适当的血糖控制、电解质和酸碱平衡的纠正等等,在 SAD 患者的管理中也至关重要。

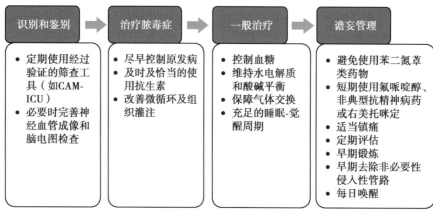

图 89-7 SAD 的识别与处理

2018 年美国重症医学会(Society of Critical Care Medicine,SCCM)发布的 ICU 成人患者疼痛、躁动/镇静、谵妄、制动以及睡眠中断管理指南(pain,agitation/sedation,delirium,immobility and sleep disruption,PADIS)要求谵妄的管理成为其管理方案的一部分。"ABCDE Bundle"是为预防和监测谵妄设计的一个多组件过程,该项目重点关注 ICU 患者,尤其是接受机械通气的患者(图 89-8)。"ABCDE Bundle"是基于多项随机对照研究结果的综合性诊疗方案。它的主要内容包括评估和治疗疼痛(assess,prevent,and manage pain),同时采用自主唤醒和自主呼吸试验(both spontaneous awakening trials & spontaneous breathing trials)、选择镇痛和镇静(choice of analgesia and sedation)、谵妄的评估和处理(delirium:assess,prevent and manage)、早起活动和锻炼(early mobility and exercise)、家庭参与(family engagement and empowerment)。

ICU 患者睡眠障碍的发生率高达 50%,而且睡眠障碍也会促进谵妄的发展,并对免疫系统造成伤害,导致病死率的升高和 ICU 住院时间延长。因此,应尽可能采取措施优化患者的睡眠。这些措施包括尽量减少夜间的干预和噪音,使用褪黑素以及斟酌药物的使用时机,例如糖皮质激素。一项研究显示,ICU 患者夜间使用耳塞,可降低轻度谵妄的发生率。近期 meta 分析表明,重症患者使用右美托咪定进行镇静可能降低谵妄发生率和持续时间。与所有其他镇静剂和常用麻醉药不同,目前通过 EEG 推断右美托咪定似乎最有可能保留睡眠结构。在健康志愿者中,右美托咪

A	评估,预防和治疗疼痛
	• CPOT或BPS评估疼痛,确保充分镇痛
	• 使用区域麻醉和非阿片类药物辅助剂
	• 芬太尼镇痛镇静技术

B	自主唤醒试验(SAT)和自主呼吸试验(SBT)
	• 每日SAT和SBT
	• 多学科协调护理
	• 更快的脱离机械通气

C	镇静的选择
	• 需要镇静时有靶控浅镇静
	• 避免使用苯二氮䓬类药物
	• 如果谵妄风险高,心脏手术,机械通气撤机,使用右美托咪定

D	谵妄的评估与处理
	• 常规CAM-ICU或ICDSC评估
	• 非药物干预,包括睡眠卫生
	• 如果出现高活动性症状,使用右美托咪定或抗精神病药

E	早期活动和锻炼
	• 物理和职业治疗评估
	• 与SAT或无镇静期协调活动
	• 通过运动范围、坐姿、站立、行走、ADLs取得进展

F	家属参与和授权
	• 重新定位,提供情感和语言支持
	• 认知刺激,参与动员
	• 参与多学科查房

图 89-8 ICU 谵妄处理的"ABCDEF Bundle"

定以剂量依赖的方式诱导 N3 期非快速眼动睡眠,脑电图模式模拟自然睡眠,而不损害第二天精神运动表现。

研究证实多种病理生理过程可能导致谵妄发生,随后研究了多种药物预防以降低谵妄的发生率(图 89-9)。包

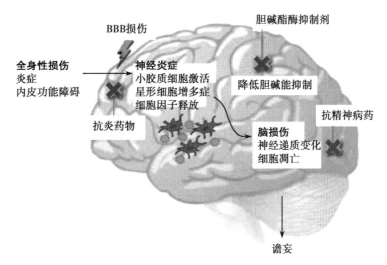

图 89-9　ICU 谵妄的可能机制和治疗

ICU 谵妄的可能机制包括全身炎症、内皮功能障碍、BBB 通透性增加和炎症反应的胆碱能控制降低,这些与患者易感性因素一起,使患者易发生神经炎症和随后的神经损伤。这些过程导致的小胶质细胞敏化和过度激活也可能加剧病理生理变化。基于 ICU 谵妄发生的可能机制的预防或治疗药物正在进行研究。

括降低多巴胺活性和改善神经递质失衡的药物(例如抗精神病药),增加胆碱能活性的药物,因为胆碱能活性降低和抗胆碱能药物与谵妄发生有关(如乙酰胆碱酯酶抑制剂)。但使用药物(如氟哌啶醇)来预防谵妄未提示任何获益。虽然乙酰胆碱在 SAD 的预防机制中可能发挥作用,并且其已被证实应用于治疗痴呆症,但在危重症成人中常规使用胆碱酯酶抑制剂也并未显示能够降低谵妄的发生率或严重程度。事实上,2018 年 SCCM 有关 ICU 内成人患者 PADIS 就提到,不推荐使用任何药物预防谵妄,因为相关研究中缺乏有显著统计学差异或有意义的结果。

有明确证据表明,不建议对谵妄患者使用苯二氮䓬类药物,因为它们被发现其本身就是导致谵妄的独立因素。十多年前,MENDS 试验发现,与使用劳拉西泮相比,使用右美托咪定镇静时患者的无谵妄天数明显增加。此项研究并非专门针对脓毒症患者,但其大多数患者在入院时即存在脓毒症,该亚组的先验分析显示,与非脓毒症患者相比,该亚组的获益更为明显。与咪达唑仑、可乐定、氟哌啶醇、丙泊酚和安慰剂相比,右美托咪定具有相似的获益,包括可以改善患者的交流和沟通以及缩短谵妄的持续时间。

SCCM 指南反对使用药物治疗谵妄,除非存在令人痛苦的症状或阻碍了患者脱离器官支持的能力。在这些情况下,他们建议短期使用氟哌啶醇、右美托咪定或非典型抗精神病药物,如喹硫平。但是,他们特别提醒从 ICU 转出的患者,不必要延长此类药物的应用,这会增加使用的风险,因此在不必要时应立即停用。使用镇静剂时的其他重要注意事项是使用有效的评估量表,比如 Richmond 躁动镇静量表(Richmond agitation sedation scale,RASS),来维持适当的镇静水平,以及每日唤醒,以重新定位患者的意识情况。

综上所述,SAD 是一种没有 CNS 损害证据的、由感染引起的全身性炎症反应所导致的急性弥漫性脑功能障碍,是神经炎症、脑灌注障碍、BBB 和神经传递功能紊乱等共同引起的。使用经验证的评估工具和 EEG 可以帮助识别 SAD 患者,然而生物标志物的有效使用仍未得到证实。不幸的是,SAD 尚无特异性治疗方法,早期识别和处理脓毒症,以及有针对性地使用镇静剂和定期唤醒重新评估是治疗 SAD 患者行之有效的方法。

(胡兴国　沙季港)

参 考 文 献

[1] SINGER M,DEUTSCHMAN C S,SEYMOUR C W,et al. The third international consensus definitions for sepsis and septic shock(Sepsis-3) [J]. JAMA,2016,315(8):801-810.

[2] EVANS L,RHODES A,ALHAZZANI W,et al. Surviving sepsis campaign:international guidelines for management of sepsis and septic shock 2021[J]. Intensive Care Med,2021,47(11):1181-1247.

[3] ATTERTON B,PAULINO M C,POVOA P,et al. Sepsis associated delirium[J]. Medicina(Kaunas),2020,56(5):240.

[4] TSURUTA R,ODA Y. A clinical perspective of sepsis-associated delirium[J]. J Intensive Care,2016,4:18.

[5] PIVA S,MCCREADIE V A,LATRONICO N. Neuroinflammation in sepsis:sepsis associated delirium[J]. Cardiovasc Hematol Disord Drug Targets,2015,15(1):10-18.

[6] YAMAMOTO T,MIZOBATA Y,KAWAZOE Y,et al. In-

cidence, risk factors, and outcomes for sepsis-associated delirium in patients with mechanical ventilation: A sub-analysis of a multicenter randomized controlled trial[J]. J Crit Care,2020,56:140-144.

[7] STOLLINGS J L,KOTFIS K,CHANQUES G,et al. Delirium in critical illness: clinical manifestations, outcomes, and management[J]. Intensive Care Med,2021,47(10): 1089-1103.

[8] HAYHURST C J,PANDHARIPANDE P P,HUGHES C G. Intensive care unit delirium:a review of diagnosis,prevention, and treatment [J]. Anesthesiology, 2016, 125 (6):1229-1241.

[9] PETERSON J F,PUN B T,DITTUS R S,et al. Delirium and its motoric subtypes:a study of 614 critically ill patients[J]. J Am Geriatr Soc,2006,54(3):479-484.

[10] SAUUH J I,SOARES M,TELES J M,et al. Delirium epidemiology in critical care (DECCA): an international study[J]. Crit Care,2010,14(6):R210.

[11] JANZ D R,ABEL T W,JACKSON J C,et al. Brain autopsy findings in intensive care unit patients previously suffering from delirium:A pilot study[J]. J Crit Care, 2010,25(3):538. e7-12.

[12] SEKINO N,SELIM M,SHEHADAH A. Sepsis-associated brain injury:underlying mechanisms and potential therapeutic strategies for acute and long-term cognitive impairments[J]. J Neuroinflammation,2022,19(1):101.

[13] HOTCHKISS R S,MOLDAWER L L,OPAL S M,et al. Sepsis and septic shock[J]. Nat Rev Dis Primers,2016, 2:16045.

[14] NEDEVA C,MENASSA J,PUTHALAKATH H. Sepsis: inflammation is a necessary evil[J]. Front Cell Dev Biol,2019,7:108.

[15] MORAES C A,ZAVERUCHA-DO-VALLE C,FLEURANCE R,et al. Neuroinflammation in sepsis:molecular pathways of microglia activation [J]. Pharmaceuticals (Basel),2021,14(5):416.

[16] KONSMAN J P. Cytokines in the brain and neuroinflammation:we didn't starve the fire![J]. Pharmaceuticals (Basel),2022,15(2):140.

[17] BERNARDO-CASTRO S,SOUSA J A,BRAS A,et al. Pathophysiology of blood brain barrier permeability throughout the different stages of ischemic stroke and its implication on hemorrhagic transformation and recovery [J]. Front Neurol,2020,11:594672.

[18] YANG K,CHEN J,WANG T,et al. Pathogenesis of sepsis-associated encephalopathy:more than blood-brain barrier dysfunction[J]. Mol Biol Rep,2022,10:Advance online publication.

[19] TOWNER R A,SAUNDERS D,SMITH N,et al. Assessing long-term neuroinflammatory responses to encephalopathy using MRI approaches in a rat endotoxemia model[J]. Geroscience,2018,40(1):49-60.

[20] STUBBS D J,YAMAMOTO A K,MENON D K. Imaging in sepsis-associated encephalopathy-insights and opportunities[J]. Nat Rev Neurol,2013,9(10):551-561.

[21] EHLER J,BARRETT L K,TAYLOR V,et al. Translational evidence for two distinct patterns of neuroaxonal injury in sepsis:a longitudinal, prospective translational study[J]. Crit Care,2017,21(1):262.

[22] TACCONE F S,SU F,PIERRAKOS C,et al. Cerebral microcirculation is impaired during sepsis:an experimental study[J]. Crit Care,2010,14(4):R140.

[23] TACCONE F S,CASTANARES-ZAPATERO D,PERES-BOTA D,et al. Cerebral autoregulation is influenced by carbon dioxide levels in patients with septic shock[J]. Neurocrit Care,2010,12(1),35-42.

[24] BERMEJO-MARTIN J F, MARTIN-FERNANDEZ M, LOPEZ-MESTANZA C,et al. Shared features of endothelial dysfunction between sepsis and its preceding risk factors (aging and chronic disease) [J]. J Clin Med, 2018,7(11):400.

[25] NWAFOR D C,BRICHACEK A L,MOHAMMAD A S, et al. Targeting the blood-brain barrier to prevent sepsis-associated cognitive impairment [J]. J Cent Nerv Syst Dis,2019,11:1179573519840652.

[26] LI Y,JI M,YANG J. Current understanding of long-term cognitive impairment after sepsis [J]. Front Immunol, 2022,13:855006.

[27] SHARSHAR T,ANNANE D,DE LA GRANDMAISON G L,et al. The neuropathology of septic shock [J]. Brain Pathol,2004,14(1):21-33.

[28] VALDERRAMA E V,HUMBERT K,LORD A,et al. Severe acute respiratory syndrome coronavirus 2 infection and ischemic stroke [J]. Stroke, 2020, 51 (7): e124-127.

[29] GOFTON T E,YOUNG G B. Sepsis-associated encephalopathy[J]. Nat Rev Neurol,2012,8(10):557-566.

[30] DEVLIN J W,SKROBIK Y,GÉLINAS C,et al. Clinical practice guidelines for the prevention and management of pain, agitation/sedation, delirium, immobility, and sleep disruption in adult patients in the ICU [J]. Crit Care Med,2018,46(9):e825-873.

[31] Gusmao-Flores D,SALLUH J I,CHALHUB R Á,et al. The confusion assessment method for the intensive care unit(CAM-ICU) and intensive care delirium screening checklist(ICDSC) for the diagnosis of delirium:A sys-

tematic review and meta-analysis of clinical studies[J].
Crit Care,2012,16(4):R115.

[32] KHAN B A,PERKINS A J,GAO S,et al. The confusion
assessment method for the ICU-7 delirium severity scale:
a novel delirium severity instrument for use in the ICU
[J]. Crit Care Med,2017,45(5):851-857.

[33] TOFT K,TONTSCH J,ABDELHAMID S, et al. Serum
biomarkers of delirium in the elderly:A narrative review
[J]. Ann Intensive Care,2019,9(1):76.

[34] KHAN B A,PERKINS A J,PRASAD N K,et al. Bio-
markers of delirium duration and delirium severity in the
ICU[J]. Crit Care Med,2020,48(3):353-361.

[35] KHAN B A,PERKINS A J,GAO S,et al. The confusion
assessment method for the ICU-7 delirium severity scale:
a novel delirium severity instrument for use in the ICU
[J]. Crit Care Med,2017,45(5):851-857.

[36] SIMONS K S,VAN DEN BOOGAARD M,HENDRIKS-
EN E,et al. Temporal biomarker profiles and their asso-
ciation with ICU acquired delirium:A cohort study[J].
Crit Care,2018,22(1):137.

[37] NIELSEN R M,URDANIBIA-CENTELLES O,VEDEL-
LARSEN E,et al. Continuous EEG monitoring in a con-
secutive patient cohort with sepsis and delirium [J].
Neurocrit Care,2020,32(1):121-130.

[38] SONNEVILLE R,DE MONTMOLLIN E,POUJADE J,et
al. Potentially modifiable factors contributing to sepsis-
associated encephalopathy [J]. Intensive Care Med,
2017,43(8):1075-1084.

[39] HAYHURST C J,PANDHARIPANDE P P,HUGHES C
G. Intensive care unit delirium:a review of diagnosis,
prevention,and treatment[J]. Anesthesiology,2016,125
(6):1229-1241.

[40] O'GARA B P,GAO L,MARCANTONIO E R,et al.
Sleep,pain,and cognition:modifiable targets for optimal
perioperative brain health[J]. Anesthesiology,2021,135
(6):1132-1152.

[41] MART M F,WILLIAMS R S,SALAS B,et al. prevention
and management of delirium in the intensive care unit
[J]. Semin Respir Crit Care Med,2021,42(1):112-
126.

90 中性粒细胞胞外诱捕网在脓毒症及脓毒症血栓中的作用

脓毒症是机体对感染反应失调导致的危及生命的器官功能障碍。2017 年脓毒症全球患者数为 4 890 万,其中脓毒症造成的相关死亡人数高达 1 100 万。脓毒症早期将引起炎症、凝血、内分泌等一系列病理生理变化,其中凝血的激活是宿主抵御感染性病原体的一部分。然而,过度的促凝反应及血管内皮损伤可能导致脓毒症发展,形成微血管血栓并引起器官功能障碍。脓毒症患者出现凝血功能障碍时,将表现为抗凝因子的消耗、纤溶系统的抑制、凝块形成动力学(clot formation kinetics,CFT)显著缩短和凝块硬度(clot firmness,CF)增加等。凝血级联反应是一个复杂的过程,脓毒症患者凝血功能的改变也是脓毒症预后不良的标志之一。

在脓毒症导致的炎症反应中,病原体相关分子模式(pathogen associated molecular pattern,PAMP)或损伤相关分子模式(damage-associated molecular pattern,DAMP)能够激活模式识别受体(pattern recognition receptor,PRR),诱导中性粒细胞从循环血液迁移到感染组织,并释放颗粒成分,包括髓过氧化物酶(myeloperoxidase,MPO)、中性粒细胞弹性蛋白酶(neutrophil elastase,NE)、组织蛋白酶 G 以杀灭病原体。被激活的中性粒细胞能释放细胞核 DNA,形成含有细胞核、细胞质和颗粒蛋白的网状结构,被称为中性粒细胞胞外诱捕网(neutrophil extracellular trap,NET)。中性粒细胞作为人类含量最多的白细胞群,在感染引起的机体固有免疫中扮演了重要角色。

中性粒细胞的过度激活可导致多器官功能障碍。COVID-19 患者血浆中的 MPO-DNA 复合物增加验证了循环 NET 的升高,同时 COVID-19 患者分离的中性粒细胞形成 NET 的倾向增加。过度的 NET 形成会促进免疫血栓形成甚至弥散性血管内凝血(disseminated intravascular coagulation,DIC),损害微循环。近年来,NET 在炎症和血栓形成的作用受到了许多学者的关注,但是对于 NET 在脓毒症血栓形成过程中扮演的角色却并不为人所熟知。中性粒细胞释放的 NET 可以杀灭病原体,也可以作为血栓形成的支架促进血栓的形成。脓毒症中,器官功能障碍与微循环功能密切相关,而炎症和病原体的交互作用,将导致脓毒症器官

功能进一步损伤。在这篇综述中,我们将讨论中性粒细胞和 NET 在脓毒症和脓毒症血栓形成中的关键作用,以揭示脓毒症治疗的新机制。

一、脓毒症血栓形成与 NET 密切相关

1971 年,Lerner 首次发现了中性粒细胞在血栓形成过程中的重要作用。但是直到 2004 年,Brinkmann 等才对 NET 的概念进行了详细的阐述。中性粒细胞可通过蛋白激酶 C(protein kinase C,PKC)和 Raf-MEK-ERK 信号通路激活 NADPH 氧化酶(NADPH oxidase,NOX),并由此产生活性氧(reactive oxygen species,ROS)。ROS 激活的肽基精氨酸脱亚胺酶Ⅳ(peptidylarginine deiminase 4,PAD4)通过修饰组蛋白 H3 和 H4 上的特异性精氨酸残基,使链接组蛋白 H1 和异染色质蛋白 1b 从核小体结构中解离,介导了染色质去致密化。随后,髓过氧化物酶、中性粒细胞弹性蛋白酶、组织蛋白酶 G 促进染色质进一步解聚,从而破坏核膜。染色质被释放到细胞质中,作为 DAMP 进一步激活免疫反应,并与上述物质共同形成 NET。用 DNA 酶(DNase)处理可以显著破坏 NET 的结构。NET 的形成常伴随着细胞死亡,这种过程被称为 NETosis。

(一)血小板

在脓毒症早期,血小板能够招募白细胞到感染部位。循环中的血小板与中性粒细胞相互作用、滚动并黏附在中性粒细胞表面,形成聚集物。血小板激活中性粒细胞,增强其杀死病原体的能力。脂多糖(lipopolysaccharide,LPS)能够启动血小板的非经典激活,血小板上 Toll 样受体 4(Toll-like receptor 4,TLR4)的激活也将导致 NET 的释放。脓毒症通常伴有血小板减少以及全身小血管闭塞,严重的将出现 DIC。在脓毒症导致的肺炎小鼠模型中,血小板减少通常会导致脓毒症恶化,并导致血液和肺中的细菌增殖与生存率降低。NET 产生的网状物既可以扩散到整个组织间质,也可以释放到血管管腔,附着在狭窄的毛细血管壁上。NET 一方面可以通过中性粒细胞介导的方式清除病原体,但是其功能亢进也将导致组织损伤。通过病原体和血小板

激动剂,如凝血酶、花生四烯酸、胶原蛋白所诱导的血小板激活,可以诱发促凝反应、促进血栓形成以及炎症发展,最终导致血管内皮细胞的损伤。NET 所释放的网状物,进一步促进血小板黏附、激活和聚集,并发挥促凝活性,从而为血栓形成和生长提供了支架,形成凝血的正反馈激活。NET 还能招募红细胞,促进血管性血友病因子(von Willebrand factor,vWF)、纤维蛋白原和纤维蛋白沉积,从而诱发静脉血栓。

在脓毒症小鼠中,中性粒细胞附着在肺和肝窦的内皮细胞上,LPS 激活的血小板能够通过黏附中性粒细胞,促进 NET 产生。在肺损伤的小鼠模型中,肺微血管中发现有 NET 沉积,血浆中循环 NET 复合物增加。金黄色葡萄球菌产生的 α 毒素(α-toxin)能够和去整合素金属蛋白酶 10(a disintegrin and metalloproteinase 10,ADAM10)结合,从而引起血小板和中性粒细胞的激活,并形成聚集物,在脓毒症期间导致器官损伤。此外,静脉注射 α-toxin 可通过整合素 αⅡb 和 GP Ⅰ b 在肝窦和肾小球中快速聚集血小板并形成血栓,导致多器官功能障碍。COVID-19 患者中也发现选择素 P 表达增加,血小板、中性粒细胞和单核细胞聚集增加。因此,血小板在脓毒症导致的凝血功能异常中发挥重要作用。

(二)补体

近年来发现 NET 可以激活三种不同的补体途径,导致血栓形成。激活的凝血因子会引起补体系统的激活,而激活的补体又会致使免疫系统招募中性粒细胞。补体系统由丝氨酸蛋白酶级联反应组成,包括补体蛋白的连续裂解,最终导致攻膜复合物(membrane attack complex,MAC)的形成。

补体 C3 是补体系统中的重要介质,脓毒症发生时,中性粒细胞补体 C3 被激活。C3a 受体(complement C3a receptor,C3aR)缺陷小鼠的中性粒细胞无法形成 NET,外源性给予来自健康小鼠的含 C3 的血清时,其功能得到恢复,说明补体与 NET 形成息息相关。阻断与 iC3b 结合的补体受体 3(complement receptor 3,CR3),可以抑制 NETosis。C3b 作为 MAC 的组成成分,也被发现在 NET 中存在。补体 C5a 可以招募并激活中性粒细胞,从而导致 Toll 样受体(Toll-like receptor,TLR)等免疫受体以及补体受体的上调。此外,使用 C5a 预刺激中性粒细胞,增强了其生成 NET 的能力。此外,血液中的补体分子能够沉积在 NET 上,持续发挥作用。备解素、B 因子和 C3 都被发现存在于 NET 上,发挥其凝血和抗菌功能。

(三)血管内皮

除了血小板功能,内皮结构和功能的完整性也是维持血管稳态的关键,内皮损伤在血栓形成中发挥重要作用。在脓毒症发展中,中性粒细胞通过在内皮细胞上滚动、活化、附着和外渗被招募到炎症部位。中性粒细胞在活化的内皮细胞上的滚动是由选择素 P 与选择素 P 糖蛋白配体 1(P-selectin glycoprotein ligand 1,PSGL-1)的作用引起的。通过激活 LFA-1 并与细胞间黏附分子 1(intercellular adhesion molecule 1,ICAM-1)结合,选择素 P 参与中性粒细胞的进一步滚动和牢固黏附。通过 CXC 趋化因子配体 1(CXC motif chemokine ligand 1,CXCL1)及其受体 CXC 趋化因子 2(CXC motif chemokine receptor 2,CXCR2)之间的相互作用,中性粒细胞募集到炎症部位。

在小鼠脓毒症感染中,细胞外的组蛋白释放导致中性粒细胞浸润、内皮细胞空泡化,并导致肺泡内出血以及大血管和微血管血栓形成。当 ICAM-1 抑制剂抑制中性粒细胞归巢到内皮细胞时,小鼠血栓形成减少。NET 通过 IL-1α 和组织蛋白酶 G 的协同作用促进内皮细胞的激活,增加血栓形成。NET 中的基质金属蛋白酶 9(matrix metalloproteinase-9,MMP-9)能够激活内皮细胞 MMP-2,导致内皮功能障碍。NET 可诱导内皮细胞(endothelial cell,EC)释放黏附因子和组织因子(tissue factor,TF),进一步招募炎症细胞,促进血栓形成。脓毒症中,LPS 诱导肽酰基精氨酸脱亚胺酶(peptidylarginine deiminase,PAD)激活并通过 PAD-NET-CitH3 通路介导的 NET 形成,改变了肺血管内皮通透性。NET 对内皮细胞的诱导也具有两面性,低浓度的 NET 能够通过 TLR4/核转录因子 κB(nuclear transcription factor-κB,NF-κB)信号通路促进内皮细胞释放炎症因子,而 NET 也能通过剂量依赖性诱导内皮细胞死亡。NET 可放大与血栓形成相关的内皮功能障碍。血管内皮在脓毒症血栓的发生发展过程中,发挥了重要作用。

(四)免疫血栓

近年来有研究者提出,凝血和先天免疫应答之间的联系可能存在一种效应机制,介导免疫血栓的形成。凝血系统被病原体激活,通过减少病原体的传播和杀伤病原体来帮助宿主防御。免疫血栓能够介导病原体和受损细胞的识别,并抑制病原体的传播和生存。在脓毒症中也存在这种现象。中性粒细胞通过 NETosis 途径促进捕获和杀死病原体,去致密的染色质和抗菌蛋白从细胞中释放出来形成 NET。通过 NET 的释放,中性粒细胞参与了免疫血栓的形成。NET 诱导的血管内凝血导致了广泛的微血管闭塞和多种脓毒症小鼠模型的多器官功能衰竭。

miR-146a 缺陷小鼠的循环中存在衰老和促炎的中性粒细胞,在 LPS 诱导的脓毒症模型中导致血栓生成增加。内皮暴露于病原体和 PAMP 触发了导致中性粒细胞结合的黏附前表型。NF-κB 信号参与血栓和炎症的循环过程。调节纤维蛋白溶解酶激活可以加强中性粒细胞的促炎反应以及 NF-κB 的激活。中性粒细胞能够分泌促进凝血级联启动的分子,TF 介导了该过程,中性粒细胞减少显著降低血栓形成和纤维蛋白生成。

NET 的发现和与血小板的双向作用代表了这些现象之间的联系。无论是在感染性还是非感染性疾病中,血小板和中性粒细胞的相互作用都是至关重要的,并在脓毒症导致的免疫血栓形成过程中构成恶性循环。因此,免疫血栓形成可能是血管内免疫重要的生理过程,其失调可能是引发血栓性疾病的潜在事件之一,并导致脓毒症血管内凝血。

二、NET 与脓毒症治疗

尽管 NET 越来越被认为是重要的治疗靶点,但目前还没有明确的药物通过调节 NET 来指导脓毒症及脓毒症相关的血栓治疗,以下列举了几种 NET 潜在的作用靶点。

(一)TLR4 阻断剂

TLR4 与 LPS 的结合所导致的下游反应是脓毒症的经典途径之一。除此之外,血小板 TLR4 也参与小鼠和人的 NET 诱导。然而,目前尚不清楚与血小板 TLR 结合的 LPS 是否与中性粒细胞 TLR4 相互作用而诱发 NET。TLR4$^{-/-}$ 的脓毒症小鼠没有增强血栓反应,并且循环 ICAM-1 明显降低。抑制 TLR4 能改善脓毒症预后,因此 TLR4 阻断剂可能作为一种潜在的治疗脓毒症的新方法。其中 2-acetami-dopyranoside compound(MW 389)作为 TLR 阻断剂,能抑制 LPS 所导致脓毒症小鼠模型的 TNF-α 以及 iNOS RNA 产生。此外,他汀类药物和血管紧张素受体阻滞剂(angiotensi receptor blocker,ARB)被发现对 TLR4 信号通路有抑制活性。氟伐他汀、辛伐他汀和阿托伐他汀表现出对 TLR4 通路的有效抑制作用。TLR4 作为 LPS 的配体,在脓毒症早期加以干预,能够阻止炎症的级联瀑布反应,但其完全阻断也有可能丧失机体对于内毒素的固有免疫反应。因此,在投入临床使用前仍需要考虑其使用的利弊。

(二)PAD4 抑制剂

PAD4 的过表达在体外细胞中导致染色质消除和网状结构的释放。PAD4 使精氨酸胍基上的正电荷损失,并使 DNA 链展开形成 NET。PAD4 对于 NET 形成起到重要作用。因此,PAD4 的激活可能是 NET 形成的靶点之一。*PAD4* 敲除小鼠的脓毒症模型可提高生存率,降低器官功能障碍的严重程度,抑制脓毒症的进一步发生发展。PAD4 抑制剂 BB-Clamidine 可以在小鼠模型中保护 NET 介导的血管损伤和内皮功能障碍。有研究认为血小板减少和血栓形成是两个可分离的过程,即使在没有 NET 发生的情况下,肝素也可能导致血小板的减少。敲除 *PAD4* 或者使用 PAD4 抑制剂 GSK484 将抑制肝素诱导的血小板减少和血栓形成(heparin-induced thrombocytopenia/thrombosis,HIT)。PAD4 抑制剂 GSK484 亦可影响小鼠中性粒细胞中的 kind-lin-3,抑制 NET 导致的血栓生成。因此,PAD4 可能是抑制 NET 形成的潜在靶点之一,并且能够不影响凝血系统,干扰炎症导致的血栓生成。

(三)肝素

肝素治疗在抗凝中的作用是毋庸置疑的。但是肝素在 NET 导致的血栓治疗仍然具有争议。低剂量肝素(250U/kg)治疗可降低 NET、组蛋白和促炎因子的表达。而大量的肝素会产生抗血小板第 4 因子(platelet factor 4,PF4)的抗体和肝素复合体(heparin complex),导致凝血过度激活,从而激活血小板和其他细胞,促进血栓形成。此外,肝素能直接诱导 NET 的形成,但 NET 不能被低分子肝素、肝素类似物或硫酸肝素诱导。但也有报道提示,肝素和肝素衍生药物(包括未分离肝素、低分子量肝素和戊聚糖肝素)可诱导免疫反应,导致肝素诱导血小板减少症。这提示我们在临床上使用肝素时需要注意剂量,或使用肝素替代品进行抗凝治疗,以免激活 NET。

(四)其他治疗方法

NET 形成程度与疾病严重程度显著相关,并能独立预测 DIC 的死亡率。IL-8 激活丝裂原活化蛋白激酶是 NET 形成的主要途径,抑制 IL-8 能显著减轻 NETosis。组蛋白可以激活中性粒细胞形成 NET,而重组血栓调节蛋白(recombinant thrombomodulin,rTM)可以抑制组蛋白诱导的 NET 形成。

在脓毒症中存在一个动态的血小板凝血酶轴促进血管内凝血和微血管功能障碍。DNase 能够通过降解 DNA 抑制 NET 形成。DNase1 和 DNase1-like 3 能够独立表达,在无菌中性粒细胞血症和脓毒症中降解 NET,提供双重保护,使宿主免受血管内 NET 的有害影响。通过输注 DNase 去除 NET,或在 *PAD4* 缺陷导致的 NET 形成缺陷小鼠中,能够发现凝血酶活性显著降低,血小板聚集减少以及微血管灌注改善。

三、结论

NET 已被证实与炎症、感染以及自身免疫疾病相关,并且在脓毒症及脓毒症所导致的血栓生成中发挥重要作用。NET 在炎症反应中既能够起到免疫防御作用,另一方面,其过度的激活也能导致过强的免疫反应,并造成不良后果。在脓毒症中,NET 主要通过中性粒细胞与血小板的相互作用,导致血管内皮细胞的功能损伤,形成免疫血栓,进一步促进微循环障碍的发生。

脓毒症中 NET 的形成提示,在脓毒症的治疗中,能否用一种新的方法在避免炎症过度激活以及不影响凝血的情况下,抑制脓毒症的进一步发生。通过检测外周循环中 NET 形成潜力,可以在临床上用于识别存在 DIC 风险和脓毒症不良预后的患者。由于 NET 和血小板相互作用促进血管内凝血及其扩散的证据,NET 在脓毒症早期的识别,能够提示脓毒症以及 DIC 高危患者的治疗,并为脓毒症患者预后提供了新的治疗方向。

(陈昭媛 陈万坤 缪长虹)

参 考 文 献

[1] SINGER M,DEUTSCHMAN C S,SEYMOUR C W,et al. The Third International Consensus Definitions for Sepsis and Septic Shock(Sepsis-3)[J]. JAMA,2016,315(8):801-810.

[2] RUDD K E,JOHNSON S C,AGESA K M,et al. Global,regional,and national sepsis incidence and mortality,1990-2017:analysis for the Global Burden of Disease

Study［J］. Lancet,2020,395(10219):200-211.

［3］ CECCONI M,EVANS L,LEVY M,et al. Sepsis and septic shock［J］. Lancet,2018,392(10141):75-87.

［4］ GANDO S. Microvascular thrombosis and multiple organ dysfunction syndrome［J］. Crit Care Med, 2010, 38 (2 Suppl):S35-42.

［5］ ADAMIK B,GOZDZIK W,JAKUBCZYK D,et al. Coagulation abnormalities identified by thromboelastometry in patients with severe sepsis［J］. Blood Coagulation & Fibrinolysis,2017,28(2):163-170.

［6］ GOTTS J E,MATTHAY M A. Sepsis:pathophysiology and clinical management［J］. BMJ,2016,353:i1585.

［7］ KOLACZKOWSKA E, KUBES P. Neutrophil recruitment and function in health and inflammation［J］. Nat Rev Immunol,2013,13(3):159-175.

［8］ BRINKMANN V, REICHARD U, GOOSMANN C, et al. Neutrophil extracellular traps kill bacteria［J］. Science, 2004,303(5663):1532-1535.

［9］ MIDDLETON E A,HE X Y,DENORME F,et al. Neutrophil extracellular traps contribute to immunothrombosis in COVID-19 acute respiratory distress syndrome［J］. Blood, 2020,136(10):1169-1179.

［10］ THOMAS G M,CARBO C,CURTIS B R,et al. Extracellular DNA traps are associated with the pathogenesis of TRALI in humans and mice［J］. Blood,2012,119(26): 6335-6343.

［11］ LERNER R G, GOLDSTEIN R, CUMMINGS G, et al. Stimulation of human leukocyte thromboplastic activity by endotoxin［J］. Proc Soc Exp Biol Med, 1971, 138 (1):145-148.

［12］ LESHNER M,WANG S,LEWIS C,et al. PAD4 mediated histone hypercitrullination induces heterochromatin decondensation and chromatin unfolding to form neutrophil extracellular trap-like structures［J］. Front Immunol,2012,3:307.

［13］ CLARK S R,MA A C,TAVENER S A, et al. Platelet TLR4 activates neutrophil extracellular traps to ensnare bacteria in septic blood［J］. Nat Med,2007,13(4):463-469.

［14］ VOROBJEVA N V,CHERNYAK B V. NETosis:molecular mechanisms,role in physiology and pathology［J］. Biochemistry(Mosc),2020,85(10):1178-1190.

［15］ MEIJDEN P E J,HEEMSKERK J W M. Platelet biology and functions:new concepts and clinical perspectives ［J］. Nat Rev Cardiol,2019,16(3):166-179.

［16］ JENNE C N,WONG C H Y,ZEMP F J,et al. Neutrophils recruited to sites of infection protect from virus challenge by releasing neutrophil extracellular traps［J］.

Cell Host Microbe,2013,13(2):169-180.

［17］ CARETIA A,KAUFMAN T,SCHATTNER M. Platelets: new bricks in the building of neutrophil extracellular traps［J］. Front Immunol,2016,7:271.

［18］ STOPPELAAR S F,VEER C,CLAUSHUIS T A,et al. Thrombocytopenia impairs host defense in gram-negative pneumonia-derived sepsis in mice［J］. Blood,2014,124 (25):3781-3790.

［19］ FUCHS T A,BRILL A,DUERSCHMIED D,et al. Extracellular DNA traps promote thrombosis［J］. Proc Natl Acad Sci U S A,2010,107(36):15880-15885.

［20］ POWERS M E,BECKER R E N,SAILER A,et al. Synergistic action of staphylococcus aureus alpha-toxin on platelets and myeloid lineage cells contributes to lethal sepsis［J］. Cell Host Microbe,2015,17(6):775-787.

［21］ SUREWAARD B G J,THANABALASURIAR A,ZENG Z,et al. Alpha-toxin induces platelet aggregation and liver injury during staphylococcus aureus sepsis［J］. Cell Host Microbe,2018,24(2):271-284.

［22］ MANNE B K,DENORME F,MIDDLETON E A,et al. Platelet gene expression and function inCOVID-19 patients［J］. Blood,2020,11(136):1317-1329.

［23］ MORGAN B P. The membrane attack complex as an inflammatory trigger［J］. Immunobiology, 2016, 221 (6): 747-751.

［24］ YIPP B G,PETRI B,SALINA D,et al. Infection-induced NETosis is a dynamic process involving neutrophil multitasking in vivo［J］. Nat Med,2012,18(9):1386-1393.

［25］ YUEN J,PLUTHERO F G,DOUDA D N,et al. NETosing neutrophils activate complement both on their own nets and bacteria via alternative and non-alternative pathways［J］. Front Immunol,2016,7:137.

［26］ YOUSEFI S,MIHALACHE C,KOZLOWSKI E,et al. Viable neutrophils release mitochondrial DNA to form neutrophil extracellular traps［J］. Cell Death Differ,2009,16 (11):1438-1444.

［27］ LEY K,LAUDANNA C,CYBULSKY M I,et al. Getting to the site of inflammation:the leukocyte adhesion cascade updated［J］. Nat Rev Immunol, 2007, 7(9):678-689.

［28］ GROVER S P,MACKMAN N. Neutrophils, NETs, and immunothrombosis［J］. Blood, 2018, 132 (13): 1360-1361.

［29］ FOLCO E J,MAWSON T L,VROMMAN A,et al. Neutrophil extracellular traps induce endothelial cell activation and tissue factor production through interleukin-1alpha and cathepsing［J］. Arterioscler Thromb Vasc Biol,2018,38(8):1901-1912.

[30] RABINOVITCH M. NETs activate pulmonary arterial endothelial cells[J]. Arterioscler Thromb Vasc Biol,2016, 36(10):2035-2037.

[31] SAFFARZADEH M,JUENEMANN C,QUEISSER M A, et al. Neutrophil extracellular traps directly induce epithelial and endothelial cell death:a predominant role of histones[J]. PLoS One,2012,7(2):e32366.

[32] MCDONALD B,DAVIS R P,KIM S J,et al. Platelets and neutrophil extracellular traps collaborate to promote intravascular coagulation during sepsis in mice[J]. Blood,2017,129(10):1357-1367.

[33] ARROYO A B,FERNANDEZ-PEREZ M P,MONTE A D,et al. miR-146a is a pivotal regulator of neutrophil extracellular trap formation promoting thrombosis[J]. Haematologica,2020,106(6):1636-1646.

[34] SMADJA D M. Neutrophils as new conductors of vascular homeostasis[J]. J Thromb Haemost,2014,12(7):166-169.

[35] OBI A T,ANDRASKA E,KANTHI Y,et al. Endotoxaemia-augmented murine venous thrombosis is dependent on TLR-4 and ICAM-1,and potentiated by neutropenia [J]. Thromb Haemost,2017,117(2):339-348.

[36] NEAL M D,JIA H P,EYER B,etal. Discovery and validation of a new class of small molecule Toll-like receptor 4(TLR4) inhibitors[J]. PLoS One, 2013, 8(6): e65779.

[37] GAOW,XIONG Y,LI Q,et al. Inhibition of Toll-like receptor signaling as a promising therapy for inflammatory diseases:a journey from molecular to nano therapeutics [J]. Front Physiol,2017,8:508.

[38] BIRON B M,CHUNG C S,CHEN Y P,et al. PAD4 deficiency leads to decreased organ dysfunction and improved survival in a dual insult model of hemorrhagic shock and sepsis[J]. J Immunol,2018,200(5):1817-1828.

[39] KNIGHT J S,SUBRAMANIAN V,O'DELL A A,et al. Peptidylarginine deiminase inhibition disrupts NET formation and protects against kidney, skin and vascular disease in lupus-prone MRL/lpr mice[J]. Ann Rheum Dis,2015,74(12):2199-2206.

[40] PERDOMO J,LEUNG H H L,AHMADI Z,et al. Neutrophil activation and NETosis are the major drivers of thrombosis in heparin-induced thrombocytopenia[J]. Nat Commun,2019,10(1):1322.

[41] YAN Y Y,YANG H Q,HU X,et al. Kindlin-3 in platelets and myeloid cells differentially regulates deep vein thrombosis in mice[J]. Aging(Albany NY),2019,11 (17):6951-6959.

[42] SUN Y Y,CHEN C,ZHANG X X,et al. Heparin improves alveolarization and vascular development in hyperoxia-induced bronchopulmonary dysplasia by inhibiting neutrophil extracellular traps[J]. Biochem Biophys Res Commun,2020,522(1):33-39.

[43] POUPLARD C,MAY M A,IOCHMANN S,et al. Antibodies to platelet factor 4-heparin after cardiopulmonary bypass in patients anticoagulated with unfractionated heparin or a low-molecular-weight heparin:clinical implications for heparin-induced thrombocytopenia[J]. Circulation,1999,99(19):2530-2536.

[44] LELLIOTT P M,MOMOTA M,SHIBAHARA T,et al. Heparin induces neutrophil elastase-dependent vital and lytic NET formation[J]. International Immunology, 2020,32(5):359-368.

[45] PERDOMO J,LEUNG H H L,AHMADI Z,et al. Neutrophil activation and NETosis are the major drivers of thrombosis in heparin-induced thrombocytopenia[J]. Nat Commun,2019,10(1):1322.

[46] ABRAMS S T,MORTON B,ALHAMDI Y,et al. A novel assay for neutrophil extracellular trap formation independently predicts disseminated intravascular coagulation and mortality in critically ill patients[J]. Am J Respir Crit Care Med,2019,200(7):869-880.

[47] SHRESTHA B,ITO T,KAKUUCHI M,et al. Recombinant thrombomodulin suppresses histone-induced neutrophil extracellular trap formation[J]. Front Immunol, 2019,10:2535.

[48] JIMENEZ-ALCAZAR M, RANGASWAMY C, PANDA R,et al., Host DNases prevent vascular occlusion by neutrophil extracellular traps[J]. Science, 2017, 358 (6367):1202-1206.

脓毒症临床表现多样,免疫反应复杂,且发病率和死亡率高,是全世界重症监护治疗病房(intensive care unit,ICU)最常见的死亡原因之一。现有的治疗措施对改善脓毒症患者的预后有一定疗效,但由于脓毒症的临床表现差异很大,采取特异性的治疗措施仍是临床亟待解决的科学问题。而目前关于脓毒症相关生物标志物的研究,可以为我们对脓毒症的评估和诊断提供依据,从而采取及时有效的干预措施,改善疾病预后。文章通过整理归纳相关文献,对脓毒症相关生物标志物进行总结,旨在为脓毒症的临床治疗提供可靠依据。

脓毒症中病原体与宿主之间反应复杂,包含以系统性炎症反应综合征(systemic inflammatory response syndrome,SIRS)为特征的高炎症阶段和以器官功能障碍为主的免疫抑制阶段,通常被称为代偿性抗炎反应综合征(compensatory anti-inflammatory response syndrome,CARS)。由于二者的临床表现和病理生理机制不同,且免疫反应复杂多样,临床诊断仍然具有挑战性,所以需早期识别疾病的进展状态,才能采取针对性措施,改善疾病预后。脓毒症的不同状态都伴随有生物标志物水平的改变,所以我们可以根据其生物标志物来用于脓毒症患者的评估和诊断,从而为早期识别和及时诊断脓毒症提供依据。选择合适的生物标志物辅助诊断脓毒症,也可以根据其结果和诊断给予早期干预,虽然主要是支持性措施,但也可以降低脓毒症的死亡风险。

一、降钙素原和 C 反应蛋白

脓毒症中研究最广泛的生物标志物是降钙素原(procalcitonin,PCT)和 C 反应蛋白(C reactive protein,CRP)。PCT 是一种激素原,在炎症期间可由多种细胞合成并迅速释放。在严重细菌感染时,血浆水平通常最高,但在非感染性损伤中(如大手术、严重创伤和一些病毒感染)PCT 水平也会升高。CRP 是由肝脏合成的急性期蛋白,其表达水平随着组织损伤、感染和炎症状态而显著升高。在脓毒症和脓毒症休克时,血液中的 CRP 水平增加,且比正常要高出 10 000 倍以上。CRP 已被用作全身性炎症的非特异性但可

靠的测量方法。它对脓毒症高度敏感,但与 PCT 相比缺乏特异性。

二、促炎性细胞因子

肿瘤坏死因子-α(tumor necrosis factor-α,TNF-α)是一种促炎细胞因子,在抗炎细胞因子的联合作用下,TNF-α 水平的持续增加会导致炎症加重,逐步进展加重组织和器官损伤,这也会导致脓毒症患者的死亡率增加。鉴于这种作用机制,TNF-α 可作为脓毒症患者的关键预后标志物。白细胞介素(interleukin,IL)-6 是一种多向细胞因子,是一种 21kDa 糖蛋白,不仅由巨噬细胞和淋巴细胞产生,而且当其他细胞遭受感染时也会表达增加。IL-6 可以通过影响 B 和 T 淋巴细胞的活化在炎症反应中发挥作用。烧伤患者或接受大手术的患者,其 IL-6 的水平会在早期升高(1~6 小时),并发现与疾病严重程度的指标相关。

三、单核细胞趋化蛋白-1

单核细胞趋化蛋白-1(monocyte chemoattractant protein-1,MCP-1)属于趋化因子家族,当炎症发生时,单核细胞、巨噬细胞、成纤维细胞以及血管内皮细胞会分泌 MCP-1,并对单核细胞/巨噬细胞产生特异性趋化激活作用。虽然 MCP-1 可以通过将单核细胞吸引到损伤或感染部位来促进炎症,但它也可以促进抗炎因子 IL-10 的合成。因此,MCP-1 可能代表脓毒症从促炎阶段到免疫抑制阶段进化的关键因素。这也表明 MCP-1 可能是预测脓毒症结局有效的生物标志物。

四、骨髓细胞上表达的触发受体-1

髓细胞上表达的触发受体-1(triggering receptor expressed on myeloid cells-1,TREM-1)是一种免疫球蛋白,可触发单核细胞和中性粒细胞中促炎性趋化因子和细胞因子的释放。TREM-1 信号激活可导致中性粒细胞脱颗粒和吞噬作用增加。TREM-1 已被证明在实验性内毒素血症的单

核细胞中表达上调,在脓毒症模型的血浆中 TREM-1 的水平也增加,而且已经发现阻断 TREM-1 信号可以改善脂多糖诱导的小鼠脓毒症休克的生存率。可溶性 TREM-1(soluble TREM-1,sTREM-1)可在体液中测量到,所以其具有作为脓毒症诊断生物标志物的潜力。

五、白细胞介素-27(IL-27)

白细胞介素-27(interleukin 27,IL-27)是 IL-12 家族的新成员,由活化的抗原呈递细胞产生,在调节 CD4+T 细胞分化和免疫应答中起重要作用。在脓毒症患者和脓毒症的小鼠模型中,IL-27 的血浆浓度显著增加。当 p28 亚基被中和或 IL-27Rα 被阻断时,盲肠结扎穿孔模型和内毒素血症模型小鼠的死亡率显著降低。也有研究显示,IL-27 血清浓度>5ng/ml,对确诊细菌感染的危重患儿具有>90% 的特异度和阳性预测值。脓毒症早期,在儿童和成人患者的血清中发现 IL-17 和 IL-27 水平升高,并建议将其作为诊断性生物标志物。

六、中性粒细胞 CD64

中性粒细胞 CD64(neutrophil CD64,nCD64),也称为 Fc 受体 1(Fc receptor 1,FcR1),是存在于中性粒细胞上的高亲和力受体,用于识别免疫球蛋白-G(immunoglobulin G,IgG)重链的 Fc 部分。在响应感染的 4~6 小时内,其分泌促炎细胞因子的水平明显上调,中性粒细胞 CD64 整合了先天性和适应性免疫反应的功能。有研究报道,在感染发生之前,重症监护治疗病房的患者其 CD64 迅速增加,明显高于无感染的患者。CD64 的表达在基线水平较低,但当被促炎性细胞因子激活时,它会迅速上调至 10 倍以上的水平,CD64 具有作为诊断脓毒症的生物标志物的潜力。相关研究表明,CD64 的表达对细菌感染具有相对特异性,因此可能对脓毒症具有诊断效用。

七、CD14

CD14 蛋白,是一种在单核细胞和巨噬细胞上表达的糖蛋白,由 11 个富含亮氨酸的重复序列组成,这些重复序列也存在于 Toll 样受体(Toll-like receptor,TLR)中,CD14 被看作模式识别共受体(pattern recognition receptor,PRR),在病原体相关分子模式(pathogen associated molecular pattern,PAMP)的结合中发挥重要作用,可增强先天免疫反应。作为脂多糖的受体,在与病原体接触时 CD14 可以激活促炎信号级联反应,从而在先天免疫系统中发挥作用,具有作为诊断和预后脓毒症生物标志物的潜力。在新生儿脓毒症中,其可溶性 CD14 亚型的水平明显高于对照组,且 sCD14-ST 水平与 APACHE-Ⅱ 在治疗前和治疗后以及治疗前与 PCT 相关。

八、补体蛋白

补体蛋白可促进脓毒症患者的炎症过程,并且 C5a 可能是关键标志物。C5a 是中性粒细胞的强趋化剂,对单核细胞和巨噬细胞也有趋化活性。在小鼠模型和临床研究均发现,脓毒症条件下 C5a 水平有显著变化。而且由于 C5a 在脓毒症中的作用很复杂,可能是因为与上述趋化因子 MCP-1 一样,C5a 在脓毒症发展过程中可能同时具有促炎和抗炎作用,所以其也有可作为脓毒症生物标志物的潜力。

九、肝素结合蛋白

肝素结合蛋白(heparin-binding protein,HBP),分子量为 37kDa 的阳离子抗菌蛋白,通过诱导血管渗漏和水肿形成,对多种白细胞和上皮细胞具有促炎作用,诱导血管屏障功能失调和细胞炎症反应可导致器官功能障碍。一项研究表明,它是脓毒症中严重水肿和血管塌陷的极好预测因子。在脓毒症相关研究中,我们可以看到,与非脓毒症患者相比,HBP、PCT、CRP 与 SOFA 评分均成明显正相关。脓毒症患者在发生低血压或器官功能障碍之前几个小时其血浆中 HBP 水平已经升高,而且 HBP 在严重细菌感染的病理生理学中起着重要作用,可以用于预测严重脓毒症和脓毒症休克的发展和预后,因此可以当作是脓毒症的潜在诊断标志物和治疗靶标。

十、可溶性尿激酶型纤溶酶原激活受体

可溶性尿激酶型纤溶酶原激活物受体(soluble uroki-nase-type plasminogen activator receptor,su-PAR)是尿激酶型纤溶酶原激活物受体(urokinase-type plasminogen activator receptor,u-PAR)的可溶性形式,在炎症刺激下,u-PAR 通过多种蛋白酶的作用从细胞表面除去,形成 su-PAR。Su-PAR 水平升高被认为是脓毒症诊断的良好生物标志物,主要见于癌症以及各种感染性和炎症性疾病。最近的研究表明,脓毒症患者血清中的 su-PAR 水平与对照组相比显著升高,这可能反映脓毒症的严重程度,而且继发于免疫系统激活的炎症反应增强也可以导致体液中 su-PAR 浓度增加,但是其特异性不强。

十一、病原体相关分子模式和损伤相关分子模式

微生物产生的病原体相关分子模式(PAMP)和组织损伤期间释放的损失相关分子模式(danger associated molecular pattern,DAMP),目前已被作为脓毒症的生物标志物来研究。相关研究表明,包括高速泳动族蛋白 1(high mobility group protein 1,HMGB1),细胞外冷诱导 RNA 结合蛋白(extracellular cold-inducible RNA-binding protein，eCIRP）和 H3 在内的 DAMP，其血清水平升高与疾病严重程度的增加相对应。S100 蛋白，称为钙粒蛋白或髓系相关蛋白，在骨髓细胞上表达，在炎症期间从受损的中性粒细胞释放时形成异源二聚体，也可以观察到脓毒症患者血液中这些蛋白质的水平升高。脓毒症时会发生细胞凋亡，导致线粒体功能障碍，膜通透性改变，导致线粒体 DNA 释放，触发级联免疫反应。有研究显示，脓毒症患者血浆中循环线粒体 DNA（circulating mitochondrial DNA，mtDNA）水平的增加与脓毒症患者的死亡率增加有关。

十二、晚期糖基化终末产物受体

晚期糖基化终末产物受体（advanced glycation end product receptor，RAGE）在参与先天免疫系统的许多细胞类型中表达，并且能够识别在各种炎症和/或损伤条件下释放的各种内源性分子。作为 I 型免疫球蛋白超家族成员，RAGE 由细胞外区域，跨膜区域和短的 43-氨基酸胞质尾组成。RAGE 的激活导致核因子 kappa B（nuclear factor-κB，NF-κB）的持续激活，从而将短暂的促炎反应转化为持久的细胞功能障碍。有文献报道，RAGE 缺陷小鼠可保护由于盲肠结扎穿孔（cecal ligation puncture，CLP）引起的多微生物脓毒症。在脓毒症患者的血浆中可检测到高浓度的可溶性 RAGE（sRAGE），这表明 RAGE 在脓毒症的病理生理进程中可能起重要作用。

十三、人类白细胞 DR 抗原

人类白细胞 DR 抗原（human leukocyte antigen-DR，HLA-DR）是主要组织相容性复合体（major histocompatibility complex，MHC）-Ⅱ类分子，可表达于 B 淋巴细胞、单核细胞、巨噬细胞等免疫细胞。在临床上，HLA-DR 可用于外周血 B 淋巴细胞及单核细胞的计数。单核细胞的 HLA-DR 表达降低是脓毒症患者免疫抑制的可靠指标，与继发感染和死亡风险增加相关。据报道，通过流式细胞术测量单核细胞 HLA-DR 的表达减少，是目前最流行的脓毒症检测生物标志物。HLA-DR 表达低的单核细胞分泌细胞因子和呈递抗原的能力降低，脓毒症患者的单核细胞减少，因此，脓毒症患者的 HLA-DR 表达也较低。

十四、其他生物标志物

乳酸，是目前临床普遍使用的检测指标，可作为组织低灌注的标志，血清乳酸水平升高意味着可能已经进展为器官功能障碍，并且与死亡率息息相关。血清乳酸通常用于评估疾病的严重程度、治疗反应和预后。脓毒症患者血清乳酸浓度升高通常被视为继发于低灌注的组织缺氧的证据，而组织缺氧被广泛认为是器官衰竭和死亡的主要原因。

已发表的文献表明，高浓度的血清乳酸可能是死亡率的预测因素，而且有研究显示，乳酸水平的降低与临床结局的改善有关。还有其他的标志物，像 miRNA，基质金属蛋白酶（matrix metalloproteinase，MMP），血管生成素等，都可以参与炎症反应的调节，这些因素都可以为脓毒症患者的危险分层和诊断提供依据，但是依靠单一的指标并不能准确的判断脓毒症所处的疾病过程，需要综合考虑多种因素来进行准确的判断。

脓毒症发病机制复杂，病情进展迅速，发病率高，死亡率高，而且缺乏可靠的脓毒症诊断金标准，这就对及时准确的采取干预措施提出了持续的挑战。而在本篇综述中，我们可以了解到通过检测生物标志物的变化，可以来评估机体的免疫状态，而且可以将特定的脓毒症相关生物标志物用于临床诊断。脓毒症相关生物标志物在脓毒症的早期诊断和风险分层，以及指导抗生素的使用、评估干预措施的有效性和疾病的预后情况都起着重要作用。

（刘璐 李金宝）

参 考 文 献

［1］ AMMER-HERRMENAU C，KULKARNI U，ANDREAS N，et al. Sepsis induces long-lasting impairments in CD4+ T-cell responses despite rapid numerical recovery of T-lymphocyte populations［J］. PLoS One，2019，14（2）：e0211716.

［2］ GRONDMAN I，PIRVU A，RIZA A，et al. Biomarkers of inflammation and the etiology of sepsis［J］. Biochem Soc Trans，2020，48（1）：1-14.

［3］ PIERRAKOS C，VINCENT J L. Sepsis biomarkers：a review［J］. Crit Care，2010，14（1）：R15.

［4］ KOPTERIDES P，SIEMPOS，I I，TSANGARIS I，et al. Procalcitonin-guided algorithms of antibiotic therapy in the intensive care unit：a systematic review and meta-analysis of randomized controlled trials［J］. Crit Care Med，2010，38（11）：2229-2241.

［5］ OPAL S M，WITTEBOLE X. Biomarkers of Infection and Sepsis［J］. Crit Care Clin，2020，36（1）：11-22.

［6］ KUMAR S，GUPTA E，KAUSHIK S，et al. Evaluation of oxidative stress and antioxidant status：Correlation with the severity of sepsis［J］. Scand J Immunol，2018，87（4）：e12653.

［7］ SONG J，PARK D W，MOON S，et al. Diagnostic and prognostic value of interleukin-6，pentraxin 3，and procalcitonin levels among sepsis and septic shock patients：a prospective controlled study according to the Sepsis-3 definitions［J］. BMC Infect Dis，2019，19（1）：968.

［8］ HU P，CHEN Y，PANG J，et al. Association between IL-6 polymorphisms and sepsis［J］. Innate Immun，2019，25（8）：465-472.

［9］ ZHU T,LIAO X,FENG T,et al. Plasma monocyte che-moattractant protein 1 as a predictive marker for sepsis prognosis:a prospective cohort study［J］. Tohoku J Exp Med,2017,241(2):139-147.

［10］ XU P,HONG Y,XIE Y,et al. TREM-1 Exacerbates neu-roinflammatory injury via NLRP3 inflammasome-media-ted pyroptosis in experimental subarachnoid hemorrhage ［J］. Transl Stroke Res,2021,12(4):643-659.

［11］ QIAN L,WENG X W,CHEN W,et al. TREM-1 as a po-tential therapeutic target in neonatal sepsis ［J］. Int J Clin Exp Med,2014,7(7):1650-1658.

［12］ MEKA R R,VENKATESHA S H,DUDICS S,et al. IL-27-induced modulation of autoimmunity and its therapeu-tic potential［J］. Autoimmun Rev,2015,14(12):1131-1141.

［13］ MORROW K N,COOPERSMITH CM,FORD M L. IL-17,IL-27,and IL-33:a novel axis linked to immunologi-cal dysfunction during sepsis［J］. Front Immunol,2019,10:1982.

［14］ CAO J,XU F,LIN S,et al. IL-27 controls sepsis-induced impairment of lung antibacterial host defence［J］. Tho-rax,2014,69(10):926-937.

［15］ SANDQUIST M,WONG H R. Biomarkers of sepsis and their potential value in diagnosis,prognosis and treatment ［J］. Expert Rev Clin Immunol, 2014, 10 (10):1349-1356.

［16］ AKINRINMADE O A,CHETTY S,DARAMOLA A K,et al. CD64:an attractive immunotherapeutic target for m1-type macrophage mediated chronic inflammatory diseases ［J］. Biomedicines,2017,5(3):56.

［17］ PATNAIK R,AZIM A,AGARWAL V. Neutrophil CD64 a diagnostic and prognostic marker of sepsis in adult crit-ically ill patients:a brief review［J］. Indian J Crit Care Med,2020,24(12):1242-1250.

［18］ DIMOULA A,PRADIER O,KASSENGERA Z,et al. Se-rial determinations of neutrophil CD64 expression for the diagnosis and monitoring of sepsis in critically ill pa-tients［J］. Clin Infect Dis,2014,58(6):820-829.

［19］ NAJAFI Z,ZAKERI H,MIRHAGHI A. The accuracy of acuity scoring tools to predict 24-h mortality in traumatic brain injury patients:a guide to triage criteria［J］. Int Emerg Nurs,2018,36:27-33.

［20］ ANAS A,VAN DER POLL T,DE VOS A F. Role of CD14 in lung inflammation and infection［J］. Crit Care,2010,14(2):209.

［21］ ZANONI I,GRANUCCI F. Role of CD14 in host protec-tion against infections and in metabolism regulation［J］. Front Cell Infect Microbiol,2013,3:32.

［22］ WU Z,ZHANG Z,LEI Z,et al. CD14:Biology and role in the pathogenesis of disease［J］. Cytokine Growth Fac-tor Rev,2019,48:24-31.

［23］ CHEN L,XIAO T,LUO Y,et al. Soluble CD14 subtype (sCD14-ST) is a biomarker for neonatal sepsis［J］. Int J Clin Exp Pathol,2017,10(9):9718-9724.

［24］ GUO R F,WARD P A. Role of C5a in inflammatory re-sponses［J］. Annu Rev Immunol,2005,23:821-852.

［25］ ZHANG Y,YAN X,ZHAO T,et al. Targeting C3a/C5a receptors inhibits human mesangial cell proliferation and alleviates immunoglobulin A nephropathy in mice［J］. Clin Exp Immunol,2017,189(1):60-70.

［26］ WILLIAMS A L,GULLIPALLI D,UEDA Y,et al. C5 in-hibition prevents renal failure in a mouse model of lethal C3 glomerulopathy［J］. Kidney Int,2017,91(6):1386-1397.

［27］ FISHER J,LINDER A. Heparin-binding protein:a key player in the pathophysiology of organ dysfunction in sepsis［J］. J Intern Med,2017,281(6):562-574.

［28］ YANG Y,LIU G,HE Q,et al. A promising candidate:heparin-binding protein steps onto the stage of sepsis prediction［J］. J Immunol Res,2019,2019:7515346.

［29］ HALLDORSDOTTIR H D,ERIKSSON J,PERSSON B P,et al. Heparin-binding protein as a biomarker of post-injury sepsis in trauma patients［J］. Acta Anaesthesiol Scand,2018,62(7):962-973.

［30］ ZHANG Z,ZHU Y,CAO Y,et al. Predictive value of heparin binding protein for sepsis［J］. Zhonghua Wei Zhong Bing Ji Jiu Yi Xue,2021,33(6):654-658.

［31］ TVERRING J,VAARA S T,FISHER J,et al. Heparin-binding protein(HBP) improves prediction of sepsis-re-lated acute kidney injury［J］. Ann Intensive Care,2017,7(1):105.

［32］ GUMUS A,ALTINTAS N,CINARKA H,et al. Soluble urokinase-type plasminogen activator receptor is a novel biomarker predicting acute exacerbation in COPD［J］. Int J Chron Obstruct Pulmon Dis,2015,10:357-365.

［33］ ZHAO J J,LOU X L,CHEN H W,et al. Diagnostic value of decoy receptor 3 combined with procalcitonin and sol-uble urokinase-type plasminogen activator receptor for sepsis［J］. Cell Mol Biol Lett,2018,23:22.

［34］ DENG M,TANG Y,LI W,et al. The endotoxin delivery protein HMGB1 mediates caspase-11-dependent lethality in sepsis［J］. Immunity,2018,49(4):740-753.

［35］ ZHOU Y,DONG H,ZHONG Y,et al. The cold-inducible RNA-binding protein(CIRP) level in peripheral blood predicts sepsis outcome［J］. PLoS One,2015,10(9):e0137721.

［36］QIANG X, YANG W L, WU R, et al. Cold-inducible RNA-binding protein（CIRP）triggers inflammatory responses in hemorrhagic shock and sepsis［J］. Nat Med, 2013,19（11）:1489-1495.

［37］EKANEY M L, OTTO G P, SOSSDORF M, et al. Impact of plasma histones in human sepsis and their contribution to cellular injury and inflammation［J］. Crit Care,2014, 18（5）:543.

［38］ULAS T, PIRR S, FEHLHABER B, et al. S100-alarmin-induced innate immune programming protects newborn infants from sepsis［J］. Nat Immunol,2017,18（6）:622-632.

［39］FAIX J D. Biomarkers of sepsis［J］. Crit Rev Clin Lab Sci,2013,50（1）:23-36.

［40］DWIVEDI D J, TOLTL L J, SWYSTUN L L, et al. Prognostic utility and characterization of cell-free DNA in patients with severe sepsis［J］. Crit Care, 2012, 16（4）: R151.

［41］BUSANI S, DE B S, NASI M, et al. Increased plasma levels of mitochondrial DNA andnormal inflammasome gene expression in monocytes characterize patients with septic shock due to multidrug resistant bacteria［J］. Front Immunol,2020,11:768.

［42］BONGARZONE S, SAVICKAS V, LU Z F, et al. Targeting the receptor for advanced glycation endproducts（RAGE）:a medicinal chemistry perspective［J］. J Med Chem,2017,60（17）:7213-7232.

［43］RAI V, MALDONADO A Y, BURZ D S, et al. Signal transduction in receptor for advanced glycation end products（RAGE）: solution structure of C-terminal rage（ctRAGE）and its binding to mDia1［J］. J Biol Chem, 2012,287（7）:5133-5144.

［44］ZHAO X, LIAO Y N, HUANG Q. The impact of RAGE inhibition in animal models of bacterial sepsis:a systematic review and meta-analysis［J］. J Int Med Res,2018, 46（1）:11-21.

［45］JONES T K, FENG R, KERCHBERGER V E, et al. Plasma sRAGE acts as a genetically regulated causal intermediate in sepsis-associated acute respiratory distress syndrome［J］. Am J Respir Crit Care Med, 2020, 201 （1）:47-56.

［46］ZHUANG Y, PENG H, CHEN Y, et al. Dynamic monitoring of monocyte HLA-DR expression for the diagnosis, prognosis, and prediction of sepsis［J］. Front Biosci （Landmark Ed）,2017,22（8）:1344-1354.

［47］QUADRINI K J, PATTI-DIAZ L, MAGHSOUDLOU J, et al. A flow cytometric assay for HLA-DR expression on monocytes validated as a biomarker for enrollment in sepsis clinical trials［J］. Cytometry B Clin Cytom,2021, 100（1）:103-114.

［48］DAS U. HLA-DR expression, cytokines and bioactive lipids in sepsis［J］. Arch Med Sci,2014,10（2）:325-335.

［49］VINCENT J L, QUINTAIROS E S A, COUTO L, et al. The value of blood lactate kinetics in critically ill patients:a systematic review［J］. Crit Care, 2016, 20（1）: 257.

［50］NOLT B, TU F, WANG X, et al. Lactate and immunosuppression in sepsis［J］. Shock,2018,49（2）:120-125.

［51］HAAS S A, LANGE T, SAUGEL B, et al. Severe hyperlactatemia, lactate clearance and mortality in unselected critically ill patients［J］. Intensive Care Med, 2016, 42 （2）:202-210.

［52］HOLUB M, DZUPOVA O, RUZKOVA M, et al. Selected biomarkers correlate with the origin and severity of sepsis ［J］. Mediators Inflamm,2018,2018:7028267.

92 肺保护性通气策略改善术后认知功能的研究进展

肺保护性通气策略(lung protective ventilation strategy, LPVS)是指在维持机体充分氧合的前提下,为防止肺泡过度扩张和萎陷,减少机械通气相关性肺损伤的发生,从而保护与改善肺功能的一种呼吸支持策略。其主要方法通常包括小潮气量、个体化的呼气末正压、间断肺复张和低吸入气氧浓度等。肺保护性通气策略可以有效改善氧合、减少术后肺部并发症(postoperative pulmonary complications, PPC)、减轻机体炎症反应,尤其适合术后呼吸系统并发症的高危人群。理论上,氧合的改善和全身炎症反应的降低均有利于维持脑部氧供需平衡、减少继发性脑组织损伤,可能有益于术后神经认知功能。近期,越来越多的临床研究结果显示肺保护性通气策略可以减轻围手术期的脑功能损害。本文就肺保护性通气策略改善术后认知功能的最新临床研究进行综述。

随着麻醉安全与质控的日益提升,全身麻醉患者围手术期死亡率已经大大降低,然而围手术期并发症仍与全身麻醉患者的不良预后直接相关。围手术期神经认知障碍(perioperative neurocognitive disorders, PND)是常见的术后并发症,其发生率高达 8.9%~46.1%。PND 主要表现为认知功能的急性或慢性障碍,包括意识、记忆、注意力、信息处理能力等,可分为术后早期发生的术后谵妄(postoperative delirium, POD)和神经认知功能恢复延迟(delayed neurocognitive recovery, DNR)以及术后长期发生的神经认知障碍(neurocognitive disorder, NCD)。PND 会导致一些不良的临床后果,如术后死亡率增加、再入院率增加、功能恢复延迟、住院时间延长和医疗保健费用增加。尽管目前 PND 已被广泛关注,但临床尚无有效的防治措施。

肺保护性通气策略起初是针对 ICU 住院患者提出的,既往研究已经明确 LPVS 可以改善急性呼吸窘迫综合征(acute respiratory distress syndrome, ARDS)患者的预后。近年来研究发现,在择期全身麻醉手术中应用 LPVS 也可以减少 PPC。LPVS 可以改善氧合、减轻全身炎症水平,因而有望成为改善术后认知功能的一种有效措施。由于 LPVS 具体实施策略可能不同,在不同的手术人群中得出的结论尚不一致,本文将对近期的相关临床研究进行总结,以期为临床实践提供最新的证据。

一、LPVS 改善认知功能的可能机制

全身麻醉过程中,进行常规机械通气(conventional mechanical ventilation, CMV)有可能导致机械通气相关性肺损伤,从而促进肺部和全身炎症因子的释放。外周炎症因子可以与血脑屏障(brain blood barrier, BBB)处的内皮细胞相互作用,诱导其他炎症因子进入脑内,进而激活脑内小胶质细胞和星形胶质细胞并诱导炎症介质的进一步释放,从而加剧脑内炎症,甚至导致脑组织缺血、缺氧,最终引起神经认知功能障碍。

LPVS 通常包括小潮气量、个体化呼气末正压通气(positive end expiratory pressure, PEEP)、允许性高碳酸血症、间断肺复张以及低吸入气氧浓度等措施,但各种措施发挥保护作用的机制不尽相同。小潮气量是 LPVS 的基础,可以避免肺组织过度充气、肺泡过度扩张和压力过高导致的压力-容量性损伤。但单纯使用小潮气量通气将引起局部肺泡的周期性塌陷,肺不张的风险增加,这种不利影响可以通过联合使用 PEEP 来抵消。PEEP 可以在呼气末提供肺泡一定的正压使其持续开放,避免肺泡的反复开放和塌陷从而促进肺泡的稳定性,进而防止肺不张的发生。允许性高碳酸血症改善氧合代谢可能是通过波尔效应来实现的,血 pH 降低或 $PaCO_2$ 增加会降低血红蛋白对氧的亲和力,增加组织的氧气供应。同时,适度增加的 $PaCO_2$ 可以扩张脑血管,增加脑血流量,为脑组织输送更多氧气。低吸入气氧浓度的使用避免了高氧对缺氧性肺血管收缩的抑制作用以及潜在的肺不张与氧化应激等不良后果。

二、肺保护性通气策略在不同手术中的临床应用

(一)脊柱手术

脊柱手术时患者常处于俯卧位,导致胸廓顺应性下降,左心室顺应性和充盈度也降低。同时,由于下腔静脉受压,

患者腹内压增高,进而可能会对血流动力学以及脑灌注产生一定影响。脑内氧气供应和消耗之间的不平衡会导致脑细胞缺氧和脑组织的代谢功能障碍,脑内神经元的丢失,并诱导中枢神经递质(如乙酰胆碱和多巴胺)的失衡。由于脊柱外科手术精细复杂、特殊体位、术中血流动力学波动以及呼吸受限等,老年患者中 POD 发生率高达 40%。

Soh 等在 PCC 高风险的脊柱手术患者中研究发现,LPVS 组与 CMV 组的用力肺活量(forced vital capacity,FVC)、第 1 秒用力呼气容积(forced expiratory volume in one second,FEV$_1$)等肺功能指标以及 PaO$_2$、PaCO$_2$ 等氧合指标均无显著差异。其可能的原因是俯卧位相较于仰卧位,背侧区肺部能获得更好的通气和灌注,通气血流比例失调得到改善,因而掩盖了 LPVS 的潜在有益效应。不同的是,Wang 等对 71 例行脊柱手术患者进行研究,结果显示 LPVS 组患者的血气分析呈现高碳酸血症状态但氧合指标优于 CMV 组,且血浆中脑损伤的潜在标志物胶质纤维酸性蛋白(glial fibrillary acidic protein,GFAP)和 IL-6 水平更低,脑氧去饱和比例(术中脑氧饱和度从基线值下降>20% 或脑氧饱和度<40%,持续时间超过 1 分钟)和 POD 发生率也显著降低。作者认为肺保护性通气策略有助于改善神经认知功能,其可能的机制是脑氧合改善从而避免了低氧低灌注导致的组织损伤。上述研究结果不一致,可能与两组研究样本量较少和研究对象年龄差异等因素有关。

(二)腹部手术

腹腔镜手术因创伤小、出血少、患者术后恢复快等优点已被广泛应用于临床,但 CO$_2$ 气腹的建立会导致膈肌向头端移位,引起肺泡无效腔增大和功能残气量下降,进而使肺容量和顺应性下降、气道阻力增大,从而影响通气功能。肺保护性通气策略中 PEEP 的使用可以在呼气末缓冲肺泡之间的压力,提升肺的顺应性,避免机械通气造成的潜在肺损伤,这可能有助于改善机体氧合状态以及降低术后炎症介质水平,进而避免术后认知功能的损害。

陈立新等研究了允许性高碳酸血症通气(permissive hypercapnia,PHC)对行腹腔镜手术的老年患者脑氧代谢与术后认知功能的保护作用,结果显示,与 CMV 组相比,PHC 组患者 SjvO$_2$、CaO$_2$-CjvO$_2$、CERO$_2$ 等脑氧合代谢指标均显著改善;同时,血浆中神经损伤因子如神经元特异性烯醇化酶(neuron specific enolase,NSE)、淀粉样蛋白 β(amyloid protein β,Aβ)和同型半胱氨酸(homocysteine,Hcy)均明显下降,提示 PHC 的使用可能优化脑氧代谢,改善术后认知功能。Wang 等研究了可变保护性通气(variable ventilation,VV)对老年腹腔镜手术患者 POD 的保护作用,VV 组潮气量在每次呼吸的基础上随机变化,但平均 VT 保持在 8ml/kg,其余呼吸机参数与 CMV 对照组相同。结果显示,VV 组患者 POD 的发生率较 CV 组更低,术后 7 天的认知功能障碍发生率仍较低。同时,在术后第 1 天和第 7 天,VV 组血浆 IL-6、TNF-α 等促炎因子也较 CV 组明显降低,提示 VV 改善术后认知功能可能与减轻机体炎症反应相关。目前

VV 通气模式的临床应用与研究较少,其安全性和有效性以及对认知功能的保护作用值得进一步关注。

(三)胸科手术

单肺通气会对患者呼吸循环造成显著影响,如通气血流比例失调、低氧血症和缺氧性肺血管收缩等。因此,胸科手术肺不张以及机械性肺损伤等 PCC 发生率较高。此外,侧卧位手术使下方静脉血管受压,脑静脉血回流减少,导致局部脑氧饱和度下降。单肺通气期间采用保护性肺通气可防止正常区域的肺泡过度扩张,减少大潮气量所带来的容积伤。维持呼吸道一定的正压,可以改善肺残气量,利于二氧化碳的排出。使用 PEEP 避免肺泡早期闭合,一方面可以防止肺泡反复塌陷所形成的剪切力,另一方面也可以减少肺组织炎症因子的分泌,进而减少机体组织损伤。

Wei 等研究了 LPVS 在食管癌患者中的保护作用,结果显示 LPVS 能降低血浆中丙二醛(maleic dialdehyde,MDA)产生,升高超氧化物歧化酶(superoxide dismutase,SOD)的表达,提示氧化应激水平降低,同时患者的认知与记忆能力改善。姚宏苏等研究显示 LPVS 组的胸肺顺应性、气道阻力与气道峰压等呼吸动力学指标均有改善;IL-6、IL-8 等炎症因子水平较 CMV 组更低;术后 10d LPVS 组的简易智力状态检查(Mini-mental State Examination,MMSE)评分更高,结果表明 LPVS 可以从呼吸动力学、炎症水平以及认知功能等多角度发挥优势作用。此外,滕培兰等研究发,在胸腔镜肺癌根治术中采用以脑氧饱和度为导向的肺保护性通气策略维持脑氧饱和度降低幅度低于 10%,可明显减少术后早期 POD 的发生,提示 LPVS 保护认知功能的作用可能是通过改善脑氧合而实现的。

(四)心脏手术

心脏外科手术创伤较大,体外循环手术过程中对机体的侵袭性较强,机体应激反应强烈,患者易发生 PND,在术后早期和长期的发生率分别高达 53%~80% 和 20%~50%。Michael 等回顾了 4 694 例在体外循环下行心脏手术的患者,结果显示术中肺保护性通气与术后肺部并发症的减少独立相关,但机体炎症水平与术后的认知功能并未评估。近期一项研究比较了不同吸入气氧浓度(fraction of inspiration O$_2$,FiO$_2$)对心脏手术患者术后认知功能的影响,作者将 100 例拟行心脏手术的患者随机分为 35% 或 100% FiO$_2$ 组,结果显示与纯氧组相比,35% FiO$_2$ 组术后第 2 天的蒙特利尔认知评分无显著差异;此外,术后 1、3、6 个月的神经认知功能以及 POD、机械通气时间、死亡率、脑卒中、肺炎、急性肾损伤、二次手术和心室颤动发生率在各组之间均无统计学差异。该研究结果为阴性的原因可能是低 FiO$_2$ 的保护作用相较于心脏手术的应激以及缺血再灌注所造成的全身炎症反应来说是相对不重要的,因此 LPVS 对认知的潜在保护作用被掩盖了。此外,该研究的高失访率、仅纳入手术时间较短的心脏手术患者以及样本量相对不足也可能导致研究结果产生偏倚。

三、小结

综上所述，在腹腔镜与胸科手术中应用 LPVS 能显著改善氧合、保护肺功能与术后认知功能，但是在脊柱手术与心脏手术中的研究结论尚存争议。在不同的患者人群中如何实施 LPVS 应值得重视，如设定潮气量的策略、个体化的PEEP 水平、吸入气氧浓度的选择等，尽管最佳的 LPVS 策略仍未确定，但研究表明术中采用 LPVS 是安全的，至少不会促进术后肺部并发症的发生以及机体炎症水平的上调。此外，由于评估者主观因素以及受评者记忆效应的影响，可能会导致认知功能的量表评估结果产生误差与偏倚，从而使研究结果缺乏信度。因此，亟须发掘更为客观可靠的认知评估指标，如灵敏度和特异度更高的生物标志物以及眼动追踪技术等。针对不同人群开展规范严格的多中心、大样本临床研究以明确 LPVS 在不同手术中对认知功能的作用及其最佳实施策略，对于提高麻醉安全质量具有重要意义。

（吉顺攀　叶博　陶天柱）

参 考 文 献

[1] ANDROSOVA G,KRAUSE R,WINTERER G,et al. Bio-markers of postoperative delirium and cognitive dysfunction[J]. Front Aging Neurosci,2015,7:112.

[2] SKVARC D R,BERK M,BYRNE L K,et al. Post-operative cognitive dysfunction:an exploration of the inflammatory hypothesis and novel therapies[J]. Neurosci Biobehav Rev,2018,84:116-133.

[3] FULLER B M,FERGUSON I T,MOHR N M,et al. A quasi-experimental,before-after trial examining the impact of an emergency department mechanical ventilator protocol on clinical outcomes and lung-protective ventilation in acute respiratory distress syndrome[J]. Critical Care Medicine,2017,45(4):645-652.

[4] HUANG D,ZHOU S,YU Z,et al. Lung protective ventilation strategy to reduce postoperative pulmonary complications(PPCs) in patients undergoing robot-assisted laparoscopic radical cystectomy for bladdercancer:A randomized double blinded clinical trial[J]. Journal of Clinical Anesthesia,2021,71:110156.

[5] BOEHM O,ROHNER M,EHRENTRAUT H,et al. Low-tidal-volume prevent ventilation induced inflammation in a mouse model of sepsis[J]. Life Sci,2020,240:117081.

[6] MALDONADO J R. Neuropathogenesis of delirium:review of current etiologic theories and common pathways[J]. Am J Geriatr Psychiatry,2013,21(12):1190-1222.

[7] KEMPURAJ D,THANGAVEL R,SELVAKUMAR G P,et al. Brain and peripheral atypical inflammatory mediators potentiate neuroinflammation and neurodegeneration[J]. Front Cell Neurosci,2017,11:216.

[8] 王倩,屈昕. 全身麻醉术中肺保护性通气对肥胖患者氧合功能的影响[J]. 中外医学研究,2018,16(31):142-144.

[9] CAVALCANTI A B,SUZUMURA É A,LARANJEIRA L N,et al. Effect of lung recruitment and titrated positive end-expiratory pressure(PEEP) vs low PEEP on mortality in patients with acute respiratory distress syndrome:a randomized clinical trial[J]. JAMA,2017,318(14):1335-1345.

[10] OLDMAN A H,MARTIN D S,FEELISCH M,et al. Effects of perioperative oxygen concentration on oxidative stress in adult surgical patients:a systematic review[J]. Br J Anaesth,2021,126(3):622-632.

[11] MURNIECE S,SOEHLE M,VANAGS I,et al. Near infrared spectroscopy based clinical algorithm applicability during spinal neurosurgery and postoperative cognitive disturbances[J]. Medicina,2019,55(5):179.

[12] MULKEY M A,HARDIN S R,OLSON D W M,et al. Pathophysiology review:seven neurotransmitters associated with delirium[J]. Clin Nurse Spec,2018,32(4):195-211.

[13] BROWN IV C H,LAFLAM A,MAX L,et al. Delirium after spine surgery in older adults:incidence, risk factors, and outcomes[J]. J Am Geriatr Soc,2016,64(10):2101-2108.

[14] SOH S,SHIM J K,HA Y,et al. Ventilation with high or low tidal volume with peep does not influence lung function after spinal surgery in prone position:a randomized controlled trial[J]. J Neurosurg Anesthesiol,2018,30(3):237-245.

[15] WANG J,ZHU L,LI Y,et al. The potential role of lung-protective ventilation in preventing postoperative delirium in elderly patients undergoing prone spinal surgery:a preliminary study[J]. Med Sci Monit,2020,26:e926526-1.

[16] 刘莉,张乔亚. 肺保护性通气策略在老年患者腹腔镜手术中的价值[J]. 临床医药实践,2020,29(7):515-517.

[17] 张学琴. 泌尿外科腔镜手术对老年人肺功能的影响及肺保护性通气策略的应用[J]. 中国妇幼健康研究,2017,28(S2):100-101.

[18] 陈立新,朱亮先,陈友利,等. 允许性高碳酸血症通气策略对老年腹腔镜手术患者脑氧代谢、认知功能及肺功能参数的影响[J]. 临床和实验医学杂志,2018,17(9):970-973.

[19] WANG R,CHEN J,WU G. Variable lung protective me-

chanical ventilation decreases incidence of postoperative delirium and cognitive dysfunction during open abdominal surgery [J]. Int J Clin Exp Med, 2015, 8 (11): 21208.

[20] LOHSER J, SLINGER P. Lung injury after one-lung ventilation: a review of the pathophysiologic mechanisms affecting the ventilated and the collapsed lung [J]. Anesth Analg, 2015, 121 (2): 302-318.

[21] BRINKMAN R, AMADEO R J J, FUNK D J, et al. Cerebral oxygen desaturation during one-lung ventilation: correlation with hemodynamic variables [J]. Can J Anaesth, 2013, 60 (7): 660-666.

[22] SANTOS A, GOMEZ-PEÑALVER E, MONGE-GARCIA M I, et al. Effects on pulmonary vascular mechanics of two different lung-protective ventilation strategies in an experimental model of acute respiratory distress syndrome [J]. Crit Care Med, 2017, 45 (11): e1157-e1164.

[23] SHUMING W E I, SHENGDE L I, HE D, et al. Effects of lung protective ventilation on the cognitive function level of patients with esophageal cancer [J]. Iran J Public Health, 2019, 48 (2): 256.

[24] 姚宏苏, 孙建宏, 杨阳, 等. 肺保护性通气对单肺通气患者呼吸动力学, 炎性因子及认知功能的影响 [J]. 现代生物医学进展, 2019, 19 (19): 3763-3767.

[25] 滕培兰, 徐德荣, 吕菲, 等. 以脑氧饱和度为导向的肺保护性通气策略对老年患者胸腔镜肺癌根治术后谵妄的影响 [J]. 临床麻醉学杂志, 2020, 36 (10): 1009-1012.

[26] NEMETH E, VIG K, RACZ K, et al. Influence of the postoperative inflammatory response on cognitive decline in elderly patients undergoing on-pump cardiac surgery: a controlled, prospective observational study [J]. BMC Anesthesiol, 2017, 17 (1): 113.

[27] MATHIS M R, DUGGAL N M, LIKOSKY D S, et al. Intraoperative mechanical ventilation and postoperative pulmonary complications after cardiac surgery [J]. Anesthesiology, 2019, 131 (5): 1046-1062.

[28] SHAEFI S, SHANKAR P, MUELLER A L, et al. Intraoperative oxygen concentration and neurocognition after cardiac surgerya randomized clinical trial [J]. Anesthesiology, 2021, 134 (2): 189-201.

93 寻求最佳PEEP在肺保护性通气策略中的研究进展

一、研究背景与意义

机械通气是维持呼吸衰竭重症患者气体交换的重要生命支持措施。事实证明，在新型冠状病毒肺炎（corona virus disease 2019，COVID-19）流行期间，虽然大多数患者仅出现轻度呼吸道症状，但大约5%的新型冠状病毒肺炎患者需要依赖机械通气的支持。此外，机械通气在广泛开展的全身麻醉中同样是必不可少的。尽管机械通气在临床工作中展现出了巨大价值，这种技术也可造成不良影响。机械通气可诱发健康肺的肺损伤或加重先前存在的肺损伤，这种情况被称为机械通气相关性肺损伤（ventilation-associated lung injury，VALI）。大约有33%接受全身麻醉和机械通气的患者会出现肺不张或肺部过度充气，导致术后肺部并发症（postoperative pulmonary complication，PPC）。据报道，术后肺部并发症除了会增加手术患者的发病率和早期死亡率，还会影响住院时间和住院费用。

急性呼吸窘迫综合征（acute respiratory distress syndrome，ARDS）在机械通气患者中并不是罕见的并发症，尤其是高潮气量和高气道峰值压力的呼吸机设置会明显增加发生ARDS的风险。肺保护性通气策略（lung protective ventilation strategy，LPVS）被证明可有效降低ARDS患者的死亡率，在重症监护治疗病房（intensive care unit，ICU）中得到广泛的使用。对于接受全身麻醉的手术患者，肺保护性通气的应用并不普遍。有越来越多的研究证据表明，肺保护性通气对于没有严重肺部损伤的手术患者也有改善临床结局的积极作用。

肺保护性通气策略包括低潮气量、适度的呼气末正压（positive end expiratory pressure，PEEP）与定期肺复张手法（alveolar recruitment maneuver，ARM）。虽然有明确证据表明高水平PEEP对于ARDS的保护作用，但如何确定"最佳PEEP"目前仍未得到令人满意的解答。

二、生理学基础

（一）VALI 的机制

关于VALI病理生理学机制仍然存在很多争论，目前

比较重要的假设包括以下三种。①高容量损伤：持续性高肺容量通气引起区域性肺过度膨胀，上皮细胞、内皮细胞以及细胞外基质过度变形，导致促炎反应，表现为气胸、纵隔气肿和皮下气肿，可能还会出现肺水肿；②低容量损伤：低肺容量时，由于不稳定的气道和肺泡在吸气时打开并在呼气时塌陷（剪切力）以及局部应力集中在塌陷区域附近，进一步放大了肺应激；③生物伤：上述物理力可能直接或间接激活上皮细胞、内皮细胞或炎症细胞中的细胞信号通路，导致各种细胞内介质的释放并诱发肺部损伤，甚至可能导致随后的多器官功能障碍和死亡。

（二）PEEP 的益处

当一定量的肺组织由于平台压而重新充气时，该组织在呼气末保持开放的比例取决于PEEP。应用PEEP可通过在呼气期间施加压力以保持肺泡开放，从而防止重复张开和塌陷造成的机械损伤。通过募集新的肺单位并增加肺顺应性，PEEP还使整个肺部的气体分布更加均匀。一项通过体内显微技术观察肺泡力学的研究发现，肺泡不稳定时会机械性地损伤肺部，而应用PEEP可以稳定肺泡并改善这种损伤。由于PEEP使塌陷的肺单位募集增多，这将会减少肺内分流，从而改善气体交换和氧合。此外，高水平的PEEP可增加脑组织氧压和血氧饱和度，同时不影响颅内压和脑灌注压。

（三）PEEP 的危害

PEEP的不良影响主要在于肺过度扩张以及静脉回流障碍。PEEP使肺充气的部分进一步膨胀，开放肺泡拉伤的程度将增加，从而导致肺泡过度扩张和肺应激增加，也就是高容量损伤造成的VALI。过度膨胀也可导致肺泡-毛细血管通透性增加和大体肺水肿。PEEP增加胸膜压力，升高右心房压力以及降低静脉回流的压力梯度。静脉回流减少会降低右心室和左心室前负荷，导致心排血量减少。PEEP也可通过压缩肺泡间隔毛细血管增加右心室后负荷，增加肺血管阻力，这可能进一步减少心排血量。

（四）PEEP 对通气的影响取决于潜在可募集肺比例

PEEP对于肺通气的影响看似是矛盾的，一方面募集

更多的肺单位参与通气并减少肺泡开合引起的剪切伤;另一方面导致肺泡过度膨胀,引起肺泡拉伤。事实上,有研究通过计算机断层扫描获得的压力-体积曲线估计吸气末非充气肺组织的比例,并比较了 PEEP 对于不同潜在可募集肺比例患者的影响。在可募集肺比例较高的患者中,通过增加 PEEP 来减少肺泡开合的有益影响大于增加肺泡劳损的有害影响,而在可募集肺比例较低的患者中未观察到显著受益。因此,对于可募集肺比例较高的患者,可以通过适当提高 PEEP 来改善通气。而对于可募集肺比例低的患者,使用同样的 PEEP 水平不仅无法明显改善通气,还会导致肺泡过度膨胀(图 93-1)。很显然,固定的 PEEP 水平不适用于所有患者。为了在提高获益的同时减少不良风险,我们可以尝试根据不同患者的肺生理特点确定个体化 PEEP。

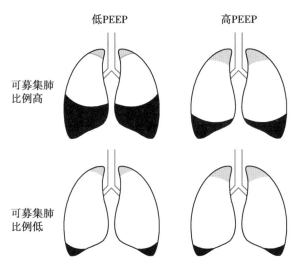

图 93-1 PEEP 对于不同可募集肺比例的影响

肺泡塌陷(黑色),正常通气(白色),肺泡过度充气(灰色)。PEEP. 呼气末正压。

三、PEEP 滴定方法

目前已提出多种不同的方法优化 PEEP 的设置,但尚未确定设置 PEEP 的最佳方法。综述回顾了过去研究中较常见的方法。

(一)氧合

应用 PEEP 的主要目标是改善通气和氧合,因此早期曾尝试通过氧合来设置 PEEP。有假设认为,PEEP 升高并对氧合产生影响一定程度上反映了肺泡募集,可由此预测 PEEP 升高对 VALI 的影响,从而预测对死亡率的影响。美国国立卫生研究院 ARDS 临床试验网络设计了两种不同的策略来调整 PEEP 和吸入气氧浓度(FiO$_2$),以维持动脉血氧饱和度(通过脉搏血氧饱和度测定法测量)为 88%~95% 或动脉氧分压(PaO$_2$)为 55~80mmHg。该试验通过专家共识制定的 PEEP/FiO$_2$ 表(包括低 PEEP 策略与高 PEEP 策

略)试图平衡 PEEP 的有益与不良影响。在接受机械通气的 ARDS 患者中,使用这两种策略的临床结果并无明显差别。PEEP/FiO$_2$ 表较容易在临床中实践,并且低 PEEP 策略常被应用于个体化 PEEP 试验的对照方法。然而由于氧合受到心排血量、耗氧量、肺外分流等多种因素干扰,并不能总是反映肺泡募集的状况,这种方法也受到质疑。

(二)压力-容积曲线

早期 ARDS 患者呼吸系统的压力-容积(P-V)曲线通常具有特征性的"S"形,其下拐点(low inflection point,LIP)被认为对应于重新打开塌陷的肺区域所需的压力,而上拐点(upper inflection point,UIP)被认为对应于某些肺单位发生过度膨胀的压力。有研究通过测量 P-V 曲线,使 PEEP 保持高于 LIP 的水平,旨在最大程度实现肺保护。该保护性策略被证明可改善机械通气诱发的细胞因子反应以及改善 ARDS 患者生存率,但由于研究同时使用了其他肺保护措施(低潮气量、低气道峰压等),个体化 PEEP 的作用被混淆。此外,LIP 测量精度可能值得怀疑,因为 P-V 曲线可能因高吸气流量而右移,或由于低潮气量等因素而左移。尽管如此,P-V 曲线仍被认为是一种有用的床旁 PEEP 设置方法。

(三)驱动压

驱动压(driving pressure,ΔP)是静态吸气末平台压力(plateau pressure,P$_{plat}$)与 PEEP 的差值,等于潮气量与呼吸系统顺应性(compliance of the respiratory system,CRS)之比。驱动压被证明与 ARDS 患者的死亡率密切相关。一项 meta 分析也显示高驱动压增加全身麻醉手术患者术后肺部并发症的发生率。因此调整 PEEP 以最小化驱动压可能是一种减轻 VALI 的有效方法。有随机对照试验在胸科手术单肺通气期间滴定 PEEP 以最小化驱动压,发现术后肺部并发症的发生率得到改善。还需要进一步的前瞻性研究,以明确通过驱动压滴定 PEEP 的有效性与安全性。

(四)呼吸系统顺应性

CRS 是指针对单位压力变化发生的体积变化,反映了呼吸系统的弹性特性。通过滴定 PEEP 以实现肺顺应性最大化可能会有助于改善通气与氧合。在胸科手术中,有研究表明单肺通气期间应用肺顺应性设置 PEEP 对氧合有改善同时对血流动力学不产生明显影响。此外,在脊柱手术以及腹部手术的随机对照试验中发现,使用肺顺应性导向的 PEEP 不仅可以改善氧合,还减少了术后肺部并发症的发病率。然而,也有试验反映在腹腔镜减肥手术中,通过肺顺应性滴定的 PEEP 组与固定 10cmH$_2$O PEEP 的对照组对术后低氧血症发生率的影响无差别。

(五)食管压力

气道压并不等同于肺的实际压力,如果单纯地控制气道压,则胸膜压力升高时同样的 PEEP 水平可能无法维持肺塌陷区域保持开放。跨肺压(transpulmonary pressure,P$_{TP}$)是指气道开口处和胸膜腔的压力梯度(P$_{TP}$ = 气道压 -

胸膜压),反映了肺实质扩张的有效压力。机械通气需要保证足够的跨肺压以维持氧合,同时最大限度地减少肺泡的拉伤或是塌陷。跨肺压在患者之间具有差异,特别是在危重患者中。对于胸膜压较高的患者,适当提高 PEEP 以维持足够的跨肺压可能会改善通气和氧合。而对于胸膜压较低的患者,保持低水平的 PEEP 即可维持足够的跨肺压并尽可能减少 PEEP 的不利影响。因此,通过估计跨肺压来设置 PEEP 可能是减轻 VALI 的有效方式。

食管压力(esophageal pressure,Pes)可以近似替代胸膜压,从而计算跨肺压。为了测量食管压力,通常使用带有球囊的食管导管并放置在食管的中下部。对于使用食管压力计算跨肺压存在一定的争议。由于技术原因,食管测压在临床环境中未得到充分利用。其测量结果受球囊位置与充气的影响,可能无法准确反映跨肺压。有研究将食管压力导向的 PEEP 应用于 ARDS 患者并与低 PEEP 策略的 PEEP/FiO₂ 表指导的个体化通气进行比较,证明了其测量结果是可重复的并且能够显著改善 ARDS 患者的呼吸系统顺应性与氧合。然而最近的一项多中心随机试验发现食管压力导向的 PEEP 滴定与高 PEEP 策略的 PEEP/FiO₂ 表相比,中重 ARDS 患者的死亡率无显著差异。在全身麻醉手术中,也有研究表明这种 PEEP 策略虽然有益于患者的呼吸力学指标,但对于改善术中氧合以及降低术后肺部并发症发病率的效果并不明显。

(六)影像学

胸部计算机断层扫描(computed tomography,CT)通过测量肺密度,可以很容易地将充气良好的区域与不良和非气质的肺区域区分开来,由此可以准确评估 ARDS 患者肺部存在的气体和组织体积。使用 CT,可以评估 PEEP 引起的肺泡募集通气效果。有研究通过对整个肺的 CT 分析进行量化,评估了在正常充气肺区域发生的 PEEP 造成的肺泡扩张,并发现与 PEEP 诱导的动脉氧合改善相关。但由于 CT 使用的限制性,从床旁开展分析较为困难。

肺部超声作为一种无创、便捷的技术,可以准确确定肺形态的类型,是监测 ARDS 患者最有前途的床旁技术之一。PEEP 诱导的肺泡募集可以通过床旁肺部超声评分估计。然而,它不能准确评估 PEEP 诱导的肺部过度充气。有研究尝试在腹腔镜减肥手术中使用肺部超声引导的 PEEP,结果发现氧合、肺顺应性得到改善,术后肺不张和缺氧的发生率减少,同时不会导致血流动力学不稳定。

肺的电阻抗断层扫描(electrical impedance tomography,EIT)可测量呼吸期间肺组织的相对阻抗变化,并创建床边局部通气分布图。EIT 还可用于监测肺通气和灌注的分布并分析通气/灌注比例(ventilation-perfusion ratio,V/Q)匹配情况。因此,EIT 用于滴定 PEEP 具有巨大潜力。在动物模型中观察到 EIT 引导通气可改善呼吸力学和气体交换,并减少 VALI。在全身麻醉手术中,使用 EIT 滴定个体化 PEEP 也被证明可改善术中氧合和肺力学指标。

四、总结与展望

PEEP 作为肺保护性通气的一部分,在临床上得到广泛应用。为了最大限度发挥 PEEP 改善氧合的优势并减少肺泡过度膨胀及血流动力学紊乱的不良反应,个体化的 PEEP 设置被认为有着重要意义。过去的研究提出了多种 PEEP 的滴定方法,并被证明对改善氧合有着积极意义,但目前并未确定何为最佳的方法,还需要进一步的前瞻性研究明确个体化 PEEP 的有效性与安全性。

(陈鸣 姚尚龙)

参 考 文 献

[1] RICHARDSON S,HIRSCH J S,NARASIMHAN M,et al. Presenting characteristics, comorbidities, and outcomes among 5700 patients hospitalized with COVID-19 in the New York City Area[J]. JAMA,2020,323(20):2052-2059.

[2] OSUCHOWSKI M F,WINKLER M S,SKIRECKI T,et al. The COVID-19 puzzle:deciphering pathophysiology and phenotypes of a new disease entity[J]. Lancet Respir Med,2021,9(6):622-642.

[3] PLÖTZ F B,SLUTSKY A S,VAN VUGHT A J,et al. Ventilator-induced lung injury and multiple system organ failure:a critical review of facts and hypotheses[J]. Intensive Care Med,2004,30(10):1865-1872.

[4] SLUTSKY A S,RANIERI V M. Ventilator-induced lung injury[J]. N Engl J Med,2013,369(22):2126-2136.

[5] PINHU L,WHITEHEAD T,EVANS T,et al. Ventilator-associated lung injury[J]. Lancet(London,England),2003,361(9354):332-340.

[6] FERNANDEZ-BUSTAMANTe A,FRENDL G,SPRUNG J,et al. Postoperative pulmonary complications, early mortality, and hospital stay following noncardiothoracic surgery:a multicenter study by the perioperative research network investigators[J]. JAMA surg,2017,152(2):157-166.

[7] SHANDER A,FLEISHER L A,BARIE P S,et al. Clinical and economic burden of postoperative pulmonary complications:patient safety summit on definition, risk-reducing interventions, and preventive strategies[J]. Crit care med,2011,39(9):2163-2172.

[8] CANET J,GALLART L,GOMAR C,et al. Prediction of postoperative pulmonary complications in a population-based surgical cohort[J]. Anesthesiology,2010,113(6):1338-1350.

[9] GAJIC O,Frutos-Vivar F,ESTEBAN A,et al. Ventilator

settings as a risk factor for acute respiratory distress syndrome in mechanically ventilated patients[J]. Intensive care med,2005,31(7):922-926.

[10] FERNÁNDEZ-PÉREZ E R,KEEGAN M T,BROWN D R,et al. Intraoperative tidal volume as a risk factor for respiratory failure after pneumonectomy[J]. Anesthesiology,105(1):14-18.

[11] AMATO M B,BARBAS C S,MEDEIROS D M,et al. Effect of a protective-ventilation strategy on mortality in the acute respiratory distress syndrome[J]. N Engl J Med,338(6),347-54.

[12] LADHA K,Vidal Melo M F,MCLEAN D J,et al. Intraperative protective mechanical ventilation and risk of postoperative respiratory complications: hospital based registry study[J]. BMJ,2015,351:h3646.

[13] FUTIER E,CONSTANTIN J,PAUGAM-BURTZ C,et al. A trial of intraoperative low-tidal-volume ventilation in abdominal surgery[J]. N Engl J Med,2013,369(5): 428-437.

[14] SEVERGNINI P,SELMO G,LANZA C,et al. Protective mechanical ventilation during general anesthesia for open abdominal surgery improves postoperative pulmonary function[J]. Anesthesiology,2013,118(6):1307-1321.

[15] BRIEL M,MEADE M,MERCAT A,ET al. Higher vs lower positive end-expiratory pressure in patients with acute lung injury and acute respiratory distress syndrome: systematic review and meta-analysis[J]. JAMA, 2010,303(9):865-873.

[16] RETAMAL J,BERGAMINI B C,CARVALHO A R,et al. Non-lobar atelectasis generates inflammation and structural alveolar injury in the surrounding healthy tissue during mechanical ventilation[J]. Crit care(London,England),2014,18(5):505.

[17] CRESSONI M,CADRINGHER P,CHIURAZZI C,et al. Lung inhomogeneity in patients with acute respiratory distress syndrome[J]. Am J Respir Crit Care Med, 2014,189(2):149-158.

[18] SANTOS C C D,ZHANG H,LIU M,et al. Bench-to-bedside review:biotrauma and modulation of the innate immune response[J]. Crit care(London,England),2005, 9(3):280-286.

[19] LACHMANN B. Open up the lung and keep the lung open[J]. Intensive Care Med,1992,18(6):319-321.

[20] CAIRONI P,CRESSONI M,CHIUMELLO D,et al. Lung opening and closing during ventilation of acute respiratory distress syndrome[J]. Am J Respir Crit Care Med,

2010,181(6):578-586.

[21] GATTINONI L,PELOSI P,CROTTI S,et al. Effects of positive end-expiratory pressure on regional distribution of tidal volume and recruitment in adult respiratory distress syndrome[J]. Am J Respir Crit Care Med,1995, 151(6):1807-1814.

[22] STEINBERG J M,SCHILLER H J,HALTER J M,et al. Alveolar instability causes early ventilator-induced lung injury independent of neutrophils[J]. Am J Respir Crit Care Med,2004,169(1):57-63.

[23] PAPAZIAN L,AUBRON C,BROCHARD L,et al. Formal guidelines:management of acute respiratory distress syndrome[J]. An intensive care,2019,9(1):69.

[24] NEMER S N,CALDEIRA J B,SANTOS R G,et al. Effects of positive end-expiratory pressure on brain tissue oxygen pressure of severe traumatic brain injury patients with acute respiratory distress syndrome:A pilot study [J]. J Crit Care,2015,30(6):1263-1266.

[25] BOONE M D,JINADASA S P,MUELLER A,et al. The effect of positive end-expiratory pressure on intracranial pressure and cerebral hemodynamics[J]. Neurocrit Care,2017,26(2):174-181.

[26] CHIU L,KAO K. Mechanical ventilation during extracorporeal membrane oxygenation in acute respiratory distress syndrome:a narrative review[J]. J clin med,2021, 10(21):4953.

[27] SAHETYA S K,BROWER R G. Lung recruitment and titrated peep in moderate to severe ards:is the door closing on the open lung? [J]. JAMA, 2017, 318(14): 1327-1329.

[28] GOLIGHER E C,KAVANAGH B P,RUBENFELD G D, et al. Oxygenation response to positive end-expiratory pressure predicts mortality in acute respiratory distress syndrome. A secondary analysis of the LOVS and Express trials[J]. Am J Respir Crit Care Med,2014,190 (1):70-76.

[29] BROWER R G,LANKEN P N,MACINTYRE N,et al. Higher versus lower positive end-expiratory pressures in patientswith the acute respiratory distress syndrome[J]. N Engl J Med,2004,351(4):327-336.

[30] ROUPIE E,DAMBROSIO M,SERVILLO G,et al. Titration of tidal volume and induced hypercapnia in acute respiratory distress syndrome[J]. Am J Respir Crit Care Med,1995,152(1):121-128.

[31] RANIERI V M,SUTER P M,TORTORELLA C,et al. Effect of mechanical ventilation on inflammatory media-

tors in patients with acute respiratory distress syndrome: a randomized controlled trial[J]. JAMA,1999,282(1):54-61.

[32] AMATO M B P, MEADE M O, SLUTSKY A S, et al. Driving pressure and survival in the acute respiratory distress syndrome[J]. N Engl J Med,2015,372(8):747-755.

[33] NETO A S, HEMMES S N T, BARBAS C S V, et al. Association between driving pressure and development of postoperative pulmonary complications in patients undergoing mechanical ventilation for general anaesthesia: a meta-analysis of individual patient data[J]. Lancet Respir Med,2016,4(4):272-280.

[34] PARK M, AHN H J, KIM J A, et al. Driving pressure during thoracic surgery: a randomized clinical trial[J]. Anesthesiology,2019,130(3):385-393.

[35] RAUSEO M, MIRABELLA L, GRASSO S, et al. Peep titration based on the open lung approach during one lung ventilation in thoracic surgery: a physiological study[J]. BMC Anesthesiol,2018,18(1):156.

[36] LIU J, HUANG X, HU S, et al. Individualized lung protective ventilation vs. conventional ventilation during general anesthesia in laparoscopic total hysterectomy[J]. Exp Ther Med,2020,19(4):3051-3059.

[37] QIAN M, YANG F, ZHAO L, et al. Individualized positive end-expiratory pressure titration on respiration and circulation in elderly patients undergoing spinal surgery in prone position under general anesthesia[J]. Am J Transl Res,2021,13(12):13835-13844.

[38] VAN HECKE D, BIDGOLI J S, VAN DER LINDEN P. Does lung compliance optimization through peep manipulations reduce the incidence of postoperative hypoxemia in laparoscopic bariatric surgery? a randomized trial[J]. Obes Surg,2019,29(4):1268-1275.

[39] TALMOR D, SARGE T, MALHOTRA A, et al. Mechanical ventilation guided by esophageal pressure in acute lung injury[J]. N Engl J Med,2008,359(20):2095-2104.

[40] TALMOR D, SARGE T, O'DONNELL C R, et al. Esophageal and transpulmonary pressures in acute respiratory failure[J]. Crit Care Med,2006,34(5):1389.

[41] BROCHARD L. Measurement of esophageal pressure at bedside: pros and cons[J]. Curr Opin Crit Care,2014,20(1):39-46.

[42] BEITLER J R, SARGE T, BANNER-GOODSPEED V M, et al. Effect of titrating positive end-expiratory pressure(peep) with an esophageal pressure-guided strategy vs an empirical high PEEP-FiO$_2$ strategy on death and days free from mechanical ventilation among patients with acute respiratory distress syndrome: a randomized clinical trial[J]. JAMA,2019,321(9):846-857.

[43] PIRIYAPATSOM A, PHETKAMPANG S. Effects of intra-operative positive end-expiratory pressure setting guided by oesophageal pressure measurement on oxygenation and respiratory mechanics during laparoscopic gynaecological surgery: A randomised controlled trial[J]. Eur J Anaesthesiol,2020,37(11):1032-1039.

[44] PUYBASSET L, CLUZEL P, CHAO N, et al. A computed tomography scan assessment of regional lung volume in acute lung injury. The CT Scan ARDS Study Group[J]. Am J Respir Crit Care Med,1998,158(5 Pt 1):1644-1655.

[45] MALBOUISSON L M, MULLER J C, CONSTANTIN J M, et al. Computed tomography assessment of positive end-expiratory pressure-induced alveolar recruitment in patients with acute respiratory distress syndrome[J]. Am J Respir Crit Care Med,2001,163(6):1444-1450.

[46] ARBELOT C, FERRARI F, BOUHEMAD B, et al. Lung ultrasound in acute respiratory distress syndrome and acute lung injury[J]. Curr Opin Crit Care,2008,14(1):70-74.

[47] BOUHEMAD B, BRISSON H, LE-GUEN M, et al. Bedside ultrasound assessment of positive end-expiratory pressure-induced lung recruitment[J]. Am J Respir Crit Care Med,2011,183(3):341-347.

[48] ELSHAZLY M, KHAIR T, BASSEM M, et al. The use of intraoperative bedside lung ultrasound in optimizing positive end expiratory pressure in obese patients undergoing laparoscopic bariatric surgeries[J]. Surg Obes Relat Dis,2021,17(2):372-378.

[49] FRERICHS I, HINZ J, HERRMANN P, et al. Regional lung perfusion as determined by electrical impedance tomography in comparison with electron beam CT imaging[J]. IEEE Trans Med Imaging,2002,21(6):646-652.

[50] FAGERBERG A, STENQVIST O, ANEMAN A. Electrical impedance tomography applied to assess matching of pulmonary ventilation and perfusion in a porcine experimental model[J]. Crit care,2009,13(2):R34.

[51] WOLF G K, GÓMEZ-LABERGE C, RETTIG J S, et al. Mechanical ventilation guided by electrical impedance tomography in experimental acute lung injury[J]. Crit

Care Med,2013,41(5):1296-1304.

[52] NESTLER C,SIMON P,PETROFF D,et al. Individualized positive end-expiratory pressure in obese patients during general anaesthesia:a randomized controlled clinical trial using electrical impedance tomography[J]. Br J Anaesth,2017,119(6):1194-1205.

[53] GIRRBACH F,PETROFF D,SCHULZ S,et al. Individualised positive end-expiratory pressure guided by electrical impedance tomography for robot-assisted laparoscopic radical prostatectomy:a prospective,randomised controlled clinical trial[J]. Br J Anaesth,2020,125(3):373-382.

94 基于肠-肺轴防治脓毒症相关性肺损伤的研究进展

脓毒症是宿主与病原体的一场博弈,是机体对感染的反应失调而导致的危及生命的器官功能障碍,也是威胁全球公共卫生安全的高发病率、高致死率和高致残率疾病。脓毒症可以造成多器官功能障碍,其中肺脏是脓毒症易受伤器官之一。急性肺损伤和急性呼吸窘迫综合征增加了脓毒症患者的死亡率。"肺和大肠相表里"的中医学理论,以及近些年提出的"肠-肺轴"理念,均为预防和治疗脓毒症相关性肺损伤提供了理论支撑和新思路。本文着重阐述了基于肠-肺轴理论来预防和治疗脓毒症相关性肺损伤的研究进展。

一、脓毒症的流行病学资料

据 2020 年 Lancet 发表的一项权威报道,2017 年全世界罹患脓毒症的患者达 4 890 万,其中 1 100 万人死于脓毒症,相当于全球所有死亡病例的 19.7%。可见,脓毒症已经在世界范围内产生了巨大影响。

脓毒症的易感因素包括年龄、性别、合并疾病、季节、感染源和其他因素。年龄呈双峰分布,婴幼儿和 60 岁以上的老年人发病率较高。男性脓毒症发病率高于女性。合并恶性肿瘤、糖尿病、慢性呼吸系统疾病、肾功能不全或充血性心力衰竭等疾病会增加脓毒症的易感性。季节因素对肺部感染的影响最明显,冬季肺感染的发病率最高,这也是脓毒症的主要原因之一。此外,贫穷、受教育水平低和营养不良也会增加脓毒症的发病风险。

据报道,自 1990—2017 年,全球范围内,不论男女,所有年龄段的脓毒症患者中,腹泻是最常见的潜在病因,而下呼吸道感染则是导致脓毒症患者死亡的最常见原因。由此可见,肠道及肺脏的健康状态与脓毒症的发病率、死亡率密切相关。

二、肠-肺轴

据《黄帝内经》中《灵枢·本输》一文记载,"肺合大肠。大肠者,传道之府也"。按照祖国传统医学理论,肺主气,司呼吸,主宣发肃降,通调水道,为水之上源,治节出焉。大肠主津,传为糟粕,为传导之官。肺为大肠之脏,大肠为肺之腑,脏主里,腑主表。因此,肺与大肠建立了脏腑表里关系,从生理和病理上阐述了肺与大肠的相互影响。

同"肺与大肠相表里"的传统中医学理论相呼应,Robert Dickson 等通过采集并分析志愿者和肺感染患者肺部微生物组成,意识到肺部微生物似乎并不是导致肺部感染的唯一原因,肠道微生物对肺部健康存在一定影响,并详细阐述了肠道与肺脏之间的联系。但研究人员仍然不确定肠道微生物是如何影响肺部健康的。部分研究者认为肠道菌群的代谢产物会影响机体免疫系统功能,进而影响肺部炎症;也有研究者指出,肠道和肺脏都含有丰富的淋巴液,淋巴结-淋巴管-胸导管可以充当两个器官之间细菌和代谢产物的转运通道。

对肠-肺轴的相关研究发现,肠道功能状态与肺部健康状态之间存在交互关系。肺脏发生疾病时,可以影响肠道功能。在治疗肺炎时,人们常常应用大量广谱抗生素,而抗生素除可以杀灭肺部和血液循环中的病原体外,不可避免地会干扰肠道内的菌群构成,尤其是对有益菌群。肺脏疾病影响肺功能时,体内氧合状态欠佳,发生低氧血症,肠道黏膜缺氧。肠道菌群失调和缺氧均可造成肠道损伤,破坏肠道屏障的生理功能和结构完整性,增加肠道屏障通透性,导致腹泻、便秘、肠梗阻等临床表现。反之,肠道是人体最大的细菌库和内毒素库。生理状态下,完整的肠道黏膜屏障可以阻挡肠道内的细菌和内毒素,将大量有害物质限制在肠道内。而在机体免疫力低下、创伤或感染的情况下,肠道黏膜屏障功能减弱,大量细菌和内毒素进入全身血液循环,导致肠源性内毒素血症。细菌和内毒素随血液循环到达肺脏,造成肺部损伤。可见,肠道和肺脏不仅存在生理上的联系,还存在病理上的相互作用。

全球暴发流行的 COVID-19,由于常见症状提示呼吸系统疾病,起初人们认为 SARS-CoV-2 感染的主要器官是肺脏。然而,在疾病发展过程中,患者陆续出现肠道、肝脏、心脏等器官功能障碍或多器官功能衰竭的表现,导致病毒性脓毒症。这可能是由于 SARS-CoV-2 损伤胃肠道黏膜和上皮细胞,而胃肠道损伤导致肠道生物屏障、机械屏障和化学屏障不同程度的破坏,肠道通透性增加,肠道细菌和内毒素移位的可能性增大,从而引发全身炎症反应,造成多器官功能障碍。

除屏障作用外,肠道的免疫功能也备受关注。胃肠道组织富含淋巴细胞,人体70%的免疫细胞(包括巨噬细胞、自然杀伤细胞、淋巴细胞等)存在于肠道内,70%的免疫球蛋白IgA由肠道分泌。肠道菌群及其代谢产物在淋巴组织的形成和发育中发挥关键作用,可以影响固有层T淋巴细胞的分化,还可以影响B淋巴细胞和巨噬细胞的分化,调节肥大细胞的功能。因此,改善肠道微环境能够增强机体的免疫功能,进而提高清除病原体的能力,发挥肺保护作用。

三、肠-肺轴在防治脓毒症相关性肺损伤方面的研究现状

急性肺损伤(acute lung injury,ALI)是一种常见的临床疾病,脓毒症是继发性ALI的主要原因。脓毒症发生时,机体的免疫平衡被打乱,炎症反应暴发,炎症因子大量释放。无论是肠源性因素还是肺源性因素,均可造成肠道和肺脏的交互损伤。越来越多的研究人员和临床医师在治疗脓毒症相关性肺损伤时,不仅关注肺损伤的进展情况,还关注肠道的功能状态,力求通过保护或改善肠道功能来减轻肺部损伤,进而改善脓毒症患者预后。

(一)益生菌在防治脓毒症相关性肺损伤方面的研究

益生菌作为一种肠道菌群调节剂,不仅可以通过调节肠道微生物的组成和代谢活动来改善肠道屏障功能和免疫功能,还可以对其他器官、甚至远端器官发挥保护作用。某些益生菌菌株具有独特的属性,如具有抗菌活性、可改变菌群组成、发挥神经系统、免疫系统或内分泌系统的调节作用、生成短链脂肪酸、调节肠道转运功能等。临床研究表明,嗜酸乳杆菌可以改善急性肺损伤患儿预后。每日给予3次复方嗜酸乳杆菌片(每片含5×10^6菌落形成单位的嗜酸乳杆菌),连续应用10天后,ALI患儿外周血中表面活性物质蛋白A(surfactant protein A,SP-A)、肿瘤坏死因子-α(tumor necrosis factor-α,TNF-α)和白细胞介素-6(interleukin-6,IL-6)的水平均明显降低,患儿肺功能得到改善。

某些益生菌菌株还表现出对抗冠状病毒的活性。研究显示,服用益生菌可以影响先天免疫反应和适应性免疫反应,降低病毒的易感性和感染的严重程度,并缩短病程。此外,有证据表明,COVID-19患者口服益生菌可预防全身炎症加重和肠道反应。益生菌对于辅助治疗COVID-19具有一定的潜力。

传统的益生菌一般都是活细菌,许多益生菌都是肠道菌群的成员。但益生菌的保存和服用方法注意事项较多,其效果容易受到影响。最新研究表明,无生命的益生菌产物,如细胞外多糖和孢子等也具有免疫原性,可以发挥免疫调节作用,为治疗脓毒症相关性肺损伤提供了更多选择。

(二)针刺疗法在防治脓毒症相关性肺损伤方面的研究

针刺疗法是中医学的治疗方法,已沿用了数千年,并且在全世界引起了极大的兴趣。它通过全身经络传导来调和阴阳,调整气血和脏腑,达到"扶正祛邪""治病保健"的作用。其中电针法(electroacupuncture,EA)是结合针刺和微量电流两种方式来刺激特定穴位,从而达到防治疾病的目的。

许多研究表明针刺疗法对于炎症性疾病具有治疗潜力。针刺足三里穴在脓毒症患者中发挥了积极的治疗作用。对于脂多糖(lipopolysaccharide,LPS)诱导的直接肺损伤小鼠,连续实施电针预处理足三里穴(ST36)7天,可以激活沉默信息调节因子1(silent information regulator 1,SIRT1),促进SIRT1乙酰化,进而抑制NF-κB,发挥抗炎作用,降低ALI小鼠全身和肺脏局部的炎症反应,减轻肺水肿,发挥肺保护作用。

除直接肺损伤外,针刺疗法对于间接或继发性肺损伤也有防治作用。Toll样受体4(Toll-like receptor 4,TLR4)是参与肠-肺轴调节的重要受体之一。在新生大鼠,肠道微生态环境紊乱会激活TLR4,引发局部和全身的炎症反应,影响仔鼠的肺脏发育。在成年大鼠,电针预处理ST36和三阴交穴(SP6)可以抑制TLR4/NF-κB信号通路,从而减轻肢体缺血再灌注间接引发的肺部炎症。心肺转流术会引发全身炎症反应、缺血再灌注损伤和氧化应激反应,导致继发性肺损伤。心肺转流前30分钟对内关穴(PC6)和合谷穴(L14)实施频率为2/100Hz的电针刺激,可以通过抑制p38信号通路和胱天蛋白酶-3的激活、减轻氧化应激反应,从而缓解肺损伤。

在中医学理论中,ST36是足阳明胃经的主要穴位之一,临床中常通过按摩或针刺ST36来治疗急慢性胃肠炎、肠梗阻、十二指肠溃疡等胃肠道疾病。电针刺激ST36可以增强肠道菌群的多样性,上调肠上皮细胞间紧密连接蛋白ZO-1、闭合蛋白(occludin)和E-钙黏蛋白(E-cadherin)的表达,从而增强肠道屏障功能,缓解结肠炎症状。针刺ST36发挥肺保护作用的机制似乎与纠正肠道菌群失调和维持肠道屏障功能有关。

(三)中药汤剂在防治脓毒症相关性肺损伤方面的研究

中药汤剂是我国应用最早的一种药物剂型,目前临床中仍在广泛应用,在各种疾病的治疗方面均发挥了重要作用。近些年,人们开始重视中药汤剂在"肺肠合治"方面的作用,这为治疗脓毒症相关性肺损伤打开了新思路。

宣白承气汤是一剂著名的"肺肠合治"的方剂,其功用是清肺定喘、泻热通便。复旦大学附属中山医院的一项研究发现,宣白承气汤可以纠正脓毒症大鼠的肠道菌群失调,减轻肠道上皮损伤,增加紧密连接蛋白的表达,降低肠道通透性,减轻肺部炎症反应,最终达到缓解肺损伤、改善肺功能的目的。该项研究结果为肠-肺轴的交互作用提供了证

据支持。

除宣白承气汤外,人们还探索了用于治疗心血管疾病的四逆汤对急性肺损伤的作用。既往研究发现,四逆汤可以调节盲肠结扎穿孔小鼠的肠道菌群组成,清除肠道致病菌群(变形菌门菌群)、扩增肠道有益菌群(拟杆菌门和厚壁菌门菌群)。这种肠道微生物组成的变化可能是四逆汤缓解脓毒症相关性急性肺损伤的机制。

代谢组学分析显示,葛根芩连汤能够通过改善代谢重组来减轻肺部炎症。除了在代谢方面的作用,葛根芩连汤还可以调节免疫反应,抑制补体通路激活,调节 Th17/Treg 细胞平衡,抑制髓过氧化物酶(myeloperoxidase,MPO)活性,进而减轻肺水肿,缓解 ALI 大鼠肺组织损伤,改善呼吸功能。

(四) 粪便菌群移植在防治脓毒症相关性肺损伤方面的研究

近些年来,粪便菌群移植(fecal microbiota transplantation,FMT)对于肠道疾病和肠外疾病作用的相关研究日渐兴起。

基础研究表明,打破肠道的微环境平衡会增加脓毒症相关的器官功能障碍和呼吸系统疾病的易感性,而纠正肠道菌群失调则具有保护作用。

粪便菌群移植可以重组急性肺损伤大鼠的肠道菌群结构,增加有益菌群丰度,抑制免疫炎症、抑制体内炎症介质的生成和释放。脂多糖(lipopolysaccharide,LPS)引起的 ALI 大鼠不仅会出现肠道菌群改变,还会出现肺损伤进一步加重的迹象,从而形成恶性循环。对于重症患者,由于疾病本身的影响和治疗方法的干扰,肠道微环境发生了巨大变化,有益菌的数量明显减少。

而粪便菌群移植可以通过调节肠道菌群组成,调节肠道内微环境,最终减轻 LPS 引发的大鼠肺组织中性粒细胞浸润和肺间质渗出,发挥肺保护作用。粪便菌群移植有望成为治疗脓毒症相关性急性肺损伤的新策略。

四、短链脂肪酸在防治脓毒症相关性肺损伤方面的应用前景

短链脂肪酸(short-chain fatty acid,SCFA),是含 2~6 个碳原子的饱和脂肪酸,被认为是肠-肺轴交流的重要信使。SCFA 是肠道微生物在酵解膳食纤维和抗性淀粉过程中产生的代谢产物。根据膳食纤维的摄入量,人体每天都要产生 500~600mmol/L 的 SCFA。肠道内产生的短链脂肪酸主要有乙酸、丙酸和丁酸。近端结肠的 SCFA 浓度较高(70~140mmol/L),远端结肠和远端回肠的浓度则偏低(分别为 20~70mmol/L 和 20~40mmol/L)。乙酸、丙酸和丁酸在结肠内的含量比例为 60∶25∶15。

越来越多的临床研究和基础研究表明,SCFA 在体内发挥诸多生理作用,对于调节机体的免疫功能、炎症稳态和能量代谢具有重要作用。SCFA 主要通过两种机制调节宿主反应,一是直接抑制组蛋白去乙酰化酶(histone deacetylase,HDAC),调控基因表达,二是通过游离脂肪酸受体 2(free fatty acid receptor,FFAR2)、FFAR3、G 蛋白偶联受体 41(G-protein coupled receptor 41,GPR41)、GPR43 和 GPR109A 影响相应的信号通路来发挥作用。脓毒症引发急性肺损伤时,肺泡上皮细胞和毛细血管内皮细胞均会受到不同程度损伤。短链脂肪酸可以激活 FFAR2、FFAR3 和 GPR109A,同时抑制 HDAC,继而促进或阻止特定免疫细胞的迁移和募集,最终表现出对炎症性疾病的治疗作用。

临床观察性研究结果显示,与对照组相比,入住重症监护治疗病房的危重脓毒症患者粪便中丙酸、乙酸、丁酸及异丁酸浓度均显著降低。在脓毒症患儿,早期即出现肠道菌群失调,随时间推移,肠道微生物多样性进一步减少。肠道菌群失调与患儿粪便中降低的丁酸浓度具有相关性,血浆丁酸水平降低与外周血单核细胞线粒体呼吸功能受损存在相关性。由于 SCFA 在维持肠道屏障完整性和正常屏障功能方面发挥着重要作用,确保体内 SCFA 的正常浓度或将成为重症患者治疗方案之一。

虽然丁酸在结肠内的含量不高,但却发挥着重要的生理作用。丁酸不仅是一种去乙酰化酶抑制剂,还可以作为一种潜在的高速泳动族蛋白 B1(high-mobility group box 1,HMGB1)抑制剂。HMGB1 是一种分泌到细胞外的高度保守的 DNA 结合蛋白。作为一种促炎细胞因子,HMGB1 可以通过激活巨噬细胞和单核细胞主动分泌到细胞外,或被动地从坏死细胞释放,启动炎症反应。丁酸钠可以抑制 HMGB1 和 NF-κB 表达,抑制 TNF-α 和 IL-6 释放,从而达到治疗 LPS 诱导的急性肺损伤的目的。

笔者课题组的研究结果表明,丁酸钠灌胃可以提高盲肠结扎穿孔小鼠的存活率,减轻早期脓毒症小鼠的肺部损伤,改善其氧合状态。笔者课题组发现,丁酸钠发挥肺保护作用的可能机制包括调节外周血 CD4$^+$/CD8$^+$T 细胞比例及调节性 T 细胞比例,上调肺组织细胞间紧密连接蛋白的表达。外周血 CD4$^+$/CD8$^+$T 细胞比例变化可以体现全身免疫功能状态。调节性 T 细胞可以通过分泌抗炎细胞因子 IL-10 和转化生长因子-β(transforming growth factor,TGF-β)来抑制脓毒症早期的炎症因子风暴,减轻组织损伤。而细胞间紧密连接蛋白表达增加,能够降低肺泡-毛细血管通透性,减轻肺水肿,改善气体交换功能和氧合状态。然而,其他短链脂肪酸对于早期脓毒症的作用,以及丁酸盐对于进展期和晚期脓毒症小鼠的作用,仍然需要进一步研究。

五、结语

目前脓毒症相关性肺损伤的治疗仍然是医学界的一项难题,拓展治疗思路、寻求更有效的治疗方法至关重要。无论是中医学理论所倡导的"肺与大肠相表里",还是近年来备受关注的"肠-肺轴"理念,均指出肠道与肺脏之间存在紧密联系。"肠-肺轴"理念不再局限于某一个器官或某部分

组织,而是关注了在生理和病理上相互影响的肠道和肺脏两个器官,体现了疾病治疗过程中的整体意识,这将有益于推动基础研究向临床转化。

脓毒症发生后,肠道微生物组成及其代谢产物均会发生改变,继而通过肠-肺轴的交流影响肺部免疫平衡和炎症稳态,加重肺损伤,影响脓毒症患者预后。在脓毒症相关性肺损伤的治疗方面,可以考虑通过补充益生菌、实施针刺疗法、服用中药汤剂,或者粪便菌群移植等方法纠正肠道菌群失调、增强肠道屏障功能,同时借助增强肠道的免疫功能来调节脓毒症患者的免疫失衡状态,最终减轻肺损伤。此外,还可以补充外源性短链脂肪酸,尤其是丁酸盐,通过调节局部和全身的免疫功能、减轻炎症反应,发挥肠道保护和肺保护作用。在未来,基于肠-肺轴和肠肺同治的理念,对于患者来说,探索更有效、更安全、更经济的治疗脓毒症相关性肺损伤的方法将大有裨益。

(魏雨婷　李文志)

参 考 文 献

[1] RUDD K E, JOHNSON S C, AGESA K M, et al. Global, regional, and national sepsis incidence and mortality, 1990-2017: analysis for the Global Burden of Disease Study[J]. Lancet, 2020, 395(10219): 200-211.

[2] ESPOSITO S, DE SIMONE G, BOCCIA G, et al. Sepsis and septic shock: new definitions, new diagnostic and therapeutic approaches[J]. J Glob Antimicrob Resist, 2017, 10: 204-212.

[3] CHAKRADHAR S. A curious connection: teasing apart the link between gut microbes and lung disease[J]. Nat Med, 2017, 23(4): 402-404.

[4] WYPYCH T P, WICKRAMASINGHE L C, MARSLAND B J. The influence of the microbiome on respiratory health[J]. Nat Immunol, 2019, 20(10): 1279-1290.

[5] MA Y, YANG X, CHATTERJEE V, et al. The gut-lung axis in systemic inflammation. role of mesenteric lymph as a conduit[J]. Am J Respir Cell Mol Biol, 2021, 64(1): 19-28.

[6] KARAKIKE E, GIAMARELLOS-BOURBOULIS E J, KYPRIANOU M, et al. Coronavirus Disease 2019 as cause of viral sepsis: a systematic review and meta-analysis[J]. Crit Care Med, 2021, 49(12): 2042-2057.

[7] AKTAS B, ASLIM B. Gut-lung axis and dysbiosis in COVID-19[J]. Turk J Biol, 2020, 44(3): 265-272.

[8] HOOPER L V, LITTMAN D R, MACPHERSON A J. Interactions between the microbiota and the immune system[J]. Science, 2012, 336(6086): 1268-1273.

[9] KESKEY R, CONE J T, DEFAZIO J R, et al. The use of fecal microbiota transplant in sepsis[J]. Transl Res, 2020, 226: 12-25.

[10] LIU C, YANG L, HAN Y, et al. Mast cells participate in regulation of lung-gut axis during Staphylococcus aureus pneumonia[J]. Cell Prolif, 2019, 52(2): e12565.

[11] MALDONADO GALDEANO C, CAZORLA S I, LEMME DUMIT J M, et al. Beneficial effects of probiotic consumption on the immune system[J]. Ann Nutr Metab, 2019, 74(2): 115-124.

[12] HILL C, GUARNER F, REID G, et al. Expert consensus document. The International Scientific Association for Probiotics and Prebiotics consensus statement on the scope and appropriate use of the term probiotic[J]. Nat Rev Gastroenterol Hepatol, 2014, 11(8): 506-514.

[13] WANG Y, GAO L, YANG Z, et al. Effects of probiotics on ghrelin and lungs in children with acute lung injury: A double-blind randomized, controlled trial[J]. Pediatr Pulmonol, 2018, 53(2): 197-203.

[14] HU J, ZHANG L, LIN W, et al. Review article: Probiotics, prebiotics and dietary approaches during COVID-19 pandemic[J]. Trends Food Sci Technol, 2021, 108: 187-196.

[15] SPACOVA I, DE BOECK I, BRON P A, et al. Topical microbial therapeutics against respiratory viral infections[J]. Trends Mol Med, 2021, 27(6): 538-553.

[16] NAYEBI A, NAVASHENAQ J G, SOLEIMANI D, et al. Probiotic supplementation: A prospective approach in the treatment of COVID-19[J]. Nutr Health, 2022, 28(2): 163-175.

[17] BAUD D, DIMOPOULOU AGRI V, GIBSON G R, et al. Using probiotics to flatten the curve of coronavirus disease COVID-2019 pandemic[J]. Front Public Health, 2020, 8: 186.

[18] INFUSINO F, MARAZZATO M, MANCONE M, et al. Diet supplementation, probiotics, and nutraceuticals in SARS-CoV-2 infection: a scoping review[J]. Nutrients, 2020, 12(6): 1718.

[19] JUNG Y J, LEE Y T, NGO V L, et al. Heat-killed Lactobacillus casei confers broad protection against influenza A virus primary infection and develops heterosubtypic immunity against future secondary infection[J]. Sci Rep, 2017, 7(1): 17360.

[20] TONETTI F R, ISLAM M A, VIZOSO-PINTO M G, et al. Nasal priming with immunobiotic lactobacilli improves the adaptive immune response against influenza virus[J]. Int Immunopharmacol, 2020, 78: 106115.

[21] LAI F, REN Y, LAI C, et al. Acupuncture at Zusanli (ST36) for experimental sepsis: a systematic review[J]. Evid Based Complement Alternat Med, 2020, 2020: 3620741.

［22］LUO D,LIU L,ZHANG H M,et al. Electroacupuncture pretreatment exhibits lung protective and anti-inflammation effects in lipopolysaccharide-induced acute lung injury via SIRT1-dependent pathways［J］. Evid Based Complement Alternat Med,2022,2022:2252218.

［23］WEDGWOOD S,GERARD K,HALLORAN K,et al. Intestinal dysbiosis and the developing lung:the role of Toll-like receptor 4 in the gut-lung axis［J］. Front Immunol,2020,11:357.

［24］LOU Y,YU Q,XU K,et al. Electroacupuncture preconditioning protects from lung injury induced by limb ischemia/reperfusion through TLR4 and NFkappaB in rats［J］. Mol Med Rep,2020,22(4):3225-3232.

［25］MA W,LI Z,LU Z,et al. Protective effects of acupuncture in cardiopulmonary bypass-induced lung injury in rats［J］. Inflammation,2017,40(4):1275-1284.

［26］WANG L,AN J,SONG S,et al. Electroacupuncture preserves intestinal barrier integrity through modulating the gut microbiota in DSS-induced chronic colitis［J］. Life Sci,2020,261:118473.

［27］MU S,ZHANG J,DU S,et al. Gut microbiota modulation and anti-inflammatory properties of Xuanbai Chengqi decoction in septic rats［J］. J Ethnopharmacol,2021,267:113534.

［28］WANG W,CHEN Q,YANG X,et al. Sini decoction ameliorates interrelated lung injury in septic mice by modulating the composition of gut microbiota［J］. Microb Pathog,2020,140:103956.

［29］LI W,DING Z,CHEN Y,et al. Integrated pharmacology reveals the molecular mechanism of Gegen Qinlian decoction against lipopolysaccharide-induced acute lung injury［J］. Front Pharmacol,2022,13:854544.

［30］SCHUIJT T J,LANKELMA J M,SCICLUNA B P,et al. The gut microbiota plays a protective role in the host defence against pneumococcal pneumonia［J］. Gut,2016,65(4):575-583.

［31］LI B,YIN G F,WANG Y L,et al. Impact of fecal microbiota transplantation on TGF-beta1/Smads/ERK signaling pathway of endotoxic acute lung injury in rats［J］. 3 Biotech,2020,10(2):52.

［32］TAN J,MCKENZIE C,POTAMITIS M,et al. The role of short-chain fatty acids in health and disease［J］. Adv Immunol,2014,121:91-119.

［33］DALILE B,VAN OUDENHOVE L,VERVLIET B,et al. The role of short-chain fatty acids in microbiota-gut-brain communication［J］. Nat Rev Gastroenterol Hepatol,2019,16(8):461-478.

［34］BARTOLOMAEUS H,BALOGH A,YAKOUB M,et al. Short-chain fatty acid propionate protects from hypertensive cardiovascular damage［J］. Circulation,2019,139(11):1407-1421.

［35］OLANIYI K S,AMUSA O A. Sodium acetate-mediated inhibition of histone deacetylase alleviates hepatic lipid dysregulation and its accompanied injury in streptozotocin-nicotinamide-induced diabetic rats［J］. Biomed Pharmacother,2020,128:110226.

［36］PRIYADARSHINI M,KOTLO K U,DUDEJA P K,et al. Role of short chain fatty acid receptors in intestinal physiology and pathophysiology［J］. Compr Physiol,2018,8(3):1091-1115.

［37］LI M,VAN ESCH B,WAGENAAR G T M,et al. Pro- and anti-inflammatory effects of short chain fatty acids on immune and endothelial cells［J］. Eur J Pharmacol,2018,831:52-59.

［38］VALDES-DUQUE B E,GIRALDO-GIRALDO N A,JAILLIER-RAMIREZ A M,et al. Stool short-chain fatty acids in critically ill patients with sepsis［J］. J Am Coll Nutr,2020,39(8):706-712.

［39］WEISS S L,BITTINGER K,LEE J J,et al. Decreased intestinal microbiome diversity in pediatric sepsis:a conceptual framework for intestinal dysbiosis to influence immunometabolic function［J］. Crit Care Explor,2021,3(3):e0360.

［40］LI N,LIU X X,HONG M,et al. Sodium butyrate alleviates LPS-induced acute lung injury in mice via inhibiting HMGB1 release［J］. Int Immunopharmacol,2018,56:242-248.

95 高流量鼻导管吸氧技术在围手术期的应用

氧疗是治疗和改善低氧血症的常见手段，包括低流量鼻导管或可调式通气面罩，其优点是操作简单、方便、经济，设备简单易于实施，但也具有对输送的气体加温、加湿不足，易导致鼻咽部干燥、出血，鼻痛、额窦疼痛等不适，从而使患者难以耐受。发生呼吸衰竭的患者，根据病情严重程度其吸气峰流量可波动于 30~120L/min，而传统的氧疗设备吸氧流量最高只达 15L/min，远远低于成人自主吸气峰流量，不能满足呼吸衰竭及病情危重患者的病情需求，从而不利于低氧血症患者氧合的改善。一旦低氧血症无法改善，将进一步采取无创通气或有创机械通气的方式进行治疗，尽管大量研究表明无创通气或有创机械通气可以改善患者氧合功能和预后，但也存在加重肺损伤及增加气管插管的潜在风险。

近年来，高流量鼻导管吸氧（high-flow nasal cannula，HFNC）在低氧性呼吸系统疾病患者中的应用越来越普遍，是低氧性呼吸系统疾病氧疗的新选择。HFNC 由空氧混合装置、加热加湿器和鼻塞系统三部分组成，通过该系统可以向人体提供 21%~100% 的恒定氧浓度、37℃、100% 相对湿度的加温加湿的高流量气体，流速最高可达 60L/min，既能保证充足且恒定的氧气供应，满足呼吸衰竭患者的较高吸气流量要求，又能保持气道湿化，HFNC 还提供了适当的呼气末正压，减少鼻咽部解剖无效腔、降低气道阻力。且患者的耐受性高，有较好的舒适性。由于其与传统的流量介于 8~15L/min 的简单氧疗系统从名称上易混淆，也有部分研究将其命名为加湿高流量鼻导管吸氧（humidified high-flow nasal cannula，HHFNC）或加温湿化高流量鼻导管吸氧（heated humidified high flow nasal cannula，HHHFNC）。

目前，HFNC 被广泛运用于重症监护治疗病房、新生儿科等，可应用于肺炎、急性呼吸窘迫综合征、心源性肺水肿、慢性阻塞性肺疾病等多种不同基础疾病所导致的低氧血症。一项 meta 分析结果显示，与常规氧疗相比，高流量鼻导管治疗虽不能降低急性低氧性呼吸衰竭患者的死亡率及住院天数，但可以降低住院期间气管插管风险，舒适度及耐受程度也与常规氧疗无异。Delorme 等在 12 例患有高碳酸血症和低氧血症的呼吸衰竭患者中证明了 HFNC 治疗与标准低流量氧疗相比，明显减少了呼吸肌的负荷。有意思的是，虽然两组患者总分钟通气量没有变化，但是 HFNC 治疗可使 $PaCO_2$ 水平有降低的趋势，其具体机制尚不能完全阐明，但推测呼吸道无效腔的减少可能在一些患者中起到了作用。除了运用于危重症患者，在支气管内超声检查中，为防止患者检查过程中出现低氧血症，而传统面罩吸氧又常常会干扰操作者，高流量鼻导管吸氧也得到了很好的运用，防止低氧血症的发生，也增加了患者行检查过程中的舒适度，可作为特殊情况下标准低流量氧疗的替代疗法。除此之外，该治疗措施目前也逐步运用于儿童。HFNC 可作为一种介于标准氧疗和经鼻持续气道正压通气的氧疗措施，安全的运用于儿童，减少治疗期间气管插管的风险。在 5 岁以下患有急性呼吸道感染、呼吸窘迫和轻度低氧血症的儿童中，HFNC 与标准氧疗相比，降低了治疗失败的风险。HFNC 治疗可能存在以下优势。

1. 提供恒定氧浓度：HFNC 的空氧混合装置产生的气体流速高达 60L/min，其输送的氧流量更接近患者的自主吸气流量，可使吸氧浓度保持相对恒定。

2. 减少鼻咽部解剖无效腔：鼻腔和口咽部的解剖学无效腔被新鲜气体冲刷，减少了功能性无效腔。湍流气体流也在咽后部形成，这也可能促进气体氧合。

3. 产生气道正压：HFNC 可产生一定的气道压力，起到类似呼气末正压（positive end expiratory pressure，PEEP）的作用，从而更有利于改善氧合，有学者对 15 例心脏术后患者在吸氧流量 35L/min 时 HFNC 和传统面罩氧疗组患者的鼻咽部压力值进行了检测，结果发现：当口腔闭合时，HFNC 组的压力为（2.7±1.04）cmH_2O，而口腔开放时，其压力为（1.2±0.76）cmH_2O，然而传统面罩组的鼻咽部压力几乎为零。

4. 保护气道黏膜：37℃、100% 相对湿度的加温加湿的高流量气体相较于传统氧疗，可缓解患者治疗过程中鼻咽部干燥、出血，鼻痛、额窦疼痛等不适，使患者更为舒适，也能有效的稀释痰液、改善气道黏膜纤毛的功能，促进分泌物的排出，进一步改善氧合功能。

5. 减少呼吸功：在吸气时，HFNC 能提供与患者相适应的吸气流量，可起到机械性支持作用，从而降低鼻咽部对吸气气流的阻力，减少呼吸功，减少呼吸肌的负荷。正是基于以上这些优势，HFNC 在临床中得到广泛的运用，也在围手术期患者中逐步推广，使得一些老年患者、肥胖患者、小儿及术前合并心肺功能疾病的患者在围手术期获益。

一、高流量鼻导管吸氧在插管前预充氧中的应用

气管插管连接呼吸机是保证患者术中正常通气和氧合的重要手段，而预充氧是保证气管插管安全和减少并发症的重要标准化措施，有学者将高流量鼻导管吸氧这一治疗方法应用于气管插管前的预充氧，以探索其在特殊患者气管插管中的应用及减少不良反应的发生。一项多中心涉及 28 个 ICU 共 313 例急性低氧性呼吸衰竭患者的研究，对比无创通气和高流量鼻导管吸氧在气管插管期间的运用，结果显示，二者在低氧血症的发生率上无显著差别，也不增加即时或者远期并发症的发生。但是值得一提的是，高流量鼻导管吸氧可在喉镜暴露期间持续对患者进行被动氧合且不干扰操作者的插管操作。而另一项纳入了低、中度低氧血症的 ICU 插管患者的临床研究显示，HFNC 组在气管插管期间最低 SpO_2 的中位数为 100%（95%~100%），而面罩组为 94%（83%~98.5%）。脱氧饱和度事件（$SpO_2 < 80\%$）的发生率 HFNC 组为 2%，面罩组为 14%。国内学者通过一项纳入 444 例重症患者的 meta 分析结果显示，采用高流量鼻导管吸氧作为预充氧的手段可明显降低 $SpO_2 < 80\%$ 的发生，但不能降低重症患者气管插管过程中 $SpO_2 < 90\%$ 的发生，也不能降低 ICU 死亡率及 28 天死亡率。由于胃肠外科的患者常因留置鼻胃管、鼻肠管，呼吸面罩无法紧密贴合面部，预充氧和面罩通气效果不佳，因此国内学者采用高流量鼻导管吸氧进行预充氧直至完成气管插管，结果显示其可改善胃肠外科老年患者窒息插管期的氧合，PaO_2 下降程度和 $PaCO_2$ 升高程度均显著小于面罩组。肥胖患者由于气道的解剖及生理性病变使得其在气管插管过程中更易出现血氧饱和度降低，而肥胖相关的 Mallampati 分级 III 或 IV 是插管困难重要的独立预测指标，这给肥胖患者的气道管理带来挑战，因此 Maeva Rodriguez 等将 HFNC 技术运用于 $BMI \geqslant 30kg/m^2$ 肥胖患者的气管插管，结果显示，与无创通气相比，HFNC 不增加插管过程中低氧血症的发生，但是该技术可以缩短患者脱氧时间，可间接使患者获益。

以上研究证实 HFNC 可以使患者在气管插管期间保证患者氧合且不增加其他并发症的发生，原因总结为以下几点：①HFNC 可提供高达 60L/min 的高流量氧及产生一定水平的 PEEP，从而改善氧合；②与球囊面罩通气相比，HFNC 增加 FRC，延缓气管插管过程中低氧血症的发生；③在呼吸暂停阶段仍可以继续供氧，即窒息氧合。但是 HFNC 的应用也有一定的局限：①无法区分患者吸气相及呼气相，只能不区分呼吸周期地提供一个预设的恒定气流，

且只有给予高于吸气峰流量的气体时，才能确定真实吸氧浓度；②产生呼气末正压，对于低血容量患者来说，会使回心血量减少导致循环不稳定；因此，该技术在气管插管前的运用仍存在局限性且无统一标准。

二、高流量鼻导管吸氧在拔管后气道管理中的应用

术后早期安全拔管减少有创机械通气时间是重症监护治疗病房和麻醉术后的主要临床目标。对于这些合并各类疾病的高危患者而言，气管插管时间过久会增加呼吸机引起的肺损伤、膈肌功能障碍和呼吸机相关肺部感染的风险。拔管后非计划再插管与病死率增加显著有关。目前有三种无创的方法来增加拔管后的氧饱和度：常规氧疗、高流量调节氧疗和无创通气。有国外学者指出，对于低危患者或评估二次插管风险较低的患者，高流量氧疗可以提高拔管后的氧合和患者舒适度，同时减少拔管后呼吸衰竭和重新插管的风险。国内学者也通过观察重症监护治疗病房内全身麻醉术后未拔管的重症患者发现高流量鼻导管吸氧疗法虽不能降低非计划再插管率、28 天死亡率，但可以降低拔管后肺部感染发生率、减少 ICU 停留时间和住院时间。除此之外，2016 年一篇发表于 *The Journal of the American Medical Association* 的非劣性研究，对重症监护治疗病房内术后高危患者拔管后 24 小时采用 HFNC 治疗，结果显示，高流量吸氧疗法在防止再次插管和拔管后呼吸衰竭方面并不劣于无创通气治疗，甚至可降低术后呼吸衰竭的发生。一项纳入了 8 项随机对照试验、涉及 1 594 例患者的 meta 分析结果指出：与常规氧疗相比，高流量鼻导管减少了再插管和拔管后呼吸衰竭的发生率，但对死亡率和 ICU 住院时间无影响，高流量鼻导管还可以减少无创通气的使用和住院时间。与无创通气相比，高流量鼻导管吸氧对重新插管和拔管后呼吸衰竭无影响，但可缩短 ICU 住院时间和总住院时间。虽然以上研究因纳入的患者不同、年龄差异、疾病因素等导致结果有差异，但是，可以认为其可以降低特殊患者在气管拔管后并发症的发生及改善患者预后。对高危患者拔管后呼吸功能的改善机制仍然与减少缺氧，减少呼吸做功和呼吸肌疲劳，减少呼吸道分泌物，减少上呼吸道阻塞等机制有关。

目前关于 HFNC 的研究的应用场景大多集中于重症监护治疗病房与急诊科，受试人群存在合并呼吸衰竭或病情复杂的特点，这些随机对照试验研究和 meta 分析肯定了 HFNC 在治疗急性缺氧性呼吸衰竭和拔管后呼吸衰竭方面的疗效。

随着近年来麻醉领域对 HFNC 的应用增多，学者们也在积极探索将 HFNC 使用于何种场景及何种人群，提高特殊人群在围手术期气道管理的安全性，改善患者预后。相比于其他呼吸治疗，高流量鼻导管吸氧治疗对患者的益处远不止供氧，更是利用高流量通气，冲刷无效腔，并可产生

呼气末正压,提高通气效果。但是目前关于其在围手术期的应用仍缺乏统一标准,也尚无可靠证据指导临床应用场景、适应证、氧气流量、应用时长等,如何使患者受益最大化。因此该方法在围手术期的应用仍待进一步探索,仍需大样本多中心研究加以验证并制定出更加规范的临床应用指南,使 HFNC 广泛而正确地应用于临床,挽救更多的患者。

(李惠 邹小华)

参 考 文 献

[1] PAPAZIAN L, CORLEY A, HESS D, et al. Use of high-flow nasal cannula oxygenation in ICU adults: a narrative review[J]. Intensive Care Med, 2016, 42(9): 1336-1349.

[2] CUQUEMELLE E, PHAM T, PAPON J F, et al. Heated and humidified high-flow oxygen therapy reduces discomfort during hypoxemic respiratory failure[J]. Respir Care, 2012, 57(10): 1571-1577.

[3] NISHIMURA M. High-flow nasal cannula oxygen therapy in adults[J]. J Intensive Care, 2015, 31(3): 15.

[4] NISHIMURA M. High-flow nasal cannula oxygen therapy in adults: physiological benefits, indication, clinical benefits, and adverse effects[J]. Respir Care, 2016, 61(4): 529-541.

[5] GRIECO D L, MAGGIORE S M, ROCA O, et al. Non-invasive ventilatory support and high-flow nasal oxygen as first-line treatment of acute hypoxemic respiratory failure and ARDS[J]. Intensive Care Med, 2021, 47(8): 851-866.

[6] NAVA S, GREGORETTI C, FANFULLA F, et al. Noninvasive ventilation to prevent respiratory failure after extubation in high-risk patients[J]. Crit Care Med, 2005, 33(11): 2465-2470.

[7] ROCHWERG B, GRANTON D, WANG D X, et al. High flow nasal cannula compared with conventional oxygen therapy for acute hypoxemic respiratory failure: a systematic review and meta-analysis[J]. Intensive Care Med, 2019, 45(5): 563-572.

[8] LENGLET H, SZTRYMF B, LEROY C, et al. Humidified high flow nasal oxygen during respiratory failure in the emergency department: feasibility and efficacy[J]. Respir Care, 2012, 57(11): 1873-1878.

[9] CORTEGIANI A, ACCURSO G, MERCADANTE S, et al. High flow nasal therapy in perioperative medicine: from operating room to general ward[J]. BMC Anesthesiol, 2018, 18(1): 166.

[10] DELORME M, BOUCHARD P-A, SIMON M, et al. Effects of high-flow nasal cannula on the work of breathing in patients recovering from acute respiratory failure[J]. Crit Care Med, 2017, 45(12): 1981-1988.

[11] YILMAZEL U E, ARAZ Ö, KERGET B, et al. Comparison of high-flow and conventional nasal cannula oxygen in patients undergoing endobronchial ultrasonography[J]. Intern Med J, 2021, 51(11): 1935-1939.

[12] MOREEL L, PROESMANS M. High flow nasal cannula as respiratory support in treating infant bronchiolitis: a systematic review[J]. Eur J Pediatr, 2020, 179(5): 711-718.

[13] LUO J, DUKE T, CHISTI M J, et al. Efficacy of high-flow nasal cannula vs standard oxygen therapy or nasal continuous positive airway pressure in children with respiratory distress: a meta-analysis[J]. J Pediatr, 2019, 215: 199-208.

[14] PARKE R, MCGUINNESS S, ECCLESTON M. Nasal high-flow therapy delivers low level positive airway pressure[J]. Br J Anaesth, 2009, 103(6): 886-890.

[15] DE JA, JUNG B, JABER S. Intubation in the ICU: we could improve our practice[J]. Crit Care, 2014, 18(2): 209.

[16] RAT J P, RICARD J D, QUENOTJ P, et al. Non-invasive ventilation versus high-flow nasal cannula oxygen therapy with apnoeic oxygenation for preoxygenation before intubation of patients with acute hypoxaemic respiratory failure: a randomised, multicentre, open-label trial[J]. Lancet Respir Med, 2019, 7(4): 303-312.

[17] MIGUEL-MONTANES R, HAJAGE D, MESSIKA J, et al. Use of high-flow nasal cannula oxygen therapy to prevent desaturation during tracheal intubation of intensive care patients with mild-to-moderate hypoxemia[J]. Crit Care Med, 2015, 43(3): 574-583.

[18] 许立倩,魏宁,单美娟,等. 加温湿化高流量鼻导管吸氧可减少老年患者麻醉复苏期缺氧事件发生[J]. 南方医科大学学报, 2021, 41(8): 1265-1269.

[19] 熊静薇,张利东,嵇晴,等. 经鼻导管高流量氧疗技术在老年胃肠外科患者麻醉诱导中的应用[J]. 实用老年医学, 2021, 35(11): 1140-1143.

[20] BUSETTO L, ENZI G, INELMEN E M, et al. Obstructive sleep apnea syndrome in morbid obesity: effects of intragastric balloon[J]. Chest, 2005, 128(2): 618-623.

[21] BEHAZIN N, JONES S B, COHEN R I. Loring S. H. Respiratory restriction and elevated pleural and esophageal pressures in morbid obesity[J]. J Appl Physiol, 2010, 108(1): 212-218.

[22] RODRIGUEZ M, RAGOT S, COUDROY R, et al. Noninvasive ventilation vs. high-flow nasal cannula oxygen for preoxygenation before intubation in patients with obesity: a post hoc analysis of a randomized controlled trial[J]. Ann Intensive Care, 2021, 11(1): 114.

［23］ BÉDUNEAU G,PHAM T,SCHORTGEN F,et al. Epide-miology of weaning outcome according to a new defini-tion. The WIND study［J］. Am J Respir Crit Care Med, 2017,195(6):772-783.

［24］ 朱正方,刘煜昊,王启星,等.经鼻高流量氧疗用于机械通气脱机拔管后序贯治疗的初步评价［J］.中华危重病急救医学,2017,29(9):778-782.

［25］ MAGGIORE S M,IDONE F A,VASCHETTO R,et al. Nasal high-flow versus Venturi mask oxygen therapy after extubation:effects on oxygenation, comfort, and clinical outcome［J］. Am J Respir Crit Care Med, 2014, 190 (3):282-288.

［26］ HERNÁNDEZ G, VAQUERO C, GONZÁLEZ P, et al. Effect of post extubation high-flow nasal cannula vs con-ventional oxygen therapy on reintubation in low-risk pa-tients:a randomized clinical trial［J］. JAMA,2016,315 (13):1354-1361.

［27］ 陆蓉,范晓嬿.危重患者术后全身麻醉拔管后高流量鼻导管吸氧的应用价值［J］.广东医学, 2018, 39 (18):2853-2856.

［28］ HERNÁNDEZ G, VAQUERO C, COLINAS L, et al. Effect of post extubation high-flow nasal cannula vs non-invasive ventilation on reintubation and post extubation respiratory failure in high-risk patients:a randomized clinical trial［J］. JAMA,2016,316(15):1565-1574.

［29］ GRANTON D,CHAUDHURI D,WANG D,et al. High-flow nasal cannula compared with conventional oxygen therapy or noninvasive ventilation immediately post extu-bation:a systematic review and meta-analysis［J］. Crit Care Med,2020,48(11):e1129-1136.

96 保守性氧疗在临床中的作用与争议

开放性氧疗可能对机体多脏器有不良影响,急性肺损伤可直接由不适当的高氧导致,细胞功能障碍和死亡可来自活性氧的堆积等。保守性氧疗的目的是在不造成对机体有害的低氧血症的前提下,使氧化-抗氧化系统回归生理调控、改善微循环,维持有效的负反馈和内环境稳态。但保守性氧疗在临床的应用较少,目前还没有高质量证据支持其可行性和安全性。考虑到临床需氧治疗患者的不同亚群,我们从非低氧血症和低氧血症的危重症患者入手,分别探讨保守性氧疗对其死亡率和近远期并发症的影响,阐明其作用与争议。虽然还有待更多临床试验证实保守性氧疗用于非低氧血症患者的益处,但基于现有的生理学原理,临床医师应熟悉评估者的氧需状态并有效管理。在手术麻醉期间,可充分监测氧合指标,积极使用肺保护通气策略等将保守性氧疗的优势最大化。

开放性或高浓度给氧在临床中的应用十分广泛,尤其是对于心、肺、脑疾病或老年患者,临床上经常将开放性给氧作为"安慰性治疗",甚至还应用于不存在低氧血症的患者。因其认为可改善低氧血症与组织氧合,但该做法忽略了高氧带来的危害。目前,已经有较多临床研究证实高氧可造成生理危害,与危重患者高死亡率存在相关性。不只是氧疗,加速康复外科(enhanced recovery after Surgery, ERAS)等几乎所有的临床治疗都应以回归机体的生理性调控,不干预或维持内环境稳态为宗旨。减少医源性并发症与死亡率,是近年来为进一步提高疾病治疗效果的新动向。保守性氧疗将人体的氧供与氧需,组织器官氧合调控在生理需要范围内,而不是高于该范围,以求得到"安慰性"治疗效果。对于非低氧血症的患者,通过减少传统开放性氧疗所致的并发症以及对患者近远期预后的影响,使保守性氧疗利大于弊。暨此,本文分析、评述近几年相关研究的动态与发展,阐述保守性氧疗在临床中的作用及其与相关疾病近远期并发症、死亡率的关系,为改进氧疗的传统理念,积极采取回归生理的调控措施提供临床与理论依据,进一步提高相关疾病的治疗效果,改善近远期预后。

一、生理氧合与保守性氧疗的概念

生理情况下,正常成年人安静时的耗氧量为 $200 \sim 300ml/min$,SpO_2 为 $92\% \sim 98\%$,PaO_2 在 $80 \sim 100mmHg$。根据氧解离曲线得知,当动脉氧分压 PaO_2 为 $55mmHg$ 时,动脉氧饱和度 SaO_2 为 90%,低于此值,曲线成近似线性正相关趋势,PaO_2 一旦低于 $55mmHg$,SaO_2 将急剧下降;在此值以上,曲线平坦,SaO_2 值随 PaO_2 上升的趋势不明显,且当 $PaO_2>100mmHg$ 时,对应的 $SaO_2>95\%$。由此可见,当 PaO_2 足够高($>100mmHg$)时,再给患者高浓度氧疗,SaO_2 无显著升高。在大多数观察性研究中,$PaO_2 > 200mmHg$ 或 $120mmHg$,被定义为高氧血症。

根据临床的用氧习惯,氧疗可分为:自由氧疗(liberal oxygen therapy,LOT)和保守性氧疗(conservative oxygen therapy,COT)。基于 2018 年一项支持保守性氧疗优于自由氧疗的高质量证据,*British Medical Journal* 定义了外周血氧饱和度高于 97% 为自由氧疗,低于 96% 为保守性氧疗的目标。然而,从随后的大型随机对照试验的结果来看,保守性氧疗能否降低患者死亡率仍存在争议。总之,目前关于保守性氧疗应用于临床的大样本研究不够多,其与相关疾病近远期并发症,死亡率的关系还不确定。

所以,从缺氧的原因入手,规避高氧治疗的风险是必要的。缺氧是指组织内氧分压低于正常水平的情况,这可能是由于供氧不足、氧利用障碍所致。由此,我们可以根据缺氧的程度不同,把临床患者分为:非低氧血症患者和合并低氧血症的危重患者。而按缺氧的原因不同,可将危重患者的低氧血症分为低张性、血液性、循环性和组织性。文献指出,氧疗的效果取决于不同缺氧类型的生理特征。本综述将从不同缺氧类型的临床患者入手,探究保守性氧疗和自由氧疗对死亡率、近远期并发症发生率的影响。

二、非低氧血症患者的氧疗

机体缺氧并不意味着存在低氧血症。随着人类的进化,耐受低氧的能力强于高氧。见于经历过缺氧后痊愈的临床患者、高原上的健康人等。长期缺氧时心排血量代偿性增加,可以改善微循环血流量和保护重要脏器氧供;低氧诱导因子(hypoxia-inducible factor,HIF-1)被发现在长期缺氧机体中表达增强,进而促进一系列氧合基因的表达,如促红细胞生成素(erythropoietin,EPO);长期缺氧导致的高碳酸血症和酸中毒可使氧解离曲线右移,溶解氧和结合氧释放增加,利于组织利用氧等。如前所述,SaO₂ 随着 PaO₂ 的升高而增加,即氧血红蛋白结合率与溶解氧量同步增加。然而,在高氧环境下,溶解氧达到饱和,即 PaO₂>100mmHg,SaO₂ 却不再变化。多余的氧便作为氧化剂促进高铁血红蛋白生成,携氧能力下降,活性氧(reactive oxygen species,ROS)的产生导致脂质、蛋白质及核酸的氧化,细胞死亡增加;破坏肺毛细血管屏障,致肺水肿、肺淤血和出血;生成氧自由基,转变为脂褐素,加速心脑血管衰竭等一系列氧化-抗氧化系统失衡的严重后果。然而,与低氧相反,人类还没有进化出任何特定的适应来对抗高氧。研究发现,在无低氧血症的情况下,开放性氧疗不能改善心肌梗死、脑卒中、创伤性脑损伤和败血症患者的死亡率,甚至还会加重。如正常受试者在吸入高浓度氧气后容易发生肺不张,由于肺泡内的给氧去氮使吸入的氧气更快地扩散到血液中,导致肺泡塌陷。由此可见,机体可以在缺氧情况下通过代偿而不表现为低氧血症,对于这类患者来说,LOT 的使用是有争议的。研究发现,在非低氧血症的急性心力衰竭(acute heart failure,AHF)患者中使用 LOT 不能降低死亡率。越来越多的文章认为,COT 并但不加重非低氧血症患者的死亡率,且可以降低其近远期并发症的发生率,尤其是合并心脑血管疾病的患者。

三、合并低氧血症的危重患者的氧疗

(一) LOT 与 COT 对合并低氧血症的危重患者的总死亡率的影响

危重患者同样对低氧有一定的耐受能力,研究发现其在血红蛋白浓度低至 70g/L 时仍耐受较好。也有文献指出,在高海拔持续缺氧的健康志愿者的骨骼肌活检中,线粒体的失活和解偶联程序下调,ATP 产生效率提高。而在危重患者中也发现了类似的线粒体变化。2013 年,Martin 等提出了允许性低氧血症(permissive hypoxemia,PH)的概念:在患者低氧耐受范围内的动脉氧合水平。然而,该策略的安全性和有效性还有待验证。一项对 33 个随机临床试验进行 meta 分析后的系统综述表明,相较于自由氧疗,保守性氧疗与急危重症患者的死亡率降低无相关性。另一项纳入了 7 项随机对照试验(randomized controlled trial,RCT)的meta 分析也表明,LOT 和 COT 的 ICU 患者死亡率、ICU 住院时间、无呼吸机天数无显著差异。为进一步探究机械通气患者的最佳氧合范围,最新的一项研究系统回顾了符合条件的 RCT,按氧合目标分成三类,保守型(PaO₂ 55 ~

90mmHg)、中度型(PaO₂ 90 ~ 150mmHg)和自由型(PaO₂>150mmHg)。meta 分析结果显示,在机械通气的危重患者中,不同的氧合目标并不会导致不同的死亡率。以上说明,LOT 与 COT 两种策略总体都是可行的,不同策略可能对某些危重病亚群有益,这是一个重要的仍需进行的研究领域。因此,我们根据低氧血症的发生机制,对危重患者的氧疗策略进行分类分析。

(二) LOT 与 COT 对不同低氧血症发生机制的患者死亡率的影响

1. 低张性低氧血症患者的氧疗　低张性缺氧主要由氧的吸入减少造成,如高原地区空气中含氧量减少导致吸入氧减少,通气或换气功能障碍等。与肺泡通气不足相关的临床疾病有气胸、胸腔积液、慢性阻塞性肺疾病、支气管哮喘、神经肌肉疾病(如重症肌无力)等。其中,气胸、胸腔积液和神经肌肉疾病都属于限制性通气功能障碍。一项研究通过建立兔子模型,得到了实验性气胸治疗的剂量-反应曲线,并指出,与单纯空气治疗相比,气胸的改善与吸入氧水平成剂量依赖性。也有学者指出,高浓度氧疗有助于增加气胸患者肺组织与胸膜腔内的氧分压差,促使胸膜腔内的惰性气体氮气通过肺泡排出,多余的氧气也可被肺组织细胞吸收利用。在临床上,高流量氧疗已广泛应用于严重气胸的治疗。而对于重度哮喘、慢性阻塞性肺疾病(chronic obstructive pulmonary disease,COPD)急性加重期的危重患者,伴有严重通气功能障碍,LOT 与低流量氧疗组相比死亡率较高。因为高氧不仅消除了低氧对外周化学感受器的刺激,还会加重高碳酸血症和呼吸性酸中毒。换气功能障碍的发生机制有:通气血流比例失调、弥散功能障碍、肺动-静脉分流等。主要见于严重肺部感染、间质性肺疾病、急性肺栓塞等。因氧解离曲线呈 S 形,在部分肺泡通气不足或血流不足的情况下,正常肺泡毛细血管的血氧饱和度已处于曲线的平台段,无法携带更多的氧以代偿低 PaO₂ 区的血氧含量下降。有文献报道,在由肺内分流所致的缺氧情况下,氧疗价值较低,过度氧疗甚至与死亡率直接相关。这意味着对于换气功能障碍的危重患者来说,保守的、正常的供氧策略是可取的。

2. 血液性和组织性低氧血症患者的氧疗　血液性缺氧通常是由血红蛋白减少或血红蛋白功能障碍,导致氧运输发生障碍而出现的低氧血症,如 CO 中毒、严重贫血等。组织性低氧血症是因组织或细胞利用氧障碍所致,该类患者的动-静脉氧差(A-V dO₂)增大,如氰化物中毒、尿毒症致线粒体损伤等。CO 中毒的机制是 CO 与血红蛋白的亲合力比与血红蛋白的亲合力高 200 ~ 300 倍,所以 CO 极易与血红蛋白结合,形成碳氧血红蛋白(COHb),使血红蛋白丧失携氧的能力和作用,造成组织窒息。通过提高氧水平可以竞争性结合血红蛋白,减少 COHb 的生成。临床上常采用高压氧治疗 CO 中毒的患者。因为高压氧可以加速高浓度氧流对 COHb 的清除作用。由贫血导致的低氧血症并不常见,主要发生于严重贫血的危重症患者,有文献指出,当血红蛋白降至临界水平以于无法正常供氧时，高压氧和高浓度氧可用作紧急供氧的过渡疗法。在因严重贫血进行容量复苏的患者中，高压氧有利于使氧在高浓度梯度下溶解在红细胞贫乏的血浆或晶体/胶体稀释的血液中。此外，该作者认为，在亚急性和慢性贫血患者中，脉冲式、间歇性给予常压或高压氧会促进红细胞/血红蛋白的生成，从而改善患者的生存率和预后。当组织细胞中毒时，表现为利用氧障碍，如氰化物通过竞争性结合线粒体呼吸链中细胞色素氧化酶的活性位点，阻断 β-氧化。该反应可被高压氧通过增加一氧化氮的生物利用度来减弱。作为血管内皮舒张因子，NO 可增加血流量和氧输送，从而有利于高浓度氧被氰化物中毒的机体利用。所以，对于血液性和组织性低氧血症患者来说，高浓度氧和高压氧疗法是目前以及未来更符合机体的氧生理调控，可以改善预后的可靠治疗方向。

3. 循环性低氧血症患者的氧疗 循环性缺氧就是由于组织循环障碍，引起血流量减少而导致的缺氧。其原因非常多，主要是包括全身性和局部性的循环障碍，全身性缺氧如由各种原因引起的心力衰竭和休克。局部性缺氧如局部血管出现栓塞或血管病变，包括动脉粥样硬化、脉管炎或动脉血栓形成等。在临床上，及时给予充足的氧气是急性循环衰竭或休克患者的抢救原则之一。但有文献指出，过量氧会对机体炎症、氧化应激、肺功能、微血管灌注、冠状动脉和脑血流产生严重的不良影响。一项关于心力衰竭患者氧疗的前瞻性对照研究发现，随机分配到高和低 SpO_2 目标的患者主要或次要结局并没有观察到差异。但该研究仅纳入了 50 例患者进行研究，需要进一步开展更大样本量的随机对照试验来确定氧疗对急性心力衰竭（acute congestive heart failure，AHF）患者的疗效和安全性。然而在肺源性心力衰竭患者中，不少文章都提倡控制氧疗，且表明 LOT 对死亡率和近远期并发症的影响并不优于早期不给予氧气或短时间间歇性给氧的患者。所以，对于循环性低氧血症的患者来说，最重要的是早期、充分的液体复苏，从而恢复氧气需求和输送。应根据患者特征以及血流动力学、氧合状态等进行个性化设置。

4. 急性呼吸窘迫综合征患者的氧疗 不同于临床其他常见的呼吸衰竭，急性呼吸窘迫综合征（acute respiratory distress syndrome，ARDS）是一种急性、可由多种因素如严重感染、创伤、休克等引起的一种自身应激性炎症反应，通过损伤肺泡毛细血管，造成肺部无法正常输送氧气，是急性肺损伤的严重阶段。除此之外，它也是最易累及除肺脏之外，心、肝、肾和多器官功能衰竭的呼吸系统疾病之一。ARDS 患者的临床表现为顽固性低氧血症。对该类危重症患者来说，COT 和 LOT 都可能对机体造成不同程度的损伤。2014 年一篇文章针对 ARDS 患者 LOT 疗法提出了质疑，它认为，ARDS 患者的低氧血症也许会避免短暂性脑缺血发作（transient ischemic attack，TIA）和预防远期神经认知障碍，但过量氧可能会加重肺部炎症，进而导致短期临床结果恶化。2020 年一篇关于 ARDS 患者氧疗的前瞻性对照试验表明，在纳入的 205 例 ARDS 患者中，COT 组的 28 天内死亡率较 LOT 组高。该结果可能与低氧加重了 ARDS 患者的多器官功能衰竭有关。如 COT 治疗的患者更容易出现心率增快、感染相关并发症、脏器细胞缺氧性坏死等。另一方面，由于 ARDS 患者的肺泡毛细血管严重受损，通气血流比例失调，LOT 可通过增大肺泡膜两侧的 CO_2 分压差，排出足够的 CO_2，不至于出现 CO_2 潴留。因 O_2 的弥散能力仅为 CO_2 的 1/20，且 CO_2 解离曲线呈直线，有利于通气良好区对通气不足区的代偿，故 LOT 可以避免 ARDS 患者出现 CO_2 潴留。文献表明，2020 年出现的 COVID-19 新型冠状病毒重型肺炎患者也是以 ARDS 为主要临床表现，通常需要通过无创高流量鼻插管或有创机械通气给予较高的吸入氧（FiO_2）来维持足够的氧合。高流量氧疗可以改善 COVID-19 相关 ARDS 患者的临床结果，如增加无呼吸机天数和缩短 ICU 住院时间等。因此，相比 COT，LOT 对于 ARDS 患者来说，更有助于降低患者 28 天内死亡率，减少 CO_2 潴留相关并发症，降低心、脑、肾等器官缺氧性并发症发生率，但较易加重肺炎患者相关肺损伤。

四、手术麻醉期间非低氧血症患者的保守氧疗实施策略

允许性低氧血症作为一种肺保护通气策略，它的总体目标是最小化高通气对肺和全身的有害影响，同时通过优化心排血量维持足够的氧输送（DO_2）。不同于合并低氧血症的危重患者保守性氧疗依旧存在争议，对非低氧血症患者实施保守性氧疗是利大于弊的。在手术麻醉期间，我们可以通过多种措施安全可靠地实施保守氧疗。

（一）肺保护性通气策略

策略内容包括：①限制潮气量和气道压，即用小潮气量进行机械通气，避免大潮气量或高气道压通气引起肺泡过度扩张；②在吸气时加用足够的压力使萎陷的肺泡复张，呼气时用适当的 PEEP 保持肺泡开放。它既避免了萎陷肺的反复开放与闭合所致的肺泡壁反复牵拉，及顺应性不同的局部组织形成高剪切力，又可以改善肺的顺应性和肺泡处的气体交换，减少肺水肿和感染的发生。

（二）加强氧合水平监测

成功调控精准的动脉氧合除了需要持续监测 SpO_2、PaO_2，氧输送（DO_2）和氧耗（VO_2）的实时监测也很重要。有文献认为，混合静脉血氧饱和度（S_vO_2）结合 DO_2 和 VO_2 是一种更好的监测评估灌注异常的方法。因为 SvO_2 监测能够预测组织氧供需平衡的动态关系、预测心肺功能的补偿、即时评价治疗措施的疗效等。一般认为，SvO_2 的正常范围（≥70mmHg）较符合患者的氧需求量。

五、小结

保守性氧疗应用于非低氧血症或本身存在用氧障碍的

患者是利大于弊的,在手术麻醉期间,应积极采取措施利用保守性氧疗的优势。但合并低氧血症的危重症患者的氧疗方案还存在争议,还没有高质量证据支持 LOT 或 COT。不少研究表明,这两种氧疗方案对合并低氧血症的危重症患者死亡率无明显影响。本文通过分析低氧血症的不同生理机制,证明从不同危重症亚群入手进一步明确氧疗的选择是仍需进行的重要研究。

(王晨　雷洪伊　徐世元)

参 考 文 献

[1] DAMIANI E,ADRARIO E,GIRARDIS M,et al. Arterial hyperoxia and mortality in critically ill patients:a systematic review and meta-analysis[J]. Crit Care,2014,18(6):711.

[2] HELMERHORST H J,ROOS-BLOM M J,VAN WESTERLOO D J,et al. Association between arterial hyperoxia and outcome in subsets of critical illness:a systematic review,meta-analysis,and meta-regression of cohort studies[J]. Crit Care Med,2015,43(7):1508-1519.

[3] CHU D K,KIM L H,YOUNG P J,et al. Mortality and morbidity in acutely ill adults treated with liberal versus conservative oxygen therapy(IOTA):a systematic review and meta-analysis[J]. Lancet,2018. 391(10131):1693-1705.

[4] SIEMIENIUK R,CHU D K,KIM L,et al. Oxygen therapy for acutely ill medical patients:a clinical practice guideline[J]. BMJ,2018,363:k4169.

[5] LI L,ZHANG Y,WANG,P,et al. Conservative versus liberal oxygen therapy for acutely ill medical patients:A systematic review and meta-analysis[J]. Int J Nurs Stud,2021,118:103924.

[6] YU C. MILLER B R. Oxygen therapy target ranges:finding the balance[J]. Eur Respir J,2021,58(3):2101023.

[7] NAKANE M. Biological effects of the oxygen molecule in critically ill patients[J]. J Intensive Care,2020,8(1):95.

[8] KARAMAN T,KARAMAN S,AŞÇI M,et al. Comparison of ultrasound-guided supraclavicular and interscalene brachial plexus blocks in postoperative pain management after arthroscopic shoulder surgery[J]. Pain Pract,2019,19(2):196-203.

[9] SCHULTZ J M,KARAMLOU T,SHEN I,et al. Cardiac output augmentation during hypoxemia improves cerebral metabolism after hypothermic cardiopulmonary bypass[J]. Ann Thorac Surg,2006,81(2):625-632.

[10] FINK M P. Research:advances in cell biology relevant to critical illness[J]. Curr Opin Crit Care,2004,10(4):279-291.

[11] ABDELSALAM M,CHEIFETZ I M. Goal-directed therapy for severely hypoxic patients with acute respiratory distress syndrome:permissive hypoxemia[J]. Respir Care,2010,55(11):1483-1490.

[12] TURRENS J F. Mitochondrial formation of reactive oxygen species[J]. J Physiol,2003,552(Pt 2):335-344.

[13] SU L J,ZHANG J H,GOMEZ H,et al. Reactive oxygen species-induced lipid peroxidation in apoptosis,autophagy,and ferroptosis[J]. Oxid Med Cell Longev,2019,2019:5080843.

[14] DAMIANI E,DONATI A,GIRARDIS M. Oxygen in the critically ill:friend or foe? [J]. Curr Opin Anaesthesiol,2018,31(2):129-135.

[15] MAGNUSSON L,SPAHN D R. New concepts of atelectasis during general anaesthesia[J]. Br J Anaesth,2003,91(1):61-72.

[16] EDMARK L,KOSTOVA-AHERDAN K,ENLUND M,et al. Optimal oxygen concentration during induction of general anesthesia[J]. Anesthesiology,2003,98(1):28-33.

[17] BENOIT Z,WICKY S,FISCHER J F,et al. The effect of increased FiO(2)before tracheal extubation on postoperative atelectasis[J]. Anesth Analg,2002,95(6):1777-1781.

[18] ABOAB J,JONSON B,KOUATCHET A et al. Effect of inspired oxygen fraction on alveolar derecruitment in acute respiratory distress syndrome[J]. Intensive Care Med,2006,32(12):1979-1986.

[19] YU Y,YAO R Q,ZHANG Y F,et al. Is oxygen therapy beneficial for normoxemic patients with acute heart failure? A propensity score matched study[J]. Mil Med Res,2021,8(1):38.

[20] SEPEHRVAND N,EZEKOWITZ J A. Oxygen therapy in patients with acute heart failure:friend or foe? [J]. JACC Heart Fail,2016,4(10):783-790.

[21] HÉBERT P C,WELLS G,BLAJCHMAN MA,et al. A multicenter,randomized,controlled clinical trial of transfusion requirements in critical care. Transfusion Requirements in Critical Care Investigators,Canadian Critical Care Trials Group[J]. N Engl J Med,1999,340(6):409-417.

[22] JACQUES L,HÉBERT P C,HUTCHISON J S,et al. Transfusion strategies for patients in pediatric intensive care units[J]. N Engl J Med,2007,356(16):1609-1619.

[23] DANIEL S M,MICHAEL P. Oxygen therapy in critical illness:precise control of arterial oxygenation and permissive hypoxemia[J]. Crit Care Med,2013,41(2):423-432.

［24］ LEVETT D Z, RADFORD E J, MENASSA, D A, et al. Acclimatization of skeletal muscle mitochondria to high-altitude hypoxia during an ascent of Everest［J］. FASEB J, 2011, 26(4): 1431-1441.

［25］ RICHARD J L, CLIFFORD S D. Deficient mitochondrial biogenesis in critical illness: cause, effect, or epiphenomenon?［J］. Crit Care, 2007, 11(4): 158.

［26］ ALBERT J R, RICHARD J L, CLIFFORD S D. Mitochondrial dysfunction and resuscitation in sepsis［J］. Crit Care Clin, 2010, 26(3): 567-75.

［27］ DANIEL S M, MICHAEL P W G. Oxygen therapy in critical illness: precise control of arterial oxygenation and permissive hypoxemia［J］. Crit Care Med, 2013, 41(2): 423-432.

［28］ GILBERT-KAWAI E T, MITCHELL K, MARTIN D, et al. Permissive hypoxaemia versus normoxaemia for mechanically ventilated critically ill patients［J］. Cochrane Database Syst Rev, 2014, 2014(5): CD009931.

［29］ JANZ D R, HOLLENBECK R D, POLLOCK J S, et al. Hyperoxia is associated with increased mortality in patients treated with mild therapeutic hypothermia after sudden cardiac arrest［J］. Crit Care Med, 2012, 40(12): 3135-3139.

［30］ ZHAO X, XIAO H, DAI F, et al. Classification and effectiveness of different oxygenation goals in mechanically ventilated critically ill patients: network meta-analysis of randomised controlled trials［J］. Eur Respir J, 2021, 58(3): 2002928.

［31］ BARBATESKOVIC M, L SCHJØRRING O, RUSSO-KRAUSS S, ET al. Higher versus lower fraction of inspired oxygen or targets of arterial oxygenation for adults admitted to the intensive care unit［J］. Cochrane Database Syst Rev, 2019, 2019(11): CD012631.

［32］ PIPER, A J, YEE B J. Hypoventilation syndromes［J］. Compr Physiol, 2014, 4(4): 1639-1676.

［33］ ENGLAND G J, HILL R C, TIMBERLAKE G A, et al. Resolution of experimental pneumothorax in rabbits by graded oxygen therapy［J］. J Trauma, 1998, 45(2): 333-334.

［34］ AUSTIN M A, WILLS K E, BLIZZARD L, et al. Effect of high flow oxygen on mortality in chronic obstructive pulmonary disease patients in prehospital setting: randomised controlled trial［J］. BMJ, 2010, 341: c5462.

［35］ NAKANE M. Biological effects of the oxygen molecule in critically ill patients［J］. J Intensive Care, 2020, 8(1): 95.

［36］ GRENSEMANN J, FUHRMANN V, KLUGE S. Oxygen treatment in intensive care and emergency medicine［J］. Dtsch Arztebl Int, 2018, 115(27-28): 455-462.

［37］ LEE Y, CHA Y S, KIM S H, et al. Effect of hyperbaric oxygen therapy initiation time in acute carbon monoxide poisoning［J］. Crit Care Med, 2021, 49(10): e910-e919.

［38］ Van-Meter K W. The effect of hyperbaric oxygen on severe anemia［J］. Undersea Hyperb Med, 2012, 39(5): 937-942.

［39］ HEDETOFT M, POLZIK P, OLSEN N V, et al. Neuronal nitric oxide inhibition attenuates the protective effect of HBO2 during cyanide poisoning［J］. Undersea Hyperb Med, 2018, 45(3): 335-350.

［40］ JAKUBCZYK K, DEC K, KALDUNSKA J, et al., Reactive oxygen species-sources, functions, oxidative damage［J］. Pol Merkur Lekarski, 2020, 48(284): 124-127.

［41］ SEPEHRVAND N, ALEMAYEHU W, ROWE B H, et al. High vs. low oxygen therapy in patients with acute heart failure: HiLo-HF pilot trial［J］. ESC Heart Fail, 2019, 6(4): 667-677.

［42］ UDE A C, HOWARD P. Controlled oxygen therapy and pulmonary heart failure［J］. Thorax, 1971, 26(5): 572-578.

［43］ VINCENT J L, ORBEGOZO C D, ACHEAMPONG A. Current haemodynamic management of septic shock［J］. Presse Med, 2016, 45(4 Pt 2): e99-e103.

［44］ AGGARWAL N R, BROWER R G. Targeting normoxemia in acute respiratory distress syndrome may cause worse short-term outcomes because of oxygen toxicity［J］. Ann Am Thorac Soc, 2014, 11(9): 1449-1453.

［45］ BARROT L, ASFAR P, MAUNY F, et al. Liberal or conservative oxygen therapy for acute respiratory distress syndrome［J］. N Engl J Med, 2020, 382(11): 999-1008.

［46］ MIKKELSEN M E, ANDERSON B, CHRISTIE J D, et al. Can we optimize long-term outcomes in acute respiratory distress syndrome by targeting normoxemia?［J］. Ann Am Thorac Soc, 2014, 11(4): 613-618.

［47］ SANDER O, WELTERS I D, FOËX P, et al. Impact of prolonged elevated heart rate on incidence of major cardiac events in critically ill patients with a high risk of cardiac complications［J］. Crit Care Med, 2005, 33(1): 81-88.

［48］ YOUNG P, MACKLE D, BELLOMO R, et al. Conservative oxygen therapy for mechanically ventilated adults with sepsis: a post hoc analysis of data from the intensive care unit randomized trial comparing two approaches to oxygen therapy (ICU-ROX)［J］. Intensive Care Med, 2020, 46(1): 17-26.

［49］ FAN E, BEITLER J R, BROCHARD L, et al. COVID-19-

associated acute respiratory distress syndrome：is a different approach to management warranted？［J］. Lancet Respir Med,2020,8(8):816-821.

［50］ Mellado-Artigas R,FERREYRO B L,ANGRIMAN F,et al. High-flow nasal oxygen in patients with COVID-19-associated acute respiratory failure［J］. Crit Care,2021,25(1):58.

［51］ EWAN C G,JONKMAN A H,DIANTI J. et al. ,Clinical strategies for implementing lung and diaphragm-protective ventilation：avoiding insufficient and excessive effort ［J］. Intensive Care Med,2020,46(12):2314-2326.

［52］ SHOEMAKER W C. Monitoring and management of acute circulatory problems：the expanded role of the physiologically oriented critical care nurse［J］. Am J Crit Care,1992,1(1):38-53.

［53］ ENGER E L,HOLM K. Perspectives on the interpretation of continuous mixed venous oxygen saturation［J］. Heart Lung,1990,19(5 Pt 2):578-580.

［54］ GATTINONI,L,BRAZZI L,PELOSI P,et al. A trial of goal-oriented hemodynamic therapy in critically ill patients. SvO2 Collaborative Group［J］. N Engl J Med,1995,333(16):1025-1032.

97 关注心脏停搏后脑血流的多样化：充血、缺血、再灌注

心脏停搏（cardiac arrest, CA）时全身组织器官发生严重缺血、缺氧、炎症因子释放，产生各种代谢产物，自主循环恢复（return of spontaneous circulation, ROSC）后发生再灌注损伤，导致机体出现多器官功能紊乱或障碍，称为心脏停搏后综合征（post-cardiac arrest syndrome, PCAS）。它包括四个方面的病理生理变化：①CA后脑损伤（post-cardiac arrest brain injury, PCABI）；②CA后心肌功能障碍；③全身性缺血再灌注损伤；④持续存在的引起心脏停搏的病理状态。PCAS按时间分期分为即刻期（ROSC后至20分钟）、早期（ROSC后20分钟至6~12小时）、中期（ROSC后12~72小时）、恢复期和康复期。CA导致脑血流（cerebral blood flow, CBF）立即停止和ROSC后继发性脑损伤。这种PCABI称之为缺氧缺血性脑损伤（hypoxic ischaemic brain injury, HIBI），也称为CA后缺氧缺血性脑病（hypoxic ischaemic encephalopathy, HIE），是影响CA患者生存率和神经功能预后的主要决定因素。据报告HIBI是68%住院CA和23%院外CA患者的主要死亡原因。尽管及时的ROSC，但持续的脑血管功能障碍可能导致继发性损伤和使神经病学预后更加恶化。大量动物和临床研究证实CA后CBF、脑氧合和脑代谢发生明显紊乱。根据PCAS的分期不同，CBF表现为充血（heyperemia）、缺血（ischemia）、再灌注（reperfusion）多样化。本文就与此相关的研究进展做一简介。

一、脑血流及脑血流调节机制

成人大脑约重1 350g，仅占体重的2%，而脑血流量占心排血量的12%~15%（成人700ml/min）。CBF分为全脑血流量和局部CBF。静息局部CBF约为100g脑组织50ml/min。不同脑区CBF和代谢率不完全相同，大脑通过自身调节以维持充足的CBF来匹配脑代谢。脑功能发生变化时，局部CBF随脑功能和脑代谢水平改变而出现相应不同的改变。由于脑无能量储备，当CBF降低至约100g脑组织30ml/min时，几秒钟内意识丧失；降至100g脑组织10ml/min时，30分钟后出现脑细胞坏死。

假定血液黏度和血管长度保持不变，决定CBF的主要因素是脑灌注压（cerebral perfusion pressure, CPP）和脑血管阻力（cerebral vascular resistance, CVR），CBF = CPP/CVR。CPP代表脑血流的驱动压力，CPP = 平均动脉压（mean arterial pressure, MAP）－颅内压（intracranial pressure, ICP）。在病理状态下，ICP的增高和/或MAP的下降会造成CPP下降，从而影响脑灌注。

脑血流的调节是一个复杂的整合过程，不仅涉及神经元、胶质细胞、血液成分、脑脊液、细胞外间隙和间质，还涉及血管壁各层。尚无一种假说能够涵盖或确切地一元化解释脑血流调节的全部生物学机制。目前认为主要的脑血流调节机制包括肌源性学说、代谢学说、神经源性学说和内皮源性学说（图97-1）。肌源性调节通过调控脑小动脉和微动脉血管平滑肌细胞的代偿性扩张或收缩来维持动态稳定的CBF（bayliss效应）。神经源性调节是指脑周围血管分布的自主神经系统在维持CBF稳定中发挥作用。代谢性调节是脑小血管周围环境如CO_2、O_2和质子的变化参与了CBF调控过程，并与神经元活动密切相关，这一过程称为功能性充血（functional hyperemia）或神经血管偶联（neurovascular coupling）。内皮源性调节是内皮细胞释放的内皮衍

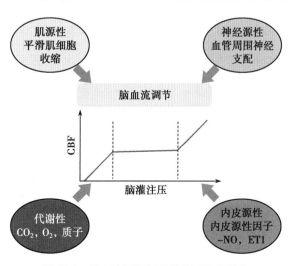

图97-1 脑血流可通过四种主要机制调节
NO. 一氧化氮；ET1. 内皮素1。

生舒张因子(如 NO、前列环素等)和内皮衍生收缩因子(如内皮素1等),直接调节血管张力,正常生理状态下,两者保持动态平衡,使血管始终处于适当的张力。

那么,如何调节 CBF?在生理上,一定的脑代谢需求总是要配合一定的 CBF 供给;而在病理状态下,脑血流的量和质与脑代谢之间的失衡是造成继发性脑损伤的重要因素。

(一)脑血流自身调节功能

当血压在一定范围内波动时,通过调节脑小血管口径以维持 CBF 相对恒定的能力称为脑血流自身调节(cerebral autoregulation),是脑血管的固有功能,也是机体防止脑组织出现低灌注或过度灌注的主要方式。从本质上理解,是脑为了维持与脑代谢需求相适应的 CBF 供给作出的代偿调节反应。正常人自身调节的范围在 MAP 65~70mmHg(自身调节下限)到 150mmHg(自身调节上限)之间。在此之间波动时,CBF 恒定保持在100g 脑组织 50ml/min,每分钟从700ml 血液摄取 50ml 氧(图 97-2)。若动脉灌注压升高超过其上限,则可立即导致脑的过度灌注,从而引起脑水肿和颅内压增高等症状;若降低至低于自身调节的下限时,CBF 则成线性减少。

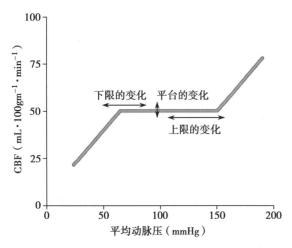

图 97-2 脑自身调节的传统观点
血压在一个较宽的范围内变化时 CBF 维持在正常范围。在低于人类自身条件的下限(MAP 65~70mmHg)和高于上限(MAP 约 150mmHg)时,脑循环呈现压力依赖性,CBF 随 MAP 的变化而变化。需要注意的是,自身调节平台的范围有很大的个体差异。自身调节曲线不应被认为是固定和静态的,而是大脑循环对血压变化的动态变化响应。

影响脑血流自身调节的因素包括动脉压、血管阻力和 ICP。血压突然降低或升高,可通过快速地调节血管内径,改变血管阻力,仍可保持脑血流的稳定。动脉压增高,脑灌注压升高,脑血管阻力增高;动脉压降低,脑灌注压下降,脑血管阻力降低。当 ICP 波动超过一定范围时,自动调节不能代偿,可出现脑血流的明显改变,这时 ICP 和脑血流成线性负相关,ICP 越高,脑血流减少越明显。

(二)脑血流量的化学性调节

CBF 的化学性调节包括脑代谢率(cerebral metabolic rate,CMR)、$PaCO_2$ 和 PaO_2 在内的一些因素的改变可引起脑生化环境的变化,从而引起 CBF 的继发调节。

1. CMR 局部 CBF 和代谢紧密耦合。这种耦合不受单一机制调节,而是涉及一个复杂的生理过程,是代谢、神经胶质、神经和血管因素的联合作用。神经元活动增强导致相应部位脑代谢增加,CMR 的增加伴随 CBF 成比例增加,这就是神经血管偶联。神经血管偶联的结构基础是神经血管单元(图 97-3),神经血管单元由 3 个主要部分组成,即血管平滑肌、神经元、星形胶质细胞。神经元活动导致局部血流量的变化通过星形胶质细胞介导传递,星形胶质细胞在其中占有重要地位。神经元与血管间的相互协调作用对大脑活性的维持具有重要意义,大脑局部神经活动增加会导致该区域氧耗量增加,此时大脑的代偿机制是通过局部小动脉的扩张来增加血源性能源物质以满足代谢所需。不论什么原因引起的脑损伤,其神经血管偶联都会损伤,使脑代谢活动不能拥有相应的匹配的脑血流,从而引起脑缺血及充血。

2. $PaCO_2$ 脑血管平滑肌张力在血液中 CO_2 浓度发生改变时产生调节反应的能力称为脑血管反应性。血管反应性可以在稳定脑血流之外的范围继续发挥作用,即超出脑血流自身调节能力。CBF 直接随 $PaCO_2$ 变化而改变,$PaCO_2$ 在生理范围内变化时对 CBF 的影响尤为显著。在正常生理范围,$PaCO_2$ 每改变 1mmHg,CBF 即相应改变,100g 脑组织(1~2)ml/min。

3. 其他 体温 41℃时,CBF 增加 30%,反之,体温下降 1℃,CMR 降低 6%~7%。PaO_2 在 60~300mmHg 范围内变化时对 CBF 影响不大。而在 PaO_2 低于 60mmHg 时,CBF 显著增加。

(三)脑血流的神经性调节

交感神经使血管收缩,副交感神经使血管舒张。在正常静息状态下,自主神经对血管张力的作用微弱,只有当 $PaCO_2$ 增高或者动脉血压超出生理范围时才发挥重要作用。

(四)心排血量调节

合适的 CPP 受心排血量(cardiac output,CO)及外周血管阻力影响,影响 CO 和外周血管阻力的因素势必影响 CPP。研究发现 CO 与 CBF 成正相关,CO 每增加 1%,CBF 相应增加 0.35%。Meng 等研究发现 CO 降低约 30% 会导致 CBF 减少约 10%。

(五)脑血流的综合调节

脑血管张力和 CBF 受一个复杂的调节系统控制(图 97-4)。由于 CBF 受许多因素的影响,任何特定时刻的 CBF 都是这些因素综合作用的结果,因此 CBF 自身调节的静态观点受到了挑战。目前认为,应该将脑自身调节视为一个动态过程,自身调节曲线的形态是以相互依存的方式影响脑血管张力的所有因素的综合结果。

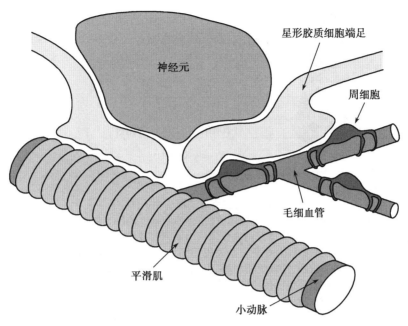

图 97-3　神经血管单元细胞之间的相互作用调节脑的血流

小动脉和动脉的直径由平滑肌细胞的收缩状态控制，平滑肌细胞在血管周围形成一个或多个连续层。毛细血管直径由周细胞控制，周细胞的纵向和周向收缩过程包裹着毛细血管。星形胶质细胞末端几乎完全包围小动脉和毛细血管及其收缩细胞。星形胶质细胞末端和神经元释放的化学物质控制平滑肌细胞和周细胞的收缩状态。

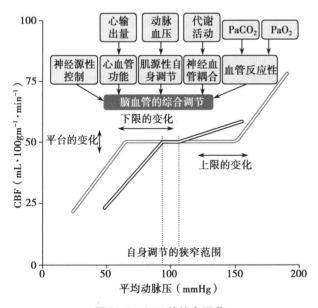

图 97-4　CBF 的综合调节

脑自身调节的传统观点认为当 MAP 在 65~150mmHg 范围内变化时，CBF 保持恒定。现代观点认为脑自身调节是一个动态过程，受到许多变量的影响，包括肌源性自身调节、神经血管偶联、动脉 CO_2 和 O_2 张力、自主（神经源性）活动和心血管功能。任何特定时刻的 CBF 都是这些变量综合作用的结果。正因如此，自身调节曲线的上、下限和平台存在相当大的变化。

二、心脏停搏后脑损伤的病理生理学机制

PCABI 在 PCAS 中发生率最高，是影响患者生存率和神经功能预后的重要因素。PCABI 的病理生理学机制为"双重打击"（"two-hit"）模型，即在心脏停搏、复苏和急性复苏后阶段依次发生的原发性（缺血性）和继发性（再灌注）损伤。涉及钙稳态失衡、病理性蛋白酶级联反应、自由基产生及细胞凋亡等多种机制。

（一）原发性损伤

心脏停搏导致所有重要器官的血流灌注和氧供停止。无血流（no-flow）阶段从心脏停搏开始一直持续到心肺复苏（cardio-pulmonary resuscitation，CPR）建立部分再灌注为止。尽管成人大脑重量只占体重的 2%，但大脑的血流量却占总心排血量的 12%~15%，以维持组织稳态。脑组织的活力在很大程度上依赖于持续的氧和能量底物（即葡萄糖）的供应，而 CBF 的停止会导致大脑活动的立即中断。研究表明，在 CBF 停止 4~10 秒后意识丧失，而脑电图（EEG）上的脑电活动停止往往相对滞后，多发生在 CBF 缺失 10~30 秒后。由于缺乏固有的能量存储，神经细胞特别容易发生缺血，CBF 停止后立即发生神经细胞损伤。在细胞水平，缺血导致有氧代谢停止，从而导致高能底物三磷酸腺苷（adenosine triphosphate，ATP）的耗竭（图 97-5，图 97-6）。ATP 耗竭引起能量依赖性 Na^+-K^+ 离子交换泵功能失调，导致大量

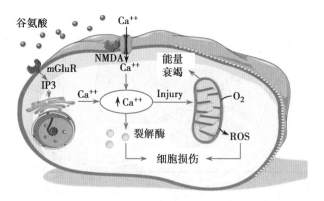

图 97-5　钙在再灌注损伤中的作用

神经递质谷氨酸在缺血损伤后由细胞释放,并与细胞膜上的两个主要受体结合:mGlu 受体(左),它通过一种称为 IP3 的细胞内介质从内质网释放钙存储;N-甲基-D-天门冬氨酸(NMDA;顶部),它在细胞膜上打开一个通道让钙进入。由此产生的细胞内钙水平的过量激活了钙依赖的裂解酶,如胱天蛋白酶、蛋白酶和磷脂酶,从而对细胞结构造成损害;此外,钙进入线粒体,破坏电子传递链。其结果是产生活性氧(ROS),进一步加剧细胞内损伤和能量失效,导致细胞损伤和死亡的恶性循环。

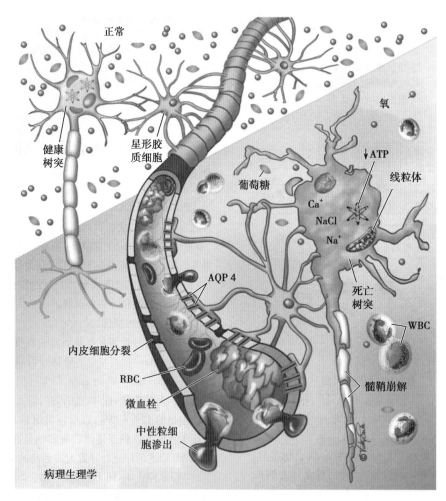

图 97-6　在 PCABI 的原发性和继发性损伤期间发生的各种微血管和细胞病理生理学后果

脑供氧减少表现为神经元有氧代谢减少,导致细胞内 ATP 产生减少。细胞内钙积聚导致线粒体毒性并进一步减少 ATP 的产生。无法维持细胞呼吸会导致细胞死亡和凋亡。此外,在微血管,内皮功能障碍导致血脑屏障破坏、脑水肿形成、微血栓形成和降低脑血流,并加剧细胞缺血。

钠离子和水向细胞内转移,从而导致细胞内发生细胞毒性水肿。此后不久,钾离子外流、细胞膜去极化,导致电压敏感性 Ca^{2+} 通道开放,细胞内 Ca^{2+} 内流,从而发生钙超载。实验证据表明,在心脏停搏和复苏期间,磁共振(MRI)已经出现脑水肿迹象。

(二)继发性损伤

在 CPR 开始后,CBF 可部分恢复(低水平),但低水平的 CBF 要维持神经细胞的完整性仍不理想,因为 CPR 仅能产生正常 CBF 的约25%,远低于维持细胞完整性和避免额外缺血性损伤所需的 CBF(约正常 CBF 的40%~50%)。随着 ROSC 的恢复,CBF 也随之恢复,但缺血性脑血管床再灌注触发一系列的病理生理学机制将导致继发性脑损伤。原

发性损伤引起的细胞内 Ca^{2+} 增加导致谷氨酸的释放,谷氨酸是一种兴奋性神经递质,与细胞膜结合,导致进一步细胞内 Ca^{2+} 内流从内质网向细胞内聚集(图97-5)。随后 Ca^{2+} 激活钙离子依赖性裂解酶(蛋白酶、磷脂酶),加剧神经元损伤。Ca^{2+} 依赖性的线粒体功能障碍也会导致细胞能量衰竭,促使凋亡蛋白和活性氧的释放,并导致进一步的神经元损伤。

再灌注损伤的另一个原因是固有免疫系统的激活和随后发生的组织炎症反应(图97-7)。这是由常驻巨噬细胞(称为小胶质细胞)和黏附在脑微血管内皮细胞并迁移到神经组织的循环白细胞所触发的。活化的白细胞额外释放的细胞因子进一步放大炎症反应。血脑屏障的通透性增加促进了白细胞的迁移,这也会导致血管源性水肿。

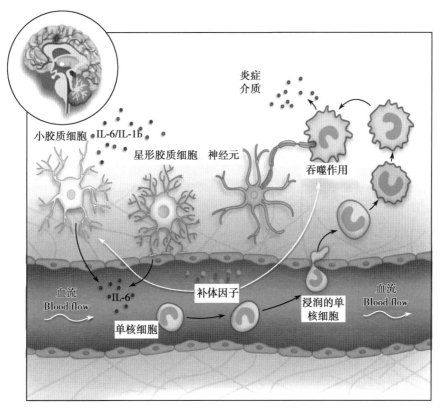

图97-7 固有免疫系统的炎症反应在缺血再灌注损伤中的作用

在组织缺血后的脑血管床再灌注后,固有免疫系统引发一种以脑缺氧/缺血激活星形胶质细胞为特征的炎症反应。主要是常驻巨噬细胞(称为小胶质细胞),被激活并分泌促炎细胞因子(白细胞介素6、白细胞介素1β)和趋化因子,从血液中吸引循环的单核细胞。内皮细胞上调白细胞黏附分子,使单核细胞从血液中进入组织,相对的,促炎细胞因子的分泌加剧,从而对神经血管单元的细胞造成损伤。补体级联激活也随之发生,进一步传播炎症损伤,并在大脑微血管中促进血栓形成。

三、心脏停搏复苏后脑血流和脑自身调节的变化

神经重症疾病最重要的病理生理改变是 CBF 急剧减少所致的脑功能障碍以及脑血管舒缩调节功能失常引起的脑出血、脑充血、脑水肿和细胞毒性损伤。CBF 存在有两个

阈值与神经功能障碍有关。当 CBF 降低至第一个阈值以下时,可因突触传导功能障碍引起神经元电活动衰竭(功能性血流阈值),出现 EEG 的平坦化;当 CBF 进一步降低至第二个阈值以下时,可引起代谢和离子泵功能衰竭(膜衰竭的血流阈值),此时细胞必然死亡。CBF 介于两个阈值之间,即缺血边缘区,脑细胞可维持低水平代谢活动。在正常情况下,全脑 CBF 维持在约100g 脑组织50ml/min,在 CBF

降至约 100g 脑组织 20ml/min 之前,EEG 不出现缺血现象,CBF 在约 100g 脑组织 15ml/min 水平时,皮质 EEG 呈等电位,当 CBF 降至 100g 脑组织(6~10)ml/min 时,会迅速出现不可逆的膜衰竭指征,导致神经元迅速死亡。在缺氧缺血性脑病,脑血流的管控目标为 100g 脑组织>30ml/min。

CA 后产生全脑缺血性损伤。传统上,CA 复苏后 CBF 的变化分为三个阶段,在 CA 和 CPR 期间,在 CA 期间最初无血流,随后在 CPR 期间无血流或低血流灌注;在 ROSC 恢复后,在复苏后 5~30 分钟发生脑充血,脑充血后,在复苏后 30 分钟至 6 小时出现脑的低灌注;最后,在 CA 后几天内发生 CBF 恢复、持续低灌注、全脑充血或血流停止和脑死亡。最近研究显示,在不同的脑区每一阶段脑灌注是不同的,皮质下区通常为早期脑充血,而皮质区一般为低灌注。此外,脑灌注取决于损伤持续时间,在长时间的损伤中充血较少见,而低灌注更为明显。年龄、CA 的类型也影响复苏后的 CBF。

(一) PCAS 即刻期的 CBF(ROSC 后 0~20 分钟):早期充血(血管麻痹)

在复苏后即刻期,CBF 紊乱传统上是以充血为特征。然而,最近研究表明,CBF 的改变呈现脑区特定性,并取决于年龄(儿童与成人)、CA 的病理生理学机制(心室颤动与窒息)和持续时间(轻度、中度、重度)三个因素。CA 时组织酸中毒降低血管张力导致血管麻痹,从而使在血压或 CO_2 发生变化时缺乏反应性。在大鼠 CA 即刻期证实缺氧引起的血管麻痹(hypoxia-induced vasoparalysis),并表明缺氧引起的血管麻痹是由于脑循环中血管舒张和收缩介质[包括一氧化氮(nitric oxide,NO)和腺苷]平衡失调所致。脑充血与脑肿胀一起,可导致 ICP 升高,通常在低灌注阶段开始前恢复正常。

早期脑充血的意义仍有待阐明。一些研究证实脑充血表明 CBF 和代谢的耦合,因此提示局部代谢率增加。其他研究认为脑充血是有害的,因为脑充血可能加重再灌注综合征,并提出更渐进的再灌注可能是有益的。在小儿 CA 后观察到早期充血的丘脑区,具有神经突广泛变性和小胶质细胞活化的特点,这表明早期脑充血与神经变性之间存在关联。针对早期脑充血改善神经系统预后的治疗包括抗氧化剂和多硝基白蛋白,证实它们可以减轻皮质下区的早期脑充血并改善预后。

(二) PCAS 早期的 CBF(ROSC 后 20 分钟至 12 小时):低灌注阶段

在动物模型中,ROSC 恢复之后,全脑 CBF(全脑充血)短暂地(15~30 分钟)增加,之后会发生延迟性低灌注(delayed hypoperfusion)。在复苏后 15~60 分钟的任何时间均可以观察到低灌注,并可能持续数小时甚至数天。对于 PCABI 患者,CBF 在低灌注阶段可能会减少 50% 以上。在延迟低灌注期间,CBF 和代谢可能脱耦联,表明脑在这个阶段可能遭受到继发性缺血性损害。延迟性低灌注的发生可能与多种机制有关,包括内皮细胞损伤、局部血管扩张介质

和血管收缩介质平衡失调,以及血压降低时自动调节功能受损。在这个阶段,低血压时,自动调节功能受损可能会进一步降低 CBF。

(三) PCAS 中期的 CBF(ROSC 后 12~72 小时):恢复正常血流

有关实验性 CA 后 12h 以后的 CBF 研究较少。有研究证实这个阶段的 CBF 可能恢复到正常水平,或仍然处于低灌注状态,或 CBF 增加。Bisschops 等在 10 例院外 CA 昏迷患者的研究发现入院时患者的大脑中动脉平均流速(MFV_{MCA},作为 CBF 的参数)较低,在第一天保持相对稳定,在 48 小时增加到正常水平。van den Brule 等在 CA 后昏迷患者研究证实入住 ICU 的存活者和非存活者的 MFV_{MCA} 相仿。然而,在 72 小时内存活者的 MFV_{MCA} 逐渐增加到正常水平,而非存活者的 MFV_{MCA} 增加更加明显,导致 CBF 过度增加。非存活者 CBF 过度增加可能是血管张力丧失导致脑血管阻力降低的结果。

CA 后 CBF 降低可能引起脑氧供需平衡失调。临床和实验研究证实 CA 后脑代谢降低。Hoedemaekers 等研究发现在 CA 后最初 48h,CBF 降低,但脑氧摄取保持正常。通过颈静脉-动脉 CO_2/动脉-颈静脉 O_2 含量差的比值确定,这种低 CBF 与无氧代谢无关。CA 后颈静脉 CO_2 含量明显降低,提示脑代谢降低导致 CO_2 产生减少。在 CA 存活者,CA 后 MFV_{MCA} 立即降低,同时伴随代谢降低,随着代谢的恢复,MFV_{MCA} 逐渐恢复到正常水平。在存活者代谢逐渐增加与神经元活动的恢复相一致。这些结果表明在良好神经病学结局的患者脑血管偶联是完整的。相比之下,在脑过度灌注的非存活者中脑氧摄取率明显降低,提示非存活者的脑血流与代谢脱偶联。这种持续的低代谢可能反映不可逆性的神经损伤。

(四) 微血管水平的脑灌注:CA 后的无复流(no-reflow)现象

实验研究证实,CA 后的即刻和早期或完全阻断脑血流 5 分钟以上,当心搏恢复或解除阻断后,大部分脑内微血管仍不能被血流重新灌注,这种现象称之为无复流(no-reflow)现象。短暂性全脑缺血后的脑再灌注是不完全和不均匀的,组织学上表现为脑组织的多灶性灌注缺如。这些灌注缺如的数量和程度随着缺血持续时间的延长而增加,而它们的分布与 PCABI 最常见的解剖位置(纹状体、海马、杏仁核和丘脑)相一致。无复流现象可能与多种机制有关,包括微血管狭窄;微血管内血液黏度升高,微血栓形成;复苏后低血压和/或脑循环灌注不全;继发性代谢紊乱;继发性钙离子进入脑血管平滑肌而引起脑血管痉挛等。无复流现象可能促使复苏后低灌注并可能导致继发性缺血性损伤。

(五) CA 后脑血流自身调节

一般来说,MAP 在一定范围内,CBF 是相对恒定的,尽管在健康人群中存在相当大的异质性。这种特性被称为脑血流自身调节。研究证实大约 30%~50% 的 CA 患者脑血

流自身调节发生障碍，其范围变窄或调节曲线左移。因此，CA 后的动脉低血压可能导致脑灌注不足，使 PCABI 恶化。

最初的研究证实 MAP 与 CBF 之间存在线性关系，表明 CA 后脑自身调节功能完全失调（静态）。Sundgreen 等通过使用血管升压药逐步增加 MAP 并同时使用经颅多普勒超声（transcranial Doppler，TCD）测定 CBF，为 CA 患者构建静态脑自身调节曲线，在 18 例 CA 患者中发现 8 例患者缺乏静态脑自身调节，10 例患者存在静态脑自身调节；在 10 例脑自身调节功能保留的患者中，5 例的自身调节下限向上移位（范围 80~120mmHg）。事实上，自身调节可能保持完整，但调节的范围变窄并上移。这项研究证实了在 CA 患者脑自身调节的异质性。Ameloot 等研究通过 MAP 和氧合与脱氧血红蛋白比率之间的移动相关系数确定（动态）脑血管自身调节，证实三分之一的 CA 后患者脑血管自身调节没有保留。研究表明脑自身调节功能紊乱与不利结局有关。与血压较高的患者相比，CA 后最初 48h 内低于最佳自身调节范围的 MAP 与较差的结局有关。

脑组织氧饱和度与 MAP 相关性也可用于确定 CA 后个体患者的最佳 MAP。一项小型前瞻性队列研究证明了该技术获得最佳 MAP 实时值的可行性。该研究发现 CA 后患者的最佳 MAP 为 75mmHg。在一项回顾性研究中，Ameloot 等发现自身调节功能保留的 CA 患者最佳 MAP 为 85mmHg，而自身调节功能受损的 CA 患者为 100mmHg。总之，这些结果强调了 CA 后患者准确控制血压的重要性。

CA 后 CBF 发生改变。临界闭合压（critical closing pressure，CrCP）是量化脑血管床特征的可靠方法，被定义为动脉血压的下限，低于该下限血管会塌陷和血流停止。van den Brule 等研究证实在 CA 后立刻，CrCP 升高，并伴随脑血管阻力增加；在入院后 48 小时内 CrCP 下降至正常水平；与非存活者比较，存活者的 CrCP 明显较高。显然，预后不良患者血管活性张力丧失，导致脑血管阻力降低，随后 CBF 增加。相比之下，在神经系统预后良好的患者中，血管活性张力和脑血流速度恢复到正常水平。此外，在 CA 后，脑自身调节受损，但脑血流对 CO_2 变化的反应性仍然保留。

（六）颅内高压

越来越多的证据表明 PCABI 患者可能发展为颅内高压。ICP 升高可能是由细胞毒性或血管源性水肿所引起的，并且与神经系统预后不良有关。You 等的研究证实在入住 ICU 后不久，ICP 升高（通过腰椎穿刺测量）是 3 个月神经系统预后不良的一个强有力的预测因子。Sekhon 等在 10 例 PCABI 患者中（其中 6 例死亡），ROSC 的中位数是 8.5 小时，经脑实质内监测 ICP 证实所有患者均表现出颅内顺应性降低。最近 Fergusson 等在一项针对 PCABI 患者的小型匹配队列研究中，使用有创神经监测，比较了脑组织氧张力（parenchymal brain tissue oxygen tension，$PbtO_2$）> 20mmHg 和 ICP<25mmHg，与传统治疗方法相比，能改善神经系统预后。

四、脑血流是 CA 后脑损伤患者血流动力学治疗的重点

CA 患者在 ROSC 病情初步稳定后，复苏后的处理取决于血流动力学支持、机械通气、体温管理、潜在病因的诊断和治疗、癫痫的诊断和治疗、对感染的警惕和治疗以及对患者危重状态的管理。许多 CA 后存活下来的患者最终会因为在神经系统损伤的背景下停止维持生命的治疗而死亡。因此复苏后治疗的重点是减轻对脑的损伤。目前，还没有直接针对 PCABI 的治疗方法，因此，应通过维持生理稳态来减少脑的继发性损伤。应避免体温、动脉血压、氧合和通气功能的紊乱。PCAB 处理的核心是脑复苏，应尽早恢复脑血流，缩短无灌注和低灌注的时间，维持合适的脑代谢和中断细胞损伤的级联反应，减少神经细胞的丧失。通过优化脑灌注、目标温度管理（亚低温治疗）、改善通气氧合（管理氧和二氧化碳分压水平）和控制抽搐、癫痫发生等处理措施以防治 PCABI，保护神经功能，促进脑功能恢复。脑复苏治疗往往从优化脑灌注开始。通过优化脑氧输送（cerebral oxygen delivery，CDO_2）和氧利用之间的平衡来减轻这种继发性的脑损伤。优化脑灌注，恢复脑血流，重点在于根据脑灌注导向的血压滴定管理。研究证实将 CPP 或血压维持在脑血流自身调节能力下限与上限水平之间，维持患者最佳脑灌注压（optimal cerebral perfusion pressure，CPPopt）可能对于重症神经患者脑保护有作用。有研究发现当 CPPopt 在 60~80mmHg 时，临床将 CPP 保持在高于 CPPopt 10mmHg 范围内的轻度高灌注状态以及当 CPPopt> 80mmHg 时，临床将 CPP 保持在 CPPopt 上下 5mmHg 范围内，均可获得较好的预后。在 PCABI 患者中，脑血流自身调节的稳定范围变窄，将 MAP 控制于脑血流自身调节功能范围以内，可显著减轻缺血及再灌注损伤。

为了减轻继发性缺血性损伤引起的 PCABI，CA 后的最佳动脉血压目标尚不清楚。2019 年，Amelook 等在一项神经保护试验中随机抽取 107 例 CA 复苏的昏迷患者进行目标导向的血流动力学优化方案［MAP 85~100mmHg 和混合静脉血氧饱和度（S_vO_2）65%~75%］，或根据治疗医师的经验酌情使用液体、正性肌力药和血管加压药控制 MAP 为 65mmHg 组，结果显示，两组间使用 MRI 定量的缺血脑容量百分比以及 6 个月时神经系统良好预后的比率均无明显差异。因此目前主张将 MAP 维持在患者的个体自身调节范围之内，以优化脑灌注，而不是标准化的血压目标。为此目的，对两个推导出的参数进行了研究。第一个是脑氧合指数（cerebral oxygenation index，COx），用近红外光谱（near-infrared spectroscopy，NIRS）测量的局部脑氧饱和度（cerebral regional oxygen saturation，rSO2）和 MAP 之间的相关系数。第二个是压力反应性指数（pressure reactivity index，PRx），即颅内压与 MAP 的相关系数。随着 MAP 的增加 COx 或 PRx 增加表明自身调节功能失调，而 COx 或 PRx 接近零或

负值则表明自身调节功能是完整的。基于该模型,"最佳MAP"是 COx 或 PRx 的最低值对应的范围。Ameloot 等研究发现通过 COx 测量存在自身调节功能失调是临床结局的独立预测因子,低于最佳 MAP 的时间百分比与神经系统不良预后的发生率有关。Balu 等研究表明 PRx 增加是PCABI 神经系统不良预后的强有力预测因子。然而,目前这两种指标均未在临床研究中进行前瞻性评估,并且对于脑损伤中个体化血压目标的最佳控制范围尚未达成共识。目前由欧洲复苏委员会(European Resuscitation Council,ERC)和欧洲重症医学会(European Society of Intensive Care Medicine,ESICM)共同发布的复苏后处理指南没有建议任何特定的血压目标,但建议避免低血压(MAP<65mmHg)并以 MAP 为目标以达到足够的尿量[>0.5ml/(kg·h)]和维持乳酸正常或降低。

多项观察性研究发现,复苏后低血压与较差的存活率和神经系统预后有关。一项试验确实发现较高的 MAP 可改善氧合功能,这可能是高 MAP 对缺氧缺血性脑病有益处的机制之一。最近的一项观察性研究比较了 MAP 在 70~90mmHg 和 MAP>90mmHg 患者的预后,也发现 MAP 越高,神经系统预后越好。一些患者需要较高的 MAP 目标(80~100mmHg)才能达到足够的脑组织氧合,可能与血管周围细胞肿胀或脑毛细血管塌陷有关。近红外光谱对脑自动调节功能的研究表明在缺血再灌注损伤后,慢性高血压患者的自动调节曲线可能右移,并可能需要较高的 MAP。常规靶控较高的 MAP 的利益尚未得到明确回答。但有研究表明与标准 MAP 目标比较,较高 MAP 目标并没有降低 CA后神经损伤生物标志物的水平。目前的研究旨在确定是否可以实现个性化的 MAP 目标。

在 CA 后 ROSC 恢复后,脑血流表现为充血、缺血(低灌注)和再灌注多样化改变。在 PCABI 患者中,脑自身调节功能障碍、血管麻痹和 CBF 增加可能导致继发性脑损伤的发生和发展。因此,对 PCABI 患者进行脑血流监测,基于病理生理学特点进行分析,寻找最适灌注压,将有助于为脑功能恢复的临床治疗干预提高精确治疗决策。

(胡兴国　肖亚芬　印建军)

参 考 文 献

[1] UCHINO H,OGIHARA Y,FUKUI H,et al. Brain injury following cardiac arrest:pathophysiology for neurocritical care[J]. J Intensive Care,2016,4:31.

[2] 中华医学会急诊医学分会复苏学组,中国医药教育协会急诊专业委员会成人心脏骤停后综合征诊断和治疗中国急诊专家共识组. 成人心脏骤停后综合征诊断和治疗中国急诊专家共识[J]. 中华急诊医学杂志,2021,30(7):799-808.

[3] SEKHON M S,AINSLIE P N,GRIESDALE D E. Clinical pathophysiology of hypoxic ischemic brain injury after cardiac arrest:a "two-hit" model[J]. Crit Care,2017,21(1):90.

[4] SEKHON M S,GRIESDALE D E. Individualized perfusion targets in hypoxic ischemic brain injury after cardiac arrest[J]. Crit Care,2017,21(1):259.

[5] IORDANOVA B,Li L,CLARK R S B,et al. Alterations in cerebral blood flow after resuscitation from cardiac arrest[J]. Front Pediatr,2017,5:174.

[6] VAN DEN BRULE J,VAN DER HOEVEN J G,HOEDE-MAEKERS C. Cerebral perfusion and cerebral autoregulation after cardiac arrest[J]. Biomed Res Int,2018,2018:4143636.

[7] Jones-Muhammad M,WARRINGTON J P. Cerebral blood flow regulation in pregnancy,hypertension,and hypertensive disorders of pregnancy[J]. Brain Sci,2019,9(9):224.

[8] CLAASSEN J,THIJSSEN D,PANERAI R B,et al. Regulation of cerebral blood flow in humans:physiology and clinical implications of autoregulation[J]. Physiol Rev,2021,101(4):1487-1559.

[9] DRUMMOND J C. The lower limit of autoregulation:time to revise our thinking? [J]. Anesthesiology,1997,86(6):1431-1433.

[10] CASTLE-KIRSZBAUM M,PARKIN W G,GOLDSCHLAGER T,et al. Cardiac output and cerebral blood flow:a systematic review of cardio-cerebral coupling[J]. J Neurosurg Anesthesiol,2021,34(4):352-363.

[11] MENG L,HOU W,CHUI J,et al. Cardiac output and cerebral blood flow:the integrated regulation of brain perfusion in adult humans[J]. Anesthesiology,2015,123(5):1198-1208.

[12] WILLIE C K,TZENG Y C,FISHER J A,et al. Integrative regulation of human brain blood flow[J]. J Physiol,2014,592(5):841-859.

[13] TAN C O. Defining the characteristic relationship between arterial pressure and cerebral flow[J]. J Appl Physiol,2012,113(8):1194-1200.

[14] MENG L,GELB A W. Regulation of cerebral autoregulation by carbon dioxide[J]. Anesthesiology,2015,122(1):196-205.

[15] MAYASI Y,GEOCADIN R G. Updates on the management of neurologic complications of post-cardiac arrest resuscitation[J]. Semin Neurol,2021,41(4):388-397.

[16] PERKINS G D,CALLAWAY C W,HAYWOOD K,et al. Brain injury after cardiac arrest[J]. Lancet,2021,398(10307):1269-1278.

[17] BUUNK G,VAN DER HOEVEN J G,MEINDERS A E. Cerebral blood flow after cardiac arrest[J]. Neth J Med,2000,57(3):106-112.

[18] BHALALA U S,KOEHLER R C,KANNAN S. Neuroinflammation and neuroimmune dysregulation after acute hypoxic-ischemic injury of developing brain[J]. Front Pediatr,2015,2:144.

[19] SANDRONI C,CRONBERG T,SEKHON M. Brain injury after cardiac arrest:pathophysiology,treatment,and prognosis[J]. Intensive Care Med,2021,47（12）:1393-1414.

[20] BISSCHOPS L L,HOEDEMAEKERS C W,SIMONS K S,et al. Preserved metabolic coupling and cerebrovascular reactivity during mild hypothermia after cardiac arrest[J]. Crit Care Med,2010,38(7):1542-1547.

[21] VAN DEN BRULE J M,VINKE E,VAN LOON L M,et al. Middle cerebral artery flow,the critical closing pressure,and the optimal mean arterial pressure in comatose cardiac arrest survivors-an observational study[J]. Resuscitation,2017,110:85-89.

[22] HOEDEMAEKERS C W,AINSLIE P N,HINSSEN S,et al. Low cerebral blood flow after cardiac arrest is not associated with anaerobic cerebral metabolism[J]. Resuscitation,2017,120:45-50.

[23] AMELOOT K,GENBRUGGE C,MEEX I,et al. An observational near-infrared spectroscopy study on cerebral autoregulation in post-cardiac arrest patients:time to drop 'one-size-fits-all' hemodynamic targets? [J]. Resuscitation,2015,90:121-126.

[24] SEKHON M S,GOODERHAM P,MENON D K,et al. The Burden of brain hypoxia and optimal mean arterial pressure in patients with hypoxic ischemic brain injury after cardiac arrest[J]. Crit Care Med,2019,47（7）:960-969.

[25] SUNDGREEN C,LARSEN F S,HERZOG T M,et al. Autoregulation of cerebral blood flow in patients resuscitated from cardiac arrest[J]. Stroke,2001,32(1):128-132.

[26] AMELOOT K,GENBRUGGE C,MEEX I,et al. An observational near-infrared spectroscopy study on cerebral autoregulation in post-cardiac arrest patients:Time to drop 'one-size-fits-all' hemodynamic targets? [J]. Resuscitation,2015,90:121-126.

[27] YOU Y,PARK J,MIN J,et al. Relationship between time related serum albumin concentration,optic nerve sheath diameter,cerebrospinal fluid pressure,and neurological prognosis in cardiac arrest survivors[J]. Resuscitation,2018,131:42-47.

[28] SEKHON M S,GRIESDALE D E,AINSLIE P N,et al. Intracranial pressure and compliance in hypoxic ischemic brain injury patients after cardiac arrest[J]. Resuscitation,2019,141:96-103.

[29] FERGUSSON N A,HOILAND R L,THIARA S,et al. Goal-directed care using invasive neuromonitoring versus standard of care after cardiac arrest:a matched cohort study[J]. Crit Care Med,2021,49(8):1333-1346.

[30] PANCHAL A R,BARTOS J A,CABAÑAS J G,et al. Adult basic and advanced life support:2020 american heart association guidelines for cardiopulmonary resuscitation and emergency cardiovascular care [J]. Circulation,2020,42(16 suppl 2):S366-S468.

[31] NOLAN J P,SANDRONI C,BÖTTIGER B W,et al. European resuscitation council and european society of intensive care medicine guidelines 2021:post-resuscitation care[J]. Intensive Care Med,2021,47(4):369-421.

[32] HENSON T,RAWANDUZY C,SALAZAR M,et al. Outcome and prognostication after cardiac arrest[J]. Ann N Y Acad Sci,2022,1508(1):23-34.

[33] RIKHRAJ K,WOOD M D,HOILAND R L,et al. Determining optimal mean arterial Pressure after cardiac arrest:a systematic review[J]. Neurocrit Care,2021,34(2):621-634.

[34] AMELOOT K,DE-DEYNE C,EERTMANS W,et al. Early goal-directed haemodynamic optimization of cerebral oxygenation in comatose survivors after cardiac arrest:the Neuroprotect postcardiac arrest trial[J]. Eur Heart J,2019,40(22):1804-1814.

[35] BALU R,RAJAGOPALAN S,BAGHSHOMALI S,et al. Cerebrovascular pressure reactivity and intracranial pressure are associated with neurologic outcome after hypoxicischemic brain injury[J]. Resuscitation,2021,164:114-121.

[36] SKRIFVARS M B,ÅNEMAN A,AMELOOT K. Individualized blood pressure targets during postcardiac arrest intensive care[J]. Curr Opin Crit Care,2020,26(3):259-266.

98 心脏手术围手术期右心室衰竭的研究进展

右心室衰竭(right ventricular failure,RVF)是心脏手术患者死亡的一个重要原因。RVF可出现在手术前、术中或术后,在心脏手术中,右心室功能不全通常导致难以脱离心肺转流术(cardiopulmonay bypass,CPB)并增加术后死亡率,需要早期识别和及时治疗。尽管RVF对心脏手术预后很重要,但在围手术期并没有得到广泛研究,围手术期RVF诊断和管理也缺乏统一。本文对既往文献进行回顾和归纳,概述了RVF的病理生理学、病因学、诊断、治疗等内容,以增强读者对这一复杂病理生理过程的理解。

一、概述

右心室衰竭(RVF)是指由于心血管系统结构或功能异常而导致右心室充盈或射血功能受损所引起的一种复杂的临床综合征。虽然RVF在常规心脏手术后并不常见,但它仍然是远期并发症发病率和死亡率的重要影响因素。RVF早期阶段可不伴有心力衰竭的症状和体征,继续进展可导致心律失常和组织灌注不良,从而导致休克、全身淤血和多器官衰竭,影响患者生存率。在病理生理学上,RVF被定义为在正常的右心房压力下,右心室无法通过肺循环提供足够的血液流动。临床上,RVF表现为低血压,中心静脉压(central vein pressure,CVP)升高(>15mmHg),肺循环血流减少。最近,Denault等针对非左心室辅助装置(left ventricular assist device,LVAD)患者提出了围手术期RVF的三项诊断标准,包括:①脱离CPB困难;②通过二维超声心动图测量右心室面积变化分数(right ventricular fractional area change,RVFAC)减少>20%;③术中直接观察到解剖受损或右心室壁运动缺失。这个定义包含了血流动力学稳定性和是否需要药物支持,主要适用于术中环境,而不完全适用于术后。

目前没有单一的诊断技术可以明确描述右心室(right ventricle,RV)功能,且围手术期存在诸多限制以及手术操作的影响,传统RVF定义可能不适用,RVF的处理仍然是心脏手术中的一个重大挑战。在心脏手术的背景下,围手术期建立对RVF的特殊诊断和管理原则是亟须的,需要仔细涵盖解剖学、超声心动图和血流动力学数据。

二、右心室的解剖与病理生理学基础

(一)右心室解剖

RV位于心腔最前方,呈斜向前下方的锥体形,分为1底、1尖和3壁。室壁分为前壁、下壁和内侧壁[即室间隔(interventricular septum,IVS)],IVS凸向右心室,所以在心脏横断面上右心室腔呈新月形。右心室壁薄,质量小(约为左心室1/6),接受体循环静脉回流,泵入肺循环进行血液氧合,是一个高顺应性低压泵。射血机制包括:纵向缩短、横向收缩、室间隔膨入右心室内,同时心包和游离壁也起到辅助作用,其功能受前负荷、后负荷、心肌收缩力、心包约束、与左室的相互作用及心脏节律等因素影响。

(二)病理生理学

与左心室一样,右心室的生理也遵循心脏的Frank-starling定律,与前负荷、收缩力和后负荷密切相关,这三个参数中的任何一个异常都可能导致右心室功能障碍。由于解剖学的原因,右心室对容量负荷变化适应较强,对压力负荷变化适应较弱。右心室在收缩期和舒张期都进行灌注,高度依赖于冠状动脉灌注压(coronary perfusion pressure,CPP)(CPP=主动脉舒张压-右心室舒张压)。右心室的后负荷主要由肺动脉瓣、肺血管阻力和左心功能决定,尤其容易受到体循环压力降低和肺动脉压升高的影响。严重RV容量或压力超负荷使IVS向左移动,从而减少左心室舒张充盈和全身心排血量。后负荷急剧升高,右心室代偿机制不足以维持右心排血量则会迅速出现RVF。右心室扩张和IVS左移后常出现右心室收缩节律不一致(左心室进入充盈期时右心室仍处于射血期),进一步加重左右心室的功能障碍,室性和房性快速心律失常的发生可能是导致晚期RVF的一个重要因素。

三、RVF 临床致病因素

许多术前、术中和术后的因素都会影响 RV 的前负荷、收缩力和后负荷。成人先天性心脏病手术的多变量 logistic 回归分析显示,术前右心室功能障碍(right ventricular dysfunction,RVD)、室上性心动过速和 CPB 时间>150 分钟是 RVF 的相关危险因素。术前右心室梗死是围手术期死亡的主要原因。RVD 在心脏手术中经常发生,高血容量或过度补液引起右心室扩张,增加心包约束,减少左心室流入和有效搏出量;右冠状动脉(right coronary artery,RCA)空气/血栓栓塞引起的右心室缺血、使用停搏液时心肌保护不佳、

失血过多,高呼气末正压(positive end-expiratory pressure,PEEP)增加 PVR 等因素均可导致右心室功能恶化进而发展至 RVF。心脏手术后 0.04%~0.1% 患者发生右心室衰竭,左心室辅助装置(LVAD)植入后高达 30%。心脏移植术后急性 RVF 是一个常见且难以处理的问题,相关原因包括供体(供体-受体不匹配>20%)、手术(长时间缺血、边缘器官保存)和受体(脑死亡、PVR 升高以及因急性同种异体排斥反应和保存问题相关的缺血再灌注损伤引起的炎症反应)。LVAD 激活会增加静脉回流,可能使功能受损的右心室无法承受,导致 RV 扩张、三尖瓣反流(tricuspid regurgitation,TR)、室间隔(interventricular septum,IVS 左移,以及 RV 搏出量下降。图 98-1 总结了心脏手术围手术期中 RVF 的常见病因。

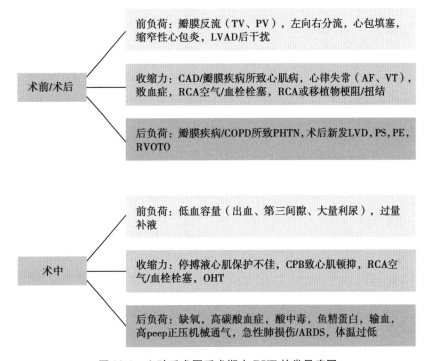

图 98-1　心脏手术围手术期中 RVF 的常见病因
TV. 三尖瓣;PV. 肺动脉瓣;LVAD. 左心室辅助装置;CAD. 冠心病;AF. 心房颤动;VT. 室性心动过速;RCA. 右冠状动脉;PHTN. 肺动脉高压;LVD. 左心室功能不全;PS. 肺动脉瓣狭窄;PE. 肺栓塞;RVOTO. 右心室流出道梗阻;CPB. 体外循环;OHT. 原位心脏移植;ARDS. 急性呼吸窘迫综合征。

四、围手术期 RVF 评估

在发展到 RVF 之前,早期识别 RVD,对改善患者预后至关重要。尽管围手术期 RVF 评估有多种方法可用,但迄今为止还没有一种实用、准确和可重复的单一诊断模式。心脏磁共振成像(cardiac magnetic resonance imaging,cMRI)作为无创评估右心功能的"金标准",由于手术操作、起搏导线、通气时间及费用等因素,在围手术期开展 cMRI 并不现实。相比之下,超声心动图测量心室结构和功能以及有创监测如右心导管(right heart catheterization,RHC)测量血流

动力学,成为围手术期评估 RVF 更实用的标准(表 98-1)。

(一)超声心动图

超声心动图的测量通常依赖于负荷,更有可能反映右心室前负荷或后负荷的急性变化,而不是内在的心肌收缩力。术前经胸超声心动图(transthoracic echocardiography,TTE)可检查心室结构、大小、瓣膜功能(狭窄/反流)、先天性心脏疾病(如卵圆孔未闭)以及有无血栓等情况,可以此为参考优化术前右心功能。经食管超声心动图(transesophageal echocardiography,TEE)已广泛应用于围手术期,是术中确定右心室功能衰竭原因和指导治疗的关键,在患者接受体外循环之前,应进行一次全面的 TEE 检查。术后

表 98-1 右心室功能评估参数

参数	异常值
结构和功能	
RV 壁厚/mm	>5
RVOT/mm	>25
RVEF/%	<45
RVFAC/%	<35
TAPSE/mm	<17
S'/cm·s^{-1}	<9.5
RVRVOT 缩短分数/%	<35
TR 收缩期峰值流速/cm·s^{-1}	>2.8
IVC 直径	>21
血流动力学	
CVP/mmHg	>15
CI/L·(min/m^2)$^{-1}$	<2.2
RAP/mmHg	>5
PASP/mmHg	>30
PADP/mmHg	>12
PAWP/mmHg	>12
PPV/%	>10
PVR/woods	>3.0
RVSWI/g·(L/m^2)$^{-1}$	≤0.25
生化	
BNP/pg·ml^{-1}	<100(排除 HF) >400(诊断 HF)
NT-pro-BNP/pg·ml^{-1}	<300(排除 HF,非年龄依赖) >450(诊断 HF) >50 岁,>900(诊断 HF) >75 岁,>1 800(诊断 HF)

CI. 心脏指数;RVEF. 右心室射血分数;S'. 三尖瓣环收缩期速度;TAPSE. 三尖瓣平面偏移;TR. 三尖瓣反流;IVC. 下腔静脉;CVP. 中心静脉压;PASP. 肺动脉收缩压;PAWP. 肺动脉毛细血管楔形压;PVR. 肺血管阻力;PPV. 脉搏变异度;RVSWI. 右心室搏动指数;BNP. B 型利钠肽;NT-pro-BNP. N 端前激素-B 型利钠肽;HF. 心力衰竭。

TTE 可作为评估手术成功的一项参考指标并用于右心室收缩功能监测。美国超声心动图学会建议,当怀疑存在功能障碍时,至少使用一种定量指标来评估 RV,包括 RV 大小、IVS 形态和位置,三尖瓣环收缩期位移(tricuspid annular plane systolic excursion,TAPSE),组织多普勒测量三尖瓣环收缩期速度(S'),右心室心肌做功指数(right ventricular myocardial performance index,RVMPI)以及右心室射血分数(right ventricular ejection fraction,RVEF)等。右心室大小最好通过食管中部的四处基底直径来测量腔室视图,其中>42mm 表示右心室扩张。舒张期的室间隔居中而非右偏通常表明容量超负荷,而整个心脏周期的室间隔移位与压力负荷相一致。RVMPI 是右心室等容收缩期和等容舒张期之和与心室射血时间之比,是反映 RV 整体功能的指标。RVMPI>0.5 提示 RV 收缩或舒张功能障碍。RVSWI 定义为 RV 每次收缩所做的功,与心率和平均动脉压相关,RVSWI<4 是预测 RVF 的指标。术前肺毛细血管楔压和平均肺动脉压是心脏移植术后严重 RVF 的显著危险因素。纠正 TR 可改善右心室功能,TV>40mm 并发房颤则建议修复 TV。

(二)血流动力学评估

除标准监测外,在诱导期和整个术中最好有动脉导管和肺动脉导管(pulmonary artery catheter,PAC)的持续监测。有创血流动力学评估能够提供连续、准确的体循环压力、心排血量、PVR 信息。使用 PAC 监测 RVP 被认为是促进 RVD 诊断和治疗的有用工具,同时还可协助诊断右心室流出道梗阻。RAP>8mmHg 及 CI<2.2L/(min·m^2)时围手术期死亡率可高达 75%。脉压变异度(pulse pressure variation,PPV)可预测非体外循环手术中的液体反应性,用于指导液体治疗,PPV>10% 提示有效循环血量不足。

心脏移植患者中 RVF 非常见,一篇关于心脏手术围手术期右心室观察的研究显示,移植前的肺血管肺阻力≥6Woods 单位和平均跨肺梯度压(transpulmonary pressure gradient,TPG)>15mmHg 与较高的 RVF 发生率和围手术期死亡率相关。诊断原位性心脏移植后右心室功能障碍至少需要以下三个标准:①RAP>15mmHg,PCWP<15mmHg,CI<2.0L/(min·m^2);②跨肺压差<15mmhg,肺动脉收缩压<50mmHg;③需要 RVAD。

患者的基础容量状态以及常见的病理状态可能会影响单纯血流动力学监测对右心衰竭的诊断,如心脏压塞、气胸、肺栓塞和围手术期肺高压等。

(三)生物标志物评估

一些炎症和心肌细胞损伤生物标记物在评估围手术期早期 RVF 有优势,如:D-2 聚体、脑钠肽(brain natriuretic peptide,BNP),肌钙蛋白。其他重要临床可用标志物包括肝功能测试(lung function test,LFT)、血清肌酐和肾小球滤过率。肝功能不全在 RVF 患者中很常见,主要由动静脉淤血或低心排血量引起,LFT 升高程度与 RVF 和肝淤血的严重程度正相关。同样,RVF 通过类似机制与肾功能损伤相关。心脏移植术后早期血清谷草转氨酶、血清谷丙转氨酶、乳酸或肌酐水平与 RVF 相关。血气分析可用于指导调整酸碱平衡和电解质紊乱。

（四）左心室辅助装置后右心室衰竭

LVAD 后 RVF 与死亡率增加相关，并可导致多种并发症，包括凝血功能障碍、药物代谢改变、营养不良、利尿抵抗和生活质量恶化。至今，机械辅助循环治疗机构间登记（interagency registry for mechanically assisted circulatory support，INTERMACS）标准是 LVAD 植入后唯一被正式接受的 RVF 定义：CVP>18mmHg 和 CI<2.0L/（min·m²）[无 LAP/PWAP 升高（>18mmHg）、室性心律失常或气胸]，LVAD 植入后需要 RVAD、吸入一氧化氮或心肌正性肌力治疗≥14 天。血管升压药需求量，谷草转氨酶>80U/L，胆红素>2.0mg/dl 和肌酐>2.3mg/dl 是 RVF 的独立预测因子。此

外，肺动脉搏动指数 [pulmonary artery pulsatility index，PAPi，为（肺动脉收缩压−肺动脉舒张压）/右心房压力]<1.85 也被证明是 LVAD 植入后 RVF 的敏感预测因子。

五、围手术期 RVF 的临床干预

在发展到右心室功能衰竭之前，早期识别右心室功能障碍对改善患者预后至关重要。出现严重右心室功能衰竭的患者，应快速开始治疗以恢复血流动力学稳定对于防止不可逆终末器官损伤，治疗包括四个要素：容量优化、恢复灌注压、改善心肌收缩力，以及机械循环支持（表98-2）。

表 98-2　右心室衰竭治疗策略

治疗策略	特点	注意事项
容量优化		
扩容：生理盐水或乳酸林格液，>200ml，15~30min	在中心静脉压正常、动脉血压降低的失代偿右心衰竭患者中可考虑应用	可能使右心室扩张，加重左右心室功能障碍，降低心排血量
利尿：初始剂量 20~40mg，静脉注射	缓解容量超负荷体征或症状；可间断静脉注射或持续静脉滴注；顽固性水肿和症状缓解不明显者可考虑联用噻嗪类或螺内酯	可导致肾功能恶化和低血容量注意电解质紊乱
药物支持		
去甲肾上腺素 0.2~1.0μg/（kg·min）	增强右心室收缩力，升高血压，维持冠状动脉灌注	血管收缩过度加重组织低灌注
多巴胺 2~10μg/（kg·min）	增加心肌收缩力，增加心排血量	可能导致心律失常
多巴酚丁胺 2~20μg/（kg·min）	增强右心室收缩力，降低充盈压	单用可能加重低血压；可能加重心律失常
左西孟旦 0.1~0.2μg/（kg/min），可 6~12μg/kg 于 10min 内静脉注射	同时具有右心室正性肌力和肺血管扩张作用，可改善右心室-肺动脉脱偶联	可能加重低血压/心律失常（收缩压<90mmHg 不建议使用）
异丙肾上腺素	加快心率，增强心肌收缩力，增加心排血量	可能导致血压降低
初始剂量 0.25μg/（kg·min）		
米力农负荷剂量 25~75μg/kg，5~10min 缓慢静脉注射；而后 0.25~1.0μg/（kg·min）维持	加强心肌收缩力，增加心排血量	可能导致血压降低
硝酸甘油初始剂量 5μg/min 静脉滴注，无效可 10μg/min 递增	降肺血管阻力，减少心肌耗氧	过量可降低血压/心率增快
机械循环支持		
IABP/ECMO	短期支持，起效快	长期应用出现并发症
RVAD	适合更长时间应用（数周或数月）	感染、出血、血栓等

（一）容量管理

右心功能对前负荷有明显依赖性，术中 RV 灌注不足可加重右心室衰竭，一个常见的误解是，右心室衰竭应始终通过补充容量来治疗。虽然 RV 在生理上能够适应较大的

前负荷变化，但大部分 RVF 是由容量超负荷引起或加重的。容量负荷可使右心室过度膨胀，从而增加右心室壁张力，降低收缩力，加重三尖瓣反流，损害左室充盈，最终减少全身心排血量，加重器官功能障碍。当右心室衰竭患者出

现低血压时,应在 CVP 监测下谨慎扩容,一般来说,CVP≤14mmHg 为佳。过度输血可导致肺水肿或输血相关性肺损伤,增加右心室后负荷,应尽量减少围手术期出血。对于容量超负荷伴静脉淤血迹象的患者,利尿剂通常是第一选择。有肾功能障碍者及早行血液净化治疗。

(二)恢复灌注压

右心室对后负荷不耐受,肺动脉平均压力>40mmHg 就会导致心排血量减少进而加重右心室功能不全。为了避免增加肺血管收缩和 RV 压力,应实现最佳氧合和酸碱平衡,血管扩张药如硝酸甘油可用于右心室容量负荷所引起的肺动脉高压。术前吸入一氧化氮或前列腺素等肺血管扩张剂也可用于降低后负荷。PVR 下降同时全身血管阻力下降可导致血压下降,从而危及冠状动脉及其他终末器官灌注。血管活性药主要用于恢复动脉血压和改善器官灌注,去甲肾上腺素可以在不增加右心室后负荷和肺血管阻力的情况下恢复全身血流动力学,可用于维持血压和改善脑、冠状动脉及其他器官的灌注,建议维持平均动脉压(MAP)>65mmHg。去氧肾上腺素是纯 α_1 受体激动剂,可增强 RCA 灌注而不影响右心室收缩力,但会增加 PVR,引起心动过缓。在右心衰竭和严重三尖瓣反流伴中心静脉压显著升高的患者中,MAP 应根据器官功能和组织灌注测量进行个性化,包括大脑 50~70mmHg,肾脏>65mmHg,肝脏>50mmHg。

(三)改善心肌收缩力

减少 CPB 时间和积极的肌力支持也可能降低右心衰竭的发生率,确保足够的心肌保护,维持组织灌注,避免代谢性酸中毒,防止右心室收缩功能恶化。

肾上腺素、多巴胺、多巴酚丁胺、异丙肾上腺素、磷酸二酯酶Ⅲ抑制剂(米力农)和左西孟旦可增强心肌收缩力,增加心排血量。药物选择取决于右心室收缩力损害的程度,对于中度损伤,多巴酚丁胺是首选,肾上腺素适用于严重 RVF 及威胁性全身低血压。多巴胺增加心排血量而不影响肺血管阻力,低剂量多巴胺[<5μg/(kg·min)]是改善右心室功能衰竭患者右心室收缩力的合理选择。

左西孟旦同时具有增强右心室收缩力和扩张肺血管的作用。磷酸二酯酶Ⅲ制剂对右心室有正性肌力作用但不会增加 PVR。异丙肾上腺素具有正性肌力同时扩张肺血管和外周血管。上述三种药物可能使血压降低,建议必要时与去甲肾上腺素联用。

(四)心律失常治疗

心律在 RV 功能中起着重要但往往被低估的作用,室上性心律失常如心房颤动、心房扑动或房性心动过速,均影响右心室充盈,导致或加重右心室衰竭恶性循环,最终致心源性休克。衰竭的右心室(特别是在后负荷增加,如肺动脉高压的情况)收缩能力非常有限,高度依赖正常心率,需要持续的交感冲动来维持心排血量,除优化容量管理及肌力支持外,及时控制室上性心动过速也很重要。β 受体阻滞剂和钙通道拮抗剂可能因其负性肌力作用而影响 RV 收缩性,如需要抗心律失常药物治疗以维持窦性心律,则应使用利多卡因、胺碘酮。

单靠心率控制通常不足以恢复血流动力学稳定性时,急性情况及时电复律(electrical cardioversion, ECV)是恢复窦性心律的首选治疗。如药物治疗失败,可考虑使用房室同步起搏。心律失常性 RV 心肌病患者,如存在心源性猝死(sudden cardiac death, SCD)风险,可以考虑使用植入式心脏除颤器(implantable cardiac defibrillator, ICD)进行 SCD 的一级预防。

(五)通气管理

插管和正压通气可增加胸膜腔内压力和 RAP,导致右心室充盈和每搏量减少,自主呼吸时则相反。高水平 PEEP 可使通气良好区域毛细血管变窄,增加通气灌注不匹配,加重缺氧,致酸中毒。最佳呼吸机管理包括使用小潮气量和低 PEEP,严格避免高碳酸血症和酸中毒。

理想情况下,SaO_2 应保持在 92% 以上。CPB 期间心脏停搏,脉搏非常微弱,SpO_2 通常不能测出,近红外光谱仪(near-infrared spectroscopy, NIRS)可不依赖于脉搏,连续无创地监测颅内 Hb 氧含量的变化,可用于评估心排血量是否足以维持充足的氧输送。

麻醉苏醒后呼吸机脱机与气管导管拔管可能导致甚至加重 RVF。RVF 病因和术后几小时内有无改善直接决定是否可停止镇静以及能否唤醒/拔管。心脏移植后如发生右心衰竭,12~24 小时的深度镇静可能有利于稳定右心室功能和肺血管阻力。

(六)机械循环支持

对于使用升压药和正性肌力药治疗后仍存在顽固性右心室衰竭的患者,应考虑采用机械循环支持,方式选择取决于需要循环支持的时间长短。

主动脉内球囊反搏(intra-aortic balloon pump, IABP)可以改善冠状动脉灌注,进一步改善整体心室性能。可作为心脏移植术前患者的过渡治疗。

体外膜氧合器(extracorporeal membrane oxygenation, ECMO)在短期循环支持中的应用越来越广泛。与其他辅助装置相比,ECMO 可以快速植入甚至经皮植入,花费相对较少。乳酸已被证明与 ECMO 插管患者的预后相关。一项回顾性研究发现,在 ECMO 支持 24 小时后乳酸值持续升高与死亡率相关。应持续监测乳酸值以优化预后。为避免 ECMO 的典型并发症(如感染、血栓、四肢低灌注等),应用 5~10 天后应考虑是否撤除 ECMO 或换用其他中长期辅助装置。

右心室辅助装置(right ventricular assist device, RVAD)可经皮或通过外科手段植入。体外右心室辅助装置能够应用数周甚至数月。出血和血栓形成是 RVAD 最常见的并发症。

患者死亡率主要取决于右心室功能衰竭的病因、终末器官功能障碍严重程度和 RVAD 植入的时间。植入患者需要接受密切的血流动力学和实验室监测,特别注意肝肾功能保护,并早期转移到有 RVAD 经验的监护中心。对于顽固性右心室衰竭,心脏移植仍是最终选择。

(七) LVAD 后 RVF 的预防

LVAD 可以显著改善生存率和生活质量。许多术前危险因素与 LVAD 植入术后不良结局相关,包括高龄、存在 SCD 风险、需要同时 RVAD 支持以及植入前透析等。肺血管扩张剂,如吸入氧化亚氮和磷酸二酯酶-5 抑制剂已被证明能改善 LVAD 植入前的血流动力学,但其对减少植入后 RVF 的效果仍不确定。术后早期应继续有创动脉和肺动脉导管监测,用以优化利尿剂和心脏药物支持并指导调节 LVAD 参数。注意维持适当的血管内容量,避免贫血、低血容量和右心室超负荷,维持 CI>2.2L/(min·m²),MAP 70~90mmHg。其他情况稳定的患者应在放置 LVAD 后 24h 内尝试拔除气管导管,同时需密切监测氧合和通气,以避免引发右心室衰竭。可能损害 RV 功能的肺动脉高压(酸中毒和缺氧)诱因应予以纠正。其他预测 LVAD 植入后住院死亡的实验室结果包括血小板减少、国际标准化比值(international normalized ratio,INR)升高、肌酐升高、白细胞增多、低白蛋白和转氨酶升高。

一些观察性研究表明,心脏再同步治疗(cardiac resynchronization therapy,CRT)后 RVD 患者的右心室功能明显改善,但调整人口统计学和临床变量(如年龄、QRS 持续时间和左室射血分数)后,结果并不显著。LVAD 植入后,CRT 对 RVD 的长期影响尚未得到很好的研究。

六、结论

RVF 病因复杂,需详细了解其生理病理机制,采用多种参数评估右心室结构和功能,TEE 常作为二维超声的补充,结合侵入性血流动力学连续术中监测。围手术期 RVF 麻醉科医师能做的是最大范围降低其促成及加重因素,尽可能优化术前右心室功能,针对基础疾病进行个体化治疗。麻醉期间维持血流动力学平稳,预防心肌缺血,保证氧合,保护肾功能,避免术中低血容量、酸中毒、过低体温等。术后早期应努力增强右心室功能,快速识别手术潜在并发症,支持其他终末器功能恢复。对于晚期右心衰竭患者,及时给予机械辅助支持可显著改善生存及生活质量。目前心脏手术围手术期 RVF 的管理仍存在许多争议,未来需要更多高质量随机对照试验以完善和推进 RVF 诊治。

(王云云 王嘉锋)

参 考 文 献

[1] JABAGI H,NANTSIOS A,RUEL M,et al. A standardized definition for right ventricular failure in cardiac surgery patients[J]. ESC Heart Fail,2022,9(3):1542-1552.

[2] DENAULT A Y,BUSSIÈRES J S,ARELLANO R,et al. A multicentre randomized-controlled trial of inhaled milri-none in high-risk cardiac surgical patients[J]. Can J Anaesth,2016,63(10):1140-1153.

[3] ITAGAKI S,HOSSEINIAN L,VARGHESE R. Right ventricular failure after cardiac surgery:management strategies[J]. Semin Thorac Cardiovasc Surg,2012,24(3):188-194.

[4] SUBRAMANI S,SHARMA A,ARORA L,et al. Perioperative right ventricular dysfunction:analysis of outcomes[J]. J Cardiothorac Vasc Anesth,2022,36(1):309-320.

[5] RAYMOND M,GRNLYKKEL,COUTURE E J,et al. Perioperative right ventricular pressure monitoring in cardiac surgery[J]. J Cardiothorac Vasc Anesth,2018,32(5):1090-1104.

[6] SIMON M A. Assessment and treatment of right ventricular failure[J]. Nat Rev Cardiol,2013,10(4):204-218.

[7] LAMPERT B C. Perioperative management of the right and left ventricles[J]. Cardiol Clin,2018,36(4):495-506.

[8] ESTRADA V H,FRANCO D L,MORENO A A,et al. Postoperative right ventricular failure in cardiac surgery[J]. Cardiol Res,2016,7(6):185-195.

[9] DENAULT A Y,HADDAD F,JACOBSOHN E,et al. Perioperative right ventricular dysfunction[J]. Curr Opin Anaesthesiol,2013,26(1):71-81.

[10] ARRIGO M,HUBER L C,WINNIK S,et al. Right ventricular failure:pathophysiology,diagnosis and treatment[J]. Card Fail Rev,2019,5(3):140-146.

[11] ZARBOCK A,VAN A H,SCHMIDT C. Management of right ventricular dysfunction in the perioperative setting[J]. Curr Opin Anaesthesiol,2014,27(4):388-393.

[12] VENTETUOLO C E,KLINGER J R. Management of acute right ventricular failure in the intensive care unit[J]. Ann Am Thorac Soc,2014,11(5):811-822.

[13] 梁伟民,刘海涛,刘燕,等. 近红外光谱仪在心脏手术围手术期应用的研究进展[J]. 国际麻醉学与复苏杂志,2018,39(5):487-490.

[14] VLAHAKES G J. Right ventricular failure following cardiac surgery[J]. Cardiol Clin,2012,30(2):283-289.

[15] GRANT C J,RICHARDS J B,FRAKES M,et al. ECMO and right ventricular failure:review of the literature[J]. J Intensive Care Med,2021,36(3):352-360.

[16] 王晓彤,何建国. ESC 急性右心室衰竭管理声明解读[J]. 中国循环杂志,2016,31(z2):4.

[17] BAKAR S N,JIA S,SMITH S J. Right ventricular failure management[J]. Curr Opin Cardiol,2019,34(2):213-217.

99 围手术期急性肾损伤的研究进展

一、定义及诊断

围手术期急性肾损伤(acute kidney injury, AKI)是指在手术期间或术后即刻发生的肾功能急剧恶化,主要表现为血清肌酐升高和尿量减少。近年来,在建立 AKI 共识标准方面取得了很大进展,在 2004 年发表了第一个 AKI 共识标准,并被命名为 RIFLE(risk, injury, failure loss of kidney function, end-stage renal failure)。随后在 2007 年,提出了急性肾脏损伤网络(acute kidney injury network, AKIN)共识标准,该标准用较小的肌酐变化定义 AKI(血清肌酐升高 ≥0.3mg/dl)。2012 年,改善全球肾脏病预后组织(kidney disease: improving global outcome, KDIGO)提出了最新的 AKI 临床指南,该指南统一了 RIFLE 和 AKIN 诊断标准。表 99-1 比较了不同 AKI 的分类诊断标准。

表 99-1　AKI 分类诊断标准

期别	RIFLE(7 天)	AKIN(48 小时)	KDIGO
R 期/ I 期	sCr 升高>1.5 倍,或 GFR 下降>25% 或尿量<0.5ml/(kg·h),持续 6 小时	sCr 升高>1.5~2 倍或升高≥0.3mg/dl 或尿量<0.5ml/(kg·h),持续 6 小时	7 天内 sCr 升高>1.5~1.9 倍或 48 小时内 sCr 升高≥0.3mg/dl 或尿量<0.5ml/(kg·h),持续 6~12 小时
I 期/ II 期	sCr 升高>2 倍,或 GFR 下降>50% 或尿量<0.5ml/(kg·h),持续 12 小时	sCr 升高>2~3 倍或尿量<0.5ml/(kg·h),超过 12 小时	sCr 升高>2~2.9 倍或尿量<0.5ml/(kg·h),超过 12 小时
F 期/ III 期	sCr 升高>3 倍或当 sCr 急剧升高≥0.5mg/dl 时,sCr≥4mg/dl 或 GFR 下降>75% 或尿量<0.3ml/(kg·h),超过 24 小时或无尿超过 12 小时	sCr 升高>3 倍或当 sCr 急剧升高≥0.5mg/dl 时,sCr≥4mg/dl 或尿量<0.3ml/(kg·h),超过 24 小时或无尿超过 12 小时	sCr 升高>3 倍或 sCr≥4mg/dl 或需要肾脏替代治疗或患者<18 岁,GFR 下降到<35ml/(min·1.73m^2)或尿量<0.3ml/(kg·h),超过 24 小时或无尿超过 12 小时

sCr. 为血清肌酐;GFR. 肾小球滤过率。

然而,尿量和血清肌酐在早期诊断上存在缺陷。在围手术期,由于应激、低血容量、甚至麻醉导致醛固酮和血管升压素释放,尿量经常减少,因此尿量并不能早期发现围手术期 AKI。血清肌酐变化只有在肾小球滤过率下降 50% 后才开始升高,绝大多数患者直到术后第 2 天才达到 AKI 诊断标准,且血肌酐还可被许多围手术期的肾外因素所影响。近年来,新型生物标记物的研究取得了重大进展。生物标记物如中性粒细胞明胶酶相关脂蛋白、肾脏损伤分子-1、半胱氨酸蛋白酶抑制剂 C、金属蛋白酶抑制剂-2 和胰岛素样生长因子结合蛋白 7 有助于早期诊断 AKI。

二、围手术期 AKI 流行病学及危险因素

在不同类型的器官损伤中,特别是在术后,AKI 的发生率近年来居高不下,在高危患者中其发病率达 20%~30%,与 AKI 相关死亡率高达 70%,显著延长住院时间,增加治疗费用,严重影响到个体预后及医疗保健系统。据统计,AKI 在住院患者的发生率为 2%~18%,危重患者中达 22%~57%。此外一项全球多中心 AKI 流行病学研究报道,择期手术术

后入 ICU 治疗患者一周内 AKI 发生率为 52%，急诊手术则达到 60%。考虑到 AKI 的异质性和多因素病因以及患者相关危险因素广泛差异，对其发病率估计差异很大。心脏手术相关急性肾损伤是围手术期 AKI 的常见来源，心脏手术患者术后 AKI 的发生率高达 25%～30%。Gram 等的一项回顾性研究报道了不同类型手术术后 AKI 的风险，其中心脏手术术后 AKI 风险最高（相对风险：1.22；95% 置信区间 1.17～1.27），远超胸科手术（相对风险：0.92；95% 置信区间 0.87～0.98），骨科手术（相对风险：0.77；95% 置信区间 0.67～0.73），血管手术（相对风险：0.68；95% 置信区间 0.64～0.71），泌尿外科手术（相对风险：0.65；95% 置信区间 0.61～0.69）和耳鼻喉手术（相对风险：0.32；95% 置信区间 0.28～0.37）。此外，该研究还发现术后 AKI 患者住院时间更长，30 天再入院率更高，发展为终末器肾脏疾病风险更高，死亡率更高。在非心脏手术术后患者中，即使血浆肌酐的微小升高也与术后 1～2 年的肾功能不全相关。

（一）患者相关危险因素

近年来，随着外科技术和麻醉监测的发展，手术在病情较重和年龄较大患者中更加普遍。这些患者同时患有多种疾病，如慢性肾病、慢性阻塞性肺疾病、活动性充血性心力衰竭、高血压、糖尿病和周围血管疾病，这些共病都是诱发围手术期 AKI 的独立危险因素。最重要的患者相关危险因素是术前肾功能水平，术前存在的肌酐水平升高（超过 1.2mg/dl）是心脏和非心脏手术术后 AKI 的显著预测因子。在心脏手术中，既往有慢性肾病的患者术后需要肾脏替代治疗的 AKI 发生率接近 30%。高体重指数（body mass index，BMI）也增加了围手术期 AKI 的风险。最近一项研究显示，BMI 与围手术期 AKI 在心脏手术中有很强的统计相关性，BMI 每增加 $5kg/m^2$，AKI 发生率增加 26.5%。其机制可能是与肥胖相关的氧化应激、促炎细胞因子和内皮功能障碍增加。研究关于性别对围手术期 AKI 的影响目前仍存在争议。值得注意的是，患者术前使用具有肾毒性的药物（血管紧张素转换酶抑制剂、血管紧张素 Ⅱ 受体阻滞剂、氨基糖苷类药物及非甾体抗炎药）也增加围手术期 AKI 的发生。

（二）手术相关危险因素

1. **急诊手术** AKI 是心脏手术和非心脏手术的严重并发症且与急诊手术密切相关，脓毒症患者接受手术或急诊手术术后发生 AKI 的风险较择期手术更为显著。

2. **心脏手术** 大血管手术、心脏手术、腹部大手术均为 AKI 的危险因素。一项研究报道体外循环心脏手术发生围手术期 AKI 风险最高，其次是普通外科、胸外科、骨科、血管外科和泌尿外科。在体外循环手术环境中，延长的主动脉阻断时间、缺血再灌注损伤、低心排血量、低血压时间延长以及术中血管加压药和强心药的使用均与围手术期 AKI 发生有关。也有报道称，血液流经体外循环人工表面会触发激活机体全身炎症反应。这些因素损害肾血流，激活肾素-血管紧张素-醛固酮系统（renin-angiotensin-aldosterone system，RAAS），降低肾灌注压，加重肾损伤。此外，体外循环对循环中的红细胞造成机械损伤，导致术中溶血，游离血红蛋白释放，而游离血红蛋白可通过自由基的产生和梗阻性铸型的形成直接损伤肾上皮。

3. **非心脏手术** 肝移植手术是高危手术，移植后 AKI 发生率在 14%～78%，影响短期和长期死亡率。其中肝硬化、部分免疫抑制剂的肾毒性以及手术风险均是围手术期 AKI 的常见危险因素。一项小规模研究发现肺移植后 AKI 发生率为 54%，双肺移植患者的 AKI 发生率几乎是单肺移植患者的两倍（87%），术中低氧血症可能是 AKI 的高危因素之一。有数据表明，AKI 在普通外科手术发生率约 1%，其中腹腔手术是围手术期 AKI 的独立危险因素之一。腹部手术中最主要的问题是腹腔高压，腹内压增高在 ICU 患者腹部手术后很常见，常因过量输液引起肠壁弥漫性水肿，机械性压迫肾脏血管而引起肾灌注不足，对肾脏造成缺血损伤。值得注意的是，尽管血容量和血压正常，腹腔镜检查可导致腹腔内压力短暂增加伴尿量减少，因此腹腔镜手术中观察到的尿量减少不能准确预测术后 AKI。危重患者及慢性肾病患者应尽量缩短气腹时间。

（三）术中相关危险因素

1. **术中血流动力学不稳定** 一项对非心脏手术患者的回顾性研究发现，术中低血压持续时间与 AKI 的发生独立相关，当 MAP 低于 60mmHg 持续 20 分钟或低于 55mmHg 持续 10 分钟，术后 AKI 发生风险显著增加。即使术中低血压持续时间很短，也会影响肾脏灌注，应尽可能缩短术中低血压时间。

2. **术中输血** 严重贫血会降低血液携氧能力，降低肾脏组织氧供进而诱发 AKI 发生。研究表明术前 Hb<8mg/dl 可使 AKI 风险增加 4 倍，且术中输注红细胞也与 AKI 相关，每输注一个单位的红细胞，心脏手术相关的 AKI 发生率增加 10%～20%。尽可能优化患者术前血红蛋白状态，同时术中采取措施减少失血并避免不必要的输注血制品。

3. **麻醉** 关于麻醉药在围手术期 AKI 中的作用尚存在争议，过去使用的卤代麻醉剂被认为有肾毒性，如甲氧氟烷，目前已不常规使用。总的来说，现代挥发性麻醉剂及静脉麻醉药被认为是安全的，甚至具有肾脏保护特性。研究表明丙泊酚麻醉能降低心脏瓣膜手术患者的 AKI 发病率及严重程度。此外研究发现，与全身麻醉相比，心脏手术中全身麻醉联合硬膜外麻醉可降低 AKI 发生率，而全身麻醉联合神经阻滞与单独全身麻醉具有相似的 AKI 发生率。

4. **药物** 肾毒性药物如抗高血压药（血管紧张素转换酶抑制剂或血管紧张素 Ⅱ 受体阻滞剂）、抗生素（如氨基糖苷类）、造影剂、非甾体抗炎药或袢利尿剂均可诱发 AKI。此外，术中某些液体的使用也可能导致 AKI。羟乙基淀粉已被证实与 AKI 相关，可以降低脓毒症危重患者的生存率，但是该结局并未在大型试验中得到证实。在危重和非危重患者中,生理盐水的使用增加了主要肾脏不良事件(死亡、透析或持续性肾功能不全)的发生。使用 0.9% 生理盐水可导致高氯血症,而一项大型回顾性研究发现术后高氯血症与术后 AKI 存在关联。尚需更多研究揭示这些结果对围手术期 AKI 发生率的确切临床意义。

三、围手术期 AKI 发病机制

根据 AKI 的病因可将其分为肾前性、肾性及肾后性,其中肾前性是由于低血容量或低心排血量状态引起;肾性是由肾血管、肾小球、肾小管或间质病变引起;肾后性是由于泌尿道下游尿路梗阻引起,导致尿路回流到肾脏,引起肾积水。然而 AKI 并不完全遵守这一传统分类,例如长期的肾前性 AKI 可以导致继发性肾性 AKI。围手术期 AKI 可由多种损伤引起,发病机制复杂,其中最主要的两大机制是低灌注和炎症。

围手术期低血压、麻醉的血管扩张和心脏抑制作用,是导致围手术期低血容量和肾脏低灌注的常见原因。在低灌注状态下,肾脏释放前列腺素,降低传入小动脉阻力,增加肾小球血流量,维持低灌注的肾小球毛细血管压力。此外还激活交感神经,释放血管升压素和血管紧张素 II,提高传出小动脉阻力,维持肾小球滤过率(glomerular filtration rate,GFR),表现出显著的自我调节能力。如果持续低灌注或低于肾脏自身调节范围,血管紧张素 II 收缩传入和传出小动脉血管,降低 GFR。单纯低灌注并不能单独解释脓毒症和大手术相关 AKI。研究表明无论缺血是否作为起始因素,全身炎症导致肾小管损伤是脓毒症相关 AKI 的原因。创伤和手术应激引起的全身炎症反应和细胞因子释放直接诱发肾小管损伤,进而导致继发性全身炎症反应。该炎症反应导致急性肾损伤的病因复杂,包括 RAAS 激活、肾微循环功能障碍、氧化应激增加、细胞因子诱导损伤、内皮细胞损伤和促凋亡通路的激活。这一系列因素均可使手术患者在围手术期发生 AKI。

四、围手术期 AKI 防治策略

(一)药物预防

目前,已有大量临床试验评估了在围手术期环境下药物干预用于治疗及预防 AKI 的有效性,包括心脏和非心脏手术、显影剂诱导的 AKI 和重症监护治疗病房,这些药物的药理学特性主要是抗炎、抗凋亡及抗氧化作用。

N-乙酰半胱氨酸是细胞内谷胱甘肽的前体,可通过促进氧自由基的清除降低中性粒细胞的氧化反应。一项前瞻性随机对照实验发现,静脉注射 N-乙酰半胱氨酸并不能预防高危患者体外循环下行冠状动脉旁路移植术的术后肾功能不全,以及降低术后并发症和死亡率。用于预防心血管

疾病的他汀类药物因其潜在的抗炎、抗氧化和内皮保护特性,被认为能降低 AKI 发生率,然而目前的临床证据并不支持这一假设。Zhao 等的 meta 分析显示他汀类药物组和对照组的术后 AKI 发生率、机械通气持续时间、重症监护治疗病房住院时间或总住院时间以及住院死亡率等指标相当。

右美托咪定是选择性 α_2 肾上腺素能受体激动剂,由于其镇静、镇痛和抗焦虑作用,已被广泛应用于围手术期及重症监护治疗病房。此外,右美托咪定还减少去甲肾上腺素释放、增强血流动力学稳定性、增加肾血流及减少对肾脏的氧化损伤,成为围手术期肾脏保护的另一种候选药物。右美托咪定的肾脏保护特性已在心脏手术临床试验中得到证实。最近的一项涉及 19 266 例患者的 meta 分析发现右美托咪定可以降低心脏手术相关 AKI 发生率,但并不能降低术后死亡率、机械通气时间和 ICU 或住院时间。

综上所述,迄今为止,除了右美托咪定外,目前的临床试验还没有任何药物治疗对围手术期患者 AKI 预防有所希望,还需要更多的高质量多中心实验来证实这些发现,从而为预防围手术期 AKI 的药物干预奠定基础。

(二)远端缺血预处理

远端缺血预处理(remote ischemic preconditioning,RIPC)是一项提供器官保护的简单技术,通过对远端组织或器官短时间的缺血和再灌注,使目标器官系统产生保护性适应反应。由于肾脏的高代谢率和复杂的血管解剖结构,特别容易发生缺血再灌注损伤,因此 RIPC 被推测可对肾缺血损伤产生内源性保护。通常情况下,通过在上臂周围放置血压袖带,将袖带压力膨胀到高于收缩压 50mmHg,5 分钟后释放压力,重复几次循环来实现 RIPC。已有多项临床试验证实了 RIPC 可降低心脏手术后 AKI 及主要不良事件的发生率。值得一提的是,麻醉药物如丙泊酚可减轻 RIPC 的肾脏保护效应。RIPC 的潜在机制尚不清楚,可能涉及激活全身抗炎和神经体液信号通路。RIPC 易于应用、不增加额外费用及并发症,是围手术期 AKI 的一种新型预防措施。

(三)KDIGO 指南

KDIGO 指南为 AKI 高危患者提出了一系列预防策略,该方案包括停用和避免肾毒性药物,使用放射造影剂替代品,维持容量状态和灌注压,维持正常血糖,检测肌酐和尿量,以及功能性血流动力学监测。2017 年一项随机对照实验通过新型生物标志物确定 AKI 患病率,表明 KDIGO 指南方案的实施显著降低了心脏手术患者 AKI 的发生,改善肾脏疾病整体预后。另一项单中心研究对行腹部手术的高危患者调查表明,KDIGO 指南方案实施可减少重度 AKI 的发生,缩短 ICU 和住院时间。

(四)肾脏替代治疗

肾脏替代疗法(renal replacement therapy,RRT)是目前治疗急性肾损伤的唯一方法,根据 KDIGO 指南建议,当体液聚积危及生命或出现严重内环境紊乱(如酸中毒、电解

质异常和尿毒症)时,应启动 RRT(血液透析/滤过)。目前关于启动 RRT 的确切时间仍在争论中。两项大型前瞻性随机对照实验表明在 AKI 患者 KDIGO Ⅱ期开始实施 RRT 可显著降低 90d 内死亡率,改善患者预后,而在 KDIGO Ⅲ期或更晚开始治疗可能为时已晚。因此,早期发现进展性 AKI 患者十分重要,且应对患者实施个体化治疗方案。

五、总结与展望

综上所述,围手术期急性肾损伤的发展对手术患者的康复和预后有重要的意义,寻找更早更准确诊断 AKI 的新型生物标志物仍是研究重点。对术前具有 AKI 的高危患者完善术前准备,术中优化麻醉管理及护理来预防和管理围手术期 AKI 十分重要。针对围手术期 AKI 的预防,尽管目前仍缺乏有效的药物治疗,干预策略仍局限于 KDIGO 指南,但现有证据表明 RIPC 对预防 AKI 有效,可用于高危患者。此外,对已经发生了 AKI 的患者在 KDIGO Ⅱ期开始实施 RRT 似乎更有利于改善患者预后。

(项红兵　张文翠　孙天宁)

参 考 文 献

[1] GUMBERT S D, KORK F, JACKSON M L, et al. Perioperative acute kidney injury[J]. Anesthesiology, 2020, 132(1):180-204.

[2] ZARBOCK A, KOYNER J L, HOSTE E A J, et al. Update on perioperative acute kidney injury[J]. Anesth Analg, 2018, 127(5):1236-1245.

[3] MEERSCH M, SCHMIDT C, ZARBOCK A. Perioperative acute kidney injury: an under-recognized problem[J]. Anesth Analg, 2017, 125(4):1223-1232.

[4] ENGELMAN D T, SCHWANN T A. Commentary: A little is way too much: What we have learned about perioperative acute kidney injury[J]. J Thorac Cardiovasc Surg, 2021, 162(1):153-154.

[5] SANAIHA Y, KAVIANPOUR B, DOBARIA V, et al. Acute kidney injury is independently associated with mortality and resource use after emergency general surgery operations[J]. Surgery, 2020, 167(2):328-334.

[6] SHAROKY C E, BAILEY E A, SELLERS M M, et al. Outcomes of hospitalized patients undergoing emergency general surgery remote from admission[J]. Surgery, 2017, 162(3):612-619.

[7] WANG Y, BELLOMO R. Cardiac surgery-associated acute kidney injury: risk factors, pathophysiology and treatment[J]. Nat Rev Nephrol, 2017, 13(11):697-711.

[8] GRAMS M E, SANG Y, CORESH J, et al. Acute kidney injury after major surgery: a retrospective analysis of veter-ans health administration data[J]. Am J Kidney Dis, 2016, 67(6):872-880.

[9] TURAN A, COHEN B, ADEGBOYE J, et al. Mild acute kidney injury after noncardiac surgery is associated with long-term renal dysfunction: a retrospective cohort study[J]. Anesthesiology, 2020, 132(5):1053-1061.

[10] BILLINGS F T T, LOPEZ M G, SHAW A D. The incidence, risk, presentation, pathophysiology, treatment, and effects of perioperative acute kidney injury[J]. Can J Anaesth, 2021, 68(3):409-422.

[11] KIM M, BRADY J E, LI G. Variations in the risk of acute kidney injury across intraabdominal surgery procedures[J]. Anesth Analg, 2014, 119(5):1121-1132.

[12] BITEKER M, DAYAN A, TEKKESIN A, et al. Incidence, risk factors, and outcomes of perioperative acute kidney injury in noncardiac and nonvascular surgery[J]. Am J Surg, 2014, 207(1):53-59.

[13] BILLINGS F T T, PRETORIUS M, SCHILDCROUT J S, et al. Obesity and oxidative stress predict AKI after cardiac surgery[J]. J Am Soc Nephrol, 2012, 23(7):1221-1228.

[14] SUNEJA M, KUMAR A B. Obesity and perioperative acute kidney injury: a focused review[J]. J Crit Care, 2014, 29(4):694. e691-696.

[15] BRINKMAN R, HAYGLASS K T, MUTCH W A, et al. Acute kidney injury in patients undergoing open abdominal aortic aneurysm repair: a pilot observational trial[J]. J Cardiothorac Vasc Anesth, 2015, 29(5):1212-1219.

[16] VIVES M, WIJEYSUNDERA D, MARCZIN N, et al. Cardiac surgery-associated acute kidney injury[J]. Interact Cardiovasc Thorac Surg, 2014, 18(5):637-645.

[17] O'CONNOR M E, KIRWAN C J, PEARSE R M, et al. Incidence and associations of acute kidney injury after major abdominal surgery[J]. Intensive Care Med, 2016, 42(4):521-530.

[18] O'NEAL J B, SHAW A D, BILLINGS F T T. Acute kidney injury following cardiac surgery: current understanding and future directions[J]. Crit Care, 2016, 20(1):187.

[19] HILMI I A, DAMIAN D, AL-KHAFAJI A, et al. Acute kidney injury following orthotopic liver transplantation: incidence, risk factors, and effects on patient and graft outcomes[J]. Br J Anaesth, 2015, 114(6):919-926.

[20] GOREN O, MATOT I. Perioperative acute kidney injury[J]. Br J Anaesth, 2015, 115 Suppl 2:ii3-14.

[21] ISHIKAWA S, GRIESDALE D E, LOHSER J. Acute kid-

ney injury within 72 hours after lung transplantation: incidence and perioperative risk factors[J]. J Cardiothorac Vasc Anesth,2014,28(4):931-935.

[22] DEMARCHI A C,DE ALMEIDA C T,PONCE D,et al. Intra-abdominal pressure as a predictor of acute kidney injury in postoperative abdominal surgery[J]. Ren Fail, 2014,36(4):557-561.

[23] KOIVUSALO A M,PERE P,VALJUS M,et al. Laparoscopic cholecystectomy with carbon dioxide pneumoperitoneum is safe even for high-risk patients[J]. Surg Endosc,2008,22(1):61-67.

[24] SUN L Y,WIJEYSUNDERA D N,TAIT G A,et al. Association of intraoperative hypotension with acute kidney injury after elective noncardiac surgery[J]. Anesthesiology,2015,123(3):515-523.

[25] WALSH M,GARG A X,DEVEREAUX P J,et al. The association between perioperative hemoglobin and acute kidney injury in patients having noncardiac surgery[J]. Anesth Analg,2013,117(4):924-931.

[26] KARKOUTI K,GROCOTT H P,HALL R,et al. Interrelationship of preoperative anemia,intraoperative anemia, and red blood cell transfusion as potentially modifiable risk factors for acute kidney injury in cardiac surgery:a historical multicentre cohort study[J]. Can J Anaesth, 2015,62(4):377-384.

[27] YOO Y C,SHIM J K,SONG Y,et al. Anesthetics influence the incidence of acute kidney injury following valvular heart surgery[J]. Kidney Int,2014,86(2):414-422.

[28] NASH D M,MUSTAFA R A,MCARTHUR E,et al. Combined general and neuraxial anesthesia versus general anesthesia:a population-based cohort study[J]. Can J Anaesth,2015,62(4):356-368.

[29] BENTLEY M L,CORWIN H L,DASTA J. Drug-induced acute kidney injury in the critically ill adult:recognition and prevention strategies[J]. Crit Care Med,2010,38(6 Suppl):S169-174.

[30] PERNER A,HAASE N,GUTTORMSEN A B,et al. Hydroxyethyl starch 130/0. 42 versus Ringer's acetate in severe sepsis[J]. N Engl J Med,2012,367(2):124-134.

[31] SELF W H,SEMLER M W,WANDERER J P,et al. Balanced crystalloids versus saline in noncritically ill adults [J]. N Engl J Med,2018,378(9):819-828.

[32] MCCLUSKEY S A,KARKOUTI K,WIJEYSUNDERA D,et al. Hyperchloremia after noncardiac surgery is independently associated with increased morbidity and mortality:a

propensity-matched cohort study [J]. Anesth Analg, 2013,117(2):412-421.

[33] GAMEIRO J,FONSECA J A,NEVES M,et al. Acute kidney injury in major abdominal surgery:incidence,risk factors,pathogenesis and outcomes [J]. Ann Intensive Care,2018,8(1):22.

[34] SYMONS J M. Moving beyond supportive care--current status of specific therapies in pediatric acute kidney injury[J]. Pediatr Nephrol,2014,29(2):173-181.

[35] PROWLE J R,BELLOMO R. Sepsis-associated acute kidney injury:macrohemodynamic and microhemodynamic alterations in the renal circulation[J]. Semin Nephrol,2015,35(1):64-74.

[36] IDZKO M,FERRARI D,RIEGEL A K,et al. Extracellular nucleotide and nucleoside signaling in vascular and blood disease[J]. Blood,2014,124(7):1029-1037.

[37] BELLOMO R,KELLUM J A,RONCO C. Acute kidney injury[J]. Lancet,2012,380(9843):756-766.

[38] BURNS K E,CHU M W,NOVICK R J,et al. Perioperative N-acetylcysteine to prevent renal dysfunction in high-risk patients undergoing cabg surgery:a randomized controlled trial[J]. JAMA,2005,294(3):342-350.

[39] ZHAO B C,SHEN P,LIU K X. Perioperative statins do not prevent acute kidney injury after cardiac surgery:a meta-analysis of randomized controlled trials[J]. J Cardiothorac Vasc Anesth,2017,31(6):2086-2092.

[40] SHI R,TIE H T. Dexmedetomidine as a promising prevention strategy for cardiac surgery-associated acute kidney injury:a meta-analysis[J]. Crit Care,2017,21(1):198.

[41] ZARBOCK A,KELLUM J A,GOURINE A V,et al. Salvaging remote ischaemic preconditioning as a therapy for perioperative acute kidney injury [J]. Br J Anaesth, 2020,124(1):8-12.

[42] MENTING T P,WEVER K E,OZDEMIR-VAN BRUNSCHOT D M,et al. Ischaemic preconditioning for the reduction of renal ischaemia reperfusion injury [J]. Cochrane Database Syst Rev,2017,3(3):Cd010777.

[43] ZARBOCK A,KELLUM J A,VAN AKEN H,et al. Long-term effects of remote ischemic preconditioning on kidney function in high-risk cardiac surgery patients:follow-up results from the RenalRIP Trial[J]. Anesthesiology, 2017,126(5):787-798.

[44] ZARBOCK A,KELLUM J A. Remote ischemic preconditioning and protection of the kidney-a novel therapeutic option[J]. Crit Care Med,2016,44(3):607-616.

[45] MEERSCH M,SCHMIDT C,HOFFMEIER A,et al. Pre-

vention of cardiac surgery-associated AKI by implementing the KDIGO guidelines in high risk patients identified by biomarkers: the PrevAKI randomized controlled trial[J]. Intensive Care Med, 2017, 43 (11): 1551-1561.

[46] GÖCZE I, JAUCH D, GÖTZ M, et al. Biomarker-guided intervention to prevent acute kidney injury after major surgery: the prospective randomized BigpAK study[J]. Ann Surg, 2018, 267(6): 1013-1020.

[47] ZARBOCK A, KELLUM J A, SCHMIDT C, et al. Effect of early vs delayed initiation of renal replacement therapy on mortality in critically ill patients with acute kidney Injury: The ELAIN randomized clinical trial[J]. JAMA, 2016, 315(20): 2190-2199.

100 尿量标准在急性肾损伤诊断及预后评估中的研究进展

急性肾损伤(acute kidney injury,AKI)是以肾功能急剧减退为特征的临床并发症,在重症监护治疗病房(intensive care unit,ICU)患者中发生率可高达50%,与患者住院时间延长、感染、慢性肾功能不全、肾衰竭及死亡等不良预后显著相关。目前AKI的诊断和分级主要基于血清肌酐或/和尿量变化,改善全球肾脏病预后组织(kidney disease;improving global outcomes,KDIGO)于2012年提出的AKI诊断指南,将48小时内血清肌酐值升高≥0.3mg/dl(≥26.5μmol/L),或7天内肌酐较基础值升高≥1.5倍或尿量<0.5ml/(kg·h)持续6小时以上定义为AKI。研究表明,尿量可独立预测AKI患者的预后,仅基于肌酐诊断标准将会漏诊部分少尿型AKI患者,且这部分患者的不良事件发生率比非AKI患者更高。同时,目前除在重度AKI中应用肾脏替代治疗外,尚无其他针对轻中度AKI的有效治疗方法,早期诊断并及时给予预防和干预措施是防止病情进展的主要措施。而尿量作为可直接观测的指标,比肌酐更容易实现早期、连续监测,对及时诊断AKI具有重要意义。综上,尿量作为AKI早期诊断与预后评估的指标,具备进一步研究探讨的临床意义。

一、尿量标准在AKI诊断中的应用

目前尿量标准在临床实践及研究中的方案选择尚存争议。尿量监测形式和体重均影响尿量计算,进而影响AKI的诊断和分级,临床需要更统一的诊断标准以使得研究之间更具有可比性。

(一)尿量的监测形式

尿量诊断标准中尿量的监测方式分为平均时段尿量和每小时连续尿量,平均时段尿量定义为任意连续6小时内平均尿量<0.5ml/(kg·h);连续尿量为每小时尿量<0.5ml/(kg·h),持续时间≥6小时。前者在临床实践中相对容易实现,后者需对尿量进行每小时连续监测,操作难度较大且仅在ICU患者中可行性高。两者在诊断AKI方面各有优缺点。Macedo等的前瞻性研究表明,以肌酐诊断标准为参照,平均尿量标准诊断AKI的灵敏度高于连续尿量

诊断标准(0.53 vs 0.34),而特异度低于后者(0.71 vs 0.54)。Allen等在心脏ICU患者中的研究结论基本同前;此外,在该研究中,肌酐联合连续尿量标准诊断心脏手术后AKI的发生率为39.7%,而联合平均尿量标准可将AKI的诊断率增加至72.8%,研究者认为在心脏术后患者中应用平均尿量可能会高估AKI的发生率。有研究表明,应用连续尿量监测诊断AKI,患者的临床获益会更大。Jin等研究显示,对ICU患者行每小时连续尿量监测可提早诊断AKI,且与AKI患者3天死亡率的降低密切相关。以上两种尿量监测方式各具特点,应依据临床实际条件和特定患者选择最佳的监测方式。

(二)不同体重定义对尿量标准的影响

尿量标准诊断AKI与体重计算方法相关。肥胖患者中推荐使用理想体重诊断AKI,使用实际体重会高估AKI的发生率,在低体重患者中使用实际体重会延误AKI的诊断。Thongprayoon等的回顾性研究表明,基于实际体重诊断AKI,可提高尿量诊断标准的灵敏度并将部分AKI的诊断时间平均提前4个小时;但基于理想体重诊断AKI可能具有更好的临床价值,AKI患者90天死亡率明显高于无AKI患者,而基于实际体重诊断的AKI患者90天死亡率与无AKI患者没有统计学差异。同时,对于基于实际体重诊断AKI而基于理想体重诊断无AKI的患者,其90天死亡率与无AKI的患者相比没有统计学差异。因此,研究者认为可结合临床实际目的选择体重计算方式,当需要对AKI患者行有创干预治疗时,应用特异度更高的理想体重诊断可能使患者临床获益更大。但另一项纳入4 159例心脏手术患者的回顾性研究却得出了相悖的结果,认为使用实际体重、理想体重、校正体重均不影响尿量对AKI发生率和死亡率的预测能力。因此,未来仍需更多研究进一步论证体重的计算方式对AKI诊断的影响及实际临床意义。

二、尿量标准诊断AKI的优势

(一)早期诊断AKI

尿量是反映肾功能的敏感指标,比肌酐更快反应肾小

球滤过率变化,在临床较易实现直观且连续的监测。血清肌酐值需经采血化验后获得,难以实现频繁检测而常导致诊断时间延迟,且在容量过负荷患者中,液体对肌酐的稀释作用会进一步延长 AKI 的诊断时间。Macedo 等研究结果显示,尿量标准诊断 AKI 的中位时间为 12 小时,而肌酐诊断标准相对滞后可达 24 小时。另有研究也表明尿量标准可比肌酐提前 11 小时诊断 AKI。此外,Vanmassenhove 等的研究表示,早期基于肌酐标准诊断的 AKI 患者尿液中肾小管损伤标志物中性粒细胞明胶酶相关脂质运载蛋白(neutrophil gelatinase-associated lipocalin, NGAL)水平明显高于无 AKI 患者,而尿量标准诊断的 AKI 患者尿 NGAL 水平与非 AKI 患者无明显差异,提示可能除密切监测所致诊断时间提前外,尿量可在肾小管损伤之前发生改变并诊断 AKI。

有部分研究表明术中尿量可提前预测术后 AKI 的发生。在 Hori 等的研究中,体外循环期间尿量<1.5ml/(kg·h)与术后 AKI 发生相关,尿量每升高 0.5ml/(kg·h),术后 AKI 发生风险降低 26%。腹部手术中,与术中尿量≥0.3ml/(kg·h)的患者相比,术中尿量<0.3ml/(kg·h)患者术后发生 AKI 的风险增加 1.7 倍。但也有研究认为,术中少尿虽然与术后 AKI 的发生率具有一定相关性,但其预测 AKI 的敏感度较低,尚需更多的研究来明确其预测作用。

(二)提高 AKI 诊断率

尿量和肌酐标准联合诊断 AKI 与单独使用肌酐或尿量诊断标准相比,可明显提高 AKI 的诊断率。一项纳入 6 637 例心脏手术患者的多中心研究显示,使用肌酐和尿量标准联合诊断,检出 AKI 的发生率为 81.2%,仅基于肌酐标准的 AKI 发生率为 38.6%,42.6% 的患者肌酐水平正常但符合尿量诊断标准。在非心脏手术术后患者中,与单独使用肌酐标准相比,尿量和肌酐标准联合应用可将 AKI 诊断率从 8% 提高至 64%。一项脓毒症早期相关肾损伤的研究结果也表明,联合尿量标准可将 AKI 的诊断率提高 21.5%。同时,以上结论也适用于儿童和青少年人群。Kaddourah 等的多中心前瞻性研究发现,在 3 个月至 25 岁患者中,仅采用血清肌酐标准将漏诊 67.2% 少尿型 AKI 患者。

尿量诊断标准可能更有助于提高病情较轻患者的 AKI 诊断敏感性。在一项多中心研究中,共纳入 1 058 例中位年龄为 62 岁的 ICU 患者,其中 68.9% 合并以呼吸系统为主的内科基础疾病,在这一研究人群中基于肌酐标准诊断为 AKI 的患者高达 52.4%,而肌酐水平正常但符合尿量诊断标准的患者仅占 3.0%,联合尿量诊断标准后 AKI 检出率的增加幅度不大,对此研究者认为,病情危重的患者可能更容易出现肾小球滤过率降低导致血清肌酐升高,进而影响尿量标准的诊断价值。在不同临床环境下,尿量标准均可检出部分不符合肌酐诊断的 AKI,与肌酐标准联合应用可提高 AKI 诊断率。但就尿量诊断标准在不同病情患者中的应用价值,尚需要更多的研究来进一步论证。

三、尿量标准与不良预后的关系

(一)单独应用尿量标准诊断 AKI 患者的预后

仅基于尿量标准诊断 AKI 也能够很好地预测患者不良事件的发生,且 AKI 诊断的严重程度与患者短期和长期的预后不良密切相关。Bianchi 等的研究表明,与无 AKI 的患者相比,基于尿量标准诊断为 AKI 而肌酐诊断标准无 AKI 的患者 ICU 停留时间、住院时间及机械通气时间明显延长(P<0.01),90 天死亡率更高(12.9% vs 8.3%;P<0.01);且尿量标准诊断为 KDIGO 2 级、3 级的患者术后 90 天死亡风险分别是无 AKI 患者的 2.4 倍、6.2 倍。一项心脏术后肾损伤的研究显示,相比于无 AKI 患者,即使仅尿量符合 KDIGO 1 级诊断而肌酐水平正常的 AKI 患者术后 180 天发生主要肾脏不良事件的风险会增加 76%,而发展成为慢性肾功能不全的风险会增加一倍。

(二)联合应用尿量和肌酐标准诊断 AKI 患者的预后

尿量和肌酐诊断标准的联合使用能更好地评估 AKI 患者的预后。Kellum 等的研究结果表明,尿量和肌酐诊断标准均达到 KDIGO 3 级的 ICU 患者各时间段死亡率(住院期间、30 天、90 天及 1 年)和术后并发症的发生率均明显高于单独基于尿量或肌酐标准诊断为 KDIGO 3 级的患者。此外,分别基于尿量和肌酐标准诊断的 AKI 患者在预后方面存在差异。Bianchi 等的研究表明,仅符合肌酐标准的 AKI 患者 90 天死亡率比仅符合尿量诊断标准的 AKI 患者更高(17.7% vs 12.9%;P<0.001)。但在另一项纳入了 4 683 例患者的多中心前瞻性研究中,与基于肌酐标准诊断为 KDIGO 3 级患者相比,尿量标准诊断为 KDIGO 3 级患者的死亡率更高。尽管研究之间就不同诊断标准在 AKI 患者预后评估方面的作用得出了不一致的结论,但这种差异强调了联合应用诊断标准的重要性。

(三)其他

尿量减少的阈值和持续时间均是影响患者预后的重要因素。Engoren 等的研究指出,心脏手术后尿量<0.2ml/(kg·h)是死亡的独立危险因素,且少尿持续时间越长死亡风险越大。Vaara 等的研究结果表明,尿量<0.1ml/(kg·h)持续超过 3 小时是 AKI 发生(基于肌酐诊断标准)及肾脏替代治疗的独立危险因素。此外,在 Vincent 等的研究中,将 24 小时内平均尿量<0.5ml/(kg·h)定义为少尿,进入 ICU 时诊断为少尿但症状在 48 小时内消失的患者 ICU 期间死亡率并不高于非少尿型患者;同时,ICU 停留期间出现持续性少尿患者的 ICU 死亡率比非持续性少尿患者更高(P<0.001),研究者认为在患者预后评估方面,少尿持续时间甚至比少尿本身更具有临床意义。综上所述,尿量是可以独立预测患者预后的指标,具有不可忽略的临床价值。

四、尿量标准应用的局限性

尿量是反映肾小球功能变化的替代指标,不能直接体现肾脏的结构性损伤。尿量指标易受应激、药物及血流动力学等多种因素影响,部分少尿的发生是机体对血容量降低、血管舒张的生理性反应,同时紧张、疼痛、呕吐等非渗透压刺激可诱导血管升压素释放而导致少尿,与肾脏功能损伤无关。应用尿量标准诊断 AKI 时需考虑结合临床实际。

术中尿量减少并不能完全反映液体平衡状态和肾损伤。研究表明,全身麻醉期间机体的液体清除率仅为清醒状态的 10%～20%。且麻醉药物类型也显著影响术中尿量及血浆肾素水平。Puckett 等研究显示,在行腹部手术的非AKI 高危患者中,围手术期尿量维持在 0.2ml/(kg·h) 的患者预后并不差于尿量为 0.5ml/(kg·h) 的患者,同时两组患者的肾损伤标志物尿 NGAL 水平无明显差异。此外,腹腔镜手术中腹压升高也可导致一过性少尿,但与术后 AKI 的发生率并无相关性。尿量并不能直接反映肾脏器质性损伤,未来与特异性肾脏损伤标志物联合监测可以更早、更准确地诊断 AKI。

尿量的连续监测仅在留置导尿管的患者中较易实现,目前尿量数据的获取主要依赖人工评估和记录,部分 ICU 和多数病房患者尿量数据记录不全或缺失。大多数回顾性研究常因尿量数据缺失而仅基于血清肌酐值诊断 AKI,这也是大多数 AKI 研究的主要局限性。对此,临床已尝试开发对尿量行实时精确监测的仪器,期待未来能在临床中推广应用。

五、总结与展望

尿量是早期诊断 AKI 的敏感指标,仅基于肌酐标准可导致部分患者被漏诊,尿量的监测有利于 AKI 的早期诊断、预防和干预。统一的尿量诊断标准有助于提高研究之间的可比性。同时,尿量易受多种临床因素影响,应结合具体临床实际对其进行合理且正确地解读。规范尿量指标的监测和记录是后续临床实践及相关临床研究的重要基础。

(别东韵　晏馥霞)

参 考 文 献

［1］ HOSTE E A,BAGSHAW S M,BELLOMO R,et al. Epidemiology of acute kidney injury in critically ill patients:the multinational AKI-EPI study［J］. Intensive Care Med,2015,41(8):1411-1423.

［2］ GUMBERT S D,KORK F,JACKSON M L,et al. Perioperative acute kidney injury［J］. Anesthesiology,2020,132(1):180-204.

［3］ KELLUM J A,SILEANU F E,MUTUGAN R,et al. Classifying AKI by urine output versus serum creatinine level［J］. J Am Soc Nephrol. 2015,26(9):2231-2238.

［4］ PENG K,MCILROV D R,BOLLEN B A,et al. Society of cardiovascular anesthesiologists clinical practice update for management of acute kidney injury associated with cardiac surgery［J］. Anesth Analg,2022,135(4):744-756.

［5］ MACEDO E,MALHOTRA R,BOUCHARD J,et al. Oliguria is an early predictor of higher mortality in critically ill patients［J］. Kidney Int,2011,80(7):760-767.

［6］ OSTERMANN M,BELLOMO R,BURDMANN E A,et al. Controversies in acute kidney injury:conclusions from a Kidney Disease:Improving Global Outcomes (KDIGO) Conference［J］. Kidney Int,2020,98(2):294-309.

［7］ WIERSEMA R,JUKARAINEN S,ECK R J,et al. Different applications of the KDIGO criteria for AKI lead to different incidences in critically ill patients:a post hoc analysis from the prospective observational SICS-Ⅱ study［J］. Crit Care. 2020,24(1):164.

［8］ ALLEN J C,GARDNER D S,SKINNER H,et al. Definition of hourly urine output influences reported incidence and staging of acute kidney injury［J］. BMC Nephrol,2020,21(1):19.

［9］ JIN K,MURUGAN R,SILEANU F E,et al. Intensive monitoring of urine output is associated with increased detection of acute kidney injury and improved outcomes［J］. Chest,2017,152(5):972-979.

［10］ JIANG J,ZHANG J,LIU Y,et al. Urine output calculated using actual body weight may result in overestimation of acute kidney injury for obese patients［J］. Shock,2021,56(5):737-743.

［11］ KATAYAMA S,KOYAMA K,GOTO Y,et al. Body weight definitions for evaluating a urinary diagnosis of acute kidney injury in patients with sepsis［J］. BMC Nephrol,2018,19(1):101.

［12］ THONGPRAYOON C,CHEUNGPASITPORN W,AKHOUNDI A,et al. Actual versus ideal body weight for acute kidney injury diagnosis and classification in critically ill patients［J］. BMC Nephrol,2014,15:176.

［13］ ENGOREN M,MAILE M D,HEUNG M,et al. The association between urine output,creatinine elevation,and death［J］. Ann Thorac Surg,2017,103(4):1229-1237.

［14］ SCHETZ M,HOSTE E. Understanding oliguria in the critically ill［J］. Intensive Care Med,2017,43(6):914-916.

［15］ MACEDO E,BOUCHARD J,SOROKO S H,et al. Fluid accumulation,recognition and staging of acute kidney injury in critically-ill patients［J］. Crit Care,2010,14(3):R82.

［16］ KOEZE J,KEUS F,DIEPERINK W,et al. Incidence,timing and outcome of AKI in critically ill patients varies with the definition used and the addition of urine output criteria［J］. BMC Nephrol,2017,18(1):70.

[17] VANMASSENHOVE J,GLORIEUX G,HOSTE E,et al. Urinary output and fractional excretion of sodium and urea as indicators of transient versus intrinsic acute kidney injury during early sepsis[J]. Crit Care, 2013, 17 (5):R234.

[18] HORI D,KATZ N M,FINE D M,et al. Defining oliguria during cardiopulmonary bypass and its relationship with cardiac surgery-associated acute kidney injury[J]. Br J Anaesth,2016,117(6):733-740.

[19] MIZOTA T,YAMAMOTO Y,HAMADA M,et al. Intraoperative oliguria predicts acute kidney injury after major abdominal surgery[J]. Br J Anaesth, 2017, 119(6): 1127-1134.

[20] ZHAO B C,LEI S H,YANG X,et al. Assessment of prognostic value of intraoperative oliguria for postoperative acute kidney injury: a retrospective cohort study [J]. Br J Anaesth,2021,126(4):799-807.

[21] PRIYANKA P,ZARBOCK A,IZAWA J,et al. The impact of acute kidney injury by serum creatinine or urine output criteria on major adverse kidney events in cardiac surgery patients[J]. J Thorac Cardiovasc Surg, 2021, 162(1):143-151.

[22] QUAN S,PANNU N,WILSON T,et al. Prognostic implications of adding urine output to serum creatinine measurements for staging of acute kidney injury after major surgery: a cohort study[J]. Nephrol Dial Transplant, 2016,31(12):2049-2056.

[23] KADDOURAH A,BASU R K,BAGSHAW S M,et al. Epidemiology of acute kidney injury in critically ill children and young adults[J]. N Engl J Med, 2017, 376 (1):11-20.

[24] QIN J P,Yu X Y,QIAN C Y,et al. Value of kidney disease improving global outcomes urine output criteria in critically ill patients: a secondary analysis of a multicenter prospective cohort study[J]. Chin Med J(Engl), 2016,129(17):2050-2057.

[25] MANDELBAUM T,LEE J,SCOTT D J,et al. Empirical relationships among oliguria, creatinine, mortality, and renal replacement therapy in the critically ill[J]. Intensive Care Med,2013,39(3):414-419.

[26] BIANCHI N A,STAVART L L,ALTARELLI M,et al. Association of oliguria with acute kidney injury diagnosis, severity assessment, and mortality among patients with critical illness[J]. JAMA Netw Open, 2021, 4 (11):e2133094.

[27] VAARA S T,PARVIAINEN I,PETTILÄ V,et al. Association of oliguria with the development of acute kidney injury in the critically ill[J]. Kidney Int,2016,89(1): 200-208.

[28] VINCENT J L,FERGUSON A,PICKKERS P,et al. The clinical relevance of oliguria in the critically ill patient: analysis of a large observational database[J]. Crit Care, 2020,24(1):171.

[29] HAHN R G. Volume kinetics for infusion fluids[J]. Anesthesiology,2010,113(2):470-481.

[30] FRANZÉN S,SEMENAS E,TAAVO M,et al. Renal function during sevoflurane or total intravenous propofol anaesthesia: a single-centre parallel randomised controlled study[J]. Br J Anaesth,2022,128(5):838-848.

[31] PUCKETT J R,PICKERING J W,PALMER S C,et al. Low versus standard urine output targets in patients undergoing major abdominal surgery: a randomized noninferiority trial[J]. Ann Surg,2017,265(5):874-881.

[32] NGUYEN N T,PEREZ R V,Fleming N,et al. Effect of prolonged pneumoperitoneum on intraoperative urine output during laparoscopic gastric bypass[J]. J Am Coll Surg,2002,195(4):476-483.

[33] JOANNIDIS M,FORNI L G,HAASE M,et al. Use of cell cycle arrest biomarkers in conjunction with classical markers of acute kidney injury[J]. Crit Care Med, 2019,47(10):e820-e826.

[34] DEMIRJIAN S,BASHOUR C A,SHAW A,et al. Predictive accuracy of a perioperative laboratory test-based prediction model for moderate to severe acute kidney injury after cardiac surgery[J]. JAMA, 2022, 327(10): 956-964.

[35] CHANG A J,NOMURA Y,BARODKA V M,et al. Validation of a real-time minute-to-minute urine output monitor and the feasibility of its clinical use for patients undergoing cardiac surgery[J]. Anesth Analg, 2017, 125 (6):1883-1886.

[36] KUSHNIR A,PALTE E,MORRIS N,et al. Improving fluid output monitoring in the intensive care unit[J]. J Intensive Care Med,2022,37(1):114-119.

101 肾缺血再灌注损伤及右美托咪定肾脏保护作用的研究进展

在围手术期器官损伤中,急性肾损伤(acute kidney injury,AKI)的发生率尤为显著,在高危患者中的发生率可高达20%~40%,脓毒症合并AKI死亡率可高达70%,如果不能有效的预防和控制AKI,可以引起肾功能的快速下降,最终可以造成慢性肾功能不全或者终末期肾病,严重影响患者手术后的结局。目前已经有多项措施来减少AKI的发生和进展,但AKI仍具有并发症发生率高、住院费用高昂、资源占用率高等特点。在临床工作中,肾脏缺血再灌注(ischemia reperfusion,IR)损伤是造成AKI的最主要原因,可能造成肾脏慢性病变改变高达70%。肾脏缺血再灌注损伤在肾移植手术、心脏大血管手术、重症监护治疗病房心肺复苏中几乎不可避免。因此,对于有潜在AKI风险的患者如何减轻肾脏缺血再灌注损伤尤为重要。

右美托咪定是一种高选择性的α₂受体激动剂,具有镇静、镇痛、抗交感神经和稳定血流动力学的作用。α₂受体(α₂-AR)具有三个亚型(A、B、C)均广泛分布在神经系统。其中α₂B-AR亚型主要分布在外周组织中。肾小管周围的脉管系统和肾脏微血管内皮细胞上分布有丰富的α₂受体,右美托咪定可以激动肾脏组织中的α₂受体起到肾脏保护作用。右美托咪定作为长期镇静镇痛药物目前已广泛应用于重症监护治疗病房和临床麻醉中。2020年Soh等的临床研究显示,围手术期使用右美托咪定可以降低心脏大血管手术后急性肾损伤的发生率,可以降低住院天数。Peng等发表于2019年一项meta分析收录了9项随机对照临床试验,共包括1 308例心脏手术患者,其结果显示围手术期使用右美托咪定可以降低心脏手术相关的急性肾损伤,特别是在老年人群中术中和术后使用。右美托咪定在大血管病变介入治疗中亦有较高的应用价值,近期的一项随机、双盲、对照临床试验显示右美托咪定围手术期小剂量持续泵注[术中输注速率为0.4μg/(kg·h),术后至ICU输注速率降低为0.1μg/(kg·h),维持24小时]可以降低主动脉B型夹层患者行腔内修复手术术后急性肾损伤的发生率。

一、炎症反应、白细胞和内皮细胞在肾缺血再灌注损伤中的作用

炎症细胞因子、白细胞和肾脏内皮细胞在肾缺血再灌注损伤中起着十分重要的作用。有研究显示,在肾缺血再灌注损伤中,janus激酶2/信号转导因子和转录活化因子3(Janus kinase 2/signal transducer and activator of transcription 3,JAK2/STAT3)信号通路激活,JAK2/STAT3是多种炎症细胞因子共同的信号通路之一,能将信号迅速从细胞膜传递到细胞核,广泛参与细胞的增殖分化、炎症反应、坏死、凋亡等生物过程。给予右美托咪定(50μg/kg)在缺血前30分钟预处理可以抑制被激活的JAK2/STAT3信号通路,同时显著降低炎症趋化因子细胞间黏附分子-1(intercellular adhesion molecule 1,ICAM-1)、单核细胞趋化因子-1(monocyte chemoattractant protein 1,MCP-1)的表达,可以改善肾脏缺血再灌注损伤。肾脏缺血再灌注损伤可以诱导局部和机体系统的炎症反应,这也会反过来加重器官损伤。这些炎症反应也可以被中枢神经系统所调控,特别是迷走神经和烟碱类的乙酰胆碱受体,也就是胆碱能抗炎通路。2020年发表在Anesthesia and Analgesia的一项研究显示,给予右美托咪定(25μg/kg)在缺血前30分钟预处理可以通过增强颈段迷走神经的信号释放,增加乙酰胆碱的释放,从而显著降低炎症细胞因子肿瘤坏死因子-α(tumor necrosis factor-α,TNF-α)、白细胞介素(interleukin)-1β、IL-6、血管内皮生长因子(vascular endothelial growth factor,VEGF)的表达,改善肾脏缺血再灌注损伤。高速泳动族蛋白B1(high mobility group box 1,HMGB1)和Toll样受体4(Toll-like receptor 4,TLR4)在肾脏缺血再灌注损伤中表达增加,HMGB1可以作为内源性的配体和TLR4相结合,激活下游的NF-κB信号通路,从而激活下游的促炎细胞因子。有研究显示,给予右美托咪定干预可以降低HMGB1和TLR4的表达,从而显著降低炎症因子TNF-α、IL-1β的生成,改善肾脏缺血再灌注组织学和功能学损伤。笔者研究团队使用免疫荧光的方法证实了肾脏微血管内皮细胞(renal microvascular endothelial cell,RMEC）上表达 α_2 受体,采用右美托咪定缺血前预处理加缺血后处理的方法干预,结果显示右美托咪定预处理加后处理可以改善缺氧复氧后 RMEC 的细胞活性,可以通过降低 RMEC 炎症细胞因子的表达,阻断炎症级联反应从而改善肾脏缺血再灌注损伤。

二、一氧化氮合酶和一氧化氮在肾缺血再灌注损伤中的作用

一氧化氮(nitric oxide,NO)在肾缺血再灌注损伤的氧化应激反应中起着十分重要的作用,其中诱导型一氧化氮合成酶(inducible nitric oxide synthase,iNOS)诱导生成的 NO 与细胞凋亡、细胞坏死等密切相关,而内皮型一氧化氮合成酶(endothelial nitric oxide synthase,eNOS)诱导生成的 NO 是一种生理的血管扩张剂,还可以产生抗炎、抗增殖、抗血栓的作用,从而有助于调节血管的功能,维持血管的完整性。有研究显示,使用大鼠缺血再灌注损伤模型,持续泵注右美托咪定[$5\mu g/(kg \cdot h)$]预处理,可以降低肾缺血再灌注后组织学和功能学损伤,同时 iNOS 的活性明显下调,提示右美托咪定减轻肾缺血再灌注损伤可能和 iNOS 活性下调有关。2019 年发表在 *Nitric Oxide* 的一篇文章显示,右美托咪定可以通过抑制 iNOS/NO 信号通路来减轻脂多糖诱导的急性肾损伤。有研究显示,使用大鼠缺血再灌注损伤模型,给予右美托咪定预处理可以通过上调丝裂原活化蛋白激酶信号通路,增加 eNOS 的表达来调控 NO 浓度,从而减轻肾脏缺血再灌注损伤。在笔者团队的最新研究中,肾脏缺血再灌注损伤后 eNOS 轻度升高,右美托咪定预处理加后处理可以通过激活磷脂酰肌醇 3-激酶/蛋白质丝氨酸苏氨酸激酶(phosphatidylinositol 3 kinases/protein serine threonine kinase,PI3K/Akt)信号通路,显著增加 eNOS 的表达从而减轻肾脏缺血再灌注损伤。综上所述,右美托咪定可能通过增加 eNOS 的表达和降低 iNOS 的表达从而维持 NO 稳态来降低肾脏缺血再灌注损伤。

三、铁死亡信号通路在肾缺血再灌注损伤中的作用

铁死亡通路最近被较多的研究,铁死亡指的是铁离子和 ROS 依赖的脂质过氧化反应,主要特点为细胞抗氧化的破坏,以及细胞内铁离子增多导致有害的脂质活性氧沉积,脂质代谢和铁死亡通路密切联系在一起。铁死亡在形态上显示出线粒体固缩以及线粒体膜的破裂,膜密度增高,嵴减少或消失。生化方面,铁死亡主要包括消耗谷胱甘肽和降低谷胱甘肽过氧化物酶 4(glutathione peroxidase 4,GPX4)的活性。最近有研究显示铁死亡通路在缺血损伤过程中占有重要的地位。使用铁螯合剂或者使用降低铁相关氧化应激的抗氧化剂在一定程度上可以使缺血再灌注损伤后的肾脏功能改善,进而提示铁死亡通路在肾缺血再灌注损伤中

的作用。GPX4 是一种硒依赖性抗氧化酶,是铁死亡的核心调控蛋白。当 GPX4 的活性被抑制时,细胞内出现 ROS 过量蓄积,进而可以造成细胞死亡。一项研究使用了 *GPX4* 缺陷小鼠,敲除 *GPX4* 基因可导致脂质氧化应激诱发的 AKI。笔者团队最近的一项研究显示右美托咪定预处理加后处理可以降低肾脏缺血再灌注损伤后氧化应激指标丙二醛(malondialdehyde,MDA)、血浆乳过氧化物酶(lactoperoxidase,LPO)、乳酸脱氢酶(lactate dehydrogenase,LDH)的表达,右美托咪定可以通过激活 α_2 受体降低长链脂酰辅酶 A 合成酶 4(acyl-CoA synthetase long-chain family member 4,ACSL4)的表达,从而降低铁死亡介导的肾脏缺血再灌注损伤。

四、线粒体自噬肾缺血再灌注损伤中的作用

自噬是存活细胞在遇到各种应激条件下回收损伤的细胞器和细胞成分的一种机制,有利于细胞的生存。研究显示通过药物的方法激活自噬可以对急性肾损伤起到保护作用。线粒体在肾缺血再灌注损伤导致的氧化应激、细胞凋亡中起着十分重要的作用,线粒体自噬是指选择性移除损伤的线粒体,是维持细胞稳态,保持线粒体健康的一种自我修复方法。有研究显示,右美托咪定可以通过激活 PTEN 诱导的假定激酶 1(PTEN induced putative kinase 1,PINK1)介导的线粒体自噬,清除功能障碍的线粒体,从而减轻脂多糖诱导的巨噬细胞内细胞凋亡和氧化应激反应。2020 年 Zhao 等发表在 *Frontiers in Pharmacology* 的研究显示,右美托咪定($30\mu g/kg$)预处理可以通过激动 α_2 受体和抑制 PI3K/Akt/mTOR 信号通路增加线粒体自噬,清除功能障碍的线粒体,从而减轻脂多糖诱导的肾脏组织细胞凋亡和炎症反应。综上所述,右美托咪定可能通过激活线粒体自噬,清除功能障碍的线粒体,从而减轻肾脏组织的细胞凋亡和炎症反应。

五、肾缺血再灌注损伤和肾移植术后移植物功能

肾移植手术不可避免会造成不同程度的肾缺血再灌注损伤。肾缺血再灌注损伤可以分为缺血期(短暂的手术中供体取出的热缺血时间和较长低温保存的冷缺血时间)和再灌注期(血流恢复后的复氧过程)。主要包括对细胞的直接损伤,特别是线粒体的损伤,跟随而来的是不同形式的细胞死亡,炎症反应以及激活固有免疫应答和适应性的免疫应答。血管内皮细胞和肾状上皮细胞是缺血再灌注损伤的靶点。供体的类型(已故心脏死亡供体、已故脑死亡供体、亲体捐赠者供体),冷缺血时间和热缺血时间均是肾缺血再灌注损伤的重要危险因素。在临床上来说,显著的缺血再灌注损伤会在移植后早期表现出移植物功能恢复延迟

（delayed graft failure，DGF）、急性肾损伤或者急性排斥反应，以及慢性的移植物功能障碍并发进行性的肾脏间质纤维化。移植物功能延迟恢复和肾脏移植物短期和长期的结局密切相关，但具体缺血再灌注损伤的程度和移植物功能延迟恢复发生率的具体相关程度仍不清楚。在肾脏缺血再灌注损伤中，一个重要的调节炎症反应的因子是 NF-κB，可以导致促炎症因子和趋化因子的释放。肾缺血再灌注损伤引起的炎症反应及坏死性凋亡可以进一步启动机体固有免疫应答和适应性免疫应答。固有免疫系统通过 Toll 样受体（toll like receptor，TLR）、补体系统、树突状细胞、中性粒细胞从而影响缺血再灌注损伤的进展。主要的管状上皮细胞、肾小球内皮细胞和足细胞表达 TLR2 和 TLR4，它们在缺血再灌注损伤中均上调。在肾移植后的缺血再灌注损伤中，TLR 起了更重要的作用，因为 TLR4 在已故捐赠者供体中比亲属活体捐赠者供体中更高表达。有研究显示，给予右美托咪定干预可以降低 HMGB1 和 TLR4 的表达，从而显著降低炎症细胞因子的生成，改善肾脏缺血再灌注组织学和功能学损伤。一项回顾性的队列研究表明，右美托咪定与 DGF 的发生率、总体并发症、感染、移植后早期急性排斥反应和住院时间减少之间存在关联，但是对术后 3 个月的移植物功能及估算的肾小球滤过率无影响。该项研究共随访了 780 例患者，包括心脏死亡供体肾移植、儿童供体双肾移植、活体肾移植、肾胰联合移植等多种类型。近期笔者的研究团队设计了以 DGF 发生率为主要研究指标的随机、对照试验，旨在研究右美托咪定是否可以降低心脏死亡供体肾移植术后 DGF 的发生率。研究根据随机化、双盲、对照的原则，共纳入 111 例心脏死亡供体肾移植患者，给予肾移植手术围手术期 24 小时泵注右美托咪定或生理盐水，术中输注速率为 0.4μg/（kg·h），术后至移植病房输注速率降低为 0.1μg/（kg·h）维持至 24 小时，结果显示围手术期输注右美托咪定可以降低心脏死亡供体肾移植手术患者术后移植物功能延迟恢复的发生率，可以改善早期移植物功能。

六、小结

右美托咪定的肾脏保护作用主要和抑制炎症反应、降低氧化应激和氧自由基、减轻铁死亡、增加内皮型一氧化氮合酶、降低诱导型一氧化氮合酶、增加线粒体自噬等机制相关。右美托咪定在围手术期应用可以降低术后急性肾损伤的发生率，可以降低肾移植术后移植物功能延迟恢复的发生率，可以改善早期移植物功能。

（单希胜　彭科　嵇富海）

参 考 文 献

［1］BAUERLE J D，GRENZ A，KIM J H，et al. Adenosine generation and signaling during acute kidney injury［J］. J Am Soc Nephrol，2011，22（1）：14-20.

［2］SCHRIER R W，WANG W. Acute renal failure and sepsis ［J］. N Engl J Med，2004，351（2）：159-169.

［3］ZARBOCK A，KOYNER J L，HOSTE E A J，et al. Update on perioperative acute kidney injury［J］. Anesth Analg，2018，127（5）：1236-1245.

［4］GUMBERT S D，KORK F，JACKSON M L，et al. Perioperative acute kidney injury［J］. Anesthesiology，2020，132（1）：180-204.

［5］BONVENTRE J V，YANG L. Cellular pathophysiology of ischemic acute kidney injury［J］. J Clin Invest，2011，121（11）：4210-4221.

［6］GERLACH A T，MURPHY C V，DASTA J F. An updated focused review of dexmedetomidine in adults［J］. Ann Pharmacother，2009，43（12）：2064-2074.

［7］PARIS A，MANTZ J，TONNER P H，et al. The effects of dexmedetomidine on perinatal excitotoxic brain injury are mediated by the alpha2A-adrenoceptor subtype［J］. Anesth Analg，2006，102（2）：456-461.

［8］GU J，SUN P，ZHAO H，et al. Dexmedetomidine provides renoprotection against ischemia-reperfusion injury in mice ［J］. Crit Care，2011，15（3）：R153.

［9］SOH S，SHIM J K，SONG J W，et al. Effect of dexmedetomidine on acute kidney injury after aortic surgery：a single-centre，placebo-controlled，randomised controlled trial ［J］. Br J Anaesth，2020，124（4）：386-394.

［10］PENG K，LI D，APPLEGATE 2ND R L，et al. Effect of dexmedetomidine on cardiac surgery-associated acute kidney injury：a meta-analysis with trial sequential analysis of randomized controlled trials［J］. J Cardiothorac Vasc Anesth，2020，34（3）：603-613.

［11］SHANX S，DAI H R，ZHAO D，et al. Dexmedetomidine reduces acute kidney injury after endovascular aortic repair of Stanford type B aortic dissection：a randomized，double-blind，placebo-controlled pilot study［J］. J Clin Anesth，2021，75：110498.

［12］SI Y，BAO H，HAN L，et al. Dexmedetomidine protects against renal ischemia and reperfusion injury by inhibiting the JAK/STAT signaling activation［J］. J Transl Med，2013，11（1）：141.

［13］MA J，CHEN Q，LI J，et al. Dexmedetomidine-mediated prevention of renal ischemia-reperfusion injury depends in part on cholinergic anti-inflammatory mechanisms ［J］. Anesth Analg，2020，130（4）：1054-1062.

［14］LIU G，SONG H，QIU L，et al. Dexmedetomidine preconditioning inhibits the long term inflammation induced by renal ischemia/reperfusion injury in rats［J］. Acta Cir Bras，2016，31（1）：8-14.

［15］RAPOPORT R M，DRAZNIN M B，MURAD F. Endothelium-dependent relaxation in rat aorta may be mediated through cyclic GMP-dependent protein phosphorylation [J]. Nature,1983,306(5939):174-176.

[16] RAADOMSKI M W,PALMER R M,MONCADA S. The anti-aggregating properties of vascular endothelium:interactions between prostacyclin and nitric oxide[J]. Br J Pharmacol,1987,92(3):639-646.

[17] SUGITA S,OKABE T,SAKAMOTO A. Continuous infusion of dexmedetomidine improves renal ischemia-reperfusion injury in rat kidney[J]. J Nippon Med Sch,2013, 80(2):131-139.

[18] CHEN Y,LUAN L,WANG C,et al. Dexmedetomidine protects against lipopolysaccharide-induced early acute kidney injury by inhibiting the iNOS/NO signaling pathway in rats[J]. Nitric Oxide,2019,85:1-9.

[19] LEMPIAINEN J,FINCKENBERG P,MERVAALA E E, et al. Dexmedetomidine preconditioning ameliorates kidney ischemia-reperfusion injury[J]. Pharmacol Res Perspect,2014,2(3):e00045.

[20] HU Z,ZHANG H,YANG S K,et al. Emerging role of ferroptosis in acute kidney injury[J]. Oxid Med Cell Longev,2019,2019:8010614.

[21] NI L,YUAN C,WU X. Targeting ferroptosis in acute kidney injury[J]. Cell Death Dis,2022,13(2):182.

[22] WALKER V J,AGARWAL A. Targeting iron homeostasis in acute kidney injury[J]. Semin Nephrol,2016,36 (1):62-70.

[23] FRIEDMANN ANGELI J P,CONRAD M. Selenium and GPX4,a vital symbiosis[J]. Free Radic Biol Med, 2018,127:153-159.

[24] FRIEDMANN ANGELI J P,SCHNEIDER M,PRONETH B,et al. Inactivation of the ferroptosis regulator Gpx4 triggers acute renal failure in mice[J]. Nat Cell Biol, 2014,16(12):1180-1191.

[25] TAO W H,SHAN X S,ZHANG J X,et al. Dexmedetomidine attenuates ferroptosis-mediated renal ischemia/reperfusion injury and inflammation by inhibiting ACSL4 via α2-AR[J]. Front Pharmacol,2022,13:782466.

[26] WANG Y,MAO X,CHEN H,et al. Dexmedetomidine alleviates LPS-induced apoptosis and inflammation in macrophages by eliminating damaged mitochondria via PINK1 mediated mitophagy[J]. Int Immunopharmacol, 2019,73:471-481.

[27] ZHAO Y,FENG X,LI B,et al. Dexmedetomidine protects against lipopolysaccharide-induced acute kidney injury by enhancing autophagy through inhibition of the PI3K/AKT/mTOR pathway[J]. Front Pharmacol,2020, 11:128.

[28] MENKE J,SOLLINGER D,SCHAMBERGER B,et al. The effect of ischemia/reperfusion on the kidney graft [J]. Curr Opin Organ Transplant,2014,19(4):395-400.

[29] PONTICELLI C. Ischaemia-reperfusion injury:a major protagonist in kidney transplantation[J]. Nephrol Dial Transplant,2014,29(6):1134-1140.

[30] CHAPAL M,LE BORGNE F,LEGENDRE C,et al. A useful scoring system for the prediction and management of delayed graft function following kidney transplantation from cadaveric donors[J]. Kidney Int,2014,86(6): 1130-1139.

[31] KONO H,NAKAGAWA K,MORITA S,et al. Effect of a novel nuclear factor-kappaB activation inhibitor on renal ischemia-reperfusion injury[J]. Transplantation,2013, 96(10):863-870.

[32] CHEN H,XING B,WANG L,et al. Toll-like receptor 4 is involved in renoprotective effect of ischemic postconditioning after renal ischemia/reperfusion injury in rats [J]. Urology,2015,85(2):483 e481-487.

[33] KRUGER B,KRICK S,DHILLON N,et al. Donor Toll-like receptor 4 contributes to ischemia and reperfusion injury following human kidney transplantation[J]. Proc Natl Acad Sci U S A,2009,106(9):3390-3395.

[34] LEVENTHAL J S,SCHROPPEL B. Toll-like receptors in transplantation:sensing and reacting to injury[J]. Kidney Int,2012,81(9):826-832.

[35] CHEN J,PEREZ R,D E MATTOS A M,et al. Perioperative dexmedetomidine improves outcomes of kidney transplant[J]. Clin Transl Sci,2020,13(6):1279-1287.

[36] SHANX S,HU L K,WANG Y,et al. Effect of perioperative dexmedetomidine on delayed graft function following a donation-after-cardiac-death kidney transplant:a randomized clinical trial[J]. JAMA Netw Open,2022,5 (6):e2215217.

102 肾缺血再灌注损伤防治的新进展

肾缺血再灌注损伤(renal ischemia-reperfusion injury, RIRI)是各种临床事件的常见并发症,如肾移植、心血管手术、出血性休克等,且与高死亡率相关。目前,中国肾移植数量仅次于美国。尽管肾移植相关的医疗和护理水平在不断提高,国内肾移植手术依然面临供体来源短缺、脏器离体保护等诸多困难。

随着肾移植和其他急慢性肾损伤的发生率不断上升,RIRI预防和治疗的重要性不言而喻。RIRI涉及一系列复杂的细胞事件,包括氧化应激、炎症、细胞凋亡、细胞自噬、酸中毒、钙超载、血管内皮相互作用和先天免疫的激活等。如今的药物开发几乎覆盖了上述所有的病理生理环节。许多药物在动物实验上得到广泛的数据支持,但在转化应用方面进展甚少。

本综述概述了当前RIRI的主要治疗方法,包括药物干预和机器灌注(machine perfusion, MP),涵盖了动物实验和临床研究,提及较新治疗进展的同时也探讨了RIRI治疗从基础转化到临床的困境。

一、RIRI 的药物干预

(一) 糖皮质激素

糖皮质激素具有抑制炎症、免疫等作用。在一些心脏手术或血管手术中,研究者将其视为肾保护剂进行研究和应用。临床上常用的糖皮质激素包括地塞米松、泼尼松龙。早期已有学者提出地塞米松可以减少中性粒细胞的浸润及其表面黏附分子-1的表达,以及抑制近端肾小管上皮细胞的凋亡和坏死从而保护RIRI大鼠。对供体大鼠短期应用包括泼尼松龙在内的免疫抑制剂可以明显减轻IR。

近年来,关于糖皮质激素对RIRI保护的研究开始往机制和新型治疗方式方向深入。地塞米松通过抑制磷脂酰肌醇3-激酶/汇丝氨酸/苏氨酸激酶信号和上调内皮型一氧化氮合酶/诱导型一氧化氮合酶比值治疗缺血再灌注(ischemia reperfusion, IR)诱导的AKI。Lin等提出,泼尼松龙氨基甲酸酯-氨基葡萄糖偶联物可改善肾细胞对泼尼松龙的摄取。Alem等则发现局部递送泼尼松龙可以明显降低肾脏

内炎症,并提出了利用脂质体包封糖皮质激素的新型RIRI治疗策略。近期一项研究表明,利用唾液酸修饰的负载地塞米松磷酸钠的脂质磷酸钙凝胶核心纳米颗粒,可以缓释的方式起效并用于靶向治疗RIRI。

总体来说,大量的研究证明了糖皮质激素通过发挥抗炎、免疫抑制等效果减轻RIRI,但多数研究依然停留在动物实验上,还需进一步深入。

(二) 褪黑素

褪黑素是从松果体分离出的第一种激素,可调节昼夜节律,同时也具有内源性抗氧化作用。20年前,Sener等和Kunduzova等便提出,褪黑素可通过预防细胞死亡和抗氧化而非通过抑制促炎细胞因子的方式保护RIRI大鼠,且其保护作用可在糖尿病肾病、高血糖等不同疾病的大鼠RIRI模型中得到证实。褪黑素预处理还能够提高注射进肾实质内的间充质干细胞(mesenchymal stem cell, MSC)的存活率。近期一项双盲随机对照试验提出,移植患者口服褪黑素具有保护肾功能和降低氧化应激和炎症标志物的作用。

近年来,不少学者提出关于褪黑素与其他药物联用的RIRI治疗方案。褪黑素与维生素、促红细胞生成素、多肽或抗生素联用可以改善RIRI大鼠肾功能,提高其抗炎、抗氧化能力。褪黑素的保护作用也从抗炎抗氧化拓展到了抗内质网应激、抗内皮损伤、调节自噬、细胞内钙信号、抑制AKI向慢性肾脏病转变等多方病理生理过程。

(三) N-乙酰半胱氨酸

N-乙酰半胱氨酸(N-acetylcysteine, NAC)是一种活性氧(reactive oxygen species, ROS)清除剂。涉及氧化应激的动物实验中常将其作为判断某种效应是否明确由氧化应激引发或作为药物的阳性对照剂。已有大量动物实验证据表明NAC在动物实验性AKI中的保护作用,既不限于IR所致的AKI,也不限于小型动物。

但NAC在临床的应用一直存在争议。两项分别针对1 407例心脏术后患者和1 324例心血管术后患者的meta分析表明,心脏和血管手术围手术期使用NAC对患者无益。而近年来针对NAC临床应用的研究得出了与之不同的结论。NAC能够减低围心脏手术期患者死亡率、AKI等

不良结局风险。移植手术中,受者的移植功能降低与移植期因 IR 诱导的移植物氧化应激损伤密切相关。近期的一项随机双盲临床试验表明,NAC 可以减少肾脏损伤并明显改善供体肾移植受者的移植物功能。其投入临床应用还需要更可靠的研究证据。

(四) P-选择素拮抗剂

P-选择素(P-selectin)是一种由内皮细胞或血小板表达的糖蛋白,参与二者与白细胞的相互作用。IR 后,人和小鼠肾脏中均可检测到 P-选择素表达升高。竞争性配体阻断 P-选择素、抑制 P-选择素表达或敲除其基因均能改善RIRI 小鼠的肾功能。关于 RIRI 的 P-选择素研究也逐步朝临床方向发展。Boesen 等提出利用 P-选择素靶向造影剂和超声无创评估 RIRI 小鼠 P-选择素的表达。Gaber 等设计的一项多中心 Ⅱa 期研究评估了重组 P-选择素糖蛋白配体 IgG 融合蛋白 [Recombinant P-selectin glycoprotein ligand IgG fusion protein,rPSGL-Ig(YSPSL)] 的安全性及其改善术后早期移植功能的效果。研究表明,YSPSL 组血清中高SCr 的患者较安慰剂组比例少,但 YSPSL 并未明显改善透析率,还需其他客观指标来进一步评价其效用。

以 P-选择素为靶向且针对内皮保护和抗血栓的治疗方案是抗 RIRI 的新策略之一。Sashindranath 等设计了一种靶向 P-选择素的 CD39 分子,通过抑制血小板的离体聚集从而明显改善小鼠肾功能并保护了肾实质的结构完整。

(五) 其他药物干预和新靶点

1. 过氧化物酶体增殖物激活受体-γ　过氧化物酶体增殖物激活受体-γ(peroxisome proliferator-activated receptor gamma,PPAR-γ)在肾、肝、骨骼肌等组织中高度表达,可由吡格列酮、罗格列酮等糖尿病治疗药激动。近年来,PPAR-γ 被证实可缓解肾脏和肝脏 IRI。Yuan 等发现激活肾成纤维细胞中哺乳动物雷帕霉素靶蛋白(mammalian target of rapamycin,mTOR)信号,可上调 PPAR-γ 的表达从而预防 IR 诱导的肾脏内小管上皮细胞(tubule epithelial cell,TEC)的死亡。吡格列酮可通过磷酸化 AMP 依赖的蛋白激酶并激活自噬相关蛋白微管相关蛋白 1 轻链 3-Ⅱ 和 BCL-2 相互作用蛋白 1 来保护 RIRI 大鼠,而抑制 PPAR-γ 则逆转了上述保护作用。

2. Pannexin1 (PANX1) 和 XJB-5-131　PANX1 属于 ATP 释放家族。PANX1 缺失通过上调血红素加氧酶-1 预防铁凋亡。XJB-5-131 是一种对 TEC 高亲和的靶向线粒体的硝酸盐,可通过特异性抑制铁凋亡来抵抗 RIRI。

二、机器灌注

随着器官移植的需求越来越大,器官保护技术也自然顺势发展。起初,因缺少相应的知识和器官保存设备,所有的器官移植手术都是在取下新鲜器官后即刻进行。MP 是最早出现的器官保护技术,低温机械灌注实现了人肾保存并成功进行了移植。随着器官保存液的问世,学者发现静

态冷保存(static cold storage,SCS)的效果优于操作复杂的MP。经过不断地更新和改进,SCS 成为临床器官保存的"金标准"。如今,移植需求扩大,对供体来源范围的选择也扩大到了边缘器官。心脏死亡器官捐献供体和扩展标准器官捐献供体等都是器官池的重要来源。这意味着对器官保存和器官修复提出了更高的要求。SCS 虽能良好保存器官,但这建立在器官质量佳的基础上,并无改善和修复器官质量的作用。而曾经淡出视野的 MP 经过改良,带着操作简化、体积更小、科技性能强等新变化再现。MP 可以调节温度、结合药物干预等对器官进行持续灌流,改善移植物功能延迟恢复、移植物原发性无功能等问题。Hosgood 等比较了静态冷藏 24 小时与静态冷藏 23 小时后采取自体血进行1 小时常温机械灌注对猪肾的影响。结果表明,短时间的常温机械灌注能够改善其代谢和减少炎症因子。随后,该团队还通过常温机械灌注对因原位灌注不足而被移植中心弃用的肾脏进行了处理和移植,且受者术后无并发症。

三、其他干预新途径

(一) 监测先天免疫

先天免疫在再灌注后第一时间被激活。单核巨噬细胞是早期进入损伤肾脏并发挥作用的细胞。Gomez 等分析了25 例肾移植受者和 17 例供者的全血样本,评估了单核细胞表面 CD163、CD86、人白细胞抗原 D 和白细胞介素-10 水平与 SCr 的相关性,提出单核巨噬细胞的表型变化可能与活体肾移植受者肾同种异体移植功能障碍有关。

(二) 内皮糖萼

内皮糖萼是由多糖和蛋白质组成的凝胶样结构。IR诱导的内皮损伤包括对糖萼的损害。其改变可引起血管功能障碍,临床可表现为白蛋白尿。利用酶连接免疫抑制性糖聚合物保护内皮糖萼的完整性可预防移植相关的 IRI 和排斥反应。

(三) 间充质干细胞

MSC 是多能细胞,具有强大的自我更新能力,还具备免疫调节能力。过去的研究涉及输注 MSC 以加强受损肾脏的修复,现已细化到研究 MSC 释放的富含基因、microRNA 和蛋白质的细胞外囊泡(extracellular vesicle,EV)的能力和作用。Cao 等发现 IR 诱导的 MSC 衍生胞外体通过 microR-125b-5p/p53 途径靶向 TEC,以剂量依赖的方式通过影响细胞周期和细胞凋亡来促进肾脏修复和保护 RIRI 小鼠。Cao 等人采用实时体内成像的方式,明确了 IR 诱导的MSC-EV 特异性地聚集在肾脏中。积累的 MSC-EV 通过激活抗氧化信号通路维持线粒体膜电位正常化,同时诱导TEC 上调 microRNA-200a-3p 来辅助抵抗线粒体损伤。

(四) 气体干预和保存离体器官

2011 年,Pype 等发现充满氩气和氙气的冷藏溶液对移植大鼠肾脏的保存效果优于充满空气或氮气的冷藏溶液。

近年来,一氧化碳(carbon monoxide,CO)、硫化氢(hydrogen sulfide,H_2S)、氢气(hydrogen,H_2)等其他气体也被应用于肾脏保护。吸入低浓度的高压 CO 或 CO 和 H_2 复合气体能够减轻 RIRI 大鼠的肾内氧化应激。现有学者将 CO 视做保存肾脏的新型药理学方法,将其应用于器官保存液中。H_2S 可以减轻 IR 诱导的线粒体功能障碍,增强 ATP 的产生来抵抗自由基损伤。同时还具有调节肾血流和保护内皮等作用。H_2 也具有抵抗 IRI 的作用,但无论是口服充满 H_2 的水还是吸入 H_2 的方式均存在效率低下和处理困难等缺陷。Kawamura 等克服了这一困难。因硅与水反应可以产 H_2,以口服纳米硅颗粒的方式产 H_2 可成功减轻 RIRI 大鼠的肾内氧化应激、炎细胞浸润、肾小管凋亡。

四、困境

近三十年来,关于 RIRI 的研究规模不断扩大,包括药物干预、机器辅助、器官保存、扩大监测等,机制也更加深入。但大量研究仍集中于动物实验,且许多成功的动物研究在临床试验中得不到进一步验证。多方面因素导致了这一困境。

首先,模型和临床难以完全吻合。RIRI 动物模型多样,包括无损伤微血管夹夹闭双侧肾蒂或肾血管、单侧切除后对侧夹闭肾蒂或肾血管、单侧或双侧输尿管结扎、肾移植等,而且各模型间缺血时间的差异也非常大,多比人类的安全缺血时间长。其次,动物模型多局限于小型动物,以大小鼠多见,因鼠容易饲养繁殖和便于进行重复实验。虽在大型动物上进行验证并不能预测临床结果,但在 RIRI 相关疾病中,大型动物的生理和结构特点与人更具可比性。从造模选择来说,研究者为排除性别差异,普遍选择了对 IR 更易感的健康雄鼠,可能造成研究结果的性别偏倚。临床 RIRI 患者往往具有基础疾病或其 RIRI 源于并发症,比如高血压、糖尿病或短期接受过心血管手术等。这对动物模型的多样性提出了更高的要求。动物实验常采用单次、简单的方式用药,比如腹腔注射。这与临床多次用药的方式有较大差异。此外,更多的临床前研究评估的是药物预防作用,跟实际多见的缺血后病例并不完全符合。

五、小结

RIRI 是一个重要的临床问题,针对 RIRI 的药物开发几乎覆盖其所有的病理生理环节。如今,防治 RIRI 的新型药物或新靶点依然不断出现,但其转化应用仍是一个亟待突破的关卡。然而,脏器离体保存方面有了一定突破。比如机器灌注通过修复边缘器官可一定程度上缓解供体来源短缺的问题。RIRI 治疗领域还涌现出一些新型干预措施,比如监测先天免疫、保护内皮糖萼、利用间充质干细胞等。只有在深入和全面了解 RIRI 背后的机制,突破基础临床转化,才能有效推进 RIRI 的治疗。

(朱雅琳　邓小明)

参 考 文 献

[1] LEVY E M,VISCOLI C M,HORWITZ R I. The effect of acute renal failure on mortality. A cohort analysis[J]. JAMA,1996,275:1489-1494.

[2] SCHIFFL H,LANG S M,FISCHER R. Daily hemodialysis and the outcome of acute renal failure[J]. N Engl J Med,2002,346:305-310.

[3] YANG Q,XIA M,HU S,et al. Meta-analysis for social support degree of kidney transplant recipients:evidence from China[J]. J Healthc Eng,2021,2021:9998947.

[4] MALEK M,NEMATBAKHSH M. Renal ischemia/reperfusion injury;from pathophysiology to treatment[J]. J Renal Inj Prev,2015,4:20-7.

[5] TURNER S,DERHAM C,ORSI N M,et al. Randomized clinical trial of the effects of methylprednisolone on renal function after major vascular surgery[J]. Br J Surg,2008,95:50-56.

[6] MORARIU A M,LOEF B G,AARTS L P,et al. Dexamethasone:benefit and prejudice for patients undergoing on-pump coronary artery bypass grafting:a study on myocardial,pulmonary,renal,intestinal,and hepatic injury[J]. Chest,2005,128:2677-2687.

[7] TAKAHIRA R,YONEMURA K,FUJISSE Y,et al. Dexamethasone attenuates neutrophil infiltration in the rat kidney in ischemia/reperfusion injury:the possible role of nitroxyl[J]. Free Radic Biol Med,2001,31:809-815.

[8] KUMAR S,ALLEN D A,KIESWICH J E,et al. Dexamethasone ameliorates renal ischemia-reperfusion injury[J]. J Am Soc Nephrol,2009,20:2412-2425.

[9] REUTZEL-SELKE A,ZSCHOCKELT T,DENECKE C,et al. Short-term immunosuppressive treatment of the donor ameliorates consequences of ischemia/reperfusion injury and long-term graft function in renal allografts from older donors[J]. Transplantation,2003,75:1786-1792.

[10] ZHANG J,YAO Y,XIAO F,et al. Administration of dexamethasone protects mice against ischemia/reperfusion induced renal injury by suppressing PI3K/AKT signaling[J]. Int J Clin Exp Patho,2013,6:2366-2375.

[11] ZHANG J,LI J H,WANG L,et al. Glucocorticoid receptor agonist dexamethasone attenuates renal ischemia/reperfusion injury by up-regulating eNOS/iNOS[J]. J Huazhong Univ Sci Technolog Med Sci,2014,34:516-20.

[12] LIN Y,LI Y,WANG X,et al. Targeted drug delivery to renal proximal tubule epithelial cells mediated by 2-glucosamine[J]. J Control Release,2013,167:148-156.

[13] VAN ALEM C M A,BOONSTRA M,RINS J,et al. Local delivery of liposomal prednisolone leads to an anti-in-

flammatory profile in renal ischaemia-reperfusion injury in the rat[J]. Nephrol Dial Transplant,2018,33:44-53.

[14] LIU H,ZHANG H,YIN N,et al. Sialic acid-modified dexamethasone lipid calcium phosphate gel core nanoparticles for target treatment of kidney injury[J]. Biomater Sci,2020,8:3871-3884.

[15] SENER G,SEHIRLI A O,KEYER-UYSAL M,et al. The protective effect of melatonin on renal ischemia-reperfusion injury in the rat[J]. J Pineal Res,2002,32:120-126.

[16] KUNDUZOVA O R,ESCOURRROU G,SEGUELAS M H,et al. Prevention of apoptotic and necrotic cell death, caspase-3 activation,and renal dysfunction by melatonin after ischemia/reperfusion[J]. FASEB J,2003,17:872-874.

[17] KURCER Z,OGUZ E,OZBILGE H,et al. Melatonin protects from ischemia/reperfusion-induced renal injury in rats:this effect is not mediated by proinflammatory cytokines[J]. J Pineal Res,2007,43:172-178.

[18] KURCER Z,PARLAKPINAR H,VARDI N,et al. Protective effects of chronic melatonin treatment against renal ischemia/reperfusion injury in streptozotocin-induced diabetic rats[J]. Exp Clin Endocrinol Diabetes,2007, 115:365-371.

[19] DE SOUZA A V,GOLIM M A,DEFFUNE E,et al. Evaluation of renal protection from high doses of melatonin in an experimental model of renal ischemia and reperfusion in hyperglycemic rats[J]. Transplant Proc,2014,46: 1591-1593.

[20] MIAS C,TROUCHE E,SEGUELAS M H,et al. Ex vivo pretreatment with melatonin improves survival,proangiogenic/mitogenic activity,and efficiency of mesenchymal stem cells injected into ischemic kidney[J]. Stem Cells, 2008,26:1749-1757.

[21] PANAH F,GHORBANIHAGHJO A,ARGANI H,et al. The effect of oral melatonin on renal ischemia-reperfusion injury in transplant patients:A double-blind, randomized controlled trial[J]. Transpl Immunol,2019,57: 101241.

[22] SEZGIN G,OZTÜRK G,GÜNEY S,et al. Protective effect of melatonin and 1,25-dihydroxyvitamin D3 on renal ischemia-reperfusion injury in rats[J]. Ren Fail,2013,35: 374-379.

[23] AHMADIASL N,BANAEI S,ALIHEMMATI A,et al. The anti-inflammatory effect of erythropoietin and melatonin on renal ischemia reperfusion injury in male rats [J]. Adv Pharm Bull,2014,4:49-54.

[24] AHMADIASL N,BANAEI S,ALIHEMATI A,et al. Effect of a combined treatment with erythropoietin and melatonin on renal ischemia reperfusion injury in male rats[J]. Clin Exp Nephrol,2014,18:855-864.

[25] YIP H K,YANG C C,CHEN K H,et al. Combined melatonin and exendin-4 therapy preserves renal ultrastructural integrity after ischemia-reperfusion injury in the male rat[J]. J Pineal Res,2015,59:434-447.

[26] YANG C C,SUNG P H,CHIANG J Y,et al. Combined tacrolimus and melatonin effectively protected kidney against acute ischemia-reperfusion injury[J]. FASEB J, 2021,35:e21661.

[27] CHEN D Q,FENG Y L,CHEN L,et al. Poricoic acid A enhances melatonin inhibition of AKI-to-CKD transition by regulating Gas6/AxlNFκB/Nrf2 axis[J]. Free Radic Biol Med,2019,134:484-497.

[28] PEERAPANYASUT W,KOBROOB A,PALEE S,et al. N-Acetylcysteine Attenuates the Increasing Severity of Distant Organ Liver Dysfunction after Acute Kidney Injury in Rats Exposed to Bisphenol A[J]. Antioxidants(Basel),2019,8(10):497.

[29] ROMÃO C M,PEREIRA R C,SHIMIZU M H M,et al. N-acetyl-l-cysteine exacerbates kidney dysfunction caused by a chronic high-sodium diet in renal ischemia and reperfusion rats[J]. Life Sci,2019,231:116544.

[30] AlEXANDROPOULOS D,BAZIGOS G V,DOULAMIS I P,et al. Protective effects of N-acetylcystein and atorvastatin against renal and hepatic injury in a rat model of intestinal ischemia-reperfusion[J]. Biomed Pharmacother,2017,89:673-680.

[31] LIN A,SEKHON C,SEKHON B,et al. Attenuation of ischemia-reperfusion injury in a canine model of autologous renal transplantation[J]. Transplantation,2004, 78:654-659.

[32] WANG G,BAINBRIDGE D,MARTIN J,et al. N-acetylcysteine in cardiac surgery:do the benefits outweigh the risks? A meta-analytic reappraisal[J]. J Cardiothorac Vasc Anesth,2011,25:268-275.

[33] TILLET S,GIRAUD S,KERFORNE T,et al. Inhibition of coagulation proteases Xa and Ⅱa decreases ischemia-reperfusion injuries in a preclinical renal transplantation model[J]. Transl Res,2016,178:95-106.

[34] ALI-HASAN-AL-SAEGH S,MIRHOSSEINIS J,TAHERNEJAD M,et al. Impact of antioxidant supplementations on cardio-renal protection in cardiac surgery:an updated and comprehensive meta-analysis and systematic review [J]. Cardiovasc Ther,2016,34:360-370.

[35] MODARRESI A,NAFAR M,SAHRAEI Z,et al. Early graft function in deceased donor renal recipients:role of

N-acetylcysteine[J]. Iran J Pharm Res,2020,19:57-67.

[36] KOO D D,WELSH K I,ROAKE J A,et al. Ischemia/ reperfusion injury in human kidney transplantation: an immunohistochemical analysis of changes after reperfusion[J]. Am J Pathol,1998,153:557-566.

[37] ZIZZI H C,ZIBARI G B,GRANGER D N,et al. Quantification of P-selectin expression after renal ischemia and reperfusion[J]. J Pediatr Surg,1997,32:1010-1013.

[38] MCRAE J L,VIKSTROM I B,BONGONI A K,et al. Blockade of the G-CSF receptor is protective in a mouse model of renal ischemia-reperfusion injury[J]. J Immunol,2020,205:1433-1440.

[39] SINGBARTL K,GREEN S A,LEY K. Blocking P-selectin protects from ischemia/reperfusion-induced acute renal failure[J]. Faseb J,2000,14:48-54.

[40] BOESEN E I,CRISLIP G R,SULLVAN J C. Use of ultrasound to assess renal reperfusion and P-selectin expression following unilateral renal ischemia[J]. Am J Physiol Renal Physiol,2012,303:F1333-40.

[41] GABER A O,MULGAONKAR S,KAHAN B D,et al. YSPSL(rPSGL-Ig) for improvement of early renal allograft function: a double-blind, placebo-controlled, multi-center Phase Ⅱ a study[J]. Clin Transplant, 2011,25:523-533.

[42] SASHINDRANATH M,DWYER K M,DEZFOULI S,et al. Development of a novel strategy to target CD39 antithrombotic activity to the endothelial-platelet microenvironment in kidney ischemia-reperfusion injury[J]. Purinergic Signal,2017,13:259-265.

[43] GUI Y,LU Q,GU M,et al. Fibroblast mTOR/PPARγ/ HGF axis protects against tubular cell death and acute kidney injury[J]. Cell Death Differ, 2019, 26: 2774-2789.

[44] CHEN W,XI X,ZHANG S,et al. Pioglitazone protects against renal ischemia-reperfusion injury via the AMP-activated protein kinase-regulated autophagy pathway [J]. Front Pharmacol,2018,9:851.

[45] SU L,JIANG X,YANG C,et al. Pannexin 1 mediates ferroptosis that contributes to renal ischemia/reperfusion injury[J]. J Biol Chem,2019,294:19395-19404.

[46] ZHAO Z,WU J,XU H,et al. XJB-5-131 inhibited ferroptosis in tubular epithelial cells after ischemia-reperfusion injury[J]. Cell Death Dis,2020,11:629.

[47] BELZER F O,ASHBY B S,GULYASSY P F,et al. Successful seventeen-hour preservation and transplantation of human-cadaver kidney[J]. N Engl J Med,1968,278: 608-610.

[48] HOSGOOD S A,PATEL M,NICHOLSON M L. The conditioning effect of ex vivo normothermic perfusion in an experimental kidney model[J]. J Surg Res,2013,182: 153-160.

[49] HOSGOOD S A,SAEB-PARSY K,HAMED M O,et al. Successful transplantation of human kidneys deemed untransplantable but resuscitated by ex vivo normothermic machine perfusion[J]. Am J Transplant,2016,16:3282-3285.

[50] GUILLÉN-GÓMEZ E,GUIRADO L,BELMONTE X,et al. Monocyte implication in renal allograft dysfunction [J]. Clin Exp Immunol,2014,175:323-331.

[51] BONGONI A K,LU B,MCRAE J L,et al. Complement-mediated damage to the glycocalyx plays a role in renal ischemia-reperfusion injury in mice[J]. Transplant Direct,2019,5:e341.

[52] SIREN E M J,LUO H D,TAM F,et al. Prevention of vascular-allograft rejection by protecting the endothelial glycocalyx with immunosuppressive polymers[J]. Nat Biomed Eng,2021,5:1202-1216.

[53] CAO J Y,WANG B,TANG T T,et al. Exosomal miR-125b-5p deriving from mesenchymal stem cells promotes tubular repair by suppression of p53 in ischemic acute kidney injury[J]. Theranostics,2021,11:5248-5266.

[54] CAO H,CHENG Y,GAO H,et al. In vivo tracking of mesenchymal stem cell-derived extracellular vesicles improving mitochondrial function in renal ischemia-reperfusion injury[J]. ACS Nano,2020,14:4014-4026.

[55] IRANI Y,PYPE J L,MARTIN A R,et al. Noble gas(argon and xenon)-saturated cold storage solutions reduce ischemia-reperfusion injury in a rat model of renal transplantation[J]. Nephron Extra,2011,1:272-282.

[56] ABE T,YAZAWA K,FUJINO M,et al. High-pressure carbon monoxide preserves rat kidney grafts from apoptosis and inflammation[J]. Lab Invest,2017,97:468-477.

[57] NISHIDA T,HAYASHI T,INAMOTO T,et al. Dual gas treatment with hydrogen and carbon monoxide attenuates oxidative stress and protects from renal ischemia-reperfusion injury[J]. Transplant Proc,2018,50:250-258.

[58] ROORDA M,MILJKOVIC J L,VAN GOOR H,et al. Spatiotemporal regulation of hydrogen sulfide signaling in the kidney[J]. Redox Biol,2021,43:101961.

[59] KAWAMURA M,IMAMURA R,KOBAYASHI Y,et al. Oral administration of Si-based agent attenuates oxidative stress and ischemia-reperfusion injury in a rat model: a novel hydrogen administration method[J]. Front Med (Lausanne),2020,7:95.

103 羟乙基淀粉对心脏手术患者术后肾功能的影响

根据不同的诊断标准,心脏手术后患者急性肾损伤(acute kidney injury,AKI)的发生率在5%~43%,接受心脏手术的患者是发生AKI的高风险人群。心脏手术以及体外循环引起肾损伤的病理生理学机制尚不完全清楚,但围手术期的液体管理与AKI有一定关联。心脏手术患者因心脏本身的解剖结构、病理生理状态、心功能情况的变化以及特殊的心血管用药,使得其围手术期的液体管理必须非常严苛,监测也需更为严密。

临床实践指南建议基于良好的血流动力学管理来预防围手术期肾损伤的发展。然而,液体类型在影响肾损伤结局方面的作用仍不清楚。一般认为液体输注导致AKI有以下可能的机制:①增加血管内胶体渗透压;②激活肾小管-肾小球反馈;③渗透性肾损伤;④肾实质水肿和/或静脉淤血。其中前三者均与液体类型密切相关。而不同种类的液体因其各自的理化性质不同,它们对肾脏功能的影响也不同。

羟乙基淀粉(hydroxyethyl starch,HES)溶液由玉米或土豆来源的支链淀粉经羟乙基化制成,分子量130~450kDa,取代级0.4~0.7,在血浆中降解成小分子并在肾脏滤过。目前广泛使用的是中分子量低取代级HES(6% HES 130/0.4)。当前的指南不建议将HES用于脓毒症患者的液体复苏,因为HES会增加AKI、肾替代治疗(renal replacement therapy,RRT)的发生率和患者死亡率。用HES溶液补充容量是治疗心脏手术中低血容量的有效方法,但HES用于心脏手术对患者术后的肾功能到底有何影响尚无统一的意见,现就近五年来的相关研究综述如下。

一、HES应用于心脏手术的现状

心脏手术患者的液体管理,在液体类型的选择上一直存在争议。就胶体液而言,HES和明胶(gelatin,GEL)均是人工合成的胶体,二者在心脏手术中难分伯仲。但HES具有更长的血管内半衰期,一般认为HES的扩容效果略优于GEL。2013年美国食品药品监督管理局(FDA)建议避免在危重患者中使用HES,2018年欧洲药品管理局(European Medicines Agency,EMA)的药物风险警戒评估委员会(Pharmacovigilance Risk Assessement Committee,PRAC)建议暂停欧洲医疗机构HES的使用。虽然也有学者对此提出异议,认为EMA暂停HES的建议没有科学依据,并且会对患者有潜在危险。但GEL溶液似乎越来越多地用于心脏手术患者的围手术期液体治疗。HES对凝血功能的影响也是心脏手术中使用HES的顾虑之一。之前对欧洲18个国家的106位医师(其中66%在教学医院)的调查显示,在心脏手术围手术期使用胶体时,GEL是首选,其次是HES和白蛋白,比例分别为60%、24%和16%。

有研究也对比过HES和GEL两种液体对心脏手术患者术后肾功能的影响,例如Heringlake M等在2020年的研究回顾了HES和GEL液体用于584例心脏手术患者术后AKI发生率和RRT需求率,分别为28.6%和7.5%。并发现发生AKI或需要RRT的患者接受了显著更高剂量的GEL。Probit回归显示输注的GEL量与AKI发生率和RRT需求率之间均存在显著的剂量反应关系。但没有观察到HES的使用与肾功能下降之间存在关联。报道同时指出,因为该研究中只有54%的患者接受了HES治疗,而且剂量都较低,因此也并不能证明HES就是安全的。先前也有系统评价和meta分析研究HES和GEL用于体外循环预冲液的安全性,只得出在失血量、术后肾功能等方面HES不劣于GEL的结论,而且由于纳入研究的方法学质量差、结果报告不一致和缺乏统一的事件终点定义,该证据的等级被评为低级。

心脏手术由于体外循环等因素可引发全身炎症反应综合征,部分患者会出现血流动力学不稳定,从而导致内皮渗漏。因此,这些患者常需补液和使用血管升压药,快速有效的液体复苏是改善低心排血量和血管升压药依赖的关键。尽管心脏手术后炎症反应的持续时间各不相同,但很少像感染性休克或脓毒症患者那样长。因此,虽然HES在外科患者,特别是像接受心脏手术这样大型手术的患者中的应用仍存在一些争议,而且尽管没有高质量的大型前瞻性临床试验评估心脏手术患者使用HES的安全性,但HES的使用并不违背当前的指南。

二、HES 对肾功能无影响的相关研究

HES 可能会增加重症患者的肾损伤和死亡率,但非重症患者例如在择期腹部手术中使用 HES 的患者,其术后肾脏损伤的风险并未增加。在针对心脏手术患者的相关研究中,也有不少得出类似的结论。例如 Datzmann T 等 2018 年报道的一项前瞻性试验,心脏手术的 22 例患者仅接受晶体溶液,22 例患者接受 6% HES 130/0.4 治疗,未观察到两组患者 AKI、RRT 率和死亡率的差异。该研究还对肾损伤分子-1(kidney injury molecule-1,KIM-1)、肝脏脂肪酸结合蛋白(liver type fatty acid-binding protein,L-FABP)、中性粒细胞明胶酶相关脂质运载蛋白(neutrophil gelatinase-associated lipocalin,NGAL)等尿液生物标志物进行了监测,两组间也没有显著差异,因此认为 HES 引起肾小管损伤的证据不足。Hong M 等 2019 年对接受体外循环冠状动脉旁路移植术的 2 757 例患者的临床数据库进行了回顾性队列研究,研究也表明减少 HES 的使用虽与缩短住院时间和减少血制品输注有关,但对肾损伤、透析率和住院死亡率之间都没有显著的影响。Nagore D 等 2021 年的报道,在西班牙和英国 14 家医院开展的一项多中心前瞻性队列研究,招募了 261 例心脏手术相关 AKI 的高风险患者,结果显示在多变量逻辑回归模型中,6% HES 130/0.4 与 AKI 风险的显著增加无关(调整后的 $OR = 0.84$,95%置信区间 $0.41 \sim 1.71$)。在 188 例患者的倾向得分配对分析中,HES 组并无更高的 AKI($OR = 1.05$,95%置信区间 $0.87 \sim 1.27$)和 RRT($OR = 1.06$,95%置信区间 $0.92 \sim 1.22$)发生率。研究认为在心脏手术后发生 AKI 高风险的患者中,使用 6% HES 130/0.4 与 AKI 风险增高无关。还有一项单中心、三盲、平行组、随机非劣效试验结果表明 HES 对心脏术后患者肾功能的影响与人白蛋白相似,但也有学者认为采用这种非劣效性研究设计去评估 HES 这样一种有争议药物的安全性其实并不合适。

接受心脏手术的患者经体外循环撤机之后,需通过静脉输液稳定血流动力学。HES 具有良好的血流动力学特性,当晶体液效果不佳,HES 也用于术后液体治疗。心脏手术后输注 HES 可能也是由于缺乏良好的替代液体治疗方案。而反复大量输注晶体液容易造成患者液体超负荷,这也是心脏手术后 AKI 的危险因素。针对在心脏手术之后使用 HES 的情况,Morath B 等近期报道的一项回顾性队列研究,认为心脏手术之后早期给予 6% HES 130/0.4 并不增加患者 AKI 或 90d 死亡率的风险,而且数据还表明早期给予低剂量 HES 有可能减轻心脏手术后肾功能的损伤。该研究纳入了 2 245 例接受冠状动脉旁路移植术、主动脉瓣置换术或冠状动脉旁路移植术加主动脉瓣置换术的患者,观察到 1 009 例患者(45%)发生了 AKI;与术后仅接受晶体液进行液体复苏的患者相比,接受 HES 的患者 AKI 的发生率较低(51.2% vs 43.7%);在多变量 AKI 模型中,HES 具有保护性($OR = 0.89$;95%置信区间 $0.82 \sim 0.96$);晶体液的保护性不如 HES($OR = 0.98$;95%置信区间 $0.95 \sim 1.00$);HES 与 90 天死亡率之间没有关联($OR = 1.05$;95%置信区间 $0.88 \sim 1.25$)。

目前,关于儿童心脏手术中使用 HES 对肾功能影响的临床数据很有限。有研究指出与仅使用晶体液相比,在小儿心脏手术中使用 6% HES 130/0.4 并未增加 AKI 的发生率,并认为 30ml/kg 的 6% HES 130/0.4 液体输注量可安全用于接受心脏手术的儿童。但该研究也存在一些重要问题没有很好地解决,比如作者没有提供术中血流动力学数据,尤其是术中低血压的发生情况,这是术后 AKI 的已知影响因素。也有学者认为该研究将无统计学意义与无临床意义相混淆,因此得出的结论是不正确的,"似乎在支持有害的液体管理策略"。

三、HES 对肾功能有影响的相关研究

除了上述关于 HES 对肾功能无显著影响的研究报道,不少研究也观察到心脏手术中使用 HES 会对患者术后的肾功能造成损害。

一般认为,非体外循环冠状动脉旁路移植术比传统体外循环所致的术后 AKI 风险更低,但此类手术中液体类型的选择也仍存在争议。Min JJ 等的报道回顾了接受非体外循环冠状动脉旁路移植术的 771 例患者,发现 HES 组术后 AKI 的发生率高于非 HES 组(根据 KDIGO 标准:10.7% vs 3.6%,$OR = 3.43$,95%置信区间 $1.67 \sim 7.04$;根据 RIFLE 标准:9.6% vs 2%,$OR = 3.32$,95%置信区间 $1.34 \sim 8.24$),提示非体外循环冠状动脉旁路移植术中 HES 的使用与术后 AKI 的发生有关。

对于体外循环心脏手术,也有研究提示 HES 会对患者术后的肾功能造成不良影响。例如 Svendsen 等 2018 年报道的一项单中心随机试验,将接受体外循环心脏手术的 40 例患者随机分为醋酸林格液组(CT 组)或 HES 组,研究发现与 CT 组相比,HES 组可降低体外循环期间患者的液体负荷。但在 HES 组有 3 例患者术后发生了 AKI,并由此对 HES 在心脏手术中的使用提出了质疑。

如果 HES 会对肾功能造成损害,那么 HES 的使用安全剂量也就非常重要。Momeni M 等就对 HES 的剂量进行了探讨,这项关于心脏手术的回顾性研究将患者分为低剂量 HES 组(<30ml/kg)和高剂量 HES 组(≥30ml/kg),经过匹配和多变量分析,HES≥30ml/kg 的累积剂量与 AKI 的优势比增加显著相关。该研究认为在心脏手术患者围手术期,HES 液体用量应根据患者体重进行调整,最大剂量应<30ml/kg。而 Lim JY 等的研究则是将 20ml/kg 作为界点,回顾性分析发现体外循环心脏手术患者 HES 用量>20ml/kg 的 AKI 发生率较高。

虽然这些研究都存在一些限制或是不足,无法提供高质量的临床循证医学证据,但均提示在心脏手术患者使用 HES 需考虑肾功能损伤的风险性。

四、小结与讨论

静脉液体治疗对于重症患者和接受大型手术患者的预后和转归都至关重要。液体的选择和输注都应遵循其有效性和安全性的高质量临床证据。液体也是一种药物,因此应了解其适应证、禁忌证、剂量以及潜在的益处和副作用。

HES 具有良好的容量补充效果,广泛运用于低血容量患者的液体治疗。但由于病理学证据不足,目前对 HES 相关的肾损伤确切机制还知之甚少。有观点认为,HES 造成肾损伤是因为近端小管中的管腔上皮细胞对 HES 分子的摄取,即使是使用较低分子量和取代级的 HES 产品也是如此,而且这种组织摄取似乎不依赖 HES 的使用剂量和时间。也有观点认为可能的机制是高渗性肾损伤。除了担忧 HES 的肾功能损害,其他如凝血功能障碍导致出血增加,也是心脏手术期间使用 HES 的一大顾虑。如果从这些理论的角度出发,又鉴于一些研究认为 HES 在临床中并不能让患者明显受益,而且在很多时候可以使用更安全的替代品(如晶体液),因此有学者主张需谨慎或避免使用 HES。

HES 产品朝着低分子量和低取代级的方向更新迭代以减少肾损伤,但当前对于 HES 在心脏手术患者的肾功能安全性尚未得到全面评估。心脏手术患者的相关回顾性和观察性研究报告结果相互矛盾,一些小型不设盲的前瞻性研究结果也不一致。因此,还需要更高质量的临床研究以提供高等级的循证医学证据。

(廖欣鑫 刘克玄)

参 考 文 献

[1] WANG Y, BELLOMO R. Cardiac surgery-associated acute kidney injury: risk factors, pathophysiology and treatment [J]. Nat Rev Nephrol, 2017, 13:697-711.

[2] SHIN C H, LONG D R, MCLEAN D, et al. Effects of intraoperative fluid management on postoperative outcomes: a hospital registry study [J]. Ann Surg, 2018, 267: 1084-1092.

[3] RHODES A, EVANS L E, ALHAZZANI W, et al. Surviving Sepsis Campaign: International Guidelines for Management of Sepsis and Septic Shock: 2016 [J]. Intensive Care Med, 2017, 43:304-377.

[4] UNAL M N, REINHART K. Understanding the harms of HES: a review of the evidence to date [J]. Turk J Anaesthesiol Reanim, 2019, 47:81-91.

[5] ANNANE D, FUCHS-BUDER T, ZOELLNER C, et al. EMA recommendation to suspend HES is hazardous [J]. Lancet, 2018, 391:736-738.

[6] PROTSYK V, RASMUSSEN B S, GUARRACINO F, et al. Fluid management in cardiac surgery: results of a survey in European cardiac anesthesia departments [J]. J Cardio-thorac Vasc Anesth, 2017, 31:1624-1629.

[7] HERINGLAKE M, BERGGREEN A E, REEMTS E, et al. Fluid therapy with gelatin may have deleterious effects on kidney function: an observational trial [J]. J Cardiothorac Vasc Anesth, 2020, 34:2674-2681.

[8] GHIJSELINGS I, HIMPE D, REX S. Safety of gelatin solutions for the priming of cardiopulmonary bypass in cardiac surgery: a systematic review and meta-analysis [J]. Perfusion, 2017, 32:350-362.

[9] JOOSTEN A, DELAPORTE A, MORTIER J, et al. Long-term impact of crystalloid versus colloid solutions on renal function and disability-free survival after major abdominal surgery [J]. Anesthesiology, 2019, 130:227-236.

[10] FUTIER E, GAROT M, GODET T, et al. Effect of hydroxyethyl starch vs saline for volume replacement therapy on death or postoperative complications among high-risk patients undergoing major abdominal surgery: the FLASH randomized clinical trial [J]. JAMA, 2020, 323:225-236.

[11] DATZMANN T, HOENICKA M, REINELT H, et al. Influence of 6% hydroxyethyl starch 130/0.4 versus crystalloid solution on structural renal damage markers after coronary artery bypass grafting: a post hoc subgroup analysis of a prospective trial [J]. J Cardiothorac Vasc Anesth, 2018, 32:205-211.

[12] HONG M, JONES P M, MARTIN J, et al. Clinical impact of disinvestment in hydroxyethyl starch for patients undergoing coronary artery bypass surgery: a retrospective observational study [J]. Can J Anaesth, 2019, 66:25-35.

[13] NAGORE D, CANDELA A, BURGE M, et al. Hydroxyethyl starch and acute kidney injury in high-risk patients undergoing cardiac surgery: A prospective multicenter study [J]. J Clin Anesth, 2021, 73:110367.

[14] DUNCAN A E, JIA Y, SOLTESZ E, et al. Effect of 6% hydroxyethyl starch 130/0.4 on kidney and haemostatic function in cardiac surgical patients: a randomised controlled trial [J]. Anaesthesia, 2020, 75:1180-1190.

[15] GIORDANO G, PUGLIESE F, BILOTTA F. Hydroxyethyl starch on kidney and haemostatic function in cardiac surgical patients: is a non-inferiority study design appropriate for this setting? [J]. Anaesthesia, 2021, 76:576.

[16] MORATH B, MEID A D, RICKMANN J, et al. Renal safety of hydroxyethyl starch 130/0.42 after cardiac surgery: a retrospective cohort analysis [J]. Drug Saf, 2021, 44:1311-1321.

[17] OH H W, LEE J H, KIM H C, et al. The effect of 6% hydroxyethyl starch (130/0.4) on acute kidney injury in paediatric cardiac surgery: a prospective, randomised trial

[J]. Anaesthesia,2018,73:205-215.

[18] WILSON J. Erroneous conclusions about the safety of hydroxyethyl starch 130/0. 4 in paediatric cardiac patients? [J]. Anaesthesia,2018,73:649-650.

[19] MIN J J,CHOH S,JEON S,et al. Effects of 6% hydroxyethyl starch 130/0. 4 on postoperative blood loss and kidney injury in off-pump coronary arterial bypass grafting:A retrospective study [J]. Medicine (Baltimore), 2017,96:e6801.

[20] SVENDSEN O S,FARSTAD M,MONGSTAD A,et al. Is the use of hydroxyethyl starch as priming solution during cardiac surgery advisable? A randomized,single-center trial[J]. Perfusion,2018,33:483-489.

[21] MOMENI M,NKOY ENA L,VAN DYCK M,et al. The dose of hydroxyethyl starch 6% 130/0. 4 for fluid therapy and the incidence of acute kidney injury after cardiac surgery:A retrospective matched study[J]. PLoS One, 2017,12:e0186403.

[22] LIM J Y,KIM Y S,KIM J B. Impact of 6% balanced hydroxyethyl starch following cardiopulmonary bypass on renal function:a retrospective study[J]. J Cardiothorac Surg,2020,15:237.

104 移植器官神经再生效应及示踪成像研究

一、概况

人类器官移植是现代医学的一个重要进步,通过用健康有活力的器官替代坏死的器官,使生命垂危的患者再次获得生机。尽管器官移植具有延续患者生命的重要作用,但移植器官在受者体内面临着多种风险,包括移植技术的改良、移植器官的免疫排异反应、移植器官去神经后自主神经的支配和移植器官的健康监测。目前器官移植技术有同种异体器官移植、异种异体器官移植,未来器官移植的目标是高分化的细胞和组织移植技术,可以在最大程度上降低患者的免疫排异反应。成功的器官移植术不仅取决于供受体之间的组织相容性,移植器官在受体组织中的功能恢复也是衡量移植成功的标准之一。自主神经支配在维持器官功能上发挥着至关重要的作用,移植器官面临着短暂的去神经支配,通过移植术中实施周围神经吻合术和术后给予神经营养因子药物,移植器官、神经都展现出了缓慢的修复过程。许多研究已经证实去神经支配后的器官具有强大的再生能力,使得器官移植术的广泛应用挽救了无数人的生命。

如今成像技术的发展,使用神经示踪剂可视化自主神经的再生过程,标记出神经元和神经递质的神经传导,揭示动物和人类的交感神经和副交感神经再支配过程。正电子发射断层成像(positron emission tomography,PET)、单光子发射计算机断层成像(single-photon emission computerized tomography,SPECT)与磁共振成像(magnetic resonance imaging,MRI)和计算机断层扫描(computerized tomography,CT)相结合,使用放射性靶向分子标记突触之间的化学神经递质,如 ^{11}C-羟基麻黄碱(^{11}C-hydroxy ephedrine, ^{11}C-HED)、 ^{11}C-肾上腺素(^{11}C-epinephrine)、 ^{11}C-去氧肾上腺素(^{11}C-phenylephrine,PHEN)、 ^{13}N-氨(^{13}N-ammonia)和氟溴苯胍(fluorine bromobenzene guanidine,FBBG)标记参与心血管系统突触前神经元转运过程的神经递质。表 104-1 展示了神经示踪剂在心脏和肾脏移植术后神经再支配的应用。许多研究已证实放射性示踪剂在心血管系统、器官移植和神经系统中的应用对于探究神经解剖学十分有益。表 104-2 总结了目前神经示踪剂在自主神经疾病中的广泛应用。

表 104-1　放射性示踪剂在心脏和肾移植中的临床应用

移植器官	神经示踪剂	影像技术	神经再生	再生时间
心	^{11}C-HED	PET/CT	交感神经	1 年
心	^{11}C-HED	PET/CT	交感神经	5 年
心	^{123}I-mIBG	SPECT	交感神经	2 年
肾	^{123}I-mIBG	SPECT	交感神经	6 个月

表 104-2　临床应用于自主神经系统疾病的靶向分子示踪剂

疾病	神经示踪剂	影像技术	靶向神经
心肌病	^{18}F-4F-MHPG, ^{18}F-3F-PHPG	PET/CT	交感神经
心肌梗死	^{13}N-ammonia, ^{11}C-epinephrine	PET	交感神经
缺血性心肌病	FBBG	PET	交感神经

续表

疾病	神经示踪剂	影像技术	靶向神经
心力衰竭	^{18}F-LMI1995	PET	交感神经
血管痉挛性心绞痛	^{123}I-mIBG，BMIPP	PET	交感神经
阿尔茨海默病	^{18}F-FEOBV	PET	突触前胆碱能
肝细胞癌	^{14}C-Cho	PET	胆碱
前列腺癌	^{11}C-donepezil	PET	副交感神经

二、移植后心脏的神经再生

（一）交感神经再生

2022 年，57 岁的 David Bennett 成为历史上第一位进行猪心移植的患者，在经历了异种心脏移植 2 个月后离世，这也是历史上重要的一次跨物种心脏移植。如今原位心脏移植技术已经成熟，但经历心脏移植的患者术后仍面临着各种并发症和免疫排异反应，其病因和机制值得探究。

心脏移植是终末期心力衰竭患者的首选治疗方式。心脏受感觉神经和自主神经支配。无论是同种移植、异种移植还是原位移植，供体的心脏都面临着去神经支配，在没有中枢神经的支配下容易发生各种心血管事件，如心律失常、异常胸痛、突发性心房颤动、心源性猝死和卒中。随着心脏移植手术方式的普及和广泛的研究发现，心脏的交感神经随着时间会逐渐再生，恢复对心脏的交感神经支配，参与心脏节律调节和心肌灌注。不同的心脏移植患者，心脏移植交感神经再支配状态也不尽相同，在心脏的各个区域存在一定的异质性。因此，心脏神经的再支配是临床研究的创新点！

在医学影像学技术支持下，使用神经示踪剂标记出交感神经节后交感肾上腺素能神经的主要递质进而判断交感神经的完整性。^{11}C-HED 作为一种儿茶酚胺类似物具有神经示踪的作用，与突触前儿茶酚胺转运蛋白（uptake-1）相结合，用于评估心肌的突触前交感神元转运活性。在 PET 下评估术后 1 年心脏的交感神经完整性，55% 的患者（16 例）出现 ^{11}C-HED 在左前降支的潴留率高达 47%；随后，通过运动压力刺激心脏交感神经纤维，相比于去神经支配患者，存在心脏再神经支配的患者表现出左室射血分数（left ventricular ejection fraction，LVEF）升高了 8%，尤其是在左前间壁区再支配的交感神经密度最大。因此，心脏前间壁区交感神经末梢对儿茶酚胺类似物的再摄取可以作为患者心脏交感神经再支配的有力证据。

心脏自主神经参与窦房结的神经调控，心率变异性（heart rate variability，HRV）是广泛使用的无创性检测心脏交感神经和副交感神经的活动性指标，可作为评估心脏移植后自主神经系统恢复的工具。一项研究评估了心脏移植术后患者 2.5~12 个月期间心肺神经再支配的情况，发现最早在 6 个月的时候观察到心脏移植患者仰卧位时 HRV 中的低频波动（low frequency，LF）可达 5.7ms^2，一年后再次检测 LF 可达 6.0ms^2，可见 LF 变异性随着交感神经的再生而显著增加。同时，观察到患者的运动能力和峰值摄氧量和交感神经再支配成正相关，神经再支配组 ^{11}C-HED 的摄取量比去神经组高出一倍。随后，研究进一步使用 PET 结合儿茶酚胺示踪剂标记交感神经，发现 ^{11}C-HED 在交感神经突触前潴留程度与窦房结神经支配产生的 HRV 成正相关，5 年后 58%（22 例）患者的左心室平均 ^{11}C-HED 的潴留率高达 10.7%，而患者窦房结再神经支配的 HRV 中 LF 可达 5.9ms^2，可见交感神经再生是一个持续性的过程，最早可在 3.5 个月观察到 HRV 的增加，而 5 年后患者出现左心室前壁区及部分外侧区域的交感神经再支配广泛分布。

^{123}I-间碘苄基胍（^{123}I-m-iodobenzylguanidine，^{123}I-mIBG）是交感神经阻滞剂胍乙啶，属于交感神经突触前膜释放的假性神经递质类似物，与 uptake-1 在突触前末梢结合并标记，储存于囊泡中，用于评估突触前交感神经元囊泡储存活性。使用 SPECT 评估 ^{123}I-mIBG 注入体内 4 小时后测定心脏与纵隔摄取率比（heart-to-mediastinum ratio，HMR）和心脏的洗脱率。在同种心脏移植的患者中，与心脏移植术后 2 年的患者相比，80% 的患者在移植 10 年后有显著的心脏 ^{123}I-mIBG 摄取量增加，其中交感神经再支配最早在同种异体心脏移植术后 2 年出现，此时心脏交感神经再支配的神经纤维对 ^{123}I-mIBG 摄取量可达 18%。然后，随访异位心脏移植的患者 6 年期间，异位心脏移植患者尚未出现心脏移植区域对 ^{123}I-mIBG 的摄取信号，推测交感神经无法再生可能与异位心脏移植患者接受的手术术式有关，非解剖位的心脏移植可能造成心脏交感神经纤维再生受限。然而，Jenkins 等研究发现 ^{123}I-mIBG 评估患者交感神经再生，该再生现象与患者的昼夜血压调节并无关联，可见 ^{123}I-mIBG 仅仅只能证实心脏移植术后存在神经再生现象，而心脏交感神经功能尚未完全恢复。

最新一项研究发现，心脏交感神经的定量示踪剂——^{18}F-4F-MHPG 和 ^{18}F-3F-PHPG，可用于量化缺血性心肌梗死患者去神经区域的神经密度，合理推测未来可应用于心脏移植术后患者神经功能完全恢复的探究中。

(二)副交感神经再生

1995 年研究者把视线聚焦在副交感神经成像技术上,利用泛影葡胺造影剂对心肺化学感受器的刺激作用,当心脏移植患者注入化学示踪剂后,出现反射性心动过缓和心率下降,可以推断出患者的副交感神经支配是完整的且存在再生现象。该项研究发现心脏移植后 6 年的患者不仅没有出现研究者所期待的副交感神经再支配,且心脏移植患者残存的受体窦房结率呈现上升趋势,推测术后 6 年患者的副交感神经传出神经尚未重塑。随后,研究者将去甲肾上腺素注入心脏移植患者体内,刺激患者的压力感受器进而观察心脏迷走神经的紧张性变化,而移植 4 年后患者仍未出现迷走神经紧张性增强的表现。最新研究观察到心肺感受器在心脏移植(Heart transplantation, HTx)后 1 年出现再神经支配,Wyller 等通过评估心脏的自主神经活动发现,心脏移植受体(即接受心脏移植的患者)(heart transplant recipient, THxR)最早在移植后 6 个月出现仰卧位的 LF 增加到 5.7ms^2,移植 12 个月后出现静息时 HR 的下降趋势,20° 抬头试验时 HR 增加而患者出现右心房压力降低和心排血量减少表现,这些结论支持移植 1 年后心肺感受器反射的反射弧逐渐恢复完整。

生理学研究证实,心脏移植的自主神经横断后,导致心脏的迷走神经去神经支配,表现为心脏移植术后患者的静息心动过速和变时性心功能不良。最新研究中,对心脏移植患者进行随访观察的心肺运动测试,第 2 年可观察到患者心脏窦房结副交感神经再生,测量患者仰卧位时 HRV 指标中的高频波段(high frequency, HF)增加到 6.0ms^2,LF/HF 比率可达到 84%,与迷走神经再生成正相关性;Valsalva 运动期间的心动过速反应增加,而心动过缓反应减少,可见副交感神经再支配在心脏移植 2 年后开始逐渐加强。

随着神经示踪剂的发展,不再单一的寻求作用于心肺感受器的化学示踪剂,而是与 PET 技术相结合,观察副交感神经激活后释放的乙酰胆碱递质(acetylcholine, Ach)。但与儿茶酚胺类似物的神经示踪剂不同,ACh 受到乙酰胆碱酯酶的特异性结合,导致观察心脏副交感神经的成像技术较困难,临床上对于心脏副交感神经再支配主要以非侵入型的 HRV 检测为主。^{18}F-氟乙基苯并维甲酸醇(^{18}F-Fluoroethoxybenzovesamicol, ^{18}F-FEOBV)与乙酰胆碱转运蛋白结合,在心脏的胆碱能神经末梢显著标记。虽然至今尚无 FEOBV 对心脏移植患者术后副交感神经再生的探究,但其有望在未来成为胆碱能放射性研究工具。

(三)感觉神经再生

心脏移植后,心脏受到感觉纤维去神经支配。一旦心脏移植受者出现缺血性心绞痛,患者的表现极不典型,导致临床医师的诊断较为困难。统计发现,往往在心脏移植术后的 5 年期间,50% 的患者存在移植后的心脏同种异体移植血管病变(cardiac allograft vasculopathy, CAV),10% 的患者存在冠状动脉硬化症。研究表明,心脏移植患者在 3 年后出现胸前区疼痛,行计算机体层成像血管造影(computed tomography angiography, CTA)可见冠状动脉的狭窄闭塞。患者的冠状动脉狭窄区域存在异质性,主要发生在左前降支冠状动脉和右冠状动脉血管完全性阻塞。同时,移植后胸前区疼痛有的与感觉神经再生有关,而有的则无关,这种再生往往具有负效应,因此调控和重建移植心脏的神经再生在临床研究极具潜力!

三、移植后肝脏的神经再生

(一)交感神经再生

肝移植是慢性肝衰竭和肝细胞癌(hepatocellular carcinoma, HCC)的治疗方法之一,肝脏具有独特的再生能力,供体肝脏在 2 个月后可恢复正常肝脏形态,但关于肝脏神经支配再生模式和机制仍需要研究。移植肝脏失去自主神经支配,在肝脏去交感神经支配后,肝神经末梢释放的儿茶酚胺逐渐降低,作用于 α-肾上腺素受体减少,导致肝血流量(hepatic blood flow, HBF)增加,然而肝血流量的改变并不显著,因此肝血流的恢复不能作为肝神经再生的决定性指标。

当肝脏去神经支配后,自主神经系统对肝脏葡萄糖的摄取处于失衡状态,净肝葡萄糖摄取(net hepatic glucose uptake, NHGU)不再受到交感神经的抑制,导致肝脏对食物的摄取功能和机体餐后血糖调节失衡,肝移植患者往往存在代谢综合征的表现。临床研究发现肝移植术后的 3~5 年,肝移植患者在免疫抑制剂和肝脏去神经支配的情况下,50% 的患者易发代谢综合征、肥胖和 2 型糖尿病。监测肝移植患者术后 6 个月的 CT 衰减值(CT attenuation value, CT-AV)结果发现,术后 1 周组 CT-AV 的值低于 60% 的患者,在术后 6 个月可能因为移植肝脏脂肪变性或气球样变等导致出现肝功能受损表现,推测肝移植术后 1 周的 CT-AV 定量可用于评估肝移植的预后和再生。因此,无论是从肝移植神经再生的机制探究出发,还是改善肝移植去神经后的并发症角度来看,肝移植神经再支配都是一个值得关注的科学问题。

Kjaer 等研究了肝移植术后的交感神经再生情况,设立了肝移植术组(n=13,移植术后<30 个月)和正常对照组(n=11,无须肝移植的正常人),将这两组都进行取肝脏活组织检测儿茶酚胺的含量,发现肝移植组的去甲肾上腺素浓度仅有 0.022nmol/g;与正常对照组相比,肝移植术后儿茶酚胺的含量降低了 99%,可见肝去神经支配后,2~3 年后肝脏交感神经仍未出现交感神经再生现象。

在啮齿动物的研究中,使用免疫组织化学的方式直接观察大鼠肝移植后 3~6 个月肝脏切片,发现生长相关蛋白 43(growth associated protein 43, GAP-43)作为神经元可塑性的标志物,随着时间的增加呈现正相关趋势,但肝脏门静脉的神经再生仅发生在肝移植术后的 5 天至 3 个月,6 个月时肝脏的神经再生已经停止;同时,神经轴突的泛素水解酶蛋白质基因产物 9.5(protein gene product,PGP9.5)表达已恢复到正常水平。从啮齿动物观察到的结果是 3~6 个月肝脏的神经再生已经完成,而在现有的人类研究报道中,有研究者同样使用免疫组织化学技术,直接观察神经再生的情况判断人类肝脏神经的再生。在肝移植 15 个月后,移植患者肝脏切片上 PGP9.5 的免疫组织化学染色呈阳性,但神经再生的表达出现局限性,仅在门静脉神经纤维处有阳性表达。

(二)副交感神经再生

许多研究证实,外周神经损伤(peripheral nerve injury,PNI)后,施万细胞的再生对轴突进行包裹,肝移植后迷走神经再生也同样是由施万细胞对轴突的远端修复和重新髓鞘化。动物实验发现,神经生长因子-1(Netrin-1)是一种在施万细胞以及运动、感觉神经元轴突中表达的层粘连相关蛋白,在 PNI 后靶向激活施万细胞中的 Netrin-1 信号通路来促进周围神经细胞的再生功能。Wang 研究证实肝移植后外源性补充小鼠 Netrin-1 观察肝迷走神经的再生,在肝脏切除后小鼠肝组织中 Netrin-1 表达显著降低,随后在小鼠的尾静脉注射进行外源性补充 Netrin-1,术后一周观察到 GAP-43 在肝脏组织中阳性表达,可见外源性给予 Netrin-1 一周后肝脏出现神经再生。随后检测肝组织中的抗乙酰胆碱转移酶(choline acetyl transferase,ChAT)呈现阳性,进一步证实 Netrin-1 对肝脏的迷走神经再生具有促进作用。这无疑是给我们一个启示,对肝移植术后患者外源性靶向神经药物的研究开发是一个药物创新点,有助于肝移植患者神经再生的康复治疗。

众所周知,中枢神经系统对肝脏自主神经起到重要生理调节作用。肝脏的神经-体液调节通过交感神经传入至中枢神经系统,在下丘脑外侧(lateral hypothalamus,LH)和下丘脑腹内侧(ventromedial hypothalamus,VMH)投射到迷走神经背核(dorsal nucleus of vagus nerve),随后投射到一级神经元参与肝脏迷走神经支配。一项大鼠实验研究发现,部分切除肝脏并同时破坏大鼠的 VMH 可观察到肝脏的 DNA 合成率增加,推测中枢神经系统破坏导致肝迷走神经代偿性刺激肝细胞再生功能,但肝迷走神经分支对肝细胞的 DNA 合成存在独立支配功能,一旦肝脏去迷走神经支配,会导致肝脏细胞的 DNA 合成产生延迟效应。为了进一步证实,有研究者发现肝脏去迷走神经支配后,肝细胞的嘧啶核苷酸合成限速酶受到抑制,由于天冬氨酸转氨甲酰酶和胸苷激酶的抑制作用,进而延迟肝脏 DNA 的合成速率。David 等研究观察发现肝脏迷走神经分泌乙酰胆碱(acetylcholine,Ach),作用于肝祖细胞(hepatic progenitor cell,HPC)的毒蕈碱乙酰胆碱受体 M3(moscarinic acetylcholine receptor 3,mAChR3)而促进肝脏细胞的再生,因此切除肝脏迷走神经分支的大鼠表现为肝细胞和胆管上皮细胞的增生障碍。可见,肝脏副交感神经去神经支配导致肝细胞 DNA 合成速率降低进而干扰肝脏的再生。

在神经细胞的胞浆中,突触前胆碱在 ChAT 的作用下,

胆碱(choline,Cho)和乙酰辅酶 A(coenzyme A,CoA)合成 ACh,与毒蕈碱受体结合后参与胆碱能信号的传递。已经有研究发现,使用放射性示踪剂 ^{14}C-Cho 标记肝细胞膜合成和乙酰胆碱递质合成过程,推测 ^{14}C-Cho 可作为新发 HCC 和肝移植后复发诊断。与心脏移植的神经再生不同,因 HCC 进行肝移植术后患者在 5 年期间存在 HCC 复发的风险。尽管暂时缺少对肝脏迷走神经再支配的研究,但提示我们使用神经示踪剂监测患者移植后癌症复发的研究更具有临床研究意义,为肝移植术后的预后具有极高的辅助诊断作用。

四、移植后肾脏的神经再生

(一)交感传出神经再生

在 2021 年 11 月,外科医师将去除 α-gal 的猪肾脏移植到脑死亡患者体内,异体肾脏在进行了 54 小时的体内肾脏滤过功能后,患者尚未出现明显的免疫排异反应,可见如今使用异种肾脏再移植技术取得了进一步的成功。

肾移植(renal transplantation)是终末期肾衰竭(end-stage renal failure,ESRD)最有效的治疗方式,能有效改善肾功能衰竭患者的生存率,肾移植后患者生存时间预计可达 19.2 年。在解剖学研究中,肾脏受到 $T_{12} \sim L_2$ 脊髓发出的交感神经支配,肾脏的神经参与支配肾脏的水钠代谢和体液调节。肾移植术后中断肾脏感觉传入神经和交感传出神经,导致交感传出神经效应器的失活,进而激活肾-肾反射和抑制肾素-血管紧张素-醛固酮系统,导致肾素分泌减少、尿和钠排泄增多,进而起到降低血压的效果。

动物实验揭示了肾脏去神经支配可以降低肾源性高血压大鼠的血压,与肾动脉结扎所致的高血压大鼠组相比,肾脏去神经大鼠血浆中肾素分泌恢复正常水平,动脉血压降低了(44±3)mmHg,心率降低了(33±9)~(61±9)次/min,可见肾脏去神经支配可改善肾源性高血压症状。一项研究报道使用 ^{123}I-mIBG 的心肌摄取量衡量肾移植后自主神经的恢复情况,发现肾移植后 3 个月心脏交感神经的 ^{123}I-mIBG 洗脱率降低($P<0.05$),患者 HRV 的评估无差异性改变,推测肾移植后降低了 ESRD 所致的交感神经过度表达,^{123}I-mIBG 的摄取率可作为肾脏去神经支配的特异性指标。

鉴于肾脏交感神经过度激活参与高血压的病理生理过程,实施去肾神经支配(renal denervation,RDN)能有效治疗顽固性高血压。在 Global SYMPLICITY Registry 项目中,使用 Symplicity flex 导管检测 3 000 例 RDN 术后患者 3 年的动态血压变化,发现从 RDN 术后 6 个月开始出现收缩压(systolic blood pressure,SBP)下降(-11.7±28.6)mmHg,3 年期间患者的 SBP 持续降低(-16.6±28.6)mmHg。然而,有动物实验发现 RDN 后肾脏神经的再生现象。在绵羊 RDN 5.5 个月后,观察肾动脉周围组织中酪氨酸羟化酶(tyrosine hydroxylase,TH)染色阳性,同时检测到肾脏去甲

肾上腺素水平可达到 88.9%，RDN 的 11 个月后可达到 131.0%，可见 RDN 术后 5.5 个月肾动脉周围神经再生，11 个月后神经支配可恢复至正常水平。但该实验仅局限于绵羊的导管 RDN，对于人类的肾脏去神经术仅起到部分参考意义。

在病理学研究中，Gazdar 等使用免疫组织化学的方式检测肾脏神经纤维，通过观察肾移植术后 5 ~ 3 012 天的患者，发现最早在肾移植后 28 天观察到再生轴突的博迪恩式胶体银染色(Bodian method staining) 呈阳性，8 个月后可在轴突周围观察到大量的神经再生。同样，Rabelink 等研究同种异体移植肾脏 2 个月后的肾脏交感神经再生，建立健康对照组和肾移植组进行头部水浸实验，发现肾移植患者的尿钠、尿钾浓度显著增加，推测肾移植 2 个月后仍处于去交感神经支配状态，肾血管阻力的降低导致移植患者表现出利尿和利钠。

Mauriello 等随访研究肾移植术后 5 个月至 11 年的患者，发现在移植术后 5 月的患者中可以观察到神经再生，在肾脏动脉处可见神经元再生标志物 GAP-43 的阳性染色；而移植术后 10 年伴发高血压患者，肾脏组织中 TH 在交感神经纤维阳性标记，推测患者在高血压的刺激下，肾交感神经出现再生现象。然而，肾移植后的高血压与肾动脉的神经再生支配无关。Grisk 等研究报道，肾移植 3 周后平均动脉压显著增加，但交感神经纤维的 TH mRNA 含量尚无明显改变，这表明肾移植 3 周后交感神经尚无再生现象，移植后高血压并非神经源性高血压。此外，Rasmussen 等研究观察到，相比术前 4 小时内供体肾脏的 ^{123}I-mIBG 摄取量，移植肾脏 1 个月后对 ^{123}I-mIBG 摄取率减少了 30%($P <$ 0.005)，推测移植肾的肾功能恢复和肾脏的神经再支配存在正相关。

(二) 感觉传入神经再生

已有研究报道，肾脏感觉传入神经细胞起源于同侧 T_{10} ~ L_2 的背根神经节(dorsal root ganglion, DRG)，大部分位于皮质髓质区和肾盂壁。输尿管的压力增加刺激肾脏的压力感受器和化学感受器，肾盂组织释放降钙素基因相关肽(calcitonin generelated peptide, CGRP) 和 P 物质(substance P, SP) 增加，作用于同侧的肾脏传入神经，激活对侧肾脏的肾-肾反射，进而出现对侧排尿和利钠的代谢反应。由于肾脏的感觉传入神经参与肾脏化学、机械和痛觉感受器的神经调节，一旦肾脏出现去传入神经支配后，会导致肾脏的肾-肾反射受损。基于生理学研究中肾脏传入神经的重要性，对于肾脏传入神经的再神经支配是值得探究的。

Rodionova 等研究单侧肾去神经支配的再生过程，检测大鼠肾脏组织切片中神经标志物 TH 和 CGRP 的水平，与去神经术后一周相比，术后 3 个月大鼠表现为 CGRP 和 TH 水平显著增加，可见 3 个月后肾脏的传入神经和传出神经均有一定程度的再生。同时，在同侧 DRG 细胞中注入荧光示踪剂 1, 1'-dioctadecyl-3, 3, 3', 3' tetrameylindocarbocyanine methanesulfonate(Dil)，仍未观察到肾脏对侧 DRG 细胞

的显著标记，证实同侧肾脏去传入神经再生与对侧的传入神经支配并无相关性。有趣的是，肾脏传入神经的再支配存在物种异质性。目前解剖学和生化方面的研究支持肾脏传入感觉神经再支配，而尚无确切的人体研究报道，需要进一步的临床试验来解决这些问题。

五、总结与展望

移植器官面临着自主神经的再支配，本文主要讲述使用分子靶向成像技术和免疫组织化学技术探究心脏、肝脏、肾脏等实质脏器的自主神经系统，进一步支持了移植器官的自主神经具有再支配能力。通过梳理应用于器官移植神经再生的放射性示踪剂发现，目前主要以交感神经的儿茶酚胺和儿茶酚胺类似物的放射性示踪剂研发为主，乙酰胆碱能示踪剂的开发和应用面临着分子易分解和不稳定的化学因素，导致目前对副交感神经的神经示踪剂探究还处于初期。尽管探究还存在缺陷，但放射性示踪剂在神经科学中的应用极大地提高了对中枢神经系统和外周神经系统的神经认知。

在涉及移植器官神经再生的研究中，发现诊断性的分子靶向示踪剂可以精准识别神经再支配的区域差异，其次对于量化重建的自主神经再支配同样值得关注。^{18}F-LMI1995 示踪剂有望成为最有潜力的交感神经示踪剂之一，现有研究通过量化去甲肾上腺素转运蛋白在特定心肌区域摄取量，成功评估患者心脏神经支配的异质性。另一个新型示踪剂 ^{11}C-GMO 具有高动力学摄取率，在大鼠心肌交感神经元中的半衰期可达到 217 小时，是 ^{11}C-mIBG 半衰期的 100 倍，^{11}C-GMO 的稳定和长半衰期特性，使其可以用于精细衡量早期的心脏交感神经再支配过程。因此我们大胆推论在未来的研究中，将目光聚焦在量化移植器官再生神经的密度，有助于预测器官移植患者的预后和诊断评估。综上所述，我们的研究在成像技术的支持下阐明了心脏移植、肝移植和肾移植的神经再支配，为临床医师对神经再生领域提供了诊断手段和指南。

(项红兵 黄妍 张文翠)

参 考 文 献

[1] VANHOLDER R, DOMÍNGUEZ-GIL B, BUSIC M, et al. Organ donation and transplantation: a multi-stakeholder call to action[J]. Nat Rev Nephrol, 2021, 17(8): 554-568.

[2] POOLE D, SKURZAK S, MEHRA M R. Prediction of optimal outcomes in organ transplantation[J]. Intensive Care Med, 2019, 45(3): 367-370.

[3] TIMSIT J F, SONNEVILLE R, KALIL A C, et al. Diagnostic and therapeutic approach to infectious diseases in solid organ transplant recipients[J]. Intensive Care Med, 2019, 45(5): 573-591.

［4］ BYERSDORFER C A,TURNQUIST H R. Editorial:beyond histocompatibility-understanding the non-mhc determinants shaping transplantation outcome and tolerance induction[J]. Front Immunol,2021,12:759706.

［5］ WANG Q,HE Z G,LI S Y,et al. Application of animal and human PET in cardiac research[J]. Am J Cardiovasc Dis,2018,8(3):24-30.

［6］ LANGER O,HALLDIN C. PET and SPET tracers for mapping the cardiac nervous system[J]. Eur J Nucl Med Mol Imaging,2002,29(3):416-434.

［7］ BURKI T. Pig-heart transplantation surgeons look to the next steps[J]. Lancet,2022,399(10322):347.

［8］ FENG M,XIANG B,FAN L,et al. Interrogating autonomic peripheral nervous system neurons with viruses-A literature review[J]. J Neurosci Methods,2020,346:108958.

［9］ FAN L,XIANG B,XIONG J,et al. Use of viruses for interrogating viscera-specific projections in central nervous system[J]. J Neurosci Methods,2020,341:108757.

［10］ JOGLAR J A,WAN E Y,CHUNG M K,et al. Management of arrhythmias after heart transplant:current state and considerations for future research[J]. Circ Arrhythm Electrophysiol,2021,14(3):e007954.

［11］ FIROZ A,YANAGIDA R,KASHEM M,et al. Size matching in combined heart-lung transplant:An undersized predicted heart mass is associated with increased mortality[J]. J Heart Lung Transplant,2022,41(7):961-970.

［12］ JAKUS N,BRUGTS J J,CLAGGETT B,et al. Improved survival of left ventricular assist device carriers in Europe according to implantation eras-results from the PCHF-VAD registry[J]. Eur J Heart Fail,2022,24(7):1305-1315.

［13］ PANDIT-TASKAR N,MODAK S. Norepinephrine transporter as a target for imaging and therapy[J]. J Nucl Med,2017,58(Suppl 2):39s-53s.

［14］ ZELT J G E,BRITT D,MAIR B A,et al. Regional distribution of fluorine-18-flubrobenguane and carbon-11-hydroxyephedrine for cardiac pet imaging of sympathetic innervation[J]. JACC Cardiovasc Imaging,2021,14(7):1425-1436.

［15］ BENGEL F M,UEBERFUHR P,SCHIEPEL N,et al. Effect of sympathetic reinnervation on cardiac performance after heart transplantation[J]. N Engl J Med,2001,345(10):731-738.

［16］ ERNST G. Heart-rate variability-more than heart beats?[J]. Front Public Health,2017,5:240.

［17］ CHRISTENSEN A H,NYGAARD S,ROLID K,et al. Early signs of sinoatrial reinnervation in the transplanted heart[J]. Transplantation,2021,105(9):2086-2096.

［18］ SCHHWAIBLMAIR M,VON SCHEIDT W,UBERFUHR P,et al. Functional significance of cardiac reinnervation in heart transplant recipients[J]. J Heart Lung Transplant,1999,18(9):838-845.

［19］ UBERFUHR P,FREY A W,ZIEGLER S,et al. Sympathetic reinnervation of sinus node and left ventricle after heart transplantation in humans:regional differences assessed by heart rate variability and positron emission tomography[J]. J Heart Lung Transplant,2000,19(4):317-323.

［20］ MABUCHI M,IMAMURA M,KUBO N,et al. Sympathetic denervation and reinnervation after the maze procedure[J]. J Nucl Med,2005,46(7):1089-1094.

［21］ DILSIZIAN V,CHANDRASHEKHAR Y. (123)I-mIBG myocardial imaging:is there a revival in its clinical role?[J]. JACC Cardiovasc Imaging,2022,15(4):712-714.

［22］ ESTORCH M,CAMPRECIÓS M,FLOTATS A,et al. Sympathetic reinnervation of cardiac allografts evaluated by ^{123}I-MIBG imaging[J]. J Nucl Med,1999,40(6):911-916.

［23］ YAP K S,GOULD P,KALFF V,et al. Evaluation of sympathetic re-innervation in heterotopic cardiac transplants by iodine-123-metaiodobenzylguanidine(I-123-MIBG)imaging[J]. J Heart Lung Transplant,2006,25(8):977-980.

［24］ JENKINS G H,PARRY D S,FOULSHAM L,et al. Is cardiac reinnervation in heart transplant recipients functionally significant? Insight from studies of diurnal blood pressure variability and cardiac mass[J]. Transplant Proc,1997,29(1/2):571.

［25］ RAFFEL D M,CRAWFORD T C,JUNG Y W,et al. Quantifying cardiac sympathetic denervation:first studies of(18)F-fluorohydroxyphenethylguanidines in cardiomyopathy patients[J]. Eur J Nucl Med Mol Imaging,2022,49(2):619-631.

［26］ ARROWOOD J A,GOUDREAU E,MINISI A J,et al. Evidence against reinnervation of cardiac vagal afferents after human orthotopic cardiac transplantation[J]. Circulation,1995,92(3):402-408.

［27］ ARROWOOD J A,MINISI A J,GOUDREAU E,et al. Absence of parasympathetic control of heart rate after human orthotopic cardiac transplantation[J]. Circulation,1997,96(10):3492-3498.

［28］ WYLLER V B B,NYGAARD S,CHRISTENSEN A H,et al. Functional evidence of low-pressure cardiopulmonary baroreceptor reinnervation 1 year after heart transplantation[J]. Eur J Appl Physiol,2021,121(3):915-927.

［29］ LEVY M N,MARTIN P J,STUESSE S L. Neural regulation of the heart beat[J]. Annu Rev Physiol,1981,43：443-453.

[30] CHRISTENSEN A H,NYGAARD S,ROLID K,et al. Strong evidence for parasympathetic sinoatrial reinnervation after heart transplantation[J]. J Heart Lung Transplant,2021.

[31] KHAJEHALI E,VALANT C,JÖRG M,et al. Probing the binding site of novel selective positive allosteric modulators at the M(1)muscarinic acetylcholine receptor[J]. Biochem Pharmacol,2018,154：243-254.

[32] PETROU M,FREY K A,KILBOURN M R,et al. In vivo imaging of human cholinergic nerve terminals with(-)-5-(18)F-fluoroethoxybenzovesamicol：biodistribution,dosimetry,and tracer kinetic analyses[J]. J Nucl Med,2014,55(3)：396-404.

[33] DEFILIPPIS E M,NAYOR M,LEWIS E F. Chest pain and shortness of breath after a heart transplant[J]. JAMA Cardiol,2017,2(11)：1271-1272.

[34] GARCÍA-BAIZÁN A,CABALLEROS M,EZPONDA A,et al. Long-term prognostic value of coronary cta in orthotopic heart transplant recipients[J]. AJR Am J Roentgenol,2021,216(5)：1216-1221.

[35] STARK R P,MCGINN A L,WILSON R F. Chest pain in cardiac-transplant recipients. Evidence of sensory reinnervation after cardiac transplantation[J]. N Engl J Med,1991,324(25)：1791-1794.

[36] TAN D J H,NG C H,LIN S Y,et al. Clinical characteristics,surveillance,treatment allocation,and outcomes of non-alcoholic fatty liver disease-related hepatocellular carcinoma：a systematic review and meta-analysis[J]. Lancet Oncol,2022,23(4)：521-530.

[37] KUROSAWA M,UNNO T,AIKAWA Y,et al. Neural regulation of hepatic blood flow in rats：an in vivo study[J]. Neurosci Lett,2002,321(3)：145-148.

[38] MOORE M C,COATE K C,WINNICK J J,et al. Regulation of hepatic glucose uptake and storage in vivo[J]. Adv Nutr,2012,3(3)：286-294.

[39] BECCHETTI C,DIRCHWOLF M,BANZ V,et al. Medical management of metabolic and cardiovascular complications after liver transplantation[J]. World J Gastroenterol,2020,26(18)：2138-2154.

[40] IIDA T,YAGI S,TANIGUCHI K,et al. Significance of CT attenuation value in liver grafts following right lobe living-donor liver transplantation[J]. Am J Transplant,2005,5(5)：1076-1084.

[41] KJAER M,JURLANDER J,KEIDING S,et al. No reinnervation of hepatic sympathetic nerves after liver transplantation in human subjects[J]. J Hepatol,1994,20(1)：97-100.

[42] KANDILIS A N,KOSKINAS J,VLACHOS I,et al. Liver regeneration：immunohistochemical study of intrinsic hepatic innervation after partial hepatectomy in rats[J]. BMC Gastroenterol,2014,14：202.

[43] DHILLON A P,SANKEY E A,WANG J H,et al. Immunohistochemical studies on the innervation of human transplanted liver[J]. J Pathol,1992,167(2)：211-216.

[44] CLEMENTS M P,BYRNE E,CAMARILLO GUERRERO L F,et al. The wound microenvironment reprograms schwann cells to invasive mesenchymal-like cells to drive peripheral nerve regeneration[J]. Neuron,2017,96(1)：98-114. e117.

[45] TAÏB S,LAMANDDÉ N,MARTIN S,et al. Myelinating schwann cells and netrin-1 control intra-nervous vascularization of the developing mouse sciatic nerve[J]. Elife,2022,11：e64773.

[46] WANG Z,JIANG T,AJI T,et al. Netrin-1 promotes liver regeneration possibly by facilitating vagal nerve repair after partial hepatectomy in mice[J]. Cell Signal,2022,91：110227.

[47] LIU K,YANG L,WANG G,et al. Metabolic stress drives sympathetic neuropathy within the liver[J]. Cell Metab,2021,33(3)：666-675. e664.

[48] BERTHOUD H R,NEUHUBER W L. Vagal mechanisms as neuromodulatory targets for the treatment of metabolic disease[J]. Ann N Y Acad Sci,2019,1454(1)：42-55.

[49] KIBA T,TANAKA K,NUMATA K,et al. Facilitation of liver regeneration after partial hepatectomy by ventromedial hypothalamic lesions in rats[J]. Pflugers Arch,1994,428(1)：26-29.

[50] KIBA T,TANAKA K,INOUE S. Lateral hypothalamic lesions facilitate hepatic regeneration after partial hepatectomy in rats[J]. Pflugers Arch,1995,430(5)：666-671.

[51] KATO H,SHIMAZU T. Effect of autonomic denervation on DNA synthesis during liver regeneration after partial hepatectomy[J]. Eur J Biochem,1983,134(3)：473-478.

[52] CASSIMAN D,LIBBRECHT L,SINELLI N,et al. The vagal nerve stimulates activation of the hepatic progenitor cell compartment via muscarinic acetylcholine receptor type 3[J]. Am J Pathol,2002,161(2)：521-530.

[53] KUANG Y,SALEM N,CORN D J,et al. Transport and metabolism of radiolabeled choline in hepatocellular carcinoma[J]. Mol Pharm,2010,7(6)：2077-2092.

[54] KIM B,KAHN J,TERRAULT N A. Liver transplantation as therapy for hepatocellular carcinoma[J]. Liver Int,2020,40 Suppl 1：116-121.

［55］ DOLGIN E. Pig kidney transplant obscures value of engineered animals［J］. Science, 2021, 374（6568）: 668-669.

［56］ POGGIO E D, AUGUSTINE J J, ARRIGAIN S, et al. Long-term kidney transplant graft survival-Making progress when most needed［J］. Am J Transplant, 2021, 21（8）: 2824-2832.

［57］ XIANG H B, LIU C, YE D W, et al. Possible mechanism of spinal T9 stimulation-induced acute renal failure: a virally mediatedtranssynaptic tracing study in transgenic mouse model［J］. Pain Physician, 2013, 16（1）: E47-49.

［58］ SAKAKURA K, LADICH E, CHENG Q, et al. Anatomic assessment of sympathetic peri-arterial renal nerves in man［J］. J Am Coll Cardiol, 2014, 64（7）: 635-643.

［59］ FRAME A A, CARMICHAEL C Y, WAINFORD R D. Renal afferents［J］. Curr Hypertens Rep, 2016, 18（9）: 69.

［60］ OLIVEIRA V L, IRIGOYEN M C, MOREIRA E D, et al. Renal denervation normalizes pressure and baroreceptor reflex in high renin hypertension in conscious rats［J］. Hypertension, 1992, 19（2 Suppl）: Ii17-21.

［61］ KURATA C, UEHARA A, ISHIKAAWA A. Improvement of cardiac sympathetic innervation by renal transplantation［J］. J Nucl Med, 2004, 45（7）: 1114-1120.

［62］ MAHFOUD F, KANDZARI D E, KARIO K, et al. Long-term efficacy and safety of renal denervation in the presence of antihypertensive drugs（SPYRAL HTN-ON MED）: a randomised, sham-controlled trial［J］. Lancet, 2022, 399（10333）: 1401-1410.

［63］ SARATHY H, SALMAN L A. Can renal denervation replace medications for patients with hypertension?［J］. Lancet, 2022, 399（10333）: 1363-1365.

［64］ MAHFOUD F, BÖHM M, SCHMIEDER R, et al. Effects of renal denervation on kidney function and long-term outcomes: 3-year follow-up from the Global SYMPLICITY Registry［J］. Eur Heart J, 2019, 40（42）: 3474-3482.

［65］ GAZDAR A F, DAMMIN G J. Neural degeneration and regeneration in human renal transplants［J］. N Engl J Med, 1970, 283（5）: 222-224.

［66］ RABELINK T J, VAN TILBORG K A, HENÉ R J, et al. Natriuretic response to head-out immersion in humans with recent kidney transplants［J］. Clin Sci（Lond）, 1993, 85（4）: 471-477.

［67］ MAURIELLO A, ROVELLA V, BORRI F, et al. Hypertension in kidney transplantation is associated with an early renal nerve sprouting［J］. Nephrol Dial Transplant, 2017, 32（6）: 1053-1060.

［68］ GRISK O, FREY B A, UBER A, et al. Sympathetic activity in early renal posttransplantation hypertension in rats［J］. Am J Physiol Regul Integr Comp Physiol, 2000, 279（5）: R1737-1744.

［69］ RASMUSSEN T, DE NIJS R, KJAER OLSEN L, et al. Renal（123）I-MIBG uptake before and after live-donor kidney transplantation［J］. Diagnostics（Basel）, 2020, 10（10）: 802.

［70］ KOPP U C, SMITH L A. Renorenal reflexes present in young and captopril-treated adult spontaneously hypertensive rats［J］. Hypertension, 1989, 13（5）: 430-439.

［71］ BARRY E F, JOHNS E J. Intrarenal bradykinin elicits reno-renal reflex sympatho-excitation and renal nerve-dependent fluid retention［J］. Acta Physiol（Oxf）, 2015, 213（3）: 731-739.

［72］ RODIONOVA K, FIEDLER C, GUENTHER F, et al. Complex reinnervation pattern after unilateral renal denervation in rats［J］. Am J Physiol Regul Integr Comp Physiol, 2016, 310（9）: R806-818.

［73］ AI J, EPSTEIN P N, GOZAL D, et al. Morphology and topography of nucleus ambiguus projections to cardiac ganglia in rats and mice［J］. Neuroscience, 2007, 149（4）: 845-860.

［74］ SINUSAS A J, LAZEWATSKY J, BRUNETTI J, et al. Biodistribution and radiation dosimetry of LMI1195: first-in-human study of a novel 18F-labeled tracer for imaging myocardial innervation［J］. J Nucl Med, 2014, 55（9）: 1445-1451.

［75］ HIGUCHI T, YOUSEFI B H, REDER S, et al. Myocardial kinetics of a novel（18）F-labeled sympathetic nerve PET tracer LMI1195 in the Isolated perfused rabbit heart［J］. JACC Cardiovasc Imaging, 2015, 8（10）: 1229-1231.

［76］ RAFFEL D M, KOEPPE R A, JUNG Y W, et al. Quantification of cardiac sympathetic nerve density with N-11C-guanyl-meta-octopamine and tracer kinetic analysis［J］. J Nucl Med, 2013, 54（9）: 1645-1652.

［77］ RAFFEL D M, JUNG Y W, KOEPPE R A, et al. First-in-human studies of（18）F fluorohydroxyphenethylguanidines［J］. Circ Cardiovasc Imaging, 2018, 11（12）: e007965.

［78］ SASANO T, ABRAHAM M R, CHANG K C, et al. Abnormal sympathetic innervation of viable myocardium and the substrate of ventricular tachycardia after myocardial infarction［J］. J Am Coll Cardiol, 2008, 51（23）: 2266-2275.

［79］ CHEN X, WERNER R A, LAPA C, et al. Subcellular storage and release mode of the novel（18）F-labeled sympathetic nerve PET tracer LMI1195［J］. EJNMMI Res,2018,8(1):12.

［80］ WATANABE K,TAKAHASHI T,MIYAJIMA S, et al. Myocardial sympathetic denervation, fatty acid metabolism, and left ventricular wall motion in vasospastic angina[J]. J Nucl Med,2002,43(11):1476-1481.

［81］ MULHOLLAND G K,WIELAND D M,KILBOURN M R, et al. 18F-fluoroethoxy-benzovesamicol, a PET radiotracer for the vesicular acetylcholine transporter and cholinergic synapses[J]. Synapse,1998,30(3):263-274.

［82］ NIELSEN M M,TOLBOD L P,BORRE M, et al. The relationship between tumor aggressiveness and cholinergic PET imaging in prostate cancer tissue. A proof-of-concept study[J]. Am J Nucl Med Mol Imaging,2019,9(3):185-192.

［83］ GJERLØFF T,FEDOROVA T,KNUDSEN K, et al. Imaging acetylcholinesterase density in peripheral organs in Parkinson's disease with 11C-donepezil PET [J]. Brain,2015,138(Pt 3):653-663.

105 围手术期血液管理新进展

围手术期血液管理是应用循证医学和多学科联合的方法指导血制品的临床应用,使输血患者获得最佳的管理并且确保血液临床输注效果,所采用的一系列综合诊疗措施的总称。其有三个主要目标:①改善红细胞质量,包括红细胞生成刺激剂、铁和维生素补充剂等治疗;②尽量减少失血,例如通过优化手术和麻醉技术、氨甲环酸治疗和自体血液回收;③通过促进最大肺和心脏功能以及使用限制性输血阈值来控制和优化贫血的耐受性等。本文将对围手术期血液管理的发展史、全球视野和新进展进行综述。

一、围手术期血液管理的发展史

围手术期输血的风险包括:①输血传播性疾病:细菌性感染、病毒性感染;②免疫抑制:微生物易感性增加、对肿瘤细胞防御能力减弱、同种异型抗原反应等;③围手术期不良反应:增加输血相关性急性肺损伤、循环超负荷、输血反应等。同时,异体输血也是术后死亡及不良预后的独立危险因素。2013年起美国6个学会联合声明旨在减少不必要的输血,因美国本土过度医疗的前五项行为中第一名即为输血。在中国,供血短缺状况一些地区时有发生,国家卫生行政部门也承认:"血液供应紧张状况在一些地方依然难以缓解,个别地方呈现常态化趋势",这造就了血液供需的"紧平衡"状态,临床用血需求时常不能满足。

20世纪80年代,美国心胸外科医师Denton Cooley证实了不接受同种异体输血的耶和华见证人患者也能成功接受心脏手术,以及逐渐升级的艾滋病血源性威胁等,这些事件提升了人们对血液管理的认识。2000年美国"无输血医学和外科学会"正式更名为"无输血医学和手术促进会",该协会致力于为全世界的血液保护制定项目。2005年,澳大利亚血液学家James Isbister教授首次使用患者血液管理(patient blood management,PBM)一词,他意识到输血医学的重点应该从血液制品转向患者。2010年第63届世界卫生大会通过WHA63.12决议,向全体成员国倡议实施PBM方案。2017年欧盟委员会推荐PBM作为标准围手术期护理流程。

二、围手术期血液管理的全球视野

美国很早以前就努力将PBM整合到监管标准中;自2005年以来,血液安全和可用性咨询委员会一直致力于制订PBM项目的绩效衡量标准,并将其作为医院和其他卫生部门的有效质量改进工具加以推广;美国的医师团体首先建立了第一个输血替代网络"NATA";其他医学协会,包括血液学发展协会和美国血库协会分别制订了PBM的临床标准,尽管PBM的举措和标准越来越多,但并没有得到有效的开展和实施,缺乏更高层次的整合。

澳大利亚政府从2000年开始推动输血相关管理政策的实施。2001年,完成了血库和血浆制品部门方面的审查,建议在医院中进行真正的以临床医师为主导的实践改革。2003年,将审查建议纳入法律,成立国家血液管理局。2008年,澳大利亚开始制订以患者为中心、以循证为基础的PBM指南。澳大利亚从临床工作人员到政府层面的良好合作,确保了血液管理系统安全、恰当、有效和高效的落实。

PBM在欧洲各国开展的差异很大。奥地利目前没有关于术前贫血或输血指南管理的国家指南。德国虽然有特定的PBM实施策略,但针对术前贫血没有具体国家指南,输血指南通常由当地医院确定;而法国已经成功实施了多项PBM相关策略;荷兰在10年前开始实施PBM策略,特别是大型整形外科手术。法律上要求所有择期手术在术前3~4周,进行完整的术前评估。十分重要的一点是,麻醉科医师可以根据术前贫血相关结果取消手术。2000—2009年,荷兰的同种异体输血总数下降了12%。这种下降与PBM策略使用的增加同时发生。英国将PBM策略纳入到国家卫生服务中,在大型手术中实施PBM策略。

我国从1998年开始实施《中华人民共和国献血法》,到2018年的20年间,献血人次和采血量呈持续增长的趋势,但血液供应的增加仍然跟不上输血需求的增长。血液管理在中国的发展起步较晚,但近些年已得到越来越多的重视。国家卫生行政部门早在2000年就颁布了《临床输血技术规范》,但各地对指南的依从性需提高,各地区都在努力改善不规范的临床用血行为,似乎已取得了不错的效果,只是缺乏大样本研究的证实。

三、围手术期血液管理的新进展

本文将从围手术期贫血管理、多学科联合血液管理模式和个体化输血策略三个维度对围手术期血液管理进展进行讨论。

(一)围手术期贫血管理

围手术期贫血十分常见,术前贫血发生率为 25%~75%,接受创伤较大手术的患者术后贫血发生率可高达 90%。世界卫生组织(World Health Organization,WHO)的贫血诊断标准为:成年未孕女性血红蛋白(hemoglobin,Hb)<120g/L 或成年男性 Hb<130g/L。术中 Hb<120g/L 的女性接受异体输血的可能性是 Hb<130g/L 的男性的两倍,表明女性术前 Hb 浓度应维持在男性的同等水平,即>130g/L。围手术期贫血是术后不良预后的独立危险因素,也是一个临床上可调节的危险因素,因此贫血筛查与治疗应作为 PBM 的一个关键环节。

Nicole Guinn 等报道在贫血而且拒绝输血的手术患者中,术中最低 Hb 为 31~40g/L 的患者死亡率最高(33.3%),71~80g/L 的患者死亡率最低(7.1%)。在贫血而且拒绝输血、术前 Hb<80g/L 手术患者中,术中最低 Hb 每降低 10g/L,死亡风险增加 55%,心肌梗死风险增加 42%。该研究通过回顾性分析,展示了术中贫血和死亡率及严重并发症之间的关系。

K Munting 在 2019 年提出了优化术前贫血管理的"3W1H"原则,即 Why:为什么输血? 输血的利弊必须进行评估;Who:预期出血量>500ml 的手术患者;When:术前及早筛查、治疗;How:积极采取铁剂治疗纠正,该原则给予了术前贫血管理公式化的总结。

术前缺铁性贫血很常见,但很多临床医师对于静脉注射铁剂是否安全持怀疑态度,2020 年 Michael Auerbach 等对数万人的数据进行了一个 meta 分析,他们发现术前存在铁缺乏症的患者中,与对照组(未补充铁剂、安慰剂、口服铁剂或肌内注射铁剂)相比,静脉注射铁剂没有增加严重不良事件、感染和死亡的发生风险。另外静脉注射铁剂增加了相关输液反应,但没有增加与输液反应相关的过敏和死亡的发生率。作者建议静脉注射铁剂安全性较高,医师应优先考虑静脉补铁作为铁缺乏症的治疗。

在国际专家共识方面,2018 年在德国法兰克福举办的国际输血专家共识会议根据近些年来发表的高质量研究,根据证据等级进行了讨论和汇总,提出了以下 8 点临床建议(表 105-1)。

表 105-1 2018 年欧洲法兰克福血液管理共识

证据等级	临床建议
强烈推荐,低等证据	在重大择期手术前及早发现和管理术前贫血
一般推荐,低等证据	对于接受择期手术的成人术前贫血患者,一般不常规使用促红细胞生成素
一般推荐,中等证据	在成人缺铁性贫血接受择期手术的术前患者中使用补铁降低红细胞输血率
一般推荐,低等证据	在接受择期骨科大手术的血红蛋白浓度<130g/L 的成人术前患者中,除了补铁外,还考虑使用短效促红细胞生成素来降低输血率
强烈推荐,中等证据	危重但临床稳定的重症监护患者的限制性红细胞输血阈值(血红蛋白浓度<70g/L)
强烈推荐,中等证据	心脏手术患者的限制性红细胞输血阈值(血红蛋白浓度<75g/L)
一般推荐,中等证据	髋部骨折合并心血管疾病或其他危险因素患者的限制性输血阈值(血红蛋白浓度<80g/L)
一般推荐,低等证据	血流动力学稳定的急性胃肠道出血患者的限制性输血阈值(血红蛋白浓度 70~80g/L)

(二)多学科联合血液管理模式

围手术期血液管理不限于麻醉科,通常需要多学科之间的合作,本文将对多学科联合血液管理分成:优化止血、容量替代治疗、围手术期检测和自体血回输四个方面进行总结(图 105-1)。

1. 优化止血 外科手术技术是决定围手术期失血的关键因素,通常微创手术和较少的失血量相关。众多麻醉策略中,椎管内麻醉也被证明可显著减少围手术期失血。适当调整血流动力学可以改善手术视野的出血,例如:控制性降压、控制性低中心静脉压。恰当的手术体位也可以改善外科手术条件并减少失血。

氨甲环酸(tranexamic acid,TXA)的临床应用是一个里程碑的事件。Lancet 杂志分别于 2011 年和 2017 年刊登了 CRASH-2 和 WOMAN 两个关于氨甲环酸使用的研究报道,前者在 29 个国家 175 个医学中心中的 2 万多例创伤大出血患者使用氨甲环酸治疗,结果证明死亡率下降 9%,出血性死亡下降了 15%,为创伤患者氨甲环酸的使用提供了扎实的循证医学依据。后者在 21 个国家 193 个医学中心 2 万多例产后大出血患者使用氨甲环酸,最终减少了 19% 的出血相关死亡率,他们还证实如在早期 3h 内给药,该死亡

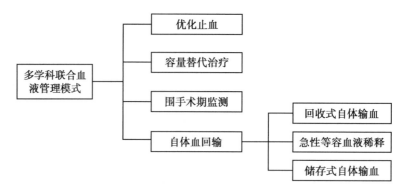

图 105-1　多学科联合血液管理模式

率会进一步下降 31%。

2. 容量替代治疗　容量替代治疗经历了"自由输液—限制性—零平衡—适度宽松"的发展历程。Birgitte Brandstrup 等在 2003 年即证实限制性输液可减少结直肠切除术后的并发症。Christina Shin 等 2018 年在外科年鉴上报道了经过分析 9 万多例非心脏插管手术患者的补液方案，发现补液量和术后死亡率、花费及住院时长呈现"U"字型特征，即过多或过少的补液量均不利于预后。2021 年一项多中心、回顾性研究结果表明，主动脉手术患者中，过多或过少的围手术期输液量都与不良预后的发生相关。这些研究结果均表明寻找围手术期容量管理的"最佳平衡点"至关重要。

目标导向的液体治疗在近十几年来发表了大量的研究，但其结果也出现了分歧。2014 年 Rupert M Pearse 等在 *The Journal of the American Medical Association* 发表了一项使用心排血量监测指导输液的多中心临床试验，但结果表明该方法并不能减少术后 30 天的死亡率及并发症的复合事件。但 J Calvo-Vecino 等在 2018 年证实了使用食管超声检测的目标导向液体治疗可减少术后并发症，虽然死亡率未发生改变。

从限制性输液到零平衡，再到宽松的输液策略，所对应的目标都是 MAP>65mmHg，CI<2.5，很重要的不同在于，与输液量增加所对应的是血管活性药物使用的减少，周围循环灌注的增加。当容量最佳平衡点难以判断时，依然是建议通过心排量、每搏变异度等高级的血流动力学监测技术指导液体输注及高危患者的管理。

3. 围手术期监测　围手术期凝血功能的监测是血液管理必不可少的一环，随着越来越多的医院在配备了术中血栓弹力图（thrombelastogram, TEG）或旋转式血栓弹力计（rotary thrombometer, ROTEM）监测设备来监测血栓弹力图，这一手段逐渐成为围手术期血液保护的利器。A Wikkelsø 等在 2017 年证实在出血患者中应用 TEG 或 ROTEM 指导血制品输注可以降低远期死亡风险。2019 年的一项 meta 分析结果表明，在择期手术患者中实施 TEG 导向治疗，可以减少新鲜冰冻血浆（fresh frozen plasma, FFP）、血小板（platelet, PLT）的输注，同时减少 ICU 停留时间和住院时间。对于急诊手术患者，TEG 导向治疗可以减少术后 2 小时 FFP、PLT 的输注和术后 4 小时 FFP 的输注，此外还可以减少 ICU 停留时间。

输注红细胞的最终目的是为机体提供充足的氧供给能力，对于不同人群，将 Hb 作为指导红细胞（red blood cell, RBC）输注的单一指标也许并不合适，学者们即对反映氧供需平衡的指标进行了探索。有研究发现，中心静脉血氧饱和度（oxygen saturation in venous blood, S_VO_2）与组织氧供需平衡有关，可能有助于评估心脏手术后患者对贫血的耐受性。2018 年一项观察研究表明，在非急性出血、初始 S_VO_2>65% 的患者中，输注 RBC 并不能改善 S_VO_2；相反，输血前 S_VO_2 低于 65% 时变化显著。随后 2021 年 *Anaesthesia* 上刊登了心脏手术后 Hb 联合 S_VO_2 监测指导红细胞输注的研究，研究表明和限制性输血策略组（Hb<90g/L）相比，Hb<90g/L 联合中心 $S_VO_2 \leqslant 65\%$ 指导的输血策略可以显著降低围手术期 RBC 输注率，且并发症无差异。

4. 自体血回输　自体血回输技术包括了回收式自体血回输、急性等容血液稀释和储存式自体输血，其中前两项应用较为广泛。Andrew Scott 等研究表明自体血回输的红细胞能更好地保存携氧能力。回收式自体血回输技术获益良多是学界内的共识，目前争议较多的是癌症手术中该技术的应用是否安全。因为恶性细胞经常存在于手术区域，可以在回收的血液中发现，理论上，可能在再次回输后转移。在接受外科手术的癌症患者中，循环中常会有恶性细胞的存在，这些细胞都很少会发生转移。使用白细胞滤器可以减少回收血液中恶性细胞的数量，且对回收血液无明显不良影响，其主要的缺点是输血速度较慢。2019 年一篇综述总结了肿瘤手术患者的 PBM 策略，该综述提出肿瘤手术并不是自体血回收技术的禁忌证，有证据表明可以通过白细胞滤器处理，减少回收血液中的恶性细胞，然后进行回输。当然肿瘤手术中使用自体血回收技术需要与患者详细交代风险和益处，并签署知情同意书后实施。

近年来，很多研究重新评估急性等容血液稀释（acute normovolemic hemodilution, ANH）对围手术期异体血输注的影响，结果是具有争议的，因此，笔者团队展开了系统性的回顾并进行了综合性的 meta 分析来评价术前急性等容血液稀释对减少异体血输注的影响究竟如何。结果显示:通过对 63 篇研究,总共 3 819 例患者的分析,笔者团队发现与对照组相比,术前 ANH 组患者的异体血输注可能性和围手术期输血总量均显著降低,但是,这些研究之间存在明显的异质性和发表偏倚,导致了术前 ANH 临床效果的不确定性。2020 年一项 meta 分析结果表明,冠状动脉旁路移植术患者中实施 ANH 可以减少 RBC 输注量、总血制品输注量和围手术期失血量。

(三)个体化输血策略

个体化的输血策略在围手术期血液管理中是至关重要的,1999 年 *The New England Journal of Medicine* 发表了一项 TRICC 研究,将 ICU 的患者随机分为限制性输血组(70g/L)和开放性输血组(100g/L),这一研究首次提出的"限制性输血"得到输血医学的广泛关注。目前所认为的限制性输血普遍指的是狭义的限制性输血,主要局限在红细胞的输注,传统上一般指在血红蛋白<70g/L 开始输血,将血红蛋白维持在 70~90g/L。限制性输血主张在通过补充红细胞以增加氧运输量的同时,尽可能减少输血带来的不利影响,是临床合理输血的重要内容之一。但不同的群体,乃至同一群体不同个体之间的差异都是较大的,需实施个体化方案进行管理。

首先并不是所有患者都可以实行限制性输血策略,2017 年一项 meta 分析表明,老年或虚弱患者中实施限制性输血策略可能弊大于利,因为限制性输血策略延长了患者处于贫血状态的时间。

在心脏手术患者中,2018 年一项 meta 分析表明,成年心脏手术患者中,限制性输血组和开放性输血组患者 30 天死亡率无明显差异。而在急性上消化道出血的患者中,2017 年一项 meta 分析表明,实施限制性输血策略可以减少术后死亡和再出血的风险,并可以减少 RBC 输注量,因此不同类型的患者限制性输血或是自由性输血仍有待高证据等级试验进一步证明。

四、结语

围手术期血液管理是改善患者临床结果的一个重要方法,与其他治疗方法一样,血液管理的综合临床适应证和方法学也在不断发展。因此,需要更多的高质量随机对照试验为血液管理的各个方面进行验证。精准输血时代患者血液管理指导理念,是以患者为中心的核心价值观的体现,是多学科、多模式联合的围手术期贫血管理策略,从而优化血制品的应用,最大限度节约血液资源,改善患者的预后。

(孙大伟 姚媛媛 严敏)

参 考 文 献

[1] FRANCHINI M,MARANO G,VEROPALUMBO E,et al. Patient blood management:a revolutionary approach to transfusion medicine[J]. Blood Transfus,2019,17(3):191-195.

[2] FRANCHINI M,MUNOZ M. Towards the implementation of patient blood management across Europe[J]. Blood Transfus,2017,15(4):292-293.

[3] DESAI N,SCHOFIELD N,RICHARDS T. Perioperative patient blood management to improve outcomes[J]. Anesth Analg,2018,127(5):1211-1220.

[4] HARE GMT,MAZER C D. Anemia:perioperative risk and treatment opportunity[J]. Anesthesiology,2021,135(3):520-530.

[5] RIPOLL J G,SMITH M M,HANSON A C,et al. Sex-specific associations between preoperative anemia and postoperative clinical outcomes in patients undergoing cardiac surgery[J]. Anesth Analg,2021,132(4):1101-1111.

[6] ABEYSIRI S,CHAU M,RICHARDS T. Perioperative anemia management[J]. Semin Thromb Hemost,2020,46(1):8-16.

[7] GUINN N R,COOTER M L,VILLALPANDO C,et al. Severe anemia associated with increased risk of death and myocardial ischemia in patients declining blood transfusion[J]. Transfusion,2018,58(10):2290-2296.

[8] MUNTING K E,KLEIN A A. Optimisation of pre-operative anaemia in patients before elective major surgery-why,who,when and how? [J]. Anaesthesia,2019,74 Suppl 1:49-57.

[9] AUERBACH M,GAFTER-GVILI A,MACDUGALL IC. Intravenous iron:a framework for changing the management of iron deficiency[J]. Lancet Haematol,2020,7(4):e342-e350.

[10] MUELLER M M,VAN REMOORTEL H,MEYBOHM P,et al. Patient blood management:Recommendations From the 2018 Frankfurt Consensus Conference[J]. JAMA,2019,321(10):983-997.

[11] RICHMAN J M,ROWLNGSON A J,Maine D N,et al. Does neuraxial anesthesia reduce intraoperative blood loss? a meta-analysis[J]. J Clin Anesth,2006,18(6):427-435.

[12] CRASH-2 collaborators,ROBERTS I,SHAKUR H,et al. The importance of early treatment with tranexamic acid in bleeding trauma patients:an exploratory analysis of the CRASH-2 randomised controlled trial[J]. Lancet,2011,377(9771):1096-1101.

[13] COLLABORATORS W T. Effect of early tranexamic acid administration on mortality,hysterectomy,and other morbidities in women with post-partum haemorrhage(WOMAN):an international,randomised,double-blind,placebo-controlled trial[J]. Lancet,2017,389(1008):2105-2116.

[14] BRANDSTRUP B,TONNESEN H,BEIER-HOLGERSEN

R,et al. Effects of intravenous fluid restriction on postoperative complications：comparison of two perioperative fluid regimens：a randomized assessor-blinded multicenter trial[J]. Ann Surg,2003,238(5):641-648.

[15] SHIN C H,LONG D R,MCLEAN D,et al. Effects of intraoperative fluid management on postoperative outcomes：a hospital registry study[J]. Ann Surg,2018,267(6):1084-1092.

[16] MILLER T E,MYTHEN M,SHAW A D,et al. Association between perioperative fluid management and patient outcomes：a multicentre retrospective study[J]. Br J Anaesth,2021,126(3):720-729.

[17] PEARSE R M,HARRISON D A,MACDONALD N,et al. Effect of a perioperative,cardiac output-guided hemodynamic therapy algorithm on outcomes following major gastrointestinal surgery：a randomized clinical trial and systematic review[J]. JAMA, 2014, 311 (21): 2181-2190.

[18] Calvo-Vecino J M,Ripolles-Melchor J,MYTHEN M G,et al. Effect of goal-directed haemodynamic therapy on postoperative complications in low-moderate risk surgical patients：a multicentre randomised controlled trial (FEDORA trial)[J]. Br J Anaesth, 2018, 120 (4): 734-744.

[19] WIKKELSO A,WETTERSLEV J,MOLLER A M,et al. Thromboelastography (TEG) or rotational thromboelastometry (ROTEM) to monitor haemostatic treatment in bleeding patients：a systematic review with meta-analysis and trial sequential analysis[J]. Anaesthesia, 2017, 72 (4):519-531.

[20] DIAS J D,SAUAIA A,ACHNECK H E,et al. Thromboelastography-guided therapy improves patient blood management and certain clinical outcomes in elective cardiac and liver surgery and emergency resuscitation：A systematic review and analysis[J]. J Thromb Haemost,2019,17(6):984-994.

[21] ZEROUAL N,SAMARANI G,GALLAIS J,et al. $ScvO_2$ changes after red-blood-cell transfusion for anaemia in cardiothoracic and vascular ICU patients：an observational study[J]. Vox Sang,2018,113(2):136-142.

[22] ZEROUAL N,BLIN C,SAOUR M,et al. Restrictive transfusion strategy after cardiac surgery[J]. Anesthesiology,2021,134(3):370-380.

[23] SCOTT A V,NAGABABU E,JOHNSON D J,et al. 2,3-Diphosphoglycerate concentrations in autologous salvaged versus stored red blood cells and in surgical patients after transfusion[J]. Anesth Analg,2016,122(3):616-623.

[24] FISCHER D,NEB H,CHOORAPAIKAYIL S,et al. Red blood cell transfusion and its alternatives in oncologic surgery-A critical evaluation[J]. Crit Rev Oncol Hematol,2019,134:1-9.

[25] ZHOU X,ZHANG C,WANG Y,et al. Preoperative acute normovolemic hemodilution for minimizing allogeneic blood transfusion：a meta-analysis[J]. Anesth Analg,2015,121(6):1443-55.

[26] LI S,LIU Y,ZHU Y. Effect of acute normovolemic hemodilution on coronary artery bypass grafting：A systematic review and meta-analysis of 22 randomized trials[J]. Int J Surg,2020,83:131-139.

[27] HEBERT P C,WELS G,BLAJCHMAN M A,et al. A multicenter,randomized,controlled clinical trial of transfusion requirements in critical care. Transfusion Requirements in Critical Care Investigators, Canadian Critical Care Trials Group[J]. N Engl J Med,1999,340(6):409-417.

[28] MAZER C D,WHITLOCK R P,FERGUSSON D A,et al. Restrictive or liberal red-cell transfusion for cardiac surgery[J]. N Engl J Med,2017,377(22):2133-2144.

[29] MAZER C D,WHITLOCK R P,FERGUSSON D A,et al. Six-month outcomes after restrictive or liberal transfusion for cardiac surgery[J]. N Engl J Med, 2018, 379(13):1224-1233.

[30] SIMON G I,CRASWELL A,THOM O,et al. Outcomes of restrictive versus liberal transfusion strategies in older adults from nine randomised controlled trials：a systematic review and meta-analysis[J]. Lancet Haematol,2017,4(10):e465-e474.

[31] CHEN Q H,WANG H L,LIU L,et al. Effects of restrictive red blood cell transfusion on the prognoses of adult patients undergoing cardiac surgery：a meta-analysis of randomized controlled trials[J]. Crit Care, 2018, 22(1):142.

[32] OODUTAYO A,DESBOROUGH M J,TRIVELLA M,et al. Restrictive versus liberal blood transfusion for gastrointestinal bleeding：a systematic review and meta-analysis of randomised controlled trials[J]. Lancet Gastroenterol Hepatol,2017,2(5):354-360.

106 睡眠剥夺和疼痛的双向联系：氧化应激的作用

睡眠剥夺已经成为现代社会中一个重要的健康问题。我们可能因为生活习惯或睡眠障碍（如失眠、与睡眠有关的呼吸障碍和中枢性睡眠障碍）等原因导致睡眠剥夺。睡眠剥夺能够诱导不同的生物学效应，如神经自主控制改变、氧化应激增加、炎症和凝血反应改变等。临床中超过40%的失眠患者同时报告有慢性疼痛。慢性疼痛是世界范围内的一个主要健康问题，往往与睡眠剥夺有关。睡眠和疼痛具有双向关系，疼痛干扰睡眠，睡眠剥夺或睡眠障碍加重疼痛。最近的证据表明，氧化应激在睡眠和疼痛的关联中起着重要作用。氧化应激指的是氧化剂的产生和抗氧化剂防御之间的失衡，这可能会导致生物系统的破坏。研究表明，清醒会导致氧化负担，而睡眠提供了一种抵御这些有害影响的保护机制。睡眠的功能可能包括提供对氧化应激的保护作用。这篇综述是通过将睡眠剥夺和疼痛与氧化应激联系起来，进行有关睡眠剥夺和疼痛的讨论。

一、睡眠影响疼痛的发生发展

众所周知，睡眠对机体正常生理功能的维持至关重要。睡眠剥夺是指个人无法获得足够的睡眠来维持正常的警觉和清醒水平。睡眠剥夺在现代社会非常普遍，人口数据显示近年来人们睡眠时间有减少的趋势。许多控制睡眠的脑干结构也参与了疼痛处理的调节。由于一些常见的脑干结构同时控制着睡眠和疼痛，因此可以预料到睡眠剥夺会影响疼痛，反之亦然。睡眠与许多身体功能的夜间恢复有关，这使得睡眠可能有助于抑制痛觉过敏（通常是由于清醒时间延长而产生的）。

流行病学研究表明，睡眠质量差和睡眠时间不足是慢性疼痛的危险因素。睡眠剥夺可能会使人们更容易受到疼痛状况的影响。患有阻塞性睡眠呼吸暂停综合征和不宁腿综合征的患者发生睡眠剥夺，并可能伴有痛觉过敏，对患者睡眠剥夺进行有效干预后，其疼痛阈值会提高。此外有强有力的证据表明，睡眠时间短或睡眠受到干扰产生睡眠剥夺，导致痛觉过敏以及自发疼痛症状的发展或加重。Edwards等对睡眠和疼痛的关系进行了连续8天的评估，发现睡眠时间减少（<6小时）与普通人群中疼痛报告的频率增加相关。一项meta分析表明，术前睡眠障碍对患者术后慢性疼痛的发展和强度具有负面影响。健康成人的试验性睡眠限制研究发现，睡眠时间缩短与新发自发性疼痛报告增加有关。大量实验和基于人群的研究表明，睡眠剥夺与疼痛敏感度增加有关。有证据表明，睡眠剥夺通过免疫受损、炎症反应升高和细胞因子（即白细胞介素6、C反应蛋白和皮质醇）水平升高等途径和媒介影响疼痛，这些细胞因子具有促进疼痛的作用，并可能改变疼痛调制过程。在多种慢性疾病中，这些标志物的水平很高，促进慢性疼痛状况的发生和维持。

二、疼痛导致睡眠剥夺，进一步加重疼痛

疼痛是一种生理反应，可保护生物体免受实际或潜在的组织损害，疼痛对生存是有利且必要的。然而，疼痛持续时间超过损伤正常愈合时间，或在无伤害刺激的情况下持续存在，则是一种病理状态。当疼痛持续超过3个月，并伴随有情绪紊乱或功能障碍时，疼痛被视为慢性疼痛。与保护性急性疼痛相反，慢性疼痛是疼痛系统的一种功能障碍，会导致躯体和情感损害，会严重损害生活质量。全世界有相当一部分人遭受慢性疼痛的困扰，导致了巨额医疗费用和生产力损失。

患有慢性疼痛的成年人经常报告睡眠问题，如睡眠时间缩短或质量受损，因此睡眠剥夺被认为是疼痛之后的一种症状。睡眠障碍作为睡眠剥夺的常见原因，一项关于慢性疼痛和睡眠障碍的meta分析显示，与非慢性疼痛相比，慢性疼痛患者睡眠障碍的发生率相对较高（达70%以上）。在患有慢性非恶性疼痛的美国退伍军人中，睡眠障碍与更糟糕的疼痛结果有关。当慢性疼痛和/或睡眠剥夺同时发生时，会导致更多的损害，进一步影响患者健康和生活质量。

临床上报告疼痛强度越高的人往往会经历更多的睡眠剥夺。睡眠剥夺和疼痛之间的这种双向关系在慢性疼痛人

群中通过恶性循环持续和放大睡眠剥夺和疼痛;例如,晚上睡眠不佳会加剧疼痛,进而扰乱睡眠,然后随着时间的推移,这个循环会持续和放大。基于人们已经发现睡眠剥夺会降低疼痛阈值,因此睡眠剥夺和疼痛之间存在潜在的双向关系。

三、睡眠剥夺是疼痛的危险因素,良好的睡眠有助于缓解疼痛

近年来大量研究证实了睡眠和疼痛之间的关联,睡眠和疼痛是双向互动的重要动态平衡系统。然而,最近的研究表明,睡眠对疼痛的影响可能比疼痛对睡眠的影响更大。

一项纵向研究表明,与疼痛预测随后的睡眠相比,夜间睡眠质量能够更好地预测第二天的疼痛。Edwards 等对971 例健康成年人进行了一周的评估后发现,前一天晚上自我报告的睡眠时间是第二天疼痛症状的重要预测因素。虽然疼痛症状确实会反过来预测随后的睡眠持续时间,但这种影响程度只有睡眠时间预测疼痛的影响的一半。每晚睡眠时间<6 小时与第二天疼痛增加相关,前一晚的睡眠质量是第二天疼痛的预测因子。有研究表明睡眠剥夺,无论是睡眠时间短还是睡眠质量差,都预示着未来疼痛的发生。在膝关节骨性关节炎患者中,主观和客观的总睡眠时间预测了随后 6 个月随访时的疼痛反应,睡眠时间被认为是疼痛严重程度的最强预测因子。一项追踪 12 350 例健康女性的研究表明,自我报告的睡眠问题使一年后诊断为纤维肌痛的风险增加了两倍。因此,我们推测睡眠不仅可以预测第二天的疼痛反应,还可以预示长期发生疼痛的风险,睡眠对疼痛症状的影响程度高于疼痛对睡眠的影响。

最近的一些证据表明,良好的睡眠是疼痛缓解的潜在预测因素。睡眠剥夺导致的痛觉过敏效应似乎可以通过打盹和有效治疗睡眠障碍来逆转。Roehrs 等表明,较长时间的睡眠能够降低疼痛敏感度,而睡眠质量差是慢性广泛性疼痛发生的危险因素。一项基于人群的前瞻性研究表明,自我报告的恢复性睡眠与慢性广泛性疼痛的缓解和肌肉骨骼健康的恢复独立相关。另一项为期 5 年的前瞻性研究也表明,睡眠受扰也许可以预测多部位疼痛的发生,不受干扰的睡眠可能与预测多部位疼痛的缓解有关。

基于目前的研究我们推测,睡眠剥夺是疼痛的危险因素,睡眠对疼痛的影响要高于疼痛对睡眠的干扰。通过对夜间睡眠的评估可以预测短期和长期疼痛的发生,睡眠剥夺可能导致短期疼痛敏感性增加和长期发生疼痛症状的风险升高,良好的睡眠可能预示着短期的疼痛缓解。

四、氧化应激在睡眠和疼痛关系中的作用

氧化应激是指机体活性氧成分与抗氧化系统之间平衡失调引起的一系列适应性的反应。细胞正常的氧化还原状态受到干扰时,会制造过氧化物与自由基导致细胞毒性作用,氧化剂和还原剂之间的平衡对维持正常的生理功能至关重要。研究表明氧化应激参与很多疾病过程,如动脉粥样硬化、慢性阻塞性肺疾病、阿尔茨海默病和癌症等,揭示了氧化剂促进细胞损伤的多种机制。氧化应激导致疾病的主要机制有两种:①涉及氧化应激时产生的活性物质(如·OH、$ONOO^-$ 和 HOCL),它们直接氧化大分子,包括膜脂、结构蛋白、酶和核酸,导致细胞功能异常和死亡;②异常的氧化还原信号,氧化还原信号依赖于信号蛋白与过氧化氢或其他充当第二信使的亲电体的特定相互作用。为了防御氧化损伤,生物体进化出的防御主要依赖于抗氧化酶、底物的供应和损伤的修复。机体的抗氧化防线主要包括三道防线:①清除过氧化氢和脂质过氧化氢的酶和超氧化物歧化酶;②硫氧还蛋白、谷氨酸-半胱氨酸连接酶和谷胱甘肽合成酶,负责合成硫氧还蛋白还原酶、谷胱甘肽和谷胱甘肽还原酶;③修复或去除氧化的大分子。

氧化和抗氧化酶活性的昼夜节律已经在包括哺乳动物在内的各种生物系统发育中被描述。人血浆中谷胱甘肽和半胱氨酸氧化还原水平存在明显的昼夜节律变化。在大鼠中也可以观察到抗氧化酶和脂质过氧化水平的昼夜节律变化。不仅如此,在相关的动物实验还发现睡眠剥夺对机体的氧化应激状态产生了影响。在睡眠剥夺大鼠海马体和肝细胞中均发现氧化应激和脂质过氧化水平的急剧增加。睡眠剥夺导致与氧化应激相关的改变,包括整个大鼠脑中谷胱甘肽水平的降低,以及海马体和脑干中超氧化物歧化酶活性的显著降低。不仅是大脑,睡眠剥夺对外周组织同样具有不同程度的损害,研究表明睡眠剥夺 5 天和 10 天的动物外周组织的抗氧化能力降低。睡眠剥夺本身就会导致细胞应激,这种情况与各种生理过程的中断有关。上述研究引发了一种假设,即睡眠的功能是降低活性氧水平和恢复抗氧化系统,以消除清醒时产生并升高的活性氧水平。睡眠剥夺由于干扰了睡眠的生理过程,导致机体中枢和外周发生不同程度的氧化应激和脂质过氧化,损害机体的正常生理功能。

在睡眠剥夺中,导致疼痛阈值降低的作用机制目前尚未确定。越来越多的研究表明,睡眠不足和疼痛之间相互关联与氧化应激和炎症相关。睡眠剥夺会导致氧化剂和抗氧化剂防御系统之间的失衡,氧化应激的产物活性氧和活性氮在疼痛的发展中起着关键作用。目前已有研究表明氧化应激与疼痛程度有关,但其在疼痛调节中的具体作用仍不清楚。一晚的完全睡眠剥夺即可损害下行痛觉通路,促进脊髓兴奋性,使外周通路对冷痛和压痛敏感。睡眠剥夺致使体内活性氧含量增加,累积的活性氧可能通过减少脊髓后角 γ-氨基丁酸(γ-aminobutyric acid,GABA)能神经元的抑制性传递而增加神经元的兴奋性。神经元 N-甲基-D-天冬氨酸(N-methyl-D-aspartate,NMDA)受体的激活已被证明可以诱导邻近神经元和星形胶质细胞释放超氧化物,介导氧化应激反应。

最近的一项 meta 析显示，睡眠障碍与全身炎症标志物的增加有关，全身炎症导致受试者痛阈降低。慢性睡眠剥夺诱导的小鼠痛觉过敏伴随着大脑皮质和纹状体中氧化应激和炎症标志物的增加，给予抗氧化和抗炎物质能够对抗痛觉过敏反应，并降低氧化应激和炎症标志物水平。鞘内注射抗氧化剂可减轻睡眠剥夺动物的痛觉，而鞘内注射活性氧则可引起痛觉过敏。在快速眼动睡眠剥夺的大鼠模型中，丘脑的氧化应激水平与疼痛行为评分显著相关，并且使用药物降低氧化应激后可降低疼痛行为评分。同样有研究表明，睡眠剥夺导致机械性痛觉过敏或神经损伤的常见机制是脊髓中的氧化应激，具有抗氧化特性的化合物可能有助于缓解慢性疼痛和睡眠剥夺之间的恶性循环。

因此，结合以上研究现状，本综述认为，睡眠和疼痛具有广泛的双向联系，其中睡眠对疼痛的影响作用更强，睡眠问题对疼痛反应的影响是可以通过氧化应激来调节的，但其具体机制仍需要更深层次的研究和探索。

（袁静静　陈书涵　谢艳乐）

参 考 文 献

[1] TOBALDINI E, COSTANTINO G, SOLBIATI M, et al. Sleep, sleep deprivation, autonomic nervous system and cardiovascular diseases [J]. Neurosci Biobehav Rev, 2017, 74 (Pt B): 321-329.

[2] OHAYON M M. Relationship between chronic painful physical condition and insomnia [J]. J Psychiatr Res, 2005, 39 (2): 151-159.

[3] AILI K, NYMAN T, SVARTENGREN M, et al. Sleep as a predictive factor for the onset and resolution of multi-site pain: a 5-year prospective study [J]. Eur J Pain, 2015, 19 (3): 341-349.

[4] Jansson-Fröjmark M, BOERSMA K. Bidirectionality between pain and insomnia symptoms: a prospective study [J]. Br J Health Psychol, 2012, 17 (2): 420-431.

[5] BIGATTI S M, HERNANDEZA M, CRONAN T A, et al. Sleep disturbances in fibromyalgia syndrome: relationship to pain and depression [J]. Arthritis Rheum, 2008, 59 (7): 961-967.

[6] ANDERSEN M L, ARAUJO P, FRANGE C, et al. Sleep disturbance and pain: a tale of two common problems [J]. Chest, 2018, 154 (5): 1249-1259.

[7] AFOLALU E F, RAMLEE F, TANG N K Y. Effects of sleep changes on pain-related health outcomes in the general population: A systematic review of longitudinal studies with exploratory meta-analysis [J]. Sleep Med Rev, 2018, 39: 82-97.

[8] REIMUND E. The free radical flux theory of sleep [J]. Med Hypotheses, 1994, 43 (4): 231-3.

[9] Zhao Z, Zhao X, Veasey S C. Neural consequences of chronic short sleep: reversible or lasting? [J]. Front Neurol, 2017, 8: 235.

[10] MCCARLEY R W. Neurobiology of REM and NREM sleep [J]. Sleep Med, 2007, 8 (4): 302-330.

[11] KHALID I, ROEHRS T A, HUDGEL D W, et al. Continuous positive airway pressure in severe obstructive sleep apnea reduces pain sensitivity [J]. Sleep, 2011, 34 (12): 1687-1691.

[12] STIASNY-KOLSTER K, PFAU D B, OERTEL W H, et al. Hyperalgesia and functional sensory loss in restless legs syndrome [J]. Pain, 2013, 154 (8): 1457-1463.

[13] FINAN P H, GOODIN B R, SMITH M T. The association of sleep and pain: an update and a path forward [J]. J Pain, 2013, 14 (12): 1539-1552.

[14] EDWARDS R R, ALMEIDA D M, KLICK B, et al. Duration of sleep contributes to next-day pain report in the general population [J]. Pain, 2008, 137 (1): 202-207.

[15] VARALLO G, GIUSTI E M, MANNA C, et al. Sleep disturbances and sleep disorders as risk factors for chronic postsurgical pain: A systematic review and meta-analysis [J]. Sleep Med Rev, 2022, 63: 101630.

[16] HAACK M, LEE E, COHEN D A, et al. Activation of the prostaglandin system in response to sleep loss in healthy humans: potential mediator of increased spontaneous pain [J]. Pain, 2009, 145 (1/2): 136-141.

[17] IRWIN M R, OLMSTEAD R, CARROLL J E. Sleep disturbance, sleep duration, and inflammation: a systematic review and meta-analysis of cohort studies and experimental sleep deprivation [J]. Biol Psychiatry, 2016, 80 (1): 40-52.

[18] MARCHAND F, PERRETTI M, MCMAHON S B. Role of the immune system in chronic pain [J]. Nat Rev Neurosci, 2005, 6 (7): 521-532.

[19] LUND HÅHEIM L, NAFSTAD P, OLSEN I, et al. C-reactive protein variations for different chronic somatic disorders [J]. Scand J Public Health, 2009, 37 (6): 640-666.

[20] NICHOLAS M, VLAEYEN J W S, RIEF W, et al. The IASP classification of chronic pain for ICD-11: chronic primary pain [J]. Pain, 2019, 160 (1): 28-37.

[21] MATHIAS J L, CANT M L, BURKE A L J. Sleep disturbances and sleep disorders in adults living with chronic pain: a meta-analysis [J]. Sleep Med, 2018, 52: 198-210.

[22] STUBBS B, VANCAMPFORT D, THOMPSON T, et al. Pain and severe sleep disturbance in the general population: primary data and meta-analysis from 240,820 people across 45 low-and middle-income countries [J]. Gen

Hosp Psychiatry,2018,53:52-58.

［23］SUN Y,LAKSONO I,SELVANATHAN J,et al. Preva-lence of sleep disturbances in patients with chronic non-cancer pain:A systematic review and meta-analysis[J]. Sleep Med Rev,2021,57:101467.

［24］SACONI B,POLOMANO R C,COMPTON P C,et al. The influence of sleep disturbances and sleep disorders on pain outcomes among veterans:A systematic scoping review[J]. Sleep Med Rev,2021,56:101411.

［25］AFFLECK G,ZAUTRA A,TENNEN H,et al. Multilevel daily process designs for consulting and clinical psychol-ogy:a preface for the perplexed[J]. J Consult Clin Psy-chol,1999,67(5):746-54.

［26］AUVINEN J P,TAMMELIN T H,TAIMELA S P,et al. Is insufficient quantity and quality of sleep a risk factor for neck,shoulder and low back pain? A longitudinal study among adolescents[J]. Eur Spine J,2010,19(4): 641-649.

［27］SALWEN J K,SMITH M T,FINAN P H. Mid-treatment sleepduration predicts clinically significant knee osteoar-thritis pain reduction at 6 months:effects from a behav-ioral sleep medicine clinical trial[J]. Sleep,2017,40 (2):zsw064.

［28］MORK P J,NILSEN T I. Sleep problems and risk of fi-bromyalgia:longitudinal data on an adult female popula-tion in Norway[J]. Arthritis Rheum,2012,64(1):281-284.

［29］FARAUT B,LEGER D,MEDKOUR T,et al. Napping re-verses increased pain sensitivity due to sleep restriction [J]. PLoS One,2015,10(2):e0117425.

［30］ROEHRS T A,HARRIS E,RANDALL S,et al. Pain sen-sitivity and recovery from mild chronic sleep loss[J]. Sleep,2012,35(12):1667-1672.

［31］CHOY E H. The role of sleep in pain and fibromyalgia [J]. Nat Rev Rheumatol,2015,11(9):513-520.

［32］DAVIES K A,MACFARLANE G J,NICHOLL B I,et al. Restorative sleep predicts the resolution of chronic wide-spread pain:results from the EPIFUND study[J]. Rheu-matology(Oxford),2008,47(12):1809-1813.

［33］URSINI F,MAIORINO M,FORMAN H J. Redox homeo-stasis:the golden mean of healthy living[J]. Redox Bi-ol,2016,8:205-215.

［34］VALKO M,LEIBFRITZ D,MONCOL J,et al. Free radi-cals and antioxidants in normal physiological functions and human disease[J]. Int J Biochem Cell Biol,2007, 39(1):44-84.

［35］FORMAN H J,ZHANG H. Targeting oxidative stress in disease:promise and limitations of antioxidant therapy

［J]. Nat Rev Drug Discov,2021,20(9):689-709.

［36］HARDELAND R,COTO-MONTES A,POEGGELER B. Circadian rhythms,oxidative stress,and antioxidative de-fense mechanisms[J]. Chronobiol Int,2003,20(6): 921-962.

［37］BLANCO R A,ZIEGLER T R,CARLSON B A,et al. Di-urnal variation in glutathione and cysteine redox states in human plasma[J]. Am J Clin Nutr,2007,86(4): 1016-1023.

［38］MARTIN C,DUTERTRE-CATELLA H,RADIONOFF M,et al. Effect of age and photoperiodic conditions on metabo-lism and oxidative stress related markers at different cir-cadian stages in rat liver and kidney[J]. Life Sci,2003, 73(3):327-335.

［39］CHANG H M,MAI F D,CHEN B J,et al. Sleep depriva-tion predisposes liver to oxidative stress and phospholip-id damage:a quantitative molecular imaging study[J]. J Anat,2008,212(3):295-305.

［40］SILVA R H,Abílio V C,TAKATSU A L,et al. Role of hippocampal oxidative stress in memory deficits induced by sleep deprivationin mice[J]. Neuropharmacology, 2004,46(6):895-903.

［41］D'ALMEIDA V,LOBO L L,HIPÓLIDE D C,et al. Sleep deprivation induces brain region-specific decrea-ses in glutathione levels[J]. Neuroreport,1998,9(12): 2853-2856.

［42］RAMANATHAN L,GULYANI S,NIENHUIS R,et al. Sleep deprivation decreases superoxide dismutase activi-ty in rat hippocampus and brainstem[J]. Neuroreport, 2002,13(11):1387-1390.

［43］EVERSON C A,LAATSCH C D,HOGG N. Antioxidant defense responses to sleep loss and sleep recovery[J]. Am J Physiol Regul Integr Comp Physiol,2005,288 (2):R374-383.

［44］MCEWEN B S. Sleep deprivation as a neurobiologic and physiologic stressor:Allostasis and allostatic load[J]. Metabolism,2006,55(10 Suppl 2):S20-23.

［45］SALVEMINI D,LITTLE J W,DOYLET,et al. Roles of reactive oxygen and nitrogen species in pain[J]. Free Radic Biol Med,2011,51(5):951-966.

［46］DEVINE J K,BERTISCH S M,YANG H,et al. Glu-cocorticoid and inflammatory reactivity to a repeated physiological stressor in insomnia disorder[J]. Neurobi-ol Sleep Circadian Rhythms,2019,6:77-84.

［47］BESEDOVSKY L,LANGE T,HAACK M. The sleep-im-mune crosstalk in health and disease[J]. Physiol Rev, 2019,99(3):1325-1380.

［48］STAFFE A T,BECH M W,CLEMMENSEN S L K,et al.

Total sleep deprivation increases pain sensitivity,impairs conditioned pain modulation and facilitates temporal summation of pain in healthy participants[J]. PLoS One,2019,14(12):e0225849.

[49] ABD AZIZ C B,AHMAD SUHAIMI S Q,HASIM H,et al. Effects of Tualang honey in modulating nociceptive responses at the spinal cord in offspring of prenatally stressed rats[J]. J Integr Med,2019,17(1):66-70.

[50] ROSTAMI Z,GHASEMI S,FARZADMANESH H,et al. Sex difference in trigeminal neuropathic pain response to exercise:role of oxidative stress[J]. Pain Res Manag, 2020,2020:3939757.

[51] DE GOEIJ M,VAN EIJK L T,VANELDEREN P,et al. Systemic inflammation decreases pain threshold in humans in vivo[J]. PLoS One,2013,8(12):e84159.

[52] ARORA S,VENUGOPALAN A,DHARAVATH R N,et al. Naringenin ameliorates chronic sleep deprivation-induced pain via sirtuin1 inhibition[J]. Neurochem Res, 2021,46(5):1177-1187.

[53] GRAMSTAD L,LINDEROTH B. Poor sleep and pain: does spinal oxidative stress play a role? [J]. Scand J Pain,2011,2(2):62-63.

[54] ANIS SYAHIRAH M S,CHE BADARIAH A A,IDRIS L,et al. Impact of rapid eye movement sleep deprivation on pain behaviour and oxidative stress in the thalamus: role of tualang honey supplementation[J]. Malays J Med Sci,2022,29(2):69-79.

[55] WEI H,HUANG J L,HAO B,et al. Intrathecal administration of antioxidants attenuates mechanical pain hypersensitivity induced by REM sleep deprivation in the rat [J]. Scand J Pain,2011,2(2):64-69.

107 胞外体在慢性疼痛相关研究中的进展

一、慢性疼痛概述

当机体组织受到损伤时，患者会感到疼痛。这种由有害刺激引发的疼痛是对某种伤害性刺激的生理反应，是一种对机体有益的保护。大多数急性疼痛随着损伤愈合会逐步消退。然而有 20%~30% 的患者即使脱离损伤因素仍需经历持续性疼痛。由于这种疼痛常常是多灶性的且具体机制尚不明确，难以进行针对性治疗。国际疼痛研究协会将慢性疼痛定义为超过 3 个月的疼痛，分为慢性原发性疼痛、慢性癌症相关性疼痛、慢性术后和创伤后疼痛、慢性继发性肌肉骨骼疼痛、慢性继发性内脏痛、慢性神经病理性疼痛和慢性继发性头痛或颌面痛七大类。此时的疼痛已不再是机体或组织损伤的标志或有益保护，并常伴有其他症状如失眠、学习能力减退、情绪障碍等，给患者带来生理、心理和经济的多重折磨，对患者的生活产生严重影响。

慢性疼痛的常规治疗主要包括：①药物治疗如使用阿片类药物与非甾体类药物相结合的"疼痛三阶梯疗法"；②物理疗法如经皮神经电刺激通过额外的体感输入抑制疼痛、冲击波降低神经元兴奋阈值减轻疼痛、红外线改善局部微循环缓解疼痛等；③神经阻滞疗法，应用局部麻醉药，配合类固醇、维生素等在超声引导下注射到神经疼痛的部位来消除炎症、解除疼痛；④微创介入手术，在影像引导下、在电生理监测和定位下，选择性毁损神经，来阻断疼痛信号的传导。寻找新的更高效、更少副作用的疼痛疗法一直是疼痛研究领域的目标之一。

二、胞外体概述

胞外体作为细胞之间沟通交流的工具，可以在细胞间传递蛋白质、脂质、核酸等生物活性物质。这种特殊的直径在 30~150nm 双层细胞外囊泡起源于细胞膜向内出芽产生的内体。内体形成后，生物活性物质在内体中积累，之后内体膜向内出芽形成了多囊泡体，经过运输所需的内体分选复合物(endosomal sorting complex required for transport, ES-CRT)依赖型或非 ESCRT 依赖型机制释放到胞外形成胞外体。胞外体携带一定的"信息"靠近效应细胞，最终效应细胞通过膜融合、胞饮作用等方式进行内吞摄取胞外体，从而完成细胞间的信息交流。

目前胞外体纯化的方法有超速离心法、聚乙二醇沉淀法、尺寸排阻色谱法和免疫抗体捕获法等。从样本中提取的胞外体需要通过一定的验证用于区分细胞碎片以及其他类型细胞外囊泡。胞外体的鉴定可以从多个维度进行，主要包括形态、直径及表面标志物。透射电子显微镜、扫描电子显微镜观察胞外体的形态。应用纳米颗粒追踪分析或动态光散射技术等可以分析胞外体的大小及数量分布。胞外体表面标志物常使用蛋白质免疫印迹分析来进行鉴定，选择阳性蛋白标志物如 CD63、CD9、CD81、TSG101、HSP70、ALIX 等中的三个，并根据样本类型选择至少一个阴性蛋白标志物。纯化鉴定完成后的胞外体将用于进行后续的研究。

三、胞外体与慢性疼痛

（一）胞外体参与慢性疼痛的形成与发展

胞外体在神经损伤部位释放，具有介导伤害感受过程和镇痛作用。研究胞外体在疼痛的产生及发展中承担的角色有助于进一步探索可靠的疼痛诊疗方案。

在周围神经受到损伤时，受损神经周围的施万细胞可以在神经损伤后分泌主要含有 let-7 和 miR-125 家族的胞外体引起神经元线粒体自噬以及轴突再生。目前已有体外试验研究证明来自大鼠施万细胞的胞外体富含 miR-10、miR-21 以及 miR-27 等，可以刺激背根神经节(dorsal root ganglion, DRG)神经元的轴突生长。以上研究结果为胞外体修复神经损伤提供了一定的可能性。炎症反应在慢性疼痛中发挥了重要作用，胞外体通过介导炎症反应，促进了慢性疼痛的发生发展。在之前的研究中，部分坐骨神经结扎(partial sciatic nerve ligation, PSNL)小鼠模型 DRG 中 miR-21、miR-431 和 miR-511-3p 水平呈白细胞介素 6(interleukin-6, IL-6)依赖性的显著增加，从 PSNL 小鼠血液提取的胞外体中,miR-21的表达水平也显著增加,这提示胞外体中miR-21增加可能在神经病理性疼痛中起部分作用。Simeoli等的研究发现DRG的伤害感觉神经元在受到刺激时分泌富含miR-21的胞外体,使巨噬细胞向促炎表型发生转化。不仅如此,Ni等发现来自软骨细胞的胞外体可以刺激巨噬细胞分泌IL-1β。此外,Xie等在研究外源性胞外体时发现富含miR-219的乳源性胞外体可以通过抑制TLR-4/NF-κB信号转导来减轻炎症。这说明胞外体可能参与炎症介质的调节,为炎症治疗提供了新的思路。骨癌疼痛多发生于原发性骨肿瘤或肿瘤骨转移时,例如乳腺癌、肺癌等。有研究结果表明乳腺癌细胞衍生的胞外体在促进乳腺癌骨转移中发挥重要作用,胞外体可将miR-21转移到破骨细胞,造成骨质破坏,从而引起强烈痛感。而肺癌细胞来源的胞外体let-7d-5p可被DRG神经元摄取并抑制阿片受体μ1的表达,从而影响阿片类药物的镇痛效果。

中枢神经系统中的胞外体可能在疼痛进展过程中扮演一定的角色。有研究表明,将神经病理性疼痛小鼠模型的内侧前额叶皮质和伏隔核来源胞外体注射到野生型小鼠对应脑区可降低小鼠疼痛阈值,说明源自大脑的胞外体可能有助于中枢的可塑性改变从而造成急性疼痛慢性化转变。将来自脊髓损伤(spinal cord injury,SCI)小鼠血浆的胞外体注入幼稚小鼠的侧脑室增加了皮质中的促炎基因表达以及反应性星形胶质细胞的形成。表明SCI诱导的大脑炎症性变化可能由损伤后早期循环血浆胞外体介导。

(二) 胞外体可以作为慢性疼痛的相关生物标志物

生理情况和病理情况下,即使是同一个体体液中的胞外体也存在着一定差异,说明其有一定可能成为潜在的生物标志物,这将同样有助于疾病的诊断以及治疗方案的选择。

腰椎间盘突出症的患者常忍受着漫长的疼痛,有研究表明,在椎间盘突出后髓核将释放富含miR-223的胞外体减弱疼痛通路中的神经元活动,这提示髓核胞外体miR-223的失调可以预测慢性腰神经根痛。复杂区域疼痛综合征(complex regional pain syndrome,CRPS)是一种慢性神经性疼痛,血浆置换术对部分CRPS患者有一定的疗效,对血浆置换术有反应患者和无反应患者提取血浆胞外体并进行测序,发现二者的血浆胞外体miRNA谱存在着显著差异,这提示血浆胞外体可以作为一种有效工具对特定治疗获益患者进行筛选,从而提供更优治疗方案。炎性肠病(inflammatory bowel disease,IBD)是一种特发性肠道炎症性疾病,可伴有严重腹痛。从IBD患者与健康志愿者的唾液中提取胞外体进行蛋白质组学研究,发现二者之间蛋白质的种类及某些蛋白质含量存在显著性差异,这提示唾液胞外体可能作为一种诊断标志物,这将有助于IBD的诊断。

(三) 干细胞来源的胞外体成为慢性疼痛治疗研究的新宠

间充质干细胞(mesenchymal stem cell,MSC)以其既可以替代受损细胞,又可作为运载工具转运各种营养因子等优点使得干细胞疗法成为近年来疼痛治疗的一大热点。随着胞外体研究热潮的暴发,研究者们发现MSC来源的胞外体可以很好克服MSC的一些缺点。相较于MSC,其胞外体:①结构更加稳定,便于储存;②体积极小,易于透过血脑屏障;③非细胞结构,具有低免疫原性;④无致瘤性等优点。通过一系列的动物实验,研究者们看到了MSC胞外体相关疼痛疗法的光明未来。

椎间盘退变是最常见的背痛原因之一。有研究表明人脐带间充质干细胞衍生的胞外体通过传递miR-26避免髓核细胞的焦亡,从而进行椎间盘保护。关节疼痛是骨关节炎最常见的临床症状之一。有研究表明,人骨髓间充质干细胞来源的胞外体抑制了颞下颌骨关节炎大鼠模型颞下颌关节处IL-1β诱导的一氧化氮和基质金属蛋白酶13(matrix metalloproteinase 13,MMP13)的产生,从而促进颞下颌关节的修复和再生;使用骨髓间充质干细胞衍生的胞外体进行关节腔内注射,将有效促进骨关节炎大鼠膝关节处的细胞外基质合成及软骨修复,并通过减少DRG组织中降钙素基因相关肽(calcitonin generelated peptide,CGRP)和诱导型一氧化氮合酶(inducible nitric oxide synthase,iNOS)的上调来减轻膝关节疼痛。肩部僵硬可以引起肩部疼痛,其病理过程与炎症及纤维化密不可分。有研究表明人骨髓间充质干细胞来源的胞外体可以通过转移let-7a-5p抑制重组转化生长因子β受体1(recombinant transforming growth factor beta receptor 1,TGFBR1)的表达从而在肩关节囊纤维化过程中发挥抗纤维化作用。SCI患者多伴有持续性疼痛,与炎症反应进展密不可分。Sun等发现给SCI小鼠静脉注射源自人脐带间充质干细胞的胞外体可以降低如TNF-α、IL-6等促炎细胞因子的水平,并升高IL-4、IL-10等抗炎细胞因子的水平。而Sung等发现给SCI大鼠静脉注射硬膜外脂肪组织来源的间充质干细胞衍生的胞外体可以抑制核苷酸结合寡聚化结构域样受体蛋白3(nucleotide-binding oligomerization domain,leucine-rich repeat and pyrin domain-containing 3,NLRP3)炎症小体的激活。此外,Xu等发现给SCI大鼠静脉注射骨髓间充质干细胞来源的胞外体可以通过转移miR-21和miR-19b等,促进巨噬细胞向抗炎表型极化、促进轴突生长来减轻组织损伤,促进神经功能恢复。干细胞来源的胞外体通过影响SCI的炎症反应进程起一定的镇痛作用。值得关注的是,Shiue等研究发现鞘内注射源自人脐带间充质干细胞的胞外体治疗大鼠神经损伤引起的神经病理性疼痛,这种镇痛作用可能涉及DRG神经元和胶质细胞。总之,使用干细胞来源的胞外体是一种很有前景的治疗慢性疼痛的方法。

四、总结与展望

胞外体在慢性疼痛的发生与进展中发挥重要作用,这意味着对其进行相关性的研究有望从机制上阻断慢性疼痛的发生,从而达到诊疗目的。

目前正在开发各种附加技术或技术组合以提高胞外体回收率及特异性,但其成本较高,难以批量完成,且尚无一种方法能同时保证胞外体的质量和数量,且满足提取方法简单、可行、高效、经济的要求。MSC 来源的胞外体具有一定的特殊性,也有相关研究表明非干细胞来源的胞外体如树突状细胞来源的胞外体可以通过改善髓鞘形成,减少大脑的氧化应激来改善偏头痛。那么其他细胞、组织乃至体液中的胞外体是否也对慢性疼痛有一定的治疗作用,值得关注。此外,胞外体局部停留时间较短,这对胞外体应用于治疗产生了一定的阻碍。目前壳聚糖/蚕丝水凝胶已被用于延长胞外体在局部停留的时间,以增强胞外体的局部治疗效果,然而,这种方法并不适用于全身给药。目前慢性疼痛相关的胞外体研究大多属于基础研究,需要更多的临床研究来实现成果转化。

(袁梦　白倩　李治松)

参 考 文 献

[1] 李怡,马晋平.疼痛[J].世界科学,2016(12):14.

[2] MILLS S E E,NICOLSON K P,SMITH B H. Chronic pain:a review of its epidemiology and associated factors in population-based studies[J].Br J Anaesth,2019,123(2):e273-e283.

[3] TREEDE R D,RIEF W,BARKE A,et al. Chronic pain as a symptom or a disease:the IASP Classification of Chronic Pain for the International Classification of Diseases(ICD-11)[J].Pain,2019,160(1):19-27.

[4] OSTOVAR-KERMANI T,ARNAUD D,ALMAGUER A,et al. Painful sleep:insomnia in patients with chronic pain syndrome and its consequences[J].Folia Med(Plovdiv),2020,62(4):645-654.

[5] LIN Y J,KO Y C,CHOW L H,et al. Salivary cortisol is associated with cognitive changes in patients with fibromyalgia[J].Sci Rep,2021,11(1):1311.

[6] ZHOU W,JIN Y,MENG Q,et al. A neural circuit for comorbid depressive symptoms in chronic pain[J].Nat Neurosci,2019,22(10):1649-1658.

[7] KIM D J,JOB A,GOKARAKONDA S,et al. Synergistic effect of chronic pain and nonsuicidal self-harm on pain sensitivity[J].Eur Arch Psychiatry Clin Neurosci,2022,272(3):371-380.

[8] VOLKOW N,BENVENISTE H,MCLELLAN A T. Use and misuse of opioids in chronic pain[J].Annu Rev Med,2018,69:451-465.

[9] PENG W W,TANG Z Y,ZHANG F R,et al. Neurobiological mechanisms of TENS-induced analgesia[J].NeuroImage,2019,195:396-408.

[10] WALEWICZ K,TARADAJ J,RAJFUR K,et al. The effectiveness of radial extracorporeal shock wave therapy in patients with chronic low back pain:a prospective,randomized,single-blinded pilot study[J].Clin Interv Aging,2019,14:1859-1869.

[11] TSAGKARIS C,PAPAZOGLOU A S,ELEFTHERIADES A,et al. Infrared radiation in the management of musculoskeletal conditions and chronic pain:a systematic review[J].Eur J Investig Health Psychol Educ,2022,12(3):334-343.

[12] DEL B R,PADUA E,PASCARELLA G,et al. Pericapsular nerve group block:an overview[J].Minerva Anestesiol,2021,87(4):458-466.

[13] KNOTKOVA H,HAMANI C,SIVANESAN E,et al. Neuromodulation for chronic pain[J].Lancet,2021,397(10289):2111-2124.

[14] KALLURI R,LEBLEU V S. The biology, function, and biomedical applications of exosomes[J].Science,2020,367(6478):eaau6977.

[15] HESSVIK N P,LLORENTE A. Current knowledge on exosome biogenesis and release[J].Cell Mol Life Sci,2018,75(2):193-208.

[16] VIETRI M,RADULOVIC M,STENMARK H. The many functions of ESCRTs[J].Nature reviews. Molecular cell biology,2020,21(1):25-42.

[17] WEI D,ZHAN W,GAO Y,et al. RAB31 marks and controls an ESCRT-independent exosome pathway[J].Cell Res,2021,31(2):157-177.

[18] 李冬阳,刘云鹏,车晓芳.胞外体在肿瘤精准诊疗中的应用前景与挑战[J].肿瘤综合治疗电子杂志,2022,8(01):35-42.

[19] THERY C,WITWER K W,AIKAWA E,et al. Minimal information for studies of extracellular vesicles 2018(MISEV2018):a position statement of the International Society for Extracellular Vesicles and update of the MISEV2014 guidelines[J].J Extracell Vesicles,2018,7(1):1535750.

[20] HE C,ZHENG S,LUO Y,et al. Exosome theranostics:biology and translational medicine[J].Theranostics,2018,8(1):237-255.

[21] ZHANG Y Y,BI J J,HUANG J J,et al. Exosome:a review of its classification, isolation techniques, storage, diagnostic and targeted therapy applications[J].Int J Nanomedicine,2020,15:6917-6934.

[22] GONÇALVES N P,YAN Y,ULRICHSEN M,et al. Modulation of small RNA signatures in schwann-cell-derived extracellular vesicles by the p75 neurotrophin receptor and sortilin[J].Biomedicines,2020,8(11):450.

[23] WANG L,CHOPP M,SZALAD A,et al. Exosomes derived from Schwann cells ameliorate peripheral neuropa-

thy in type 2 diabetic mice[J]. Diabetes,2020,69(4):749-759.

[24] HORI N,NARITA M,YAMASHITA A,et al. Changes in the expression of IL-6-mediated microRNAs in the dorsal root ganglion under neuropathic pain in mice[J]. Synapse,2016,70(8):317-324.

[25] SIMEOLI R,MONTAGUE K,JONES H R,et al. Exosomal cargo including microRNA regulates sensory neuron to macrophage communication after nerve trauma[J]. Nature Communications,2017,8(1):1778.

[26] NI Z,KUANG L,CHEN H,et al. The exosome-like vesicles from osteoarthritic chondrocyte enhanced mature IL-1β production of macrophages and aggravated synovitis in osteoarthritis[J]. Cell Death Dis,2019,10(7):522.

[27] XIE M Y,HOU L J,SUN J J,et al. Porcine milk exosome miRNAs attenuate LPS-induced apoptosis through inhibiting TLR4/NF-kappaB and p53 pathways in intestinal epithelial cells[J]. J Agric Food Chem,2019,67(34):9477-9491.

[28] YUAN X,QIAN N,LING S,et al. Breast cancer exosomes contribute to pre-metastatic niche formation and promote bone metastasis of tumor cells[J]. Theranostics,2021,11(3):1429-1445.

[29] LI X,CHEN Y,WANG J,et al. Lung cancer cell-derived exosomal let-7d-5p down-regulates OPRM1 to promote cancer-induced bone pain[J]. Front Cell Dev Biol,2021,9:666857.

[30] YU X,ABDUL M,FAN B,et al. The release of exosomes in the medial prefrontal cortex and nucleus accumbens brain regions of chronic constriction injury(CCI)model mice could elevate the pain sensation[J]. Neurosci Lett,2020,723:134774.

[31] KHAN N Z,CAO T,HE J,et al. Spinal cord injury alters microRNA and CD81+ exosome levels in plasma extracellular nanoparticles with neuroinflammatory potential[J]. Brain Behav Immun,2021,92:165-183.

[32] MOEN A,JACOBSEN D,PHUYAL S,et al. MicroRNA-223 demonstrated experimentally in exosome-like vesicles is associated with decreased risk of persistent pain after lumbar disc herniation[J]. J Transl Med,2017,15(1):89.

[33] WICKMAN J R,LUO X,LI W,et al. Circulating microRNAs from the mouse tibia fracture model reflect the signature from patients with complex regional pain syndrome[J]. PAIN Rep,2021,6(3):e950.

[34] WANG X,ZHOU G,ZHOU W,et al. Exosomes as a new delivery vehicle in inflammatory bowel disease[J]. Pharmaceutics,2021,13(10):1644.

[35] YUAN X,LI T,SHI L,et al. Human umbilical cord mesenchymal stem cells deliver exogenous miR-26a-5p via exosomes to inhibit nucleus pulposus cell pyroptosis throμgh METTL14/NLRP3[J]. Mol Med,2021,27(1):91.

[36] LI J,DING Z,LI Y,et al. BMSCs-derived exosomes ameliorate pain via abrogation of aberrant nerve invasion in subchondral bone in lumbar facet joint osteoarthritis[J]. J Orthop Res,2020,38(3):670-679.

[37] HE L,HE T,XING J,et al. Bone marrow mesenchymal stem cell-derived exosomes protect cartilage damage and relieve knee osteoarthritis pain in a rat model of osteoarthritis[J]. Stem Cell Res Ther,2020,11(1):276.

[38] LUO Z,SUN Y,QI B,et al. Human bone marrow mesenchymal stem cell-derived extracellular vesicles inhibit shoulder stiffness via let-7a/Tgfbr1 axis[J]. Bioact Mater,2022,17:344-359.

[39] SUN G,LI G,LI D,et al. hucMSC derived exosomes promote functional recovery in spinal cord injury mice via attenuating inflammation[J]. Mater Sci Eng C Mater Biol Appl,2018,89:194-204.

[40] SUNG S E,SEO M S,KIM Y I,et al. Human epidural AD-MSC exosomes improve function recovery after spinal cord injury in rats[J]. Biomed,2022,10(3):678.

[41] XU G,AO R,ZHI Z,et al. miR-21 and miR-19b delivered by hMSC-derived EVs regulate the apoptosis and differentiation of neurons in patients with spinal cord injury[J]. J Cell Physiol,2019,234(7):10205-10217.

[42] SHIUE S,RAU R,SHIUE H,et al. Mesenchymal stem cell exosomes as a cell-free therapy for nerve injury-induced pain in rats[J]. Pain,2019,160(1):210-223.

[43] PUSIC K M,WON L,KRAIG R P,et al. IFNgamma-stimulated dendritic cell exosomes for treatment of migraine modeled using spreading depression[J]. Front Neurosci,2019,13:942.

[44] TAKAHASHI Y,NISHIKAWA M,SHINOTSUKA H,et al. Visualization and in vivo tracking of the exosomes of murine melanoma B16-BL6 cells in mice after intravenous injection[J]. J Biotechnol,2013,165(2):77-84.

[45] XU N,WANG L,GUAN J,et al. Wound healing effects of a Curcuma zedoaria polysaccharide with platelet-rich plasma exosomes assembled on chitosan/silk hydrogel sponge in a diabetic rat model[J]. Int J Biol Macromol,2018,117:102-107.

108 纳米医学在糖尿病性神经病理性疼痛治疗新进展

一、概述

糖尿病性神经病理性疼痛(diabetic neuropathic pain, DNP)是最常见的神经病理性疼痛之一,目前仍缺乏有效的治疗方案。治疗 DNP 的最大困难在于其涉及代谢、神经营养以及神经免疫相互作用等复杂的病理生理学机制,因此当前迫切需要深入研究其关键的细胞和分子机制、寻求新的治疗方案。随着神经免疫相互作用的研究不断深入,细胞靶向成为一种重要治疗方案。基于纳米技术的靶向药物不仅最大限度地减少了脱靶效应,而且具有特异性强和有效时间长的特点。靶向神经元的 DNP 疗法当前已经在临床应用,靶向非神经元细胞特别是免疫细胞的治疗方案方兴未艾,存在广阔的应用前景。基于纳米技术的 DNP 治疗目标以提高镇痛的有效性、特异性和安全性,恢复周围神经再生能力为目标,存在广阔的发展前景。

二、背景

(一) 当前糖尿病性神经性疼痛治疗现状

糖尿病周围神经病变(diabetic peripheral neuropathy, DPN)是糖尿病的主要且不可逆的并发症,也是全球最常见的神经病变形式之一,影响 30%~50% 的糖尿病患者。美国约有 9.4% 的成年人患有糖尿病,33.9% 的成年人为糖尿病前期,我国 20 岁以上成年人的糖尿病患病率为 9.7%,糖尿病前期为 15.5%。同时糖尿病的患病率也在逐年增加。约 1/3 的糖尿病患者和 1/4 的糖尿病前期者有对称性远端周围神经病。在确诊后 10 年内,60%~90% 的糖尿病患者有不同程度的神经病变。

与 DPN 相关的疼痛、神经再生受损和感觉运动缺陷是导致患者残疾、溃疡和感染甚至截肢的重要因素。DNP 的症状以双侧对称性肢体远端疼痛为主要特征,表现为下肢重于上肢,远端重于近端,夜间痛甚。病程初期以双足远端受累多见,后逐渐向近端发展至小腿和手部。包括自发性疼痛和刺激诱发性疼痛。自发性疼痛可表现为持续灼痛、间断刺痛、撕裂痛、电击痛、感觉迟钝等。刺激诱发性疼痛包括痛觉过敏和痛觉超敏:痛觉过敏指正常情况下可引起疼痛的刺激导致疼痛程度较正常情况下更重;痛觉超敏指正常情况下不会引起疼痛的刺激(如触觉)导致出现疼痛。目前针对 DNP 可用的治疗方法显著缓解率不足 50%。糖尿病通过周围神经损伤及相关并发症进一步威胁患者的生命健康,引起创伤、截肢甚至威胁生命安全。高血糖通过多种交叉机制显著损害轴突再生,加重神经功能的损害,因此高血糖引起的神经免疫相互作用成为治疗 DNP 的新靶标。

DNP 的一个主要机制是高血糖导致的氧化应激,主要损害手足远端神经末梢导致典型"手套-袜子样"分布的感觉障碍和疼痛。糖尿病前期的代谢综合征和表皮内神经纤维的丧失反映了神经再生能力受损。神经再生和伤口愈合能力受损引起的持续性疼痛和其他感觉障碍成为糖尿病的常见并发症。15%~20% 的 DNP 患者早期表现出小髓鞘纤维受累的症状:足部刺痛或者烧灼感疼痛。即使接受严格的血糖控制,仅有不足一半患者的症状可以在一年内自发消退,更多患者的早期症状转变为慢性疼痛,严重影响其生活质量。

DNP 的治疗缺乏对应神经病变的特异性药物,其一线药物治疗与其他类型的神经性疾病的药物治疗相似。DNP 的一线治疗用药包括抗抑郁药(如度洛西汀、文拉法辛、阿米替林和其他三环类药物)和加巴喷丁类抗癫痫药物(如普瑞巴林、加巴喷丁)。目前最常用的药理靶点是单胺转运蛋白(抑制去甲肾上腺素和 5-羟色胺再摄取)和电压依赖性离子通道(通常是 Ca^{2+} 通道)。目前治疗中倾向于针对中枢神经系统(central nervous system, CNS),缺乏直接治疗周围神经损伤的药物,因此强调预防 DNP 成为糖尿病治疗的关键部分。

本综述将总结 DNP 治疗的发展现状,探讨纳米医学靶向免疫细胞治疗 DNP 的可能性。

(二) 对 DNP 诊断和治疗的新需求

目前没有任何单一的 DNP 疗法被认为是全面有效和完全安全的,同时也缺乏针对神经元损伤的治疗方法。而神经系统和免疫系统之间包括代谢紊乱、血管损伤、氧化应激等非神经元细胞参与的复杂相互作用是驱动 DPN 神经元损伤的主要因素。因此,需要引入新型药物或新的药物递送方式促进 DPN 中的神经再生,以改进临床治疗,提高镇痛疗效。基于纳米技术的细胞靶向治疗,不仅可以减轻疼痛,还具有逆转 DNP 病理机制的具有巨大的潜力。

纳米技术在医学中的应用被称为“纳米医学”,研究范围从药物递送载体到指示生理病理变化的示踪剂,在近十几年间发展迅速。本综述将探讨当前 DNP 治疗中的包括外周神经系统及免疫系统在内的一线及最新的关键细胞和分子靶点,以及纳米医学的特定作用。

三、靶向神经系统的 DNP 治疗

(一)单胺转运蛋白抑制剂

目前美国食品药品监督管理局(Food and Drug Administration,FDA)和欧洲药品管理局(European Medicines Agency,EMA)批准用于治疗 DNP 唯一的单胺转运蛋白抑制剂是度洛西汀。度洛西汀是 5-羟色胺(5-hydroxytryptamin,5-HT)和去甲肾上腺素再摄取抑制剂(serotonin-norepinephrine reuptake inhibitor,SNRI)。脊髓后角的 5-羟色胺能和去甲肾上腺素能神经元是疼痛传递的关键。三环类抗抑郁药(tricyclic antidepressant,TCA)也可用于 DNP 的治疗。TCA 的工作原理与 SNRI 相同,但是作用机制更复杂:除了抑制 5-HT 和 NA 摄取外,还拮抗乙酰胆碱受体、H1 受体、α_1 肾上腺素受体和 5-HT$_{2A}$ 受体。这些药物可以缓解疼痛,但是没有神经保护或促进神经再生的作用。

(二)Ca^{2+} 通道亚基抑制剂

除度洛西汀外,FDA 和 EMA 批准的另一种用于治疗 DNP 的药物是抗惊厥药普瑞巴林,一种电压门控钙通道 α_2-δ_1 亚基的抑制剂。α_2-δ_1 亚基由不同的剪接变体组成,对加巴喷丁类药物具有不同的亲和力,这也是其在治疗 DNP 中疗效不一致的主要原因。

(三)基于阿片类药物的治疗

根据美国糖尿病学会(Americn Diabetos Association,ADA)最近的声明,如果一线药物的组合未能达到适当的镇痛,则可以在治疗中加入阿片类药物曲马多或他喷他多。当前阿片类药物成瘾和滥用的风险已成为一个严重全球性问题。同时阿片类药物在 DNP 治疗中效率降低,可能与患者阿片受体数量的减少有关。因此 NP 患者更需要具有准确滴定剂量的高效镇痛药,但这需要进一步研究。

(四)靶向神经系统的纳米技术

在临床前研究中,靶向 SNRI、TCA 和阿片受体的纳米技术可以减少药物剂量,延长镇痛时间。应用纳米技术的小分子镇痛药(如吗啡)、天然产物(如姜黄素)、siRNA 和蛋白质包装的聚乳酸-共乙醇酸纳米颗粒可通过口服和胃肠外给药的方式治疗 DNP,并且延长了 2 天至数周的作用时间。

由于滥用、依赖和成瘾的风险,阿片类药物对 DNP 疼痛治疗受到限制。含芬太尼的聚 L 乳酸和聚乳酸-乙醇酸(Fen-PLA/PLGA)纳米颗粒实现阿片类药物的精准控制释放。通过使用可生物降解的微针来提供精确和无创的给药,避免潜在的有毒药物瞬间释放,此技术一旦在临床使用,将大大减少阿片类药物的临床使用剂量,提高患者的依从性。阿片类药物纳米颗粒还能抑制阿片类药物通过血脑屏障,使其仅在外周发挥镇痛作用。吗啡通过可切割的连接键与高支链的聚甘油接枝,使吗啡单体仅在白细胞酯酶活性升高的炎症组织中释放。这种结构的大分子尺寸和亲水性可防止药物通过血脑屏障,避免了阿片类药物中枢副作用。

纳米技术改善度洛西汀的药代动力学特征、稳定性和安全性。将氯度洛西汀加载到通过超声处理制备的直径<100nm 固体脂质纳米颗粒(solid lipid nanoparticle,SLN)中,可减少治疗中的抑郁症状。固体自纳米乳化药物递送系统(solid self-microemulsifying drug delivery system,S-SNEDDS)可用于改善大鼠 NP 模型中度洛西汀的药代动力学谱。S-SNEDDS 是将药物封装在高分子材料基质中,形成纳米级球状微粒,口服后在胃肠道中溶出进入血液循环。用以保护药物分子的完整性和稳定性、增加口服生物利用度、减少不良反应等。但是目前尚无将该技术应用于 NP 和 DNP 治疗的临床研究。

综上所述,将已知的一线药物包装成纳米药物将是治疗 DNP 可行选择。上述纳米技术改进了药物稳定性和药代动力学特征,但没有特异的细胞靶向性,并没有充分利用纳米药物的潜力。细胞特异性靶向的纳米技术可进一步提高一线药物治疗的整体疗效和安全性。

(五)局部治疗

局部镇痛可以避免包括依赖和成瘾等严重的副作用,比全身治疗更受欢迎。辣椒素是治疗 NP 常用的局部药物,可显著缓解疼痛。辣椒素是瞬时受体电位香草酸-1(transient receptor potential vanillic acid 1,TRPV1)的有效激动剂。TRPV1 主要在无髓鞘 C 神经纤维表达,高度参与外周伤害感受器的激活和致敏。长期使用辣椒素会导致脱敏,从而抑制疼痛的传播。TRPV1 和其他 TRP 通道配体可能是治疗 NP 的新型未来靶点。作为局部治疗的二线药物,5%利多卡因贴剂也可用于治疗 NP。利多卡因是电压门控钠通道的抑制剂,通过阻断去极化和动作电位传播来抑制疼痛传播。亚型选择性钠通道抑制剂是目前研究的一大热点,可能在未来为 NP 管理中提供更多特异性的工具。

(六)用于局部治疗的纳米技术

基于脂质的纳米系统(脂质体、微乳液、脂质纳米颗粒)的局部麻醉药可延长镇痛时间和提高局部疗效。采用自组装和纳米沉淀法合成的布比卡因脂质聚合物纳米颗粒,可改善药物的稳定性和控制药物的释放,在小鼠中显示出长达 20 小时的镇痛作用。罗哌卡因的类似制剂在小鼠和大鼠的镇痛方面显示出相同的改善。在局部镇痛应用纳米技术需要仔细评估,镇痛作用受到局部麻醉药和纳米系统组成的影响。具体而言,药物结晶度、溶解度以及与递送纳米系统组分(如聚合物、表面活性剂、脂质等)相互作用的性质将决定药物释放曲线。纳米系统表面性质直接决定其生物体液的相互作用,影响药物的生物分布直至完全清除。纳米系统提供了对药物递送、疗效和清除的精确控制,但在 DNP 中尚未完全实现。

不仅局部麻醉药,各种镇痛药物及药物组合均可包装为纳米药物,用于局部疼痛的治疗。总而言之,纳米药物具有靶向局部镇痛分子靶点的治疗潜力,可以提高镇痛治疗的疗效和安全性,并最终为 DNP 患者提供所需的持久镇痛。

四、非神经细胞靶标

(一) 施万细胞

施万细胞对于维持外周神经元细胞的正常生理功能至关重要。施万细胞可作为绝缘屏障使神经信号得以快速传导,还在神经损伤时发挥吞噬作用。在神经损伤的情况下,施万细胞能够激活增殖,由髓鞘形成表型转变为再生表型。大鼠坐骨神经病变受损后,受损神经远端的施万细胞中高表达神经生长因子(nerve growth factor,NGF),脑源性神经营养因子(brain derived neurotrophic factor,BDNF),神经营养素(neurotropin-4,NT-4),p57NTR,胰岛素样生长因子(insulin-like growth factor,IGF)等神经营养因子。施万细胞产生基底层蛋白的同时还分泌多种促生长因子来支持轴突的生长。

DNP 的典型病理特征(缺氧、高血糖和氧化应激增加)均可以直接或间接地引起施万细胞功能障碍。神经节苷脂通过改善施万细胞的功能促进神经元再生。

鞘脂激活蛋白原(prosaspoin)是一种分泌型的神经营养因子,可促进施万细胞的髓鞘表型。补充鞘脂激活蛋白原肽片段促进糖尿病大鼠的神经再生(改善神经再生距离以及再生轴突的平均轴突直径),从而改善 NP 症状。

(二) 靶向施万细胞的纳米技术

纳米技术通过调节施万细胞行为以促进神经再生。负载 NGF 的壳聚糖纳米颗粒可特异性地递送药物到施万细胞;脂质体可转染施万细胞使其高表达神经营养蛋白-3(neurotrophin-3)从而促进坐骨神经的修复;mpEG-PLGA-PLLSA-PEAL 纳米颗粒可递送丁香酸增强施万细胞的增殖和迁移能力,促进受损坐骨神经的功能恢复。

这些研究表明,施万细胞适合使用纳米技术进行细胞调节,纳米技术将使施万细胞成为治疗 DNP 的重要靶点。

五、DNP 中的神经免疫相互作用

神经元突起和免疫途径之间的相互作用是疼痛研究中一个快速发展的领域,这些相互作用在大多数疼痛的发展和维持中至关重要。过多的炎症介质使伤害感受器致敏,

与 DNP 的疼痛和病理生理学有关。

在不同类型的 NP(创伤性、代谢性、毒性、退行性等)中都会发生巨噬细胞的浸润,巨噬细胞是参与神经损伤和再生最常见的白细胞。组织中的巨噬细胞响应损伤部位引发炎症级联反应,介导中性粒细胞和单核细胞募集到损伤区域。招募到神经损伤部位的单核细胞分化为巨噬细胞,分泌前列腺素 E2(prostaglandin E2,PGE2)、肿瘤坏死因子-α(tumor necrosis factor-α,TNF-α)、白细胞介素-1(interleukin-1,IL-1)和 IL-6 等多种促炎因子。这些炎症介质进一步放大炎症反应,促进神经病变、疼痛和其他感觉的丧失。神经末梢变性部位,神经末梢(皮肤)和更近端神经的巨噬细胞积累与 DNP 的维持和进展有关。在神经病变的情况下,炎症极化的巨噬细胞(M1)积聚在受伤的神经附近,作为神经炎症和 NP 的外周调节剂发挥作用。

糖尿病引起的巨噬细胞募集和功能受损是 DNP 维持和进展的重要促进因素,巨噬细胞功能正常化是否会改善 DNP 的功能,引起了广泛的关注和研究。

(一) 巨噬细胞

巨噬细胞在促炎过程的早期活化并持续作用,使其成为研究较多的纳米医学靶标。根据对损伤部位的组织环境的研究,巨噬细胞假定为两种表型:促炎(M1)或抗炎/促愈合(M2)。经典活化的 M1 型巨噬细胞在早期积聚在炎症区域,参与促炎,促进环境中碎片清除。这些巨噬细胞后来极化成交替激活的 M2 型巨噬细胞,通过缓解炎症和促进修复起到神经保护作用。

在组织受损后,M1 型巨噬细胞、单核细胞和 T 辅助细胞(Th)次序活化,以协调受损组织或凋亡细胞的清除,促进血管生成和细胞增殖。靶向抑制 M1 型巨噬细胞减少炎性细胞因子和趋化因子分泌,可阻断疼痛由急性转为慢性。巨噬细胞可以经过纳米技术作为细胞治疗直接递送,但是临床转化困难,通过递送靶向药物招募内源性巨噬细胞相对简易。植入人骨髓细胞的纳米血管移植物可促进单核细胞趋化蛋白-1(monocyte chemotactic protein 1,MCP-1)的分泌,加速宿主单核细胞和巨噬细胞的募集,包封有巨噬细胞募集剂 SEW2871 的水凝胶也可促进大鼠模型中的组织愈合。

CD163 是调节 M1/M2 转化的关键巨噬细胞受体。CD163 通过清除血红蛋白-结合珠蛋白复合物,引起转录因子 Nrf2 的核移位,血红素加氧酶 1(heme oxygenase 1,HO-1)上调以及抗炎细胞因子 IL-10 的释放。抗氧化剂能通过 Nrf2/HO-1 通路驱动 M1 到 M2 的转换,从而改善糖尿病的肾功能。因此,作为 HO-1 上游转录调节因子的 Nrf2 可能是糖尿病管理和 DNP 治疗中的新靶标。Nrf2 激活已经在糖尿病肾病和心脏病中得到研究,其在 DNP 治疗中的作用需要进一步的研究。

Toll 样受体(toll-like receptor,TLR)对于巨噬细胞的激活也至关重要。通过刺激 TLR,巨噬细胞产生促炎细胞因子、趋化因子和对适应性免疫反应至关重要的共刺激分子。

糖尿病患者的 TLR 表达/信号转导被破坏导致巨噬细胞功能受损。鉴于高血糖糖尿病环境会驱动巨噬细胞的促炎极化，巨噬细胞是驱动神经再生的细胞因子（IL-1、IL-6、IL-12、TNF-α）的重要来源，可以推测减少这种促炎性极化的措施将对糖尿病的神经再生产生积极影响，但需要进一步的研究。

（二）靶向巨噬细胞的纳米技术

巨噬细胞的内吞作用是纳米药物靶向巨噬细胞的生理基础，可通过表面修饰来促进巨噬细胞的特异性吞噬。纳米治疗通过两种策略调控巨噬细胞的表型：①通过纳米颗粒加载的药物消耗特定表型的巨噬细胞；②通过携带特定因子促进巨噬细胞的极化。由于潜在的免疫抑制作用，巨噬细胞耗尽的策略逐渐被促极化的策略替代。

诊断纳米乳液（nanoemulsion，NE）通过结合荧光和磁共振成像的多模态成像策略以巨噬细胞浸润为指标可视化测量炎症。NE 是药物应用中广泛使用的胶体分散体，用以提高难溶性或亲脂性药物的生物利用度。NE 可以设计为具有多模态成像能力，具有出色的光稳定性，可掺入凝胶中工业规模上生产。

（三）血管紧张素 II

血管紧张素 II（angiotensin II，Ang II）信号转导具有促炎作用，血管紧张素转换酶抑制剂（angiotensin converting enzyme inhibitor，ACEI）或血管紧张素受体阻滞剂抑制炎症。Ang II 刺激 Ang II 受体阳性（AT2R+）巨噬细胞分泌生长因子、细胞因子和趋化因子，促进 NP 的进展。局部 Ang II 生成增多是炎症、神经病变和疼痛的新标志物之一。Ang II 受体阻滞剂已在临床试验中显示出缓解疼痛的作用。

Ang II 还促进巨噬细胞产生活性氧（reactive oxygen species，ROS），使邻近的感觉神经致敏。因此基于抗氧化剂的纳米药物有广阔的前景。氧化铈纳米颗粒表现出抗氧化特性，并且在阿尔茨海默病和多发性硬化症的模型中已经证明其可以抑制 ROS 诱导的神经元损伤。然而，抗氧化剂在周围神经病变中的疗效尚未得到进一步研究。

全身或局部注射 AT2R 拮抗剂在创伤性神经病变小鼠模型中明显减弱机械和冷超敏反应。长期抑制局部 Ang II 信号转导可以逆转 DNP 中的感觉运动神经破坏。在神经元损伤附近产生的 Ang II 可能增加糖尿病神经病变和类似疾病状态的疼痛敏感性，但仍需要进一步验证。

六、参与 DNP 的其他免疫细胞

除了巨噬细胞，其他类型免疫细胞也参与 DNP 发生和进展。三叉神经痛病灶中性粒细胞、淋巴细胞、单核细胞、血小板、白蛋白，以及中性粒细胞/淋巴细胞比值和单核细胞/淋巴细胞比值均升高。CD4+T 细胞和 CD8+T 细胞，以及 CD20+ B 细胞在病毒感染后几年内仍定位于神经节中。

在神经损伤诱导的沃勒变性中，施万细胞释放促炎细胞因子和趋化因子，促进施万细胞的磷脂酶 A2 上调，从而产生溶血性磷脂酰胆碱（lysophosphatidylcholine，LPC）。LPC 是巨噬细胞典型的"Eat me"信号，触发经典的补体途径，募集大量的中性粒细胞。中性粒细胞是神经和组织受损后最早浸润的炎性细胞，通常在损伤 3 天后达到峰值。中性粒细胞释放 TNF-α、IL-1β、IL-2、IL-6、缓激肽等炎症介质，引起痛觉过敏和巨噬细胞等免疫细胞的募集。中性粒细胞在周围神经损伤后痛觉过敏的早期发展中起着至关重要的作用。在损伤后的前 48 小时内应用中性粒细胞的中和抗体可显著缓解疼痛症状，但在此之后无效。在多发性硬化症的实验模型中，中性粒细胞在机械性异常疼痛的发展中起作用，但它们在不同神经病变的发展和疼痛症状的出现中的确切作用需要进一步研究。

不同 T 细胞亚型对神经的作用目前集中在自身免疫性神经疾病，在 DNP 中缺乏研究。

（一）靶向中性粒细胞和 T 细胞的纳米药物

大多数靶向中性粒细胞的纳米药物已经用于改善癌症治疗。中性粒细胞膜上存在唾液酸受体，多聚（唾液酸）修饰的脂质体可被中性粒细胞特异性吸收。富含酪氨酸激酶抑制剂二甲醇的白蛋白基纳米颗粒可显著抑制中性粒细胞的促炎功能，从而减少了血管炎症的发生。

T 细胞是最具挑战性的细胞，目前少有通过纳米技术靶向 T 细胞调节活体受试者 T 细胞行为的成功案例。然而，我们对靶向 T 细胞的 DNP 治疗仍充满期待：一方面基因工程将有望实现特异性调节 T 细胞的纳米探针，另一方面靶向 T 细胞可能为 DNP 开辟新的治疗机会。

七、结论

虽然 DNP 复杂的病理生理学特征对治疗提出了巨大的挑战，但是关于神经免疫相互作用的探索为我们提供了一整套新的针对疼痛和神经病变的潜在靶点。纳米医学的发展为药物的递送赋予诸多新功能和显著的特异性。将这两个快速发展的研究领域结合起来，为 DNP 的缓解疼痛和促进神经再生提供了新的尝试和机遇，而特异性靶向细胞的疗法在此方面具有最大的潜力。

（吴启超　殷罗悦　缪长虹）

参 考 文 献

［1］朱谦，樊碧发，张达颖，等. 周围神经病理性疼痛诊疗中国专家共识［J］. 中国疼痛医学杂志，2020，26（5）：321-328.

［2］中国医师协会神经内科医师分会疼痛和感觉障碍专委会. 糖尿病性周围神经病理性疼痛诊疗专家共识［J］. 中国疼痛医学杂志，2018，24（8）：561.

［3］ROSENBERGER D C，BLECHSCHMIDT V，TIMMERMAN H，et al. Challenges of neuropathic pain：focus on diabetic neuropathy［J］. J Neural Transm（Vienna，Austria：1996），2020，127（4）：589-624.

［4］ KUMAR B,SINGH S K,PRAKASH T,et al. Pharmacokinetic and pharmacodynamic evaluation of Solid self-nano-emulsifying delivery system(SSNEDDS) loaded with curcumin and duloxetine in attenuation of neuropathic pain in rats［J］. Neurol Sci,2021,42(5):1785-1797.

［5］ DE ARAÚJO D R,RIBEIRO L N DE M,DE PAULA E. Lipid-based carriers for the delivery of local anesthetics［J］. Expert Opin on Drug Deliv,2019,16(7):701-714.

［6］ LIN Y,YU R,YIN G,et al. Syringic acid delivered via mPEG-PLGA-PLL nanoparticles enhances peripheral nerve regeneration effect［J］. Nanomed(Lond),2020,15(15):1487-1499.

［7］ SAWICKI C M,HUMEIDAN M L,SHERIDAN J F. Neuroimmune interactions in pain and stress:an interdisciplinary approach［J］. Neuroscientist,2021,27(2):113-128.

［8］ GARASH R,BAJPAI A,MARCINKIEWICZ B M,et al. Drug delivery strategies to control macrophages for tissue repair and regeneration［J］. Exp Biol Med(Maywood,N. J.),2016,241(10):1054-1063.

［9］ WANG Z,LI J,CHO J,MALIK A B. Prevention of vascular inflammation by nanoparticle targeting of adherent neutrophils［J］. Nat Nanotechnol,2014,9(3):204-210.

109 术后内脏痛防治策略的研究进展

急性术后疼痛(acute postoperative pain,APP)是外科手术损伤及刺激引起,高峰期为术后 24~48 小时,持续 4~6 天。尽管防治措施不断改进,但仍有超过 80% 患者术后经历 APP,其中约 40% 为中至重度疼痛。APP 延长患者住院时间、增加术后并发症及治疗费用,并可能转化为慢性术后疼痛(chronic post-surgical pain,CPSP),严重影响生活质量和临床转归。APP 由躯体痛、内脏痛和炎性痛三种成分组成。随着腔镜和机器人等微创手术的普及,体表小切口产生的躯体痛和炎性痛已相对容易控制,但微创手术并不意味着对内脏脏器也是"微"损伤,相反手术期间内脏受损程度并不比开腹手术小。术后内脏痛已成为腔镜手术 APP 的主要组成因素,其引发的一系列临床问题逐渐凸显,并被广泛关注。胸、腹腔脏器围手术期受机械牵拉、扩张、缺血、痉挛及炎症等伤害性刺激引起术后急性内脏痛,如果未得到及时有效控制,除导致患者疼痛不适外,还容易引起恶心、呕吐、盗汗、心血管及呼吸活动改变等自主神经反射,以及不愉快的情绪反应,并可能演变为难治性慢性疼痛,严重影响术后转归。目前临床上对术后内脏痛还缺乏深刻认识,治疗也多遵循躯体痛原则,因此往往难以取得满意疗效,亟须对其机制及诊疗进行深入研究。

一、内脏痛的危害

内脏痛造成的社会医疗负担已引起广泛的重视。常见疾病如动脉粥样硬化引起的心肌缺血可导致心绞痛或心肌梗死;肾盂及输尿管结石引起的痉挛性肾绞痛;以反复发作的腹痛或腹部不适为特征的肠易激综合征(irritable bowel syndrome,IBS),尽管是种肠道的功能性疾病,但全球发病率高达 12%,占所有胃肠疾病 40% 以上;痛经是经期前后周期性的剧烈腹腔或盆腔疼痛,涉及 50% 以上成年女性,其中 30% 患者常规药物治疗疗效欠佳,有 10% 患者的工作及日常生活受到严重影响;产妇分娩疼痛水平与肾绞痛相当。

内脏痛亦是围手术期常见临床症状,多由胸、腹腔脏器受机械牵拉、扩张、缺血、痉挛及炎症等伤害性刺激所致。患者术后常经历定位不准确、缓慢而弥散的内脏疼痛,也可

迅速转为剧烈的疼痛,多伴有体壁牵涉痛。此外,内脏痛还容易引发恶心、呕吐、盗汗、心血管及呼吸活动改变等自主神经异常反射,以及不愉快的情绪反应。Jaime 等研究报道在腹腔镜 Roux-en-Y 胃旁路手术中,内脏痛约占所有术后疼痛(包括躯体痛、内脏痛和气腹痛等)的 30%,相较躯体痛,内脏痛更难以被控制。Jae 等认为患者行机器人辅助腹腔镜胃切除手术术后急性疼痛主要成分为内脏痛。Jiang 等研究发现减少患者腹腔镜胃肠手术术后内脏痛可明显改善睡眠质量,提高康复质量。产妇在蛛网膜下腔阻滞下舒适地完成剖宫产术,但术后仍有 50% 患者遭遇难以忍受的宫缩痛,其强烈不适感还可能增加产后抑郁风险。此外,研究发现经产妇相较初产妇更容易遭受术后内脏痛的困扰。Duan 等报道在年龄<30 岁产妇中,经产妇剖宫产术后 48 小时内遭受中至重度术后内脏痛概率明显高于初产妇,作者将其归因为经产妇腹内脏器组织粘连程度高于初产妇。因此,对于经产妇术后更需重视防治内脏痛。

有研究证实未经及时有效控制的术后急性内脏痛可演变为难治性的慢性疼痛,并可被用于预测术后慢性疼痛的发生。Morten 等在一项前瞻性研究发现腹腔镜胆囊切除术的 CPSP 与术后 1 周疼痛有关,通过多变量模型进一步分析发现术后第一周内脏痛严重程度、术前胆管痛发作频次与术后 12 个月慢性疼痛成正相关。因此,作者认为虽然腹腔镜胆囊切除术后发生 CPSP 风险较低,但术后急性内脏疼痛却显著提升 CPSP 风险,需要引起重视。

二、内脏痛的神经传导通路及特征

内脏痛初级感觉神经通过两条途径进入中枢神经系统:①迷走神经内脏感觉纤维的神经元胞体位于颈静脉孔下方的迷走神经下神经节,周围突随内脏运动纤维分布于心、肺、食管等器官,中枢突终止于孤束核(nucleus tractus solitarius,NTS),向上投射至间脑和大脑皮质等部位;②胸、腰及骶部脊神经节内的感觉神经元周围突随同交感神经、副交感神经分布于腹部及盆腔各脏器,中枢突随同交感干和脊神经后根进入脊髓灰质后角,呈树状广泛分布于多个

脊髓节段,换元后通过脊髓背柱(dorsal column, DC)、脊髓丘脑束(spinal thalamic tract, STT)等通路向上投射至脑干等高级中枢,最终在岛叶皮质、前扣带皮质及躯体感觉皮质完成信息加工。如脊髓突触后背柱(postsynaptic dorsal column, PSDC)神经元接受初级感觉神经传入纤维后通过 DC 向丘脑传递内脏痛信息,再投射至前扣带回皮质;位于后角深层的神经元通过 STT 将信息投射至丘脑腹后内侧核(ventral posteromedial nucleus, VPM)和丘脑腹后外侧核(ventral posterolateral nucleus, VPL),经初步整合后再投射至皮质高级中枢。

高级中枢对内脏痛的下行调节信息的整合位于中脑和脑干,对脊髓向上传递的刺激信号产生抑制或易化作用,并始终处于动态平衡。脑干水平的延髓腹外侧区(ventrolateral medulla, VLM)是调节内脏痛的重要部位。研究发现 VLM 与脊髓后角神经元存在直接纤维联系,对其电活动产生抑制或兴奋的作用。延髓头端腹内侧区(rostral ventromedial medulla, RVM)也被认为是下行抑制或易化通路的主要调节部位,它募集不同神经元,增强或抑制下丘脑向脊髓的信息传导。如前扣带皮质向中脑导水管周围灰质(periaqueductal gray matter, PAG)投射,形成 PAG-RVM-后角回路,通过分散注意力减少疼痛强度,是内源性调节内脏痛的有效方式。

内脏痛的特征包括:①痛阈较高:相较躯体感觉纤维,内脏感觉纤维数量少、分布密度低,痛阈相对较高。外科手术切割或烧灼并不引起疼痛,但脏器活动剧烈时则产生明显痛觉,如牵拉、过度充盈等。此外,当脏器发生缺血、炎症等病理变化时,痛阈明显降低,若长时间刺激可形成痛觉敏化,痛阈进一步下降。②感觉弥散:内脏感觉纤维传入途径分散,可经过多个节段脊神经进入中枢或一条脊神经接受若干脏器的神经感觉纤维。因此,一旦发生内脏痛,其痛感往往弥散且定位不清。③常伴有牵涉痛:即当某些内脏器官病变时,常在体表一定区域内发生疼痛或感觉过敏。牵涉痛有时发生在患病内脏的邻近皮肤区域,有时发生在距离内脏较远的皮肤区域,其机制被认为与涉及牵涉痛的内脏器官与体表部位的感觉神经共同进入同一脊髓节段,并在后角内密切联系。因此,从病变内脏传来的冲动可扩散或影响到相应的躯体感觉区域,诱发牵涉痛。

三、术后内脏痛的临床表现及评估

术后疼痛评估主要包括躯体痛及内脏痛,躯体痛为浅表的、伤口部位固定的锐痛;内脏痛则由机械性、血管性或炎症性等伤害性刺激引起的,可以是手术创伤造成,也可以是术后并发症诱发,临床表现为深部的、弥漫的、缓慢持续且定位不清楚的钝痛,常伴情绪变化、恶心、盗汗、气促等不适,症状复杂多样。当脏器病变疼痛时,在邻近或远离脏器的某些特定体表区域引发牵涉痛。牵涉痛普遍而又重要,有助于诊断原发内脏病变,例如阑尾炎早期疼痛常发生在

上腹部;心肌缺血或梗死时,在心前区、左肩等部位会感受疼痛;胆囊炎和胆结石常表现为右肩及颈部疼痛;胃溃疡或者胰腺炎可导致左上腹和肩胛间出现疼痛。当患者术后身体深部感到明显不适后,并在相应体表区域亦感到疼痛时,应高度考虑疼痛性质为内脏痛,在适当镇痛同时应及时对怀疑的病变脏器进行体格检查或心电图、超声及影像学检查,避免因延误病情而造成不良后果。

治疗术后内脏痛前需进行疼痛强度评估,临床上多采用视觉模拟评分法(visual analogue scales, VAS)或数字等级评定量表法(numerical rating scales, NRS)。VAS 评分法是给予患者一条 0~10cm 刻度的标尺,0 端代表"无痛",10 端代表"最剧烈疼痛",让患者在 0~10cm 之间能代表痛觉感受强度的位置做一标记,读数即为该患者的 VAS 评分。NRS 评分是让患者将不同程度的疼痛感觉强度用 0~10 的不同数字表示,数字越大表示疼痛越剧烈。术后患者可同时对其躯体痛及内脏痛进行评分,当 VAS 或 NRS 分数≥4 分时需做处理。此外,还需关注疼痛对患者生活质量的影响,如询问是否影响睡眠及下地活动等。

四、术后内脏痛的防治

鉴于疼痛机制异常复杂,围手术期采用单一治疗方法或药物无法实现理想的疼痛控制,因此,目前国内外的疼痛治疗指南一致推荐预防性多模式自控镇痛策略。预防性镇痛是指从术前一直延续到术后一段时期内始终给予持续有效的镇痛治疗;多模式镇痛是指采取两种及以上的药物或方法进行镇痛;自控镇痛是指预先设置镇痛药物的剂量,再交由患者"自我管理"疼痛的处理技术。联合上述方法,可实现应用最小剂量药物即可控制手术应激创伤引起的疼痛,并将副作用减至最低。

1. 药物治疗术后内脏痛　目前临床治疗术后疼痛最常用阿片类药物,该类药物通过作用于外周及中枢神经系统的阿片受体发挥作用。阿片受体分为 μ、κ、δ 三种类型。吗啡、芬太尼等主要作用于 μ 受体,对躯体痛治疗效果较好,对内脏痛疗效有限;而外周内脏感觉神经调控痛觉以 κ 受体为主。因此,围手术期治疗内脏痛应选择 κ 受体激动剂。羟考酮可同时激活 μ 受体和 κ 受体,处理内脏痛效果显著。赵艾华等研究发现患者行腹腔镜胆囊切除术术后使用 0.1mg/kg 羟考酮镇痛,相较 0.1mg/kg 吗啡,羟考酮组患者术后内脏痛视觉模拟评分(Visual Analogue Scale/Score, VAS)评分明显降低,术后舒适度舒适评分(Bruggrmann comfort scale, BCS)明显升高,两组躯体痛程度未见明显差异。剖宫产术后疼痛明显,其中包含切口痛和子宫生理性收缩引起宫缩痛。为促进术后子宫恢复、防止宫缩不良导致的大出血,临床常使用较高剂量缩宫素,加剧了宫缩引起的术后内脏痛。Nie 等报道产科术后使用羟考酮患者自控静脉镇痛(patient-controlled intravenous analgesia, PCIA),患者宫缩痛 NRS 评分明显低于舒芬太尼组,术后镇痛药物总

剂量明显降低,恶心发生率更低,患者满意度更高。因此,作者认为产科术后使用羟考酮 PCIA 更具优势。

纳布啡是一类新型半合成镇痛药,是阿片类受体激动-拮抗剂,通过激动 κ 受体及拮抗部分 μ 受体发挥药理作用,治疗术后内脏痛具有一定优势。Liu 等在一项前瞻性多中心研究中报道腹腔镜胆囊切除术患者切皮前预处理给予纳布啡 0.2mg/kg,明显减轻术后内脏痛严重程度,对于术前 6 个月存在胆管痛患者治疗效果尤其显著,用药后亦可减少术后恶心、呕吐发生率,改善睡眠质量,提升患者满意度。

2. 神经阻滞治疗术后内脏痛 硬膜外阻滞为胸科、普外科及下肢手术提供镇痛,由于从脊髓层面阻断伤害性刺激传入,可同时阻断躯体痛和内脏痛,效果确切,加速了患者术后康复。但近年来随着人口老龄化加剧,合并严重心脏疾病患者数不断增加,该类患者平素使用抗凝剂防止血栓形成,为避免硬膜外穿刺后引起硬膜外血肿等严重并发症,限制了该技术在这一人群的应用。同时老年患者对静脉镇痛药物代谢缓慢,用药后易发生恶心、呕吐、呼吸、循环抑制和过度镇静等并发症,术后静脉镇痛用药时也需格外谨慎。

超声引导下神经筋膜阻滞为围手术期镇痛提供新选择。既往腹部手术多用腹横平面阻滞(transversus abdominis plane block,TAPB),该技术通过阻滞肋间神经和脊神经的前支,对腹壁切口引起的躯体痛有良好的镇痛作用,但不能阻滞支配腹腔脏器的内脏感觉神经,对内脏痛几无镇痛效应。近年来,新型阻滞技术不断被创造,如腰方肌阻滞(quadratus lumborum block,QLB)是一种新型筋膜阻滞技术,是防治围手术期内脏痛有效措施。Goncalves 等报道了 1 例肠系膜静脉血栓引起严重腹痛患者,内脏痛 NRS 评分 9 分,排除其他腹痛原因后对其使用吗啡、曲马多、氯胺酮及对乙酰氨基酚等药物,腹痛症状未见明显改善。于是决定行 QLB 治疗,阻滞后患者疼痛评分立即降低至 1 分。当内脏痛被有效控制后,遂对患者进行抗凝治疗,病情得到有效控制,期间只需少量镇痛药物即可控制 NRS 评分<3 分,且于 10d 后治愈出院。Tatjana 等报道剖宫产患者术后行 QLB 镇痛,相较于伤口浸润阻滞组,QLB 组术后 24 小时内阿片类药物用量明显降低,术后首次使用镇痛药物时间明显延长。Kumar 等研究发现下腹部手术患者行 QLB,相较 TAPB 镇痛,术后首次使用吗啡时间明显延长,术后吗啡总用药量明显减少,术后 16 小时内静息 NRIS 评分明显降低。此外,有研究报道竖脊肌、椎旁阻滞等躯干神经筋膜阻滞技术均可缓解术后内脏痛,提高康复质量。该类阻滞治疗内脏痛原理是将局部麻醉药注射至相应部位后,药物可通过各种途径向椎旁间隙扩散,阻断交感干内脊神经等内脏感觉神经,达到阻断内脏痛的目的。

3. 肠道菌群与内脏痛 肠道菌群是人体重要具有调节功能的"器官",近年来肠道菌群在内脏痛中的作用逐渐被认识并广泛研究。肠道菌群维护胃肠蠕动,保护黏膜完整性,防止病原菌入侵,许多胃肠道疾病如肠易激综合征、炎症性肠病、乳糜泻等均与肠道菌群失调有关。胃肠道手术及围手术期处理如术前禁食、机械性肠道准备、使用抗生素等均可改变肠道菌群的构成功能和菌群失调。因此,维持围手术期肠道菌群稳定对减轻术后内脏痛或许有一定帮助作用。有研究显示益生菌能明显减轻应激引起的内脏痛,逆转内脏痛超敏反应。

此外,治疗术后内脏痛,提供舒适化医疗同时,我们也应该认识到疼痛是机体受到伤害性刺激后产生的警报系统,具有重要保护作用,如冠脉综合征患者术后发生心肌缺血,首发症状是心绞痛,此时应紧急检查心电图,进行心肌标志物生化检验,并对疾病做相应治疗,而不应该仅仅依靠加大镇痛药物剂量改善疼痛症状,否则可能导致病情恶化,甚至威胁生命。因此,我们应进一步研究治疗内脏痛的镇痛药物合适剂量或局部麻醉药合适浓度,做到既改善患者疼痛,提供最佳舒适感,又保证一旦病情恶化可被及时发现,真正实现"无痛、安全、更佳术后恢复"的围手术期医学理念。

综上所述,随着微创手术普及,躯体痛已不再是术后急性疼痛主要因素,术后内脏痛引发的临床问题已引起广泛关注。内脏痛多由脏器受机械牵拉、扩张、缺血、痉挛及炎症等刺激所致,其特点有定位不准确,疼痛缓慢而弥散,常呈渐进性增强,也可迅速转为剧烈疼痛,并伴有牵涉痛和不愉快情绪改变,如处理不及时转为慢性痛,影响患者术后康复和远期预后。目前治疗内脏痛推荐采用预防性多模式镇痛方式,其中阿片类药物虽然是围手术期镇痛的重要组成部分,但大剂量使用易导致恶心呕吐、呼吸抑制和痛觉过敏等副作用,此外还可能增加术后免疫抑制、恶性肿瘤转移、减慢胃肠道功能恢复等风险,因此提倡少阿片或无阿片化镇痛管理。阿片类药物应选用 κ 受体激动剂,同时辅以腰方肌等神经筋膜阻滞,治疗过程中应时刻关注内脏痛性质改变,以便及时发现病情恶化并采取相应治疗措施。

(史琪清 李成 陈国忠)

参 考 文 献

[1] WALKER E,BELL M,COOK TM,et al. Patient reported outcome of adult perioperative anaesthesia in the United Kingdom:a cross sectional observational study[J]. Br J Anaesth,2016,117(6):758-766.

[2] TRAN D Q,BRAVO D,LEURCHARUSMEE P,et al. Transversus abdominis plane block:a narrative review [J]. Anesthesiology,2019,131(5):1166-1190.

[3] YOU X,LIU W. Evaluation of analgesia effect after ultrasound-guided laparoscopic renal surgery[J]. Comput Math Methods Med,2021,2021:6194806.

[4] LI Y,DOU Z,YANG L,WANG Q,et al. Oxycodone versus other opioid analgesics after laparoscopic surgery:a meta-analysis[J]. Eur J Med Res,2021,26(1):4.

［5］ RUIZ-TOVAR J,GARCIA A,FERRIGNI C,et al. Application of vitamin E acetate on staple lines and anastomoses of Roux-en-Y gastric bypass:impact on postoperative pain and acute phase reactants［J］. Obes Surg,2020,30 (8):2988-2993.

［6］ KOH J C,KONG H J,KIM M H,et al. Comparison of analgesic and adverse effects of oxycodone-and fentanyl-based patient-controlled analgesia in patients undergoing robot-assisted laparoscopic gastrectomy using a 55:1 potency ratio of oxycodone to fentanyl:a retrospective study ［J］. J Pain Res,2020,13:2197-2204.

［7］ JIANG Z,ZHOU G,SONG Q,et al. Effect of intravenous oxycodone in combination with different doses of dexmedetomdine on sleep quality and visceral pain in patients after abdominal surgery:a randomized study［J］. Clin J Pain,2018,34(12):1126-1132.

［8］ ALAM A M,DEEBA F,MATIN A,et al. The additive effects of midazolam in sub arachnoid block in elective caesarian section:a randomized control trial［J］. Mymensingh Med J,2020,29(4):951-955.

［9］ DUAN G,BAO X,YANG G,et al. Patient-controlled intravenous tramadol versus patient-controlled intravenous hydromorphone for analgesia after secondary cesarean delivery:a randomized controlled trial to compareanalgesic, anti-anxiety and anti-depression effects［J］. J Pain Res, 2018,12:49-59.

［10］ DUAN G,YANG G,PENG J,et al. Comparison of postoperative pain between patients who underwent primary and repeated cesarean section:a prospective cohort study ［J］. BMC Anesthesiol,2019,19(1):189.

［11］ BLICHFELDT-ECKHARDT M R,ORDING H,ANDERSEN C,et al. Early visceral pain predicts chronic pain after laparoscopic cholecystectomy［J］. Pain,2014,155(11): 2400-2407.

［12］ 柏树令,丁文龙. 系统解剖学［M］. 9 版. 北京:人民卫生出版社,2018.

［13］ 邱欣彤,史英武,曹鹏,等. 内脏痛的中枢传递与调控机制的研究进展［J］. 神经解剖学杂志,2020,36(1): 89-93.

［14］ SALAMEH E,MELEINE M,GOURCEROL G,et al. Chronic colitis-induced visceral pain is associated with increased anxiety during quiescent phase［J］. Am J Physiol Gastrointest Liver Physiol,2019,316(6):692-700.

［15］ 赵艾华,王合梅,申军梅,等. 盐酸羟考酮用于腹腔镜胆囊切除术后内脏痛镇痛的研究［J］. 中国疼痛医学杂志,2016,22(6):468-469.

［16］ NIE J J,SUN S,HUANG S Q. Effect of oxycodone patient-controlled intravenous analgesia after cesarean section:a randomized controlled study［J］. J Pain Res, 2017,10:2649-2655.

［17］ LIU X,HU J,HU X,et al. Preemptive intravenous nalbuphine for the treatment of post-operative visceral pain:a multicenter,double-blind,placebo-controlled,randomized clinical trial［J］. Pain Ther,2021,10(2):1155-1169.

［18］ GONÇALVES J,ALMEIDA C R,CUNHA F,et al. Quadratus lumborum block for acute visceral pain［J］. Anaesth Crit Care Pain Med,2021,40(2):100811.

［19］ STOPAR-PINTARIC T,BLAJIC I,VISIC U,et al. Posteromedial quadratus lumborum block versus wound infiltration after caesarean section:A randomised,double-blind,controlled study［J］. Eur J Anaesthesiol,2021,38 (Suppl 2):S138-S144.

［20］ KUMAR G D,GNANASEKAR N,KURHEKAR P,et al. A comparative study of transversus abdominis plane block versus quadratus lumborum block for postoperative analgesia following lower abdominal surgeries:a prospective double-blinded study［J］. Anesth Essays Res,2018, 12(4):919-923.

［21］ MARIJA T,ALEKSANDAR D. Erector spinae plane block in various abdominal surgeries:A case series［J］. Saudi J Anaesth,2020,14(4):528-530.

［22］ MALAWAT A,VERMA K,JETHAVA D,et al. Erector spinae plane block and transversus abdominis plane block for postoperative analgesia in cesarean section:A prospective randomized comparative study［J］. J Anaesthesiol Clin Pharmacol,2020,36(2):201-206.

［23］ DA ROSA K F,AMANTÉA V A,DOS SANTOS A C,et al. Efficacy of paraspinal anesthetic block in patients with chronic pelvic pain refractory to drug therapy:a randomized clinical trial［J］. Rev Bras Ginecol Obstet, 2015,37(3):105-109.

［24］ JONES JH,ALDWINCKLE R. Interfascial plane blocks and laparoscopic abdominal surgery:a narrative review ［J］. Local Reg Anesth,2020,13:159-169.

［25］ 兰平,吴锦杰,何真. 肠道微生态与结直肠外科［J］. 中华胃肠外科杂志,2020,23(Z1):21-26.

［26］ LUCZYNSKI P,TRAMULLAS M,VIOLA M,et al. Microbiota regulates visceral pain in the mouse［J］. Elife, 2017,6:e25887.

110 肿瘤患者行胸腔内手术围手术期疼痛管理

疼痛是指与实际或潜在组织损伤相关，或类似的令人不快的感觉和情感体验，是一种复杂的生理、心理活动，不仅指伤害性刺激作用于机体所引起的痛觉，还包括伤害性刺激所引起的躯体和内脏反应，往往与运动反射、自主神经活动、心理和情绪反应交织在一起。痛觉可作为机体受到伤害的一种警告，引起机体一系列防御性保护反应，但另一方面，某些长期的剧烈疼痛，不仅给患者带来痛苦和紧张不安的情绪，还可引起机体生理功能的紊乱，甚至诱发疼痛性休克。因此，合理应用镇痛药，有效控制疼痛是医务工作者的重要任务。

截至目前，恶性肿瘤仍是导致病患死亡的重要原因。迄今为止，手术切除仍是恶性肿瘤治疗的基本手段，即便是采用微创的腔镜手术，手术的切口也会导致显著、持久而强烈的不适。术后疼痛可使患者衰弱并导致诸多不良结果，例如引发各系统并发症、延长住院时间和降低生活质量等。慢性、持续的术后疼痛还可引发术后疼痛综合征，对患者的生命健康及生活质量造成长久的不利影响。因此，合理控制肿瘤患者的术后疼痛十分必要。

然而，许多因素都会增加患者的康复和疼痛管理难度。首先，术后疼痛的产生机制复杂且尚未完全明晰，其次，肿瘤患者常存在众多合并症，进一步限制了治疗选择，而术后并发症亦会使疼痛管理复杂化。要为每位肿瘤手术术后患者个体化制订能够充分解决所有问题的治疗方案并不容易。

一、肿瘤患者行胸腔内手术围手术期疼痛的产生及其影响因素

（一）医源性因素

胸科手术后急性期主要是手术切口疼痛，是因为术中所做肋间切口损伤了皮肤、皮下组织、肌肉和壁层胸膜，相应部位神经末梢受刺激后发出伤害性感受信号，经肋间神经等传入同侧脊髓后角，然后经脊髓丘脑束上行直达丘脑，最后经内、外侧痛觉传导通路投射到躯体感觉皮质和边缘系统等，引发疼痛感觉。手术切口部位炎症反应会使疼痛敏化，加剧疼痛感受。同时，胸科手术术后常规放置引流

管，用于引流积血和减少医源性气胸，而为放置管路进行的胸廓造口也会引起疼痛，置入的导管与内脏和胸膜壁层接触亦会造成机械刺激甚至肺损伤，导致疼痛加剧。此外，在包括开胸或胸腔镜在内的各类胸科手术后，几乎所有患者均出现同侧肩疼痛，这一疼痛产生的机制目前尚不明晰，可能有以下几方面的原因：①膈神经损伤或膈胸膜受刺激，导致肩部放射痛；②术中长时间侧卧位，导致肩部受压、肩关节过度伸展、臂丛神经受损，引发术后疼痛。另外，手术时间长短、术式等因素亦会影响术后患者的疼痛感受，一般而言，胸腔镜手术后患者呼吸并发症较少，术后疼痛评分较低。

（二）患者因素

不同患者对疼痛的感知以及疼痛的程度可能因以往的经验、文化背景、情境因素和合并的精神疾病而有所不同，其中女性和年轻已被证明是术后疼痛强度增加的独立危险因素，而术前有阿片类药物用药史的患者可能因药物耐受导致术后阿片类药物的获益程度降低。

二、肿瘤患者术后镇痛的特殊问题

在各类胸科手术中，肺癌患者的术后镇痛有其特殊之处，主要包括以下几个方面。

（一）肿瘤对疼痛的影响

越来越多的证据表明，许多非神经细胞在疼痛的发病和调节中发挥重要作用。非神经细胞可在疼痛觉感受器附近释放神经调节物质来调节伤害性神经元的活动，从而促进或减弱疼痛感受，癌细胞即为其中之一。研究表明，癌细胞能产生和分泌一些激活癌症微环境中痛觉感受器的生物活性物质，如 H^+、缓激素、内皮素、前列腺素、蛋白酶等，使痛觉敏化；癌细胞还分泌神经生长因子和血管内皮生长因子，一方面诱导神经纤维生长、癌组织过度神经支配，促进疼痛发生；另一方面还能增加痛觉感受器的敏感性，产生痛觉超敏反应。这些都会使肿瘤患者的疼痛或对疼痛的感受加剧，甚至影响药物的镇痛效果。

癌症相关疼痛是一种复杂的疼痛状态，同时取决于肿瘤和机体双方对于疼痛的调节，涉及炎症、神经病变、压迫

等多种机制,且随着病情发展而不断变化。例如,在疾病的早期阶段,癌症所致的疼痛程度尚轻,此时机体可能同时产生一系列生物介质,随着肿瘤的发展,正向或反向地调节疼痛敏感性。

(二)抗肿瘤治疗对疼痛的影响

程序性死亡蛋白-1(programmed death 1,PD-1)是一种免疫检查点调节剂,是免疫治疗的主要靶点,抗 PD-1 单克隆抗体在癌症治疗中疗效显著。同时,越来越多的证据表明,神经元中的 PD-1 信号通路可调控神经元的兴奋性、突触传递和突触可塑性,从而影响某些神经系统疾病的发生发展,慢性疼痛即为其中之一。

研究表明,将 PD-1 的配体之一 PD-L1 应用于野生型小鼠以及炎性、神经性和癌性疼痛的小鼠模型均可起到镇痛作用。目前认为 PD-L1/PD-1 通路的激活主要通过以下几种机制发挥镇痛作用:①调节下游钠、钾等离子通道,降低神经元的兴奋性和突触传递,从而抑制痛觉信号的产生和传导;②激活磷酸酶 SHP-1 与瞬时受体电位(transient receptor potential,TRP)家族成员如 TRPV1、TREK2 等痛觉感受器相关通路相互作用,抑制疼痛产生;③与感觉神经元中阿片类受体相互作用,参与调节其信号传递及其介导的镇痛和麻醉;④参与调节 γ 氨基丁酸(γ-aminobutyric acid,GABA)能神经传递和 GABA 介导的镇痛和麻醉。因此,在使用 PD-1 抑制剂进行抗肿瘤治疗的同时,可能因其对于神经元的调节作用而影响疼痛控制。

其他常见的抗肿瘤治疗方法也会导致慢性疼痛,如放射治疗和化学治疗。放射治疗作为恶性肿瘤的重要治疗手段,本身也可产生组织损伤,带来各种急慢性疼痛。化疗诱导的神经性疼痛(chemotherapy induced neuropathic pain,CINP)是化疗产生的一种常见副作用,表现为手脚麻木或刺痛,会导致四肢疼痛、感觉极冷或极热,研究发现这可能与慢性外周或中枢神经系统炎症有关。

(三)麻醉药物对肿瘤的影响

除肿瘤对于疼痛的影响外,麻醉药物同样可影响肿瘤预后。研究表明,尽管肿瘤类型、分期和手术切除情况是影响肿瘤患者远期预后的关键因素,但麻醉技术作为手术实施的必要保障和术后镇痛的必要辅助,亦可对肿瘤预后造成影响。

目前已证明利多卡因具有抗炎和抗肿瘤作用。在体外研究中,局部应用利多卡因可限制包括肺癌在内的多种肿瘤细胞的生长、侵袭和迁移;临床研究表明,静脉注射利多卡因有利于某些肿瘤切除术后的肿瘤相关预后,但具体仍需进一步的临床研究证实。

阿片类物质可通过受体作用于免疫细胞和肿瘤细胞,从而调节免疫和肿瘤细胞生存潜力。体外试验表明,阿片类药物可抑制自然杀伤细胞和 T 淋巴细胞活性,导致相对免疫抑制状态,亦可对肿瘤进展造成影响,但在不同细胞系影响不同;有限的临床证据表明,阿片类镇痛和肿瘤预后不佳之间存在联系。

此外,体内肿瘤模型证明,围手术期机体的应激反应可作用于肿瘤细胞及其相关免疫细胞,促进肿瘤相关炎症反应、脉管生成等,从而促进转移。临床前和回顾性队列研究表明,非选择性 β 肾上腺素能受体抑制剂(普萘洛尔和卡维地洛尔)极大地降低了原发肿瘤的生长并阻止了转移的进展,亦有证据支持环氧合酶抑制剂可能有助于减少癌症复发的可能性。

总而言之,目前的证据表明,麻醉技术有可能对癌症术后肿瘤相关结局造成影响,尤其是在减少肿瘤转移复发方面影响较大,其机制可能包括以下几个方面:①利多卡因等药物的直接抗肿瘤作用;②非甾体抗炎药(nonsteroidal anti-inflammatory drug,NSAID)、β 受体阻滞剂等药物对围手术期应激反应的控制;③镇痛药对机体免疫功能的调节。虽然初步证据令人信服,但目前还没有足够的高质量证据来全面解释麻醉技术对肿瘤预后的影响,仍有待进一步研究。

三、胸腔内围手术期疼痛管理

(一)胸腔内手术围手术期疼痛的控制方法

1. 全身镇痛　胸外科手术后常用的全身镇痛药包括非甾体抗炎药、对乙酰氨基酚、氯胺酮、加巴喷丁类和阿片类药物等(表 110-1)。

表 110-1　胸科手术后常用的全身镇痛药

镇痛药物	药理作用	优势	不良反应与风险	在胸科手术中的应用情况
NSAID	能抑制 COX,继而抑制体内 PG 的合成,发挥抗炎、镇痛效果	与阿片类药物相比最大的优势是不抑制呼吸驱动作用于外周,长期应用无成瘾性对慢性钝痛、神经痛镇痛效果良好。已有证据显示 NSAID 在与其他药物联用时可提高镇痛效果,对于胸段硬膜外麻醉疗效不佳的肩部牵涉痛亦能有效治疗	增加消化性溃疡和出血的风险在既往有肝肾、心脏疾病或容量衰竭的患者中,PG 合成减少可致急性肾衰竭久用可导致血小板功能障碍,增加出血风险	NSAID 常作为围手术期阿片类药物辅助用药,推荐与其他镇痛药联用,在提高镇痛效果的同时,可减少 30%阿片类药物消耗并减少其相关不良反应。在使用时需考虑患者的合并症和药物使用情况,尽量减少其不良反应

续表

镇痛药物	药理作用	优势	不良反应与风险	在胸科手术中的应用情况
对乙酰氨基酚	主要在中枢抑制PG的合成，发挥镇痛和解热作用，外周抗炎作用比NSAID小	与NSAID类似，在提供镇痛作用的同时不增加肺部并发症的发生率，与其他药物联用可提高镇痛效果、减少阿片类药物用量及不良反应。其最大的优势在于安全性高，治疗量不良反应少	对乙酰氨基酚主要在肝脏代谢，其代谢产物有肝、肾毒性，因此有肝、肾疾病的患者使用应谨慎	对乙酰氨基酚长期以来用于各类手术围手术期辅助镇痛，在提高镇痛效果的同时可减少阿片类药物消耗及其相关不良反应
氯胺酮	NMDA受体拮抗剂，在麻醉剂量下能减少炎症细胞因子的释放，从而发挥镇痛作用	氯胺酮可刺激呼吸驱动。有证据表明，与仅使用阿片类药物镇痛相比，联用氯胺酮镇痛可改善氧合和通气，故氯胺酮对于胸科手术患者有独特优势	用作疼痛治疗的辅助剂量下不良反应发生率较低，高剂量可致解离、幻觉、交感神经兴奋和心脏抑制，但对于术后谵妄风险增加的老年人仍需谨慎用药	胸科患者围手术期应用氯胺酮可提高镇痛效果并降低肺部并发症发生率，对于存在区域镇痛禁忌证的患者更应该考虑选择氯胺酮作为辅助镇痛
加巴喷丁类	GABA类似物，可通过阻断电压依赖性钙通道c亚基的$\alpha2\delta$位点来提供神经病理性镇痛	研究结果表明加巴喷丁类药物可显著降低术后疼痛评分、减少阿片类药物用量，临床上可用的加巴喷丁类药物包括加巴喷丁和普瑞巴林，可用于治疗神经性疼痛。关于开胸术后慢性疼痛的研究发现普瑞巴林治疗慢性神经性疼痛有效	嗜睡、疲劳和头晕	加巴喷丁类药物是一种有效的胸外科辅助药物，尤其可用于减少术后神经性疼痛
阿片类药物	通过与细胞表面的阿片类受体结合起效。阿片受体的分布广泛而不均一，与痛觉传入、整合及感受有关的脑区密度较高，在调控情绪和精神活动的脑区也含量丰富，此外还参与咳嗽反射、胃液分泌、恶心呕吐等生理反应的调节	阿片类药物可通过静脉、鞘内、硬膜外、口服或经皮等多种途径给药，通过作用于疼痛通路的各个环节来发挥强大、可靠镇痛效果，一直以来广泛应用于各类难治性疼痛的处理，在出血风险高等特殊情况下，静脉应用阿片类药物的应用仍然为镇痛治疗的基石	系统性应用阿片类药物可致呼吸抑制和咳嗽反射消失，进而导致肺不张、肺炎、缺氧及呼吸衰竭等肺部并发症发生率增高，这对于胸科患者的影响重大。此外，治疗窗狭窄、成瘾性和嗜睡、便秘、恶心、呕吐等不良反应亦限制了阿片类药物的应用	在过去几年中，随着公众对阿片类药物依赖和与阿片类药物过量相关的死亡的认识增加，阿片类药物的合理使用受到了更多的关注。目前，多模式镇痛已成为多数情况下疼痛控制方案，即在不存在禁忌证的情况下，使用局部麻醉药和阿片类药物联合使用的区域阻滞技术优于静脉应用阿片类药物

（1）非甾体抗炎药：NSAID通过抑制环氧合酶（cyclooxygenase，COX）来抑制体内前列腺素（prostaglandin，PG）的合成，发挥抗炎、镇痛效果，同时不抑制呼吸驱动，长期应用不产生欣快感，无成瘾性，但会增加消化性溃疡和出血的风险。已有证据显示NSAID在与其他药物联合使用时可提高镇痛效果，常作为围手术期阿片类药物辅助用药。

（2）对乙酰氨基酚：对乙酰氨基酚主要在中枢抑制PG的合成，长期以来用于各类手术围手术期辅助镇痛，在提高镇痛效果的同时可减少阿片类药物用量及其相关不良反应，最大的优势在于安全性高，治疗量不良反应少。

（3）氯胺酮：氯胺酮是一种N-甲酰-D-天冬氨酸（N-methyl-D-aspartate，NMDA）受体拮抗剂，在麻醉剂量下能减少炎症细胞因子的释放，从而发挥镇痛作用。氯胺酮可刺激呼吸驱动，故对于胸科手术患者有独特优势。胸科患者围手术期应用氯胺酮可提高镇痛效果并降低肺部并发症发生率。

（4）加巴喷丁类：加巴喷丁类药物是一类 GABA 类似物，通过阻断电压依赖性钙通道来提供神经病理性镇痛，是一种有效的胸外科辅助药物，尤其可用于减少术后神经性疼痛。

（5）阿片类药物：与细胞表面的阿片类受体结合，全身给药时作用于疼痛通路的各个环节，产生强大、可靠的镇痛作用，一直以来广泛应用于各类难治性疼痛。但系统性应用阿片类药物会增加肺部并发症发生率，还可能导致成瘾和引发嗜睡、便秘、恶心、呕吐等不良反应。目前认为，在不存在禁忌证的情况下，区域阻滞技术和阿片类药物联合使用优于静脉单用阿片类药物。

（6）药物新进展：目前，慢性疼痛的控制情况并不理想，进一步开发新型镇痛药或有助于提高镇痛效果。瞬时受体电位（TRP）通道是一种表达于多种组织和细胞类型的多功能信号分子，大多位于细胞表面，参与感觉感知等多种细胞生理过程，与许多疾病的发生发展相关。研究发现，TRP 通道在外周感受器对疼痛感知过程中起关键作用，因此可作为开发新型镇痛药物的靶点。例如，针对辣椒素受体 TRPV1 采用辣椒素脱敏疗法已在动物疼痛模型中取得成功，且临床上已证明能有效缓解骨关节炎、疱疹后神经痛和糖尿病多发性神经病变患者的疼痛，目前仍在探索是否能缓解癌症患者的慢性顽固性疼痛。TRP 超家族的其他化学感知器亦有报道在某些类型疼痛感知中发挥作用，阻碍其功能可实现相应镇痛效果。此外，对于神经性疼痛的研究表明，TRPV1、TRPA1 和 TRPM2 很可能参与急慢性神经性疼痛的转化，早期应用相应的拮抗剂或许有助于控制急性期疼痛并避免其向慢性转化。

2. 区域阻滞镇痛　区域阻滞技术可以为胸科手术患者提供良好的疼痛管理，通常选用胸段硬膜外麻醉和椎旁神经阻滞，可有效控制疼痛并改善预后，肋间神经阻滞和胸膜内神经阻滞等其他技术亦可以帮助控制疼痛和减少阿片类药物的使用（表 110-2）。

表 110-2　胸科手术后常用的区域阻滞镇痛技术

区域镇痛技术	镇痛机制	优势	不良反应与风险	在胸科手术中的应用情况
胸段硬膜外麻醉（TEA）	通过细导管将镇痛药注射至硬膜外间隙中，药物经椎旁组织、蛛网膜下隙等途径作用于脊神经和脊髓表面，发挥轴索阻滞作用。TEA 可覆盖双侧多个皮节	与全身阿片类药物相比，它在胸科术后镇痛和保护肺功能方面具有明显优势，并可改善术后恢复状况和预防 PTPS	TEA 对操作者的要求较高，并发症较多，常见副作用包括低血压、头晕和瘙痒。此外，口服抗凝和抗血小板药物会增加出血及形成血肿的风险，是 TEA 的禁忌证，需严格遵守指南进行操作	长期以来，TEA 一直是胸科手术多模态镇痛的"金标准"，是胸外科镇痛的基石
椎旁神经阻滞（PVB）	椎旁间隙是脊柱外侧、壁层胸膜后、肋横韧带前的潜在间隙，通过超声引导下经皮穿刺或术中直接放置单针或导管，向该间隙内注射镇痛药，可作用于从椎间孔穿出的胸脊神经，从而阻断同侧交感神经和躯体神经的感觉传导，实现镇痛	PVB 对于胸科术后患者是一种有效的镇痛方法。有研究表明，PVB 的镇痛效果与 TEA 相当，同时阻滞失败率更低、主要并发症的发生率更低	PVB 单次注射镇痛效果有限，通常需在双侧 T_3、T_5 和 T_7 水平多次注射以封闭多个皮节 PVB 对于医师的要求很高，否则可能导致患者疼痛控制不佳或出现并发症，例如硬膜外和鞘内局部麻醉扩散、气胸、神经损伤和血管损伤等 口服抗凝和抗血小板药物是 PVB 的禁忌证，需严格遵守指南进行操作	PVB 与 TEA 均为胸科术后优选的镇痛方法，可减少术后并发症和慢性疼痛的发生

续表

区域镇痛技术	镇痛机制	优势	不良反应与风险	在胸科手术中的应用情况
肋间神经阻滞（ICNB）	通常由外科医师在手术结束时在直视下进行，通过在肋间神经附近多次注射局部麻醉药来实现神经阻滞，每次注射均产生单侧、单级镇痛效果	操作简单容易，镇痛效果好，已有研究证明连续和单针ICNB技术的镇痛效果均优于单独全身应用阿片类药物，但不如TEA	若非直视下进行，每次注射都有气胸、神经损伤和血管损伤的风险	常作为胸科手术术后多模式镇痛的辅助手段或应用于TEA、PVB等禁忌的情况下，可减少患者对于阿片类药物的需求，改善术后结果
鞘内封闭	在腰椎节段进行鞘内给药，阿片类药物在脑脊液中扩散并与脊髓后角神经元上的阿片类受体结合，从而发挥镇痛效果，不同的阿片类药物起效时间和持续时间不同	研究表明，鞘内封闭的镇痛效果优于全身阿片类镇痛，在术后24小时内尤其如此，同时其副作用比全身应用阿片类药物的副作用轻得多	对于医师的要求高	鞘内注射阿片类药物是一种不常用但有效的镇痛方法，可用于TEA或PVB禁忌的情况下，可为胸科手术患者提供约24小时的术后镇痛
胸膜内神经阻滞	将局部麻醉药注入胸膜壁层与脏层之间，可使局部麻醉药弥散穿过胸膜壁层阻滞胸神经，从而起到镇痛作用	操作简单	镇痛效果不佳，并且引发局部麻醉药全身毒性反应的可能性更高	目前不建议将此方法常规用于胸科术后镇痛

（1）胸段硬膜外麻醉（thoracic epidural anesthesia，TEA）：通过细导管将局部麻醉药注入硬膜外间隙，使其作用于脊神经和脊髓表面，发挥轴索阻滞镇痛作用。与全身阿片类药物相比，TEA在胸科术后镇痛和保护肺功能方面具有明显优势，一直是开胸手术多模式镇痛的"金标准"，是胸外科镇痛的基石。但TEA对操作者的要求较高，并发症较多，需严格遵守指南进行操作。

（2）椎旁神经阻滞（paravertebral nerve block，PVB）：向椎旁间隙内注射镇痛药可作用于从椎间孔穿出的胸段神经，从而阻断同侧交感神经和躯体神经的感觉传导。PVB的镇痛效果与TEA相当而失败率和并发症的发生率更低，二者均为胸术后优选的镇痛方法，可减少术后并发症和慢性疼痛的发生。

（3）肋间神经阻滞（intercostal nerve block，ICNB）：即在肋间神经附近注射局部麻醉药来实现神经阻滞。ICNB操作简单容易，镇痛效果好。目前常作为胸科手术术后多模式镇痛的辅助手段或应用于TEA或PVB禁忌的情况下，可减少患者对于阿片类药物的需求。

（4）鞘内应用阿片类药物：在腰椎节段进行鞘内给药，阿片类药物在脑脊液中扩散并与脊髓后角神经元上的阿片类受体结合，从而发挥镇痛效果。研究表明，鞘内注射阿片的镇痛效果优于全身阿片类镇痛，同时其副作用比全身应用阿片类药物的副作用轻得多。一般用于TEA、PVB

以及硬膜外麻醉禁忌的情况下，可为胸科手术患者提供约24小时的术后镇痛。

（5）胸膜内神经阻滞：将局部麻醉药注入胸膜壁层与脏层之间，使其弥散穿过胸膜壁层阻滞胸神经，从而起到镇痛作用。此操作简单但镇痛效果不佳，并且引发局部麻醉药全身毒性反应的可能性更高。因此，目前不建议将此方法常规用于胸科术后镇痛。

（二）肺癌患者术后的急慢性疼痛管理现状

肺癌患者术后急性疼痛主要是急性炎症所致，是由于炎症介质与周围神经系统痛觉感受器的受体结合而引起疼痛。由于吸气时胸壁扩张、切口拉伸，使疼痛加剧，故而患者往往呼吸变浅，导致肺部并发症发生率增高；同时，若术后急性期疼痛控制不良，可能导致其发展为慢性疼痛综合征，故必须采取有效措施控制术后急性期疼痛。对已发表文献的系统回顾表明，联合局部和全身的多模式镇痛方案是目前最合适的围手术期疼痛治疗策略。肺癌患者术后通常选择TEA或PVB辅以全身镇痛药，若患者不能实施TEA和PVB，可以考虑鞘内注射阿片类药物镇痛或肋间神经阻滞。

慢性疼痛与慢性神经炎症有关。近几十年来的研究表明，神经元可塑性是慢性疼痛发生和维持的关键机制，痛觉感受器的外周敏化对急性疼痛到慢性疼痛的过渡至关重要，而中枢敏化（即脊髓和脑中疼痛回路的增强反应）则影响慢性疼痛的发展,导致疼痛部位扩散并影响情绪和情感。不论是癌症还是胸科术后,患者均存在慢性疼痛的问题。国际疾病分类(ICD-11)将慢性疼痛定义为持续或者反复发作超过3个月的疼痛,目前认为与肋间神经损伤导致胸壁和胸膜疼痛信号的持续传入有关。预防慢性疼痛最重要的一点在于有效控制急性期疼痛。目前证据支持 TEA 有助于控制 PTPS,但其他麻醉方法尚缺乏相关证据。在治疗方面,PTPS 的管理分为药物和介入两大类,由于其机制与神经病理有关,故阿片类药物镇痛效果不佳,加巴喷丁类药物可能更有效;病例报告和回顾性研究表明,ICNB、背根神经节脉冲射频、脊髓和周围神经刺激等介入治疗对 PTPS 的治疗有一定的益处,但仍有待进一步研究证实。

四、肺癌患者的个体化疼痛管理

(一)为什么要进行个体化疼痛管理?

对于肺癌术后患者而言,个体化疼痛管理是目前有效且必要的疼痛处理方法。首先,肺癌患者术后疼痛是多因素共同作用的结果,难以通过一种药物控制所有的患者疼痛;另一方面,病因及机制的多样性导致了疼痛症状的多样性,可表现为胸部刺痛、胸膜炎样疼痛、烧灼样肋骨痛以及肩部跳痛等等,使得不同患者需要更具针对性的疼痛处理;此外,患者既往病史亦会影响疼痛感受和治疗。目前尚无任何一种药物或仅通过单一给药途径能完美解决所有患者的疼痛问题,因此,应采用多模式治疗方案,并针对患者病情和术式量身定制。

(二)如何制订个体化疼痛管理方案?

1. 根据疼痛起源选择 胸科手术术后疼痛可起源于皮肤、皮下组织、肌层和壁层胸膜等,其疼痛信号由分布于相应区域的神经传入。皮肤、皮下组织和肋间肌肉感觉由肋间神经传入,背阔肌和前锯肌由臂丛传入,壁层胸膜感觉由肋间神经和膈神经传入。胸段硬膜外或椎旁多节段镇痛可有效控制胸壁皮神经相关的疼痛,但肩部不适和胸膜不适往往持续存在,这时联合全身应用 NSAID 可有效改善肩部疼痛。

2. 结合患者病情 无论是系统还是局部治疗,无论选择哪种药物,均有其利弊,在制订治疗方案时必须加以权衡。哪种镇痛技术最适合患者,选择哪种药物可能获益最大而不良反应最少,这取决于患者的病史、药物配伍及合并症情况,需要医师结合患者背景及专业知识进行判断。

五、总结与展望

合理控制术后疼痛对于肿瘤手术患者的康复十分重要,但由于该疼痛发生机制复杂、临床病情多变,肿瘤患者围手术期疼痛管理难度大。目前临床上有多种疼痛治疗方法,联合区域阻滞和全身用药的多模式镇痛方案是目前最为推荐的围手术期疼痛治疗策略,这需要针对患者情况进行个体化选择。近年来,肿瘤及疼痛相关研究的深入为该类患者围手术期疼痛管理提供了新的方向,期待在不久的将来,临床医师将基于对疾病和疼痛机制更深入的了解,进一步完善围手术期疼痛管理的方案。

(袁婧楚 田雪 冯艺)

参 考 文 献

[1] RAJA S N,CARR D B,COHEN M,et al. The revised International Association for the Study of Pain definition of pain:concepts, challenges, and compromises[J]. Pain, 2020,161(9):1976-1982.

[2] WANG V C,MULLALLY W J,Pain Neurology[J]. Am J Med,2020.133(3):273-280.

[3] (UICC),TUfICC. Latest global cancer data:Cancer burden rises to 19.3 million new cases and 10.0 million cancer deaths in 2020[EB/OL]. (2020-12-17). https://www.uicc.org/news/globocan-2020-new-global-cancer-data.

[4] MARSHALL K,MCLAMGHLIN K. Pain management in thoracic surgery[J]. Thoracic Surgery Clinics, 2020, 30(3):339-346.

[5] LEDERMAN D,EASWAR J,FELDMAN J,et al. Anesthetic considerations for lung resection:preoperative assessment, intraoperative challenges and postoperative analgesia[J]. Ann Transl Med,2019,7(15):356-356.

[6] ELMORE B,NGUYEN V,BLANK R,ET Al. Pain management following thoracic surgery[J]. Thoracic Surgery Clinics,2015,25(4):393-409.

[7] PENNEFATHER S H,MCKEVITH J. Pain management after thoracic surgery[M]. 2011, New York:Springer. 675-699.

[8] JI R R,CHAMESSIAN A,ZHANG Y Q. Pain regulation by non-neuronal cells and inflammation[J]. Science, 2016,354(6312):572-577.

[9] ZHAO J,ROBERTS A,WANG Z,et al. Emerging role of PD-1 in the central nervous system and brain diseases [J]. Neurosci Bull,2021,37(8):1188-1202.

[10] CHEN G K Y H,LI H,LUO H,et al. PD-Ll inhibits acute and chronic pain by suppressing nociceptive neuron activity via PD-l[J]. Nat Neurosci,2017,20:917-926.

[11] WANG K,GU Y,LIAO Y,et al. PD-l blockade inhibits osteoclast formation and murine bone cancer pain[J]. J Clin Invest,2020,130(7):3603-3620.

[12] 中国医学会放射肿瘤治疗学分会,中国抗癌协会肿瘤放射治疗专业委员会,中国抗癌协会癌症康复与姑息治疗专业委员会. 放射治疗疼痛全程管理指南(2017版)[M]. 北京:人民卫生出版社,2018.

[13] DOYLE T,WAHLMAN C,LITTLE J,et al. Chemothera-

py-induced pain is promoted by enhanced spinal adenosine kinase levels via astrocyte-dependent mechanisms [J]. Pain,2018,(3):S74.

[14] YAP A,LOPEZ-OLIVO M A,DUBOWITZ J,et al. Anesthetic technique and cancer outcomes:a meta-analysis of total intravenous versus volatile anesthesia [J]. Can J Anaesth,2019,66(5):546-561.

[15] NOVAK-JANKOVIČ V,MARKOVIČ-BOŽIČ J. Regional anaesthesia in thoracic and abdominal surgery[J]. Acta Clin Croat,2019,58(Suppl 1):96-100.

[16] MAXWELL C,NICOARA A. New developments in the treatment of acute pain after thoracic surgery[J]. Curr Opin Anaesthesiol,2014,27:6-11.

[17] THOMPSON C,FRENCH D G,COSTACHE I. Costache, Pain management within an enhanced recovery program after thoracic surgery[J]. J Thorac Dis,2018,10(Suppl 32):S3773-s3780.

[18] GARCÍA-RAYADO G,NAVARRO M,LANAS A. NSAID induced gastrointestinal damage and designing GI-sparing NSAIDs[J]. Expert Rev Clin Pharmacol,2018,11(10): 1031-1043.

[19] AMINOSHARIAE A,KHAN A. Acetaminophen:old drug, new issues[J]. J Endod,2015,41(5):588-593.

[20] CHUMBLEY G M,THOMPSON L,SWATMAN JE,et al. Ketamine infusion for 96 hr after thoracotomy:effects on acute and persistent pain[J]. Eur J Pain,2019,23: 985-993.

[21] MOYSE D W,KAYE A D,DIAZ J H,et al. Perioperative ketamine administration for thoracotomy pain[J]. Pain Physician,2017,20:173-184.

[22] YU Y,LIU N,ZENG Q,et al. The efficacy of pregabalin for the management of acute and chronic postoperative pain in thoracotomy:a meta-analysis with trial sequential analysis of randomized-controlled trials[J]. J Pain Res, 2019,12:159-170.

[23] KOLETTAS A,LAZARIDIS G,BAKA S. Postoperative pain management[J]. J Thorac Dis,2015,7(S1):S62-72.

[24] GLARE P,AUBREY K R,MYLES P S. Transition from acute to chronic pain after surgery[J]. Lancet,2019,393 (10180):1537-1546.

[25] ADAMS J M,GIROIR B P. Opioid prescribing trends and the physician's role in responding to the public health crisis[J]. JAMA Intern Med,2019,179(4):476-478.

[26] KOIVISTO A P,BELVISI M G,GAUDET R,et al. Ad-

vances in TRP channel drug discovery:from target validation to clinical studies [J]. Nat Rev Drug Discov, 2021:1-19.

[27] ALMEIDA A,BERNARDES L,TREVISAN G. Trevisan, TRP channels in cancer pain [J]. Eur J Pharmacol, 2021,904:174185.

[28] TAMURA T,M. S. ,MORI A,et al,A randomized controlled trial comparing paravertebral block via the surgical field with thoracic epidural block using ropivacaine for post-thoracotomy pain relief[J]. J Anesth,2017,31 (2):263-270.

[29] TAMURA T,MORI S,MORI A,et al. Regional anesthesia in the patient receiving antithrombotic or thrombolytic therapy:American Society of Regional Anesthesia and Pain Medicine Evidence-Based Guidelines(Fourth Edition)[J]. Reg Anesth Pain Med,2018,43(3):263-309.

[30] D'ERCOLE,ARORA H,KUMAR P A. Kumar,Paravertebral Block for Thoracic Surgery [J]. J Cardiothorac Vasc Anesth,2018,32(2):915-927.

[31] BOUSEMA J E,DIAS E M,HAGEN S M,et al. Subpleural multilevel intercostal continuous analgesia after thoracoscopic pulmonary resection:a pilot study[J]. J Cardiothorac Surg,2019,14(1):179.

[32] RICE D C,CATA J P,MENA G E,et al. Posterior intercostal nerve block with liposomal bupivacaine:an alternative to thoracic epidural analgesia [J]. Ann Thorac Surg,2015,99(6):1953-1960.

[33] ZHAO H,WU Y,ZHANG X,et al. The effect of preoperative serratus anterior muscle plane block on persistent postsurgical pain after video-assisted thoracic surgery:a retrospective cohort study [J]. Clin J Pain, 2021, 37: 759-765.

[34] ZHAO H,XIN L,FENG Y. The effect of preoperative erector spinae plane vs. paravertebral blocks on patient-controlled oxycodone consumption after video-assisted thoracic surgery:A prospective randomized,blinded,non-inferiority study[J]. Journal of Clinical Anesthesia,2020, 62:109737.

[35] PITRE L,GARBEE D,TIPTON J,et al. Effects of preoperative intrathecal morphine on postoperative intravenous morphine dosage:a systematic review protocol[J]. JBI Database System Rev Implement Rep,2018,16(4):867-870.

111 镇痛对手术切口及骨愈合的影响

愈合对患者的转归极其重要,愈合良好能够减少术后并发症的发生及医疗开支,缩短患者住院时长,促进康复。人们对术后愈合影响因素的认识,主要集中在术前患者基础条件,如年龄、营养状况、糖尿病史、吸烟、组织感染、骨骼密度等;或创伤后组织缺损程度,如开放性骨折后骨量缺失、血管神经损伤等,以及术中相关操作,如无菌操作、抗生素、出血量、输血量、敷料类型、切口缝合方式等。除以上因素外,围手术期疼痛管理也引起了重视,大量基础及少量临床研究发现,疼痛与镇痛均会影响愈合。

疼痛是伤害性刺激或组织受损导致的一种不愉快的情感体验,被列为五大生命体征之一,疼痛控制不佳与肺功能差、心肌缺血、肠梗阻、血栓栓塞和免疫功能受损的风险增加有关。疼痛会激活应激反应,适度的疼痛、应激可以作为预警信号引起机体采取躲避行为,如针刺伤、热灼伤时的肌肉回缩可避免危险因素导致进一步伤害。应激还可促进内源性阿片肽的释放,不仅起到镇痛作用,与细胞表面阿片类受体结合后也可促进伤口的愈合。然而,剧烈疼痛会导致应激反应过度,此时儿茶酚胺类物质释放增加,引起血管收缩且降低组织愈合所需的血供及氧供。儿茶酚胺类物质过度激活 β_2-肾上腺素能受体,将削弱角质形成细胞的迁移能力,导致愈合速度减慢。应激过度时糖皮质激素浓度也急剧上升,抑制细胞的分化、增殖,同时基因转录能力下调,对细胞迁移十分重要的细胞黏附因子的表达也将降低。糖皮质激素还会降低机体免疫力,受损组织感染风险增大,不利于组织的愈合。应激时机体处于高代谢状态,血糖升高、蛋白质消耗增多,不利于血管再生,愈合质量明显降低。因此疼痛虽有防御作用,但剧烈疼痛带来的隐患也不容忽视,制订合理的疼痛管理策略是必要且刻不容缓的。

近些年有研究显示,镇痛药物尤其是阿片类药物、非甾体抗炎药(nonsteroidal anti-inflammatory drug, NSAID)及类固醇激素类药物,使用种类、方式不同时,对切口和骨愈合的影响也不同。这提示我们,疼痛和镇痛可能是组织愈合的双刃剑,正确认识疼痛与镇痛对组织愈合的影响,是优化镇痛方案的前提,临床意义不容小觑。本文将对近些年镇痛药物及其使用方法对切口和骨愈合的影响进行综述,希望临床医师管理疼痛的同时,也要警惕镇痛药物的副作用,从而制订个体化的镇痛方案,最大限度降低疼痛与镇痛对切口和骨愈合的影响,促进术后康复。

目前围手术期的镇痛药物包括阿片类药物、NSAID 类药物、局部麻醉药、氯胺酮、加巴喷丁、普瑞巴林、类固醇激素等,以上药物通过不同途径,阻断了疼痛向皮质中枢的传递或痛感在皮质的形成。但镇痛药物对切口和骨愈合存在不良影响,其影响因素包括镇痛药物的种类、剂量、给药方式、物理作用等。

一、阿片类药物

(一) 对切口愈合的影响

阿片类药物是经典的镇痛药物,效果确切,衍生物种类繁多,但其对切口愈合的影响尚存争议。有研究表明,阿片类药物在切口愈合增殖期和肉芽组织的形成中起着关键作用,这可能跟愈合早期炎症细胞释放的内源性阿片样物质与内皮细胞、成角质细胞、成纤维细胞表达的 μ、δ、κ 受体结合有关。阿片类药物还能促进血管、淋巴管生成及周围神经再生,增加 NO 信号转导、促进肉芽组织形成和胶原沉积,有利于小鼠创口愈合。但也有研究提出不同的观点,认为 κ 受体激动剂可作为抗血管生成因子,会抑制血管内皮生长因子(vascular endothelial growth factor, VEGF)受体的表达,阻碍血管发育和生成。此外,外源性 P 物质及降钙素基因相关肽对于早期皮肤神经源性炎症反应、调节免疫活性细胞至关重要,能够促进切口愈合,而外源性阿片类药物与初级传入神经元上相应受体结合后,将抑制愈合早期该神经肽的释放,延迟切口愈合。Lam CF 等长期给小鼠使用大剂量吗啡(每天 20mg/kg,持续 14 天),观察到小鼠切口处血管形成和切口愈合延迟。用 2.5% 曲马多 1ml 对手术部位进行浸润阻滞,观察到大鼠的切口愈合未被抑制;另一项研究用 5% 曲马多 3ml 浸润阻滞镇痛,不仅减少了术后疼痛,同样未影响切口的修复。

目前阿片类药物对愈合影响的研究仍以动物实验为主,尚缺乏临床试验数据,且临床工作中患者使用阿片类药物后出现呼吸抑制、恶心呕吐、便秘等不良作用并不少见，所以围手术期仅推荐短期、小剂量使用阿片类药物。

（二）对骨愈合的影响

一项血液透析患者行髋部手术的病例对照研究发现，阿片类药物的使用使髋部骨折的风险增加了 1.39 倍，且髋部骨折风险与阿片类药物的使用呈剂量依赖性增高，这可能与机体内分泌水平改变有关。阿片类药物通过 μ 受体抑制促性腺激素释放激素的分泌，干扰下丘脑-垂体-性腺轴，引起继发性性腺功能减退，睾酮水平降低、促卵泡激素和促黄体生成素的释放减少，最终导致骨密度降低；阿片类药物有镇静作用，且可引起头晕，术后患者跌倒风险增加，将增加骨折风险。但起效快、代谢快、不易引起蓄积的瑞芬太尼对骨的影响恰好相反，在胎儿体外成骨细胞暴露于超氧化物导致的氧化应激之前使用瑞芬太尼，可降低创伤或手术后过量活性氧对细胞的伤害，可增加胎儿成骨细胞中矿化基质的形成。小鼠多能间充质细胞作为前成骨细胞的一项研究中，也发现瑞芬太尼可通过上调矮小相关转录因子 2（runt-related transcription factor 2，RUNX2）和与成骨细胞形成、分化有关的转录因子 Osterix 的表达，来增加体外成骨细胞分化，协助骨形成及骨愈合。

部分阿片类药物长期、高剂量使用对骨愈合有抑制趋势。但需要深入的研究阐明长期使用阿片类药物与骨密度降低之间的临床相关性，及骨折术后患者使用阿片类药物的安全性。

二、NSAID 类

（一）对切口愈合的影响

NSAID 类药物是非常重要的非阿片类镇痛药，通过抑制环氧合酶-1（cyclooxygenase-1，COX-1）和环氧合酶-2（cyclooxygenase-2，COX-2）减少炎症介质的释放，达到解热镇痛效果，且术后呼吸抑制、恶心呕吐、成瘾等不良反应较少。组织的愈合包括止血、炎症、增生、重塑四个阶段，NSAID 类药物抑制前列腺素 E2（prostaglandin E2，PGE2）生成，从而影响切口愈合的炎症反应环节。PGE$_2$ 有促进血管生成的功能，参与不同的病理修复过程，所以如果 PGE$_2$ 的生成受抑制，理论上将影响切口的愈合。Mark Fairweather 等在造模前 4 天向小鼠饮食中加入帕瑞昔布钠，7 天后小鼠创口的间质细胞增殖、血管生成和细胞外基质生成均受到抑制，肉芽组织中的 α-平滑肌肌动蛋白水平也降低了 2 倍，小鼠伤口的再上皮化及创面收缩受抑制，影响愈合。然而 Bruna 等在小鼠饮食中添加塞来昔布 1 周，与对照组相比，却发现促进了小鼠伤口愈合。

此外，愈合中组织增生应适度，否则会出现瘢痕。研究发现 COX-2 活性降低与成年小鼠皮肤瘢痕形成减少之间存在联系，且 COX-2、PGE$_2$ 的低表达可能是胎儿皮肤无瘢痕修复所需的条件。这说明 NSAID 药物对减少瘢痕生成有潜在价值，使用 COX-2 抑制剂减少瘢痕组织对解决瘢痕增生相关的美容问题具有重要意义。

目前 NSAID 对切口愈合的影响，大多数是基于动物实验，影响究竟如何尚存争议，需要进一步研究证实。

（二）对骨愈合的影响

NSAID 类药物常用于骨折等外科术后镇痛，通过抑制 COX-1 和/或 COX-2 途径减少前列腺素类物质的产生而实现镇痛。但骨折后骨愈合是个复杂的过程，包括血管发育、前列腺素产生以及骨痂形成和重塑。在骨折急性期，前列腺素触发骨生成、增加骨量是骨生成的关键。NSAID 类药物阻断了前列腺素的生成，难免引起临床医师对骨愈合的担忧，也引发了关于 NSAID 引起骨愈合不良的关注。

在一项大型队列研究中，使用不同种类的 NSAID，骨愈合的结局也有差别。研究发现长骨骨折的患者服用非选择性 NSAID 类药物后发生骨不连的风险是未服用者的 1.07 倍，而服用选择性 COX-2 抑制剂的患者发生骨不连且行手术的风险是未服用者的 1.84 倍。早期研究也发现 NSAID 对骨愈合的影响与药物种类有关。COX-2 是骨折愈合过程中间充质细胞分化为成骨细胞所必需的，与人类正常愈合的骨折相比，骨不连患者组织中的 COX-2 表达降低。Michael D 等的研究发现骨折后使用 COX-2 抑制剂和阿片类药物后骨不连风险增加，但在常规使用时间范围内使用常规剂量的非选择性 NSAID 时，并未发现与骨不连有关。即便如此，作者认为仍不能排除长期使用大剂量 NSAID 会抑制骨折愈合的可能性。但与 Michael D 等的发现相反，Chang JK 等认为非选择性 NSAID 如双氯芬酸、吲哚美辛或酮咯酸，即便在治疗剂量内使用，也可能引起细胞周期停滞在 G0/G1 期，抑制骨形成及重塑。

非选择性 NSAID 也包括阿司匹林，大剂量使用时（> 1 000mg/d）对 COX-2 的抑制作用比 COX-1 强，通常用于缓解疼痛和炎症反应，但大剂量阿司匹林抑制 COX-2 活性后会抑制成骨细胞分化，也可能激活破骨细胞并增强其活性。低剂量阿司匹林（每天 75~100mg）对 COX-1 的抑制作用更强，可实现对血小板 COX-1 的持续抑制，阻止血栓素 A2 的形成从而预防血栓，对骨折术后需长期卧床的患者有益处。且小剂量的阿司匹林可增加人骨髓间充质干细胞内转化生长因子 β-1 的产生，可诱导间充质干细胞迁移到骨重塑部位。

一项随机对照试验发现，髋臼骨折患者服用吲哚美辛 6 周，骨不连的风险显著增加。Sagi 等也得出类似的结论，他们建议 NSAID 的使用时间不应超过 1 周，可减少异位骨化且不抑制骨愈合。一项大鼠模型研究也发现，如果小鼠胫骨骨折后帕瑞昔布钠仅使用 48 小时，其胫骨在强度、偏转、愈伤组织直径等方面，并未受到不利影响。

可见，NSAID 对骨愈合的作用不仅与使用时间、剂量相关，与受体的选择也可能有关，且得出的结论并不完全一致。虽然 NSAID 可能导致术后骨不连或二次手术等，但它们的镇痛效果确切，建议高风险患者在使用前评估风险与收益。可在受伤后最初几天，特别是在血管生成和骨修复的早期阶段,合理使用 NSAID。

床、促进康复锻炼等优势是值得肯定的。

三、局部麻醉药

(一) 对切口愈合的影响

局部麻醉药对骨科手术十分重要,通过抑制神经细胞表面的 Na^+ 通道来干扰动作电位的产生和传递,达到镇痛效果。但局部麻醉药对组织生长愈合也有影响。从细胞起源来说,间充质干细胞(mesenchymal stem cells,MSC)迁移到伤口或组织损伤部位后,会分化为成纤维细胞、周细胞、内皮细胞,或成骨细胞、软骨细胞、肌细胞等终末分化细胞。间充质干细胞是伤口愈合过程的重要组成部分,参与了细胞迁移和增殖、细胞外基质沉积、血管形成和基质金属蛋白酶介导的组织重塑,从而促进伤口的愈合。有研究表明,MSC 集落的形成在利多卡因、布比卡因和罗哌卡因的完全培养基中呈浓度依赖性减少,提示局部麻醉药可能通过影响 MSC 进而抑制伤口愈合。

在基础研究中,局部麻醉药对愈合的影响机制及结果存在争议。在切口愈合的增生期,成纤维细胞十分重要,其释放的胶原蛋白数量、质量及伤口纤维化指数决定了伤口的张力强度,即伤口的机械完整性。Kesici 等的研究发现,布比卡因组小鼠切口的胶原成熟程度和组织抗牵拉程度降低,而在利多卡因、罗哌卡因组中无明显差异。Fedder 等将离体的人成纤维细胞分别暴露于 0.3mg/ml 和 0.6mg/ml 的利多卡因、布比卡因或罗哌卡因中 2 天,发现细胞数量、线粒体活性和细胞增殖率呈浓度依赖性降低,尤其是布比卡因组表现出显著细胞毒性。Sezgin 等用左旋布比卡因做切口浸润,2.5mg/kg 与 1.5mg/kg 剂量相比,前者小鼠切口在浸润后第 8 天切口张力强度降低,但第 21 天时张力增强,且切口胶原蛋白的合成也增加,组织病理学检查发现使用左旋布比卡因对成纤维细胞无毒性作用。

除了局部麻醉药的药理作用,其物理作用也可能抑制伤口愈合。这要追溯到 1977 年 Tom Morris 等的研究,大鼠腹部切口在缝合之前用不同浓度的利多卡因及无菌水进行皮下注射,7 天后除了小鼠伤口愈合程度呈浓度依赖性降低外,未进行过任何处理的大鼠其愈合程度在术后第 5 天明显强于其他处理组。这是否是由于液体体积对局部组织的破坏所导致,后续可查及的研究甚少,需要更多研究来明确。

(二) 对骨愈合的影响

骨折通过骨再生而愈合。MSC 向骨折部位迁移、增殖,在与骨膜成骨细胞的界面,可分化为成骨细胞、软骨细胞、肌细胞等终末分化细胞并形成软骨基质,软骨细胞经肥大、矿化后将作为成骨细胞骨形成的基质。同上所述,MSC 集落的形成在局部麻醉药中呈浓度依赖性减少,向成骨细胞分化受损,可影响骨愈合。局部麻醉药对骨愈合的影响大多来自动物及体外试验,对骨愈合的具体影响还需要进一步研究,但临床上神经阻滞带给患者的益处,如早期下

四、类固醇激素

(一) 对切口愈合的影响

此类药物作用多且繁杂,在抑制炎性反应、控制过度免疫反应、改善患者微循环、术后止吐等方面颇具优势,但长期使用也有免疫抑制的风险。有研究发现类固醇激素会抑制人体成纤维细胞、大鼠内皮祖细胞的增殖和胶原的合成。用 PGE_2 进行治疗可改善内皮祖细胞上 C-X-C 基序趋化因子受体 4(C-X-C motif chemokine receptor 4,CXCR4)基因和蛋白的表达,促进血管生成。但糖皮质激素可通过调控 CXCR4 的表达,抑制 PGE_2 的生成进而延迟切口的愈合,尤其是经静脉注射大量皮质类固醇药物时。局部应用却观察到相反的效果,局部低剂量皮质类固醇治疗可加速患者慢性切口的愈合,79% 的患者能从中获益,伤口疼痛、渗出物和过度增生的组织减少。但同样也建议避免长期使用,否则伤口感染风险增大,不利于伤口愈合。

(二) 对骨愈合的影响

大剂量和长期使用糖皮质激素会导致大部分患者出现严重的医源性并发症,即糖皮质激素诱导的骨质疏松症。糖皮质激素主要通过增强破骨细胞的分化、成熟,延长破骨细胞的寿命进而增加初始阶段的骨吸收,抑制成骨细胞生成并促进成骨细胞和骨细胞的凋亡,导致长期使用后骨形成减少。Van Staa 等发现与盐水组患者比较,长期口服皮质类固醇的患者髋部骨折发生率是盐水组的 1.61 倍,长期口服皮质类固醇组的患者椎体骨折发生率是对照组的 2.6 倍。王显威等给双侧下颌骨骨折缺损的大鼠连续腹腔注射地塞米松 5 天,X 线检查发现与对照组比较,实验组大鼠骨折处骨质平均灰度降低,骨愈合质量下降。鉴于类固醇激素对成骨细胞、破骨细胞、骨细胞和软骨有直接不利影响,不建议将其用于骨科动物模型镇痛。

五、氯胺酮

(一) 对切口愈合的影响

氯胺酮为 N-甲基-D 天门冬氨酸受体阻断剂,是唯一具有明确镇痛作用的全身麻醉药,在多模式镇痛策略、降低阿片类药物使用的背景下,氯胺酮显示出一定的优势。至于其对术后伤口愈合的影响,目前相关研究甚少,需要进一步研究。

(二) 对骨愈合的影响

关于氯胺酮对骨愈合影响的研究比较少,仅有几篇基础研究。Ozturk 等提出关节内注射氯胺酮镇痛并不合适,因为在大鼠实验中,分别用 0.125mmol/L、0.25mmol/L、0.5mmol/L、1mmol/L、2mmol/L 的氯胺酮处理培养细胞 6 小时、24 小时、48 小时后,均观察到软骨细胞的凋亡和坏死。Horváthy 等在含有 0.02mmol/L、0.2mmol/L、2mmol/L

氯胺酮的干细胞培养基中培养大鼠海绵状骨片和顶叶骨盘 3 天后，发现骨细胞活力呈剂量依赖性降低。但 Du 等发现氯胺酮可诱导老年小鼠破骨细胞凋亡，并抑制骨髓培养物中破骨细胞的形成，可抑制骨吸收。氯胺酮相关的临床证据不足，临床指导意义不够。

加巴喷丁、普瑞巴林常作为慢性痛或辅助性镇痛药，可降低患者术后疼痛程度、减少阿片类药物的使用。目前关于此类药物不良反应的报告，主要是镇静、头晕、视觉障碍和头痛，对伤口愈合和骨愈合的研究很少，患者使用加巴喷丁后骨折风险也无明显差异。

综上所述，未及时缓解的疼痛对机体的生理状态、切口、骨愈合固然存在不良反应，但镇痛药物的使用并不简单地表现为正向作用。镇痛药物对切口、骨组织愈合的影响因素，主要取决于镇痛药物的种类、剂量、给药途径，且疼痛、镇痛与组织愈合之间存在复杂的作用，需要更多研究来证实确切机制。没有单一、通用的镇痛方案可应用于所有手术类型，临床围手术期的疼痛管理目标不再是仅为了减轻疼痛，而是加速患者康复。即使选用了低毒性的镇痛药，剂量、使用时间也应该慎重考虑。目前提倡的多模式镇痛策略是恰当的，不同类型镇痛药物和/或镇痛技术联合使用可减少药物的使用剂量及副作用，还能有效改善患者的术后疼痛，有利于患者早期下床活动、进行康复训练，促进器官功能恢复，改善患者术后生存质量。但镇痛药、镇痛技术的最佳使用策略目前还未达成共识，还需要更多设计严谨的临床试验或基础实验来进一步提供证据。

目前大部分研究仍是采用动物模型，并不能排除种属间差异会降低研究证据等级的可能性，但以上结论也应该引起临床医师的关注。如何才能既保留疼痛对机体的警示作用，适度激活应激、免疫反应来抵抗病原体入侵，促进愈合相关的细胞活性加速组织愈合，又把镇痛药物对其活性的影响降低，使机体处于正负平衡？这是一个值得探讨、研究的领域。

（鲁月　李娜　麻伟青）

参 考 文 献

［1］ NICHOLSON，J A，MAKARAM N，SIMPSON A，et al. Fracture nonunion in long bones：A literature review of risk factors and surgical management［J］. Injury，2021，52 Suppl 2：S3-S11.

［2］ ZHANG X，WANG Z，CHEN J，et al. Incidence and risk factors of surgical site infection following colorectal surgery in China：a national cross-sectional study［J］. BMC Infect. Dis，2020，20（1）：837.

［3］ 王经伟，甄东，邱冰. 不同切口长度及缝合方式的跟腱手术切口愈合情况的比较［J］. 中国微创外科杂志，2021，21（5）：415-419.

［4］ ZHOU J，WANG R，HUO X，et al. Incidence of surgical site infection after spine surgery：a systematic review and meta-analysis［J］. Spine，2020，45（3）：208-216.

［5］ BYRNE M，ALY A. The surgical suture［J］. Aesthetic Surg J，2019，39（Suppl_2）：S67-S72.

［6］ SCHOENBRUNNER A R，JANIS J E. Pain management in plastic surgery［J］. Clin Plast Surg，2020，47（2）：191-201.

［7］ ONDROVICS M，HOELBL-KOVACIC A，FUX D A. Opioids：Modulators of angiogenesis in wound healing and cancer［J］. Oncotarget，2017，8（15）：25783-25796.

［8］ LUQMAN A，GÖTZ F. The ambivalent role of skin microbiota and adrenaline in wound healing andthe interplay between them［J］. Int J Mol Sci，2021，22（9）：4996.

［9］ WOO K Y. Exploring the effects of pain and stress on wound healing［J］. Adv Skin Wound Care，2012，25（1）：38-44.

［10］ DASARI N，JIANG A. SKOCHDOPOLE A，et al. Updates in diabetic wound healing，inflammation，and scarring［J］. Semin Plast Surg，2021，35（3）：153-158.

［11］ HUSS M K，FELT S A，PACHARINSAK C. Influence of pain and analgesia on orthopedic and wound-healing models in rats and mice［J］. Comparative Med，2019，69（6）：535-545.

［12］ WANG Y，GUPTA M，POONAWALA T，et al. Opioids and opioid receptors orchestrate wound repair［J］. Transl Res，2017，185：13-23.

［13］ GUPTA M，POONAWALA T，FAROOQUI M，et al. Topical fentanyl stimulates healing of ischemic wounds in diabetic rats［J］. J Diabetes，2015，7（4）：573-583.

［14］ SHOKIROVA H，INOMATA T，SAITOH T，et al. Topical administration of the kappa opioid receptor agonist nalfurafine suppresses corneal neovascularization and inflammation［J］. Sci Rep-UK，2021，11（1）：8647.

［15］ STEIN C，KÜCHLER S. Targeting inflammation and wound healing by opioids［J］. Trends Pharmacol Sci，2013，34（6）：303-312.

［16］ LAM C F，CHANG P J，HUANG Y S，et al. Prolonged use of high-dose morphine impairs angiogenesis and mobilization of endothelial progenitor cells in mice［J］. Anesth Analg，2008，107（2）：686-692.

［17］ OZKAN D，SEKER D，ERGIL J，et al. The effects of tramadol infiltration on wound healing in rats［J］. Acta Chir Belg，2013，113（6）：434-438.

［18］ HANCI V，HAKIMOǦLUS，ÖZAÇMAK H，et al. Comparison of the effects of bupivacaine，lidocaine，and tramadol infiltration on wound healing in rats［J］. Rev Bras Anestesiol，2012，62（6）：799-810.

［19］ VANGALA C，NIU J，MONTEZ-RATH M E，et al. Hip fracture risk among hemodialysis-dependent patients prescribed opioids and gabapentinoids[J]. J Am Soc Nephrol,2020,31(6):1325-1334.

[20] GOTTHARDT F,HUBER C,THIERFELDER C,et al. Bone mineral density and its determinants in men with opioid dependence[J]. J Bone Miner Metab,2017,35(1):99-107.

[21] YOSHIKAWA A,RAMIREZ G,SMITH ML,et al. Opioid use and the risk of falls,fall injuries and fractures among older adults:a systematic review and meta-analysis[J]. J Gerontol A-Biol,2020,75(10):1989-1995.

[22] YOON J Y. KIM D W,KIM E J,et al. Protective effects of remifentanil against HO-induced oxidative stress in human osteoblasts[J]. J Dent Anesth Pain Med,2016,16(4):263-271.

[23] YOON J Y,KIM T S,AHN J H,et al. Remifentanil promotes osteoblastogenesis by upregulating Runx2/osterix expression in preosteoblastic C2C12 cells[J]. J Dent Anesth Pain Med,2019,19(2):91-99.

[24] CHENG H,HUANG H,GUO Z,et al. Role of prostaglandin E2 in tissue repair and regeneration[J]. Theranostics,2021,11(18):8836-8854.

[25] FAIRWEATHER M,HEIT Y I,BUIE J,et al. Celecoxib inhibits early cutaneous wound healing[J]. J Surg Res,2015,194(2):717-724.

[26] ROMANA-SOUZA B,SANTOS J S D,BANDEIRA L G,et al. Selective inhibition of COX-2 improves cutaneous wound healing of pressure ulcers in mice through reduction of iNOS expression[J]. Life Sci,2016,153:82-92.

[27] WILGUS T A,VODOVOTZ Y,VITTADINI E,et al. Reduction of scar formation in full-thickness wounds with topical celecoxib treatment[J]. Wound Repair Regen,2003,11(1):25-34.

[28] WILGUS T A,BERGDALL V K,TOBER K L,et al. The impact of cyclooxygenase-2 mediated inflammation on scarless fetal wound healing[J]. Am J Pathol,2004,165(3):753-761.

[29] GEORGE M D,BAKER J F,LEONARD C E,et al. Risk of nonunion with nonselective NSAIDs,cox-2 inhibitors, and opioids[J]. J Bone Joint Surg,2020,102(14):1230-1238.

[30] CHANG J K,LI C J,LIAO H J,et al. Anti-inflammatory drugs suppress proliferation and induce apoptosis through altering expressions of cell cycle regulators and pro-apoptotic factors in cultured human osteoblasts[J]. Toxicology,2009,258(2/3):148-156.

[31] XIE Y,PAN M,GAO Y,et al. Dose-dependent roles of aspirin and other non-steroidal anti-inflammatory drugs in abnormal bone remodeling and skeletal regeneration

[J]. Cell Biosci,2019,9:103.

[32] XU X,ZHENG L,YUAN Q,et al. Transforming growth factor-β in stem cells and tissue homeostasis[J]. Bone Res,2018,6:2.

[33] BURD T A,HUGHES M S,ANGLEN J O. Heterotopic ossification prophylaxis with indomethacin increases the risk of long-bone nonunion[J]. J Bone Joint Surg,2003,85(5):700-705.

[34] SAGI H C,JORDAN C J,BAREI D P,et al. Indomethacin prophylaxis for heterotopic ossification after acetabular fracture surgery increases the risk for nonunion of the posterior wall[J]. J Orthop Trauma,2014,28(7):377-383.

[35] HJORTHAUG G A,SØREIDE E,NORDSLETTEN L,et al. Short-term perioperative parecoxib is not detrimental to shaft fracture healing in a rat model[J]. Bone Joint Res,2019,8(10):472-480.

[36] LUCCHINETTI E,AWAD A E,RAHMAN M,et al. Antiproliferative effects of local anesthetics on mesenchymal stem cells:potential implications for tumor spreading and wound healing[J]. Anesth,2012,116(4):841-856.

[37] KESICI S,KESICI U,ULUSOY H,et al. Effects of local anesthetics on wound healing[J]. Braz J Anesth,2018,68(4):375-382.

[38] FEDDER C,BECK-SCHIMMER B,AGUIRRE J,et al. In vitro exposure of human fibroblasts to local anaesthetics impairs cell growth[J]. Clin Exp Immunol,2010,162(2):280-288.

[39] ZEREN S, KESICI S, KESICI U, et al. Effects of levobupivacaine on wound healing[J]. Anesth Analg,2013,116(2):495-499.

[40] MORRIS T,TRACEY J. Lignocaine:its effects on wound healing[J]. Brit J Surg,1977,64(12):902-903.

[41] CAROLINA E,KATO T,KHANH V C,et al. Glucocorticoid impaired the wound healing ability of endothelial progenitor cells by reducing the expression of CXCR4 in the PGE2 pathway[J]. Front Med,2018,5:276.

[42] HOFMAN D,MOORE K,COOPER R,et al. Use of topical corticosteroids on chronic leg ulcers[J]. J Wound Care,2007,16(5):227-230.

[43] DUMAN E,CEYLAN K C,AKPINAR D,et al. The effects of steroidal and non-steroidal anti-inflammatory drugs on tracheal wound healing in an experimental rat model[J]. Interact Cardiov Th,2020,30(4):646-651.

[44] VAN STAA T P,LEUFKENS H G,ABENHAIM L,et al. Use of oral corticosteroids and risk of fractures[J]. J Bone Miner Res,2000,15(6):993-1000.

［45］王显威,陶震江,江宏兵,等.地塞米松对下颌骨骨折愈合影响的实验研究［J］.口腔医学,2009,29(4):199-202.

［46］OZTURK A M,ERGUN M A,DEMIR T,et al. Ketamine is toxic to chondrocyte cell cultures［J］. Bone Joint J,2014,96-B(7):989-994.

［47］HORVÁTHY D B,SZÁNTÓ P,MARSCHALL B,et al. Ketamine decreases cell viability of bone explants and impairs bone healing in rats［J］. J Orthop Surg Res,2020,15(1):46.

［48］DU E,MCALLISTER P,VENNA V R,et al. Clinically relevant concentrations of ketamine inhibit osteoclast formation in vitro in mouse bone marrow cultures［J］. J Cell Biochem,2017,118(4):914-923.

112 乳腺癌术后疼痛综合征干预措施研究进展

乳腺癌是我国女性最常见的癌症之一,2020年,乳腺癌已成为全球癌症发病率最高的癌种,并居于绝大多数国家癌症发病例数和死亡原因首位。在目前针对乳腺癌的各种治疗手段中,手术根治的效果最为明显,因此也就不可避免地导致了乳腺癌术后疼痛综合征(post-mastectomy pain syndrome,PMPS)的发生。乳腺癌术后疼痛综合征是一种慢性神经病理性疼痛综合征,常发生于乳腺癌术后,由急性疼痛进展而来,其原因往往与患者自身年龄及精神状态、手术方式及术中神经损伤等有关。临床调查显示,PMPS的发生率高达13%~53%,且一旦发生便可持续长达数年。具体表现为各类乳腺癌根治术后出现集中于患侧腋窝、胸壁及手臂的疼痛,常为麻木、烧灼或针刺样,很大程度上影响了患者术后长期生活质量及社会功能。术后急性疼痛作为PMPS发生的独立危险因素,能否在围手术期关注并进行有效干预对于减少PMPS的发生具有重要意义。如何为手术患者提供良好的围手术期镇痛是预防乳腺癌术后疼痛综合征的关键。传统常用的术后镇痛方法有口服或静脉给予镇痛药物、局部浸润麻醉、胸段硬膜外麻醉、椎旁神经阻滞,随着超声定位技术的发展,多模式镇痛概念的兴起,越来越多新型周围神经阻滞被用于乳腺癌围手术期镇痛,提高了患者术后的舒适度和满意度。本文总结了与乳腺癌术后疼痛综合征发生有关的危险因素,以及临床上常用的疼痛干预措施,旨在为PMPS的预防及诊治提供参考。

一、定义

早在1978年,Wood KM就报道了这种继发于乳腺手术后的持续性疼痛,并命名为乳腺癌术后疼痛综合征(PMPS),在一项流行病学研究中将PMPS定义为:①发生于乳房手术后;②中等程度的疼痛;③具有神经病理性疼痛性质;④疼痛位于同侧乳房、胸壁、腋窝、上臂;⑤持续至少6个月;⑥有一半的时间会发生;⑦可因肩部运动而加重。

二、影响因素

(一)患者自身原因

年龄<50岁常被认为是乳腺癌术后患者发生PMPS的危险因素之一,由于术中神经损伤是引起PMPS的主要原因,而年轻女性具有对神经损伤引起的疼痛更高敏感性和更低容忍性的特点,使其在术后易发生急性疼痛;同时年轻患者容易在术前出现焦虑心理,焦虑或抑郁可使得患者的应激反应增强,在一系列变化下最终导致痛觉敏化以及慢性疼痛形成。陈瑞萍的研究结果显示,通过心理干预,在改善患者焦虑抑郁的同时,可降低乳腺癌患者术后并发症的发生率。一项分析研究显示,有慢性疼痛史的患者更容易发生PMPS,由于长期疼痛刺激导致中枢神经系统疼痛调节机制的改变以及部分脑功能的重塑,以及长期的外周敏化及其造成的中枢敏化使患者对疼痛较为敏感。

(二)术式影响

不同类型的乳腺癌根治术会造成不同的神经损伤,从解剖上看,乳房大部分皮肤来源于肋间神经,内侧乳房由T_2~T_5肋间神经前皮支配,T_1、T_6可变参与;外侧乳房由T_2~T_5肋间神经外侧皮支支配,T_1、T_6、T_7可变参与。需要着重关注的是T_2肋间神经发出外侧皮支的走行,称为肋间臂神经(intercostobrachial nerve,ICBN)。该神经穿过肋间肌肉和前锯肌后,再穿过腋窝到达手臂内侧,与上臂内侧皮神经相汇合,因此在腋窝淋巴结清扫术过程中ICBN和臂内侧皮神经均有较大的损伤风险,易导致患者胸壁部、腋窝及上臂内侧皮肤的感觉障碍。Alves等的研究显示,进行腋窝淋巴结清扫术时,尤其是清扫超出15个淋巴结以上时,PMPS的风险相对较少清扫者的风险要高出2.01倍。但对于术中是否保留ICBN同PMPS发生率的高低仍有争议,贾海峰等认为乳腺癌手术保留ICBN可降低PMPS的发生率;而Peuckmann等认为保留ICBN实际上是术后慢性疼痛的危险因素,手术损伤可导致神经自发性活动产生疼痛,当附近的神经元损伤时,未损伤的神经可自发进行电活动,从而保留伤害性信号转导功能,同时未损伤的ICBN也会受到术后炎症或牵拉力的影响导致术后疼痛。

（三）麻醉影响

众所周知患者术后早期疼痛是慢性疼痛的最重要危险因素之一，如何有效抑制围手术期急性疼痛应是麻醉科医师的关注点，目前在术中及术后使用大量阿片类镇痛药物不仅导致术后患者恶心呕吐的发生率居高不下，还有临床试验发现阿片类药物在镇痛作用之外可激活机体的促伤害机制，称为阿片类药物诱发的痛觉过敏（opioid induced hyperalgesia，OIH），易使机体对伤害性刺激的反应性和敏感性增加。一项研究结果显示，阿片类药物使用量增加6倍，乳腺癌术后慢性疼痛发生率由2.3%增加到13.8%，但OIH是否是PMPS的独立危险因素，目前还未有明确的报道。

（四）术后治疗

乳腺癌术后放疗可导致靶区（胸壁、上臂）的血管狭窄或神经和软组织纤维化，引起局部组织器官缺血及末梢神经不可逆性的损伤，从而引起神经源性疼痛，因此放疗成为了PMPS的潜在病因之一。患者术后肿瘤复发和副肿瘤综合征也可引起神经性疼痛。目前有紫杉醇等继发疼痛等外周神经病变的报道，但化疗和激素治疗等对于PMPS的影响尚不明确。

三、干预措施

（一）药物

1. **阿片类药物** 阿片类阵痛药物不仅可以与外周及脊髓后角胶状质（第二层）感觉神经元内的阿片受体相结合，同时还可以抑制P物质的释放，从而有效阻止疼痛的感觉传入大脑内。其次，阿片类物质还可以作用于人体大脑和脑干等组织的疼痛中枢系统，从而发挥较强的下行性疼痛抑制作用。由于具有给药简便、起效快、镇痛效果明确等优点，目前在我国阿片类药物广泛运用于整个围手术期，包括术前诱导、术中持续泵注、术后口服、肌内注射或自控输注镇痛等多个阶段。阿片类药物的不良反应也是明确的：术后恶心呕吐、瘙痒、呼吸抑制、嗜睡及过度镇静等。1986年Merskey的一项调查显示，约12%的PMPS患者选择使用阿片类镇痛药物，其中2%的乳腺癌患者使用强阿片类药物，5%使用弱阿片类药物（吗啡、可待因、曲马多、羟考酮）随着临床上镇痛药物种类的增多，阿片类药物更多用于癌性疼痛的治疗而较少用于术后慢性疼痛，且上文已描述过阿片类药物使用量的增加易导致术后慢性疼痛发生率的增加，因此阿片类药物治疗PMPS的前景是局限的。

2. **非阿片类药物** 抗惊厥药加巴喷丁及普瑞巴林通过关闭钙离子受体来达到止疼作用，最新的英国国家卫生与临床优化研究所（National Institute for Health and Clinical Excellence，NICE）指南将加巴喷丁和普瑞巴林作为治疗慢性痛的一线用药。董明等一项系统评价中纳入4个试验，265例患者，综合试验结果得出，加巴喷丁类药物可显著减轻术后急性疼痛的程度，并可降低术后3个月慢性疼痛的

发生率。Raafat等为评估围手术期普瑞巴林对PMPS预防作用，选择200例行乳腺癌根治术的患者分为两组，观察组自手术日起予普瑞巴林口服（75mg，每日2次），共7天，对照组予安慰剂。术后随访结果显示观察组11例被诊断患有PMPS，远低于对照组29例，同时观察组在术后1个月、3个月、6个月神经病理性疼痛发生率及VAS评分均低于对照组，说明围手术期口服普瑞巴林可以降低PMPS发生率。

NSAID通过抑制环氧合酶阻断前列腺素合成产生解热镇痛的效果，在临床中通常与阿片类药物合用以增强镇痛效果。Legeby等一项研究证实术前合用双氯芬酸及阿片类药物能明显缓解术后急性疼痛。孙铭阳等在一项研究观察组切皮前15分钟和6小时后给予氟比洛芬酯50mg静脉注射，发现氟比洛芬酯静脉注射能降低术后2个月、4个月、6个月PMPS的发生率。

（二）传统区域镇痛

1. **胸段硬膜外镇痛** 硬膜外镇痛常用于胸腹部手术，是一种镇痛范围广，效果确切的麻醉方法，胸段硬膜外阻滞通常经高位胸椎椎间隙硬膜外穿刺成功并置管，予试验剂量无脊椎麻醉征象后给予麻醉剂量，主要阻滞脊神经根部，使其所支配区域达到镇痛效果。

Doss的一项前瞻性研究纳入了60例乳腺癌根治术患者，比较了全身麻醉和连续硬膜外麻醉的镇痛有效性，硬膜外组在$T_6 \sim T_7$时置入硬膜外导管，注入0.2%罗哌卡因5~10ml，维持麻醉并持续给予48h镇痛，与全身麻醉组相比，硬膜外麻醉可更好地缓解乳腺癌术后疼痛，减少恶心和呕吐等不良反应，促进麻醉后恢复，并提高患者满意度。Lahiry等的随机对照研究将60例乳腺癌患者分为硬膜外组（硬膜外置管位置为$T_7 \sim T_8$，0.5%布比卡因8~10ml）和全身麻醉组，观察结果与Doss一致，Lahiry认为连续硬膜外镇痛可单独作为一种麻醉方式替代全身麻醉用于乳腺癌手术，不仅降低术后恶心、呕吐的发生率，还能同时具有更好的疼痛管理。但高位胸段硬膜外麻醉常广泛阻滞节段内交感神经，容易发生呼吸、循环及运动神经的阻滞，导致心动过缓、低血压、呼吸抑制等不良反应。王春等在乳腺癌根治术中运用低浓度罗哌卡因（0.2%）联合芬太尼行硬膜外麻醉，减少了单独使用局部麻醉药引起的呼吸抑制、血压下降等不良反应，同时满足了乳腺癌根治术的镇痛需要。由于硬膜外镇痛只适用于院内操作，且存在呼吸循环抑制的不良反应，高位硬膜外镇痛对于PMPS的治疗目前还未有研究涉及，其实用性还有待进一步讨论。

2. **局部浸润麻醉** 将局部麻醉药在切口周围进行连续浸润麻醉可作为局部镇痛的方法之一，常用于乳腺表面包块切除或穿刺活检，Tam等的一项meta分析纳入了13项研究共1150例患者，评估布比卡因或罗哌卡因在乳腺癌手术中缓解疼痛的功效。分析结果显示局部浸润麻醉仅在术后2小时显著减轻患者疼痛，但在术后12小时和24小时没有减轻疼痛。提示了我们局部浸润麻醉对于乳腺癌患者具有短期镇痛的作用，但对于整个围手术期镇痛乃至

PMPS 的治疗前景是有限的。夏明等比较了乳腺癌术后常规静脉自控组和罗哌卡因持续切口浸润的镇痛效果,发现以 0.3% 罗哌卡因行术后持续 48 小时切口浸润(释放速度 5ml/h)可达到与静脉自控相同的镇痛效果,且术后恶心、呕吐发生率低于静脉镇痛组,这对于阿片类药物不良反应较重的患者不失为一种选择,但该研究存在着样本量较少,以及不同伤口导管置管技术的差异对试验结果可能存在干扰等。综上所述,单次局部浸润麻醉在乳腺癌手术中起到的镇痛效果有限,局部麻醉药持续切口浸润是一种确切有效的镇痛方法。

(三)超声引导下的新型区域镇痛

1. 椎旁神经阻滞

(1)解剖基础及阻滞方法:Hμgo Sellheim 在 1905 年提出了椎旁阻滞的概念,后由 Lawen(1911 年)和 Kappis(1919 年)定义。脊神经出椎间孔后行走在椎旁间隙内,分为前后两支及交感神经,节段性支配胸部、腹部、背部感觉及相应肌肉的运动,且椎旁间隙内的脊神经没有鞘膜包裹,对局部麻醉药十分敏感。椎旁阻滞就是将局部麻醉药注入椎旁间隙内,达到同侧躯体麻醉与镇痛的一种神经阻滞方法。传统上椎旁阻滞采用体表定位,但由于其失败率较高、并发症较多等原因无法在临床广泛应用。2009 年 Hara 首次提出超声引导下的椎旁神经阻滞,即患者取健侧卧位,探头定位于 T_3 和 T_5 胸椎旁间隙,清晰显示横突和胸膜的超声图像,缓慢进针突破肋横突韧带,穿刺进针至椎旁间隙回抽无血液、脑脊液后,注射局部麻醉药至椎旁间隙内。

(2)在乳腺癌手术中的应用:张艳利等在一项 meta 分析中纳入 16 项研究共 1 639 例术前或术后实施了胸椎旁神经阻滞的患者,结果显示胸椎旁神经阻滞可显著降低乳腺癌根治术后 3 个月、6 个月、12 个月 PMPS 的发生率,提高了乳腺癌患者的术后生活质量。Terkawi 等纳入 24 项研究 1 822 例受试者的 meta 分析也得到类似结论,椎旁神经阻滞不仅在乳腺癌根治术后 72 小时内起到有效镇痛作用,降低围手术期阿片类药物的消耗,减少恶心、呕吐发生率,缩短患者住院时间,还能减少术后 6 个月 PMPS 的发生率。而辛玲等一项双向性队列研究结果显示,与单纯全身麻醉比较,椎旁神经阻滞联合全身麻醉不能降低术后 1 年以上乳腺癌患者 PMPS 的发生率,且对神经病理性疼痛发生率以及慢性疼痛程度无明显影响,此结果与另一文献报道一致。综上所述,椎旁神经阻滞可以为乳腺癌根治术提供有效的术后镇痛,也能明显降低乳腺癌患者术后 1 年内 PMPS 的发生率,但与 1 年以上患者 PMPS 发生率降低无明显相关性。

2. 胸壁神经阻滞

(1)解剖基础及阻滞方法:胸壁神经阻滞(pectoral nerve blocks,PECS)在 2011 年由 Blanco 等首次提出。胸大、小肌之间穿行着支配二者的胸外侧、内侧神经,使用超声探头定位并将局部麻醉药注射于胸大肌和胸小肌之间,胸肩峰动脉胸肌支旁以阻滞上述神经,此为 PECS Ⅰ。

PECS Ⅰ 可用于乳腺切除术及放置胸部假体、胸肌下外科操作的镇痛。除此之外,还可用于胸部创伤、放置心脏起搏器与放置胸腔闭式引流管。2012 年 Blanco 等提出更加适合乳腺切除术及腋窝淋巴结清扫术的 PECS Ⅱ,该阻滞方法将超声探头放置于锁骨下方,寻找第 3 肋骨上方的胸小肌与前锯肌,注射局部麻醉药至胸小肌、前锯肌之间,主要阻滞 2~6 肋间神经外侧皮支、肋间臂神经、胸长神经。

(2)在乳腺癌手术中的应用:Bashandy 和 Abbas 等比较分析了 PECS Ⅱ 与全凭静脉麻醉对于乳腺癌患者术后镇痛的效果,结果显示 PECS Ⅱ 能提供术后 12 小时内良好的胸壁镇痛,并能减少阿片类药物的用量及不良反应的发生率。谭敬等一项研究也得出类似结论。Kulhari 等一项随机对照试验比较了 PECS Ⅱ 和椎旁阻滞对于乳腺癌根治术的镇痛时间及效果,PECS Ⅱ 的镇痛时间比椎旁阻滞平均延长了 97 分钟,同时消除了硬膜外或鞘内扩散以及交感神经阻滞的风险,也降低了因穿刺导致气胸的风险。靳红绪也通过对照试验得出结论:比起椎旁神经阻滞,PECS Ⅱ 阻滞效果更为完善和持久,原因是椎旁神经阻滞不能阻滞到胸内侧神经、胸外侧神经以及胸长神经和胸背神经,导致镇痛不全。而 PECS Ⅱ 阻滞分别将局部麻醉药注射到胸小肌和前锯肌、胸大肌和胸小肌之间的肌筋膜间,可完善以上神经的阻滞,更加满足乳腺手术的镇痛需求。李渭敏等一项纳入 60 例乳腺癌患者的研究记录胸神经阻滞后 48 小时内及 1 个月、3 个月、6 个月的疼痛评分均低于全身麻醉对照组,可见胸壁神经阻滞对于 PMPS 有较好的预防作用。目前国内外有关胸神经阻滞预防 PMPS 的文献报道较少,但胸神经阻滞具有并发症少、操作简便、阻滞时间长的特性,有望为乳腺癌术后镇痛及 PMPS 的预防和治疗提供一种新方式。

3. 前锯肌平面阻滞

(1)解剖基础及阻滞方法:Blanco 等在 2013 年提出前锯肌平面阻滞技术,将局部麻醉药注射在前锯肌和背阔肌的肌间隙,从而有效阻滞 T_2 ~ T_9 的肋间神经外侧皮支,达到前外侧胸壁良好镇痛。具体方法为超声探头沿矢状位放置,从锁骨中线由上向下、由内向外,直至探头移动到腋中线第 5 肋骨水平,穿刺针穿过浅层背阔肌到达前锯肌表面注入局部麻醉药,此为前锯肌浅层阻滞。2015 年 Perez 提出深层 SPB 的概念将超声探头放置于患者锁骨下窝,向下平移至腋中线第 4、5 肋水平,穿刺针到达前锯肌下方、肋间外肌上方的间隙注入局部麻醉药,此间隙为肋间神经外侧皮支出肋间外肌的起始位置。2016 年由 Khemka 等改良 SPB,操作时将超声探头放置第 2 肋间,向后外侧平移至腋后线第 6 肋处,高回声肋骨为前锯肌,前锯肌斜上方为背阔肌,在背阔肌与前锯肌间隙内注入局部麻醉药,即可完成改良 SPB 的操作。Mayes 等的研究均证实 SPB 技术可以阻滞包括胸长神经、胸背神经及肋间神经外侧皮支在内的神经支。

(2)在乳腺癌手术中的应用:Zocca 等对 8 例乳腺癌

术后发生慢性疼痛的患者实施前锯肌阻滞,实验结果显示 SPB 在不同程度减轻了患者与 PMPS 有关的胸壁疼痛。Kayo 等为一例乳腺癌术后 NRS 评分达 10 分并因疼痛患抑郁症的 70 岁女性患者进行长达 6 个月连续 SPB 治疗,不仅最大程度缓解了患者疼痛,减轻了 PMPS 症状,还改善了其心理健康。赵定亮等研究纳入 120 例乳腺癌根治术患者观察全身麻醉联合 SPB 与传统全身麻醉方法对预防 PMPS 的效果,观察表明超声引导下前锯肌平面阻滞联合氟比洛芬酯可以降低乳腺癌改良根治术后慢性疼痛的发生率,进而有效地预防乳腺癌改良根治术后疼痛并发症的发生。骆艺菲、何开华在一项随机对照试验中比较了传统全身麻醉和全身麻醉联合 0.33% 罗哌卡因 30ml 行前锯肌阻滞的镇痛效果,发现超声引导下 SPB 可显著减轻乳腺癌改良根治术围手术期疼痛、减少阿片类药物消耗,并降低术后 6 个月、9 个月 PMPS 发生率及疼痛程度,且术后急性疼痛 NRS 评分和 PMPS 严重程度具有相关性。对于浅层 SPB 和深层 SPB 的选择,Blanco 等研究表明两种方式注射局部麻醉药均能良好扩散,均可提供相对持久的镇痛效果,但浅层 SPB 较深层 SPB 阻滞持续时间更佳,阻滞范围更宽,因此认为浅层 SPB 更有效。Abdallah 等对 166 例行乳腺癌根治术的患者进行了回顾,分析结果表明行深层和浅层前锯肌阻滞的患者都能减少术中阿片类药物的消耗,有效提供术后镇痛;但 Abdallah 认为将局部麻醉药注入背阔肌及前锯肌间隙有可能影响外科医师操作,因此更倾向于使用深部前锯肌阻滞。Piracha 等对 4 例有 PMPS 病史的患者进行回顾性分析时,发现对于超声探头下背阔肌和前锯肌间存在瘢痕或浅层 SPB 治疗效果不佳的患者,采用深层前锯肌阻滞可即刻缓解患者疼痛感,为一些独特情况下的 PMPS 提供了一种新的治疗方式。

4. 竖脊肌平面阻滞

(1) 解剖基础及阻滞方法:竖脊肌位于斜方肌和菱形肌的深面,由内向外依次为棘肌、最长肌、髂肋肌,胸段脊神经在出椎间孔处分成背侧支和腹侧支,背侧支行走于后方向上支配竖脊肌,发出中间支继续向上支配菱形肌和斜方肌;腹侧支行走于外侧成为肋间神经。2016 年 FORERO 等首次报道了竖脊肌平面阻滞(erector spinae plane block, ESPB),于竖脊肌深部 T_5 横突表面注射 0.5% 罗哌卡因 20ml 可阻滞同侧 $T_3 \sim T_9$ 脊神经支配区域。实施该阻滞的方法是超声横断面定位至对应阻滞节段的棘突和横突,确定阻滞节段的横突后,探头旋转 90°,长轴再次定位棘突旁 3cm,可见包括横突尖和上方的三层肌肉,自浅至深分别为斜方肌、菱形肌和竖脊肌,穿刺针至竖脊肌深面注射局部麻醉药。

(2) 在乳腺癌手术中的应用:Bonvicini 等为一例实施单侧乳房切除并植入假体和对侧乳房重建术的患者行 T_5 水平双侧 ESPB,术后镇痛效果良好,患者满意度高。赵婷、李秋荣在一项随机对照试验中比较了 ESPB 和 PCIA 用于乳腺癌根治术患者的术后镇痛效果,结果显示 ESPB 能够有效减轻患者 24 小时内的术后疼痛,减少麻醉药物的使用量,对患者术后恢复具有积极的促进作用。Kimachi 等报道的一例临床案例中,接受乳腺癌手术的患者在接受丙泊酚镇静的同时,仅行术侧 ESPB(药液为 0.5% 罗哌卡因与 1:2 000 000 肾上腺素和地塞米松 8mg),在半小时之内完成手术,术中患者未述明显不适感,且术中血流动力学平稳。提示对于合并症多、全身麻醉风险高的患者,丙泊酚镇静复合 ESPB 技术不失为一种合适的麻醉镇痛方案。魏鑫等对比了 ESPB 与单点胸椎旁阻滞用于乳腺癌根治术围手术期镇痛的效果,两者在镇痛效果上无明显差异,单点胸椎旁阻滞时间持久,ESPB 阻滞平面范围更大,操作更简便,提示 ESPB 作为一种新型区域阻滞方法,也可为乳腺癌术后患者提供良好的镇痛。而 ESPB 能否降低 PMPS 发生率的研目前未有报道,还需要进一步研究。

四、小结

PMPS 作为困扰乳腺癌患者的一大术后并发症,严重影响其长期的身体健康和心理状态,不利于乳腺癌患者术后恢复及回归社会,PMPS 的发生发展与患者自身因素、手术、麻醉影响以及术后治疗等方面有关,但由于其发生机制较为复杂,而镇痛方式单一,在过去治疗效果不佳。当前在规范疼痛管理,加速无痛康复理念的提出,多模式镇痛不断优化的现代医学背景下,PMPS 有望在麻醉科医师的干预下进行预防及治疗,减少其发生率,改善术后恢复质量。在已有文献中,加巴喷丁、普瑞巴林、氟比洛芬酯在乳腺癌术后都能起到明确镇痛作用,并有减少 PMPS 发生的报道。胸段硬膜外麻醉和直接浸润麻醉可以满足围手术期镇痛,但对于 PMPS 的预防及治疗前景较局限。椎旁神经阻滞、胸壁神经阻滞、前锯肌神经阻滞不仅能提供术后镇痛,同时也能降低术后至少 1 年内的 PMPS 发生率,其他新型周围神经阻滞如竖脊肌阻滞在乳腺癌手术镇痛方面也有良好发展前景,但仍需大量样本和试验来论证其有效性。总之,及早对 PMPS 进行管理和干预,才能为患者提供更好的术后生活环境,提高舒适度和满意度。

(易佳莹 杨文燕)

参 考 文 献

[1] SUNG H, FERLAY J, SIEGEL R L, et al. Global cancer statistics 2020: GLOBOCAN estimates of incidence and mortality worldwide for 36 cancers in 185 countries [J]. CA Cancer J Clin, 2021, 71(3): 209-249.

[2] COONEY M A, CULLETON-QUINN E, STOKES E. Current knowledge of pain after breast cancer treatment: a systematic review [J]. Pain Manag Nurs, 2013, 14(2): 110-123.

[3] 谢文彪, 童玲玲. 乳腺癌术后相关的慢性疼痛 [J]. 国际外科学杂志, 2012, 39(1): 6-8.

[4] 胡海北,权广前,陈强,等. 乳腺癌术后疼痛综合征的发生情况及其危险因素分析[J]. 癌症进展,2019,17(4):445-448.

[5] WOOD K M. Intercostobrachial nerve entrapment syndrome[J]. South Med J,1978,71(6):662-663.

[6] WALTHO D, ROCKWELL G. Post-breast surgery pain syndrome:establishing a consensus for the definition of post-mastectomy pain syndrome to provide a standardized clinical and research approach-a review of the literature and discussion[J]. Can J Surg,2016,59(5):342-350.

[7] URITS I,LAVIN C,PATEL M,et al. Chronic pain following cosmetic breast surgery:a comprehensive review[J]. Pain Ther,2020,9:71-82.

[8] 陈瑞萍. 手术室整体护理对乳腺癌患者围手术期效果影响的研究[J]. 安徽医药,2013,17(5):886-887.

[9] 苏小君,杨英,方燕梅,等. 乳腺癌术后疼痛综合征的临床特征及危险因素分析[J]. 局解手术学杂志,2021,30(12):1057-1060.

[10] MICHELLE LE ROUX C,KIIL B J,PAN W R,et al. Preserving the neurovascular supply in the Hall-Findlay superomedial pedicle breast reduction:an anatomical study[J]. J Plast Reconstr Aesthet Surg,2010,63(4):655-662.

[11] SARHADI N S,SHAW DUNN J,LEE F D,et al. An anatomical study of the nerve supply of the breast,including the nipple and areola[J]. Br J Plast Surg,1996,49(3):156-164.

[12] FABRO E A N,BERGMANN A,SILVA B D A E,et al. Post-mastectomy pain syndrome:incidence and risks[J]. Breast,2012,21(3):321-325.

[13] 贾海峰,卜延志. 保留肋间臂神经在乳腺癌根治术中的临床应用[J]. 实用老年医学,2014,28(10):818-819.

[14] PEUCKMANN V,EKHOLM O,RASMUSSEN N K,et al. Chronic pain and other sequelae in long-term breast cancer survivors:Nationwide survey in Denmark[J]. Eur J Pain,2009,13(5):478-485.

[15] WALTHO D, ROCKWELL G. Post-breast surgery pain syndrome:establishing a consensus for the definition of post-mastectomy pain syndrome to provide a standardized clinical and research approach-a review of the literature and discussion[J]. Can J Surg,2016,59(5):342-350.

[16] HOJAN K,WOJTYSIAK M,HUBER J,et al. Clinical and neurophysiological evaluation of persistent sensory disturbances in breast cancer women after mastectomy with or without radiotherapy[J]. Eur J Oncol Nurs,2016,23:8-14.

[17] MERSKEY H. International Association for the Study of Pain:Classification of chronic pain. Descriptions of chronic pain syndromes and definitions of pain terms[J]. Pain,1986,3(2):S1-S226.

[18] FINNERUP N B,ATTAL N,HAROUTOUNIAN S,et al. Pharmacotherapy for neuropathic pain in adults:a systematic review and meta-analysis[J]. Lancet Neurol,2015,14(2):162-173.

[19] NATIONAL INSTITUTE FOR HEALTH AND CARE EXCELLENCE(NICE). Neuropathic pain in adults:pharmacological management in non-specialist settings[EB/OL]. (2013-11-20)[2020-11-09]. https//pubmed. ncbi. nlm. nih. gov/31961628/.

[20] 董明,田博,高山,等. 围手术期干预对乳腺切除术后慢性疼痛综合征预防作用的系统评价[J]. 现代肿瘤医学,2016,24(2):248-253.

[21] REYAD R M,OMRAN A F,ABBAS D N,et al. The possible preventive role of pregabalin in postmastectomy pain syndrome:a double-blinded randomized controlled trial[J]. J Pain Symptom Manage,2019,57(1):1-9.

[22] LEGEBY M,SANDELIN K,WICKMAN M,et al. Analgesic efficacy of diclofenac in combination with morphine and paracetamol after mastectomy and immediate breast reconstruction[J]. Acta Anaesthesiol Scand,2005,49(9):1360-1366.

[23] SUN M Y,LIAO Q,WEN L L,et al. Effect of perioperative intravenous flurbiprofen axetil on chronic postmastectomy pain[J]. J Cent South Univ(Med Sci),2013,7:653-660.

[24] 孙铭阳,廖琴,温玲玲,等. 围手术期静脉注射氟比洛芬酯在乳腺切除术后慢性疼痛中的作用[J]. 中南大学学报(医学版),2013,7:653-660.

[25] DOSS N W,IPE J,CRIMI T,et al. Continuous thoracic epidural anesthesia with 0.2% ropivacaine versus general anesthesia for perioperative management of modified radical mastectomy[J]. Anesth Analg,2001,92(6):1552-1557.

[26] Lahiry S. Thoracic epidural versus general anaesthesia for MRM surgeries[J]. Int J Med and Dent Sci 2016,5(2):1125-1131.

[27] JAKOBSEN C J. High thoracic epidural incardiac anesthesia:are-view[J]. Semin Cardiothorac Vasc Anesth,2015,19(1):38-48.

[28] 林东红,周爱玲. 罗哌卡因硬膜外阻滞用于乳腺癌改良根治术的效果观察[J]. 广东医学,2012,32(21):2824-2826.

[29] 王春,张望平,金丹. 低浓度罗哌卡因复合芬太尼硬膜外麻醉在乳腺癌手术中的临床应用[J]. 西部医学,2018,30(11):1603-1606.

［30］ TAM K W，CHEN S Y，HUANG T W，et al. Effect of wound infiltration with ropivacaine or bupivacaine analgesia in breast cancer surgery：A meta-analysis of randomized controlled［J］. Int J Surg，2015，22：79-85.

［31］ 夏明，李慧，童建华，等. 连续切口输注不同浓度罗哌卡因对乳腺癌根治术后镇痛的影响［J］. 临床麻醉学志，2017，33（1）：19-21.

［32］ BATRA R K，KRISHNAN K，AGARWAL A. Paravertebral block［J］. J Anaesthesiol Clin pharmacol，2011，27（1）：5-11.

［33］ HARA K，SAKURA S，NOMURA T，et al. Ultrasound guided thoracic paravertebral block in breast surgery［J］. Anaesthesia，2009，64（2）：223-225.

［34］ 张艳利，王舟一，王颖，等. 胸椎旁神经阻滞对预防乳腺癌术后慢性疼痛影响的 Meta 分析［J］. 医学信息，2021，34（24）：51-56.

［35］ TERKAWI A S，TSANG S，SESSLER D I，et al. Improving analgesic efficacy and safety of thoracic paravertebral block for breast surgery：a mixed-effects meta-analysis［J］. Pain Physician，2015，18（5）：E757-780.

［36］ 辛玲，张紫嫣，侯宁，等. 乳腺癌患者术前超声引导下胸椎旁神经阻滞与术后慢性疼痛的相关性［J］. 临床麻醉杂志志，2021，37（6）：625-628.

［37］ WANG L，COHEN J C，DEVASENAPATHY N，et al. Prevalence and intensity of persistent post-surgical pain following breast cancer surgery：a systematic review and meta-analysis of observational studies［J］. Br J Anaesth，2020，125（3）：346-357.

［38］ BLANCO R. The ' pecs block '：a novel technique for providing analgesia after breast surgery［J］. Anesthesia，2011，66（9）：847-848.

［39］ BLANCO R，FAJARDO M，MALDONADO T P. Ultrasound description of PecS Ⅱ（modified PecS Ⅰ）a novel approach to breast surgery［J］. Rev Esp Anestesiol Reonim，2012，59（9）：470-475.

［40］ BASHANDY G M，ABBAS D N. Pectoral nerves Ⅰ and Ⅱ blocks in multimodal analgesia for breast cancer surgery：a randomized clinical trial［J］. Reg Anesth Pain Med，2015，40（1）：68-74.

［41］ 谭敬，吕瑞兆，严军，等. 超声引导下胸部神经阻滞在乳腺癌改良根治术后多模式镇痛中的应用［J］. 临床麻醉学杂志，2017，33（8）：747-750.

［42］ KULHARI S，BHARTI N，BALA I，et al. Efficacy of pectoral nerve block versus thoracic paravertebral block for postoperative analgesia after radical mastectomy：a randomized controlled trial［J］. Br J Anaesth，2016，117（3）：382-386.

［43］ 靳红绪，张同军，孙学飞，等. 超声引导下胸神经阻滞和胸椎旁神经阻滞用于乳腺癌根治术后镇痛效果的比较［J］. 临床麻醉学杂志，2018，34（2）：126-129.

［44］ 李渭敏，王汉兵，郑雪琴，等. 胸壁神经阻滞对乳腺癌根治术术后急慢性疼痛的影响［J］. 广东医学，2018，39（8）：1189-1192.

［45］ BLANCO R，PARRAS T，MCDONNELL J G，et al. Serratus plane block：a novel ultrasound-guided thoracic wall nerve block［J］. Anaesthesia，2013，68（11）：1107-1113.

［46］ PEREZ R，HERRERO M A，LOPEZ LVAREZ S，et al. Quality of postoperative recover after breast surgery. general anaesthesia combined with paravertebral versus serratus-intercostal block［J］. Rev Esp Anestesionl Reanim，2016，63（10）：564-571.

［47］ KHEMKA R，CHAKRABOTRY A，AHMED R，et al. Ultrasound-guided serratus anterior plane block in breast reconstruction surgery［J］. AA Case Rep，2016，6（9）：280-282.

［48］ MAYES J，DAVISON E，PANAHI P，et al. An anatomical evaluation of the serratus anterior plane block［J］. Anaesthesia，2016，71（9）：1064-1069.

［49］ ZOCCA J A，CHEN G H，PUTTANNIAH V G，et al. Ultrasound-guided serratus plane block for treatment of postmastectomy pain syndromes in breast cancer patients：a case series［J］. Pain Practice，2017，17（1）：141-146.

［50］ TAKIMOTO K，NISHIJIMA K，ONO M. Serratus plane block for persistent pain after partial mastectomy and axillary node dissection［J］. Pain Physician，2016，19（3）：E481-486.

［51］ 赵定亮，王然，马超，等. 超声引导下前锯肌平面阻滞联合氟比洛芬酯预防乳腺癌术后疼痛综合征［J］. 临床麻醉学杂志，2019，35（11）：1075-1079.

［52］ 骆艺菲，何开华. 超声引导下前锯肌平面阻滞对乳腺癌术后疼痛综合征的影响［J］. 重庆医科大学学报，2021，46（2）：237-242.

［53］ BLANCO R，PARRAS T，MC DONNELL J G，et al. Serratus plane block：a novel ultrasound-guided thoracic wall nerve block［J］. Anaesthesia，2013，68（11）：1107-1113.

［54］ ABDALLAH F W，CIL T，MAC LEAN D，et al. Too deep or not too deep？：a propensity-matched comparison of the analgesic effects of a superficial versus deep serratus fascial plane block for ambulatory breast cancer surgery［J］. Reg Anesth Pain Med，2018，43（5）：480-487.

［55］ PIRACHA M M，THORP S L，PUTTANNIAH V，et al. "A tale of two planes"：deep versus superficial serratus anterior plane block for postmastectomy pain syndrome

［J］. Reg Anesth Pain Med,2017,42(2):259-262.

［56］ FORERO M,ADHIKARY S D,LOPEZ H,et al. The erector spinae plane block:anovelanal-gesictechniquein thoracic neuropathic pain［J］. Reg Anesth Pain Med, 2016, 41 (5):621-627.

［57］ BONVICINI D,TAGLIAPIETRA L,GIACOMAZZI A,et al. Bilateral ultrasound-guided erector spinae plane blocks in breast cancer and reconstruction surgery［J］. J Clin Anesth,2018,44:3-4.

［58］ 赵婷,李秋荣.竖脊肌平面阻滞麻醉在乳腺癌根治术后镇痛作用［J］.中国药物与临床,2021,21(22):3721-3723.

［59］ KIMACHI P P,MARTINS E G,PENG P,et al. The erector spinae plane block provides complete surgical anesthesia im breast surgery:a case report［J］. AA Pract,2018, 11(7):186-188.

［60］ 魏鑫,杨凯,高晓秋,等.竖脊肌平面阻滞与胸椎旁神经阻滞用于乳腺癌根治术围手术期镇痛效果的比较［J］.临床麻醉学杂志,2020,36(9):871-875.

113 神经调控技术治疗三叉神经痛的研究进展

三叉神经痛(trigeminal neuralgia,TN)是一种特征为颜面部反复发作、剧烈的、有扳机点诱发性的电击样、针刺样或刀割样的神经病理性疼痛,根据其发病机制常分为原发性三叉神经痛(idiopathic trigeminal neuralgia,ITN)和继发性三叉神经痛(secondary trigeminal neuralgia,STN)两类。目前药物仍然是治疗 TN 的首选,卡马西平和奥卡西平被认为是一线治疗药物,其他抗癫痫类药物如苯妥英钠、加巴喷丁、普瑞巴林、拉莫三嗪、匹莫齐特等作为二线用药。在药物控制疼痛效果欠佳时,患者可以选择经外周支神经阻滞和射频、半月节药物毁损和射频、γ 刀、微血管减压术、微球囊压迫术以及神经调控技术等非药物治疗方法。近年来,由于操作性、创伤性、技术成熟度及患者满意度等诸多因素的作用,神经调控技术愈来愈受到医师的青睐和患者的选择。

三叉神经痛是临床疼痛工作中常见且难以治愈的神经病理性疼痛。数百年来,人们积累了较丰富的治疗该病的经验,但目前还没有一种方法或者措施对所有的三叉神经痛患者都有效。临床已证实,药物作为三叉神经痛的首选和基础治疗,不良反应较多,长期服用可引起多器官功能损害,并且效果往往不令人满意。神经调控技术作为一项医学新技术,目前在疼痛科的应用如火如荼,对于三叉神经痛患者,除选择神经阻滞、微创介入治疗及外科手术等非药物治疗方法外,神经调控技术成为治疗三叉神经痛的新选择。本文回顾神经调控技术治疗三叉神经痛的历史,并就其临床应用现状及未来发展进行总结和述评。

神经调控技术(neuromodulation)是指利用植入或非植入性技术,采用物理(电、磁、超声等)或者化学手段,对中枢神经、周围神经和自主神经系统邻近或远隔部位的神经元或神经网络信号的转导发挥兴奋、抑制或调解的作用,从而改善患者生活质量,提高患者神经功能的生物医学工程技术。临床上常用于治疗 TN 的神经调控技术主要包括经皮神经电刺激(transcutaneous electrical nerve stimulation,TENS)、外周神经刺激(peripheral nerve stimulation,PNS)、深部脑电刺激(deep brain stimulation,DBS)、运动皮质刺激(motor cortex stimulation,MCS)、经颅磁刺激(transcranial

magnetic stimulation,TMS)以及聚焦超声(focused ultrasound,FU)等。

一、经皮电刺激(TENS)

TENS 技术于 1967 年首次被报道用于治疗神经性疼痛,其具体方法为在经过患侧颌面部皮肤穿刺术后,将刺激电极放置在三叉神经第二支和第三支支配的区域,以持续性或脉冲式电刺激患区神经以减轻疼痛。Singla S 等报道,30 例 TN 患者在经过 20~40 天的 TENS 治疗后,疼痛评分 1 个月总体下降约 65%,3 个月下降 85%,并且,持续性电刺激模式较脉冲式 burst 的治疗更加有效。国内亦有报道,将中医针灸穴位与经皮电刺激相结合治疗 TN 效果显著,总有效率 94.3%。目前认为,由于样本量较少,TENS 治疗需扩大样本量以提高试验的可行性,以及观察治疗的远期效果。

二、外周神经刺激(PNS)

PNS 的原理是将刺激脉冲发生器埋植在电极附近的皮下组织内,将导线通过皮下隧道与刺激电极相连,调整刺激脉冲发生器的脉冲参数,进行长期电刺激治疗。Ellis 等报道了 35 例接受三叉神经 PNS 的患者,其中 17 例对试验刺激有反应,对 15 例有反应的人进行了永久性的电极植入,经过平均 15 个月的随访,11 例患者疼痛得到改善。国内的相关文献报道,PNS 多应用于治疗以带状疱疹后神经痛为代表的 STN,并且区别于国外,国内多采用短时程(10~14 天)PNS,研究表明,短时程 PNS 亦可显著改善带状疱疹后三叉神经痛患者症状和提高其生活质量。以上结果表明,周围神经刺激对缓解疼痛有总体有效,但长期疗效有待进一步研究证实。

三、深部脑电刺激(DBS)

早在 20 世纪 50 年代,人们首次应用 DBS 来改善慢性疼痛。其作用机制并不明确,可能为脑室和丘脑灰质细胞受刺激后,释放内源性阿片类物质从而达到缓解疼痛的作用。Nandi 等报道了 1 例难治性 TN 患者,他们对脑室和丘脑腹后外侧核进行 DBS 治疗,在刺激试验期间,患者的疼痛减轻了 33%。Franzini 等治疗了 5 例继发于多发性硬化症的 TN 患者,报告 5 例患者术后 1~3 年疼痛减轻,有 2 例患者不需要药物治疗。国内未见相关报道。由此可见,对于难治性 TN 患者,DBS 不失为一项挽救性措施。

四、运动皮质刺激(MCS)

MCS 是指将刺激电极通过手术放置于运动皮质上方的硬膜外腔或者硬膜下腔,与植入的脉冲发生器相连接,刺激对侧运动皮质引起皮质反馈,抑制活跃的感觉皮质痛觉神经元,从而缓解疼痛。Fontaine 等在一项研究中发现,在 44 例 TN 患者中,30 例患者的疼痛缓解至少 40%~50%。2015 年,Henssen 等报道了 3 例 TN 患者术后 3 年疼痛减轻至少 60%。国内的此类研究较少。以上报告显示,MCS 可能是治疗 TN 的一个比较有效的适应证,但由于缺乏长期大量的病例随访资料,未来需要更多的相关研究。

五、经颅磁刺激(TMS)

TMS 是 Barker 等于 1985 年首创的一种通过皮质刺激影响和改变大脑功能的电生理技术。其原理为通过应用刺激器的时变磁场产生的磁脉冲,作用于头部大脑皮质,产生感应电流,改变皮质神经元动作电位,使中枢神经系统发生功能乃至结构上的可塑性变化,从而影响脑内代谢和神经电活动,发挥生物刺激作用。重复经颅磁刺激(repetitive transcranial magnetic stimulation,rTMS)是在经颅磁刺激基础上发展起来的,对同一部位进行一系列固定时间间隔的连续经颅磁刺激。李娜等对 20 例 ITN 患者进行了运动皮质 TMS 治疗后发现,疼痛在 2 周后减少了 50%,这与 Khedr 等的研究结论相似。并且对患者进行后续的 rTMS 治疗,患者 6 个月的疼痛缓解率为 70%,明显高于 Khedr 等的 2 周治疗时间,这提示了 rTMS 具有镇痛积累效应,肖东升等的报道亦支持此结论。

六、聚焦超声(FU)

经颅磁共振引导的 FU 手术在神经外科中是一种新型和不断发展的治疗方式,目前主要用于通过丘脑切开术治疗脑肿瘤和慢性疼痛。其具体方法为利用超声换能器,通过头骨传输超声能量,汇聚到一个焦点上,引起一个高度集中的加热区域,使病变组织热凝消融。Monteith 等利用该方法治疗了 9 例神经病理性疼痛患者,其中 1 例为特发性 TN。治疗后 2d,9 例患者的疼痛缓解程度从 30% 到 100% 不等。国内尚未见相关治疗报道。总体而言,聚焦超声临床治疗数据较少,且缺乏长期随访结果,尚不能明确对三叉神经的损伤情况。上述方法治疗 TN 情况详见表 113-1。

表 113-1 各项神经调控技术治疗 TN 的比较

治疗方法	患者的选择标准	初始疼痛缓解率	远期疼痛改善或复发情况	参考文献及作者
经皮电刺激	药物治疗失败者	3 周内可达 80%~90%	3 个月后疼痛改善率为 85%	Singla S,Prabhakar V,Singla R K 刘小华,李崖雪,吴民民,等
外周神经刺激	药物治疗失败者	40%~50%	有待研究	Ellis J A,Mejia Munne J C,Winfree C J. 刘妍,赵梦楠,韩杰 程燕,赵向琴,王丽娜,等
深部脑刺激	难治性 TN 患者	>90%	有待研究	Nandi D,Aziz T,Carter H,等
运动皮质刺激	药物治疗失败者	60%~80%	疼痛复发率>50%	Fontaine D,Hamani C,Lozano A Henssen D,Kurt E,van Cappellen,等
经颅磁刺激	药物治疗失败者	50%~60%	有待研究	李娜,何亮亮,王小平,等 Khedr E M,Kotb H,Kamel N F,等 肖东升,杜薇,陶蔚,等
聚焦超声	标准疗法失败者	有待研究	有待研究	Monteith S J,Medel R,Kassell N F,等

综上所述,神经调控技术具有定位精准、创伤性小、可控性好、安全性高以及疗效确切等优点,因此在慢性顽固性疼痛治疗领域有着广阔的前景。与此同时,我们还应该认识到,虽然在药物和其他非药物治疗效果欠佳时,新兴的神经调控治疗可能会取得良好的结果,但受限于 TN 等疾病机制本身的复杂性和既往缺乏有效的研究手段,以及尚无足够的临床研究作为治疗选择的依据,使得神经调控技术的研究和应用至今仍处于探索阶段。我们还发现,神经调控技术不仅是治疗脑及神经性疾病的有效手段,而且还是研究疾病机制的重要工具。这对未来的研究提供了方向:

一方面需要更多的动物试验和临床研究数据,更加深入了解 TN 遗传因素、神经生理学病因,以进一步明确 TN 的发病机制;另一方面,未来需要加大多中心、大样本、随机、双盲、对照临床试验,以评估包括 TENS、PNFS、SCS、DBS 及 rTMS 等神经调控治疗 TN 的长期有效性和安全性,这将是三叉神经痛治疗的重点方向。总之,神经调控技术的研究和应用,为临床治愈三叉神经痛患者带来了新的希望。

(吕旃 赵鹏 蒋宗滨)

参考文献

[1] 解虎涛,张建国.神经调控技术的过去、现在和未来[J].四川大学学报(医学版),2022:1-5.

[2] 张迪,于猛,刘霞.神经调控技术简述[J].山东大学学报(医学版),2020,58(8):50-60.

[3] XU R,XIE M E,JACKSON C M. Trigeminal neuralgia:Current approaches and emerging interventions[J]. J Pain Resh,2021,14:3437-3463.

[4] WALL P D,SWEET W H. Temporary abolition of pain in man[J]. Science,1967,155(3758):108-109.

[5] 赵燕星,唐元章,杨慧婕,等.经皮穿刺三叉神经半月节射频热凝术中神经电刺激强度与术后并发症相关性分析[J].实用医学杂志,2016,32(19):3194-3196.

[6] 杨阳,樊碧发,杨克勤,等.神经病理性疼痛介入治疗[J].中国现代神经疾病杂志,2013,13(10):831-837.

[7] SINGLA S,PRABHAKAR V,SINGLA R K. Role of transcutaneous electric nerve stimulation in the management of trigeminal neuralgia[J]. Journal of Neurosciences in Rural Practice,2019,2(2):150-152.

[8] 刘小华,李崖雪,吴民民,等.深刺下关穴配合经皮穴位电刺激治疗三叉神经痛临床疗效及对睡眠质量影响[J].辽宁中医药大学学报,2022,24(4):196-200.

[9] 李娜,吴双,吕国义.不同刺激频率与时间经穴经皮神经电刺激对电流感觉阈值的影响[J].天津医药,2014,42(6):578-580.

[10] YIN D,SLAVIN K V. Gasserian ganglion stimulation for facial pain[J]. Prog Neurol Surg,2020,35:96-104.

[11] AMATYA B,YOUNG J,KHAN F. Non-pharmacological interventions for chronic pain in multiple sclerosis[J]. Cochrane Database Syst Rev,2018,12(12):CD012622.

[12] WEBER K. Neuromodulation and devices in trigeminal neuralgia[J]. Headache,2017,57(10):1648-1653.

[13] OTTESTAD E,ORLOVICH D S. History of peripheral nerve stimulation—update for the 21st century[J]. Pain Medicine,2020,21(Supplement_1):S3-S5.

[14] HANYU-DEUTMEYER A,PRITZLAFF S G. Peripheral nerve stimulation for the 21st century:Sural,superficial peroneal,and tibial nerves[J]. Pain Med,2020,21(Supplement_1):S64-S67.

[15] ELLIS J A,MEJIA MUNNE J C,WINFREE C J. Trigeminal branch stimulation for the treatment of intractable craniofacial pain[J]. J Neurosurg,2015,123(1):283-288.

[16] 程燕,赵向琴,王丽娜.短时程眶上神经电刺激治疗老年带状疱疹性神经痛的临床观察[J].山东医药,2020,60(27):63-65.

[17] 刘妍,赵梦楠,韩杰,等.短时程眶上神经电刺激治疗三叉神经 i 支带状疱疹性神经痛的疗效观察[J].中国疼痛医学杂志,2017,23(8):580-583.

[18] 许银红,陈建平,李航,等.周围神经电刺激对三叉神经第一支带状疱疹后神经痛疗效分析[J].中国疼痛医学杂志,2021,27(12):939-942.

[19] COFFEY R J. Deep brain stimulation for chronic pain:results of two multicenter trials and a structured review[J]. Pain Med,2001,2(3):183-192.

[20] NANDI D,AZIZ T,CARTER H,et al. Thalamic field potentials in chronic central pain treated by periventricular gray stimulation-a series of eight cases[J]. Pain,2003,101(1):97-107.

[21] FRANZINI A,MESSINA G,CORDELLA R,et al. Deep brain stimulation of the posteromedial hypothalamus:Indications,long-term results,and neurophysiological considerations[J]. Neurosurg Focus,2010,29(2):E13.

[22] RAMOS-FRESNEDO A,PEREZ-VEGA C,DOMINGO R A,et al. Motor cortex stimulation for pain:a narrative review of indications,techniques,and outcomes[J]. Neuromodulation,2022,25(2):211-221.

[23] FONTAINE D,HAMANI C,LOZANO A. Efficacy and safety of motor cortex stimulation for chronic neuropathic pain:critical review of the literature[J]. J Neurosurg,2009,110(2):251-256.

[24] HENSSEN D,KURT E,van CAPPELLEN V W A,et al. Long-term effect of motor cortex stimulation in patients suffering from chronic neuropathic pain:An observational study[J]. PLoS One,2018,13(1):e191774.

[25] BARKER A T,JALINOUS R,FREESTON I L. Non-invasive magnetic stimulation of human motor cortex[J]. Lancet,1985,1(8437):1106-1107.

[26] 田娟,盛伟斌.经颅重复磁刺激在慢性神经病理性疼痛中的应用[J].中国疼痛医学杂志,2008,14(6):364-366.

[27] 李娜,何亮亮,王小平,等.重复经颅磁刺激治疗原发性三叉神经痛的疗效及安全性分析[J].中国全科医学,2016,19(12):1387-1391.

[28] KHEDR E M. Longlasting antalgic effects of daily sessions of repetitive transcranial magnetic stimulation in central and peripheral neuropathic pain[J]. J Neurol

Neurosurg Psychiatry,2005,76(6):833-838.

［29］肖东升,杜薇,陶蔚,等.导航下重复经颅磁刺激治疗三叉神经术后非典型面痛［J］.中国疼痛医学杂志,2014,20(8):561-564.

［30］MARTIN E,JEANMONOD D,MOREL A,et al. High-intensity focused ultrasound for noninvasive functional neurosurgery［J］. Ann Neurol,2009,66(6):858-861.

［31］MONTEITH S J,MEDEL R,KASSELL N F,et al. Transcranial magnetic resonance-guided focused ultrasound surgery for trigeminal neuralgia:A cadaveric and laboratory feasibility study［J］. J Neurosurg, 2013,118(2):319-328.

［32］彭婷婷,何微微,苟晨,等.无创神经调控技术在慢性顽固性疼痛中的应用及进展［J］.中华神经科杂志,2021,54(6):626-630.

［33］谭响,王晓松,云强,等.三叉神经痛非药物治疗的研究进展［J］.临床神经外科杂志,2021,18(6):717-720.

［34］李莹萱,彭艳,林华.无创神经调控技术的现状与未来［J］.脑与神经疾病杂志,2019,27(2):114-116.

［35］李南,杨晓秋.三叉神经带状疱疹后神经痛微创介入治疗进展［J］.中国疼痛医学杂志,2021,27(6):455-460.

114 脊髓电刺激治疗带状疱疹相关性疼痛的作用机制和刺激模式的研究进展

带状疱疹（herpes zoster，HZ）是由长期潜伏在背根神经节的水痘-带状疱疹病毒（varicella-zoster virus，VZV）再激活引起的感染性疾病，在机体免疫功能低下时侵犯神经和皮肤产生炎症反应，表现为受侵犯皮节的集簇样皮疹，常伴随难以忍受的疼痛，临床性质多样，常表现为烧灼样、电击样、刀割样、针刺样或混合性疼痛。带状疱疹相关性疼痛（zoster-associated pain，ZAP）包含带状疱疹急性期疼痛和带状疱疹后神经痛（postherpetic neuralgia，PHN）。带状疱疹急性期疼痛是指出疹前至出疹后1个月内的神经痛，定义为带状疱疹神经痛（herpes zoster neuralgia，HZN）。PHN定义为皮损愈合后疼痛持续超过1个月的顽固性神经痛。ZAP每年发病率高达5‰，在老年化的时代更以2.5%的速度增长，严重影响患者生活质量，给社会和家庭带来沉重的经济负担。尽管遵循专家共识和指南进行，但治疗ZAP仍未取得令人满意的效果。经过50多年的基础与临床研究，脊髓电刺激（spinal cord stimulation，SCS）作为安全、有效的微创治疗方法，已成为治疗ZAP主要方法之一，获得国内外专家的广泛认可。但对于SCS治疗ZAP的作用机制目前仍众说纷纭。另外，随着近年来科学技术的不断进步以及临床研究的持续探索，SCS亦发展出新的刺激模式和新的电极产品。本文将回顾近年来文献报道，结合作者的临床经验，总结SCS可能机制及治疗模式，介绍SCS治疗ZAP的临床新探索，以期为临床治疗ZAP提供更有效、经济、安全的管理方案。

一、SCS的作用机制

SCS的理论基础是Melzack和Wall提出的"闸门控制学说"，该学说提出在脊髓-大脑传导通路中存在一扇可以调控疼痛信号的"闸门"，疼痛刺激机体时，小直径细纤维（C类和Aδ纤维）兴奋打开闸门，使疼痛信号上传至中枢产生痛觉；当大直径粗纤维（Aβ纤维）兴奋时则关闭闸门，脊髓接受细纤维信号减少。SCS的电脉冲刺激脊髓后柱粗大Aβ纤维，产生异常感觉，关闭闸门，间接阻断细小纤维痛觉信号的传导，达到镇痛的目的。但此基础理论难以解释SCS对于急性疼痛收效甚微，亦难以解释短时程脊髓电刺激拔出电极停止刺激后镇痛作用仍能持续的现象。因此，其他各理论学说的提出用以补充解释SCS的作用机制。

（一）γ-氨基丁酸机制

在正常生理状态下，低阈值伤害性信号的传导受脊髓后角抑制性中间神经元释放的γ-氨基丁酸（gamma-aminobutyric acid，GABA）等抑制性氨基酸的抑制，而不会造成痛觉。Benke研究发现，ZAP患者的神经损伤会导致抑制性中间神经元选择性凋亡，所释放的GABA明显减少，脊髓后角的抑制性功能受损，对伤害性信号的抑制作用减弱，此时脊髓后角广动力域（wide dynamic range，WDR）因接收伤害性输入信号而表现出持续的病理性兴奋，将原本的非伤害性信号当作伤害性信号向上传递，造成痛觉超敏（allodynia）。WDR神经元是存在于脊髓痛觉传导通路的一种特殊神经元，能接受多种类型的初级感觉纤维传入，在神经损伤时易接受伤害性信号致敏而表现为过度兴奋性。既往研究认为，SCS通过激活脊髓抑制性中间神经元，诱导抑制性氨基酸GABA释放，以降低兴奋性氨基酸浓度，解除WDR神经元的异常高兴奋状态，减弱上行疼痛信号转导以达到缓解疼痛的效果。Guan等通过大鼠神经生理实验证明了SCS减弱了脊髓后角WDR神经元兴奋性；Sadeghi等构建神经病理性疼痛慢性压迫性损伤（chronic constriction injury，CCI）模型发现WDR神经元表现出对外界电、热刺激敏感度显著增加，CCI后14天予以GABA受体激动剂明显降低WDR神经元的高反应性，且降低CCI模型鼠的痛觉过敏。为进一步证实GABA系统在SCS中的作用，Janssen等通过给原本对SCS治疗不敏感的神经病理性疼痛大鼠注射GABA受体激动剂时发现，其对SCS治疗转为敏感。众多研究肯定了GABA系统在传统SCS治疗ZAP中发挥的作用，完善了SCS对脊髓感觉神经元的作用机制。

（二）胆碱能和肾上腺素能机制

胆碱能和肾上腺素能系统对于调节伤害感受起重要的作用，当伤害性刺激激活脊髓下行信号通路时，乙酰胆碱释放增加以激活毒蕈碱受体产生镇痛作用。Schechtmann等研究发现，对SCS有反应的大鼠脊髓后角中乙酰胆碱含量增加,而对 SCS 无反应的大鼠中则没有变化,表明 SCS 能促进脊髓后角内乙酰胆碱的释放而产生镇痛作用。Schechtmann 等进一步研究发现,通过予以肾上腺素能受体激动剂可乐定可促使乙酰胆碱释放增加,增强大鼠对 SCS 的超敏反应;与激动剂对比,他们予以肾上腺素能受体拮抗剂阿托品和 M4 受体拮抗剂时,发现 SCS 的镇痛效能明显降低;而后他们将此结果运用于临床,鞘内注射可乐定、巴氯芬联合 SCS 治疗神经病理性疼痛取得良好的疗效。通过一系列实验验证,证明 SCS 可能通过胆碱肾上腺素能系统起到镇痛作用。

(三) 5-羟色胺机制

既往研究证实,SCS 通过激活脊髓背外侧束的 5-羟色胺(5-hydroxytryptamin,5-TH)下行通路,增加 5-TH 释放以发挥抗伤害作用。Song 等建立单神经病大鼠模型利用 SCS 治疗其疼痛超敏反应,发现经 SCS 治疗有效的大鼠神经损伤侧的脊髓背侧中 5-HT 含量明显增加,而 SCS 治疗无效大鼠 5-TH 则无变化,表明神经损伤引起的疼痛与 5-TH 含量减少有关,且 SCS 可通过促进脊髓后角释放 5-TH 而抑制疼痛。进一步研究发现 5-TH(2A)、5-TH(4)拮抗剂可显著减弱 SCS 镇痛效果,且 5-TH(3)激动剂增强效果会被 GABA 受体拮抗剂抵消,这些结果表明,5-TH 机制在 SCS 缓解神经痛中起重要作用,部分 5-TH 受体机制可能涉及脊髓 GABA 能中间神经元,影响 GABA、脑啡肽、强啡肽的合成和表达,需要进一步研究。

(四) 小胶质细胞机制

随着基础研究的不断深入,学者们认识到,神经胶质细胞在神经病理性疼痛的发生发展过程中通过髓鞘形成、神经元支持、调节突触连接和感觉功能等发挥作用。小胶质细胞在 HZ 急性期受炎症反应刺激而敏化表达多种受体,这些受体被激活增殖并释放各种促炎因子(IL-6、TNF-α、BDNF)、抗炎因子(IL-10、IL-4)和致痛物质。这些促炎因子介导炎性组织损伤,最终导致机体产生疼痛,并进一步参与维持痛觉敏化。体内的 Toll 样受体(Toll-like receptors,TLR),包括 IL-1、TNF 受体等均为激活核因子-κB(nuclear factor κB,NF-κB)信号通路的途径,被激活的 NF-κB 会使小胶质细胞表现为神经毒性表型,促进 IL-1、TNF-α 释放。Xu 等通过抑制 CCI 大鼠模型的 TLR4/NF-κB 信号通路发现可以改善机械反射阈值和热反射时长,缓解 CCI 模型的慢性神经性疼痛,证实了 TLR/NF-κB 信号通路参与上述机制。Yuan 等研究发现在神经性疼痛模型中运用 SCS 治疗后模型的 TLR/NF-κB、IL-1 及 TNF-α 表达均较治疗前降低,表明 SCS 可以通过抑制 TLR/NF-κB 通路的激活以抑制促炎细胞因子的释放来缓解神经性疼痛。

二、SCS 新的刺激模式

传统的 SCS 即脊髓背柱电刺激(dorsal column stimulation,DCS),是将电极放置于椎管硬膜外腔后正中线稍偏患

侧位置,用低频(一般为 40~60Hz)电脉冲刺激脊髓背根感觉神经元,调控信号转导,从而减轻疼痛。虽然大量临床研究表明,DCS 治疗 ZAP 可取得一定疗效,但存在电刺激产生麻木感无法完全覆盖疼痛区域、电刺激稳定性差无法提供较好镇痛体验等问题,所以近年在神经调控临床应用方面,关于 SCS 电极放置位置、频率、刺激模式取得众多的进展,为 SCS 治疗 ZAP 提供更多选择手段。

(一) 高频 SCS(high frequency SCS,HF SCS)

根据《脊髓电刺激治疗慢性疼痛专家共识》,区别于低频 SCS,HF SCS 刺激频率(frequency,Hz)为 1~10kHz,采用电荷平衡刺激波形,刺激幅度(电压/电流 amplitude,V/mA)低于异常感觉阈值,故不产生麻木针刺感但仍产生有效的镇痛。Hagedorn 等已经证明 HF SCS 治疗慢性神经病理性疼痛疗效不亚于传统低频 SCS,且因为不需要解剖映射产生体表异常感觉,免除了术中异常感觉的测试,改善患者的治疗体验,患者和医师均可减少放射线的危害,结果与 Ghosh 等研究相符。Kapural 等对 159 例非手术难治性背痛患者植入 HF SCS,12 个月的随访发现 10kHz 的高频 SCS 改善了患者身体功能和生活质量,减少阿片类药物使用。Peeters 等回顾了 2010 年到 2020 年间运用 HF SCS、传统低频 SCS 治疗背部神经性疼痛的病例,结果与 Kapural 等研究结果相同,证实了 HF SCS 刺激无异感的优越性。

虽然取得明确临床疗效,但是 HF SCS 的镇痛机制研究仍处于初期阶段。Shechter 等建立神经性疼痛大鼠模型,运用高、低频率(1kHz 和 50Hz)SCS 分组治疗进行疗效比较,发现在高强度波幅下,高频、低频 SCS 均能有效减少神经的动作电位,当波幅较低时仅 1kHz 刺激部分起效,结果表明 SCS 在不同频率、振幅设置下减弱了神经超敏反应,可能涉及不同的脊髓、外周作用机制,其中 HF SCS 在低波幅仍能起镇痛疗效可能揭示其作用并不完全依赖于降低脊髓后角广动力域(WDR)神经元的高兴奋性,可能是通过减少高度去极化的浅表后角神经元。Wang 等发现 HF SCS 能改善溶酶体功能、提高溶酶体相关膜蛋白的活性以达到对模型大鼠的持续性镇痛。由此可见,HF SCS 可作为接受传统低频 SCS 治疗无效的慢性神经病理性疼痛患者的替代治疗模式。

(二) 爆发式 SCS(burst SCS)

爆发式 SCS 又称簇状 SCS,刺激主体为每秒 40 次的成组刺激簇,每个刺激簇由 5 个 500Hz 的刺激构成,每个刺激簇间有一个 1ms 静止期。麻木异感相较传统低频 SCS 少,虽然作用机制尚不明确,但其有效性已被大量临床研究所证实。Morales 等比较了传统高低频 SCS 与爆发式 SCS 治疗慢性腰腿部神经痛的疗效,发现爆发式 SCS 疗效优于低频 SCS,缓解程度更佳,患者偏好爆发式 SCS 的无异常感觉。Hagedorn 等通过一项多中心、植入式簇状 SCS 的研究发现爆发式 SCS 的另一独特效果,128 例患者经 2 年治疗,58% 患者不再出现抑郁,原先有心理困扰的患者健康生活质量提高 82%,提示爆发式 SCS 在高度心理困扰的慢性神

经痛患者中具有良好的疗效,研究结果可能涉及情绪-情感内侧疼痛通路机制。此外,Kirketeig 等指出,进一步高质量研究爆发式 SCS 不仅需要说明其基本作用机制,还需了解这种特别的刺激模式是如何缓解不同患者疼痛时的多个情感障碍。为了解爆发式 SCS 在治疗中突发波形的可能机制,Chakravarthy 等通过多个数据库查得出结论,刺激的特殊波形和刺激模式在爆发式 SCS 中起重要作用,其中脊髓后角、背柱中神经元的差异化调节是爆发式 SCS 产生无异常感觉镇痛作用的解剖基础。与 Hagedorn 等结论相符,Chakravarthy 等认为爆发式 SCS 不仅能治疗慢性病痛的身体疼痛,对患者潜在的、负面的情感方面的治疗亦有作用。

总之,爆发式 SCS 能在不产生异常感觉情况下有效缓解慢性神经性疼痛,获得更多患者偏好,且能有效改善情感障碍,但需要更多对 ZAP 治疗的大样本、多中心研究,并进一步探寻其作用机制。

(三) 背根神经节电刺激(dorsal root ganglia stimulation,DRGS)

背根神经节(dorsal root ganglia,DRG)位于硬膜外腔,靠近椎间孔内侧面,是脊髓背根神经的膨胀结节,作为传入感觉的第一级神经元聚集点,能接收、传导和调控外周和中枢的伤害性信号,在神经病理性疼痛中起重要的作用。因为 DRG 所在空间小,可移动性低,稳定性好,且周围脑脊液少,限制电流向四周扩散,使刺激信号转导受限,所以DRGS 最大特点为定位精准、电极刺激效率率高。Hong 等对一例顽固性 ZAP 患者行传统 SCS 治疗后患者诉刺激无法完全覆盖疼痛区域,遂于 DRG 处予电刺激电极,发现 DRGS 提供足够刺激,麻木异常感觉可覆盖疼痛皮节分布,有效缓解疼痛 50% 以上。为证实 DRGS 有效性,Deer 等进行一项前瞻性、多中心试验,比较运用 DRGS 或 DCS 治疗 152 例慢性神经病理性疼痛患者的长期疗效,3 个月的有效性观察发现 DRGS 有效缓解率高于 DCS 组(81.2% vs 55.7%),12个月的不良事件观察未发现两组有明显差异;且 DRGS 组患者诉刺激异常感觉随体位变化较小,异常感觉刺激较少投射到非疼痛区域,亦获得更高生活质量,表明 DRGS 刺激更精准,比 DCS 提供了更好的治疗体验和成功率。

在神经病理性疼痛中,最早期的病理改变是 DRG 神经元细胞膜电生理特性、炎症介质等表达水平改变,这些改变造成神经元细胞膜通透性增加,放电阈值降低,使 DRG 失去对疼痛信号的滤过,导致外周疼痛信号在中枢传导,产生静息痛、痛觉超敏等表现。Liem 等认为 DRGS 通过稳定DRG 内小胶质细胞和卫星细胞,减少促炎因子释放,修复DRG 的病理状态,阻断疼痛信号向脊髓节段传导,产生镇痛作用。但目前仍缺乏统一认可的理论,仍需要更多的基础研究加以证实。

(四) 背根神经电刺激(dorsal nerve root stimulation,DNRS)

DNRS 是将刺激电极放置于椎管硬膜外侧间隙,靠近椎弓根内缘。因为解剖空间较狭窄,电极受神经根周围软组织固定,电极位置相对稳定,故治疗期间发生体位改变时,电刺激区域移动、电流大小改变发生较少。Levine 等运用 DNRS 和 DCS 治疗上肢神经痛发现:两种方法均能有效缓解 50% 以上疼痛,同时较少使用阿片类药物,且并发症没有显著性差异。黄铭杰等运用 DCS 和 DNRS 治疗带状疱疹神经痛(zoster-related neuralgia,ZRN),比较两种方法的经济、疗效区别,结果发现,疗效上两种方法均能有效治疗ZRN,且 DNRS 具有术后程控次数少、刺激异常感觉覆盖效果好等优点;经济上 DNRS 术中耗时明显少于 DCS,术者、患者所受辐射亦减少,且 DNRS 组仅需使用 1 根刺激电极的比例显著大于 DCS 组,减轻患者的经济负担。吴逸伦等比较 DNRS 与 DCS 治疗 ZAP 的疗效,证实了黄铭杰等研究结果,提出 DNRS 综合效果优于 DCS,尤其对于疼痛区域难以被 DCS 覆盖的患者。综上可认为 DNRS 作为 DCS 术式的改进,具备某些方面优点,但如同 DRGS 术式需要进一步的大样本多中心临床研究。

三、总结和展望

近年来脊髓电刺激技术在疼痛临床上的应用取得诸多进展,随着新的零配件研发,涌现出高频脊髓电刺激、爆发式脊髓电刺激等新的刺激模式;随着临床试验研究深入,探索出背根神经节电刺激、背根神经电刺激等新的电极放置部位。各种新的刺激模式、刺激方法从不同方面提高了疗效,使 SCS 治疗带状疱疹相关性疼痛得到国内外越来越广泛的重视。但各种新的 SCS 方法仍需要多中心、大样本的随机对照研究以探究其疗效,尤其在参数设定方面制订统一的规范;此外,还需要更多的动物实验来揭示其作用机制,从而使治疗更精确、更稳定,不断提高治疗的有效率和安全性。相信随着以上问题的迎刃而解,SCS 会得到更多、更广泛的应用,造福更多的慢性疼痛患者。

(吴逸伦 蒋宗滨)

参 考 文 献

[1] 郭宏,扈瑞平,马艳华,等. 水痘-带状疱疹病毒的致病机制与防治[J]. 内蒙古医科大学学报,2021,43(2):210-213.

[2] CHEN L-K,ARAI H,CHEN L-Y,et al. Looking back to move forward:a twenty-year audit of herpes zoster in Asia-Pacific[J]. BMC Infect Dis,2017,17(1):213.

[3] 中国医师协会皮肤科医师分会带状疱疹专家共识工作组. 带状疱疹中国专家共识[J]. 中华皮肤科杂志,2018,51(6):403-408.

[4] 经皮穿刺短时程神经电刺激治疗带状疱疹神经痛中国专家共识[J]. 中国疼痛医学杂志,2021,27(11):801-805.

[5] 邓慧杰,刘芳勋. 我国带状疱疹流行病学特征及疫苗免疫规划研究进展[J]. 中国继续医学教育,2021,13

（19）：135-138.

［6］ JENSEN M P，BROWNSTONE R M. Mechanisms of spinal cord stimulation for the treatment ofpain：Still in the dark after 50 years［J］. Eur J Pain，2019，23（4）：652-629.

［7］ 吴雨菲，邹天浩，杨东. 脊髓电刺激治疗带状疱疹神经痛的应用进展［J］. 中国疼痛医学杂志，2022，28（2）：134-138.

［8］ 李晓宏，王小平. 脊髓电刺激治疗带状疱疹相关疼痛的应用进展［J］. 中华疼痛学杂志，2021，17（2）：200-205.

［9］ DELGADO-LEZAMA R，BRAVO-HERNαNDEZ M，FRANCO-ENZÁSTIGA Ú，et al. The role of spinal cord extrasynaptic α GABA receptors in chronic pain［J］. Physiol Rep，2021，9（16）：e14984.

［10］ BENKE D. GABA receptors and pain［J］. Curr Top Behav Neurosci，2022，52：213-239.

［11］ PIETRO G D，STEFANO G D，LEONE C，et al. The N13 spinal component of somatosensory evoked potentials is modulated by heterotopic noxious conditioning stimulation suggesting an involvement of spinal wide dynamic range neurons［J］. Neurophysiol Clin，2021，51（6）：517-523.

［12］ GUAN Y，WACNIK P W，YANG F，et al. Spinal cord stimulation-induced analgesia：electrical stimulation of dorsal column and dorsal roots attenuates dorsal horn neuronal excitability in neuropathic rats［J］. Anesthesiology，2010，113（6）：1392-1405.

［13］ SADEGHI M，MANAHEJI H，ZARINGHALAM J，et al. Evaluation of the GABAA receptor expression and the effects of muscimol on the activity of wide dynamic range neurons following chronic constriction injury of sciatic nerve in rats［J］. Basic Clin Neurosci，2021，12（5）：651-666.

［14］ JANSSEN S P，GERARD S，RAIJMAKERS M E，et al. Decreased intracellular GABA levels contribute to spinal cord stimulation-induced analgesia in rats suffering from painful peripheral neuropathy：the role of KCC2 and GABA（A）receptor-mediated inhibition［J］. Neurochem Int，2012，60（1）：21-30.

［15］ 刘竟，鄢建勤，罗剑刚. 脊髓电刺激治疗带状疱疹相关性疼痛研究进展［J］. 中国疼痛医学杂志，2021，27（12）：923-925.

［16］ SCHECHTMANN G，SONG Z，ULTENIUS C，et al. Cholinergic mechanisms involved in the pain relieving effect of spinal cord stimulationin a model of neuropathy［J］. Pain，2008，139（1）：136-145.

［17］ SCHECHTMANN G，WALLIN J，MEYERSON B A，et al. Intrathecal clonidine potentiates suppression of tactile hypersensitivity by spinal cord stimulation in a model of neuropathy［J］. Anesth Analg，2004，99（1）：135-139.

［18］ SCHECHTMANN G，LIND G，WINTER J，et al. Intrathecal clonidine and baclofen enhance the pain-relieving effect of spinal cord stimulation：a comparative placebo-controlled，randomized trial［J］. Neurosurgery，2010，67（1）：173-181.

［19］ SUN L，PENG C，JOOSTEN E，et al. Spinal cord stimulation and treatment of peripheral or central neuropathic pain：mechanisms and clinical application［J］. Neural Plast，2021，2021：5607898.

［20］ SONG Z，ANSAH O B，MEYERSON B A，et al. The rostroventromedial medulla is engaged in the effects of spinal cord stimulation in a rodent model of neuropathic pain［J］. Neuroscience，2013，247：134-144.

［21］ SONG Z，ULTENIUS C，MEYERSON B A，et al. Pain relief by spinal cord stimulation involves serotonergic mechanisms：an experimental study in a rat model of mononeuropathy［J］. Pain，2009，147（1/3）：241-218.

［22］ DONNELLY C R，ANDRIESSEN A S，CHEN G，et al. Central nervous system targets：glial cell mechanisms in chronic pain［J］. Neurotherapeutics，2020，17（3）：846-860.

［23］ YU G，ZHANG Y，NING B. Reactive astrocytes in central nervous system injury：subgroup and potential therapy［J］. Front Cell Neurosci，2021，15：792764.

［24］ FEI M，LI Z，CAO Y，et al. MicroRNA-182 improves spinal cord injury in mice by modulating apoptosis and the inflammatory response via IKKβ/NF-κB［J］. Lab Invest，2021，101（9）：1238-1253.

［25］ XU L，LIU Y，SUN Y，et al. Analgesic effects of TLR4/NF-κB signaling pathway inhibition on chronic neuropathic pain in rats following chronic constriction injury of the sciaticnerve［J］. Biomed Pharmacother，2018，107：526-533.

［26］ YUAN B，LIU D，LIU X. Spinal cord stimulation exerts analgesia effects in chronic constriction injury rats via suppression of the TLR4/NF-κB pathway［J］. Neurosci Lett，2014，581：63-68.

［27］ RAMASUBBU C，FLAGG A，WILLIAMS K. Principles of electrical stimulation and dorsal column mapping as it relates to spinal cord stimulation：an overview［J］. Current pain and headache reports，2013，17（2）：315.

［28］ MALINOWSKI M N，CHOPRA P R，TIEPPO FRANCIO V，et al. A narrative review and future considerations of spinal cord stimulation，dorsal root ganglion stimulation and peripheral nerve stimulation［J］. Curr Opin Anaesthesiol,2021,34（6）：774-780.

［29］ 樊碧发,冯智英,顾柯,等.脊髓电刺激治疗慢性疼痛专家共识［J］.中国疼痛医学杂志,2021,27（6）：406-409.

［30］ HAGEDORN J M,ROMERO J,THUC HA C,et al. Paresthesia-based versus high-frequency spinal cord stimulation：a retrospective,real-world,single-center comparison［J］. Neuromodulation,2021. DOI：10. 1111/ner. 13497.

［31］ GHOSH PE,SIMOPOLOUS T T. A review of the Senza System：a novel,high frequency 10kHz（HF10）,paresthesia free spinal cord stimulator［J］. Pain Manag,2019,9（3）：225-231.

［32］ KAPURAL L,JAMESON J,JOHNSON C,et al. Treatment of nonsurgical refractory back pain with high-frequency spinal cord stimulation at 10kHz：12-month results of a pragmatic,multicenter,randomized controlled trial［J］. J Neurosurg Spine,2022,11：1-12.

［33］ PEETERS J-B,RAFTOPOULOS C. Tonic,burst,high-density,and 10-kHz high-frequency spinal cord stimulation：efficiency and patients' preferences in a failed back surgery syndrome predominant population. review of literature［J］. World Neurosurg,2020,144：e331-e340.

［34］ SHECHTER R,YANG F,XU Q,et al. Conventional and kilohertz-frequency spinal cord stimulation produces intensity-and frequency-dependent inhibition of mechanical hypersensitivity in a rat model of neuropathic pain［J］. Anesthesiology,2013,119（2）：422-432.

［35］ WANG Z-B,LIU Y-D,WANG S,et al. High-frequency spinal cord stimulation produces long-lasting analgesic effects by restoring lysosomal function and autophagic flux in the spinal dorsal horn［J］. Neural Regen Res,2022,17（2）：370-377.

［36］ MORALES A,YONG R J,KAYE A D,et al. Spinal cord stimulation：comparing traditional low-frequency tonic waveforms to novel high frequency and burst stimulation for the treatment of chronic low back pain［J］. Current pain and headache reports,2019,23（4）：25.

［37］ HAGEDORN J M,FALOWSKI S M,BLOMME B,et al. Burst spinal cord stimulation can attenuate pain and its affective components in chronic pain patients with high psychological distress：results from the prospective,international TRIUMPH study［J］. Spine J,2022,22（3）：379-388.

［38］ KIRKETEIG T,SCHULTHEIS C,ZUIDEMA X,et al. Burst spinal cord stimulation：a clinical review［J］. Pain Med,2019,20（Suppl 1）：S31-S40.

［39］ CHAKRAVARTHY K,FISHMAN M A,ZUIDEMA X,et al. Mechanism of action in burst spinal cord stimulation：review and recent advances［J］. Pain Med, 2019, 20（Suppl 1）：S13-S22.

［40］ ANTONY A B,SCHULTHEIS B C,JOLLY S M,et al. Neuromodulation of the dorsal root ganglion for chronic postsurgical pain［J］. Pain Med,2019,20（Suppl 1）：S41-S46.

［41］ ESPOSITO M F,MALAYIL R,HANES M,et al. Unique characteristics of the dorsal root ganglion as a target for neuromodulation［J］. Pain Med,2019,20（Suppl 1）：S23-S30.

［42］ HONG S W,KIM M J,PARK C H,et al. Dorsal root ganglion stimulation combined with spinal cord stimulation for effective treatment of postherpetic neuralgia-A case report［J］. Anesth Pain Med（Seoul）,2021,16（4）：387-390.

［43］ DEER T R,LEVY R M,KRAMER J,et al. Dorsal root ganglion stimulation yielded higher treatment success rate for complex regional pain syndrome and causalgia at 3 and 12 months：a randomized comparative trial［J］. Pain,2017,158（4）：669-681.

［44］ 刘劲洲,蒋宗滨.电压门控离子通道与带状疱疹后神经痛［J］.中国疼痛医学杂志,2021,27（3）：208-211.

［45］ LIEM L. Stimulation of the dorsal root ganglion［J］. Prog Neurol Surg,2015,29：213-224.

［46］ KHADKA N,LIU X,ZANDER H,et al. Realistic anatomically detailed open-source spinal cord stimulation（RADO-SCS）model［J］. J Neural Eng,2020,17（2）：026033.

［47］ KELLNER C P,KELLNER M A,WINFREE C J. Spinal nerve root stimulation［J］. Prog Neurol Surg,2011,24：180-188.

［48］ LEVINE A B,PARRENT A G,MACDOUGALL K W. Cervical spinal cord and dorsal nerve root stimulation for neuropathic upper limb pain［J］. Can J Neurol Sci,2017,44（1）：83-89.

［49］ 黄铭杰,黄佳彬,罗裕辉,等.不同部位电刺激治疗带状疱疹神经痛的疗效分析［J］.中国疼痛医学杂志,2021,27（1）：47-52.

［50］ 吴逸伦,胡鑫,赵鹏,等.不同置管部位短时程脊髓电刺激治疗颈胸段带状疱疹相关性疼痛的疗效比较［J］.中华疼痛学杂志,2022,18（2）：180-187.

115 带状疱疹神经痛血管病变机制的研究进展

水痘-带状疱疹病毒(varicella zoster virus,VZV)是一人类嗜神经病毒,属疱疹病毒家族,原发感染引起水痘,以水疱疹为特征,而后病毒可潜伏在脑神经、背根神经节和自主神经节中数十年。随着年龄增长或疾病,如艾滋病、癌症等导致细胞介导的机体免疫力下降时,病毒可重新激活并向外传播,引起皮肤带状疱疹。VZV的重新激活也可向中枢扩散,引起多种神经系统并发症,包括脑血管炎,伴或不伴带状疱疹;VZV血管病变通常引起脑缺血,但也有脑出血、动脉夹层、动脉瘤和静脉窦血栓形成、脊髓炎、眼部病变的报道。VZV血管病变的作用机制尚未完全阐明,本文将从VZV相关的免疫细胞、程序性死亡配体-1(programmed death ligand-1,PD-L1)、主要组织相容性复合体-1(major histocompatibility complex 1,MHC-1)、淀粉样蛋白形成等方面阐述VZV血管病变的作用机制。

一、VZV 与免疫细胞

(一) 树突状细胞

树突状细胞作为专职的抗原呈递细胞,与机体抗病毒免疫应答有关,不仅参与先天免疫,且特异性地指导适应性免疫过程。与大多数疱疹病毒类似,VZV以树突状细胞为靶点,刺激树突状细胞释放IL-12和Ⅰ型干扰素等致炎细胞因子,促进Th1样适应性免疫反应,干扰T细胞免疫应答。VZV特异性T细胞数量降低与带状疱疹的发病密切相关,且树突状细胞是产生VZV特异性T细胞所必需的。然而,树突状细胞可以在体外和体内被感染,从而使VZV逃避机体免疫监视。T细胞不仅在初次感染VZV期间起重要作用,而且参与VZV转运到皮肤的过程,特别是老年人T细胞特异性免疫力下降与带状疱疹发病风险增加有关,且T细胞也参与VZV的重新激活。在初次感染期间,感染VZV的树突状细胞进入淋巴结和扁桃体,并被转移到T细胞,携带VZV的T细胞扩散到全身,出现典型的水痘皮疹,并在感觉神经节内潜伏,机体免疫力下降时,VZV重新激活,导致带状疱疹。可见,树突状细胞在先天免疫和适应性免疫之间起着桥梁作用,但目前尚不清楚树突状细胞

是否以及如何通过记忆T细胞参与VZV的潜伏过程。

(二) 单核细胞和巨噬细胞

水痘和带状疱疹患者的外周血单核细胞中均可检测到VZV,且初次感染VZV和VZV重新激活均可引起毒血症,这可能与宿主免疫细胞感染有关。有研究表明,多种外周血单核细胞亚群对VZV有易感性,包括T淋巴细胞、树突状细胞(dendritic cell,DC)和自然杀伤细胞。在初次感染后,病毒可通过受感染的免疫细胞(特别是T淋巴细胞、树突状细胞)直接传播。Kennedy等通过扫描电镜观察到VZV感染的单核细胞表面有VZV病毒颗粒,细胞核内有病毒核衣壳,被感染的单核细胞能够将病毒转运给人成纤维细胞。被感染单核细胞的内吞作用受损,且细胞表面CD14、HLA-DR、CD11b和巨噬细胞集落刺激因子(macrophage colony-stimulating factor,M-CSF)受体下调,单核细胞无法分化成有活性的巨噬细胞,进而导致机体控制感染和限制病毒传播的抗病毒机制减弱。探究VZV与单核细胞和巨噬细胞等免疫细胞的关系,有助于进一步了解VZV对免疫系统的影响及阐明VZV的免疫逃避机制。

二、VZV 与基质金属蛋白酶

基质金属蛋白酶(matrix metalloproteinase,MMP)是钙依赖、含锌的内肽酶,通过降解细胞外基质成分如胶原蛋白和弹性蛋白介导血管重塑,这些内肽酶以非活性形式分泌,依赖蛋白水解及与基质金属蛋白酶组织抑制物(tissue inhibitor of metalloproteinase,TIMP)的相互作用而激活,进而破坏细胞外结构蛋白和动脉壁。重新激活的VZV可通过轴突运输传播到大脑动脉,受感染的炎性细胞产生基质金属蛋白酶,参与VZV血管病变和动脉瘤形成与破裂,诱导病理性的血管重塑。此外,VZV感染的脑动脉病变患者的脑脊液中MMP-1、MMP-2、MMP-3、MMP-9和MMP-10浓度升高,这些均表明MMP参与VZV相关的血管炎性病变和病理性血管重塑。Nagel等的研究表明,VZV感染原代人脑血管外膜成纤维细胞后,MMP-1、MMP-3和MMP-9表达增加,MMP-2、细胞内蛋白和细胞外蛋白表达降低。MMP在

VZV 感染的原代人脑血管外膜成纤维细胞中的不同调控作用,可能有助于 VZV 血管病变中动脉瘤的形成。

三、VZV 与程序性死亡配体-1(PD-L1)和主要组织相容性复合物-1(MHC-1)

VZV 血管病变可引起卒中、巨细胞性动脉炎和肉芽肿性大动脉炎,病毒从神经节重新激活后可沿轴突扩散到动脉外膜并继续进展,导致持续性炎症反应和病理性血管重塑。尽管炎症细胞在 VZV 感染动脉中持续存在的机制尚不清楚,但病毒诱导的程序性死亡配体 1(PD-L1)失调可能参与其病理生理过程。PD-L1 几乎在所有有核细胞中表达,并通过与只在免疫细胞上存在的程序性细胞死亡蛋白受体 1 作用,进而抑制免疫系统活性。因此,在某些自身免疫性疾病中,PD-L1 的下调可能会促进炎症反应。有研究发现,VZV 感染人脑血管外膜成纤维细胞,可引起受感染血管细胞中 PD-L1 的表达下调;在 VZV 血管病变患者的感染动脉中发现,在 PD-L1 的表达下调之前,VZV 介导的 MHC-1 下调可能会阻止病毒抗原被呈递给免疫细胞。可见,VZV 诱导的 PD-L1 和 MHC-1 失调可能是无效的病毒清除和持续性炎症反应的潜在机制。

被 VZV 感染的细胞可分泌多种可溶性因子,如细胞因子,影响相邻、未感染细胞中 MHC-1 的下调,阻止 VZV 抗原向 T 细胞的呈递,导致被感染细胞的清除。对发病 10 个月的 VZV 血管病变患者大脑动脉尸检发现,VZV 相关的持续性炎症反应主要由 CD4$^+$T 细胞和巨噬细胞参与,动脉内膜的增厚受动脉外膜持续炎症的影响,且广泛浸润的免疫细胞(主要是 T 细胞和巨噬细胞)可分泌可溶性因子,促进病变血管的病理性重构。VZV 诱导的促炎细胞因子释放、阻碍炎症消退的程序性死亡配体-1 的下调,以及抑制病毒有效免疫清除的主要组织相容性复合体 I 的下调,三者共同参与了 VZV 相关血管炎症反应的病理生理机制。总之,VZV 血管病变可能与缺乏有效病毒清除所致的持续炎症机制有关,PD-L1 的表达下调可能有助于免疫细胞在 VZV 血管病变中的持续存在,其分泌的可溶性因子参与平滑肌细胞丢失、内膜增厚和卒中的发生发展过程。

四、VZV 与淀粉样蛋白形成

VZV 的激活可增加淀粉样蛋白相关疾病的风险。在 5 年的随访期间,有眼部带状疱疹病史的患者发生痴呆的风险增加 2.97 倍,特别是阿尔茨海默病的患者;3 年内发生新生血管年龄相关性黄斑变性的风险增加 4.62 倍,并使糖尿病患者的血糖控制恶化。有研究表明,VZV 感染体外培养的原代人脊髓星形胶质细胞,可通过淀粉样病毒多肽促进淀粉蛋白或 Aβ42 催化淀粉样蛋白形成的细胞外环境,导致细胞内淀粉样蛋白增加。与非带状疱疹患者相比,急性期带状疱疹患者血浆淀粉样蛋白水平升高,且可诱导

Aβ42 和胰岛淀粉样多肽的聚集。有研究发现,与无 VZV 血管病变卒中患者的脑脊液相比,VZV 血管病变患者的脑脊液中淀粉蛋白和淀粉样蛋白含量显著升高,且与抗 VZV 抗体水平呈正相关,VZV 感染可能导致了脑脊液中淀粉蛋白、淀粉样蛋白的产生和淀粉样细胞外环境的改变。从死亡细胞中释放的细胞内淀粉蛋白和淀粉样蛋白细胞多肽,以及从 VZV gB 糖蛋白中释放的淀粉样蛋白病毒多肽,可激活免疫细胞引起持续性的血管炎性反应。此外,Kinnecom 等的研究表明,VZV 感染的血管细胞中淀粉样蛋白和 Aβ42 的存在增加了 VZV 血管病变引起炎症性脑淀粉样血管病的可能性。可见,VZV 血管病变时脑脊液和细胞内淀粉样蛋白的出现在一定程度上支持 VZV 感染动脉的持续性炎症反应,并为脑淀粉样血管病的发病提供了潜在联系,且 VZV 诱导的淀粉样蛋白聚集可能是 VZV 血管病变中持续性炎症反应的重要介质。

五、VZV 与血管炎

VZV 感染引起的血管炎可涉及所有类型的血管,包括机体免疫功能正常时的局灶性血管炎、免疫功能低下时的大血管炎和严重的节段性血栓性血管病变。其中,肉芽肿性血管炎、白细胞破裂性血管炎、淋巴细胞性血管炎及树突状细胞、单核细胞和巨噬细胞等参与 VZV 血管病变的病理生理过程。

(一)肉芽肿性血管炎

肉芽肿性血管炎常累及大中型血管,主要累及颞动脉(temporal artery,TA),以巨细胞动脉炎(giant cell arteritis,GCA)最常见,其病理变化主要由淋巴细胞和浆细胞参与,同时有血管壁受损,伴或不伴上皮样巨噬细胞、多核细胞增多。在 11 例表现为肉芽肿性动脉炎主动脉瘤患者的主动脉样本中检测到大量的 VZV 抗原,但在有炎症反应的脑组织或严重脑膜炎患者的脑脊液中没有发现 VZV,表明受累主动脉中有 VZV 重新激活,但单纯的炎症不会导致 VZV 重新激活并感染炎症区域。可见,肉芽肿性动脉炎病变中 VZV 抗原的存在不太可能是炎症反应的结果,只有当 VZV 引起炎症反应时,VZV 才与炎症有关。对 26 例带状疱疹患者皮疹的组织病理学研究表明,VZV 引起的肉芽肿反应是 VZV 急性感染后持续进展的炎症反应,且这种反应在急性皮疹发作后 12 周内出现,以间质肉芽肿性皮炎最常见。VZV 感染主动脉的确切机制尚不清楚,可能与 VZV 从胸椎感觉神经节和自主神经节重新激活,通过轴突扩散到主动脉的动脉外膜,经壁层扩散至中膜和内膜有关。可见,肉芽肿性血管炎可能参与了 VZV 相关巨细胞动脉炎和主动脉炎的病理生理过程,但其具体的作用机制仍需进一步的深入研究。

(二)淋巴细胞性血管炎和白细胞破裂性血管炎

在 VZV 血管病变早期,动脉外膜出现大量中性粒细胞,且外膜炎症与内膜的增厚有关。一项对发病后 3 天和

10 个月 VZV 感染动脉的研究发现,动脉外膜和内膜中的 CD4+、CD8+、CD68+巨噬细胞和少量的 CD20+B 细胞参与了 VZV 感染动脉血管壁的炎症反应,并可能通过炎症细胞因子的分泌促进内膜增厚、血管闭塞缺血和病理性血管壁重塑,中膜破裂致出血和动脉瘤形成。

白细胞破裂性血管炎是一种表现为紫癜的小血管炎,常见的诱因是感染或接触新的药物。一些疱疹病毒与白细胞破裂性血管炎有关,包括单纯疱疹病毒、巨细胞病毒、6 型疱疹病毒和水痘-带状疱疹病毒。Shah 等报道了 1 例有特发性肺动脉高压、舒张性心力衰竭的老年患者,在住院治疗期间出现右侧大腿新发的无症状出血性皮疹,经病理检查确诊为表皮和表皮下的白细胞破裂性血管炎,且核酸扩增病毒学检查为 VZV 阳性。Burgard 等报告了 1 例 72 岁身体情况良好的患者,其大腿皮肤出现无痛性红斑,病理检查为白细胞破裂性血管炎,聚合酶链反应(polymerase chain reaction,PCR)诊断为 VZV 阳性。Langan 等同样报道了 1 例呈节段性白细胞破裂性血管炎表现的腿部带状疱疹患者。虽然目前 VZV 感染引起白细胞破裂性血管炎的报道较少,但白细胞破裂性血管炎可能是 VZV 感染引起血管病变的一种潜在机制。

六、VZV 与神经和血管的关系

带状疱疹神经痛作为带状疱疹患者最常见的并发症,不少患者要经受其多年的疼痛折磨,目前关于其机制的研究大多支持 VZV 病毒再次激活后在体内大量复制,引起脊髓背根神经节、半月神经节或自主神经出现炎症、出血甚至坏死,致使相应神经元功能紊乱和异位放电。然而不少研究表明,VZV 的再激活除了直接造成神经损伤,引起顽固性疼痛,一些血管病变相关疾病的发生同样与 VZV 的再激活有关,如巨细胞动脉炎、颞动脉炎、动脉瘤、脑卒中、脑膜炎、脑炎、脊髓炎、视网膜坏死有关的眼部病变等。VZV 作为人类体内唯一一种已被证明可在脑动脉及脑缺血或梗死部位激活复制的病毒,重新被激活后可顺行性传播,引起大、小血管或混合性血管病变及动脉缺血性卒中。有证据表明,VZV 可以引起受感染脑血管成纤维细胞的表型发生变化,并促进 VZV 的传播和引起病理性血管重塑。VZV 在其他组织器官的血管病变机制均表明,VZV 具有一定的血管侵袭性。因此,我们推测 VZV 引起的血管病变也可能发生在背根神经节、半月神经节、自主神经节或皮肤末梢神经的血供血管和神经内血管网,引起神经节、末梢神经血供血管与神经内血管网的病理性重塑、血管闭塞,使其血供减少,延缓受损神经节或神经的修复重建。

七、小结

VZV 血管病变主要表现为缺血性或出血性卒中和动脉瘤,当 VZV 从潜伏的感觉或自主神经节重新激活时,病毒沿着神经纤维传播,到达动脉最外层外膜,并在外膜的成纤维细胞引起包括中性粒细胞、T 细胞、巨噬细胞在内的强烈炎症反应,而后通过跨壁扩散至血管内膜,引起广泛的免疫细胞浸润,释放可溶性因子、促炎细胞因子、PD-L1 和 MHC-1 的下调,受感染的细胞释放细胞内淀粉样蛋白和淀粉样蛋白多肽,并与 VZV gB 糖蛋白释放的淀粉样蛋白病毒多肽共同导致持续性的血管炎症反应。被 VZV 直接感染的细胞、中性粒细胞和其他浸润性免疫细胞可产生并激活基质金属蛋白酶,降解细胞外基质,引起血管平滑肌坏死和肌成纤维细胞在血管内膜聚集,进而导致肉芽肿性血管炎、闭塞性血管炎、血管壁弱化及病理性血管重塑。

虽然近些年对带状疱疹神经痛的机制研究较多,且发现其可能与中枢敏化、外周敏化和神经去传导等有关,但其具体发病机制尚不完全清楚,致使临床上有效或彻底根治带状疱疹神经痛的治疗方法较少。尽管水痘-带状疱疹病毒感染引起的血管病变机制研究较少,且缺乏受累神经节与皮肤末梢神经血管病变相关的机制研究,但水痘-带状疱疹病毒可引起其他组织器官的血管病变,如巨细胞动脉炎、主动脉炎、颞动脉炎、中枢神经血管病变及动脉瘤形成等,这些研究均表明水痘-带状疱疹病毒作为一种嗜神经病毒,在机体免疫力低下时重新激活后,除了引起特定部位的神经组织损伤外,还可能存在血管损伤机制,特别是神经节与末梢神经的血供血管和神经内血管网的损伤可能,未来有关水痘-带状疱疹病毒引起带状疱疹神经痛的血管发病机制有待进一步研究。

(赵鹏 蒋宗滨)

参 考 文 献

[1] GALETTA K M, GILDEN D. Zeroing in on zoster: A tale of many disorders produced by one virus[J]. J Neurol Sci, 2015, 358(1/2): 38-45.

[2] BANDEIRA F, ROIZENBLATT M, LEVI G C, et al. Herpes zoster ophthalmicus and varicella zoster virus vasculopathy[J]. Arq Bras Oftalmol, 2016, 79(2): 126-129.

[3] GILDEN D, NAGEL M, COHRS R, et al. Varicella zoster virus in the nervous system[J]. F1000Res, 2015, 4: F1000 Faculty Rev-1356.

[4] LIBERMAN A L, NAGEL M A, HURLEY M C, et al. Rapid development of 9 cerebral aneurysms in varicella-zoster virus vasculopathy[J]. Neurology, 2014, 82(23): 2139-2141.

[5] MAISONNEUVE C, BERTHOLET S, PHILPOTT D J, et al. Unleashing the potential of NOD-and Toll-like agonists as vaccine adjuvants[J]. Proc Natl Acad Sci U S A, 2014, 111(34): 12294-12299.

[6] VOLZ T, KAESLER S, BIEDERMANN T. Innate immune sensing 2. 0-from linear activation pathways to fine tuned and regulated innate immune networks[J]. Exp Dermatol,

2012,21(1):61-69.

[7] SCHONRICH G,RAFTERY M J. Dendritic cells as Achilles' heel and Trojan horse during varicella zoster virus infection[J]. Front Microbiol,2015,6:417.

[8] SMITH C,KHANNA R. Immune regulation of human herpesviruses and its implications for human transplantation [J]. Am J Transplant,2013,13 Suppl 3:9-23.

[9] MALAVIGE G N,JONES L,KAMALADASA S D,et al. Viral load,clinical disease severity and cellular immune responses in primary varicella zoster virus infection in Sri Lanka[J]. PLoS One,2008,3(11):e3789.

[10] LEVIN M J,SMITH J G,KAUFHOLD R M,et al. Decline in varicella-zoster virus(VZV)-specific cell-mediated immunity with increasing age and boosting with a high-dose VZV vaccine[J]. J Infect Dis,2003,188(9):1336-1344.

[11] CAMPBELL T M,MCSHARRY B P,STEAIN M,et al. Varicella zoster virus productively infects human natural killer cells and manipulates phenotype [J]. PLoS Pathog,2018,14(4):e1006999.

[12] HUCH J H,CUNNINGHAM A L,ARVIN A M,et al. Impact of varicella-zoster virus on dendritic cell subsets in human skin during natural infection[J]. J Virol,2010,84(8):4060-4072.

[13] KU C C,PADILLA J A,GROSE C,et al. Tropism of varicella-zoster virus for human tonsillar CD4(+)T lymphocytes that express activation,memory,and skin homing markers[J]. J Virol,2002,76(22):11425-11433.

[14] KENNEDY J J,STEAIN M,SLOBEDMAN B,et al. Infection and functional modulation of human monocytes and macrophages by varicella-zoster virus[J]. J Virol,2019,93(3):e01887-18.

[15] MARADNI A,KHOSHNEVISAN A,MOUSAVI S H,et al. Role of matrix metalloproteinases(MMPs) and MMP inhibitors on intracranial aneurysms: a review article [J]. Med J Islam Repub Iran,2013,27(4):249-254.

[16] YASUDA C,OKADA K,OHNARI N,et al. Cerebral infarction and intracranial aneurysm related to the reactivation of varicella zoster virus in a Japanese acquired immunodeficiency syndrome(AIDS) patient[J]. Rinsho Shinkeigaku,2013,53(9):701-705.

[17] JONES D,ALVAREZ E,SELVA S,et al. Proinflammatory cytokines and matrix metalloproteinases in CSF of patients with VZV vasculopathy[J]. Neurol Neuroimmunol Neuroinflamm,2016,3(4):e246.

[18] NAGEL M A,CHOE A,REMPEL A,et al. Differential regulation of matrix metalloproteinases in varicella zoster virus-infected human brain vascular adventitial fibro-

blasts[J]. J Neurol Sci,2015,358(1/2):444-446.

[19] JONES D,BLACKMON A,NEFF C P,et al. Varicella-zoster virus downregulates programmed death ligand 1 and major histocompatibility complex class i in human brain vascular adventitial fibroblasts,perineurial cells,and lung fibroblasts[J]. J Virol,2016,90(23):10527-10534.

[20] STENMARK K R,YEAGER M E,EL KASMI K C,et al. The adventitia: essential regulator of vascular wall structure and function[J]. Annu Rev Physiol,2013,75:23-47.

[21] NAGEL M A,TRAKTINSKIY I,STENMARK K R,et al. Varicella-zoster virus vasculopathy: immune characteristics of virus-infected arteries[J]. Neurology,2013,80(1):62-68.

[22] NAGEL M A,BUBAK A N. Varicella zoster virus vasculopathy[J]. J Infect Dis,2018,218(suppl_2):S107-S112.

[23] TSAI M C,CHENG W L,SHEU J J,et al. Increased risk of dementia following herpes zoster ophthalmicus[J]. PLoS One,2017,12(11):e0188490.

[24] MUNOZ-QUILES C,LOPEZ-LACORT M,AMPUDIA-BLASCO F J,et al. Risk and impact of herpes zoster on patients with diabetes: A population-based study,2009-2014[J]. Hum Vaccin Immunother,2017,13(11):2606-2611.

[25] BUBAK A N,COMO C N,COUGHLAN C M,et al. Varicella-zoster virus infection of primary human spinal astrocytes produces intracellular amylin,amyloid-beta,and an amyloidogenic extracellular environment[J]. J Infect Dis,2020,221(7):1088-1097.

[26] BUBAK A N,BESELER C,COMO C N,et al. Acute zoster plasma contains elevated amyloid,correlating with Abeta42 and amylin levels,and is amyloidogenic[J]. J Neurovirol,2020,26(3):422-428.

[27] BUBAK A N,BESELER C,COMO C N,et al. Amylin,Abeta42,and amyloid in varicella zoster virus vasculopathy cerebrospinal fluid and infected vascular cells[J]. J Infect Dis,2021,223(7):1284-1294.

[28] MORIKAWA S,KANEKO N,OKUMURA C,et al. IAPP/amylin deposition,which is correlated with expressions of ASC and IL-1beta in beta-cells of Langerhans' islets,directly initiates NLRP3 inflammasome activation [J]. Int J Immunopathol Pharmacol,2018,32:2058738418788749.

[29] DALGEDIENE I,LUCIUNAITE A,ZVIRBLIENE A. Activation of macrophages by oligomeric proteins of different size and origin[J]. Mediators Inflamm,2018,2018:

7501985.

[30] MORKUNIENE R,ZVIRBLIENE A,DALGEDIENE I,et al. Antibodies bound to Abeta oligomers potentiate the neurotoxicity of Abeta by activating microglia[J]. J Neurochem,2013,126(5):604-615.

[31] KINNECOM C,LEV M H,WENDELL L,et al. Course of cerebral amyloid angiopathy-related inflammation [J]. Neurology,2007,68(17):1411-1416.

[32] ENG J A,FROSCH M P,CHOI K,et al. Clinical manifestations of cerebral amyloid angiopathy-related inflammation[J]. Ann Neurol,2004,55(2):250-256.

[33] CURY-MARTINS J,BELLESSO M,SOTTO M N,et al. Atypical herpes vasculitis in a leukemic patient:An unusual presentation[J]. Hematol Transfus Cell Ther,2019,41(1):95-98.

[34] ELGOWEINI M,BLESSING K,JACKSON R,et al. Coexistent granulomatous vasculitis and leukaemia cutis in a patient with resolving herpes zoster[J]. Clin Exp Dermatol,2011,36(7):749-751.

[35] SHAH P,ROMAN J,BRINSTER N,et al. A case of synchronous herpes zoster infection and leukocytoclastic vasculitis localized to the same dermatome[J]. JAAD Case Rep,2021,14:52-54.

[36] GILDEN D,WHITE T,BOYER P J,et al. Varicella zoster virus infection in granulomatous arteritis of the aorta [J]. J Infect Dis,2016,213(12):1866-1871.

[37] NAGEL M A,COHRS R J,MAHALINGAM R,et al. The varicella zoster virus vasculopathies:clinical, CSF, imaging, and virologic features [J]. Neurology, 2008, 70 (11):853-860.

[38] BURGOON M P,COHRS R J,BENNETT J L,et al. Varicella zoster virus is not a disease-relevant antigen in multiple sclerosis[J]. Ann Neurol,2009,65(4):474-479.

[39] FERENCZI K,ROSENBERG A S,MCCALMONT T H, et al. Herpes zoster granulomatous dermatitis:histopathologic findings ina case series[J]. J Cutan Pathol,2015,42(10):739-745.

[40] NAGEL M A,REMPEL A,HUNTINGTON J,et al. Frequency and abundance of alphaherpesvirus DNA in human thoracic sympathetic ganglia[J]. J Virol,2014,88 (14):8189-8192.

[41] MAHALINGAM R,WELLISH M C,DUELAND A N,et al. Localization of herpes simplex virus and varicella zoster virus DNA in human ganglia[J]. Ann Neurol,1992,31(4):444-448.

[42] NAGEL M A,GILDEN D. The relationship between herpes zoster and stroke[J]. Curr Neurol Neurosci Rep, 2015,15(4):16.

[43] BURGARD B,SMOLA S,VOGT T,et al. Small vessel vasculitis in herpes zoster-discussion of current aspects of varicella zoster virus vasculopathy[J]. Am J Dermatopathol,2018,40(8):602-604.

[44] LANGAN S M,MINASSIAN C,SMEETH L,et al. Risk of stroke following herpes zoster:a self-controlled case-series study[J]. Clin Infect Dis,2014,58(11):1497-1503.

[45] 张潇,崔立军,谢青,等. 脑梗死合并带状疱疹继发节段性肢体运动麻痹一例的诊断和鉴别诊断[J]. 上海医学,2021,44(07):487-490.

[46] 肖伟,张小东,周薇,等. 以脑白质病变为主的水痘—带状疱疹病毒脑炎 1 例[J]. 疑难病杂志,2021,20 (5):515-516.

[47] 毕洪伟,唐景峰,黄永旺. 疱疹病毒相关的脑血管病 2 例并文献复习[J]. 疑难病杂志,2016,15(6):644-645.

[48] TAKAMI K,KENZAKA T,KUMABE A,et al. Varicella-zoster virus-associated meningitis,encephalitis,and myelitis with sporadic skin blisters:A case report[J]. World J Clin Cases,2022,10(2):717-724.

[49] BAKRADZE E,KIRCHOFF K F,ANTONIELLO D,et al. Varicella zoster virus vasculitis and adult cerebrovascular disease [J]. Neurohospitalist, 2019, 9 (4): 203-208.

[50] RENNERT R C,BOUNAJEM M T,BUDOHOSKI K P,et al. Frontotemporal approach for infectious aneurysm trapping and superficial temporal artery-middle cerebral artery bypass[J]. World Neurosurg,2022,160:50.

[51] SONG J W,OJEDA S,ROMERO J M. High resolution vessel wall MRI and vasculopathy related to herpes zoster ophthalmicus[J]. Clin Imaging,2018,50:336-339.

[52] ABENDROTH A,SLOBEDMAN B. Varicella-zoster virus and giant cell arteritis[J]. J Infect Dis,2021,223(1): 4-6.

[53] GROSE C,SHABAN A,FULLERTON H J. Common features between stroke following varicella in children and stroke following herpes zoster in adults:varicella-zoster virus in trigeminal ganglion[J]. Curr Top Microbiol Immunol,2021. DOI:10. 1007/82_2021_236.

[54] ELEFTHERIOU D,MORAITIS E,HONG Y,et al. Microparticle-mediated VZV propagation and endothelial activation:mechanism of VZV vasculopathy[J]. Neurology,2020,94(5):e474-e480.

116 帕金森病疼痛的神经机制及其相关研究进展

帕金森病(Parkinson disease,PD)又称震颤麻痹,是一种常见于中老年人的神经系统退行性疾病。基底神经节中黑质致密部多巴胺能神经元变性死亡及路易小体形成是目前公认的重要病理生理学机制。PD 是仅次于阿尔茨海默病(老年痴呆)的第二大最常见的中枢神经系统退行性疾病。该病多发于 60 岁以上的老年人,发病率在 1‰~2‰。其主要运动症状为运动迟缓、静止性震颤、肌强直和姿势平衡障碍等,有些患者会出现一些非运动症状,如自主神经障碍、睡眠障碍、抑郁和疼痛等。帕金森病的诊断主要依赖于运动症状和体征,但当这些症状出现时,已有 40%~60% 黑质多巴胺能神经元死亡,疾病已经进展至难以逆转的阶段。慢性疼痛是帕金森病中较常见的非运动症状,平均患病率为 67.6%。一些临床 PD 患者甚至以疼痛为首发症状。据报道仅有 52.4% 的 PD 患者使用镇痛药,最常见的是非阿片类药物。可见,对于帕金森病疼痛的临床治疗目前以对症治疗为主。

本综述将概述帕金森病疼痛的神经机制和现有临床治疗的利弊,旨在为帕金森病的对因治疗提供理论基础。

一、帕金森病与疼痛

帕金森病的运动功能障碍主要是由于黑质-纹状体通路多巴胺能神经元大量减少,引起处理皮质运动调控信息的基底神经节环路的功能异常,使皮质对运动的调控受到抑制。PD 另一个主要的神经病理学标志是存活的黑质多巴胺能神经元中存在由 α 突触核蛋白异常聚集组成的路易小体/路易神经突,这同样也存在于脑干神经元、大脑皮质神经元以及外周神经元。此外,蓝斑去甲肾上腺素能神经元以及中缝背核 5-羟色胺能神经元都有不同程度的丢失,可解释早期 PD 患者的部分疼痛症状。关于神经元丢失的理论机制还包括线粒体和溶酶体功能障碍、异常蛋白质处理、氧化应激、多巴胺代谢和炎症。

疼痛不仅仅是单纯的感觉异常,还涉及复杂的情感、心理和社会维度的行为表现。疼痛的发生机制分为中枢和外周机制。中枢机制包括中枢敏化、去抑制和结构重塑等。

外侧感觉系统主要包括脊髓后角、脊髓丘脑束、外侧丘脑、丘脑皮质束和大脑感觉皮质,负责疼痛性质和强度的辨别;内侧疼痛系统由内侧丘脑投射到认知和情感相关区域,如前扣带皮质等,参与疼痛相关情绪、认知和记忆的编码。疼痛的外周机制包括初级传入纤维和伤害性感受器以及外周敏化。分布在表皮的感觉纤维末梢如 A 纤维和 C 纤维,感受伤害性刺激,并通过初级纤维传递至脊髓后角,继而传递到大脑产生疼痛感知。近年来有研究发现,早期 PD 可见微小感觉神经退化,且在表皮感觉神经和自主神经中可见 α-突触核蛋白沉积。

目前越来越多的解剖学、生理学研究表明,基底神经节在疼痛的感知和病理生理中起着至关重要的作用。在帕金森病中,向基底神经节投射的多巴胺能神经元减少导致感知觉和疼痛阈值的下降。可见,基底神经节和多巴胺在 PD 疼痛中扮演举足轻重的角色。

(一) 基底神经节在 PD 疼痛中的作用

基底神经节(basal ganglia,BG)包括尾壳核(caudate nucleus,CPu)、壳核(putamen,Put)、苍白球(globus pallidus,GP)、中脑黑质(substantia nigra,SN)和丘脑底核(subthalamic nucleus,STN)。它除了参与躯体运动的策划和运动程序的编制,也参与如自主神经调节、感觉传入、情绪和学习记忆等功能。

动物实验和临床正电子发射断层成像(positron emission tomography,PET)研究表明,基底神经节内的神经元被多种伤害性刺激所激活,且可被镇痛药调节。被伤害性刺激激活的基底节神经元中内源性内啡肽水平升高。

基础研究发现,单侧纹状体注射 6-羟基多巴胺(6-hydroxydopamine,6-OHDA)诱导 PD 大鼠模型出现双侧机械痛觉过敏现象。另外,黑质神经元投射到前额叶皮质、杏仁核、前扣带回、丘脑内核以及脊髓 V 层的神经元,这些都是传递伤害性信息和中枢疼痛处理的关键脑区。笔者课题组曾报道,PD 小鼠的 STN 神经元兴奋性显著提高。作者对 PD 实验组和生理盐水对照组小鼠两个脑半球的 STN 神经元进行了脑片膜片钳记录,观察到患侧 STN 神经元的自发放电率明显高于对侧或对照组小鼠。随后通过光遗传学抑制 STN 神经元成功逆转了 PD 小鼠的疼痛过敏表型。与此同时,PD 小鼠的前扣带回(anterior cingulate cortex,ACC)、前额叶皮质(prefrontal cortex,PFC)、岛叶皮质(insula cortex,IC)和外侧臂旁核(lateral parabrachial nucleus,LPB)过度兴奋。相比对照组,这些痛觉相关脑区表达更多的 c-Fos 阳性神经元,并且抑制 STN 神经元后这些脑区的兴奋性降低。

(二) 多巴胺能和非多巴胺能通路在 PD 疼痛中的作用

多巴胺能神经元主要位于中脑,包括腹侧被盖区(ventral tegmental area,VTA)、黑质(substantia nigra,SN)和下丘脑(hypothalamus,HHA),约占脑多巴胺能细胞总数的 90%。在多巴胺能通路中,有两条通路与 PD 疼痛有关:一条是中脑边缘系多巴胺能通路,将中脑腹侧 A_{11} 多巴胺能细胞群投射到皮质下结构,如伏隔核、杏仁核和丘脑等。另一条是中脑皮质多巴胺能通路,将腹侧被盖区连接至前额叶皮质及前扣带回。

在啮齿动物中,无论是药理上还是通过直接刺激中脑中枢,多巴胺能传递的增强都会提高伤害性阈值。迄今为止,已从不同物种克隆了五种不同亚型的多巴胺受体。基于它们的结构和药理学特性,已将它们大致细分为两组:刺激细胞内 cAMP 水平的 D_1 类受体,包括 D_1 和 D_5,以及抑制细胞内 cAMP 水平的 D_2 类受体,包括 D_2、D_3、D_4 受体。D_1 类受体参与疼痛的发生和维持,D_2 类受体发挥抗伤害性作用。据报道,多巴胺受体 D_1/D_5 参与启动脊髓痛觉过敏和维持病理性疼痛可塑性的机制,并且 D_1/D_5 激动剂诱导机械超敏反应。且另一项研究证明,D_2 受体激动剂对神经病理性疼痛的大鼠有明显的镇痛作用。笔者课题组的一篇文章发现,帕金森小鼠的痛觉过敏与脊髓浅后角神经元的过度兴奋有关,且激活脊髓 D_2 受体可显著改善疼痛症状。另外,中脑边缘多巴胺能区域(如 CPu 和 VTA)的功能障碍会导致过度疼痛。临床研究曾调查了 9 例伴有疼痛的 PD 患者、9 例无疼痛的 PD 患者和 9 例有原发性中枢性疼痛(无明显原因)对照患者,伴疼痛的 PD 患者和原发性中枢性疼痛的个体表现出痛觉过敏,这种异常经左旋多巴治疗后得到改善。

然而多巴胺药物不能完全缓解 PD 患者的疼痛症状,这提示其他神经递质可能参与 PD 疼痛的调节,同时考虑神经退行性过程涉及多个大脑和脑干核团。脑干单胺能到脊髓后角的投射是已知具有调节疼痛的作用。其退化可能会增强疼痛信号通过脊髓的传递,并有助于增加该水平的疼痛敏感性。此外,PD 中基底前脑胆碱能神经元的丧失可能会影响乙酰胆碱调节疼痛感知是目前公认的影响因素。在 PD 患者的内源性大麻素系统中,基底神经节丰富表达的受体发生了变化,同时内源性大麻素受体密度在 ACC 等痛觉调制区域减少。并且实验性 PD 动物模型疼痛敏感性的增加,与后角内源性阿片信号的变化有关。

总体而言,人类和动物模型的证据表明,多巴胺能神经传递的减少与疼痛敏感性的增加有关。尽管非多巴胺能神经递质系统的病理改变似乎也与 PD 疼痛有关,但多巴胺能去神经支配为帕金森病的中枢疼痛处理提供了一个合理的基本解释。这两方面的发现都将 PD 的病理与疼痛产生联系起来,提示通过调节功能失调的疼痛网络可作为治疗 PD 疼痛的一种干预手段。

二、帕金森病相关疼痛的分类

目前对于 PD 疼痛的分类尚未达成共识。Wasner 等依据疼痛的病理生理机制,分为伤害性疼痛、神经病理性疼痛和混合性疼痛。Negre-Pages 提议依据疼痛特征分为 PD 相关疼痛和非 PD 相关疼痛。目前更为公认的是 Ford 依据疼痛类型提出的分类,分为肌肉骨骼性疼痛、肌张力障碍相关性疼痛、神经根性疼痛、中枢性疼痛、静坐不能性疼痛和其他类型的疼痛。

(一) 肌肉骨骼性疼痛

肌肉骨骼性疼痛包括 PD 患者报告的不同部位的疼痛、抽筋、关节痛,是最常见的 PD 疼痛类型,占 40%～70%。PD 患者的肌肉痉挛紧张主要表现在颈部、手臂、脊柱旁和小腿肌肉,而关节痛常发生在肩、髋、膝盖和脚踝处。

(二) 肌张力障碍相关性疼痛

第二种最常见的 PD 疼痛类型是肌张力障碍相关性疼痛,占 17%～40%。持续不自主的扭曲运动和畸形姿势导致肌张力障碍,表现为肌肉痉挛的疼痛,也是 PD 相关疼痛中最严重的类型。肌张力障碍相关性疼痛可以是阵发性、自发性的,也可以由运动或特定动作引起,一般在症状加重期出现。

(三) 神经根性疼痛

神经根性疼痛常由神经根被压迫、损伤引起,占 20%～27%。疼痛局限于某一神经或神经根所支配的区域,临床表现为手指或脚趾的麻木、刺痛和冰冷等感觉异常。神经电生理检查可提供特定神经或神经根受损的证据。

(四) 中枢性疼痛

中枢性疼痛的表现形式多种多样,可为持续性钝痛、针刺样疼痛、烧灼痛,或为短暂性的刀割样或电击样疼痛等,累及的部位有头面部、腹部、生殖系统甚至无明确定位(不局限于根或神经区域)。目前关于中枢性疼痛的病因尚不清楚,考虑可能与基底节区或丘脑皮质的感觉传导通路受累有关。

(五) 静坐不能性疼痛

静坐不能是由中脑皮质通路多巴胺缺失引起主观躁动不安的感觉,表现为无法控制的反复走动和改变位置的欲望,主要累及双下肢。

了解患者正在经历哪种类型的疼痛对于提供个体化治疗至关重要。尽管上述分类系统可能很有帮助,由于对疼痛机制的理解以及系统治疗手段尚不成熟,在临床实践中很难在所有情况下应用。

三、PD 相关疼痛的评估

目前还没有标准化的、特定的临床评估方法来评估 PD 患者的疼痛。

（一）实验室检查

在诊断方面，神经病理性疼痛的阳性和阴性体征已被提议作为简单床旁检查。定量感觉测试提供关于机械灵敏度、振动和热感觉的客观数据。为了进一步评估从外周到中枢神经系统的疼痛处理，目前有多种分析工具包括皮肤活检、热刺激器、手持压力测痛仪和电刺激。$^{15}HO_2$ 正电子发射断层成像（PET）已被用来研究伤害性网络中的大脑激活，包括丘脑核团、岛叶、躯体感觉和前额叶皮质。CO_2 激光诱发电位可无创性地探索对伤害性输入反应的大脑结构功能状态。

（二）PD 疼痛非专用评估量表

在 PD 疼痛的临床研究中，国内大多数使用的是非特异性量表，分为单维度的视觉模拟评分法（visual analogue scale，VAS）、数字评分法（numerical rating scale，NRS）、口述评分法（verbal rating scales，VRS），以及多维度的简明疼痛量表（brief pain inventory，BPI）、简版 McGill 疼痛问卷（short form McGill pain questionnaire，SF-MPQ）、神经病理性疼痛 4 问卷（douleur neuropathique 4 questions，DN4）、利兹神经病理性症状和体征评分（leeds assessment of neuropathic symptoms and sign，LANSS）。VAS 是目前临床工作中使用最广泛的量表，它是用两端标有 0 和 10 的 10cm 长的标尺，表示疼痛由无痛到最痛的不同级别，患者在标尺上标记出最能代表其疼痛强度的点，从 0 到标记点的距离即疼痛强度的评分值（分值 0~100 分）。NRS 将疼痛程度用 0~10 分表示，0 分代表无痛，10 分代表最痛，患者选择一个数字代表其疼痛程度。VRS 提供无痛、轻微疼痛、中度疼痛、重度疼痛、极度疼痛 5 个描述疼痛强度的形容词，要求患者从中选择 1 个最能恰当描述自己疼痛强度的词。BPI 的评估内容包括：疼痛部位、疼痛严重程度、治疗方法、疼痛对生活的影响程度。SF-MPQ 评估内容包括：疼痛评估指数（pain rating index，PRI）、VAS、现时疼痛强度评分（present pain intensity，PPI）3 个方面。DN4 包含 4 个部分，其中 2 个部分基于对患者的访谈，另外 2 个部分基于临床检查（存在感觉衰退和对刷牙的疼痛反应），总分≥4 分诊断为神经病理性疼痛。LANSS 分为疼痛问卷和感觉检查两部分，疼痛问卷包括疼痛性质、疼痛部位皮肤颜色、皮肤温度、抚摸皮肤是否敏感、疼痛是否突然发生；感觉检查包括痛觉超敏和针刺阈值改变。上述评估量表相对简单易行，然而对 PD 患者的特异性疼痛如运动障碍性疼痛、抗 PD 药物相关的疼痛、PD 给药前或给药后相关的疼痛及静坐不能等症状均未进行评估。

（三）PD 疼痛专用评估量表

目前评估 PD 疼痛特异性的量表是 King 帕金森病疼痛量表（King's PD pain scale，KPPS）和 King 帕金森病疼痛问卷（King's PD pain questionnaire，KPPQ）。KPPS 是一种基于访谈形式的量表，由评估者对患者进行评估，从肌肉骨骼疼痛、慢性疼痛、与症状波动相关的疼痛、夜间痛、口-面部疼痛、肿胀痛、神经根痛 7 个维度分析，主要用于描述患者近 1 个月感受到的因 PD 或用药引起的疼痛。由于该量表未按病理生理机制分类，部分 PD 疼痛无法纳入其中，目前仅建议用作对 PD 患者疼痛强度的评估。

PD 患者疼痛的早期评估和识别是精准治疗的前提，但是目前尚没有能同时考虑疼痛类型、由 PD 病理导致的直接疼痛和继发于并发症的疼痛量表。此外，使用量表或问卷需要患者具备一定的理解能力，因此如何对合并认知障碍的 PD 患者进行疼痛评估也是一个亟待解决的难题。

四、鉴别诊断

目前国内外尚无诊断 PD 疼痛的统一标准，临床上以排除性诊断为主。

（一）中枢性疼痛

中枢性疼痛是由中枢神经病变或功能失调引起的疼痛，其主要是中枢神经系统内的原发过程，而不是外周所引发的疼痛。通常发生在中枢神经损伤后数月或数年期间，临床表现形式多样，主要通过抗抑郁、抗癫痫、局部麻醉、镇痛、抗胆碱能药物及手术来治疗。而 PD 疼痛无确切的神经系统损伤证据，治疗主要通过抗 PD 药物、多巴胺能药物、抗抑郁药、镇痛药等。

（二）不宁腿综合征

不宁腿综合征（restless leg syndrome，RLS）又称 Willis-Ekbom 病，系指小腿深部于休息时出现难以忍受的不适，是一种神经/睡眠障碍。RLS 主要与 PD 疼痛中的静坐不能鉴别。两者区别主要在于 RLS 通常于夜间睡眠时发生，且可通过行走和活动缓解；而静坐不能与睡眠无关，不能通过行走和活动缓解。

五、PD 疼痛与其他症状的关系

（一）疼痛与运动症状的关系

临床上对 PD 患者的诊断主要依赖于运动症状，而疼痛症状可能早于运动症状出现，也可能晚于运动症状出现，因此对早期 PD 患者的诊断会出现延误。Khlebtovsky 等发现，PD 患者的背痛症状与运动姿势异常有关。晚期 PD 患者中疼痛症状更为常见，这是由于晚期患者的肌张力严重障碍和肢体严重僵硬所导致。在一项针对运动障碍 PD 患者的临床调查中，数据显示疼痛症状的出现严重影响了患者的活动功能，大大减少了活动时间。然而，我们的基础研究发现，通过单侧脑区微量注射 6-OHDA 建立的帕金森病小鼠模型在术后一周的运动功能和疼痛阈值都明显降低，但随着时间的延长，PD 小鼠的运动功能逐渐恢复，而疼痛阈值一直处于降低水平。对于研究结果的分歧，我们不否认人类与小鼠大脑在细胞比例、基因表达水平和层级分布等方面存在很大差异。总体而言，PD 疼痛的早期诊断及治疗对临床患者运动症状的改善、肢体姿势的纠正及 PD 的早期确诊具有重大意义。

（二）疼痛与其他非运动症状的关系

疼痛和情绪是 PD 中较为常见的非运动症状，两者互为因果，相辅相成。有观察发现，疼痛在患有抑郁的 PD 患者中的发生率明显高于没有抑郁的患者。神经病理学研究表明，5-羟色胺再摄取是抑郁症状出现的主要原因，其他还可能与皮质和边缘的路易小体、疼痛、压力导致肾上腺皮质醇增多症、社会心理压力和遗传因素有关。目前性别因素和抑郁因素对疼痛的影响更为常见。Defazio 等认为女性 PD 患者更易患疼痛症状，并且疼痛的发生与焦虑、抑郁症状存在密切相关。国内研究者也发现雌性 PD 大鼠表现出更敏感、更强烈的疼痛样行为。另外，Fu 等探讨了 PD 疼痛与睡眠障碍之间的相关性，发现患有疼痛的 PD 患者睡眠质量和效率显著下降，快速眼动睡眠时间占比增加；并且相比无疼痛的 PD 患者，其生活质量更差，情绪更低落。同样，Zhou 等通过 1-甲基-4-苯基-1，2，3，6-四氢吡啶（1-Meth-yl-4-phenyl-1，2，3，6-tetrahydropyridine，MTPT）、6-OHDA 和 A53T 转基因小鼠三种 PD 模型，发现 PD 小鼠伤害性感受阈值降低的同时，伴随有焦虑样症状，具体表现为空旷场实验中进入中心区和高架十字迷宫中在开放臂的时间显著减少。

综上所述，PD 的各种非运动症状不是彼此独立的，我们目前尚不能明确其中的因果关系，但它们之间存在相互作用的关系不容忽视，这对于早期诊断和治疗 PD 的非运动症状以提高患者的生活质量具有重要的指导意义。

六、PD 疼痛的治疗

尽管 PD 疼痛的发病率很高，但文献数据表明，最多只有 50% 的 PD 患者接受了至少一种类型的疼痛治疗。目前为止，大多数治疗方案多集中在药物治疗，很少有人尝试用非药物方法治疗疼痛。

（一）药物治疗

1. 多巴胺能药物　目前的主流药物通过多巴胺能系统机制来改善 PD 疼痛，左旋多巴作为多巴胺的前体，是 PD 患者常用的多巴胺替代药物。大量基础实验数据证明，腹腔、鞘内以及皮下注射左旋多巴都可使 PD 动物模型疼痛阈值升高。研究发现，无论在症状出现还是消失时，左旋多巴均能显著减少特定脑区（如右侧岛叶和前扣带皮质）疼痛的诱发活动。Nebe 和 Ebersbach 的非交叉研究中报道，空肠输注左旋多巴可以减轻开启状态下的疼痛。Fabbri 等发现，左旋多巴有助于缓解晚期 PD 患者的疼痛和焦虑，但不良反应如直立性低血压和嗜睡较为常见。因此，左旋多巴在晚期 PD 患者的使用中应严格控制剂量。其次，常

用的多巴胺受体激动剂包括普拉克索、罗替戈汀、阿扑吗啡等，主要作用与 D_2 受体的激活有关。笔者团队对脊髓多巴胺受体机制的研究发现，鞘内注射阿扑吗啡可显著提高 PD 小鼠的机械痛阈和热痛阈，其镇痛作用可被 D_2 受体激动剂罗匹尼洛所模拟，并可被 D_2 受体拮抗剂舒必利所阻断。早期的临床研究表明，治疗剂量的普拉克索和罗替戈汀可使 PD 患者的视觉模拟量表（VAS）评分明显降低，但这一结论在后续的临床对照研究被证实不成立。阿扑吗啡相比其他多巴胺受体激动剂，亲脂性更好，更容易透过血脑屏障。Factor 的综述阐述了阿扑吗啡的推注治疗（每次 1～5mg，每日 10 次）可有效缓解 PD 疼痛，还能降低 PD 患者幻觉的发生率。一份病例报告报道阿扑吗啡对治疗盆腔和肌张力障碍性疼痛有益处。然而，在另一项随机、对照、双盲研究中，Dellapina 和他的同事发现，与安慰剂相比，阿扑吗啡对帕金森病患者的疼痛处理没有显著影响。因此，多巴胺受体激动剂在 PD 疼痛中的有效性有待进一步研究。

2. 消炎镇痛药　大多数 PD 患者（77.9%）认为非甾体抗炎药（nonsteroidal anti-inflammatory drug，NSAID）是最有效的镇痛药物，2/3 的患者疼痛缓解率超过 50%。因而 NSAID 是最常用的镇痛药，与多巴胺类药物共同作为 PD 疼痛的一线治疗药物。另外甾体类抗炎药如糖皮质激素类药物包括泼尼松、地塞米松等，适量与一线推荐用药联合使用对于帮助缓解疼痛也是安全有效的。临床上长期服用 NSAID 的 PD 患者胃肠道不适的发生率最高，表现为消化不良、恶心、呕吐、便秘和反胃等。

3. 阿片类药物　基础研究发现，单侧 6-OHDA 诱导的 PD 大鼠模型可引起中脑导水管周围灰质（periaqueductal gray matter，PAG）内 γ-氨基丁酸（γ-aminobutyric acid，GA-BA）能水平的失调，提示下行镇痛系统受损，下行疼痛易化系统激活，导致脊髓阿片能系统下调，从而导致伤害性敏感化。动物实验证明激活 μ 阿片受体减少了对中脑导水管周围灰质/中缝背核（PAG/DRN）多巴胺神经元的抑制性输入，从而增加下行镇痛作用。可见多巴胺和阿片受体共同参与指导 PD 疼痛。传统的弱阿片类镇痛药如曲马多，可以缓解肌肉骨骼性疼痛。阿片受体激动剂羟考酮和外周阿片受体拮抗剂纳洛酮已被证明对 PD 的慢性疼痛治疗有效。临床实践证明，服用羟考酮/纳洛酮的患者疼痛显著减轻，尤其对中枢性疼痛更有效。然而使用阿片类药物时需要特别注意其成瘾性和耐受性。

4. 单胺氧化酶抑制剂　沙芬酰胺是一种口服的 α-酰胺药物，对单胺氧化酶具有选择性和抑制性作用。无论在疼痛发作之前或之后用作左旋多巴辅助治疗时，都对 PD 疼痛患者有积极作用。前瞻性研究有助于进一步了解沙芬酰胺对 PD 疼痛的疗效。

5. 抗抑郁药物　度洛西汀是一种选择性 5-羟色胺和去甲肾上腺素再摄取抑制剂，通常用于治疗神经性疼痛。Bellingham 等的临床综述阐述了度洛西汀对 PD 伴慢性疼痛的患者是安全有效的。

6. 抗癫痫药物 加巴喷丁和普瑞巴林在治疗神经根性疼痛中应用广泛,同时有益于缓解患者的睡眠质量。临床试验发现加巴喷丁明显改善了 PD 痴呆患者的口腔烧灼痛和纤维肌痛,随访观察未见不良反应。目前该类药物的相关研究很少,临床上仍处于试探性治疗阶段。

7. 肉毒杆菌毒素 肉毒杆菌毒素(botulinum toxin,BTX)通过改善姿势来缓解疼痛尤其是肌张力障碍相关性疼痛,这可能与其神经麻痹作用有关。Cordivari 等研究表明,肉毒杆菌毒素对治疗帕金森病伴拳头挛缩性疼痛是安全有效的,但不良反应主要是局部感染。

（二）非药物治疗

1. 脑深部电刺激 脑深部电刺激(deep brain stimulation,DBS)不仅用于治疗 PD 患者的运动症状,还可用于治疗 PD 疼痛,尤其对肌肉骨骼和肌张力障碍性疼痛具有显著效果。内侧苍白球(GPi)或丘脑底核(STN)通常是晚期患者单侧或双侧刺激的选择靶点。Dellapina 等发现 STN-DBS 可通过增加疼痛阈值和减轻疼痛诱发的脑部活动而减轻 PD 相关疼痛,并且可以改善 PD 患者对温度的异常感知。然而,STN-DBS 改善 PD 患者疼痛的机制仍不清楚。有研究表明,STN-DBS 可导致冲动障碍和抑郁症状,可能取决于电极放置或多巴胺水平。

2. 毁损性手术 该手术通过立体定位方法对大脑特定部位进行毁损,包括丘脑底核毁损术、内侧苍白球毁损术等。有报道行苍白球切除术后患者的疼痛症状明显改善,对肌张力障碍性疼痛尤为有效。但是此手术方式的操作技术尚不成熟,且术后诸多严重并发症如偏瘫、偏盲、吞咽困难和语言障碍等,已经逐渐被淘汰。

3. 脊髓刺激 新数据表明,脊髓刺激(SCS)可能是治疗 PD 患者神经病理性慢性疼痛的重要选择。临床经验认为,在推荐的刺激水平下,SCS 对神经系统没有明显的不良影响,也没有副作用。目前仍需要更多的研究来探索其安全性和有效性。

4. 康复治疗 据报道,体育锻炼、经颅微电流刺激和电惊厥疗法对 PD 相关疼痛有积极作用。另外,维生素和草药、按摩疗法和针灸是帕金森病最常用的补充和替代疗法。但是这些疗法均未经随机对照试验证明,有待进一步研究。

七、总结

疼痛是帕金森病中常见的非运动症状,严重影响 PD 患者的生活质量。近年来,人们对它的关注度也逐渐提升。目前对于 PD 疼痛的发病机制、诊断和治疗尚没有系统化标准,导致临床工作者不能及时有效地发现和处理帕金森病。本综述尽可能全面地从基础和临床两方面阐述 PD 疼痛的神经机制、分类、评估以及治疗手段等,希望为广大临床和科研工作者提供新思路。未来研究应集中于 PD 疼痛的发病机制,以及更具体精准的分类工具,以期为临床医师提供更完美的治疗方案,从根本上更有效地解决患者的困扰。

(纪 影)

参 考 文 献

[1] TYSNES O B, STORSTEIN A. Epidemiology of Parkinson's disease [J]. J Neural Transm (Vienna), 2017, 124 (8): 901-905.

[2] DOMENICI R A, CAMPOS A C P, MACIEL S T, et al. Parkinson's disease and pain: Modulation of nociceptive circuitry in a rat model of nigrostriatal lesion [J]. Exp Neurol, 2019, 315: 72-81.

[3] TANG D L, LUAN Y W, ZHOU C Y, et al. D2 receptor activation relieves pain hypersensitivity by inhibiting superficial dorsal horn neurons in parkinsonian mice [J]. Acta Pharmacol Sin, 2021, 42(2): 189-198.

[4] GEROIN C, GANDOLFI M, BRUNO V, et al. Integrated approach for pain management in Parkinson disease [J]. Curr Neurol Neurosci Rep, 2016, 16(4): 28.

[5] CHOI S M, KIM B C, JUNG H J, et al. Impact of pain and pain subtypes on the quality of life of patients with Parkinson's disease [J]. J Clin Neurosci, 2017, 45: 105-109.

[6] EDINOFF A, SATHIVADIVEL N, MCBRIDE T, et al. Chronic pain treatment strategies in Parkinson's disease [J]. Neurol Int, 2020, 12(3): 61-76.

[7] BASBAUM A I, BAUTISTA D M, SCHERRER G, et al. Cellular and molecular mechanisms of pain [J]. Cell, 2009, 139(2): 267-284.

[8] SCHERDER E, WOLTERS E, POLMAN C, et al. Pain in Parkinson's disease and multiple sclerosis: its relation to the medial and lateral pain systems [J]. Neurosci Biobehav Rev, 2005, 29(7): 1047-1056.

[9] SHARMA S K. Skin nerve alpha-synuclein deposits: a biomarker for idiopathic Parkinson disease [J]. Neurology, 2014, 83(17): 1582.

[10] BORSOOK D, UPADHYAY J, CHUDLER E H, et al. A key role of the basal ganglia in pain and analgesia-insights gained through human functional imaging [J]. Molecular Pain, 2010, 6: 27.

[11] SCHAPIRA A H V, CHAUDHURI K R, JENNER P. Non-motor features of Parkinson disease [J]. Nat Rev Neurosci, 2017, 18(7): 435-450.

[12] WASNER G, DEUSCHL G. Pains in Parkinson disease-many syndromes under one umbrella [J]. Nat Rev Neurol, 2012, 8(5): 284-294.

[13] VON TWICKEL A, KOWATSCHEW D, SALTURK M, et al. Individual dopaminergic neurons of lamprey SNc/

VTA project to both the striatum and optic tectum but restrict co-release of glutamate to striatum only [J]. Current Biology, 2019, 29(4):677.

[14] LUAN Y, TANG D, WU H, et al. Reversal of hyperactive subthalamic circuits differentially mitigates pain hypersensitivity phenotypes in parkinsonian mice [J]. Proc Natl Acad Sci U S A, 2020, 117(18):10045-10054.

[15] OBESO J A, MARIN C, RODRIGUEZ-OROZ C, et al. The basal ganglia in Parkinson's disease: current concepts and unexplained observations [J]. Ann Neurol, 2008, 64 Suppl 2:S30-46.

[16] MOSTOFI A, MORGANTE F, EDWARDS M J, et al. Pain in Parkinson's disease and the role of the subthalamic nucleus [J]. Brain, 2021, 144(5):1342-1350.

[17] LI C, LIU S, LU X, et al. Role of descending dopaminergic pathways in pain modulation [J]. Curr Neuropharmacol, 2019, 17(12):1176-1182.

[18] COBACHO N, DE LA CALLE J L, PAINO C L. Dopaminergic modulation of neuropathic pain: analgesia in rats by a D2-type receptor agonist [J]. Brain Res Bull, 2014, 106:62-71.

[19] SERAFINI R A, PRYCE K D, ZACHARIOU V. The mesolimbic dopamine system in chronic pain and associated affective comorbidities [J]. Biol Psychiatry, 2020, 87(1):64-73.

[20] NASER P V, KUNER R. Molecular, Cellular and circuit basis of cholinergic modulation of pain [J]. Neuroscience, 2018, 387:135-148.

[21] BINDA K H, REAL C C, FERREIRA A F F, et al. Antinociceptive effects of treadmill exercise in a rat model of Parkinson's disease: The role of cannabinoid and opioid receptors [J]. Brain Research, 2020, 1727:146521.

[22] NEGRE-PAGES L, REGRAGUI W, BOUHASSIRA D, et al. Chronic pain in Parkinson's disease: the cross-sectional French DoPaMiP survey [J]. Mov Disord, 2008, 23(10):1361-1369.

[23] GOETZ C G, TANNER C M, LEVY M, et al. Pain in Parkinson's disease [J]. Mov Disord, 1986, 1(1):45-49.

[24] BEISKE A G, LOGE J H, RONNINGEN A, et al. Pain in Parkinson's disease: Prevalence and characteristics [J]. Pain, 2009, 141(1-2):173-177.

[25] TAYLOR L J, HERR K. Pain intensity assessment: a comparison of selected pain intensity scales for use in cognitively intact and cognitively impaired African American older adults [J]. Pain Manag Nurs, 2003, 4(2):87-95.

[26] 李君,冯艺,韩济生,等. 中文版简版 McGill 疼痛问卷——2 的制订与多中心验证 [J]. 中国疼痛医学杂志,2013,19(1):42-46.

[27] BENNETT M. The LANSS Pain Scale: the Leeds assessment of neuropathic symptoms and signs [J]. Pain, 2001, 92(1-2):147-157.

[28] CHAUDHURI K R, RIZOS A, TRENKWALDER C, et al. King's Parkinson's disease pain scale, the first scale for pain in PD: An international validation [J]. Mov Disord, 2015, 30(12):1623-1631.

[29] WATSON J C, SANDRONI P. Central neuropathic pain syndromes [J]. Mayo Clin Proc, 2016, 91(3):372-385.

[30] KHLEBTOVSKY A, DJALDETTI R, RODITY Y, et al. Progression of postural changes in Parkinson's disease: quantitative assessment [J]. J Neurol, 2017, 264(4):675-683.

[31] UEBELACKER L A, EPSTEIN-LUBOW G, LEWIS T, et al. A survey of Parkinson's Disease patients: most bothersome symptoms and coping preferences [J]. J Parkinson Dis, 2014, 4(4):717-723.

[32] HODGE R D, BAKKEN T E, MILLER J A, et al. Conserved cell types with divergent features in human versus mouse cortex [J]. Nature, 2019, 573(7772):61-68.

[33] AARSLAND D, PAHLHAGEN S, BALLARD C G, et al. Depression in Parkinson disease-epidemiology, mechanisms and management [J]. Nat Rev Neurol, 2011, 8(1):35-47.

[34] DEFAZIO G, ANTONINI A, TINAZZI M, et al. Relationship between pain and motor and non-motor symptoms in Parkinson's disease [J]. European Journal of Neurology, 2017, 24(7):974-980.

[35] FU Y T, MAO C J, MA L J, et al. Pain Correlates with Sleep Disturbances in Parkinson's Disease Patients [J]. Pain Pract, 2018, 18(1):29-37.

[36] ZHOU Z X, YE P H, LI X H, et al. Synaptic potentiation of anterior cingulate cortex contributes to chronic pain of Parkinson's disease [J]. Molecular Brain, 2021, 14(1):161.

[37] NEBE A, EBERSBACH G. Pain Intensity On and Off Levodopa in Patients with Parkinson's Disease [J]. Movement Disord, 2009, 24(8):1233-1237.

[38] FABBRI M, COELHO M, GUEDES L C, et al. Response of non-motor symptoms to levodopa in late-stage Parkinson's disease: Results of a levodopa challenge test [J]. Parkinsonism Relat Disord, 2017, 39:37-43.

[39] RASCOL O, ZESIEWICZ T, CHAUDHURI K R, et al. A randomized controlled exploratory pilot study to evaluate the effect of rotigotine transdermal patch on Parkinson's disease-associated chronic pain [J]. J Clin Pharmacol,

2016,56(7):852-861.

[40] FACTOR S A. Literature review:intermittent subcutaneous apomorphine therapy in Parkinson's disease [J]. Neurology,2004,62(6 Suppl 4):S12-17.

[41] TODOROVA A,CHAUDHURI K R. Subcutaneous apomorphine and non-motor symptoms in Parkinson's disease [J]. Parkinsonism Relat D,2013,19(12):1073-1078.

[42] BUHMANN C,WROBEL N,GRASHORN W,et al. Pain in Parkinson disease:a cross-sectional survey of its prevalence,specifics,and therapy [J]. J Neurol,2017,264(4):758-769.

[43] LI C,SUGAM J A,LOWERY-GIONTA E G,et al. Mu opioid receptor modulation of dopamine neurons in the periaqueductal gray/dorsal raphe:a role in regulation of pain [J]. Neuropsychopharmacology,2016,41(8):2122-2132.

[44] BLANCHET P J,BREFEL-COURBON C. Chronic pain and pain processing in Parkinson's disease [J]. Prog Neuropsychopharmacol Biol Psychiatry,2018,87(Pt B):200-206.

[45] BELLINGHAM G A,PENG P W H. Duloxetine a review of its pharmacology and use in chronic pain management [J]. Region Anesth Pain M,2010,35(3):294-303.

[46] WHITE T L,KENT P F,KURTZ D B,et al. Effectiveness of gabapentin for treatment of burning mouth syndrome [J]. Arch Otolaryngol,2004,130(6):786-788.

[47] CORDIVARI C,MISRA V P,CATANIA S,et al. Treatment of dystonic clenched fist with botulinum toxin [J]. Mov Disord,2001,16(5):907-913.

[48] DELLAPINA E,ORY-MAGNE F,REGRAGUI W,et al. Effect of subthalamic deep brain stimulation on pain in Parkinson's disease [J]. Pain,2012,153(11):2267-2273.

[49] VOLKMANN J,DANIELS C,WITT K. Neuropsychiatric effects of subthalamic neurostimulation in Parkinson disease [J]. Nat Rev Neurol,2010,6(9):487-498.

[50] RODRIGUES DE PAULA F,TEIXEIRA-SALMELA L F,COELHO DE MORAIS FARIA C D,et al. Impact of an exercise program on physical,emotional,and social aspects of quality of life of individuals with Parkinson's disease [J]. Mov Disord,2006,21(8):1073-1077.

117 分娩镇痛中转剖宫产麻醉新进展

一、前言

2018 年 8 月 8 日，由国家卫生健康委员会等七部委联合颁布了《关于印发加强和完善麻醉医疗服务意见的通知》（国卫医发〔2018〕21 号），文件明确指出在保障手术麻醉的基础上优先发展分娩镇痛，不断满足人民群众对舒适诊疗的新需求。同年 11 月 15 日，为提升产妇分娩镇痛水平，提高围生期医疗服务质量，进一步保障孕产妇安全，降低孕产妇死亡率，国家卫生健康委员会发布关于开展全国分娩镇痛试点工作的通知（国卫办医函〔2018〕1009 号），体现国家对于开展分娩镇痛的重视，分娩镇痛可以促进自然分娩，有利于提高优生优育服务水平，促进三孩政策的落实。虽然新产程标准可以减少中转剖宫产，但产妇经阴道试产失败中转剖宫产率为 0.97%~16.45%。分娩镇痛中转剖宫产硬膜外麻醉也存在一定失败的可能，失败概率 0~21%。

二、硬膜外中转

（一）定义

当已经接受椎管内分娩镇痛进行阴道试产的产妇因为各种原因需要进行剖宫产手术，若分娩镇痛留置的硬膜外导管仍处于原位时，麻醉科医师通常会经现存导管注射高浓度大剂量的局部麻醉药，以达到满足剖宫产手术的麻醉要求，这一过程简称为硬膜外中转（epidural conversion），即分娩镇痛中转剖宫产麻醉。

对比中国两版《分娩镇痛专家共识》，2020 版在"椎管内分娩镇痛的目的和原则"中提出椎管内分娩镇痛不仅需要能有效减轻产妇产痛，还需要能为器械助产或产程中转剖宫产提供便捷及良好的麻醉效果，而如何做好椎管内分娩镇痛中转剖宫产的麻醉是产科麻醉领域面临的新课题。

经阴道分娩是一个正常的生理过程，期间因各种因素会有部分产妇需要终止妊娠进行中转剖宫产。硬膜外分娩镇痛有很大概率可安全有效地转换为剖宫产麻醉，对于已经施行椎管内分娩镇痛的产妇来说，经硬膜外导管给予适宜浓度和剂量的局部麻醉药或/和阿片类镇痛药是最为省时简便的方法。

（二）特点

分娩异常和危急情况时可以通过预先留置的硬膜外导管迅速实施硬膜外麻醉，与普通剖宫产麻醉中即时放置的硬膜外导管相比，长时间分娩镇痛后硬膜外导管较难精准确定其处于硬膜外间隙内，有可能已经移位或者脱出；长时间的分娩镇痛后，硬膜外间隙可能已聚积了大量的镇痛液，此时应用硬膜外麻醉，是否对麻醉效果产生不利的影响不得而知，但中转剖宫产硬膜外麻醉失败率高于普通的硬膜外麻醉却是一个临床存在的现象，需要临床开展研究解决此特殊现象。中转剖宫产母婴情况紧急，无充足时间对硬膜外导管位置进行调整，同时测试麻醉平面的等待时间亦不充裕，此时不同麻醉方式的选择必然面临着不同的失败风险。经硬膜外导管中转硬膜外麻醉与拔除导管重新进行腰硬联合麻醉相比，硬膜外中转术中血压波动更平稳，胎儿娩出时间更短，麻醉失败率更低。

三、硬膜外中转失败

（一）定义

Mankowits 等将硬膜外分娩镇痛中转剖宫产麻醉失败定义为：中转剖宫产硬膜外麻醉效果欠佳不能满足手术需求，而在手术前将麻醉方式改为全身麻醉，或其他麻醉方式（比如重新穿刺进行蛛网膜下隙阻滞等）。

国内研究者首先是需要对硬膜外中转失败的定义进行统一，结合文献，笔者推荐将硬膜外中转失败定义为："硬膜外分娩镇痛中转剖宫产时，麻醉科医师通过留置的硬膜外导管注入局部麻醉药后，产妇仍感受到手术的强烈疼痛和/或牵拉反应，必须辅助静脉用药或重新椎管内穿刺麻醉或全身麻醉才能满足手术需求的情况"。

（二）原因

Mankowits 报道硬膜外中转的失败率为 0~21%，作者认为该比率差异较大的原因包括对中转失败的定义不同、研究所使用的椎管内分娩镇痛的启动方式不同、自控硬膜外镇痛的设置不同、启动剖宫产麻醉时的药物不同、测试椎管内阻滞成功的方式不同等等。

经留置硬膜外导管给药进行中转剖宫产时，若镇痛效果不佳可能预示其用于剖宫产麻醉的失败。Bauer M. E. 等评价了硬膜外中转的危险因素，总结出七个主要影响因素：分娩镇痛期间额外增加镇痛药的次数（number of top-ups during labor）、剖宫产的紧急程度（urgency of cesarean delivery）、腰硬联合分娩镇痛和硬膜外镇痛方式的不同（CSEA vs EA）、非产科麻醉科医师进行中转剖宫产手术的麻醉（non-obstetric anesthesiologist）、硬膜外镇痛持续时间（duration of epidural analgesia）、宫颈扩张程度（cervical dilation）、产妇的体重指数或体重（body mass index or weight）。其中三个因素具有统计学显著差异：分娩镇痛期间额外增加镇痛药的次数、剖宫产的紧急程度和非产科麻醉科医师进行中转剖宫产手术的麻醉。无充分证据证明腰硬联合分娩镇痛和硬膜外镇痛方式、硬膜外镇痛持续时间、宫颈扩张程度和产妇的体重指数或体重这四个因素与中转失败有直接关系。

Bauer M. E. 等在其综述中提到，分娩镇痛期间额外增加镇痛药次数是指出现不能控制的暴发痛而需要临床医师进行干预的加药次数，其 meta 分析结果指出干预次数越多后续中转失败率越高，甚至可增加三倍。值得注意的是，另有研究指出在剖宫产之前 2 小时内视觉疼痛评分（visual analog scores，VAS）较高的产妇后续中转失败率也较高，这些研究结果提示镇痛期间产妇暴发痛的发生频率和术前 2 小时的 VAS 评分或许可以作为后续预测硬膜外中转失败率的危险因素或是硬膜外导管功能不良的评价标志。

与上述提到的系统评价不同，有研究对于"分娩镇痛持续时间"是否是硬膜外中转失败的危险因素之一存在争议，一些研究结果显示镇痛时间也是中转失败危险因素之一。同时也有研究者推测镇痛持续时间延长会增加硬膜外导管的留置时间，会增加低浓度局部麻醉药的输入，硬膜外中转麻醉时给予常规剂量的局部麻醉药和/或阿片类药物会被硬膜外间隙集聚的溶液所稀释，从而达不到剖宫产手术的要求。因此，建议可以适当增加硬膜外中转时的药物浓度，但具体增加到何种浓度才能既不发生局部麻醉药全身毒性反应，又能满足剖宫产手术的麻醉要求还缺少相关研究支持。

剖宫产的紧急程度越高硬膜外中转失败率越高的可能原因是在这种紧急情况下，没有足够的时间由完全的硬膜外分娩镇痛方式转为外科麻醉，经硬膜外导管给药后的起效时间可能比重新椎管内穿刺麻醉的时间更长，但这点存在个体差异，也与麻醉科医师的操作经验有关。

刘野等将导管置入的深度作为观察指标，研究组的硬膜外导管置入深度为 4~5cm 时的失败率，比对照组置入深度为 2.5~3.5cm 时的失败率要高，结果有统计学意义。同时，另有研究证明身高相对较高会增加硬膜外中转失败的

风险，并且是独立危险因素。但刘瀛源等认为孕妇的身高是降低剖宫产率的保护因素，身高越高，阴道分娩的成功率越大，从而降低中转剖宫产的机率。最后，导管脱出移位也是中转失败或者无法中转的一项显而易见的原因。

四、解决方案的思考

（一）提高分娩镇痛的成功率

笔者认为未雨绸缪，增加分娩镇痛成功率的同时最小化对母婴的影响，使得产妇尽量通过自然分娩的方式生产，从源头减少中转剖宫产是临床最优选择。

1. 麻醉科医师应定时巡视产房，评估镇痛效果，了解产程进展，及时诊断和积极处理暴发痛，有助于提高分娩镇痛成功率。

2. 针对硬膜外导管移位、脱出这一因素，和普通导管相比，推荐使用钢丝加强硬膜外导管进行分娩镇痛。产妇镇痛后感觉异常、意外脱管和导管打折的发生率降低，硬膜外出血发生减少，一次置管成功率提高的同时，成功置管的时间缩短。

3. 综述上述失败原因，可以总结出部分解决办法。根据产妇镇痛需求合理设置镇痛泵的单次追加剂量和追加间隔以达到最优化镇痛效果；硬膜外导管的深度不易过深；由专业的产科麻醉科医师进行分娩镇痛的操作等，专业的产科麻醉科医师或许可以更加积极快速地对产妇进行镇痛及麻醉管理。硬膜外中转失败的预防往往是保证此类产妇安全的关键所在。

4. 脊椎麻醉联合双管硬膜外分娩镇痛的镇痛效果良好，尤其第一产程后期及第二产程的镇痛效果明显优于单管硬膜外分娩镇痛，该法持续有效的麻醉效果避免了患者的二次麻醉，但临床上并未广泛推广应用。

5. 连续蛛网膜下隙麻醉（continuous spinal anesthesia，CSA）技术是通过放置于蛛网膜下隙的微导管向其间断或持续注入局部麻醉药或镇痛药产生和维持脊髓麻醉与镇痛的方法。舒芬太尼连续蛛网膜下隙镇痛用于分娩镇痛虽然起效慢，但维持时间长，效果更确切，对产程影响小，同时整个分娩过程中，CSA 具有给药少、起效快、镇痛好、运动阻滞轻等优点，也利于剖宫产时迅速和确切的转化为麻醉。

（二）中转剖宫产麻醉的要点

1. 首先，在决定中转剖宫产手术时，麻醉科医师应立刻确认导管位置，若无移位或脱出可立即给予试验剂量评估麻醉效果，有条件的情况（准备充足的抢救设备和药物）下可以在产房给予 1.5% 的利多卡因试验剂量，省去在手术室的等待时间；一旦导管已移位或脱出，就需根据剖宫产紧急程度选择全身麻醉或重新穿刺进行椎管内麻醉。

2. 连续脊椎麻醉的分娩镇痛方式若直接中转剖宫产手术，结果或许优于硬膜外中转麻醉：回抽有脑脊液即可确定导管位置，药液直接注入蛛网膜下隙，起效迅速，效果确切。若回抽无脑脊液，即可明确重新实施麻醉。

3. 关于产妇镇痛后中转剖宫产使用原有硬膜外导管还是重新穿刺仍有一些争议。李波等研究认为硬膜外中转虽然起效时间长但可以省去重新消毒铺巾进行麻醉的时间;分娩镇痛后硬膜外给高浓度局部麻醉药达到手术条件需要的时间比正常硬膜外麻醉时间更短,腰硬联合麻醉需要花费时间重新穿刺,且分娩镇痛中转剖宫产的产妇蛛网膜下隙穿刺的时间会比首次时间长,成功率也比首次低很多。若使用硬膜外导管中转,推荐使用麻醉效能高的局部麻醉药,同时可增加局部麻醉药的浓度。一项 meta 分析针对硬膜外麻醉局部麻醉药物的选择进行分析,总结质量评分较高的文献后得出起效时间最短的药物为 2% 利多卡因+碳酸氢盐。

4. 近期的一项 meta 分析结果显示腰硬联合阻滞启动分娩镇痛时剖宫产率明显低于连续硬膜外阻滞,其机制可能是与连续硬膜外相比腰硬联合阻滞起效更快,镇痛效果更好,总产程缩短更有利于分娩,所以从该角度看来,分娩镇痛启动方式的选择在一定程度上也影响着中转剖宫产事件的发生,推荐使用腰硬联合启动分娩镇痛,降低中转剖宫产率。

5. 静脉给予小剂量右美托咪定可以改善麻醉效果。

6. 1.73% 碳酸利多卡因用于分娩镇痛中转剖宫产时起效快、肌松效果好、缩短胎儿娩出时间、改善胎儿 1 分钟 Apgar 评分。

7. 硬膜外中转时在局部麻醉药中混合一定量舒芬太尼也可改善麻醉效果。

综上,在悉知危险因素以后,我们应该尽可能把控中转剖宫产麻醉的可控因素,降低失败率,也就降低重新穿刺的风险。当然,若在综合评定产妇状态后,若硬膜外中转失败的危险因素过多,可以直接拔除硬膜外导管进行蛛网膜下隙阻滞,这种情况与硬膜外相比,脊椎麻醉可降低手术麻醉的失败率,同时更能满足产时剖宫产的麻醉需求。

(闫钰尧 赵娜 徐铭军)

参 考 文 献

[1] 国家卫生健康委员会,国家发展改革委,教育部,等. 关于印发加强和完善麻醉医疗服务意见的通知[EB/OL]. (2018-8-8)[2020-07-20]. http://www.nhc.gov.cn/yzygj/s3594q/201808/4479a1dbac7f43dcba54e6dce873a533.shtml.

[2] 国家卫生健康委员会办公厅. 关于开展分娩镇痛试点工作的通知[EB/OL]. (2018-11-15)[2020-07-20]. http://www.nhc.gov.cn/yzygj/pqt/201811/e3d00e4a41f445fe89d100e6ee67c0a8.shtml.

[3] 穆光宗. 三孩政策与中国人口生育的优化:背景、前景和愿景[J]. 扬州大学学报(人文社会科学版),2021,25(4):65-77.

[4] 郑后,侯海静,顾凯芬,等. 新产程模式对产时中转剖宫产率及母婴结局的影响[J]. 浙江医学,2020,42(17):1891-1893.

[5] 任瑞雪,贾晨阳. 新产程标准实行对阴道分娩中转剖宫产率的影响[J]. 中国临床医师杂志,2016,44(5):91-92.

[6] 闫思思,肖玲. 新产程标准及其助产模式对产钳助产、中转剖宫产和新生儿窒息发生率的影响[J]. 中华围产医学杂志,2016,19(4):315-317.

[7] 冯琼. 新产程标准助产模式分娩对初产妇中转剖宫产和母婴结局的影响[J]. 中国妇幼保健,2021,36(19):4456-4458.

[8] MANKOWITZ S K, GONZALEZ FIOL A, SMILEY R. Failure to extend epidural labor analgesia for cesarean delivery anesthesia: a focused review[J]. Anesth Analg, 2016,123(5):1174-1180.

[9] 中华医学会麻醉学分会产科麻醉学组. 分娩镇痛专家共识(2016 版)[J]. 临床麻醉学杂志,2016,32(8):816-818.

[10] 于泳浩,曲元,刘志强,等. 中国椎管内分娩镇痛专家共识(2020 版)[EB/OL]. https://www.cn-healthcare.com/articlewm/20210805/content-1249845.html

[11] 胡进前,罗爱林,万里,等. 58 例腰硬联合阻滞分娩镇痛试产失败中转剖宫产病例的麻醉处理[J]. 中华围产医学杂志,2019,22(2):123-126.

[12] 李波,吕改华,程艳. 分娩镇痛中转剖宫产麻醉方式的选择与效果观察[J]. 中国药物与临床,2021,21(12):2079-2080.

[13] BAUER M E, KOUNTANIS J A, TSEN L C, et al. Risk factors for failed conversion of labor epidural analgesia to cesarean delivery anesthesia: A systematic review and meta-analysis of observational trials[J]. Int J Obstet Anesth,2012,21(4):294-309.

[14] ORBACH-ZINGER S, FRIEDMAN L, AVRAMOVICH A, et al. Risk factors for failure to extend labor epidural analgesia to epidural anesthesia for Cesarean section[J]. Acta Anaesthesiol Scan,2006,50(8):1014-1018.

[15] 赵娜,李晓光,汪愫洁,等. 分娩镇痛硬膜外间隙镇痛药液用量对中转剖宫产时硬膜外麻醉效果的影响:前瞻性队列研究[J]. 协和医学杂志,2021,12(3):339-345.

[16] 艾来提·塔来提,郭海,洪毅. 硬膜外分娩镇痛转行剖宫产术麻醉失败的相关因素分析[J]. 国际麻醉学与复苏杂志,2021,42(6):605-609.

[17] 刘野,徐铭军,李秋红,等. 腰硬联合阻滞分娩镇痛中转剖宫产麻醉效果影响因素分析[J]. 中国医刊,2020,55(3):271-274.

[18] HALPERN S H, SOLIMAN A, YEE J, et al. Conversion of epidural labour analgesia to anaesthesia for Caesarean section: a prospective study of the incidence and determi-

nants of failure[J]. Br J Anaesth,2009,102(2):240-243.

[19] 刘源瀛,王永清.新产程标准下产程中转剖宫产影响因素研究进展[J].国际妇产科学杂志,2021,48(5):481-485.

[20] 张青林,徐铭军.国产钢丝加强型硬膜外导管对分娩镇痛时麻醉并发症的影响[J].中华麻醉学杂志,2017,37(4):408-410.

[21] BAUER M E,MHYRE J M. Active management of labor epidural analgesia is the key to successful conversion of epidural analgesia to cesarean delivery anesthesia[J]. Anesth Analg,2016,123(5):1074-1076.

[22] 白云波,徐铭军,赵国胜,等.腰麻联合双管硬膜外分娩镇痛的临床效果[J].临床麻醉学杂志,2016,32(8):778-781.

[23] 张宁,徐铭军.舒芬太尼连续蛛网膜下腔阻滞用于分娩镇痛的可行性[J].临床麻醉学杂志,2013,29(3):222-225.

[24] JI J W,XU M J,HAN B,et al. Feasibility study on continuous spinal analgesia in all stages of labor[J]. Chin Med J(Engl),2020,133(5):618-620.

[25] RESCHKE M M,MONKS D T,VARADAY S S,et al. Choice of local anaesthetic for epidural caesarean section：a Bayesian network meta-analysis[J]. Anaesthesia,2020,75(5):674-682.

[26] 李鑫,崔春燕,刘洺含,等.两种椎管内分娩镇痛方法对剖宫产率影响的 meta 分析[J].西南医科大学学报,2022,45(1):54-58.

[27] 白云波,徐铭军.右美托咪定用于分娩镇痛中转剖宫产术的临床效果观察[J].北京医学,2019,41(8):679-682.

[28] 赵雪峰,苏林,冯磊,等.右美托咪定辅助硬膜外麻醉在中转剖宫产手术中的应用价值分析[J].中国妇幼保健,2021,36(1):75-78.

[29] 薛瑞萍,温来友,吴震,等.碳酸利多卡因在无痛分娩失败改剖宫产术中的应用[J].临床和实验医学杂志,2011,10(22):1779.

[30] 李春晖,孙莹杰,刁玉刚,等.舒芬太尼在硬膜外分娩镇痛中转剖宫产术中麻醉效果[J].临床军医杂志,2021,49(1):85-86.

[31] YOON H-J,DO S-H,YUN Y J. Comparing epidural surgical anesthesia and spinal anesthesia following epidural labor analgesia for intrapartum cesarean section：a prospective randomized controlled trial[J]. Korean J Anesthesiol,2017,70(4):412-419.

118 虚拟现实技术在分娩疼痛管理中的应用进展

长期以来,人们认为分娩痛是分娩过程中一种不可避免的自然生理反应。分娩疼痛存在于整个分娩过程,会造成妊娠妇女的精神紧张从而出现焦虑情绪,特别是初产妇在生产过程中会存在一定的心理压力,生产过程中的痛苦会引起孕妇的排斥,从而产生焦虑、恐惧、紧张等负面情绪,影响产程的持续时间,引起子宫收缩和儿茶酚胺的分泌,继而引发产后大出血、胎儿窘迫等问题。随着人类社会的进步和现代医学的发展,减少产妇分娩期的疼痛,提高产妇分娩质量,是医务工作者追寻的目标。相比于药物镇痛可能会引起如低血压、药物中毒、神经血管损伤等不良反应,非药物镇痛不仅能够帮助产程进展、减少产科干预、降低剖宫产率,而且副作用少,对产妇和胎儿更加安全。虚拟现实(virtual reality,VR)技术是非药物镇痛方法中一种有效的治疗方法。VR技术最早开始于20世纪60年代,并逐渐应用于多个领域。而国内虚拟现实技术的应用则始于20世纪90年代,随着科技的不断发展和进步,VR技术在医学领域的应用也越来越广泛,并在医疗教育、技能培训和临床工作中都取得良好成果。VR技术能够达到减轻疼痛的目的,主要是通过分散个体注意力,提高对快感的注意力,减少疼痛信号的传导。近年来,为减少产妇的分娩疼痛,国外将虚拟现实技术应用于产妇分娩过程中,而在国内却少见文献报道,鉴于此,本文就VR技术在分娩镇痛中的研究发展进行综述,以期为虚拟现实技术在我国分娩镇痛领域的开展提供参考。

一、VR技术概述

(一)VR技术概念

VR是Jaron Lanier在20世纪80年代中期创造的短语,早期被译为"灵境技术",与其他形式的媒体不同,VR指的是允许实时模拟环境的用户-计算机接口,用户可以通过多个感官通道以直观的方式与其交互,VR可以创造一种身临其境的错觉或一种真正置身于计算机生成环境中的不可思议的感觉。作为多媒体技术最终的应用形态,虚拟现实技术是计算机技术、硬件技术、传感技术、机器人技术、人工智能技术和行为心理学技术的发展成果。其核心技术包括三维实时图形显示、三维定位、嗅觉、人工智能、高速计算与并行计算、人类行为等。随着虚拟现实技术的不断发展和进步,它将会给人类的生活和发展带来巨大的变化。当人们佩戴立体眼镜、数据手套等特殊的感测装置时,就仿佛身处于一个三维的感官世界中,视觉、听觉、触觉、甚至连嗅觉都是三维的,而人们则可以利用自身的技能和相关的设备来与这个特殊的环境进行互动。

(二)VR技术特点

虚拟现实技术是目前多媒体技术发展的最高水平,是计算机技术、计算机视觉、计算机图形、视觉心理学、视觉生理学、微电子、传感和测量、立体显示、语音识别和合成、模拟技术、人工智能技术等多种高新技术的综合结晶。该技术具有逼真度高、实时性强等特点,因此为系统仿真技术的发展奠定了坚实的基础。虚拟现实技术有以下三个特点。

1. 沉浸性　又称临场感,指使用者在虚拟世界中的真实体验感。一个完美的虚拟环境,让使用者很难辨别出真实和虚幻,使用者在此环境中所听、所视、所触、甚至所闻皆与处于真实环境中一样,因此使用者可完全沉浸在电脑创造的三维虚拟环境中。

2. 交互性　指使用者对虚拟世界中的物体的可操作性。比如,使用者可以在仿真环境中直接抓住一个虚拟的物体,在这个过程中,使用者可以感受到物体的重量,抓住的物体也会随着手的移动而移动。

3. 构想性　又称自主性,指在虚拟的多维信息环境中,使用者可以通过自己的感官和认知能力,从各个方面获得有用信息,并充分利用自己的主观能动性,实现对问题的完美解决。

二、VR技术的镇痛机制

VR技术的镇痛机制主要有:分散注意力与神经生理学改变。VR技术缓解急性疼痛的能力很大程度上归功于分散注意力机制,即分心镇痛。分心旨在当患者沉浸在虚拟环境中时,转移患者对痛苦刺激的注意力。分心疗法的核心是 Ronald Melzack 的痛觉神经矩阵理论,该理论假设,认知、感觉和情感等输入(以及影响这些输入的因素,例如注意力)可以改变疼痛输出。这一机制与疼痛感知有关,而许多镇痛药则通过扰乱向中枢神经系统传递伤害性信号的通路来发挥镇痛效应。相关研究指出,一个人在某一时间点只能专注于做一件事,而当他将对疼痛刺激的注意力分散到某件有趣的事上,或者将注意力全部集中于一项工作上时,就能将条件反应和条件刺激之间的联系切断,进而使人减轻痛苦或感受不到疼痛。这是因为在认知方面,注意力资源是有限的,感官分心后则留给疼痛处理的资源更少。因此,人们认为,整合不同的感觉模式会减少受试者"欣赏"疼痛的机会。VR 技术因其具有身临其境的特性,同时需处理患者的视觉、听觉信号,甚至是身体动作,这些在理论上需要更多的关注,由于人类的注意力是有限的,而疼痛感知需要注意力,因此当视觉、听觉、触觉等感觉器官分散患者的注意力时,痛觉信号的传递和处理就会受影响,疼痛感也会因此减轻。慢性疼痛目前大多可用神经生理学改变来解释,而通过调节神经生理学改变以达到理想镇痛效应所需时间较长。目前分散注意力镇痛机制已被普遍接受,而神经生理学改变这一机制还有待于更多的研究来证实。

三、VR 技术在分娩镇痛中的干预效果

(一)减轻疼痛

有研究表明:分娩痛是人一生中经历的仅次于烧灼痛的最剧烈的疼痛之一,位居于第二。从临产到分娩这一过程中所经历的疼痛不仅仅是漫长的生理感应过程,也是漫长的心理感应过程。痛感主要源自子宫平滑肌收缩、宫颈扩张,子宫肌层缺血、缺氧,从而导致疼痛物质的释放。在分娩过程中,由于胎儿沿骨盆轴向下,压迫产道,容易造成产道组织的损伤,从而引起盆底神经末梢兴奋,末梢神经产生信号通过腰、骶丛神经传导至脊髓,而后再传导至大脑的痛觉中枢,引起疼痛,在产妇身上主要表现为下腹部伴随宫缩阵发性疼痛、腰骶部持续性胀痛。硬膜外镇痛为分娩疼痛中最常用的镇痛方法,但硬膜外镇痛也会致使产妇的第一、第二产程延长并引发产妇出现低血压、尿潴留以及运动阻滞等不良反应。因此,创建更有效的非药物疼痛控制技术尤为重要。David P. Frey 等通过向妊娠 32 周以上、第一次分娩、预期阴道分娩的健康女性提供一种交互式 VR 系统(包括 Samsung Gear VR 头戴式显示器、手控器和降噪耳机)让孕妇置身于虚拟现实世界中,通过使用数字评级量表工具对认知疼痛、情感疼痛和感觉疼痛进行评级。结果显示,相较于非 VR 组,VR 组的感觉性疼痛得分显著降低,情感和认知疼痛得分也有所下降。该试点研究的结果支持了虚拟现实可能是分娩期间疼痛管理的一种可行和有用的非药物形式,但在该研究中虚拟现实体验被设计为持续 ≤ 10 分钟。Melissa S. Wong 等在未分娩、足月、视觉模拟评分为 4~7 分的孕妇中应用 VR 护目镜,通过向孕妇提供分娩

方案可视化和专门针对分娩妇女的冥想听觉指导来分散孕妇注意力,在干预前后比较疼痛评分的差异来测评疼痛。结果发现,分配到 VR 组的孕妇疼痛减少了 10.4%,而对照组的孕妇疼痛增加了 11.7%。该研究是迄今为止对分娩妇女使用 VR 的最大规模的研究,也是 VR 干预持续时间最长的研究。研究中 VR 可视化和听觉引导的性质是专门为分娩妇女量身定做的。此外,有研究表明,在 VR 镇痛过程中大脑皮质以及脑干痛觉相关区域的活跃度同时显著降低,推测 VR 的镇痛效应相当于一定剂量的阿片类药物的效果,即可以通过中枢调节作用来减缓机体疼痛。

(二)缩短产程

从临产至分娩过程共要分为 3 期,也称为 3 个产程,即第一产程,宫口扩张期;第二产程,胎儿娩出期;第三产程,胎盘娩出期。第一产程为自然分娩过程中体力消耗最大、耗时最长、心理压力最大的一个阶段,在这一阶段,产妇会由于剧烈的宫缩阵痛反应而出现生理不适感,若此时产妇产生紧张、焦虑等不良情绪,不仅会加重产妇的体力消耗,同时由于痛觉刺激,产妇可因疼痛难忍而出现恶心、呕吐等情况,进而不敢面对自然分娩,使第一产程延长,从而影响母体及胎儿健康。在产程中有效地让产妇身心得到放松,减少体力消耗,缓解疼痛,能有效提高经阴道自然分娩率。Atefeh Ebrahimian 等对 93 例首次和第二次妊娠的妇女进行了研究,将孕妇随机分配到三组,分别是嚼口香糖组、虚拟现实组和对照组。虚拟现实组在两个阶段使用虚拟现实护目镜:分娩活跃期开始(扩张 4~5cm)和第二阶段(扩张 7~8cm),每次干预持续 20 分钟。嚼口香糖组同样在这两个阶段咀嚼口香糖。研究结果表明,两个干预组的活跃期和第二产程的平均产程无显著差异,但干预组显著低于对照组。在分娩活跃期嚼口香糖和观看虚拟现实视频这两项思维分歧干预措施缩短了分娩阶段的时间。在国内,吴晓青等报道,在单胎足月初产妇中使用 VR 技术辅助分娩,VR 技术能够帮助促进第一产程进展。此外,林央央等在 200 例初产妇中使用虚拟现实设备,研究结果显示,相较于对照组,VR 组剖宫产率、硬膜外镇痛使用率明显降低,第一产程时间及第二产程时间明显缩短,顺产率提高,表明 VR 分娩镇痛法能有效降低患者剖宫产率、镇痛药物使用率,并缩短产程时间。

(三)缓解紧张、焦虑、恐惧等不良情绪

产妇在产程中由于疼痛产生紧张、恐惧、焦虑的心理问题,这种不良的心理状态可导致体内酸碱和体液等生理状态严重失衡。紧张、焦虑等不良情绪会使人体产生大量的儿茶酚胺,从而致使痛阈下降,疼痛加重,心情也会变得更加紧张。当产妇在分娩过程中出现这些不良情绪时,会引起血压升高、心率加快、呼吸变浅变快、肺换气不足等变化,从而导致子宫收缩乏力、子宫缺氧、宫颈缓慢扩张、产程延长、出血量增加等。除此之外,这种不良情绪反应还可导致中枢神经系统功能失调,严重的反应还可使产妇的生命体征不稳定,从而影响到产妇的正常宫缩和分娩,导致产妇难

产和产后大出血的概率升高。Bihter Akin 等对 100 例产妇进行随机对照试验，干预组在妊娠 28 周时记录胎儿超声图像，在分娩过程中，这些图像被展示给戴着 VR 眼镜的产妇。对照组产妇接受常规手术治疗。两组在宫颈扩张 4cm 和 9cm 时均采用视觉模拟评分（visual analogue scale，VAS），并在分娩后近 2 小时应用围产期焦虑筛查量表（perinatal anxiety screening scale，PASS）等。研究结果表明，干预组在宫颈扩张 9cm 的 VAS 评分和及格均分均显著低于对照组，POBS 评分（Women's Perception for the Scale of Supportive Care Given During Labor）显著高于对照组（P< 0.01）。此外，刘幸等在 160 例产妇中实施 VR 干预，实验组和对照组在分娩后 24 小时填写分娩时 McGill 疼痛问卷、焦虑自评量表（SAS），结果显示，实验组的疼痛评分和焦虑自评量表评分都明显低于对照组。采用 VR 技术可有效降低分娩过程中产妇的痛觉感知和减轻分娩时的不良情绪，是一种行之有效的非药物性干预手段。因此，我们应该对这一课题进行更多的随机对照研究，以便将其纳入临床工作实践。

四、不足之处及展望

VR 技术在减轻分娩期疼痛，缩短产程、改善负性情绪等方面具有一定效果，且安全无创。但其运用仍处于初级阶段，且有一定的不足：大多数研究样本量过小，不利于研究结果的推广；目前评价 VR 效果的手段还不够成熟，VR 的内容还不够完善，VR 设备的使用费用也缺少相关的数据支撑。今后的研究，可以在充分考虑产妇的生理状况和个体差异性的基础上，开发专门的评估 VR 治疗效果的工具，针对具体的临床情况进行 VR 内容的设计，并对其在我国实施的时间和经济成本进行分析，为进一步在我国分娩疼痛管理中应用虚拟现实技术提供科学依据。

（杨涵钦 周志东）

参 考 文 献

［1］陈倩. 薰衣草吸嗅和药物镇痛对自然分娩初产妇分娩镇痛及结局的比较研究［D］. 广州：广东药科大学，2020.

［2］季平，邹雪梅，徐文娟，等. 无创分娩镇痛对顺产初产妇分娩镇痛及产后抑郁发生的影响［J］. 现代临床护理，2015（9）：4.

［3］史剑利，彭检妹，杨明玉. 护理干预对自然分娩初产妇焦虑、产后疼痛及出血的影响［J］. 中国实用医药，2019，3：166-167.

［4］农小花，梁海燕. 分娩镇痛的研究进展［J］. 中国卫生标准管理，2022，13（3）：4.

［5］陈妍君，李杨. 虚拟现实技术在疼痛管理中的应用研究进展［J］. 护理研究，2020，34（22）：4.

［6］刘涛. 2.5D 下商务网站的虚拟现实艺术研究［D］. 兰州：西北师范大学，2012.

［7］刘琳，苏雪晨. 基于 VR 技术的沉浸式学习环境构建研究［J］. 信息与电脑（理论版），2020，445（3）：235-238.

［8］麦王向，张朝霞. 虚拟现实技术在脑卒中患者步态康复中的应用进展［J］. 中国康复理论与实践，2016，22（4）：5.

［9］GUPTA A，SCOTT K，DUKEWICH M. Innovative technology using virtual reality in the treatment of pain：does it reduce pain via distraction，or is there more to it？［J］. Pain Med，2018，19（1）：151-159.

［10］MELZACK R. Pain and the neuromatrix in the brain［J］. J Dent Educ，65（12）：1378-1382.

［11］AHMADPOUR N，RANDALL H，CHOKSI H，et al. Virtual reality interventions for acute and chronic pain management［J］. Int J Biochem Cell Biol，2019，114：105568.

［12］TROUT K K. The neuromatrix theory of pain：implications for selected nonpharmacologic methods of pain relief for labor［J］. J Midwifery Womens Health，2004，49（6）：482-488.

［13］POURMAND A，DAVIS S，MARCHAK A，et al. Virtual reality as a clinical tool for pain management［J］. Curr Pain Headache Rep，2018，22（8）：53.

［14］崔雅婷，从翔宇，王福东，等. 分散注意力调控慢性痛的研究进展［J］. 神经解剖学杂志，2019（5）：4.

［15］ASPELL J E，ALEMANNO F，HOUDAYER E，et al. Efficacy of virtual reality to reduce chronic low back pain：Proof-of-concept of a non-pharmacological approach on pain，quality of life，neuropsychological and functional outcome［J］. Plos One，2019，14（5）：e0216858.

［16］王珊珊，于秀荣. 分娩疼痛及无痛分娩的研究进展［J］. 全科护理，2019，17（16）：5.

［17］王立云，林志武. 无痛分娩的研究进展［J］. 实用妇科内分泌电子杂志，2018，5（1）：3.

［18］张秋红. 无痛分娩对降低剖宫产率的临床作用探讨［J］. 基层医学论坛，2019，23（35）：2.

［19］谢星，张丽芳. 椎管内分娩镇痛对足月初产妇产程进展及分娩结局的影响［J］. 现代妇产科进展，2018，27（5）：3.

［20］FREY D P，BAUER M E，BELL C L，et al. Virtual reality analgesia in labor：the vrail pilot study-a preliminary randomized controlled trial suggesting benefit of immersive virtual reality analgesia in unmedicated laboring women［J］. Anesth Analg，2019，128（6）：e93-e96.

［21］WONG M S，SPIEGEL B M R，GREGORY K D. Virtual reality reduces pain in laboring women：a randomized controlled trial［J］. Am J Perinatol，2020，38（S 01）：e167-e172.

[22] ROSE T,NAM C S,CHEN K B. Immersion of virtual reality for rehabilitation-review[J]. Appl Ergon,2018,69: 153-161.

[23] 陈琛,陆巍. 虚拟现实疗法干预创面操作性疼痛效果的 Meta 分析[J]. 护理研究,2018,32(4):7.

[24] 梁惠兰,黎志容,梁菊. 虚拟现实技术在分娩镇痛中的应用效果[J]. 中国当代医药,2020,27(14):4.

[25] 朱丽丽. 导乐分娩加音乐提高分娩质量的临床研究[J]. 中国妇幼保健,2007,22(25):2.

[26] EBRAHIMIAN A,RAHMANI BILANDI R. Comparisons of the effects of watching virtual reality videos and chewing gum on the length of delivery stages and maternal childbirth satisfaction:a randomized controlled trial[J].

Iran J Med Sci,2021,46(1):15-22.

[27] 朱丽丽. 导乐分娩加音乐提高分娩质量的临床研究[J]. 中国妇幼保健,2007,22(25):2.

[28] 林央央,陶洁静,叶笑梅,等. 基于虚拟现实的分娩镇痛法在产程中的应用价值[J]. 中国妇幼保健,2021, 36(11):3.

[29] 刘幸,万丽. 虚拟现实技术减轻初产妇自然分娩时疼痛和焦虑的效果观察[J]. 全科护理,2020,18(21):3.

[30] AKIN B,YILMAZ KOCAK M,KUCUKAYDIN Z,et al. The Effect of showing images of the foetus with the virtual reality glass during labour process on labour pain, birth perception and anxiety[J]. J Clin Nurs,2021,30 (15/16):2301-2308.

119 麻醉门诊建设的必要性与挑战性

一、引言

随着医学技术的进步,外科手术的禁区已渐渐模糊。接受手术治疗的患者中,高龄人群、儿童、术前合并特殊疾病的患者数量日益增多。据 2019 年中国国家统计局公布的数据显示,中国开展了超过 6 900 万例住院手术。与之相比,由中国麻醉科医师协会在 2018—2019 年的一项普查显示,中国仅有 92 000 余名麻醉科医师。面对如此庞大的患者数量,如何保障患者围手术期麻醉安全,成为麻醉科医师共同面对的一大难题。2017 年末,国家卫生和计划生育委员会办公厅颁布的一项通知明确提出:为贯彻落实党的十九大精神和习近平总书记在全国卫生与健康大会上的重要讲话精神,加强麻醉科人员配备,增加麻醉医疗服务供给,推动解决医疗卫生服务发展不均衡、不充分的问题,有条件的医疗机构要设置麻醉科门诊,加强门诊麻醉相关服务。大力推广麻醉门诊建设,无疑能更好地提高患者围手术期的安全,缓解我国医疗资源紧张的矛盾。

二、麻醉门诊的发展现状

(一)麻醉门诊的定义

麻醉门诊是指由麻醉科医护人员组成的,为有麻醉需求的患者提供麻醉风险评估、术前准备指导、麻醉预约、麻醉准备、实施麻醉和生命体征观察、术后随访、恢复指导等服务的门诊部门。在国外,又被称为"preanesthesia clinic""preoperative evaluation clinic"或"preoperative assessment center"等。

(二)国外麻醉门诊制度日趋成熟

麻醉门诊早在 1949 年就由英国医师 Dr Alfred Lee 提出。Lee 在临床工作中发现"The anaesthetist is frequently confronted with a patient, admitted from the waiting list, who is not in the best possible state for operation",随后提出了建立麻醉门诊的设想,以期在术前尽可能优化患者身体状况,达到进行手术的"最安全"状态。

此后,世界各地便开始了对建设麻醉门诊的探索。早期的麻醉门诊,并未覆盖所有需麻醉的患者,其主要针对的人群为拟行大手术、术前合并基础疾病或高龄的患者。伴随信息技术的不断革新、日间手术的快速发展和麻醉门诊建立过程中逐步累积的经验,麻醉门诊的运营效率得到极大的提升。到 20 世纪 90 年代,斯坦福大学医学中心建立起第一个完善的麻醉门诊,服务人群扩大到所有需要麻醉的患者。该门诊运营数据显示,通过对麻醉门诊的媒体宣传,以及与外科医师的有效沟通,98%的外科医师让患者在麻醉门诊进行术前评估;麻醉门诊评估的患者中,ASA Ⅰ、Ⅱ级患者占 41%,ASA Ⅲ级患者占 54%,ASA Ⅳ级患者占 5%。

21 世纪以来,麻醉门诊发展更加迅速,一些发达国家,麻醉门诊已开始普及,如荷兰在 2004 年设立麻醉门诊的医院已达到 74%;日本在 2013 年设立麻醉门诊的医院已达到 52%。随着网络技术飞速发展,以及远程医疗的普及,麻醉门诊的开展形式也得到一定的演变,开始出现独立的术前评估中心,负责一个地区多家医院和诊所手术患者的术前麻醉评估,使得麻醉门诊的运营更加标准化。以加州大学洛杉矶分校医学院麻醉与术前评估中心为例,该中心负责所在地 5 家医院及多家诊所手术患者的术前麻醉评估,采用"线上+线下,以线上为主"的评估模式。当外科医师确定手术后,根据对患者的病情判断,决定是否发起麻醉会诊,评估中心收到会诊需求后,通过远程视频连线方式,对患者进行术前评估,当有必要进行体格检查和测试时,再进行面对面访视;未发起会诊的患者,评估中心通过电话或问卷筛查方式,进行术前评估,当有必要做额外检查时,再通过视频连线方式重复前述步骤。数据显示,该中心每年通过电话及问卷方式完成的访视病例近 36 000 例,而通过面对面访视的患者仅约 1 000 例,约占总人数的 2.78%。

(三)中国麻醉门诊建设方兴未艾

1976 年,台湾大学医学院附设医院麻醉科主任赵继庆从欧美考察归国后,在医院设置了麻醉前门诊,主要负责为手术患者提供各项术前检查,以增加麻醉对患者的安全性,此为国内关于麻醉门诊最早的文献报道。

1998 年,首都医科大学附属北京友谊医院发表了内地关于麻醉门诊建设经验的第一篇文献。为响应国家卫生部关于麻醉科由辅助科室改为临床科室的(89)第 12 号文件，该院于 1989 年开设了麻醉科门诊，对各手术科室拟行择期手术的患者，进行必要的补充检查与对伴随疾患进行治疗准备，当准备治疗达到术前要求条件时，即通知手术科室和住院处使之入院，次日即可安排手术麻醉，除此之外还对少数麻醉并发症者，进行门诊治疗和随访。2014 年，陆军军医大学西南医院首次发表了内地麻醉门诊建设成效的回顾性分析，该院于 2007 年安装 DoCare 麻醉信息系统后成立麻醉门诊，开展麻醉术前访视、术后访视及麻醉日间手术评估。该院 2008—2012 年与 2002—2006 年相比较，麻醉相关并发症发生率降低 0.13%（$P < 0.05$），麻醉相关投诉率降低 1.56/万（$P < 0.05$），麻醉科医师工作时间平均减少 4.96h/周。

2017 年国家卫生和计划生育委员会颁布了关于加强门诊麻醉相关服务的通知。此举标志着我国麻醉门诊建设正式进入快车道。随后，2019 年，第一份关于麻醉科门诊建设的专家指导意见在《中华麻醉学杂志》发表，为我国麻醉门诊建设指明了方向。目前全国约有 38% 的医院已建立麻醉门诊，虽然形式和内容各有不同，但总体与国外实施类似。按患者受众人群，可分为完全型与部分型两类。完全型，即所有择期手术患者都常规在麻醉门诊进行术前评估（行动不便等患者除外）；部分型，即根据手术医师或患者意愿，按需选择麻醉门诊进行术前评估，也是目前国内外麻醉门诊的主要形式。

以笔者所在医院为例，深圳大学总医院于 2018 年开始营业，同期开展麻醉门诊业务（部分型）。麻醉门诊开放时间为周一至周五 8:00~17:00，每日由一位主治医师以上麻醉科医师出诊，负责无痛胃肠镜、门诊手术患者以及部分住院患者的术前评估与麻醉咨询。2021 年数据显示，门诊手术患者约占麻醉门诊评估病例总量的 26.6%；住院手术患者占 71.1%，为同期住院手术总量的 40.13%；其他麻醉咨询、治疗占 2.3%。

三、麻醉门诊建设的必要性

（一）改善患者术后结局

我国社会老龄化状态不断加重，高龄患者所占的比重将越来越大，意味着将来患者人群中很大一部分人将合并有术前疾病，如高血压、高血脂、糖尿病等；随着术前危险因素预测模型的不断完善，有很多研究已经证实，术前的身体功能状态、脆弱评分等，与患者术后的并发症及死亡率密切相关。Leeds 等开展的一项包括 16 241 例行择期结肠切除术患者的回顾性分析表明，术前合并有可能优化疾病的患者（如糖尿病、慢性阻塞性肺疾病、心力衰竭等），如术前 90 天内未接受内科医师的医疗干预，术后 30 天内并发症发生率更高（35.6% vs 30.2%，$OR = 1.28$，$P < 0.001$）。因此，术前对患者身体状况进行充分评估和必要的医疗干预至关

重要。

传统的麻醉评估多在术前一天进行，而麻醉门诊的设立，使麻醉科医师可以在手术前几天，数周，甚至更早见到患者，方便帮助患者调整手术计划，进行身体状况的调整。Sondra Vazirani 等的一项包括 6 905 例择期手术的回顾性分析表明，麻醉门诊建立后，围手术期使用 β 受体阻滞剂的患者数量显著增加（33% vs 26%，$P < 0.000\,1$），院内死亡率显著降低（0.36% vs 1.27%，$P = 0.015\,8$）。纽约大学医学院的另一项回顾性研究，将 64 418 例择期手术患者进行倾向性评分匹配后，发现术前接受麻醉门诊评估的患者，术后院内死亡率明显降低（$OR = 0.48$；95% 置信区间 0.22~0.96，$P = 0.04$）。T Kamal 等将麻醉门诊建立前后，行择期髋、膝关节手术患者的术后结局进行比较后发现，非计划划入 ICU 率（1.3% vs 0.4%，$P < 0.01$）、ICU 入住时长（2.3 天 vs 1.9 天，$P < 0.01$）等均有显著下降。

（二）减轻患者围手术期焦虑

焦虑是围手术期最普遍的麻醉并发症之一，术前焦虑状态对患者围手术期健康有很大的影响。有文献报道，儿童术前严重焦虑和恐惧的发生比例高达 65%。Kain ZN 等的一项回顾性研究表明，儿童术前的焦虑评分越高，术后谵妄与术后不良行为发生率越高；而且术前家长焦虑评分越高，其孩子术后谵妄和术后不良行为发生率更高。Ali A 等的一项囊括 80 例行择期腹腔镜下胆囊切除术患者的随机对照实验，发现术前贝克焦虑问卷（Beck's anxiety inventory，BAI）评分更高的患者，术后拔管时间、麻醉恢复时间更长，术后镇痛药需求量更大，术后寒颤和躁动的发生率也更高。

减轻患者焦虑是术前麻醉评估的一个重要目的和手段。20 世纪 70 年代，Leigh JM 等进行了一项随机对照实验，将 32 例择期中小手术患者分为 A、B、C 三组，分别接受麻醉科医师访视、自我阅读麻醉手册、无麻醉科医师访视和阅读手册处理，结果显示接受麻醉科医师访视的患者，相较于独自看麻醉手册或未接受访视的患者，术前焦虑显著降低。2000 年，Klopfenstein CE 等设计了一项专门验证麻醉门诊评估是否减轻患者术前焦虑的研究：将 40 例行择期泌尿外科手术的患者，随机分为麻醉门诊访视组与病房内访视组，每组各 20 人。结果发现，采用多重情绪形容词量表（multiple affect adjective check list）和焦虑视觉模拟量表（visual analogue scale of anxiety）两种焦虑评分方法，麻醉门诊访视组患者的术前焦虑评分都更低。随后的多项研究也证实，与传统的病房内评估比较，麻醉门诊评估能更好的减轻患者焦虑。

（三）降低患者整体医疗费用

1. 减少检测费用 以往对所有择期手术患者进行常规检查的方法，在行低风险手术的低风险患者身上，是不合适的，反而会增加对患者的伤害和花费。麻醉门诊的开展，能够在不改变患者术后结局的同时，避免一些不必要的检查。Wilton A. van Klei 等的回顾性分析发现，在麻醉门诊开

展后，术前行心电图（electrocardiogram，ECG）及X线片检查的数量明显减少；术前实验室检查由平均2.4项降低到1.5项（95%置信区间0.81~0.88）；未行术前实验室检查的患者由17%增加到37%（$OR=3.1$;95%置信区间2.8~3.4）。Sara E. Nelson等在麻醉门诊使用改良检查方案后，通过对56 425例择期手术患者的比较，发现在新方案实施后，术前ECG检查（61.90% vs 31.66%）、基础代谢检查（70.64% vs 51.29%）、血细胞计数（71.38% vs 51.42%）、凝血检查（37.57% vs 29.74%）都显著减少，并且未影响手术取消率与患者预后（如再入院率、住院时长等）。

2. 缩短住院天数　手术患者的病房开支在围手术期总花费中占了很大的比重，有资料表明甚至高达31%。麻醉门诊的开设，使患者在入院前完成详尽的评估和优化成为可能。患者在入院时多已达到进行手术的最佳状态，从而缩短了术前准备时间，降低住院床位费用，并提高了医疗资源的使用效率。Wilton A. van Klei等的研究发现，接受过麻醉门诊评估的患者，术前住院时长相对减少11%，总的住院时长相对减少8%；J. B. Pollard等的一项研究表明，在血管外科手术患者中，接受麻醉门诊评估的患者，颈动脉内膜切除手术术前平均住院时长从7.0天显著减少到1.9天；下肢血管重建手术术前平均住院时长从9.0天显著减少到2.8天。

麻醉门诊的开展，不仅缩短了传统择期手术患者的住院天数；更使日间手术的蓬勃开展成为可能。日间手术是指手术和出院都在一个工作日内完成的手术，因此术前麻醉评估对其至关重要。日间手术不仅符合加速康复的理念，有利于患者早期康复；也有利于医疗资源的充分利用。日间手术在一些发达国家早已广泛开展，如斯坦福大学医疗中心在1996年，日间手术就占到全院手术总量的72%，而在国内，目前总体开展率仅达到20%左右，还有极大的发展空间。

3. 减少专科会诊　手术患者常由于自身合并疾病需要进行相应的术前会诊。但在真实临床工作中，很多临床医师会因为多种原因发起一些不必要的会诊，从而增加了患者的花费。Fischer SP等在斯坦福大学医疗中心麻醉门诊的开展过程中发现，麻醉科医师参与到会诊发起的决策后，患者的会诊率降低73%。Tsen LC等的一项回顾性分析，通过对1993—1997年于Brigham and Women's Hospital行择期非心脏手术患者的比较，发现在麻醉门诊实施更严谨的心内科会诊要求后，患者心内科会诊量显著下降（1.46% vs 0.49%，$P=0.000\ 1$），并且两组间术后结局无明显差异。

（四）减少医疗资源浪费

随着手术患者的不断增加，医疗资源更显得相对匮乏。择期手术的推迟和取消，不仅增加了患者的心理压力与经济压力，也造成稀缺医疗资源的浪费。以上海市某三甲医院骨科手术患者为例，患者手术等待时间中位数（四分位范围）为2（2，3）天。各种原因导致的手术推迟和取消，会

大幅降低手术室的利用率，增加患者等待时间。

择期手术的延迟和取消，多与术前的评估和准备不充分有关。Wilton A. van Klei等的一项回顾性研究，将1997—1999年麻醉门诊开展前后行择期非心脏手术的21 553患者进行对比，发现因医疗原因（如未控制的高血压、未停止抗凝血药、禁食时间等）造成的手术取消率从2.0%降到0.9%（$OR=0.7$,95%置信区间0.5~0.9）。Mariko Sato等的另一项相似研究，将2008—2019年在该院行择期手术的48 089例患者进行统计分析，发现在2014年麻醉门诊建立后，择期手术的取消率与麻醉门诊建立前虽然没有显著区别，但没有手术因为麻醉评估不充分而取消。Shiwen Liu等的另一项前瞻性、观察性队列研究，选择326例同时期行择期手术，且术前合并多种未得到良好控制的合并症的患者为对象。对比发现术前未接受麻醉门诊评估的患者，手术取消率更高（7.8% vs 0;$RR=1.056$;95%置信区间1.032~1.223;$P=0.015$）。提示麻醉门诊的开展，可以对需要手术的患者早期进行身体状况的评估和准备，减少择期手术的延迟和取消。尤其对于一些术前有合并症的高危患者而言，极为重要。

（五）提高患者及医师满意度

随着社会发展，越来越多的患者将自身就医满意度作为选择医疗服务机构的参考指标。而麻醉门诊已经从传统的收集患者病史、实验室检查数据，拓展为一个为患者提供咨询、指导、减轻术前焦虑以及提升患者满意度的医疗场所。David L Hepner是最早开展针对患者麻醉门诊满意度研究的学者。他的研究发现，患者的就诊满意度与非临床因素（如医护人员态度、门诊位置、等待时长等）密切相关。传统的病房内访视要求患者术前在病房等待麻醉科医师，而麻醉科医师缺乏相对固定的访视时间和场所，经常出现患者抱怨等待时间较长，麻醉科医师到访不遇患者等问题。而麻醉门诊提供了一个固定的场所，患者可以选择合适的时间，与出诊麻醉科医师面对面交流，提高访视效率。Schiff等开展的一项随机对照试验中，随机将患者分为麻醉门诊访视组和病房访视组；对比发现麻醉门诊组的访视时间明显短于病房组（18.3分钟 vs 26.7分钟，$P<0.001$）。Douglas R Stoddard等通过门诊预约制方式，缩短患者等待时间，提高患者满意度。Miriam J. P. Harnet等通过对门诊护理人员的培训以及改进就诊流程，使得患者等待时间大幅缩短。

随着信息技术的蓬勃发展，电话问诊、互联网问卷、视频访视等新技术、新方式的运用，使得麻醉门诊的运营效率提高，医患双方满意度也进一步提升。一项在新加坡总医院开展的囊括364例患者的横断面研究显示，患者更想了解罕见但严重的麻醉并发症，如心脏停搏、死亡、脑卒中等，而不是我们通常所认为的最普遍发生的并发症。麻醉门诊不仅能让患者及其家属提前与麻醉科医师会面，甚至提供选择不同资质的医师进行咨询的可能，从而促进医师与患者之间的沟通，增加医患之间的相互信任与了解。

四、麻醉门诊建设的困难与挑战

（一）患者和外科医师对麻醉门诊认识不足

手术跟着患者转，麻醉伴随手术行。外科医师、麻醉科医师和患者是密不可分的一个整体。麻醉门诊的顺利开展，不仅需要医院在政策层面给予支持，还需要外科医师和患者的通力配合。

虽然麻醉门诊的设立对医患双方均大有裨益，但由于宣传不足、专业影响力偏低、外科医师的传统习惯一时也难以改变等因素，我国麻醉门诊的开展现况并不乐观，社会对麻醉门诊的认知也相对不足。2020年国家卫生健康委员会麻醉专业质控中心工作报告所发布的数据显示，截至2019年，中国各级医院麻醉门诊的平均开展率仅为38.65%，即使在三级综合公立医院中，这一数字也未达到60%。国外也有类似情况，在某医院麻醉门诊运营期间，门诊患者显著少于该院手术患者，仅占其1/6，其原因可能与外科医师对麻醉门诊开展信息了解不充分、对麻醉门诊优点认识不足；以及外科住院医师在不同科室之间轮转有关。由此可见，制订一套完善的麻醉门诊转诊制度，外科医师充分认识到麻醉门诊的各种优点；同时加强对患者乃至全社会的宣传及科普，是未来学科发展工作的努力方向之一。

（二）现有基本医疗保险制度限制麻醉门诊开展

我国的城镇职工基本医疗保险制度，采取的是统账结合的模式。统筹账户基金全部来自于单位缴费，主要用于支付住院医疗费用。个人账户则来自于单位划拨和个人缴费，主要用于支付普通门诊费用、药店购药费用、住院费用中由个人负担的费用等。这种保险制度，在某种程度上，不利于麻醉门诊的实施。术前对患者身体情况进行全面的评估，是麻醉门诊最重要的目的之一，这就不可避免的，需要麻醉科医师为某些患者进行全面的检查，如CT、MRI、肺功能检查等，而门诊费用医保支付比例低的现实，一部分患者希望入院后实施相关检查，从而间接增加了患者的住院时长，降低了医疗资源的利用率。但随着我国日间手术的大力开展，以及医疗政策的不断改革，这一限制因素有望得到改善。

（三）数字化医疗系统限制麻醉门诊开展

开设麻醉门诊的技术基础之一是数字化医疗系统。依靠数字化医疗系统，能够实现患者的病史病程、检查检验结果在各科室间互联互通。首先，麻醉科医师可以便捷地浏览患者的病史信息，更好地掌握患者的身体状况，提高门诊运营效率。其次，依靠数字化医疗系统，麻醉科医师可以针对门诊运营数据，进行进一步的统计分析及科学研究。但在一些基层医院，医院信息化建设相对落后，这就使得麻醉门诊的开展受到限制。

（四）其他因素

麻醉门诊建设与发展过程中，还面临诸如麻醉科人员配备不足、场地受限、麻醉科医师自身能力培训、资金支持不到位等很多困难及挑战。未来通过加强麻醉科医师素质、建立相关诊疗规范、提升学科影响力，以及在实践过程中不断积累经验，麻醉门诊在我国一定会获得更大的发展空间。

五、结语

截至目前，麻醉门诊的开设还没有一种被公认的、值得推广的最佳模式。要大力开展麻醉门诊，首先需要更多政策方面的支持，如加快推进新医改，逐步将门诊医疗费用纳入基本医疗保险统筹基金支付；其次，各医院也应为麻醉门诊的开设提供有力保障，如加快推进医院信息化建设、加强麻醉科人员队伍配备、改良科室间利益分配规则等。同时，在麻醉门诊的开展过程中，不能流于形式，应主动统计分析，边建设边优化，积极探索适合本地区、本医疗机构的运营模式。

（罗焕琦　孙焱芫）

参 考 文 献

[1] 国家统计局. 2019 年医疗卫生机构住院患者手术人次[EB/OL]. https://data. stats. gov. cn/easyquery. htm? cn=C01.

[2] ZHANG C,WANG S,LI H,et al. Anaesthesiology in China:A cross-sectional survey of the current status of anaesthesiology departments[J]. Lancet Reg Health West Pac, 2021,12:100166.

[3] 中华人民共和国国家卫生健康委员会. 国家卫生计生委办公厅关于医疗机构麻醉科门诊和护理单元设置管理工作的通知[EB/OL]. http://www. nhc. gov. cn/cms-search/ xxgk/getManuscriptXxgk. htm? id=251fb61008bc487797ed1-8a3a15c1337.

[4] LEE J A. The anaesthetic out-patient clinic[J]. Anaesthesia,1949,4(4):169-174.

[5] LODER R E,RICHARDSON H J. Preoperative anaesthetic outpatient clinic: analysis of 500 cases [J]. Lancet, 1954,266(6823):1177-1178.

[6] GREEN R A, HOWAT D D. An anaesthetic out-patient clinic[J]. Anaesthesia,1952,7(1):40-45.

[7] FISCHER S P. Development and effectiveness of an anesthesia preoperative evaluation clinic in a teaching hospital [J]. Anesthesiology,1996,85(1):196-206.

[8] AMAYA F,SHIMAMOTO S,MATSUDA M,et al. Preoperative anesthesia clinic in Japan:a nationwide survey of the current practice of preoperative anesthesia assessment [J]. J Anesth,2015,29(2):175-179.

[9] LEMMENS L C, VAN KLEI W A, KLAZINGA N S,et al. The effect of national guidelines on the implementation of

outpatient preoperative evaluation clinics in Dutch hospitals[J]. Eur J Anaesthesiol,2006,23(11):962-970.

[10] KAMDAR N V,HUVERSERIAN A,JALILIAN L,et al. Development,implementation,and evaluation of a telemedicine preoperative evaluation initiative at a major academic medical center[J]. Anesth Analg, 2020, 131 (6):1647-1656.

[11] BLITZ J D,KENDALE S M,JAIN S K,et al. Preoperative evaluation clinic visit is associated with decreased risk of in-hospital postoperative mortality[J]. Anesthesiology,2016,125(2):280-294.

[12] 赵继庆.麻醉科门诊未来之展望[J].医院,1977(1):17.

[13] 李树人.再谈建立麻醉科门诊的必要性[J].疼痛学杂志,1998(2):49.

[14] 李勇帅,顾健腾,易斌,等.基于 DoCare 信息系统的麻醉门诊实施经验与探讨[J].国际麻醉学与复苏杂志,2014,35(6):515-518.

[15] 中华医学会麻醉学分会"麻醉门诊建设专家指导意见"工作小组.麻醉科门诊建设专家指导意见[J].中华麻醉学杂志,2019(1):7-13.

[16] 马爽,申乐,黄宇光.2020 年度国家卫健委麻醉专业质控中心工作报告[J].麻醉安全与质控,2021,5(3):125-131.

[17] ISIK O,OKKABAZ N,HAMMEL J,et al. Preoperative functional health status may predict outcomes after elective colorectal surgery for malignancy[J]. Surg Endosc, 2015,29(5):1051-1056.

[18] LEEDS I L,CANNER J K,GANI F,et al. Increased healthcare utilization for medical comorbidities prior to surgery improves postoperative outcomes[J]. Ann Surg, 2020,271(1):114-121.

[19] VAZIRANI S,LANKARANI-FARD A,LIANG L J,et al. Perioperative processes and outcomes after implementation of a hospitalist-run preoperative clinic[J]. J Hosp Med,2012,7(9):697-701.

[20] KAMAL T,CONWAY R M,LITTLEJOHN I,et al. The role of a multidisciplinary pre-assessment clinic in reducing mortality after complex orthopaedic surgery[J]. Ann R Coll Surg Engl,2011,93(2):149-151.

[21] KAMAU A,MUNG'AYI V,YONGA G. The effect of a preanaesthesia clinic consultation on adult patient anxiety at a tertiary hospital in Kenya:a cohort study[J]. Afr Health Sci,2017,17(1):138-146.

[22] KAIN Z N,MAYES L C,O'CONNOR T Z,et al. Preoperative anxiety in children. Predictors and outcomes[J]. Arch Pediatr Adolesc Med,1996,150(12):1238-1245.

[23] KAIN Z N,CALDWELL-ANDREWS A A,MARANETS

I,et al. Preoperative anxiety and emergence delirium and postoperative maladaptive behaviors[J]. Anesth Analg, 2004,99(6):1648-1654.

[24] ALI A,ALTUN D,OGUZ B H,et al. The effect of preoperative anxiety on postoperative analgesia and anesthesia recovery in patients undergoing laparascopic cholecystectomy[J]. J Anesth,2014,28(2):222-227.

[25] LEIGH J M,WALKER J,JANAGANATHAN P. Effect of preoperative anaesthetic visit on anxiety[J]. Br Med J, 1977,2(6093):987-989.

[26] KLOPFENSTEIN C E,FORSTER A,VAN GESSEL E. Anesthetic assessment in an outpatient consultation clinic reduces preoperative anxiety[J]. Can J Anaesth,2000, 47(6):511-515.

[27] RAGHAVAN G,SHYAM V,MURDOCH J A C. A survey of anesthetic preference and preoperative anxiety in hip and knee arthroplasty patients:the utility of the outpatient preoperative anesthesia appointment[J]. J Anesth, 2019,33(2):250-256.

[28] VAN KLEI W A,MOONS K G,RUTTEN C L,et al. The effect of outpatient preoperative evaluation of hospital inpatients on cancellation of surgery and length of hospital stay[J]. Anesth Analg,2002,94(3):644-649.

[29] NELSON S E,LI G,SHI H,et al. The impact of reduction of testing at a Preoperative Evaluation Clinic for elective cases:Value added without adverse outcomes[J]. J Clin Anesth,2019,55:92-99.

[30] MACARIO A,VITEZ T S,DUNN B,et al. Where are the costs in perioperative care? Analysis of hospital costs and charges for inpatient surgical care[J]. Anesthesiology,1995,83(6):1138-1144.

[31] POLLARD J B,GARNERIN P,DALMAN R L. Use of outpatient preoperative evaluation to decrease length of stay for vascular surgery[J]. Anesth Analg, 1997, 85 (6):1307-1311.

[32] 徐嘉莹,宋锴澄,易杰,等.国外日间手术麻醉术前评估的新进展[J].中国卫生质量管理,2018,25(4):10-13.

[33] TSEN L C,SEGAL S,POTHIER M,et al. The effect of alterations in a preoperative assessment clinic on reducing the number and improving the yield of cardiology consultations[J]. Anesth Analg, 2002, 95 (6): 1563-1568.

[34] TAIT A R,VOEPEL-LEWIS T,MUNRO H M,et al. Cancellation of pediatric outpatient surgery:economic and emotional implications for patients and their families [J]. J Clin Anesth,1997,9(3):213-219.

[35] ARMOEYAN M,AARABI A,AKBARI L. The Effects of

Surgery Cancellation on Patients, Families, and Staff: A Prospective Cross-Sectional Study [J]. J Perianesth Nurs, 2021, 36(6): 695-701.

[36] 姜若, 罗莉, 刘义成, 等. 某三甲医院骨科患者术前等待时间及影响因素分析[J]. 中国医院管理, 2021, 41(11): 44-47.

[37] CONWAY J B, GOLDBERG J, CHUNG F. Preadmission anaesthesia consultation clinic [J]. Can J Anaesth, 1992, 39(10): 1051-1057.

[38] SATO M, IDA M, NAITO Y, et al. The incidence and reasons for canceled surgical cases in an academic medical center: a retrospective analysis before and after the development of a preoperative anesthesia clinic [J]. J Anesth, 2020, 34(6): 892-897.

[39] LIU S, LU X, JIANG M, et al. Preoperative assessment clinics and case cancellations: a prospective study from a large medical center in China [J]. Ann Transl Med, 2021, 9(19): 1501.

[40] DEMARIA S JR., DEMARIA A P, SILVAY G, et al. Use of the BATHE method in the preanesthetic clinic visit [J]. Anesth Analg, 2011, 113(5): 1020-1026.

[41] HEPNER D L, BADER A M, HURWITZ S, et al. Patient satisfaction with preoperative assessment in a preoperative assessment testing clinic [J]. Anesth Analg, 2004, 98(4): 1099-1105.

[42] SCHIFF J H, FRANKENHAUSER S, PRITSCH M, et al. The Anesthesia Preoperative Evaluation Clinic (APEC): a prospective randomized controlled trial assessing impact on consultation time, direct costs, patient education and satisfaction with anesthesia care[J]. Minerva Anestesiol, 2010, 76(7): 491-499.

[43] HARNETT M J, CORRELL D J, HURWITZ S, et al. Improving efficiency and patient satisfaction in a tertiary teaching hospital preoperative clinic[J]. Anesthesiology, 2010, 112(1): 66-72.

[44] AFABLE M K, GUPTE G, SIMON S R, et al. Innovative use of electronic consultations in preoperative anesthesiology evaluation at VA medical centers In New England [J]. Health Aff(Millwood), 2018, 37(2): 275-282.

[45] BRIDGES K H, MCSWAIN J R, WILSON P R. To infinity and beyond: the past, present, and future of tele-anesthesia[J]. Anesth Analg, 2020, 130(2): 276-284.

[46] YEK J L, LEE A K, TAN J A, et al. Defining reasonable patient standard and preference for shared decision making among patients undergoing anaesthesia in Singapore [J]. BMC Med Ethics, 2017, 18(1): 6.

[47] BISINOTTO F M, PEDRINI JUNIOR M, ALVES A A, et al. [Implementation of a preanesthetic evaluation service in a university hospital: difficulties and results.][J]. Rev Bras Anestesiol, 2007, 57(2): 167-176.

[48] 于布为. 建立患者术前评估中心(麻醉科门诊)势在必行[J]. 上海医学, 2012, 35(4): 261-262.

[49] LEMMENS L C, KERKKAMP H E, VAN KLEI W A, et al. Implementation of outpatient preoperative evaluation clinics: facilitating and limiting factors [J]. Br J Anaesth, 2008, 100(5): 645-651.

120 麻醉学教育研究的新进展与未来趋势

随着"健康中国"战略的提出,医学教育既要面向世界前沿,又要脚踏实地。麻醉学教育面临着重大的机遇与挑战,要以理性思维与整合思维做好麻醉教育,不断推进麻醉教育的改革,科学面对时代的挑战。当今麻醉学科已进入一个新理念、新技术不断涌现,经典理论与技术不断创新的快速发展阶段。本文主要对近几年麻醉学教育研究的新进展与未来趋势进行阐述。

一、进阶式培训教学

美国的医师培训由毕业后医学教育认证委员会负责管理将医师培训过程分为 4 个阶段:学习知识、理解知识、应用知识和融会贯通地处理问题,强调了培训目标的阶段性,凸显了医师以综合应用能力为导向的培训目标。进阶式教学近年逐渐应用于美国住院医师规范化培训中,通过分阶段设置明晰的目标,实现培训质量的过程控制与结果评价的有机结合,为培养出标准化、同质化的住院医师提供了质量保障。但是目标导向的进阶式教学在我国麻醉科住院医师规范化培训中的应用鲜有报道。刘玥等将目标导向的进阶式教学应用于围手术期重症超声培训,将围手术期重症超声的教学分为 3 个阶段、6 个层次,发现目标导向的进阶式教学有助于提高麻醉科住院医师围手术期重症超声的培训质量与效果,住院医师满意度较高。近期有关研究将目标导向的进阶式教学应用于不同医学专业的住院医师规范化培训均证明了其有效性、可行性和可操作性。进阶式培训方式比传统培训方式对自身的学习积极性、自学能力、临床思维能力和操作能力均有更大程度的提高,尤其适合于麻醉科住院医师教育。

二、Team STEPPS 团队教学

美国国防部(Department of Defense,DoD)和美国医疗研究与质量局(The Agency for Healthcare Research and Quality,AHRQ)经过 25 年针对团队临床工作、团队培训和文化变革的研究,借鉴了航空业广泛开展的机组团队资源管理(crew resource management,CRM)训练课程,开发出加强临床表现和医疗安全的团队策略与工具(team strategies & tools to enhance performance & patient safety,Team STEPPS)培训课程,其目的是将团队合作技能与临床实践有机整合,用来改善医疗服务中的团队表现以提高医疗质量、医疗安全和医疗效率。学员通过学习了解到有效团队合作依赖的能力要素模型为 KSA 模型(knowledge 知识、skill 技能、attitude 态度),反之,协调的团队合作的成果也表现为这三个能力的不断提高。团队合作有 5 个关键原则,即构建团队结构和掌握 4 项重要技能(沟通、领导、监控和互助)。团队结构构建是指确定多系统团队的组成,通过有效合作来确保患者安全。从 2006 年起美国医疗保健研究与质量局开始在全美医疗机构中普及此项课程,我国学者于 2015 年首次引入该课程用于模拟教学,2018 年完成相关评价工具的跨文化调适,但在麻醉学教育领域的应用研究还较少见。费昱达等首次将 Team STEPPS 团队教学引入麻醉学教学课程,发现 Team STEPPS 团队教学课程可以增强学员团队合作认知和合作态度,提高麻醉学团队的临床工作能力。有研究招招募了 2 所大学 4 个校区 4 个专业的 109 名学生实施网络虚拟 Team STEPPS 团队教学课程,教学后发现虚拟的多校区多学科团队学习经验对参与者在领导力、情境监控、相互支持、沟通等各方面的认知都有显著的提升。Team STEPPS 团队教学课程可以有效应用于麻醉手术团队的训练,可以改善学员的团队合作认知和合作态度,学员的满意度较高,课程的改进有待于对临床应用效果的进一步追踪观察。

三、医学虚拟仿真模拟教学

医学虚拟仿真模拟教学利用虚拟现实、人机交互、多媒体、标准化患者等多种技术,通过角色扮演、实践操作等手段,构建高度仿真的虚拟医疗情景,可以充分调动学员的主观性、能动性和创造性,使医学生能在安全、稳定、标准、可

预测、可重复的环境中提升危机事件处理能力。因此，基于模拟的虚拟仿真教学对麻醉科医师临床核心胜任力的提升是不可或缺的。我国虚拟仿真教学的普及不够迅速，但近年来也逐渐应用于医学生、住院医师、专科医师以及继续教育的临床综合培训中。如何加强虚拟仿真教学在麻醉科住院医师培养中的应用至关重要。肖淑媛等研究发现虚拟仿真培训能够提高教师对虚拟仿真教学重要性的认识，增强教师教授虚拟仿真课程的意愿，提升教师开展虚拟仿真教学的能力，说明加强麻醉学师资队伍中虚拟仿真的培训有可能推动虚拟仿真模拟教学平台在临床麻醉教学中的普及和应用。刘慧芳等研究发现模拟突发公共卫生事件的情景式麻醉教学，可以提高麻醉住院医师在应对突发公共卫生事件时的麻醉相关临床技能、处理流程的及时准确性。虚拟仿真通过模拟临床情境，使医学生或医师能在安全、稳定、标准、可预测、可重复的环境中进行技能培训与评估，不仅能提升操作技能，更是在临床决策能力、团队分工合作、医患沟通以及人文素养等非技术性技能的提升中有着无可替代的作用。

四、VR 仿真技术教学

近年来 VR 在医学培训过程中起到了越来越大的作用。VR 是计算机中生成与现实相近的三维图像，并且具有一定的人机交互功能。近年来，随着 VR 技术的成熟，同时价格也在逐年下降，使其在教学中应用日益广泛，并取得了较好的教学效果。在此背景下，将 VR 技术引入到麻醉学教学过程中，凭借 VR 技术创造的虚拟场景、操作和人机互动，丰富学生的学习体验。麻醉学领域开始使用 VR 进行辅助镇静治疗。研究显示，VR 可以治疗患者创伤应激综合征。余桂芳等研究发现麻醉科 VR 模拟教学能充分调动住院医师规范化培训医师的学习积极性，使其克服应对小儿麻醉危急事件的恐惧。Wunder L 等评估了 32 名在校的麻醉护士在模拟气管切开术中气道火灾的技术性和非技术性技能。通过佩戴 AR 头戴式耳机，在特定时间触发烟、火和水的虚拟元素并受训者的眼镜视场中显示。结果表明，参与者在 AR 模拟手术室火灾的管理中均展示了出色的技术和非技术技能。

五、展望

麻醉学教育在我国虽然起步较晚，发展较慢，但在当前麻醉专业迅猛发展，以及临床医学各科对麻醉需求增加的大背景下，其发展具有较大的潜力和前景。未来，在借鉴国外先进教育经验的同时，结合我国当前国情，大胆改革创新，不断探索实践，逐步建立一套科学完善的麻醉人才培养体系，将我国麻醉学教育推上一个更高的层次。

（阿里木江·司马义　徐桂萍）

参 考 文 献

[1] 茅凯凯,周玉皆,沈山梅.基于目标导向的住院医师分阶段培养体系的构建[J].江苏卫生事业管理,2018,29(5):4.

[2] 刘玥,宋芬,羊妍,等.目标导向的进阶式教学在麻醉科住院医师围手术期重症超声培训中的应用[J].中华医学教育杂志,2022,42(3):5.

[3] 贾茜茜,吴长毅,王军,等.进阶式培训方式在麻醉学医师气管插管技能培训中的应用[J].中华医学教育杂志,2019,39(12):4.

[4] 张筱茵,赵敏,曾志宇,等.进阶式教学模式在内镜超声培训中的初步应用[J].中华消化内镜杂志,2018,35(8):3.

[5] 高明杰,华扬.进阶式培训模式在超声专业住院医师规范化培训中的应用[J].医学教育管理,2018,4(5):4.

[6] 孙晓靓,罗茜,康宝丽,等.某医院引入"加强临床表现和医疗安全的团队策略与工具"课程的探索[J].中国卫生资源,2016,19(3):5.

[7] 叶雪晨,朱亚鑫,赖雁妮,等.团队合作态度问卷和团队合作认知问卷的跨文化调适研究[J].中华医学教育杂志,2018,38(6):5.

[8] 费昱达,王境一,王瑾,等.麻醉学教学中引入 TeamSTEPPS 团队教学课程的探索[J].中华医学教育杂志,2021,41(1):62-65.

[9] SWEIGART L I,UMOREN R A,SCOTT P J,et al. Virtual Team STEPPS simulations produce teamwork attitude changes among health professions students[J]. Journal of Nursing Education,2016,55(1):31.

[10] 肖淑媛,王妍,李会,等.虚拟仿真模拟教学平台在麻醉学科住院医师培养中的应用与建设[J].国际麻醉学与复苏杂志,2020,41(9):4.

[11] 刘慧芳,辛瑞强,高丽.模拟突发公共卫生事件的情景式教学在麻醉专业住院医师规范化培训中的应用[J].浙江医学教育,2021,20(6):3.

[12] FERNANDEZ R,ROSENMAN E D,OLENICK J,et al. Simulation-based team leadership training improves team leadership during actual trauma resuscitations:ar andomized controlled trial[J]. Crit Care Med,2020,48(1):73-82.

[13] LOHRE R,BOIS A J,ATHWAL G S,et al. Improved complex skill acquisition by immersive virtual reality training:a randomized controlled trial[J]. J Bone Joint Surg,2020,102(6):1.

[14] TENG W N,SU B C,CHENG H W. Innovation in sedation and analgesia training[J]. Curr Opin Anaesthesiol,

2019,32(4):472-479.

[15] DENG W,HU D,XU S,et al. The efficacy of virtual reality exposure therapy for PTSD symptoms:A systematic review and meta-analysis[J]. J Affect Disord, 2019, 257:698-709.

[16] 余桂芳,蒋珏,严佳,等. VR 模拟小儿麻醉危急事件

规范化培训方法的有效性研究[J]. 中华医学教育探索杂志,2021,20(12):4.

[17] WUNDER L, GOMEZ N A G, GONZALEZ J E, et al. Fire in the operating room:use of mixed reality simulation with nurse anesthesia students[J]. Informatics, 2020,7(4):40.

121 高级麻醉护士相关研究的新进展

高级护理实践是普通护理实践的进阶，高级实践护士是从事高级护理实践的护士。高级实践护士可提高临床医疗效率，促进医疗服务高质量发展，在烦琐复杂的医疗环境中发挥至关重要的作用。其种类可分为高级执业护士、临床护理专家、高级麻醉护士、高级助产士和高级个案护士。随着麻醉学科的日益发展，麻醉护理逐渐被研究者所关注，高级麻醉护士的发展日新月盛，目前以美国为代表的西方国家的高级麻醉护士发展已相当成熟。高级麻醉护士投身于麻醉医疗服务领域，可提升麻醉护理服务专业化水平，还可确保麻醉科医师有充足的时间和精力为患者提供麻醉医疗服务，促进麻醉医疗服务高质量发展，对推动麻醉学科的发展具有现实意义。基于此，现对高级麻醉护士的相关概念、准入标准、资格认证、培养及实践范围等内容综述如下。

一、高级麻醉护士的相关概念

高级护理实践（advanced nursing practice，ANP）是普通护理实践的进阶，延伸和拓展了护理实践范围界限，有助于促进护理知识和专业发展。ANP 的特点是整合和应用广泛的理论和循证知识，作为研究生护理教育的一部分。

高级实践护士（advanced practice nurse，APN）是指通过额外的研究生教育（最低硕士学位），具有深厚的专科知识、非凡的决策能力及扩展临床实践才能的全科或专科护士，是从事高级护理实践的护士。

高级实践护理（advanced practice nursing，APN）被视为影响个人、家庭和不同人群临床保健结果的高级护理干预措施。高级实践护理是以研究生教育和准备为基础，伴随着实践标准和核心能力的规范。

高级麻醉护士（nurse anesthetist，NA）是一名高级执业护士，具有在麻醉、疼痛管理和相关麻醉服务方面为患者提供终生个性化护理的知识、技能和能力，包括立即、严重或危及生命的疾病或伤害。

麻醉科专科护士在我国特指取得护士证书和麻碎专科护士认证资格证书，从事特定的麻醉科护理工作的护士。

二、高级麻醉护士的准入标准及资格认证

2021 年国际护士委员会（International Council of Nurses，ICN）和国际麻醉护士联盟（International Federation of Nurse Anesthetists，IFNA）首次合作制订了高级实践护理指南系列中有关高级麻醉护士的一部分——"Guidelines on Advanced Practice Nursing-Nurse Anesthetists"，指南中明确指出 NA 的最低学历水平应为硕士学位（对某些国家来说，该学历水平仍为努力达到的标准）。IFNA 认为申请麻醉护理硕士的最低要求是：①至少 36 个月的基础护理教育；②至少 1 年的护理工作经验（最好是紧急护理环境）；③学士学位；④能用教学语言进行交流和写作。

麻醉护理项目认证委员会（Council on Accreditation of Nurse Anesthesia Educational Programs，COA）是美国麻醉护理项目的唯一认证机构，高级麻醉护士应毕业于麻醉护理教育项目并通过认证考试。高级麻醉护士所需的最低学历和经验包括：①护理或其他相关专业的学士学位或硕士学位；②持有美国或其领地的注册专业护士和/或高级执业注册护士执业证；③至少有一年的重症监护治疗病房工作经验；④获得 COA 认可的麻醉护理硕士学位；⑤麻醉护理项目为期 24~51 个月，具体取决于大学的要求。麻醉护理教育项目的毕业生平均有 9 369 小时的临床经验。麻醉护士认证和再认证国家委员会（National Board of Certification and Recertification for Nurse Anesthetists，NBCRNA）是管理国家认证考试机构，麻醉护理教育项目的每个毕业生都需要通过国家认证考试，才能认证为高级麻醉护士。美国每年有超过 2 400 名毕业并通过国家认证考试的高级麻醉护士。

三、高级麻醉护士的培养

ICN 关于 APN 教育准备的指南包括对教育项目的正

式认证(政府或非政府机构的认可、批准或授权),IFNA 的教育标准还建议 NA 通过专业批准的高级教育项目获得专业知识,从而获得认证资格。IFNA 开发了麻醉计划批准程序(Anesthesia Program Approval Process,APAP),世界各地的麻醉护理教育项目可通过符合课程和项目内容的标准来获得 IFNA 认证,认证过程包括提交书面报告、教师和学生的评估以及由 IFNA 现场访问者团队进行的评估。

IFNA 开发的麻醉硕士教学课程中提出硕士学位课程应至少持续 24 个月,课程内容为:①第一年第一学期课程包括麻醉护理伦理和法律、基础麻醉原理、基础科学、麻醉药理学Ⅰ、生理学Ⅰ、临床实习课程Ⅰ;②第一年第二学期课程包括病理生理学Ⅰ、高级麻醉原理Ⅰ、高级麻醉药理学Ⅱ、科研理论、高级麻醉原理Ⅱ、临床实习课程Ⅱ;③第二年第一学期课程包括病理生理学Ⅱ、药物疗法、高级麻醉原理Ⅰ、硕士论文项目、临床实习课程Ⅲ;④第二年第二学期课程包括硕士论文项目、经济与组织、麻醉护士综述、临床实习课程Ⅳ。获得 IFNA 的麻醉护理学硕士学位的必备条件:全日制;具备丰富的临床经验;完成硕士论文;通过综合考试等。

美国 Uniformed Services University of the Health Sciences 大学的麻醉护理硕士研究生学制为 3 年,分为专业基础知识学习阶段和专业实践训练阶段。第一阶段在学校内进行,第二阶段集中在临床医学中心(医院)进行,其中在医院进行的专业护理实践分为 5 个层次,逐步培养学生获得针对不同患者可以独立实施麻醉的能力。美国现在的 APN 教育水平已经提升至研究生层次,2004 年美国高等护理教育学会(American Association of Colleges of Nursing,AACN)批准了临床型护理博士(doctor of nursing practice,DNP)的授予,并建议将 APN 的培养从硕士提升至博士层次。COA 提出 2022 年 1 月 1 日之前所有麻醉护理教育项目均提供博士学位课程,2022 年 1 月 1 日之后申请麻醉护理教育项目必须参加博士学位课程。

四、高级麻醉护士的实践范围

高级麻醉护士需与各种医疗保健专业人员合作,提供以患者为中心的高质量、整体、循证和具有经济效益的护理。"Guidelines on Advanced Practice Nursing-Nurse Anesthetists"指南中明确指出,高级麻醉护士的实践范围包括术前、术中、术后、疼痛管理及其他服务。术前包括为患者提供术前教育和咨询服务,麻醉前评估,制订麻醉、镇痛、多模式疼痛管理和恢复的计划,获得对麻醉和疼痛管理的知情同意,保持全面、准确的医疗保健记录等;术中包括实施针对患者的护理计划,认识到并适当地管理在提供麻醉服务期间发生的并发症,保持全面、准确的医疗保健记录等;术后包括促进麻醉后的苏醒和恢复,进行麻醉后评估,教育患者相关的恢复、区域镇痛和持续的多模态疼痛管理等;疼痛

管理包括提供全面的以患者为中心的疼痛管理,提供急性疼痛服务,提供先进的疼痛管理等;其他服务如担任领导者、研究人员、教育者、倡导者和管理者等角色,尊重患者及其家属的人权、价值观、习俗和信仰,提供紧急、重症护理和复苏服务,使用超声波、透视和其他技术进行诊断和护理,为姑息治疗提供镇静和疼痛管理等。美国、澳大利亚、瑞士等国家也推出了统一的实践标准。

五、我国高级麻醉护士的研究现状

国家卫生健康委员会颁布了一系列政策支持麻醉护理的建设发展。《国家卫生健康委办公厅关于医疗机构麻醉科门诊和护理单元设置管理工作的通知》(国卫办医函〔2017〕1191 号)提出有条件的医疗机构要设置麻醉科护理单元,明确麻醉科护理工作职责及人员要求,麻醉科护士主要配合麻醉科医师开展麻醉宣教、信息核对、物品准备、心理护理、体位摆放、患者护送、管路护理、仪器设备管理等工作。《关于印发加强和完善麻醉医疗服务意见的通知》(国卫医发〔2018〕21 号)指出,二级以上医疗机构麻醉科应配备麻醉科护士。《国家卫生健康委办公厅关于印发麻醉科医疗服务能力建设指南(试行)的通知》(国卫办医函〔2019〕884 号)表明,二级及以上医院的麻醉科应建立麻醉专科护理队伍,服务内容包括专科门诊护理、围手术期护理、疼痛诊疗护理、专科病房护理。

随着国家政策对麻醉科护士要求的日益提升,相关继续医学教育项目也应运而生。2019 年中华护理学会举办了第一届"麻醉科专科护士培训班",该项目为国家级继续医学教育项目。2020 年第二届"麻醉科专科护士培训班"招生通知中明确指出报名资格为:具有护士执业资质,从事 8 年以上临床护理实践工作;大专学历,从事麻醉临床护理工作 5 年以上;本科学历,从事麻醉临床护理或重症医学科护理工作 3 年以上的护理骨干。并未涉及研究生学历护理人员的准入资格。培训方式包括理论授课(9 周)及临床实践培训(4 周)两种,理论考试及临床考核成绩合格者,颁发中华护理学会"麻醉科专科护士培训合格证书"。此外,省、地市级麻醉科专科护士培训也在陆续开展。

我国关于高级麻醉护士的相关研究鲜有报道,但麻醉科专科护士发展已渐入佳境,为高级麻醉护士今后的发展奠定了基础。目前我国有上海第九人民医院、南京明基医院、南昌大学第二附属医院、兰州大学第二医院已通过 IFNA 培训基地认证。徐州医科大学麻醉护理硕士教育项目通过 IFNA 认证,是目前国内第一家通过 IFNA 认证的高等教育单位。

当前国内麻醉科专科护士较国外高级麻醉护士(以美国、韩国为例)的准入标准及培养要求低。今后的研究可立足于我国国情,借鉴国外的先进理念,以推动高级麻醉护士的发展,完善高级麻醉科专科护士的建设,并在临床实践中

进行验证。

（关丽娜 杨建军 张亚云）

参 考 文 献

［1］黄金月.高级护理实践导论［M］.北京:人民卫生出版社,2016.

［2］International Council of Nurses. Guidelines on Advanced Practice Nursing-Nurse Anesthetists-2021［EB/OL］. (2021-05-25)［2022-06-18］. https://www. icn. ch/system/files/2021-07/ICN_Nurse-Anaesthetist-Report_EN_WEB. pdf.

［3］刘保江,晁储璋.麻醉护理学［M］.北京:人民卫生出版社,2013:4.

［4］IFNA. About IFNA［EB/OL］.［2022-06-18］. https://ifna. site/about-ifna/.

［5］IFNA. ICN Guidelines on Advanced Practice Nursing: Nurse Anesthetists［EB/OL］. (2021-05-25)［2022-06-18］. https://ifna. site/international-publications/icn-guidelines-on-advanced-practice-nursing-nurse-anesthetists/.

［6］IFNA. Master's model curriculum［EB/OL］.［2022-06-18］. https://ifna. site/download/masters-model-curriculum/.

［7］关丽娜,杨建军,张亚云.高级麻醉护士的发展现状［J］.中华麻醉学杂志,2021,41(1):108-110.

［8］AACN. AACN Position Statement on the Practice Doctorate in Nursing［EB/OL］. (2004-02-04)［2022-06-18］. https://www. aacnnursing. org/DNP/Position-Statement.

［9］COA. Position Statements［EB/OL］.［2022-06-18］. https://www. coacrna. org/about-coa/position-statements/

［10］COA. Standards for Accreditation of Nurse Anesthesia Programs［EB/OL］.［2022-06-18］. https://www. coacrna. org/.

［11］AANA. Become a CRNA［EB/OL］.［2022-06-18］. https://www. aana. com/membership/become-a-crna.

［12］AANA. Education of Nurse Anesthetists in the United States-At a Glance［EB/OL］.［2022-06-18］. https://www. aana. com/membership/become-a-crna/minimum-education-and-experience-requirements.

［13］IFNA. Anesthesia Program (School) Approval Process APAP［EB/OL］.［2022-06-18］. https://ifna. site/ifna-accreditation-program/approval-process-for-nurse-anesthesia-programs/.

［14］AANA. AANA Professional Practice Manual［EB/OL］.［2022-06-18］. https://www. aana. com/practice/practice-manual.

［15］Australian College of Perianaesthesia Nurses. ACPAN Practice Guidelines［EB/OL］.［2022-06-18］. https://acpan. edu. au/practice-guidelines/.

［16］Schweizerische Interessengemeinschaft für Anästhesiepflege. Standards Anästhesiepflege Schweiz［EB/OL］.［2022-06-18］. https://siga-fsia. ch/beruf/berufsbild/standards. html.

［17］国家卫生计生委办公厅.国家卫生计生委办公厅关于医疗机构麻醉科门诊和护理单元设置管理工作的通知［EB/OL］. (2017-12-12)［2022-06-18］. http://www. nhc. gov. cn/cms-search/xxgk/getManuscriptXxgk. htm? id = 251fb61008bc487797ed18a3a15c1337.

［18］国家卫生健康委员会,国家发展改革委,教育部,等.关于印发加强和完善麻醉医疗服务意见的通知［EB/OL］. (2018-08-17)［2022-06-18］. http://www. nhc. gov. cn/cms-search/xxgk/getManuscriptXxgk. htm? id =4479a1dbac7f43dcba54e6dce873a533.

［19］国家卫生健康委办公厅.国家卫生健康委办公厅关于印发麻醉科医疗服务能力建设指南(试行)的通知［EB/OL］. (2019-12-16)［2022-06-18］. http://www. nhc. gov. cn/cms-search/xxgk/getManuscriptXxgk. htm? id = 7b8bee1f538e459081c5b3d4d9b8ce1a.

［20］中华护理学会.中华护理学会首届麻醉科专科护士培训班在京开幕［EB/OL］. (2020-05-18)［2022-06-18］. http://www. cna-cast. org. cn/cnaWebcn/article/2531.

122 当虚拟走进现实——混合现实技术在麻醉学领域中的应用

随着现代医学技术水平的提高,麻醉学科也在从传统的临床麻醉向"围手术期医学科"(department of perioperative medicine)转变。这意味着麻醉科医师要在围手术期患者管理中起主导作用。麻醉科医师在围手术期医疗尤其是在加速康复外科(enhanced recovery after surgery, ERAS)的过程中发挥至关重要的作用。患者围手术期安全一直是世界各国麻醉科医师普遍面临的重大医疗问题。尽管围手术期并发症和死亡率在近年来逐渐降低,但围手术期安全依然在不断地对麻醉医疗团队提出挑战。如何做到真正的精准麻醉是我们麻醉科医师不懈的追求。

混合现实(mixed reality, MR)技术作为目前最前沿的全方位可视化技术,包括增强现实(augment reality, AR)和虚拟现实(virtual reality, VR),指的是合并现实和虚拟世界而产生的新的可视化环境,在新的可视化环境里物理和数字对象共存,并实时互动。作为新型的人机接口和仿真工具,MR技术被快速推广到教育、医疗、军事、艺术、文化、娱乐等各个领域并取得巨大的经济和社会效益。目前国内外已将MR运用到多个临床科室,如骨科髋部骨折手术、泌尿外科手术、乳腺外科乳腺肿瘤切除术等。然而,MR在麻醉科中的应用研究鲜有报道。为此,本文我们将结合志愿者实例来初步探讨MR在麻醉教学以及围手术期中的应用。

一、MR在麻醉教学中的应用

随着多媒体教学及各种教学软件平台在教学课堂上的广泛使用,各学科已经营造了一种数字化学习环境。但目前大多数多媒体类及软件类教学资源只能简单地复制教材某些知识点,对复杂抽象的知识内容缺乏完整的构建过程,学生、教师之间并没有进行充分的互动,造成学生对知识的理解有可能只是片面和抽象的。为了解决这些问题,国外已有诸多学者将增强现实技术引入课堂教学中。如Kucuk等就指出,AR可以为学习者提供一种新型的学习工具,AR的真实环境与虚拟物体的"二合一",为学习者提供了真实的"沉浸式"环境,激发学习者的积极性,有效促进学习者掌握教学内容。MR技术结合了AR和VR的特点,在医学教学中的优势尤为明显。国内外已有学者将MR技术应用于临床医学教学中,教学效果显著。在麻醉教学中,目前仅有国外学者Shen等报道了运用人体模型进行气管插管和环甲膜切开术演示教学。因此如何将先进的技术有效地与我们的教学实际相结合,促进科学技术的转化是值得思考的问题。

临床教学中,MR技术使我们不再局限于二维解剖结构,使麻醉操作进入全方位可视化时代。气管插管、动静脉穿刺以及神经阻滞是一名麻醉科医师需要掌握的基本技能。在临床上带教老师很难在有限的时间内反复演示,学生也没有足够时间仔细辨认局部解剖结构,这些都将严重影响麻醉实习的效果。MR通过全息影像模拟重建解剖结构,我们可以根据自己的需要变换浏览角度、调节亮度与对比度、隐藏与透明化各种组织等(图122-1、图122-2、图122-3、图122-4)。MR在临床教学过程中具有显著的特点和优点:整个操作过程直观、连续,易于教学和总结;MR成像无创伤、无污染,可重复;设备便携可移动;穿刺中静态图像和动态视频可储存,有利于资料的总结和再现。

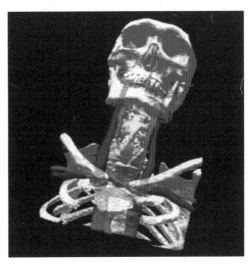

图122-1 志愿者头颈部MR成像

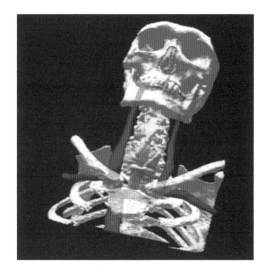

图 122-2　志愿者头颈部 MR 成像（隐藏动脉）

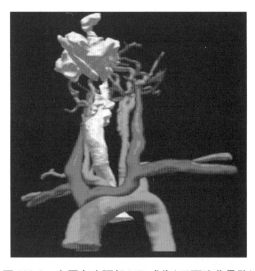

图 122-3　志愿者头颈部 MR 成像（正面隐藏骨骼）

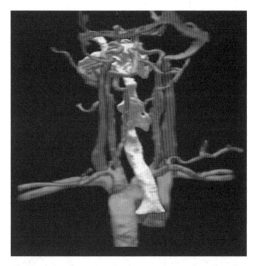

图 122-4　志愿者头颈部 MR 成像（背侧隐藏骨骼）

二、MR 技术在临床麻醉中的应用

1. 建立人工气道　快速建立人工气道一直是麻醉、急诊以及 ICU 等科室医师优先关注的首要问题；随着社会的快速发展，影响健康的因素日益凸显，诸如肥胖，口腔颌面部肿瘤，巨大喉癌，交通意外致头颈外伤等患者数量明显增多，这些患者极易出现困难气道。及时有效地处理困难气道不但有利于开展紧急救助，而且对于患者的远期生存质量都至关重要。因此，如何安全快速建立人工气道成了麻醉科医师的头号挑战。目前常用方法是采用普通喉镜或视频喉镜暴露声门进行插管建立人工气道，虽然这些方法可以对付一般的困难气道患者，但遇到口腔颌面部畸形、巨大口腔癌以及巨大喉癌等患者就会面临喉镜无法置入口腔，插管操作导致肿瘤破裂出血，使困难气道瞬间演变为紧急气道，危及患者生命安全。这时如果采用 MR 技术来引导气管插管，严峻情况将会大为改观。MR 技术可将患者头颈部 CT、血管增强 CT、MRI 等医学数字影像和通信（digital imaging and communications in medicine，DICOM）的数据，通过三维影像工作站进行重建，并对目标区域内肿瘤、血管、气管、骨骼和肌肉等多种组织运用不同的颜色进行区分，然后通过头盔显示器等显示设备将全息立体成像呈现在医师眼前；这样我们可以从多角度清晰直观地看到患者颌面部畸形情况，喉颈部肿瘤大小解剖位置、其与相邻组织血管的关系以及气管受压迫情况（图 122-5、图 122-6、图 122-7、图 122-8），提前探讨插管中可能遇到的困难并制订出相应的个体化解决方案，使气管插管更加快捷安全，提高困难气道插管成功率。

2. 动静脉穿刺置管术　在临床麻醉中动静脉穿刺置管是麻醉科医师一项常见并且十分重要的操作。颈内静脉置管是围手术期中心静脉压（central venous pressure，CVP）监测、快速静脉输液、输血的重要途径之一。桡动脉以及足

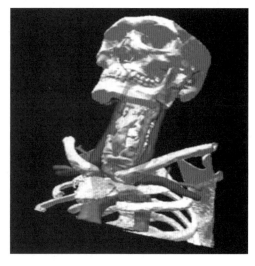

图 122-5　志愿者头颈部 MR 成像效果图

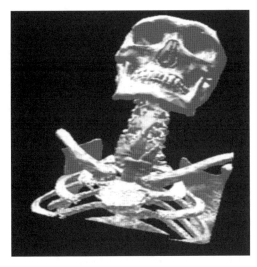

图 122-6　志愿者头颈部 MR 成像

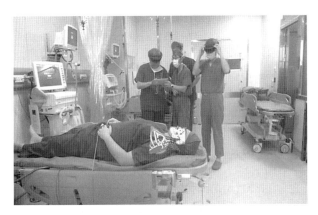

图 122-7　MR 技术虚拟成像与志愿者结合

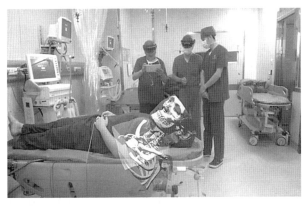

图 122-8　MR 技术虚拟成像与志愿者结合

神经损伤,其并发症发生率高达 19%。这给麻醉科医师的临床工作带来了很大的威胁和挑战。尽管目前流行的超声引导动静脉穿刺技术能够进行比较准确的血管定位从而降低穿刺损伤并发症,但超声的视野范围相对局限,在穿刺过程中只能看到探头下方扫到的组织结构,探头以外的区域无法显示,并且对辨别血管周围解剖结构如神经组织分辨较低。MR 作为现代医师的"第三只眼睛"可将患者动静脉解剖走形位置、其与周围神经血管组织关系的全息立体成像通过显示设备呈现在医师眼前(图 122-9、图 122-10);MR可以引导麻醉科医师对动静脉进行准确定位,从而有效避免穿刺过程中对其他血管神经造成的损伤,做到真正意义上的精准医疗。

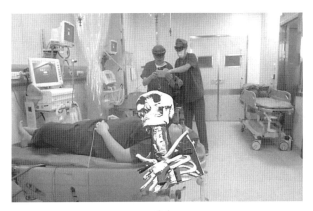

图 122-9　志愿者头颈部 MR 成像实景

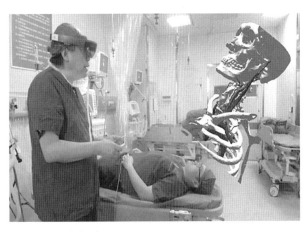

图 122-10　志愿者头颈部 MR 成像实景

3. MR 在神经阻滞中应用分析　神经阻滞是一项重要的麻醉技术。传统穿刺常采用盲目操作方法,麻醉科医师依靠体表标志、寻找异常感觉以及神经刺激器探查来进行定位,但这需要麻醉科医师具备丰富的临床经验,损伤动静脉、局部麻醉药注入血管、气胸等风险较高,失败率高达 6%~10%。尽管目前用超声技术引导神经穿刺能够提高穿刺成功率、减低相关并发症,但超声对深部组织显示不清。MR技术作为新兴的可视化技术可将神经阻滞部位精确、立体、直观地呈现在医师的眼前,弥补了超声缺乏立体感、组织分

背动脉穿刺置管则是围手术期动态检测患者血压、血气分析最常用的方法。传统的动静脉穿刺置管术需麻醉科医师根据体表解剖标志来确定和指导穿刺点位置,但不同患者存在着很大的差异,如小儿、肥胖者、解剖异常者,并且在动静脉穿刺过程中有很多不可预见的情况,导致传统穿刺操作容易造成各种损伤并发症,如误穿、血肿、气胸以及周围

辨率差的缺点。根据MR技术成像特征引导神经阻滞有多方面优势:操作不再受限于体表解剖标志和异感,拓展了区域神经阻滞的实际应用范围;操作不再依赖患者的主观配合,能实现对昏迷、镇静患者的神经阻滞;通过合理的穿刺路径设计有效避开重要组织,避免误穿误伤,保证安全,减少并发症发生。

三、混合现实技术在麻醉领域仍存在的不足及前景展望

目前,MR技术仍处于研发和临床推广应用的初级阶段,具有一定的不足之处,尤其在麻醉科领域的应用还存在一些问题。首先,其显像是基于数据的三维重建技术,对影像学数据要求较高(如CT需要扫描更多层数,血管CTA、神经MRI均需要增强显影),数据重建过程主要依靠专业技术人员来辨识组织结构。而对于麻醉科医师重点关注的神经解剖结构及周围组织辨别不清,显示效果不佳。其次,用于虚拟重建三维模型的CT、MRI影像资料来源于术前检查,仅利于术前评估困难气道、血管解剖等,而气管插管以及动静脉穿刺均是动态过程,在操作过程中,无法实时判断气管导管和穿刺针在体内的位置。因而,我们期待未来混合现实技术一方面能够辨别和精确显示小血管神经组织;另一方面能够将虚拟图像与气管插管、穿刺过程实时同步,尤其是在操作过程中虚拟图像可以随着导管以及穿刺针的位置变化而变化,这必然会极大提高MR技术在临床麻醉操作和教学中的实用性。总之,MR在提高麻醉技术水平和教学应用中具有重要意义及发展前景。

(夏海发 裴帅杰 姚尚龙)

参 考 文 献

[1] SHAW A D, MCEVOY M D. Patient safety and the risk of i. v. fluid therapy in perioperative medicine: importance of host susceptibility and exposure dose [J]. Br J Anaesth, 2016, 117(4): 419-421.

[2] APFELBAUM J L, HAGBERG C A, CAPLAN R A, et al. Practice guidelines for management of the difficult airway: an updated report by the American Society of Anesthesiologists Task Force on Management of the Difficult Airway [J]. Anesthesiology, 2013, 118(2): 251-270.

[3] KEHLET H. Enhanced Recovery After Surgery(ERAS): good for now, but what about the future? [J]. Can J Anaesthesia, 2015, 62(2): 99-104.

[4] ANTONIOU P E, DAFLI E, ARFARAS G, et al. Versatile mixed reality medical educational spaces: requirement analysis from expert users [J]. Personal and Ubiquitous Computing, 2017, 21(6): 1015-1024.

[5] SUTHERLAND J, BELEC J, SHEIKH A, et al. Applying modern virtual and augmented reality technologies to medical images and models [J]. J Digit Imaging, 2019, 32(1): 38-53.

[6] HAMACHER A, KIM S J, CHO S T, et al. Application of virtual, augmented, and mixed reality to urology [J]. Int Neurourol J, 2016, 20(3): 172-181.

[7] VENKATA H S, ALSADOON A, PRASAD P W C, et al. A novel mixed reality in breast and constructive jaw surgical tele-presence [J]. Comput Methods Programs Biomed, 2019, 177: 253-268.

[8] TARPADA S P, MORRIS M T, BURTON D A. E-learning in orthopedic surgery training: A systematic review [J]. J Orthop, 2016, 13(4): 425-430.

[9] ROULEAU G, GAGNON M P, CÔTÉ J, et al. Effects of E-Learning in a continuing education context on nursing care: systematic review of systematic qualitative, quantitative, and mixed-studies reviews [J]. J Med Internet Res, 2019, 21(10): e15118.

[10] KÜÇÜK S, KAPAKIN S, GÖKTAŞ Y. Learning anatomy via mobile augmented reality: Effects on achievement and cognitive load [J]. Anat Sci Educ, 2016, 9(5): 411-421.

[11] TEPPER O M, RUDY H L, LEFKOWITZ A, et al. Mixed reality with HoloLens: where virtual reality meets augmented reality in the operating room [J]. Plast Reconstr Surg, 2017, 140(5): 1066-1070.

[12] GRAAFLAND M, SCHRAAGEN J M, SCHIJVEN M P. Systematic review of serious games for medical education and surgical skills training [J]. Br J Surg, 2012, 99(10): 1322-1330.

[13] SHEN Y, HANANEL D, ZHAO Z, et al. A new design for airway management training with mixed reality and high fidelity modeling [J]. Stud Health Technol Inform, 2016, 220: 359-362.

[14] SCHOUT B M, ANANIAS H J, BEMELMANS B L, et al. Transfer of cysto-urethroscopy skills from a virtual-reality simulator to the operating room: a randomized controlled trial [J]. BJU Int, 2010, 106(2): 226-231.

[15] COOK T M, WOODALL N, HARPER J, et al. Major complications of airway management in the UK: results of the Fourth National Audit Project of the Royal College of Anaesthetists and the Difficult Airway Society. Part 2: intensive care and emergency departments [J]. Br J Anaesthes, 2011, 106(5): 632-642.

[16] ALESSANDRI F, ANTENUCCI G, PIERVINCENZI E, et al. Ultrasound as a new tool in the assessment of airway difficulties: An observational study [J]. Eur J Anaesthesiol, 2019, 36(7): 509-515.

[17] MUNZER B W, KHAN M M, SHIPMAN B, et al. Aug-

mented reality in emergency medicine: a scoping review [J]. J Med Internet Res, 2019, 21(4): e12368.

[18] HIGGS A, MCGRATH B A, GODDARD C, et al. Guidelines for the management of tracheal intubation in critically ill adults [J]. Br J Anaesth, 2018, 120(2): 323-352.

[19] KUMBAR L, YEE J. Current concepts in hemodialysis vascular access infections [J]. Adv Chronic Kidney Dis, 2019, 26(1): 16-22.

[20] FEIGL G C, LITZ R J, MARHOFER P. Anatomy of the brachial plexus and its implications for daily clinical practice: regional anesthesia is applied anatomy [J]. Regional anesthesia and pain medicine, 2020, 45(8): 620-627.

[21] SINHA S K, ABRAMS J H, BARNETT J T, et al. Decreasing the local anesthetic volume from 20 to 10 mL for ultrasound-guided interscalene block at the cricoid level does not reduce the incidence of hemidiaphragmatic paresis [J]. Reg Anesth Pain Med, 2011, 36(1): 17-20.

[22] BURCKETT-ST LAURENT D, CHAN V, CHIN K J. Refining the ultrasound-guided interscalene brachial plexus block: the superior trunk approach [J]. Can J Anaesth, 2014, 61(12): 1098-1102.

[23] RENES S H, VAN GEFFEN G J, RETTIG H C, et al. Minimum effective volume of local anesthetic for shoulder analgesia by ultrasound-guided block at root C7 with assessment of pulmonary function [J]. Reg Anesth Pain Med, 2010, 35(6): 529-534.

[24] HOFFMAN T, DU PLESSIS M, PREKUPEC M P, et al. Ultrasound-guided central venous catheterization: A review of the relevant anatomy, technique, complications, and anatomical variations [J]. Clin Anat, 2017, 30(2): 237-250.

[25] TANG L, WANG F, LI Y, et al. Ultrasound guidance for radial artery catheterization: an updated meta-analysis of randomized controlled trials [J]. PloS one, 2014, 9(11): e111527.

[26] HU H Z, FENG X B, SHAO Z W, et al. Application and prospect of mixed reality technology in medical field [J]. Curr Med Sci, 2019, 39(1): 1-6.

[27] SMITH R T, CLARKE T J, MAYER W, et al. Mixed reality interaction and presentation techniques for medical visualisations [J]. Adv Exp Med Biol, 2020, 1260: 123-139.

[28] CIPRESSO P, GIGLIOLI I A C, RAYA M A, et al. The past, present, and future of virtual and augmented reality research: a network and cluster analysis of the literature [J]. Front Psychol, 2018, 9: 2086.

[29] PARK B J, HUNT S J, MARTIN 3RD C, et al. Augmented and mixed reality: technologies for enhancing the future of IR [J]. J Vasc Interv Radiol, 2020, 31(7): 1074-1082.

123 机器学习模型应用于围麻醉期的研究进展

随着信息技术的发展,社会各个领域的大数据海量积累,机器学习的范围不断扩大。近些年,机器学习,特别是在图像识别、自然语言处理、生物信息学等领域取得了显著进展。麻醉是开发和应用机器学习模型的绝佳领域,因为可以相对容易的直接从监护仪、药物输注系统或电子病历系统实时收集每个患者大量高保真的数据。机器学习方法在围麻醉期主要用于三个目的:①大数据分析以搜索变量之间的模式(数据挖掘)或识别数据中的组(聚类分析);②分析高度复杂的数据集,例如脑电图、血流动力学信号、镇静程度、呼吸抑制或对伤害感受的反应等;③详细说明模型或算法,以连续方式进行估计或预测事件。

标准的预测模型,如逻辑回归、线性回归和其他统计建模长期以来一直被用于识别不良结果的危险因素。虽然大多数传统统计技术被证明性能良好,但逻辑回归模型需要统计协变量和发病率风险之间的线性关系进行统计假设,这限制了临床上高变异性和非线性关系预测模型的建立,而机器学习可以在预测临床结果上表现出更好的性能以及较小的容错率。机器学习可以使用建模技术利用丰富的时间序列数据快速处理大量的数据。现有机器学习的方法包括 K-临近算法(k-nearest neighbour algorithm,KNN)、支持向量机、朴素贝叶斯、决策树、随机森林、极端梯度增强等。已有研究将机器学习应用于预测术后谵妄、术中低血压、术后肾损伤、静脉麻醉深度等,现对机器学习在围麻醉期各种并发症的预测研究进行综述。

一、预测低血压

全身麻醉诱导期间的低血压是临床麻醉中的常见并发症,预测麻醉诱导期间的低血压因其多种原因而变得复杂。Kang 等研究了开发机器学习模型来预测诱导后低血压的可行性。数据来源为从麻醉诱导开始到气管插管之前从麻醉监护仪、药物管理输液泵、麻醉机获得的数据及患者的人口统计数据,以及电子健康记录的预先存在的疾病信息,采用朴素贝叶斯、逻辑回归、随机森林和人工神经网络模型进行训练,以预测在气管插管和切皮之间发生的诱导后低血压。在 222 例患者中,126 例出现诱导后低血压。随机森林模型表现出最佳预测性能,受试者工作特征曲线下面积(AUC)为 0.842(95% 置信区间 0.736~0.948)。这高于朴素贝叶斯(0.778;95% 置信区间 0.65~0.898)、逻辑回归(0.756;95% 置信区间 0.630~0.881)和人工神经网络(0.760;95% 置信区间 0.640~0.880)模型。研究发现,影响机器学习预测准确性的最重要特征是患者的最低收缩压、最低平均血压和气管插管前的平均收缩压。因此,通过麻醉诱导开始到气管插管之前从各种麻醉机获得的数据,利用机器学习模型可以预测在气管插管后低血压的风险。

二、预测低氧血症

低氧血症或低动脉血氧分压在全身麻醉和手术期间会对患者造成严重伤害,低氧血症可通过多种代谢途径导致心脏停搏、心律失常、术后感染和伤口愈合障碍、认知功能下降和谵妄以及脑缺血等。持续脉搏血氧饱和度(oxygen saturation,SpO$_2$)实时监测,仅允许麻醉科医师迅速采取反应性措施,以尽量减少低氧血症发作后的持续时间。如果可以在低氧血症发生之前对其进行预测,那么麻醉科医师可以采取措施主动预防低氧血症并最大限度地减少对患者的伤害。Lundberg 等将机器学习的高精度复杂模型与可解释的原因相结合,这种准确性和可解释性的结合使医师能够获得最好的预测,同时还可以深入了解做出这些预测的原因。在测试中观察到,当麻醉科医师得到模型的帮助时,对低氧血症预测准确性从 15% 提高到 30%,预测准确性的明显增加很大一部分可能受益于早期干预,改变了与低氧血症相关的因素。这表明如果麻醉科医师能够使用机器学习预测模型,就可以在手术室进行更准确的低氧血症风险评估。

三、预测镇静深度与调控药物输注

近几十年来,开发基于脑电图(electroencephalogram,EEG)的镇静水平监测技术一直是一个活跃的研究领域,然而由于药物特异性和受试者的变异性,它们的性能受到限制。镇静药物之间的神经生理学差异、年龄和性别都可能影响脑电图变化,因此需要更强大的技术如跟踪定量 EEG 来监测镇静水平。Ramaswamy 等在基于机器学习的自动化系统中,使用来自 66 例健康成年志愿者接受丙泊酚、右美托咪定或七氟烷的 204 份脑电图记录的汇总数据集,筛选 44 个定量特征,使用留一交叉验证法进行模型训练并评估镇静深度,并评估了瑞芬太尼、年龄和性别对预测性能的影响。研究表明集成树模型优于其他机器学习模型,并预测 AUC=0.88(0.81~0.90)的镇静水平。在不同年龄组和性别的训练和测试中,自动化系统的预测概率存在显著差异。使用定量 EEG 特征的非线性机器学习模型可以准确预测镇静水平,为使用先进的机器学习算法开发下一代基于脑电图的镇静水平预测系统提供了参考。

目标靶控输注丙泊酚的全身静脉麻醉(total intravenous anesthesia,TIVA)广泛用于麻醉中的镇静。Lee 等通过深度学习方法预测全静脉麻醉期间的脑电双频指数(bispectral index,BIS),将丙泊酚和瑞芬太尼的目标控制输注速率与 231 例患者的 BIS 联系起来,提供的学习集包含超过 200 万个数据点:丙泊酚输注速率、瑞芬太尼输注速率和 BIS 每秒一个样本。此模型对药代动力学或药效学一无所知,它只是训练一个神经网络,根据丙泊酚和瑞芬太尼的输注速率预测 BIS。此模型结果使用公认的麻醉药物性能指标,由于已发表的丙泊酚药代动力学、瑞芬太尼药代动力学及其药效学相互作用模型,麻醉药理学中的深度学习方法似乎很有前景。

此外,Miyaguchi 等还研究了使用机器学习预测麻醉科医师在手术期间所作决定的问题,该研究将在连续给予镇痛剂瑞芬太尼的每个时间点是否增加流量这一决策,作为一个有监督的二元分类问题。该实验采集在实际手术期间收集的 210 个案例数据,使用六种机器学习模型:逻辑回归、支持向量机、随机森林、轻量梯度提升机(light gradient boosting machine,LightGBM)、人工神经网络和长短期记忆(long short-term memory,LSTM)评估预测性能。结果表明,在预测 1 分钟后增加瑞芬太尼流量的决策时,使用 LSTM 的模型能够以 0.659 的灵敏度、0.732 的特异度和 0.753 的 ROC-AUC 进行预测,这证明了可以使用机器学习来预测麻醉科医师做出的决定的潜力。

四、预测剖宫产出血和突破性疼痛

为了探讨机器学习算法在预测剖宫产术中的应用,Ren 等利用机器学习算法进行了预测剖宫产输血及麻醉恢复过程中体温过低的危险因素分析,这项研究中使用了三种机器学习算法来分析大样本的临床数据并预测结果。研究发现,剖宫产术中输血的五个重要预测变量分别是:术前血红蛋白、预期手术时间、子宫无力、前置胎盘和 ASA 分级。通过比较三种算法,极端梯度提升(extreme gradient boosting,XGB)的预测效果可能比逻辑回归和人工神经网络的预测效果更准确。该模型可为患者提供准确的个体预测,预测性能好,具有良好的临床应用前景。其次,通过剖宫产恢复期体温过低的危险因素分析,发现 ASA 分级、麻醉方式、输液量、输血量、手术时间等都是恢复期体温过低的危险因素。因此,剖宫产应加强对患者这些指标的观察。

产妇第二产程突破性疼痛的风险预测模型有助于预防分娩镇痛不足,Tan 等比较了机器学习和回归分析在识别分娩硬膜外镇痛期间突破性疼痛风险增加的产妇方面的性能。这是一项以接受患者自控硬膜外镇痛的产妇突破性疼痛为主要结果的单中心回顾性研究。该研究随机选择了 80% 的队列(训练队列)来使用随机森林、XGB 和逻辑回归开发三个预测模型,然后对剩余的 20% 队列(验证队列)进行验证。AUC、灵敏度、特异度以及阳性预测值(positive prediction value,PPV)和阴性预测值(negative predictive value,NPV)用于评估模型性能。该研究分析了 20 716 例产妇的数据,突破性疼痛的发生率为 14.2%。三个模型的表现相似,AUC 为 0.763~0.772,灵敏度为 67.0%~69.4%,特异度为 70.9%~76.2%,PPV 为 28.3%~31.8%,NPV 为 93.3%~93.5%。该研究认为,与多变量回归相比,机器学习模型并未改善对突破性疼痛的预测,需要更大规模的人群研究来提高预测能力。

五、预测术后谵妄

术后谵妄(postoperative delirium,POD)是一种常见的术后并发症,与预后不良有关。因此,寻找有效的方法来快速识别 POD 高危患者进行预防至关重要。机器学习(machine learning,ML)提供了一种利用电子健康记录(electronic health record,EHR)数据进行 POD 预测的新方法。Davoudi 等使用术前电子健康记录来预测术后谵妄,比较了七种机器学习模型:线性模型、广义加性模型、随机森林、支持向量机、神经网络和极端梯度提升在谵妄预测方面的性能。在本研究评估的模型中,随机森林和广义加性模型在预测谵妄的整体性能指标方面优于其他模型,特别是在敏感性方面,发现年龄、酒精或药物滥用、社会经济地位、潜在的医疗问题、医疗问题的严重程度和主治医师都会影响发生谵妄的风险。

Bishara 等也使用术前风险特征开发和内部验证机器学习衍生的 POD 风险预测模型,并将其性能与使用传统逻辑回归开发的模型进行比较。这是一项采集 24 885 例成年人的术前 EHR 数据的回顾性分析,115 种术前风险特征,包括人口统计学、合并症、护理评估、手术类型和其他术前 EHR 数据用于预测 POD。两个机器学习模型(神经网络和 XGB)、两个传统逻辑回归模型("临床指导"和"ML 混合")和先前描述的谵妄风险分层工具[Age,ability to spell WORLD backward,Orientation to place,American Society of Anesthesiologists Classification(iLlness severity),and procedure-specific Surgical risk, AWOL-S）使用 AUC-ROC、灵敏度、特异度、阳性似然比和阳性预测值进行评估。结果发现，POD 发生率为 5.3%，神经网络的 AUC-ROC 为 0.841（95% 置信区间 0.816～0.863），XGB 为 0.851（95% 置信区间 0.827～0.874），明显优于临床医师指导［AUC-ROC 0.763（95% 置信区间 0.734～0.793）］、ML 混合［AUC-ROC 0.824（95% 置信区间 0.800～0.849）］回归模型和 AWOL-S［AUC-ROC 0.762（95% 置信区间 0.713～0.812）］。神经网络、XGB 和 ML 混合模型表现出色的校准，而临床医师指导和 AWOL-S 模型的校准适中，倾向于高估已经处于最高风险患者的谵妄风险。

基于自动化机器学习算法创建一个完全自动化的分数可能很快地预测 POD 的发病率，但也有研究显示，机器学习模型预测 POD 的并未优于多元逻辑回归模型。

六、预测脓毒血症

脓毒血症是全球主要的死亡原因之一，在过去几十年中，其发病率和死亡率并未大幅下降，脓毒血症的早期临床识别可能具有挑战性。随着机器学习的进步，出现了有前途的预测脓毒血症的实时模型。Fleuren 等通过对搜索的文献进行系统回顾和 meta 分析来预测脓毒症的发作。经筛选，从符合条件的 28 篇论文中提取出 130 个模型。大多数论文是在重症监护治疗病房（ICU，$n=15$；54%），其次是医院病房（$n=7$；25%）、急诊科（ED，$n=4$；14%）和所有这些设置中的一个（$n=2$；7%）。对于脓毒症的预测，AUROC 评估的诊断测试准确度在 ICU 中为 0.68～0.99，在院内为 0.96～0.98，在 ED 中为 0.87～0.97。在多变量分析中，温度、实验室值和模型类型对模型性能的贡献最大。这项系统评价和 meta 分析表明，机器学习模型可以准确预测脓毒症和感染性休克的发作，但仍需要进行前瞻性临床研究。

七、预测阿片类药物术后镇痛

尽管多模式镇痛的实施很大程度上改善了术后疼痛，但 10%～40% 接受下肢关节置换术的患者仍会出现慢性术后疼痛，甚至使用阿片类药物超过 90 天。Gabriel 等研究开发了下肢关节置换术后持续使用阿片类药物的机器学习预测模型。首先收集各种术前、术中和术后数据，以识别术后持续使用阿片类药物的风险患者，包括手术过程、患者人口统计学/特征、既往手术史、阿片类药物使用史、合并症、生活习惯、麻醉细节，以及术后住院疗程。并评估了六种分类模型：逻辑回归、随机森林分类器、简单前馈神经网络、平衡随机森林分类器、平衡装袋分类器和支持向量分类器，还评估了合成少数过采样技术（synthetic minority oversampling technique，SMOTE）的性能。实施重复分层 k 折交叉验证以计算 F1 分数和 AUC 下的面积。结果发现，1 042 例接受了择期膝关节或髋关节置换术的患者中，242 人（23.2%）报告持续使用阿片类药物。如果没有 SMOTE，逻辑回归模型的 F1 得分为 0.47，AUC 为 0.79。所有集成方法的表现都更好，平衡装袋分类器的 F1 得分为 0.80，AUC 为 0.94。SMOTE 基于 F1 分数提高了所有模型的性能。具体来说，平衡套袋分类器的性能提高到 F1 分数为 0.84 和 AUC 为 0.96。平衡装袋模型中最重要的特征是术后第 1d 阿片类药物的使用、体重指数、年龄、术前阿片类药物的使用、出院时的处方阿片类药物和住院时间。因此，机器学习可以显著改善持续使用阿片类药物的预测模型。通过个性化干预，准确和早期识别高危患者可以在临床决策和早期优化中发挥作用。

八、预测术后肾损伤

机器学习方法比统计分析对术后转归有更好的预测能力。Lee 等将机器学习方法的性能与逻辑回归分析的性能进行比较，以预测心脏手术后的急性肾损伤。回顾性分析了 2 010 例接受心脏直视手术和胸主动脉手术的患者，获得基本医疗状况、术中麻醉和手术相关数据。主要结果是根据肾脏疾病改善全球结果标准定义的术后急性肾损伤（acute kidney injury，AKI）。使用了以下机器学习技术：决策树、随机森林、极端梯度提升、支持向量机、神经网络分类器和深度学习。将这些技术的性能与关于 AUC 下面积的逻辑回归分析的性能进行比较。在术后第一周，770 例患者（38.3%）发生 AKI。关于 AUC 的最佳性能是通过梯度增强机来预测 AKI（0.78，95% 置信区间 0.75～0.80）。逻辑回归分析的 AUC 为 0.69（95% 置信区间 0.66～0.72）。决策树、随机森林和支持向量机显示出与逻辑回归相似的性能。在对机器学习方法与逻辑回归分析的综合比较中，梯度提升技术表现出最好的性能，具有最高的 AUC 和较低的错误率。该研究开发了一种基于互联网的风险估计器，可用于实时处理患者数据，以估计手术结束时发生 AKI 的风险。

九、预测术后死亡率

接受大型住院手术的患者有 1%～2% 的术后死亡率，Fritz 等采集患者特征、合并症、术前实验室值和在单个医疗中心接受气管插管手术的患者的术中数值数据，构建了一个多路径卷积神经网络（convolutional neural networks，CNN）模型，使用深度学习算法预测术后 30 天死亡率，并将此模型性能与深度神经网络、随机森林、支持向量机和逻辑回归进行比较。结果显示，在 95 907 例患者中，941 例（1%）在 30 天内死亡，多路径卷积神经网络预测术后 30 天死亡率，受试者工作特征曲线下面积为 0.867（95% 置信区间 0.835～0.899）。这高于深度神经网络（0.825；95% 置信区间 0.790～0.860）、随机森林（0.848；95% 置信区间 0.815～0.882）、支持向量机（0.836；95% 置信区间 0.802～0.870）

和逻辑回归（0.837；95% 置信区间 0.803～0.871）。因此，与具有简单术中数据摘要的模型相比，深度学习时间序列模型改进了预测，此模型可用于实时检测患者术后死亡风险的动态变化。

Chen 等开发了一种包含结构化和非结构化特征的融合机器学习模型，通过术前诊断和可在术前获得的电子病历信息预测术后 30 天内的死亡率。该研究从电子健康记录（EHR）中回顾性收集了 2016—2020 年接受全身麻醉和椎管内麻醉的患者的术前麻醉评估、手术信息和出院总结，将深度神经网络（deep neural network，DNN）模型与来自转换器的双向编码器（bidirectional encoder representations from transformers，BERT）相结合，以从临床文本中提取信息，并与其他模型进行比较。使用受试者工作特征曲线下面积（AUROC）和精确召回曲线下面积（AUPRC）来评估模型性能。结果显示，121 313 例接受手术的患者。共有 1 562 例（1.29%）患者在手术后 30 天内死亡。BERT-DNN 模型达到了最高的 AUROC（0.964，95% 置信区间 0.961～0.967）和 AUPRC（0.336，95% 置信区间 0.276～0.402），与 DNN（AUROC＝0.959，95% 置信区间 0.956～0.962）（AUPRC＝0.319，95% 置信区间 0.260～0.384）和随机森林（AUROC＝0.961，95% 置信区间 0.958～0.964）（AUPRC＝0.296，95% 置信区间 0.239～0.360）相当，明显高于逻辑回归（AUROC＝0.952，95% 置信区间 0.949～0.955）（AUPRC＝0.276，95% 置信区间 0.220～0.339）。因此，机器学习模型包括 BERT-DNN、DNN 和随机森林模型均有助于从 EHR 中的手术描述文本中识别出风险较高的患者。

Cho 等根据 3 817 例患者术后即刻验血的实验室值建立机器学习模型，包括 LASSO 逻辑回归、随机森林、深度神经网络和 XGB，研究术后风险因素对术后生存率的影响。结果显示，所有接受术后即刻实验室值训练的模型都优于传统的 SASA 模型。所开发的随机森林模型的 AUROC 为 0.82，AUPRC 为 0.13，其中磷水平对随机森林模型的贡献最大。因此，根据常规术后即刻实验室值训练的机器学习模型可能有助于识别术后 30 天死亡风险增加的患者。

十、小结

"预测监测系统"可为围麻醉期的上述问题提供有吸引力的解决方案，机器学习模型作为决策辅助工具，可以提高麻醉科医师对术中血糖峰值和术后阿片类药物需求的预测。结合机器学习方法，新一代监测系统可以帮助临床医师在正确的时间做出正确的决定，提高患者的安全性和个性化护理。其中一些解决方案已经开发出来，包括双谱指数和低血压发作预测模型，可在发生前 10～15 分钟提醒可能的低血压事件。但由于它们是最近才开发出来的，没有强有力的证据证明它们的临床影响，但未来这类系统的应用会很有前景。改进机器学习系统以提前预测不良事件，将加强患者风险管理和个性化护理，为当前和未来的医疗

保健技术增加一个新维度：预测监测系统。人工智能有可能在从围手术期支持到重症监护再到门诊疼痛管理等方面影响麻醉学的实践。

（李玄　吕长赫　韩非）

参 考 文 献

[1] GAMBUS P L, JARAMILLO S. Machine learning in anaesthesia: reactive, proactive... predictive！[J]. Br J Anaesth, 2019, 123(4): 401-403.

[2] FRITZ B A, CHEN Y, MURRAY-TORRES T M, et al. Using machine learning techniques to develop forecasting algorithms for postoperative complications: protocol for a retrospective study[J]. BMJ Open, 2018, 8(4): e020124.

[3] DAVOUDI A, EBADI A, RASHIDI P, et al. Delirium prediction using machine learning models on preoperative electronic health records data[J]. Proc IEEE Int Symp Bioinformatics Bioeng, 2017, 2017: 568-573.

[4] HATIB F, JIAN Z, BUDDI S, et al. Machine-learning algorithm to predict hypotension based on high-fidelity arterial pressure waveform analysis[J]. Anesthesiology, 2018, 129(4): 663-674.

[5] LEE H C, YOON H K, NAM K, et al. Derivation and validation of machine learning approaches to predict acute kidney injury after cardiac surgery[J]. J Clin Med, 2018, 7(10): 322.

[6] LEE H C, RYU H G, CHUNG E J, et al. Prediction of bispectral index during target-controlled infusion of propofol and remifentanil: a deep learning approach[J]. Anesthesiology, 2018, 128(3): 492-501.

[7] KANG A R, LEE J, JUNG W, et al. Development of a prediction model for hypotension after induction of anesthesia using machine learning[J]. PLoS One, 2020, 15(4): e0231172.

[8] LUNDBERG S M, NAIR B, VAVILALA M S, et al. Explainable machine-learning predictions for the prevention of hypoxaemia during surgery[J]. Nat Biomed Eng, 2018, 2(10): 749-760.

[9] RAMASWAMY S M, KUIZENGA M H, WEERINK M A S, et al. Frontal electroencephalogram based drug, sex, and age independent sedation level prediction using non-linear machine learning algorithms[J]. J Clin Monit Comput, 2022, 36(1): 121-130.

[10] MIYAGUCHI N, TAKEUCHI K, KASHIMA H, et al. Predicting anesthetic infusion events using machine learning[J]. Sci Rep, 2021, 11(1): 23648.

[11] REN W, LI D, WANG J, et al. Prediction and evaluation of machine learning algorithm for prediction of blood transfusion during cesarean section and analysis of risk

factors of hypothermia during anesthesia recovery[J]. Comput Math Methods Med,2022,2022:8661324.

[12] TAN H S, LIU N, SULTANA R, et al. Prediction of breakthrough pain during labour neuraxial analgesia: comparison of machine learning and multivariable regression approaches[J]. Int J Obstet Anesth,2021,45: 99-110.

[13] BISHARA A,CHIU C,WHITLOCK E L,et al. Postoperative delirium prediction using machine learning models and preoperative electronic health record data[J]. BMC Anesthesiol,2022,22(1):8.

[14] HU X Y,LIU H,ZHAO X,et al. Automated machine learning-based model predicts postoperative delirium using readily extractable perioperative collected electronic data[J]. CNS Neurosci Ther,2022,28(4):608-618.

[15] RACINE A M,TOMMET D,D'AQUILA M L,et al. Machine learning to develop and internally validate a predictive model for post-operative delirium in a prospective,observational clinical cohort study of older surgical patients[J]. J Gen Intern Med,2021,36(2):265-273.

[16] FLEUREN L M, KLAUSCH T L T, ZWAGER C L, et al. Machine learning for the prediction of sepsis: a systematic review and meta-analysis of diagnostic test accuracy[J]. Intensive Care Med,2020,46(3):383-400.

[17] GABRIEL R A,HARJAI B,PRASAD R S, et al. Machine learning approach to predicting persistent opioid use following lower extremity joint arthroplasty[J]. Reg Anesth Pain Med,2022,47(5):313-319.

[18] FRITZ B A, CUI Z, ZHANG M, et al. Deep-learning model for predicting 30-day postoperative mortality[J]. Br J Anaesth,2019,123(5):688-695.

[19] CHEN P F,CHEN L,LIN Y K,et al. Predicting postoperative mortality with deep neural networks and natural language processing: model development and validation [J]. JMIR Med Inform,2022,10(5):e38241.

[20] CHO J,PARK J,JEONG E,et al. Machine learning approach using routine immediate postoperative laboratory values for predicting postoperative mortality[J]. J Pers Med,2021,11(12).

[21] VELAGAPUDI M,NAIR A A,STRODTBECK W,et al. Evaluation of machine learning models as decision aids for anesthesiologists[J]. J Clin Monit Comput. 2022. DOI:10.1007/s10877-022-00872-8.

[22] HASHIMOTO D A,WITKOWSKI E,GAO L,et al. Artificial intelligence in anesthesiology:current techniques, clinical applications, and limitations [J]. Anesthesiology,2020,132(2):379-394.

124 人工智能在麻醉与围手术期医学中的应用进展

人工智能(artificial intelligence,AI)的出现给整个医学带来了一场革命,如今 AI 已应用于医学多个领域,从组织病理、放射医学到心血管介入、外科手术,以及麻醉与围手术期等各个方面。在麻醉与围手术期领域,AI 能够通过算法进行早期诊断、术前风险评估、术中处理、自动给药、预测麻醉和手术并发症等,从而可以有效地帮助麻醉科医师更好的管理围手术期及降低患者治疗成本。AI 不仅能够对电子病历中的海量数据捕获并快速分析,提高医疗保健的质量和效率,还可以通过再现常规训练中没有遇到的真实病例情景来培训麻醉科医师,从而提高其对术中紧急情况的处理能力。此外,可穿戴记录设备和头戴式显示设备等新兴可视化智慧医疗设备的诞生,也极大提升了麻醉科医师的临床操作技能。随着人工智能在医学领域中应用的拓展,其在麻醉与围手术期管理中的作用愈发明显与重要。人工智能通过不同的算法执行特定的任务,它不仅是一个人工智能模型,更是一个庞大的体系。尽管目前人工智能在围手术期管理及麻醉中的应用仍有一定的局限性,但可以通过对更多临床样本的深入学习,计算出更为适用的智能化医疗模型,极具发展前景。本文就人工智能在麻醉与围手术期医学中的应用进展做一综述。

一、AI 的定义

AI 是一个通用术语,包括机器学习(machine learning, ML)和深度学习(deep learning,DL)。ML 是人工智能的基础,指使用原始数据来发现、检测和分类的学习方法,但往往会受到原始数据的制约。DL 是使用原始数据并对其进行转换以创建多个不同级别的表达形式的学习方法。与 AI 相关的学习技术大致可分为监督学习、无监督学习、半监督学习、主动学习、强化学习、迁移学习和多任务学习。AI 工作流程包括:制订问题,准备数据,提取特征,选择训练和测试数据集,开发模型,训练模型并测试其性能(交叉验证),以及将模型应用于测试数据集和改进模型。

二、AI 在麻醉中的应用

(一)AI 在麻醉术前的应用

麻醉术前评估往往能够发现潜在风险,全面的术前评估有利于降低术中意外发生率,优化治疗手段。在手术前医师需要对输血风险进行评估,准确的评估有助于平衡血库资源及更大限度地利用血液制品。研究者通过对 2019 年 719 家医院的手术病例进行内部验证,对 2020 年单个机构的外科病例进行外部验证,结果发现 AI 算法下的梯度助推预测适用于其基线模型。并且明确了术前的总输血率和血细胞比容是最重要的预测变量,这为临床输血提供了新的指导意见。

临床麻醉已经逐渐采用远程医疗模式,既可以作为进行术前评估手段,也可以提供患者远程监测,扩大了围手术期麻醉科医师对患者的服务范围。有实验将 155 例患者随机分配为两组,一组面对面诊疗,另一组远程医疗。结果显示两组对困难气道的管理预测相同,但阳性预测值较低。并且心脏和肺部情况与手术当天的手术记录高度一致。运用远程医疗进行术前风险评估是麻醉术前的重要内容,将 362 例患者的术前数据导入机器学习系统,通过训练该系统,它能够准确地将患者分类为低、中、高风险组(与 ASA 分级大致相关)。与传统术前评估相比,评估准确性相近的同时,也获得了较高的患者术前满意度。研究者于 2004 年进行了首次远程术前风险评估实验,选取 10 例患者使用配有摄像头的屏幕进行术前评估,其流程由远程护士进行操作。评估结束后患者对该体验的满意度与在手术室进行评估的满意度一样。远程医疗可节省患者时间和出行成本。根据 2015 年对居住在澳大利亚偏远地区的 27 例患者进行的一项虚拟麻醉术前评估报告显示,98% 的患者对检查的技术质量和 95% 的感知效率都感到满意。

AI 在麻醉术前的应用并不仅仅局限于术前进行风险评估,在超声引导下进行局部麻醉方面也体现着巨大的价值。超声引导下进行局部麻醉手术可明显改善患者的麻醉效果,使用 AI 进行医学图像分析成为该应用的热点。AI

可通过对目标精准识别（例如周围神经和筋膜平面）、展示相关标志和引导结构（例如骨骼和肌肉）来选择最佳阻滞部位，增强麻醉的安全性并减少不必要的创伤。

早期发现并发症也是 AI 提供帮助的重要领域，AI 能帮助医师做出更为有效的治疗决策，实现精准医疗的目标。该方面的效果集中体现在对高危患者的识别上。由此开发了许多模型（例如 POSSUM、NSQIP 或 Surgical APGAR）来预测术后并发症。在现代医疗背景下，治疗的有效性应该在患者的角度评估益处。若可以及时给予患者相应药物，将有助于改善患者预后。因此，AI 将帮助指导临床救治方案，做出最佳治疗决策，实现精准医疗的目标。

（二）AI 在麻醉术中的应用

对脊椎麻醉剖宫产患者术中使用注射器或输液泵输注去氧肾上腺素对于维持母体血压是有效的，但手动输注可能会分散麻醉科医师注意力。此前已有研究表明通过闭环反馈计算机控制输液或输送药物在麻醉中取得了较好的效果，同时 AI 技术还可以通过早期预警系统减少患者术中低血压的发生。研究者通过选取 53 例脊椎麻醉剖宫产患者，使用简单的闭环反馈计算机开-关算法，当收缩压小于或等于基线时以 100μg/min 输注去氧肾上腺素，并在收缩压超过基线时停止输注。结果表明通过该系统输注可以很好地控制患者血压并将麻醉科医师从定期评估血压变化和手动调整血管升压药输注速度的任务中解放出来，消除了人为错误的可能性。在术中插管也是重要的麻醉技术之一，有学者研制了一种经口气管插管的机器人插管系统（开普勒插管系统，kepler intubation system，KIS）。KIS 主要包括操纵杆、机械臂、视频喉镜和软件控制系统，在插管成功率和插管时间等方面均体现了明显优势。随着临床麻醉的发展，麻醉变得相对安全。但在全身麻醉期间也会有紧急状况的发生，如气管插管后缺氧。有学者使用 ML 来模拟围手术期缺氧。在输出并可视化 620 例围手术期患者生命体征后，让 10 名麻醉科医师对插管后暂时的血氧饱和度降低和严重程度进行解释。结果自动化缺氧模型的实现性能与不同医学专家之间观察到的大致相当。在临床麻醉中，靶控输注丙泊酚和瑞芬太尼的静脉麻醉中，预测的效应点浓度和实测的脑电双频指数（bispectral index，BIS）之间是有差异的。通过 DL 对 131 例患者静脉麻醉期间的脑电双频指数预测，结果显示与传统模型相比，DL 模型能更准确地预测靶控输注丙泊酚和瑞芬太尼时的脑电双频指数。麻醉深度的脑电图指数的发展反过来引起了人们对使用这些作为输入变量的自动麻醉输送系统的兴趣。闭环反馈系统可以通过独特的传感器控制麻醉深度、检测伤害感和监测神经肌肉阻滞。有学者将闭环麻醉给药系统（closed loop anesthesia delivery system，CLADS）与人工控制丙泊酚给药（滴定到 BIS™）进行比较，结果显示 CLADS 丙泊酚的诱导量更低（P<0.05），目标 BIS 的超调量也更少（P<0.05）。因此证明了与人工控制相比，使用 CLADS 将丙泊酚自动输送到脑电双频指数是有效和高效的。

（三）AI 在麻醉术后的应用

在美国，过去几年中经导管二尖瓣置换术（transcatheter mitral valve replacement，TMVR）手术量明显增加，然而却尚未开发出针对其不良事件的风险预测工具。有研究者为研制出基于 ML 的算法来预测 TMVR 后的住院死亡率。抽取所在院 2012—2015 年接受 TMVR 的患者，并随机分为训练集（n=636）和测试集（n=213）通过使用五个监督机器学习分类器获得了住院死亡率的预测模型。结果显示冠状动脉疾病史、慢性肾病史和吸烟是住院死亡率的三个最为重要的预测因素。该团队开发出的机器学习衍生模型可以更准确地预测接受 TMVR 患者的住院死亡率，为患者术后护理提供了宝贵建议。及早发现包括器官衰竭在内的术后并发症，对于启动旨在减轻器官损伤的靶向治疗至关重要，但现有的风险评估模型会低估相应存在的风险。研究者通过建立深度神经网络模型，不断增加患者输入变量，设置术后并发症包括死亡为输出变量。并与美国外科医师协会-外科风险计算器（American College of Surgeons-surgical risk calculator，ACS-SRC）先前的指标进行比较。结果显示深度神经网络预测模型，在预测手术后并发症方面，总体上优于以前所发表的手术风险预测工具，由此可以看出 DL 可以在临床上提供更好的手术风险预测方法模型。

同时 AI 研究的重点也涉及到减轻患者术后疼痛方面。AI 可以通过 ML 将脑电数据进一步处理，对患者的疼痛等级进行分类，预测患者的疼痛反应。此外，大多数患者术后会有中度至重度疼痛，这可能与术中阿片类药物剂量过少或过大有关。伤害性水平（nociception level，NOL）指数是一个多参数的 AI 驱动的指数，旨在监测患者的伤害性感觉。研究者随机将 50 例在芬太尼/七氟烷麻醉下进行腹部手术的患者随机分为 NOL 引导芬太尼剂量组和基于血流动力学的标准护理组，研究的主要终点是在麻醉后监测治疗室（postanesthesia care unit，PACU）评估术后疼痛。结果显示：虽然术中和术后芬太尼和吗啡用量没有差异，但 NOL 引导组的术后疼痛评分改善了 1.6 分。因此我们认为 NOL 引导芬太尼剂量应更广泛的应用于临床。

采用肠内或肠外营养的营养支持是医疗保健的重要组成部分。无论是否有糖尿病史，接受肠内或肠外营养治疗与患者高血糖的发病率和死亡率的增加均有关。因此血糖管理也是围手术期的重中之重。研究者随机将 45 例患者分配为两组，一组使用 AI 生成的最小量，另一组给予实验前的每日胰岛素剂量，并对其进行长达 15 天的随访直至患者出院。结果显示与传统胰岛素治疗相比，AI 闭环治疗期间的血糖变异性（通过传感器葡萄糖测量的 SD）显著降低，并且闭环治疗给予胰岛素是安全的，在不增加低血糖风险的情况下可以改善血糖水平。同时有 17 名参与者认为会向朋友或家人推荐该系统，由此我们可以看出闭环胰岛素输送是改善营养支持患者血糖的有效治疗方法，应在医疗保健系统中获得推广。

（四）AI 在麻醉中的不利影响

AI 并非没有局限性，AI 并不能解决所有的问题，它只是可以帮助识别大量数据中的细微差别。首先使用 AI 技术不一定会产生优于当前方法的分类或预测结果，相反也可能会产生黑盒结果，即算法可以将预测告诉麻醉科医师，但无法进一步说明为什么会做出这样的预测，降低了信任感。其次 AI 技术并不一定能提高手术成功率，可能会由于预判错误出现临床过失。另外，监管流程可能会成为技术实施的障碍，在麻醉过程中对 AI 监管不到位，可能会适得其反。最后，医疗保健系统中的隐性和显性偏差可能会影响用于训练 AI 的大规模数据。隐性偏见或其他形式的偏见也会影响 AI 的预测结果。

三、小结

目前 AI 在临床麻醉中的使用也面临一些难题：如 AI 在临床麻醉使用过程中需要被进行广泛的检查，在使用过程中也存在着安全隐患。麻醉科医师可能会对 AI 过度依赖，降低了临床水平。同时过度依赖 AI 可能会降低患者对麻醉科医师的信任度。并且 AI 应用于麻醉仍存在技术问题尚未解决：如仍未能实现 AI 插管，以及机器人辅助气管插管的安全性及对困难气道的处理能力也有待探究。基于以上难题尚未解决，将 AI 技术应用于临床麻醉仍有很长的路要走。但是科技的革新以及临床新模式的形成是如今时代交予我们的任务。未来医学事业的发展必将是多元化，科技化和个性化相统一。临床需要技术上的创新也需要诊疗模式的创新，相信未来 AI 在临床中的应用一定会更加广泛，成为临床医师的得力助手。

（王嘉欣　张昊亮　吴黄辉　侯立朝）

参 考 文 献

[1] HASHIMOTO D A, WITKOWSKI E, GAO L, et al. Artificial intelligence in anesthesiology: current techniques, clinical applications, and limitations [J]. Anesthesiology, 2020, 132(2):379-394.

[2] SOLANKI S L, PANDROWALA S, NAYAK A, et al. Artificial intelligence in perioperative management of major gastrointestinal surgeries [J]. World J Gastroenterol, 2021, 27(21):2758-2770.

[3] FAWCETT W, KLEIN A. Anaesthesia and peri-operative medicine over the next 25 years [J]. Anaesthesia, 2021, 76(10):1416-1420.

[4] RAMLOGAN RR, CHUAN A, MARIANO ER. Contemporary training methods in regional anaesthesia: fundamentals and innovations [J]. Anaesthesia, 2021, 76 Suppl 1: 53-64.

[5] BOWNESS J. EL-BOGHDADLY K. Laurent D B, Artificial intelligence for image interpretation in ultrasound-guided regional anaesthesia [J]. Anaesthesia, 2021, 76(5):602-607.

[6] VATANSEVER S, SCHLESSINGER A, WACKER D, et al., Artificial intelligence and machine learning-aided drug discovery in central nervous system diseases: State-of-the-arts and future directions [J]. Med Res Rev, 2021, 41(3):1427-1473.

[7] LOU SS, LIU H, LU C, et al., Personalized surgical transfusion risk prediction using machine learning to guide preoperative type and screen orders [J]. Anesthesiology, 2022, 137(1):55-66.

[8] APPLEGATE RL 2ND, GILDEA B, PATCHIN R, et al., Telemedicine pre-anesthesia evaluation: a randomized pilot trial [J]. Telemed J E Health, 2013, 19(3):211-216.

[9] WONG D T, KAMMING D, SALENIEKS M E, et al. Preadmission anesthesia consultation using telemedicine technology: a pilot study [J]. Anesthesiology, 2004, 100(6):1605-1607.

[10] ROBERTS S, SPAIN B, HICKS C, et al. Telemedicine in the Northern Territory: an assessment of patient perceptions in the preoperative anaesthetic clinic [J]. Aust J Rural Health, 2015. 23(3):136-141.

[11] MAHESHWARI K, RUETZLER K, SAUGEL B. Perioperative intelligence: applications of artificial intelligence in perioperative medicine [J]. J Clin Monit Comput, 2020, 34(4):625-628.

[12] WIJNBERGE M, GEERTS B, HOL L, et al. Effect of a machine learning-derived early warning system for intraoperative hypotension vs standard care on depth and duration of intraoperative hypotension during elective noncardiac surgery: The HYPE randomized clinical trial [J]. JAMA, 2020, 323(11):1052-1060.

[13] KEE W, TAM Y H, KHAW K S, et al. Closed-loop feedback computer-controlled infusion of phenylephrine for maintaining blood pressure during spinal anaesthesia for caesarean section: a preliminary descriptive study [J]. Anaesthesia, 2007. 62(12):1251-1256.

[14] HEMMERLING T M, TADDEI R, WEHBE M, et al. First robotic tracheal intubations in humans using the Kepler intubation system [J]. Br J Anaesth, 2012, 108(6):1011-1016.

[15] SIPPL P, GANSLANDT T, PROKOSCH H U, et al. Machine learning models of post-intubation hypoxia during general anesthesia [J]. Stud Health Technol Inform, 2017, 243:212-216.

[16] LEE H C, RYU H G, CHUNG E J, et al., Prediction of bispectral index during target-controlled infusion of propofol and remifentanil: a deep learning approach [J].

Anesthesiology,2018,128(3):492-501.

[17] PURI G D,KUMAR B,AVEEK J. Aveek,closed-loop anaesthesia delivery system(CLADS)using bispectral index:a performance assessment study[J]. Anaesth Intensive Care,2007,35(3):357-362.

[18] HS A,SR B,YK C,et al. Machine-learning-based in-hospital mortality prediction for transcatheter mitral valve repair in the United States[J]. Cardiovasc Revasc Med,2021,22:22-28.

[19] BONDE A,VARADARAJAN K M,BONDE N,et al. Assessing the utility of deep neural networks in predicting postoperative surgical complications:a retrospective study[J]. Lancet Digit Health,2021,3(8):e471-e485.

[20] MISRA G,WANG W E,ARCHER D B,et al. Automated classification of pain perception using high-density electroencephalography data[J]. J Neurophysiol,2017,117(2):786-795.

[21] MEIJER F,HONING M,ROOR T,et al. Reduced post-operative pain using Nociception Level-guided fentanyl dosing during sevoflurane anaesthesia:a randomised controlled trial[J]. Br J Anaesth,2020,125(6):1070-1078.

[22] BOMGHTON C K,BALLY L,MARTIGNONI F,et al. Fully closed-loop insulin delivery in inpatients receiving nutritional support:a two-centre,open-label,randomised controlled trial[J]. Lancet Diabetes Endocrinol,2019,7(5):368-377.

[23] ASHRAFIAN H,CLANCY O,GROVER V,et al. The evolution of robotic surgery:surgical and anaesthetic aspects[J]. Br J Anaesth,2017,119(suppl_1):i72-i84.

[24] MCKENDRICK M,YANG S,MCLEOD G A. The use of artificial intelligence and robotics in regional anaesthesia[J]. Anaesthesia,2021,76 Suppl 1:171-181.

[25] MURTHY V H,KRUMHOLZ H M,GROSS C P. Participation in cancer clinical trials:race-,sex-,and age-based disparities[J]. JAMA,2004,291(22):2720-2726.

[26] CHAR DS,BURGART A. Machine-learning implementation in clinical anesthesia:opportunities and challenges[J]. Anesth Analg,2020,130(6):1709-1712.

[27] AHMAD I,ARORA A, EI-BOGHDADLYK, Embracing the robotic revolution into anaesthetic practice[J]. Anaesthesia,2020,75(7):848-851.

125 人工智能预测围手术期严重不良事件的研究进展

一、人工智能的概述

人工智能（artificial intelligence，AI）是一个通用术语，它包括使用数学和计算机科学的方法模拟人类行为。机器学习（machine learning，ML）是 AI 的一项关键技术，指的是机器独立学习并做出准确预测的能力。ML 可以通过一系列逻辑算法对输入的数据进行分析和处理，进而输出决策结果来构建决策模型，这些模型可以运用于疾病诊断、手术辅助与并发症的预测。例如在疾病诊断方面，多路径卷积神经网络（convolutional neural network，CNN）可以利用结构磁共振成像数据实现对阿尔茨海默病的诊断。在手术辅助方面，利用 CNN 模型可以对输入的视频数据和图像数据进行分析，准确识别自动腹腔镜结直肠手术中的不同阶段，从而促进手术的顺利进行。在并发症的预测方面，可以将与糖尿病患者临床并发症相关的风险因素输入模型并利用一系列算法对相关因素与糖尿病并发症的关系进行评估来实现疾病的预测。上述临床应用，均利用到了 ML 的学习模型。而许多研究发现，AI 在自然语言处理、机器感知和语音识别等方面也显示出了巨大的潜力。

二、机器学习算法

机器学习是指利用样本通过算法生成模型的过程，主要包括传统的 ML 和深度学习（deep learning，DL），其中传统的 ML 在数据处理过程中主要依赖人工进行特征提取，而 DL 则由机器自动提取数据特征。传统的 ML 算法包括决策树（decision tree，DT）、随机森林（random forests，RF）、逻辑回归（logistic regression，LR）、梯度提升（gradient booting，GB）算法和人工神经网络（artificial neural network，ANN）等，其中 DT 由根节点、内部节点和叶节点组成，根节点是拆分数据集的第一个决策点，且包含一个分类特征。在进行决策时，输入数据将首先进入根节点，之后机器自动

根据特征对数据进行分类，其中能够被明确分类的数据集进入到对应的叶节点，进行结果的输出，不能被明确分类的数据集将进入下一级分支节点，根据新的特征对数据进行分类，重复以上过程，直到数据集到达叶节点处得到分类结果，或者没有合适的特征为止（图 125-1）。RF 由许多弱分类器组成，其中弱分类器通常为 DT 且不同 DT 间没有关联，当数据输入时，森林中的每一棵 DT 分别进行判断并得到不同的结果，最终结果以所占比例最大的分类为准（图 125-2）。LR 使用逻辑函数确定的 S 型曲线来模拟自变量与结果变量之间的自然对数关系，将估计结果的概率适当地限制在 0~1 的单个数值，以便找到一个或多个自变量与结果变量之间的关系（图 125-3）。GB 算法为先在较弱的分类器中对数据进行分组，之后将得到的分类结果的均值与真实结果进行对比和计算，得到残差值，将残差值输入下

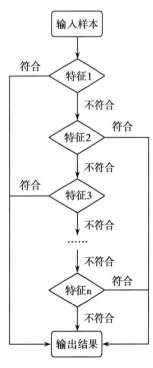

图 125-1 决策树

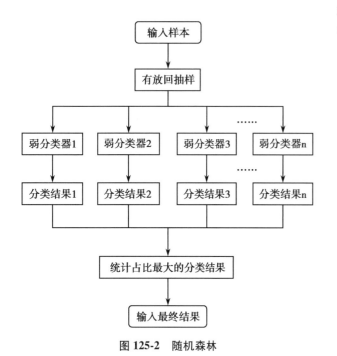

图 125-2 随机森林

$$\ln\left(\frac{p}{1-p}\right)=\beta_0+\beta_1 x_1+\beta_2 x_2+\cdots+\beta_n x_n$$

图 125-3 逻辑函数

p. 疾病发生风险;β. 回归系数(常数);x. 输入变量。

一个分类器,由下一个分类器继续对输入的数据进行分类和取残差值,重复以上过程,使得输出值与真实值的误差最小,最后将各个分类器的结果进行整合,即可得到最高的预测精确度,梯度提升树算法(gradient boosting machine,GBM)也属于 GB 算法的一种,它的弱分类器为 DT;ANN 由输入节点、隐藏节点和输出节点组成,它们类似于生物神经元,可以分别实现数据的输入、处理和输出,在数据处理过

程中,输入变量先加权求和,之后代入已知的激活函数公式中,产生输出结果(图 125-4)。

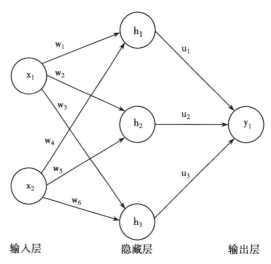

图 125-4 人工神经网络

x. 输入变量;w、u. 权重;h. 激活函数;y. 输出结果。

常用的 DL 算法包括 CNN 和循环神经网络(recurrent neural network,RNN),其中典型的 CNN 由卷积层、池化层和全连接层组成,在处理图像信息时,卷积层先通过扫描核提取出图片中的局部特征,之后池化层可以对数据进行分区采样,减少参数数量,最后由全连接层产生输出数据,可以帮助解决图像的分类和分割问题;RNN 区别于传统的神经网络,在其隐藏层的数据输入中不仅包括当前层的输入,还包括上一时刻隐藏层的输出,由此可以适当地控制先前输入数据的影响,在自然语言处理、手写识别、语音识别等方面具备较大的优势(图 125-5)。

总之,可以利用不同的 ML 或 DL 算法对输入数据进行评估和分类,以协助临床医师进行围手术期数据的统计和处理,节省临床决策的时间。

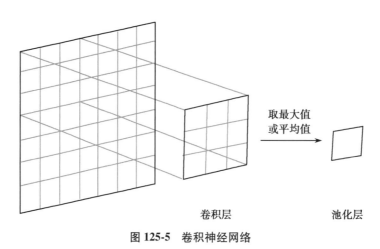

图 125-5 卷积神经网络

三、神经系统并发症

（一）围手术期神经认知障碍

围手术期神经认知障碍（perioperative neurocognitive impairment，PND）是手术前、中、后认知障碍的总称，包括术前诊断的认知功能下降、术后谵妄（postoperative delirium，POD）和术后认知功能障碍等，以记忆力、注意力、执行能力和信息处理速度下降为主要临床症状。

已知睡眠障碍与认知障碍存在密切的联系，有研究基于此结论开发和验证了预测入住 ICU 的睡眠障碍成年患者神经认知障碍模型，该模型以 LR 评估得出的 11 个风险预测因子，包括性别、年龄、呼吸频率、部分凝血活酶时间、国际标准化比率、钾、葡萄糖、糖尿病疾病、心血管疾病、咪达唑仑的使用、阿片类药物的使用，通过 LASSO 分析得到的 12 个预测因子，其中不包括阿片类药物的使用，并增加了血小板计数和昏迷指数，其余 10 个变量与 LR 得到的结果相同，分别建立起两组数据，输入模型，进行疾病的风险预测。LASSO 分析是一种用于评估两个样本的相似性的度量函数，其范围在 0 到 1 之间，取值越大代表越相似。在构建模型中，根据预测因子与认知障碍的关系密切程度，赋予每个预测因子相应的评分范围，其中年龄、葡萄糖、钾、国际标准化比、部分促凝血酶原激酶率和呼吸频率范围分别为 0～100、0～600、0.5～7、0～16、10～150 和 15～55。接着分别计算和汇总每个预测因子的加权分数，在 LR 模型中得到的总分为 380～560，对应于认知障碍的发生概率为 2.0%～90%，在基于 LASSO 分析的模型中得到的总分为 960～1 080，对应的疾病发生概率为 0.2%～99.5%。经过验证，两种模型都可用于预测成人 ICU 睡眠障碍患者的认知功能障碍，并且 LASSO 预测模型在预测的准确度方面表现更佳。

POD 定义为在手术后一周内发生的以认知功能障碍为特征的急性并发症，也已经有研究单独对其进行分析，并开发了相关的预测模型。心脏手术因其患者术前大多存在既往脑血管病史，故与其他类型的手术相比 POD 的发生率更高。在心脏手术患者谵妄风险术前预测模型的开发和验证中，研究者将与 POD 有关的 4 个术前风险因素，包括年龄>65 岁、简易精神状态检查评分<26 分、存在需要进行药物治疗的失眠和每天步行少于 30 分钟作为算法的输入变量，先采用单变量 LR 进行统计分析来评估上述每个潜在的预后决定因素与 POD 存在与否之间的关联，之后选择在单变量分析中具有统计学意义的术前变量在多元 LR 分析中进行数据的进一步评估，最后利用从函数公式中获得分数的截止点，将数据分为四个风险组，即 POD 发生率<20% 的低风险组、POD 发生率为 20%～40% 的中风险组、POD 发生率在 40%～60% 的高风险组和 POD 发生率>60% 的非常高风险组，继而根据实际情况输出风险的预测结果。该模型已经被验证可以在术前预测接受心脏手术患者发生

POD 的风险。此外，对于非心脏手术如微血管减压手术也开发了 POD 的相关预测模型，在该模型中，将收集到的患者术前数据包括年龄、性别、体重指数、有无吸烟饮酒史和脑血管疾病，术中数据包括平均手术时间、术中血管的受损程度和平均失血量，术后变量包括患者在重症监护治疗病房的住院时间和患者的体温作为变量输入模型，利用 DT、LR、RF、GB 和 GBM 算法来分别建立预测模型。结果表明，基于 GB 算法的模型表现出了最好的预测性能，预测 POD 的准确率可以达到 96.7%。

总而言之，在 PND 的预测模型中，可以先利用 LR 和 LASSO 分析等算法，得到与疾病存在密切关联的风险预测因子，之后通过函数计算出预测因子与疾病发生概率之间的关系，构建起 PND 的预测模型。此外，有研究提出自主神经改变可能是入住 ICU 期间患者发生 POD 的一个重要因素，并验证了基于心率变异性的 ML 模型早期检测 POD 的潜力。

（二）卒中

围手术期卒中是指在手术期间或手术后 30 天内发生的缺血性脑血管事件，它被认为是世界范围内导致死亡和残疾的第二大原因。尽管针对卒中患者的临床护理技术水平在不断提高，但其围手术期发病率和死亡率仍然较高，其中心脏外科实践中，围手术期卒中的发生率可以达到 10%。

目前已经开发了多种 AI 模型用于卒中的早期识别，例如有研究提出了一种基于 DL 的双分支受限玻尔兹曼机，它利用两个标准参数磁共振成像图的子集作为输入数据，第一个子集的数据包括峰值时间、平均传输时间和表观扩散系数；第二个子集的数据包含表观扩散系数、相对脑血容量和相对脑血流量，之后将这些数据驱动的特征图与参数磁共振成像图相结合，并馈送到 CNN 和 RNN 当中，分析数据与卒中发生的关系，最终可以预测 90 天后的最终卒中病变情况。另一项基于 CNN 的学习模型可以根据患者的 B 型超声图像，评估颈总动脉的内膜中层厚度，从而实现对包括动脉粥样硬化在内的脑血管疾病的早期诊断，这对于预防卒中发作至关重要。故在预测围手术期卒中的模型中，可以利用双分支受限玻尔兹曼机将两组特征数据同时馈送至 CNN 和 RNN 当中，进行输入数据的评估和处理，从而实现疾病的早期预警。另外，由于围手术期卒中与动脉粥样硬化、动脉低血压、心律失常等有关，可以建立 CNN 等学习模型，协助临床医师对患者进行术前评估，并及时采取相应预防措施，降低围手术期卒中发生的可能性。

四、呼吸系统

呼吸衰竭被认为是围手术期中影响患者预后和康复的最严重并发症之一。它是指由各种原因引起的肺通气或换气功能严重障碍，根据发病的急缓可以分为急性呼吸衰竭和慢性呼吸衰竭，其中急性呼吸衰竭也包括急性呼吸窘迫综合征。目前已经可以使用 ML 技术，在患者住院期间、肺

叶切除术后及气管插管后的早期时间点成功预测呼吸衰竭的发生风险。

此外，临床上发生呼吸衰竭的特征表现是患者的血氧饱和度下降，造成低氧血症，对于低氧血症也已经开发了相应的预测模型。一种基于 ML 的模型以来自医院的高保真麻醉记录数据和相应的病史数据作为数据源，利用 GB 算法以实现对低氧血症的预测。同时，该模型输出的预测结果能够对应于单个输入变量中提取的一组患者特征，例如 SpO_2 的监测时间序列，从而允许临床医师根据结果采取适当的干预措施。在胃肠内镜检查镇静期间也开发了一种基于 ANN 的 ML 模型来预测低氧血症的发生，该模型由体重指数、颈围和每周打鼾是否超过 3 晚作为输入变量，联合隐藏层和一个输出变量组成，在隐藏层中进行数据的处理，从而输出预测结果，与仅使用单变量分析的方法比较，基于 ANN 的模型表现出了更高的预测准确性。因此，在呼吸窘迫综合征的预测方面已经提出了相关的 ML 模型以实现疾病的提前预测；在低氧血症的预测方面，以体重指数、习惯性打鼾和颈围为预测因子的 ANN 模型可用于常规胃肠内镜检查镇静期间的低氧血症预测。

五、循环系统

（一）低血压

低血压是指体循环动脉压力低于正常的状态，一般认为成人平均动脉压值<65mmHg 即为低血压，围手术期出现低血压意味着更多医疗资源的消耗以及患者更大的经济负担。

已经有研究提出了一种用于实时预测低血压的 ML 模型，该模型使用一种称为"低血压预测指数"（hypotension prediction index，HPI）的算法，HPI 的输出值为无单位的数字，范围为 0~100，数值越高，代表低血压发生的概率越高。为了开发算法，研究者以有创动脉血压监测得到的压力波形作为输入数据，首先提取出与心脏前负荷、后负荷和收缩力相对应的 166 个基本血流动力学变量，之后对基本特征进行交叉性分析得到 3 022 个个体特征，最后利用 ML 对每个特征与低血压发生的关系进行分析，构建出低血压的预测模型。经过内部外部验证，该模型能够在血压实际下降前 15 分钟预测低血压的发生。进一步的研究发现，术中利用 HPI 引导临床手术护理工作确实可以降低术中低血压的持续时间，但对术后低血压没有的明显影响。先前利用 HPI 的模型需要利用有创动脉监测得到的数据，然而只有一小部分进行非心脏手术的患者需要有创动脉监测，故开发利用无创动脉监测得到的数据来预测低血压的模型具有重要意义。在 2021 年的一项研究中发现将 HPI 与非侵入性 Clearsight 指套一起使用，可以实时准确地预测接受大型妇科肿瘤手术患者术中低血压的风险，其中在测量患者的动脉血压波形时，被测试者的中指上将戴上一个充气式指套，之后指套内的光电体积描记器会测量手指动脉的直径，

以便指套向不断搏动的手指动脉释放压力来维持手指动脉血容量的恒定，最后基于变化的压力可以得到关于动脉血压波形的数据，将数据输入利用 HPI 算法的模型中即可进行术中低血压的预测，这种使用无创压力波形数据的模型将扩大可能受益的患者范围。故在低血压的预测模型当中，有创动脉监测和非侵入性 Clearsight 指套测量得到的数据可以作为变量输入模型，经过 ML 对数据进行特征的提取和处理，可以预测低血压的发生。此外，许多研究也通过 LR、RT、ANN 等学习算法建立起了低血压的多种预测模型。

（二）心律失常

心律失常是围手术期的一种严重不良反应，它是指任何病因引起的心脏冲动形成或传导异常，可表现为心动过速或心动过缓。

已经有研究提出了利用 ML 预测急性心肌梗死后的心律失常，包括房性心律失常、室性心律失常和室上性心动过速。该模型共有 45 个候选变量，包括人口统计学和病史、心律失常实验室特点、临床基线特征、心电图检查结果、超声心动图参数、血管造影特征，利用 DT、RF 和 ANN 分别对变量与心律失常的发生情况进行预测，结果表明 ANN 在预测准确率上高于其他几种模型。

上述机器模型可以对心律失常的发生进行提前预测，然而无法针对某种具体的心律失常疾病类型进行有效预测。心房颤动（atrial fibrillation，AF）是最常见的心律失常，它是由于心脏的病理性改变，心房出现多源快速除极，由此产生快而不规律的心房反应，可以增加卒中和心力衰竭的发生风险。已经有大量研究提出，利用单导联 ECG、多导联 ECG 上的数据可以准确预测 AF。在利用单导联数据的 CNN 模型中，可变长度的短单导联一维心电图（electrocar-diogram，ECG）信号首先被转换为固定大小的二维心电矩阵图像（ECG matrix，ECM），之后三种不同形状的卷积滤波器，包括 B 型、I 型和 T 型滤波器将从 ECM 中提取与 AF 有关的特征，其中 B 型卷积滤波器侧重于寻找每个 ECM 段中出现的节拍特征，如纵波的存在；I 型滤波器侧重于查找与节拍间隔相关的特征，如纵波是否连续出现；T 型滤波器侧重于发现数据的变化特征，如两次心跳的时间间隔变化，最后利用提取到的特征可以进行疾病的分类诊断。尽管利用单导联 ECG 上的数据已经可以实现 AF 的检测，但与传统的 12 导联 ECG 信号相比，单导联 ECG 上的数据对环境非常敏感并且包含的信息比较有限。故其他研究者开发了一种 CNN 模型，它可以自动分析来自 12 导联 ECG 的数据，以预测 AF 发生的风险，并且表现出良好的预测性能。此外，算法缺乏可解释性是应用基于 ML 模型的一个常见挑战，这严重影响了模型输出结果的可信度。为了解决这一问题，已经有研究提出了使用分层注意网络的可解释 AF 检测模型，在该模型中可以将输入的 ECG 信号划分为三个分辨率级别表示，包括波级表示、心跳级表示和基于窗口的包含多个心跳级表示，其中每个波级都是可解释的，可以显示出输入信号中触发 AF 的那部分信号，如波级异常或心跳

级异常,之后利用双向 RNN 和注意力模型对三种数据进行分层处理,双向 RNN 用于提取每个输入波的向量,注意力模型则关注最能代表心跳的波,以识别出对最终检测 AF 贡献最大的信号,从而实现 AF 的预测。因此,在心律失常的预测方面,可以通过构建 DT、RF、ANN 和 CNN 等模型,对输入的 ECG 数据进行评估,准确预测包括 AF 在内的心律失常。此外,也有研究提出了 AF 的可解释预测模型,它可以对输入的数据进行分层学习,由此实现预测结果的可解释性。

(三)其他

AI 还可运用于其他循环系统疾病的预测,如高血压、心脏停搏等,对早期发现疾病,阻止围手术期严重不良现象进一步发生发展具有重要意义。在高血压预测模型中,研究者将患者的 33 个临床特征,包括人口统计数据:年龄、性别、体重指数、腰臀比、当前吸烟史;诊室血压参数:诊室收缩压、诊室舒张压、诊室平均动脉压、诊室脉压;降压药的使用情况和生化特征:总胆固醇、甘油三酯、高密度脂蛋白胆固醇等作为变量输入基于 ML 的预测模型,利用 LR、RF、GB 算法和 ANN 对事件进行分类,最终以 1 分和 0 分分别表示事件的发生与否输出预测结果,可以帮助预测隐匿性高血压和未控制的隐匿性高血压。在心脏停搏预测模型中,一项基于 DL 的早期预警评分系统包括 3 个长短期记忆层和 3 个全连接层,使用 6 种基本生命体征,包括收缩压、心率、呼吸频率、身体温度、舒张压、年龄和每个生命体征的记录时间作为变量输入模型,在记忆层中实现对数据的分析处理,在连接层中随机删除部分数据,以保证模型的继续运行,进而得到一组输出结果,之后重复这一过程不断对模型进行训练,使得模型不会太依赖于某些局部特征,从而增强模型的泛化性,最终输出结果,实现对心脏停搏高危患者的有效识别。综上所述,基于 AI 的预测模型在高血压和心脏停搏等循环系统并发症的预测方面均具有巨大的发展潜力。

六、泌尿系统

急性肾损伤(acute kidney injury,AKI)是指各种病因引起肾功能快速减退而导致的临床综合征,它在围手术期中较为常见,并且与高发病率和死亡率相关。

已经有许多研究开发了 AKI 相关的预测模型,例如在一项单中心前瞻性研究中,研究者使用了三个包含不同国家人口和地区的大型数据库,以人口统计数据、生命体征、基础和原发疾病(包括高血压、糖尿病、心脏病、肝病和恶性肿瘤)、实验室结果、重要手术记录和药物记录数据作为输入变量,使用 LR、RF 和 GB 算法来评估变量和模型相关参数,建立起预测模型,可以预测未来 48 小时内 AKI 的发病率。故在 AKI 的预测模型当中,可以利用 LR、RF、GB 等算法分析输入的数据来实现疾病的早期预测,此外,其他研究开发的基于高斯朴素贝叶斯、支持向量机、ANN 等多种机器算法的模型在预测 AKI 方面也表现出了较高的预测准确性。

七、小结

与 AI 相关的学习模型可以在多种不良现象出现前预测其发生,如危及患者生命的心律失常和呼吸衰竭等都已经有了较为精确的预测模型。这些模型可以将输入的变量,例如与不良现象发生相关的危险因素、患者合并症等进行分析评估,并在多种算法的协助下将输入变量与输出结果相联系从而实现对不良现象的准确预测,这有利于临床医师及时对高危患者采取疾病预防措施从而阻止疾病的进一步恶化。

然而当前的预测模型主要存在两个不足。第一,大多的模型还只是基于小样本进行研究,只验证了模型在预测不良事件方面的潜力,还无法明确模型能够在不良事件发生多久之前对其进行预测。第二,AI 技术存在"黑匣子"的局限性,即基于 AI 的预测模型可以识别输入信号中与疾病恶化相关的风险因素,继而输出预测结果,但无法对预测结果背后的逻辑做出较好的解释。因此,未来,在临床试验中还需要扩大研究的测试人群以便对基于 AI 的预测模型性能进行进一步的评估。此外,模型中算法的不可解释性将增加临床医师对于预测结果的疑虑性,近年来已经不断有研究为解决该问题做出努力,如上文中提到的使用分层注意网络的可解释 AF 检测模型,它不仅具有较好的预测性能,还能够将输入的数据利用算法进行分层处理,每一层数据都可对应相关的致病机制,从而对预测结果做出解释,但该可解释性具有一定的局限性且相关的模型较少,还需要大量的研究来阐明模型中算法背后的机制。

(林斯梦 曾昭恺 李帆 王丽萍)

参 考 文 献

[1] KILIC A. Artificial intelligence and machine learning in cardiovascular health care[J]. Ann Thorac Surg, 2020, 109(5):1323-1329.

[2] LIU M, LI F, YAN H, et al. A multi-model deep convolutional neural network for automatic hippocampus segmentation and classification in Alzheimer's disease[J]. Neuroimage, 2020, 208:116459.

[3] KITAGUCHI D, TAKESHITA N, MATSUZAKI H, et al. Automated laparoscopic colorectal surgery workflow recognition using artificial intelligence: experimental research[J]. Int J Surg, 2020, 79:88-94.

[4] LJUBIC B, HAI AA, STANOJEVIC M, et al. Predicting complications of diabetes mellitus using advanced machine learning algorithms[J]. J Am Med Inform Assoc, 2020, 27(9):1343-1351.

[5] STEINKAMP J, COOK TS. Basic artificial intelligence

techniques：natural language processing of radiology reports[J]. Radiol Clin North Am,2021,59(6):919-931.

［6］ KALMET PHS,SANDULEANU S,PRIMAKOV S,et al. Deep learning in fracture detection：a narrative review [J]. Acta Orthop,2020,91(2):215-220.

［7］ RAGHAVAN A M,LIPSCHITZ N,BREEN J T,et al. Visual speech recognition：improving speech perception in noise through artificial intelligence[J]. Otolaryngol Head Neck Surg,2020,163(4):771-777.

［8］ CHOI R Y,COYNER A S,KALPATHY-CRAMER J,et al. Introduction to machine learning,neural networks,and deep learning[J]. Transl Vis Sci Technol,2020,9(2):14.

［9］ LI J,TIAN Y,ZHU Y,et al. A multicenter random forest model for effective prognosis prediction in collaborative clinical research network[J]. Artif Intell Med,2020,103:101814.

［10］ ZABOR E C,REDDY C A,TENDULKAR R D,et al. Logistic regression in clinical studies[J]. Int J Radiat Oncol Biol Phys,2022,112(2):271-277.

［11］ HASHIMOTO D A,WITKOWSKI E,GAO L,et al. Artificial intelligence in Anesthesiology：current techniques, clinical applications,and limitations[J]. Anesthesiology, 2020,132(2):379-394.

［12］ KRIEGESKORTE N,GOLAN T. Neural network models and deep learning[J]. Curr Biol,2019,29(7):R231-R236.

［13］ WU S,ROBERTS K,DATTA S,et al. Deep learning in clinical natural language processing：a methodical review [J]. J Am Med Inform Assoc,2020,27(3):457-470.

［14］ ZHANG X Y,YIN F,ZHANG Y M,et al. Drawing and recognizing Chinese characters with recurrent neural network[J]. IEEE Trans Pattern Anal Mach Intell,2018,40 (4):849-862.

［15］ HASHEMNIA S,GRASSE L,SONI S,et al. Human EEG and recurrent neural networks exhibit common temporal dynamics during speech recognition[J]. Front Syst Neurosci,2021,15:617605.

［16］ HAN J,PU C X,XIAO Q X,et al. miRNA-124-3p targeting of LPIN1 attenuates inflammation and apoptosis in aged male rats cardiopulmonary bypass model of perioperative neurocognitive disorders[J]. Exp Gerontol,2021, 155:111578.

［17］ LI Y,ZHAO L,WANG Y,et al. Development and validation of prediction models for neurocognitive disorders in adult patients admitted to the ICU with sleep disturbance [J]. CNS Neurosci Ther,2022,28(4):554-565.

［18］ DE LA VARGA-MARTÍNEZ O,GÓMEZ-PESQUERA E, MUÑOZ-MORENO MF,et al. Development and validation of a delirium risk prediction preoperative model for cardiac surgery patients（DELIPRECAS）：an observational multicenter study[J]. J Clin Anesth,2021,69:110158.

［19］ WANG Y,LEI L,JI M,TONG J,et al. Predicting postoperative delirium after microvascular decompression surgery with machine learning[J]. J Clin Anesth,2020,66:109896.

［20］ OH J,CHO D,PARK J,et al. Prediction and early detection of delirium in the intensive care unit by using heart rate variability and machine learning[J]. Physiol Meas, 2018,39(3):035004.

［21］ FISCHER M,KAHL U. Perioperative stroke[J]. Anaesthesist,2021,70(1):3-12.

［22］ KUTLUBAEV M A,NIKOLAEVA I E,OLEINIK B A,et al. Perioperative strokes in cardiac surgery[J]. Zh Nevrol Psikhiatr Im S S Korsakova,2021,121(3. Vyp. 2):10-15.

［23］ PINTO A,PEREIRA S,MEIER R,et al. Combining unsupervised and supervised learning for predicting the final stroke lesion[J]. Med Image Anal,2021,69:101888.

［24］ SAVAŞ S,TOPALOĞ LU N,KAZCI Ö,et al. Classification of carotid artery intima media thickness ultrasound images with deep learning[J]. J Med Syst,2019,43 (8):273.

［25］ CONRAD C,ELTZSCHIG HK. Disease mechanisms of perioperative organ injury[J]. Anesth Analg,2020,131 (6):1730-1750.

［26］ VILLGRAN VD,LYONS C,NASRULLAH A,et al. Acute respiratory failure[J]. Crit Care Nurs Q,2022,45(3):233-247.

［27］ LIAO K M,LIU C F,CHEN C J,et al. Machine learning approaches for predicting acute respiratory failure,ventilator dependence,and mortality in chronic obstructive pulmonary disease[J]. Diagnostics（Basel）,2021,11 (12):2396.

［28］ BOLOURANI S,WANG P,PATEL V M,et al. Predicting respiratory failure after pulmonary lobectomy using machine learning techniques[J]. Surgery,2020,168 (4):743-752.

［29］ REHM G B,CORTÉS-PUCH I,KUHN B T,et al. Use of machine learning to screen for acute respiratory distress syndrome using raw ventilator waveform data[J]. Crit Care Explor,2021,3(1):e0313.

［30］ LUNDBERG S M,NAIR B,VAVILALA M S,et al. Explainable machine-learning predictions for the prevention of hypoxaemia during surgery[J]. Nat Biomed Eng, 2018,2(10):749-760.

[31] GENG W, TANG H, SHARMA A, et al. An artificial neural network model for prediction of hypoxemia during sedation for gastrointestinal endoscopy[J]. J Int Med Res,2019,47(5):2097-2103.

[32] WELTE M, SAUGEL B, REUTER D A. Perioperative blood pressure management:what is the optimal pressure[J]. Anaesthesist,2020,69(9):611-622.

[33] HATIB F, JIAN Z, BUDDI S,et al, Machine-learning algorithm to predict hypotension based on high-fidelity arterial pressure waveform analysis[J]. Anesthesiology, 2018,129(4):663-674.

[34] SCHENK J, WIJNBERGE M, MAASKANT J M, et al. Effect of hypotension prediction index-guided intraoperative haemodynamic care on depth and duration of postoperative hypotension:a sub-study of the hypotension prediction trial[J]. Br J Anaesth,2021,127(5):681-688.

[35] FRASSANITO L, GIURI P P, VASSALLI F, et al. Hypotension prediction index with non-invasive continuous arterial pressure waveforms(ClearSight):clinical performance in Gynaecologic Oncologic Surgery[J]. J Clin Monit Comput,2021 Oct 7:1-8.

[36] KANG A R, LEE J, JUNG W, et al. Development of a prediction model for hypotension after induction of anesthesia using machine learning[J]. PLoS One, 2020, 15 (4):e0231172.

[37] SARQUELLA-BRUGADA G, CAMPUZANO O, BRUGADA J. Paediatric arrhythmology:the challenge of the 21st century[J]. An Pediatr(Engl Ed),2020,92(1):1-2.

[38] WANG S, LI J, SUN L, et al. Application of machine learning to predict the occurrence of arrhythmia after acute myocardial infarction[J]. BMC Med Inform Decis Mak,2021,21(1):301.

[39] OLIER I, ORTEGA-MARTORELL S, PIERONI M, et al. How machine learning is impacting research in atrial fibrillation:implications for risk prediction and future management[J]. Cardiovasc Res, 2021, 117(7):1700-1717.

[40] LEE H, SHIN M. Learning explainable time-morphology patterns for automatic arrhythmia classification from short single-lead ECGs[J]. Sensors(Basel),2021,21(13):4331.

[41] CAI W, CHEN Y, GUO J, et al. Accurate detection of atrial fibrillation from 12-lead ECG using deep neural network[J]. Comput Biol Med,2020,116:103378.

[42] MOUSAVI S, AFGHAH F, ACHARYA U R. HAN-ECG: An interpretable atrial fibrillation detection model using hierarchical attention networks[J]. Comput Biol Med, 2020,127:104057.

[43] HUNG M H, SHIH L C, WANG Y C, et al. Prediction of masked hypertension and masked uncontrolled hypertension using machine learning[J]. Front Cardiovasc Med, 2021,8:778306.

[44] LEE Y J, CHO K J, KWON O, et al. A multicentre validation study of the deep learning-based early warning score for predicting in-hospital cardiac arrest in patients admitted to general wards[J]. Resuscitation,2021,163:78-85.

[45] SAADAT-GILANI K, ZARBOCK A. How new biomarkers aid the anesthetist to detect and prevent perioperative acute kidney injury[J]. Curr Opin Anaesthesiol,2021, 34(3):364-372.

[46] LIANG Q, XU Y, ZHOU Y, et al. Severe acute kidney injury predicting model based on transcontinental databases:a single-centre prospective study[J]. BMJ Open, 2022,12(3):e054092.

[47] LI Y, XU J, WANG Y, et al. A novel machine learning algorithm,Bayesian networks model,to predict the high-risk patients with cardiac surgery-associated acute kidney injury[J]. Clin Cardiol,2020,43(7):752-761.

[48] ZHOU C, WANG R, JIANG W, et al. Machine learning for the prediction of acute kidney injury and paraplegia after thoracoabdominal aortic aneurysm repair[J]. J Card Surg,2020,35(1):89-99.

[49] BREDT L C, PERES L A B, RISSO M, et al. Risk factors and prediction of acute kidney injury after liver transplantation:Logistic regression and artificial neural network approaches[J]. World J Hepatol, 2022, 14(3):570-582.